U0727354

2019

丁震医学教育 www.dzyxedu.com 系列考试丛书

丁震护理学（中级）主管护师急救包

上 应试指导

DINGZHEN HULIXUE（ZHONGJI）ZHUGUAN
HUSHIJIJIUBAO YINGSHI ZHIDAO

丁震 编著

北京航空航天大学出版社
BEIHANG UNIVERSITY PRESS

图书在版编目（CIP）数据

2019 丁震护理学（中级）主管护师急救包 / 丁震编著． —北京：北京
航空航天大学出版社，2018.9

ISBN 978-7-5124-2779-2

Ⅰ．① 2… Ⅱ．①丁… Ⅲ．①护理学－资格考试－自学参考资料
Ⅳ．① R47

中国版本图书馆 CIP 数据核字（2018）第 163571 号

版权所有，侵权必究。

2019 丁震护理学（中级）主管护师急救包
丁　震　编　著
责任编辑：张小利　刘海静
*
北京航空航天大学出版社出版发行
北京市海淀区学院路 37 号（邮编 100191）　　http://www.buaapress.com.cn
发行部电话：（010）82317024　　传真：（010）82328026
读者信箱：yxbook@buaacm.com.cn　　邮购电话：（010）82316936
三河市华骏印务包装有限公司印装　　各地书店经销
*
开本：787×1092　　1/16　　印张：83　　字数：2390 千字
2018 年 9 月第 1 版　　2018 年 9 月第 1 次印刷
ISBN 978-7-5124-2779-2　　定价：238.00 元

若本书有倒页、脱页、缺页等印装质量问题，请与本社发行部联系调换。**联系电话：010-82317024**

　　本书是2019年全国护理学（中级）资格考试的复习参考书，为全国护考经典培训教材《丁震护士执业资格考试护考急救包》的姊妹篇，全书包括应试指导、章节练习、模拟试卷三册纸质图书和一张网络学习卡。上册应试指导教材分为内科护理学、外科护理学、妇产科护理学、儿科护理学、护理健康教育学、医院感染护理学、护理管理学及网络版社区护理学共8章，是在分析了2002～2018年共17年考试真题的基础上编写而成，全书有表格156个，附图37幅，采用双色印刷，重要内容用绿字标识，帮助考生在充分理解考点内在联系的基础上，牢固掌握考试重点。中册章节练习精选试题2019道，与上册应试指导同步对应，便于考生边读教材边对照做题，巩固对考点的理解。下册模拟试卷有5套，共2000题，从难度、题型、学科比例等多个角度与真卷高度相似。网络学习卡中提供在线做题、考试分析等线上内容，共有10套人机对话试卷。中、下册及网络学习卡共包括试题6000余道，每道试题均配有作者的原创解析，对有干扰价值的选项逐项对比解析，帮助考生深刻掌握考试重点。本书在编写过程中，参考了大量新版护理和临床医学相关学科主流教材、专著及部分临床疾病诊治指南，使内容更加权威、准确。

全国卫生专业技术资格（中初级）以考代评工作从2001年开始正式实施，参加并通过考试是单位评聘相应技术职称的必要依据。目前，除原初级护士并轨、独立为全国护士执业资格考试外，全国卫生专业技术资格（中初级）考试涵盖了护理、临床医学、药学、检验、影像、康复、预防医学、中医药等118个专业。考试涉及的知识范围广，有一定难度，考生对应考复习资料的需求较强烈。

2009年由我提出策划方案，组织全国数百名作者参与编写的全国卫生专业技术资格考试及护士执业资格考试丛书在人民军医出版社出版，共50余本，内容覆盖了护士、护理学（师）、护理学（中级）、药学、检验、临床医学等上百个考试专业。由于应试指导教材精练、准确；模拟试卷贴近考试方向、命中率高，已连续畅销10年，深受全国考生认可。

在图书畅销的同时，我和编写本套丛书的作者团队却感到深深的无奈，因为我们发现，市场上有相当比例的同类考试书和某些培训机构的网上试题都在抄袭我们的创作成果，有些抄袭的试题顺序都没有变。而市场上盗印、冒用"军医版"图书的情况更加严重，由我策划编著的《护考急救包》《单科一次过》等经典考试图书目前已有多个冒用版本在销售，使考生难辨"李逵"和"李鬼"。这些侵权、盗印、冒用出版物的质量粗劣，欺骗、误导考生，使原创作者和读者两方的利益都受到严重侵害。

因此，请考生一定认清，丁震是原人民军医出版社考试中心主任，原军医版的护士、护理学（师）、护理学（中级）及药学、检验、临床医学等职称考试图书均为丁震策划编写。人民军医出版社已从2017年后停止出版护理类及医学职称考试图书，丁震与原班作者队伍继续修订和出版本套考试图书，只有丁震编著的护理类或担任总主编的职称考试图书为原军医版的合法延续，目前市场上其他众多的"军医版""军医升级版"等考试图书均属冒用、盗印或侵权行为，我们将保留追究其法律责任的权利！

为了使本套考试书已经形成的出版价值得到进一步延续和提升，更好地为全国考生服务，2019年由我编著的40本护理类考试图书和我担任总主编的82本卫生专业技术资格（中初级）考试图书全部授权北京航空航天大学出版社独家出版。

40本护理类考试图书包括护士考试8本、护理学（师）考试12本、护理学（中级）考试20本，延续了原军医版图书精练、准确及命中率高的特点，但较原军医版的质量有了巨大提升，主要体现在以下四个方面：

一是急救包、应试指导、点线学习法、单科一次过等教材，归纳总结了大量表格，帮助考生强化考点对比，加深理解，便于掌握和记忆；教材采用双色印刷，重要内容用绿色字标识，重点突出。

二是试卷类图书，严格按照真题重新组卷，做到了对试题的全解析，即每道试题都配有解析，对有干扰价值的选项逐一解析，以达到"举一反三"的目的；且根据近几年考试情况，删除了部分不常考的老题，增加了部分新题，尤其是护士执业资格考试新增了图形题。

三是网上学习卡，《护考急救包》的视频课程为2019年度全新录制，重点章节由我承担，并邀请全国经验丰富的护理教师共同讲解；增加了微信小程序功能，优化了"丁震医学教育"APP，网上做题更加流畅。

四是考生答疑，丁震医学教育开通了QQ客服、微信、微博等多种网络媒介，有一支专业的助教团队负责全程回答考生提出的专业问题和上网技术问题。

在护理类考试图书编写中，我始终坚持两个基本原则，一是做考试原创内容的理念，所有的考点总结和试题解析均为原创；二是年年修订，对每年考过的试题都作详细分析、增补，使考点总结更准确，试题解析更清晰，只有经过不断修订，才能出精品图书。

经过十余年的不断积累，我已建成了由数万道试题构成的护理考试题库。为了向考生提供质量更高的考试用书，我从不同角度对题库进行分析，总结历年考试的规律和变化趋势，从而较准确地预测下一年的考试方向和细节。在图书编写过程中，查阅了大量教科书、诊治指南等参考资料，以学术研究的态度对待每一个考点、每一道试题，使内容更加权威、准确。

由于编写和出版的时间紧、任务重，书中如仍有不足，请考生批评指正。

丁　震

2018 年 8 月于北京

第一章　内科护理学

第二章　外科护理学

第三章　妇产科护理学

第四章 儿科护理学

第五章　社区护理学 ／ 549

第六章　护理健康教育学

第七章　医院感染护理学

第八章　护理管理学

第一章　内科护理学

扫码做题

第一节　呼吸系统疾病

一、概　述

（一）呼吸系统的结构与功能

1. **呼吸道**　以环状软骨为界，分为上、下呼吸道。

（1）上呼吸道：由鼻、咽、喉组成，是气体的通道。鼻除嗅觉功能外，有湿化、加温、净化空气的作用。咽是呼吸道与消化道的共同通道，会厌软骨对防止误吸起重要作用。喉既是呼吸的管道，又是发音的器官，可随吞咽或发音而上下移动。

（2）下呼吸道：包括气管和各级支气管。气管在气管隆突处分为左右两主支气管，是支气管镜检时判断气管分叉的重要定位标记（图 1-1）。主支气管向下逐渐分支为肺叶支气管、肺段支气管直至终末细支气管，均属肺的导气部，无气体交换功能；呼吸性细支气管以下的肺泡管、肺泡囊及肺泡是气体交换的场所，为肺的呼吸部（图 1-2）。

图1-1　呼吸系统体表投影

2. **肺**　位于胸腔内，膈的上方，纵隔的两侧。肺泡是支气管树的末端部分，其上皮细胞包括Ⅰ型细胞和Ⅱ型细胞。Ⅰ型细胞是气体交换的主要场所；Ⅱ型细胞分泌表面活性物质，可降低肺泡表面张力，防止肺泡萎缩，该物质缺乏易导致急性呼吸窘迫综合征。

图1-2　肺小叶模式图

3. **胸膜和胸膜腔**　胸膜腔是脏、壁胸膜相互移行围成的封闭腔，左右各一，内有少量液体起润滑作用。胸膜腔内的压力称为胸腔内压，可随呼吸运动而发生周期性波动，并在平静呼吸时始终低于大气压，保持负压状态。胸内负压可扩张肺，使肺通气成为可能，同时有利于静脉血及淋巴液回流。因壁层胸膜有感觉神经分布，病变累及胸膜时可引起胸痛。

4. **肺的血液循环**　肺有双重血液供应，即肺循环和支气管循环。肺动脉、肺静脉是运送血液进行气体交换的功能性血管。支气管动脉、静脉与支气管伴行，营养各级支气管及肺。

5. **肺通气**　呼吸系统通过肺通气和肺换气功能与外界环境之间进行气体交换，摄取新陈代谢需要的 O_2，排出代谢产生的 CO_2。正常成年人平静呼吸时的潮气量为 $400 \sim 600ml$，平均约500ml。每分钟进入肺泡进行气体交换的气体总量为肺泡通气量，又称有效通气量。正常的肺泡通气量是维持动脉血 PaO_2 的基本条件。浅而快的呼吸对肺通气不利，深而慢的呼吸可增加通气量，但同时会增加呼吸做功。

6. **肺换气**　是指肺泡与肺毛细血管血液之间通过呼吸膜以扩散方式进行的气体交换过程。气体分压差、扩散距离、扩散面积、通气／血流比值、温度和扩散系数等因素均可影响气体扩散。

7. **呼吸运动的调节**　呼吸运动是一种自动的节律性运动，其节律起源于呼吸中枢。其中，延髓是产生呼吸节律的基本中枢。脑桥是呼吸调整中枢，能限制吸气，促使吸气向呼气转换。大脑皮质可控制随意呼吸。脊髓是联系高位呼吸中枢和呼吸肌的中继站及整合某些呼吸反射的初级中枢。此外，神经反射和化学反射也参与对呼吸的调节。

（1）神经调节：主要包括肺牵张反射、呼吸肌本体反射及防御性呼吸反射。肺牵张反射一般不参与正常呼吸运动的调节，只有在病理情况下，如肺不张、肺水肿时发生，使呼吸变浅变快。

（2）化学调节：主要指动脉血或脑脊液中 O_2、CO_2 和 H^+ 对呼吸的调节作用。其中，CO_2 是维持和调节呼吸运动最重要的化学因素。血液中维持一定浓度的 CO_2，是呼吸中枢兴奋性保持正常的必要条件。但慢性呼吸功能障碍的患者血中 CO_2 浓度长期保持在较高水平，使呼吸中枢对 CO_2 刺激作用产生适应，则缺氧就会成为外周化学感受器驱动呼吸运动的主要刺激因素。此时若给予较高浓度 O_2 吸入，会消除缺氧的刺激，反而使通气量降低、CO_2 潴留加重。

（二）呼吸系统疾病患者的症状评估

1. 咳嗽、咳痰

（1）咳嗽的特点：咳嗽是呼吸系统疾病最常见的症状，属于反射性防御反应，有助于清除呼吸道分泌物及异物，但频繁、剧烈咳嗽可对机体造成损害。不同性质咳嗽对应的常见疾病见表1-1。

（2）咳痰的特点

①痰液性质：分为黏液性、浆液性、脓性和血性等，不同性质的痰液对应的常见疾病见表1-2。

②痰液量：轻度咳痰 $< 10ml/d$，中度咳痰 $10 \sim 150ml/d$，重度咳痰 $> 150ml/d$。

表1-1　不同性质咳嗽对应的常见疾病

咳嗽性质	常见疾病
急性干咳	上呼吸道炎症，气管异物，胸膜炎
刺激性呛咳	呼吸道刺激，支气管肺癌
起床咳嗽加剧	支气管扩张症，肺脓肿
夜间咳嗽明显	左心衰竭，肺结核
长期慢性咳嗽	慢性支气管炎，支气管扩张症，肺脓肿和肺结核
犬吠样咳嗽	百日咳，会厌、喉部疾病，气管受压或异物
金属音咳嗽	纵隔肿瘤，主动脉瘤或支气管肺癌压迫气管
嘶哑性咳嗽	声带或喉部病变

表1-2　不同性质痰液对应的常见疾病

痰液性质	常见疾病
透明黏液痰	支气管炎、支气管哮喘
黄脓痰	细菌性感染，如金黄色葡萄球菌感染
翠绿色痰	铜绿假单胞菌感染
铁锈色痰	肺炎链球菌肺炎
砖红色胶冻状痰	克雷伯杆菌肺炎
红色或红棕色痰	肺癌、肺结核、肺栓塞、支气管扩张症
咖啡样痰	阿米巴肺脓肿
果酱样痰	肺吸虫病
粉红色泡沫痰	急性左心衰竭
恶臭痰	厌氧菌感染
白色黏稠拉丝痰	真菌感染

（3）护理措施
①环境护理：保持室内空气流通，温湿度适宜。避免诱因，戒烟，保暖。
②体位护理：采取坐位或半坐位，有助于改善呼吸和咳嗽排痰。年老体弱者取侧卧位，防止痰液引起窒息。
③饮食护理：保持每天饮水量1500ml以上，给予高热量、高蛋白、高维生素饮食。
④促进有效排痰：体位不佳、疲乏无力、无效咳嗽、支气管痉挛可引起清理呼吸道无效。

a．有效咳嗽：适用于神志清醒，尚能咳嗽者。患者取坐位或立位，屈膝，上身前倾，深呼吸末屏气3～5秒后收缩腹肌，或用手按压上腹部，做2～3次短促有力的咳嗽。

b．气道湿化：适用于痰液黏稠和排痰困难者。

c．胸部叩击：适用于久病体弱、长期卧床、排痰无力者。患者取侧卧位或坐位，护士五指并拢，向掌心微弯曲呈空心掌状或握杯状（非扇形张开），自下而上，由外向内，迅速而有节律地叩击患者胸壁。频率120～180次／分，力量适中，以患者不感到疼痛为宜，避开乳房、心脏及骨突部位。每次叩击5～15分钟，应在餐后2小时至餐前30分钟完成，以免叩击引发呕吐。

d．体位引流：适用于痰液量较多、呼吸功能尚好者，如支气管扩张症、肺脓肿。

e．机械吸痰：适用于痰液黏稠无力咳出、意识不清或建立人工气道者。可经患者的口腔、鼻腔、气管插管或气管切开处负压吸痰，每次吸引不超过15秒，两次吸痰间隔时间应大于3分钟，吸痰前、中、后提高吸氧浓度。

⑤用药护理：痰多、排痰困难、老年体弱者慎用强镇咳药，以免抑制咳嗽反射。

2．肺源性呼吸困难

（1）分型

①吸气性呼吸困难：表现为吸气费力，吸气时间显著延长，出现三凹征（即胸骨上窝、锁骨上窝和肋间隙或腹上角凹陷），由于上呼吸道部分梗阻所致。常见于喉头水肿、气管异物等患者。

②呼气性呼吸困难：表现为呼气费力，呼气时间显著延长，由于下呼吸道部分梗阻所致。常见于支气管哮喘、小支气管痉挛、慢性阻塞性肺疾病患者。

③混合性呼吸困难：吸气和呼气均感费力，呼吸表浅、频率增加。常见于重症肺炎、胸腔积液、大面积肺不张等。

（2）分度：分为轻度、中度、重度。血气分析检查是氧疗的客观指标。PaO_2是反映缺氧的敏感指标，是决定是否给氧的重要依据，$PaO_2 < 50mmHg$（6.6kPa），应给予吸氧。PaO_2正常值为95～100mmHg（12.6～13.3kPa），$PaCO_2$正常值为35～45mmHg（4.7～6.0kPa），SaO_2正常值为95%～98%。

3．咯血　在我国，引起咯血的前3位病因分别是肺结核、支气管扩张症和支气管肺癌。

（1）护理评估：咯血量与受损血管的性质及数量有直接关系，与疾病严重程度不完全相关。具体咯血的评估见表1-3。

表1-3　咯血的评估

咯血量分级	划分标准
痰中带血	
少量咯血	<100ml/d
中等量咯血	100～500ml/d
大量咯血	>500ml/d，或1次>300ml

（2）并发症：窒息是咯血最严重的并发症，是直接致死的主要原因。患者出现咯血不畅、胸闷气促、面色灰暗、情绪紧张等提示窒息先兆，应紧急处理。若表现为表情恐怖，张口瞪目，双手乱抓，抽搐，大汗，神志突然丧失，提示窒息已发生。

（3）护理措施

①休息活动护理：小量咯血者应静卧休息；大咯血者绝对卧床，避免搬动。取患侧卧位，出血部

位不明者取仰卧位，头偏向一侧。

②饮食护理：大咯血者暂禁食，小量咯血宜进少量温凉、流质饮食，多饮水、多食富含纤维素的食物，保持大便通畅。

③心理护理：大咯血时，护士应守护在床旁，安慰患者，消除紧张。嘱患者不可屏气，以免诱发喉头痉挛。

④用药护理

a．止血药：大咯血者遵医嘱使用血管加压素（垂体后叶素）静脉滴注，观察有无恶心、便意、心悸、面色苍白等不良反应。冠心病、高血压、心力衰竭及妊娠者禁用。

b．镇咳药：咳嗽剧烈者给予可待因口服或皮下注射。可待因是强镇咳药，直接抑制咳嗽中枢，止咳作用迅速而强大。但年老体弱、痰多、肺功能不全者慎用，以免抑制咳嗽反射和呼吸中枢，使痰液或血块不能排出而窒息。可待因对外周和中枢的阿片受体有共同作用，可产生恶心、呕吐，抑制胃肠道运动，造成便秘等不良反应，因此用药时应重点监测排便情况，防止发生胃肠紊乱。

c．镇静药：烦躁不安者肌注地西泮。禁用吗啡、哌替啶，以免抑制呼吸。

⑤窒息的抢救护理：大咯血者窒息时，首要的护理措施是维持呼吸道通畅。一旦发现窒息征象，立即取头低足高45°俯卧位，面向一侧，轻拍背部排出血块，或刺激咽部以咳出血块，或用吸痰管进行负压吸引，必要时在气管插管或气管镜下吸取血块。气道通畅后呼吸仍未恢复，应行人工呼吸。给予高流量吸氧或遵医嘱给予呼吸兴奋药，警惕再窒息的发生。不应立即使用镇静、镇咳药。

二、急性呼吸道感染

（一）急性上呼吸道感染

急性上呼吸道感染简称上感，是指外鼻孔至环状软骨下缘，包括鼻腔、咽或喉部急性炎症的总称，是小儿最常见的疾病。

1．病因与发病机制　各种病毒和细菌均可引起，但70%～80%以上为病毒，如鼻病毒、呼吸道合胞病毒、流感病毒等。病毒感染后可继发细菌感染，最常见的致病菌是溶血性链球菌，其次为肺炎链球菌、流感嗜血杆菌。淋雨、受凉、气候突变、过度劳累是重要诱因。

2．临床表现　根据主要感染部位的不同可分为急性鼻炎、急性咽炎、急性扁桃体炎等。冬、春季节多见，主要通过空气飞沫传播。

（1）普通感冒：成年人、年长儿以鼻部症状为主，喷嚏、鼻塞、流涕、干咳、咽痛或烧灼感，查体可见鼻咽部充血，扁桃体肿大，颌下与颈部淋巴结肿大，肺部听诊一般正常。多于5～7天自然痊愈。

（2）急性病毒性咽炎和喉炎：多由鼻病毒、腺病毒、流感病毒等引起。急性咽炎表现为咽痒、烧灼感，咽痛不明显，咳嗽少见。急性喉炎以明显声嘶、说话困难、咳嗽时咽喉疼痛为特征，常有发热。查体可见咽喉部充血、水肿，颌下淋巴结肿大伴触痛，有时可闻及喉部喘息声。

（3）急性咽-扁桃体炎：病原体主要是溶血性链球菌，其次为流感嗜血杆菌、肺炎球菌、葡萄球菌。起病急，咽痛明显，伴畏寒、发热，体温可达39℃以上。查体可见咽部明显充血，扁桃体肿大、充血，表面有黄色脓性分泌物，颌下淋巴结肿大伴压痛。

3．治疗要点　积极抗感染和对症处理。病毒感染者常选用利巴韦林等抗病毒药物；细菌感染者应用抗菌药物治疗，常选用青霉素类、头孢菌素类或大环内酯类。

4．护理措施

（1）休息活动护理：每天定时通风，但应避免空气对流。注意休息，减少活动，做好呼吸道隔离。

（2）饮食护理：给予高蛋白、高热量、高维生素、清淡的流质或半流质饮食，少食多餐。多饮水，入量不足者适当静脉补液。使用退热药后应多饮水，以免大量出汗引起虚脱。

（3）发热护理：每4小时测量体温一次，超高热或有热性惊厥史者应1～2小时测量一次。体温＞38.5℃时给予物理降温，也可口服对乙酰氨基酚或布洛芬等退热药，预防高热惊厥，避免应用阿司匹林。体温＞39.5℃时全身冷疗，用温水拭浴。出汗后及时更换衣服。

（4）用药护理：指导患者遵医嘱正确使用抗生素，但不可通过长期服用抗菌药物预防，以免发生菌群失调或耐药。使用退热药后应多饮水，以免大量出汗引起虚脱；高热惊厥的患儿使用镇静药时，应注意观察药物效果及不良反应。

（二）急性气管－支气管炎

急性气管-支气管炎是由感染、物理、化学刺激或过敏因素引起的气管-支气管黏膜的急性炎症。

1. 病因与发病机制

（1）微生物：病毒和细菌是最主要的病因，近年来，衣原体和支原体感染明显增加。

（2）物理、化学刺激：过冷空气、空调系统污染、雾化器带菌、口腔菌误吸、免疫功能受损、刺激性气体或烟雾吸入均可引起本病。

（3）过敏反应：花粉、有机粉尘、真菌孢子、动物毛皮等常为过敏原；钩虫、蛔虫的幼虫在肺内移行以及细菌蛋白质过敏等。

2. 临床表现
先有急性上呼吸道感染症状，继而出现咳嗽，初为刺激性干咳，以后有痰，咳嗽、咳痰可延续2～3周，全身中毒症状不明显，可有发热。可闻及不固定、散在的干啰音和粗、中湿啰音。

3. 辅助检查
血常规显示白细胞正常或稍高，合并细菌感染时可明显增高。痰涂片或培养可发现致病菌。胸部X线检查无异常改变，或仅有肺纹理增粗。

4. 治疗要点

（1）控制感染：病原体以病毒为主，多不采用抗生素。怀疑细菌感染者应用抗生素。

（2）对症治疗：退热、止咳、祛痰、平喘及防治并发症。

5. 护理措施

（1）休息活动护理：注意休息，避免剧烈活动及游戏。卧位时头胸部稍抬高。

（2）饮食护理：多饮水，给予营养丰富、易消化的饮食，少量多餐。加强口腔护理。

（3）病情观察：注意观察体温的变化及咳嗽、咳痰情况。

（4）保持呼吸道通畅：保持室内空气清新，保持室温约20℃、湿度约60%。老年人因咳嗽无力，常排痰困难，因此老年急性气管-支气管炎的护理重点是呼吸道清理，以防窒息。

（5）发热护理：给予物理降温或药物降温。出汗后及时擦净汗液，更换衣服。

（6）用药护理：预防呼吸道感染，不可通过长期服用抗菌药物预防，以免发生菌群失调或耐药。应遵医嘱正确用药，密切观察药物疗效和不良反应。

三、慢性阻塞性肺疾病

慢性阻塞性肺疾病（COPD）简称慢阻肺，是以持续气流受限为特征的可以预防和治疗的疾病，其气流受限多呈进行性发展。COPD多由慢性支气管炎发展而来。

1. 病因

（1）个体因素：如遗传因素（α_1-抗胰蛋白酶缺乏），免疫功能紊乱，气道高反应性，年龄增大等。

（2）环境因素

①吸烟：是最重要的环境发病因素。

②呼吸道感染：是病情加剧发展的重要因素。包括病毒（流感病毒,鼻病毒等）、支原体、细菌（常继发于病毒感染，以肺炎链球菌、流感嗜血杆菌等为常见）感染。

③大气污染。

④职业粉尘和化学物质。

⑤气候因素：冷空气刺激。

2. **病理** 肺气肿是指终末细支气管远端的气道（即小支气管或小气道）弹性减退、气腔异常扩大、伴有肺泡及其组成部分的病理改变。可见肺过度膨胀、弹性减退，外观灰白或苍白。COPD 是在慢性支气管炎症和肺气肿的病理基础上，出现气道阻塞，肺泡弹性纤维断裂，肺泡过度膨胀，肺泡壁弹性减弱或破坏，融合成肺大疱。

3. **发病机制**

（1）炎症机制：气道、肺实质及肺血管的慢性炎症是 COPD 的特征性改变，中性粒细胞的活化和聚集是炎症过程的重要环节。

（2）蛋白酶 - 抗蛋白酶失衡机制：蛋白酶增多或抗蛋白酶不足均可导致组织结构破坏,发生肺气肿。

（3）其他机制：如氧化应激增加、自主神经功能失调、营养不良、气温变化等。

4. **临床表现**

（1）慢性支气管炎

①症状："咳、痰、喘、炎"。长期反复咳嗽、咳痰为其最突出的症状。

②体征：早期多无异常体征。急性发作期可在背部或双肺底听到干、湿啰音，咳嗽后可减少或消失。如伴发哮喘可闻及广泛哮鸣音并伴呼气期延长。

③分型：分为单纯型和喘息型。单纯型表现为咳嗽和咳痰；喘息型慢支除咳嗽、咳痰外，尚有喘息症状，部分可伴有哮鸣音。

④分期：按病情进展分为 3 期。

a. 急性发作期：急性发作期指在 1 周内出现脓性或黏液脓性痰，痰量明显增加，或伴有发热、白细胞计数增高等炎症表现，或 1 周内咳嗽、咳痰、喘息中任何一项症状明显加剧。

b. 慢性迁延期：指咳、痰、喘症状持续迁延不愈达 1 个月以上。

c. 临床缓解期：经治疗后或自然缓解，症状基本消失，或偶有轻微咳嗽或少量痰液，持续 2 个月以上者。

（2）COPD：特征性症状是慢性和进行性加重的呼吸困难、咳嗽和咳痰。

①症状：慢性咳嗽、咳痰，气短或呼吸困难，喘息和胸闷，均较慢性支气管炎更重。标志性症状是气促，最初表现为活动后气促，晚期患者静息时也气促，并伴食欲缺乏和体重下降等。

②体征：早期可无异常。随疾病进展出现桶状胸，呼吸变浅、频率增快，严重者可有缩唇呼吸。双侧语颤减弱。叩诊呈过清音，心浊音界缩小，肺下界和肝浊音界下降。听诊两肺呼吸音减弱，呼气延长，部分患者可闻及湿啰音和（或）干啰音，心音遥远。如剑突下可见心脏搏动，且心音较心尖部增强，提示并发早期肺源性心脏病。

③病情分期：急性加重期和稳定期。

④并发症：慢性呼吸衰竭，自发性气胸，慢性肺心病等。

5. **辅助检查**

（1）血常规：慢阻肺合并细菌感染时，外周血白细胞增高，核左移。

（2）痰液检查：痰培养可查出病原菌。

（3）X 线检查：两肺纹理增粗、紊乱。肺气肿时两肺野透亮度增加，肋间隙增宽。X 线胸片对确定肺部并发症及与其他肺疾病鉴别具有重要意义。

（4）动脉血气分析：PaO_2 下降，$PaCO_2$ 升高。可出现呼吸性酸中毒，pH 降低。

（5）肺功能检查：是判断气流受限的主要客观指标，对 COPD 的诊断、严重程度评价、疾病进展状况、预后及治疗反应判断等都有重要意义。

①对肺气肿具有确诊意义，其特征性改变是功能残气量、残气量和肺总量都增高，残气量与肺总量之比值增大（＞ 40%）。

②吸入支气管扩张药后的第 1 秒用力呼气量 / 肺活量（FEV_1/FVC）＜ 70% 可确定为不能完全可逆的气流受限，是 COPD 诊断的一项敏感指标，可检出气流轻度受限。

③第 1 秒用力呼气容积占预计值百分比（FEV_1 预计值）＜ 80% 是中、重度气流受限的良好指标。

6. 治疗要点

（1）稳定期治疗

①教育与管理：戒烟，脱离污染环境。

②支气管扩张药：$β_2$ 受体激动剂沙丁胺醇、特布他林、沙美特罗、福莫特罗，抗胆碱药异丙托溴铵和茶碱类药。

③糖皮质激素：吸入制剂有沙美特罗加氟替卡松、福莫特罗加布地奈德，可减少急性发作频率，增加运动耐量，提高生活质量。

④祛痰药：如盐酸氨溴索、N- 乙酰半胱氨酸等。

⑤长期家庭氧疗：指征为 $PaO_2 ≤ 55mmHg$，或 $SaO_2 ≤ 88\%$，有或没有高碳酸血症；合并肺动脉高压、右心衰竭者 PaO_2 为 $55 \sim 70mmHg$，或 $SaO_2 < 89\%$ 也是氧疗的指征。氧疗的目的是使患者在静息状态下，达到 $PaO_2 ≥ 60mmHg$ 和（或）使 SaO_2 升至 90% 以上。

（2）急性加重期治疗

①控制性氧疗：发生低氧血症者可用鼻导管或面罩吸氧。一般吸入氧流量 $1 \sim 2L/min$，氧浓度 $28\% \sim 30\%$，避免吸入浓度过高引起二氧化碳潴留。

②抗感染治疗：根据病原菌及药敏结果选用抗菌药，如 β 内酰胺类、大环内酯类或喹诺酮类。

③平喘、祛痰、止咳：解痉平喘药有 $β_2$ 受体激动剂、氨茶碱、异丙托溴铵、糖皮质激素等。祛痰药有盐酸氨溴索、溴己新等。对年老体弱及痰多者，不应使用可待因等强镇咳药。

7. 护理措施

（1）休息活动护理：急性加重期患者应卧床休息。视病情安排活动，以不感到疲劳、不加重症状为宜。

（2）饮食护理：给予高热量、高蛋白、高维生素、易消化饮食，维生素 A、维生素 C 缺乏可降低免疫力。少量多餐，避免因饱胀而影响呼吸运动。避免进食产气和易引起便秘的食物，多饮水。

（3）病情观察：观察咳嗽、咳痰及呼吸困难的程度，包括痰的颜色、量、性状及咳痰是否顺畅。监测动脉血气分析和水、电解质、酸碱平衡情况。

（4）用药护理：注意观察药物疗效和不良反应。给予镇静药时注意观察有无抑制呼吸中枢现象。

（5）保持呼吸道通畅：湿化气道，有效咳嗽，协助排痰。痰多黏稠、难以咳出的患者需多饮水（2000ml/d 以上），使痰液稀释易于咳出。雾化吸入可消除炎症。

（6）合理氧疗：给予鼻导管持续低流量给氧，氧流量 $1 \sim 2L/min$，一般吸入氧浓度 $28\% \sim 30\%$，每天吸氧时间＞ 15 小时，夜间不可间断。氧疗有效的指标：呼吸困难减轻、呼吸频率减慢、发绀减轻、心率减慢、活动耐力增加。

（7）呼吸肌功能训练

①缩唇呼吸：患者闭嘴，经鼻吸气，缩唇（吹口哨样）缓慢呼气，同时收缩腹部，以能将距面前 $15 \sim 20cm$ 处、与口唇等高水平的蜡烛火焰吹摇动而不灭为宜。缩唇缓慢呼气可提高支气管内压，

防止呼气时小气道过早塌陷，利于肺泡气排出。

②腹式呼吸：取立位、平卧位或半卧位。用鼻吸气，经口呼气，呼吸缓慢均匀。吸气时腹肌放松，腹部鼓起；呼气时腹肌收缩，腹部下陷。呼气与吸气时间比为（2～3）∶1，呼吸约10次/分，每天训练2次，每次10～15分钟，熟练后可增加训练次数和时间。通过训练可减低呼吸阻力，增加肺泡通气量，提高呼吸效率。

（8）心理护理：长期呼吸困难，患者易丧失治疗的信心，产生焦虑等心理。护士应充分倾听，良好沟通，疏导患者的心理压力。

四、支气管哮喘

支气管哮喘简称哮喘，是气道的一种慢性变态反应性炎症性疾病。

1. 病因

（1）遗传因素：哮喘发病具有家族集聚现象。

（2）环境因素：是哮喘的激发因素，包括变应原性因素和非变应原性因素。

①变应原性因素：室内变应原如尘螨、家养宠物的毛、蟑螂，室外变应原如花粉等，职业性变应原如油漆、饲料，食物有海鲜、蛋、奶粉等，药物有阿司匹林、普萘洛尔、卡托普利、某些抗生素等。

②非变应原性因素：如环境污染（二氧化硫、氨气）、呼吸道感染、吸烟、运动、肥胖、妊娠、精神因素、气候改变等。

2. 发病机制

（1）气道炎症：哮喘主要由接触变应原触发或引起，哮喘的本质是免疫介导的气道慢性炎症。

（2）气道高反应性：气道对各种刺激因子如变应原、运动等呈高敏状态，接触时出现过强或过早的收缩反应。

（3）气道重构：使哮喘患者对吸入激素的敏感性降低，是哮喘的重要病理特征。

（4）神经机制：β肾上腺素受体功能低下，胆碱能神经兴奋性增加，导致支气管口径缩小，引起哮喘发作。

3. 临床表现

（1）症状：典型表现为反复发作性伴哮鸣音的呼气性呼吸困难，气急、胸闷、干咳或咳大量白色泡沫痰。发作严重时，表现为张口抬肩、大汗、喘气费力、烦躁不安，甚至发绀，患者常被迫坐起或端坐呼吸。持续数分钟至数小时或更长，可经药物控制或自行缓解。哮喘大多有季节性，在夜间或清晨发作和加重是哮喘的特征之一。

（2）体征：典型体征是胸部呈过度充气状态，双肺闻及广泛哮鸣音，呼吸音为主。严重者有心率增快、奇脉、胸腹反常运动、发绀、意识障碍等表现。缓解期可无任何症状或体征。

（3）重症哮喘及哮喘持续状态：用药后哮喘发作持续24小时不缓解称为哮喘持续状态。严重哮喘发作时，气道极度收缩且被黏液栓堵塞，哮鸣音反而减弱，甚至消失，表现为"沉默肺"；若全身情况不见好转，呼吸浅快，甚至神志淡漠和嗜睡，提示病情危重，随时可能发生心搏和呼吸骤停。一般经支气管扩张药物治疗后仍有缺氧症状，如发绀。

（4）并发症：哮喘发作时可出现自发性气胸、纵隔气肿和肺不张等，长期反复发作和感染易并发COPD。

（5）分期

①急性发作期：哮喘突然发生或加剧，呼吸困难，常因接触变应原等刺激物或治疗不当所致。病情加重可在数小时或数天内出现，偶尔可在数分钟内即危及生命，称哮喘猝死。原因可能与哮喘突然

发作或加重，引起严重气流受限或其他心、肺并发症，导致心搏和呼吸骤停有关。按严重程度分为4级（表1-4）。

②慢性持续期：也称为非急性发作期。部分患者在没有急性发作的期间，每周仍有不同频度和（或）不同程度的哮喘症状。

③临床缓解期：指哮喘的表现消失，肺功能恢复到急性发作前水平，并维持3个月以上。

表1-4　哮喘急性发作期病情分级及治疗原则

分级	症状	体征	辅助检查	治疗用药
轻度	步行或上楼时气短，可有情绪焦虑	呼吸频率轻度增加，闻及散在哮鸣音	肺通气功能和血气分析正常	短效β₂受体激动剂吸入，效果不佳加茶碱缓释片或抗胆碱药
中度	稍事活动感气短，讲话常有中断，时有情绪焦虑	呼吸频率增快，可有三凹征，闻及响亮、弥漫的哮鸣音，心率增快，可出现奇脉	PaO_2 60～80mmHg，$PaCO_2 \leqslant$45mmHg，SaO_2 91%～95%	短效β₂受体激动剂吸入，联合吸入抗胆碱药-激素混悬液，或静脉注射氨茶碱；效果不佳应尽早口服激素治疗
重度	休息时感气短，端坐呼吸，只能发单字表达，常有情绪焦虑和烦躁，大汗淋漓	常有三凹征，闻及响亮、弥漫的哮鸣音，心率增快，常>120次/分，奇脉	PaO_2<60mmHg，$PaCO_2$>45mmHg，$SaO_2 \leqslant$90%，pH可降低	除吸入短效β₂受体激动剂、抗胆碱药-激素混悬液外，尽早静脉使用糖皮质激素，待病情缓解后改为激素口服
危重	不能讲话，嗜睡或意识模糊	胸腹矛盾运动，哮鸣音减弱甚至消失，脉率变慢或不规则	PaO_2<60mmHg，$PaCO_2$>45mmHg，SaO_2<90%，pH降低	除重度哮喘的治疗外，维持水、电解质平衡，纠正酸碱平衡紊乱

4. 辅助检查

（1）痰液检查涂片：可见大量嗜酸性粒细胞。

（2）肺功能检查：发作期第1秒用力呼气容积（FEV_1）、第1秒用力呼气容积占用力肺活量比值（$FEV_1/FVC\%$，1秒率）、最高呼气流量（PEF）均减少，残气容积、功能残气量和肺总量增加，残气容积/肺总量增高。判断气流受限最重要的指标是 $FEV_1/FVC\% < 70\%$ 或 FEV_1 低于正常预计值80%。

（3）支气管舒张试验：用于测定气道的可逆性改变。吸入支气管舒张剂沙丁胺醇、特布他林20分钟后重新测定肺功能，FEV_1 较用药前增加12%，且其绝对值增加≥200ml 为阳性，提示存在气道可逆性改变。

（4）胸部X线检查：发作时两肺透明度增加（短暂肺气肿），合并感染时肺纹理增粗。

（5）动脉血气分析：可有不同程度的低氧血症。引起反射性过度通气导致 $PaCO_2$ 降低，表现为呼吸性碱中毒。重症哮喘气道严重阻塞，可有 PaO_2 降低而 $PaCO_2$ 增高，表现为呼吸性酸中毒。如缺氧明显，可合并代谢性酸中毒。

（6）特异性变应原检测：结合病史，外周血变应原特异性 IgE 增高有助于病因诊断。但对支气管哮喘的诊断价值不大。

5. 治疗要点

（1）脱离变应原：是防治哮喘最有效的方法。避免和消除过敏原及各种诱发因素，发作时应尽快使患者脱离变应原。

（2）药物治疗：哮喘治疗药物分为控制性药物（需长期使用的药物）和缓解性药物（按需使用的药物），见表 1-5。

表1-5　支气管哮喘治疗常用药物

药物种类	常用药物	药理机制	临床应用
β₂受体激动剂	沙丁胺醇（舒喘灵）特布他林	舒张气道平滑肌，减少肥大细胞等释放颗粒和介质，缓解哮喘症状	吸入法为首选；沙丁胺醇是轻度哮喘的首选药
糖皮质激素	倍氯米松 布地奈德 氟替卡松 甲泼尼龙 氢化可的松	是目前控制哮喘最有效的抗炎药物，机制为抑制气道变应性炎症，降低气道的高反应性	吸入法：是目前推荐长期抗炎治疗哮喘的首选方法；口服给药：用于吸入法无效或需要短期加强者；静脉给药：适用于哮喘持续状态、重症或用气管舒张药不能缓解者
茶碱类	氨茶碱 茶碱缓释片	舒张支气管平滑肌，强心、利尿等	口服：适用于夜间哮喘；静脉给药：适用于危重症哮喘
抗胆碱药	异丙托溴铵	与气道平滑肌上的M₃受体结合，舒张支气管	吸入法；对夜间哮喘及痰多患者更有效
抗变态反应药	色甘酸钠	稳定肥大细胞膜，抑制过敏反应介质释放	预防运动及过敏性哮喘发作
白三烯调节剂	孟鲁斯特	抗炎，舒张支气管平滑肌	单独应用可控制哮喘发作，尤其适用于阿司匹林、运动及过敏性鼻炎引起的哮喘

（3）抗感染：有呼吸道感染者，可应用磺胺类或青霉素等抗菌药。

（4）哮喘的长期治疗：哮喘急性发作经治疗控制症状后，其哮喘的慢性病理基础仍然存在，因此必须以患者的病情严重程度为基础，根据其控制水平制订合理的长期治疗方案。

6. 护理措施

（1）休息活动护理：哮喘发作时，协助患者取端坐位或半坐位。保持室内空气清洁、流通，出汗患者要勤换衣裤，保持清洁、干爽、舒适，避免在室内放置花、草，防止灰尘飞扬。

（2）饮食护理：提供清淡、易消化、足够热量的饮食。禁食某些过敏性食物及刺激性食物，以免引起哮喘发作。

（3）病情观察：严密观察患者的呼吸、意识状态、面容，及有无出汗、发绀等，注意监测呼吸音、哮鸣音的变化及各项检查结果。

（4）促进排痰，改善缺氧状态：指导患者有效咳嗽，协助翻身拍背。鼓励患者多饮水，每天饮水 2500ml 以上，哮喘持续状态静脉补液 2500 ~ 3000ml 以稀释痰液。重症患者给予持续低流量吸氧。应用支气管解痉药物和抗炎药物，严重者可用负压吸引器吸痰。

（5）持续家庭氧疗：哮喘发作时患者常伴有不同程度的低氧血症，应遵医嘱给予鼻导管或面罩吸氧，氧流量 1 ~ 3L/min，氧浓度 < 40%。吸氧时呼吸道应湿化，避免寒冷、干燥的气流刺激。给氧过程中监测动脉血气，如 $PaO_2 < 60mmHg$，$PaCO_2 > 50mmHg$，应准备机械通气。

（6）用药护理

①β_2 受体激动剂：易产生耐受性，不宜长期规律单独使用，应按需服药。口服沙丁胺醇或特布他林时，注意观察心悸和骨骼肌震颤等不良反应。

②糖皮质激素：长期使用应注意不良反应，如声音嘶哑、白色念珠菌感染、骨质疏松、消化道溃疡等。指导患者正确的吸入方法，两种吸入剂同时使用时，一般先用 β_2 受体激动剂，后用糖皮质激素。

③茶碱类：餐后服用可减轻胃肠道反应。静脉注射速度不宜过快，注射时间宜在 10 分钟以上。该类药的血药浓度与中毒浓度接近，用量过大或静脉注射过快易引起严重心律失常，出现头晕、心悸、血压剧降、抽搐，严重者导致心脏骤停。氨茶碱有较强碱性，局部刺激性较强，不宜肌内注射，急性心肌梗死及血压降低的患者禁用，妊娠、发热、小儿或老年人及心、肝、肾功能异常者慎用。避免与影响茶碱代谢的药物（如大环内酯类、喹诺酮类药物）同服。

④抗胆碱药：可引起口干等不良反应，注意多饮水。早期妊娠者及青光眼、前列腺肥大的患者应慎用。

⑤色甘酸钠：咽喉不适，恶心，呛咳，胸部紧迫感。

（7）疾病知识及预防指导：指导患者遵医嘱正确用药，慎用阿司匹林等易诱发哮喘的药物，不应自行停药或更改药物剂量。提高患者治疗的依从性和自我管理能力，缓解期应加强体育锻炼，加强保暖，注意避免上呼吸道感染。学会记录哮喘日记，并用峰流速仪监测最大呼气峰流速，学会如何进行紧急自我处理。

五、慢性肺源性心脏病

慢性肺源性心脏病简称慢性肺心病，是由肺组织、肺血管或胸廓的慢性病变引起肺组织结构和（或）功能异常，造成肺血管阻力增加，肺动脉压力增高，继而右心室结构和（或）功能改变的疾病。

1. 病因

（1）慢性支气管炎并发 COPD：是慢性肺心病最主要的病因。

（2）其他：支气管哮喘、支气管扩张、胸廓运动障碍性疾病、肺血管疾病等也可引起。

2. 发病机制

（1）肺动脉高压形成：是慢性肺心病发病的关键环节。呼吸性酸中毒、高碳酸血症、肺气肿、缺氧使肺血管收缩痉挛，引起肺动脉高压。其中，缺氧是肺动脉高压形成的最主要因素。

（2）心脏病变和心力衰竭：肺动脉高压使右心室后负荷加重，代偿引起右心肥厚、扩张，随着肺动脉压持续升高，右心失代偿导致心力衰竭。

3. 临床表现　常在冬、春季节和气候变化时急性发作。男女患病率无明显差异，吸烟者、地处寒冷地区患病率较高。

（1）肺、心功能代偿期

①症状：咳嗽、咳痰、气促，活动后心悸、呼吸困难等。偶见胸痛或咯血。

②体征：发绀，肺气肿，肺动脉高压时肺动脉第二心音（P_2）亢进。右心室肥厚时三尖瓣区有收

缩期杂音，剑突下可见心脏搏动增强。部分患者可出现颈静脉充盈甚至怒张。

（2）肺、心功能失代偿期

①症状：以呼吸衰竭为主要表现，肺血管疾病引起的肺心病则以心力衰竭为主。失代偿期最突出的表现为呼吸困难加重，夜间尤甚，严重者出现谵妄、嗜睡、躁动、抽搐等肺性脑病的表现，是肺心病死亡的首要原因。心力衰竭以右心衰竭为主，表现为心悸、气短、恶心、腹胀等。

②体征：明显发绀，球结膜充血、水肿，严重时可有视神经乳头水肿等颅内压增高的表现。因 CO_2 潴留可出现周围血管扩张的表现如皮肤潮红、多汗；腱反射减弱或消失。心力衰竭时可见肝大，颈静脉怒张，肝颈静脉反流征阳性，心率增快，心律失常，剑突出可闻及收缩期杂音，下肢或全身水肿，重者有腹水。

（3）并发症：肺性脑病、电解质及酸碱平衡紊乱、心律失常、休克、消化道出血和弥散性血管内凝血等。

4．辅助检查

（1）血常规：红细胞和血红蛋白增高，合并感染时白细胞总数增高，中性粒细胞比例增加。

（2）血气分析：失代偿期可出现低氧血症和高碳酸血症。

（3）X 线检查：急性肺部感染体征、肺动脉高压征、肺部基础疾病体征等。右下肺动脉干扩张，中心肺动脉扩张，外周分支纤细。

（4）心电图检查：诊断慢性肺心病的主要依据是电轴右偏、肺型 P 波、右束支传导阻滞及低电压图形等。

（5）超声心动图检查：主要表现为右心房增大，右心室肥厚、增大等，诊断肺心病的阳性率高。

5．治疗要点　肺心病的治疗以治肺为本、治心为辅为原则。

（1）急性加重期

①控制感染：抗菌药物的选择应根据感染环境、痰培养和药物敏感结果确定。常用抗菌药物有青霉素类、氨基糖苷类、喹诺酮类及头孢菌素类等。注意有无真菌感染的可能。

②维持呼吸道通畅：合理氧疗，采用低浓度、低流量持续给氧，氧流量 1 ～ 2L/min，24 小时持续不间断地吸氧。同时，应给予扩张支气管、祛痰等治疗，必要时给予无创正压通气或气管插管有创正压通气治疗。

③控制和纠正心力衰竭：心力衰竭一般在控制感染、改善缺氧后得到改善。若上述治疗无效，需使用利尿药、正性肌力药或扩血管药物。选用温和的利尿药，小剂量、短疗程使用，如氢氯噻嗪，大剂量利尿可致痰液黏稠不易咳出。正性肌力药的选用应慎重，因肺心病缺氧致洋地黄中毒，原则上选用作用快、排泄快的洋地黄类药物，小剂量静脉给药；注意不应依据心率快慢作为洋地黄毒性反应的观察指标，因缺氧和低钾血症都可使心率加快。钙通道阻滞剂有一定的降低肺动脉压效果，能减轻右心负荷。

④控制心律失常及抗凝治疗：可用普通肝素或低分子肝素抗凝。

（2）缓解期：可采用中西医结合治疗的方法，坚持长期家庭氧疗，营养支持，同时增强免疫力，避免诱发因素。

6．护理措施

（1）休息活动护理：失代偿期应绝对卧床休息，取半卧位或坐位。代偿期适量活动，以不引起疲劳及加重症状为原则。

（2）饮食护理：给予高热量、高蛋白、高纤维、清淡、易消化的饮食。避免含糖高的食物，以免引起痰液黏稠。水肿患者应限制水、钠摄入，每天饮水不超过 1500ml，钠盐＜ 3g。

（3）病情观察：监测生命体征和意识状态。注意观察呼吸的频率、节律、幅度等变化及咳嗽、咳痰情况。

（4）氧疗护理：持续低流量（1～2L/min）、低浓度（25%～29%）给氧，保持 PaO$_2$ 在 60mmHg 以上，防止高浓度吸氧抑制呼吸，加重缺氧和二氧化碳潴留。

（5）皮肤护理：卧床患者应每 2 小时翻身一次，防止骶尾部压疮，水肿患者限制水、钠摄入，记录 24 小时液体出入量。

（6）用药护理：见表 1-6。

表1-6　慢性肺源性心脏病用药护理

药物种类	不良反应	注意事项
镇静药	呼吸抑制，影响咳嗽反射，诱发肺性脑病	重症呼吸衰竭患者禁用
呼吸兴奋药	恶心，呕吐，烦躁，面部潮红，皮肤瘙痒，肌颤等	注意用量不宜过大
利尿药	碱中毒，脱水过度，排痰不畅等	监测电解质变化，尽量白天给药
正性肌力药	洋地黄中毒反应，心律失常等	右心衰竭患者慎用，注意观察中毒反应
血管扩张药	心率增快，血压下降，氧分压降低	观察心率、血压

六、支气管扩张症

支气管扩张症是继发于急、慢性呼吸道感染和支气管阻塞后，由于反复发作支气管炎症，致使支气管管壁结构破坏，引起支气管异常和持久性扩张的疾病。

1. 病因与发病机制

（1）支气管 - 肺感染：包括细菌、真菌和病毒的感染，如儿童期的麻疹和百日咳感染。

（2）免疫缺陷：低免疫球蛋白血症，长期服用免疫抑制药物，HIV 感染。

（3）先天性疾病：α$_1$- 抗胰蛋白酶缺乏等。

（4）先天性结构受损。

（5）其他：气道堵塞、毒性物质吸入等。

2. 临床表现

（1）症状：长期咳嗽和咳大量脓痰是最主要的症状。痰量与体位有关，常在晨起和夜间卧床时，由于体位改变致气管内痰液易流出而加重。痰液收集于玻璃瓶中静置后分为 3 层，上层为泡沫，中层为浑浊黏液，下层为脓性黏液和坏死组织沉淀物。如有厌氧菌感染，呼吸和痰液均有臭味。多数患者可发生咯血，反复肺感染。可出现发热、乏力、食欲缺乏等症状。

（2）体征：气道内有较多分泌物时，体检可闻及湿啰音和干啰音。病情较重或继发感染时，在病变部位听到局限性、固定的小水泡音。病情严重尤其是合并慢性缺氧、肺心病、右心衰竭者可出现杵状指（趾）。

3. 辅助检查

（1）X 线检查：囊状支气管扩张的气道表现为显著的囊腔，腔内可存在气液平面，典型者可见蜂窝状透亮阴影或沿支气管的卷发状阴影。纵切面可显示"双轨征"，横切面显示"环形阴影"，并可见气道壁增厚。

（2）**胸部 CT**：是确诊支气管扩张症的检查，可显示扩张的征象，明确病变部位、范围及性质。

（3）纤维支气管镜检查：有助于发现患者的出血部位或阻塞原因。

4. 治疗要点

（1）治疗基础疾病。

（2）控制感染：感染急性加重时须针对性地应用抗生素，根据痰培养结果选择敏感抗生素，常用药物有阿莫西林、克拉霉素或头孢类抗生素，铜绿假单胞菌感染可联合应用氨基糖苷类或喹诺酮类抗菌药，如有厌氧菌混合感染可加用甲硝唑、替硝唑等。

（3）清除气道分泌物

①体位引流和理疗：常用振动、拍背和体位引流等。加强痰液引流是减少肺部继发感染和全身中毒症状最关键的措施，根据病变部位采取相应体位引流，头低足高位。

②雾化吸入：常用生理盐水、α- 糜蛋白酶和脱氧核糖核酸酶等，有喘息者加用支气管扩张药。

③祛痰药：常用复方甘草合剂、盐酸氨溴索或溴己新。盐酸氨溴索（沐舒坦）可促进呼吸道内黏稠分泌物的排出，减少黏液的滞留，显著促进排痰。溴己新有较强的溶解黏痰作用，降低痰液黏度。

（4）外科治疗：仅限于支气管扩张症局限而内科治疗仍顽固反复者或大咯血者。

5. 护理措施

（1）休息活动护理：大咯血者绝对卧床，取患侧卧位。维持病室适宜的温湿度。

（2）饮食护理：给予高热量、高蛋白、高维生素、易消化的饮食。保持口腔清洁。多饮水，每天 1500ml 以上。

（3）用药护理：遵医嘱使用抗生素、祛痰药和支气管舒张药，指导患者掌握药物的疗效、剂量、用法和不良反应

（4）体位引流

①早晨清醒后立即进行效果最好，或餐后 1～2 小时进行，每次引流 15～20 分钟。

②引流前 15 分钟给予支气管舒张药，必要时雾化吸入，测量生命体征。

③抬高病灶部位的位置，引流支气管开口向下，借重力的作用使痰排出。

④注意观察和记录引流出痰液的量及性状。

⑤一旦出现咯血、发绀、出汗等，应立即停止引流。

⑥高血压、呼吸衰竭、心力衰竭患者，高龄及危重患者，均禁止体位引流。

（5）咯血的护理：大量咯血者禁食，小量咯血者进少量温凉饮食，多饮水，避免刺激性食物。剧烈咳嗽者遵医嘱给予小剂量镇咳药，年老体弱、肺功能不全者慎用，防止抑制咳嗽反射。大咯血者遵医嘱使用血管加压素，冠心病、高血压和妊娠者禁用。迅速清除口喉部血块，必要时行气管切开或气管插管。

七、肺　炎

（一）肺炎链球菌肺炎

肺炎链球菌肺炎是肺炎链球菌感染引起的肺炎，居社区获得性肺炎发病率的首位。

1. 病因与发病机制　肺炎链球菌为上呼吸道正常菌群。当机体免疫力受损时，肺炎链球菌可入侵下呼吸道而致病。肺炎链球菌在干燥痰中可存活数月，但经阳光直射 1 小时或加热至 52℃ 10 分钟即可杀灭，对苯酚等消毒剂也较敏感。常见诱因有受凉、淋雨、疲劳、醉酒、精神刺激、上呼吸道感染、COPD、糖尿病、大手术等。

2. 临床表现　好发于冬季、初春，以既往健康的青壮年男性、老年人或婴幼儿多见。

（1）症状：常有上呼吸道感染的前驱症状。**典型表现为急性起病，寒战、高热、咳嗽、咳痰、呼吸急促和胸痛。体温高峰在下午或傍晚，多呈稽留热，伴头痛和全身肌肉酸痛。咳嗽，早期干咳，继之出现脓痰，呈铁锈色。**胸痛常见，可放射至肩部或下腹部，深呼吸或咳嗽时加剧。食欲明显减退，伴有恶心、呕吐、腹胀、腹泻等表现。

（2）体征：急性病容，**面颊绯红，鼻翼扇动，口角和鼻周有单纯疱疹，严重者出现发绀。**早期肺部无明显体征，肺实变时表现为患侧呼吸运动减弱，语颤增强，叩诊浊音，听诊呼吸音减低及胸膜摩擦音，消散期常有湿啰音。

3．辅助检查

（1）血常规：白细胞计数升高至（10～30）×10⁹/L，中性粒细胞比例＞0.8，可见中毒颗粒及核左移。

（2）X线检查：早期仅见肺纹理增粗，实变期可见斑片状或大片状均匀一致的浸润阴影。

（3）痰培养：发现肺炎链球菌即可明确诊断。

4．治疗要点

（1）支持和对症治疗：卧床休息，增加营养，高热患者给予物理降温，低氧血症患者给予吸氧，胸痛患者给予少量镇痛药。

（2）控制感染：**首选青霉素，对青霉素过敏或耐药者，应用喹诺酮类或头孢菌素类抗菌药。抗菌药疗程一般为5～7天，或热退后3天停药，**或由静脉用药改口服，维持数天。

（3）休克型肺炎的抢救：广谱抗生素早期、联合、大剂量给药的同时，补充血容量，纠正酸中毒，给予血管活性药物和糖皮质激素。

5．护理措施

（1）休息活动护理：急性期卧床休息，采取半卧位，给氧，流量2～4L/min。胸痛时取患侧卧位，以减轻疼痛，改善健侧通气。

（2）饮食护理：提供高热量、高蛋白、高维生素、易消化的流质或半流质饮食，多饮水，每天1500～2000ml，以利于排痰。

（3）对症护理：畏寒、寒战时注意保暖。高热时给予物理降温，**使用冰袋局部冷敷，温水或乙醇拭浴。降温时避免使用阿司匹林等解热药，**必要时酌情小剂量应用，以免大量出汗导致虚脱。定时翻身拍背，痰液黏稠不易咳出时，多饮水并给予雾化吸入。鼓励患者经常漱口，加强口腔护理。

（4）休克型肺炎的护理

①严密观察生命体征、意识状态、皮肤黏膜及尿量变化。

②**休克者绝对卧床，采取中凹卧位，**给予中、高流量吸氧，氧流量4～6L/min。迅速建立静脉通路，遵医嘱应用抗休克和抗感染药物。**注意限制输液速度，以免发生急性心力衰竭。**

③**休克好转的指标：神志逐渐清醒，口唇红润，脉搏有力，呼吸平稳，肢端温暖，收缩压＞90mmHg，尿量＞30ml/h。**

（二）支原体肺炎

支原体肺炎是由肺炎支原体引起的呼吸道和肺部的急性炎症病变。

1．**病因与发病机制**　肺炎支原体经口、鼻分泌物在空气中传播，健康人吸入而感染。秋冬季多见，好发于儿童和青年人。发病前2～3天至病愈数周，可在呼吸道分泌物中发现肺炎支原体。

2．**临床表现**　起病缓慢，起初有数天至一周的无症状期，继而乏力、头痛、咽痛、肌肉痛，**咳嗽为阵发性刺激性干咳，**可有少量黏痰或脓痰。一般为中等发热，也可不出现发热。胸部体检与肺部病变程度常不成比例。

3. 辅助检查

（1）血液检查：血白细胞总数或中性粒细胞增高，血支原体 IgM 抗体的测定有助于诊断。

（2）X 线检查：显示肺部可有多种形态的浸润影，节段性分布，以肺下野多见。

4. 治疗要点　首选药物为大环内酯类抗生素，如红霉素、罗红霉素和阿奇霉素，对大环内酯类抗生素过敏者，可选用四环素类或喹诺酮类药物治疗。对 β- 内酰胺类不敏感。

5. 护理措施

（1）休息活动护理：急性期卧床休息，采取半卧位。

（2）饮食护理：提供高热量、高蛋白、高维生素、易消化的流质或半流质饮食，多饮水，每天 1500 ～ 2000ml，以利于排痰。

（3）对症护理：对高热患者给予物理降温，使用冰袋局部冷敷，温水或乙醇拭浴。对剧烈咳嗽者，遵医嘱适当给予镇咳药。定时翻身拍背，痰液黏稠不易咳出时，多饮水并给予雾化吸入。鼓励患者经常漱口，加强口腔护理。

（三）军团菌肺炎

军团菌肺炎是革兰阴性嗜肺军团杆菌引起的细菌性肺部炎症。

1. 病因及发病机制　军团菌有多种，引起本病的主要菌种是嗜肺军团，该菌广泛存在于自然界，尤其是污染水中。空调、冷热水管道、雾化吸入为常见的吸入军团菌的途径。各年龄阶段均可发病，老年人、慢性病及免疫功能低下是本病的高危人群。

2. 临床表现　潜伏期 2 ～ 10 天，起病初乏力、肌痛、头痛，1 ～ 2 天后体温升高，呈稽留热同时伴有寒战。咳嗽，少量黏痰，可伴胸痛、呼吸困难等。或有恶心、呕吐、水样腹泻。严重者有呼吸、循环或肾衰竭。患者常有急性病容、相对缓脉，两肺湿啰音。

3. 辅助检查

（1）血液检查：血白细胞总数或中性粒细胞增高，血沉快，部分患者有低血钠、低血磷。

（2）X 线检查：表现为斑片状阴影或肺段实变，严重者可有空洞形成和胸腔积液。

4. 治疗要点　首选药物为大环内酯类抗生素，如红霉素、罗红霉素和阿奇霉素，对 β- 内酰胺类治疗无效。积极纠正水、电解质紊乱及酸碱失调。

5. 护理措施

（1）休息活动护理：卧床休息，以减少耗氧量，缓解头痛、肌痛。

（2）饮食护理：提供高热量、高蛋白、高维生素、易消化的流质或半流质饮食，多饮水。

（3）对症护理：对高热患者给予物理降温，使用冰袋局部冷敷，温水或乙醇拭浴。剧烈疼痛者，给予少量镇痛药，定时翻身拍背，痰液黏稠不易咳出时，多饮水并给予雾化吸入。鼓励患者经常漱口，加强口腔护理。

（4）用药护理：遵医嘱正确用药，密切观察药物疗效和不良反应。

（四）革兰阴性杆菌肺炎

革兰阴性杆菌肺炎常见于克雷伯杆菌、铜绿假单胞菌等感染，是医院获得性肺炎的常见致病菌，耐药菌不断增加，病情危重，病死率高。

1. 病因及发病机制

（1）肺炎克雷伯杆菌肺炎：肺炎克雷伯杆菌存在于正常人的上呼吸道和肠道，好发于长期酗酒、久病体弱、慢性病如呼吸系统疾病、糖尿病、恶性肿瘤、免疫功能低下或全身衰竭的住院患者。

（2）铜绿假单胞菌肺炎：铜绿假单胞菌需氧生长，营养要求低。广泛存在于自然界，尤其是医院环境中。易感人群是老年人、有严重基础疾病、营养不良或使用免疫抑制剂治疗者。

2. 临床表现

（1）肺炎克雷伯杆菌肺炎：咳嗽、咳痰、胸痛、呼吸困难，寒战、高热等。典型痰液为砖红色胶冻样痰。

（2）铜绿假单胞菌肺炎：中毒症状明显，高热呈弛张热，常有咳嗽、咳痰，典型痰液呈翠绿色脓性痰。

3. 辅助检查

（1）肺炎克雷伯杆菌肺炎：X 线检查示肺叶实变和脓肿形成，尤其是右上肺实变伴叶间隙下坠。

（2）铜绿假单胞菌肺炎：X 线检查示弥漫性支气管肺炎。

4. 治疗要点

（1）肺炎克雷伯杆菌肺炎：首选药物为头孢菌素类和氨基糖苷类。

（2）铜绿假单胞菌肺炎：有效的抗菌药物有 β-内酰胺类、氨基糖苷类和喹诺酮类。

5. 护理措施

（1）休息活动护理：急性期卧床休息，取舒适体位。

（2）饮食护理：给予高热量、高蛋白、高维生素、易消化的流质或半流质饮食，增强机体抵抗力。

（3）对症护理：对高热患者给予物理降温，使用冰袋局部冷敷，温水或乙醇拭浴。对剧烈咳嗽者，遵医嘱适当给予镇咳药。定时翻身拍背，痰液黏稠不易咳出时，多饮水并给予雾化吸入。鼓励患者经常漱口，加强口腔护理。

（4）预防交叉感染：革兰阴性杆菌肺炎大多为院内感染，应严格床旁隔离，尽量将同病原菌的患者安置在同一病房，医护人员及家属进出病房、所有操作均需严格执行无菌操作原则，有条件者，住单间、安排专门护士护理，可有效控制交叉感染的发生。

八、肺结核

肺结核是结核分枝杆菌引起的肺部慢性传染性疾病。

1. 病因　主要为人型结核分枝杆菌，具有抗酸性，生长缓慢，对干燥、冷、酸、碱等抵抗力强，可在干燥痰内存活 6～8 个月，但对热、紫外线和乙醇等较敏感，75% 乙醇 2 分钟、烈日曝晒 2 小时或煮沸 1 分钟可使其灭活。

2. 发病机制　大量毒力强的结核菌侵入机体而免疫力又下降时易发病。

3. 临床表现

（1）全身症状：由结核杆菌毒素所致，以发热最常见，多表现为长期午后低热。可伴有乏力、食欲缺乏、消瘦、盗汗，女性月经失调或闭经。

（2）呼吸系统症状

①咳嗽、咳痰：浸润型肺结核咳嗽轻微，干咳或仅有少量黏液痰；空洞型肺结核痰量增加，若伴继发感染，痰可呈脓性。

②咯血：1/3～1/2 患者有小量咯血，严重者可大咯血，发生窒息或失血性休克。肺结核是临床引起咯血最常见的原因。

③胸痛：病变累及壁层胸膜时发生，呼吸运动和咳嗽时加重。

④呼吸困难：多见于干酪样肺炎、空洞型肺结核或大量胸腔积液患者。

（3）体征：早期可无异常体征。病变范围较大或干酪样坏死者，患侧呼吸运动减弱，语颤增强，叩诊浊音，听诊呼吸音减低。慢性纤维空洞型肺结核或胸膜粘连时，患侧胸廓凹陷，纵隔及气管向患侧移位。因肺结核好发于肺尖、肩胛间区或锁骨上下部位于咳嗽后闻及湿啰音，对诊断有重要意义。

4. 分型

（1）原发型肺结核：由结核杆菌初次侵入肺部后发生的原发感染，是小儿肺结核的主要类型，典型的原发综合征呈"双极"（哑铃形）病变，即一端为原发病灶，一端为肿大的肺门淋巴结、纵隔淋巴结。

（2）血行播散型肺结核：含急性血行播散型肺结核（急性栗粒型肺结核）及亚急性、慢性血行播散型肺结核。

（3）继发型肺结核：继发型肺结核含浸润性肺结核、纤维空洞性肺结核和干酪性肺炎等。

（4）其他肺外结核：如肠结核、骨关节结核、肾结核等。

（5）菌阴肺结核：为三次痰涂片及一次培养均阴性的肺结核。

5. 辅助检查

（1）痰结核杆菌检查：痰中找到结核杆菌是确诊肺结核最特异的方法，也是制订化疗方案和判断化疗效果的重要依据，以直接涂片镜检最常用。

（2）结核菌素（PPD）试验：常用于结核感染的流行病学指标，也是卡介苗接种后效果的验证指标。

①注射方法：常用 PPD，在左前臂屈侧中部皮内注射 0.1ml（5U）的结核菌素。

②观察结果：48～72 小时测量皮肤硬结直径（表 1-7）。阴性除提示无结核菌感染外，还见于初染结核菌 4～8 周、应用糖皮质激素、营养不良、严重结核病、HIV 感染或老年人等。

（3）X 线检查：可早期发现肺结核。有助于明确诊断，判断分型，指导治疗及了解病情变化。

（4）纤维支气管镜检查：对诊断有重要价值。

表1-7 结核菌素试验判断标准

硬结直径	判断标准
＜5mm	阴性（-）
5～9mm	阳性（+）
10～19mm	中度阳性（++），提示有结核菌感染
≥20mm	强阳性（+++），提示有活动性结核病的可能
除硬结外，还有水疱、破溃、淋巴管炎及双圈反应	极强阳性（++++）

6. 治疗要点

（1）化学药物治疗：是治疗和控制疾病、防止传播的主要手段。

①治疗原则：早期、联合、适量、规律和全程治疗。

②一线化疗药物：全杀菌药：异烟肼、利福平；半杀菌药：链霉素、吡嗪酰胺；抑菌药：乙胺丁醇。

③化疗方案：分为强化和巩固两个阶段。总疗程 6～8 个月，初治强化期 2 个月，巩固期 4 个月；复治强化期 3 个月，巩固期 5 个月。

（2）对症治疗

①全身中毒症状：经有效抗结核治疗 1～3 周可消退，无须特殊治疗。症状严重者短期加用糖皮质激素，以减轻炎症和变态反应。

②咯血：痰中带血或小量咯血者，应卧床休息，口服止血药。注意年老体弱、肺功能不全者慎用强镇咳药，防止抑制咳嗽和呼吸。中、大量咯血应严格卧床，保持呼吸道通畅。大量咯血者静脉给予垂体后叶素。

（3）手术治疗。

7. 护理措施

（1）休息活动护理：有明显中毒症状、咯血或大量胸腔积液者应卧床休息，恢复期可适当增加活动。长期慢性患者或轻症患者可正常工作和生活，避免劳累和重体力活动。

（2）饮食护理：给予高热量、高蛋白、高维生素的易消化饮食。多饮水，每天不少于1500～2000ml。每周测量并记录体重1次。

（3）用药护理：注意观察抗结核药物的主要不良反应（表1-8）。

表1-8　常用抗结核药物不良反应

药　物	不良反应
链霉素	耳毒性和肾毒性：听力障碍、眩晕、口周麻木、肾损害及过敏反应
利福平	胃肠道不适、肝损害（ALT升高和黄疸）、过敏反应
异烟肼	周围神经炎、肝损害（ALT升高）
吡嗪酰胺	药物性肝炎（ALT升高、黄疸）、高尿酸血症常见，皮疹、胃肠道反应少见
对氨基水杨酸	胃肠道反应、过敏反应、肝损害
乙胺丁醇	球后视神经炎、胃肠道反应

（4）咯血的护理：咯血时禁止屏气，取患侧卧位，有利于健侧通气，并防止病灶扩散。咯血量多时采取患侧半卧位，保持气道通畅。有窒息先兆应立即通知医生，取头低足高位，迅速排出血块。大咯血者暂禁食，小量咯血给予少量温凉的流质饮食。垂体后叶素给药速度不宜过快，注意观察不良反应。

（5）预防感染传播

①管理传染源：关键在于早期发现和彻底治愈肺结核患者。

②切断传播途径：做好呼吸道隔离，单人病室，保持空气对流，每天使用紫外线消毒病室。咳嗽或打喷嚏时用双层纸巾遮掩。将痰吐在纸上用火焚烧是最简便有效的处理方法，或留置于容器的痰液经灭菌处理后再弃去。接触痰液后用流水清洗双手。餐具煮沸消毒，被褥、书籍曝晒6小时以上。

③保护易感人群：接种卡介苗是最有效的预防措施，可使人体产生对结核菌的获得性免疫力。对于高危人群，如与新发现的排菌肺结核患者密切接触的儿童及结核菌素试验新近转阳性者，应预防性给予异烟肼6～12个月。

九、肺脓肿

肺脓肿是肺组织坏死形成的脓腔。急性吸入和（或）气道阻塞致微生物清除障碍，大量微生物导致肺组织感染性炎症、坏死、液化，由肉芽组织包绕形成脓腔。

1. 病因及发病机制　肺脓肿的主要病原体是细菌，常为上呼吸道和口腔内的定植菌，多为混合感染，包括厌氧菌、需氧菌和兼性厌氧菌感染，其中厌氧菌最常见。

2. 分类　根据感染途径分为三类。

（1）吸入性肺脓肿：是临床上最常见的类型，多由吸入口、鼻、咽部病原菌（主要是厌氧菌）引起。误吸和气道防御清除功能降低是其发生的重要原因。吸入性肺脓肿常为单发性，其发病部位与支气管解剖和体位有关。右主支气管较陡直，且管径较粗大，吸入物易进入右肺。在仰卧位时，好发于上叶后段或下叶背段；直立位或坐位时，好发于下叶基底段；右侧位时，好发于右上叶前段或后段。

（2）继发性肺脓肿：一些基础疾病，如支气管扩张症、支气管囊肿、支气管肺癌、肺结核空洞等继发感染可引起肺脓肿；支气管异物堵塞是导致小儿肺脓肿的重要因素；肺部邻近器官的化脓性病变可直接侵犯肺组织形成肺脓肿。

（3）血源性肺脓肿：皮肤创伤感染、疖、痈、骨髓炎、腹腔感染、盆腔感染和感染性心内膜炎等所致的菌血症所致，菌栓经血行播散到肺，引起肺脓肿。致病菌以金黄色葡萄球菌、表皮葡萄球菌及链球菌为常见。

3. 临床表现

（1）症状：典型表现为高热、咳嗽和咳大量脓臭痰。血源性肺脓肿多常有肺外原发病灶引起的畏寒、高热等全身脓毒血症的症状。经数日至 2 周后才出现咳嗽、咳痰、痰量不多，极少咯血。

（2）体征：与肺脓肿的大小和部位有关。疾病早期，肺部可无异常体征。当脓肿形成时，所累及的肺野可闻及空瓮音或空洞型呼吸音。病变累及胸膜可闻及胸膜摩擦音或出现胸腔积液体征。慢性肺脓肿（病程超过 3 个月）常有杵状指（趾）、贫血和消瘦。

4. 治疗要点　原则是抗生素治疗和脓液引流。

（1）抗生素治疗：肺脓肿主要是以厌氧菌感染为主的混合性感染，一般对青霉素敏感，对青霉素过敏或不敏感者，可选用甲硝唑、林可霉素或克林霉素等。

（2）脓液引流：是提高疗效的有效措施；痰黏稠不易咳出者可用祛痰药或雾化吸入以利于痰液引流；引流体位应使脓肿处于最高位，每天 2～3 次，每次 10～15 分钟；有条件者宜尽早使用纤维支气管镜冲洗及吸引，并向脓腔内注入抗生素以加强局部治疗，提高疗效并缩短病程。

（3）手术适应证

①肺脓肿病程超过 3 个月，经内科治疗脓腔不缩小，或脓腔过大（5cm 以上）不易吸收者。

②并发支气管胸膜瘘或脓胸经抽吸、冲洗治疗效果不佳者。

③大咯血内科治疗无效或危及生命者。

④肿瘤阻塞支气管。

5. 护理措施

（1）病情观察：密切观测体温变化；观察并记录痰量、颜色、性质、气味。

（2）休息：高热及全身症状重者应卧床休息；定时开窗通风，保持室内空气流通。

（3）饮食：给予清淡、易消化饮食，保证食物中富含蛋白质及足够热量，以补充机体消耗。鼓励患者增加饮水量，以稀释痰液。

（4）口腔护理：肺脓肿患者的口腔护理尤为重要，主要原因是患者高热持续时间长，使口腔内唾液分泌减少，口腔黏膜干燥；患者咳大量脓痰，利于细菌繁殖，易引起口腔炎及黏膜溃疡；治疗中大量应用抗生素，易致菌群失调而诱发真菌感染。应协助患者及时漱口；对意识障碍者应由护士定时给予口腔护理。

（5）用药护理：肺脓肿患者应用抗生素治疗时间较长，应向患者强调坚持治疗的重要性、疗程及可能出现的不良反应，使患者坚持治疗。用药期间要密切观察药物疗效及不良反应。

十、原发性支气管肺癌

原发性支气管肺癌简称肺癌，是起源于支气管黏膜上皮的恶性肿瘤，发病率居男性恶性肿瘤的首位。

1. 病因与发病机制

（1）吸烟：是最重要的危险因素。开始吸烟年龄越早，吸烟时间越长，吸烟量越大，肺癌的发病率越高。

（2）职业因素：长期接触石棉、砷、煤烟、焦油和石油等。

（3）空气污染：室内污染、汽车废气、工业废气、公路沥青含苯并芘等致癌物质。

（4）电离辐射：长期、大剂量电离辐射。

（5）饮食与营养：较少食用含 β 胡萝卜素的蔬菜和水果。

（6）其他：遗传因素、病毒感染、真菌感染、某些慢性肺部疾病等。

2. 分类

（1）按解剖学部位分类：中央型肺癌多为鳞癌和小细胞癌；周围型肺癌多为腺癌。

（2）按组织学分类

①鳞癌：以中央型肺癌为主，多见于老年男性，与吸烟关系最密切。

②腺癌：最常见，多见于女性，以周围型肺癌为主，对化疗、放疗敏感性较差。

③大细胞癌：恶性程度较高。

④小细胞癌：40 岁左右吸烟男性多见，恶性程度最高。

3. 临床表现　40 岁以上好发，男性多见。

（1）原发肿瘤症状

①咳嗽：是出现最早的症状，多为刺激性干咳或少量黏液痰。癌肿引起支气管狭窄时，咳嗽加重，为持续性高调金属音或刺激性呛咳。

②血痰或咯血：以中央型肺癌多见，常为痰中带血或间断血痰。癌肿侵犯大血管时可引起大咯血。

③喘鸣：因肿瘤部分阻塞支气管所致，胸痛和呼吸困难是晚期患者最突出的症状。

④其他：低热、体重减轻、食欲减退等。

（2）肿瘤压迫症状

①胸痛：侵袭胸膜、胸壁、肋骨所致。

②吞咽困难：侵犯或压迫食管引起。

③声音嘶哑：压迫喉返神经导致。

④上腔静脉压迫综合征：表现为面部、颈部、上肢及前胸部静脉怒张。

⑤Horner 综合征：肺尖肿瘤压迫颈交感神经，出现患侧上睑下垂、瞳孔缩小、眼球内陷、额部少汗等。

（3）远处转移症状

①转移至中枢神经系统，引起头痛和颅内压增高。

②转移至骨骼，可有骨痛和病理性骨折，如股骨局部破坏。

③转移至肝，引起肝区疼痛和肝大、黄疸等。

④转移至淋巴结，导致淋巴结肿大。

（4）副癌综合征：骨关节痛，杵状指，库欣综合征（水肿、高血压、血糖增高），男性乳房发育，重症肌无力，多发性肌肉神经痛，钙、磷代谢紊乱。

4. 辅助检查

（1）影像学检查：是最基本、最主要、应用最广泛的检查方法，中央型肺癌可有不规则的肺门增大阴影，周围型肺癌可见边缘不清或呈分叶状。

（2）痰脱落细胞检查：是简易有效的普查和早期诊断方法，找到癌细胞即可确诊。

（3）纤维支气管镜检查：是诊断中央型肺癌最可靠的手段。

5. 治疗要点　非小细胞癌（鳞癌、腺癌、大细胞癌）采取以手术治疗为主，辅以化学治疗和放射治疗的综合治疗。小细胞癌主要进行化学治疗和放射治疗。

（1）手术治疗：是肺癌最重要和最有效的治疗手段。

（2）放射治疗：小细胞癌最敏感，其次为鳞癌，腺癌最低。

（3）化学治疗：小细胞癌疗效较好，采用联合、间歇、短程用药。

（4）其他：靶向治疗、免疫治疗及中医中药治疗。

十一、自发性气胸

胸膜腔内积气称为气胸。根据病因，气胸分为自发性气胸和损伤性气胸。根据胸膜腔内压力情况，气胸分为闭合性气胸、开放性气胸和张力性气胸。

1. 病因与发病机制　肺组织及脏层胸膜因肺部疾病或靠近肺表面的肺大疱等突然自发破裂，肺及支气管内气体进入胸膜腔形成气胸。

（1）继发性气胸：常继发于慢性阻塞性肺疾病、肺结核、支气管哮喘等肺部基础疾病，在这些疾病的基础上形成的肺大疱破裂或病变直接损伤胸膜导致气胸。

（2）原发性气胸：常发生于瘦高的青壮年男性，肺部无明显病变。在无防护的作业（如航空、潜水等）、用力抬举重物、剧烈运动、大笑及高低压环境间突然转变的情况下，胸膜下的肺大疱容易破裂，形成气胸。

2. 临床表现

（1）症状：起病急骤，多数于日常活动或休息时发作，也可见于剧咳、持重物、屏气、剧烈体力活动时。最常见的症状是突感一侧胸痛，刀割样或针刺样，持续时间短，继之出现胸闷、气促、刺激性咳嗽，咳嗽为气体刺激胸膜所致，严重者可因呼吸困难而不能平卧；如侧卧，被迫健侧卧位，以减轻呼吸困难。

（2）体征：少量气胸时体征不明显。大量气胸时，患侧胸部隆起，气管向健侧移位；呼吸运动和触觉语颤减弱；叩诊呈过清音或鼓音，心浊音界缩小、肝浊音界下移甚至消失；听诊呼吸音减弱或消失。

3. 辅助检查　X 线检查是诊断气胸的重要方法，可见患侧透光度增强，无肺纹理，肺被压向肺门，呈球形高密度影，纵隔和心脏移向健侧。

4. 治疗要点

（1）一般治疗：卧床休息，适当吸氧。根据患者病情给予镇静、镇痛、镇咳、扩张支气管等处理。

（2）排气治疗：促进患侧肺复张是自发性气胸的首要治疗目标。小量气胸者不需要特殊处理，积气一般可在 1～2 周自行吸收。大量气胸者需行胸膜腔穿刺或胸腔闭式引流术。

5. 护理措施

（1）病情观察：随时巡视，观察患者呼吸频率、节律、幅度等，有使用呼吸机者应观察呼吸机工作是否正常。一旦出现呼吸极度困难、发绀等异常状况应立即报告医生并协助处理。

（2）胸腔闭式引流的护理：详见第二章外科护理学第三十一节胸部损伤相关内容。

十二、呼吸衰竭

呼吸衰竭简称呼衰，指各种原因引起的肺通气和（或）换气功能严重障碍，使静息状态下亦不能维持足够的气体交换，导致低氧血症伴（或不伴）高碳酸血症，进而引起一系列的病理生理改变和相应的临床表现的综合征。

1. 病因与发病机制

（1）呼吸系统疾病：如呼吸道疾病、肺组织病变、胸廓病变、肺血管疾病等，导致肺通气不足、通气／血流比例失调、肺动-静脉分流、弥散障碍以及耗氧量增加等，发生低氧血症或高碳酸血症。其中以支气管-肺疾病（如 COPD、哮喘、肺炎、肺间质纤维化）最为多见。

（2）神经肌肉病变：如脑血管病变、重症肌无力、破伤风、有机磷农药中毒等。直接或间接抑制呼吸中枢。

2. 分型　呼吸衰竭是临床急危重症，按照动脉血气结果，分为Ⅰ型和Ⅱ型呼吸衰竭；按照发病急缓，分为急性和慢性呼吸衰竭；按照发病机制，分为泵衰竭和肺衰竭。

（1）Ⅰ型呼衰：仅存在缺氧而无二氧化碳潴留，即 $PaO_2 < 60mmHg$，而 $PaCO_2$ 正常或低于正常。见于肺换气功能障碍疾病，如急性呼吸窘迫综合征、严重肺部感染、间质性肺疾病、急性肺栓塞等。

（2）Ⅱ型呼衰：缺氧伴二氧化碳潴留，即 $PaO_2 < 60mmHg$ 且 $PaCO_2 > 50mmHg$，多由于肺泡通气不足所致，如慢性阻塞性肺疾病。

3. 临床表现

（1）症状

①原发病症状：如 COPD 的表现，如咳嗽、咳痰、喘息。

②呼吸困难：是最早、最突出的症状。表现为呼吸费力伴呼气延长，严重者可有浅快呼吸。CO_2 潴留严重时，可出现 CO_2 麻醉现象，呼吸由浅快转为浅慢，甚至潮式呼吸。

③发绀：是缺氧的主要表现，当血氧饱和度低于 90% 时出现，最早因缺氧发生损害的组织器官是大脑。

④精神神经症状：智力及定向力障碍是主要表现。轻度缺氧和二氧化碳潴留可使脑血管扩张，脑血流增加；严重缺氧可使脑间质和脑细胞水肿，颅内压增高，甚至发生脑疝。

a. 缺氧的表现：早期表现注意力分散、智力和视力轻度减退，缺氧加重可出现搏动性头痛、烦躁不安、定向力和记忆力障碍、精神错乱、嗜睡甚至昏迷。

b. CO_2 潴留的表现：先兴奋、后抑制，兴奋表现为失眠、躁动、昼睡夜醒；严重潴留时抑制神经中枢，可出现神志淡漠、嗜睡、昏迷、抽搐、扑翼样震颤、腱反射减弱或消失等肺性脑病的表现。

⑤心血管系统症状：CO_2 过多可引起体表小静脉扩张，皮肤充血，颜面潮红，球结膜水肿，四肢及皮肤温暖潮湿。早期可反射性地使心肌收缩力加强、血压升高、心率增快；严重的缺氧和 CO_2 潴留可直接抑制心血管中枢，使血压下降、心动过缓，可出现严重心律失常、右心衰竭。

⑥消化和泌尿系统症状：肝、肾功能损害，尿量减少，上消化道出血等。

（2）体征：体格检查可见静脉充盈、皮肤潮红、血压先升后降、心率增快，右心衰竭时常有体循环淤血体征。

4. 辅助检查

（1）动脉血气分析：对诊断呼吸衰竭、判断酸碱失衡的类型及指导治疗具有重要意义。代偿性酸中毒或碱中毒时，pH 正常。失代偿性酸中毒时 $pH < 7.35$；失代偿性碱中毒时，$pH > 7.45$。

（2）电解质：呼吸性酸中毒合并代谢性酸中毒时，可伴高钾血症。合并代谢性碱中毒时，可伴低钾和低氯血症。

5. 治疗要点　处理原则是保持呼吸道通畅，迅速纠正缺氧，改善通气，积极治疗原发病，消除病因，纠正酸碱平衡失调及维持重要脏器的功能。

（1）缓解支气管痉挛：使用支气管扩张药，常用药物有氨茶碱、β_2 受体激动剂等。

（2）控制感染：选用有效抗菌药，如第三代头孢菌素、氟喹诺酮类等。

（3）呼吸中枢兴奋药：最常用的是尼可刹米（可拉明），可兴奋呼吸中枢，增加通气量，也可促进苏醒。洛贝林（山梗菜碱）可通过刺激颈动脉窦和主动脉体的化学感受器，反射性兴奋呼吸中枢，增加通气量。

（4）氧疗：Ⅱ型呼吸衰竭给予低浓度（＜35%）持续吸氧，不可给予高浓度氧，因高浓度氧可解除缺氧对外周化学感受器的刺激，使呼吸受到抑制，造成通气恶化。Ⅰ型呼吸衰竭给予较高浓度（＞35%）给氧，可以迅速缓解低氧血症而不引起 CO_2 潴留。对于伴有高碳酸血症的急性呼吸衰竭，常需机械通气治疗。

6. 护理措施

（1）休息活动护理：卧床休息，并尽量避免自理活动和不必要的操作。取半卧位或坐位，促进肺膨胀，有利于改善呼吸。

（2）饮食护理：意识清醒者给予高热量、高蛋白、易消化的流食或半流食。昏迷患者给予鼻饲。

（3）病情观察：密切观察呼吸困难的程度、生命体征及神志改变，准确记录出入量，监测血气分析结果。一旦出现肺性脑病的表现，应立即报告医生并协助处理。

（4）氧疗护理：当慢性呼吸衰竭患者的 $PaO_2 ＜ 60mmHg$ 时，应及时给予氧疗。常用鼻导管或面罩给氧。根据呼吸衰竭类型选择给氧浓度。

（5）对症护理：清醒患者指导有效咳嗽、咳痰，意识不清、咳痰无力者给予吸痰，建立人工气道和机械通气支持，保持呼吸道通畅。吸痰时动作应轻柔，每2小时一次，严格执行无菌操作，防止感染。

（6）用药护理：遵医嘱正确使用抗生素，注意预防"二重感染"。

十三、呼吸系统疾病患者常用诊疗技术及护理

（一）胸腔穿刺术

胸腔穿刺术常用于抽胸腔内积液或积气，以缓解压迫症状；检查胸腔积液的性质，协助诊断；通过穿刺胸膜腔内给药，协助治疗。

1. 适应证

（1）胸腔积液性质不明者，胸水检查以协助病因诊断。

（2）胸腔大量积液或积气者，缓解压迫症状。

（3）脓胸抽脓灌洗治疗，或恶性胸腔积液需胸腔内注射药物者。

2. 禁忌证　胸膜腔已消失、有明显出血倾向、血小板 $＜ 60×10^9/L$。

3. 方法

（1）体位：协助患者坐在靠椅上并面向椅背，两前臂置于椅背上，前额伏于前臂上。不能坐起者取半坐位，患侧前臂上举高于枕部。

（2）穿刺部位：穿刺点选在胸部叩诊实音最明显部位，胸腔积液较多时一般选择肩胛线或腋后线第7～8肋间；有时也选择腋中线6～7肋间或腋前线第5肋间为穿刺点。气胸取患侧锁骨中线第2肋间隙或腋前线第4～5肋间隙为穿刺点。

（3）消毒和麻醉：常规消毒皮肤，术者戴无菌手套。铺消毒洞巾，用2%利多卡因在下一肋骨上缘的穿刺点，自皮肤至胸膜壁层逐层浸润麻醉。

（4）穿刺：穿刺前将穿刺针后的胶皮管用血管钳夹住，穿刺时术者左手示指与中指固定穿刺部位的皮肤，右手将穿刺针沿局部麻醉处缓慢刺入，当针锋抵抗感突然消失时，再接上注射器，松开止血钳，抽吸胸腔积液，吸满后再次用血管钳夹闭胶管，然后取下注射器，将液体注入试管送检或注入弯盘记录液体量。术毕拔出穿刺针，再次消毒穿刺点后，覆盖无菌纱布，用胶布固定后协助患者静卧。

（5）抽液抽气量：每次抽液、抽气时，不宜过多、过快，防止胸腔内压骤降，发生肺水肿或循环衰竭、纵隔移位等意外。减压抽液时，首次抽液量不宜超过600ml，以后每次抽吸量不应超过1000ml；诊断性抽液为50～100ml即可，注入无菌试管送检。如治疗需要，抽液抽气后可注射药物。

4. 护理措施

（1）术前护理

①向患者及家属解释穿刺目的、操作步骤以及术中注意事项。

②术前指导患者练习穿刺体位，并告知患者在操作过程中保持穿刺体位，不要随意活动，尽量不要咳嗽或深呼吸，以免损伤胸膜或肺组织。

③用物准备包括：胸腔穿刺包，2% 利多卡因、0.1% 肾上腺素 1 支、无菌手套等。

（2）术中护理：穿刺过程中密切观察患者反应，出现头晕、面色苍白、冷汗、心悸、胸部压迫感或剧痛、晕厥等胸膜过敏反应时，应立即停止抽液，取平卧位，遵医嘱皮下注射 0.1% 肾上腺素 0.3 ～ 0.5ml，或进行其他对症处理。

（3）术后护理

①记录抽出液的颜色、量及性状，及时送检标本。

②嘱患者静卧休息，鼓励患者深呼吸，促进肺膨胀。

③注意观察患者呼吸、脉搏和血压，有无肺水肿、气胸和血胸等并发症的发生。

（二）纤维支气管镜检查术

纤维支气管镜检查（简称纤支镜）是利用光学纤维内镜对气管支气管管腔进行检查。可深入亚段支气管，甚至更细的支气管。

1. 适应证

（1）原因不明的咯血需明确病因及出血部位，或需局部止血治疗者。

（2）原因不明的喉返神经麻痹、膈神经麻痹或上腔静脉阻塞者。

（3）胸部 X 线占位改变或阴影而致肺不张、阻塞性肺炎、支气管狭窄或阻塞，刺激性咳嗽，经抗生素治疗不缓解，疑为异物或肿瘤者。

（4）用于清除黏稠的分泌物、黏液栓或异物。

（5）行支气管肺泡灌洗及用药等治疗。

（6）引导气管导管，进行经鼻气管插管。

2. 禁忌证

（1）肺功能严重损害，重度低氧血症，不能耐受检查者。

（2）严重心功能不全、高血压或心律失常、频发心绞痛者。

（3）严重肝、肾功能不全，全身状态极度衰竭者。

（4）出凝血机制严重障碍者。

（5）哮喘发作或大咯血者，近期上呼吸道感染或高热者。

（6）有主动脉瘤破裂危险者。

（7）对麻醉药物过敏，不能配合检查者。

3. 方法

纤支镜可经鼻或口插入，目前大多数经鼻插入。患者常取平卧位，不能平卧者，可取坐位或半坐位。直视下自上而下依次检查各叶、段支气管。

4. 护理措施

（1）术前护理：向患者及家属说明检查目的、操作过程及有关配合注意事项，以消除紧张情绪，取得合作；常规检查 X 胸片、心电图、乙肝五项、凝血功能等；患者术前 4 小时禁食禁水，以防误吸；患者若有活动性义齿应在检查前取出；用物准备；评估患者对消毒剂、局麻药或术前用药是否过敏等。

（2）术中护理：术中密切观察患者的生命体征和反应；按医生指示经纤支镜滴入麻醉剂作黏膜表面麻醉；配合医生做好吸引、灌洗、活检、治疗等。

（3）术后护理：术后 2 小时内禁食禁水，以防误吸；2 小时后，可进温凉流质或半流质饮食；密切观察患者有无发热、胸痛、呼吸困难；向患者说明术后数小时内可能会有少量咯血及痰中带血，不必担心，如出血较多，应及时通知医生，并配合处理。

（三）采集动脉血和血气分析

动脉血气分析是通过测量血液的酸碱度（pH）、氧分压（PaO_2）、二氧化碳分压（$PaCO_2$），判断呼吸衰竭的类型和程度，以及患者有无缺氧、二氧化碳潴留和酸碱失衡的可靠方法。对指导氧疗、纠正酸碱失衡和电解质紊乱均有重要的临床意义。

1. 适应证

（1）各种疾病、创伤或外科手术疑发生呼吸衰竭者。

（2）心肺复苏患者。

（3）进行机械通气者。

2. 护理措施

（1）操作前准备：向患者说明穿刺目的和配合的注意事项，用物准备。

（2）操作过程：护士左手食指、中指固定穿刺动脉，右手垂直或与动脉走向成 40° 角刺入；注射器穿刺前抽吸肝素，湿润管腔后弃去余液；血气分析的采血量为 0.1 ～ 1ml；拔出针头后，立即将针尖斜面刺入软木塞或橡胶塞，隔绝空气，轻搓注射器使血液与肝素混匀，立即送检。采血完毕，穿刺部位用无菌纱布加压止血 5 ～ 10 分钟。

（3）操作后护理：穿刺处按压 5 分钟以上，防止局部出血或形成血肿；采血后标本立即送检，若不能及时送检，应将其保存于 4℃环境中，但不得超过 2 小时，以免影响测定结果。

第二节　循环系统疾病

扫码做题

一、概　述

循环系统包括心血管系统和淋巴系统。心血管系统由心脏、血管和调节血液循环的神经体液系统组成。血管由动脉、毛细血管及静脉构成。心脏不停地跳动，推动血液在心血管闭合的管道系统内按一定方向周而复始不停地流动，称为血液循环。

1. 心脏　是血液循环的射血器官，具有泵的功能。

（1）心脏的结构：由右心房、右心室、左心房和左心室 4 个腔组成，右心房、右心室之间由三尖瓣相通，右心室的出口称肺动脉口，与肺动脉干之间由肺动脉瓣相通。左心房、左心室之间由二尖瓣相通，左心室的出口位于左房室口的右前方，称主动脉口，与主动脉之间由主动脉瓣相通。

（2）心的血管：心脏自身的血液供应主要来自于冠状动脉，有左、右冠状动脉两支。左冠状动脉起自主动脉左窦，主要分为前室间支（也称前降支）和旋支。右冠状动脉起自主动脉右窦，主要分为窦房结支、后室间支（也称后降支）、右旋支和房室结支等。

（3）心传导系：包括窦房结、结间束、房室结、房室束（希氏束）、左右束支和浦肯野（Purkinje）纤维网。窦房结是心的正常起搏点，位于上腔静脉与右心房交界处的心外膜下。

2. 血管　分为动脉、静脉和毛细血管。动脉是运送血液离心到全身各器官的血管。静脉是运送血液回心的血管，起始于毛细血管，终止于心房。毛细血管是位于动脉与静脉之间的微小血管，是进行物质交换的场所。动脉可在特定物质作用下收缩和舒张，从而改变外周血管的阻力；静脉容量大，机体的血液主要存于静脉中。血液循环的路径和方向（图1-3）。

3. **神经体液调节**　心肌细胞和血管内皮细胞也具有内分泌功能，在调节心、血管的运动和功能

图1-3　血液循环的路径和方向

方面有重要作用。支配心脏的传出神经为交感神经系统的心交感神经和副交感神经系统的迷走神经。交感神经兴奋时，心率加快、心肌收缩力增强，外周血管收缩，血管阻力增加，血压升高；副交感神经兴奋时则完全相反。

二、心力衰竭

心力衰竭是由于心脏结构或功能异常，导致心室充盈和（或）射血能力受损，肺循环和（或）体循环静脉淤血，主要表现为呼吸困难及液体潴留的一组临床综合征。按左心室射血分数降低或保留可分为收缩性心力衰竭和舒张性心力衰竭；按发生的部位可分为左心衰竭、右心衰竭和全心衰竭；按发生的速度和严重程度可分为急性心力衰竭和慢性心力衰竭，以慢性心力衰竭居多。

（一）慢性心力衰竭

慢性心力衰竭是指在原有慢性心脏病基础上逐渐出现心衰的症状和体征。其特征性的症状为呼吸困难和体力活动受限，特征性的体征为水肿。

1. 病因

（1）原发性心肌损害：冠心病、心肌梗死是引起心衰最常见的原因，其他还有心肌炎、心肌疾病等。

（2）心脏负荷过重

①压力负荷（后负荷）过重：左、右心室收缩期射血阻力增加的疾病。左心室后负荷增加的疾病有原发性高血压、主动脉瓣狭窄等。右心室后负荷增加的疾病有肺动脉高压、肺动脉瓣狭窄等。

②容量负荷（前负荷）过重：二尖瓣、主动脉瓣关闭不全，血液反流。左、右心分流或动静脉分流先天性心脏病。伴有全身血容量增多的疾病，如甲状腺功能亢进症、慢性贫血等。

2. 诱因

（1）感染：呼吸道感染是最常见、最重要的诱因，其次为感染性心内膜炎。

（2）心律失常：心房颤动是器质性心脏病最常见的心律失常，也是心衰最重要的诱因。

（3）血容量增加：钠盐摄入过多，输液过快、过多。

（4）生理或心理压力过大：妊娠、过度劳累、剧烈运动、情绪激动等。

（5）治疗不当：如不恰当地停用利尿药或降压药等。

（6）原有心脏疾病加重或合并其他疾病：如冠心病发生急性心肌梗死，合并甲状腺功能亢进症或贫血等。

3. 心功能评估

（1）心功能分级：见表1-9。

表1-9　纽约心脏病协会（NYHA）心功能分级及活动指导

分　级	心功能表现	活动指导
Ⅰ级	体力活动不受限，日常活动（一般活动）不引起明显的气促、乏力或心悸	注意休息，不限制一般的体力活动，适当锻炼，但应避免剧烈运动和重体力劳动
Ⅱ级	体力活动轻度受限，休息时无症状，日常活动（一般活动）如平地步行200～400m或以常速上3层以上楼梯的高度时，出现气促、乏力和心悸	适当限制体力活动，可从事轻体力活动和家务劳动，增加午睡时间，劳逸结合
Ⅲ级	体力活动明显受限，稍事活动或轻于日常活动（一般活动）如平地步行100～200m或以常速上3层以下楼梯的高度时，即引起显著气促、乏力或心悸	限制日常体力活动，以卧床休息为主，鼓励或协助患者自理日常生活
Ⅳ级	体力活动重度受限，休息时也有气促、乏力或心悸，稍有体力活动症状即加重，任何体力活动均会引起不适	无需静脉给药者为Ⅳa级，可在室内或床边略活动；需静脉给药者为Ⅳb级，应绝对卧床休息；日常生活由他人照顾完成，卧床时应做肢体被动运动

（2）心衰分度：测定6分钟步行距离，要求患者在走廊内尽可能快走，用于测定心衰患者的运动耐力。步行距离＜150m为重度心衰，150～450m为中度心衰，＞450m为轻度心衰。

4. 临床表现

（1）左心衰竭：主要表现为肺循环淤血和心排血量降低。

①不同程度的呼吸困难：是左心衰竭最主要的症状。

a. 劳力性呼吸困难：是左心衰竭最早出现的症状。运动使回心血量增加，左心房内压力增大，加重肺淤血。

b. 夜间阵发性呼吸困难：是心源性呼吸困难最典型的表现，患者入睡后突然因憋气而惊醒，被迫坐起，重者可出现哮鸣音，也称为心源性哮喘。其发生机制为：睡眠平卧使回心血量增加，迷走神经兴奋剂增高使小支气管痉挛，膈肌抬高使肺活量减小等。

c．端坐呼吸：肺淤血达到一定程度，患者不能平卧，因平卧位会使回心血量增多，肺静脉压力增高，加重肺水肿，也可使膈肌抬高，而引起呼吸困难。

d．急性肺水肿：是左心衰竭呼吸困难最严重的情况。

②咳嗽、咳痰、咯血：是肺泡和支气管黏膜淤血、气道受刺激的表现。夜间加重，而站位、立位时减轻。

a．咳白色浆液性泡沫样痰：原因是肺毛细血管压增高，浆液样分泌物渗出。

b．痰带血丝：是由于肺微血管破损。

c．咳粉红色泡沫样痰：是急性肺水肿的表现，由于血浆渗入肺泡所致。

d．大咯血：长期慢性肺淤血可导致肺循环和支气管循环之间形成侧支，曲张破裂可致咯血。

③其他症状：心排血量降低，出现倦怠、乏力、头晕、失眠、嗜睡、烦躁等症状。重者可有少尿及肾功能损害、肾前性肾衰竭。

④一般体征：心率加快，血压下降，脉压减小，呼吸急促。

⑤肺部湿啰音：是左心衰竭的主要体征，由于肺毛细血管压力增高，液体渗出到肺泡所致，随着肺淤血的加重，湿啰音可由局限于双肺底扩大到全肺，可伴哮鸣音。

⑥心脏体征：左心室扩大，可闻及舒张早期奔马律，肺动脉瓣区第二心音亢进；心尖部可闻及收缩期杂音是左心室扩大引起相对性二尖瓣关闭不全所致。交替脉是左心衰竭的重要体征，常见于高血压、冠心病引起的心衰。

（2）右心衰竭：主要表现为体循环静脉淤血。

①消化道症状：恶心、呕吐、食欲缺乏、腹胀、肝区胀痛等是右心衰竭最常见的症状，是由胃肠道长期慢性淤血所致。肝大伴压痛，是由肝淤血肿大，肝包膜被牵拉所致。严重者可发展为心源性肝硬化。

②呼吸困难：继发于左心衰的右心衰，呼吸困难已经存在。单纯右心衰的呼吸困难是由于右心室扩大，限制了左心室充盈而引起肺淤血所致。发绀是由于体循环静脉淤血，血流缓慢，血液中的还原血红蛋白增多所致。

③颈静脉征：颈静脉充盈、怒张是右心衰竭的最早征象，怒张与静脉压升高程度成正比。肝颈静脉反流征阳性是指按压右上腹时，使回心血量增加，出现颈外静脉充盈，是右心衰竭的特征性体征。

④水肿：是右心衰竭的典型体征，由于体循环静脉压力增高所致。水肿从足、踝开始，逐渐向上蔓延，呈对称性、凹陷性，晚期出现全身性水肿，长期卧床患者以腰骶尾部最明显。

⑤胸水和腹水：双侧胸水，右侧更明显，与体循环和肺循环压力增高、胸膜毛细血管通透性增大有关。腹水是由心源性肝硬化所致。

⑥心脏体征：右心室扩大，胸骨左缘或剑突下可见心脏搏动。三尖瓣听诊区可闻及收缩期杂音，是由于相对性三尖瓣关闭不全所致。

（3）全心衰竭：右心衰竭继发于左心衰竭而形成全心衰竭。但当右心衰竭出现时，右心排血量减少，呼吸困难等肺淤血的临床表现反而减轻。

5．辅助检查

（1）血浆脑钠肽：是心力衰竭诊断及预后判断的重要指标，未经治疗者水平正常可排除心力衰竭，而已经治疗者水平高则提示预后差。

（2）X线：是确诊心力衰竭肺淤血的主要依据。肺静脉压力增高表现为肺门血管影增强，肺动脉压力增高表现为右下肺动脉增宽，肺间质水肿表现为肺野模糊。KerleyB 线表现为肺野外侧清晰可见的水平线状影，由肺小叶间隔内积液所致，是慢性肺淤血的特征性表现，间接反映心功能状态。

（3）超声心动图：是心力衰竭诊断中最有价值的检查，简便、无创，且适合于床旁检查。通过测量收缩末及舒张末的容量差，来计算左心室射血分数（正常应＞50%）。左心室射血分数是评价心脏功能的主要指标。超声心动图还可以测量各心腔大小改变、评估心脏舒张功能等。

（4）心电图检查：可提供既往心肌梗死、左心室肥厚及心律失常等信息。

（5）放射性核素检查：可相对准确地判断心腔大小和左心室射血分数，计算左心室最大充盈速率。

（6）有创性血流动力学检查：经静脉将漂浮导管插入至肺小动脉，计算心脏指数和肺小动脉楔压，直接反映左心功能。正常心脏指数应＞2.5L/（min·m²），肺小动脉楔压＜12mmHg。

6. 治疗要点

（1）病因治疗：治疗原发疾病，去除诱发因素。

（2）一般治疗

①减轻心脏负荷：失代偿期患者应休息，限制体力活动，减轻焦虑情绪，降低心脏负荷。

②给氧：仅用于急性心衰。无肺水肿的患者给氧反而会使血流动力学情况恶化。

（3）药物治疗原则：已经从传统采用强心、利尿、扩血管药物，转变为采用神经内分泌抑制剂，并积极应用非药物的器械治疗。治疗目标不仅是改善症状，提高生活质量，更重要的是延缓心肌重构的发展，从而降低心衰的病死率和住院率。

（4）利尿药：合理使用利尿药是其他心力衰竭药物治疗取得成功的基础，但单独使用利尿药并不能有效治疗心力衰竭。利尿药通过排钠、排水，减轻液体潴留，可显著减轻肺淤血，降低体重，从而改善心功能和运动耐量。分排钾和保钾两类。

①排钾利尿药：机制为阻碍肾小管对钠、钾、氯、镁、钙等离子的重吸收。

a. 袢利尿药：首选呋塞米（速尿）、布美他尼等，利尿作用强，适用于有明显液体潴留和肾功能不全的患者。

b. 噻嗪类利尿药：常用药为氢氯噻嗪（双氢克尿噻），口服利尿、降压，仅适用于轻度液体潴留、伴高血压且肾功能正常的患者。

②保钾利尿药：醛固酮受体拮抗剂类药物有螺内酯（安体舒通）、依普利酮。肾小管上皮细胞钠通道阻滞剂类药物氨苯蝶啶、阿米洛利。保钾利尿药的利尿作用较弱，常与排钾利尿药合用以防止发生低钾血症。对肝硬化和肾病综合征顽固性水肿也有效。

（5）血管紧张素转换酶抑制剂（ACEI）：常用药物有卡托普利、依那普利、福辛普利等。ACEI是目前治疗和改善慢性心力衰竭预后的首选药，其主要机制是通过抑制血管紧张素转换酶（ACE），减少血管紧张素Ⅱ（Ang Ⅱ）生成，从而减轻Ang Ⅱ的收缩血管、刺激醛固酮释放、增加血容量、升高血压与促心血管细胞肥大增生等作用，最终可降低血压，抑制心肌重构，延缓心力衰竭进展，降低病死率。ACEI还具有保存缓激肽活性、保护血管内皮细胞、抗心肌缺血、增敏胰岛素受体等作用。

（6）β受体阻滞剂：常用药物有美托洛尔（倍他乐克）、比索洛尔、卡维地洛等。β受体阻滞剂通过拮抗交感系统活性，避免心肌细胞坏死，从而抑制心肌重构，长期应用可明显改善心功能，降低病死率，而其还有明显的抗心律失常和抗心肌缺血的作用，也是能够显著降低心衰患者病死率的原因。

（7）醛固酮受体拮抗剂：常用药物有螺内酯、依普利酮等。醛固酮除具有保钾排钠的作用外，还可促进心肌纤维化和重构，使心衰恶化。因此，醛固酮受体拮抗剂可抑制心肌纤维化和重构，改善预后，降低病死率。

（8）血管紧张素Ⅱ受体拮抗剂（ARB）：常用药物有氯沙坦、缬沙坦、坎地沙坦等。可阻止Ang Ⅱ与其受体结合，从而发挥拮抗Ang Ⅱ的作用。ARB与ACEI的药理作用基本相同，当患者因ACEI引起的干咳不能耐受时，可改用ARB。

（9）洋地黄类药物：又称为强心苷，作为正性肌力药的代表，可显著缓解轻、中度心力衰竭患者的症状，提高运动耐量，改善生活质量，但对降低心力衰竭患者的病死率无明显改善。

①药理作用：在增强心肌收缩力的同时，不增加心肌耗氧量，是临床最常用的强心药物。强心苷还有减慢心率的作用。

②作用机制：可抑制 Na^+-K^+-ATP 酶，使细胞内 Na^+ 增加，K^+ 减少。细胞内 Na^+ 增加后，启动 Na^+-Ca^{2+} 双向交换机制，使 Ca^{2+} 内流增加，导致心肌收缩力增强。K^+ 可阻止强心苷与心肌细胞膜 Na^+-K^+-ATP 酶结合，减轻强心苷中毒，由于细胞内 K^+ 浓度降低，成为强心苷容易中毒的重要原因。以上机制解释了钙剂不能与强心苷合用的原因，也解释了使用强心苷时应补钾的原因。

③常用药物

a. 地高辛：常用其口服制剂，适用于中度或慢性心力衰竭的维持治疗。

b. 毛花苷丙（毛花苷 C，西地兰）：常用其静脉注射制剂，适用于急性心力衰竭或慢性心力衰竭加重时。

④适应证：已使用 ACEI（或 ARB）、β 受体阻滞剂、醛固酮受体拮抗剂和利尿药之后，心力衰竭的症状仍不能改善者，尤其适用于心力衰竭伴心室率快的房颤患者。

⑤禁忌证：绝对禁忌证为强心苷中毒或过量者。重度二尖瓣狭窄、严重房室传导阻滞、肥厚型梗阻性心肌病等禁用。急性心肌梗死等缺血性心脏病、肺源性心脏病应慎用。

⑥强心苷治疗心力衰竭有效的指标：呼吸困难缓解，水肿消退，尿量增加，发绀减轻。

（二）急性心力衰竭

临床最常见的是急性左心衰竭。急性左心衰竭是指急性发作或加重的心肌收缩力明显降低，造成急性心排血量骤降、肺循环压力突然升高，引起急性肺淤血、肺水肿，以及伴组织器官灌注不足的心源性休克的一种临床综合征。

1. 病因　最常见的是慢性心衰急性加重。

（1）新发心衰的主要原因：急性广泛心肌梗死、重症心肌炎等。

（2）可能导致心衰迅速恶化的因素：严重心律失常、急性冠脉综合征、急性肺栓塞、高血压危象、心包填塞等。

（3）慢性心衰急性失代偿的诱因：感染（包括感染性心内膜炎），贫血，肾功能不全，使用非甾体抗炎药、糖皮质激素、化疗药等，未经控制的高血压，甲状腺功能亢进或减退等。

2. 临床表现

（1）症状：突发严重呼吸困难，呈端坐呼吸，强迫坐位，双臂支撑协助呼吸，呼吸频率增快（达 30 ～ 40 次／分），咳嗽频繁并咳出大量粉红色泡沫样血痰，烦躁不安，伴恐惧感。

（2）体征：心率和脉率增快，第一心音减弱，两肺布满湿啰音和哮鸣音，心尖区可闻及舒张期奔马律。

（3）心源性休克：持续性低血压（收缩压＜ 90mmHg），皮肤湿冷，面色苍白，口唇发绀，尿量减少甚至无尿，意识障碍。

3. 治疗要点

（1）体位：取坐位，双腿下垂以减少静脉回流，降低心脏前负荷。

（2）吸氧：使氧饱和度≥ 95%，高流量氧气吸入，氧流量为 6 ～ 8L/min，使肺泡内压力增高，减少肺泡内毛细血管渗出液产生；同时给予 20% ～ 30% 乙醇湿化，因乙醇能减低肺泡内泡沫的表面张力，使泡沫破裂消散，从而改善肺泡通气，迅速缓解缺氧症状。

（3）基础用药

①镇静药：阿片类药物如吗啡静脉注射，可减少急性肺水肿患者的焦虑及呼吸困难引起的痛苦。此类药物还具有扩血管的功能，主要降低心脏前负荷，同时降低交感系统兴奋性。

②强心药：毛花苷丙缓慢静脉注射。

（4）利尿药：袢利尿药如呋塞米、布美他尼等，先静脉推注，继而连续静脉滴注。除可减轻容量负荷，还具有扩张静脉的作用。

（5）血管扩张药：通过降低心室充盈压和全身血管阻力，减轻心脏负荷。扩张容量血管（小静脉）可减轻心脏前负荷，扩张外周阻力血管（小动脉）可减轻心脏后负荷。收缩压＞110mmHg 是使用该类药物的前提，90～110mmHg 应慎用，＜90mmHg 应禁用。静脉滴注。常使用硝酸甘油和硝普钠，一般不推荐使用钙通道阻滞剂（CCB）和 ACEI 类药物。

①硝酸甘油：主要扩张小静脉，降低心脏前负荷。特别适合急性冠脉综合征伴心力衰竭的患者。

②硝普钠：扩张小动脉和小静脉，降低心脏后、前负荷。特别适合严重心衰、由心脏后负荷增加所导致的心力衰竭。

（6）非洋地黄类正性肌力药

①β 受体兴奋剂：常用药物有多巴胺和多巴酚丁胺。特别适用于急性心肌梗死伴心力衰竭者。应短时间使用，主要帮助慢性心力衰竭加重时的患者度过难关，长时间使用反而增加病死率。

②磷酸二酯酶抑制剂：常用药有米力农和氨力农。适用于重症或顽固性心衰时的短期治疗，长期使用病死率反而更高。

（7）血管收缩药：收缩外周血管，调整血液到重要脏器。常用去甲肾上腺素、肾上腺素等。应用血管收缩药的前提是已使用正性肌力药后仍存在心源性休克及低血压。

（三）心力衰竭的护理

1. 护理措施

（1）休息与活动护理：失代偿期需卧床休息，多做被动运动以预防深部静脉血栓形成。病情缓解或稳定后，鼓励适当活动，防止肌肉废用性萎缩。慢性心衰患者病情稳定者，可每天步行多次，每次 5～10 分钟。

（2）饮食护理：少食多餐，限制总热量，避免增加心脏负担；进食低盐、低脂、易消化、高维生素、高纤维素、高蛋白质、不胀气的食物，戒烟，严重消瘦者应给予营养支持。心衰急性发作或有容量负荷过重的患者应严格限制水、钠摄入量，限制钠盐摄入＜2g/d，严重低钠血症者液体摄入量一般＜2000ml/d，严重心衰患者液体摄入量控制在 1500～2000ml。但轻、中度心衰或稳定期心衰患者，严格限水、限制钠盐摄入对肾功能及神经体液调节机制不利，反而无益处。

（3）病情观察：观察呼吸困难加重、心率增快、烦躁、面色苍白、尿量减少情况。观察水肿的消长情况，每天测体重，准确记录液体出入量。大便时勿用力，必要时使用缓泻药，但禁忌大剂量灌肠，以免增加心脏负担。控制输液速度，一般 20～30 滴 / 分，小儿＜5ml/（kg·h）。

2. 用药护理

（1）利尿药：应从小剂量开始，间断使用，液体潴留纠正后可短期停用利尿药，防止电解质紊乱和利尿药抵抗。

①袢利尿药、噻嗪类利尿药

a. 主要不良反应是易引起低钠、低钾、低氯、低钙、低镁血症性碱中毒，其中低钾血症最危险。应用排钾利尿药时严密观察水、电解质变化，低钾血症易诱发洋地黄中毒和心律失常，故应同时补充氯化钾或与保钾类利尿药同时使用。含钾丰富的食物有深色蔬菜、柑橘、瓜果、大枣、菇类、豆类等。

b. 可引起高尿酸血症，痛风患者慎用。

c．长期大剂量应用可干扰糖和胆固醇代谢，糖尿病、高脂血症患者慎用。

d．袢利尿药、噻嗪类利尿药均为磺胺类衍生物，故具有磺胺类药物的不良反应，如皮疹、光敏性皮炎、白细胞和血小板减少等。

e．袢利尿药还有耳毒性，与氨基糖苷类药物合用时更易导致听力障碍。

②保钾利尿药：使用后定期监测血钾和肾功能，如血钾＞5.5mmol/L，应减量或停用。螺内酯可引起男性乳房增生，停药后可消失。

（2）ACEI：与血管紧张素Ⅱ被抑制有关的不良反应有首剂低血压、高钾血症、肾功能损害等；与缓激肽积聚有关的不良反应有无痰干咳、血管神经性水肿等。无痰干咳是ACEI较常见的不良反应，也是被迫停药的主要原因。出现血管神经性水肿应立即停药。此外，ACEI还有低血糖、引起胎儿畸形、皮疹，白细胞减少及恶心、呕吐等消化道反应和头晕、头痛等中枢神经系统反应。治疗应从小剂量开始，耐受后逐渐加量，直至达到目标剂量，终生用药，避免突然撤药。应注意监测血压、血钾及肾功能情况。

（3）β受体阻滞剂：常见恶心、呕吐、轻度腹泻等胃肠道反应，偶见过敏性皮疹。应用不当还可引起低血压、液体潴留及心衰恶化、窦性心动过缓、房室传导阻滞等；诱发哮喘是其严重的不良反应，机制是阻滞β_2受体，使支气管收缩。故支气管哮喘、心动过缓、房室传导阻滞、重度心力衰竭患者禁用。长期应用还可影响脂肪代谢和糖代谢，血脂异常或糖尿病患者慎用。为避免初始用药抑制心肌收缩力而可能加重或诱发心衰的不良影响，起始剂量须小，递加剂量须慢，达到目标剂量后长期维持，才能发挥其治疗心衰的作用。突然停药可致反跳现象，应避免。

（4）强心苷：治疗剂量和中毒剂量接近，易发生中毒，使用后应重点观察其中毒反应。

①心脏毒性反应：是强心苷较严重的毒性反应，主要表现为各种心律失常。

a．快速心律失常：最常见和最早出现的是室性期前收缩，如二联律、三联律甚至室颤。

b．慢速心律失常：房室传导阻滞或窦性心动过缓。

c．心电图特征性表现：ST段出现鱼钩样改变。

②胃肠道反应：表现为食欲缺乏、恶心、呕吐。在普及维持量给药法以来已较少见。

③神经系统反应：表现为头痛、头晕、视物模糊、黄绿视等。

④加强用药监测：严格遵医嘱用药，用药前应先测量心率。静脉给药时务必稀释后缓慢静注，观察患者用药后的反应，同时监测心律、脉率、心电图及血压变化。当患者心律或脉搏节律由规则变为不规则，或由不规则变为规则（如长期心房颤动患者的不规则心律在使用强心苷后心律变得规则），心率或脉搏＜60次／分，均提示强心苷中毒，应暂停用药并通知医生。

⑤毒性反应处理：一旦发现中毒，应立即停用强心苷，严格卧床，半卧位；同时停用排钾利尿药，积极补钾，快速纠正心律失常。

a．快速心律失常：给予苯妥英钠或利多卡因抗心律失常。一般不使用电复律，因易致室颤。

b．缓慢心律失常：使用阿托品治疗。

⑥配伍禁忌：注意不与奎尼丁、普罗帕酮（心律平）、维拉帕米（异搏定）、胺碘酮、钙剂、阿司匹林等药物合用。

三、心律失常

心律失常是指心脏冲动的频率、节律、起源部位、传导速度或激动次序的异常。心电图表现是诊断心律失常主要的诊断依据。

（一）窦性心律失常

正常窦性心律的冲动起源于窦房结，频率为 60 ～ 100 次 / 分。窦性心律失常是指由于窦房结冲动发放频率的异常或窦性冲动向心房的传导受阻而导致的心律失常。

1. 窦性心动过速

（1）定义：成人窦性心率＞ 100 次 / 分，称窦性心动过速。频率大多在 100 ～ 150 次 / 分，偶可高达 200 次 / 分。

（2）病因：可见于健康人吸烟、饮酒、饮用含咖啡因的饮料或茶、剧烈运动、情绪激动等情况下。某些病理状态如发热、贫血、甲状腺功能亢进等，应用某些药物如阿托品、肾上腺素等，也可引起。

（3）心电图特点：窦性 P 波规律出现，频率＞ 100 次 / 分，PP（或 RR）间期＜ 0.6 秒（图 1-4）。心电图记录横竖交织的线形成标准的小格。每一小格的两条竖线及两条横线相距均为 1mm，竖线间 1 小格代表时间 0.04 秒；横线间 1 小格代表电压 0.1mV。

图1-4　窦性心动过速

（4）治疗：针对病因，去除诱发因素。刺激迷走神经可使其频率逐渐减慢。必要时可应用 β 受体阻滞剂如美托洛尔或钙通道阻滞剂地尔硫䓬治疗。

2. 窦性心动过缓

（1）定义：成人窦性心率＜ 60 次 / 分，称窦性心动过缓。

（2）病因：见于健康的青年人、运动员、睡眠状态。某些病理状态如颅内压增高、严重缺氧、高钾血症、窦房结病变、急性下壁心肌梗死、甲状腺功能减退、阻塞性黄疸等，应用某些药物如 β 受体阻滞剂、非二氢吡啶类钙通道阻滞剂、胺碘酮、拟胆碱药及洋地黄中毒等，也可引起。

（3）心电图特点：窦性 P 波规律出现，频率＜ 60 次 / 分，PP（或 RR）间期＞ 1 秒（图 1-5）。

（4）治疗：无症状时一般无须治疗。如因心率过慢、出现排血量不足的症状，可使用阿托品、异丙肾上腺素等药物，或者采用心脏起搏治疗。

图1-5　窦性心动过缓

3. 窦性心律不齐

（1）定义：窦性心率，但快慢不规则称窦性心律不齐。

（2）病因：常见于儿童、青年、感染后恢复期及自主神经不稳定的患者，一般无重要临床意义。多数窦性心律不齐与呼吸周期有关，称呼吸性窦性心律不齐。吸气时，迷走神经兴奋性降低，心率增快；

而呼气时迷走神经兴奋性增高，心率减慢。

（3）心电图特点：窦性P波，PP（或RR）间期长短不一，相差0.12秒以上（图1-6）。

图1-6　窦性心律不齐

（二）期前收缩

期前收缩是指由于窦房结以外的异位起搏点兴奋性增高，过早发出冲动引起的心脏搏动，也称为早搏，是临床上最常见的心律失常。根据异位起搏点部位的不同，可分为房性、房室交界区性和室性期前收缩。

1. 病因

（1）房性期前收缩：简称房性早搏或房早。是指起源于窦房结以外的心房任何部位的激动。多为非器质性，正常人24小时心电检测多数有房性期前收缩发生。常发生在情绪激动、吸烟和饮酒、饮浓茶和咖啡等情况下。各种器质性心脏病，如冠心病、心肌疾病、肺心病等，房性期前收缩多发，且易引发其他心律失常。

（2）室性期前收缩：简称室性早搏或室早，是最常见的一种心律失常。是指房室束分叉以下部位过早发生的期前收缩。常见于有器质性心脏病的患者，如高血压、冠心病、风湿性心脏病、先天性心脏病等；使用洋地黄、奎尼丁等药物也可引起，低钾血症、精神紧张、过量烟酒也可诱发。还可见于正常健康人。

2. 临床表现　偶发期前收缩者大多无症状，可有心悸、失重感或代偿间歇后心脏有力的搏动感。听诊室性期前收缩后出现较长的停歇，脉搏减弱或不能触及。室性期前收缩可孤立，也可规律出现，每隔1个正常搏动后出现1次期前收缩称二联律，每隔2个正常搏动后出现1次期前收缩称三联律，连续发生2个期前收缩称成对期前收缩。

3. 心电图特点

（1）房性期前收缩：P′波提早出现，其形态与窦性P波不同；PR间期≥0.12秒，QRS波群形态与正常窦性心律的QRS波群相同，期前收缩后有一不完全代偿间歇（图1-7）。

（2）室性期前收缩：QRS波群提前出现，形态宽大畸形，QRS时限＞0.12秒，其前无相关的P波；T波常与QRS波群的主波方向相反；期前收缩后有完全代偿间歇（图1-8）。

图1-7　房性期前收缩

图1-8　室性期前收缩

4. 治疗要点

（1）房性期前收缩：通常不需要特殊治疗，主要的措施是充分休息，放松心情，劝导患者戒烟、限酒，避免饮用浓茶和咖啡。触发室上性心动过速时可应用β受体阻滞剂、普罗帕酮等。

（2）室性期前收缩

①无器质性心脏病：室性期前收缩并不会增加心脏性死亡的危险性，如无明显症状可不必使用药物治疗；如心悸症状明显，影响工作及生活者，治疗以对症为主，避免诱发因素如烟酒、浓茶、咖啡，药物可选用β受体阻滞剂、美西律、普罗帕酮等。

②急性心肌缺血：急性心肌梗死24小时内心室颤动与室性期前收缩并无直接联系，因此，出现室性期前收缩后不主张预防性应用利多卡因等抗心律失常药。如合并窦性心动过速，早期应用β受体阻滞剂可减少心室颤动的危险。严重心力衰竭并发室性期前收缩，应警惕有无洋地黄中毒或电解质紊乱（低钾、低镁）。

（三）心动过速

1. 病因

（1）房性心动过速：简称房速。指起源于心房，且无须房室结参与维持的心动过速。常见于心肌梗死、慢性阻塞性肺疾病、洋地黄中毒、大量饮酒等。分为自律性、折返性及多源性（紊乱性）3种类型。

（2）阵发性室上性心动过速：简称室上速。房室结内折返性心动过速是最常见的阵发性室上性心动过速。常见于无器质性心脏病的正常人，青少年至30岁的年轻人多见，女性多于男性。与吸烟、饮酒、情绪激动等有关，女性患者多发生在月经期。

（3）室性心动过速：简称室速。多发生于器质性心脏病患者，最常见的病因是冠心病，特别是心肌梗死。还可见于心肌疾病、心力衰竭、心脏瓣膜病、电解质紊乱等。

2. 临床表现

（1）房性心动过速：心悸、头晕、胸痛、憋气、乏力。严重者甚至可发生晕厥、心肌缺血、急性心力衰竭。听诊心律不恒定。

（2）阵发性室上性心动过速：突发突止，持续时间长短不等。发作时有心悸、胸闷、乏力、头痛等。晕厥、心绞痛、心力衰竭少见。听诊第一心音强度恒定，心律绝对规则。

（3）室性心动过速：非持续性发作（时间不超过30秒，可自行终止）患者可无症状。持续发作患者常伴有血流动力学障碍和心肌缺血，表现为心绞痛、血压下降、呼吸困难、晕厥等。听诊第一、二心音分裂。

3. 心电图特点

（1）房性心动过速：心房率150～200次/分，P波形态与窦性者不同，常出现二度Ⅰ型或Ⅱ型房室传导阻滞，刺激迷走神经不能终止发作，仅可加重房室传导阻滞。QRS波形态正常。发作时心率逐渐加速（图1-9）。

图1-9　房性心动过速

（2）阵发性室上性心动过速：心率 150～250 次／分，节律规则。QRS 波形态正常，P 波为逆行性。起始突然，通常由一个房性期前收缩触发（图1-10）。

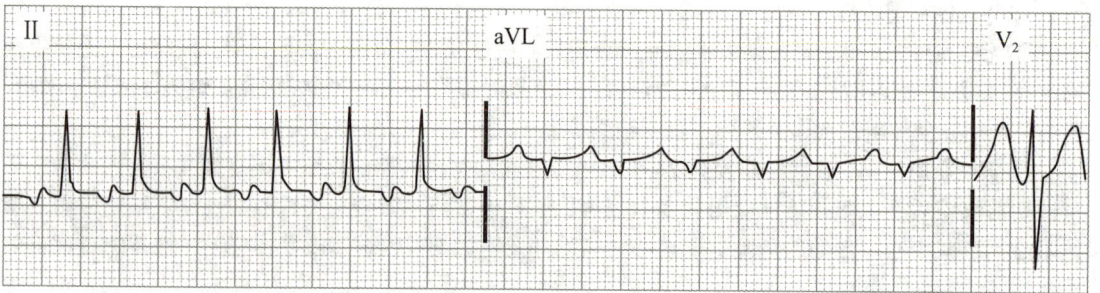

图1-10　阵发性室上性心动过速

（3）室性心动过速：心室率 150～250 次／分，QRS 波群宽大畸形，＞0.12 秒，ST-T 波常与 QRS 波群主波方向相反。心律规则或轻度不规则，P 波与 QRS 波群无固定关系（图1-11）。

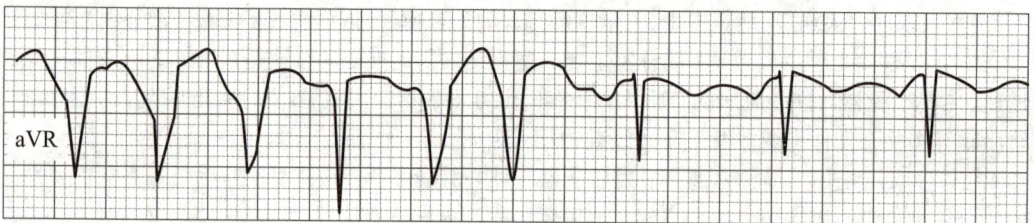

图1-11　室性心动过速

4. 治疗

（1）房性心动过速：心室率不太快且无明显的血流动力学障碍者，可不必紧急处理。心室率＞140 次／分，应紧急治疗，如为洋地黄引起，立即停用，纠正低钾、低镁，药物选择 β 受体阻滞剂；控制心室率还可选用钙通道阻滞剂。药物治疗不佳时考虑射频消融治疗。

（2）阵发性室上性心动过速

①刺激迷走神经：如患者心功能和血压正常，首先采取兴奋迷走神经的方法，如刺激咽部引起呕吐反射、按摩颈动脉窦、做 Valsalva 动作、将面部浸没于冰水中等，可终止发作。

②药物治疗：首选腺苷，腺苷无效时可选用钙通道阻滞剂维拉帕米或地尔硫草；还可应用短效 β 受体阻滞剂如艾司洛尔等；对于合并心功能不全的患者，洋地黄静脉注射仍可作为首选。

③直接电复律：出现心绞痛、低血压、心力衰竭等严重表现，应立即电复律。但已经应用洋地黄

者禁忌。

（3）室性心动过速

①无器质性心脏病、短暂室速、无血流动力学改变的患者，处理原则同室性期前收缩。

②器质性心脏病、持续性室速发作，应给予针对性治疗。终止发作可选用胺碘酮、利多卡因或普罗帕酮。出现低血压、休克、心绞痛、充血性心力衰竭等严重症状时，迅速施行直流电复律。洋地黄中毒引起的室速不宜电复律。急性发作控制后可选用 β 受体阻滞剂、胺碘酮预防复发，可显著减少心肌梗死后的心律失常及猝死。

（四）扑动和颤动

1. 心房扑动和心房颤动　心房扑动简称房扑，可表现为阵发性或持续性发作。心房颤动简称房颤，分为初发、阵发、持续、长期和永久性 5 种类型。房扑和房颤均为心房激动频率快的心律失常。

（1）病因：常发生于器质性心脏病，如心脏瓣膜病、冠心病、高血压性心脏病、甲状腺功能亢进性心脏病、肺源性心脏病、肺栓塞、慢性心力衰竭、心肌疾病、急性酒精中毒等。房颤也可见于正常人，在情绪激动、运动或大量饮酒后发生。

（2）临床表现

①心房扑动：阵发性房扑的症状较轻，有心慌和胸闷。但心室率较快的房扑或合并二尖瓣狭窄，可诱发心源性休克或急性肺水肿。

②心房颤动：房颤并发体循环栓塞的危险性很大，血栓脱落最易引起脑栓塞。心脏听诊第一心音强弱不等、心律绝对不规则、脉搏短绌。

（3）心电图特点

①心房扑动：窦性 P 波消失，代之以振幅和间期较恒定、呈规律的锯齿状的扑动波，称为 F 波，频率 250 ～ 350 次 / 分。房扑波常以 2：1 的比例传导到心率，心室率规则或不规则，取决于房室传导比例，一般情况下 QRS 波群形态正常（图 1-12）。

图1-12　心房扑动

②心房颤动：窦性 P 波消失，代之以小而不规则的基线波动（f 波），频率 350 ～ 600 次 / 分，一般情况下 QRS 波群形态正常。心室率极不规则，通常在 100 ～ 160 次 / 分（图 1-13）。

图1-13　心房颤动

（4）治疗要点：房扑和房颤的治疗原则基本相同。

①**转复并维持窦性心律**：首选胺碘酮，因其很少引起致命性心律失常，特别适合于器质性心脏病的患者。奎尼丁、普罗帕酮可诱发致命性心律失常，现已很少用。

②控制心室率：治疗药物有 β 受体阻滞剂、钙通道阻滞剂（维拉帕米、地尔硫䓬）或洋地黄类药物。药物治疗无效者，可选用射频消融术。

③**直流电复律**：是终止房扑最有效的方法。房颤伴急性心力衰竭或低血压时，应紧急施行电复律治疗。

④抗凝治疗：房扑和房颤的栓塞发生率高，尤其对合并瓣膜病者，应给予华法林抗凝。

2. **心室扑动和心室颤动** 心室扑动简称室扑，是指心室快而弱的无效性收缩。心室颤动简称室颤，是指心室各部位不协调的颤动，是最严重、最危险的致命性心律失常，对血流动力学的影响相当于心脏骤停。

（1）病因：最常见于急性心肌梗死，室颤往往是心肌梗死早期（24 小时内）导致死亡的最常见原因。抗心律失常药、严重缺氧、电击伤等也可引起。

（2）临床表现：意识丧失、发绀、抽搐、呼吸停止，甚至死亡。查体心音消失，脉搏触不到，血压测不到。

（3）心电图特点：室扑呈正弦波形，波幅大而规则，频率 150 ～ 300 次 / 分（图 1-14）。室颤的波形、振幅和频率完全无规则，无法辨认 QRS 波群与 T 波（图 1-15）。

图1-14　心室扑动

图1-15　心室颤动

（4）治疗要点：心室扑动和心室颤动可致心脏骤停，治疗见外科护理第五节复苏的相关内容。

（五）房室传导阻滞

1. **病因** 正常人或运动员可发生文氏型房室传导阻滞，与迷走神经张力增高有关。其他类型房室传导阻滞多见于器质性心脏病（如冠心病、心肌炎、心肌病）、原发性高血压、电解质紊乱、药物中毒等。

2. **临床表现**

（1）一度房室传导阻滞：传导时间延长，全部冲动仍能传导。患者多无自觉症状。

（2）二度房室传导阻滞：患者常有心悸和心搏脱落感，也可无症状。分为二度Ⅰ型（文氏型房室传导阻滞，又称为莫氏Ⅰ型）和二度Ⅱ型（又称莫氏Ⅱ型）两型。

（3）三度房室传导阻滞：又称为完全性房室传导阻滞。症状的严重程度取决于心室率的快慢，常见的症状有疲倦、乏力、头晕、晕厥、心绞痛、心衰等。因心室率过慢或出现长停搏，可引起阿 - 斯综合征，容易发生猝死。

3. 心电图特点

（1）一度房室传导阻滞：PR 间期＞ 0.20 秒，每个 P 波之后都有 1 个下传的 QRS 波群（图 1-16）。

图 1-16　一度房室传导阻滞

（2）二度房室传导阻滞

①二度Ⅰ型：特征为 PR 间期进行性延长，直至 P 波不能下传心室，QRS 波群脱落，传导的比例为 3 : 2 或 5 : 4，之后 PR 间期又恢复以前时限，如此周而复始。QRS 波群正常，很少进展到三度房室传导阻滞（图 1-17）。

图 1-17　二度Ⅰ型房室传导阻滞

②二度Ⅱ型：特征为 P-R 间期固定，时限正常或延长，QRS 波群间歇性脱落，传导比多为 2 : 1 或 3 : 1。阻滞位于房室结时，下传的 QRS 波群形态正常；位于希氏束时，呈束支阻滞图形（图 1-18）。

图 1-18　二度Ⅱ型房室传导阻滞

（3）三度房室传导阻滞：全部心房冲动均不能传导至心室，心房和心室各自独立活动，P 波与 QRS 波群完全脱离关系，心房率快于心室率（图 1-19）。起搏点如位于希氏束及其分叉以上，心室率为 40 ～ 60 次 / 分，QRS 波群形态正常；如位于希氏束分叉以下，心室率可低至 40 次 / 分以下，QRS 波群增宽。

图1-19　三度房室传导阻滞

4. 治疗要点

（1）一度及二度Ⅰ型心室率不慢者，一般不需要特殊治疗。二度Ⅱ型及三度患者，心室缓慢、伴有血流动力学障碍，甚至出现阿-斯综合征时，应及早给予临时或永久心脏起搏治疗。

（2）阿托品可提升心率，适用于阻滞位于房室结的患者。异丙肾上腺素适用于任何部位的房室传导阻滞患者；但不良反应严重，应短期应用，仅适用于无心脏起搏条件的应急治疗。

（六）心律失常的护理

1. 休息活动护理　无器质性心脏病者，应注意劳逸结合，避免感染，鼓励其从事正常工作，维持正常生活，可不必卧床休息。对持续性室性心动过速、持续性房颤、二度Ⅱ型及三度房室传导阻滞等严重心律失常患者，应绝对卧床休息，协助其做好生活护理。心动过缓者嘱其勿屏气，以免刺激迷走神经加重病情。

2. 体位护理　心律失常发作导致胸闷、心悸、头晕时，应采用高枕卧位、半卧位，避免左侧卧位，因左侧卧位会加重其不适。

3. 饮食护理　宜选择低脂、高蛋白、高维生素、易消化饮食，避免过饱及刺激性食物，戒烟、酒及咖啡、浓茶，保持大便通畅。

4. 病情观察　密切观察生命体征，测量脉搏或心率的时间不少于1分钟。注意观察神志、面色（发绀或苍白）的变化，出现呼吸困难、晕厥等表现应立即通知医生。监测心电图、血氧饱和度、电解质的变化。频发、成联律的室性期前收缩，室速，持续性房颤，二度Ⅱ型或三度房室传导阻滞等严重心律失常，有潜在猝死的危险，应加强监护。出现室颤，应按心脏骤停做好抢救。

5. 用药护理

（1）胺碘酮：化学结构与甲状腺素相似，其作用与不良反应与甲状腺素受体有关。可抑制多种离子通道，主要用于抗心律失常，可减慢心脏传导；还可治疗心绞痛，具有舒张血管平滑肌、扩张冠状动脉、降低心肌耗氧量的作用。对房扑、房颤、室上速、室速均有效，还常用于急性心肌梗死后心律失常的治疗。常见不良反应有窦性心动过缓、房室传导阻滞，静脉给药时低血压常见，很少引起致命性心律失常，故应用较广。心外毒性最严重的为肺纤维化，长期使用可致死亡，应严密监测呼吸功能，及早发现肺损伤。长期应用还可发生角膜色素沉积，停药可恢复，不影响视力。少数患者可出现甲状腺功能亢进或减退。胃肠道反应有恶心、呕吐、便秘等。静脉给药时应选择大血管，观察穿刺局部情况，防止药液外渗。

（2）利多卡因：为钠通道阻滞剂，对因缺血或洋地黄中毒引起的心律失常有较强的抑制作用，对房性心律失常效果差，常用于治疗室性心律失常，如室性期前收缩、室速和室颤。肝功能不全的患者静脉注射过快，可出现头晕、嗜睡。大剂量可引起房室传导阻滞和低血压。眼球震颤是利多卡因中毒的早期症状。

（3）奎尼丁：对心脏毒性较严重，避免夜间给药，白天给药剂量较大时，应严密监测血压、心律变化，如血压明显下降、心率减慢或心律不规则，须暂停用药，报告医生。奎尼丁还会引起恶心、呕吐、腹痛、腹泻等消化道不良反应。

（4）腺苷：静脉快速推注，注射后迅速降低窦性心率，减慢房室传导，主要用于室上速的治疗。静脉注射速度过快可引起短暂心脏停搏。治疗剂量可有胸部压迫感、呼吸困难、面色潮红等反应。支气管哮喘患者禁用。

四、心脏瓣膜病

心脏瓣膜病是由于炎症、黏液性变性、退行性改变、先天性畸形、缺血性坏死和创伤等原因引起的单个或多个瓣膜的功能或结构异常，导致瓣口狭窄和（或）关闭不全。在我国，最常见于风湿性心脏病患者，与A组β型（A组乙型）溶血性链球菌反复感染有关。其中，二尖瓣最常受累，其次为主动脉瓣。最常见的联合瓣膜病是二尖瓣狭窄合并主动脉瓣关闭不全。

急性风湿热是全身结缔组织的非化脓性炎症，主要侵犯心脏和关节。患者感染链球菌后产生异常免疫反应，链球菌抗原与抗链球菌抗体可形成循环免疫复合物，沉积于人体关节滑膜、心肌、心瓣膜，激活补体成分产生炎性病变。

（一）二尖瓣狭窄

1. 病理 二尖瓣狭窄最早出现的血流动力学改变是由于舒张期血流流入左心室受阻，导致左心房压力升高，造成肺静脉压和肺毛细血管压增高，导致肺水肿。随着病程延长逐渐出现左心房肥厚、扩大。

2. 症状

（1）呼吸困难：是最常见也是最早期的症状，在运动、情绪激动、妊娠、感染等情况下易诱发。原因为左心衰竭。随着病情的进展，可出现夜间阵发性呼吸困难，严重时可导致急性肺水肿。

（2）咳嗽、咳痰：多在夜间睡眠或劳动后出现。起初为无痰干咳或泡沫痰，发生急性肺水肿时咳粉红色泡沫痰。

（3）咯血：突然大咯血是由于严重二尖瓣狭窄使左心房压力增高，继而肺静脉压力增高，支气管静脉曲张破裂出血导致。痰中带血或血痰可能与支气管炎、肺部感染、肺充血或肺毛细血管扩张破裂有关。

（4）其他症状：晚期右心衰竭时可有食欲减退、腹胀、下肢水肿等体循环静脉淤血的表现。扩大的左心房压迫喉返神经引起声音嘶哑。

3. 体征 典型体征为"二尖瓣面容"，双颧绀红，口唇轻度发绀。出现右心衰竭时可有颈静脉怒张、肝颈静脉反流征阳性等。特征性的心脏杂音为心尖区舒张中晚期低调的隆隆样杂音，伴舒张期震颤。心尖区第一心音亢进，出现肺动脉高压时可有肺动脉瓣区第二心音（P_2）亢进、分裂。

4. 并发症

（1）心房颤动：是最常见的心律失常，也是相对早期的常见并发症，可能是患者就诊的首发症状。房颤的原因是左心房扩大及房壁纤维化。

（2）左心衰竭：是晚期最常见的并发症，也是死亡的主要原因。突然出现的急性肺水肿常由房颤引起。

（3）血栓栓塞：以脑栓塞最多见。栓子多来自于扩大的左心房伴心房颤动者。右心房血栓脱落可导致肺栓塞。

（4）右心衰竭：为晚期常见并发症。右心衰竭时，右心排出量减少，使肺淤血症状减轻，呼吸困难反而缓解。

（5）感染性心内膜炎：较少见。

（6）肺部感染：肺淤血易合并肺部感染，感染后诱发或加重心力衰竭。

5. 辅助检查

（1）超声心动图：是明确诊断瓣膜病最可靠的方法，可评估二尖瓣的病理改变和狭窄的严重程度，还可提供房室大小、心室功能、室壁厚度和运动、肺动脉压等方面的信息。

（2）心电图检查：重度二尖瓣狭窄患者可出现二尖瓣型 P 波，P 波宽度＞0.12 秒，伴切迹。

（3）X 线检查：左心缘变直，左心房增大，肺动脉段隆起，主动脉结缩小，间质性肺水肿。左心房、右心室显著增大时，心影呈梨形（二尖瓣型心脏）。

（二）二尖瓣关闭不全

1. 症状 轻度二尖瓣反流常无症状，严重反流心排血量少，表现为疲劳、乏力。病程长，呼吸困难出现晚，心力衰竭一旦发生进展迅速。

2. 体征 心脏搏动呈抬举样，向左下移位。心尖部全收缩期吹风样杂音是典型体征，在心尖区最响，伴有震颤。第一心音减弱或不能闻及。

3. 并发症 与二尖瓣狭窄相似，常有房颤。相比二尖瓣狭窄，感染性心内膜炎常见，体循环栓塞较少见。

（三）主动脉瓣狭窄

1. 症状 无症状期长。瓣口严重狭窄时出现主动脉狭窄典型三联症，即呼吸困难、心绞痛和晕厥。

（1）呼吸困难：劳力性呼吸困难是晚期常见的首发症状，继而出现左心衰竭的其他呼吸困难。

（2）心绞痛：是重度主动脉狭窄最早、最常见的症状，因心肌缺血所致，常由运动诱发。

（3）晕厥：因心排血量减少导致，常由劳力诱发。休息时晕厥常由心律失常如房颤引起。

2. 体征 心尖区可触及收缩期抬举样搏动。收缩压降低，脉压减小，脉搏细弱。胸骨右缘第 2 肋间（主动脉瓣听诊区）可闻及粗糙、响亮的收缩期吹风样杂音是最主要的体征，向颈部传导。

3. 并发症 主要有房颤、心力衰竭和胃肠道出血。心脏性猝死、感染性心内膜炎和体循环栓塞较少见。

（四）主动脉瓣关闭不全

1. 症状 轻症者无症状时间长，出现心悸、心前区不适、头部动脉搏动感与心排血量增大有关。晚期可出现左心代偿性肥大和扩张、左心衰竭、肺淤血、呼吸困难。有效心排血量降低时患者出现疲劳、乏力和体位性头晕，重度主动脉瓣反流可引起晕厥甚至猝死。

2. 体征 面色苍白，头随心搏摆动。特征性体征为主动脉瓣第二听诊区（胸骨左缘第 3、4 肋间）可闻及高调叹气样舒张期杂音，轻度反流者只有坐位前倾、呼气末才能听到。严重主动脉瓣反流患者收缩压升高、舒张压降低、脉压增大，出现周围血管征，如点头征、水冲脉、毛细血管搏动征、股动脉枪击音等。

3. 并发症 感染性心内膜炎、左心衰竭、室性心律失常较常见，心脏性猝死少见。心脏瓣膜病鉴别见表 1-10。

表1-10 心脏瓣膜病鉴别

	二尖瓣狭窄	二尖瓣关闭不全	主动脉瓣狭窄	主动脉瓣关闭不全
早期症状	劳力性呼吸困难	无症状或疲劳、乏力	无明显症状	无症状或心悸、心尖区不适
严重症状	急性肺水肿常见	呼吸困难出现较晚	呼吸困难、心绞痛、晕厥三联症	呼吸困难
杂音听诊部位	心尖区	心尖区	胸骨右缘第2肋间	胸骨左缘第3、4肋间
杂音时期	舒张中晚期	全收缩期	收缩期	舒张期
杂音性质	隆隆样	粗糙吹风样	粗糙、响亮吹风样	高调叹息样
最常见并发症	房颤	房颤	房颤	感染性心内膜炎
其他并发症	左心衰竭、血栓栓塞、右心衰竭、肺炎、感染性心内膜炎	左心衰竭、感染性心内膜炎、体循环栓塞	左心衰竭、胃肠道出血	左心衰竭、室性心律失常

（五）心脏瓣膜病的治疗和护理

1. 治疗要点

（1）内科治疗：早期以内科治疗为主。预防风湿性心瓣膜病最根本的措施是积极防治A组β型溶血性链球菌感染，控制病情进展，改善心功能，防治并发症。有风湿活动的患者应长期应用苄星青霉素。β受体阻滞剂和非二氢吡啶类钙通道阻滞剂可改善运动耐量；避免重体力活动，预防感染性心内膜炎，出现心力衰竭、心律失常等并发症时，给予相应治疗。

（2）介入或外科治疗：外科手术或介入手术是治疗心脏瓣膜病的根本性措施。

①主要的手术方法有经皮球囊瓣膜成形术、瓣膜修补术、瓣膜分离术及人工瓣膜置换术。

②单纯二尖瓣狭窄首选经皮穿刺球囊二尖瓣成形术。

（3）并发症治疗

①二尖瓣狭窄并发急性心力衰竭时，不主张使用洋地黄，仅在急性房颤伴快速心室率时可静注毛花苷丙，减慢心室率。

②慢性房颤可考虑电复律治疗，电复律前、后应口服华法林，预防血栓栓塞。药物复律可给予β受体阻滞剂如艾司洛尔、非二氢吡啶类钙通道阻滞剂如地尔硫革。

2. 护理措施

（1）休息活动护理：风湿活动期卧床休息，病情好转后逐渐增加活动。有血栓形成者应绝对卧床休息，以防血栓脱落造成栓塞。协助卧床患者做好生理护理，预防下肢深静脉血栓形成。

（2）饮食护理：给予高热量、高蛋白、高维生素、清淡易消化饮食，少食多餐，避免过饱，多食新鲜蔬菜、水果，保持大便通畅。

（3）病情观察：观察有无风湿活动的表现，如皮肤环形红斑、皮下结节、关节红肿及疼痛不适等。

观察有无乏力、呼吸困难、心悸、胸痛、肝大、下肢水肿等症状，积极纠正心律失常，防止病情加重。

（4）用药护理：遵医嘱用药，如应用抗心律失常、抗血小板聚集及抗凝药物，预防附壁血栓形成和栓塞。一旦发生栓塞，立即报告医师，遵医嘱给予溶栓、抗凝治疗，配合抢救。应用阿司匹林和华法林时，应密切观察有无出血倾向，如鼻出血、牙龈出血、血尿、柏油样便等，定期复查凝血功能。

五、冠状动脉粥样硬化性心脏病

冠状动脉粥样硬化性心脏病是指冠状动脉粥样硬化后造成血管腔狭窄、阻塞，导致心肌缺血、缺氧或坏死引起的心脏病，简称冠心病，又称为缺血性心脏病。分为慢性心肌缺血综合征（稳定型心绞痛、缺血性心肌病、隐匿性冠心病）和急性冠状动脉综合征两大类。急性冠状动脉综合征又包括不稳定型心绞痛、非ST段抬高心肌梗死和ST段抬高心肌梗死。

本病的主要危险因素：年龄（＞40岁）、血脂异常、高血压、吸烟、糖尿病或糖耐量异常、肥胖、家族遗传。其他危险因素还包括A型性格、口服避孕药、性别、缺少体力活动（久坐不动）、饮食不当等。

（一）稳定型心绞痛

稳定型心绞痛也称劳力性心绞痛，是在冠状动脉固定性严重狭窄的基础上，由于心肌负荷增加引起心肌急剧的、暂时的缺血缺氧的临床综合征，可伴心功能障碍，但没有心肌坏死。

1. 病因与发病机制　冠状动脉发生粥样硬化、痉挛或小动脉病变，使冠状动脉出现固定狭窄或部分闭塞。心脏对机械性刺激并不敏感，但心肌缺血缺氧则引起疼痛。在体力劳动、情绪激动、饱餐、寒冷、吸烟等因素诱发下，心脏负荷突然增加，心肌耗氧量增加，而冠状动脉的供血却不能相应增加以满足心肌对血液的需求时，即可引起心绞痛。

2. 临床表现

（1）典型症状：发作性胸痛和胸部不适。

（2）疼痛部位：主要在胸骨体上、中段之后及心前区，范围有手掌大小。

（3）放射方式：多至左肩，沿左臂尺侧至无名指和小指，向上可达颈、咽部和下颌部。

（4）疼痛特点：压迫、发闷、紧缩感，也可有烧灼感，偶伴濒死、恐惧感。不会有针刺或刀割样锐痛。

（5）持续时间：疼痛逐步加重，然后逐渐消失，一般持续3～5分钟。发作时，患者往往不自觉地停止原来的活动，一般会在原来诱发疼痛的活动停止后缓解。

（6）好发时段：清晨和上午，与晨间痛阈低、交感神经兴奋性增高等昼夜节律变化有关。

（7）体征：发作时可见患者心率增快、血压升高、表情焦虑、出冷汗等。

3. 辅助检查

（1）心电图检查：是诊断心绞痛最常用的方法。发作期可见ST段压低≥0.1mV，T波倒置。

（2）冠状动脉造影：可发现狭窄性病变的部位及程度，管腔直径狭窄达50%～70%出现症状。

4. 治疗要点

（1）发作时治疗

①休息与给氧：一般停止活动后症状可逐渐消失。持续给氧，流量为2～4L/min。

②药物治疗：硝酸酯类药物是最有效、作用最快终止心绞痛发作的药物，可扩张冠状动脉，降低冠脉阻力，增加冠状动脉血流量；同时扩张外周静脉，减少静脉回流心脏的血量，减轻心脏容量负荷和需氧量，从而缓解心绞痛。硝酸甘油0.5mg，舌下含化，1～2分钟开始起效，30分钟后作用消失。硝酸异山梨酯（消心痛）舌下含化2～5分钟起效，作用持续2～3小时。

（2）缓解期治疗

①避免诱发因素：调整生活方式，饮食不宜过饱，戒烟限酒，避免精神紧张，保持适当体力活动，一般不需要卧床休息。

②药物治疗

a. 改善缺血，减轻症状：β受体阻滞剂可减慢心率，减弱心肌收缩力，降低血压，从而降低心肌耗氧，提高运动耐量。硝酸酯类药物可减少心肌耗氧和改善心肌灌注。钙通道阻滞剂可抑制心肌收缩，减少心肌耗氧，解除冠脉痉挛。

b. 预防心肌梗死，改善预后：阿司匹林、氯吡格雷可抑制血小板聚集。他汀类药物如洛伐他汀、普伐他汀、辛伐他汀等降低血脂，延缓斑块进展。β受体阻滞剂、血管紧张素转换酶抑制剂可显著降低心血管病死亡的危险。

③血管重建：经皮冠状动脉介入治疗，冠状动脉旁路移植术。

（二）急性心肌梗死

急性心肌梗死（简称急性心梗）是指在冠状动脉病变的基础上，发生冠状动脉血供急剧减少或中断，使相应心肌严重、持久地缺血而导致的部分心肌急性坏死。本节主要讲解急性 ST 段抬高型心肌梗死。

1. 病因

（1）基本病因：冠状动脉在粥样斑块的基础上形成血栓，出现固定狭窄或部分闭塞；极少数情况下虽无严重粥样硬化，因痉挛也可使管腔闭塞。而侧支循环未充分建立，一旦血供急剧减少或中断，使心肌严重而持久地发生急性缺血达 20～30 分钟以上，即可发生急性心肌梗死。

（2）诱因：晨起 6 时至中午 12 时交感神经活动增强，心率快，血压高，冠状动脉张力高。饱餐特别是进食大量脂肪后、重体力活动、情绪过分激动、用力大便等，使左心室负荷过重，促使冠脉斑块破裂出血或血栓形成，发生急性心梗。

2. 临床表现
多数患者在发病前数天有乏力、胸部不适、活动时心悸等心绞痛的前驱症状。或者心绞痛发作更加频繁，持续更久，硝酸甘油疗效变差等。

（1）症状

①疼痛：心前区剧烈疼痛是最早出现和最突出的症状，其部位和性质与心绞痛相同，但诱因不明显，常发生于安静时，程度更加剧烈，持续时间 10～20 分钟以上，经休息和含服硝酸甘油不能完全缓解。患者常伴有大汗、呼吸困难、恐惧和濒死感。少数患者症状不典型，一开始即发生心力衰竭或猝死。

②胃肠道症状：有时伴恶心、呕吐、上腹胀，重者可有呃逆，由迷走神经受坏死心肌刺激导致。有时疼痛位于上腹部，易误诊为急腹症，多见于下壁心梗。

③全身症状：发热出现在梗死后 24～48 小时，一般 38℃左右，持续 1 周，由心肌坏死组织被吸收引起。

④心律失常：多数患者会在发病 1～2 天出现心律失常，尤其是 24 小时内，以室性心律失常最多见。如频发室早（每分钟 5 次以上）、成对期前收缩、短阵室速、多源性室早或 RonT 室早，为室颤的先兆。室颤常是急性心梗早期，特别是入院前患者死亡最主要的原因，半数患者在发病 1 小时内死于院外。下壁心梗常易发生完全性房室传导阻滞；前壁心肌梗死如发生房室传导阻滞，说明梗死范围广泛。

⑤心源性休克：胸痛发作中血压下降常见，未必是休克。如疼痛缓解后收缩压仍低于 80mmHg，同时伴有烦躁不安、面色苍白、皮肤湿冷、脉搏细速、尿量减少，则为休克表现。

⑥急性心衰：主要是急性左心衰，发生的原因是梗死后导致心脏舒缩能力减弱或不协调。

（2）体征：心脏轻度或中度扩大，心率多增快，血压下降。心尖部第一心音减弱，出现第四心音奔马律。少数患者起病第 2～3 天出现心包摩擦音，为反应性纤维性心包炎所致。心绞痛与急性心梗鉴别见表 1-11。

表1-11　心绞痛与急性心梗鉴别

	心绞痛	心肌梗死
典型症状	发作性胸痛和胸部不适	心前区剧烈疼痛是最早出现和最突出的症状
胸痛特点	压榨、憋闷、紧缩、烧灼或窒息感	
濒死、恐惧感	偶伴	常伴
胸痛部位	胸骨后上中段或心前区	
放　射	多至左肩，沿左臂尺侧至无名指和小指；向上可至颈、咽部和下颌部	
持续时间	一般3~5分钟，不超过30分钟	10~20分钟以上
诱　因	体力劳动、情绪激动、饱餐、寒冷、吸烟	一般无明显诱因
好发时段	早晨和上午	
含服硝酸甘油	1~2分钟开始起效，10分钟以上不缓解考虑非心绞痛	无效
消化道症状	无	恶心、呕吐、上腹胀，重者可有呃逆
全身症状	无	发热，38℃左右
体　征	心率增快，血压下降	心率多增快，血压下降，第四心音奔马律
严重表现	无	心律失常、猝死、休克、心衰

（3）并发症：乳头肌功能不全或断裂、心脏破裂、栓塞、心室壁瘤等。

3. 辅助检查

（1）心电图检查：是急性心肌梗死最有意义的辅助检查。特征性改变表现为在面向透壁心肌坏死区的导联上出现宽而深的Q波（病理性Q波），ST段弓背向上抬高，T波倒置。而在背向梗死区的导联上出现R波增高，ST段压低，T波直立并增高。多数患者T波倒置和病理性Q波永久存在。根据心电图改变的导联数来定位心肌梗死的部位见表1-12。

表1-12　心电图导联与心室部位

导　联	心室部位
II、III、aVF	下壁
I、aVL、V_5、V_6	侧壁
V_1~V_3	前间壁
V_3~V_5	前壁
V_1~V_5	广泛前壁
V_7~V_9	正后壁
V_{3R}~V_{4R}	右心室

（2）血清心肌坏死标志物：是诊断心肌梗死的敏感指标。

①肌钙蛋白（cTn）：cTnT 或 cTnI 的出现和增高是反映心肌急性坏死的指标。cTn 是诊断心肌坏死最特异和敏感的首选标志物，是诊断急性心梗最有意义的心脏生物标志物。但因其持续时间长（7～14 天），对判断是否有新的梗死不利。

②肌酸激酶同工酶（CK-MB）：发生急性心梗后，CK-MB 升高较早（4～6 小时），恢复也较快（3～4 天），对判断心肌坏死的临床特异性也较高，适用于诊断再发心梗，其峰值是否前移还可判定溶栓治疗后梗死冠脉是否再通。因 CK-MB 广泛存在于骨骼肌，特异性较肌钙蛋白差。

③肌红蛋白：在急性心梗后出现最早、最敏感，恢复也快，但特异性不强。

④其他：肌酸磷酸激酶（CPK）、乳酸脱氢酶（LDH）、天冬氨酸氨基转移酶（AST）等特异性和敏感性均较差，已不用于诊断急性心梗。

（3）其他实验室检查：可有反应性白细胞增高、中性粒细胞分类增高、C 反应蛋白增高、血沉增快等。

4. 治疗要点 及早发现，尽早住院，加强住院前的就地处理。力争在患者入院 10 分钟内完成首份心电图，30 分钟内开始溶栓，90 分钟内完成球囊扩张。尽快恢复心肌的血液灌注，防止梗死扩大。及时处理严重心律失常、泵衰竭和各种并发症，防止猝死，使患者度过急性期，尽可能多地保留有功能的心肌。

（1）住院后初步处理

①吸氧：改善心肌缺氧，减轻疼痛。氧流量为 4～6L/min。对发生严重肺水肿者应采用持续面罩加压给氧或气管插管并机械通气。

②监护：在冠心病监护病房密切监测心电图、生命体征及血氧饱和度。除颤仪随时备用。

③迅速有效止痛：吗啡静脉注射或哌替啶（度冷丁）肌内注射。吗啡具有强大的镇痛作用，改善由疼痛所引起的焦虑、紧张、恐惧等反应，镇静情绪，从而缓解因胸痛使交感神经过度兴奋、心动过速、血压升高、心肌收缩力增强等不利因素，减少心肌耗氧量，预防快速心律失常；对心血管系统还具有扩张血管的作用，可减小梗死病灶，减少心肌细胞死亡。

（2）溶栓治疗：具有快速、简便、经济、易操作的特点。无条件实施经皮冠状动脉介入治疗的患者，应立即（30 分钟内）行溶栓疗法。在发病 3 小时内行溶栓治疗，梗死血管的开通率增高，病死率明显降低。常用药物有链激酶、尿激酶、人重组组织型纤溶酶原激活剂（阿替普酶）等，联合肝素治疗，防止再闭塞。脑出血、脑血管畸形、颅内恶性肿瘤、活动性出血（不包括月经来潮）、未获良好控制的＞180/110mmHg 的高血压、近 3 周内有创伤或大手术、近 4 周内有内脏出血、妊娠、活动性消化性溃疡等情况列为禁忌。

（3）经皮冠状动脉介入治疗（PCI）：具备介入治疗条件的医院，在患者抵达急诊室明确诊断之后，对需施行直接 PCI 者边给予常规治疗和做术前准备，边将患者送至心导管室，能在患者住院 90 分钟内施行 PCI。

（4）抗血小板治疗：阿司匹林、氯吡格雷抑制血小板聚集。

（5）抗凝治疗：凝血酶是使纤维蛋白原转变为纤维蛋白最终形成血栓的关键环节，因此抑制凝血酶至关重要。普通肝素可作为溶栓治疗最常用的辅助用药。

（6）抗心肌缺血治疗

①硝酸酯类药物：扩张冠状动脉，增加心肌血供；扩张外周静脉，减轻心脏前负荷。不宜用于明显的低血压患者。

②β 受体阻滞剂：通过降低交感神经兴奋性、减慢心率，降低体循环血压和减弱心肌收缩力，以减少心肌耗氧量和改善缺血区的氧供需失衡，缩小心肌梗死面积；还可预防室颤等恶性心律失常，对

降低急性期病死率的疗效非常确切。

③血管紧张素转换酶抑制剂（ACEI）：通过影响心肌重构、减轻心室过度扩张而减少充血性心力衰竭的发生，降低远期病死率。

（7）抗心律失常治疗

①无症状室早和非持续性室速：一般不需要抗心律失常药物治疗。预防性使用利多卡因可减少室颤发生，但可引起心动过缓或心脏骤停，应避免使用。

②持续性室速和室颤：治疗同心肺复苏。纠正低钾血症和低镁血症，复苏后给予胺碘酮和β受体阻滞剂治疗。

③室上性快速心律失常：房颤可增加脑卒中和心衰的危险，治疗原则为控制心室率和转复窦性心律，可选用钙通道阻滞剂如维拉帕米、β受体阻滞剂等。

④缓慢心律失常：窦性心动过缓可使用阿托品。严重的窦性心动过缓和房室传导阻滞应安装临时心脏起搏器。

（8）急性心力衰竭治疗：发病2小时内不可使用洋地黄，因其有增加室性心律失常的危险。合并快速房颤时，可选用胺碘酮治疗。

（三）冠状动脉粥样硬化性心脏病的护理

1. 护理措施

（1）**休息活动护理**

①心绞痛：发作时立即卧床休息。

②急性心梗：发病12小时内绝对卧床休息，保持环境安静，谢绝探视，解除焦虑。休息可降低心肌耗氧量和交感神经兴奋性。如无并发症，可根据病情卧床1~3天，病情不稳定及高危患者可适当延长卧床时间。一般第2天可允许使用便器坐在床旁大便，第3天可在病房内活动，第4~5天逐步增加活动，直至每天3次步行100~150m。运动以不引起任何不适为度，心率增加10~20次／分为正常反应，运动时心率增加小于10次／分，可加大运动量，进入高一阶段的训练。若运动时心率增加超过20次／分，收缩压降低超过15mmHg，出现心律失常，或心电图ST段缺血型下降大于0.1mV或上升大于0.2mV，则应退回到前一运动水平，若仍不能纠正，应停止活动。

③卧床患者血栓预防护理：24小时内应鼓励患者做床上被动运动，防止下肢静脉血栓形成。下肢静脉血栓形成及血栓性静脉炎多因术后长期卧床或下肢静脉多次输注高渗液体和刺激性药物等引起，血栓脱落最容易栓塞的器官是肺。发生静脉血栓后，应停止患肢静脉输液；抬高患肢并制动，局部硫酸镁湿热敷，配合理疗和全身性抗生素治疗；禁忌局部按摩，以防血栓脱落。

（2）判断溶栓是否成功的临床指标：胸痛2小时内基本消失；心电图的ST段于2小时内回降大于50%；2小时内出现再灌注性心律失常；血清CK-MB峰值提前出现（14小时以内），或根据冠状动脉造影直接判断冠脉是否再通。

（3）饮食护理：急性心梗患者需禁食至胸痛消失，然后给予流质、半流质饮食，逐步过渡到普通饮食。给予低钠、低脂、低热量、低胆固醇、清淡、易消化饮食，少量多餐，避免饱餐。

（4）防治便秘：急性心梗患者适当增加纤维素类食物，必要时使用缓泻药及通便药如开塞露，以防止便秘时用力排便导致心律失常或心力衰竭，甚至心脏破裂。

（5）病情观察：急性心梗患者立即送入监护病房，连续心电监护，监测心率、心律、血压、呼吸的变化，发现心律失常、猝死、心力衰竭和休克的征兆，应及时通知医生给予处理。

（6）**用药护理**

①硝酸酯制剂：用药后常有头部胀痛、面色潮红、心悸等血管扩张的表现，嘱患者含药后应立即

平卧，以防直立性低血压的发生；静脉用药时要控制滴速，不可擅自调节，随时监测血压变化。

②吗啡或哌替啶：注意有无呼吸抑制、血压下降等表现。

③抗栓药、抗凝药及溶栓药：应用阿司匹林、氯吡格雷、肝素等药物，使用过程中应严密观察有无出血倾向。应用尿激酶等溶栓药物应严密监测出凝血时间和纤溶酶原，注意观察有无皮肤和牙龈出血。

④他汀类药物：可引起肝损害和肌病，用药期间应严密监测血清转氨酶及肌酸激酶。

（7）PCI 术后护理：停用肝素 4 小时后，患者继续卧床 24 小时，术肢制动，加压包扎。观察足背动脉搏动情况，术区有无出血、血肿。

2. 健康教育

（1）康复运动指导：制订合理的活动计划，适当参加运动，以有氧运动为主，循序渐进。活动时如出现胸闷或心前区不适，应立即停止活动，就地休息。急性心梗患者经过康复训练，可酌情恢复部分工作，但从事重体力劳动、驾驶员、高空作业等工种应予更换。

（2）用药指导：遵医嘱服药，不要擅自增减药量。随身携带硝酸甘油，以备发作时急救。硝酸甘油见光易分解，应避光放在棕色瓶内。药瓶开封后每 6 个月更换一次，确保疗效。

（3）病情监测指导：心绞痛患者胸痛发作时应立即停止活动，舌下含服硝酸甘油；如连续含 3 次仍不缓解，心绞痛程度加重，应立即就医。急性心梗是心脏性猝死的高危因素，应教会家属心肺复苏技术，危急时刻可能挽救生命。

六、心脏骤停

（一）心脏骤停

心脏骤停是临床中最危重的急症，是指心脏在严重致病因素的作用下射血功能突然停止，引起全身缺血、缺氧，常可迅速导致死亡，部分患者经过及时有效的心肺复苏可获存活。

1. 病因

（1）心脏因素：是指导致原发性心肌损害的疾病，如冠心病、急性病毒性心肌炎、原发性心肌疾病、瓣膜病、先天性心脏病及严重的心律失常等。其中，冠心病是成人心脏性猝死最常见的原因。

（2）呼吸因素：是指导致通气不足、上呼吸道阻塞及呼吸衰竭的疾病，如中枢神经系统疾病、气道异物阻塞、呼吸道感染、哮喘、肺水肿、肺栓塞等。

（3）循环因素：是指导致有效循环血量不足、血流循环梗阻的疾病，如出血性休克、感染性休克、张力性气胸等。

（4）代谢因素：电解质紊乱，如低钾血症、高钾血症、低钙血症等。

（5）中毒因素：药物、毒物中毒。

（6）环境因素：淹溺、触电等。

2. 临床表现　典型三联症包括：突发意识丧失、呼吸停止和大动脉搏动消失。

（1）突然倒地，意识丧失。

（2）大动脉搏动消失，触摸不到颈动脉或股动脉。

（3）呼吸停止或呈叹息样呼吸。

（4）双侧瞳孔散大，对光反射消失。

（5）脑缺氧常引起抽搐和大小便失禁。

（6）皮肤苍白或青紫。

（7）听诊心音消失、血压测不出、脉搏摸不到。

3. **心电图** 表现为心室颤动、心室停搏及无脉性电活动3种类型。但3种血流动力学的结果相同，即心脏不能有效排血，血液循环停止。

（二）心肺脑复苏

详见本书外科护理学第五节复苏。

七、原发性高血压

高血压是一种以体循环动脉收缩压和（或）舒张压持续升高为主要表现的临床综合征。可分为原发性高血压（高血压病）及继发性高血压（症状性高血压）两类。其中，原发性高血压占绝大多数。

依据《中国高血压防治指南2010》，高血压定义为在未使用降压药物的情况下，非同日3次测量血压，均有收缩压≥140mmHg和（或）舒张压≥90mmHg。患者既往有高血压史，目前正在使用降压药物，血压虽然低于140/90mmHg，也诊断为高血压。家庭自测血压≥135mmHg和（或）舒张压≥85mmHg也可诊断为高血压。高血压分类水平和定义见表1-13。

1. **病因** 原发性高血压的病因为多因素，尤其是遗传和环境因素交互作用的结果。有关因素为遗传（基因显性遗传和多基因关联遗传两种方式）、饮食（高盐低钾、高蛋白质、高饱和脂肪酸、饮酒、缺乏叶酸等）、精神应激、吸烟、肥胖、药物（口服避孕药、糖皮质激素、非甾体抗炎药）、睡眠呼吸暂停低通气综合征等。

表1-13 高血压分类水平和定义（mmHg）

分 类	收缩压	舒张压
正常血压	<120和	<80
正常高值	120～139和（或）	80～89
高血压	≥140和（或）	≥90
1级高血压（轻度）	140～159和（或）	90～99
2级高血压（中度）	160～179和（或）	100～109
3级高血压（重度）	≥180和（或）	≥110
单纯收缩期高血压	≥140和	<90

注：当收缩压和舒张压分属于不同级别时，以较高的分级为准；家庭自测血压135/85mmHg相当于诊室的140/90mmHg。

2. **发病机制** 高血压的血流动力学特征主要是总外周阻力增高，心脏后负荷加重。

（1）神经机制：高级神经中枢功能失调在高血压发病中占主导地位，机制为交感神经系统活动亢进，血浆儿茶酚胺浓度升高，阻力小动脉收缩增强而导致高血压。

（2）肾脏机制：各种原因引起肾性水、钠潴留，血压升高成为维持体内水、钠平衡的一种代偿方式。

（3）激素机制：肾素-血管紧张素-醛固酮系统（RAAS）激活。肾小球入球动脉的球旁细胞分泌肾素，促进血管紧张素Ⅱ生成，血管紧张素Ⅱ使小动脉平滑肌收缩，并进一步刺激醛固酮分泌增加，均可使血压升高。

（4）血管机制：年龄增长、血脂异常、血糖升高、吸烟等因素损伤血管内皮功能，动脉弹性下降，致收缩压升高，舒张压降低，脉压增大。

（5）胰岛素抵抗：继发性高胰岛素可使交感神经系统活动亢进，动脉弹性减退，使血压升高。

3. 病理生理与病理　心脏和血管是高血压作用的主要靶器官。高血压早期可无明显病理改变。长期高血压可引起左心室肥厚和扩大，血管病变则主要是全身小动脉壁／腔比值增加、管腔内径缩小，导致心、脑、肾等重要器官缺血。血管内皮功能障碍是高血压最早、最重要的血管损害。

4. 临床表现

（1）症状：多数起病隐匿，症状不明显，仅在测量血压或出现心、脑、肾等并发症后才被发现。常见症状有头痛、头晕、心悸、后枕部或颞部搏动感。还有的表现为失眠、健忘、注意力不集中、情绪激动易怒、耳鸣等神经症状。症状严重程度并不一定与血压水平成正比。

（2）体征：长期持续高血压可有左心室肥厚，主动脉瓣区第二心音（A_2）亢进。

（3）并发症

①心血管病：长期高血压使左心室后负荷加重，左心室肥厚、扩大，久之可致充血性心力衰竭。高血压还可促进冠状动脉粥样硬化的形成和发展，是冠心病的重要危险因素。

②脑血管病：包括脑出血、脑血栓形成、短暂性脑缺血发作、腔隙性脑梗死等。长期高血压使脑血管形成微动脉瘤，破裂可发生脑出血。

③慢性肾衰竭：长期高血压会使肾小动脉硬化，晚期出现慢性肾衰竭。

④视网膜病变：视网膜小动脉痉挛、硬化。

⑤主动脉夹层。

（4）高血压急症和高血压亚急症：曾被称为高血压危象。

①高血压急症：是指原发性或继发性高血压患者，在某些诱因作用下，血压突然和明显升高，超过180/120mmHg，同时伴有进行性心、脑、肾等重要靶器官功能不全的表现。血压水平的高低与急性靶器官损害的程度并非呈正比。高血压急症包括高血压脑病、颅内出血、蛛网膜下腔出血、脑梗死、急性心力衰竭、急性冠状动脉综合征、急进性肾小球肾炎、子痫等。

②恶性高血压：是指病情发展急骤、舒张压持续≥130mmHg，除有头痛、视力模糊、眼底出血、渗出和乳头水肿外，还有突出的肾脏损害表现，如持续性蛋白尿、血尿与管型尿。

③高血压亚急症：是指血压明显升高但不伴靶器官损害。患者可以有血压明显升高造成的症状，如头痛、胸闷、鼻出血和烦躁不安等。高血压急症与高血压亚急症区分的标准不在于血压的高低，而在于是否有新近发生的急性进行性靶器官损害。

5. 危险评估及预后　见表1-14。

6. 辅助检查　包括血液生化（钾、空腹血糖、总胆固醇、三酰甘油、高密度脂蛋白胆固醇、低密度脂蛋白胆固醇和尿酸、肌酐等）、全血细胞计数、血红蛋白和红细胞比积、尿液检查、心电图、动态血压监测等。

7. 治疗要点

（1）治疗基本原则：高血压常伴有其他危险因素、靶器官损害或临床疾病，需要进行综合干预。大多数患者需长期甚至终生坚持治疗。定期测量血压，规范治疗，尽可能坚持长期平稳有效地控制血压。

（2）治疗目标：最大限度地降低心脑血管并发症发生和死亡的总体危险，对低、中危患者进行更积极的治疗，以防止或延缓此疾病发展进入高危阶段。一般情况下应将血压降至140/90mmHg以下，合并糖尿病、心力衰竭、冠心病或肾脏疾病者应降至130/80mmHg，老年收缩期高血压患者一般控制在150mmHg以下。

表1-14　原发性高血压心血管危险分层

其他危险因素和病史	高血压		
	1级	2级	3级
无	低危	中危	高危
1~2个其他危险因素	中危	中危	很高危
≥3个其他危险因素或靶器官损害	高危	高危	很高危
临床合并症或合并糖尿病	很高危	很高危	很高危

（3）非药物治疗：即治疗性生活方式干预。健康的生活方式在任何时候、对任何高血压患者（包括正常高值血压）都是有效的治疗方法。1级高血压的治疗以促进身心休息为主，经过数周的生活方式干预后，血压仍≥140/90mmHg时，再开始降压药物治疗。

①减少钠盐摄入：＜6g/d。增加钾盐摄入。

②控制体重：体重指数（BMI）＜24kg/m^{2}为正常。男性腰围＜90cm，女性＜85cm。

③合理膳食：少吃或不吃肥肉和动物内脏，多食新鲜蔬菜和水果。

④不吸烟，限制饮酒。每天白酒＜50ml，啤酒＜300ml。

⑤体育运动：每天体力活动约30分钟，每周有3次以上有氧体育锻炼。

⑥减轻精神压力，保持心理平衡。

（4）药物治疗：遵循4个原则，即从小剂量开始，优先选择长效制剂，联合2种或2种以上药物，个体化治疗。治疗的主要对象为2级或2级以上高血压、高血压合并糖尿病或已有心脑肾等靶器官损害及经生活方式干预效果不理想的患者。老年人、病程较长、已有靶器官损害或并发症的患者，降压速度应适度缓慢。目前常用的一线降压药物有5类。

①利尿药：常用药有氢氯噻嗪。降压的机制为促进体内电解质（主要为Na$^+$）排出，增加尿量，减少血容量，从而降低血压。尤其适用于老年高血压、单纯收缩期高血压或伴心力衰竭患者，也是难治性高血压的基础药物之一。

②β受体阻滞剂：常用药有美托洛尔、阿替洛尔等（××洛尔）。其降压的机制是抑制心肌收缩力、减慢心率、抑制肾素释放、抑制交感神经系统活性而降低血压。

③钙通道阻滞剂（CCB）：又称为钙拮抗剂、钙离子拮抗剂。常用药有二氢吡啶类的硝苯地平（××地平）和非二氢吡啶类的维拉帕米、地尔硫草等。药理作用的主要机制是阻止Ca^{2+}由细胞外流入细胞内，达到舒张血管的作用，主要舒张动脉。扩张外周阻力血管，可用于治疗高血压；还可扩张冠状动脉，用于缓解心绞痛；扩张脑血管，可治疗高血压脑病及脑血管栓塞、痉挛等疾病；扩张外周血管，治疗周围血管痉挛性疾病。此外，CCB还具有负性肌力、减慢心率及抗动脉粥样硬化等作用。高血压伴冠心病患者首选硝苯地平；伴脑血管疾病患者首选尼卡地平；伴快速心律失常患者则应首选维拉帕米治疗，如阵发性室上性心动过速、心房颤动等。

④血管紧张素转换酶抑制剂（ACEI）：如卡托普利（××普利）、依那普利、贝那普利、福辛普利等。其降压的机制为阻止血管紧张素Ⅱ生成，取消血管紧张素Ⅱ收缩血管、升高血压的作用。另外ACEI还具有保护血管内皮细胞、增敏胰岛素受体等作用，从而改善胰岛素抵抗，减少尿蛋白，特别适合伴有心力衰竭、蛋白尿、糖耐量异常等情况的高血压患者。

⑤血管紧张素Ⅱ受体拮抗剂（ARB）：常用药有氯沙坦（××沙坦）、缬沙坦、厄贝沙坦等。可

以避免 ACEI 类药物的不良反应。

　　除以上 5 类药物外，还有抑制交感神经的药物如利血平和可乐定，直接松弛血管平滑肌的药物肼屈嗪等，α_1 受体阻滞剂哌唑嗪等。但以上药物因不良反应较严重，已不主张单独使用。

　　（5）高血压急症的治疗：实施抢救，持续监测血压，立即进行降压治疗以阻止靶器官进一步损害。数分钟至 1 小时血压降低幅度不超过治疗前水平的 25%，在随后的 2 ～ 6 小时内降至 160/100mmHg 左右，24 ～ 48 小时内降至正常水平。

　　①硝普钠：通常为首选药物；可同时扩张动脉和静脉，分别降低心脏的后、前负荷。

　　②硝酸甘油：可扩张静脉和冠脉，主要降低心脏的前负荷。常用于高血压急症伴急性心力衰竭或急性冠脉综合征时。

　　③尼卡地平：钙通道阻滞剂。作用快，持续时间短。在降压的同时还可以改善脑血流量。主要用于高血压急症伴急性脑血管病时。

　　④拉贝洛尔：兼有 α 受体阻滞作用的 β 受体阻滞剂。主要用于高血压急症伴妊娠或肾功能衰竭时。

　　⑤地尔硫䓬：钙通道阻滞剂。可控制快速室上性心律失常。

　　⑥脱水药：甘露醇，快速静滴。

　　⑦镇静药：伴烦躁、抽搐者应用镇静类药物。

　　（6）高血压亚急症的治疗：可在 24 ～ 48 小时将血压缓慢降至 160/100mmHg。

8. 护理措施

　　（1）休息活动护理：合理安排休息、工作与活动，根据年龄及身体状况选择运动，持之以恒循序渐进。1 级高血压患者可适当休息，保证充足睡眠；若血压较高，患者出现头晕、眼花、耳鸣等症状时，应卧床休息。保持病室安静，减少探视，治疗和护理操作集中进行，保证患者充足的休息、睡眠。

　　（2）饮食护理：给予低盐、低脂、低胆固醇饮食，限制动物脂肪、内脏、甲壳类食物的摄入，补充适量蛋白质，多吃新鲜蔬菜、水果。多食含钾丰富的蔬菜（油菜、香菇、红枣等）、水果（柑橘、香蕉等），防止便秘。

　　（3）直立性低血压护理：服降压药后如有眩晕、恶心、乏力时，立即平卧，取头低足高位，增加脑部供血。指导患者改变体位要缓慢，禁止长时间站立，防止直立性低血压。避免用过热的水洗澡或洗蒸汽浴，防止周围血管扩张导致晕厥。

　　（4）高血压急症护理

　　①避免危险因素：保持心情舒畅，遵医嘱服药，避免过劳和寒冷刺激。

　　②病情监测：加强生命体征监测，静滴降压药过程中，每 5 ～ 10 分钟测量血压一次。发现血压急症，应立即通知医生，保持病室安静，给氧，连接好心电、血压、呼吸监护。做好生理护理。

　　（5）用药护理

　　①钙通道阻滞剂：常见不良反应为颜面潮红、头痛、眩晕、心悸、踝部及胫前水肿、牙龈增生等，踝部及胫前水肿非因水钠潴留，而是由毛细血管扩张所致。心力衰竭患者慎用二氢吡啶类钙通道阻滞剂，因其有负性肌力作用。心动过缓、房室传导阻滞患者禁用非二氢吡啶类钙通道阻滞剂，因维拉帕米、地尔硫䓬的减慢心率作用较明显。

　　②硝普钠：不良反应有恶心、呕吐、精神不安、肌肉痉挛、头痛、皮疹、发热等。口服不吸收，静脉给药后 5 分钟即见效，停药后作用仅维持 3 ～ 5 分钟，故只可静脉滴注。因其降压迅速，使用时应调整给药速度，严密监测血压变化，有条件者可用输液泵控制滴速。应现用现配，保存和应用不超过 12 小时。滴注过程中应避光，黑纸遮挡。溶液不可添加其他药物。在体内代谢可产生氰化物，肝肾功能不全的患者大剂量或连续使用可致氰化物中毒。

八、病毒性心肌炎

病毒性心肌炎是由病毒侵犯心肌引起的以心肌细胞的变性和坏死为病理特征的疾病。有时病变也可累及心包或心内膜。

1. **病因**　以肠道和呼吸道感染的病毒最常见，尤其是柯萨奇病毒B组，占发病的半数以上，其次为埃可病毒、脊髓灰质炎病毒、腺病毒、轮状病毒等。

2. **发病机制**　病毒直接对心肌的损害及病毒感染后产生的自身免疫反应。

3. **病理**　心肌间质组织和附近血管周围炎性细胞浸润，心肌细胞肿胀、溶解和坏死。慢性病例常有心脏扩大，心肌纤维化形成瘢痕组织。心包可有浆液渗出。病变累及传导系统可致终身心律失常。

4. **临床表现**　临床表现差异很大，预后大多数良好，轻者可无明显症状，重者可猝死。

（1）前驱症状：在起病前数日或发病前1～3周，多有上呼吸道感染或肠道病毒感染病史，表现为发热、乏力、食欲缺乏、咽痛、肌痛、腹痛或腹泻等。

（2）心肌炎症状：轻者可无症状而仅有心电图异常。一般病例常出现心悸、胸闷、呼吸困难、心前区隐痛、乏力等表现。严重者甚至出现心力衰竭、严重心律失常、心源性休克等。少数患儿呈慢性病程，演变为扩张型心肌病。

（3）体征：心脏正常或轻度扩大，第一心音减弱，可出现奔马律和交替脉等心力衰竭的体征。心律失常，心动过速与发热程度不平行。伴心包炎可闻及心包摩擦音。重症患儿可出现血压下降或心源性休克。

5. **辅助检查**

（1）实验室检查：血清肌酸激酶及其同工酶增高，肌钙蛋白增高。病毒中和抗体效价测定恢复期较急性期增高4倍。白细胞增高、血沉增快、C反应蛋白增高。

（2）心电图检查：常见各种心律失常，包括室性期前收缩、室上性和室性心动过速。心肌受累明显时可出现ST-T段改变，T波降低。

6. **治疗要点**　为自限性疾病，尚无特殊治疗手段，主要是减轻心脏负担，改善心肌代谢，促进心肌修复。

（1）抗病毒治疗：早期应用利巴韦林、阿昔洛韦、干扰素等药物，但疗效不确定。

（2）营养心肌、促进心肌代谢治疗：大剂量维生素C以葡萄糖稀释成10%～25%的浓度静脉注射；能量合剂治疗的药物有三磷酸腺苷、辅酶A等。1,6二磷酸果糖可改善心肌能量代谢，促进受损心肌修复。维生素C、辅酶Q_{10}具有保护心肌和清除自由基的作用。丹参或黄芪等中药治疗。重症患儿可使用大剂量丙种球蛋白。

（3）对症治疗：心力衰竭者使用利尿药、强心药、血管扩张药、血管紧张素转换酶抑制剂等。频发室性期前收缩或有快速性心律失常者，可选用抗心律失常药物；完全性房室传导阻滞者，可使用临时起搏器。糖皮质激素可起到减轻心肌炎症反应和抗休克的作用，轻症及早期患儿不推荐使用，仅用于危重病例。

7. **护理措施**　重点是充分休息，加强营养。

（1）休息活动护理：卧床休息至体温稳定后3～4周，保证充分睡眠，待症状消失，心肌酶、病毒中和抗体、白细胞等实验室检查指标及体征正常后，方可逐渐增加活动。恢复期继续限制活动，总休息时间不少于6个月。

（2）饮食护理：加强营养，应给予易消化、富含维生素和优质蛋白质的饮食，心力衰竭者限制钠盐摄入，避免刺激性食物，如浓茶、浓咖啡等，戒烟、酒。保持情绪稳定。

（3）病情观察：进行心电监护，注意有无心律失常和心功能改变，发现多源性期前收缩、频发室性期前收缩、高度或完全性房室传导阻滞、心动过速、心动过缓时应立即报告医生，采取紧急处理措施。心肌炎患儿对洋地黄类药物敏感，易中毒，应减少药量。

九、循环系统疾病患者常用诊疗技术及护理

（一）人工心脏起搏器和心脏电复律

1. 人工心脏起搏器　是通过发放一定形式的电脉冲电流，刺激心脏，使之收缩，即模拟正常心脏的冲动形成及传导。分为临时心脏起搏和植入式心脏起搏。

（1）适应证

①植入式心脏起搏

a. 明确的症状性心动过缓，建议植入永久性起搏器。

b. 临床症状可能与心动过缓相关，可以植入永久性起搏器。

c. 二度Ⅱ型及三度房室传导阻滞，无论有无临床症状，均应植入永久性起搏器。

d. 病态窦房结综合征、反射性晕厥患者。

②临时心脏起搏

a. 阿-斯综合征发作、一过性高度或完全房室传导阻滞且逸搏心律过缓。

b. 操作过程中或急性心肌梗死、药物中毒、严重感染等危急情况下出现危及生命的缓慢型心律失常。

（2）护理

①术前护理：向患者介绍人工心脏起搏器的目的和必要性、大致过程、可能出现的不适和并发症，取得其合作。遵医嘱做术前检查、记录 12 导联心电图。禁食 6 小时，排空膀胱。准备好物品、抢救药物及设备等。

②术后护理

a. 监测：持续 24 小时心电监护，监测脉率、心率及心律等。

b. 休息与活动：术后患者平卧，术侧肢体不宜过度活动，勿用力咳嗽，以防电极脱位。

c. 伤口护理：沙袋加压伤口 6 小时，保持伤口处皮肤清洁干燥，每天严格无菌换药。

2. 心脏电复律　心脏电复律是利用短促而强烈的电能使心脏各部分的心肌同时除极，消除异位心律，使之转复为窦性心律的方法。最早用于消除心室颤动，后来用于各种异位性快速心律失常。

（1）心脏电复律的种类及适应证

①同步电复律：适用于除心室颤动与扑动以外的快速型心律失常。除颤器上设有的同步装置可使放电时电流正好与心电图上 R 波同步，即电流刺激仅在心动周期的绝对不应期，避免诱发室颤。

②非同步电复律：适用于心室颤动与扑动。此时已无心动周期，也无 QRS 波，患者神志多已丧失，一旦发现应立即实施电除颤。

（2）护理

①术前护理

a. 物品：除颤器、心电图、生理盐水、导电糊、纱布垫及心肺复苏的抢救设备及药物。

b. 患者：向患者介绍心脏电复律的目的、大致过程、可能出现的不适和并发症。纠正酸碱电解质紊乱。停用洋地黄类药物 1～2 天。

②术中配合

a. 患者平卧于绝缘硬床板上，充分暴露前胸，有义齿者取下，开放静脉通道，连接心电监护仪。

b. 清洁电击处皮肤，连接心电导联线，贴放心电监测电极片时注意避开除颤部位。

c. 遵医嘱用地西泮 0.3 ~ 0.5mg/kg 缓慢静注，至患者处于昏睡状态。

d. 连接电源，遵医嘱选择正确的电能量，将两电极板上均匀涂满导电糊或包以生理盐水浸湿的纱布，分别置于胸骨右缘第 2 ~ 3 肋间和心尖部，两电极板之间距离不应小于 10cm，与皮肤紧密接触，并有一定压力。观察患者的心率是否转为窦性。

③术后护理

a. 患者卧床休息 24 小时。

b. 持续 24 小时心电监护，密切观察神志、瞳孔、呼吸、血压、皮肤及肢体活动情况。

c. 继续按时服用抗心律失常药。

（二）冠状动脉造影术

选择性冠状动脉造影术 (SCA) 是目前诊断冠心病最为可靠的方法，它可提供冠状动脉病变的部位、性质、范围、侧支循环状况等准确资料，有助于选择最佳治疗方案。

1. **适应证**　凡疑有冠状动脉病变者。

2. **禁忌证**　严重心功能不全；外周动脉血栓性脉管炎；造影剂过敏；严重心动过缓者应在临时起搏保护下手术。

3. **方法**　将心导管经皮穿刺插入股动脉、肱动脉或桡动脉，推送至主动脉根部，使导管顶端进入左、右冠状动脉开口，注入造影剂而使其显影。常用造影剂为 76% 泛影葡胺及其他非离子型腆造影剂如优维显。

4. **护理措施**　术前需训练床上排尿及连续咳嗽动作，术前 6 小时禁食、禁水，但不禁药。术后动脉穿刺部位按压 15 ~ 20 分钟，以彻底止血，加压包扎，沙袋压迫 6 小时，术侧肢体制动 12 小时，注意观察穿刺部位有无出血、血肿及足背动脉搏动情况，观察心率、血压及心电图变化。

（三）经皮穿刺腔内冠状动脉成形术

经皮穿刺腔内冠状动脉成形术是扩张冠状动脉内径，解除其狭窄，改善其对心肌血液供应的一种非外科手术方法，其缓解症状的作用迅速可靠。

1. **适应证**　稳定型心绞痛药物疗效欠佳或不稳定型心绞痛患者有单支、孤立的局限性或不完全性狭窄；冠状动脉近端或远端的狭窄、冠状动脉旁路移植术后移植血管狭窄、不稳定型心绞痛、急性心肌梗死、冠状动脉几乎完全阻塞和成形术后再狭窄者。

2. **禁忌证**　冠状动脉僵硬或钙化性狭窄或偏心性狭窄、完全闭塞、多支广泛性弥漫性病变，狭窄程度小于 50% 或仅有痉挛者不宜做本手术治疗。左冠状动脉主干狭窄或病变在主干分叉附近时，手术有一定的危险性。

3. **方法**　先做冠状动脉造影并录像确定狭窄部位。然后用指引导管将带球囊导管置入，再通过导丝引至狭窄病灶处，以造影剂注入球囊，用 3040 ~ 6080mmHg(405 ~ 810kPa) 压力扩张球囊，每次一般持续 15 ~ 30 秒，球囊完全膨胀，血管已经扩张后逐渐减压，然后回抽造影剂，将球囊抽成负压状态撤出。术时宜将临时起搏导管预先放置于右心室内以备发生缓慢心律失常时作起搏治疗之用。

4. **护理措施**　术前口服抑制血小板药物如阿司匹林，术中肝素化。术后坚持长期服用阿司匹林，并控制冠心病危险因素，应特别重视调节血脂药的应用，以减少再狭窄的发生。本手术的主要并发症是冠状动脉闭塞、栓塞、夹层分离或破裂，需作紧急冠状动脉旁路手术治疗。严重室性心律失常亦为常见并发症。

（四）经皮穿刺冠状动脉内支架安置术

经皮穿刺冠状动脉内支架安置术是将金属或塑料制成的支架，置入狭窄的冠状动脉内，支撑其管壁，以保持管腔内血流畅通。

1. **适应证**　由冠状动脉成形术治疗引起的冠状动脉急性闭塞，内膜撕裂所致，支架可撑开血管，粘合内膜。冠状动脉成形术疗效不佳或术后发生狭窄。

2. **禁忌证**　有出血倾向者、有左主干病变而无保护措施、病变血管直径＜2mm、近端血管明显扭曲、冠状动脉成形处有血栓等。

3. **方法**　手术操作与经皮穿刺腔内冠状动脉成形术相仿。多数患者先行冠状动脉成形术，然后置入导引导管使其顶端到达冠状动脉，再向导引导管腔内置入带支架的导管将支架送到预定的位置，支架脱离，留在血管病变处自动撑开；或置入带支架的球囊导管将支架送到预定的位置，快速高压充盈球囊以扩张支架，待其完全扩张后，继续维持高压5～10秒，然后减压退出导管，支架留在病变处。

4. **护理措施**　术中用肝素抗凝，术后口服噻氯匹定或华法林维持抗凝治疗1～3个月。其他处理如冠状动脉成形术。常见并发症有血管内膜撕裂、冠状动脉闭塞、心室颤动、心肌梗死、冠状动脉再狭窄、血栓栓塞、出血、支架脱落等。

第三节　消化系统疾病

一、概　述

消化系统由消化管和消化腺两部分组成。消化管包括口腔、咽、食管、胃、小肠和大肠，基本的生理功能是摄取、转运、消化食物，吸收营养和排泄废物。消化腺包括大消化腺和小消化腺。大消化腺包括大唾液腺、肝和胰，小消化腺分布于消化管壁内如胃腺及肠腺等。消化系统还能分泌多种激素，参与全身和消化系统生理功能的调节。

1. **食管**　是连接咽和胃的细长肌性管道，功能是把食物和唾液等运送到胃内。成年人食管长约25cm，切牙距食管起点约15cm。食管有3处生理狭窄，这3处狭窄是食管异物滞留及食管癌的多发处。食管壁由黏膜、黏膜下层和肌层组成，没有浆膜层，故食管癌等病变易扩散至纵隔。

2. **胃**　胃分为贲门、胃底、胃体和幽门4部分，是消化道中最膨大的部分，可容纳食物约1500ml。胃的主要功能是暂时储存食物，排空时间为4～6小时。胃与食管连接处为贲门，与十二指肠连接处为幽门。幽门窦位于胃的最低部，胃溃疡和胃癌多发生于胃的幽门窦近胃小弯处。幽门括约肌的功能是控制胃内容物进入十二指肠的速度并阻止其反流入胃。胃壁分为黏膜、黏膜下层、肌层和浆膜层。胃的泌酸腺主要分布在胃底和胃体，包括3种细胞。

（1）**壁细胞**：分泌盐酸和内因子，盐酸可激活胃蛋白酶原，使其转变为具有消化活性的胃蛋白酶，还能杀灭进入胃内的细菌。内因子可促进维生素 B_{12} 的吸收。

（2）**主细胞**：分泌胃蛋白酶原，被盐酸激活为胃蛋白酶，参与蛋白的消化。

（3）**黏液细胞**：分泌碱性黏液，可中和胃酸，保护胃黏膜。此外，胃窦部的促胃液素细胞（G细胞），可分泌促胃液素（胃泌素），刺激壁细胞和主细胞分泌胃酸和胃蛋白酶原。

3. **小肠**　是消化管中最长的一段，成年人小肠全长5～6m，分为十二指肠、空肠、回肠3部分。小肠是消化吸收的主要场所，小肠内的胰液、胆汁和小肠液对食物进行全面化学性消化，食物经过小肠后消化过程基本完成，未被消化的食物残渣进入大肠。

（1）十二指肠：呈 C 形包绕胰头部，长约 25cm，上接幽门，下续空肠，分为上部、降部、水平部和升部 4 段。十二指肠上部近侧与幽门相连接的一段肠管长约 2.5cm，由于其肠壁薄，管径大，黏膜面光滑平坦，无环状襞，被称为十二指肠球部，是十二指肠溃疡及穿孔的好发部位。降部内后侧壁有一圆形隆起，称十二指肠乳头，是胆总管和胰管汇合的共同开口处，距切牙约 75cm。十二指肠升部与空肠转折处被屈氏韧带固定于腹后壁，是上、下消化道的分界处。

（2）空肠：占小肠的 2/5，多位于左腰区和脐区。

（3）回肠：占小肠的 3/5，多位于脐区、右腹股区和盆腔内，末端连接盲肠。回肠末端是小肠最窄部分，易因异物或病变而发生梗阻。

4. 大肠　成年人大肠总长约 150cm，分为盲肠、阑尾、结肠、直肠和肛管 5 部分。大肠的主要功能是吸收水分和电解质，暂时贮存食物残渣，形成粪便后排出体外。大肠液的主要成分是黏液，可润滑粪便，保护肠黏膜。大肠内含有的多种细菌，能分解未消化的蛋白质、糖和脂肪，并能合成维生素 K 和维生素 B 供人体吸收和利用。

5. 肝　是人体最大的实质性脏器，由门静脉和肝动脉双重供血。肝脏位于右上腹，隐藏在右侧膈下和肋骨深面，大部分为肋弓所覆盖。肝上界在右侧锁骨中线第 5 肋间，相当于叩诊的相对浊音界。肝下界与右肋弓一致，如在肋弓以下触及肝脏，则多为病理性肝肿大。幼儿的肝下缘位置较低，可在肋弓下触及。肝的显微结构为肝小叶，是肝结构和功能的基本单位。肝脏的生理功能主要有：

（1）糖、脂肪、蛋白质、维生素的物质代谢均需要肝脏参与。

（2）肝脏分泌的胆汁是一种重要的消化液，其中的胆盐和胆固醇可作为乳化剂，促使脂肪裂解，有助于脂肪类食物及脂溶性维生素的消化和吸收，但胆汁中不含消化酶。

（3）肝脏是人体主要的解毒器官，外来的毒素、细菌、血氨及化学药物均需肝脏分解后排出；雌激素、抗利尿激素等多种激素可经肝脏灭活。

（4）肝脏是白蛋白及部分凝血因子合成的唯一场所，也是多种维生素贮存和代谢的主要场所。

（5）肝脏是糖异生的主要场所，当体内糖来源不足时，可利用非糖物质异生为葡萄糖，以维持血糖浓度恒定，是人体饥饿时血糖的重要来源，对于保证脑组织及红细胞的葡萄糖供应具有重要意义。

6. 胆道系统　胆道系统由左右肝管自肝门出肝脏，左右肝管汇合成肝总管，与胆囊管汇合成胆总管，开口于十二指肠大乳头。其生理作用是输送和调节肝脏分泌的胆汁进入十二指肠。肝脏连续不断地分泌胆汁，但只有在消化食物时，胆汁才排入十二指肠。在空腹状态，胆汁流入胆囊，在胆囊内浓缩、贮存。胆道系统、十二指肠与胰管。

7. 胰　是人体第二大消化腺，形态狭长，为头、颈、体、尾 4 部分。胰具有外分泌和内分泌两种功能。

（1）胰液由腺泡细胞和小的导管管壁细胞分泌，呈碱性，可中和进入十二指肠的胃酸，使肠黏膜免受胃酸的侵蚀。

（2）胰液中的消化酶主要有胰淀粉酶、胰脂肪酶、胰蛋白酶和糜蛋白酶，分别水解淀粉、脂肪和蛋白质。生理情况下，上述胰酶在胰中均以胰酶原的形式存在，胰酶原不具有消化活性，避免胰发生自身消化。

（3）但因胰管梗阻或暴饮暴食致胰液分泌增多时，胰液排出受阻，胰蛋白酶原被激活，引起胰腺组织的自身消化，发生急性胰腺炎。

（4）胰酶原在进入十二指肠后，胰蛋白酶原首先在肠激酶的作用下被激活为胰蛋白酶，继而由胰蛋白酶激活其他胰酶原。肠激酶来自十二指肠和空肠上端的黏膜，在多种胰酶级联激活中的作用最关键。

二、胃 炎

（一）急性单纯性胃炎

1. **病因** 细菌毒素或微生物污染（沙门菌属、嗜盐菌最常见）的食物、刺激性饮食、长期服用药物或浓茶、普通肠道病毒感染等因素可引起，合并肠炎时称为急性胃肠炎。若不治疗，可长期存在并发展为慢性胃炎。一般预后良好。

2. **临床表现**

（1）症状：发病快，可有中上腹不适、腹痛、食欲减退、恶心、呕吐等表现，严重者可有发热、脱水、酸中毒，甚至引起休克。

（2）体征：腹部有压痛、肠鸣音亢进。

3. **辅助检查** 胃肠炎患者粪便常规检查为阳性。

4. **治疗要点** 针对病因进行治疗，可暂时禁食，鼓励饮水，严重者可能发生水、电解质、酸碱平衡紊乱，注意观察，疼痛剧烈者遵医嘱用药。

（二）急性糜烂性胃炎

1. **病因与发病机制**

（1）饮酒：高浓度酒可直接破坏胃黏膜，胃内的氢离子进入胃黏膜加重损害，最终导致胃黏膜糜烂和出血。

（2）药物：长期服用某些药物直接破坏胃黏膜，从而引起胃黏膜糜烂、出血。

（3）应激状态：严重创伤、烧伤、大手术、休克等应激状态引起胃黏膜缺血、缺氧，胃黏膜受损，从而引起临床表现。

2. **临床表现** 上消化出血为主要表现。部分患者症状轻，或有腹部不适、恶心、呕吐等症状。

3. **辅助检查**

（1）粪便检查：大便隐血试验阳性。

（2）胃镜检查。

4. **治疗要点** 针对病因进行治疗，避免诱发因素，可使用保护胃黏膜药物。

（三）慢性胃炎

慢性胃炎指多种原因引起的胃黏膜慢性炎症。分为非萎缩性、萎缩性和特殊类型 3 类。炎症仅累及胃小弯和黏膜固有层的表层，未累及腺体，称为慢性浅表性胃炎。如炎症累及到腺体深部，并使腺体破坏，数量减少，黏膜萎缩、变薄，称为慢性萎缩性胃炎。萎缩性胃炎又分为多灶性和自身免疫性两类。

1. **病因与发病机制**

（1）幽门螺杆菌（Hp）感染：幽门螺杆菌感染是最主要的病因，其引起慢性胃炎的主要机制是产生的毒素直接损伤胃黏膜上皮细胞、诱发炎症反应及免疫反应。长期感染可导致胃黏膜萎缩和化生，易发性与遗传也有一定关系。病变多位于胃窦和胃小弯。

（2）自身免疫：患者血液中存在壁细胞抗体和内因子抗体。壁细胞抗体破坏壁细胞，导致胃酸分泌减少；内因子抗体破坏内因子，缺乏内因子使维生素 B_{12} 不能与其结合，维生素 B_{12} 吸收障碍，发生恶性贫血。

（3）十二指肠 - 胃反流：由于幽门括约肌功能不全，胆汁、胰液和肠液反流入胃，削弱胃黏膜的屏障功能。吸烟也可影响幽门括约肌的功能。

（4）胃黏膜损伤因素：长期食用过冷、过热、高盐、粗糙的食物，饮浓茶，酗酒，服用非甾体抗炎药、糖皮质激素等，均可引起胃黏膜损害。

2. **临床表现**　大多数患者无任何症状。有症状者的典型表现是上腹饱胀不适，钝痛、烧灼痛，餐后常加重，伴反酸、嗳气、食欲缺乏、恶心等消化不良的表现。体征不明显，可有上腹轻压痛。自身免疫性胃炎患者还可出现贫血、厌食、体重减轻等症状。

3. **辅助检查**

（1）幽门螺杆菌检测：$^{13}C^-$ 或 $^{14}C^-$ 尿素呼气试验，是幽门螺杆菌检查最常用的方法，不依赖内镜，准确性较高，是检测的金标准之一。取活组织做病理检查时也可查幽门螺杆菌，方法为快速尿素酶试验、胃黏膜组织切片染色镜检及细菌培养等。

（2）胃镜及活组织检查：胃镜检查是慢性胃炎最可靠的诊断方法，胃镜下取活组织还可作出病理诊断。

（3）血清学检查：自身免疫性胃炎壁细胞抗体和内因子抗体阳性。

4. **治疗要点**　原则是消除病因、缓解症状、控制感染、防治癌前病变。

（1）根除幽门螺杆菌：联合应用多种药物治疗，可有效根治幽门螺杆菌。

①标准三联疗法：质子泵抑制剂 + 克拉霉素 + 阿莫西林或甲硝唑（二选一）。

②经典四联疗法：质子泵抑制剂 + 铋剂 + 四环素 + 甲硝唑。四联疗法中的两种抗生素还可以选择阿莫西林、克拉霉素、呋喃唑酮、左氧氟沙星等药物。

（2）胃肠动力药：由十二指肠 - 胃反流引起的慢性胃炎，治疗常用助消化、改善胃肠动力的药物。西沙必利为选择性 $5-HT_4$ 受体激动剂，促进肠壁神经细胞末梢释放乙酰胆碱，增强胃肠道运动。多潘立酮为外周多巴胺受体拮抗剂，可增强胃肠蠕动，促进胃排空，防止食物反流。

（3）自身免疫性胃炎引起的恶性贫血：应用维生素 B_{12}。

（四）急、慢性胃炎的护理

1. **休息活动护理**　胃炎急性发作或伴有消化道出血者应卧床休息。病情缓解后适当锻炼，避免过度劳累，提高抵抗力。

2. **饮食护理**　避免食用过咸、过甜、过硬、生冷、刺激性食物（如辣椒）或饮料（如浓茶、咖啡）、粗纤维食物（如芹菜、韭菜）和油炸食品。胃酸缺乏者可酌情食用酸性食物如山楂、食醋、浓肉汤、鸡汤等。

3. **腹痛护理**　避免精神紧张，采取转移注意力、腹部按摩、深呼吸等方法缓解疼痛。在排除急腹症的前提下，遵医嘱给予局部热敷。

4. **用药护理**　禁用或慎用阿司匹林、糖皮质激素如强的松等药物，减少对胃黏膜的损伤。

5. **健康教育**　向患者及家属介绍本病的病因，及时根治幽门螺杆菌感染，避免诱发因素。避免过冷、过热、辛辣等刺激性食物及浓茶、咖啡。避免使用对胃黏膜有刺激的药物，必须使用时应同时服用抗酸药或胃黏膜保护药。

三、消化性溃疡

消化性溃疡是指发生在胃或十二指肠，被胃酸、胃蛋白酶消化而造成的慢性溃疡。

1. **病因与发病机制**　消化性溃疡发生的基本机制是对胃和十二指肠黏膜有损害作用的侵袭因素与黏膜自身的防御修复因素之间失去平衡。胃溃疡的发生主要是防御修复因素减弱，十二指肠溃疡主要是侵袭因素增强。高浓度胃酸和能水解蛋白质的胃蛋白酶是主要的侵袭因素，在消化性溃疡尤其是十二指肠溃疡的发病机制中起主导作用，而胃蛋白酶的活性又受胃酸制约，故胃酸是消化性溃疡发生的决定性因素。

（1）幽门螺杆菌（Hp）：幽门螺杆菌感染是消化性溃疡的主要原因。幽门螺杆菌一方面损害黏膜防御修复，破坏胃、十二指肠的黏膜屏障；另一方面增强侵袭因素，引起高胃泌素血症，使胃酸和胃蛋白酶分泌增加，促使胃、十二指肠黏膜损害，形成溃疡。

（2）非甾体抗炎药等药物：阿司匹林、布洛芬、吲哚美辛等非甾体抗炎药及糖皮质激素、氯吡格雷、化疗药等均可直接损伤胃黏膜。非甾体抗炎药引起消化性溃疡的机制是因其可抑制环氧合酶，使对黏膜细胞有保护作用的内源性前列腺素合成减少，削弱胃、十二指肠黏膜的防御功能。

（3）吸烟：可影响溃疡愈合，促进溃疡复发。

（4）遗传易感性。

（5）胃、十二指肠运动异常：胃排空延迟可刺激胃酸分泌。十二指肠 - 胃反流，反流液中的胆汁、胰液对胃黏膜有损伤作用。

（6）应激和心理因素：长期精神紧张、焦虑或情绪波动使消化性溃疡更易发。机制是通过迷走神经影响胃酸分泌和黏膜血流的调控。

（7）饮食：烈性酒、高盐饮食、浓茶、咖啡及某些刺激性饮料除直接损伤黏膜外，还能增加胃酸分泌。

2. **临床表现**　以慢性、周期性发作、节律性上腹部疼痛为特点，伴反酸、嗳气、烧心、恶心、食欲减退等消化不良症状，但缺乏特异性。部分患者无症状。十二指肠溃疡比胃溃疡更多见，周期性和节律性更明显，秋冬和冬春之交更易发病，常可被进食或服用抗酸药所缓解。胃溃疡与十二指肠溃疡的鉴别见表 1-15。

表1-15　胃溃疡与十二指肠溃疡的鉴别

	胃溃疡	十二指肠溃疡
好发人群	中壮年男性	青壮年男性
好发部位	胃小弯，胃角或胃窦	球部，前壁较常见
胃酸分泌	正常或偏低	增高
发病机制	防御修复因素减弱为主	侵袭因素增强为主
疼痛部位	中上腹或剑突下稍偏左	中上腹或稍偏右
疼痛性质	烧灼、隐痛、钝痛、胀痛或饥饿样不适感	
疼痛节律	"进餐—餐后疼痛—空腹缓解"规律，即餐后30分钟至1小时疼痛，1～2小时后缓解，下次进餐后再重复上述规律	"进餐—餐后缓解—空腹疼痛"规律，即餐后3～4小时疼痛，若不服药或进餐则持续至下次进餐后才缓解
空腹痛	无	有
午夜痛	少有	多有（半数患者）
可否癌变	可能	极少

3. **常见并发症**

（1）出血：消化性溃疡最常见的并发症是上消化道出血，消化性溃疡也是上消化道出血最常见的病因。十二指肠溃疡出血的发生率比胃溃疡高,出血量的多少主要与被溃疡侵蚀基底血管的大小有关。十二指肠溃疡出血多位于球部后壁,胃溃疡出血多位于胃小弯。轻者仅表现为排柏油样便,重者可出现呕血甚至低血容量性休克。出血前常有腹痛加重现象,出血后疼痛多缓解。肠腔内积血刺激肠蠕动增加,肠鸣音增强。

（2）急性穿孔:典型表现为骤发刀割样剧烈腹痛,持续性或阵发性加重,初始位于上腹部,很快波及全腹,有时伴肩胛部牵涉痛。患者出现恶心、呕吐、面色苍白、四肢冰冷、出冷汗,脉搏快、呼吸浅等。病情进一步发展还可出现血压下降、发热、白细胞增高等全身感染中毒表现及腹胀、肠麻痹症状。查体见急性痛苦面容,取屈曲体位,仰卧拒动,腹式呼吸减弱或消失,出现全腹压痛、反跳痛、腹肌紧张呈"木板样"强直等急性腹膜炎的体征。叩诊肝浊音界缩小或消失,移动性浊音阳性。听诊肠鸣音减弱或消失。B超示腹腔有液性暗区。腹部立位X线检查见膈下新月状游离气体影最具特征性,是急性穿孔最重要的诊断依据。腹腔穿刺可抽出黄色浑浊液体或食物残渣。

（3）瘢痕性幽门梗阻:呕吐是最为突出的症状,呕吐物为发酵隔夜食物,且量很大,有大量黏液,不含胆汁,有腐败酸臭味。呕吐后自觉腹胀明显缓解。患者常有低氯、低钾性碱中毒,严重时还可出现低镁血症、酮症、脱水及营养不良。典型体征为上腹可见胃型及自左肋下向右腹的蠕动波、晃动上腹部时可闻及振水声。X线钡剂造影检查和胃镜检查可明确诊断,但钡剂可造成梗阻加重。

（4）癌变:少数胃溃疡患者可发生癌变,十二指肠溃疡则一般不会癌变。发生癌变时,疼痛节律可变为无规律性。对45岁以上、溃疡久治不愈、大便隐血试验阳性者,应高度警惕。

4. 辅助检查

（1）幽门螺杆菌检测。

（2）胃镜及活组织检查:胃镜检查是消化性溃疡最可靠的首选诊断方法,也是最可靠和最有价值的检查方法。胃镜下可直接观察溃疡部位、病变大小、性质,取活组织还可作出病理诊断。消化性溃疡出血24～48小时行急诊纤维胃镜检查,可判断溃疡的性质、出血的原因,确定出血部位,还可以在内镜下进行止血治疗。

（3）X线钡剂检查:龛影是溃疡的直接征象,是诊断溃疡较可靠的依据。

（4）胃液分析:主要用于胃泌素瘤的辅助诊断。胃溃疡患者胃酸分泌正常或稍低于正常,十二指肠溃疡患者则常有胃酸分泌增高。

（5）大便隐血试验:隐血试验阳性提示溃疡有活动。如胃溃疡患者隐血试验持续阳性,且伴疼痛节律性改变,提示有癌变的可能。溃疡处于缓解期时,大便隐血试验可为阴性。

5. 治疗要点

（1）药物治疗:目的在于去除病因、控制症状、促进溃疡愈合、预防复发和防治并发症。

（2）手术治疗:胃大部切除术是消化性溃疡的主要术式,适用于非手术治疗无效或并发穿孔、出血、幽门梗阻、癌变者。

6. 护理措施

（1）一般护理

①休息活动护理:溃疡活动期、症状严重或有并发症的患者应卧床休息;溃疡缓解期可适当活动,劳逸结合,活动以不感到劳累和诱发疼痛为原则,避免餐后剧烈运动。

②饮食护理

a. 进餐方式:指导患者规律进食,定时定量,少量多餐,细嚼慢咽,每天进餐4～5次,以中和胃酸。避免餐间零食,避免急食及过饱,以减少胃酸分泌。症状控制后尽快恢复正常的饮食规律。

b. 食物选择:溃疡活动期以清淡、营养丰富、无刺激的饮食为主。缓解期给予高热量、高蛋白、高维生素、易消化的饮食。症状较重者以面食为主,因面食柔软易消化,且其因含碱,可有效中和胃酸。

不习惯面食者，以软饭、米粥代替。如有少量出血，可给予温牛奶、米汤等温凉、清淡流质饮食，以中和胃酸，利于黏膜恢复；如合并大出血、穿孔、幽门梗阻，应禁食。避免食用过咸、过甜、过硬、生冷、刺激性食物（如辣椒）或饮料（如浓茶、咖啡）、粗纤维食物（如芹菜、韭菜）和油炸食品。戒烟、禁酒。两餐之间可给适量的脱脂牛奶，蛋白质可中和胃酸，但牛奶中的钙质有刺激胃酸分泌的作用，不宜多饮。脂肪可引起胃排空减慢，致胃酸分泌增多，故摄取应适当。

③疼痛护理：观察上腹部疼痛的部位、性质、节律及与进食的关系，有无恶心、呕吐、黑便、呕血。突发剧烈腹痛，考虑是否穿孔，监测患者的脉搏、血压、意识状态和腹部体征；停用非甾体抗炎药及糖皮质激素类药物；遵医嘱服用抑制胃酸分泌、弱碱抗酸及保护胃黏膜等药物，十二指肠溃疡进食碱性食物如苏打饼干后腹痛可缓解。无出血的患者也可采用局部热敷或针灸止痛。

④用药护理：见表1-16。

表1-16　消化性溃疡治疗用药

类　别	药　物	机制及作用	不良反应	服药时间
H_2受体拮抗剂	××替丁（西咪/法莫/雷尼）	阻止组胺与H_2受体相结合，抑制胃酸分泌	头晕、嗜睡、腹泻、腹胀、皮疹、肝损害、骨髓抑制、心律失常	餐中或餐后即刻/睡前，与抗酸药间隔1小时以上
质子泵抑制剂	××拉唑（奥美/兰索/艾司奥美）	抑制H^+-K^+-ATP酶，是最强的抑制胃酸分泌药	头晕（避免开车及其他高度集中注意力的工作）、荨麻疹、口苦	晨起吞服或早晚各服1次，不可咀嚼
铋　剂	枸橼酸铋钾胶体果胶铋	形成胃黏膜保护屏障，兼有抗Hp的作用	便秘和粪便变黑，恶心，一过性转氨酶升高，过量蓄积会引起神经毒性，需经肾脏排泄，有肾毒性	餐前半小时，不可与抗酸药同时服
胃黏膜保护药	硫糖铝	保护胃黏膜，刺激内源性前列腺素合成，增加黏膜血流量	便秘、口干、眩晕、嗜睡	餐前1小时及睡前嚼服
弱碱抗酸药	氢氧化铝铝碳酸镁（达喜）	使胃内酸度降低	胃肠不适、消化不良、便秘，避免与奶制品同服	餐前0.5~1小时或疼痛嚼服（铝）餐后1~2小时或睡前嚼服（镁）
促胃肠动力药	西沙必利多潘立酮（吗丁啉）	5-HT_4受体激动剂（西）多巴胺受体拮抗剂（多）促进胃肠动力，治疗反流性疾病	心律失常甚至猝死（西）头晕、嗜睡、泌乳（多）	早餐前或睡前（西）餐前半小时（多）

（续　表）

类　别	药　物	机制及作用	不良反应	服药时间
硝咪唑类	甲硝唑/替硝唑	抗厌氧菌/抗滴虫/抗阿米巴原虫	胃肠道反应为主，苦味、金属味感，干扰乙醛代谢，服药期间严格禁酒	餐后半小时
青霉素类	阿莫西林	敏感菌所致的呼吸道、尿路、胆道感染；抗肺炎链球菌、幽门螺杆菌效果好	恶心、呕吐、腹泻等消化道反应和皮疹为主，少数有血清转氨酶升高	餐后
大环内酯抗生素	克拉霉素/红霉素/阿奇霉素	治疗葡萄球菌、肺炎链球菌、肺炎支原体、流感嗜血杆菌、淋球菌等感染	呕吐、腹泻、腹痛，肝功能损害	多于餐后，但阿奇霉素空腹

（2）非手术治疗护理

①急性穿孔护理

a. 最重要的护理措施是禁食和胃肠减压。胃肠减压可抽出胃肠道内容物和气体，减少消化道内容物继续流入腹腔，减少胃肠内积液、积气，减少胃酸、胰液等消化液分泌，改善肠壁血运。

b. 无休克者取半卧位，使腹腔内渗液流入盆腔，有利于炎症局限和引流，减轻中毒症状，减轻腹胀对呼吸和循环的影响，放松腹肌，减轻疼痛。合并休克者应采取平卧位。

c. 监测生命体征，密切观察腹痛、腹膜刺激征及肠鸣音的变化。建立静脉通路，遵医嘱合理使用抗生素控制感染，给予镇痛治疗，缓解患者恐惧心理。吸氧，高热患者给予降温，加强营养支持。静脉补充液体和电解质，维持有效循环血量。进行抗休克治疗的同时做好急症手术准备。

②急性出血护理：取平卧位，下肢抬略高，以保证脑部供血；呕吐时头偏向一侧，防止窒息或误吸。密切监测生命体征，特别注意观察血压变化。具体措施见本节"八、上消化道出血"相关内容。

③幽门梗阻护理：不完全梗阻者给予无渣半流食，完全梗阻者术前禁食。观察呕吐情况，给予输液和营养支持，纠正低氯低钾性碱中毒。完全梗阻者术前 3 天每晚用 300～500ml 温等渗盐水洗胃，以减轻胃壁水肿和炎症，利于术后吻合口愈合。

四、肝硬化

肝硬化是由一种或多种原因引起的、以肝组织弥漫性纤维化、假小叶和再生结节为组织学特征的慢性进行性肝病。

1. 病因　在我国，最常见的病因是病毒性肝炎；而欧美国家则以慢性酒精中毒多见。

（1）病毒性肝炎：乙型、丙型和丁型病毒性肝炎均可发展为肝硬化，以乙型病毒性肝炎最常见；甲型和戊型肝炎一般不会发展为肝硬化。

（2）慢性酒精中毒：长期大量饮酒导致肝硬化的机制是乙醇及其中间代谢产物直接损伤肝细胞，引起脂肪沉积及肝脏纤维化，最终发展为酒精性肝硬化。

（3）非酒精性脂肪性肝炎：多由肥胖、糖尿病、高酯血症等引起。

（4）胆汁淤积：任何原因引起肝内、外胆道阻塞，持续胆汁淤积，均可引起肝细胞损害，从而导致胆汁性肝硬化。

（5）循环障碍：慢性右心心力衰竭、缩窄性心包炎、肝静脉或下腔静脉阻塞等致肝长期淤血，肝细胞变性、坏死和纤维化，造成淤血性肝硬化。

（6）营养障碍：长期营养不足或饮食不均衡，以及多种慢性疾病导致消化吸收不良，可降低肝细胞对致病因素的抵抗力，成为肝硬化的直接或间接病因。

（7）药物或化学毒物：长期服用甲氨蝶呤、双醋酚丁、甲基多巴、异烟肼等损害肝脏的药物，或长期接触磷、砷、四氯化碳等化学毒物，可引起中毒性肝炎，最终导致肝硬化。

（8）遗传和代谢性疾病：由铜代谢障碍引起的肝豆状核变性、铁代谢障碍引起的血色病、半乳糖血症及 α_1- 抗胰蛋白酶缺乏症等疾病，可导致某些代谢产物沉积于肝脏，造成肝细胞坏死和结缔组织增生，演变为肝硬化。

（9）免疫紊乱：自身免疫性肝炎和多种累及肝脏的风湿免疫性疾病均可导致肝硬化。

（10）血吸虫病：反复或长期感染血吸虫者，虫卵及其毒性产物沉积在门静脉分支附近，引起肝纤维化和门静脉高压，最终形成肝硬化。

2. 临床表现　好发于 35～50 岁青壮年男性，发病隐匿，病程缓慢，可分为肝功能代偿期和失代偿期。

（1）代偿期：早期无症状或症状轻微，以乏力、食欲缺乏、低热为主要表现，可伴有腹部不适、恶心、厌油腻、腹胀、腹泻等症状。常因劳累、精神紧张或伴随其他疾病而出现，经休息或治疗可缓解。患者营养状况一般或消瘦，脾脏轻、中度肿大，肝功能检查正常或轻度异常。

（2）失代偿期：主要表现为肝功能减退和门静脉高压引起的症状和体征。

①肝功能减退的临床表现

a. 全身表现：一般情况较差，消瘦、乏力、精神不振、面色灰暗黝黑（肝病面容）、皮肤巩膜黄染、皮肤干枯粗糙、夜盲、口角炎、不规则发热等。

b. 消化系统症状：食欲减退是最常见症状，常伴恶心、呕吐，厌油腻，餐后加重，荤食后易腹泻，多由门静脉高压时胃肠道淤血水肿、消化吸收障碍和肠道菌群失调等所致。

c. 出血倾向和贫血：与肝合成凝血因子减少、脾功能亢进和毛细血管脆性增加有关。常表现为鼻出血，牙龈出血，皮肤黏膜瘀点、瘀斑，消化道出血和月经过多等症状。营养不良、肠道吸收障碍、消化道出血和脾功能亢进等因素常导致患者不同程度的贫血。

d. 内分泌失调：雌激素增多（肝对雌激素的灭活功能减退）、雄激素减少，男性出现性欲减退、毛发脱落、不育及乳房发育；女性出现月经失调、闭经、不孕等。雌激素增多的突出体征有蜘蛛痣和肝掌。蜘蛛痣主要分布在面颈部、上胸、肩背和上肢等上腔静脉引流区域。肝掌表现为手掌大小鱼际和指端腹侧部位皮肤发红。肾上腺皮质激素减少，常表现为面部和其他暴露部位皮肤色素沉着。醛固酮和抗利尿激素增多，导致腹水形成。

e. 皮肤瘙痒：与肝功能受损导致血清胆红素增高有关。

f. 低白蛋白血症：常有下肢水肿和腹水。

②门静脉高压的临床表现

a. 腹水：腹水是失代偿期最突出的临床表现。形成机制主要为：门静脉压力增高（为决定性因素）、有效循环血容量不足、低蛋白血症、肝脏对醛固酮和抗利尿激素灭活作用减弱、肝淋巴液生成过多。腹水出现前，常有餐后腹胀。大量腹水时，腹部膨隆，呈蛙状腹，腹壁紧张发亮，出现呼吸困难、心悸等。叩诊有移动性浊音，提示腹水量已超过 1000ml。

b. 侧支循环的建立与开放：当门脉高压达到 200mmH$_2$O 以上时，持续的门静脉高压引起回心血液流经肝脏受阻，使门静脉交通支开放并扩张，形成侧支循环。常见的侧支循环有食管 - 胃底静脉曲张、腹壁静脉曲张、痔静脉扩张、腹膜后吻合支曲张、脾肾分流等。

c. 脾大、脾功能亢进：脾因长期淤血而肿大。继而出现脾功能亢进，表现为白细胞、红细胞、血小板等全血细胞减少，易并发感染及出血。

③肝脏体征：早期肝增大，表面尚平滑，质地稍硬；晚期肝缩小，表面可呈结节状，质地坚硬。

（3）并发症

①上消化道出血：多由食管 - 胃底静脉曲张破裂出血所致，是最常见的并发症。表现为突发大量呕血或柏油样便，易导致出血性休克或肝性脑病。

②胆石症：随着肝功能失代偿的程度加重，胆石症发生率增高。

③感染：抵抗力降低、门 - 腔静脉侧支循环开放等易导致细菌感染。

④肝性脑病：是晚期肝硬化的最严重并发症，是最常见的死亡原因。

⑤原发性肝癌：若短期内病情迅速恶化，肝脏进行性增大，表面凹凸不平，持续性肝区疼痛，腹水增多且为血性，有不明原因的发热、消瘦等，应怀疑并发原发性肝癌。

⑥肝肾综合征：又称功能性肾衰竭，形成机制主要为：肝硬化患者多种扩血管物质如一氧化氮、前列腺素、心房利钠肽等不能被肝脏灭活，引起内脏动脉扩张，有效血容量不足，反射性激活肾素 - 血管紧张素和交感系统产生肾动脉极度收缩，造成肾脏血流量灌注不足，引起肾衰竭。主要表现为在难治性腹水基础上出现少尿、无尿及氮质血症，肾脏无明显器质性损害。

⑦肝肺综合征：严重肝病伴肺血管扩张和低氧血症。表现为呼吸困难、发绀及杵状指。

⑧电解质和酸碱平衡紊乱：常有低钠血症、低钾低氯血症与代谢性碱中毒。

⑨门静脉血栓形成或海绵样变：血栓缓慢形成多无明显症状；急性或亚急性发展时，表现为腹胀、剧烈腹痛、脾大、顽固性腹水、呕血、便血。

3. 辅助检查

（1）血液检查：代偿期多正常，失代偿期红细胞或"三系"血细胞减少。合并感染时，白细胞计数可升高。凝血酶原时间延长。

（2）尿液检查：代偿期多正常，失代偿期常有蛋白尿、血尿和管型尿。有黄疸时尿中可出现胆红素，尿胆原增加。

（3）肝功能检查：代偿期正常或轻度异常，失代偿期转氨酶常有轻、中度增高，肝细胞受损时多以 ALT（GPT）增高较显著，但肝细胞严重坏死时 AST（GOT）增高会比 ALT 明显。白蛋白降低，球蛋白增高，白蛋白 / 球蛋白比值降低或倒置。

（4）免疫功能检查：血清 IgG 显著增高；T 淋巴细胞数常低于正常。病毒性肝炎肝硬化者，乙型、丙型或丁型肝炎病毒标记可呈阳性。

（5）腹水检查：一般为漏出液。若合并自发性腹膜炎时，可呈渗出液。腹水呈血性，应怀疑癌变可能。

（6）影像学检查：X 线钡剂检查显示食管下段虫蚀样充盈缺损，胃底菊花样充盈缺损。B 超、CT 和 MRI 检查可显示肝、脾、肝内门静脉、肝静脉及腹水情况。

（7）内镜检查：上消化道内镜检查可观察有无食管 - 胃底静脉曲张，以及曲张的程度和范围，并明确上消化道出血的病因和部位。腹腔镜检查可直接观察肝、脾情况，并穿刺活检有肝小叶形成可明确诊断。

4. 治疗要点　代偿期治疗旨在延缓肝功能失代偿，预防肝细胞性肝癌；失代偿期治疗主要是对症治疗，改善肝功能及处理并发症。

（1）药物治疗：进行抗肝炎病毒治疗，去除或减轻病因，避免应用损害肝脏的药物，适当使用保肝药物，如葡萄糖醛酸内酯、维生素及助消化药物，但不宜滥用，以免加重肝脏负担。

（2）腹水的治疗

①限制钠、水的摄入：限制钠盐 1.2～2.0g/d，24 小时液体入量＜1000ml。若合并低钠血症，应限制在 500ml 以内。

②利尿药：是目前临床应用最广泛的治疗腹水方法。首选醛固酮受体拮抗剂螺内酯，因肝硬化患者醛固酮浓度升高，使肾小管对钠的重吸收增加。同时应合用排钾利尿药呋塞米。

③提高血浆胶体渗透压：定期输注血浆、新鲜血或白蛋白。

④放腹水、输注白蛋白：适用于无并发症（如肝性脑病）、肝代偿功能尚可、凝血功能正常的难治性腹水者，在 1～2 小时内放腹水 4～6L，同时每升腹水补充白蛋白 6～8g。

⑤腹水浓缩回输：将放出的腹水经超滤或透析浓缩后，回输至患者静脉内，已较少使用。

⑥经颈静脉肝内门腔分流术：通过介入手术在肝内门静脉属支与肝静脉间建立分流通道，降低门静脉压力。

5. 护理措施

（1）体位护理：少量腹水者取平卧位，并可抬高下肢，以增加肝、肾血流量，减轻水肿；大量腹水者取半卧位，以减轻呼吸困难和心悸。阴囊水肿者可用托带托起阴囊，促进水肿消退。避免剧烈咳嗽、用力排便等腹内压骤增的动作。

（2）休息活动护理：代偿期适当减少活动，可参加轻体力工作。失代偿应以卧床休息为主，适当活动，活动量以不感到疲劳为宜。肝硬化并发感染应绝对卧床休息。

（3）饮食护理：给予高热量、高蛋白质、高维生素、易消化饮食，禁止饮酒，适当摄入脂肪。肝功能显著损害或有肝性脑病先兆时，应限制或禁食蛋白质，病情好转后逐渐增加摄入量，并以植物蛋白为主。有腹水时限制钠、水的摄入。食管 - 胃底静脉曲张者避免食用粗纤维多和坚硬、粗糙的食物，以免曲张静脉破裂出血。

（4）病情观察：密切观察生命体征、精神状态，观察呕吐物和排泄物的颜色、性质和量，注意有无休克、肝性脑病和上消化道出血。有腹水者每天测腹围 1 次，每周测体重 1 次，准确记录液体出入量。注意监测血常规、肝肾功能、血清电解质和酸碱度的变化。

（5）用药护理：注意利尿速度不宜过快，每天体重减轻不超过 0.5（无水肿）～1kg（有下肢水肿），防止诱发肝性脑病和肝肾综合征。

（6）腹腔穿刺放腹水的护理：术前说明注意事项，测量腹围、体重、生命体征，排空膀胱。术后束紧腹带，避免腹内压骤然下降，并用无菌敷料覆盖穿刺部位，注意有无渗血、渗液。准确记录抽出腹水的颜色、性质和量，标本及时送检。

五、原发性肝癌

1. 病因 肝癌是发生于肝细胞与肝内胆管上皮细胞的癌。好发于 40～50 岁，男性多见。

（1）病毒性肝炎：在我国，肝癌最常见的病因是乙型肝炎及其导致的肝硬化。肝癌患者常有乙型肝炎病毒感染→慢性肝炎→肝硬化→肝癌的病史。

（2）黄曲霉毒素：主要来源于霉变的玉米和花生等。

（3）亚硝胺类化合物：在腌制食物中含量较高。

（4）其他：饮酒、饮水污染、遗传因素、毒物、寄生虫等。

2. 病理 按大体病理类型可分为结节型、巨块型和弥漫型 3 类，以结节型多见。人卫社临床医学五年制第 8 版病理学教材 P215 和内科学教材 P429 将单个结节或相邻两个结节之和直径＜3cm 者称为早期肝癌（小肝癌）；人卫社临床医学五年制第 8 版外科学教科将直径≤2cm 者划分为微小肝癌，

2cm＜直径≤5cm为小肝癌，5cm＜直径≤10cm为大肝癌，直径＞10cm为巨大肝癌。肝癌按组织学分型可分为肝细胞癌、胆管细胞癌和混合型肝癌3类，以肝细胞癌为主。原发性肝癌常先有肝内转移，再出现肝外转移。经门静脉系统的肝内转移是最常见的途径。肝外血行转移常见于肺，其次为骨、脑等。淋巴转移较少见，可达到肝门淋巴结，其次为胰周、腹膜后、主动脉旁及锁骨上淋巴结。中晚期可直接浸润邻近脏器或腹腔种植转移。

3. **临床表现**　早期缺乏典型表现，中晚期可有局部和全身症状。

（1）症状

①肝区疼痛：是最常见和最主要的症状，也是半数以上患者的首发症状，多为持续性胀痛、钝痛或刺痛，当肿瘤侵犯横膈时，疼痛可牵涉右肩。肿瘤生长缓慢或位于肝实质深部也可完全无疼痛表现。癌肿坏死、破裂可致腹腔内出血，表现为突发右上腹剧痛，有腹膜刺激征等急腹症表现。

②全身与消化道症状：无特异性，表现为消瘦、乏力、低热、食欲缺乏、腹胀等，晚期还可出现贫血、黄疸、腹水及恶病质等表现。

③伴癌综合征：较少见，如低血糖、红细胞增多症、高胆固醇血症及高钙血症等。

（2）体征

①肝大和肿块：为中、晚期肝癌最主要的体征。肝进行性肿大，质地坚硬，边缘不规则，表面凹凸不平，有明显结节，可伴有压痛。

②黄疸和腹水：晚期出现。

（3）并发症

①肝性脑病：为肝癌终末期最严重的并发症，约1/3的患者因此死亡。

②上消化道出血：约占肝癌死亡原因的15%。多因食管-胃底静脉曲张破裂出血所致。

③肝癌结节破裂出血：约10%的患者因此致死。肝癌结节破裂出血可局限于肝包膜下，表现为局部疼痛。也可破入腹腔引起急性腹膜炎，出现腹痛剧烈，迅速遍及全腹。

④继发感染。

4. **辅助检查**

（1）甲胎蛋白（AFP）：是诊断肝癌的特异性指标，是肝癌的定性检查，有助于诊断早期肝癌，广泛用于普查、诊断、判断治疗效果及预测复发。血清AFP＞400μg/L，并能排除妊娠、活动性肝病、生殖腺胚胎瘤等，即可考虑肝癌的诊断。

（2）B超检查：是肝癌筛查和早期定位的首选检查，具有方便易行、经济、无创等优点。能显示直径为1cm以上的肿瘤，可作为高危人群的普查手段。

（3）CT和MRI：具有较高的分辨率，可提高直径＜1.0cm小肝癌的检出率，是诊断及确定治疗策略的重要手段。

（4）选择性肝动脉造影：是创伤性检查，必要时才采用。作为肝癌诊断的重要补充手段，常用于小肝癌的诊断。

（5）肝穿刺或组织检查：细针穿刺行组织学检查是确诊肝癌最可靠的方法。

5. **治疗要点**　早期诊断，早期采用以手术切除为主的综合治疗，是提高肝癌长期治疗效果的关键。

（1）手术治疗：以手术切除为首选，是目前根治原发性肝癌的最有效方法。

（2）肿瘤消融：具有微创、安全、简便和易于多次施行的特点。适合于瘤体较小而又无法或不宜手术切除者，特别是肝切除术后早期肿瘤复发者。

（3）肝动脉化疗栓塞（TACE）：是肝癌非手术疗法中的首选方法。

（4）其他治疗：包括放射治疗、分子靶向治疗、生物治疗、中医中药治疗等。

6.护理措施

（1）疼痛护理：观察疼痛特点，帮助患者减轻疼痛，必要时应用镇痛药物。

（2）肝动脉栓塞化疗患者护理

①术前护理：行各种术前检查及碘过敏试验。术前 1 天给予易消化饮食，术前 6 小时禁食、禁水。术前半小时可遵医嘱给予镇静药并测量血压。

②术后护理：取平卧位，术后 24～48 小时卧床休息。穿刺部位压迫止血 15 分钟再加压包扎，沙袋压迫 6～8 小时，保持穿刺侧肢体伸直 24 小时，并观察穿刺部位和肢体远端皮肤情况。禁食 2～3 天，从流质饮食开始，少量多餐。术后 4～8 小时体温可升高，持续约 1 周，高温者应采取降温措施。术后 1 周后，因肝缺血影响肝糖原储存和蛋白质合成，遵医嘱静脉补充白蛋白和葡萄糖液。

六、肝性脑病

肝性脑病是由严重肝病或门体分流引起的、以代谢紊乱为基础的中枢神经系统功能失调的综合征。

1.病因　各型肝硬化，尤其是肝炎后肝硬化是导致肝性脑病的最主要原因。此外，门体分流术、重症肝炎、暴发性肝功能衰竭、原发性肝癌、妊娠期急性脂肪肝、严重胆道感染等均可引起肝性脑病。

2.诱因　常见诱因包括上消化道出血（最常见）、高蛋白饮食、饮酒、便秘、感染、尿毒症、低血糖、严重创伤、外科手术、大量排钾利尿、过多过快放腹水、应用催眠镇静药和麻醉药等。

3.发病机制

（1）氨中毒：是肝性脑病的重要发病机制。

①氨主要在结肠部位以非离子型（NH_3）弥散入肠黏膜内而被吸收。游离的 NH_3 有毒性，且能透过血 - 脑屏障；NH_4^+ 不能透过血 - 脑屏障，可随粪便排出。

②氨中毒的主要机制是干扰大脑的能量代谢，阻碍脑细胞的三羧酸循环，使大脑细胞能量供应不足。

（2）神经递质变化

①γ- 氨基丁酸 / 苯二氮䓬（GABA/BZ）：弥散入大脑的氨可上调脑星形胶质细胞 BZ 受体表达，GABA/BZ 复合体被激活，促使氯离子内流而抑制神经传导。

②假神经递质：肝功能衰竭时，食物中的芳香族氨基酸不能被肝脏清除而进入大脑，形成与去甲肾上腺素化学结构相似的假性神经递质，即 β- 羟酪胺和苯乙醇胺。假性神经递质被脑细胞摄取并取代正常递质，使神经传导发生障碍，造成意识障碍甚至昏迷。

4.临床表现　主要表现为高级神经中枢的功能紊乱以及运动和反射异常。根据意识障碍程度、神经系统表现和脑电图改变，将肝性脑病分为 5 期（表 1-17）。肝性脑病最具有特征性的体征是扑翼样震颤。

（1）0 期（潜伏期）：仅在心理测试或智力测试时有轻微异常。

（2）1 期（前驱期）：临床表现不明显，仅有轻度性格改变和行为异常，如焦虑、欣快、激动、淡漠少言等。

（3）2 期（昏迷前期）：以嗜睡、行为异常、言语不清、书写障碍、定向力障碍为主要表现。多有睡眠时间倒错，可出现幻觉、恐惧、躁狂等严重精神症状，衣冠不整或随地便溺，腱反射亢进、肌张力增高、踝阵挛及锥体束征阳性。

（4）3 期（昏睡期）：以昏睡和精神错乱为主，可唤醒，醒后能回答问话，常有神志不清和幻觉。各种神经体征持续存在或加重，肌张力增高，锥体束征阳性。

（5）4 期（昏迷期）：不能唤醒。浅昏迷时，对疼痛等强刺激仍有反应，腱反射和肌张力亢进；深昏迷时，各种反射消失，肌张力降低，可出现阵发性惊厥、踝阵挛和换气过度。

表1-17　肝性脑病的临床分期

分　期	意识障碍程度	神经系统表现	脑电图改变	有无扑翼样震颤
0期（潜伏期）	无	心理或智力测试轻微异常	正常	无
1期（前驱期）	无	轻度性格改变和行为异常	多数正常	有
2期（昏迷前期）	嗜睡	行为异常、言语不清、书写障碍、定向力障碍	特征性异常	有
3期（昏睡期）	昏睡	精神错乱，神经体征持续存在或加重	异常	有
4期（昏迷期）	昏迷	浅昏迷肌张力、腱反射亢进；深昏迷降低或消失	明显异常	无法引出

5. 辅助检查

（1）血氨：慢性肝性脑病，尤其是门体分流性脑病，常有血氨增高。急性肝性脑病血氨多正常。

（2）脑电图检查：2～4期表现为节律变慢，对0期和1期的诊断价值较小。

（3）心理智能测验：主要用于筛选轻微肝性脑病。

6. 治疗要点

（1）及早识别和去除诱因：纠正电解质和酸碱平衡紊乱；止血和清除肠道积血；预防和控制感染；避免使用镇静药及损害肝功能的药物。

（2）减少肠内毒物的生成和吸收

①开始数天内禁食蛋白质，因蛋白质进行入体内后可分解产生 NH_3。

②使用生理盐水或弱酸溶液（如稀醋酸溶液）清洁灌肠或导泻。

③口服乳果糖或乳梨醇：酸化肠道，有利于不产尿素酶的乳酸杆菌生长，使肠道细菌产氨减少。同时，肠道的酸性环境可减少氨的吸收，促进血液中的氨渗入肠道并排出体外。乳果糖也可稀释后保留灌肠。

④口服抗菌药：抑制肠内细菌生长，减少氨的形成和吸收。常用的抗菌药有利福昔明、新霉素、甲硝唑。利福昔明是非氨基糖苷类肠道抗菌药，具有广谱、强效的抑制肠道细菌生长作用，口服不吸收，只在胃肠道局部起作用。

（3）促进有毒物质的代谢清除

①L-鸟氨酸-L-天冬氨酸：鸟氨酸可通过鸟氨酸循环（尿素循环）合成尿素而降低血氨，天冬氨酸可促进谷氨酰胺合成酶的活性。

②L-精氨酸、谷氨酸钾或谷氨酸钠：以往在临床应用广泛，但疗效无法证实，伴肝肾综合征患者禁用谷氨酸钾，以免引起高钾血症。精氨酸为酸性，适用于碱中毒时。

（4）减少或拮抗假神经递质：支链氨基酸制剂可竞争性抑制芳香族氨基酸进入大脑，从而减少假神经递质的形成。

（5）其他治疗：肝移植，人工肝，药用炭（活性炭）、树脂等血液灌流可清除血氨。

7. 护理措施

（1）休息活动护理：绝对卧床休息，昏迷者需专人护理，过意识清醒者加强巡视。保持病房安静，定期通风，限制探视。对烦躁不安者加用床挡，必要时使用约束带。

（2）饮食护理

①急性期发作首日禁食蛋白质，减少蛋白质分解而产生的氨。每天供给足量的热量和维生素，即无蛋白、高热量饮食，以糖类为主，限制摄入脂肪类食物。

②昏迷患者鼻饲25%葡萄糖液供给热量，以减少体内蛋白质代谢产氨。

③清醒后可逐渐增加蛋白质饮食，最好给予植物性蛋白如豆制品，含支链氨基酸较多，有利于保护结肠的正常菌群及酸化肠道，减少氨的生成。慢性肝性脑病患者不需禁食蛋白质。

④禁用维生素 B_6，以免多巴在外周神经处转为多巴胺，影响多巴进入脑组织，减少中枢神经系统正常递质的传导。

⑤显著腹水者给予无盐低钠饮食，24 小时摄入液体量为前一天尿量 +1000ml。

（3）去除和避免诱发因素

①积极预防和控制上消化道出血，出血停止后也应继续灌肠和导泻，以清除肠道内积血，减少氨的吸收。

②保持大便通畅。口服或鼻饲25%硫酸镁导泻，也可用生理盐水或弱酸溶液灌肠，禁用肥皂水等碱性溶液灌肠，以免增加氨的吸收。导泻时密切观察患者血压、脉搏、尿量及排便量等4个指标。

③避免应用催眠镇静药、麻醉药和对肝脏有毒性作用的药物等。出现烦躁不安或抽搐时，禁用吗啡、水合氯醛、哌替啶及巴比妥类药物，可用地西泮、氯苯那敏等，使用量为常规用量的 $1/3 \sim 1/2$，并减少给药次数。

④避免快速利尿和过快过多放腹水，在放腹水的过程中突然出现昏迷，应立即停止放腹水。

七、急性胰腺炎

急性胰腺炎是由多种病因导致胰酶在胰腺内被激活，引起胰腺组织自身消化，导致水肿、出血甚至坏死等炎性损伤，是一种化学炎症。

1. 病因　在我国，胆道疾病是最常见的病因，西方国家多由大量饮酒导致。

（1）胆道疾病（胆道梗阻）：胆石症、胆道感染或胆道蛔虫是急性胰腺炎的主要病因，其中以胆石症最多见。

（2）酗酒和暴饮暴食：大量饮酒和暴饮暴食均引起胰液分泌增加，并刺激 Oddi 括约肌痉挛，造成胰管内压增高，损伤腺泡细胞，是急性胰腺炎的第二位病因和重要诱因，也是导致其反复发作的主要原因。

（3）胰管阻塞：常见病因是胰管结石，其次胰管狭窄、蛔虫及肿瘤均可引起胰管阻塞，胰管内压过高。

（4）十二指肠液反流：球后穿透溃疡、十二指肠憩室、胃大部切除术后输入袢梗阻等可引起十二指肠内压力增高，十二指肠液向胰管内反流。

（5）手术创伤：腹腔手术、腹部钝挫伤、ERCP 等。

（6）内分泌与代谢障碍：高钙血症、高脂血症可导致胰管钙化，胰液内脂质沉着。

（7）药物：农药、磺胺类、噻嗪类、糖皮质激素及硫唑嘌呤等。

（8）感染：继发于急性流行性腮腺炎、甲型流感、柯萨奇病毒感染等，常随感染痊愈而自行缓解。

2. 临床表现

（1）症状

①腹痛：是主要表现和首发症状，多于暴饮暴食或酗酒后突然发作。疼痛剧烈而持续，可有阵发

性加剧。腹痛多位于中、左上腹，向腰背部呈带状放射，取弯腰屈膝侧卧位可减轻疼痛，进食后疼痛加重，一般胃肠解痉药不能缓解。水肿型腹痛3～5天可缓解，坏死型腹部剧痛且持续时间较长，极少数年老体弱患者腹痛极轻微或无腹痛。

②腹胀：与腹痛同时存在，早期为反射性，继发感染后由腹膜后的炎症刺激引起。患者可停止排便、排气。

③恶心、呕吐：恶心、呕吐早期即可出现，呕吐物多为胃十二指肠内容物，偶有血液，呕吐后腹痛不缓解。

④发热：常为中度以上发热，持续3～5天。如持续不退1周以上且白细胞升高，应考虑有胰腺脓肿或胆道炎症等继发感染。

⑤水、电解质及酸碱平衡紊乱：呕吐频繁者出现代谢性碱中毒。重症者可有脱水和代谢性酸中毒，伴有低钾、低镁、低钙，血糖增高。严重低血钙可导致手足抽搐，提示预后不良。

⑥低血压或休克：多见于重症急性胰腺炎。

（2）体征

①轻症急性胰腺炎：中上腹压痛，但无反跳痛、肌紧张，肠鸣音减弱，轻度脱水貌，与腹痛程度不相符。

②重症急性胰腺炎：急性重病面容，痛苦表情，脉搏增快，呼吸急促及血压下降。全腹压痛明显，有肌紧张和反跳痛。可出现移动性浊音，腹水多呈血性。胰酶、血液及坏死组织液穿过筋膜和肌层渗入腹壁下，可导致腰部两侧皮肤呈暗灰蓝色（Grey-Turner征），或脐周皮肤出现青紫（Cullen征）。胰头水肿压迫胆总管可引起黄疸。

（3）并发症

①局部并发症：胰瘘、胰腺脓肿和假性囊肿。

②全身并发症：心力衰竭、急性肾衰竭、急性呼吸窘迫综合征、消化道出血、高血糖、DIC、脓毒症和菌血症等。

3. 辅助检查

（1）血常规检查：白细胞计数和中性粒细胞明显增高，核左移。

（2）淀粉酶测定：是胰腺炎早期最常用和最有价值的检查方法。淀粉酶超过正常值3倍即可诊断。淀粉酶升高的幅度和病情严重程度不成正比，血、尿淀粉酶及脂肪酶变化的时间对比见表1-18。

表1-18　血、尿淀粉酶及脂肪酶变化的时间对比

	开始升高时间（小时）	达高峰时间（小时）	恢复正常时间（天）
血清淀粉酶	2～12	24	3～5
尿淀粉酶	12～14	48	7～14
血清脂肪酶	24～72	—	7～10

（3）C反应蛋白（CRP）：组织损伤和炎症的非特异标志物，发病48小时＞150mg/L提示病情较重。

（4）其他生化检查：持续空腹血糖＞10mmol/L提示可能有胰腺坏死，预后不良。血钙降低程度与病情严重程度成正比，＜1.5mmol/L提示预后不良。

（5）影像学检查：腹部超声为常规初筛检查，腹部X线片显示"哨兵袢"和"结肠切割征"为胰腺炎的间接指征。增强CT扫描是最具诊断价值的影像学检查，能鉴别是否合并胰腺组织坏死。

4. 治疗要点　治疗原则为减轻腹痛，减少胰液分泌，防治并发症。

（1）减少胰液分泌：减少胰液分泌是治疗急性胰腺炎最主要的措施，而减少胰液分泌最主要的措施是禁食、禁水和胃肠减压。

①禁食、禁水、胃肠减压：减少胃酸分泌，从而降低胰液分泌，减轻自身消化，减轻腹胀，降低腹内压。

②抗胆碱药及抑制胃酸分泌药：如阿托品、山莨菪碱（654-2）、H_2受体拮抗剂或质子泵抑制剂等。

③抑制胰腺外分泌：生长抑素、奥曲肽可抑制生长激素释放，还可抑制胃酸、胰腺内分泌（胰岛素和胰高血糖素）及外分泌（胰酶），对胰腺有保护作用。生长抑素、奥曲肽还常用于严重急性上消化道出血如消化性溃疡出血、食管-胃底静脉曲张破裂出血的治疗，ERCP和胰腺手术前的预防性用药。

（2）解痉止痛：在诊断明确的情况下给予解痉止痛药，常用药物有山莨菪碱、阿托品等。但抗胆碱药可诱发或加重肠麻痹，严重腹痛和肠麻痹者不宜使用。严重腹痛者可遵医嘱肌内注射哌替啶，但禁用吗啡，以免引起 Oddi 括约肌痉挛，加重病情。

（3）抗感染：早期使用对革兰阴性菌和厌氧菌敏感的抗生素，如喹诺酮类、头孢类或甲硝唑。还可应用 33% 硫酸镁或芒硝导泻清洁肠道，减少肠内细菌过生长，促进肠蠕动。

（4）静脉输液和营养支持：补充液体，抗休克，纠正水、电解质和酸碱平衡紊乱，加强营养支持。禁食期主要靠完全肠外营养，病情缓解后应尽早过渡到肠内营养。

（5）抑制胰酶活性：仅用于重症胰腺炎的早期，常用药物有抑肽酶、加贝酯。

（6）内镜下 Oddi 括约肌切开术、取石术：适用于胆源性胰腺炎，可迅速缓解症状，改善预后，防止急性胰腺炎复发。

（7）并发症的处理：对急性坏死型胰腺炎伴腹腔内大量渗液者，或伴急性肾衰竭者，给予腹膜透析治疗；急性呼吸窘迫综合征者及时做气管切开或机械通气；并发糖尿病者可进行胰岛素治疗。

5. 护理措施

（1）休息活动护理：绝对卧床休息，协助患者取弯腰屈膝侧卧位，以减轻疼痛。因剧痛辗转不安者，做好安全防护，防止坠床，避免周围放置危险物品。

（2）饮食护理：禁食 3～5 天，明显腹胀者行胃肠减压。轻症胰腺炎恢复饮食的条件是症状消失、体征缓解、肠鸣音恢复正常、出现饥饿感，而不需要等待淀粉酶完全恢复正常。开始可给予少量无脂、低蛋白流质饮食。

（3）防治低血容量性休克：禁食期间保证每天超过 3000ml 以上的液体摄入量。若患者出现血压下降、神志不清、尿量减少、面色苍白、皮肤湿冷等低血容量性休克的表现，立即配合医生进行抢救：

①协助患者平卧，给氧并注意保暖。

②迅速建立静脉通路，遵医嘱补充液体、血浆或全血。

③迅速准备好抢救用物，如静脉切开包、人工呼吸器、气管切开包等。

④如血压仍不回升，遵医嘱应用血管活性药物。

八、上消化道出血

上消化道出血是指屈氏韧带以上的消化道，包括食管、胃、十二指肠、胰腺、胆道及胃空肠吻合术后的空肠病变引起的出血。上消化道急性大量出血是指在数小时内失血量超过 1000ml 或循环血容量的 20%。

1. 病因　消化性溃疡、食管-胃底静脉曲张、急性糜烂出血性胃炎、胃癌等是最为常见的病因。

（1）上胃肠道疾病：食管疾病和损伤，胃、十二指肠疾病和损伤，空肠疾病。

（2）肝门静脉高压：食管 - 胃底静脉曲张破裂出血或门静脉高压性胃病。

（3）上消化道邻近器官或组织的疾病：胆道出血，胰腺疾病，主动脉瘤破入食管、胃或十二指肠等。

（4）全身性疾病：血液病，尿毒症，血管性疾病，结缔组织病，应激性溃疡，急性感染性疾病。

2. 临床表现

（1）呕血与黑便：是上消化道出血的特征性表现。

（2）失血性周围循环衰竭：早期表现为头晕、心悸、乏力、口渴、晕厥等组织缺血的表现。处理不及时可发展为休克状态，出现面色苍白、血压下降、脉搏细速、呼吸急促、四肢湿冷、尿量减少等。

（3）发热：大量出血后，部分患者在 24 小时内出现低热，一般不超过 38.5℃，持续 3 ～ 5 天后可恢复正常。

（4）出血程度的评估：（表 1-19）。

表1-19　上消化道出血程度的评估

出血量	临床表现
＞5ml	大便隐血试验阳性
＞50ml	出现黑便
胃内积血＞250ml	出现呕血
1次出血量＜400ml	不出现全身症状
出血量＞400ml	出现头晕、心悸、乏力等症状
短时间内出血量＞1000ml	出现休克表现

3. 辅助检查

（1）血常规：出血 3 ～ 4 小时后出现贫血。急性出血者为正细胞正色素性贫血，慢性失血为小细胞低色素性贫血。出血 24 小时内网织红细胞增高，出血停止后逐渐恢复正常。白细胞计数在出血后 2 ～ 5 小时增高，出血停止后 2 ～ 3 天降至正常。

（2）氮质血症：大量血液中的蛋白质在肠道被吸收，血中尿素氮浓度增高，称为肠氮质血症。在出血后数小时血尿素氮增高，24 ～ 48 小时达高峰，一般不超过 14.3mmol/L，3 ～ 4 天降至正常。

（3）大便隐血试验：阳性。

（4）内镜检查：是诊断上消化道出血病因、部位和出血情况的首选检查方法。一般在上消化道出血后 24 ～ 48 小时进行胃镜或结肠镜检查，可直接观察病灶情况，明确病因，并进行紧急止血治疗。

（5）X 线钡剂造影检查：适用于有胃镜检查禁忌证或不愿进行胃镜检查者，应在出血停止数天及病情基本稳定后进行。

（6）选择性动脉造影：选择性血管造影适用于内镜未能发现病灶、估计有消化道动脉性出血者，若见造影剂外溢，则是消化道出血最可靠的征象。

4. 治疗要点

（1）急救措施：卧位休息，保持呼吸道通畅，必要时吸氧，活动性出血期间禁食。

（2）补充血容量：立即配血，可以先输平衡溶液或葡萄糖盐水，必要时及早输入浓缩红细胞或全血，保持血红蛋白在 90 ～ 100g/L 为佳。肝硬化患者需输新鲜血，以免诱发肝性脑病。

（3）止血措施

①非曲张静脉上消化道大量出血：以消化性溃疡出血最常见。

a．药物止血：常用 H_2 受体拮抗剂或质子泵抑制剂，抑制胃酸分泌，大出血时静脉给药。

b．内镜治疗：适用于活动性出血或暴露血管的溃疡，注射肾上腺素或硬化剂、电凝及使用止血夹等。

c．介入治疗：通过血管介入栓塞胃十二指肠动脉。

②曲张的食管 - 胃底静脉破裂出血

a．药物止血：常用血管活性药物，如生长抑素、奥曲肽及血管加压素（垂体后叶素），减少门静脉血流量，降低门静脉压而控制出血。其中，生长抑素和奥曲肽是治疗食管 - 胃底静脉曲张出血的最常用药物。

b．气囊压迫止血：在药物治疗无效的大出血时暂时使用。因患者痛苦、并发症多、早期再出血率高，不可长期使用，不推荐为首选措施。

c．内镜止血：常通过注射硬化剂、套扎食管曲张静脉等方法止血。

5．护理措施

（1）休息活动护理：大出血时绝对卧床休息，取平卧位并将下肢略抬高，以保证脑部供血。呕血时头偏向一侧，防止误吸，保持呼吸道通畅，必要时吸氧。

（2）饮食护理：大量出血者暂禁食，消化性溃疡出血停止 24 小时后再给予温流质饮食；食管 - 胃底静脉破裂出血停止 48～72 小时后再提供半量冷流质饮食。少量出血、无呕吐者，给予温凉流质饮食，出血停止后改为营养丰富、易消化、无刺激性半流质、软食，少量多餐。避免生、冷、硬、粗糙、刺激性的食物，戒烟酒。食管 - 胃底静脉曲张破裂出血者，止血后限制钠和蛋白质的摄入量，以免加重腹水或诱发肝性脑病。

（3）病情观察：严密观察患者生命体征，出血速度是评估上消化道出血严重性的最关键指标。

（4）继续或再次出血的判断：以下表现提示有活动性出血或再出血。

①反复呕血，甚至呕吐物由咖啡色转为鲜红色。

②黑便次数及量增多，或排出暗红色甚至鲜红色血便，伴肠鸣音亢进。

③血红蛋白、红细胞计数、血细胞比容测定继续降低，网织红细胞计数持续升高。

④经充分输液、输血仍不能稳定血压和脉搏，或暂时好转后又恶化。

⑤在补液足够、尿量正常的情况下，血尿素氮持续或再次增高。

⑥原有肝门静脉高压的患者，在出血后脾暂时性缩小，若不见脾恢复提示有继续出血。出血停止的表现为患者血压、脉搏稳定在正常水平，大便转黄色，血尿素氮恢复正常。

（5）三腔二囊管的护理：经鼻腔或口腔插管至 65cm 时抽取胃液，检查管端确定在胃内，并抽出胃内积血。先向胃囊内注气 150～200ml 至囊内压 50～70mmHg，向外加压牵引，以压迫胃底。如未能止血，再向食管囊内注气约 100ml 至囊内压 35～45mmHg。管外端以绷带连接 0.5kg 沙袋，经牵引架作持续牵引。为防止黏膜糜烂，气囊充气加压 12～24 小时应放松牵引，放气 15～30 分钟，必要时可重复注气压迫。出血停止后，放气并保留管道继续观察 24 小时，未再出血可考虑拔管。气囊压迫一般为 3～4 天，继续出血者可适当延长时间。

九、肠结核

肠结核是结核分枝杆菌侵犯肠管所引起的慢性特异性感染。回盲部淋巴丰富，且结核分枝杆菌停留时间长，故为好发部位。

1．病因 肠结核多继发于肺结核，感染方式为肺结核患者吞咽自己的痰液后，未被消化而进入肠道。此外，结核菌经血液循环进入肝脏，随胆汁进入肠道，从而引发疾病。

2. 临床表现

（1）全身症状：乏力、食欲缺乏、消瘦、盗汗、不规则发热等。

（2）消化系统症状

①腹痛：轻者或缓解期仅有腹部不适，无腹痛。活动期可有轻、中度腹痛。

②腹泻：可与便秘交替出现，无里急后重，排便后疼痛有所缓解。活动期为黏液脓血便。

（3）体征：呈慢性病容。右下腹可有肿块，较固定，质地中等，可伴有轻、中度压痛。

3. 辅助检查

（1）血常规检查：血红蛋白下降、红细胞沉降率增快。

（2）粪便结核杆菌检查：阳性率不高。

（3）X线钡剂检查：具有重要的诊断价值。

（4）纤维结肠镜检查：可观察到肠内典型病变，取活组织行病理检查，发现肉芽肿、干酪样坏死或抗酸杆菌可确诊。

4. 治疗要点

（1）药物治疗：抗结核药物治疗是关键。疗程6～9个月，早期、联合、适量、规律和全程。

（2）手术治疗：伴有外科并发症时考虑，包括肠穿孔形成局限性脓肿或肠瘘、伴有消化道大出血且不能控制、并发肠梗阻或弥漫性腹膜炎等。

5. 护理措施

（1）饮食护理：给予高热量、高蛋白、高维生素、易消化饮食，补充足够的营养，提高机体抵抗力，以促进康复。营养不良严重者，给予静脉营养支持。

（2）病情观察：观察疼痛性质、部位等，警惕有无并发症的发生。检测营养指标，评估其营养情况。

十、溃疡性结肠炎

溃疡性结肠炎是一种由多种病因引起的、异常免疫介导的直肠和结肠慢性非特异性炎症性疾病。

1. 病因与发病机制　环境因素作用于遗传易感者，在肠道菌群的参与下，启动了难以停止的、发作与缓解交替的肠道天然免疫及获得性免疫反应，导致肠黏膜屏障损伤、溃疡经久不愈、炎性增生等病理改变。多见于20～40岁，男女无明显差别。

2. 病理　病变主要位于大肠，呈连续性、弥漫性分布，多数在直肠和乙状结肠，可扩展到降结肠和横结肠，也可累及全结肠，甚至回肠末端。肉眼可见大肠黏膜弥漫性充血、水肿、溃疡，由于病变局限于黏膜和黏膜下层，一般不会导致结肠穿孔。少数重症患者病变累及结肠壁全层，可发生中毒性巨结肠，表现为肠腔膨大，肠壁重度充血、变薄；如溃疡进一步累及肌层至浆膜层，可致急性穿孔。

3. 临床表现　反复发作的腹泻、黏液脓血便及腹痛是溃疡性结肠炎的典型症状。

（1）症状

①腹泻及黏液脓血便：腹泻是最主要的症状，黏液脓血便是本病活动期的重要表现。轻者每天排便2～4次，粪便成糊状，便血轻或无便血。重者每天排便达10次以上，大量脓血，甚至呈稀水样血便。

②腹痛：多有轻或中度腹痛，为左下腹或下腹的阵痛，亦可波及全腹。有疼痛—便意—便后缓解的规律，大多伴有里急后重，为直肠炎症刺激所致。若并发中毒性巨结肠或腹膜炎，则腹痛持续且剧烈。其他症状可有腹胀、食欲减退、恶心、呕吐等。

③全身表现：轻型患者全身表现不明显。中、重型患者活动期有低热或中度发热，高热多提示有

并发症或急性暴发型。重症患者可出现衰弱、消瘦、贫血、低白蛋白血症、水和电解质平衡紊乱等表现。

④肠外表现：结节性红斑、关节炎、眼脉络膜炎、口腔复发性溃疡等。

（2）体征：轻、中型患者仅有左下腹轻压痛，有时可触及痉挛的降结肠和乙状结肠。重者常有明显腹部压痛和鼓肠。

（3）并发症：中毒性巨结肠、肠道大出血、急性肠穿孔、肠梗阻、结肠癌等。中毒性巨结肠多由低钾血症、钡剂灌肠或肠镜检查、使用抗胆碱药物等引起，表现为病情急剧恶化，可出现肠型、腹部压痛、肠鸣音减弱或消失等表现，易引起急性肠穿孔。

4. 辅助检查

（1）血液检查：血红蛋白降低。白细胞在活动期增高。血沉增快和 C 反应蛋白增高是溃疡性结肠炎活动期的标志。重症患者可有血清白蛋白降低。

（2）粪便检查：肉眼可见黏液和脓血，镜检可见多量红细胞和脓细胞。粪便病原学检查的目的是排除感染性结肠炎，是诊断本病的重要步骤，需反复多次。

（3）结肠镜检查：是本病诊断和鉴别诊断最重要的检查，可直接观察病变黏膜并取组织活检行病理学检查，患者黏膜脆、易出血，活检时应注意。

（4）X 线钡剂灌肠检查：黏膜皱襞粗乱或有细颗粒改变，也可呈多发性小龛影或充盈缺损，肠管缩短、变硬，结肠袋消失，呈铅管状。病情严重者不宜做此检查，以免诱发中毒性巨结肠。

5. 治疗要点 控制急性发作，促进黏膜愈合，维持症状缓解，减少病情复发，防治并发症。

（1）5- 氨基水杨酸：在胃肠道几乎不被吸收，对肠道炎症的治疗效果显著。柳氮磺吡啶在肠道可分解成磺胺嘧啶和 5- 氨基水杨酸盐，起到抗菌、抗炎和免疫抑制的作用，是治疗溃疡性结肠炎的首选，适用于轻型、中型或经糖皮质激素治疗已缓解的重型患者。同类药物还有奥沙拉嗪和美沙拉嗪。

（2）糖皮质激素：对急性发作者的疗效较好。适用于应用氨基水杨酸制剂疗效不佳的轻、中型患者，特别是重型活动期患者及急性暴发型患者。常用药物有泼尼松口服，氢化可的松、甲泼尼龙静脉给药，琥珀酸氢化可的松、地塞米松保留灌肠等。因病变多位于直肠和乙状结肠，灌肠时常取左侧卧位。灌肠治疗的全身不良反应少。

（3）免疫抑制药：硫嘌呤、环孢素等。

（4）腹痛、腹泻治疗：抗胆碱药物阿托品可减轻平滑肌痉挛，缓解腹痛。止泻可给予地芬诺酯。重症患者禁用，以免诱发中毒性巨结肠。

（5）手术治疗：并发大出血、肠穿孔、中毒性巨结肠、结肠癌或经内科治疗无效者。

6. 护理措施

（1）休息活动护理：活动期患者应充分休息，重症者卧床休息。

（2）饮食护理：急性活动期给予无渣流质或半流质软食。急性暴发型患者应禁食，遵医嘱给予静脉高营养。病情缓解后应给予质软、易消化、富含营养、高热量的少渣软食。避免进食冷、硬、含纤维素多及刺激性食物，禁食牛奶和乳制品。

（3）病情观察：观察每天排便的次数，粪便的量和性质。观察腹痛的性质、部位及生命体征变化。如腹痛性质突然改变，应警惕肠穿孔、肠出血等并发症。

（4）用药护理：柳氮磺吡啶的不良反应有恶心、呕吐、食欲减退、头痛等，餐后服药可减轻胃肠道反应；另外有皮疹、粒细胞减少、再生障碍性贫血等，服药期间应定期复查血象。

（5）心理护理：本病呈慢性过程，反复发作，患者容易产生焦虑或抑郁情绪。但随着治疗水平的提高，病死率已明显下降，应鼓励患者稳定情绪，树立战胜疾病的信心。

十一、消化系统疾病患者常用诊疗技术及护理

（一）肝穿刺活体组织检查术

肝穿刺活体组织检查术简称肝活检，是经皮穿刺取组织标本进行组织学检查或制成涂片做细胞学检查，明确肝脏疾病诊断，了解肝病演变过程，观察治疗效果及判断预后。

1. 适应证

（1）原因不明的黄疸及门静脉高压者。

（2）原因不明的胆大、肝功能异常者。

（3）协助各型肝炎诊断，判断疗效及预后。

2. 禁忌证

（1）严重贫血、有出血倾向者。

（2）全身衰竭者。

（3）肝外阻塞性黄疸、严重肝功能障碍、大量腹水者。

（4）肝血管瘤、肝周围化脓性感染者、肝棘球蚴病。

3. 方法

（1）体位：协助患者取仰卧位，身体右侧靠近床沿，将右手置于枕后，保持固定体位。

（2）确定穿刺点：一般取右侧腋中线 8 ～ 9 肋间肝实音处或 B 超定位穿刺。

（3）消毒麻醉：穿刺部位常规消毒，铺无菌孔巾，用 2% 利多卡因由皮肤至肝被膜进行局部麻醉。

（4）用物准备：准备 12 ～ 16 号穿刺针，根据穿刺目的不同，选择相应的穿刺针，活检时选较粗的穿刺针。取 1 支 10 ～ 20ml 注射器与穿刺针连接，抽取 3 ～ 5ml 无菌生理盐水，使其充满穿刺针。

（5）穿刺：先用穿刺锥在穿刺点皮肤上刺孔，将穿刺针由此孔沿肋骨上缘与胸壁呈垂直方向刺入 0.5cm，将注射器内液推注 0.5 ～ 1ml，冲出存留在穿刺针内的组织，以免针头堵塞。

（6）取标本：将注射器抽吸成负压并保持，嘱患者先深吸气，然后与深呼气末屏住呼吸，术者将穿刺针迅速刺入肝内，穿刺深度不超过 6cm，抽吸标本后立即拔出。

（7）止血：穿刺部位用无菌纱布按压 5 ～ 10 分钟，再以胶布固定，用多头腹带束紧 12 小时，压上小沙袋 4 小时。

（8）送检：将抽吸的肝组织标本制成玻片，或注入 95% 乙醇或 10% 甲醛固定液中。

4. 护理措施

（1）术前护理

①测定出、凝血时间，凝血酶原时间和血小板，肝功能，若异常应根据医嘱肌内注维生素 $K_1$10mg，连用 3 天后复查，正常者方可穿刺。查血型，以备必要时输血。

②行胸部 X 线检查，观察有无肺气肿、胸腔积液、胸膜增厚等。

③向患者解释穿刺的目的、意义、方法，消除顾虑和紧张情绪，并训练屏住呼吸方法，以便术中配合。穿此前测量血压、脉搏。

（2）术后护理

①术后患者应卧床 24 小时。

②测量血压、脉搏，术后 4 小时内每 15 ～ 30 分钟测 1 次。如有内出血征象，应立即通知医生紧急处理。

③注意观察穿刺部位有无渗血、红肿、痛疼。出现异常情况及时通知医生采取相应措施。

（二）纤维胃、十二指肠镜检查术

纤维胃、十二指肠镜检查术是应用最广、进展最快的内镜检查。可直接观察食管、胃、十二指

肠炎症、溃疡或肿瘤等部位、性质、大小、范围，治疗并取标本做组织学或细胞学病理检查。

1. 适应证

（1）不明原因的消化道出血。

（2）有消化道症状，需确诊者。

（3）疑有上消化道肿瘤者。

（4）需要随访观察的病变，如溃疡病、萎缩性胃炎、胃手术后及药物治疗后复查等。

（5）需内镜治疗者，如摘取异物、急性上消化道出血的止血、食管静脉曲张的硬化剂注射与结扎、食管狭窄的扩张治疗等。

2. 禁忌证

（1）严重心、肺疾病患者。

（2）各种原因所致休克、昏迷等危重状态。

（3）急性胃肠穿孔，腐蚀性食管炎的急性期。

（4）神志不清、精神失常不能配合检查者。

（5）严重咽喉部疾病、主动脉瘤及严重的颈胸段脊柱畸形等。

3. 方法

（1）检查前 5 ～ 10 分钟用 2% 的利多卡因在咽部喷雾 2 ～ 3 次进行局部麻醉。

（2）协助患者取左侧卧位，双腿屈曲，解开衣领及腰带。指导患者咬紧牙垫，口边置一弯盘。

（3）医生缓慢地经牙垫将胃镜插入，沿舌背、咽喉壁向下推进至环状软骨水平时，嘱患者做吞咽动作有助胃镜通过咽喉部，然后缓慢插镜并观察食管、胃、十二指肠黏膜有无病变。发现活动性出血或活检后出血较多时，应配合医生做镜下止血。

（4）医生插镜操作时，护士应观察监视器上图像，按医生指令摄片、录像、采取活体组织标本或刷取细胞送检。

（5）患者出现恶心、呕吐时，护士应指导患者做深呼吸，肌肉放松，将唾液流入弯盘内，可缓解症状。检查过程中密切观察患者面色、脉搏、呼吸等改变，如有异常应立即报告医生，停止检查并积极抢救。

（6）检查完毕，无活动性出血时，缓慢退出内镜。

4. 护理措施

（1）术前护理

①详细了解患者的病史，有无麻醉过敏史。进行体格检查。检测乙、丙型肝炎病毒，凝血功能，肝肾功能，血型等。老年患者需做心电图。

②向患者解释检查的目的、意义及配合方法，作好心理护理，消除患者的恐惧、紧张心理。

③检查前禁食 8 小时，有幽门梗阻者，在检查前 2 ～ 3 天进食流质，检查前 1 晚应洗胃。曾做过 X 线胃肠钡餐造影者，3 天内不宜作胃镜检查。

④术前用药：对精神紧张者，可遵医嘱肌注或静注地西泮 5 ～ 10mg；为减少胃蠕动和胃液分泌，术前半小时给予山莨菪碱 10mg 或阿托品 0.5mg 静注。

⑤准备用物

a. 胃镜检查仪器一套。

b. 地西泮、山莨菪碱、阿托品、2% 利多卡因、肾上腺素等。

c. 喉头麻醉喷雾器、无菌注射器及针头；

d. 其他用物如无菌手套、弯盘、牙垫、润滑剂、酒精棉球、纱布、甲醛固定液标本瓶等。

（2）术后护理

①术后因患者咽喉部麻醉作用尚未消退，嘱其不要吞咽唾液，以免呛咳。麻醉作用消失后，可

先饮少量水，如无呛咳可进饮食。当天饮食以流质、半流质为宜，行活检的患者应进食温凉饮食。

②检查后少数患者出现咽痛、咽喉部异物感，嘱患者不要用力咳嗽，以免损伤咽喉部黏膜。若患者出现腹痛、腹胀，可进行按摩，促进排气。检查后数天内应密切观察患者有无消化道穿孔、出血、感染等并发症，一旦发现及时协助医生进行对症处理。

（三）纤维结肠镜检查术

结肠镜是通过肛门插入内镜，在 X 线监视下操作，直接观察肠道病变，采取治疗措施等。

1. 适应证

（1）原因不明的慢性腹泻、便血及下腹疼痛者。

（2）疑有直肠、结肠、回肠末端肿瘤者。

（3）结肠息肉、出血、肿瘤等病变需做内镜治疗者。

（4）药物或手术治疗后复查及随访者。

（5）大肠肿瘤的普查。

2. 禁忌证

（1）严重心肺功能不全、休克及精神病患者。

（2）腹膜炎、腹腔脏器穿孔、多次腹腔手术后广泛粘连及大量腹水者。

（3）急性重度结肠炎，如急性细菌性痢疾、急性重度溃疡性结肠炎及憩室炎等。

（4）妊娠、女性月经及肠道准备不充分者。

（5）高热，极度虚弱，不能承受肠道准备者。

3. 方法

（1）协助患者取左侧卧位，双腿屈曲。嘱患者在检查中尽量不要动。

（2）医生术前先做直肠指检，了解有无狭窄、肿瘤、痔疮、肛裂等。助手将镜前端涂上润滑剂后，嘱患者张口呼吸，放松肛门括约肌，医生用左手拇指与示指、中指分开肛周皮肤暴露肛门，右手持镜，用示指将镜头压入肛门，然后缓慢推进，必要时可注适量气体，以更清晰的显示病变部位。患者出现腹胀不适，可嘱其作缓慢深呼吸。有活动性出血或息肉时，在镜下做止血或息肉切除术。

（3）其余同胃、十二指肠镜检查。

4. 护理措施

（1）术前护理

①向患者详细讲解检查目的、方法、注意事项，消除紧张、恐惧心理，取得配合。

②嘱患者检查前 3 天少渣半流质饮食，检查前 1 天进流质饮食，检查当天空腹或饮少量糖水。

③肠道清洁干净与否，直接影响诊疗效果，常用方法如下

a. 目前多用口服高渗性溶液导泻，如于检查前 4 小时口服硫酸镁 25～30g，饮水 1500～2000ml；或于检查前 2～3 小时一次口服 20% 甘露醇 250ml 时，同时饮 5 倍水或 2 倍 5% 葡萄糖盐水，可达到清洗肠道的目的。但在做高频电灼前肠道准备禁用甘露醇，以免发生意外，因为甘露醇可在肠道内被细菌分解，产生易燃气体，当达到可燃浓度时，如进行高频电凝手术，可能引起爆炸。

b. 检查前 1 天晚上服泻剂，如服番泻叶 10g 或蓖麻油 30ml，或硫酸镁 20g，检查日根据肠道清洁情况决定是否要清洁灌肠，直至排出清水样无粪渣的大便为止。

④肠镜检查会引起腹胀、腹痛等不适，检查前半小时遵医嘱阿托品 0.5mg 或山莨菪碱 10mg 肌注。

（2）术后护理

①检查结束后，做好肛门清洁护理，嘱患者卧床休息。

②询问患者腹胀、腹痛及排便情况，腹胀明显者，可行内镜下排气。腹痛明显或排血便者，建

议留院观察。如发现剧烈腹痛、腹胀、面色苍白、心率增快、血压下降、大便次数增多呈黑色，提示并发肠出血、肠穿孔，应及时报告医生，并协助紧急处理。

③如肠镜检查无异常，术后应进流质饮食 1 天，少渣饮食 3 天。

第四节　泌尿系统疾病

扫码做题

一、概　述

（一）泌尿系统解剖生理

泌尿系统由肾、输尿管、膀胱及尿道组成。肾和输尿管称为上尿路，膀胱和尿道称为下尿路。肾生成尿液，由输尿管运送，储存于膀胱，经尿道排出体外。其主要功能为排出机体的代谢产物，保持机体内环境的平衡和稳定。

1. **肾**　肾为实质性器官，左右各一，位于脊柱的两侧、腹膜后间隙，属腹膜外位器官。肾实质分为表层的肾皮质及深层的肾髓质。皮质由肾小体和肾小管曲部组成，肾皮质伸入肾髓质称肾柱。髓质由 15 ～ 20 个肾锥体组成，主要为髓袢和集合管。2 ～ 3 个肾锥体尖端合成肾乳头，并突入肾小盏内。相邻的 2 ～ 3 个肾小盏形成 1 个肾大盏。2 ～ 3 个肾大盏汇合成 1 个肾盂。肾盂出肾门后，弯行向下，逐渐变细，移行为输尿管。肾单位是肾结构和功能的基本单位，由肾小体和肾小管组成。正常每个肾约有 100 万个肾单位。

（1）**肾小体**：是由肾小球和肾小囊组成的球状结构。肾小球为肾单位的起始部分，由入球小动脉、毛细血管丛、出球小动脉及系膜组织构成。肾小囊包绕肾小球，分为脏层和壁层，两层之间为肾小囊腔，与近曲小管相通。血液流经肾小球时，血浆中的水和小分子物质通过滤过膜进入肾小囊形成原尿。滤过膜是肾小球滤过作用的结构基础，由肾小球毛细血管的内皮细胞、基底膜和肾小囊脏层的足细胞组成。正常成人除血细胞和大分子蛋白质外，几乎所有血浆成分均可通过肾小球滤过膜进入肾小囊。肾小球滤过率可受有效滤过压、肾血流量、滤过膜的通透性及滤过面积影响。

①有效滤过压：是肾小球滤过作用的动力。肾小球毛细血管血压、血浆胶体渗透压、肾小囊内压共同构成有效滤过压，任何因素发生变化均可影响肾小球滤过率。肾小球毛细血管血压与肾小球滤过率成正比，而血浆胶体渗透压和肾小囊内压与肾小球滤过率成反比。

②肾血流量：肾血流量与肾小球滤过率多成正比。

③滤过膜的通透性及滤过面积：滤过膜通透性增大，滤过率增加，可发生蛋白尿、血尿。滤过膜滤过面积减少，滤过率降低，可出现少尿甚至无尿。

（2）**肾小管**：分为近端小管、髓袢和远端小管 3 部分。近、远端小管又分为曲部（近曲小管、远曲小管）和直部两段。集合管不属肾单位，但集合管与远端小管在尿液浓缩过程中起重要作用。肾小管的主要功能包括：重吸收功能、分泌和排泄功能、浓缩和稀释功能。

2. **输尿管**　起于肾盂，终于膀胱，是一对细长的肌性管道，位于腹膜后，也是腹膜外位器官，全长 25 ～ 30cm，按位置和行程可分为腹部、盆部和壁内部。输尿管全程有 3 个狭窄，分别为肾盂输尿管移行处、跨越髂血管处和膀胱壁内，是结石、血块及坏死组织易停留或嵌顿的部位，从而引起绞痛或血尿。

3. **膀胱**　是一个储存尿液的囊状肌性器官，位于骨盆内。膀胱有较大的伸缩性，正常成年人容量为 300 ～ 500ml，最大容量可达 800ml。两输尿管口与尿道内口之间的三角形区域称膀胱三角，是肿瘤、结核和炎症的好发部位。

4. 尿道 男性尿道起于尿道内口，止于阴茎头的尿道外口，全长 16 ～ 22cm，具有排尿和排精功能，可分为前列腺部、膜部和阴茎海绵体部。男性尿道全程有尿道内口、膜部和尿道外口 3 处狭窄，是尿路结石最易滞留的部位。女性尿道起于尿道内口，开口于阴道前庭，长 3 ～ 5cm，较男性尿道宽、短、直，又因尿道外口邻近肛门和阴道口，易发生逆行性尿路感染。

（二）泌尿系统疾病常见症状

1. 肾源性水肿 是肾疾病最常见的症状，可分为肾炎性水肿和肾病性水肿，两者鉴别见表 1-20。
2. 肾性高血压 按病因可分为肾血管性和肾实质性，按发生机制又可分为容量依赖型和肾素依赖型，两者鉴别见表 1-21。

表1-20　肾炎性水肿和肾病性水肿鉴别

	肾炎性水肿	肾病性水肿
发生机制	肾小球滤过率下降→水钠潴留	大量蛋白尿→血浆蛋白降低→胶体渗透压下降
水肿开始部位	眼睑及颜面部	下肢
凹　陷	不明显	明显
伴随症状	血压增高	无高血压及循环淤血

表1-21　容量依赖型和肾素依赖型高血压鉴别

	容量依赖型	肾素依赖型
发生机制	水钠潴留引起血容量增加	肾素-血管紧张素-醛固酮系统兴奋
常见疾病	急、慢性肾炎和多数肾功能不全	肾血管疾病和少数慢性肾衰竭晚期
治疗原则	限制水钠，使用利尿药	使用ACEI、ARB、钙通道阻滞剂类药物降压

3. 尿量异常 肾小球滤过率可受有效滤过压、肾血流量、滤过膜的通透性及滤过面积影响。肾小球毛细血管血压、血浆胶体渗透压、肾小囊内压共同构成有效滤过压。滤过率增加，可发生蛋白尿、血尿；滤过率降低，可出现少尿甚至无尿。

（1）正常尿量：成年人 24 小时尿量为 1000 ～ 2000ml。

（2）少尿或无尿：尿量＜ 400ml/24h 或 17ml/h 为少尿，＜ 100ml/24h 为无尿。少尿可因肾前性（血容量不足等）、肾性（急、慢性肾衰竭等）及肾后性（尿路梗阻等）引起。

（3）多尿：尿量＞ 2500ml/24h。

（4）夜尿增多：是指夜尿量超过白天尿量或夜尿持续＞ 750ml。夜尿持续增多，尿比重低而固定可提示肾小管浓缩功能减退。

4. 蛋白尿 每天尿蛋白含量持续超过 150mg，尿蛋白定性检查呈阳性称为蛋白尿。

5. 血尿 新鲜尿沉渣每高倍视野红细胞＞ 3 个或 1 小时尿红细胞计数＞ 10 万个，称镜下血尿。

尿液外观为洗肉水样或血样即为肉眼血尿，提示 1L 尿液中含有 1ml 以上血液。

(1) 初始血尿：提示病变在尿道。

(2) 终末血尿：提示病变在后尿道、膀胱颈部或膀胱三角区。

(3) 全程血尿：提示病变在膀胱、输尿管或肾脏。

6. **白细胞尿、脓尿和菌尿** 新鲜离心尿液每高倍视野白细胞＞5个，或新鲜尿液白细胞计数＞40万个，称为白细胞尿或脓尿。中段尿涂片镜检每个高倍视野均可见细菌，或尿培养菌落计数超过105/ml 称为菌尿，仅见于泌尿系统感染。

7. **管型尿** 肾小球发生病变后，由蛋白质、细胞及其碎片在肾小管内凝聚而成，包括细胞管型、颗粒管型、透明管型等。白细胞管型是活动性肾盂肾炎的特征，红细胞管型提示急性肾小球肾炎，蜡样管型提示慢性肾衰竭。

8. **尿路刺激征** 包括尿频、尿急、尿痛，排尿不尽感及下腹坠痛。

(1) 尿频：单位时间内排尿次数增多而每次尿量减少。正常一般白天排尿 4～6 次，夜间 0～2 次。

(2) 尿急：有尿意即迫不及待需要排尿，难以控制。

(3) 尿痛：排尿时感觉会阴、下腹部疼痛或烧灼感。

9. **肾区疼痛及肾绞痛** 急、慢性肾疾病常表现为肾区胀痛或隐痛、肾区压痛和叩击痛，多由于肾包膜受牵拉所致。肾绞痛由输尿管内结石、血块等移行所致，表现为患侧发作性剧烈绞痛，并向下腹部、大腿内侧及会阴部放射，多伴有血尿。

10. **排尿困难** 排尿时须增加腹压才能排出，病情严重时增加腹压也不能排出而形成尿潴留，见于膀胱以下尿路梗阻。

11. **尿潴留** 膀胱排空不完全或停止排尿，可分为急性和慢性尿潴留。急性尿潴留见于膀胱出口以下尿路严重梗阻，突然短时间内不能排尿，膀胱迅速膨胀。慢性尿潴留见于膀胱颈部以下尿路不完全性梗阻或神经源性膀胱。正常情况下残余尿量＜5ml，＞50～100ml 则为异常。

12. **尿失禁** 尿不能控制而自行排出。

(三) 肾源性水肿的护理措施

1. **休息活动护理** 轻度水肿者休息与活动可交替进行，限制活动量。严重水肿者应卧床休息，增加肾血流量和尿量，缓解水钠潴留。眼睑、面部水肿者，休息时抬高头部；下肢水肿者抬高下肢；阴囊水肿者用吊带托起；胸腔积液者取半卧位。

2. **饮食护理** 合理的饮食可减轻肾脏负担，改善肾功能。

(1) 水：尿量＞1000ml/d，不需严格限水。尿量＜500ml/d 或严重水肿者，严格限制水的摄入，量出为入，每天摄入量≤前 1 天尿量 + 不显性失水量 (约 500ml)。

(2) 钠盐：低盐饮食，以 2～3g/d 为宜，避免进食含钠丰富的食物及饮料，如腌制食物、味精、汽水等，可用糖、醋或柠檬等增进食欲。

(3) 蛋白质：严重水肿伴低蛋白血症患者，可给予正常量的优质蛋白质饮食，以 0.8～1g/ (kg·d) 为宜，不应给予高蛋白饮食。有氮质血症的水肿患者，应限制蛋白质的摄入，给予 0.6～0.8g/ (kg·d)，低蛋白饮食可延缓肾小球硬化及肾功能减退。慢性肾衰竭者根据 GFR 调节蛋白质摄入量。

(4) 热量：保证热量充足，防止发生负氮平衡，摄入量≥30kcal/ (kg·d)。

3. **病情观察** 肾源性水肿最重要的护理措施是准确记录 24 小时液体出入量。密切观察水肿消长情况，监测生命体征和腹围，观察有无急性心力衰竭和高血压脑病的表现，定期测量体重变化。

4. **用药护理** 遵医嘱使用利尿药、糖皮质激素或其他免疫抑制药等，注意药物的疗效及不良反应。长期使用利尿药应定期监测血清电解质和酸碱平衡情况。

5. **皮肤护理**　保持皮肤清洁、干燥，每天温水拭浴或淋浴，但清洁时勿过分用力。衣着柔软、宽松。长期卧床者经常变换体位，以防压疮。阴囊水肿者可用丁字带将阴囊托起。严重水肿者尽量静脉给药，避免肌内注射，防止注射部位渗液而发生感染。

（四）泌尿系统疾病常用辅助检查

1. 实验室检查

（1）内生肌酐清除率：是评价肾小球滤过功能最常用的方法，24小时内生肌酐清除率正常为 80～120ml/min，＜80ml/min 提示肾小球滤过功能下降，25～50ml/min 提示肾功能失代偿，10～25ml/min 提示进入肾衰竭期，＜10ml/min 提示已进入尿毒症期。

（2）血尿素氮（BUN）：正常值成人 3.2～7.1mmol/L，婴儿、儿童 1.8～6.5mmol/L。

（3）血肌酐：有助于判断肾功能损害的程度。全血肌酐正常值为 88.4～176.8μmol/L，肾功能代偿期＜178μmol/L，178～445μmol/L 提示肾功能失代偿，445～707μmol/L 提示进入肾衰竭期，≥707μmol/L 提示已进入尿毒症期。

2. 影像学检查

（1）B超检查：方便、无创，不影响肾功能，广泛用于筛选、诊断、治疗和随访。

（2）X线检查

①尿路平片：是泌尿系统常用的初检方法，摄片前应做充分的肠道准备。

②排泄性尿路造影：静脉注射有机碘造影剂，造影前应做碘过敏试验。造影前日口服泻药排空肠道，禁食、禁水 6～12 小时，以增加尿路造影剂浓度；排空膀胱，防止尿液稀释造影剂而影响显影结果。妊娠，甲亢，严重肝、肾、心血管疾病及造影剂过敏为禁忌证。

③逆行肾盂造影：经膀胱镜行输尿管插管注入造影剂，检查前可不做碘过敏试验。禁用于急性尿路感染及尿道狭窄。严格无菌操作，动作轻柔，检查后多饮水、多排尿，遵医嘱应用抗生素，防止尿路感染。

④膀胱造影：经导尿管注入造影剂，可显示膀胱形态和病变。

⑤血管造影：禁用于有出血倾向、碘过敏、妊娠及肾功能不全者。造影后穿刺局部加压包扎，平卧 24 小时。造影后多饮水，必要时静脉输液，促进造影剂排出。

二、急性肾小球肾炎

急性肾小球肾炎简称急性肾炎，是以急性肾炎综合征为主要临床表现的一组疾病。其特点为急性起病，多有前驱感染，出现血尿、蛋白尿、水肿和高血压，并可伴有一过性肾功能不全。多见于溶血性链球菌感染后，是小儿泌尿系统最常见的疾病。

1. 病因与发病机制　绝大多数病例属急性溶血性链球菌感染后引起的免疫复合物性肾小球肾炎，多继发于上呼吸道感染、猩红热、皮肤感染后。免疫复合物沉积于肾小球基底膜并激活补体系统，导致免疫损伤和炎症，造成肾小球血流量减少，肾小球滤过率降低，水钠潴留及肾小球基底膜破坏，出现少尿、无尿，严重时发生急性肾衰竭。

2. 临床表现　好发于 5～14 岁儿童和青少年，男性居多。前驱感染 1～3 周（平均 10 天）发病，临床表现轻重不一，大多预后良好，数月内可自愈，但是部分患者可发展成慢性肾脏疾病。

（1）**典型表现**

①水肿、少尿：水肿是最常见和最早出现的症状。水肿主要为肾小球滤过率降低，引起尿少和水钠潴留，多表现为晨起眼睑、面部水肿，可伴有双下肢水肿，重者全身水肿。多为轻、中度水肿，

呈非凹陷性。水肿的同时尿量减少，1～2周后尿量逐渐增多而水肿消退。

②血尿、蛋白尿：起病时几乎都有血尿，50%～70%病例有肉眼血尿。约半数患者有肉眼血尿。酸性尿呈浓茶色或烟灰水样，中性或弱碱性尿呈洗肉水样。肉眼血尿持续1～2周后转镜下血尿。绝大多数患者有轻、中度蛋白尿，少数患者出现肾病综合征范围的大量蛋白尿。

③高血压：多数患儿有一过性的轻、中度高血压，多与水钠潴留有关，1～2周后随尿量增多而降至正常。

（2）严重表现

①严重循环充血：以老年患者居多，常见于起病1周内。多因水钠潴留、血浆容量增加导致循环充血。

②高血压脑病：以儿童多见，常发生于病程早期。

③急性肾衰竭：是急性肾小球肾炎死亡的主要原因，表现为少尿或无尿，持续3～5天，多数可逆。

3. 辅助检查

（1）尿常规：镜检除大量红细胞外，尿蛋白＋～＋＋＋。红细胞管型是急性肾小球肾炎的重要特征。疾病早期可见较多上皮细胞、白细胞，但并非感染。

（2）血液检查：轻、中度贫血，血沉增快。少尿期有轻度氮质血症，血肌酐、尿素氮可增高，肾小管功能正常。抗链球菌溶血素O（ASO）多增高，其滴度高低与链球菌感染的严重性相关。总补体及补体C_3明显下降，起病后8周恢复正常。

4. 治疗要点　本病为自限性疾病，无特异治疗。主要是休息，控制水钠摄入，对症治疗及防治严重并发症。

（1）利尿：轻者选用氢氯噻嗪，重者给予呋塞米肌内或静脉注射。

（2）降压：经休息、控制水钠摄入及利尿后血压仍高者，给予硝苯地平或卡托普利口服。高血压脑病患者首选硝普钠。

（3）抗感染：避免使用肾毒性药物，有感染灶时应用青霉素10～14天。

5. 护理措施

（1）休息活动护理：起病2周内应严格卧床休息，待水肿消退、血压恢复正常、肉眼血尿消失后，可下床轻微活动或户外散步。尿红细胞减少、血沉正常方可上学，但仍需避免体育运动。1～2个月应限制活动量，3个月内避免剧烈活动。Addis计数正常后恢复正常生活及活动。

（2）饮食护理：给予高糖、高维生素、低盐饮食。尿少、水肿时，应限制钠盐，摄入量＜60mg/（kg·d），严重水肿或高血压者宜给予无盐饮食。氮质血症者应限制蛋白质，给优质动物蛋白0.5g/（kg·d）。除非严重少尿或循环充血，一般不严格限水。待尿量增加、水肿消退、血压正常后，可恢复正常饮食。

（3）病情观察

①观察水肿的消长情况，每天或隔天测体重1次，在同一时间、使用同一体重计测量，最好在早餐前测量。准确记录24小时液体出入量。详见本节"肾源性水肿的护理措施"。

②监测尿量变化，每周检查2次尿常规。

③严密监测生命体征，观察有无高血压脑病及循环淤血的表现。

（4）用药护理

①利尿药的不良反应主要有低钾、低钠及低血容量性休克，应注意观察尿量、血压及水肿变化，定期监测电解质和酸碱平衡。

②使用降压药期间应定时监测血压、心率，并注意观察药物不良反应。

（5）减轻疼痛：肾区或膀胱区疼痛者，可行局部按摩或热敷，以解除肾血管痉挛。

（6）心理护理：患儿可产生焦虑、抑郁、失望甚至对抗的心理，护士应态度和蔼可亲，为患儿创造良好的病室环境，病室布置应符合小儿心理特点。耐心地解释限制其活动和饮食的重要性，为患儿安排其喜爱的娱乐活动，帮助联系其同学和老师探视，给予患儿心理支持。

三、慢性肾小球肾炎

慢性肾小球肾炎简称慢性肾炎，是一组以蛋白尿、血尿、高血压和水肿为临床特征的肾小球疾病，起病方式各有不同，病情迁延，病变缓慢进展，伴有不同程度的肾功能减退，最终可导致慢性肾衰竭。

1. **病因与发病机制**　多数起病即为慢性，少数由急性肾小球肾炎发展所致。发病的起始因素主要是免疫介导的炎症。非免疫性因素也可导致病程慢性化，如应用肾毒性药物、高血压、高蛋白或高脂饮食等。

2. **临床表现**　可发生于任何年龄，以青中年男性为主，起病缓慢、隐匿，蛋白尿、血尿、高血压和水肿为基本表现。

（1）蛋白尿：是本病必有的表现。多为轻度蛋白尿，部分患者出现大量蛋白尿。

（2）血尿：多为镜下血尿，也可出现肉眼血尿。

（3）水肿：可有可无，一般不严重，多为眼睑和（或）下肢凹陷性水肿，晚期持续存在。

（4）高血压：血压正常或轻度升高，部分患者出现血压（特别是舒张压）持续性中等以上程度升高。

（5）肾功能损害：呈慢性进行性损害，可出现夜尿增多。感染、劳累、妊娠、血压升高、肾毒性药物、预防接种及高蛋白、高脂或高磷饮食可诱发肾功能急剧恶化，去除诱因后肾功能可有一定程度的缓解。慢性肾功能不全为其终末期并发症。

3. **辅助检查**

（1）尿液检查：蛋白尿＋～＋＋＋，24 小时尿蛋白定量 1 ～ 3g。镜下可见多形性红细胞和红细胞管型。

（2）血液检查：早期血常规多正常或轻度贫血。晚期红细胞计数和血红蛋白明显下降。

（3）肾功能检查：内生肌酐清除率明显下降，血尿素氮、血肌酐增高。

（4）B 超检查：双肾缩小，皮质变薄。

（5）肾穿刺活体组织检查：可确定慢性肾炎的病理类型。

4. **治疗要点**　目的在于防止和延缓肾功能进行性减退，改善症状及防治严重合并症，而不以消除尿蛋白和血尿为目标。一般不使用激素和细胞毒药物，多采取综合治疗。

（1）控制高血压和减少尿蛋白：是两个重要的治疗环节，因高血压和蛋白尿可加速肾小球硬化，促进肾功能恶化。血压最好控制在＜ 130/80mmHg，尿蛋白＜ 1g/d。首选药物为血管紧张素转换酶抑制剂（ACEI）或血管紧张素 II 受体拮抗剂（ARB），既可降低血压，又能减少蛋白尿，保护肾脏功能。

（2）休息与饮食：休息可增加肾血流量，增加尿量，改善肾功能，减少蛋白尿。肾功能不全者采取优质低蛋白、低磷饮食，以减轻肾小球高灌注、高压力和高滤过状态，延缓肾小球硬化和肾功能减退。

（3）利尿：水肿较明显者，选用氢氯噻嗪、呋塞米等利尿药。

（4）抗血小板药物：可改善微循环，降低尿蛋白，延缓肾功能衰退。

（5）避免加重肾脏损害的因素：避免妊娠、感染、劳累及肾毒性药物等。

5. **护理措施**

（1）休息活动护理：注意休息和睡眠，适度活动，避免体力活动、受凉，防止感染。

（2）饮食护理：采取低量优质蛋白、低磷饮食，蛋白质以 0.6 ～ 0.8g/（kg·d）为宜。保证热量足够，充分补充维生素及矿物质。水肿明显和高血压者给予低盐饮食，详见本节"肾源性水肿的护理措施"。

（3）病情观察：重点关注血压变化，中度以上的高血压如控制不佳，肾功能恶化较快，预后较差。

准确记录 24 小时出入液量，监测尿量、体重，观察水肿、贫血及肾功能减退程度等情况，及时发现肾衰竭。

（4）预防感染：遵医嘱应用抗生素 1 ～ 2 周，以免发生感染。

（5）用药指导：遵医嘱长期正确用药，使用降压药时不宜降压过快、过低，注意观察药物疗效和不良反应。

（6）心理护理：注意观察患者的心理活动，及时发现患者的不良情绪，主动与患者交流，与家属共同做好患者的疏导工作，鼓励患者表达内心感受，建立信任的护患关系，以取得配合。

四、原发性肾病综合征

原发性肾病综合征是由各种肾疾病所致的，以大量蛋白尿（尿蛋白＞ 3.5g/d）、低白蛋白血症（血浆白蛋白＜ 30g/L）、水肿、高脂血症为临床表现的一组综合征。其中，前两项为诊断本病的必备条件。

1. **病因与发病机制**　肾病综合征不是独立的疾病，可分为原发性和继发性。原发性肾病综合征是指原发于肾脏本身的肾小球疾病，其发病机制为免疫介导性炎症所致的肾损害。继发性肾病综合征是指继发于全身或其他系统疾病的肾损害，如糖尿病肾病、狼疮性肾炎、过敏性紫癜等。

2. **病理生理**

（1）大量蛋白尿：因肾小球滤过膜屏障功能受损，导致原尿中蛋白含量增多，形成大量蛋白尿。大量蛋白尿是肾病综合征的起病根源，是最根本和最重要的病理生理改变，也是导致其他三大临床表现的基本原因，对机体的影响最大。

（2）低白蛋白血症：因大量蛋白从尿中丢失所致。肝代偿性合成白蛋白不足，胃黏膜水肿影响蛋白质吸收可进一步加重低蛋白血症。

（3）水肿：低白蛋白血症导致血浆胶体渗透压下降是水肿的主要原因。

（4）高脂血症：其发生与低白蛋白血症刺激肝合成脂蛋白增加和脂蛋白分解减少有关。

3. **临床表现**　起病缓急与病理类型有关，患儿起病或复发前常有呼吸道感染。

（1）大量蛋白尿：大量蛋白尿是肾病综合征的起病根源，是最根本和最重要的病理生理改变，也是导致其他三大临床表现的基本原因，对机体的影响最大。

（2）低白蛋白血症：因大量蛋白从尿中丢失所致。肝代偿性合成白蛋白不足，胃黏膜水肿影响蛋白质吸收可进一步加重低蛋白血症。低白蛋白血症导致血浆胶体渗透压下降是水肿的主要原因。

（3）水肿：是肾病综合征患者最常见和最突出的体征，是患者入院后护理最重要的评估内容。

（4）高脂血症：以高胆固醇血症最为常见，其发生与低白蛋白血症刺激肝合成脂蛋白增加和脂蛋白分解减少有关。

（5）并发症

①感染：是常见的并发症和致死原因，也是导致肾病综合征复发及疗效不佳的主要原因，其发生与蛋白质营养不良、免疫功能紊乱及应用糖皮质激素等有关。最常见的感染部位依次为呼吸道、泌尿道及皮肤。

②血栓、栓塞：多数患者血液呈高凝状态，易发生血管内血栓形成和栓塞，以肾静脉血栓最常见，可使肾病综合征加重，是直接影响疗效和预后的重要原因。

③肾衰竭：是肾病综合征导致肾损伤的最终后果。

④蛋白质及脂肪代谢紊乱。

4. **辅助检查**

（1）尿液检查：尿蛋白定性＋＋＋～＋＋＋＋，尿蛋白定量＞ 3.5g/d，尿中有红细胞、颗粒管型。

（2）血液检查：血浆白蛋白＜30g/L，血胆固醇、甘油三酯、低密度脂蛋白及极低密度脂蛋白均增高，血沉明显增快。

（3）肾功能检查：血尿素氮、肌酐可升高，内生肌酐清除率降低。

（4）肾活检病理检查：可以明确肾小球的病变类型，指导治疗及判断预后。

（5）B超检查：双肾正常或缩小。

5. 治疗要点

（1）一般治疗：注意休息，合理饮食。

（2）对症治疗

①利尿消肿：噻嗪类利尿药与保钾利尿药合用。

②减少尿蛋白：血管紧张素转换酶抑制剂（ACEI）或血管紧张素Ⅱ受体拮抗剂（ARB），可直接降低肾小球内高压，减少尿蛋白。

（3）抑制免疫与炎症反应

①糖皮质激素：抑制免疫炎症反应，减少醛固酮和抗利尿激素分泌，是原发性肾病综合征首选的治疗药物。

②细胞毒药物：以环磷酰胺最常用，常与激素合用。

③环孢素A：适用于激素及细胞毒药物治疗无效的难治性肾病综合征。

（4）并发症防治

①感染：用激素治疗时无须预防性使用抗生素，以免诱发真菌双重感染。一旦发生感染，及时应用敏感、强效及无肾毒性的抗生素治疗。

②血栓及栓塞：当血浆白蛋白＜20g/L时，提示存在高凝状态，可预防性应用肝素并辅以抗血小板药。

③急性肾衰竭：利尿无效且达到透析指征时应进行血液透析。

（5）中医中药治疗：雷公藤具有抑制免疫和系膜细胞增生、减少尿蛋白的作用。

6. 护理措施

（1）休息活动护理：全身严重水肿、胸腹腔积液者，易引起呼吸困难，需绝对卧床休息，取半卧位，以增加肾血流量，从而增加尿量。床上适度活动，防止关节僵硬、挛缩及肢体血栓形成。水肿减轻后可下床室内活动，尿蛋白＜2g/d可进行室外活动，恢复期避免剧烈活动。高血压者应限制活动量。

（2）饮食护理：一般给予正常量的优质蛋白（动物蛋白），摄入量以0.8～1.0g/（kg·d）为宜。肾功能不全时根据内生肌酐清除率调整蛋白质摄入量。保证足够的热量，以30～35kcal/（kg·d）为宜。为减轻高脂血症，应少进富含饱和脂肪酸的食物，多吃不饱和脂肪酸及富含可溶性纤维食物。水肿时限制钠盐＜3g/d，避免腌制食品。轻度水肿无须严格限水，严重水肿或每天尿量＜500ml者严格限制水的摄入。

（3）预防感染：保持病室环境清洁，定期空气消毒。加强口腔护理。严格无菌操作，保持全身皮肤和会阴清洁。加强营养和休息，注意保暖。尽量减少探视，预防交叉感染。

（4）用药护理

①利尿药：定期复查电解质，遵医嘱补钾，肾衰竭者禁用保钾利尿药。注意利尿不宜过快、过猛，以免血容量不足而加重血液高凝，诱发血栓、栓塞并发症。

②糖皮质激素：严格遵医嘱用药，长期使用应注意有无消化道溃疡、继发感染、骨质疏松、高血压、糖尿病、满月脸及向心性肥胖等不良反应。用药应遵循起始足量、缓慢减药、长期维持的原则。可采取全天量顿服或维持用药期间两天量隔天1次顿服，以减轻不良反应。中程疗法总疗程6个月，长程疗法9个月。

③环磷酰胺：不良反应有出血性膀胱炎、骨髓抑制、胃肠道反应、中毒性肝损害、脱发及性腺抑制（尤其男性）等。

④环孢素 A：长期应用存在肝肾毒性、高血压、高尿酸血症、多毛及牙龈增生等不良反应，停药后易复发。

五、肾盂肾炎

1. 病因与发病机制

（1）病原体：以革兰阴性杆菌为主，最常见的致病菌为大肠埃希菌。

（2）感染途径

①上行感染：是最常见的感染途径，致病菌经尿道进入膀胱，甚至沿输尿管播散至肾脏，致病菌多为大肠埃希菌。

②血行感染：较少见，多为体内感染灶的致病菌侵入血液循环后累及泌尿系统，致病菌多为金黄色葡萄球菌。

③淋巴感染：更少见，致病菌经淋巴管传播至泌尿系统。

④直接感染：偶见外伤或肾周围器官发生感染时，致病菌直接侵入所致。

（3）诱发因素

①梗阻因素：如泌尿系统结石、肿瘤等。

②机体抵抗力降低：如糖尿病或长期应用免疫抑制药的患者等。

③解剖生理因素：女性尿道短、直而宽，括约肌收缩力弱，尿道口与肛门、阴道邻近，易发生尿路感染。女性月经期、妊娠期、绝经期因内分泌等因素改变而更易发病。

④医源性因素：如留置导尿、做逆行肾盂造影等，可导致尿道黏膜损伤，致病菌侵入深部组织而发病。

2. 临床表现

（1）急性肾盂肾炎：最典型的症状为突发高热和膀胱刺激征，合并全身中毒症状，可有单侧或双侧腰痛、肾区叩击痛及脊肋角压痛。

（2）慢性肾盂肾炎：大多数因急性肾盂肾炎治疗不彻底发展而来。病程长，迁延不愈，反复发作，多见于老年人和孕妇。部分患者有"无症状性菌尿"。

（3）并发症：多见于严重急性肾盂肾炎，可有肾周围炎、肾乳头坏死、肾脓肿、脓毒症等。

3. 辅助检查

（1）尿常规：可见白细胞管型，对肾盂肾炎有诊断价值，但不会出现大量蛋白尿。

（2）血常规：急性期血白细胞计数增高，中性粒细胞核左移，血沉增快。

（3）细菌培养：可采用清洁中段尿、导尿及膀胱穿刺尿做细菌培养，其中膀胱穿刺尿培养结果最可靠。尿细菌定量培养 $\geq 10^5$/ml 为真性菌尿，可确诊尿路感染。$10^4 \sim 10^5$/ml 为可疑阳性，需复查。$< 10^4$/ml 则可能是污染。

（4）肾功能检查：慢性肾盂肾炎肾功能受损时可出现肾小球滤过率下降、血肌酐升高等。

4. 治疗要点

（1）急性肾盂肾炎

①一般治疗：休息，多饮水，勤排尿，保持每天尿量在 2500ml 以上。保持外阴清洁，也是最简单的预防措施。

②抗菌药物治疗：应用抗菌药物，首选对革兰阴性杆菌有效的药物，如喹诺酮类（氧氟沙星等）、

青霉素及头孢菌素类。一般疗程为 10 ～ 14 天，尿检阴性后再用药 3 ～ 5 天。如尿菌仍阳性，则应参考药敏试验结果选用敏感性药物继续治疗 4 ～ 6 周。治愈后不提倡长期应用抗菌药物，以免诱发耐药。

③碱化尿液：碳酸氢钠片口服，以碱化尿液、增强药物抗菌活性、避免尿路结晶形成。

（2）慢性肾盂肾炎：治疗的关键是积极寻找并去除易感因素，提高机体免疫力；急性发作时的治疗原则同急性肾盂肾炎。

5. 护理措施

（1）休息活动护理：急性期需卧床休息，慢性肾盂肾炎患者不宜从事重体力活动。

（2）饮食护理：给予高热量、高蛋白、高维生素饮食。鼓励多饮水，每天饮水 2000ml 以上，每 2 小时排尿 1 次，通过增加尿量起到冲洗尿路的作用，促进细菌和毒素排出，减少炎症对膀胱和尿道的刺激。多饮水、勤排尿是最简便有效的预防尿路感染的措施。

（3）高热护理：遵医嘱应用抗菌药物，口服复方磺胺甲噁唑时嘱患者多饮水，并同时服用碳酸氢钠，以碱化尿液、增强疗效、减少磺胺结晶形成，避免引起肾损伤。可进行物理降温，必要时按医嘱药物降温。

六、肾衰竭

（一）急性肾衰竭

急性肾衰竭又称急性肾损伤，是指由各种原因引起的短时间内肾功能急剧下降而出现的临床综合征。

1. 病因、病理　根据病变发生的解剖部位不同，可分为肾前性、肾后性和肾性 3 种（表 1-22）。

表1-22　急性肾衰竭的病因与发病机制

	肾前性肾衰	肾性肾衰	肾后性肾衰
发病机制	肾血流灌注不足，导致肾小球滤过率降低	肾实质损伤	急性尿路梗阻
常见疾病	血容量不足：大量脱水、出血；心输出量减少：严重心脏疾病；周围血管扩张：降压过快、感染性休克；肾血管阻力增加：使用去甲肾上腺素等	急性肾小管坏死：如挤压伤，是最常见的急性肾衰竭类型；急性间质性肾炎；肾小球或肾微血管疾病；肾大血管疾病	前列腺增生、肿瘤、输尿管结石、腹膜后肿瘤压迫

2. 临床表现

（1）起始期：未发生明显的肾实质损伤，急性肾衰竭尚可预防，持续数小时至几天。

（2）维持期（少尿期）：一般持续 7 ～ 14 天，出现一系列尿毒症表现。

①全身表现：消化系统症状常为首发症状，还可出现咳嗽、呼吸困难、高血压、心力衰竭、意识模糊、抽搐、出血倾向、感染（主要的死亡原因之一）、多脏器功能衰竭等症状。

②水、电解质和酸碱平衡失调：可表现为代谢性酸中毒、高钾血症、低钠血症、水过多等，以代谢性酸中毒和高钾血症最常见。高钾血症可致各种心律失常，严重者发生心室颤动或心脏骤停，是最主要的电解质紊乱和最危险的并发症，是少尿期的首位死因。

（3）恢复期：持续 1 ～ 3 周，可有多尿表现，每天尿量可达 3000 ～ 5000ml，随后逐渐恢复正常。多尿期早期仍可有高钾血症，后期可出现低钾血症。

3. 辅助检查

（1）血液检查：轻、中度贫血，血尿素氮和肌酐进行性上升。血 pH < 7.35，血钾浓度 > 5.5mmol/L，血钠正常或偏低，血钙降低，血磷升高，血氯降低。

（2）尿液检查：外观浑浊，尿色深。尿蛋白多为 ± ~ ＋，以小分子蛋白为主，可见上皮细胞管型、颗粒管型及少许红细胞、白细胞等。尿比重低且固定，多在 1.015 以下。尿渗透压降低，尿钠增高。

（3）影像学检查：首选尿路 B 超检查。

（4）肾活组织检查：是重要的诊断方法。

4. 治疗要点　尽早明确诊断，及时纠正可逆的病因是恢复肾功能的关键。主要包括尽早识别并纠正可逆病因，维持体液稳定，营养支持，防治并发症及肾脏替代治疗等。透析治疗是治疗高钾血症最有效的方法。

5. 护理措施

（1）休息活动护理：少尿期应绝对卧床休息，以减轻肾脏负担。下肢水肿者抬高下肢，促进血液回流。当尿量增加、病情好转时，可逐渐增加活动量。

（2）饮食护理：在少尿期 3 天以内，不宜摄入蛋白质，严禁含钾食物，如橘子、榨菜、紫菜、菠菜、香蕉、香菇、薯类、山药、坚果等。少尿期 3 ~ 4 天之后，给予低蛋白、高热量、高维生素的清淡流质或半流质饮食，严格禁止摄入含钾食物或药物等。限制蛋白质 0.8g/（kg·d），以优质蛋白（肉类、蛋类、奶类）为宜。不能进食者可鼻饲或静脉营养，尽量减少钠、钾、氯的摄入量。

（3）维持水平衡：少尿期患者严格限制液体入量，坚持"量出为入，宁少勿多"的补液原则。严格记录 24 小时液体出入量，每天补充液量＝前 1 天总排出量＋ 500ml。恢复期患者，初期补充排出水分的 1/3 ~ 1/2，注意多饮水和及时补充钾、钠。

（4）病情观察：密切监测患者的生命体征、尿量、肾功能及电解质的变化，注意观察有无体液过多的表现，包括：皮下水肿，体重增加 > 0.5kg/d，血钠偏低且无失盐，中心静脉压 > 12cmH$_2$O，胸部 X 线显示肺充血征象，心率增快、呼吸急促、血压增高但无感染等。

（5）高钾血症的护理：当血钾 > 6.5mmol/L，应配合医生紧急处理。

①10% 葡萄糖酸钙 10 ~ 20ml 稀释后缓慢静脉推注（不少于 5 分钟），拮抗钾离子对心肌的抑制作用。

② 11.2% 乳酸钠或 5% 碳酸氢钠静脉滴注，纠正酸中毒并促进钾离子向细胞内移动。

③ 50% 葡萄糖和胰岛素缓慢静脉注射，促进糖原合成，使钾离子向细胞内移动。

（6）预防感染：遵医嘱适当应用抗生素，做好呼吸道护理及尿管护理。

（二）慢性肾衰竭

慢性肾脏病（CKD）指各种原因引起的慢性肾脏结构和功能异常超过 3 个月，并对健康有所影响。表现为肾脏病理学检查异常或肾脏损伤，或不明原因的 GFR 下降[< 60ml/（min·173m²）]超过 3 个月。慢性肾脏病进展至失代偿阶段称为慢性肾衰竭（CRF），简称慢性肾衰，是以肾功能减退，代谢产物潴留，水、电解质紊乱及酸碱平衡失调和全身各系统症状为主要表现的临床综合征。

1. 病因　在我国以原发性慢性肾小球肾炎最多见。在发达国家，糖尿病肾病、高血压肾小动脉硬化为主要病因。

2. 临床表现　起病隐匿，早期仅有原发病表现。当发展至肾衰竭失代偿期时，才出现明显症状。尿毒症期时出现全身各器官功能失调的表现。

（1）水、电解质和酸碱平衡失调：常出现水肿或脱水、低钠或高钠血症、低钾或高钾血症、低钙血症、高磷血症及代谢性酸中毒，以代谢性酸中毒和水钠平衡紊乱最多见。

（2）消化系统：食欲减退是最早期和最常见的症状，还可出现恶心、呕吐、腹胀、腹泻、消化道出血，尿毒症晚期因唾液中的尿素被分解成氨，呼气有尿臭味。

（3）心血管系统：心血管病变是慢性肾衰的常见并发症和最主要的死因。

①高血压和左心室肥大：存在不同程度的高血压，主要与水钠潴留有关。

②心力衰竭：是尿毒症患者最常见的死亡原因。与高血压、水钠潴留、尿毒症性心肌病等有关。

③尿毒症性心包炎：是病情危重的表现之一，其发生多与尿毒症毒素蓄积、低蛋白血症和心力衰竭有关。轻者无症状，典型者表现为胸痛及心包积液体征，心包积液多为血性。

④动脉粥样硬化：与高血压、脂质代谢紊乱有关，动脉粥样硬化发展迅速，也是主要的致死因素。

（4）血液系统

①贫血：所有患者必有轻、中度贫血，为正细胞性、正色素性贫血，发生原因主要为肾脏促红细胞生成素减少，致红细胞生成减少和破坏增加。

②出血倾向：常有皮下出血、鼻出血、月经过多等。

（5）呼吸系统：出现气促、气短，酸中毒时呼吸深而长。晚期可出现"尿毒症肺水肿"，肺部X线显示"蝴蝶翼"征。

（6）精神、神经系统：早期常疲乏、失眠、注意力不集中，后期可出现性格改变、抑郁、记忆力下降，尿毒症时表现为谵妄、幻觉、昏迷等。

（7）骨骼病变：由于活性维生素 D_3 不足、低血钙症和高磷血症、继发性甲状旁腺功能亢进等因素可致肾性骨营养不良症，以高转化性骨病最多见。

（8）皮肤表现：皮肤瘙痒是最常见症状之一，与继发性甲亢引起的钙沉着于皮肤有关。尿毒症患者的特征性面容表现为面色苍白或黄褐色，与贫血、尿素霜的沉积有关。

（9）内分泌失调：常有性功能障碍，女性患者闭经、不孕，男性患者阳痿、不育。

（10）代谢紊乱：可出现糖耐量异常、高甘油三酯血症、高胆固醇血症和血浆白蛋白水平降低等。

（11）继发感染：其发生与免疫系统功能低下和白细胞功能异常有关，以肺部、泌尿和皮肤感染多见，为主要死亡原因之一。

（12）临床分期：根据肾小球滤过率的下降程度，CKD可分为1～5期（表1-23）。我国以往将慢性肾衰竭根据肾功能损害程度分4期：肾功能代偿期、肾功能失代偿期、肾衰竭期和尿毒症期，大致相当于慢性肾脏病2期和3a期、3b期、4期、5期。

表1-23　慢性肾脏病的临床分期与治疗目标

分　期	GFR特征	GFR [ml/min · 1.73m³）]	治疗目标
G1	正常或升高	≥90	病因诊断与治疗 治疗合并症 缓解症状，保护肾功能 减少心血管患病危险因素
G2	轻度下降	60～89	评估疾病进展
G3a	轻度下降	45～59	评价、预防和诊断并发症
G3b	中重度下降	30～44	治疗并发症
G4	重度下降	15～29	准备肾脏替代治疗
G5	肾功能衰竭	<15	肾脏替代治疗

3. 辅助检查

（1）血常规：红细胞计数和血红蛋白浓度降低，白细胞与血小板正常或偏低。

（2）尿液检查：尿量正常但夜尿增多，尿渗透压降低。尿比重测定是判断肾功能最简单的方法，严重者尿比重固定在 1.010～1.012。蜡样管型对诊断有意义。

（3）肾功能检查：内生肌酐清除率降低，血肌酐、尿素氮、尿酸增高。

（4）影像学检查：双肾缩小。

4. 治疗要点

（1）早期防治：治疗原发病和去除导致肾功能恶化的因素，是慢性肾衰竭防治的基础，也是保护肾功能和延缓慢性肾脏疾病进展的关键。

（2）饮食治疗：限制蛋白饮食是治疗的重要环节，能减少含氮代谢产物生成，减轻症状及相关并发症，延缓病情进展。适当应用必需氨基酸，避免负氮平衡。

（3）对症治疗

①高血压：严格、有效控制血压是延缓慢性肾衰竭进展的重要措施之一。肾素依赖型应首选血管紧张素转换酶抑制剂（ACEI）或血管紧张素Ⅱ受体拮抗剂（ARB）。

②感染：结合细菌培养和药物敏感试验，及时应用无肾毒性或毒性低的抗生素治疗。

③代谢性酸中毒：在纠正酸中毒过程中同时补钙，防止低钙引起的手足抽搐。

④贫血：重组人红细胞生成素是治疗肾性贫血的特效药，血红蛋白 < 100g/L 可开始使用。

（4）透析疗法：适用于尿毒症患者经药物治疗无效时。

（5）肾移植：是目前最佳的肾脏替代疗法，为治疗终末期肾衰竭最有效的方法。

5. 护理措施

（1）休息活动护理：以休息为主，避免过度劳累。病情较重或合并心力衰竭、严重贫血者，应绝对卧床休息，并协助患者做好各项生活护理。病情较轻、能起床活动者，应适当活动，以不出现心慌、气急、乏力和头晕为宜。长期卧床患者应适当床上活动，避免肢体血栓形成或肌肉萎缩。

（2）饮食护理：给予低量优质蛋白（动物蛋白）、高热量、低磷、低钾、高钙、高维生素的易消化饮食。根据肾小球滤过率调整蛋白质的摄入量，一般为 0.4～0.8g/（kg·d）。血液透析患者的蛋白质摄入量为 1.0～1.2g/（kg·d）。主食最好采用麦淀粉，以及其他热量高、蛋白质低的食物，如藕粉、粉丝、薯类等。避免摄取含钾量高的食物。

（3）病情观察：最重要的是每天准确记录 24 小时液体出入量。密切监测患者生命体征及意识状态，每天定时测量体重，注意有无并发症的表现，尤其注意防止高钾血症，禁食含钾高的食物及使用含钾的药物，如青霉素钾、螺内酯等药物。禁止输库存血，因库存血含钾量较高。

（4）预防感染：监测患者体温变化，评估导致感染的危险因素及部位。严格执行无菌操作，避免不必要的侵入性检查和治疗。加强对皮肤、口腔及外阴的护理，卧床患者定期翻身。注意保暖，尽量少去人群密集的公共场所。血液透析者可行乙肝疫苗接种，并尽量减少输血。

（5）水肿护理：同本章"肾源性水肿的护理措施"。

（6）用药护理：遵医嘱正确用药，注意观察药物疗效和不良反应。应用促红细胞生成素皮下注射时，应定期更换注射部位。治疗期间严格控制血压，定期监测血红蛋白。

（7）心理护理：初诊为慢性肾衰竭患者往往不能接受现实，易出现震惊、否认等心理；长期住院会使患者产生焦虑、抑郁及恐惧情绪；因需透析治疗，患者担心无力承担高额医疗费用而产生焦虑和抑郁。护士提供心理支持，及时介绍治疗进展，耐心解答患者的疑问，请预后良好的患者现身说法，树立战胜疾病的信心，积极配合治疗和护理。

七、泌尿系统疾病患者常用诊疗技术及护理

（一）血液透析

血液透析（简称血透）是最常用的血液净化方法之一。经弥散、对流作用清除代谢废物、血液中的有毒物质及过多的水分。纠正水、电解质及酸碱平衡紊乱。

1. 适应证

（1）急性肾衰竭。

（2）慢性肾衰竭。

（3）急性药物或毒物中毒。

2. 禁忌证 血液透析无绝对禁忌证，相对禁忌证有：颅内出血或颅内压升高、药物难以纠正的严重休克、心律失常、冠心病、心力衰竭，活动性出血以及精神障碍不合作者。

3. 护理措施

（1）透析前的护理

①向患者介绍透析的有关知识，消除患者的恐惧心理，取得其配合。

②评估患者的一般情况。

③了解患者的透析方式、透析次数、透析时间及抗凝血药应用情况。

④如有血液检查项目，一般在透析前取血标本。

（2）透析过程中的护理

①低血压：常见并发症之一。

②失衡综合征：指透析中或透析结束后不久出现的以神经精神症状为主的临床综合征，多发生于严重高尿素氮血症的患者接受透析治疗之初。

③肌肉痉挛：多出现在透析中后期，常见原因包括低血压、低血容量及电解质紊乱、超滤速度过快、应用低钠透析液等。

④其他：如过敏反应、心律失常、栓塞、溶血、出血、发热等。

（3）透析后的护理

①透析结束时要测量生命体征，留取血标本作生化检查等。

②询问患者有无头晕、出冷汗等不适，如患者透析后血压下降，应补充血容量。

③测量并记录体重、血压。

（二）腹膜透析

腹膜透析（简称腹透）是慢性肾衰竭患者最常用的替代性疗法之一。利用腹膜的半透膜特性，借助毛细血管内血浆和腹腔内透析液中溶质浓度或渗透梯度不同，以清除体内代谢废物、毒素，纠正水、电解质及酸碱紊乱。

1. 适应证 同血液透析。

2. 禁忌证

（1）绝对禁忌证：各种腹壁、腹膜及腹腔严重病变，导致腹膜透析管置入困难、腹膜的超滤和溶质转运功能降低或腹膜透析无法进行。

（2）相对禁忌证：腹腔内有新鲜异物（如腹腔内血管假体术后早期）；腹部手术3天内；腹腔有外科引流管；腹腔有局部炎性病灶；肠梗阻、椎间盘疾病；严重全身性血管病变致腹膜滤过功能降低；严重肺功能不全；硬化性腹膜炎；过度肥胖或严重营养不良、高分解代谢；不合作者或精神障碍者等。

3．护理

（1）饮食护理：由于腹膜透析可致体内大量蛋白质及其他营养成分丢失，故应通过饮食补充，保证足够的营养。蛋白质的摄入为 1.2 ～ 1.5g/（kg·d），其中 50% 以上为优质蛋白，即动物蛋白，如牛奶、鱼、瘦肉等；腹透时从透析液中吸收了大量的葡萄糖，食物中尽量避免含糖高的食品，如糖果、饼干、汽水等；烹调油最好用植物油，避免含胆固醇高的食物。

（2）透析液护理：透析液引流不畅为常见并发症，常由透析管移位、受压、扭曲、堵塞等引起。一旦发现，及时予以相应的处理。

（3）腹透管出口的护理：注意消毒和无菌操作。保持管口周围皮肤的清洁、干燥、敷料及时更换。

（4）腹膜炎：是腹膜透析的主要并发症。

（5）每天监测生命体征，记录透析液的出入量、尿量，注意有无水肿、胸闷、心悸、四肢无力等现象，以免导致心衰、低钠、低钾等加重病情。

（三）经皮穿刺肾活组织检查

肾穿刺活体组织检查术简称肾活检，用以明确肾脏疾病性质和病理类型，对确定诊断、指导治疗及评估预后均有重要意义。

1．适应证

（1）原因不明的无症状性血尿和蛋白尿。

（2）急性肾炎治疗 2 ～ 3 个月病情无好转者。

（3）疑诊急进性肾炎需确定是否需要强化治疗者。

（4）原发性肾病综合征需要确定病理类型及治疗方案者。

（5）继发性或遗传性肾炎。

（6）移植肾出现原因不明的肾功能减退或严重排斥反应，需要确定是否必须切除移植肾者。

2．禁忌证

（1）绝对禁忌证：有明确出血倾向、严重高血压、精神障碍不合作者或孤立肾、固缩肾。

（2）相对禁忌证：活动性肾盂肾炎、肾结核、肾盂积水或积脓、肾脓肿或肾周围脓肿、肾肿瘤或肾动脉瘤、多囊肾，重度腹水、心力衰竭、妊娠、老年人、过度肥胖等。

3．方法　患者取俯卧位，腹下垫 10cm 厚硬枕，以将肾推向背侧，选肾下极为穿刺点，消毒、铺巾、麻醉，在 B 超导引下进针，当针尖达肾包膜时，嘱患者屏气将针刺入肾内并取材，拔针。

4．护理措施

（1）术前护理

①指导患者练习深吸气后或平静呼吸时作屏气动作，卧床排尿。

②检查血型、血常规、凝血功能、肝肾功能等。

③遵医嘱术前 3 天使用维生素 K、停用抗凝药。

④穿刺前 24 小时停止透析。

⑤纠正贫血和控制高血压。

（2）术后护理

①砂带压迫，腹带包扎腰腹部。

②密切观察患者生命体征及尿液改变。

③有肉眼血尿时，延长卧床时间，多饮水，一般在 24 ～ 72 小时内肉眼血尿消失。若尿中有大量血块，患者有可能出现失血性休克，给予卧床、止血、输血等处理。

第五节　血液及造血系统疾病

扫码做题

一、概　述

1. 造血系统　造血器官和组织包括骨髓、胸腺、肝脏、脾脏、淋巴结及分布全身各处的淋巴组织和单核 - 吞噬细胞系统。

卵黄囊是胚胎期最早出现的造血场所。卵黄囊退化后，肝、脾代替其造血。胚胎后期至出生后，骨髓、胸腺及淋巴结开始造血，骨髓为人体最主要的造血器官。婴幼儿期所有骨髓均为红骨髓，造血功能活跃。5～7岁以后，红骨髓逐渐变为黄骨髓。成人红髓仅分布于扁骨、不规则骨及长骨骺端。肝、脾造血功能在出生后基本停止，但机体需要时，如大出血或溶血，肝、脾重新恢复造血，称为髓外造血。

血液由血细胞和血浆组成，血细胞包括红细胞、白细胞及血小板。红细胞进入血液循环后的平均寿命约120天，中性粒细胞平均寿命2～3天，嗜酸性粒细胞8～12天，嗜碱性粒细胞12～15天，血小板7～14天。

2. 血液病常见症状

（1）贫血：是血液病最常见的症状之一。血红蛋白浓度是反映贫血最重要的检查指标。在海平面地区，成年男性 Hb＜120g/L，女性 Hb＜110g/L 即可诊断为贫血。临床上按血红蛋白浓度分为轻度、中度、重度及极重度贫血（表1-24）。根据红细胞形态特点分为大细胞性贫血、正常细胞性贫血及小细胞低色素性贫血（表1-25）。

表1-24　贫血的分度

	轻　度	中　毒	重　度	极重度
血红蛋白浓度（g/L）	＞90	60～90	30～59	＜30
临床表现	症状轻微	活动后感心悸气促	静息状态下仍感心悸气促	常并发贫血性心脏病

表1-25　贫血的细胞形态学分类

	大细胞性贫血	正常细胞性贫血	小细胞低色素性贫血
MCV（fl）	＞100	80～100	＜80
MCHC（%）	32～35	32～35	＜32
临床类型	巨幼细胞性贫血	再生障碍性贫血、急性失血性贫血、溶血性贫血、骨髓病性贫血	缺铁性贫血、铁粒幼细胞性贫血、珠蛋白生成障碍性贫血

①常见原因：红细胞生成减少（造血祖细胞异常、造血调节异常、造血原料不足或利用障碍），红细胞破坏过多，失血。

②临床表现：疲乏、困倦和软弱无力是贫血最常见和最早出现的症状。皮肤黏膜苍白是贫血最突出的体征和患者就诊的主要原因，以眼结膜、口唇、甲床多见。神经系统对缺氧最敏感，常有头晕、头痛、失眠多梦、注意力不集中等。

（2）继发感染

①常见原因：急性白血病、再生障碍性贫血、淋巴瘤等血液病引起白细胞数减少和功能缺陷，免疫抑制药的应用及贫血或营养不良等。

②临床表现：发热是感染最常见的症状。感染部位以口腔、牙龈、咽峡最常见，其次为呼吸系统、皮肤、泌尿系统等，严重者可发生败血症。

（3）出血或出血倾向：由止血和凝血功能障碍而引起自发性出血或轻微创伤后出血不止的一种症状。

①常见原因：血小板数量减少或功能异常，血管脆性增加，凝血因子缺乏，血液中抗凝血物质增加。

②临床表现：可发生在全身任何部位，以口腔、鼻腔、牙龈最常见。颅内出血最严重，可导致患者死亡。

3. 血液病患者的护理

（1）出血倾向

①休息活动护理：仅有皮肤黏膜出血且症状轻微，无须限制活动。若血小板计数 $< 50 \times 10^9/L$，宜减少活动，增加卧床休息时间。严重出血或血小板计数 $< 20 \times 10^9/L$ 者，绝对卧床休息，协助生活护理。

②饮食护理：给予高热量、高蛋白、高维生素、少渣软食。保持大便通畅，必要时应用缓泻药。加强口腔护理，餐前、餐后可用冷的苏打漱口水含漱。

③病情观察：定时测血压、心率，注意意识状态。严密观察出血部位、出血范围、出血量等，及时识别重症出血及其先兆。

④皮肤出血的护理：保持皮肤清洁，避免搔抓皮肤，避免肢体碰撞或外伤。护理操作动作要轻稳，尽量少用注射药物，注射或穿刺后延长按压时间，直至止血。

⑤鼻出血的护理：避免用力擤鼻或用手挖鼻痂，可用液状石蜡滴鼻，防止黏膜干裂出血。少量鼻出血可用干棉球或 1 ∶ 1000 肾上腺素棉球填塞止血，并局部冷敷。出血严重可用凡士林油纱条做鼻孔填塞压迫止血。

⑥口腔、牙龈出血的护理：用软毛牙刷，勿用牙签剔牙，避免食用煎炸、坚硬的食物。牙龈渗血时，可用肾上腺素棉球吸收，明胶海绵片贴敷牙龈或局部压迫止血。并可用棉签蘸漱口液清洁牙齿。

⑦密切观察止血药的疗效和不良反应：遵医嘱输血及应用血液制品，做好"三查八对"。

（2）发热

①休息活动护理：维持适宜的温湿度，定期通风。卧床休息，取舒适体位，必要时吸氧。

②饮食护理：给予高蛋白、高热量、高维生素、易消化饮食，多饮水，每天饮水至少 2000ml 以上，必要时遵医嘱静脉补液。

③病情观察：注意观察生命体征、意识状态及进食情况，尤其是体温的变化。

④降温护理：物理降温可在颈部、腋下及腹股沟等大血管处放置冰袋，血液病或有出血倾向者禁用乙醇或温水拭浴，以免局部血管扩张造成皮下出血。大量出汗时，及时更换衣物，保持皮肤清洁干燥，防止受凉和虚脱。

⑤预防感染：定期进行病室消毒，限制探视人员，以防交叉感染。白细胞 $< 1 \times 10^9/L$ 时应实行保护性隔离。

二、贫血

（一）缺铁性贫血

缺铁性贫血是体内储存铁缺乏，导致血红蛋白合成减少而引起的一种小细胞低色素性贫血，是最常见的贫血。

1. 铁代谢

（1）铁的来源：造血所需的铁主要来自衰老破坏的红细胞。食物也是铁的重要来源。

（2）铁的吸收：吸收铁的主要部位是十二指肠及空肠上段。

2. 病因与发病机制

（1）铁摄入不足：是妇女、小儿缺铁性贫血的主要原因。多见于婴幼儿、青少年、妊娠期和哺乳期妇女。

（2）铁吸收不良：由胃酸分泌不足或肠道功能紊乱影响铁的吸收。常见于胃大部切除、慢性胃肠道疾病等。

（3）铁丢失过多：慢性失血是成年人缺铁性贫血最常见和最重要的病因，如消化性溃疡出血、痔出血、月经过多等。

3. 临床表现

（1）原发病表现：血尿、黑便、月经过多等。

（2）贫血共有表现：皮肤黏膜苍白（无发绀）、乏力、头晕、心悸、气短等。只有贫血而无出血，不存在血小板下降。

（3）缺铁性贫血的特殊表现

①组织缺铁表现：皮肤干燥、萎缩、无光泽，毛发干枯易脱落，指（趾）甲扁平、脆薄易裂，出现反甲或匙状甲。黏膜损害常有舌炎、口角炎、舌乳头萎缩，严重者吞咽困难。

②神经、精神系统异常：儿童较明显，如易激惹、烦躁、注意力不集中。少数患者有异食癖，喜吃泥土、生米等。

4. 辅助检查

（1）血象：典型血象为小细胞低色素性贫血，血红蛋白降低较红细胞更明显，白细胞、血小板正常或减低。

（2）骨髓象：增生活跃或明显活跃，以中、晚幼红细胞为主，骨髓铁染色可反映体内储存铁情况，可作为诊断缺铁的金指标。

（3）其他：血清铁和铁蛋白降低，血清铁蛋白检查能早期诊断储存铁缺乏，血清可溶性转铁蛋白受体测定是目前反映缺铁性红细胞生成的最佳指标。

5. 治疗要点

（1）去除病因：是根治贫血，防止复发的关键环节。

（2）补充铁剂：首选口服铁剂，如硫酸亚铁、富马酸亚铁等。也可用铁剂肌内注射。

6. 护理措施

（1）饮食护理：给予高蛋白、高维生素、含铁丰富的饮食。含铁丰富的食物主要有动物肝、肾、血、瘦肉及蛋黄、海带、紫菜、木耳、豆类、香菇等，其中动物食物的铁更易吸收。谷类、蔬菜、水果含铁较低，乳类含铁最低。纠正不良的饮食习惯，避免偏食或挑食。进食定时、定量，必要时少量多餐。多吃富含维生素C的食物，有利于铁吸收。富含铁的食物和铁剂不与浓茶、牛奶、咖啡等同服。

（2）病情观察：观察原发病和贫血症状、体征，评估其活动耐力。定期检测红细胞计数、血红蛋白浓度、网织红细胞等指标变化。

（3）用药护理

①口服铁剂的护理：最常见的不良反应是恶心、呕吐、胃部不适和黑便等胃肠道反应，应从小剂量开始，于两餐之间服用。可与维生素C或各种果汁同服，但避免与茶、咖啡、牛奶、植酸盐等同服，以免影响铁吸收。口服液体铁剂使用吸管，服后漱口，避免牙齿染黑。

②注射铁剂的护理：需深层肌内注射并经常更换注射部位，减少疼痛与硬结形成。注射时应注意不要在皮肤暴露部位注射。抽取药液后，更换针头注射。可采用"Z"形注射法，以免药液溢出导致皮肤染色。注射后10分钟至6小时内，密切观察不良反应，主要有注射局部肿痛、硬结形成、皮肤发黑和过敏反应等。

③疗效判断：一般补充铁剂12～24小时后患者自觉症状好转，精神症状减轻，食欲增加。网织红细胞能最早反映其治疗效果，用药48～72小时开始上升，5～7天达到高峰。2周后血红蛋白开始升高，通常1～2个月恢复至正常。铁剂治疗应在血红蛋白恢复正常后继续服用3～6个月，以增加铁储存。

（二）巨幼细胞性贫血

1. 病因　多由维生素B_{12}、叶酸缺乏所致。叶酸缺乏的主要原因是需要量增加或摄入不足，长期羊乳喂养、牛乳类制品在加工过程中叶酸被破坏可导致叶酸摄入不足。维生素B_{12}缺乏常与胃肠功能紊乱所致的吸收障碍有关，如自身免疫性胃炎、胃大部切除术等。

2. 临床表现

（1）一般表现：皮肤、面色苍黄，虚胖，头发稀疏、细黄，头昏、心悸。睑结膜、口唇、指甲苍白，重者因全血细胞减少可致反复感染和出血。常有口角炎、舌乳头萎缩，舌面呈"牛肉样舌"。胃肠道黏膜萎缩可引起食欲缺乏、恶心、呕吐、腹胀等，肝、脾轻度增大。

（2）神经、精神症状：是本病的特有表现。表现为烦躁不安、易怒，对称性远端肢体麻木、深感觉障碍，肌张力增加，腱反射亢进，重者出现震颤，甚至抽搐、共济失调等。

3. 辅助检查

（1）典型血象呈大细胞性贫血，血红细胞数下降较血红蛋白量更明显。血小板一般减低。

（2）骨髓增生活跃，红系增生明显，可见各阶段巨幼红细胞。

（3）血清维生素B_{12}和叶酸低于正常。

4. 治疗要点

（1）病因治疗是有效治疗或根治的关键。

（2）有精神神经症状者，以维生素B_{12}治疗为主，不可单用叶酸治疗，以免加重神经、精神症状。在应用维生素B_{12}的基础上，口服叶酸。

5. 护理措施

（1）休息活动护理：一般不需卧床，严重者适当限制活动。肢体麻木、感觉障碍者注意保暖，避免受伤。震颤者放置压舌板或牙垫，防止咬伤舌头，抽搐者适当应用镇静药。

（2）饮食护理：给予富含维生素B_{12}和叶酸的食物，绿叶蔬菜、水果、谷类和动物肉类等食物叶酸含量丰富，动物肉类、肝、肾、禽蛋及海产品等含丰富的维生素B_{12}。改善饮食结构，改变不良的饮食习惯，纠正偏食及长期素食。减少烹饪对叶酸的破坏，注意食物的色、香、味调配，提高患者食欲。

（3）用药护理：按医嘱使用维生素B_{12}和叶酸，同时加服维生素C。密切观察药物的疗效及不良反应。有效治疗2～4天后神经、精神症状可好转且网织红细胞增加，2～6周后血红蛋白恢复正常。

（三）再生障碍性贫血

1. 病因与发病机制

（1）药物及化学物质：是最常见的致病因素。氯霉素、磺胺药、四环素、链霉素、异烟肼、保泰松、吲哚美辛、阿司匹林、抗惊厥药、抗甲状腺药、抗肿瘤药等均可导致再生障碍性贫血（再障）。以氯霉素最多见，其致病作用与剂量无关，但与个人敏感有关。

（2）物理因素：长期接触各种电离辐射。

（3）病毒感染：病毒性肝炎与再障的关系较明确，EB病毒、流感病毒、风疹病毒等也可引起再障。

2. 临床表现 主要表现为进行性贫血、出血、反复感染而肝、脾、淋巴结多无肿大。按临床表现的严重程度和发病缓急可分为重型和非重型（表1-26）。

表1-26 重型再障和非重型再障的临床表现

	重型再障	非重型再障
病　程	起病急，进展快，病情重	起病缓，进展慢，病情较轻
首发症状	出血与感染	以贫血为主，偶有出血
贫　血	进行性加重	首发和主要表现
感　染	持续高热，难以控制，呼吸道感染最多见	高热少见，感染易控制
出　血	除皮肤黏膜外，常有内脏出血	以皮肤黏膜出血为主
骨髓象	多部位增生极度低下	增生减低或活跃，可有增生灶
预　后	不良，多于6～12个月死亡	较好，经治疗可长期存活

3. 辅助检查

（1）血象：呈正细胞正色素性贫血，全血细胞减少，但三系细胞减少的程度不同。网织红细胞绝对值低于正常。白细胞计数减少，以中性粒细胞减少为主。血小板减少。

（2）骨髓象：为确诊再障的主要依据，骨髓颗粒极少，脂肪滴增多。

4. 治疗要点

（1）去除病因：去除或避免可能导致骨髓损害的因素，禁用对骨髓有抑制的药物。

（2）支持和对症治疗

①加强保护措施，预防感染，重型再障需保护性隔离，避免诱发或加重出血。

②止血，输血，应用广谱抗生素，再根据细菌培养结果，选择敏感抗生素。

（3）免疫抑制治疗：常用抗淋巴／胸腺细胞球蛋白和环孢素。

（4）促进骨髓造血：雄激素为治疗非重型再障的首选药物，作用机制是刺激肾产生促红细胞生成素，对骨髓有直接刺激红细胞生成的作用。常用司坦唑醇、十一酸睾酮和丙酸睾酮等，疗效判断指标为网织红细胞或血红蛋白升高。

（5）造血干细胞移植：年龄40岁以下，无感染及其他并发症是最佳移植对象。

5. 护理措施

（1）休息活动护理：重度以上贫血，血红蛋白＜60g/L时，应绝对卧床休息，协助自理活动。中轻度贫血应休息与活动交替进行。

（2）出血护理：注意观察生命体征、皮肤黏膜及内脏出血的表现，一旦发生头痛、呕吐、烦躁不安等颅内出血征象，立即报告医生并配合抢救。

（3）感染护理：密切观察体温变化，发热常提示有感染存在。限制探视人数及次数，严格执行无菌操作。粒细胞绝对值 $\leq 0.5 \times 10^9/L$ 者，实行保护性隔离。加强营养支持和口腔护理，督促患者进餐后及晨起、睡前根据口腔 pH 值选用适当的口腔护理溶液漱口。保持皮肤清洁干燥，睡前、便后用 1：5000 高锰酸钾溶液坐浴。

（4）用药护理：丙酸睾酮为油剂，不易被吸收，注射局部易形成硬块，需采用长针头深层、缓慢、分层注射，经常更换注射部位，发现硬块要及时理疗。长期应用的不良反应有肝功能损害和女性男性化，如毛须增多、声音变粗、痤疮、女性闭经等。

三、出血性疾病

（一）特发性血小板减少性紫癜

特发性血小板减少性紫癜（ITP）是一种由免疫介导的血小板过度破坏所致的出血性疾病，是最常见的血小板减少性疾病，临床上以自发性皮肤、黏膜及内脏出血为主要表现。

1. 病因与发病机制

（1）免疫因素：是 ITP 发病的重要原因，血小板自身抗体形成导致血小板破坏。

（2）感染：多数急性 ITP 患者，在发病前 2 周左右有上呼吸道感染史。慢性 ITP 患者常因感染而使病情加重。

（3）肝、脾与骨髓因素：以脾脏最为重要。

（4）雌激素：慢性型多见于年轻女性，可能与体内雌激素水平较高有关。

2. 临床表现

（1）急性型：多见于儿童，常有呼吸道病毒感染的前驱症状，起病急骤，常伴畏寒、发热。皮肤黏膜出血较重，全身皮肤现瘀点、紫癜及大小不等的瘀斑，好发于四肢，以下肢为多见。颅内出血是患者死亡的主要原因。急性型多为自限性，在 4～6 周可恢复。

（2）慢性型：多见于育龄期妇女。起病缓慢隐匿。出血症状较轻，多为反复发作的皮肤黏膜瘀点、瘀斑，女性患者常以月经过多为主，甚至是唯一症状。

3. 辅助检查

（1）血象：血小板减少，功能一般正常。红细胞和血红蛋白下降，白细胞多正常。

（2）骨髓象：巨核细胞数量正常或增加，有血小板形成的巨核细胞显著减少，粒、红两系正常。

（3）其他：束臂试验阳性，出血时间延长，血块回缩不良。

4. 治疗要点

（1）糖皮质激素为首选药物。

（2）静脉输注丙种球蛋白。

（3）脾切除：适用于糖皮质激素无效者。

（4）输血和输血小板：适用于血小板 $< 20 \times 10^9/L$，出血严重而广泛，疑有或已存在颅内出血者。

5. 护理措施

（1）休息护理：血小板计数 $> 50 \times 10^9/L$ 者，可适当活动，避免外伤。血小板 $\leq 50 \times 10^9/L$ 以下者，减少活动，增加卧床休息时间。血小板 $\leq 20 \times 10^9/L$ 时，绝对卧床，避免严重出血或颅内出血。

（2）饮食护理：给予高热量、高蛋白、高维生素、少渣清淡饮食。

（3）病情观察：出现嗜睡、头痛、呕吐、视物模糊、瞳孔不等大、昏迷等，提示可能有颅内出血，应重点监测患者的血小板计数。

（4）症状护理：皮肤出血者不可搔抓，保持皮肤清洁。鼻腔出血不止，可用油纱条填塞。

（5）用药护理：餐后服药，长期使用糖皮质激素会引起身体外形的变化、胃肠道出血、诱发感染、骨质疏松等。

（6）心理护理：告知患者药物的不良反应可随停药而消失，理解、安慰患者，缓解其焦虑和恐惧情绪，以取得配合。

（二）过敏性紫癜

过敏性紫癜是一种常见的血管变态反应性出血性疾病。

1. 病因与发病机制

（1）感染：是最常见的、易引起疾病复发的因素。

（2）食物：鱼、虾、蟹、蛋、鸡、牛奶等。

（3）药物：抗生素、解热镇痛药等。

（4）其他：疫苗接种、寒冷刺激、花粉、蚊虫叮咬等。

2. 临床表现

多见于 6 岁以上的儿童和青少年，男性偏多，春、秋季好发。发病前 1 ~ 3 周有上呼吸道感染等前驱症状，根据受累部位及临床表现可分为 5 种类型（表 1-27）。

表1-27　过敏性紫癜的临床类型及其症状

临床类型	具体症状
紫癜型	最常见，以皮肤紫癜为首发的特征性表现，多见于下肢和臀部
腹　型	最具潜在危险、最易误诊，反复出现突发性腹痛，多位于脐周或下腹部，伴恶心、呕吐或便血
关节型	关节肿痛反复发作，多见于膝、踝、肘等关节，无关节畸形
肾　型	最严重且预后相对较差，可见血尿、尿蛋白及管型尿
混合型	具备两种以上类型的特点

3. 辅助检查

血小板计数、出凝血时间和凝血试验均正常，可有束臂试验阳性。肾穿刺活组织检查有助于肾型的临床诊断、病情和预后的判断及指导治疗。

4. 治疗要点

（1）消除致病因素，尽可能寻找并防止接触过敏原。

（2）抗组胺药。

（3）改善血管通透性药物，如维生素 C 等。

（4）糖皮质激素，症状明显时服用泼尼松。

（5）对症治疗。

5. 护理措施

（1）休息活动护理：发作期增加卧床休息时间，避免劳累，避免过早或过多的行走活动。腹痛者取屈膝平卧位，关节肿痛者局部关节制动，并注意保暖。

（2）饮食护理：给予清淡、少刺激、易消化饮食，避免食用易致过敏的食物（鱼、虾、蟹等）。腹型患者应提供无蛋白、无渣流食。有消化道出血时，避免食物过热，必要时禁食。

（3）病情观察：观察皮疹的分布、范围和数量，有无反复。评估腹痛变化和大便的颜色、性状，有腹痛的患者禁止热敷。注意受累关节和尿液颜色的变化，定期检查尿常规。

（4）用药护理：遵医嘱正确、规律用药。注意观察药物的疗效和不良反应。

（5）心理护理：给予患者理解和心理支持，减轻其焦虑和恐惧。

四、白血病

白血病是一类造血干细胞的恶性克隆性疾病，其克隆的白血病细胞因自我更新增强、增殖失控、分化障碍、凋亡受阻，而滞留在细胞发育的不同阶段，使正常造血受抑制并广泛浸润其他组织和器官。

（一）分类及病因

1. 分类

（1）根据病程和白血病细胞成熟程度，可分为急性和慢性两类。急性白血病（AL）起病急，进展快，病程短，仅为数月，以原始细胞及早期幼稚细胞为主。慢性白血病（CL）起病缓，进展慢，病程长，可达数年，以较成熟的幼稚细胞和成熟细胞为主。

（2）按照主要受累的细胞系列，急性白血病分为急性淋巴细胞白血病（ALL）和急性髓系白血病（AML）；慢性白血病分为慢性髓系白血病、慢性淋巴细胞白血病及少见类型的白血病。我国急性白血病比慢性白血病多见，男性偏多。成人以急性粒细胞白血病最多见，儿童以急性淋巴细胞白血病多见。

2. 病因与发病机制　病因尚不明确，可能与以下因素有关：

（1）生物因素：病毒感染和免疫功能异常，如人类 T 淋巴细胞病毒感染。

（2）物理因素：电离辐射。

（3）化学因素：苯及含苯的有机溶剂、氯霉素、保泰松、抗肿瘤药物均可致白血病。

（4）遗传因素：与染色体异常有关。

（5）其他血液病：淋巴瘤、多发性骨髓瘤等。

（二）急性白血病

1. 临床表现　起病急缓不一，急者多为高热或严重出血，缓者多为面色苍白、疲乏、低热、轻微出血等。

（1）贫血：常为首发症状，呈进行性加重。贫血的原因主要是正常红细胞生成减少及无效性红细胞生成、溶血、出血等。贫血的机制主要是骨髓中白血病细胞极度增生与干扰，造成正常红细胞生成减少。

（2）发热：为早期表现，也是最常见的症状。高热常提示有继发感染，引起感染的原因主要是成熟粒细胞缺乏或功能缺陷。感染可发生在全身任何部位，以口腔炎最多见，其次是呼吸道及肛周皮肤。最常见的致病菌为革兰阴性杆菌，如肺炎克雷伯杆菌、铜绿假单胞菌、大肠埃希菌等。疾病后期常伴真菌感染，与长期应用广谱抗生素、激素、化疗药物有关。

（3）出血：最主要原因是血小板减少。可发生在全身任何部位，以颅内出血最严重，出现头痛、呕吐，瞳孔大小不等，甚至突然死亡。

（4）白血病细胞浸润的表现

①肝、脾及淋巴结肿大。

②骨骼和关节：胸骨下段局部压痛对白血病诊断有一定价值，关节、骨骼疼痛以儿童多见。骨膜

受累可形成粒细胞肉瘤（绿色瘤），以眼眶部位最常见，可引起眼球突出、复视或失明。

③中枢神经系统：最常见的髓外浸润部位，主要原因是化疗药物不易通过血-脑屏障。表现为头痛、呕吐、颈强直，甚至抽搐、昏迷。

④睾丸：一侧睾丸无痛性肿大，是仅次于中枢神经系统的髓外复发的根源。

2. 辅助检查

（1）血象：多数患者白细胞计数增多，少数白细胞数正常或减少。血涂片检查数量不等的原始和幼稚白细胞是血象检查的主要特点。有不同程度的正常细胞性贫血。早期血小板轻度减少或正常，晚期极度减少。当血小板计数 $< 20 \times 10^9/L$ 时应警惕颅内出血。

（2）骨髓象：是确诊白血病的主要依据和必做检查，对临床分型、指导治疗、疗效判断和预后评估等意义重大。多数患者骨髓象增生明显活跃或极度活跃，以原始细胞和幼稚细胞为主，正常较成熟的细胞显著减少。

（3）其他：细胞化学、免疫学等检查有助于确定白血病的类型。

3. 治疗要点

（1）对症治疗

①紧急处理高白细胞血症：当白细胞 $> 100 \times 10^9/L$ 时，应紧急使用血细胞分离机。

②防治感染：严重感染是白血病主要的死亡原因，患者宜住隔离病室或无菌层流室。

③控制出血：血小板 $< 20 \times 10^9/L$ 者，输浓缩血小板悬液或新鲜血。

④纠正贫血：积极争取白血病缓解是纠正贫血最有效的方法。严重贫血可吸氧、输浓缩红细胞，维持 $Hb > 80g/L$。

⑤预防尿酸肾病：由于化疗药物造成大量白血病细胞破坏，血清及尿液中尿酸浓度明显增高，尿酸结晶的析出可阻塞肾小管，严重者可致肾衰竭。应要求患者多饮水，最好24小时持续静脉补液，使每小时尿量 $> 150ml/m^2$ 并保持碱性尿。还可给予别嘌醇抑制尿酸合成。

（2）化学药物治疗：是目前白血病治疗最主要的方法，也是造血干细胞移植的基础，可分为诱导缓解及缓解后治疗两个阶段。长春新碱（VCR）和泼尼松（P）组成的VP方案是急性淋巴细胞白血病的基础用药。急性髓系白血病最常用的是去甲氧柔红霉素（IDA）、阿糖胞苷（A）组成的IA方案和柔红霉素（DNR）、阿糖胞苷（A）组成的DA方案。

（3）中枢神经系统白血病的防治：可行药物鞘内注射，常用药物是甲氨蝶呤、阿糖胞苷，可同时加地塞米松。

（4）其他：骨髓或外周干细胞移植。

4. 护理措施

（1）休息活动护理：以休息为主，缓解期和化疗间歇期可适当活动。化疗及病情较重者，应绝对卧床休息。

（2）饮食护理：给予高热量、高蛋白、高维生素、适量纤维素、清淡、易消化饮食，以半流质为主，少量多餐。避免高糖、高脂、产气和刺激性的食物，避免化疗前后2小时内进餐，避免进餐后立即平卧。

（3）病情观察：密切观察生命体征的变化，有无感染，皮肤黏膜淤血或出血点。重点警惕发生颅内出血等严重并发症。

（4）化疗不良反应的护理

①预防组织坏死：多数化疗药物对组织刺激大，多次静脉注射可引起静脉炎。若药液外渗可引起局部组织坏死、蜂窝织炎，故仅用于静脉注射。首选中心静脉或深静脉置管，若使用外周浅表静脉，宜选择粗直的大血管。静脉给药前，最重要的注意事项是告知患者，并要求签署化疗同意书。此后用生理盐水冲管，确保针头在静脉内，推注速度要慢，边推边抽回血，以保证药液无外渗。输注完

毕后再用生理盐水冲管后拔针。联合应用多种药物时，先用刺激性弱的药物。

若静脉穿刺处疼痛，首先考虑是否发生药液外渗。药液一旦外渗，应立即停止给药，保留针头接注射器回抽后，注入解毒剂再拔针，之后应用地塞米松或利多卡因局部封闭，间断冰敷24小时，肢体抬高48小时，报告医师并记录。

②保护静脉：药物适当稀释，以减轻对血管壁的刺激。长期治疗需制订静脉使用计划，左、右臂交替使用。发生静脉炎的局部血管禁止输液，患处避免受压，给予热敷，硫酸镁湿敷或理疗。

③骨髓抑制：抗肿瘤药物多数均有不同程度的骨髓抑制不良反应，应定期查血象，每次疗程结束后复查骨髓象。化疗期间最主要的观察项目就是血常规，如白细胞 $< 3.5×10^9$/L，或血小板 $< 80×10^9$/L 时，应暂停化疗，预防感染。白细胞 $< 1×10^9$/L，实行保护隔离。血小板 $< 20×10^9$/L，绝对卧床休息，协助做好生活护理。

④预防感染：对重度骨髓抑制者，置于无菌室或层流无菌室内。若无层流室，置于单人病房，定期严格消毒，禁止探视，避免交叉感染。加强口腔、皮肤及肛周护理。

⑤胃肠道反应：化疗期间给予清淡、易消化和富有营养的饮食，少食多餐。出现恶心、呕吐时，应暂缓或停止进食，加强口腔护理。呕吐频繁可用止吐镇静药。必要时静脉补充营养。

⑥常见化疗药不良反应：见表 1-28。

表1-28 常见化疗药不良反应及护理

常见不良反应	常见药物	护理措施
心脏毒性	柔红霉素 多柔比星（阿霉素） 高三尖杉酯碱	用药前后监测心率、心律及血压，用药时缓慢静滴，速度<40滴/分
肝功能损害	巯嘌呤 甲氨蝶呤 门冬酰胺酶	观察有无黄疸，定期监测肝功能
出血性膀胱炎	环磷酰胺（烷化类）	多饮水，每天超过3000ml，以稀释尿中药物浓度
周围神经炎 手足麻木感	长春新碱	停药后可逐渐消失
口腔黏膜溃疡	甲氨蝶呤	加强口腔护理，每天2次，用0.5%普鲁卡因含漱
脱 发	大多数化疗药	化疗结束后可再生，戴冰帽，减少药物到达毛囊

（三）慢性髓系白血病

慢性髓系白血病也称为慢性粒细胞白血病，简称慢粒，是一种发生在多能造血干细胞的恶性骨髓增生性肿瘤，主要涉及髓系。

1. 临床表现 起病缓慢，早期常无自觉症状。

（1）慢性期：一般持续 1～4 年，主要有乏力、消瘦、低热、多汗或盗汗等代谢亢进的表现。脾大为最突出的体征，可达脐或脐以下，质地坚实、平滑、无压痛。但脾梗死时，有明显压痛。多数患者可有胸骨中、下段压痛和肝脏中度肿大。

（2）加速期：多表现为高热、体重下降、虚弱、脾进行性肿大，骨骼疼痛及逐渐出现的贫血、出血，对原来有效的药物发生耐药，可维持数月到数年。

（3）急性变期：表现与急性白血病相似，预后极差。

2. 辅助检查

（1）血象：白细胞数显著增加，各阶段中性粒细胞均增多，以中幼、晚幼、杆状核粒细胞为主。晚期血红蛋白和血小板明显降低。

（2）骨髓象：增生明显或极度活跃。以粒细胞为主，中幼、晚幼粒细胞明显增多，原始粒细胞＜10%。巨核细胞正常或增多，晚期减少。

（3）染色体检查及其他：绝大多数慢粒患者血细胞中出现 Ph 染色体。少数患者 Ph 染色体呈阴性，预后较差。

3. 治疗要点 着重于慢性期早期治疗，避免疾病转化，力争细胞遗传学和分子生物学水平的缓解。

（1）分子靶向治疗：首选伊马替尼，需终身服用。

（2）化疗药物：首选羟基脲，其次为白消安（马利兰）。

（3）α干扰素：治疗效果较好，多数患者可获缓解。

（4）靛玉红：为我国独创，是从青黛中提取的成分。

（5）异基因造血干细胞移植：是唯一可治愈慢粒的方法。

4. 护理措施

（1）休息活动护理：血红蛋白 60g/L 以下的贫血患者，以休息为主。

（2）饮食护理：给予高热量、高蛋白、高维生素饮食，如瘦肉、新鲜蔬菜及水果，少量多餐以减轻腹胀。化疗期间每天饮水量＞3000ml，以利于尿酸的稀释和排泄。

（3）脾胀痛护理：保持环境安静、舒适，尽量卧床休息，减少活动，取左侧卧位。避免弯腰和碰撞腹部，防止脾破裂。

（4）化疗药物不良反应护理

①伊马替尼：消化道反应、水肿、肌肉骨骼疼痛、肝损害。

②靛玉红：腹泻、腹痛、便血。

（5）病情观察：注意观察患者有无原因不明的发热、骨痛、贫血、出血加重及脾迅速肿大。一旦出现异常，及时就诊。

五、造血干细胞移植

造血干细胞移植是指对患者进行放疗、化疗及免疫抑制预处理后，将正常供体或自体的造血细胞经血管输注到患者体内，使之重建正常造血和免疫系统的一种治疗方法。包括骨髓移植、外周血干细胞移植和脐血移植。

1. 适应证

（1）恶性疾病：急性白血病；急性髓细胞白血病；慢性髓细胞白血病；恶性淋巴瘤；多发性骨髓瘤等。

（2）非恶性疾病：重型再生障碍性疾病；阵发性睡眠性血红蛋白尿；其他如地中海贫血、镰形细胞贫血等。

2. 护理措施

（1）移植前准备及护理

①供者的准备：供体是自体，应能承受大剂量放化疗，并要采集不被肿瘤细胞污染的足量造血干细胞；供体是异体，其原则是以健康供着与受着的人白细胞抗原配型相合为前提。

②受者的准备：心理护理、全面身体检查、患者预处理等。

（2）术中护理：造血细胞的采集和造血干细胞输注。

（3）移植后护理：包括预处理毒性、预防感染、出血、肝静脉闭塞病、移植物抗宿主病等。

六、血液及造血系统患者常用诊疗技术及护理

血液及造血系统常用诊疗技术及护理有外周穿刺中心静脉导管技术、静脉输液港技术、骨髓穿刺术等。以下重点讲述骨髓穿刺术。骨髓穿刺术是一种常用诊断技术，临床上常用于协助诊断血液病、传染病和寄生虫病，观察疗效以及判断预后等。

1. **适应证**　协助诊断各种贫血、造血系统肿瘤、血小板或粒细胞减少症、疟疾或黑热病。

2. **禁忌证**　血友病、晚期妊娠及外周血液检查能确诊者。

3. **方法**

（1）选择穿刺部位

①髂前上棘穿刺点：髂前上棘后 1～2cm 处，该处骨面平坦，易于固定，操作方便，危险极小。

②髂后上棘穿刺点：骶椎两侧、臀部上方突出的部位。

③胸骨穿刺点：胸骨柄、胸骨体相当于第 1、2 肋间隙的位置。

④腰椎棘突穿刺点：腰椎棘突突出的部位。

（2）体位：选择髂前上棘和胸骨穿刺时，患者取仰卧位；选择髂后上棘穿刺时，患者取侧卧位；选择腰椎棘突穿刺时，患者取坐位或侧卧位。

（3）麻醉：常规消毒局部皮肤，术者戴无菌手套，铺无菌洞巾。然后用 2% 利多卡因做局部皮肤、皮下和骨膜麻醉。

（4）固定：穿刺针长度将骨髓穿刺针的固定器固定在适当的长度上。髂骨穿刺约 1.5cm，胸骨穿刺约 1.0cm。

（5）穿刺：将骨髓穿刺针固定器固定在一定长度，左手拇指和示指固定穿刺部位，右手持针向骨面垂直刺入，当针尖接触骨质后则将穿刺针左右旋转，缓缓钻刺骨质，穿刺针进入骨髓腔后，拔出针芯，接上干燥的 5ml 或 10ml 注射器，用适当力量抽吸骨髓液 0.1～0.2ml 滴于载玻片上，迅速送检做有核细胞计数、形态学及细胞化学染色检查，如需作骨髓液细菌检查，再抽取 1～2ml。

（6）拔针：抽吸完毕，重新插入针芯，用无菌纱布置于针孔处，拔出穿刺针，按压 1～2 分钟后，胶布固定纱布。

4. **护理**

（1）术前护理

①向患者说明穿刺的目的、意义及过程，取得配合。检查出血及凝血功能。做利多卡因皮试。

②用物准备：骨髓穿刺包（含骨髓穿刺针、2ml 和 20ml 注射器、7 号针头、孔巾、纱布等）、治疗盘、棉签、2% 利多卡因、无菌手套、玻片、培养基、酒精灯、火柴、胶布等。

③体位准备。

（2）术后护理

①观察：注意观察穿刺处有无出血，如果有渗血，立即换无菌纱块，压迫伤口直至无渗血为止。

②指导：告诉患者 2～3 天内保持穿刺部位干燥，避免沐浴，防止伤口感染。

扫码做题

第六节　内分泌与代谢性疾病

一、概　述

1. 解剖生理　内分泌系统是机体的重要调节系统，与神经系统相辅相成，共同调节机体的物质代谢和生长发育，维持机体内环境的平衡与稳定，调控和影响生殖行为。内分泌系统由内分泌腺、内分泌组织和散在的内分泌细胞组成。常见的内分泌腺或内分泌组织包括下丘脑、垂体、甲状腺、甲状旁腺、肾上腺、胰岛、性腺等。

（1）下丘脑：位于背侧丘脑前下方，由前向后包括视交叉、灰结节和乳头体，灰结节向下延伸为漏斗，漏斗下端连接垂体。下丘脑是神经内分泌中心，通过与垂体的密切联系，将神经调节和体液调节融为一体。下丘脑合成释放激素和抑制激素，调节相关靶腺合成各类激素，构成一个神经内分泌轴。靶腺素又对垂体和下丘脑进行反馈，保持动态平衡。下丘脑也是皮质下调节内脏活动的高级中枢，对机体体温、摄食、生殖、水盐平衡和内分泌活动等进行广泛调节。下丘脑还可通过与边缘系统的联系，调节情绪活动。视交叉上核参与人体的昼夜节律的调节。

（2）垂体：位于颅底蝶骨的垂体窝内，借漏斗柄悬吊于下丘脑下方，是机体最重要的内分泌腺，可分为腺垂体和神经垂体两部分。腺垂体可分泌生长激素、催乳素、促甲状腺激素、促肾上腺皮质激素、黄体生成激素、卵泡刺激素、促黑激素。其中，生长激素可促进骨和软组织生长，分泌缺乏可致侏儒症（儿童期发病），分泌亢进可致巨人症（儿童期发病）或肢端肥大症（成年期发病）。神经垂体为下丘脑的延伸结构，不含腺细胞，但有丰富的毛细血管，能储存和释放下丘脑合成的抗利尿激素（血管加压素）和催产素。

（3）甲状腺：是人体最大的内分泌腺，位于颈下部、气管上部的双侧和前方，呈"H"形，分为左右两叶，中间以峡部相连。甲状腺腺体被结缔组织分割成许多小叶，每个小叶均由许多滤泡构成，滤泡是甲状腺结构和分泌的功能单位，产生并分泌甲状腺素（T_4）和小部分三碘甲状腺原氨酸（T_3）。甲状腺激素是体内唯一储存在细胞外的内分泌激素，能促进机体的新陈代谢和生长发育，特别对脑和骨骼的正常发育和功能有重要的作用。甲状腺激素分泌不足可引起婴幼儿的呆小症、成人的黏液性水肿，分泌过多可致甲状腺功能亢进。滤泡旁细胞分泌的降钙素有促进成骨的作用，并有对抗甲状旁腺素的作用，使血钙浓度降低。

（4）甲状旁腺：常位于甲状腺两叶背侧，上、下各1对。甲状旁腺分泌甲状旁腺素，能升高血钙，调节钙、磷代谢，与降钙素共同维持血钙稳定。如甲状腺手术时不慎误切，可引起血钙下降，手足抽搐。

（5）肾上腺：位于腹膜后隙内脊柱的两侧，左、右肾上端。肾上腺实质由皮质和髓质构成。

①皮质：位于外周，由外向内依次分为球状带、束状带和网状带。球状带细胞分泌盐皮质激素，主要是醛固酮，能促进肾远曲小管和集合管重吸收水、钠，排出钾，维持有效血容量。束状带分泌糖皮质激素，主要是皮质醇，能升高血糖，抑制蛋白质合成，促进脂肪重新分布，并参与应激反应。网状带分泌雄激素及少量雌激素和糖皮质激素。雄激素可使生长加速，促使外生殖器发育及第二性征出现。

②髓质：分泌肾上腺素和去甲肾上腺素，能参与物质代谢和应激反应。肾上腺素使心率加快，冠状动脉和骨骼肌血管扩张，皮肤、黏膜、肾血管和平滑肌收缩，加强肌糖原和脂肪分解，促进糖异生。去甲肾上腺素使冠状动脉舒张，其他血管均收缩，血压升高。

（6）胰岛：为胰腺的内分泌部，是散在分布于外分泌腺泡之间的内分泌细胞团，有多种可分泌不同激素的细胞，其中最重要的有 A 细胞和 B 细胞。B 细胞分泌胰岛素，是促进物质合成代谢、维持血糖水平稳态的关键激素，可促进全身各组织尤其是肝细胞和肌细胞摄取葡萄糖，促进葡萄糖储存和利用，促进脂肪、蛋白质合成，抑制分解，对机体能源物质的储存和生长发育具有重要作用。A 细胞分泌胰高血糖素，其生物学作用与胰岛素相反，能促进肝脏糖原分解和葡萄糖异生，使血糖明显升高；还可促进脂肪分解，使酮体增多。此外，D 细胞可分泌生长抑素，H 细胞分泌血管活性肠肽，PP 细胞分泌胰多肽。

2. 常见症状体征

（1）身体外形改变

①消瘦：多见于糖尿病、甲状腺功能亢进、肾上腺皮质功能低下者。

②肥胖：可分为单纯性肥胖和继发性肥胖。单纯性肥胖与摄入过多或消耗过少有关。继发性肥胖多见于甲状腺功能减退症、2 型糖尿病、肾上腺皮质增生、垂体功能不全等疾病。

③身材过高或矮小：身材过高见于巨人症，身材矮小见于侏儒症、呆小症。侏儒症由生长激素缺乏引起，身体比例适当，无智力障碍。呆小症因甲状腺激素分泌不足导致，下肢短，上部量＞下部量，骨龄落后，性发育迟缓，智力低下。

④面容改变：甲状腺功能亢进症患者常有眼球突出、颈部增粗。甲状腺功能减退症可见黏液性水肿面容，颜面水肿、目光呆滞。库欣综合征常有满月脸、痤疮和多血质貌等。

⑤色素沉着：皮肤或黏膜色素量增加或色素颜色增深，多见于肾上腺皮质疾病患者。

（2）生殖发育及性功能异常：包括生殖器官发育迟缓或过早，性欲减退或丧失，女性月经紊乱、溢乳、闭经或不孕，男性勃起功能障碍或乳房发育。

（3）其他症状体征：进食或营养异常、高血压、疲乏、排泄异常、骨痛与自发性骨折等。

3. 营养的评估

（1）理想体重

①男性理想体重（kg）＝身高（cm）－ 105

②女性理想体重（kg）＝身高（cm）－ 105 － 2.5

（2）实测体重占理想体重的百分比：实测体重 / 理想体重 ×100%。评价标准（表 1-29）。

（3）体质指数（BMI）及营养评价标准：$BMI = 体重（kg）/ [身高（m）]^2$。BMI 在 18.5 ～ 23.9 为正常，＜ 18.5 为消瘦，24 ～ 27.9 为超重，≥ 28 为肥胖。

表1-29　实测体重占理想体重营养评价标准

实测体重占理想体重（%）	评价标准
＜80%	明显消瘦
80%～90%	消瘦
90%～110%	正常
110%～120%	超重
120%～130%	轻度肥胖
130%～150%	中度肥胖
＞150%	重度肥胖

二、甲状腺功能亢进症

甲状腺毒症是指血循环中甲状腺激素过多，引起以神经、循环、消化等系统兴奋性增高和代谢亢进为主要表现的一组临床综合征。其中由于甲状腺腺体本身功能亢进，合成和分泌甲状腺激素增加所导致的甲状腺毒症称为甲状腺功能亢进症，简称甲亢。

1. **病因** 可分为 Graves 病、多结节性甲状腺肿伴甲亢、甲状腺自主性高功能腺瘤、碘甲亢等，其中以 Graves 病最为常见，属自身免疫性甲状腺疾病，有遗传倾向。此外，细菌感染、性激素、应激、精神刺激和锂剂等环境因素对本病有促发作用。

2. **临床表现** 以青、中年女性高发。多数起病缓慢，少数在感染或精神创伤等应激后急性起病。

（1）甲状腺毒症表现

①高代谢综合征：由于 T_3、T_4 分泌增多，导致交感神经兴奋性增高和新陈代谢加速，常有心悸、乏力、怕热、多汗、消瘦、食欲亢进等。

②神经系统：神经过敏，多言好动，紧张焦虑，焦躁易怒，失眠不安，注意力不集中，记忆力减退，手、眼睑震颤，腱反射亢进。

③心血管系统：心悸、胸闷、气短，第一心音亢进。心搏出量增加可致收缩压增高，外周血管扩张，血管阻力下降，可致舒张压下降，导致脉压增大。窦性心动过速，心律失常以房性期前收缩最常见。合并甲状腺毒症心脏病时，可出现心脏增大和心力衰竭，心律失常则以心房颤动多见。

④消化系统：胃肠蠕动增快，食欲亢进，消瘦，排便频繁。重者可有肝大、肝功能异常，偶有黄疸。

⑤肌肉与骨骼系统：可伴发周期性麻痹和近端肌肉进行性无力、萎缩。也可伴发重症肌无力及骨质疏松。

⑥生殖系统：女性常有月经减少或闭经。男性有勃起功能障碍，偶有乳腺发育。

⑦造血系统：淋巴细胞、单核细胞增高，但白细胞总数减低。伴发血小板减少性紫癜。

⑧血 ACTH 及 24 小时尿 17- 羟皮质类固醇升高，继而受过高 T_3/T_4 抑制而下降。

（2）甲状腺肿：程度不等的甲状腺肿大，呈弥漫性、对称性，质地中等，无压痛。甲状腺上下极可触及震颤，闻及血管杂音，为本病重要的体征。

（3）突眼征：可分为单纯性和浸润性突眼两类。

①单纯性突眼：与甲状腺毒症导致的交感神经兴奋性增高有关。

②浸润性突眼：称为 Graves 眼病，与眶周组织的自身免疫炎症反应有关。表现为眼内异物感、胀痛、畏光、流泪、视力下降。检查见突眼，眼睑肿胀，结膜充血水肿，眼球活动受限。严重者可形成角膜溃疡、全眼炎，甚至失明。

（4）甲状腺危象：也称为甲亢危象，表现为所有甲亢症状的急剧加重和恶化，多发生于较重甲亢未予治疗或治疗不充分，导致大量 T_3、T_4 释放入血的患者。

①诱因：应激状态（感染、手术、放射性碘治疗等），严重躯体疾病，口服过量 TH 制剂，严重精神创伤，手术中过度挤压甲状腺。

②临床表现：原有甲亢症状加重，继而出现高热或过高热（体温 ≥ 39℃），大汗，心动过速（≥ 140 次／分），常有心房颤动或心房扑动，烦躁，焦虑不安，谵妄，恶心，呕吐，腹泻，危重患者可有心力衰竭、休克及昏迷，病死率在 20% 以上。

3. **辅助检查**

（1）血清促甲状腺素（TSH）：是诊断甲亢的首选指标，可作为单一指标进行甲亢筛查。

（2）血清甲状腺激素测定：血清 T_3、T_4 增高是甲亢最有意义的检查。血清游离 T_4（FT_4）和游离 T_3（FT_3）能更准确地反映甲状腺的功能状态。

（3）基础代谢率（BMR）测定：基础代谢率 % ＝（脉压＋脉率）－ 111。正常值为 ±10%，+20% ～ +30% 为轻度甲亢，+30% ～ +60% 为中度甲亢，+60% 以上为重度甲亢。测定应在禁食 12 小时、睡眠 8 小时以上，静卧空腹状态下进行。

（4）三碘甲状腺原氨酸抑制试验（T_3 抑制试验）：用于鉴别单纯性甲状腺肿和甲亢。也可作为抗甲状腺药物治疗甲亢的停药指标。

4. 治疗要点

（1）一般治疗：注意休息，补充足够热量和营养，如糖、蛋白质和 B 族维生素。失眠可给苯二氮䓬类镇静药。心悸明显者可给 β 受体阻滞剂。

（2）硫脲类抗甲状腺药物：适用于病情轻、甲状腺轻至中度肿大及不宜手术和放射性碘治疗的患者，如儿童、青少年、年老体弱或兼有重要脏器疾病者。其作用机制为通过抑制甲状腺内过氧化物酶系及碘离子转化为新生态碘或活性碘，抑制酪蛋白的碘化和耦联，使氧化碘不能与甲状腺球蛋白结合，从而阻断甲状腺激素的合成。主要药物有咪唑类的甲巯咪唑（他巴唑）和硫氧嘧啶类的丙硫氧嘧啶，优先选择甲巯咪唑，因丙硫氧嘧啶肝毒性较强。但因甲巯咪唑可致胎儿皮肤发育不良，妊娠期（1 ～ 3 个月）甲亢应首选丙硫氧嘧啶。

（3）^{131}I 治疗：现已成为欧美国家治疗成人甲亢的首选疗法，简单、经济，治愈率高。治疗机制是 ^{131}I 被甲状腺摄取后释放出 β 射线，破坏甲状腺组织细胞，从而减少甲状腺素的合成与释放。适用于：甲状腺肿大 II 度以上；对抗甲状腺药物过敏；药物治疗或手术治疗后复发；甲亢合并心脏病；甲亢伴白细胞减少、血小板减少或全血细胞减少；甲亢合并肝、肾等脏器功能损害；拒绝手术治疗或者有手术禁忌证。禁用于妊娠和哺乳期妇女、肝肾功能差及活动性结核等。永久性甲状腺功能减退是 ^{131}I 治疗甲亢后的主要并发症，常难以避免。

（4）手术治疗：是治疗甲亢的有效方法。

（5）碘剂：小剂量碘剂是合成甲状腺激素的原料，可预防单纯性甲状腺肿；但大剂量碘剂可产生抗甲状腺作用，通过抑制蛋白水解酶，减少甲状腺球蛋白分解，主要抑制甲状腺激素的释放，且作用迅速，还可抑制其合成。碘剂还可减少甲状腺的血流量，使腺体充血减少，因而缩小变硬。仅在手术前和甲状腺危象时使用。常用药物有复方碘化钠或碘化钾液（卢戈液）。

（6）β 受体阻滞剂：作用机制是从受体部位阻断儿茶酚胺的作用，改善甲亢所致的心率加快、心肌收缩力增强等交感神经激活症状，还可抑制外周 T_4 转化为 T_3。常用药为普萘洛尔。

（7）甲状腺危象的防治：去除诱因，积极治疗甲亢是预防甲状腺危象的关键。首选丙硫氧嘧啶，作用迅速，可抑制外周组织将 T_4 转变为 T_3。给予抗甲状腺药物 1 小时后使用碘剂。糖皮质激素静滴可防止肾上腺皮质功能低下，必要时可选用腹膜透析、血液透析或血浆置换等，迅速降低血浆甲状腺激素浓度。

（8）浸润性突眼的防治：轻度以局部治疗和控制甲亢为主，如戴有色眼镜或棱镜，使用人工泪液，抬高床头，戒烟。中度和重度在上述治疗基础上强化治疗。视神经受累是本病最严重的表现，可导致失明，应给予糖皮质激素、眶放射治疗和眶减压手术。

5. 护理措施

（1）休息活动护理：将患者安置在安静、通风良好、室温恒定的环境中，避免嘈杂，限制探视时间，治疗、护理集中进行。轻症患者可照常工作和学习，活动以不感疲劳为度，适当增加休息时间。病情重、有心力衰竭或严重感染者应严格卧床休息。大量出汗者，应随时更换衣服及床单，防止受凉。

（2）饮食护理：经常测量体重，根据患者体重变化情况调整饮食计划。给予高热量、高蛋白、高维生素及矿物质丰富的饮食。主食应足量，可增加奶类、蛋类、瘦肉类等优质蛋白，以纠正负氮平衡。多饮水，每天饮水 2000 ～ 3000ml 以补充出汗、腹泻、呼吸加快等丢失的水分，但对并发心脏疾病者应避免大量饮水。禁止摄入刺激性的食物及饮料，以免引起精神兴奋，戒烟、酒。减少粗纤维的摄入，以免加重腹泻。避免进食含碘丰富的食物，应食用无碘盐，忌食海带、紫菜等海产品，慎食卷心菜、甘蓝等易致甲状腺肿的食物。

（3）病情观察：观察患者心率、脉压和基础代谢率的变化，以判断甲亢的严重程度。观察患者体重和症状的发展变化。观察患者精神状态和手指震颤情况，注意有无焦虑、烦躁等甲亢加重的表现，必要时使用镇静药。

（4）眼部护理：采取保护措施，预防眼睛受到刺激和伤害。睡眠或休息时抬高头部，减轻球后水肿。外出戴深色眼镜，减少光线、灰尘和异物的侵害。使用眼药水湿润眼睛，避免过度干燥。睡前涂抗生素眼膏，眼睑不能闭合者用无菌纱布或眼罩覆盖双眼。眼睛有异物感、刺痛或流泪时，勿用手直接揉眼睛，可用 0.5% 甲基纤维素或 0.5% 氢化可的松溶液滴眼。限制钠盐摄入，遵医嘱适量使用利尿药，以减轻组织充血、水肿。定期眼科角膜检查，有畏光、流泪、疼痛、视力改变等角膜炎、角膜溃疡先兆，应立即复诊。

（5）用药护理：护士应指导患者正确用药，不可自行减量或停药，并密切观察药物的不良反应，及时处理。

①硫脲类抗甲状腺药物的不良反应有粒细胞减少、皮疹、皮肤瘙痒、中毒性肝病和血管炎等。粒细胞缺乏是最严重的不良反应，可发生在服药的任何时间，表现为发热、咽痛、全身不适等，严重者可出现菌血症或脓毒症，甚至死亡。治疗中应定期复查血象，如白细胞 $< 3.0 \times 10^9/L$ 或中性粒细胞 $< 1.5 \times 10^9/L$ 应停药，并遵医嘱给予促进白细胞增生药。严密监测肝功能，预防暴发性肝坏死。一般药疹用抗组胺药控制，不必停药。严重皮疹则应立即停药。

②^{131}I 治疗前和治疗后 1 个月内避免服用含碘的药物和食物。空腹服用，2 小时内不可进食固体食物，服药后 24 小时内避免咳嗽、咳痰，以减少 ^{131}I 丢失。服药后多饮水，增加排尿，并注意定期复查，以免导致永久性甲状腺功能减退。服药后第 1 周避免用手按压甲状腺。服药后患者的排泄物、衣服、被褥及用具等需单独存放，待放射作用消失后再做清洁处理。

③β 受体阻滞剂用药过程中须注意观察心率，以防心动过缓。有哮喘病史的患者禁用。

（6）甲状腺危象的护理

①避免诱因。

②休息活动护理：绝对卧床休息，避免一切不良刺激。烦躁不安者遵医嘱给予适量镇静药。呼吸困难时取半卧位，立即给氧。

③用药护理：及时、准确给药，迅速建立静脉通路。注意碘剂过敏反应，如出现口腔黏膜发炎、腹泻、恶心、呕吐、鼻出血等症状，应立即停药，通知医师配合处理。准备好抢救药物，如镇静药、血管活性药物、强心药等。

④对症护理：体温过高者给予冰敷或乙醇拭浴降温。禁用阿司匹林，该药可与甲状腺球蛋白结合而释放出游离的甲状腺激素，加重病情。躁动不安者使用床档。昏迷者加强皮肤、口腔护理。腹泻严重者应注意肛周护理，预防肛周感染。

三、甲状腺功能减退症

甲状腺功能减退症简称甲减，是由于甲状腺激素（TH）合成和分泌减少或组织利用不足而引起的全身代谢减低综合征。

1. 病因与发病机制 原发性甲减占大多数，由甲状腺腺体本身病变引起。继发性甲减是由于垂体和下丘脑病变导致 TSH 不足而继发。

2. 临床表现　女性多见，随年龄增长患病率上升。多数发病隐袭，病程较长，部分患者缺乏特异性症状和体征。

（1）症状：主要为代谢率减低和交感神经兴奋性下降的症状。典型表现为畏寒少汗、乏力少言，关节疼痛、手足肿胀感、记忆力减退、反应迟钝、嗜睡、抑郁、便秘，少食而体重增加，女性月经过多或不孕，男性出现勃起功能障碍。

（2）体征：典型者可出现黏液水肿面容，表情呆滞、淡漠，面色苍白，颜面和（或）眼睑水肿、唇厚舌大，毛发稀疏，皮肤干燥发凉、粗糙脱屑，呈"假面具样"。手脚掌皮肤可呈姜黄色，跟腱反射时间延长，脉率缓慢。少数患者可有胫前黏液性水肿。累及心脏可出现心包积液和心力衰竭。

（3）黏液性水肿昏迷：老人多见，预后差，其诱发因素有寒冷、感染、手术、严重疾病、中断TH替代治疗和使用麻醉、镇静药等。临床表现为嗜睡、精神异常，木僵甚至昏迷，低体温（体温＜35℃），呼吸减慢，心动过缓，血压下降，可危及生命。

3. 辅助检查

（1）甲状腺功能检查：血清 TSH 升高，甲状腺素（TT_4）、FT_4 降低是诊断的必备指标。

（2）促甲状腺激素释放激素兴奋试验：主要用于原发性甲减与中枢性甲减的鉴别。

（3）其他检查：轻、中度贫血，血胆固醇、心肌酶增高。

4. 治疗要点

（1）替代治疗：首选左甲状腺素口服，永久性甲减者需终身服用。

（2）对症治疗：贫血补充铁剂、维生素 B_{12}、叶酸等。胃酸低者应补充稀盐酸。

（3）黏液性水肿昏迷的治疗：即刻补充 TH，首选 T_3 静脉注射。保温，给氧，保持呼吸道通畅。氢化可的松持续静滴。控制感染，治疗原发病。

5. 护理措施

（1）饮食护理：给予高蛋白、高维生素、高纤维素、低钠、低脂肪饮食。加强皮肤护理，避免血液循环不良而造成压疮。

（2）加强保暖：注意患者保暖，及时添加衣服，睡眠时加盖棉被或用热水袋保暖。监测生命体征变化，观察患者有无体温过低表现。

（3）促进排便：养成规律排便的习惯，每天定时排便。教会患者促进排便的技巧，如按摩腹部等。鼓励患者每天适度运动。必要时可根据医嘱给予轻泻剂缓解便秘，密切观察大便的次数和性质改变。

（4）用药护理：严格遵医嘱按时、按量用药。左旋甲状腺素片于每天清晨空腹服用，服用过量易出现心动过速、体重减轻。

四、皮质醇增多症

皮质醇增多症是各种原因引起肾上腺皮质分泌过多糖皮质激素（主要是皮质醇）所致病症的总称，又称库欣综合征。

1. 病因与发病机制　ACTH 分泌过多造成肾上腺皮质增生。垂体多有微腺瘤。垂体以外最常见的是肺癌。

2. 临床表现　表现形式多样，可引起代谢紊乱及多器官功能障碍。

（1）外形改变：满月脸、向心性肥胖、多血质外貌为特征性表现。

（2）皮肤表现：菲薄，毛细血管脆性增加。下腹两侧、大腿外侧等处可见紫纹。手、脚、指甲、肛周常出现真菌感染。部分患者皮肤色素沉着，颜色加深。

（3）心血管病变：高血压常见，伴有动脉硬化和肾小球动脉硬化。

（4）感染：长期皮质醇分泌增多使免疫功能减弱，肺部感染多见，易受某些化脓性细菌、真菌和病毒感染。

（5）代谢障碍：血糖升高，葡萄糖耐量减低，部分患者出现继发性糖尿病。大量皮质醇有保钠、排钾作用，出现水肿和低血钾表现。病程较久者肌肉萎缩、骨质疏松，脊椎可发生压缩畸形，身材变矮。儿童患者生长发育受抑制。

（6）性功能异常：女性患者月经减少或停经、痤疮。男性患者性欲减退、阴茎缩小。

（7）神经、精神障碍：出现肌无力，下蹲后起立困难。有不同程度的精神、情绪变化，如情绪不稳定、烦躁、失眠等。

3. 辅助检查

（1）皮质醇测定：血皮质醇水平增高且昼夜节律消失，24小时尿17-羟皮质类固醇、尿游离皮质醇增高。

（2）地塞米松抑制试验：血皮质醇不受地塞米松抑制。

（3）ACTH试验：原发性肾上腺皮质肿瘤大多无反应。

（4）影像学检查：诊断病变部位。

4. 治疗要点　首选手术切除垂体微腺瘤。其他临床类型行手术、放疗或化疗治疗，若不能根治，使用阻滞肾上腺皮质激素合成的药物，有米托坦（双氯苯二氯乙烷）、美替拉酮、氨鲁米特、酮康唑等。

5. 护理措施

（1）休息活动护理：取平卧位，抬高双下肢，有利于静脉回流。

（2）饮食护理：给予低钠、高钾、高蛋白、低糖类、低热量饮食，鼓励患者食用橘子、枇杷、香蕉、南瓜等含钾高的水果蔬菜，并摄取富含钙及维生素D的食物。

（3）用药护理：注意观察药物疗效及不良反应。肾上腺皮质激素合成阻滞剂的不良反应为食欲缺乏、恶心、呕吐、乏力、嗜睡等。部分药物对肝损害较大，应定期检测肝功能。

（4）感染护理：病情监测，观察体温变化，定期检查血常规，注意有无感染征象。做好皮肤、口腔护理。

（5）安全护理：减少安全隐患，浴室应铺上防滑脚垫。骨质疏松和骨痛患者，适当限制运动，避免过度劳累。变换体位时动作宜轻柔，避免剧烈运动。护理操作轻稳，避免碰击或擦伤患者皮肤，引起皮下出血。

五、糖尿病

糖尿病是一组由多病因引起的以慢性高血糖为特征的代谢性疾病，由胰岛素分泌和（或）作用缺陷引起。

1. 病因与发病机制　糖尿病分为4型，包括1型糖尿病、2型糖尿病、其他特殊类型糖尿病和妊娠糖尿病，其中以2型糖尿病为主。

（1）1型糖尿病：多于儿童或青少年起病，胰岛B细胞被破坏而导致胰岛素绝对缺乏，具有酮症倾向，需胰岛素终身治疗。

（2）2型糖尿病：主要与遗传有关，有家族史，多见于40岁以上成人，多数为超重者，从胰岛素抵抗为主伴相对胰岛素缺乏，逐渐发展为胰岛素缺乏为主伴胰岛素抵抗。

2. 临床表现

（1）代谢紊乱综合征："三多一少"，即多尿、多饮、多食和体重减轻。血糖升高后因渗透性利尿引起多尿，继而口渴多饮。外周组织对葡萄糖利用障碍，脂肪分解增多，蛋白质代谢负平衡，出现乏力、消瘦、儿童生长发育受阻。患者易感饥饿、多食。可有皮肤瘙痒，特别是外阴瘙痒，四肢酸痛、麻木、腰痛、性欲减退、阳痿不育、月经失调、便秘、视物模糊等表现。部分患者无明显症状，仅于体检或因各种疾病就诊化验时发现高血糖。

（2）糖尿病急性并发症

①糖尿病酮症酸中毒（DKA）：为最常见的糖尿病急症。糖尿病代谢紊乱加重时，脂肪动员和分解加速，大量脂肪酸在肝脏经 β 氧化产生大量乙酰乙酸、β- 羟丁酸和丙酮，三者统称为酮体。乙酰乙酸和 β- 羟丁酸均为较强的有机酸，在体内蓄积过多，可发生代谢性酸中毒。1 型糖尿病有自发 DKA 的倾向，2 型糖尿病常见的诱因有急性感染、胰岛素不适当减量或突然中断治疗、饮食不当、严重疾病、创伤、手术、妊娠、分娩、精神刺激等。早期三多一少症状加重，酸中毒失代偿后出现疲乏、恶心、呕吐、头痛、嗜睡、呼吸深大（库斯莫呼吸），呼气中有烂苹果味（丙酮味）。后期严重失水，尿少，血压下降、心率加快。血酮体多在 3.0mmol/L 以上，血糖一般为 16.7 ～ 33.3mmol/L。

②高渗高血糖综合征（HHS）：以严重高血糖而无明显酮症、血浆渗透压显著升高、脱水和意识障碍为特征，多见于老年 2 型糖尿病患者，多数患者原来并无糖尿病病史。与 DKA 相比，失水更严重，神经精神症状更突出。血糖多在 33.3mmol/L 以上，血钠多升高至 155mmol/L 以上。血浆渗透压显著增高是 HHS 的重要特征和诊断依据。

（3）糖尿病慢性并发症

①感染：糖尿病由于机体细胞及体液免疫功能减退、血管及周围神经病变等原因易并发各种感染，血糖控制差者更易发生也更严重。肾盂肾炎和膀胱炎常见，尤其多见于女性，常反复发作。疖、痈等皮肤化脓性感染可致菌血症或脓毒症。皮肤真菌感染如足癣、体癣也常见。肺结核发病率高，进展快，易形成空洞。

②血管病变：大血管病变是糖尿病最严重而突出的并发症，主要表现为动脉粥样硬化，可引起冠心病、脑血管病、肾动脉硬化、肢体外周动脉硬化等。微血管病变是糖尿病的特异性并发症，以肾脏和视网膜病变最为严重。糖尿病肾病表现为蛋白尿，眼睑或下肢水肿，高血压，肾功能减退、肾衰竭，血尿素氮和肌酐升高等。糖尿病视网膜病变多见于病程超过 10 年者，是糖尿病患者失明的主要原因之一。

③神经病变：以周围神经病变最为常见，呈对称性，下肢较上肢严重，表现为四肢麻木、刺痛感、蚁走感、袜套样感，感觉过敏或消失。

④糖尿病足：由于神经病变、血管病变和感染导致足部的溃疡和坏疽，是糖尿病最严重和治疗费用最多的慢性并发症之一，是糖尿病非外伤性截肢的最主要原因。

3. 辅助检查

（1）尿糖测定：尿糖阳性是诊断糖尿病的重要线索。但尿糖阳性只提示血糖值超过肾糖阈（大约 10mmol/L），尿糖阴性不能排除糖尿病可能。

（2）血糖测定：空腹及餐后 2 小时血糖升高是诊断糖尿病的主要依据，是判断糖尿病病情和控制情况的主要指标（表 1-30）。

（3）口服葡萄糖耐量试验（OGTT）：适用于血糖高于正常范围而又未达到诊断糖尿病标准者。OGTT 在无任何热量摄入 8 小时后，清晨空腹进行，成人口服 75g 葡萄糖，溶于水，5 ～ 10 分钟饮完，2 小时后测静脉血浆葡萄糖（表 1-30）。注意 OGTT 受试者不喝茶及咖啡，不吸烟，不做剧烈运动，以免影响测定的准确性。

（4）糖化血红蛋白（HbA1c）测定：可反映取血前 8 ～ 12 周血糖的总水平，可稳定而可靠地反映患者的预后。HbA1c ≥ 6.5% 可作为诊断糖尿病的参考。

（5）血浆胰岛素和 C 肽测定：主要用于胰岛 B 细胞功能（包括储备功能）的评价。

表1-30 糖尿病血糖测定标准（mmol/L）

	正常血糖	糖尿病前期	诊断糖尿病
空腹血糖	3.9～6.0	6.1～6.9	≥7.0
OGTT或餐后2小时血糖	<7.8	7.8～11.0	≥11.1
诊断糖尿病的标准	有糖尿病症状加空腹血糖≥7.0 或随机血糖≥11.1 或OGTT、餐后2小时血糖≥11.1		

（6）尿蛋白测定：已确诊的糖尿病患者，均应密切随访尿蛋白，尤其尿微量白蛋白，是诊断糖尿病肾病的标志，尿微量白蛋白排泄率（UAER）是早期诊断糖尿病肾病最有价值的检查。血肌酐常不能准确反映糖尿病患者的肾功能状态，因糖尿病患者营养不良和肌容量减少，肌酐产生量下降。

4. 治疗要点 糖尿病应坚持早期、长期、综合治疗及治疗方法个体化的原则，以适当的饮食治疗和运动锻炼为基础，根据病情结合药物治疗。

（1）饮食治疗：控制饮食是治疗糖尿病最基本的措施，凡糖尿病患者都需要饮食治疗。饮食治疗应以控制总热量为原则，实行低糖、低脂（以不饱和脂肪酸为主）、适当蛋白质、高纤维素（可延缓血糖吸收）、高维生素饮食。

①制订总热量：根据患者理想体重、工作性质、生活习惯计算每天所需总热量。理想体重（kg）＝身高（cm）－105。成年人休息状态下每天需要热量25～30kcal/kg，轻体力劳动30～35kcal/kg，中等体力劳动35～40kcal/kg，重体力劳动40kcal/kg以上。儿童、孕妇、乳母、营养不良及消耗性疾病患者相应增加5kcal/kg，过重或肥胖者相应减少5kcal/kg。

②食物组成：总热量糖类占50%～60%，蛋白质10%～15%，保证优质蛋白摄入超过50%，脂肪不超过30%，饱和脂肪、多不饱和脂肪与单不饱和脂肪的比例应为1∶1∶1，胆固醇摄入量<300mg/d。每克糖类和蛋白质可提供热量4kcal，每克脂肪可提供热量9kcal。

③热量分配：应定时定量，按每日三餐1/5、2/5、2/5或各1/3分配，对注射胰岛素或口服降糖药且病情有波动的患者，可于两餐中或睡前加餐，但应包括在总热量中。

（2）运动锻炼：成年糖尿病患者每周至少150分钟（如每周运动5天,每次30分钟）中等强度（心率＝170－年龄，运动时有点用力，心搏和呼吸加快但不急促）的有氧运动。最佳的运动时间是餐后1小时。适宜的运动方式包括快走、打太极拳、骑车、乒乓球、羽毛球和高尔夫球等。运动前后要加强血糖监测，血糖>14mmol/L，应减少活动，增加休息。

（3）口服药物治疗：2型糖尿病一经诊断，首选生活方式干预和二甲双胍治疗。生活方式干预是2型糖尿病的基础治疗措施，应贯穿于糖尿病治疗的始终。如果单纯生活方式（饮食和运动）不能使血糖控制达标，应开始药物治疗。口服药物联合治疗而血糖仍不达标者，可加用胰岛素治疗。口服降糖药可分为以促进胰岛素分泌为主要作用的药物（磺脲类、格列奈类）和通过其他机制降低血糖的药物（双胍类、噻唑烷二酮类、葡萄糖苷酶抑制剂）等（表1-31）。

（4）胰岛素治疗

①适应证：1型糖尿病终身替代治疗；2型糖尿病患者在生活方式和口服降糖药联合治疗的基础上，血糖仍未达到控制目标；各种严重的糖尿病急性或慢性并发症；手术、妊娠和分娩；新发病且与1型糖尿病鉴别困难的消瘦糖尿病患者；新诊断的2型糖尿病伴有明显高血糖；或在糖尿病病程中无明显诱因出现体重显著下降者；某些特殊类型糖尿病。

表1-31　常用口服降糖药物的药理作用及适用情况

药物分类	常用药物	药理作用	适用情况
双胍类	二甲双胍 苯乙双胍	减少肝脏葡萄糖输出； 抑制肝脏糖异生（非糖物转化为糖的过程）； 增加外周组织（如骨骼肌）对葡萄糖的摄取、利用和无糖酵解； 延缓葡萄糖从胃肠道吸收入血； 改善外周组织对胰岛素的敏感性，降低胰岛素抵抗	2型糖尿病首选二甲双胍，是联合用药中的基础用药
磺酰脲类	格列本脲 （优降糖） 格列吡嗪 格列喹酮 格列美脲	主要通过刺激胰岛B细胞分泌胰岛素，增加体内的胰岛素水平而降低血糖	残存一定胰岛功能者；新诊断的2型糖尿病非肥胖患者、用饮食和运动治疗控制血糖不理想时
格列奈类	瑞格列奈 那格列奈	刺激胰岛素的早时相分泌而降低餐后血糖	控制餐后高血糖
噻唑烷二酮类	罗格列酮 吡格列酮	增强靶组织对胰岛素的敏感性，改善胰岛素抵抗，而降低血糖	肥胖、胰岛素抵抗明显者
葡萄糖苷酶抑制剂	阿卡波糖 （拜唐苹） 米格列醇 伏格列波糖	抑制小肠α-葡萄糖苷酶而延缓糖类的吸收，降低餐后高血糖	以糖类为主要食物成分和餐后血糖升高的患者

②制剂类型：胰岛素制剂一般为皮下或静脉注射液体，按作用快慢和维持作用时间长短可分为速效、短效、中效、长效、预混胰岛素5类。

③使用原则：胰岛素应在一般治疗和饮食治疗的基础上进行。从小剂量开始，根据血糖水平逐渐调整至合适剂量，应力求模拟生理性胰岛素分泌模式。

（5）手术治疗。

（6）胰腺和胰岛移植。

（7）DKA治疗

①补液：是治疗的首要和关键环节。应先快后慢，并根据血压、心率、尿量及周围循环状况决定输液量和输液速度。

②胰岛素治疗：一般采用小剂量胰岛素静脉注射，调整血糖。

③纠正电解质及酸碱平衡失调：治疗前血钾低于正常或血钾正常、尿量＞40ml/h立即补钾。血钾正常、尿量＜30ml/h，应暂缓补钾，待尿量增加后再开始补钾。

④处理诱因和防治并发症：包括休克、严重感染、心力衰竭、心律失常、肾衰竭、脑水肿、急性胃扩张等。

（8）HHS治疗：治疗原则基本同DKA。严重失水时，补液量可达到6000～10 000ml/24h。

5. 护理措施

（1）休息运动护理：血糖＞14mmol/L、有糖尿病急性并发症、明显低血糖症、各种器官严重慢性并发症者不宜运动，增加休息。病情稳定者应安排有规律的合适运动，循序渐进，长期坚持。运动不宜在空腹时进行，防止低血糖发生。运动时应随身携带糖果等，当出现低血糖症状时及时食用并暂停运动。

（2）饮食护理：控制饮食的关键在于控制总热量。在保持总热量不变的原则下，增加一种食物时应同时减去另一种食物。出现饥饿时，可增加蔬菜、豆制品等副食。严格定时进食，严格限制甜食。超重者忌食油炸、油煎食物。炒菜宜用植物油，少食动物内脏等含胆固醇高的食物。限制饮酒，限盐＜6g/d。每周定期测量体重，如果体重改变＞2kg，应报告医师。

（3）口服降糖药护理：遵医嘱按时用药，不可擅自增减药物剂量或停药。用药期间监测血糖，观察药物不良反应及注意事项（表1-32）。

表1-32 常用口服降糖药物的不良反应及用药注意事项

药物分类	给药原则	不良反应
双胍类	餐中或餐后服，小剂量开始，每天最大剂量不超过2g	主要不良反应为恶心、呕吐、腹胀、腹泻、腹痛、消化不良等胃肠道反应，乳酸性酸中毒罕见但最严重。双胍类药物单独应用极少引起低血糖
磺酰脲类	从小剂量开始，于早餐前半小时口服	低血糖反应最重要，常见于用药剂量过大、进食少、活动量大者及老年人，还可出现体重增加、胃肠道反应、皮疹、肝功能损害等
格列奈类	餐前即刻服用	低血糖反应，体重增加
噻唑烷二酮类	每天1次，固定时间	单独使用时不会导致低血糖反应，常有体重增加、水肿；罗格列酮还可导致心血管事件、脑卒中、骨折等，已禁用；吡格列酮长期应用有增加膀胱癌的风险
葡萄糖苷酶抑制剂	与第一口饭嚼服	单独服用不会发生低血糖反应，不会增加体重，甚至有使体重下降的趋势。主要不良反应为胃肠道反应

（4）胰岛素治疗护理：准确执行医嘱，做到制剂、剂量准确，按时注射。

①普通胰岛素于餐前半小时皮下注射，宜选择上臂三角肌、臀大肌、大腿前侧、腹部等部位，腹部吸收最快。若患者自己注射，以腹部和大腿前侧最方便。

②注射部位应交替使用，以免形成局部硬结和脂肪萎缩，影响药物吸收及疗效。如产生硬结，可用热敷。在同一区域注射，必须与上一次注射部位相距1cm以上。

③注射胰岛素时应严格无菌操作，防止发生感染。必要时用70%～75%乙醇消毒局部皮肤，皮下注射前应排尽空气。

④两种胰岛素合用时，应先抽吸短效胰岛素，再抽吸长效胰岛素，以免长效胰岛素混入短效内，影响其速效性。

⑤使用胰岛素治疗过程中应定期监测尿糖、血糖变化。

⑥大量应用胰岛素会出现低血钾。

（5）低血糖反应护理：服用胰岛素促泌剂和注射胰岛素等药物后，通常在没有进餐的情况下，可出现心悸、疲乏、饥饿感、出冷汗、脉速、恶心、呕吐，重者抽搐、昏迷，甚至死亡。发生低血糖反应后，意识清楚者可用白糖以温水冲服。意识障碍者静脉注射50%葡萄糖溶液20～40ml，清醒后再进食，防止再昏迷。

（6）预防感染：注意观察患者体温、脉搏等变化。

①皮肤护理：保持皮肤清洁，洗澡水温不可过热，香皂以中性为宜，内衣棉质、宽松、透气。皮肤瘙痒患者嘱其不要搔抓。如有皮肤感染，应选敏感抗生素，严格执行无菌技术。

②呼吸道护理：注意保暖，室内通风，避免接触上呼吸道感染人员，做好口腔护理。

③泌尿道护理：注意会阴清洁，防止和减少瘙痒和湿疹发生。

（7）糖尿病足护理：每天检查双足，观察有无水疱、皮肤破损等。保持足部清洁，避免感染。每天洗脚，水温＜37℃，不宜用热水袋、电热器等物品直接对足部保暖。避免赤脚行走、赤脚穿凉鞋和拖鞋，选择干净、透气、柔软的鞋袜。每天采用步行、腿部运动等多种方法促进肢体血液循环。足部出现鸡眼、水疱、溃疡等破损不可自搽药物，应请医生处理。戒烟。

扫码做题

第七节　风湿性疾病

一、概　述

1. 关节疼痛与肿胀　关节疼痛是关节受累最常见的首发症状，也是患者就诊的主要原因。不同风湿性疾病常见的关节疼痛特点（表1-33）。

表1-33　不同风湿性疾病常见的关节疼痛特点

疾　病	疼痛部位、性质	伴随症状	预　后
风湿热	游走性	红、肿、热	预后好，无关节破坏
类风湿关节炎	腕、掌指、近端指关节，活动后减轻	发热、乏力	关节损伤，甚至畸形
骨关节炎	累及远端指间关节，膝关节痛于活动后减轻	行走失衡、活动受限	
系统性红斑狼疮	近端指关节、腕、足、膝、踝	多脏器损害	关节畸形

2. 多器官系统损害　可累及皮肤、肺、肾、心脏等各个器官系统。如系统性红斑狼疮可有肾脏、神经、消化、心血管等系统损害。

二、系统性红斑狼疮

系统性红斑狼疮（SLE）是一种具有多系统、多脏器损害表现，有明显免疫紊乱的慢性自身免疫性结缔组织疾病，血清中存在以抗核抗体为代表的多种致病性自身抗体。

1. 病因与发病机制　病因尚不明确，可能与遗传、雌激素、日光、食物（芹菜、香菜、无花果、蘑菇及烟熏食物等）、药物（氯丙嗪、普鲁卡因胺、异烟肼、青霉胺、甲基多巴等）、病原微生物和精神刺激等因素有关。发病机制主要为免疫复合物的形成及沉积。外来抗原促发异常的免疫应答，持续产生大量的免疫复合物和致病性自身抗体，造成组织损伤。

2. 病理　主要病理改变为血管炎。受损器官的特征性改变包括：

（1）狼疮小体（苏木紫小体）：是细胞核受抗体作用变性为嗜酸性团块，是诊断 SLE 的特征性依据。

（2）"洋葱皮样"病变：指小动脉周围有显著向心性纤维增生，以脾中央动脉最明显。

3. 临床表现　好发于 20 ～ 40 岁的育龄女性。典型表现为面部蝶形红斑，反复发作，病程迁延。临床症状复杂多样，早期表现不典型，后期多个器官可同时受累，病程多呈发作与缓解交替。

（1）全身症状：活动期患者常表现为长期低、中度发热，疲倦、乏力、体重下降等。

（2）皮肤黏膜表现：多数患者出现皮肤黏膜损害，其中最具特征性的皮肤损害是蝶形红斑，好发于鼻梁和双颧颊部。还常发生光敏感、脱发、甲周红斑、网状青斑、雷诺现象等，各种皮疹多无明显瘙痒。活动期可见口腔和鼻黏膜的痛性溃疡。

（3）肌肉关节表现：关节痛是首发症状，以指、腕、膝关节最常见，常出现对称性多关节肿痛，较少伴有红肿和畸形。也可出现肌痛、肌无力和肌炎。

（4）肾脏表现：狼疮性肾炎是最常见和最严重的临床表现，是 SLE 患者死亡的常见原因，几乎所有患者均有肾损害。早期多无症状，仅有尿检异常，病情进展后可出现蛋白尿、血尿、管型尿、水肿、高血压，甚至肾衰竭。

（5）心血管表现：以心包炎最为常见，可为纤维蛋白性心包炎或渗出性心包炎。也可发生心肌炎、心内膜炎和心肌缺血。

（6）肺部表现：常出现胸腔积液、发热、活动后气促、干咳、低氧血症等。

（7）消化系统表现：常有食欲减退、腹痛、腹泻、消化道出血、急性腹膜炎、肝大等。

（8）神经系统表现：常有情绪障碍、认知功能减退、抽搐、偏瘫、昏迷等。提示疾病处于活动期，病情危重、预后不良。

类风湿关节炎与系统性红斑狼疮的病因、临床表现、辅助检查及治疗等多方面有很多相反或相同的特点，鉴别见表 1-34。

表1-34　类风湿关节炎与系统性红斑狼疮鉴别

	类风湿关节炎	系统性红斑狼疮
病　因	免疫因素	
诱　因	寒冷潮湿	阳光照射
好发人群	年轻女性	
病　理	滑膜炎和血管炎	血管炎
关节痛	对称分布（晨僵是活动性指标）	对称分布
关节畸形	有（致残）	无
肾脏损害	无	有（常见死亡原因）
皮肤表现	类风湿结节	蝶形红斑
贫　血	有（正色素性正细胞性贫血）	
免疫学检查	类风湿因子（活动性和严重性成正比）	抗核抗体筛选，抗Sm抗体特异
首选药物	阿司匹林	糖皮质激素

4. 辅助检查

（1）一般检查：呈正色素性正细胞性贫血，白细胞和血小板减少。活动期血沉增快，C 反应蛋白升高。蛋白尿、血尿及管型尿，肝肾功能异常等。

（2）免疫学检查：血清中可查到多种自身抗体，其临床意义是 SLE 诊断的标记、疾病活动性的指标及提示可能出现的临床亚型。

①抗核抗体：可见于几乎所有的 SLE 患者，是 SLE 首选的筛选检查，但特异性低。

②抗 Sm 抗体：特异性高达 99%，是 SLE 的标志抗体之一，与活动性无关，有助于早期和不典型患者的诊断或回顾性诊断。

③抗双链 DNA 抗体：特异性高达 95%，是 SLE 的标志抗体之一，多见于活动期，其滴度与疾病活动性密切相关，与疾病预后有关。

（3）其他：CT、X 线等影像学检查有助于早期发现器官损害。肾病理对狼疮肾炎的诊断、治疗和估计预后均有意义。

5. 治疗要点　尚不能根治，肾上腺皮质激素加免疫抑制药是主要的治疗方案。

（1）一般原则：急性活动期应卧床休息，避免强阳光曝晒和紫外线照射，积极控制感染，治疗并发症，避免使用可能诱发狼疮的药物（如避孕药等）。缓解期可适当工作，注意避免过劳。

（2）轻型狼疮：症状轻微，无重要脏器损害、发热及关节痛者可用非甾体抗炎药（阿司匹林等），以皮肤损害为主者可用抗疟药（如氯喹）。

（3）重型狼疮：病情严重、病情活动程度较高及实验室检查明显异常。

①糖皮质激素：是目前治疗重症 SLE 的首选药，具有显著抑制炎症反应和抗免疫作用。在炎症急性期可减轻充血、水肿和渗出，减少炎症介质释放，改善红、肿、热、痛等症状；在炎症慢性期可防止组织粘连和瘢痕，减轻炎症后遗症。一般给予泼尼松规律用药，病情稳定后 2 周或疗程 6 周内，缓慢减量。

②细胞免疫抑制药：有助于更好地控制 SLE 活动，减少复发，减少长期激素的需要量和不良反应。首选环磷酰胺或霉酚酸酯，维持应用 6 个月以上。

（4）急性暴发性危重 SLE

①激素冲击治疗：应用大剂量甲泼尼龙静脉滴注 3～5 天，适用于肺泡出血、急性肾衰竭、癫痫发作或明显精神症状、严重溶血性贫血等重要脏器急性进行性损伤时。

②血浆置换：适用于危重患者或经多种治疗无效者。

（5）缓解期治疗：病情缓解后，调整用药，并长期维持缓解治疗，保护重要脏器功能和减少药物不良反应。

6. 护理措施

（1）休息活动护理：急性活动期应卧床休息，慢性期或病情稳定者可逐渐增加活动量，适当参与社会活动和日常工作，注意避免劳累，预防感染。

（2）饮食护理：给予高热量、高蛋白、高维生素、低脂肪、易消化的饮食，少食多餐，避免刺激性食物，避免食用含补骨脂素的食物，如芹菜、香菜、蘑菇、无花果等。肾功能不全者给予低盐、优质低蛋白饮食，限制水钠摄入。意识障碍者予以鼻饲流质饮食。

（3）皮肤、头发护理：保持皮肤清洁干燥，可用温水冲洗或擦洗，避免使用碱性肥皂和化妆品，防止刺激皮肤。外出时注意遮阳，避免阳光直接照射裸露皮肤，必要时穿长袖衣裤，戴遮阳帽、打伞，禁忌日光浴。脱发者宜减少洗头次数，避免染发、烫发、卷发，可用戴帽子或假发等方法遮盖脱发。

（4）口腔护理：保持口腔清洁，口腔黏膜破损者晨起、睡前、进餐前后用漱口液漱口，防止感染。有细菌感染者用 1∶5000 呋喃西林溶液漱口。有真菌感染者用 1%～4% 碳酸氢钠液漱口，或用 2.5%

制霉菌素甘油涂敷患处。有口腔溃疡者，漱口后用中药冰硼散或锡类散涂敷溃疡部位。

（5）用药护理：遵医嘱准确用药，不可自行增减或停用药物，以免反跳。非甾体抗炎药最主要的不良反应是胃肠道反应，宜餐后服用。大剂量甲泼尼龙冲击治疗时，宜加用氢氧化铝凝胶，防止急性上消化道出血。免疫抑制药的主要不良反应为白细胞减少，注意定期查血象和肝功能。服用环磷酰胺者，注意观察有无出血性膀胱炎。抗疟药服用期间应定期查眼底，注意观察有无视网膜退行性病变、胃肠道反应及神经系统症状等。

（6）生育指导：SLE 好发于育龄女性，非缓解期的患者注意避孕，病情稳定及心、肺、肾功能正常者可在医生指导下妊娠。环磷酰胺、甲氨蝶呤、硫唑嘌呤等药物可能影响胎儿的生长发育，必须停用 3 个月以上方可妊娠。

三、类风湿性关节炎

类风湿关节炎是以慢性侵蚀性、对称性多关节炎为主要表现的异质性、全身性自身免疫性疾病，是导致成年人丧失劳动力及致残的主要病因之一。

1. **病因与发病机制**　可能与遗传、环境、感染、代谢障碍、营养不良及不良心理社会因素等有关。常见的诱发因素有创伤、寒冷潮湿、性激素紊乱、吸烟和饮用咖啡等。免疫紊乱是类风湿关节炎主要的发病机制。抗原进入人体后，与细胞膜的 HLA-DR 分子结合形成复合物，并引起一系列免疫反应。

2. **病理**　基本病理改变是滑膜炎和血管炎，滑膜炎是关节表现的基础，血管炎是关节外表现的基础，炎症破坏软骨和骨质，最终可致关节畸形和功能丧失。

3. **临床表现**　可发生在任何年龄，以 35 ~ 50 岁女性最常见。

（1）全身表现：在出现明显关节症状前，常有乏力、全身不适、发热、食欲减退和手、足发冷等表现。

（2）关节表现

①关节痛：是最早出现的症状，表现为对称性、持续性多关节炎，时轻时重，伴有压痛。常累及小关节，以近端指间关节、掌指关节及腕关节最常见，大关节也可受累。

②关节肿：关节腔内积液、关节周围软组织炎症或滑膜肥厚引起，与关节痛部位相同，常呈对称性。近端指间呈梭形肿胀是类风湿关节炎的特征性表现。

③晨僵：是类风湿关节炎的突出症状，为观察本病活动性的重要指标，持续时间常超过 1 小时，活动后缓解。

④关节畸形：是本病的结局，最常见的关节畸形有腕和肘关节强直、手指尺侧偏斜、掌指关节半脱位、天鹅颈样及纽扣花样改变等。

⑤关节功能障碍：急性期多因关节肿痛而限制关节活动。晚期多由关节畸形所致。

（3）关节外表现：常累及浆膜、心、肺、眼等器官。

①类风湿结节：为最常见的特异性皮肤表现，提示本病处于活动期。好发于前臂伸面、肘鹰嘴突附近、枕部、跟腱等关节隆突部及经常受压部位的皮下，大小不等，坚硬如橡皮，无压痛，对称性分布。

②类风湿血管炎：可发生于任何部位，常累及中小血管。眼受累多为巩膜炎，严重者可影响视力。

③肺部表现：男性居多，肺间质病变是最常见的肺病变。还可出现结节样改变、胸膜炎、肺动脉高压等。

④心脏表现：以心包炎最常见，多数无相关临床表现。

⑤神经系统表现：周围神经病变，最常累及正中神经、尺神经以及桡神经。

⑥血液系统表现：为正细胞正色素性贫血。Felty 综合征患者合并有脾大、白细胞减少和（或）贫血、血小板减少。

⑦干燥综合征：常有口干、眼干症状。

4．辅助检查

（1）血液检查：轻、中度贫血，白细胞计数及分类多正常。活动期血小板增高。血沉增快、C反应蛋白增高，与本病的活动性相关。

（2）免疫学检查：类风湿因子的滴度与本病活动性和严重性成正比，临床主要检测的类风湿因子的抗体类型为IgM。还可检查抗角蛋白抗体谱和免疫复合物。

（3）关节滑液检查：正常人关节腔内的滑液量≤3.5ml。关节有炎症时滑液量增多，黏稠度差，滑液中白细胞明显升高，以中性粒细胞为主。

（4）X线检查：有助于诊断类风湿关节炎、监测疾病进展和判断疾病分期，以手指及腕关节的X线平片最有价值。

（5）类风湿结节活检：有助于本病的诊断。

5．治疗要点
尚无根治和预防的有效方法，早期诊断和早期治疗是治疗的关键。治疗目标在于控制炎症，减轻关节肿痛、晨僵及关节外症状，控制病情发展，保持受累关节功能，促进已破坏的关节骨修复。

（1）非甾体抗炎药：药理机制为通过抑制前列腺素的生成，达到消炎镇痛的目的。是类风湿关节炎非特异性对症治疗的首选药物，常用阿司匹林，也可应用布洛芬、吲哚美辛、美洛昔康等药物。

（2）改善病情抗风湿药物：首选甲氨蝶呤（MTX），其他常用药物有来氟米特、柳氮磺吡啶、羟氯喹和氯喹、环磷酰胺、环孢素等。常与非甾体抗炎药合用。

（3）糖皮质激素：具有强大的抗炎作用，适用于活动期关节外症状或关节炎明显而非甾体抗炎药无效者，应用小剂量、短疗程糖皮质激素治疗。

6．护理措施

（1）休息活动护理：活动期发热或关节疼痛明显时应卧床休息，限制受累关节活动，保持正确的体位，但不宜绝对卧床。

（2）体位护理：病变发展至关节强直时，应保持关节功能位，以保持肢体生理功能。可使用矫形支架和夹板，双侧腕、指关节肿胀畸形者应保持腕关节背伸20°～30°，指关节掌屈，半握拳；膝关节维持伸直位，足底置护足板以防足下垂。

（3）晨僵及疼痛护理：晨僵患者戴手套保暖，晨起后温水浴或用热水泡手15分钟。对受累关节采取局部按摩、热敷、热水浴、红外线等理疗方法改善血液循环，缓解肌肉痉挛，缓解疼痛。也可用谈话、听音乐等形式分散疼痛注意力。

（4）功能锻炼：病情缓解后，鼓励患者及早进行功能锻炼，运动量要适当，循序渐进，由被动运动过渡到主动运动，防止关节僵硬和肌肉萎缩。注意训练手的灵活性和协调性，练习手部抓握、搓揉动作，伸腰、踢腿及其他全身性伸展运动等。

（5）病情观察：密切观察关节肿痛、畸形和活动受限情况，注意有无关节外症状。评估患者自理能力和心理状况。

（6）用药护理：遵医嘱定时、定量服药，不可自行增减药量或停药。非甾体抗炎药在服用后易出现胃肠道反应，应餐后服药，多饮水。改善病情抗风湿药的不良反应主要有胃肠道反应、脱发、口腔溃疡、肝损害和骨髓抑制等，应密切观察血象变化，加强口腔护理。

第八节 理化因素所致疾病

扫码做题

一、中毒概述

急性中毒是指有毒的化学物质短时间内或一次超量进入人体而造成组织、器官器质性或功能性损害。根据毒物的毒性、量和时间，将毒物分为急性中毒和慢性中毒。急性中毒发病急、病情重、变化快，如不及时救治，常危及生命。慢性中毒起病缓慢、病程长、缺乏特异性的临床表现。急性中毒患者的处理原则为：

1. 立即终止接触毒物 环境安全的情况下，迅速脱离有毒环境，吸入性中毒患者应转移至空气清新处，解开衣物；接触性中毒患者应从中毒现场搬移，将污染的衣物去除，除去肉眼可见的毒物。

2. 清除尚未吸收的毒物

（1）保持呼吸道通畅，清除呼吸道分泌物，呼吸新鲜空气，必要时吸氧治疗，多用于吸入性中毒患者。

（2）接触性中毒患者用大量清水冲洗接触部位的皮肤、毛发、指甲，特殊毒物也可使用酒精、肥皂水等，若为眼部接触毒物，使用药物可发生化学反应，造成损伤，仍应用清水或等渗盐水。冲洗时避免使用热水和擦洗，以防促进局部血液循环，促进毒物的吸收。冲洗时间应达到 15 ～ 30 分钟。

（3）催吐

①适应证：神志清楚没有催吐禁忌证的食入性中毒者均可做催吐处理，可以及早将胃内大部分毒物排出。

②禁忌证：昏迷、惊厥者；腐蚀性毒物中毒者；食管胃底静脉曲张、主动脉瘤、消化性溃疡者；年老体弱、妊娠、高血压、冠心病、休克者。

③方法：取左侧卧位，头放低，臀部略高，幼儿则俯卧。胃溶物黏稠不易咳出或空腹服毒者可先饮用微量温清水、盐水、解毒液体后再催吐。催吐时注意保持呼吸道通畅，避免误吸，引起吸入性肺炎等。

（4）洗胃

①对于毒物不明者，护士在洗胃前应抽取毒物立即送检以明确毒物的种类和性质，然后根据检验结果做对症处理，选择合适的洗胃液清除尚未吸收的毒物。

②急性中毒时宜尽早、彻底洗胃，以清除胃内毒物或刺激物，减少毒物吸收，于服毒 6 小时内洗胃效果最好。

③洗胃时根据患者情况选择合适卧位，每次灌入量以 300 ～ 500ml 为宜，不可超过 500ml。灌入量与引出量应平衡。灌入量过多可导致急性胃扩张，胃内压上升，加快毒物吸收，或引起液体反流，导致窒息；急性胃扩张还可兴奋迷走神经，有心脏骤停的危险。

（5）导泻：常用硫酸钠或硫酸镁。一般不用油脂类药物，以免促进脂溶性毒物吸收。严重脱水及口服强腐蚀性毒物患者禁止导泻。

（6）灌肠：一般用温盐水、清水或肥皂水连续多次灌肠，适用于口服中毒超过 6 小时或导泻无效者（强腐蚀性毒物中毒者除外）。

3. 促进已吸收毒物的排出

（1）利尿：用于原形由肾脏排泄的毒物，包括补液、使用利尿药、碱化或酸化尿液。

（2）吸氧：一氧化碳中毒时，吸氧可加速一氧化碳排出，高压氧疗为其特效疗法。

（3）血液净化：血液透析、血液灌流、血浆置换等。

4．使用解毒剂

（1）金属中毒

①依地酸钙钠：铅中毒。

②二巯基丙醇：二巯基丙醇其活性巯基可与某些金属物形成无毒、难解离、可溶的螯合物并由尿排出。此外，还能夺取已与酶结合的重金属，使酶恢复活力，达到解毒目的。主要用于治疗砷、汞、金、锑中毒。

③二巯丙磺钠：砷、汞、铜、锑中毒。

④二巯丁二钠：砷、汞、铜、锑、铅中毒。

（2）高铁血红蛋白症：小剂量亚甲蓝（美蓝）。

（3）氰化物中毒：亚硝酸盐－硫代硫酸钠疗法。

（4）有机磷杀虫药中毒：阿托品、碘解磷定、氯解磷定、双复磷等。

（5）中枢神经系统中毒：纳洛酮、氟马西尼等。

5．对症治疗和护理

（1）积极对症支持治疗是毒物中毒患者重要的抢救措施，如惊厥者使用抗惊厥药物，心脏骤停者立即行心肺复苏，休克者应积极抗休克治疗。

（2）严格遵守有关毒物的防护和管理制度，是预防中毒的重要措施。

二、有机磷农药中毒

1．分类　有机磷农药属于有机磷酸酯或硫代磷酸酯类化合物，有大蒜臭味，除敌百虫外，一般难溶于水，在碱性环境中易分解失效。根据有机磷农药毒性大小，可分为4类。剧毒类：甲拌磷（3911）、内吸磷（1059）、对硫磷（1605）、丙氟磷。高毒类：甲基对硫磷、甲胺磷、氧化乐果、敌敌畏。中度毒类：乐果、美曲磷酯（敌百虫）、乙硫磷（碘依可酯）。低毒类：马拉硫磷、辛硫磷和氧硫磷等。

2．病因

（1）职业性中毒：主要发生于杀虫药精制、出料和包装过程。

（2）使用性中毒：多发生于施药人员喷洒期间。

（3）生活性中毒：多由于误服、误用或自杀等原因。

3．发病机制　有机磷农药的主要中毒机制是抑制体内胆碱酯酶的活性。有机磷农药能与体内胆碱酯酶迅速结合成稳定的磷酰化胆碱酯酶，使胆碱酯酶丧失分解能力，导致大量乙酰胆碱蓄积，引起毒蕈碱样、烟碱样和中枢神经系统症状和体征，严重者可因呼吸衰竭而死亡。

4．临床表现

（1）发病情况：急性中毒发病时间和症状与农药毒性大小、剂量、侵入途径和机体状态相关。不同侵入途径的发病时间不同。有机磷农药中毒无论表现轻重均有特殊大蒜气味。

（2）主要症状

①毒蕈碱样症状：又称M样症状，由副交感神经末梢过度兴奋引起，出现最早。主要表现为平滑肌痉挛，如瞳孔缩小、腹痛、腹泻等；腺体分泌增加，如多汗、全身湿冷、流泪和流涎；气道分泌物增多，如咳嗽、气促、呼吸困难、肺水肿等；括约肌松弛，如大小便失禁。可用阿托品对抗。

②烟碱样症状：又称N样症状，由横纹肌运动神经过度兴奋所致，出现颜面、眼睑、舌肌、四肢和全身肌纤维颤动，甚至强直性痉挛。患者常有全身紧缩和压迫感，后期可发生肌力减退和瘫痪。

呼吸肌麻痹时常引起呼吸衰竭。刺激交感神经节，节后纤维末梢释放儿茶酚胺，表现为血压升高和心律失常。

③中枢神经系统症状：脑中乙酰胆碱酯酶浓度＜60%时，逐渐出现头晕、头痛、烦躁不安、谵妄、抽搐及昏迷等表现。

（3）中毒程度：可分为3级（表1-35）。

表1-35　有机磷农药中毒程度的分级

分　级	胆碱酯酶活力	临床表现
轻度中毒	70%～50%	以M样症状为主
中度中毒	50%～30%	M样症状加重，出现N样症状
重度中毒	＜30%	具有M、N样症状，并伴有肺水肿、抽搐、昏迷、呼吸衰竭和脑水肿

（4）迟发症和并发症

①迟发性多发神经病：急性中度和重度中毒患者症状消失后2～3周出现感觉、运动型多发性神经病变。表现为肢体末端的烧灼感、疼痛、麻木及下肢无力、瘫痪、四肢肌肉萎缩等症状。多由有机磷农药抑制神经靶酯酶并使其老化引起。

②中间综合征：急性中毒症状缓解后和迟发性神经病发生前，多在急性中毒后24～96小时和复能药用量不足的患者突然病情加重，主要表现为肌无力，出现屈颈肌、四肢近端肌无力、眼睑下垂、眼外展障碍、面瘫和呼吸肌麻痹等，多与胆碱酯酶长期受抑制，导致神经肌肉接头处传递受阻有关。

③并发症：肺水肿、脑水肿、呼吸衰竭。

5. 辅助检查

（1）全血胆碱酯酶活力测定：是诊断有机磷农药中毒的特异性指标，对判断中毒程度、疗效和预后极为重要。胆碱酯酶活性降至正常人的70%以下即可诊断。

（2）尿中有机磷代谢产物测定。

（3）血、胃内容物、粪便中有机磷测定。

6. 治疗要点

（1）迅速清除毒物

①立即脱离中毒现场，迅速脱去污染衣服。

②清洗：用肥皂水冲洗皮肤、头发和指甲，禁用热水或乙醇。眼部污染用清水、生理盐水、2%碳酸氢钠溶液或3%硼酸溶液冲洗。

③催吐：适用于神志清、能合作者，昏迷、惊厥、服腐蚀剂者禁用。

④洗胃：口服中毒者要用清水、生理盐水、2%碳酸氢钠（敌百虫禁用，会增加其毒性）或1：5000高锰酸钾（对硫磷、乐果禁用）反复洗胃，直至洗出液清亮为止。

⑤导泻：洗胃后常用硫酸镁口服导泻，观察30分钟后，可追加用药。一般不用油脂类泻药，以免促进脂溶性毒物的吸收。

（2）紧急复苏：并发肺水肿、呼吸肌麻痹、呼吸中枢衰竭的患者，应清除呼吸道分泌物，及时行气管插管或气管切开，以维持呼吸道通畅。不可应用氨茶碱和吗啡。心脏骤停应行心肺复苏。

（3）抗胆碱药：见图1-20。

M 胆碱受体

激动剂治疗阿托品中毒（毛果芸香碱）

增加心率
（拮抗血压下降）
减少分泌
散大瞳孔
松弛平滑肌

ACh↓

阿托品
M 胆碱受体阻断剂，结合受体

乙酰胆碱 (ACh)

ACh↑

减慢心率
血压下降
增加分泌
缩小瞳孔
收缩平滑肌

间接的拟胆碱药

苯海索
（帕金森病）
东莨菪碱

胆碱酯酶(AChE)
水解 ACh 使之失效

抗胆碱酯酶药

多奈哌齐
（阿尔茨海默病）
哈伯因

AChE 复能剂

有机磷农药
美曲磷酯

与 ACh 的作用相同

夺取磷酸基，复活 AChE，对抗 N 型烟碱样症状。还具有直接解毒作用。药物有碘解磷定和氯解磷定

阿托品治疗有机磷农药中毒，竞争性地与 M 胆碱受体结合，使蓄积的 ACh 无法发挥作用，对抗 M 型毒蕈碱样症状

与 AChE 结合牢固，抑制胆碱酯酶活性，引起胆碱能神经化学递质——ACh 蓄积，起到间接的 ACh 作用，兴奋胆碱受体

图1-20　抗胆碱药与乙酰胆碱的相互关系

①作用机制：阿托品是最常用的药物。阿托品属 M 胆碱能神经受体拮抗剂，能竞争性地与 M 胆碱受体结合，阻断乙酰胆碱（ACh）与副交感神经和中枢神经系统的 M 胆碱受体结合，能有效缓解 M 样症状和呼吸中枢抑制，但对 N 样症状（肌纤维颤动）无明显作用。

②药理作用：减少腺体（唾液腺、汗腺、泪腺、呼吸道腺体等）分泌；散大瞳孔；增加心率；松弛内脏（胃肠道、膀胱、尿道、支气管等）平滑肌。

（4）胆碱酯酶复能剂：常用碘解磷定和氯解磷定。其作用机制是与磷酰化胆碱酯酶中的磷形成结合物，使其与胆碱酯酶酶解部位分离，恢复胆碱酯酶活性。对缓解 N 样症状作用明显，但对解除 M 样症状效果差，不能对抗呼吸中枢的抑制，故应与阿托品合用。

（5）对症治疗：有机磷中毒主要的死亡原因是呼吸衰竭，应保持呼吸道通畅，正确氧疗。发生肺水肿时以阿托品治疗为主。休克者应用血管活性药物。脑水肿及时使用脱水药。为防止复发，症状消失后至少留院观察 3～7 天。

7. 护理措施

（1）迅速评估中毒情况

①毒物接触史。

②临床症状和体征。

③毒物送检：迅速采集剩余毒物及各种标本，如呕吐物、唾液、胃内容物、血液、尿、粪及其他可疑物品等送检。

（2）病情观察：密切监测生命体征、尿量、瞳孔和意识改变，及时发现并发症的表现。

（3）清除未吸收毒物：洗胃应尽早、彻底、反复进行，洗胃后保留胃管 24 小时以上，以防洗胃不彻底，注意洗出液体有无蒜臭味。洗胃过程中应注意观察患者生命体征，如出现呼吸、心搏骤停应立即停止洗胃并紧急抢救。

（4）保持呼吸道通畅：清醒者取半卧位，昏迷者平卧位，肩部垫高，或头偏一侧，注意随时清除痰液和呕吐物，以防误吸。必要时行气管插管或气管切开，禁用吗啡、巴比妥类等抑制呼吸的药物。

（5）吸氧护理：持续高流量吸氧，每天更换鼻导管和吸氧鼻孔。

（6）用药护理

①阿托品的用药原则：早期、联合、足量、反复给药，直至 M 样症状明显好转，或有阿托品化表现为止。

②阿托品的用药护理：阿托品不可作为预防用药。阿托品中毒和阿托品化的剂量接近，因此用药过程中应密切观察，阿托品化和阿托品中毒的区别见表 1-36。阿托品中毒可使用毛果芸香碱或新斯的明拮抗。

表1-36　阿托品化和阿托品中毒的鉴别

	阿托品化	阿托品中毒
瞳　孔	较前扩大	极度扩大
神　志	意识清楚或模糊	烦躁不安、谵妄、抽搐、昏迷
心　率	快而有力，≤120次/分	心动过速，甚至室颤
皮　肤	颜面潮红，皮肤干燥	颜面紫红，皮肤干燥
体　温	正常或轻度升高	高热，>40℃

③胆碱酯酶复能剂的用药原则：在洗胃的同时尽早应用，首次足量、联合、重复用药。轻度中毒可仅用复能剂，中度以上中毒必须合用阿托品，但减少阿托品剂量。

④胆碱酯酶复能剂的用药护理：常见不良反应有一过性眩晕、视物模糊、复视、口苦、咽痛、恶心、颜面潮红、血压升高、全身麻木和灼热感等。复能剂稀释后缓慢静注或静滴，如用量过多、注射太快或未经稀释，可抑制胆碱酯酶活力，导致呼吸抑制。复能剂在碱性溶液中易水解为有剧毒的氰化物，应避免与碱性药物配伍使用。碘解磷定刺激性强，注射时确保针头在血管内，不宜肌内给药。

三、急性一氧化碳中毒

1. 病因

（1）职业性中毒：如炼钢、炼焦等生产过程中炉门关闭不严、煤气管道漏气或煤矿瓦斯爆炸。

（2）生活性中毒：以家庭煤炉取暖及煤气泄漏最常见。

2. 发病机制　主要引起氧输送和氧利用障碍。一氧化碳（CO）可与血红蛋白（Hb）结合，形成稳定的碳氧血红蛋白（COHb）。CO 与 Hb 的亲和力比氧与 Hb 亲和力大 240 倍，COHb 不能携氧且不易解离，发生组织和细胞缺氧。大脑对缺氧最敏感，故最先受累。

3. 临床表现

（1）急性中毒：与空气中 CO、血液中 COHb 浓度及患者中毒前的健康状况有关。按中毒程度，可分为 3 级（表 1-37）。

（2）迟发性脑病（神经精神后发症）：多见于中度、重度中毒患者清醒，经过 2～60 天的"假愈期"后。主要表现为：

①精神意识障碍：出现痴呆木僵、谵妄状态或去皮质状态。

②锥体外系神经障碍：出现震颤麻痹综合征，表现为表情淡漠、肌张力增强、静止性震颤、慌张步态等。

③锥体系神经损害：出现偏瘫、病理反射阳性或小便失禁。

④大脑局灶性功能障碍：出现失明、失语及继发性癫痫等。

表1-37　急性一氧化碳中毒的临床表现

分　级	临床表现	血液COHb浓度	预　后
轻度中毒	搏动性剧烈头痛，头晕，恶心，呕吐，无力，心悸	10%～20%	脱离中毒环境，吸入新鲜空气或氧疗，症状很快消失
中度中毒	面色潮红，口唇樱桃红色，脉快，多汗，意识模糊或浅昏迷	30%～40%	氧疗后患者可恢复正常，无明显并发症
重度中毒	深昏迷，呼吸抑制，休克，肺水肿，心律失常或心力衰竭	＞50%	病死率高，清醒后多有并发症

4. 辅助检查

（1）血液COHb测定是诊断CO中毒的特异性指标，需在脱离中毒现场8小时内采集标本。

（2）脑电图检查可见缺氧性脑病波形。

5. 治疗要点

（1）现场急救：立即切断煤气来源，将患者迅速转移到空气新鲜处，保持呼吸道通畅。

（2）纠正缺氧：氧疗是治疗CO中毒最有效的方法。头痛、恶心、COHb浓度＞40%者可行高压氧舱治疗。高压氧舱是CO中毒者最好的给氧方式。无高压氧舱治疗指征者给予高浓度吸氧治疗。

（3）防治脑水肿：给予20%甘露醇快速静脉给药。也可应用糖皮质激素减轻脑水肿。控制频繁抽搐的首选药物为地西泮。

（4）防治并发症及后遗症。

6. 护理措施

（1）休息活动护理：昏迷者取平卧位，头偏向一侧，保持呼吸道通畅，及时清理呼吸道分泌物。清醒后应休息2周，警惕迟发性脑病的发生。

（2）病情观察：密切监测生命体征，注意观察神经系统功能的改变。

（3）吸氧护理：立即给予面罩或鼻导管高浓度吸氧，流量8～10L/min。给氧时间尽量不超过24小时，以免氧中毒和二氧化碳潴留。重症患者尽早行高压氧舱治疗，以中毒后4小时内进行为佳。必要时做气管插管或气管切开。

（4）对症护理：高热者给予物理降温，惊厥者遵医嘱使用镇静药，防止坠床和自伤。

四、中　暑

中暑是指在高温、湿度大及无风的环境中，因体温调节中枢功能障碍、汗腺功能衰竭和水、电解质丧失过多，导致以中枢神经系统和心血管功能障碍为主要表现的热损伤性疾病。

1. 病因

（1）环境温度过高：高温环境作业、室温＞32℃、烈日曝晒环境下。

（2）产热增加：重体力劳动、发热、甲亢及应用某些药物（苯丙胺、阿托品等）。

（3）散热障碍：湿度大（＞60%）、肥胖、穿透气不良衣服或通风不良等。

（4）汗腺功能障碍：人体主要通过汗腺散热，硬皮病、广泛皮肤瘢痕、先天性汗腺缺乏症、使用抗胆碱药物或滥用毒品可抑制排汗。

（5）诱发因素：年老体弱、产妇、营养不良、慢性疾病、睡眠不足、工作时间过长、劳动强度过大、过度疲劳等易诱发中暑。

2. **发病机制** 正常人通过下丘脑体温调节中枢控制产热和散热，以维持体温的相对稳定。当外界环境温度超过体表时，辐射、传导和对流散热受限，以蒸发为主要的散热方式，可引起机体散热绝对或相对不足，汗腺疲劳，继而导致体温调节中枢功能障碍，造成体温急剧升高。

3. **临床表现**

（1）先兆中暑：在高温环境下活动一定时间后，出现乏力、多汗、口渴、头晕、胸闷、恶心、心悸，体温正常或略有升高，不超过38℃。

（2）轻度中暑：先兆中暑症状加重，同时体温＞38℃，常有面色潮红或苍白，皮肤灼热，烦躁不安、大汗淋漓、皮肤湿冷、血压下降、脉搏增快等早期循环衰竭表现。

（3）重度中暑：根据发病机制和临床表现不同，分为热衰竭、热痉挛和热射病（表1-38）。

表1-38 重度中暑的临床表现

	热衰竭	热痉挛	热射病
发病机制	体液和钠盐丢失过多，外周血管扩张，血容量不足	大量出汗和饮用低张液体后，引起低钠、低氯血症	热应激机制失代偿，使中心体温骤升，导致中枢神经系统和循环系统功能障碍
临床表现	最常见类型，好发于老年人、产妇、儿童和慢性病患者。表现为面色苍白、大汗淋漓、脉搏细速、血压下降、晕厥甚至休克	头痛、头晕、四肢、腹部和背部肌肉痉挛和疼痛，以腓肠肌最常见，呈对称性和阵发性	最严重类型，主要表现为高热、无汗和意识障碍，出现颜面潮红、皮肤干燥无汗、谵妄、昏迷、抽搐，严重者可有休克、脑水肿、肺水肿、DIC及多器官功能衰竭等严重并发症
直肠体温	≤40℃	正常	≥41℃
神志障碍	无	无	明显

4. **辅助检查** 血常规白细胞计数增高，以中性粒细胞为主，血小板减少，凝血功能异常。尿常规可见尿蛋白及管型，血尿素氮、乳酸脱氢酶等增高。严重患者可出现肝、肾、胰腺和横纹肌损害。

5. **治疗要点** 快速降温是治疗的基础和关键，降温速度决定患者预后。

（1）先兆中暑与轻症中暑：先兆中暑及时脱离高温环境，转移到阴凉通风处，口服淡盐水或含盐清凉饮料，安静休息即可恢复正常。轻症中暑除上述处理外，对有循环功能紊乱者，缓慢静脉滴注5%葡萄糖溶液，加强观察，可在3～4小时恢复。

（2）重症中暑

①热衰竭：纠正血容量不足，补充生理盐水或5%葡萄糖溶液，适当补充血浆。

②热痉挛：补充氯化钠，可静滴生理盐水或葡萄糖盐水。若痉挛性疼痛反复发作，在补钠的基础上缓慢静脉注射10%葡萄糖酸钙。

③热射病：迅速采取各种降温措施（表1-39）。应在1小时内将直肠温度降至38.0℃左右。

6. **护理措施**

（1）休息活动护理：卧床休息，休克患者取中凹卧位，头偏向一侧，保持呼吸道通畅。

（2）饮食护理：给予高热量、高蛋白、高维生素、低脂肪的清淡、半流质饮食，加强口腔护理和皮肤护理。

表1-39　中暑患者的降温措施

分　类	降温措施
环境降温	转移至通风阴凉处，使用电风扇或空调，维持室温20～25℃
体表降温	冰袋冷敷，冷水或乙醇拭浴，按摩四肢及躯干皮肤，促进血液循环，加速散热
体内降温	热射病伴休克时最适宜的降温措施是动脉快速推注4℃的5%葡萄糖盐水，也可用冰盐水注入胃内或灌肠
药物降温	热射病患者使用解热镇痛药无效，常用氯丙嗪、山莨菪碱和人工冬眠疗法

（3）病情观察：严密监测肛温，每15～30分钟测量1次。无论何种降温方法，肛温38℃时即可暂停降温，避免体温过低。注意观察生命体征、皮肤出汗和末梢循环情况，出现呼吸抑制、深昏迷、血压下降则停用药物降温。

（4）降温护理：乙醇拭浴应以拍打式手法擦拭背、臀及四肢，减少产热。冰袋冷敷或冷水拭浴应用力按摩四肢及躯干，促进散热。

（5）用药护理：氯丙嗪降温时，严格遵医嘱控制滴速，注意观察血压变化。静脉给药时，输液速度不可过快，以免发生肺水肿。

第九节　传染病

一、传染病临床特征

1. 感染与免疫

（1）感染过程：病原体侵入人体后就开始了感染的过程。根据人体的防御功能和病原体数量及毒力的强弱，感染过程可产生5种不同的结果：显性感染、隐性感染、病原携带状态、潜伏性感染、清除病原体。

①显性感染：病原体侵入人体后，不但诱发免疫应答，并通过病原体本身的作用或机体的变态反应，导致组织损伤，引起病理改变和临床表现，如麻疹、水痘大多数表现为显性感染。显性感染最少，但最易识别。

②隐性感染：又称亚临床感染，是指病原体侵入人体后，仅诱导机体产生特异性免疫应答，而在临床上无任何症状、体征，只能通过免疫学检查才可发现。例如乙型病毒性肝炎、伤寒等传染病，隐性感染是最常见的感染，远远高于显性感染，使大多数人获得不同程度的特异性免疫，病原体同时被清除，只有少数患者可转变为病原携带状态。

③病原携带状态：细菌性痢疾、流行性脑脊髓膜炎、乙型肝炎等病原感染后，可转变为病原携带状态，成为重要的传染源。

④潜伏性感染：单纯疱疹、带状疱疹、结核杆菌等病原体感染后，由于机体免疫功能足以将病原体局限化而不引起显性感染，待机体抵抗力下降后转变为显性感染，称为潜伏性感染。

⑤清除病原体：病原体进入人体后，被机体非特异性防御能力或已经存在于体内的特异性体液免疫与细胞免疫物质清除。

（2）病原体的致病作用：主要有侵袭力，毒力（包括外毒素、内毒素及毒力因子），数量，变异。

（3）机体的免疫应答作用：可分为利于机体抵抗病原体入侵和破坏的保护性免疫应答和促进生理病理过程及组织损伤的变态反应两大类。其中保护性免疫应答又分为非特异性免疫应答和特异性免疫应答两类。

①非特异性免疫应答（先天性免疫）：是机体对进入体内异物的一种清除机制，包括天然屏障（如皮肤、黏膜），吞噬作用（单核 - 吞噬细胞系统），体液因子（包括补体、溶菌酶和各种细胞因子）。

②特异性免疫（变态反应）：是指对抗原特异性识别后产生的针对该抗原的特异性免疫应答，通常只针对一种传染病，主要包括由 B 淋巴细胞介导的体液免疫和 T 淋巴细胞介导的细胞免疫。

2. 传染病的流行条件及特征

（1）传染病流行的基本条件：传染源、传播途径和易感人群为传染病流行的 3 个基本条件，必须同时存在。若切断任何一个环节，流行即可终止。

①传染源：是指体内已有病原体生长、繁殖并能将其排出体外的人和动物，包括患者、隐性感染者、病原携带者及感染动物。

②传播途径：是指病原体离开传染源后，到达另一个易感者体内所经历的途径。

③易感人群：是指对某一传染病缺乏特异性免疫力的人群。

（2）传染病的特征

①病原体：每种传染病都是由特异性病原体引起的，临床上检出病原体对诊断具有重要意义。

②传染性：是与其他感染性疾病的主要区别。

③流行病学的特征：包括流行性、地方性、季节性。

④免疫性：人体感染病原体后，都可产生针对病原体及其产物的特异性免疫。

3. 临床特点 传染病的发生、发展和转归可分为 4 期。

（1）潜伏期：从病原体侵入人体到开始出现临床症状的时期。是确定传染病检疫期的重要依据，也对一些传染病的诊断有参考意义。

（2）前驱期：从发病到出现明显症状的时期。一般持续 1 ~ 3 天，已有较强传染性。

（3）症状明显期：病情逐渐加重，出现该病特有的症状和体征的时期。此期传染性较强并易产生并发症。

（4）恢复期：机体免疫力增高，体内病理生理过程基本终止，患者症状和体征逐渐消失的时期。恢复期后，机体功能仍长期不能恢复正常，称为后遗症期。

二、病毒性肝炎

病毒性肝炎简称肝炎，是由多种肝炎病毒引起的、以肝脏病变为主的一组传染性疾病。甲型、戊型为急性肝炎，经粪 - 口途径传播。而乙型、丙型及丁型为慢性感染，可发展为肝硬化，甚至肝癌，以血液 - 体液途径传播为主。丁型肝炎病毒为缺陷病毒，其复制需乙型肝炎病毒（HBV）或其他嗜肝DNA 病毒的存在。

（一）甲型病毒性肝炎

1. 病原与流行病学

（1）病原：甲型肝炎病毒（HAV）。

（2）流行病学

①传染源：急性期患者或隐性感染者。

②传播途径：消化道粪 - 口传播，污染的水和食物可导致流行，日常生活接触多为散发性发病。

③易感人群：学龄前儿童发病率最高，其次为青年人。感染后免疫力可持续终身。

④流行特征：散发性发病或流行暴发。秋、冬季好发。

2. 临床表现 潜伏期为 2～6 周，平均 4 周。

（1）急性黄疸型肝炎：总病程 1～4 个月，可分为 3 期。

①黄疸前期：黄疸前期传染性最强，平均 5～7 天。最突出的表现是消化道症状。常有食欲减退、厌油、恶心、呕吐等。可伴有病毒血症，畏寒、发热、疲乏及全身不适等，期末出现尿黄。

②黄疸期：热退后黄疸出现，持续 2～6 周，尿色加深呈浓茶样，巩膜、皮肤黄染；肝大有压痛和叩痛，黄疸出现后全身及消化道表现即减轻。即呈现"热退黄疸现，症状有所减"的特点。

③恢复期：持续 2～4 周，症状逐渐消失，黄疸消退，肝、脾回缩，肝功能恢复正常。

（2）急性无黄疸型肝炎：较多见，起病缓慢，症状较轻，常出现消化道症状。因易被忽视而成为重要的传染源。病程多在 3 个月内。

（3）急性淤胆型肝炎：主要表现为黄疸较重，持续的时间较长，但消化道和全身症状不明显，多有皮肤瘙痒和粪色变浅，预后较好。

（4）急性重型肝炎：病情迅速恶化，病死率高，患者极度疲乏，有严重的消化道症状。

3. 辅助检查

（1）血清抗 -HAV-IgM：是 HAV 近期感染的指标，是确诊甲型肝炎最简便可靠的标记物。

（2）血清抗 -HAV-IgG：为保护性抗体，阳性提示疫苗接种后或既往感染 HAV 的患者，一般用于流行病学调查。

（3）丙氨酸氨基转移酶（ALT）：在肝功能检测中最为常用，是判断肝细胞损害的重要指标。

（4）天冬氨酸氨基转移酶（AST）：AST 增高提示肝细胞线粒体损伤，是病情严重的表现，AST/ALT 比值越高，预后越差。

4. 治疗要点 以支持、对症治疗为主，强调早期卧床休息，辅以适当药物治疗。病情轻者适当补充维生素，避免饮酒和使用具有肝毒性的药物。急性甲型肝炎为自限性疾病，一般不采用抗病毒治疗。

5. 护理措施

（1）休息活动护理：急性肝炎应卧床休息，降低代谢率，增加肝脏血流量，利于肝细胞修复。待症状好转、黄疸减轻、肝功能改善后，逐渐增加活动量，以不感到劳累为度。肝功能正常 1～3 个月后可恢复日常生活和工作，但避免过度劳累和重体力活动。

（2）饮食护理：急性期患者宜进食清淡易消化、富含维生素的流质饮食，必要时遵医嘱静脉补液。

（3）预防感染传播

①管理传染源：急性患者隔离治疗至病毒消失（多为 3 周）。感染者不应从事食品加工、餐饮服务等。

②切断传播途径：重点在于加强粪便管理，保护水源，严格消毒饮用水，加强食品卫生和食具的消毒。

③保护易感人群：接种甲型肝炎减毒活疫苗，对接触者可给予人血清免疫球蛋白以防止发病。

6．健康教育

（1）疾病预防指导：解释甲型病毒性肝炎病因、预防和治疗的相关知识，注意休息，加强营养，保持心情舒畅。

（2）生活指导：培养良好的生活习惯，戒烟、戒酒，注意饮食卫生，饭前便后要洗手。

（3）用药指导：遵医嘱合理用药，避免使用对肝脏有明显损害的药物。

（4）复查指导：急性肝炎患者出院后第 1 个月复查 1 次，以后每 1～2 个月 1 次，半年后每 3 个月 1 次，定期复查 1～2 年。甲型病毒性肝炎不会转归为慢性肝炎或肝硬化。

（二）乙型病毒性肝炎

1．**病原**　乙型肝炎病毒（HBV）。

2．**流行病学**

（1）传染源：慢性患者和病毒携带者是最主要的传染源。

（2）传播途径：血液 - 体液传播是主要传播方式，其次是生活密切接触传播和母婴传播。

（3）易感人群：HBsAg 阴性者均易感，多见于婴幼儿及青少年。

（4）流行特征：男性偏多，无明显季节性，散发性发病，有家庭聚集现象。

3．**临床表现**

（1）慢性乙型肝炎：最常见，通常无发热，查体可见面色灰暗、蜘蛛痣、肝掌或肝脾大。反复发作易发展为重型肝炎、肝硬化及肝癌。

（2）急性乙型肝炎：分为急性黄疸型、急性无黄疸型及急性淤胆型肝炎，与甲型肝炎相似，多呈自限性。

（3）重型乙型肝炎

①急性重型肝炎：又称为暴发性肝炎，相当于急性肝衰竭。以急性黄疸型肝炎起病，病情迅速恶化，病死率高，患者极度疲乏，有严重的消化道症状，肝脏明显缩小，2 周内出现肝性脑病；出血倾向明显，常在 3 周内死于脑水肿或脑疝。

②亚急性重型肝炎：相当于亚急性肝衰竭。同样以急性黄疸型肝炎起病，15 天～ 24 周出现极度乏力、消化疾病症状、黄疸迅速加深，血清总胆红素大于正常上限的 10 倍。常出现肝性脑病和腹水。

③慢性重型肝炎：最常见。在慢性肝炎或肝硬化的基础上出现的重型肝炎，肝功能进行性减退，腹水和肝性脑病是肝功能失代偿的主要表现。

（4）肝炎肝硬化：肝功能反复异常，门静脉高压症，肝病面容、蜘蛛痣、肝掌，脾功能亢进症，食管 - 胃底静脉曲张破裂出血等。

（5）淤胆型肝炎：多为慢性肝炎伴淤胆，黄疸持续 3 周以上，皮肤瘙痒，粪便颜色变浅。

4．**辅助检查**

（1）丙氨酸氨基转移酶（ALT）持续或反复升高。白蛋白降低，球蛋白增高，白蛋白 / 球蛋白降低。血清胆红素升高。

（2）肝炎病毒病原学监测

①病毒标志物检测（表 1-40）。

②乙型肝炎病毒脱氧核糖核酸（HBV-DNA）是反映 HBV 感染最直接、最特异和最灵敏的指标。

5．**治疗要点**　急性期以支持、对症治疗为主，慢性肝炎采取综合性治疗，适当地休息和营养，改善和恢复肝功能，调节机体免疫，抗病毒和抗纤维化等。

（1）改善和恢复肝功能：补充 B 族维生素，促解毒药（还原型谷胱甘肽、葡醛内酯等），促能量代谢药（肌苷等），促蛋白代谢药（复方氨基酸注射液等），改善微循环药（低分子右旋糖酐等），降转氨酶药物，退黄药物。

（2）免疫调节：胸腺肽等。

（3）抗肝纤维化：丹参、γ- 干扰素等。

表1-40　乙型肝炎病毒标志物及其临床意义

肝炎病毒标志物	临床意义
HBsAg	阳性见于HBV感染者
抗HBs	保护性抗体，阳性提示接种过乙肝疫苗或感染乙型肝炎病毒后产生免疫力
HBeAg	阳性提示HBV复制活跃，传染性强
抗HBe	阳性提示两种可能：病毒复制减少或静止，传染性降低；仍复制活跃，甚至病情加重
抗HBc	抗HBc IgM阳性提示急性期或慢性肝炎急性发作期；抗HBc IgG阳性提示过去感染或近期低水平感染

（4）抗病毒治疗：优先选用 α- 干扰素和核苷类似物如拉米夫定。机制为抑制 HBV DNA 的复制。

6. **预防**　重点在于预防通过血液 - 体液传播，做好乙型肝炎的预防接种工作。

7. **护理措施**

（1）休息活动护理：急性期应卧床休息，待症状好转、黄疸减轻、肝功能改善后，逐渐增加活动量，以不感到疲劳为度。

（2）饮食护理：给予高蛋白、高热量、高维生素、易消化的食物，蛋白质以优质蛋白为主，保证热量充足，多吃水果、蔬菜。

（3）用药护理：注意观察药物的疗效和不良反应。遵医嘱及时正确用药，不可自行停药或增减药量。干扰素 -α 的不良反应主要有发热（类流感综合征）、脱发、骨髓抑制、胃肠道反应、肝功能损害、神经精神症状等。失代偿期肝硬化禁用干扰素 -α。

（4）预防感染传播

①管理传染源：急性患者行血液 - 体液隔离至 HBsAg 转阴。恢复期仍不转阴者，按病原携带者管理。

②切断传播途径：对供血者进行严格筛查，加强血制品管理。提倡使用一次性注射用具，重复使用的医疗器械要严格消毒灭菌。注意个人卫生，理发、美容和文身等器具应按规定严格消毒。若性伴侣为 HBsAg 阳性者，应使用安全套。

③保护易感人群：接种乙型肝炎减毒活疫苗是我国预防和控制乙型肝炎流行的最关键措施。医务人员、保育员、同性恋以及与 HBsAg 阳性者密切接触者，应接种乙型肝炎疫苗。

8. **健康教育**

（1）疾病预防指导：进行病毒性肝炎的预防知识教育，指导易感人群采取预防措施。

（2）疾病知识指导：向患者及家属介绍病毒性肝炎的病因、治疗和预后的相关知识。指导正确的家庭隔离和自我保健方法。患者的排泄物、分泌物可用 3% 漂白粉消毒后弃去，防止污染环境。家庭中密切接触者应进行预防接种。

（3）复查指导：慢性肝炎患者定期复查肝炎病毒标记物、肝功能、肝脏 B 超等有关指标。

三、流行性乙型脑炎

流行性乙型脑炎简称乙脑，是由乙型脑炎病毒引起的急性传染病。

1．病原与流行病学

（1）病原：乙型脑炎病毒。

（2）流行病学

①传染源：感染后出现病毒血症的动物和人，其中感染的猪（仔猪）是最主要的传染源。

②传播途径：通过蚊虫叮咬传播，主要传播媒介是三带喙库蚊。

③易感人群：普遍易感，以隐性感染最为常见。患者主要集中在 10 岁以下儿童。

④流行特征：农村发病高于城市，在亚热带地区有严格的季节性，多集中在 7～9 月份。

2．临床表现　潜伏期 4～21 天，一般为 10～14 天。

（1）初期：病程 1～3 天，起病急，体温在 1～2 天升至 39～40℃，伴头痛、恶心、呕吐及嗜睡。可有神志淡漠和颈部强直。

（2）极期：病程 4～10 天，主要表现为脑实质受损症状。

①高热：体温高达 40℃。热程越长，病情越严重。

②意识障碍：多出现于病程的第 3～8 天，表现为嗜睡、定向力障碍、谵妄、昏迷等，通常持续 7 天左右。

③惊厥或抽搐：是病情严重的表现。从面肌、眼肌的小抽搐开始，发展为肢体抽搐甚至全身强直性抽搐。抽搐的原因主要是脑实质炎症和脑水肿。

④呼吸衰竭：是最严重的症状，也是乙脑最主要的死亡原因，由脑实质炎症、脑组织缺氧、脑水肿等所致。表现为呼吸表浅、叹息样呼吸、潮式呼吸、抽泣样呼吸，直至呼吸停止。高热、抽搐和呼吸衰竭是乙脑极期的严重表现，三者互相影响，相互促进。

⑤其他神经系统症状和体征：出现病理反射、脑膜刺激征等，若颅内压持续增高可并发脑疝。

⑥循环衰竭：血压下降，休克。

（3）恢复期：体温逐渐下降，症状和体征好转，一般 2 周左右完全恢复。

（4）后遗症期：少数重症患者留有精神神经症状后遗症，经积极治疗可有不同程度恢复。

3．辅助检查

（1）血常规：白细胞计数增高，一般在 10～20×10⁹/L，中性粒细胞达 0.80 以上。

（2）脑脊液：为无菌性脑膜炎改变，外观无色透明或微浊，压力增高。

（3）血清学检查：特异性 IgM 抗体测定可作为早期诊断。补体结合试验用于回顾性诊断或流行病学调查。血凝抑制试验同补体结合试验，但可出现假阳性。

（4）病原学检查：体液中通过 PCR 检测乙脑病毒抗原或核酸。

4．治疗要点　目前尚无特效抗病毒药。处理好高热、抽搐，控制脑水肿和呼吸衰竭等，是抢救危重患者成功的关键。

（1）高热：物理降温为主，药物降温为辅。

（2）抽搐：去除病因及镇静解痉。静脉滴注 20% 甘露醇脱水降颅压，肌内注射或缓慢静脉注射地西泮镇静。

（3）呼吸衰竭：吸氧，加强脱水治疗，应用抗生素、化痰药、呼吸兴奋药及血管扩张药。

（4）其他：使用糖皮质激素，中医中药治疗，恢复期及后遗症治疗等。

5．护理措施

（1）休息活动护理：卧床休息，保持病室安静，避免声音、强光、操作刺激诱发惊厥或抽搐。

（2）病情观察：严密监测病情变化，尤其是意识状态、瞳孔大小，早期发现脑疝的临床表现。

（3）生活护理：做好眼、鼻、口腔的清洁，定时翻身、拍背预防压疮，床栏保护防坠床等。

（4）对症护理：高热患者采取物理或药物降温，遵医嘱脱水降颅压及解痉镇静，保证气体交换有效等。

（5）预防感染传播

①管理传染源：隔离患者至体温正常为止。

②切断传播途径：蚊子是乙脑传播的重要媒介，防蚊灭蚊是防止乙脑传播的重要措施。

③保护易感人群：对免疫力差者、婴幼儿或初次进入流行区的人员应注射乙脑疫苗进行预防。

四、艾滋病

获得性免疫缺陷综合征（艾滋病）是由人免疫缺陷病毒（HIV）所引起的以免疫功能严重损害为特征的慢性传染病。

1．病原与流行病学

（1）病原：HIV 对热、酸和常用消毒剂均敏感，56℃ 30 分钟即可灭活，能被 75% 乙醇、0.2% 次氯酸钠及漂白粉灭活。但 0.1% 甲醛、紫外线和 γ 射线均不能灭活 HIV。

（2）流行病学

①传染源：HIV 感染者和艾滋病患者，无症状而血清 HIV 抗体阳性的 HIV 感染者，是具有重要意义的传染源。

②传播途径

a．性接触传播：为主要的传播途径，同性、异性性接触均可传播。

b．血液传播：共用针具静脉吸毒、输入被 HIV 污染的血制品及介入医疗操作等。

c．母婴传播：通过胎盘、阴道分娩、产后血性分泌物和哺乳等传播。

③易感人群：人群普遍易感，高危人群有男性同性恋、多位性伴侣、静脉用药成瘾者及多次接受输血或血制品者。

2．临床表现　潜伏期平均 9 年，可短至数月，长达 15 年。感染早期常无明显异常，或仅有全身淋巴结肿大，常因机会性感染及肿瘤而发展成为艾滋病。

（1）分期

①急性感染期：初次感染 2～4 周，以发热最常见，可伴全身不适、头痛、畏食、肌肉关节疼痛及淋巴结肿大等病毒血症和免疫系统急性损伤所产生的症状，持续 1～3 周后缓解。

②无症状感染期：一般持续 6～8 年，此期 HIV 不断复制，血清可检出 HIV RNA 和 HIV 抗体，具有传染性。

③艾滋病期：是 HIV 感染的最终阶段。临床表现复杂，出现 HIV 相关症状、机会性感染及恶性肿瘤。

（2）HIV 相关症状：持续 1 个月以上的发热、乏力、盗汗、腹泻，体重下降超过 10%，伴记忆力减退、头痛、癫痫、痴呆等神经系统症状。还可出现持续性全身淋巴结肿大，表现为除腹股沟以外全身其他部位两处或两处以上淋巴结肿大，质软，无压痛，可活动，持续 3 个月以上，无自觉症状。

（3）各系统的临床表现

①呼吸系统：肺孢子菌肺炎最常见，是本病机会性感染死亡的主要原因。

②消化系统：念珠菌、疱疹病毒和巨细胞病毒导致的口腔和食管炎症、溃疡最为常见。

③中枢神经系统：机会性感染、机会性肿瘤和 HIV 直接感染中枢神经系统等。

④皮肤黏膜改变。

⑤眼部：视网膜炎、眼部卡波西肉瘤等。

3. 辅助检查

（1）血常规检查：白细胞、血红蛋白、红细胞及血小板计数均降低，红细胞沉降率加快。

（2）免疫学检查：CD4$^+$T 淋巴细胞是 HIV 感染最主要的靶细胞，HIV 感染后，出现 CD4$^+$T 淋巴细胞进行性减少，CD4$^+$/CD8$^+$值＜1.0，比值倒置，表明细胞免疫功能受损，故 CD4$^+$/CD8$^+$值有助于判断治疗效果及预后。

（3）血清学检查：HIV-1/HIV-2 抗体检查是 HIV 感染诊断的金标准，阳性即可确诊。

（4）HIV-RNA 检测：有助于诊断，并可判断治疗效果及预后。

4. 治疗要点　早期高效抗反转录病毒是治疗的关键，至今无特效药，齐多夫定为首选药；免疫重建；治疗机会性感染和肿瘤；对症治疗；预防性治疗。

5. 护理措施

（1）休息活动护理：在急性感染期和艾滋病期应卧床休息，无症状感染期可正常工作，但应避免劳累。

（2）饮食护理：给予高热量、高蛋白、高维生素、易消化饮食，少食多餐。呕吐者于餐前 30 分钟给予止吐药。腹泻者应提供少渣、少纤维素的流食或半流食，多饮水或果汁、肉汁等。必要时遵医嘱静脉补充营养。

（3）用药护理：齐多夫定的不良反应主要有抑制骨髓、恶心、头痛、疲劳、药物热、皮疹、肌炎等，用药期间注意有无严重的骨髓抑制作用和耐药发生，定期检查血象。Hb＜80g/L 或骨髓抑制时可输血，中性粒细胞＜0.5×10^9/L 时应停药。

（4）预防感染传播：宣传教育和综合治理是预防的重点措施。

①管理传染源：患者在执行血液 - 体液隔离的同时实施保护性隔离，监控无症状 HIV 感染者。

②切断传播途径：HIV 感染者严禁捐献血液、精液及器官，避免不安全性行为。注射、手术、拔牙等应严格无菌操作，提倡使用一次性注射用具，重复使用的医疗器械要严格消毒灭菌，对职业暴露采取及时干预。HIV 感染的育龄妇女避免妊娠、生育及哺乳，以减少母婴传播。

③保护易感人群：疫苗尚在研制中。高危人群应使用避孕套，规范治疗性疾病。

6. 健康教育

（1）疾病预防指导：介绍艾滋病的传播途径及危害性。保障安全的血液供应，提倡义务献血。注意个人卫生，不要与他人共用注射器、指甲刀、剃须刀、牙刷等。大力提倡禁毒，杜绝不洁注射。告知群众一般的社交活动如握手、共同进餐、礼节性的接吻、昆虫叮咬等不会传播艾滋病。

（2）疾病知识指导：指导患者及家属艾滋病预防和治疗的相关知识，教会患者保护他人和自我健康监测的方法。

五、狂犬病

狂犬病（恐水症）是由狂犬病毒引起的，以侵犯中枢神经系统为主的急性人畜共患传染病。

1. 病原与流行病学

（1）病原：狂犬病毒。

（2）流行病学

①传染源：主要为携带狂犬病毒的病犬。

②传播途径：主要通过咬伤、抓伤、舔伤人体的皮肤或黏膜侵入人体内，为直接接触传播。

③易感人群：人群普遍易感，动物饲养者、兽医、动物实验员等是本病的高危人群。

2. 临床表现　潜伏期长短不一，大多在 3 个月内发病，也可长达 10 年以上。

（1）前驱期（持续 2 ～ 4 天）：症状多为非特异性如低热、头痛、恶心，继而可出现恐惧不安，对声、光、风等刺激敏感而有喉头紧缩感。大多患者在伤口处及其相应的神经支配区有痒、痛、麻、及蚁走等异样感觉，此为最有诊断意义的早期症状。

（2）兴奋期（持续 1 ～ 3 天）

①高度兴奋：恐水为本病的特有表现。表情极度恐怖，风、光、声、触动等刺激可引起咽肌痉挛和呼吸困难，严重发作时可出现全身肌肉阵发性抽搐。

②体温上升：可上升至 38 ～ 40℃。

③交感神经功能亢进：可出现大汗、流涎、心率加快、血压上升等。

（3）麻痹期（持续 6 ～ 18 小时）：肌肉痉挛停止，全身弛缓性瘫痪，逐渐进入昏迷状态，最后因呼吸、循环衰竭而死亡。

本病可分为典型和麻痹型两个临床类型，后者无兴奋期和恐水表现，全程一般不超过 6 天。

3. 辅助检查

（1）血常规及脑脊液检查：白细胞总数及中性粒细胞增多，脑脊液呈非化脓性改变。

（2）病毒分离：唾液、脑脊液、泪液、颈背部皮肤活检物接种于鼠脑分离到病毒，可明确诊断。

（3）抗体检查：ELISA 法用于检测早期的 IgM，病后 8 天 50% 为阳性，15 天时全部为阳性。血清中和抗体于病后 6 天测得。

（4）HIV-RNA 检测：有助于诊断，并可判断治疗效果及预后。

4. 治疗要点　目前尚无特效疗法，发病后以对症综合治疗为主。患者单室隔离，专人护理，积极对症处理、预防并发症，重点是维持呼吸和循环功能。

5. 护理措施

（1）休息活动护理：保持安静，防止一切声音、光、风的刺激；保持水、电解质平衡；保持呼吸道通畅，防止窒息。

（2）管理传染源：对犬进行管理是预防狂犬病最有效的措施，如捕杀野犬、对饲养的犬进行登记管理。

（3）伤口处理：咬伤后应尽快用 20% 肥皂水或 0.1% 苯扎溴铵（新洁尔灭）反复清洗伤口至少30 分钟，尽量除去狗涎和污染；伤口较深者，清创后应在伤口底部和周围行抗狂犬病免疫球蛋白或抗狂犬病毒免疫血清局部浸润注射。伤口一般不宜缝合或包扎，以便排血引流。

（4）预防接种：凡被猫、犬抓伤或咬伤后，或皮肤破损处被狂犬或狂犬病患者的唾液沾染后，均应在 2 天内进行疫苗接种。国内多采用地鼠肾细胞疫苗 5 针免疫方案，即咬伤后 0、3、7、14 和 28天各肌注 1 次，每次 2ml。严重咬伤者，疫苗可加至全程 10 针，即当天至第 6 天每天 1 针，然后于10、14、30、90 天各注射 1 针。成人必须注射于上臂三角肌，小儿注射于大腿肌肉前外侧区。

六、流行性出血热

流行性出血热也称肾综合征出血热，是由汉坦病毒引起的自然疫源性传染病。

1. 病原与流行病学

（1）病原：汉坦病毒。

（2）流行病学

①传染源：主要为鼠类。

②传播途径

a. 呼吸道传播：含病毒的鼠类排泄物污染尘埃后形成的气溶胶颗粒通过呼吸道而感染人体。

b. 消化道传播：进食被含病毒鼠类排泄物污染的食物而感染。

c. 接触传播：被鼠咬伤或经皮肤伤口接触带病毒的鼠类血液或排泄物可致感染。

d. 母婴传播：孕妇感染本病后，病毒经胎盘感染胎儿。

③易感人群：人群普遍易感。

2. 临床表现　潜伏期 4 ～ 46 天，一般为 1 ～ 2 周。

（1）发热期

①发热：24 小时内体温可迅速升至 39 ～ 40℃，持续 3 ～ 7 天。

②全身中毒症状："三痛"（头痛、腰痛、眼眶痛），恶心、呕吐、腹泻等消化系统症状，重症患者可有嗜睡、谵妄等神经症状。

③毛细血管损害征

a. 皮肤出血：多有皮肤"三红"（颜面、颈部、胸部潮红），重症呈醉酒貌，黏膜"三红"（眼结膜、软腭、咽部充血）。

b. 渗出与水肿：球结膜水肿。

c. 出血：多在腋下和胸背部，呈点状，搔抓样条索状淤点。

（2）低血压休克期：多在发热末期或与退热同时出现或热退后发生血压下降，轻者一过性低血压，重者可为顽固性休克，易并发 DIC、急性肾衰竭、脑水肿等。

（3）少尿期：是本病的极期，主要表现为少尿或无尿、尿毒症、水和电解质紊乱、酸碱平衡紊乱。

（4）多尿期：多表现为明显的尿量增加，每天尿量可达 3000ml。

（5）恢复期：尿量逐渐减少或正常，症状消失，但此期肾功能尚未完全恢复。

3. 辅助检查

（1）血常规：白细胞可升高达（15 ～ 30）×10⁹/L，可见异型淋巴细胞。

（2）尿常规：尿蛋白一般＋～＋＋＋＋，随病情加重而增加，少尿期达高峰。部分患者尿中可出现膜状物。

4. 治疗要点　本病以综合治疗为主，原则为早发现、早休息、早治疗、就近治疗。

5. 护理措施

（1）一般护理

①休息护理：早期绝对卧床休息，过多活动可加重血浆外渗和组织脏器出血。

②饮食护理：饮食宜清淡丰富，少尿期低蛋白饮食，多尿期给予含钾丰富的饮食。

③病情观察：严密观察生命体征，尤其是血压的变化，观察神志、出血变化，准确记录出入量。

（2）不同病期的护理

①发热期：物理降温，不宜用酒精擦浴，以免加重皮肤损害。忌用强退热药。

②低血压休克期：建立静脉通路，快速补液。

③少尿期：严格控制入量，输液速度宜慢。

④多尿期：补充液体和电解质，预防继发感染。

⑤恢复期：患者不宜过度劳累，应逐渐增加活动量，给予高热量、高蛋白、高维生素饮食。

（3）预防隔离：防鼠、灭鼠是预防本病的关键，一般按虫媒传染病隔离患者至急性期症状消失。

七、伤　寒

伤寒是由伤寒杆菌引起的急性传染病，**主要病理改变为全身单核 - 吞噬细胞系统的增生性反应，尤以回肠下段淋巴组织病变最明显。**

1. 病原与流行病学

（1）病原：**伤寒杆菌。**

（2）流行病学

①**传染源**：为患者和带菌者。

②传播途径：**消化道传播**，水源污染是传播本病的重要途径。

③易感人群：人群普遍易感。

2. 临床表现

（1）初期：病程第 1 周。发热为最早的症状，体温呈阶梯形上升，可伴全身不适、头痛、咽痛等。

（2）极期：病程第 2 ～ 3 周。特征性表现为：高热（稽留热型）；皮疹（玫瑰疹）；相对缓脉；肝脾肿大；消化道症状（伤寒舌、腹泻、便秘、右下腹轻度压痛等）；神经系统症状（听力减退、表情淡漠）。

（3）**缓解期**：病程第 3 ～ 4 周。体温逐渐下降、症状减轻，**本期内有发生肠出血或肠穿孔的危险，其中以肠穿孔最为严重。**

（4）恢复期：病程第 5 周。体温恢复正常，症状消失，约 1 个月左右完全康复。

3. 辅助检查

（1）血常规：白细胞总数及中性粒细胞减少，嗜酸性粒细胞减少或消失。

（2）细菌培养：血常规是确诊的依据，病程早期即可阳性；骨髓培养阳性率高于血培养，适用于已用抗生素治疗、血培养阴性的患者；粪便培养常用于判断患者带菌情况。

（3）肥达反应（伤寒血清凝集反应）：应用伤寒杆菌"O"和"H"抗原，通过凝集反应检测患者血清中的相应抗体，对伤寒有辅助诊断价值。每 5 ～ 7 天复查 1 次，效价逐渐上升者较有诊断价值。

4. 治疗要点

（1）病原治疗：**首选药为喹诺酮类药物**，常用的有诺氟沙星（氟哌酸）、氧氟沙星（氟嗪酸）、环丙沙星等；其次可用氯霉素、头孢霉素类等。

（2）并发症治疗：**肠出血应禁食、静卧、注射镇静药及止血药**、注意水电解质紊乱；肠穿孔应禁食、胃肠减压、加用对肠道菌敏感的抗菌药物，及早手术。

5. 护理措施

（1）休息护理：**应绝对卧床休息，体温正常后 1 周才能逐渐增加活动量。**

（2）饮食护理：发热期饮食应给予营养丰富、清淡饮食、少食多餐。

（3）病情观察：严密观察生命体征，重点观察体温、消化道症状、腹部症状及体征。

（4）发热护理：**高热时可用物理降温，不宜用大剂量退热剂，以免大量出汗后引起虚脱。**还应注意口腔及皮肤清洁，经常变换体位，预防继发感染及压疮。

（5）腹胀护理：腹胀时停食牛奶及糖类食物，并注意钾盐的补充。可用松节油热敷腹部及肛管排气，禁用新斯的明。

（6）便秘护理：伤寒患者应保证至少间日大便 1 次，如有便秘则可用开塞露或温生理盐水低压灌肠。忌用泻药，并避免大便时过度用力。

八、细菌性痢疾

细菌性痢疾简称菌痢，是由痢疾杆菌引起的肠道传染病。中毒型细菌性痢疾是急性细菌性痢疾的危重型，病死率高，必须积极抢救。

1. **病因与发病机制**　病原菌为痢疾杆菌，属志贺菌属，革兰阴性。该菌抵抗力弱，加热至60℃时10分钟可灭活，对酸和一般消毒剂均敏感。

2. **流行病学**

（1）传染源：菌痢患者及带菌者均为传染源。

（2）传播途径：通过粪-口途径传播。

（3）易感人群：普遍易感，5岁以下儿童病死率高。病后免疫力短暂而不稳定，且不同菌群和血清型之间无交叉免疫，故易多次复发和重复感染。

（4）流行特征：夏、秋季发病率高。

3. **临床表现**　潜伏期为1～4天，短者数小时，长者可达7天。中毒型细菌性痢疾以严重毒血症状、休克和中毒性脑病为三大主要表现，肠道症状多不明显或缺如。起病急骤，病势凶险，高热，体温高达39～41℃以上，伴烦躁、谵妄、反复惊厥，可迅速发生中毒性休克。开始可无明显腹痛和腹泻症状，发病24小时内可出现痢疾样大便。

（1）休克型：周围循环衰竭型。

（2）脑型：呼吸衰竭型，以神志不清、反复惊厥为主要表现。

（3）混合型：兼有以上两型表现，最为凶险，病死率极高。

4. **辅助检查**　病初大便可正常，以后出现黏液脓血便，镜检可见大量脓细胞、少数红细胞，如有巨噬细胞有助于诊断。粪便培养出痢疾杆菌是确诊的最直接依据。送检标本应注意做到尽早、新鲜，选取黏液脓血部分多次送检。

5. **治疗要点**　因病情危重，应采取综合急救措施，力争早期治疗。

（1）降温止惊：使用物理、药物降温或亚冬眠疗法。

（2）控制感染：选用对痢疾杆菌敏感的抗生素，如阿米卡星（丁胺卡那霉素）、头孢噻肟钠或头孢曲松钠等，疗程为5～7天。

（3）抗休克：迅速扩充血容量，纠正酸中毒，改善微循环，及早应用糖皮质激素。

（4）防治脑水肿和呼吸衰竭：首选20%甘露醇快速静脉滴注或与利尿药交替使用，降低脑水肿，也可应用血管活性药物改善脑部微循环。保持呼吸道通畅，吸氧，可使用呼吸兴奋药，必要时应用人工呼吸器。

6. **护理措施**

（1）饮食护理：给予易消化、流质饮食，多饮水，避免高脂肪、高蛋白、高纤维饮食。记录每天出入液量，补充水及电解质，避免发生脱水及电解质紊乱，作为补液参考。

（2）发热护理：卧床休息，密切观察体温变化。高热时给物理降温或遵医嘱使用解热药，防止高热惊厥。

（3）腹泻护理：接触隔离，注意粪便、便器和尿布的消毒处理。密切观察排便次数、量、性状及伴随症状，每次排便后清洗肛周，并涂以润滑剂，减少刺激。

（4）休克护理：取中凹位，保暖。观察患者神志、生命体征及瞳孔等变化。给予吸氧，迅速建立静脉通路，遵医嘱予以扩容、纠正酸中毒等抗休克治疗。

（5）预防感染传播

①管理传染源：消化道隔离至临床症状消失后7天或连续2次粪便培养阴性为止。

②切断传播途径：养成良好的个人卫生习惯，餐前、便后洗手，不饮生水，禁食不洁食物。患儿餐具煮沸消毒15分钟，粪便用1%含氯石灰澄清液浸泡消毒后处理，患儿尿布、衣裤须煮沸或用沸水浸泡后再洗。

③保护易感人群：尚无有效预防志贺菌感染的疫苗，我国多采用口服活菌苗。

九、流行性脑脊髓膜炎

1. 病原学 脑膜炎奈瑟菌，又称脑膜炎球菌，属革兰阴性菌。人感染后可对本菌群产生持久的免疫力，各菌群间有交叉免疫，但不持久。人群感染后仅1%出现典型临床表现，60%～70%为无症状带菌者，约30%为上呼吸道感染型和出血点型。

2. 流行病学

（1）传染源：为带菌者和患者，隐性感染率高。

（2）传播途径：呼吸道飞沫传播。

（3）易感人群：普遍易感，5岁以下儿童尤其是6个月～2岁的婴幼儿发病率最高。

（4）流行特征：冬、春季节多发，可呈周期性流行。

3. 临床表现 潜伏期2～3天，最短1天，最长10天。按病情分为以下4型。

（1）普通型：最常见。分前驱期、败血症期、脑膜炎期、恢复期。

①前驱期：表现为上呼吸道感染症状，如低热、鼻塞、咽痛等。

②败血症期：表现为高热（体温骤升至40℃以上）、头痛及全身痛、精神极度萎靡等。败血症期皮肤黏膜最典型的表现为鲜红色的瘀点或瘀斑，大小不一，原因为细菌侵袭皮肤血管内壁，导致栓塞、坏死、出血及细胞浸润。

③脑膜炎期：出现中枢神经系统症状，高热不退、头痛剧烈、呕吐频繁，脑膜刺激征阳性。经治疗通常在2～5天进入恢复期。

④恢复期：体温逐渐恢复正常，意识和精神状态改善，皮肤瘀点、瘀斑消退。多于1～3周痊愈。

（2）暴发型：起病急骤，病势凶险，儿童多见，如不及时治疗24小时内可危及生命，病死率高。可分休克型、脑膜脑炎型、混合型。

①休克型：主要特点为循环衰竭，全身出现大量出血性皮疹。

②脑膜脑炎型：表现为脑膜及脑实质损伤，常于1～2天出现严重的神经系统症状，甚至脑疝。

③混合型：可先后或同时出现以上两型的表现。

（3）轻型：多见于流脑流行后期，主要表现为上呼吸道感染症状。

（4）慢性型：不多见，成人较多，病程迁延至数周甚至数月。

4. 辅助检查

（1）脑脊液检查：是确诊的方法，外观混浊，压力增高，白细胞计数及中性粒细胞比例明显升高，蛋白质含量明显升高，糖含量明显下降。临床上表现为脑膜炎时，脑脊液检查应是影像学检查之前的选择。

（2）细菌学检查：检出脑膜炎球菌是确诊的重要手段。包括皮肤瘀点处的组织液或脑脊液做染色涂片，血液、皮肤瘀点刺出液或脑脊液做细菌培养。

（3）血清免疫学检查：敏感性高，特异性强。

5. 治疗要点 早期、大剂量、联合应用易透过血-脑屏障的杀菌药，静脉持续滴注，保持脑脊液中有效的药物浓度，是治疗成功的关键。

（1）普通型：一旦高度怀疑流脑，应在30分钟内给予抗菌药物。青霉素是首选，还可用头孢菌素、氯霉素等。同时兼顾对症治疗，呼吸道隔离，密切监护。

（2）暴发型：休克型患者尽早使用有效抗生素，可联合用药，同时迅速纠正休克，预防 DIC，使用糖皮质激素，保护重要器官功能。脑膜脑炎型患者同前应用抗生素，减轻脑水肿，防治脑疝及呼吸衰竭。

6. 护理措施

（1）休息活动护理：急性期绝对卧床休息，治疗、护理操作应集中进行，谢绝或减少探视，减少搬动患者，避免诱发惊厥。患者呕吐时将头偏向一侧，防止误吸。颅内压增高患者应抬高头部。腰椎穿刺后，保持去枕平卧 4～6 小时。

（2）病情观察：严密监测生命体征、意识状态及瞳孔，警惕患者出现颅内压增高征象及脑疝的可能，出现异常症状应及时通知医生处理。

（3）皮肤护理

①保护出现瘀点、瘀斑的部位，病变局部不宜穿刺。当瘀点迅速增多或有鼻出血、消化道出血等表现时，要考虑 DIC 的可能，应及时处理。

②水疱发生破溃时，用无菌生理盐水清洗，涂以抗生素软膏保护，防止继发感染。

③昏迷患者应定时翻身、拍背，防止发生压疮。

④床褥保持清洁、平整，内衣裤应柔软、宽松、勤换洗。

⑤修剪并包裹患者指甲，避免抓破皮肤。

（4）预防感染传播

①管理传染源：早期发现患者立即就地隔离，呼吸道隔离至症状消失后 3 天，但不少于发病后 7 天。

②切断传播途径：保持室内通风，加强卫生宣教。注意尽量避免携带儿童到人群密集的公共场所。

③保护易感人群：15 岁以下儿童可接种疫苗。接触者医学观察 7 天，还可用磺胺甲唑、头孢曲松或氧氟沙星进行药物预防。

第十节　神经系统疾病

扫码做题

一、概　述

（一）神经系统的结构与功能

1. 周围神经系统

（1）脑神经：共有 12 对，依次为Ⅰ嗅神经，Ⅱ视神经，Ⅲ动眼神经，Ⅳ滑车神经，Ⅴ三叉神经，Ⅵ展神经，Ⅶ面神经，Ⅷ位听神经，Ⅸ舌咽神经，Ⅹ迷走神经，Ⅺ副神经，Ⅻ舌下神经。其中Ⅰ、Ⅱ、Ⅷ 3 对为感觉神经；Ⅲ、Ⅳ、Ⅵ、Ⅺ、Ⅻ 5 对为运动神经；Ⅴ、Ⅶ、Ⅸ、Ⅹ 4 对为混合神经。

（2）脊神经：共 31 对，其中颈段 8 对，胸段 12 对，腰段 5 对，骶段 5 对，尾神经 1 对。临床上根据不同部位的感觉障碍水平，判断脊髓病变的平面，对定位诊断具有重要意义，如乳头线为胸 4，剑突为胸 6，肋弓下缘为胸 8，脐孔为胸 10，腹股沟为腰 1。

2. 中枢神经系统　脑分为大脑、间脑、脑干和小脑

（1）大脑：大脑半球各脑叶的功能为：额叶与躯体运动、语言及高级思维活动有关；颞叶与听觉、语言和记忆有关；顶叶与躯体感觉、味觉、语言等有关；枕叶与视觉信息的整合有关；岛叶与内脏感觉有关；边缘叶与情绪、行为和内脏活动有关。

（2）间脑：位于大脑半球与中脑之间，病变时可影响疼痛、体温、性功能、内分泌等功能的调节。

（3）脑干：由中脑、脑桥、延髓组成，与呼吸中枢、呕吐中枢、血管运动中枢等生命中枢相互关联，尤其延髓损害时可导致呼吸、心脏骤停。

（4）小脑：与运动的平衡、协调有关。

（二）神经系统疾病患者的症状评估

1. 头痛

（1）偏头痛：头痛之前可有视物模糊等先兆症状，以发作性、多为偏侧、中重度、搏动样头痛为特征。

（2）颅内高压性头痛：常为持续性头部的胀痛，阵发性加剧，伴有喷射性呕吐和视力障碍。

（3）颅外因素所致的头痛：

①眼源性头痛：常位于眼眶周围及前额，一旦眼疾治愈头痛也将缓解。

②鼻源性头痛：多由鼻窦炎引起，伴发热、鼻腔脓性分泌物等。

③耳源性头痛：多表现为单侧颞部持续性或搏动性头痛，伴乳突的压痛。

（4）精神性头痛：头痛部位不固定，表现为持续性的闷痛。

2. 意识障碍

通过患者的言语反应、对疼痛刺激的反应、吞咽反射、角膜反射等判断意识障碍的程度。

（1）以觉醒改变为主的意识障碍

①嗜睡：是最轻度的意识障碍。患者处于持续睡眠状态，但能被言语或轻度刺激唤醒，醒后能正确、简单而缓慢地回答问题，但反应迟钝，刺激去除后又很快入睡。

②昏睡：患者处于熟睡状态，不易被唤醒。压迫眶上神经、摇动身体等强刺激可被唤醒，醒后答话含糊或答非所问，停止刺激后又很快进入熟睡状态。

③昏迷：是最严重的意识障碍。突出的特点是患者意识完全丧失，各种强刺激不能使其觉醒，失去有意识的自主活动，不能自发睁眼。

a．浅昏迷：患者意识完全丧失，可有较少的无意识自发动作，对声、光刺激无反应，对压迫眶上缘等疼痛刺激可有痛苦表情及躲避反应。瞳孔对光反射、角膜反射、眼球运动、吞咽反射、咳嗽反射等可存在。呼吸、心率、血压无明显改变，可有大小便失禁或潴留。

b．中昏迷：患者对外界正常刺激均无反应，自发动作少。对强刺激的防御反射、角膜反射及瞳孔对光反射减弱，大小便潴留或失禁，生命体征发生变化。

c．深昏迷：患者对各种刺激均无反应。全身肌肉松弛，肢体呈弛缓状态，各种反射均消失，眼球固定，瞳孔散大，仅能维持循环与呼吸的最基本功能，呼吸不规则，血压下降，大小便失禁。

（2）以意识内容改变为主的意识障碍

①意识模糊：程度较嗜睡深，表现为思维和语言不连贯，对时间、地点、人物的定向力完全或部分发生障碍，可有错觉、幻觉、躁动不安、谵语或精神错乱。

②谵妄：是一种以兴奋性增高为主要特征的急性脑功能障碍，患者对周围环境的认识及反应能力下降，语言功能障碍，出现错觉、幻觉，睡眠觉醒周期紊乱等，可表现为紧张、恐惧和兴奋不安，甚至可有冲动和攻击行为。

3. 语言障碍

（1）失语

①运动性失语（表达性失语）：患者不能言语或只能讲 1 ～ 2 个简单的字，对别人的言语和书写的文字可理解。

②感觉性失语（听觉性失语）：患者发音正常，但不能理解自己和别人的言语。

③失写：患者虽存在抄写能力，但不能书写。

④失读：患者虽未失明但丧失了对视觉性符号的认识能力，不识词句和图画。

⑤命名性失语：患者丧失称呼物体名称的能力，但能表达该如何使用物品。

（2）构音障碍：发音含糊不清而用词正确。

4. 感觉障碍 是指机体对各种形式上的刺激（如痛、压、位置等）无感知、感知减退或异常的一组综合征。

5. 运动障碍

（1）评估有否瘫痪：多采用 0～5 级 6 级肌力记录法，可判断瘫痪的程度（表 1-41）。按其受累部位分为下运动神经元性和上运动神经元性瘫痪；不伴有肌张力增高的称为弛缓性瘫痪，伴有肌张力增高的称为痉挛性瘫痪。

（2）评估瘫痪的部位

①单瘫：表现为一侧上肢或一侧下肢的运动不能或运动无力。

②偏瘫：表现为一侧面部和肢体瘫痪。

③交叉性瘫痪：表现为病变侧脑神经麻痹和对侧肢体的瘫痪。

④截瘫：表现为双下肢瘫痪。

⑤四肢瘫：表现为四肢不能运动或肌力减退。

⑥局限性瘫痪：表现为某一根神经根支配区或某些肌群无力。

表1-41　　肌力分级

分　级	临床表现
0　级	肌肉无任何收缩（完全瘫痪）
1　级	有肌肉收缩，但不产生运动（不能活动关节）
2　级	肢体能水平移动，但不能对抗地心引力，不能抬起
3　级	肢体可脱离床面，但不能对抗阻力
4　级	能够对抗阻力的运动，但肌力弱
5　级	正常肌力

二、急性炎症性脱髓鞘性多发性神经病

急性炎症性脱髓鞘性多发性神经病又称吉兰 - 巴雷综合征，是一种自身免疫介导的周围神经病，主要损害多数脊神经根和周围神经，也常累及脑神经。其病因尚未完全明确，可能与空肠弯曲菌感染有关，也可能与病毒感染有关。

1. 临床表现 急性起病，好发于夏、秋季节，以学龄前期、学龄期儿童多见。发病前 1～3 周常有发热等呼吸道或胃肠道感染症状。

（1）运动障碍：肢体对称性弛缓性肌无力为首发症状。自肢体远端开始呈上行性麻痹进展，由双下肢开始逐渐累及躯体肌、脑神经。急性起病者在 24 小时内可因呼吸肌瘫痪导致呼吸困难，是本病死亡的主要原因。

（2）脑神经受损：可表现为对称或不对称的脑神经麻痹。

（3）感觉障碍：主要表现为神经根痛和皮肤感觉异常。患者可出现肢体烧灼感、麻木、刺痛和（或）手套、袜子型感觉减退或缺失。

（4）自主神经障碍：症状轻微，主要表现为多汗、便秘、皮肤潮红、手足肿胀、一过性尿潴留、血压升高及心律失常等。

2．辅助检查　典型的脑脊液检查为细胞数正常而蛋白质明显增高，称蛋白-细胞分离现象。血清免疫球蛋白 IgM 显著增高。

3．治疗要点

（1）支持治疗：摄入足够的水、能量及电解质，吞咽困难者给予鼻饲。

（2）呼吸肌麻痹的抢救：及时气管切开或气管插管，必要时使用机械通气，以保证有效的通气和换气。

（3）免疫调节治疗：静脉注射大剂量免疫球蛋白，应用 24～48 小时病情可停止进展。

（4）血浆置换疗法：清除血中抗体及免疫复合物、炎性物质、补体等。

4．护理措施

（1）休息活动护理：急性期保持瘫痪肢体于功能位，协助患者做肢体被动运动，防止发生足下垂、爪形手等。恢复期鼓励患者做主动运动，加强对自理生活能力的训练。

（2）饮食护理：提供高蛋白、高热量、高维生素的易消化饮食。根据患者吞咽和咀嚼能力选择流食、半流食或鼻饲饮食等。

（3）改善呼吸功能：保持室内通风，观察患者生命体征，呼吸困难者给予持续低流量氧气吸入，做好气管插管或机械通气的准备。观察患者是否有呼吸费力、烦躁、出汗、口唇发绀等缺氧症状，肺活量降至每公斤体重 20～25ml 以下，血氧饱和度降低，动脉血氧分压低于 70mmHg（9.3kPa），宜及早使用呼吸机，并加强呼吸机的管理。

（4）皮肤护理：注意评估皮肤的颜色、受压程度及完整性，保持皮肤清洁干燥，注意保暖，禁用热水袋，每 2～3 小时翻身 1 次，避免压疮。

（5）用药护理：激素治疗时，注意有无急性溃疡致消化道出血及真菌感染的发生。慎用镇静催眠药，因可导致呼吸肌麻痹或使原有症状加重。

三、癫　痫

癫痫是指多种原因导致的大脑神经元高度同步化异常放电所引起的短暂大脑功能失调的临床综合征。

1．病因　癫痫不是独立的疾病，引起癫痫的病因非常复杂，根据病因不同分为以下 3 类。

（1）特发性癫痫：可能与遗传因素有关，多数患者在儿童或青年期首次发病。

（2）症状性癫痫：由各种明确的中枢神经系统结构损伤或功能异常，如颅脑外伤、感染、颅内肿瘤、脑血管病和遗传代谢性疾病引起。

（3）隐源性癫痫：病因不明，但临床提示为症状性癫痫。

2．临床表现

（1）部分性发作：为最常见的类型，源于大脑半球局部神经元的异常放电。

①单纯部分性发作：发作时程短，一般不超过 1 分钟，起始与结束均较突然，表现为一侧肢体局部肌肉感觉障碍或节律性抽搐征，可出现幻觉，但无意识障碍。

②复杂部分性发作：也称精神运动性发作，可有意识障碍、自动症、运动症状，临床表现为无理吵闹、唱歌、脱衣裸体等，事后不能回忆。

③部分性发作继发全面性发作：单纯部分性发作可发展为复杂部分性发作，单纯或复杂部分性发作均可发展为全面性强直阵挛发作。

（2）全面性发作：起源于双侧脑部，多在初期就有意识丧失。可有全面强直 - 阵挛发作、强直性发作、阵挛性发作、失神发作、肌阵挛发作、失张力发作。

①全面强直 - 阵挛发作：旧称大发作，为最常见的发作类型之一，以意识丧失和全身对称性抽搐为特征。早期出现意识丧失、跌倒，发作前可有瞬间疲乏、麻木、恐惧或无意识动作等先兆表现。随后的发作分为强直期（全身骨骼肌持续性收缩）、阵挛期（肌肉交替性收缩与松弛）和发作后期（以面肌和咬肌为主的短暂阵挛）三期。

②强直期：表现为眼球上翻或凝视，口部先强张后突闭，咀嚼肌收缩可咬伤舌头，躯干先屈曲后反张，持续 10 ～ 20 秒后进入阵挛期。

③每一次阵挛后有一短暂间歇。强直期和阵挛期均有呼吸停止、血压升高、瞳孔散大及分泌物增多等表现。

④发作后期牙关紧闭，大小便失禁。呼吸首先恢复，随后瞳孔、血压、心率恢复正常。从发作到意识恢复历经 5 ～ 15 分钟。醒后常有头痛、嗜睡、全身酸痛，对发作不能回忆，此时强行约束患者可发生伤人或自伤。

（3）癫痫持续状态：新的定义是指一次全面强直 - 阵挛发作持续 5 分钟以上。旧定义是指若发作间歇期仍有意识障碍，或癫痫发作持续 30 分钟以上，或在短时间内频繁发作。

3. 辅助检查

（1）脑电图：是诊断癫痫最重要的检查方法，对发作性症状的诊断有很大价值，有助于明确癫痫的诊断、分型和确定特殊综合征。

（2）头部 CT、MRI 检查：可确定脑结构异常或病变，对癫痫及癫痫综合征诊断和分类有帮助。

（3）脑血管造影：可发现颅内血管畸形和动脉瘤、血管狭窄或闭塞，颅内占位性病变。

4. 治疗要点

（1）发作期治疗：癫痫发作有自限性，多数患者不需特殊处理。给予吸氧，保持呼吸道通畅，对症治疗，降温，运用甘露醇和呋塞米减少脑水肿，同时应预防和控制感染。多次发作首选苯巴比妥肌内注射。

（2）癫痫持续状态治疗

①苯二氮䓬类药物：地西泮、劳拉西泮、氯硝西泮、咪达唑仑等。迅速制止癫痫发作，首选地西泮 10 ～ 20mg 缓慢静脉注射，速度不超过 2mg/min，复发者可在 30 分钟内重复应用。或者以 60 ～ 100mg 在 12 小时内缓慢静脉滴注。苯二氮䓬类药物用药速度过快会抑制呼吸，必要时可同时使用呼吸兴奋药。

② 10% 水合氯醛：成人 25 ～ 30ml，儿童 0.5 ～ 0.8ml/kg，加等量植物油保留灌肠。

③苯妥英钠：250mg 溶于生理盐水 20 ～ 40ml 缓慢静脉注射，速度不超过 50mg/min，时间不少于 5 分钟，每天的极限用量不超过 500mg。体重小于 30kg 小儿按每天 5ml/kg 给药。

（3）发作间期治疗用药：常用药物有卡马西平、苯妥英钠、乙琥胺、丙戊酸、托吡酯、拉莫三嗪、加巴喷丁等。

①强直性发作、部分性发作和部分性发作继发全面性发作首选卡马西平、苯妥英钠。

②全面强直 - 阵挛发作、典型失神发作、肌阵挛发作、阵挛性发作首选丙戊酸。

（4）发作间期的药物治疗原则

①半年内发作 2 次以上者，一经诊断即应进行药物治疗。

②从小剂量开始，单一用药为主，尽量避免联合用药。

③坚持长期服药，定时服用，不可随意增减药物剂量、停药或换药，停药应遵医嘱缓慢、逐渐减量，不少于 1～1.5 年。

④撤换药物时应遵循一增一减的原则，不宜过快，需要有 5～10 天的过渡期。

⑤临床无癫痫症状而仅表现为脑电图异常、偶尔发病、年龄小于 5 岁及每次发作均有发热的儿童，一般不服用抗癫痫药物。

5. 护理措施

（1）保持呼吸道通畅：是癫痫发作时的首要护理措施。应取头低侧卧或平卧头侧位，下颌稍向前。松开领带、衣扣和裤带，防止过紧压迫呼吸。取下活动性义齿，必要时使用吸引器，将舌拉出，防止舌后坠阻塞呼吸道。吸痰，必要时气管切开。不可强行喂药、喂水，防止误吸。

（2）安全护理：癫痫发作勿用力按压抽搐肢体，防止骨折及关节脱位，使用牙垫或压舌板防止舌咬伤，放置保护性床挡。

（3）癫痫持续状态的护理：密切监测患者生命体征，按医嘱给予抗惊厥药。控制输液量和速度，必要时输入脱水药、吸氧，尽快控制抽搐，防治脑水肿，纠正水、电解质失衡。

（4）用药护理：多数常见不良反应为短暂性反应，缓慢减量即可明显减少，餐后服药可减少恶心反应。服药前应做血、尿常规和肝肾功能检查。

（5）饮食护理：合理饮食，宜进食清淡、无刺激、营养丰富的食物，保持大便通畅，避免过饥过饱，戒烟酒。

（6）禁止从事高风险活动：如跑步、攀登、游泳、驾驶及在炉火旁、高压电机旁作业，以免发作时危及生命。

四、脑血管疾病

（一）概述

1. 病因 脑血管疾病多为全身血管和血液系统疾病的表现，病因为血管本身原因（如动脉粥样硬化、外伤、发育异常等）；血液成分改变（血液黏滞度增高）；血流动力学改变等。

2. 危险因素 多数学者一致认为：高血压、心脏病、糖尿病和短暂性缺血发作是脑血管疾病发生的最重要的危险因素。另外还有年龄、性别、遗传因素等无法干预的因素。

3. 脑血管疾病的三级预防

（1）一级预防：指发病前的预防，是三级预防中最关键的一环。主要为积极治疗相关疾病。

（2）二级预防：是在一级预防的基础上所进行的早期诊断、早期治疗。

（3）三级预防：对已出现脑卒中的患者进行干预，防治并发症，减轻残疾程度，提高患者的生活质量，预防复发。

（二）短暂性脑缺血发作

1. 病因与发病机制 短暂性脑缺血发作（TIA）是由颅内动脉病变致脑动脉一过性供血不足引起的短暂性、局灶性脑或视网膜功能障碍。主要病因是动脉粥样硬化。

2. 临床表现 好发于中老年男性，发作突然，持续短暂 5～30 分钟，一般为 10 分钟左右，在1 小时内恢复，最多不超过 24 小时，为局灶性神经功能丧失，不遗留神经功能缺失，反复发作。

（1）颈内动脉系统 TIA：常表现为病变对侧发作性的肢体单瘫、偏瘫和面瘫，以病变侧单眼一过性黑蒙或失明（眼动脉受累所致），同侧 Horner 征，大脑半球症状为特征。

（2）椎 - 基底动脉系统 TIA：常表现为眩晕、恶心、呕吐，以交叉性感觉障碍和脑神经交叉性瘫疾为特征。

3. 治疗要点

（1）病因治疗：是预防短暂性脑缺血发作和复发的关键。

（2）药物治疗

①抗血小板治疗：常用阿司匹林、双嘧达莫、氯吡格雷等。

②抗凝治疗：适用于频繁发作、发作持续时间长、症状逐渐加重且无禁忌者，常用肝素、华法林。

4. 护理措施

（1）休息活动护理：发作时卧床休息，枕头不宜太高。转头应缓慢且幅度不宜太大。频繁发作者避免重体力劳动，沐浴和外出应有家人陪伴，防止跌倒和外伤。

（2）病情观察：频繁发作者密切观察和记录每次发作的持续时间、间歇时间及伴随症状，警惕完全性缺血性脑卒中的发生。

（3）用药护理：按医嘱服药，不能随意调整、更改和终止用药，注意观察药物疗效和不良反应。

5. 健康教育

（1）疾病知识指导：介绍疾病相关知识，告知患者本病为脑卒中的先兆表现，强调避免危险因素的重要性，积极治疗原发病。

（2）饮食指导：低盐、低脂、低钙、低糖、足量蛋白和高维生素饮食，戒烟酒，避免刺激性食物和暴饮暴食，避免过分饥饿。

（三）脑梗死

1. 病因与发病机制　脑血栓形成是脑梗死最常见的类型，脑动脉粥样硬化是最常见和基本的病因，常伴有高血压。高血糖、高血脂、肥胖可加速脑动脉硬化的进程。

2. 临床表现　多见于 50 岁以上的中老年人，起病缓慢，一般有前驱症状，如头晕、头痛、肢体麻木及短暂脑缺血发作等。常在休息或睡眠时发病，可能与此时血压下降、血流减慢、血黏度增加有关。神经症状取决于梗死灶的大小和部位，如偏瘫、失语、偏身感觉障碍和共济失调等，多无意识障碍。病情重者可并发昏迷、颅内压增高等。

3. 辅助检查

（1）头颅 CT：是最常用的检查，早期多无改变，24 小时后出现低密度灶脑梗死区。

（2）脑血管造影：是脑血管病变检查的金标准，可显示血栓形成的部位、程度及侧支循环。

4. 治疗要点　应遵循超早期、个体化和整体化治疗的原则。

（1）急性期治疗

①早期溶栓：是目前最重要的恢复血流措施。在发病 6 小时内，采用 rt-PA、尿激酶使血管再通，尽快恢复缺血区的血流灌注，缩小梗死灶。

②调整血压：应遵循个体化、慎重、适度原则。急性期血压应维持在较平时稍高的水平，以保证脑部灌注。只有当血压＞ 200/110mmHg 时，才需降压治疗。

③防治脑水肿：严重脑水肿和颅内压增高是急性重症脑梗死的常见并发症和主要死亡原因。常用 20% 甘露醇 125 ～ 250ml 快速静滴，也可用呋塞米、甘油果糖等。

④控制血糖：原有糖尿病或应激反应使血糖升高。当超过 10mmol/L 时，应立即予以胰岛素治疗。

⑤改善微循环：可应用低分子右旋糖酐。

⑥抗凝治疗：用于长期卧床、合并高凝状态者，常用药物有肝素、华法林。

⑦脑保护治疗：常用脑代谢复活剂（如吡拉西坦）、钙通道阻滞剂（如尼莫地平）等。但重症急性期患者，不宜口服桂利嗪和倍他司汀，因其虽有扩血管作用，但不利于脑缺血的改善。

⑧高压氧舱治疗：可提高血氧供应，增强脑组织有氧代谢，为神经组织的再生和神经功能的恢复提供良好的物质基础等。

（2）恢复期治疗：目的在于促进神经功能恢复，系统地进行运动功能和语言功能的康复锻炼。通常发病2周后即进入恢复期。

5. 护理措施

（1）休息活动护理：急性期患者卧床休息，取平卧位。头部禁止放置冰袋及冷敷，以免脑血管收缩使血流量减少。

（2）饮食护理：给予低脂、低盐、高维生素、高纤维素的无刺激饮食。若有吞咽困难，可予糊状流食或半流食，必要时鼻饲。

（3）病情观察：密切观察生命体征、意识状态及瞳孔变化，出现脑缺血加重和颅内压增高征象时，立即报告医生并快速使用脱水药。

（4）满足患者基本生活需要，指导早期功能锻炼。

（四）脑栓塞

1. 病因与发病机制 各种栓子随血流进入颅内动脉，使血管腔急性闭塞或严重狭窄引起脑缺血坏死及功能障碍。心源性栓子为脑栓塞最常见的病因，其中又以风湿性心瓣膜病患者房颤时附壁血栓脱落最多见。

2. 临床表现 任何年龄阶段均可发生，以青壮年多见。多在活动中急骤发病，多无前驱症状，为起病最快的脑血管病。意识障碍较轻且恢复快，神经系统表现与脑血栓形成相似，但更易复发和出血。多有导致栓塞的原发病和同时并发的脑外栓塞表现。

3. 辅助检查

（1）头颅CT：早期多无改变，24～48小时后出现低密度灶脑梗死区。

（2）脑血管造影：可显示脑栓塞的部位、程度及侧支循环。

（3）心电图检查：作为确定心肌梗死和心律失常的依据。

4. 治疗要点 脑栓塞治疗同脑血栓形成；原发病治疗和抗栓治疗。

5. 护理措施 同脑血栓形成。

（五）脑出血

1. 病因 高血压并发细小动脉硬化（最常见）；颅内动脉瘤；脑动静脉畸形；其他如脑淀粉样血管病、血液病、抗凝及溶栓治疗等。

2. 发病机制 动脉硬化或产生小动脉瘤，当血压骤然升高时易造成血管破裂。高血压脑出血好发部位为基底节区，此处豆纹动脉从大脑中动脉近端呈直角发出，受高压血流冲击最大，最易破裂出血。

3. 临床表现

（1）临床特点：多见于50岁以上男性患者，常有高血压史，易发于冬季。常在活动中或情绪激动时突然发生，无前驱症状。可有肢体瘫痪、失语等局灶定位症状和颅内压增高表现，意识障碍出现迅速。发病后血压多有明显升高。

（2）基底节区出血：是最多见的脑出血。累及内囊表现为"三偏症"，即病灶对侧肢体偏瘫、对侧偏身感觉障碍和同向偏盲。丘脑出血累及优势半球常伴失语，也可有丘脑性痴呆。出血量小，临床症状较轻。出血量大可有意识障碍，易引起脑疝，甚至死亡。

（3）脑干出血：多数为脑桥出血。多为交叉性瘫痪和共济失调性偏瘫，两侧瞳孔缩小如针尖（脑桥出血的特征性表现）、中枢性高热、呼吸衰竭，多于 48 小时内死亡。

（4）小脑出血：常有眩晕呕吐、枕部头痛、共济失调等，出血量较多形成枕骨大孔疝而死亡。

4．辅助检查

（1）影像学检查：CT 检查是诊断脑出血的首选方法，具有确诊价值。MRI 和脑血管造影能检出更细微病变。

（2）脑脊液检查：血性脑脊液，压力增高。一般不主张行腰穿检查，防止诱发脑疝。如需排除颅内感染或蛛网膜下腔出血，可谨慎进行。

5．治疗要点　原则是脱水降颅压，调整血压，防止再出血，促进神经功能恢复和防治并发症。

（1）一般治疗：卧床休息 2～4 周，避免情绪激动和血压升高，吸氧，保持肢体的功能位，预防感染，维持水、电解质平衡等。

（2）降低颅内压：是脑出血急性期处理的重要环节，常用 20% 甘露醇 125～250ml 静脉滴注。

（3）调控血压：脑出血急性期一般不首先使用降压药物，因患者血压升高是在颅内压增高的情况下，为了保证脑组织供血出现的脑血管自动调节反应，当颅内压下降后，血压也随着下降，故首先应先脱水，降低颅内压。当血压≥ 200/110mmHg 时，为防止出血加重，可在降低颅内压的同时慎重地采用降压治疗，但幅度不可过大，防止发生颅内低灌注。

（4）其他治疗：止血和凝血治疗、手术治疗、亚低温疗法及康复治疗等。

6．护理措施

（1）休息活动护理：绝对卧床休息，取侧卧位，头胸抬高15°～30°，减轻脑水肿。发病24～48 小时避免搬动患者，治疗、护理操作集中进行，避免各种引起颅内压增高的因素，病室保持安静。

（2）饮食护理：急性脑出血患者在发病 24 小时内禁食，24 小时后如病情平稳、无颅内压增高和严重消化道出血时，给予高蛋白、高维生素、高纤维素、低盐、低脂的半流质饮食。

（3）病情观察：定时监测生命体征、意识状态及瞳孔变化，有无颅压增高、脑疝早期、上消化道出血的表现。

（4）脑疝护理：保持呼吸道通畅，给予吸氧。迅速开放静脉，遵医嘱快速静滴脱水药，甘露醇应在 15～30 分钟内滴完，避免药液外渗。备好气管切开包、脑室穿刺引流包、呼吸机、监护仪和抢救药品等。

7．健康教育

（1）疾病预防指导：高血压者规律服药，避免使血压骤然升高的各种因素。指导患者注意病情，每天定时测血压，定期随诊，适当体育活动，如散步、太极拳等。

（2）功能锻炼指导：康复训练应在病情稳定后早期开始，坚持瘫痪肢体被动及主动的功能锻炼。对言语障碍、智力障碍的患者，进行耐心的语言和智力训练。

（3）生活指导：卧床患者定期翻身、按摩，防止压疮。禁止用力屏气排便，禁止灌肠。

（六）蛛网膜下腔出血

1．病因与发病机制　先天性脑动脉瘤是最常见病因，其次为动静脉畸形、颅内肿瘤、血液疾病等。用力、情绪激动、酗酒等为常见诱因。

2．临床表现　以中青年多见，起病急骤，持续性剧烈头痛，喷射性呕吐。可出现脑膜刺激征，是最具特征性的体征。一般无定位性神经系统体征及肢体瘫痪。

3．辅助检查

（1）头颅 CT：是首选的检查方法，蛛网膜下腔显示高密度影像。

（2）脑血管造影：是确诊病因的最有价值和最具定位意义的检查。

（3）腰椎穿刺：是最具诊断价值和特征性的检查，脑脊液呈均匀一致血性，压力增高。

4. 治疗要点　治疗原则为防治再出血，降低颅内压，防治脑血管痉挛，减少并发症，预防复发。

（1）预防再出血：避免血压和颅内压增高的因素。适当调控血压，使用 6- 氨基己酸、氨甲苯酸等抗纤溶药物。头痛和躁动不安者予以镇痛、镇静药。

（2）降低颅内压：常用甘露醇 125 ～ 250ml 快速静脉滴注，30 分钟滴完。

（3）解除脑血管痉挛：维持血容量和血压，避免过度脱水。可应用钙通道阻滞剂，如尼莫地平。

（4）手术治疗：动静脉畸形及颅内动脉瘤可行手术治疗、血管内介入治疗。

5. 护理措施

（1）心理护理：告知患者疾病的过程与预后，消除其紧张和恐惧心理。

（2）休息活动护理：绝对卧床 4 ～ 6 周，抬高床头 15°～ 20°，改变体位或转头时动作缓慢，避免搬动和过早下床活动。

（3）缓解疼痛：指导患者学会放松技术，转移患者注意力，必要时给予镇静、镇痛药物。

（4）用药护理：甘露醇低温出现结晶时，需加温溶解后再用，定期监测肾功能和电解质。尼莫地平可致皮肤发红、多汗、胃肠不适、血压下降等不良反应，应适当控制输液速度。

（5）预防并发症：蛛网膜下腔出血再发率较高，以首次出血后 1 个月内再出血的危险最大，2 周再发率最高。若病情稳定后，突然再次剧烈头痛、呕吐、昏迷、脑膜刺激征明显加重等，应及时报告医生。

五、帕金森病

帕金森病又称震颤麻痹，是一种常见于中老年的神经系统变性疾病，临床上以静止性震颤、运动迟缓、肌强直和姿势平衡障碍为主要特征。

1. 病因与发病机制

（1）环境因素：甲苯基四氢吡啶在化学结构上与某些杀虫剂相似，环境中结构类似的化学物质可能是帕金森病的病因。

（2）遗传因素：部分患者有家族史，绝大多数患者为散发性。

2. 临床表现　多见于 60 岁以上男性，起病隐匿。

（1）静止性震颤：为帕金森的特征性症状。典型表现是拇指与食指出现"搓丸样"动作，多始于一侧上肢远端，静止时出现，随意运动时停止，紧张时加剧，入睡后消失。

（2）肌强直：呈"铅管样强直"、"齿轮样强直"等。

（3）运动迟缓：面容呆板，双眼凝视，似"面具脸"。书写字体越写越小，称"写字过小征"。

（4）姿势障碍：慌张步态是帕金森患者特有的体征，表现为行走时起步困难，一迈步即以极小的步伐向前冲，越走越快，不能立刻停下脚步。

3. 治疗要点

（1）药物治疗：是最主要的治疗方法，早发型患者在不伴有智能减退的情况下，可选择非麦角类多巴胺受体激动剂、单胺氧化酶 B 型抑制剂、金刚烷胺等。晚发型患者或伴智能减退者，一般首选复方左旋多巴。

（2）手术及干细胞治疗：早期药物治疗显效，而长期治疗疗效明显减退，同时出现异动症者可考虑手术治疗。

4. 护理措施

（1）安全护理：是帕金森病最重要的护理措施，主要有

①床档保护，设置扶手。

②防烫伤和烧伤。

③防自伤、自杀、走失、伤人等意外发生，如患者有幻觉、错觉、忧郁、欣快等精神症状或意识模糊、智能障碍，应专人陪护。

④禁止患者自行使用锐利器械和危险品。

（2）饮食护理：给予高热量、高维生素、低脂、优质蛋白、易消化饮食，根据病情变化及时调整和补充各种营养素，戒烟、酒，鼓励患者多食新鲜蔬菜、水果，及时补充水分。

（3）用药护理：一般开始多以单药治疗，也可采用优化的小剂量多种药物，以最小剂量达到满意效果为原则，遵医嘱长期用药或终身用药，注意观察疗效及不良反应。服药期间尽量避免使用维生素 B_6、氯氮䓬、利血平、氯丙嗪、奋乃静等药物。

（4）皮肤护理：勤洗澡、勤换衣裤，保持皮肤清洁干燥。晚期患者应嘱其勤翻身，防止皮肤压疮。

5. 健康教育

（1）饮食指导

①增加饮食中的热量和纤维素的含量，保持大便通畅。

②给予有粗大把手的叉子或汤匙，使患者易于进食。如患者手指颤抖厉害，可协助其进食。

（2）安全指导：避免登高和操作高速运转的机器，不单独使用煤气或热水器等。

（3）药物指导：遵医嘱准确、及时服药。蛋白质可影响左旋多巴的吸收，服用前避免进食高蛋白食物，如牛奶、豆浆、鱼类、肉类等，更不可用牛奶、豆浆替代开水服药。

（4）康复指导

①坚持主动运动，如散步、太极拳等，以保持关节运动达到最大范围，防止和推迟关节僵直和肢体挛缩。温水浴、按摩等物理治疗有助于缓解肌肉僵硬，并可预防挛缩。

②加强日常生活动作训练，进食、洗漱、穿脱衣服等应尽量自理。

③保持头颈部直立，预防畸形。卧床时尽量不垫枕头，应定时取仰卧姿势。

④指导迈步困难或木僵者思想放松，目视前方，不要将注意力集中于地面，尽量跨大步，双臂自然摆动，脚抬高，足跟先着地。

六、重症肌无力

1. 病因　本病是一种与胸腺异常有关的获得性自身免疫性疾病，可能与某些遗传因素有关。

2. 临床表现

（1）任何年龄均可发病。主要表现为部分或全身骨骼肌易疲劳。晨起症状较轻，下午或晚上加重，肌无力在活动后明显加重，休息后症状可缓解。

（2）多数患者眼外肌最先受累，表现为上睑下垂、斜视和复视，眼球活动受限。

（3）面肌受累时出现面部皱纹减少，表情淡漠。

（4）口咽肌肉受累时出现连续咀嚼无力、饮水呛咳、发音障碍。

（5）颈肌及四肢近端肌群受累，表现为抬臂、上楼梯困难等。

（6）重症肌无力危象：患者发生呼吸肌严重无力，使得换气功能不能正常维持。

3. 辅助检查

（1）疲劳试验：嘱患者用力眨眼后眼裂明显变小或两臂持续平举后出现上臂下垂，休息后又恢复

正常者为阳性。

（2）新斯的明试验：肌内注射新斯的明 0.5～1mg，10～20 分钟后症状明显减轻者为阳性。

（3）重复电刺激：停用新斯的明 24 小时后，以重复低频电刺激尺神经、面神经或腋神经，记录远端诱发电位及衰减程度，递减程度在 10%～15% 以上者称为阳性。

（4）AChR-Ab 测定：常用放射免疫法和酶联免疫吸附试验进行测定，80% 以上的病例 AChR 抗体滴度增高。

4. 治疗原则

（1）药物治疗：常用药物有抗胆碱酯酶活性药物，如溴化新斯的明片剂、吡斯的明片剂、美斯的明片剂等；糖皮质激素；免疫抑制剂（首选硫唑嘌呤）。

（2）血浆置换法和淋巴细胞置换法

（3）胸腺摘除和放射治疗：主要用于胸腺肿瘤、胸腺增生和药物治疗困难者。

（4）重症肌无力危象的处理：立即改善呼吸功能，呼吸困难者立即行人工呼吸；保持呼吸道通畅，预防肺不张和肺部感染。根据患者病情对症处理。

5. 护理措施

（1）活动与休息：指导患者充分休息并自我调节活动量，以不感到疲劳为原则。

（2）饮食：给予高蛋白、高维生素、高热量、富含营养的食物，有呛咳、吞咽困难时，改用鼻饲，以防误吸和窒息。

（3）病情监测：密切观察患者的病情，注意其呼吸频率和节律，观察药物的疗效及不良反应等，必要时配合行气管插管、气管切开或人工呼吸。

（4）药物治疗

①抗胆碱酯酶药物治疗时应从小剂量开始，按时服药，有咀嚼和吞咽无力者应在餐前 30 分钟口服。

②长期应用糖皮质激素治疗者，要加强病情观察，如发现有消化道出血、骨质疏松、股骨头坏死等并发症，应及时处理。

③使用免疫抑制剂者，应定时检查肝肾功能。

④禁止使用对神经 - 肌肉传递阻滞的药物，以免加重病情。

七、神经系统疾病患者常用诊疗技术及护理

1. 腰椎穿刺

（1）目的：诊断性穿刺可测脑脊液压力，检查脑脊液成分，检查椎管有无阻塞现象。治疗性穿刺可向鞘内注射药物或放出炎性、血性脑脊液。

（2）禁忌证：有颅内压增高，或已有脑疝迹象者；穿刺部位有感染或脊柱结核；开放性颅脑损伤或脑脊液漏者；脊髓压迫症的脊髓功能处于即将丧失的临界状态者；明显出血倾向或病情危重不宜搬动者。

（3）术前准备：向患者解释穿刺目的、过程，穿刺采取的特殊体位及注意事项。患者签署知情同意书。嘱患者排空大小便，静卧 15～30 分钟。备齐用物，做普鲁卡因过敏实验。

（4）术中护理：协助患者取弯腰侧卧位，屈颈抱膝，背齐床沿，增加椎间隙宽度。穿刺点以第 3～4 腰椎间隙最佳。术中密切观察患者呼吸、脉搏和面色变化，禁止患者乱动，避免造成断针、软组织损伤及穿刺部位污染。

（5）术后护理：24 小时内严格卧床，去枕平卧 4～6 小时，不可抬头，可适当转身，以防头痛、呕吐、

眩晕等穿刺后反应。多饮水或遵医嘱静滴生理盐水，颅内压较高者除外。保持穿刺部位的纱布干燥，24小时内不宜淋浴。

2. 脑血管造影

（1）适应证：诊断脑血管疾病，如颅内动脉瘤、动静脉畸形、动脉狭窄闭塞、脑动脉痉挛等；诊断颅内占位病变，如脑肿瘤、颅内血肿、硬膜外和硬膜下血肿、硬膜下积液等。

（2）禁忌证：有严重出血倾向者；对造影剂和麻醉剂过敏者；病情危重不能耐受手术者；穿刺部位皮肤感染者。

（3）方法：颈动脉造影（于胸锁关节上4～5cm，胸锁乳突肌内侧缘，颈动脉搏动明显处进针）、椎动脉造影（在颈椎5～6横突孔处直接穿刺）、数字减影全脑血管造影（DSA）。

（4）术前准备：向患者和家属说明造影的必要性和造影过程中可能发生的反应。嘱患者排空膀胱，术前禁食4～6小时。备齐用物，做普鲁卡因和碘过敏实验，阳性者禁忌。

（5）术后护理

①穿刺部位用沙袋压迫止血，股动脉穿刺者肢体制动6～12小时。注意观察足背动脉是否有搏动、皮肤颜色、温度等，观察穿刺部位有无渗血或血肿。

②卧床休息4小时后进食或起床活动。

③术后24小时多饮水，以促进造影剂排泄。

第二章　外科护理学

第一节　水、电解质及酸碱平衡紊乱

扫码做题

一、正常体液平衡

1. 水平衡

（1）体液的含量与分布：人体内体液总量与性别、年龄及体重有关。肌肉组织含水量较多，脂肪细胞不含水分。由于男性的体脂含量比女性少，**因此成年男性的体液量约为体重的 60%，成年女性约为 50%，婴幼儿为 70%～80%**。体液可分为细胞内液和细胞外液，男性细胞内液占体重的 40%，女性占 35%。细胞外液分为血浆和组织间液两部分，**男、女性细胞外液均占体重的 20%**，组织间液为 15%，血浆为 5%；小儿间质液的比例较成人高。

（2）24 小时液体出入量的平衡：显性失水为尿、粪和失血等的总和，**不显性失水为皮肤和呼吸道挥发的水分，一般为 600～1000ml/d**。内生水为体内代谢所产生的水分，约 300ml/d。肾功能正常时尿液浓缩后可含溶质 1200mmol/L，要排出全部溶质每天至少需排尿 500ml。

（3）体液平衡的调节：体液的正常渗透压通过下丘脑 - 神经垂体 - 抗利尿激素系统来恢复和维持，血容量的恢复和维持是通过肾素 - 醛固酮系统。

2. 电解质平衡

（1）Na^+ 的平衡：**Na^+ 是细胞外液的主要阳离子**，正常值为 135～145mmol/L。钠的主要生理功能是维持细胞外液的渗透压及神经肌肉的兴奋性。

（2）K^+ 的平衡：体内 K^+ 总含量 98% 存在于细胞内，是细胞内液主要的阳离子。血清 K^+ 正常值为 3.5～5.5mmol/L。K^+ 的作用极其重要，可参与、维持细胞的正常代谢，维持细胞内液的渗透压和酸碱平衡，维持神经肌肉组织的兴奋性，以及维持心肌正常功能等。

（3）Cl^- 和 HCO_3^-：**Cl^-、HCO_3^- 和蛋白质是细胞外液中的主要阴离子**，二者含量有互补作用，以维持细胞外液阴离子的平衡。

（4）Ca^{2+} 的平衡：血清 Ca^{2+} 浓度为 2.25～2.75mmol/L。Ca^{2+} 的生理功能包括：是构成骨髓和牙齿的重要成分；调节心脏和神经的传导以及肌肉的收缩；参与凝血过程；是多种酶的激活剂；降低毛细血管和细胞膜的通透性。

（5）磷的平衡：血清磷正常值为 0.96～1.62mmol/L。磷是核酸、磷脂及高能磷酸键的基本成分，此外，磷还参与蛋白质的磷酸化、参与细胞膜的组成，以及参与酸碱平衡等。

（6）Mg^{2+} 的平衡：Mg^{2+} 是细胞内的主要阳离子，正常血清 Mg^{2+} 浓度为 0.70～1.10mmol/L。Mg^{2+} 可影响神经活动的控制、神经肌肉兴奋性的传递、肌肉收缩及心脏激动性。

3. 酸碱平衡

人体代谢过程中不断产生的酸性和碱性物质，必须通过体内缓冲系统及肺、肾的调节作用使 pH 稳定在正常范围。

（1）血液缓冲系统：最重要的是 HCO_3^-/H_2CO_3，正常比值为 20：1，对于维持细胞外液的 pH 起决定作用。

（2）肺：通过呼吸，肺将 CO_2 排出，使血中 $PaCO_2$ 下降，调节血中的 H_2CO_3。

（3）肾：是调节酸碱平衡的重要器官。肾脏通过改变排出固定酸及保留碱性物质的量，来维持正常的血浆 HCO_3^- 浓度，保持血浆 pH 稳定。

二、水和钠代谢紊乱

临床将水、钠代谢紊乱分为 4 种类型：等渗性脱水、低渗性脱水、高渗性脱水和水中毒。外科最常见的为等渗性缺水。

1. 不同性质脱水的临床特点及治疗　见表 2-1。

表2-1　不同性质脱水的临床特点及治疗

	等渗性	低渗性	高渗性	水中毒
血钠（mmol/L）	135～150	轻度＜135 中度＜135 重度＜120	＞150	
病　因	消化液或体液急性丧失，如大量呕吐、肠瘘、肠梗阻、烧伤等	消化液持续丢失，长期胃肠减压失钠；限盐的肾脏、心脏疾病反复利尿；大面积烧伤慢性渗液；等渗性脱水补水过多等	摄入水分不足，如食管癌吞咽困难鼻饲高浓度营养液；高热大量出汗；大面积烧伤暴露疗法等	机体水分摄入量超过排出量，如肾功能不全；各种原因导致的抗利尿激素分泌过多；大量摄入不含电解质的液体或静脉补充水分过多等
水、钠丢失比例	水、钠等比例丢失	失钠多于失水	失水多于失钠	
主要丧失液区	细胞外液	细胞外液	细胞内液	
临床表现	恶心、乏力、少尿，但不口渴；眼窝凹陷，皮肤干燥；体液丢失达体重5%，可有脉速、肢冷等血容量不足表现，体液丢失达体重的6%～7%可有休克	初期无口渴，恶心、视物模糊、乏力、尿量正常或略增多；中度可出现脉搏细速、血压下降、站立性晕倒，尿量减少；严重者神志不清，肌疼痉挛性抽痛，腱反应消失，昏迷，休克；尿钠、氯低，尿比重低	体液丢失达体重2%～4%为轻度，口渴明显，无其他症状；4%～6%为中度，极度口渴，烦躁、乏力，眼窝凹陷，尿少，尿比重高；＞6%为重度，躁狂，幻觉，谵妄，昏迷	急性水中毒起病急骤，可出现神经、精神症状，重者发生脑疝；慢性水中毒发病缓慢，易被原发疾病掩盖，出现体重增加、软弱无力、恶心、呕吐、嗜睡等表现

（续 表）

	等渗性	低渗性	高渗性	水中毒
治疗原则	消除病因是关键，补液选择平衡盐溶液或等渗盐水。平衡盐溶液更为安全合理，等渗盐水的Cl^-含量高于血清Cl^-含量，大量补充有导致高氯性酸中毒的危险	轻症者仅静脉输注高渗盐水；休克者首先补充血容量，先晶（复方乳酸氯化钠、等渗盐水）后胶（羟乙基淀粉、右旋糖酐或血浆），再补高渗盐水（5%氯化钠）	鼓励患者饮水和静注5%葡萄糖或0.45%氯化钠溶液	立即停止水分摄入，进行脱水治疗，如甘露醇、呋塞米（速尿）等

2. 护理措施

（1）等渗性脱水：体液不足时应遵医嘱及时补充液体，补液时遵循定量、定性、定时原则，见表2-2。

表2-2 等渗性脱水补液

	累计损失量	继续丢失量	生理需要量
定 量	每丧失体重的1%，补液400～500ml。第1个24小时补1/2量，次日补剩余1/2量	体温每升高1℃，增补3～5ml/kg。中度出汗：500～1000ml；大量出汗：1000～1500ml；湿透1套衬衣裤：1000ml	体重的第1个10kg×100ml/（kg·d）＋体重的第2个10kg×50ml/(kg·d)＋其余体重×20ml/（kg·d），如无体重按2000ml估算
定 性	据脱水性质选择	据实补充	成人日需量：氯化钠4～6g；氯化钾3～4g；糖相当于5%～10%葡萄糖溶液1500～2000ml
定 时	若各器官代谢功能良好，第1个8小时补充总量的1/2，剩余1/2在后16个小时内均匀输入		

（2）低渗性脱水：应严格控制滴速，每小时不超100～150ml。补钠量：（mmol）＝［正常血钠值（mmol/L）－测得血钠值（mmol/L）］×体重（kg）×0.6（女性为0.5），17mmol Na^+相当于1g钠盐。一般当天先补1/2缺钠量，剩余第2天补充。

（3）高渗性脱水：补液量估算按每丧失体重的1%，补液量400～500ml；还可据血清钠浓度计算，补水量（ml)＝［血清钠测定值（mmol/L）－血清钠正常值（mmol/L）］×体重（kg）×4。一般2天补完。

（4）水中毒：停止各种可能继续增加体液量的治疗。严格控制水的摄入量，纠正体液较多。每天水的入量应控制在700～1000ml，现此数据已较少使用。

（5）补液原则：先盐后糖，先晶后胶，先快后慢，液种交替，见尿补钾。

（6）补液观察与监测：观察脱水是否改善，注意观察生命体征、精神状态、尿量等。体液过多时应限制入量，脱水利尿。

三、钾代谢异常

体内钾总含量98%存在于细胞内，K^+是细胞内液主要的阳离子。血钾正常值为3.5～5.5mmol/L，细胞外液含钾量仅占2%，但钾的作用极其重要，可参与、维持细胞的正常代谢，维持细胞内液的渗透压和酸碱平衡，维持神经肌肉组织的兴奋性，以及维持心肌正常功能等。钾代谢紊乱的临床特点及治疗见表2-3。

表2-3　钾代谢紊乱的临床特点及治疗

	低钾血症	高钾血症
血钾浓度	<3.5mmol/L	>5.5mmol/L
病因	①长期进食不足 ②丢失过多：严重呕吐、腹泻，持续胃肠减压，肠瘘，长期使用排钾利尿药（呋塞米等）、盐皮质激素（醛固酮），急性肾衰多尿期等 ③钾向细胞内转移：大量注射葡萄糖和胰岛素、代谢性或呼吸性碱中毒、纠正酸中毒的过程中	①排钾减少：急性肾衰竭、长期使用保钾利尿药（螺内酯） ②补钾过多：补过量、过快、浓度过高，输入大量库存血 ③钾向细胞外转移：严重组织损伤、溶血、缺氧、休克、代谢性酸中毒等
临床表现	①心脏：心肌收缩无力，心音低钝，心动过速，室颤，心衰，猝死 ②骨骼肌：肌无力最早出现，一般先出现四肢软弱无力，后累及躯干和四肢。严重时腱反射迟钝或消失，呼吸肌受累致呼吸困难或窒息 ③胃肠道及泌尿道平滑肌：恶心，食欲缺乏，肠蠕动减弱，腹胀，肠鸣音减弱，便秘，肠麻痹，尿潴留 ④泌尿系统：因低钾、低氯性碱中毒，出现反常性酸性尿 ⑤神经系统：表情淡漠，反应迟钝，定向力差，昏睡、昏迷	①心脏：抑制心脏传导系统，抑制心肌收缩，心动过缓，房室传导阻滞，心脏停搏 ②骨骼肌：四肢软弱无力，腱反射迟钝或消失，严重者呈弛缓性瘫痪 ③神经系统：精神萎靡，嗜睡
心电图	T波低平，ST段下降，QT间期延长，出现u波	T波高尖，PR间期延长，P波下降或消失，QRS波群增宽，ST段升高
治疗原则及护理	①轻度缺钾首选口服补钾，最安全，一般用量3～6g/d，即可使血钾浓度升高1.0～1.5mmol/L ②中度、重度缺钾需静脉补钾，静滴浓度<0.3%（40mmol/L） ③严重低钾者每天补钾<15g，速度<20mmol/h，滴速<60滴/分 ④尿量>40ml/h方可补钾特别重要 ⑤禁止静脉推注补钾，补钾浓度过高会抑制心肌致停搏，刺激静脉致疼痛	①立即停止口服和静脉补钾，避免进食水果等含钾高的食物，停用保钾利尿药及含钾的药物 ②静脉缓慢推注10%葡萄糖酸钙或5%氯化钙，对抗钾离子对心肌的抑制作用 ③促进钾向细胞内转移：5%碳酸氢钠碱化细胞外液，快速静滴；葡萄糖加胰岛素快速静滴；支气管扩张药沙丁胺醇吸入 ④加速排钾：排钾利尿药呋塞米，阳离子交换树脂，腹腔或血液透析

四、钙、镁、磷代谢异常

1. 钙代谢异常　血清钙浓度正常值为 2.25～2.75mmol/L。低钙血症血清钙浓度＜2.25mmol/L；高钙血症＞2.75mmol/L。

（1）低钙血症

①病因：见于急性重症胰腺炎、坏死性筋膜炎、肾功能衰竭和甲状腺手术误伤或颈部放射影响使甲状旁腺功能受损等。

②临床表现：神经肌肉兴奋性增强，出现口周和指（趾）尖麻木及针刺感、手足抽搐、腱反射亢进、以及面神经叩击征（Chvostek 征）阳性。

③治疗及护理：长期治疗可口服钙剂和维生素 D。静脉补钙可 10% 葡萄糖酸钙 10～20ml 或 5% 氯化钙 10ml 静脉注射，必要时 8～12 小时后重复。

（2）高钙血症

①病因：多见于甲状旁腺功能亢进症，其次是骨转移性癌。

②临床表现：早期无特异性，血钙浓度进一步增高时可出现头痛、背和四肢疼痛等。血清钙＞4.5mmol/L，可发生高钙血症危象，患者出现严重脱水、高热、心律失常等，有致死危险。

③治疗及护理：处理原发疾病，促进钙排泄。指导患者采取低钙饮食，多饮水，多食粗纤维食物以利于排便。

2. 镁代谢异常　正常血清镁浓度为 0.75～1.25mmol/L。低镁血症血清镁浓度＜0.75mmol/L；高镁血症＞1.25mmol/L。钾、钙、镁三种离子的相互作用、表现及护理见图 2-1。

（1）低镁血症

①病因：饥饿、长时期的胃肠道消化液丧失（如肠瘘），以及长期静脉输液中不含镁等。

②临床表现：表现为精神紧张、手足抽搐等，血清镁浓度与机体镁缺乏不一定相平行，凡有诱因、且有症状者，即应怀疑低镁血症。与低钙血症相似，补钙后症状不减轻，考虑低镁血症。

③治疗及护理：处理原发疾病，适当补镁。症状消失后应继续补充镁剂 1～3 周。

临床表现	K^+	Ca^{2+}	Mg^{2+}
①腱反射迟钝或消失，肌无力	低钾 / 高钾	—	高镁
②腱发射亢进，手足搐搦，肌震颤	—	低钙	低镁
③心动过缓	高钾	高钙	高镁
④心动过速	低钾	—	低镁

慢

钾：静滴浓度＜0.3%（40mmol/L），一般用量 3～6g/d，严重低钾者每天补钾＜15g，速度＜20mmol/h，尿量＞40ml/h 方可补钾

钙：静推＞10 分钟，心率＜80 次 / 分应停用

镁：静滴速度以 1～2g/h，呼吸＜16 次 / 分、尿量＜400ml/d 或 17ml/h、膝腱反射消失应停药

图2-1　钾、钙、镁三种离子的相互作用、表现及护理

（2）高镁血症

①病因：主要发生于肾功能不全时，偶见于应用硫酸镁治疗子痫的过程中。

②临床表现：中枢神经系统和外周神经肌肉的兴奋性受抑制，表现为疲乏、软弱无力、肌肉软瘫，严重者可出现呼吸肌麻痹甚至心搏骤停。

③治疗及护理：立即停用镁剂。缓慢静脉注射 10% 葡萄糖酸钙或氯化钙溶液 10～20ml，以对抗镁对心脏和肌肉的抑制作用。

3. 磷代谢异常 正常血清磷浓度为 0.96～1.62mmol/L。低磷血症血清磷浓度 < 0.96mmol/L；高磷血症 > 1.62mmol/L。

（1）低磷血症

①病因：可见于甲状旁腺功能亢进症、严重烧伤或感染；大量葡萄糖及胰岛素输入使磷进入细胞内，以及长期肠外营养未补充磷制剂等。

②临床表现：缺乏特异性。可出现头晕、肌无力、严重者现昏迷甚至呼吸肌无力死亡。

③治疗及护理：积极治疗原发疾病。鼓励患者进食含磷丰富的食物。

（2）高磷血症

①病因：临床少见，可见于急性肾衰竭、甲状旁腺功能减退、挤压伤等。

②临床表现：表现不典型，常继发低钙血症，出现相应表现。

③治疗及护理：积极治疗原发病，同时处理低钙血症。应用磷结合剂时指导患者与食物同服，不可空腹。

五、酸碱平衡失调

正常血液的 pH 为 7.35～7.45，pH < 7.35 为酸中毒，pH > 7.45 为碱中毒。怀疑患者酸碱平衡失调时，作血气分析可明确诊断，具体对比见表 2-4。

1. 代谢性酸中毒 是最常见的酸碱平衡紊乱，主要由细胞外液的 H^+ 增加或 HCO_3^- 丢失导致。

（1）常见病因

①碱性物质从消化道或肾脏丢失：如腹泻，肠瘘，小肠、胆管引流，肾小管酸中毒等。

②摄入过多的酸性物质：如氯化钙、氯化镁等，静脉输入过多不含 HCO_3^- 的含钠液。

③酸性代谢产物堆积：是代谢性酸中毒最主要的原因。如摄入热量不足使体内脂肪氧化增加，产生酮体；血容量减少，组织缺氧，乳酸堆积等；糖尿病酮症酸中毒。

（2）临床表现：依据 HCO_3^- 测定结果，分为轻、中、重 3 度。轻度酸中毒症状不明显，呼吸代偿因素反应迅速，呼吸深快最先出现；典型的酸中毒表现为精神萎靡或烦躁不安，呼吸深快，频率可高达 40～50 次／分钟，呼气带酮味，面红或口唇樱桃红色，腹痛，呕吐，腱反射减弱或消失，嗜睡甚至昏迷。酸中毒时通过 H^+-K^+ 交换使细胞外 K^+ 增高，可导致心律失常。

（3）治疗要点：积极治疗腹泻、缺氧、组织低灌注等原发病，轻度代谢性酸中毒多可自行纠正，不必使用碱性药物。重症酸中毒患者首选 5% 碳酸氢钠，加 5% 葡萄糖稀释为 1.4% 碳酸氢钠。酸中毒时，血 Ca^{2+} 增多，即使患者原有低钙血症，也不会出现手足抽搐，但纠正酸中毒后，血 Ca^{2+} 降低，发生低钙血症；快速纠正酸中毒时，可使大量血 K^+ 转移至细胞内，引起低钾血症，故纠正酸中毒的同时应注意补钾、补钙。

2. 代谢性碱中毒

（1）常见病因

①胃液丢失过多：外科代谢性碱中毒最常见的原因。如幽门梗阻或高位肠梗阻严重呕吐或长期胃

肠减压。

表2-4　酸碱代谢紊乱血气分析对比

		pH	PaCO$_2$	HCO$_3^-$	BE（碱剩余）
正常值	——	7.35～7.45	35～45mmHg（4.67～6.0kPa）	22～27mmol/L	－3～＋3mmol/L
代谢性酸中毒	代偿期	正常	正常	稍降低	负值增大
	失代偿期	下降	正常或稍降低	明显降低	负值增大
代谢性碱中毒	代偿期	正常	正常	稍升高	正值增大
	失代偿期	升高	正常或稍升高	明显增高	正值增大
呼吸性酸中毒	——	下降	升高	正常或稍升高	正常
呼吸性碱中毒		升高	降低	代偿降低	正常
代酸＋呼碱	——	可正常	降低	——	负值增大
代酸＋代碱	——	变化不大，据临床资料判断			
呼酸＋代碱	——	可正常	升高	——	正值增大
混合型酸碱中毒	代酸＋呼酸	明显下降	升高	降低	负值增大
	代碱＋呼碱	明显升高	降低	升高	正值增大

②碱性物质摄入过多：如大量输入库存血，抗凝剂入血后转化为HCO$_3^-$。

③低钾血症：使细胞内的K$^+$和细胞外的Na$^+$、H$^+$交换，引起细胞外碱中毒。呋塞米等排钾利尿药可导致低钾低氯性碱中毒。

（2）临床表现：一般无明显症状。有时有呼吸变浅、变慢，嗜睡、精神错乱，常伴有低钾血症和脱水的表现，严重者可昏迷。

（3）治疗要点：积极治疗原发疾病。由胃液丢失引起时，等渗盐水或葡萄糖盐水是轻症代谢性碱中毒最佳的治疗选择，同时可纠正低氯血症。

3．呼吸性酸中毒

（1）常见病因

①呼吸系统抑制：应用麻醉药或镇静药、颅内损伤、脑血管意外等。

②气道梗阻或肺实质病变：慢性阻塞性肺疾病、哮喘等。

③人工呼吸机使用不当：呼吸机参数调整不当。

④胸廓、胸膜病变：气胸、血胸、胸腔积液等。

（2）临床表现：胸闷，呼吸困难，躁动不安，头痛。CO$_2$潴留先兴奋、后抑制，兴奋表现为失眠、躁动、昼睡夜醒；体表小静脉扩张，皮肤充血，颜面潮红，球结膜水肿，四肢及皮肤温暖潮湿。慢性严重CO$_2$潴留时抑制神经中枢，可出现神志淡漠、嗜睡、昏迷、抽搐、扑翼样震颤、腱反射减弱或消失等肺性脑病的表现。

（3）治疗要点：积极治疗原发病，改善通气功能。

4. 呼吸性碱中毒

（1）常见病因：主要为通气过度。癔症、疼痛、发热、创伤、呼吸机辅助过度通气等。

（2）临床表现：呼吸加快，神经肌肉兴奋性增高，急性轻者可有口唇、四肢发麻、刺痛，肌肉颤动；重者有眩晕、昏迷、视力模糊、抽搐，可伴胸闷、胸痛、口干、腹胀等。

（3）治疗要点：积极治疗原发病。用纸袋罩住口鼻，增大呼吸道死腔，减少 CO_2 呼出。使用呼吸机通气过度者应调整呼吸频率和潮气量。

第二节　外科休克

扫码做题

一、概　述

休克是机体受到强烈的致病因素侵袭后，引起有效循环血容量锐减、组织灌注不足、细胞代谢紊乱和功能受损为特征的病理性综合征。氧供给不足和需求增加是休克的本质，产生炎症介质是休克的特征。

1. 病因与分类　根据病因分类可分为 5 类（表 2-5）。低血容量性休克和感染性休克在外科最常见。

表2-5　休克的病因与分类

分　类	病　因
低血容量性休克	失血性、创伤性休克：消化道大出血，严重损伤，骨折，肝、脾破裂出血等
心源性休克	心排出量急剧减少所致，如大面积急性心梗、严重心律失常等
感染性休克	细菌及毒素作用所致，如严重胆道感染、急性化脓性腹膜炎、脓毒症等
过敏性休克	药物、血清制剂或疫苗等过敏所致
神经源性休克	剧烈疼痛、高危脊髓麻醉或损伤引起血管运动中枢抑制

2. 病理生理　有效循环血量锐减、组织灌注不足及产生炎症介质是各类休克共同的病理生理基础。

（1）微循环的变化

①微循环收缩期：又称为缺血缺氧期，机体通过一系列代偿机制调节和矫正病理变化。毛细血管前括约肌收缩，后括约肌相对开放，大量真毛细血管网关闭，同时直捷通路和动静脉间短路开放，回心血量增加，血液重新分布，以保证心、脑等重要器官血供。微循环处于"只出不进"的低灌注状态。

②微循环扩张期：又称为淤血缺氧期，毛细血管前括约肌舒张，后括约肌收缩，微循环处于"只进不出"的再灌注状态，血液滞留，进一步减少回心血量。

③微循环衰竭期：又称为不可逆休克期，血液浓缩、高凝，形成微血栓，甚至发生 DIC，微循环处于"不进不出"的停滞状态。凝血因子大量消耗和纤维蛋白溶解系统激活，易导致严重出血倾向。

由于细胞严重缺氧，细胞自溶、死亡，最终引起广泛组织损害，甚至多器官功能受损。多系统器官功能障碍（MODS）是休克患者主要的死亡原因。

（2）代谢改变

①能量代谢障碍：由于组织灌注不足和细胞缺氧，体内的葡萄糖以无氧酵解为主，产生的能量较少，造成机体能量严重不足。创伤和感染使机体处于应激状态，使机体儿茶酚胺和肾上腺皮质激素明显升高，抑制蛋白合成、促进蛋白分解，以便为机体提供能量和合成急性期蛋白的原料，同时胰岛素分泌减少、胰高血糖素分泌增多，促进糖异生、抑制糖降解，导致血糖水平升高。

②代谢性酸中毒：葡萄糖无氧酵解增强，乳酸生成增多。肝脏对乳酸的代谢能力下降，使乳酸堆积，出现代谢性酸中毒。

（3）内脏器官的继发性损害

①肺：休克引起 MODS 时最常累及。低灌注和缺氧状态下可损伤肺毛细血管的内皮细胞和肺泡上皮细胞，血管壁通透性增加，导致肺间质水肿。肺泡表面活性物质生成减少，肺泡表面张力升高，可继发肺泡萎陷，出现局限性肺不张，进而出现急性呼吸窘迫综合征（ARDS）。

②肾：休克时儿茶酚胺、血管升压素和醛固酮分泌增加，肾血管收缩、血流量减少，肾小球滤过率降低，尿量减少。同时肾内血流重新分布，使血流主要转向髓质，滤过尿量减少，肾皮质肾小管发生缺血坏死，引起急性肾衰竭。

③心：休克早期一般无心功能异常。休克加重后，可出现心肌坏死和心力衰竭。

④脑：休克早期脑的血液供应基本能够保证。随着休克的发展，脑灌注压下降和血流量减少，导致脑缺氧。可继发脑水肿严重者形成脑疝。

⑤胃肠道：胃肠道最早发生缺血和酸中毒，胃肠道黏膜发生糜烂、出血或应激性溃疡。

⑥肝：休克时肝血流量减少，肝细胞因缺血、缺氧而明显受损。肝脏的解毒和代谢能力下降，可发生内毒素血症，严重时出现肝性脑病和肝衰竭。

3. 临床表现　按照休克的发病过程，可分为休克代偿期和休克抑制期，又称为休克早期和休克期（表 2-6）。

表2-6　休克的临床表现

	休克代偿期	休克抑制期	
程　度	轻度	中度	重度
失血量	＜20%（800ml以下）	20%～40%（800～1600ml）	＞40%（1600ml以上）
神　志	清楚，紧张或烦躁不安	反应迟钝，表情淡漠	意识模糊或昏迷
皮肤颜色	苍白	苍白或发绀	显著苍白，肢端青紫
皮肤温度	正常或湿冷	发凉、潮湿	厥冷（肢端明显）
心　率	＜100次/分，尚有力	100～200次/分，较弱	很弱或摸不清
血　液	正常或稍升高，脉压减小	收缩压70～90mmHg，脉压＜20mmHg	收缩压＜70mmHg或测不到
尿　量	正常或稍少	减少	极少或无尿

4. 外科常见的休克

（1）低血容量性休克：短时间内大量出血及体液丢失所致，多见于上消化道大出血、异位妊娠破裂、腹部实质脏器破裂、大血管破裂等。应及时补充血容量、治疗病因和制止继续失血、失液。

（2）创伤性休克：多由严重外伤导致血液和体液同时丢失所致，如严重烧伤、挤压伤、大面积撕脱伤等。应补充血容量同时给予急救、手术等对症处理。

（3）感染性休克：常继发于各种感染，主要为革兰阴性菌感染，又称内毒素休克。可分为冷休克和暖休克。冷休克外周血管收缩，阻力增高，血容量和心排量减少，为低动力性；暖休克外周血管扩张，阻力降低，心排量正常，为高动力型。应纠正休克同时控制感染，休克纠正后以控制感染为主。

5. 治疗要点 尽早去除病因，迅速恢复有效循环血量，改善微循环障碍，恢复正常代谢，防治MODS 是纠正休克的关键。

（1）紧急处理：创伤制动，大出血止血，保证呼吸道通畅。安置患者于休克体位，以增加回心血量。尽早建立静脉通路，注意保暖，尽量减少搬动，适当给予镇痛药。

（2）补充血容量：是纠正组织低灌注和缺氧的关键，是纠正休克的基础。迅速建立2条以上静脉通路。根据血压、尿量、中心静脉压等监测指标，估算输液量及判断补液效果。一般先补充扩容迅速的晶体液，首选平衡盐溶液；再补充扩容作用持久的胶体液，如低分子右旋糖酐溶液（既可扩容，又可降低血液黏稠度，改善微循环），全血（补充血容量的最佳胶体液，急性失血量超过30% 快速输注）等。

（3）积极处理原发病：积极抗休克的同时，及早手术处理原发病。

（4）纠正酸碱平衡失调：休克都存在不同程度的酸中毒。轻度酸中毒无须纠正。休克严重、酸中毒明显、经扩容后效果不佳者，需给予碱性药物，常用 5% 碳酸氢钠。

（5）应用血管活性药物：经补液、纠正酸中毒等措施后仍未能有效改善休克时，可酌情采用。常用血管收缩药、血管扩张药及强心药物。血管扩张药使用前必须充分补足血容量。

（6）改善微循环：治疗 DIC，诊断明确的 DIC 应立即用肝素治疗。还可应用抗纤溶药物及抗血小板聚集药物如阿司匹林等。

（7）应用糖皮质激素和其他药物：适用于感染性休克和严重休克，主张大剂量应用，静脉滴注，一般只用 1～2 次。

二、外科休克的护理

1. 护理评估

（1）身体状况

①意识和精神状态：反映脑组织血液灌流情况，是反映休克的敏感指标。

②生命体征：血压为最常用的监测指标，收缩压＜90mmHg、脉压差＜20mmHg，提示休克；脉率增快是休克的早期诊断指标；常用脉率／收缩压（mmHg）计算休克指数，≥1.0 提示休克，＞2.0 提示严重休克；呼吸＞30次／分或小于8次／分、体温骤升至40℃以上或骤降至36℃以下提示病情危重。

③尿量：是反映组织灌流情况最佳的定量指标，也是判断血容量是否补足简单而有效的指标。尿量＜25ml/h、尿比重增高，提示肾血管收缩或血容量不足；若血压正常尿量仍少且尿比重低提示急性肾衰竭。尿量＞30ml/h 提示休克好转。

（2）辅助检查

①血常规：红细胞计数、血红蛋白降低提示失血；血细胞比容增高提示血浆丢失；白细胞计数和中性粒细胞比值升高提示感染。

②凝血功能：注意有无 DIC，血小板计数 $< 80 \times 10^9/L$、血浆纤维蛋白原 $< 1.5g/L$ 或呈进行性下降、凝血酶原时间较正常延长 > 3 秒、3P（血浆鱼精蛋白副凝固）试验阳性等提示 DIC。

③动脉血气：$PaO_2 < 60mmHg$ 且经吸氧无法改善，提示 ARDS；$PaCO_2$ 可作为判断呼吸性酸碱平衡失调指标。

④动脉乳酸盐：反映细胞缺氧情况。正常值为 $1 \sim 1.5mmol/L$，乳酸盐值越高，预后越差。

⑤毛细血管楔压（PCWP）：反映肺静脉、左心房和右心室压力。正常 $6 \sim 15mmHg$，偏低提示血容量不足，偏高提示肺循环阻力增加。

2. 护理措施

（1）补充血容量：原则是及时、快速、足量。常根据血压和中心静脉压指导补液（表 2-7）。中心静脉压（CVP）代表右心房或胸段腔静脉内的压力变化，在反映全身血容量及心功能状态方面早于动脉压。CVP 的正常值为 $5 \sim 12cmH_2O$，$< 5cmH_2O$ 提示血容量不足，$> 15cmH_2O$ 提示心功能不全，$> 20cmH_2O$ 提示存在充血性心力衰竭。

表2-7　血压、中心静脉压与补液的关系

血　压	中心静脉压	原　因	处理原则
低	低	血容量严重不足	充分补液，加快输液速度
正常	低	血容量不足	适当补液
低	高	心功能不全或血容量相对过多	给予强心药，纠正酸中毒，舒张血管
正常	高	容量血管过度收缩	舒张血管
低	正常	心功能不全或血容量不足	补液试验

（2）改善组织灌注：取休克体位，头和躯干抬高 $20° \sim 30°$、下肢抬高 $15° \sim 20°$。必要时使用抗休克裤。抗休克裤既能控制腹部和下肢出血，又能增加血液回流，改善组织灌流。

（3）保持呼吸道通畅：神志淡漠或昏迷患者，头偏向一侧，防止窒息。密切观察呼吸改变，及时清除呼吸道分泌物。常规给氧，予以氧浓度 $40\% \sim 50\%$、氧流量 $6 \sim 8L/min$。必要时行气管插管或气管切开。

（4）用药护理：小剂量、低浓度缓慢使用血管活性药物，直至血压平稳后逐渐停药。注意避免药物外渗，若注射部位出现红肿、疼痛，应立即更换滴注部位，并用普鲁卡因行局部封闭。

（5）保暖：每 4 小时监测 1 次体温，通过加盖棉被、毛毯和调节室温等方法进行保暖，但禁用热水袋、电热毯等体表加温方法，避免烫伤，并防止皮肤血管扩张导致休克加重和耗氧量增加。

第三节　多器官功能障碍综合征

扫码做题

一、概　述

在急性危重病情况下，出现两个或者两个以上器官或系统同时或先后发生功能不全或衰竭，称为多器官功能不全综合征（MODS）。

1. 病因　严重的损伤感染、心脏骤停复苏后、重症胰腺炎、各种原因引起的休克、原有基础疾病加重以及免疫功能低下均可引起 MODS。输血、输液、用药或呼吸机使用不当也可引起 MODS。肺脏是多器官功能障碍最常见的器官，同时也是最常见的首发器官。其次是肾、肝、心、中枢神经系统、胃肠、免疫系统以及凝血系统。

2. 预防

（1）熟悉 MODS 的高危因素，出现严重创伤、感染、烧伤等应提高警惕，及早治疗。

（2）治疗 MODS 应有整体观念，当某一系统器官出现功能障碍时，客观衡量病情，防止出现其他系统器官的功能不全。

（3）防治感染，使感染病变局限化。

（4）及早处理最先发生功能不全的器官，阻断病理的连锁反应，以免形成 MODS。

二、急性呼吸窘迫综合征

急性呼吸窘迫综合征（ARDS）是指由肺内、肺外因素导致的急性弥漫性肺损伤，以及由此而发展的急性呼吸衰竭。急性肺损伤（ALI）和 ARDS 为同一疾病过程的两个阶段，ALI 代表早期和病情相对较轻的阶段，ARDS 代表后期病情较严重的阶段。

1. 病因与发病机制　可分为肺内因素（直接损伤）和肺外因素（间接损伤）两类。ARDS 的本质是肺部炎症反应，即系统性炎症反应综合征（SIRS）的肺部表现。常见的危险因素包括肺炎、大面积创伤、吸入性肺损伤、非心源性休克、药物过量、输血相关急性肺损伤、溺水等。

2. 病理　弥漫性肺泡损伤是 ARDS 的病理改变。病理过程的 3 个阶段（渗出期、增生期和纤维化期）常重叠存在。

（1）渗出期：肺泡和（或）肺血管内皮受损，血管通透性增高，肺泡渗出液中富含蛋白质，导致肺间质和肺泡水肿，肺泡内透明膜形成，炎症细胞浸润，常伴肺泡出血。大体表现为暗红或紫红肝样变，有"湿肺"之称。肺水肿和肺泡萎陷，导致功能残气量和肺泡数量相对减少，称为"小肺"。以上变化导致严重的通气／血流比例失调、肺内分流和弥散障碍，从而造成顽固性低氧血症和呼吸窘迫。

（2）增生期和纤维化期：1～3 周后可见Ⅱ型肺泡上皮细胞、成纤维细胞增生；部分肺泡透明膜经吸收而消散，也有部分形成肺泡纤维化。

3. 临床表现

（1）症状：ARDS 发病迅速，多在原发病后的 72 小时内发生，病程一般不超过 7 天。除原发病的表现外，最早出现的症状是呼吸加快，呼吸困难进行性加重等呼吸窘迫表现，伴烦躁、焦虑、多汗等。呼吸深快、呼吸费力，伴明显发绀，不能用一般的吸氧法改善，也不能用其他原发心肺疾病解释。

（2）体征：早期体检无明显异常体征，或仅闻少量细湿啰音。后期听诊双肺可有中小水泡音、管状呼吸音。

4. 辅助检查

（1）X 线胸片：类似肺水肿的特点，快速多变。早期无异常，肺纹理可增多；进展期 X 线胸片有广泛性点、片状阴影。

（2）动脉血气分析：是疾病诊断与病情判断的重要检查。PaO_2 降低、$PaCO_2$ 降低、pH 升高是典型的变化。氧合指数（PaO_2/FiO_2）是指在吸入某一氧浓度（FiO_2）时的 PaO_2 与该 FiO_2 的比值，$PaO_2/FiO_2 \leq 300mmHg$ 是 ARDS 诊断的必备条件，$PaO_2/FiO_2 \leq 300mmHg$ 为轻度低氧血症，$PaO_2/FiO_2 \leq 200mmHg$ 为中度，$PaO_2/FiO_2 \leq 100mmHg$ 为重度。

（3）肺功能监测：肺顺应性降低，无效腔通气量比例增加。

5．治疗要点

（1）治疗原发病：积极寻找原发病灶并彻底治疗。

（2）氧疗：迅速纠正缺氧是抢救 ARDS 最重要的措施。一般需高浓度（＞50%）、高流量面罩给氧，使 $PaO_2 \geqslant 60mmHg$ 或 $SaO_2 \geqslant 90\%$。

（3）机械通气：改善肺泡通气功能，纠正低氧血症，尽早进行机械通气，维持适当的气体交换，选用呼气末正压（PEEP）模式。

（4）液体管理：控制输液速度，合理限制液体入量，以输入晶体液为主，适当给予白蛋白。失血较多者应给予新鲜血。酌情使用利尿药，液体出入量可轻度负平衡。

（5）营养支持治疗：提倡全胃肠营养。根据呼吸、循环及水、电解质、酸碱平衡等及时调整营养治疗方案。

6．护理措施

（1）休息活动护理：取半卧位或坐位，改善呼吸状态，躁动患者应防止意外伤害。

（2）饮食护理：给予高热量、高蛋白、易消化、产气少的饮食。昏迷患者给予鼻饲或静脉提供足够的营养。

（3）病情观察：ARDS 患者需收入 ICU 治疗。持续监测患者的心率、血压变化。观察呼吸的频率、幅度、类型等，注意有无皮肤颜色、温度改变。

（4）保持呼吸道通畅：协助患者翻身叩背，遵医嘱给予相应药物化痰，指导患者做深呼吸和有效咳嗽，保持人工通气管的湿化。持续监测气囊压，维持在 $20 \sim 30cmH_2O$。

（5）预防感染：严格无菌操作，气管插管每天更换位置，气管切开处每天换药 1 次。

（6）日常生活指导：加强营养，人工气道拔除 24 小时后可进流食，逐渐过渡到半流质及普食。急性期绝对卧床休息，保证充足的睡眠。避免诱因，指导患者戒烟，注意预防感冒。

三、急性肾衰竭

急性肾衰竭又称急性肾损伤，是指由各种原因引起的短时间内肾功能急剧下降而出现的临床综合征。

1．病因、病理　根据病变发生的解剖部位不同，可分为肾前性、肾后性和肾性 3 种（表2-8）。挤压伤是最常见的急性肾衰竭，横纹肌溶解，肌红蛋白堵塞肾小管，致其坏死所致。

表2-8　急性肾衰竭的病因与发病机制

	肾前性肾衰	肾性肾衰	肾后性肾衰
发病机制	肾血流灌注不足，导致肾小球滤过率降低	肾实质损伤	急性尿路梗阻
常见疾病	血容量不足：大量脱水、出血；心输出量减少：严重心脏病；周围血管扩张：降压过快、感染性休克；肾血管阻力增加：使用去甲肾上腺素等	急性肾小管坏死：如挤压伤，是最常见的急性肾衰竭类型；急性间质性肾炎；肾小球或肾微血管疾病；肾大血管疾病；庆大霉素、链霉素等肾毒性药物；蛇毒、鱼胆等生物毒素	前列腺增生、肿瘤、输尿管结石、腹膜后肿瘤压迫

2. 临床表现

（1）起始期：未发生明显的肾实质损伤，急性肾衰竭尚可预防，持续数小时至几天。

（2）维持期（少尿期）：一般持续 7～14 天，可见血尿素氮和肌酐进行性上升，出现一系列尿毒症表现。

①全身表现：消化系统症状常为首发症状，还可出现咳嗽、呼吸困难、高血压、心力衰竭、意识模糊、抽搐、出血倾向、感染（主要的死亡原因之一）、多脏器功能衰竭等症状。

②水、电解质和酸碱平衡失调：可表现为代谢性酸中毒、高钾血症、低钠低氯血症、水过多等，以代谢性酸中毒和高钾血症最常见。高钾血症可致各种心律失常，严重者发生心室颤动或心脏骤停，是最主要的电解质紊乱和最危险的并发症，是少尿期的首位死因。

（3）恢复期：持续 1～3 周，可有多尿表现，每天尿量可达 3000～5000ml，随后逐渐恢复正常。多尿期早期仍可有高钾血症，后期可出现低钾血症。

3. 治疗要点　尽早明确诊断，及时纠正可逆的病因是恢复肾功能的关键。主要包括尽早识别并纠正可逆病因，维持体液稳定，营养支持，防治并发症及肾脏替代治疗等。透析治疗是治疗高钾血症最有效的方法。

4. 护理措施

（1）休息活动护理：少尿期应绝对卧床休息，以减轻肾脏负担。下肢水肿者抬高下肢，促进血液回流。当尿量增加、病情好转时，可逐渐增加活动量。

（2）饮食护理：在少尿期 3 天以内，不宜摄入蛋白质，严禁含钾食物，如橘子、榨菜、紫菜、菠菜、香蕉、香菇、薯类、山药、坚果等。少尿期 3～4 天之后，给予低蛋白、高热量、高维生素的清淡流质或半流质饮食，严格禁止摄入含钾食物或药物等。限制蛋白质 0.8g/（kg·d），以优质蛋白（肉类、蛋类、奶类）为宜。不能进食者可鼻饲或静脉营养，尽量减少钠、钾、氯的摄入量。

（3）维持水平衡：少尿期患者严格限制液体入量，坚持"量出为入，宁少勿多"的补液原则。严格记录 24 小时液体出入量，每天补充液量＝前 1 天总排出量＋500ml。恢复期患者，初期补充排出水分的 1/3～1/2，注意多饮水和及时补充钾、钠。

（4）病情观察：密切监测患者的生命体征、尿量、肾功能及电解质的变化，血清尿素氮和血清肌酐逐渐下降，提示患者肾功能好转。注意观察有无体液过多的表现，包括：皮下水肿，体重增加＞0.5kg/d，血钠偏低且无失盐，中心静脉压＞12cmH_2O，胸部 X 线显示肺充血征象，心率增快、呼吸急促、血压增高但无感染等。

（5）高钾血症的护理：密切监测血钾浓度，注意有无心律失常表现；应严格限制钾的摄入，忌用紫菜、香蕉等富含钾的食物，积极预防和控制感染、及时纠正酸中毒、禁止输入库存血。当血钾＞6.5mmol/L，应配合医生给予紧急处理。

（6）预防感染：遵医嘱适当应用抗生素，做好呼吸道及尿管护理。透析治疗时注意无菌操作。

（7）病情监测：指导患者避免诱因，自我监测，定期复查肾功能。

四、弥散性血管内凝血

弥散性血管内凝血（DIC）是以微血管体系损伤为病理基础，凝血及纤溶系统被激活，导致机体弥散性微血栓形成、凝血因子大量消耗并继发纤溶亢进，从而引起全身性出血和微循环障碍的临床综合征。

1. 病因与发病机制

（1）严重感染：最多见，包括细菌、病毒、立克次体等。

（2）严重创伤与恶性肿瘤：休克、急性白血病、淋巴瘤、前列腺癌、胰腺癌、大面积烧伤、严重挤压伤、大手术等。

（3）其他：严重疾病、中毒、产科意外、输血反应、移植排斥等。

2. 病理

（1）高凝期：血液呈高凝状态，循环血液中有血栓形成。护士抽血取化验标本时发现血液不易抽出、易凝固，重者皮肤出现瘀点或紫斑。血液凝血时间缩短，血小板黏附性增高。

（2）消耗性低凝期：血管内凝血消耗大量的凝血因子和血小板，使血液转入低凝状态。以出血为主要表现，全身各个部位均可发生。实验室检查表现为出、凝血时间和凝血酶原时间延长，凝血因子减少。

（3）继发性纤溶期：由于大量纤溶酶与纤维蛋白（原）降解产物的纤溶和抗纤凝作用，此期血液凝固性更低，出血倾向更为明显，表现为严重出血和渗血、休克等。实验室检查见血浆鱼精蛋白副凝固试验（3P 试验）阳性。

3. 临床表现

（1）出血：是 DIC 最常见和最早被发现的症状。表现为突然发生的自发性、多发性的出血，部位可遍及全身，多见于皮肤黏膜、伤口及穿刺部位。

（2）低血压、休克或微循环障碍：轻症多为血压降低，重症则出现休克或微循环障碍，早期即可出现多个重要器官功能不全，但休克程度与出血量常不成比例。顽固性休克是 DIC 病情严重及预后不良的先兆。

（3）栓塞和溶血：内脏栓塞常见于肾、肺、脑等。

4. 治疗要点

（1）消除诱因，治疗原发病：是终止 DIC 最关键和根本的治疗措施。

（2）抗凝疗法：应在有效治疗原发病的前提下，与补充凝血因子同步进行。肝素是 DIC 首选的抗凝治疗药物。其他抗凝及抗血小板聚集药物，如阿司匹林、低分子右旋糖酐等。

（3）补充凝血因子和血小板。

（4）抗纤溶治疗。

5. 护理措施

（1）一般护理：卧床休息，吸氧。休克患者取中凹位，呼吸困难严重者取半坐卧位。加强皮肤护理和排泄护理。给予流质或半流质饮食，必要时禁食。

（2）病情观察：密切观察生命体征、神志和尿量的变化，及时识别休克。观察有无持续、多部位的出血或渗血，注意出血部位、范围和出血量。

（3）应用肝素的护理：肝素主要的不良反应是出血，应用时最常见的临床监测指标是部分凝血活酶时间（APTT），较正常参考值延长 1.5 ～ 2.0 倍为宜。也可检测凝血时间（CT），在 20 分钟左右为宜。超过 30 分钟提示过量。肝素过量可缓慢静注鱼精蛋白解救。DIC 患者若使用血液制品，应使用纤维蛋白原。

第四节　麻醉护理

扫码做题

一、概　述

麻醉是指用药物或其他方法使患者全身或局部暂时失去感觉，达到有效消除疼痛和不适感，并使局部肌肉松弛，为手术治疗或其他医疗检查提供条件。可分为局部麻醉、椎管内麻醉和全身麻醉。

1. 麻醉前准备

（1）择期手术患者术前 8～12 小时禁食，4 小时开始禁水，以使胃排空，预防反流和误吸。

（2）改善患者体质，使患者各器官功能处于良好的状态，提高身体的耐受力。

（3）做好心理护理，缓解患者恐惧焦虑的情绪。

2. 术前用药

（1）镇痛药：提高痛阈，镇静，镇痛。与全身麻醉药起协同作用，减少全身麻醉药的用量。常用药物有吗啡、哌替啶等。

（2）苯二氮䓬类药物：镇静，催眠，抗惊厥，抗焦虑，预防局麻药毒性。常用药物有地西泮、咪达唑仑等。

（3）巴比妥类药物：主要抑制大脑皮质，有镇静、催眠、抗惊厥作用，并可减少局麻药的毒性反应。常用苯巴比妥（鲁米那）。

（4）抗胆碱药：可抑制呼吸道腺体和唾液腺分泌，以保持呼吸道通畅。还可抑制迷走神经反射，提升心率。常用药物有阿托品、东莨菪碱等，但目前不主张常规使用。

（5）H_2 受体阻断剂：有抗组胺作用，可减少胃液量，提高胃内 pH 值。常用于急腹症及临产妇未能做空腹准备者，可减少术中胃液反流和误吸的风险。

二、麻醉护理

（一）局部麻醉

局麻简便易行，安全有效，患者的神志清楚，并发症较少，适用于浅表部位的手术。局部麻醉方法包括表面麻醉、局部浸润麻醉、区域阻滞、神经及神经丛阻滞。

1. 常用局部麻醉药物

（1）酯类：常用药有普鲁卡因、氯普鲁卡因、丁卡因等。酯类局麻药在体内的代谢产物可成为半抗原，引起变态反应，导致少数患者出现过敏。局部浸润麻醉常用普鲁卡因。表面麻醉常用丁卡因。

（2）酰胺类：常用药有利多卡因、布比卡因等。酰胺类局麻药在体内代谢后不形成半抗原，过敏反应极罕见。

2. 局部麻醉药物中毒

（1）原因：局麻药过量，单位时间内药物吸收过快，药物误注入血管内，患者全身情况差。

（2）临床表现

①中枢神经系统毒性反应：舌或口唇麻木、头晕、耳鸣、视物模糊、抽搐、惊厥、昏迷，甚至呼吸停止。

②心血管系统毒性反应：心律失常、心肌收缩力减弱、血压下降，甚至心脏骤停。

（3）预防

①根据需要选择不同浓度、不同剂量的局麻药，防止过量。

②注射局麻药前须行回抽试验，证实无气、无血、无脑脊液后方可注射。

③局麻药液中加肾上腺素，可使局部血管收缩，延长局麻药吸收，减少局麻药用量。局麻药中加入肾上腺素的浓度一般为 1∶200 000。但手指、足趾和阴茎等处的局麻手术或甲亢、心律失常、高血压及周围血管疾病等患者，不应加肾上腺素。

（4）治疗：一旦发生应立即停药；支持循环和呼吸功能，给氧；遵医嘱给予地西泮；控制抽搐或惊厥可用 2.5% 硫喷妥钠。

3．局部麻醉的护理

（1）一般护理：局麻术后休息片刻，无异常反应方可离去。告知患者如有不适随时就诊。

（2）过敏反应及护理

①表现：在使用少量局麻药后，出现荨麻疹、喉头水肿、支气管痉挛、低血压及血管神经性水肿，严重者危及生命。

②处理：一旦发生应立即停药；保持呼吸道通畅，给氧；遵医嘱给予肾上腺素、糖皮质激素及抗组胺药。

（二）椎管内麻醉

1．**蛛网膜下腔阻滞**　简称腰麻，是将局部麻醉药注入蛛网膜下腔，使脊神经根的前根和后根神经传导暂时阻滞的麻醉方法。适用于 2 ～ 3 小时的下腹部、盆腔、下肢、肛门会阴部的手术，如阑尾切除术，疝修补术等。优点是局麻药用量小，全身毒性作用较轻。

2．**硬膜外阻滞**　是将局麻药注入硬脊膜外腔，暂时阻滞脊神经根神经传导的麻醉方法。适用于横膈以下各种腹腔、盆腔及下肢的手术。优点是可通过置管连续给药，使麻醉时间根据手术需要延长；缺点是局麻药用量大，可导致全身反应。

3．**麻醉前用药**　常用巴比妥类，如苯巴比妥，以镇静和增强对局麻药的耐受性。

4．**并发症的观察与护理**

（1）蛛网膜下腔阻滞麻醉

①头痛：是最常见的并发症，主要因脑脊液经穿刺孔漏出，引起颅内压下降、颅内血管扩张所致。去枕平卧 6 ～ 8 小时，可防止因脑脊液外漏所致头痛。典型的头痛常位于枕部、顶部或颞部，呈搏动性，抬头或坐起时加重。轻度头痛经卧床 2 ～ 3 天可自行消失；中度头痛治疗可采取平卧或头低位，补液，应用小剂量镇静、镇痛药；严重头痛可采用硬膜外间隙充填疗法。

②尿潴留：主要由支配膀胱的骶 2 ～ 4 神经被阻滞后恢复较迟、手术后切口疼痛、下腹部手术时膀胱直接刺激及患者不习惯在床上排尿的体位等所致。表现为尿液不能排出，下腹部膨胀疼痛等。应首先诱导患者自行排尿，必要时可留置导尿。

③神经并发症：脑神经受累，假性脑脊膜炎，粘连性蛛网膜炎，马尾神经综合征等。

（2）硬脊膜外腔阻滞麻醉

①全脊麻：指全部脊神经受阻滞，是硬膜外阻滞最危险的并发症。原因为穿刺针或导管误入蛛网膜下腔而未被及时发现，将超量局麻药注入而产生异常广泛的神经根阻滞。主要表现为注药后迅速出现低血压，意识丧失，呼吸、循环停止，全部脊神经支配区域无痛觉，处理不及时可发生心脏骤停。预防应严格操作规程，不能省略"试验剂量"。发生全脊麻后，应维持呼吸和循环功能，输液，机械通气，应用升压药；心脏骤停应立即行心肺复苏。

②穿刺针或导管误入血管：注药前务必回抽。一旦误入血管将发生毒性反应，出现抽搐或心血管症状。处理应给予吸氧，静脉注射地西泮或硫喷妥钠抗惊厥，同时维持有效的循环和呼吸。

③血压下降：常因交感神经被阻滞所致。应去枕平卧 4 ～ 6 小时，防止血压波动，加快输液速度，给予升压药物等。

④呼吸抑制：因肋间肌及膈肌运动被抑制所致。预防应减少局麻药用量，严密观察病情变化，给氧，做好急救准备。

⑤硬膜外血肿：硬膜外血肿少见，却是并发截瘫的首要原因。一经确诊，尽早（8 小时内）手术清除血肿。超过 12 小时再手术恢复的可能性极小。

⑥其他并发症：脊神经根损伤，脊髓损伤，导管折断，硬膜外脓肿等。

（三）全身麻醉

1. 吸入麻醉 麻醉药经呼吸道吸入到体内，产生全身麻醉作用，称为吸入麻醉。常用的吸入麻醉药有氟烷、恩氟烷、异氟烷、氧化亚氮、七氟烷、地氟烷等。

2. 静脉麻醉 将麻醉药直接经静脉注入血液循环，作用于中枢神经系统，产生全身麻醉的方法称为静脉麻醉。硫喷妥钠为超短效巴比妥类药，15～30秒即可使患者入睡，常用于麻醉诱导。其他药物还有氯胺酮、咪达唑仑、丙泊酚、芬太尼，肌松药琥珀胆碱、筒箭毒碱等。

3. 复合全身麻醉 临床麻醉中应用最多的全身麻醉方法。

4. 并发症的观察与护理

（1）反流与误吸：误吸大量胃内容物后的死亡率极高，完全呼吸道梗阻可立即导致窒息，危及生命；误吸胃液可引起肺水肿和肺不张。预防的主要措施有：术前应禁食、禁水，促进胃排空，提高胃液的 pH 值，加强呼吸道防护；术后去枕平卧，头偏向一侧。全麻清醒的可靠指征是能准确地回答问题。

（2）呼吸道梗阻

①上呼吸道梗阻：是指声门以上的呼吸道梗阻。主要原因为舌后坠、异物及口腔分泌物阻塞，喉头水肿或喉痉挛等。典型表现有三凹征、鼾声等。一旦发生，应迅速将下颌托起，放入口咽或鼻咽通气管，清除异物和分泌物。喉头水肿者给予糖皮质激素；硫喷妥钠易引起喉痉挛，喉痉挛者首先去除诱因，加压给氧，无效者给予肌松药，必要时行气管内插管。

②下呼吸道梗阻：是指声门以下的呼吸道梗阻。主要原因为气管导管扭折、导管斜面紧贴在气管壁上、误吸等。轻者出现肺部啰音，重者出现呼吸困难、发绀、心率加快、血压下降。一旦发现，立即报告医生处理。

（3）高血压和低血压：麻醉过深、失血过多等会导致低血压；高血压发生与原发疾病、麻醉浅、镇痛药不足等引起的应激有关。

（4）低氧血症：主要原因为吸入氧浓度过低、气道阻塞、肺不张、肺水肿及误吸等。表现为呼吸急促、发绀、躁动不安等。应及时给氧，必要时给予机械通气。

（5）肺不张：痰液等分泌物导致呼吸道梗阻是最常见的原因。肺不张时患者出现持续性低氧血症。术前应充分准备、戒烟、指导呼吸功能锻炼；术中及时吸痰；术后给予有效镇痛，病情允许情况下鼓励患者深呼吸有效咳嗽，术后早下地、多活动，必要时给予雾化吸入、吸痰和抗生素治疗。

扫码做题

第五节 复 苏

一、概 述

1. 心跳、呼吸骤停的类型

（1）心搏停止：心脏处于舒张状态，心肌张力低，心电图呈一直线。

（2）心室纤颤：心室不协调连续颤动，心电图呈不规则的室颤波。

（3）快速型心律失常：包括室性心动过速与室上性心动过速，需紧急处理。

（4）无脉电活动：包括心电机械分离、室性自主节律等。

2. 心跳、呼吸骤停的诊断 典型三联症包括：突发意识丧失、呼吸停止和大动脉搏动消失。

（1）突然倒地，意识丧失。

（2）大动脉搏动消失，触摸不到颈动脉或股动脉。

（3）呼吸停止或呈叹息样呼吸。

（4）双侧瞳孔散大，对光反射消失。

（5）脑缺氧常引起抽搐和大小便失禁。

（6）皮肤苍白或青紫。

（7）听诊心音消失、血压测不出、脉搏摸不到。

二、心肺脑复苏

心肺复苏是针对心跳、呼吸骤停所采取的急救措施，包括运用胸外心脏按压、人工呼吸等方法恢复患者的自主心脏搏动和自主呼吸，达到挽救生命的目的。由于复苏中维持脑组织血流是重点，中枢神经系统功能的恢复是目标，心肺复苏扩展为心肺脑复苏。

1. 心肺脑复苏时间　因大脑对缺血缺氧耐受力最差，最先受到损害。心脏骤停后10秒意识丧失，突然倒地，大小便失禁；20～30秒断续或无效呼吸；60秒自主呼吸逐渐停止，瞳孔散大；3分钟开始出现脑水肿；超过4～6分钟大脑即可发生不可逆的损害。因此，要求心肺脑复苏应在呼吸、心脏骤停后4～6分钟内实施，避免脑细胞死亡。

2. 基础生命支持（BLS）　关键步骤包括：立即识别心脏骤停，启动急救反应系统，早期心肺复苏，快速除颤。

（1）识别心脏骤停

①发现意识丧失突然倒地者，应在评估环境安全、做好自我防护的情况下，快速判断心脏骤停。如环境无不安全因素，尽可能不要搬动患者。

②首先拍打患者双肩并大声呼叫患者，如无反应，接下来同时判断呼吸和检查脉搏，可以在患者没有呼吸或不能正常呼吸（仅有喘息）的情况下开始心肺复苏。

③检查呼吸的最佳方法是暴露胸腹部皮肤，直接观察胸腹部有无起伏，5～10秒。即将传统"一看二听三感觉"简化为"一看"，不再推荐将耳朵贴近患者口鼻听呼吸和感觉呼气的方法。

④识别心搏骤停最可靠的临床征象是意识丧失伴大动脉搏动消失。通常成人检查颈动脉，儿童检查股动脉，婴儿检查肱动脉。医务人员如需检查脉搏，时间不应超过10秒，如果无法明确触摸到脉搏，就应开始心肺复苏，切不可因反复测脉搏、观察瞳孔变化等而贻误复苏时机。

（2）启动急诊医疗服务：单人施救者，在判断患者心脏骤停后应拨打急救电话求助，并立刻返回患者身边开始心肺复苏。两人以上施救者，一人拨打电话，另一人即开始心肺复苏。

（3）胸外按压（chest compressions，C）：胸外心脏按压是心脏骤停后急救处理的第一个步骤。有效的胸外心脏按压可产生60～80mmHg的动脉压，对成功复苏极为关键。

①复苏体位：将患者放置于仰卧位，平躺在坚实平面上。

②按压部位：胸骨下段，即胸骨下1/3处，乳头连线与胸骨交界处。

③按压手法：施救者跪在患者一侧，双手掌根部相叠，十指交叉相扣，身体稍前倾，肩、肘、腕关节呈一条直线，以上身的重力垂直按压。按压应快速、用力。为保证每次按压后胸廓完全回弹，放松时手掌应离开胸壁，施救者不可倚靠患者，也不得采用冲击式按压。

④按压频率和深度：按压频率100～120次/分，使胸骨下陷5～6cm。

⑤按压通气比例：单人施救时，应首先从进行30次按压开始心肺复苏，之后再给予2次通气。每个周期5组，大约2分钟。成人不论两人施救还是单人施救，均为30∶2。

⑥按压和放松时间：比例为1∶1时，心排血量最大。

⑦施救轮换：胸外按压时，施救者易疲劳，故两人或两人以上施救时，应每2分钟（即5个按压呼吸周期）轮换一次，以保持按压的质量。每次轮换应在5秒内完成，按压中断的时间应不超过10秒。

（4）开放气道（airway，A）：解开患者衣领、皮带，清除口鼻分泌物、呕吐物及义齿。在患者无明显头、颈部外伤时采用仰头提颏法。在怀疑有头、颈部外伤时采用推举下颌法。

（5）人工呼吸（breathing，B）：非窒息性心脏骤停后的最初几分钟，通气并不重要，不能因为给予通气而延误或中断心脏按压。但为了维持一定水平的血氧含量，人工呼吸是必需且有效的。方法有口对口（鼻）人工呼吸、口对屏障装置呼吸、球囊 - 面罩通气、高级气道通气（气管插管）等。

①口对口（鼻）人工呼吸：最简易、有效、及时的人工呼吸法是口对口（鼻）人工呼吸，可使患者的 PaO_2 达到 $75 \sim 85mmHg$。施救者捏闭患者鼻孔，以口唇包紧患者口部，口对口密闭施行人工呼吸。每次吹气应持续1秒以上，看见患者胸廓抬起方为有效。潮气量 $500 \sim 600ml$。平均每 $5 \sim 6$ 秒给予一次人工通气，即频率为 $10 \sim 12$ 次 / 分；建立高级气道后，可 $6 \sim 8$ 秒给予一次人工通气，即频率为 $8 \sim 10$ 次 / 分。在通气时不可停止胸外按压。口对口吹气时，施救者应正常呼吸，而不是深呼吸，防止深呼吸造成施救者头晕及患者肺充气过度、胃扩张、反流或误吸，过度通气还会增加患者胸内压，减少静脉回流至心脏等。

②口对屏障装置呼吸：通过口对口通气而传播疾病危险的可能性微乎其微，且使用防护装备也并不能有效减少传染病的传播风险，因此，用或不用屏障装置进行人工呼吸都是合理的，施救者不可因此延误胸外按压。

③球囊 - 面罩通气：仅在具备2名训练熟练的施救者时才可使用，一名施救者开放气道并将面罩紧贴患者面部，另一名挤压球囊。挤压一次的空气量约 $500 \sim 1000ml$。

④气管插管：要求具有熟练的操作技能和经验，在心脏骤停的急救中失败率高。

（6）早期除颤：成人心脏骤停时，最初发生较为常见且较容易治疗的心律失常为室颤。单纯心肺复苏一般不可能终止室颤而恢复有效循环灌注，迅速除颤是治疗室颤最好的方法。一旦除颤仪准备就绪，应立即实施除颤，采用直流非同步电复律，但在等待除颤仪的过程中，应进行心肺复苏。

（7）复苏成功的标志

①神志：出现眼球运动、对光反射、手足抽动、发出呻吟等意识恢复表现。

②面色及口唇颜色：由发绀转为红润。

③大动脉搏动：若停止按压，脉搏依然存在，说明患者已恢复自主心跳。

④瞳孔：缩小。

⑤自主呼吸恢复：出现较强的自主呼吸。

3. 高级生命支持（ACLS） ACLS是以基础生命支持为前提，借助医疗仪器和特殊技术，建立和维持更为有效的通气和循环功能，识别及治疗心律失常，建立静脉通路并应用药物，改善并维持心肺功能及治疗原发疾病的一系列救治措施。

（1）建立给药途径：心脏骤停时给药途径以静脉给药为主，有条件者建立中心静脉通路。无法建立静脉通路时，可选择骨髓腔给药，也可用气管内给药。

（2）常用药物

①肾上腺素：是心脏复苏的首选药物，通过兴奋 α 肾上腺素受体，激发心肌自主收缩，增强心肌收缩力，升高血压，加快心率，使心排血量增加；通过收缩外周血管，从而保证心脏及重要脏器的血供；并可使心室纤颤由细颤转为粗颤，使电除颤易于生效。当患者的心律失常不适合电除颤时，应尽早给予肾上腺素，可增加存活率，减少神经系统损伤。常用剂量为1mg，每 $3 \sim 5$ 分钟重复使用一次。肾上腺素可显著收缩皮肤、黏膜、肾、胃肠道平滑肌的血管，而对脑和肺的血管收缩不明显；可舒张冠状动脉及肝脏和骨骼肌血管。还可兴奋支气管平滑肌的 $β_2$ 受体，发挥强大的舒张支气管的作用。

②胺碘酮：是目前临床应用最广泛的抗心律失常药，用于治疗对心肺复苏、除颤和血管加压药物无反应的室颤或无脉性室速。

③利多卡因：在无法获得胺碘酮时考虑使用。

④硫酸镁：是用于治疗或防止尖端扭转型室性心动过速复发的辅助药物，不建议常规使用。

⑤阿托品：可减弱心肌迷走神经反射，提高窦房结的兴奋性，促进房室传导，对心动过缓有较好疗效。

⑥碳酸氢钠：只在心脏骤停前已存在代谢性酸中毒、高钾血症、三环类抗抑郁药物过量等情况下适当补充，不作为常规用药。

（3）控制气道与氧疗。

4．脑复苏及复苏后处理　心搏呼吸骤停引起脑损害的基本病理是脑缺氧和脑水肿。脑复苏是防治脑缺血缺氧、减轻脑水肿、保护脑细胞、恢复脑功能到心搏骤停前水平的综合措施。心脏骤停后60秒即出现脑细胞损害，故应尽早实施脑复苏。

5．脑复苏的主要治疗和护理措施

（1）降温治疗：低温可减少脑耗氧量，将体温降至32～34℃，维持12～24小时。

（2）维持适当的血压水平：维持正常或稍高于正常水平的血压，保证有足够的脑灌注压维持脑血流。

（3）脱水治疗：20%甘露醇或25%山梨醇，每次200～250ml，快速（15～30分钟）静脉滴注。可防治脑水肿。

（4）糖皮质激素：可降低颅内压，抑制血管内凝血，降低毛细血管通透性，维持血脑屏障的完整性，防止细胞自溶和死亡。

（5）解除脑血管痉挛：常用钙通道阻滞剂。

（6）高压氧治疗。

6．脑复苏后的主要治疗和护理措施

（1）专人监护心率、心律：理想心率为80～120次/分。对心动过缓、过速或心律失常应及时采取防治措施。

（2）维持良好的呼吸功能：保持呼吸道通畅，及时清除呼吸道分泌物。

（3）防治肾衰竭：监测尿量及血生化改变，防治肾衰竭。

（4）确保有效循环稳定：理想血压为80～90/50～60mmHg。

第六节　重症监护

一、重症患者的监测和护理

1．ICU概述

（1）收治对象：主要收治经过严密监测、积极治疗和加强护理后有可能恢复的各类重危患者。主要包括：严重创伤、大手术及器官移植术后需要监测器官功能的患者；各种原因引起的循环功能失代偿，需要以药物或特殊设备支持的患者；有可能发生呼吸衰竭，需要严密监测呼吸功能，或需用呼吸机治疗的患者；严重水、电解质紊乱及酸碱平衡失调的患者；麻醉意外、心脏停搏复苏后需要继续治疗和护理的患者等。

（2）ICU 结构及要求：ICU 护士总数与床位数的比例为 3～4：1，护士长 1～2 名，负责护理培训和护士培训工作，并参与行政管理。

2. 血流动力学的监测和护理

（1）血流动力学检测：常见参数见表 2-9。

表2-9　血流动力学检测常用参数

参　数	反映的功能	正常值
平均动脉压（MAP）	心动周期的平均血压	70～105mmHg
中心静脉压（CVP）	测定上、下腔静脉或右心房内的压力，评估血容量、右心前负荷及右心功能的重要指标，测压玻璃管的"0"点应对准第4肋间腋中线（右心房中点）	5～12cmH$_2$O
肺动脉楔压（PAWP）	较准确地反映整个循环情况，有助于判定左心室功能，反映血容量是否充足	6～12mmHg
肺毛细血管楔压（PCWP）	能较好地反映左心房平均压及左心室舒张末期压，对CVP影响较小	5～12mmHg
平均肺动脉压（MPAP）	MPAP升高常见于肺血流量增加、肺血管阻力升高、二尖瓣狭窄、左心功能不全；MPAP降低见于肺动脉瓣狭窄	1.47～2.0kPa
心排血量（CO）	反映心泵功能的重要指标，尤其是左心功能	5～6L/min
每搏排血量（SV）	一次心搏由一侧心室射出的血量	60～90ml/beat
心脏指数（CI）	指每分钟每平方米体表面积的心排血量	3.5±0.5L/（min·m^2）
体循环阻力指数（SVRI）	是监测左心室后负荷的主要指标	
肺循环阻力指数（PVRI）	是监测右心室后负荷的主要指标	
左室做功指数（LVSWI）	反映左心室收缩功能	60g·m/m^2
右室做功指数（RVSWI）	反映右心室收缩功能	2～6g·m/m^2
Swan-Ganz肺动脉漂浮导管	对左、右心室的负荷进行量化测定	

（2）监测血流动力学静脉置管患者的护理

①预防感染：严格无菌操作，及时更换敷料。

②加强监测：出现静脉压升高、颈静脉怒张，心音遥远、心搏微弱，脉压小、动脉压降低，应考虑为 Beck 三联征。

③管道护理：妥善固定，连接紧密。

④中心静脉导管护理：每天更换输液管道，准确记录出入液量。严禁在中心静脉导管处输血、静脉取血。

⑤肺动脉漂浮导管测压期间的护理：防止气体进入引起气栓。检查肢体末梢循环情况，观察皮肤

颜色、脉搏及微血管充盈程度的变化。

⑥拔管后的护理：局部加压固定后敷料覆盖，必要时用沙袋压迫。

3. 呼吸功能的监测　常见参数见表2-10。

表2-10　呼吸系统检测常用参数

参　数	反映的功能	正常值
潮气量（VT）	平静呼吸时，每次吸入或呼出的气体容量	8～12ml/kg
肺活量（VC）	平静呼气末吸气至不能吸为止，然后呼气至不能呼出时所能呼出的所有气体容量	65～75ml/kg
无效腔气量/潮气量（VD/VT）	反映肺泡有效通气量	20%～40%
肺内分流量（QS/QT）	测定氧含量	3%～5%
血pH	血浆酸碱度	7.35～7.45
动脉血氧分压（PaO_2）	是动脉血中物理溶解的O_2产生的压力，反映机体氧合状态	80～100mmHg
动脉血二氧化碳分压（$PaCO_2$）	血液中物理溶解的CO_2所产生的压力，是衡量肺通气和判断酸碱失衡的重要指标	35～45mmHg
动脉血氧饱和度（SaO_2）	动脉血中血红蛋白实际结合的氧量与所能结合的最大氧量之比，是反映肺功能状况的指标	96%～100%

4. 其他系统及脏器功能的监护

（1）中枢神经系统功能监护：观察患者意识状态、瞳孔变化、反射活动等。对颅脑损伤的患者还应关注脑电图、颅内压、脑血流图等检查的变化。

（2）肝功能监护：加强肝功能指标的测定，如血清胆红素、白蛋白、腹水等。观察患者皮肤巩膜有无黄疸及神志改变，若患者出现嗜睡、神志恍惚、昏迷等表现，应警惕可能出现肝昏迷或肝性脑病。

（3）肾功能监护：准确记录尿液的量、颜色及性状。做好肾功能检测，如肾小球滤过率、血尿素氮、肾血流量测定、肾小管功能测定。出现急性肾衰竭时，应积极治疗原发病、控制发病环节。

二、氧治疗

氧气疗法指通过给氧，提高动脉血氧分压（PaO_2）和动脉血氧饱和度（SaO_2），纠正低氧血症和组织缺氧的方法。

1. 氧疗指征和缺氧程度的判断　血气分析检查是氧疗的客观指标。PaO_2是反映缺氧的敏感指标，是决定是否给氧的重要依据，是监测氧疗效果最准确的方法。对成年患者，特别是慢性呼吸衰竭者，$PaO_2 < 60mmHg$是比较公认的氧疗指标。

（1）伴CO_2潴留：可给予较高浓度吸氧，使PaO_2提高到60mmHg以上或SaO_2达90%以上。

（2）伴明显CO_2潴留：应予低浓度（<35%）持续吸氧，控制PaO_2于60mmHg或SaO_2于90%或略高。

2．氧疗方法

（1）鼻导管与鼻塞：简单方便、氧浓度不恒定。氧气吸入浓度与流量换算：吸氧浓度（%）＝ 21 ＋ 4× 氧流量（L/min）。

（2）面罩：主要包括简单面罩、带储气囊无重复呼吸面罩和文丘里（Venturi）面罩。吸氧浓度较恒定，可调节，但影响进食、咳痰。

（3）其他：机械通气氧疗、高压氧疗等。

3．用氧注意事项

（1）注意用氧安全：做好"四防"，即防震、防火、防热、防油。

（2）正确使用：使用氧气前先检查导管是否通畅。应先调节流量后再插导管。停用氧气时，应先拔出导管，再关闭氧气开关。中途改变氧气流量，先将氧气和鼻导管分离，调节流量后再接上，以免误操作，使大量气体冲入呼吸道，损伤肺组织。

（3）湿化吸入：湿化瓶具有湿化氧气和观察氧流量两个作用，内装 1/3 ～ 1/2 冷开水或蒸馏水。

三、机械通气的临床应用

机械通气是在患者自然通气和（或）氧合功能出现障碍时，运用器械（主要是呼吸机）恢复患者有效通气并改善氧合的方法。根据是否建立人工气道分为有创机械通气和无创机械通气。

1．人工气道　目前常用的人工气道包括气管插管和气管切开。

（1）建立人工气道的目的：解除气道梗阻；及时清除呼吸道内分泌物；防止误吸；严重低氧血症和高碳酸血症时实行正压通气治疗。

（2）人工气道的护理

①气管插管的护理

a．妥善固定导管，每班测量末端到牙齿的距离，并观察气管插管有无移位；每天拍摄床旁 X 线胸片，确保插管位置正确。

b．注意保持导管通畅，定时翻身扣背，给予雾化吸入，可在气管内滴入生理盐水或蒸馏水稀释痰液。及时吸出导管、口腔内分泌物。

c．气管插管留置时间一般不超过 72 小时，推荐使用高容量低张力气囊导管，定时（推荐 4 小时）监测气囊压，维持其在 20 ～ 30cmH$_2$O 范围内，采用测压法进行气囊注气调节气囊压力，不常规进行放气，防止造成通气不足或黏膜受压坏死等。

d．拔管后注意观察患者呼吸情况，监测生命体征，注意有无喉头水肿、喉痉挛等并发症。

②气管切开的护理

a．注意观察切口周围皮肤，每天更换气管切开处敷料和清洁气管内套管 1 ～ 2 次，防止感染。

b．妥善固定气管切开套管，固定导管纱布松紧适宜，以容纳一指为宜。

2．机械通气临床应用

（1）适应证：慢阻肺急性加重、哮喘急性发作等通气障碍为主的疾病；胸廓畸形、间质性肺疾病等限制性通气功能障碍；重症肺炎、ARDS 等换气功能障碍为主的疾病。

①预防性机械通气：长时间休克；严重感染；慢性阻塞性肺疾病患者行胸腹部手术，明显代谢紊乱；酸性物质误吸综合征；恶病质。

②治疗性机械通气：心肺复苏后期治疗；换气功能衰竭；通气功能不全或衰竭；呼吸功能失调或丧失；不能代偿呼吸做功增加的非特异性衰弱患者。

（2）禁忌症：无绝对禁忌证，相对禁忌证为严重气胸及纵隔气肿未行引流。

（3）常用的机械通气模式

①持续强制通气（CMV）：呼吸机完全替代患者自主呼吸，包括容量控制和压力控制。

②间歇强制通气（IMV）：呼吸机按预设频率给予 CMV，但允许患者进行自主呼吸。由于呼吸机以固定频率呼吸，可影响患者自主呼吸，出现人机对抗。

③同步间歇强制通气（SIMV）：在 IMV 基础上增加了人机协调，呼吸机预设的呼吸频率由患者触发，是目前最常用的通气模式。

④压力支持通气（PSV）：由患者自主呼吸触发，并决定呼吸频率和吸/呼比例，适用于有一定自主呼吸能力、呼吸中枢驱动稳定或准备撤机的患者。

⑤持续气道正压（CPAP）：气道处于持续正压状态，可防止肺与气道萎缩，改善肺顺应性，减少吸气阻力。

⑥呼气末正压（PEEP）：呼气末气道压及肺泡内压维持在高于大气压水平，可降低肺内分流量，纠正低氧血症。

（4）呼吸机撤离：由机械通气状态恢复到完全自主呼吸的过渡过程。应循序渐进进行，撤机前应基本去除呼吸衰竭的病因，改善重要脏器的功能，纠正水电解质酸碱失衡。可采用 T 型管、PSV、有创 - 无创序贯通气等方式。

（5）护理措施

①加强监护

a. 监测血氧饱和度和动脉血气分析。动脉血气分析是监测治疗效果最重要的指标，可判断血液氧和状态，机体酸碱平衡状态等。

b. 监测患者有无自主呼吸，自主呼吸与呼吸机是否同步，呼吸的频率、节律等。出现异常及时查找原因并处理。

c. 监测气道峰值压（PAP），气道压力增高常见于咳嗽、痰液过多或黏稠阻塞气道、输入气体管道扭曲、受压、气管插管斜面贴壁；下降见于气体管道衔接不紧、气囊漏气或充盈不足等。

②吸入气体的加温和湿化：机械通气时需使用加温加湿器，维持吸入气体的温度在 32 ~ 36℃，相对湿度 100%。注意湿化罐内只能加无菌蒸馏水，禁用生理盐水或加入药物，湿化罐内水量要恰当。

③吸痰：吸痰前后应给予高浓度（$FiO_2 > 70\%$）氧气吸入 2 分钟，1 次吸痰时间不超过 15 秒。

④撤机护理：撤机应循序渐进。患者具备撤机能力后，按撤离呼吸机→气囊放气→拔管（气管切开除外）→吸氧步骤进行。撤机时加强监护。

第七节　外科围手术期护理

扫码做题

围术期是指从确定手术治疗时起，至与这次手术有关的治疗基本结束为止的一段时间。包括手术前、手术中、手术后 3 个阶段。手术前期指从患者决定接受手术到将患者送至手术台。手术期指从患者被送上手术台到患者手术后被送入复苏室（观察室）或外科病房。手术后期指从患者被送到复苏室或外科病房至患者出院或继续追踪。

一、手术前护理

1. 护理评估

（1）一般资料：年龄、性别、职业背景、现病史、健康史、心理状况等。

（2）辅助检查：三大常规（血、尿、便），血液生化，肺功能，心电图，影像学，出、凝血功能检查。

2. 护理措施

（1）心理准备：手术前护理最重要的措施是消除患者的恐惧心理。应耐心解释手术的必要性，介绍医院技术水平和手术成功的例子，增强治疗的信心。帮助患者正确认识病情，指导患者提高认知和应对能力，积极配合治疗和护理。帮助患者了解疾病、手术的相关注意事项，掌握术后配合技巧及康复知识，对手术的风险及可能出现的并发症有足够的认识及心理准备。

（2）身体准备：帮助患者完善必要的实验室、影像学等检查。

（3）预防性使用抗生素：如使用抗生素预防手术部位感染，通常于手术前1小时给予第1个剂量，使血中抗生素浓度在手术时已达到最低抑菌浓度。

①Ⅱ类（清洁-污染）切口及部分Ⅲ类（污染）切口手术，主要是进入胃肠道（从口咽部开始）、呼吸道、女性生殖道的手术。

②使用人工材料或人工装置的手术，如心脏人工瓣膜置换术、人工血管移植术、人工关节置换术、腹壁切口疝大块人工材料修补术。

③清洁大手术，手术时间长，创伤较大，或涉及重要器官、一旦感染后果严重者，如开颅手术、心脏和大血管手术、门体静脉分流或断流术、脾切除术、眼内手术等。

④患者有感染高危因素如高龄（＞70岁）、糖尿病、免疫功能低下（尤其是接受器官移植者）、营养不良等。

（4）手术区皮肤准备：清除皮肤微生物，预防切口感染。手术前1天下午或晚上清洁皮肤。细菌密度较高的部位，如手、足及不能使用强刺激性消毒剂的部位，如面部和会阴部，术前用氯己定反复擦洗。根据手术部位备皮，重点是充分清洁手术野皮肤和剃除毛发，备皮范围包括切口皮肤至少15cm的区域。骨科手术对备皮要求严格。常见手术区备皮范围，见表2-11。

表2-11 常见手术区备皮范围

手术部位	备皮范围
颅脑手术	剃除除眉毛外全部头发及颈部毛发
颈部手术	上自唇下，下至乳头水平、两侧至斜方肌前缘
胸部手术	上自锁骨上及肩上，下至脐水平，包括患侧上臂和腋下，胸背均超过中线5cm以上
上腹部手术	上自乳头水平，下至耻骨联合，两侧至腋后线
下腹部手术	上自剑突，下至大腿上1/3前内侧及会阴部，两侧至腋后线，剃除阴毛
腹股沟手术	上自脐平线，下至大腿上1/3内侧，两侧至腋后线，包括会阴部，剃除阴毛
肾手术	上自乳头平线，下至耻骨联合，前后均过正中线
会阴部及肛门手术	上自髂前上棘，下至大腿上1/3，包括会阴部及臀部，剃除阴毛
四肢手术	以切口为中心包括上、下方各20cm以上，一般超过远、近端关节或为整个肢体

（5）呼吸道准备：术后患者因伤口疼痛，不愿配合有效咳嗽和排痰，容易引起肺不张和肺炎。因此，应做好术前呼吸道准备。术前2周戒烟，肺部已有感染者术前3～5天起应用抗生素，痰液黏稠者给予超声雾化吸入。胸部手术者训练腹式呼吸，腹部手术者训练胸式呼吸。促进有效排痰。

（6）胃肠道准备：目的是减少麻醉引起的呕吐及误吸，也可以预防消化道手术中的污染。

①禁食禁饮，必要时胃肠减压。成人择期手术患者术前8～12小时禁食，术前4小时开始禁水。一般对局麻下的小手术，如脓性指头炎切开引流术，术前可不必禁食。

②胃肠道手术：术前1～2天开始进流质饮食，手术当天早晨常规放置胃管。幽门梗阻患者术前3天每晚用生理盐水洗胃。结肠或直肠手术术前3天口服肠道不吸收抗生素，术前1天及手术当天行清洁灌肠或结肠灌洗。腹部急诊手术严禁灌肠。

（7）排便排尿护理：因多数患者不习惯在床上大小便，容易导致尿潴留和便秘，故术前应在床上练习排便；术前排空小便，下腹部、盆腔手术及手术时间超过4小时的患者，应在手术当天早晨放置导尿管，避免术中误伤。

（8）其他准备：促进休息和睡眠。拟行大手术前，做好血型鉴定和交叉配血试验。术晨测量生命体征，如有发热、血压升高或女性患者月经来潮，及时通知医师。入手术室前取下义齿、发夹、眼镜、手表、首饰等。备好手术需要的物品，随患者带入手术室。体温＞38.5℃者应考虑延期手术。

（9）特殊准备

①低蛋白血症：术前应尽可能纠正低氧血症。若血浆白蛋白测定值低于30g/L或转铁蛋白＜0.15g/L，则需术前行肠内或肠外营养支持。

②心血管病：血压＞160/100mmHg者应给予降压药物，使血压得以有效控制后再手术。急性心肌梗死的患者发病后6个月内不作择期手术。6个月以上无心绞痛发作者，可在良好的监护条件下施行手术。心力衰竭患者，最好在心力衰竭控制3～4周后手术。

③糖尿病：仅以饮食控制者，术前无需特殊准备；口服降糖药患者，应继续服用至术前夜；如口服长效降糖药，应在术前2～3天停用，改为胰岛素皮下注射；禁食患者静脉输注葡萄糖加胰岛素；维持血糖5.6～11.2mmol/L的轻度升高状态。

④肺功能障碍：肺功能不全者，术前应做血气分析、肺功能检查、胸部X线和心电图等；急性呼吸道感染者，择期手术应推迟至治愈后1～2周，如系急症手术，需用抗生素并避免吸入麻醉。

二、手术室护理工作

1. 物品准备和无菌处理

（1）布类用品：布单类用品应选用质地细柔且厚实的棉布，颜色以深绿色或深蓝色为宜。布单类均采用高压蒸汽灭菌，保存时间在夏季为7天、冬季为10～14天，过期应重新灭菌。手术衣折叠时衣面向里，领子在最外侧，避免取用时污染。

（2）敷料类和器械类：敷料类包括吸水性强的脱脂纱布和脱脂棉花。用于术中止血、拭血及压迫、包扎等。器械类包括基本器械和特殊器械。

（3）缝线和缝针

①缝线：分为不可吸收和可吸收2类。不可吸收指不能被组织酶消化的缝线，如丝线、金属线、尼龙线等，最常用的缝线是黑色丝线；可吸收包括天然和合成2种，天然缝线有肠线和胶原线，合成缝线比肠线更易吸收，组织反应更轻，但价格较高。

②缝针：常用的有三角针和圆针2类。

（4）引流物：包括乳胶片引流条、纱布引流条、烟卷式引流条、引流管等。

2. 患者的准备

（1）一般准备：手术患者须提前送至手术室。手术室护士应按手术安排表仔细核实患者，确保手术部位、所带物品和药品准确无误。同时做好患者的心理准备，以配合手术的顺利进行。

（2）手术体位：常用的手术体位包括仰卧位、侧卧位、俯卧位、截石位、半坐卧位等。

（3）手术区皮肤消毒：消毒前先检查手术区域皮肤的清洁程度、有无破损及感染。消毒范围包括手术切口周围 15～20cm 的区域，若切口延长应扩大消毒范围。

（4）手术区铺单法：除手术切开部位外，手术切口周围必须覆盖四层或四层以上无菌巾。铺巾原则是：先铺相对不洁区（如下腹部、会阴部），最后铺靠近操作者的一侧，并用布巾钳将交角夹住，以防移动。无菌巾铺设完成，不可随便移动，如果位置不准确，只能由手术区向外移，不能由外向内移动。

3. 手术室中的无菌原则

（1）明确无菌范围：刷手后手臂不可接触未经消毒的物品，手臂保持在腰水平以上，肘部内收，靠近身体。手术衣的无菌范围为肩以下、腰以上、双手、双臂、腋中线以前的区域。不可接触手术床边缘及无菌桌缘以下的布单。凡下坠超过手术床边缘以下的器械、敷料及缝线等一概不可再取回使用。无菌桌仅桌缘平面以上属无菌，不得扶持无菌桌的边缘。

（2）保持物品呈无菌状态：无菌区内所有物品均应严格灭菌。疑有污染、破损、潮湿，应立即更换。铺好的无菌桌使用时限为 4 小时。一份无菌物品只供一位患者使用，打开后即使未用，也不能给其他患者使用，需重新包装、灭菌。若手套破损污染后应更换无菌手套。无菌区的布单若被水或血湿透，应加盖干的无菌巾或更换新的无菌单。

（3）保护皮肤切口：切开皮肤前可先粘贴无菌塑料薄膜，再经薄膜切开皮肤，以保护切口。切开皮肤及皮下脂肪层后，切口边缘应以无菌大纱布垫或手术巾遮盖，仅显露手术野。凡与皮肤接触的刀片和器械不应再用，若需延长切口或缝合前，需用 75% 乙醇溶液再消毒皮肤 1 次。手术因故暂停时，切口应用无菌巾覆盖。

（4）正确传递物品和调换位置：不可在手术人员背后或头顶方向传递器械及手术用品，应由器械护士从器械升降台侧正面方向递给。手术人员应面向无菌区，在规定区域内活动。同侧手术人员如需交换位置，一人应先退后一步，背对背转身到达另一位置，以防接触对方背部非无菌区。对侧手术人员如需交换位置，需经器械台侧交换。

（5）感染手术的隔离技术：进行感染手术时，切开空腔脏器前，先用纱布垫保护周围组织，并随时吸除外流的内容物。被污染的用物应放在污染器械盘内，避免与其他器械接触。完成全部感染步骤后，手术人员应用灭菌用水冲洗或更换无菌手套，减少污染机会。

（6）减少空气污染：手术进行时应关闭门窗，尽量减少人员走动，以免扬起尘埃，污染手术室内空气。手术过程中保持安静，尽量避免咳嗽、打喷嚏，不得已时须将头转离无菌区。手术间参观人数不超过 2 人，参观手术人员不可过于靠近手术人员或站得太高，不可在室内频繁走动。

4. 外科手消毒

（1）刷洗法：不建议常规使用。范围为自手指开始向上刷至肘关节上 10cm，刷洗完毕后双手呈拱手姿势，自然待干，不得下垂。

（2）冲洗法：取适量的手消毒剂揉搓双手的每个部位、前臂和上臂下 1/3，约 2～6 分钟，用流动水冲净，无菌巾彻底擦干。

（3）免冲洗法：取适量的手消毒剂涂抹双手的每个部位、前臂和上臂下 1/3，直至消毒剂干燥。

三、手术后护理

1. 护理评估　了解术中情况，包括手术式式，麻醉类型，术中出血、输血、输液情况，术中病情变化，放置引流管情况等。

2. 护理措施

（1）体位护理

①全麻未清醒患者应去枕平卧，使头偏向一侧至清醒，防止口腔分泌物和呕吐物误吸。

②蛛网膜下腔阻滞麻醉者应去枕平卧6～8小时，防止因脑脊液外漏致头痛。

③硬脊膜外腔阻滞麻醉者应平卧4～6小时，防止血压波动。

④麻醉清醒，前提条件是血压平稳后，方可根据手术部位或病情需要调整体位，见表2-12。

表2-12　麻醉清醒后体位

分　类	体　位	原　因
颅脑手术	15°～30°头高脚低斜坡卧位	利于颅内静脉回流，预防脑水肿
颈、胸部手术	高半坐位卧位	利于呼吸和引流
腹部手术	低半坐卧位或斜坡卧位	减少腹壁张力，便于引流
脊柱或臀部手术	俯卧或仰卧位	
腹腔有感染患者	半坐卧位或头高脚低位	利于引流和感染局限
肥胖患者	侧卧位	利于呼吸和静脉回流

（2）观察生命体征：全麻或大手术患者术后每15～30分钟测量一次脉搏、呼吸、血压及观察瞳孔、神志恢复情况，病情平稳后可改为每小时测量一次或遵医嘱定时测量。术后患者体温会略有升高，为外科手术热，但一般低于38℃，1～2天后恢复正常体温。维持呼吸功能，保持呼吸道通畅，及时吸痰。维持有效循环血量和水电解质平衡，给予静脉补液。

（3）饮食护理：为促进术后恢复，禁食期间应补充足够的水、电解质及营养。局麻下实施的小手术，如体表或肢体手术，术后即可进食。经蛛网膜下腔或硬脊膜外腔阻滞麻醉的非胃肠道手术者，术后3～6小时即可进食；胃肠道手术者一般术后禁食24～48小时，待肠蠕动恢复、肛门排气后开始进水和少量流食，逐步过渡到半流食、普食。开始进食早期应避免食用牛奶、豆类等易产气的食物。

（4）休息活动护理

①早期下床活动：病情平稳后应鼓励患者早期床上活动，并尽早离床活动。术后早期活动主要目的是预防肺部并发症，可增加肺活量，促进肺的扩张和分泌物的排出；另外可改善全身血液循环，促进伤口愈合，减少下肢静脉血流缓慢所致深静脉血栓形成；有利于肠道和膀胱功能恢复，减少腹胀和尿潴留的发生。

②特殊情况：术后早期活动可加重伤口疼痛或出血，门脉分流术、肝叶切除术等患者，术后易导致出血，不宜早期下床活动；休克、心力衰竭、严重感染、出血、重度贫血、极度衰弱等患者，也不宜早期下床活动。

（5）术后不适及并发症的护理

①疼痛：麻醉作用消失后，患者开始感觉切口出现疼痛，此外，患者术后咳嗽、深呼吸以及进行

功能锻炼等均可引起疼痛。应观察疼痛的时间、部位、性质及规律；安置舒适体位；遵医嘱给予镇静镇痛药，如哌替啶、地西泮等；指导患者分散注意力。

②恶心、呕吐：常见原因是麻醉反应，待麻醉作用消失后，即可停止。其他原因如药物影响、严重腹胀、肠梗阻等。观察呕吐物的性质及量，准确记录；取合适的体位，头偏向一侧，防止呕吐物误吸入气管，引起窒息或肺部并发症。可先给予镇静镇吐药物，查明原因后进行对因治疗。

③腹胀：术后早期腹胀是由于胃肠蠕动受抑制所致，胃肠蠕动恢复即可自行缓解；若多日仍未缓解，可能出现肠麻痹。鼓励患者活动；行胃肠减压、肛管排气等；遵医嘱使用促进胃肠蠕动的药物，如新斯的明；重者应手术治疗。

④呃逆：可能是神经中枢或膈肌直接受刺激所致，多为暂时性。遵医嘱给予镇静、解痉药；压迫眶上缘，抽吸胃内积气、积液；顽固性呃逆者应及时查明原因，对症处理。

⑤尿潴留：较多见。主要由麻醉后排尿反射受抑制、手术后切口疼痛、下腹部手术时膀胱的直接刺激及患者不习惯在床上排尿的体位等所致。稳定患者情绪；让患者听流水声，热敷、按摩腹部；使用刺激膀胱收缩药物促使患者排尿；无效时应行导尿术。

⑥发热：手术后患者的体温可略升高，一般不超过 38℃，临床称为外科手术热。术后 24 小时体温＞39℃，术后 3～6 天发热，或体温降至正常后复升，应考虑出现感染或其他不良反应。监测体温；行物理降温或遵医嘱使用退热药物；积极寻找病因，对因治疗。

⑦术后出血：少量出血者，经更换敷料、加压包扎和使用止血药物可止血；出血量大时，应手术止血。

⑧切口感染：术后 3～4 天，切口疼痛加重，出现红、肿、热、痛或波动感等，伴有体温升高、脉率加快和白细胞计数升高，应怀疑为切口感染。合理使用抗生素，勤换敷料；化脓切口需拆除缝线，充分敞开伤口并行脓液引流。为预防肺部感染，不宜使用镇咳药，以免痰液聚集在肺部，加重病情。

⑨切口裂开

a. 多见于腹部及肢体邻近关节部位。常发生于术后 1 周左右或拆除皮肤缝线后 24 小时内，常由一次突然用力或有切口的关节伸屈幅度较大导致，如剧烈咳嗽、打喷嚏等。

b. 术前应加强营养；缝合时应在良好麻醉、腹壁松弛条件下缝合切口；术后延缓拆线时间，使用腹带加压包扎；及时处理腹胀、便秘等易引起腹内压增高的因素；切口位于肢体关节部位者，拆线后避免大幅度动作；切口完全裂开时，应使患者保持镇静，用无菌生理盐水覆盖切口，腹带包扎，通知医师重新手术缝合。

⑩肺不张：常发生在胸部、腹部大手术后，特别是老年人、有长期吸烟史、术前合并呼吸道感染者。术前应积极治疗原有肺部感染疾病，戒烟；术后取平卧位，头偏向一侧，防止误吸；协助患者翻身、体位排痰或给予药物化痰；病情稳定应鼓励患者自行咳嗽排痰；合理应用抗生素。

⑪尿路感染：尿潴留和未严格无菌操作是常见原因。急性膀胱炎主要表现为尿频、尿急、尿痛，伴或不伴有排尿困难，一般无全身症状；急性肾盂肾炎多见于女性，出现畏寒、发热、肾区疼痛等表现。留置导尿时，应严格无菌操作；鼓励患者多饮水；合理应用抗生素，控制感染。

⑫深静脉血栓形成：多见于术后腹胀，长时间制动、长期卧床、活动减少的老年人或肥胖者。鼓励患者术后早期下床活动；穿弹力袜，促进下肢静脉回流。发生后患肢禁忌输液、按摩；患肢抬高、制动，局部 50% 硫酸镁湿敷；遵医嘱使用复方丹参片、阿司匹林等药物，以降低血液黏滞度，改善微循环。

扫码做题

第八节　疼痛护理

一、概　述

疼痛是个体主观的知觉体验，是不舒适的最高表现形式，表现出一系列生理和心理变化，疼痛是机体对有害刺激的一种防御性保护。疼痛是临床常见的症状之一，是第 5 生命体征。

1. **疼痛的传导和处理**

（1）疼痛的传导纤维：Aδ 纤维可传入定位准确，呈尖锐、针刺样快痛。C 纤维可传入烧灼性或钝性、定位不准的延迟性疼痛。

（2）脊髓：疼痛信号处理的初级中枢。

（3）疼痛的调制：神经系统内还存在一个以脑中线结构为中心，由许多脑区组成的调制痛觉的神经网络系统。丘脑和大脑皮质也直接或间接参与痛觉信息的调制过程。

2. **疼痛对机体的影响**

（1）神经内分泌及代谢：疼痛刺激可引起应激反应，致儿茶酚胺、肾上腺皮质激素、醛固酮等激素分泌增加，使分解代谢增加，合成代谢减少，导致水钠潴留，血糖升高，酮体和乳酸生成增加，机体呈负氮平衡。

（2）心血管系统：剧痛使交感神经系统兴奋，血压升高，心率加快，甚至心律失常。剧烈的深部疼痛可引起交感神经和副交感神经功能紊乱，可造成血压下降，脉率减慢，甚至发生虚脱、休克。

（3）呼吸系统：疼痛可引起肌张力增加及膈肌功能降低，使肺顺应性下降、通气／血流比例下降，易导致低氧血症。腹部或胸部手术患者由于不敢呼吸和咳嗽，易并发肺不张和肺炎。

（4）消化及泌尿系统：疼痛可引起交感神经兴奋，反射性抑制胃肠道功能，导致恶心、呕吐等胃肠道症状；可引起膀胱或尿道排尿无力，导致尿潴留；抗利尿激素分泌增加可致尿量减少，增加了泌尿系感染几率。

（5）免疫及凝血系统：疼痛可引起机体免疫力下降；使血小板黏附功能增强、纤溶功能减弱，使机体处于高凝状态。

（6）精神、情绪反应：短期急性疼痛可致患者兴奋、焦虑；长期慢性疼痛可致抑郁、淡漠。

3. **疼痛的治疗**

（1）临床常用药物

①麻醉性镇痛药：为术后镇痛最常用的药物，多用于癌性镇痛。通过对阿片受体的激动而发挥作用，如芬太尼、吗啡等，多有成瘾性。

②非麻醉性镇痛药：是治疗慢性疼痛的首选药。通过抑制前列腺素的合成而发挥作用。包括对氨基酚衍生物和非甾体抗炎药。对头痛、牙痛、神经痛、肌肉痛或关节痛效果好。易产生依赖性和耐药性。

③催眠镇静药：苯二氮䓬类药物最常用，如地西泮、艾司唑仑等；还包括巴比妥类药物。

④其他：还包括抗癫痫药、抗抑郁药等。

（2）术后镇痛：常用阿片类镇痛药。

①肌内注射：肌内注射比口服给药起效快，易于迅速产生峰值作用。不能及时止痛、血药浓度波动大，但简单方便。

②静脉注射：静注阿片类药物可采取单次或分次间断给药。

③患者自控镇痛（PCA）：术后镇痛比较优良的方法。常用麻醉性镇痛药，镇痛效果好；用药效果个体化；用药总量少，不易过量，中毒反应少，很少产生呼吸抑制；主动参与感强，患者满意度高。

④椎管内镇痛：包括硬膜外或蛛网膜下注药。硬膜外留置注药镇痛，吗啡的用量范围为 $0.5 \sim 10mg$，常用剂量为 $2 \sim 3mg$。

（3）慢性疼痛

①口服：是治疗慢性疼痛最基本、最常用的治疗方法。起效慢、作用时间长。

②神经阻滞：是治疗慢性疼痛的主要手段。

③其他：包括硬膜外注药、痛点治疗、介入治疗、针灸疗法、按摩和物理疗法等。

二、疼痛护理

1. 护理评估

（1）疼痛相关资料：了解疼痛的部位、时间、性质、强度及影响因素等。躯体痛定位准确，感觉敏锐；内脏痛定位不准确，发生缓慢，持续时间长。

（2）疼痛对患者的影响：评估患者的生命体征及非语言行为，及疼痛对患者休息、活动、饮食等的生活形态的影响。

（3）疼痛的测量工具：包括数字评分法、文字描述评分法、视觉模拟评分法、面部表情测量法、口述分级评分法等。

2. 护理措施

（1）在未明确疼痛的情况下，不宜随便给镇痛药，以免延误病情。

（2）观察疼痛的规律，尽量做到疼痛前给药。

（3）应用镇痛药物的过程中应注意观察其疗效及患者的不良反应，麻醉性药物镇痛时要注意药物的成瘾性，给药后 $20 \sim 30$ 分钟记录患者应用镇痛药的效果，以判断镇痛的护理措施是否有效。

（4）允许并鼓励患者表达疼痛的感受。向患者介绍疼痛的评估方法及应对方法。

（5）癌性疼痛止痛采用三阶梯疗法

①第一阶段：适用于轻度疼痛患者。常选用非阿片类、解热镇痛类、抗炎类药物，如布洛芬、阿司匹林、对乙酰氨基酚等。

②第二阶段：适用于中度疼痛患者。在使用非阿片类药物镇痛无效时，可选用弱阿片类药物，如可待因、氨酚待因、曲马多等。

③第三阶段：适用于重度疼痛和剧烈性癌痛患者。选用强阿片类药物，如吗啡、哌替啶、美沙酮等。

第九节　营养支持患者的护理

扫码做题

一、手术、创伤、严重感染后的营养代谢特点

创伤后，由于下丘脑 - 垂体 - 肾上腺皮质轴、交感神经和肾素 - 血管紧张素 - 醛固酮系统被激活，创伤或感染时机体总体上处于一种分解代谢的状态，表现为基础代谢率增高，能量消耗增加，糖、蛋白质、脂肪分解加速，糖异生增加。

1. 营养基质概述

（1）糖类：是食物中供给机体最主要的营养素，也是人体供能的主要物质。人体内糖原储备有限，在饥饿情况下供能的最长时间是 24 小时。

（2）脂肪：是人体能量的主要贮存形式。体脂是人体最大的能源仓库，是饥饿时的主要能源，可通过肱三头肌皮褶厚度来估算。

（3）蛋白质：是构成人体的主要成分，是生命的物质基础。氮平衡试验可判断体内蛋白质代谢情况，是判定患者营养摄入充分与否和分解代谢演变的指标。肌酐身高指数为测定肌蛋白消耗的指标，可以了解体内骨骼肌含量。

2. 糖代谢　内源性糖异生增加，肝糖原分解增强，葡萄糖氧化利用下降和胰岛素抵抗，从而造成高血糖。

3. 脂代谢　创伤、感染等应激时脂肪分解代谢增强，其分解产物最为糖异生作用的前体物质，从而减少蛋白质分解，保存机体蛋白质。

4. 蛋白质　蛋白质分解代谢增加、负氮平衡，其程度与创伤程度、创伤前营养状况、年龄及应激后营养支持有关。

5. 基础能力消耗测定（H-B 公式）　男性 BEE（kcal）=66.47 + 13.75× 体重（kg）+5.0× 身高（cm）− 6.76× 年龄（岁）；女性 BEE（kcal）=655.1 + 9.56× 体重（kg）+1.85× 身高（cm）− 4.68× 年龄（岁）。

二、肠内营养

肠内营养是指经消化道提供全面营养素的营养支持方式。

1. 适应证　患者因原发疾病或治疗需要不能或不愿经口摄食，或摄食量不足以满足机体需要时，宜采用肠内营养。

2. 禁忌证　胃肠道梗阻、有活动性出血、腹泻及休克患者等。

3. 肠内营养的优点　营养物质经肠道和门静脉吸收，能很好地被机体利用，符合生理过程，相对安全；维持肠黏膜细胞的正常结构，保护肠道屏障功能；严重代谢并发症少，安全、经济；对技术和设备的要求少，提供途径方便。在肠道功能允许条件下首选肠内营养。

4. 制剂分类

（1）非要素制剂：以整蛋白为主，溶液的渗透压接近等渗（约 320mmol/L），口感较好，适用于胃肠道功能较好的患者。

（2）要素制剂：由氨基酸、蛋白质、脂肪、维生素、矿物质、微量元素等组成，无需消化即可直接或接近直接吸收，适用于胃肠道消化、吸收功能部分受损者。

（3）组件制剂：以某种或某类营养素为主，对完全型肠内营养制剂进行补充或强化，以适应患者的特殊需要。

（4）疾病专用制剂：根据疾病的不同特点给予患者个体化的营养支持，如糖尿病、肾病、肝病、婴幼儿等专用制剂。肾病制剂特点是低蛋白、低钠、低磷，氮源通常只包括必需氨基酸。肝病制剂特点是增加支链氨基酸、降低芳香族氨基酸、低脂、高纤维素。

5. 供给途径

（1）口服：能经口摄食且耐受者可采用口服。

（2）鼻胃管或鼻肠管：简单易行，临床使用最多的方法。适用于短期（<2～3周）营养支持的患者。

（3）胃及空肠造瘘管：适用于长期营养支持的患者。可采用手术或经皮内镜辅助放置胃/空肠造瘘管。

6. 护理措施

（1）预防误吸

①管道护理：选择管径适宜的喂养管，妥善固定；输注前确定喂养管位置，不可上移。

②体位护理：宜取半卧位，防止反流和误吸。

③评估胃内残留量：经胃进行肠内营养时每隔 4 小时评估 1 次胃内残留量，超过 150ml 时，应减慢或暂停输注。

（2）提高胃肠道耐受性：输液速度应循序渐进；防止营养液污染，营养液现用现配，暂不用时置于 4℃冰箱保存，24 小时内用完。输注时保持营养液温度接近体温，口服温度一般为 37℃左右，鼻饲及经造瘘口注入时的温度宜为 41 ～ 42℃。

（3）保护皮肤黏膜：使用材质细软的喂养管；用油膏涂抹鼻腔黏膜，保持鼻腔润滑；造瘘口周围皮肤保持清洁、干燥。

（4）防止并发症

①胃肠道并发症：表现为恶心呕吐、腹胀腹泻等，腹泻是肠内营养最常见的并发症。应控制营养液的浓度、渗透压、输液速度、温度等。

②感染性并发症：吸入性肺炎、急性腹膜炎等。严格无菌操作，防止反流与误吸；出现不适应立即停止输注，遵医嘱合理使用抗生素。

③代谢性并发症：水、电解质、酸碱代谢紊乱，各脏器功能异常等。

三、肠外营养

肠外营养是经静脉途径提供营养素的营养支持方式。所有营养素完全经肠外获得的营养支持方式称为全肠外营养（TPN）。

1. 适应证　1 周以上不能进食、因胃肠道功能障碍、不能耐受肠内喂养者；通过肠内营养无法达到机体需要的目标量时采用肠外营养。

2. 制剂分类

（1）葡萄糖：是肠外营养的主要能源物质。供给量一般为 3 ～ 3.5g/（kg·d）。

（2）脂肪乳剂：是肠外营养中较理想的能源物质，可提供能量、生物合成碳原子及必需脂肪酸。成人每天用量 1 ～ 2g/kg。

（3）氨基酸：是肠外营养的唯一氮源，摄入量一般为 1.0 ～ 1.5g/（kg·d）。对肝功能不全者，应增加支链氨基酸的比例。

（4）电解质：补充钾、钠、钙、镁及磷等，以维持水电解质及酸碱平衡。

（5）其他：维生素、矿物质及微量元素。

3. 输注方法

（1）输注途径

①经周围静脉肠外营养支持：操作较简单、安全性高、并发症较少，适用于肠外营养时间＜ 2 周、部分补充营养素的患者。

②经中心静脉肠外营养支持：适用于长期肠外营养、营养素需要量较多及营养液的渗透压较高的患者。

（2）输注方式

①全营养液混合液输注：又称全合一（AIO）营养液，其优点是减少了代谢性并发症的发生，可

经周围静脉输注，简化过程和减少感染机会。

②单瓶输注：不具备全营养混合液输注条件时，可采用单瓶输注。由于各营养素非同时输注，易造成浪费。

4. 并发症 气胸、空气栓塞、感染、糖代谢紊乱、高渗性非酮症昏迷、肝功能异常、血栓性静脉炎、过敏反应等。

5. 护理措施

（1）控制输液速度，葡萄糖输注速度应控制在 5mg/（kg·min）以下；输液浓度也应由较低浓度开始，逐渐增加。

（2）营养液应在 24 小时内输完，暂不用者保存于 4℃冰箱保存。

（3）静脉营养导管严禁输入其他液体、药物及血液，也不可在此处采集血标本或测中心静脉压。

（4）出现感染者，取营养液做细菌培养，每天 1 次。

（5）密切观察患者的临床表现，注意有无并发症的发生；严格无菌操作。高渗营养液经外周静脉输注易发生血栓性静脉炎。

第十节　外科感染

一、概　述

外科感染是指需要外科干预治疗的感染，包括与创伤、烧伤以及与手术相关的感染。

1. 分类

（1）按致病菌种类和病变性质分类

①非特异性感染：又称化脓性或一般性感染，如疖、痈、急性淋巴结炎、急性阑尾炎等。

②特异性感染：指由一些特殊的病菌、真菌等引起的感染。如结核、破伤风、气性坏疽、念珠菌病等，可引起较为独特的病变。

（2）按病变进程分类：分为急性感染、亚急性感染与慢性感染 3 种。病程在 3 周之内为急性感染，超过 2 个月为慢性感染，介于两者之间为亚急性感染。

2. 病因与发病机制 外科感染发生的原因包括 2 个方面，即病原菌的致病因素和机体的易感因素。病原菌的数量和毒力直接影响了外科感染的病程及程度。正常情况下，人体天然免疫和获得性免疫共同参与抗感染的防御机制，当某些局部因素或全身因素导致防御机制受损时，就可能引起感染。常见致病菌包括革兰阴性杆菌、革兰阳性球菌、无芽胞厌氧菌、真菌等。

3. 临床表现

（1）局部表现：红、肿、热、痛、功能障碍。浅部脓肿形成后，触之有波动感。深部脓肿穿刺可抽出脓液。

（2）全身症状：轻者无全身症状；较重者可出现头痛头晕、精神不振、心悸出汗等全身不适的表现；重者可出现营养不良，代谢紊乱，肺、肝、肾、脑、心等重要器官的功能障碍，甚至并发感染性休克、脓毒症等。

（3）特异性表现：特异性感染的患者可因致病菌不同而出现不同的症状和体征。如破伤风可出现肌紧张性收缩及阵发性强烈痉挛。

4. 辅助检查

（1）实验室检查：血常规可见白细胞计数增加；做细菌培养可确定致病菌；深部的感染灶可行穿刺取得脓液进行培养；必要时可重复培养。

（2）影像学检查：B超、X线、CT和MRI。

5. 治疗要点 局部治疗与全身治疗并重。消除感染病因，祛除毒性物质，增强抗感染能力和促进组织修复。

（1）局部治疗：保护感染部位，抬高患处，避免感染扩散；局部物理疗法与用药；形成脓肿后应手术切开引流，积极处理感染病灶。厌氧菌感染伤口换药，应选用3%过氧化氢，过氧化氢具有强氧化作用，可以使伤口环境处于有氧环境，抑制厌氧菌的生长。

（2）全身治疗：合理应用抗生素；对症及支持疗法。

6. 浅部组织化脓感染

（1）疖：指单个毛囊及其周围组织的化脓性感染，多由金黄色球菌感染所致，局部表现为早期为红、肿、热、痛的小硬结，直径＜2cm。后期硬结中央出现脓栓，一般无全身症状。面疖，尤其是危险三角区，即上唇、鼻、鼻唇沟的疖，被挤压时，易致颅内化脓性海绵状静脉。

（2）痈：指相邻多个毛囊及其周围组织的急性细菌性化脓性感染，好发于颈部、背部。局部暗红硬肿，其中可有多个脓点。

（3）急性淋巴管炎：可分为网状淋巴管炎（丹毒）和管状淋巴管炎。丹毒好发于下肢和面部，患者皮肤出现鲜红色片状红疹、略隆起，红肿区可有水疱，下肢丹毒反复发作可发展为橡皮肿。浅层急性淋巴管炎会在表皮下形成红色线条，很少发生化脓。自原发病灶向近心端延伸，质硬、有压痛。深层淋巴管炎皮肤无红线，但患肢肿胀，沿淋巴管有压痛。

（4）急性蜂窝织炎：是发生在皮下、筋膜下、肌间隙或深部结缔组织的一种急性弥漫性化脓性感染。多由A组β溶血性链球菌、金黄色葡萄球菌所致。首选青霉素或磺胺类药物，合并厌氧菌感染用甲硝唑。

二、全身性感染

全身性感染是指致病菌侵入人体血液循环，并在体内生长繁殖或产生毒素而引起的严重的全身性感染中毒症状。全身性外科感染主要包括脓毒症和菌血症。

1. 病因 全身性外科感染常继发于严重创伤后的感染或各种化脓性感染，感染的发生与致病菌数量、毒力和（或）机体抗感染能力低下有关。

2. 病理病生

（1）革兰阴性杆菌感染：最常见，主要有大肠埃希菌、铜绿假单胞菌、变形杆菌。革兰阴性杆菌所致的脓毒症一般较严重，此类细菌的主要毒性在于内毒素。可出现"三低"现象（低温、低白细胞、低血压），早期即可发生感染性休克。

（2）革兰阳性球菌感染：较常见的有金黄色葡萄球菌、表皮葡萄球菌、肠球菌。其外毒素能使周围血管麻痹、扩张，易经血液播散，可在体内形成转移性脓肿，感染性休克出现较晚。金黄色葡萄球菌可产生血浆凝固酶，使感染局限化和形成血栓，常不发生全身感染。

（3）无芽胞厌氧菌感染：易被忽略。厌氧菌感染有2/3同时有需氧菌。两类细菌有协同作用，能使坏死组织增多，形成脓肿。脓液可有粪臭样恶臭。常见的无芽胞厌氧菌包括拟杆菌、梭状杆菌、厌氧葡萄球菌和厌氧链球菌。

（4）真菌：可经血性播散，常同细菌感染混合存在，临床不易区别，容易漏诊、误诊。

3. **临床表现**

（1）共同表现：全身性感染起病急骤、发展迅速，体温可高达 40～41℃。出现头痛头晕、食欲缺乏、恶心呕吐、腹胀腹泻，神志淡漠、谵妄、甚至昏迷。心率加快、脉搏细速，呼吸急促甚至困难。肝、脾可肿大，出现肝、肾功能损害，重者有黄疸或皮下出血、瘀斑等。

（2）差异表现：菌血症热型多呈稽留热，血细菌培养为阳性，偶为阴性，一般不出现转移性脓肿；脓毒症热型多呈弛张热，转移性脓肿多发生在腰背部及四肢的皮下或深部软组织内。

4. **辅助检查**　血白细胞计数显著增高或降低，中性粒细胞核左移、幼稚型增多，出现中毒颗粒。寒战、高热时做血液细菌或真菌培养，血培养找到致病菌是诊断菌血症最重要、最可靠依据。

5. **治疗要点**　应采用控制感染和全身支持疗法，关键是处理原发感染灶。具体包括：及时彻底清除坏死组织和异物，充分引流；及时、有效、合理使用抗生素；补充血容量、纠正低蛋白血症；控制高热。

6. **护理措施**

（1）控制感染

①正确采集血标本做细菌培养。

②遵医嘱使用抗生素。

③维持正常体温，做好物理降温或药物降温。

④严格无菌操作。

（2）营养支持：鼓励患者多饮水，给予高热量、高蛋白、易消化饮食。重者可输入白蛋白、血浆。

三、破伤风

破伤风是由破伤风梭菌经皮肤或黏膜伤口侵入人体，在缺氧环境中生长繁殖所导致的特异性感染，常继发于创伤后，尤其是窄而深的伤口，伤口分泌物无恶臭。

1. **病因、病理生理**　破伤风梭菌为专性厌氧菌，革兰染色阳性。其发病的主要因素是缺氧环境，致病因素主要是外毒素（痉挛毒素和溶血毒素）。其中痉挛毒素是引起临床症状的主要毒素，可致全身横纹肌持续性收缩与阵发性痉挛，血压升高、心率加快、发热、大汗等。而溶血毒素可引起局部组织坏死和心肌损害。

2. **临床表现**

（1）临床分期

①潜伏期：长短不一，通常 7～8 天。潜伏期越短，预后越差。

②前驱期：症状无特异性，以张口不便为主要特征，出现乏力、头痛、头晕、咀嚼无力、反射亢进等前驱症状。

③发作期：典型症状是肌紧张性收缩及阵发性强烈痉挛，以咀嚼肌最先受累，咀嚼不能、张口困难，随后依次为面部表情肌、颈、背、腹、四肢肌，最后为膈肌。出现相应的表现如苦笑面容，颈项强直，角弓反张，累及膈肌可致呼吸困难，甚至呼吸暂停。轻微的刺激（声、光、疼痛、接触、饮水等）均可诱发强烈的阵发性痉挛。发作时患者神志清楚，表情痛苦，可持续数秒至数分钟。

（2）并发症：常合并肺部感染、骨折、尿潴留、呼吸骤停、水电解质紊乱和酸碱平衡失调等。主要死亡原因为窒息、心力衰竭和肺部感染。病程多为 3～4 周，缓解期平均约 1 周，肌紧张与反射亢进可继续一段时间。恢复期精神症状多可自行恢复。

3. **治疗要点**

（1）预防：关键在于创伤后早期彻底清创，改善局部循环。也可应用主动免疫和被动免疫进行有效预防。

（2）治疗：控制和解除痉挛是治疗的中心环节。

①清除毒素来源：主要措施为彻底清创、敞开伤口、充分引流，用3%的过氧化氢溶液冲洗伤口，短期应用青霉素或甲硝唑。

②中和游离毒素：损伤后早期注射破伤风抗毒素（TAT）。儿童与成人剂量相同，出现过敏时，将1ml抗毒素分成0.1ml、0.2ml、0.3ml、0.4ml，以生理盐水分别稀释至1ml，剂量自小到大按序分次肌内注射，每次间隔半小时，直至全量注完。破伤风人体免疫球蛋白早期应用有效，一般只需一次肌内注射。

③控制并解除肌痉挛：可交替使用镇静药和解痉药。常用药物有10%水合氯醛、苯巴比妥钠、地西泮、冬眠1号等。痉挛发作频繁不易控制者，可缓慢静注硫喷妥钠，但须警惕喉痉挛和呼吸抑制。新生儿破伤风慎用镇静和解痉药物，可酌情使用呼吸兴奋药。

④防治并发症：保持呼吸道通畅，严重时尽早行气管切开和吸痰，防治肺部并发症。加强营养支持，及时补充水、电解质，定时翻身拍背。已发生肺部感染者，根据菌种选用抗生素，常选用青霉素。

⑤抗生素治疗：青霉素可抑制破伤风梭菌，也可给予甲硝唑。

4. 护理措施

（1）休息活动护理：安置于单人隔离病室，温湿度适宜，保持室内安静，限制探视，尽量减少搬动患者，避免光、声、寒冷及精神等各类刺激。医护人员走路轻、语声低，治疗和护理操作尽量集中，多于应用镇静药30分钟内进行。室内急救药品和物品齐全，备气管切开包及氧气吸入装置，以便抢救窒息等严重并发症。

（2）饮食护理：痉挛发作间歇期，给予高热量、高蛋白、高维生素饮食。病情稳定时可少量多次，以免呛咳或误吸。病情严重时应提供肠内、外营养。

（3）病情观察：专人护理，每4小时监测并记录患者的生命体征和神志，注意观察抽搐发作的次数、时间和症状。痉挛严重发作时，注意观察有无窒息发生。

（4）保持呼吸道通畅：定时翻身、拍背，痰液黏稠时给予雾化吸入，必要时吸痰。无法咳痰或有窒息危险者，尽早行气管切开。进食时注意避免呛咳、误吸，频繁抽搐者禁止经口进食。

（5）防止受伤：卧床休息，床边加护栏，必要时加用约束带，防止坠床。剧烈抽搐时禁止强行按压肢体，上下牙齿之间放置牙垫，避免舌咬伤。关节部位放置软垫保护，以防肌腱断裂和骨折。

（6）隔离护理：破伤风梭菌具传染性，应严格执行接触隔离制度。所有器械、敷料均需专用，使用后灭菌处理，敷料应焚烧。定期进行病室消毒，尽可能使用一次性物品，重复使用的碗、筷、药杯等应用0.1%～0.2%过氧乙酸浸泡后，再煮沸消毒30分钟。排泄物经严格消毒后再处理。医护人员进入病室应穿隔离衣、戴帽子、口罩、手套等，体表有伤口者避免接触患者。

（7）用药护理：遵医嘱应用镇静、解痉药。每次抽搐发作后检查静脉通路，及时发现抽搐引起的静脉通路堵塞、脱落。

5. 健康教育

（1）注意自我保护，避免皮肤损伤，教会居民正确处理伤口的方法。普及科学接生，避免不洁接产，以防新生儿及产妇破伤风。

（2）一旦出现深窄伤口、伤口沾染粪便、未经消毒的急产或流产、陈旧性异物摘除术前，应接受破伤风主动免疫或被动免疫。

（3）破伤风的发病不能确保形成对破伤风的免疫，在确诊破伤风1个月后，应给予破伤风类毒素，完成主动免疫。儿童应定期注射破伤风类毒素或百白破三联疫苗，以获得主动免疫。

第十一节　损　伤

一、概　述

损伤是指各类致伤因素对人体所造成的组织结构完整性的破坏或功能障碍。

1. **分类**　按皮肤完整性，可分为闭合性损伤和开放性损伤。

（1）闭合性损伤：损伤部位的皮肤黏膜完整，多由钝性暴力所致。具体类型及表现见表2-13。

表2-13　闭合性损伤的常见类型和表现

分　类	发生原因	表　现
挫　伤	最常见的软组织损伤，钝性暴力引起	局部肿胀、触痛，皮肤红或青紫
挤压伤	肌肉丰富部位受重物长时间挤压	挤压综合征，出现高钾血症和急性肾衰竭
扭　伤	间接暴力使关节超出生理活动范围	
爆震伤（冲击伤）	爆炸产生的强烈冲击波造成	体表无明显损伤，但脏器或鼓膜可出血、破裂或水肿

（2）开放性损伤：损伤部位的皮肤黏膜破损，深部组织经伤口与外界相通。具体类型及表现见表2-14。

表2-14　开放性损伤的常见类型和表现

分　类	发生原因	表　现
擦　伤	与表面较粗糙的物体快速摩擦造成	创面有擦痕、小出血点和浆液渗出
切割伤	锐利器械切割	创缘平整，创口小、深，易造成血管、神经、肌腱等深部组织损伤
刺　伤	尖锐物体刺入组织	伤口深而细小，可伤及深部器官
撕脱伤	浅表和深部组织撕脱、断裂	组织破坏较严重，出血多，易休克和感染。最严重的头皮损伤是头皮撕脱伤
裂　伤	钝器打击造成皮肤及皮下组织断裂	伤口不规则，创缘多不整齐
火器伤	枪弹或弹片所致	贯通或盲管伤，损伤范围大，坏死组织多，病情复杂，易感染

2. **病理生理**

（1）局部反应：主要表现为局部创伤性炎症反应，与一般炎症基本相同。

（2）全身反应：是非特异性应激反应，表现为发热、神经内分泌反应、分解代谢增强、免疫力下降。

3. 创伤的修复　组织修复的过程分为炎症反应阶段、组织增生和肉芽形成阶段及组织塑形阶段。愈合类型有一期愈合和二期愈合。

（1）一期愈合：又称原发愈合。组织修复以原来细胞为主，仅含少量纤维组织，伤口边缘整齐、严密、呈线状，组织结构和功能修复良好。

（2）二期愈合：又称瘢痕愈合。以纤维组织修复为主，修复较慢，瘢痕明显，愈合后对局部构和功能有不同程度的影响。

（3）影响创伤愈合的因素

①局部因素：以伤口感染最常见。

②全身性因素：包括老年、营养不良、大量使用细胞增生抑制剂、免疫功能低下、慢性疾病及全身严重并发症等。

4. 临床表现

（1）局部症状：疼痛、肿胀、功能障碍、伤口和出血（开放性损伤特有的征象）。伤口按清洁度可分为 3 类。

①清洁伤口：无菌手术切口或经清创术处理后的、无明显污染的创伤伤口。

②污染伤口：被异物或细菌污染、但未发生感染的伤口，一般指伤后 8 小时以内的伤口。可分为轻度和重度，重度污染伤口多有合并感染的可能。

③感染伤口：伤口有脓液、渗出液及坏死组织，周围皮肤红、肿、热、痛。

（2）全身症状：轻者无明显全身表现。重者可有发热、脉速、呼吸加快、食欲缺乏等全身炎症反应综合征的表现。

（3）并发症：严重损伤后，易发生感染、休克、脂肪栓塞综合征、应激性溃疡、凝血功能障碍、器官功能障碍等。

5. 治疗要点

（1）急救处理：处理原则为抢救生命、重点检查、止血包扎、妥善固定、速转快运。

（2）闭合性损伤：单纯软组织损伤者，应局部制动，抬高患肢。闭合性骨折和脱位者，先复位再固定。合并深部组织损伤者，行手术探查和修复处理。

（3）开放性损伤：最基本的手段是及早清创缝合。清创术将污染伤口变成清洁伤口，减少感染机会，为组织愈合创造良好条件。感染伤口应先引流再换药，是处理感染伤口的基本措施。伤后 12 小时内预防性使用破伤风抗毒素。

6. 护理措施

（1）紧急护理

①对创伤患者最先采取的措施是抢救生命。评估伤情，立即就地抢救。必须优先抢救心搏和呼吸骤停、窒息、大出血、开放性或张力性气胸、休克、腹腔内脏脱出等特别危急患者。

②一旦发生心搏和呼吸骤停，应立即实施胸外心脏按压和口对口人工呼吸。

③保持呼吸道通畅：清理口鼻腔，开放气道，给氧。

④迅速有效止血：采用指压法、加压包扎（最常见）、填塞法、止血带法等迅速控制伤口大出血。胸部开放性伤口要立即封闭。使用止血带时，应注意正确的缚扎部位、方法和止血时间，以能止住出血为度，一般每隔 1 小时放松 1 ～ 2 分钟，一般不应超过 4 小时，防止肢体缺血坏死。

⑤补充血容量：有效止血后，迅速开放 2 ～ 3 条静脉输液通道。

⑥包扎：用无菌或清洁的敷料包扎伤口。腹腔内脏脱出者，先用干净器皿保护后再包扎。

⑦固定：肢体骨折或脱位应妥善固定。

⑧转运：搬动前对四肢骨折者应妥善固定。疑有脊柱损伤者，必须保持伤处稳定，可平卧于硬板

床上，避免弯曲或扭动，以防加重损伤。胸部损伤重者，宜取伤侧向下的低斜坡卧位，促进健侧呼吸。运转途中患者头部朝后（与运行方向相反），避免脑缺血突然死亡。

（2）软组织闭合性损伤的护理：抬高患肢15°～30°，局部制动，以减轻局部肿胀和疼痛。软组织创伤后12小时内局部冷敷，禁止热敷，以减少出血和肿胀。12小时后热敷、红外线治疗和药物外敷，促进吸收和炎症消退。病情稳定后指导患者进行功能锻炼。

（3）软组织开放性创伤的护理：污染伤口清创缝合后护理：严密观察伤口有无出血、感染及引流是否通畅。注意肢端循环情况，定时更换伤口敷料，遵医嘱使用抗生素预防感染。换药时严格执行无菌操作。

（4）病情观察：若伤口出现红、肿、热、痛或出现体温升高、白细胞计数增高等，表明已发生感染；严重挤压伤后应注意观察尿量、尿色，警惕挤压综合征的发生。

二、烧　伤

烧伤是指由火焰、热液、高温气体、激光、炽热金属液体或固体等所引起的组织损害。

1. 病理生理

（1）急性体液渗出期（休克期）：体液渗出在6～12小时内最快，持续24～36小时，严重烧伤可延迟至48小时。休克是烧伤后48小时内最大的危险，也是导致患者死亡的最主要原因。大面积烧伤使毛细血管通透性增加，大量血浆外渗至组织间隙及创面，引起有效循环血量锐减，而发生低血容量性休克。

（2）急性感染期：严重烧伤由于皮肤、黏膜屏障功能受损，机体免疫功能受抑制，抵抗力降低，易感性增加，易发生全身性感染。

（3）创面修复期：创面的修复与烧伤的深度、面积及感染的程度密切相关。

（4）康复期：进行锻炼、工疗、体疗和整形以促进恢复。

2. 临床表现

（1）烧伤面积

①中国新九分法：将体表面积划分为11个9%的等份，另加会阴的1%，构成100%的总体表面积，见表2-15。

②手掌法：患者本人五指并拢，单掌手掌的面积约为体表总面积的1%，适用于小面积烧伤，也可辅助九分法评估烧伤面积。

（2）烧伤深度：通常采用三度四分法，见表2-16。

（3）烧伤严重程度：按烧伤的总面积和烧伤的深度将烧伤程度分为4度（表2-17）。

（4）吸入性烧伤：又称呼吸道烧伤，常与头面部烧伤同时发生，由吸入浓烟、蒸汽、热气或吸入有毒、有刺激性的气体所致。多表现为口鼻有黑色分泌物、咳炭末样痰、声嘶、呛咳、呼吸困难、发绀等。因吸入性窒息，部分患者无体表烧伤即已死亡，故头面部烧伤的患者应重点观察呼吸情况。

3. 治疗要点

（1）现场救护主要目标是尽快消除致伤原因、脱离现场和施行生命救治。

（2）烧伤处理：正确处理创面是治愈烧伤和全身性感染的关键环节。

①初期清创：Ⅰ度和浅Ⅱ度小水疱不需要特殊处理，可自行消退。浅Ⅱ度大水疱抽去水疱液，疱皮破裂应剪除。深Ⅱ度创面的疱皮及Ⅲ度创面的坏死表皮须去除。

②包扎疗法：适用于面积小或四肢Ⅰ度和浅Ⅱ度烧伤、无条件暴露者。

表2-15　新九分法估计烧伤面积

部　位		占成人体表面积		占儿童体表面积
头颈部	发	3%	9%	9%＋（12－年龄）%
	面	3%		
	颈	3%		
双上肢	双手	5%	9%×2＝18%	18%
	双前臂	6%		
	双上臂	7%		
躯　干	腹侧	13%	9%×3＝27%	27%
	背侧	13%		
	会阴	1%		
双下肢	双臀	5%	9%×5＋1%＝46%	46%－（12－年龄）%
	双足	7%		
	双小腿	13%		
	双大腿	21%		

注：（1）女性烧伤面积修正为：双臀和双足各占6%。
　　（2）记忆口诀：三三三上五六七，腹背十三会阴一，双臀男五女为六，下七十三二十一。

表2-16　烧伤深度的评估

深　度	烧伤深度	临床表现	预　后
Ⅰ度	伤及表皮角质层、透明层和颗粒层	皮肤红斑（红斑性烧伤），痛觉过敏，无水疱	3～7天愈合，不留痕迹
浅Ⅱ度	伤及真皮浅层（乳头层），部分表皮生发层（基底层）健在	创面红润潮湿，疼痛剧烈，大小不一的水疱（水疱性烧伤），疱壁较薄，含黄色澄清液体	2周左右愈合，有色素沉着，不留瘢痕
深Ⅱ度	伤及真皮乳头层以下，仍残留部分网状层	触之较韧，痛觉迟钝，有拔毛痛，创面苍白与潮红相间，有水疱，疱壁较厚	3～4周可自行愈合，留有瘢痕
Ⅲ度	伤及皮肤全层，皮下、肌肉或骨骼	痛觉消失，创面无水疱，干燥如皮革样或呈蜡白、焦黄，痂下可见树枝状栓塞的血管	3～4周后焦痂自然脱落，难愈合，须植皮

表2-17 烧伤严重程度的判断

严重程度	判断标准
轻度烧伤	Ⅱ度面积＜10%
中度烧伤	Ⅱ度面积11%～30%，或有Ⅲ度烧伤但面积＜10%
重度烧伤	总面积31%～50%，或Ⅲ度面积11%～20%，或并发休克、复合伤或吸入性烧伤
特重烧伤	总面积＞50%，或Ⅲ度面积＞20%，或已有严重并发症

③暴露疗法：适用于Ⅲ度烧伤、特殊部位（头面部、颈部、会阴部）烧伤、创面严重感染及大面积烧伤。创面可涂1%磺胺嘧啶银霜、碘伏等。磺胺嘧啶银具有磺胺嘧啶的抗菌作用和银盐的收敛作用，对铜绿假单胞菌感染也有效，用于预防、治疗Ⅱ度、Ⅲ度烧烫伤的创面感染，并可促使创面干燥、结痂和促进愈合。涂药后，遇光渐变成深棕色。

④去痂和植皮：适用于Ⅲ度烧伤。

（3）防治休克：液体疗法是主要措施。烧伤较轻者，可口服淡盐水或每100ml含氯化钠0.3g、碳酸氢钠0.15g的烧伤饮料。

（4）防治感染：及早使用抗生素药物和破伤风抗毒素。

4. 护理措施

（1）现场救护

①迅速脱离热源。尽快脱离火场，脱去燃烧或沸水浸渍的衣物，就地翻滚、跳入水池或用非易燃物品覆盖，禁止用手扑打火焰、奔跑呼叫。中小面积烧伤，尤其是四肢烧伤立即用冷水连续冲洗或浸泡，既可减轻疼痛，又可防止余热继续损伤组织。

②抢救生命。

③防治休克。

④保护创面。

⑤尽快转送。

（2）休克期护理：大面积烧伤患者遵医嘱及时补液是休克期的首要护理措施。

①补液量：伤后第一个24小时补液量＝体重（kg）× Ⅱ、Ⅲ度烧伤面积（%）×1.5ml（小儿1.8ml，婴儿2ml）+生理日需量2000ml。补液总量的一半应在伤后8小时内输完，另一半在其后的16小时输完。伤后第2个24小时，晶体液和胶体液为第1个24小时计算量的1/2，生理日需量不变。

②补液种类与安排：一般晶体液：胶体液为2：1（如1.5ml中电解质液1ml，胶体液0.5ml），特重度烧伤与小儿烧伤为1：1。补液原则一般是先晶后胶、先盐后糖、先快后慢，晶体液和胶体液交替输入。晶体液首选平衡盐溶液，适当补充碳酸氢钠溶液。胶体液首选血浆，也可用全血或血浆代用品。生理日需量常用5%～10%葡萄糖液。

③观察指标：监测每小时尿量是判断血容量是否充足的简便而可靠的指标，也是调整输液速度最有效的观察指标。成人每小时尿量30～50ml，小儿每公斤体重每小时不低于1ml。此外，还应观察精神状态（无烦躁不安，无明显口渴）、皮肤黏膜颜色、血压（不低于90mmHg）和心率（不高于120次/分）等，有条件者应监测肺动脉压、中心静脉压（5～12cmH_2O）和心输出量，随时调整输液的量和成分。

（3）维持有效呼吸

①保持呼吸道通畅：及时清除呼吸道分泌物，鼓励患者深呼吸、有效咳嗽、咳痰；密切观察呼吸

情况，患者出现刺激性咳嗽、咳炭末样痰、呼吸困难、血氧分压下降等表现，做好气管插管或气管切开准备。

②吸氧：吸入性损伤常伴缺氧，一般鼻导管或面罩给氧，氧浓度40%，氧流量4～5L/min。

（4）创面护理

①包扎疗法的护理：抬高患肢，维持各关节功能位，保持敷料清洁干燥。注意观察创面有无感染及肢体末梢血液循环情况。

②暴露疗法的护理：注意隔离，防止交叉感染。保持病室清洁、室内温度维持在28～32℃，湿度适宜，接触物品应无菌。保持创面干燥，拭干渗液，表面涂抗菌药物。注意保护创面，定时翻身，避免创面长时间受压。

（5）防治感染：密切观察有无感染征象，若创面出现黄绿色分泌物伴有恶臭味或紫黑色出血性坏死斑，提示铜绿假单胞菌感染。遵医嘱选用有效抗生素，做好消毒隔离工作。

（6）饮食护理：加强营养，给予高蛋白、高热量、高维生素、清淡、易消化饮食，少量多餐。必要时肠内或肠外补充营养。

第十二节　器官移植

一、概　述

1. 概念　移植术是指将某一个体有活力的细胞、组织或器官用手术或其他的方法移植到自体或另一个体（异体）的体表或体内某一部位。

2. 分类

（1）按供者和受者的遗传学关系分类，见表2-18。

（2）按移植物植入的部位分类，见表2-19。

（3）按移植物的活力分类

①活体移植：移植物来源于活体供体，在移植过程中始终保持活力。

②结构移植：又称支架移植，指移植物已丧失活力，移植后仅提供支持性基质和机械性解剖结构。术后不会发生排斥反应。

表2-18　按遗传学关系分类

分　类	遗传学关系	排斥	移植物存活情况（不采取免疫抑制措施）	举　例
同质移植	一卵双生的孪生兄弟、姐妹	无	能永久存活	同卵孪生之间移植
同种异体移植	属同一种族	有	短期可存活	人的组织和器官移植给另一人
异种移植	不同种族动物	强烈	短期死亡	猪的器官移植给人
自体移植	自身的细胞、组织或器官	无	能永久存活	断指再植、自体皮肤移植

表2-19　按移植物植入部位分类

分　类	植入部位	原器官	举　例
原位移植	原来的解剖部位	需切除	原位心脏移植
异位移植（辅助移植）	另一个解剖位置	不必切除	将肾脏移植到髂窝内
原位旁移植	贴近同名器官的位置	不切除	原位旁胰腺移植

（4）按移植的方法分类

①游离移植：移植物从供体取下时，完全断绝与供体的联系，移植至受体后重新建立血液循环。如游离皮片移植。

②带蒂移植：属于自体移植。移植物与供者始终带有主要血管以及淋巴或神经的蒂相连，以便转移到其他需要的部位，移植过程中始终保持有效血供，待移植物在受体建立了新的血液循环后，再切断该蒂。如各种皮瓣移植。

③吻合移植：利用血管吻合技术，将移植物中的血管与受体的血管吻合，使移植器官即刻得到血液供应。如心脏移植、肾移植和肝移植等。

④输注移植：将移植物制成具有活力的细胞或组织悬液，通过各种途径输入或注射到受者体内，例如输血、骨髓移植、胰岛细胞移植等。

（5）按移植物供体来源分类：包括活体供体移植与尸体供体移植。

3. 器官移植术前准备

（1）供者的选择

①免疫学方面的选择：目前同种异体移植的最大障碍是免疫排斥反应。为防止排斥反应，移植前应完善各项检查，包括血型、预存抗体的检测（淋巴细胞毒交叉配合试验和群体反应性抗体检测）、人类白细胞抗体（HLA）配型。

②其他方面的选择：移植器官功能正常。供者年最好小于 50 岁，无其他病变。

（2）移植器官的保存

①保存原则：器官保存应遵循低温、预防细胞肿胀和避免生化损伤的原则，以保持器官的最大活力。器官摘除后迅速改变热缺血（在常温下无血液供应）为冷缺血（在低温下无血液供应）。

②保存方法：从器官切取时即开始保存器官的低温状态。热缺血时间不宜超过 10 分钟，超过 30 分钟器官可发生不可逆损害。用特制的 0 ～ 4℃器官灌注液对器官进行冷灌洗，以 4℃为宜，使其迅速均匀降温，浸没并保存于 0 ～ 4℃保存液中直至移植。注意无菌操作。

（3）受者的准备

①心理准备：做好患者的心理护理，减少患者的恐惧与不安，增强信心。

②完善术前检查：除常规检查外，还包括肝、肾、心、肺和神经系统功能、肝炎病毒相关指标、HIV 及水电解质水平、尿及咽拭培养、血型和 HLA 配型等。

③应用免疫抑制药：具体用药应根据移植器官的种类及患者情况决定。

④预防感染：及时治疗呼吸道及泌尿道感染；遵医嘱预防性应用抗生素。

（4）病室的准备：术前 1 天及手术当日用 0.5% 过氧乙酸擦拭病房一切物品，同时应做好空气消毒，实施保护性隔离；准备好各种物品；专用药柜，准备免疫抑制药、抗生素、止血药等急救药物。

（5）排斥反应：排斥反应是受体免疫系统对具有抗原特异性的供体器官抗原的特异性免疫应反应。主要原因是供、受者之间主要组织相容性抗原（MHC）的不同，在人类又称人类白细胞抗原（HLA）。

①分类

a. 超级性排斥反应：主要发生在异种移植时，通常是由于受者体内预先存在针对供者特异性抗原的抗体。多发生于移植术后 24 小时之内。加速性急性排斥反应通常发生于术后 3 ～ 5 天内。

b. 急性排斥反应：最常见，多发生于术后 1 ～ 2 周，主要是由细胞介导的免疫反应。

c. 慢性排斥反应：可发生在手术后数月甚至数年，病程进展慢，主要表现为移植器官功能逐渐减退。免疫抑制剂对慢性排斥反应无效，是目前器官移植的最大障碍之一。

d. 移植物抗宿主反应：移植物中特异性淋巴细胞识别宿主抗原所致，可导致多器官功能衰竭，常见于骨髓和小肠移植。

②排斥反应的防治

a. 配型应首选血型相同者，其次进行组织配型试验。组织配型若相同，移植有可能获得成功。

b. 采用免疫抑制的方法可推迟排斥反应的发生，以延长移植物的存活时间。

二、肾移植

肾移植是治疗终末期肾病的有效方法。在各类器官移植中，肾移植开展较早，治疗效果好。

1. 护理评估

（1）健康史：了解患者一般情况，疾病的发生、发展及治疗经过，其他器官功能等。

（2）身体状况：评估患者的生命体征、营养状况、有无水肿、贫血、高血压等；评估肾区有无疼痛及疼痛的性质、范围和程度；评估动静脉造瘘侧及其肢体局部情况。了解患者术前常规及特殊检查结果。

（3）心理 - 社会状况：评估患者的心理状况、认知程度、社会支持系统等。

2. 术前护理

（1）皮肤准备：保持皮肤清洁，做好备皮工作，术日前晚用消毒液擦身。

（2）营养支持：鼓励患者进食低钠、优质蛋白、高糖、高维生素饮食，必要时遵医嘱经肠内、外途径补充营养，以改善患者的营养状况，纠正低蛋白血症，提高手术耐受性。

（3）透析治疗：术前最后一次血液透析距手术时间不应超过 24 小时。

（4）完善术前检查：如血型、HLA 抗原、混合淋巴细胞培养、淋巴细胞毒性试验等。其他术前准备见本节概述。

3. 术后护理

（1）一般护理：术后应置于单人隔离病室，最好安置在空气层流病室，实行保护性隔离；患者应取平卧位，肾移植侧下肢屈曲 15°～ 25°，以减少切口疼痛和血管吻合口张力。

（2）病情观察

①监测生命体征：开始时每小时测量 1 次，待平稳后逐渐减少测量次数。体温如 > 38℃，应注意是否发生排斥反应或感染。

②监测尿量：尿量是反映移植肾功能状况及体液平衡的重要指标，术后早期维持在 200 ～ 500ml/h 为宜。保持尿管通畅。监测记录尿液的量、颜色、性质。多数患者肾移植术后早期（一般是 3 ～ 4 天内）为多尿期，每天尿量达到 5000 ～ 10 000ml。尿量 < 100ml/h，应及时通知医师，警惕移植肾发生急性肾小管坏死或急性排斥反应。

（3）合理补液

①静脉选择：不在手术侧下肢和动静脉造瘘肢体建立静脉通道。建立两条静脉通道。

②输液原则：遵循"量出为入"的原则。根据尿量和 CVP 及时调整补液速度与量，保持出入量平衡。后 1 小时的补液量与速度依照前 1 小时排出的尿量而定。一般当尿量 < 200ml/h、200 ～ 500ml/h、

$500\sim1000ml/h$ 和 $>1000ml/h$ 时，补液量分别为等于尿量、尿量的 4/5、2/3 和 1/2。血容量不足时应加速扩容。24 小时出入量差额一般不能超过 $1500\sim2000ml$。

③输液种类：除治疗用药外，以糖和盐交替或 0.45% 氯化钠溶液补给。当尿量 $>300ml/h$ 时，应加强盐的补充，盐、糖的比例为 2：1。术后早期一般不补钾，出现低钙血症应适当补钙。

（4）饮食指导与营养支持：术后第 2 天如胃肠道功能恢复，可给予少量饮食，以后逐渐加量。对肾功能恢复较好的患者给予适量优质蛋白、高热量、高维生素、低脂、低盐、少渣、易消化的饮食，提高机体免疫力。严格记录饮食和饮水量。

（5）并发症的护理

①出血：常于术后 72 小时内发生。监测患者生命体征、出血情况等。适当活动，预防吻合口破裂。加快输液速度，遵医嘱使用止血药、升压药及输血等。做好手术探查的准备。

②感染：是器官移植最常见的致命并发症。以预防为主，合理使用抗生素，严格无菌操作，做好基础护理，预防交叉感染，定期做各项检查，及早发现感染症状。

③急性排斥反应：多发生于术后 1～2 周。观察患者的生命体征、尿量、肾功能及移植肾区的情况，及早发现排斥反应。遵医嘱行抗排斥反应的冲击治疗，如甲基泼尼松龙（MP）、莫罗莫那 CD_3（OKT_3），警惕应激性消化道溃疡的发生。观察用药效果。如体温下降至正常，尿量增多，体重稳定，移植肾肿胀消退、质变软、无压痛，全身症状缓解或消失，血肌酐、尿素氮下降，提示排斥逆转。

④泌尿系统并发症：若引流出尿液样液体且超过 100ml，提示尿漏的可能。若引流出乳糜样液提示淋巴漏。

4. 健康教育

（1）心理指导：指导患者正确认识疾病，避免重体力劳动。合理安排作息时间，防止外伤。保持心情愉悦。

（2）用药指导：指导患者正确、准时服用各种药物，强调长期、按时服用免疫抑制药的重要性，不能自行增减或替换药物，不宜服用对免疫抑制药有拮抗或增强作用的药物和食品。指导患者学会观察排斥反应的表现和各种药物的不良反应。

（3）饮食指导：正常进食后应少量多餐，予以高糖、适量优质蛋白、丰富维生素、低脂、易消化及少渣饮食，早期应禁食酸性、高糖水果，避免生冷及刺激性食物，禁烟酒。禁止服用增强免疫功能的滋补品。

（4）预防感染：注意个人卫生。防寒保暖，预防感冒。适当锻炼身体，增加机体抵抗力。不到人群密集区域。

（5）育龄期女患者的生活指导：采取有效的避孕措施，延迟妊娠到移植术后至少 1 年。

（6）定期随访：一般术后 3 个月内每周门诊随访 1 次，术后 4～6 个月每两周门诊随访 1 次，6 个月～1 年每月 1 次。以后每年至少要有 2 次门诊随访，如有不适及时就诊。

第十三节　肿　瘤

一、概　述

肿瘤是各种始动与促进因素引起组织细胞异常增生和分化而形成的新生物。其生长不受正常生理调节，可破坏正常组织与器官。

1. **分类**　按肿瘤的形态和对机体的影响，可分为良性肿瘤和恶性肿瘤两大类（表2-20）。良性肿瘤一般称为"瘤"。恶性肿瘤来自上皮组织称为"癌"，来自间叶组织称为"肉瘤"。此外，少数肿瘤形态上属良性，但浸润性生长，易复发，甚至转移，称为交界性肿瘤；癌变细胞局限于上皮层，未突破基底膜的早期癌为原位癌。

表2-20　良性肿瘤和恶性肿瘤鉴别

	良性肿瘤	恶性肿瘤
细胞分化程度（根本区别）	高，成熟	低，不成熟
生长速度	缓慢	较快
生长方式	膨胀性生长有包膜，与周围组织分界清楚，能推动；外生性生长	浸润性生长无包膜，与周围组织分界不清，不能推动；外生性生长常伴侵袭性生长
继发改变	很少发生坏死、出血	常发生出血、坏死、溃疡
转移	无	常有
复发	很少	容易
对机体影响	局部压迫或阻塞	局部压迫、阻塞，破坏原发处和转移处组织，造成恶病质和死亡

2. **病因、病理**

（1）致癌因素（外源性因素）：环境因素，包括化学、物理、生物因素等；不良生活方式；慢性刺激和炎症。

（2）促癌因素（内源性因素）：遗传因素，内分泌因素，免疫因素，心理社会因素。

（3）转移途径：肿瘤的转移途径包括直接蔓延、淋巴转移、血行转移、种植性转移，其中最常见的转移途径为淋巴转移。常见病理类型、转移途径及部位见表2-21。

3. **临床表现**

（1）局部表现

①肿块：是诊断肿瘤的重要依据，也是体表或浅表肿瘤的首要症状。

②疼痛：出现局部隐痛、跳痛、灼热痛或放射痛，夜间明显。晚期疼痛常难以忍受。

③溃疡：体表或空腔器官的肿瘤易发生溃疡，可有恶臭及血性分泌物。

④出血：肿瘤自身破溃或侵犯血管可致出血，如呕血、黑便、血尿、咯血等。

⑤阻塞：常发生于空腔脏器，也可因肿瘤直接压迫邻近器官所致。

（2）全身表现：良性及早期恶性肿瘤多无明显全身症状，或仅有非特异性表现，如低热、贫血、乏力、消瘦等，晚期可出现全身衰竭、恶病质。

4. **分期**　目前常用的为国际抗癌联盟提出的 TNM 分期法：T 指原发肿瘤，N 指区域淋巴结，M 指远处转移。根据不同 TNM 的组合，诊断为Ⅰ、Ⅱ、Ⅲ、Ⅳ期。

5. **辅助检查**　病理检查是确定肿瘤直接而可靠的方法。包括细胞学检查和组织学检查。

6. **治疗要点**　良性肿瘤及临界性肿瘤以手术切除为主。恶性肿瘤大多采用以手术治疗为主的综合治疗，包括化学治疗、放射治疗、生物治疗和中医治疗等。

表2-21 恶性肿瘤的常见病理类型、转移途径及转移部位

肿瘤	常见病理类型	转移途径	转移部位
甲状腺癌	乳头癌	淋巴途径	颈部淋巴结
食管癌	鳞癌	淋巴途径	颈部、左锁骨上、纵隔、膈下、胃周及肺门淋巴结
胃癌	腺癌	淋巴途径主要 血行途径	胃旁、胸导管、左锁骨上淋巴结 肝
原发性肝癌	大体：结节型 组织：肝细胞型	门静脉系统血行途径 肝外血行途径	肝内转移 肺、骨、脑
胰腺癌	导管细胞腺癌	淋巴途径 血行途径	锁骨上淋巴结（晚期） 肝
大肠癌	大体：溃疡型 组织：腺癌	淋巴途径主要 血行途径	肠系膜血管周围淋巴结 肝
肾癌	成人：肾细胞癌（腺癌） 小儿：肾母细胞瘤	淋巴途径 血行途径	肾蒂淋巴结 肺
膀胱癌	上皮性肿瘤	淋巴途径最主要 血行途径（晚期）	盆腔淋巴结 肝
子宫颈癌	大体：外生型 组织：鳞癌	直接浸润（最常见） 淋巴途径 血行途径极少见	阴道壁 子宫旁及子宫颈旁 —
子宫内膜癌	内膜样腺癌	直接浸润 淋巴途径主要	输卵管、宫颈管及阴道 腹主动脉旁、腹股沟淋巴结
卵巢癌	上皮性肿瘤	直接浸润、腹腔种植 淋巴途径	盆、腹腔内广泛转移灶 —
侵蚀性葡萄胎、绒毛膜癌	滋养细胞肿瘤	血行途径	最常见肺转移 最主要的死亡原因是脑转移
乳腺癌	导管上皮癌	淋巴途径最主要 早期已有血行转移	同侧腋窝淋巴结 骨、肺、肝
骨肿瘤	骨肉瘤	血行途径	肺
支气管肺癌	鳞癌、腺癌	淋巴途径 血行途径	同侧颈部、右锁骨上淋巴结 骨、脑、肝

（1）手术疗法：手术切除对实体肿瘤是首选的、最有效的治疗方法。
①预防性手术：用于治疗癌前病变，防止其发生恶变或发展为进展期癌。
②诊断性手术：包括切除活检术、切取活检术、剖腹探查术，为治疗提供可靠依据。
③根治手术：切除全部肿瘤组织及肿瘤可能累及的周围组织和区域淋巴结，适用于早、中期肿瘤。

④姑息手术：非彻底切除肿瘤，仅解除或减轻症状，适用于部分晚期肿瘤。

⑤减瘤手术：适用于原发病灶大部切除后，残余肿瘤能用其他治疗方法有效控制者。

（2）化学疗法：是中、晚期肿瘤患者综合治疗中的重要手段。分为全身给药（静脉、肌注、口服）和局部给药（外敷、手术区冲洗、腔内或瘤内注射）。治疗方法有大剂量冲击治疗、小剂量维持治疗。应根据患者身高和体重选择药物的剂量，并遵医嘱多疗程治疗。常用化疗药物分类及其主要不良反应见表2-22。

表2-22　常用化疗药物分类及其主要不良反应

分　类	常用药物	主要不良反应
影响核酸生物合成药（抗代谢药）		
二氢叶酸还原酶抑制剂	甲氨蝶呤	骨髓抑制；消化道反应如口腔炎；肝、肾损害
嘌呤核苷酸互变抑制剂	巯嘌呤	骨髓抑制和消化道黏膜损害；黄疸、肝损害
胸苷酸合成酶抑制剂	氟尿嘧啶	骨髓抑制和消化道毒性大，严重腹泻，脱发
核苷酸还原酶抑制剂	羟基脲	骨髓抑制和轻度消化道反应，致畸胎
DNA多聚酶抑制剂	阿糖胞苷	骨髓抑制严重，胃肠道反应，静脉炎，肝损害
影响DNA结构与功能药		
烷化剂	氮芥 环磷酰胺 白消安	恶心、呕吐，骨髓抑制，脱发，听力损害 骨髓抑制，消化道反应，脱发，出血性膀胱炎 消化道反应，骨髓抑制，肺纤维化
破坏DNA的铂类配合物	顺铂 卡铂	消化道反应，骨髓抑制，大剂量致持久肾毒性 骨髓抑制
破坏DNA的抗生素类	丝裂霉素 博来霉素	骨髓抑制明显，消化道反应，心、肝、肾毒性 肺毒性最严重，发热，脱发，过敏反应
拓扑异构酶抑制剂	喜树碱	泌尿道刺激，消化道反应，骨髓抑制，脱发
干扰转录过程和阻止RNA合成药		
	放线菌素 多柔比星 柔红霉素	骨髓抑制，消化道反应，漏出血管致组织坏死 心脏毒性最严重，骨髓抑制，消化道反应，脱发 骨髓抑制，消化道反应，心脏毒性
抑制蛋白质合成和功能药		
微管蛋白活性抑制剂	长春新碱 紫杉醇	外周神经毒性，静脉炎及致组织坏死，骨髓抑制轻 骨髓抑制，神经毒性，心脏毒性，过敏反应
干扰核蛋白体功能药	高三尖杉酯碱	骨髓抑制，消化道反应，脱发，偶有心脏毒性
影响氨基酸供应药	L-门冬酰胺酶	过敏反应，肝损害、胰腺炎，消化道反应
分子靶向药	维A酸	头痛、头晕，口干，脱屑

（3）放射疗法：是利用放射线破坏或杀灭肿瘤细胞，对肿瘤和正常组织器官产生同样的破坏作用。不同肿瘤对放射线的敏感性有所区别，见表2-23。放射治疗的全身反应轻重主要与照射部位、面积和剂量有关。

表2-23　常见肿瘤对放射线的敏感程度

敏感程度	常见肿瘤
高度敏感	淋巴造血系统肿瘤、性腺肿瘤、多发性骨髓瘤
中度敏感	基底细胞癌、鼻咽癌、乳腺癌、食管癌、肺癌
低度敏感	胃肠道腺癌、软组织及骨肉瘤

7. 预防

（1）一级预防：为病因预防，是指消除或减少可能致癌的因素，降低发病率。如保护环境，控制大气、水源、土壤等污染；改变不良的饮食习惯、生活方式；减少职业性暴露于致癌物；接种疫苗；避免持续过度的精神紧张及压力。

（2）二级预防：是指早期发现、早期诊断、早期治疗，以提高生存率，降低死亡率。

（3）三级预防：是指治疗后的康复，以提高生存质量、减轻痛苦、延长生命。

二、肿瘤护理

1. 肿瘤患者的心理特点　符合临终患者的心理特点。

（1）否认期：是临终患者心理反应的第一期。患者得知自己病重面临死亡，常见的心理反应是"不，怎么可能是我？一定是他们搞错了"。极力否认患病的事实，心存侥幸，四处求医，希望是误诊。否认反应是一种防御机制，可使患者暂时逃避现实。

（2）愤怒期：当患者对其病情的否认无法继续，出现气愤、怨恨和嫉妒的情绪，心理反应常表现为"为什么是我？老天太不公平！我怎么这么倒霉！"。怨天尤人，或迁怒于家属、医护人员，对医院的住院制度及治疗护理百般挑剔。

（3）协议期：患者开始接受病重或临终事实，希望奇迹能够出现。为了延长生命，做出许多承诺作为交换条件。心理反应常表现为"请让我好起来，我一定……""假如给我一年的时间，我会……"患者求生欲望强烈，能够努力配合治疗。

（4）忧郁期：又称为抑郁期。患者的身体更虚弱，病情恶化，内心被强烈的失落感所占据。"好吧，那就是我！"出现悲伤、情绪低落、抑郁和绝望，希望家人、朋友能够时常陪伴在身旁。逐渐对周围事物失去兴趣，少言寡语，反应迟钝。

（5）接受期：是临终心理反应的最后阶段。患者最终开始坦然接受面临死亡的现实，"好吧，既然是我，那就去面对吧""我准备好了"。喜欢独处，表情淡漠，睡眠时间增加甚至嗜睡，静静等待死亡的到来。

2. 肿瘤手术治疗患者的护理

（1）术前准备：为患者备皮时，动作轻柔。便秘者遵医嘱行灌肠。教会患者锻炼的方法，术后及早开始锻炼。

（2）术后锻炼

①乳腺癌根治术：进行握拳、屈腕、屈肘、上举和肩关节活动范围的锻炼。注意开始活动的时间。

详见外科护理学第十五节乳房疾病的相关内容。

②开胸手术：术后患者因怕痛而不敢活动，鼓励其加强患侧手臂上举及肩关节活动，注意纠正肩下垂。

③颈淋巴结清扫术：伤口愈合后进行肩关节及颈活动范围的锻炼，特别注意随时保持术侧肩略高于健侧。

④截肢术：患者术前学会使用拐，锻炼手臂拉力，预防失用性萎缩，做好安装义肢的准备，此外，应做好患者的心理护理。

⑤全喉切除术：术后训练患者自行吸痰、清洗气管导管，更换喉垫的方法，指导患者练习食管发音或使用人工喉。

3. 肿瘤放射治疗患者的护理

（1）放疗的护理：放疗前做好心理护理，放疗时注意调整治疗方法及剂量，保护不必照射的部位。放疗后保持局部皮肤清洁干燥，清洗时应轻柔，禁用力擦洗和使用肥皂，避免摩擦、搔抓及冷、热、日光直射等理化刺激。

（2）放疗反应的护理

①皮肤反应的护理：皮肤反应可分为3度，其临床表现及护理措施见表2-24。

②黏膜反应的护理：加强局部黏膜清洁，如口腔漱口、阴道冲洗、鼻咽用抗生素及润滑剂滴鼻等。

③器官反应的护理：治疗期间加强对照射器官功能状态的观察，对症护理，反应严重时报告医生，暂停放疗。

④骨髓移植的护理：每周查一次血常规，白细胞计数低于 3×10^9/L，血小板计数低于 80×10^9/L 时，需暂停放疗。

表2-24 放疗皮肤反应的表现及护理

	一度反应（干反应）	二度反应（湿反应）	三度反应
临床表现	红斑，烧灼和刺痒感，继续照射变为暗红色，有脱屑	高度充血、水肿，水疱形成，有渗出液，糜烂	溃疡形成或坏死，难以愈合
护理措施	涂0.2%薄荷淀粉或羊毛脂止痒	涂2%甲紫或氢化可的松乳膏，不必包扎。有水疱时，涂硼酸软膏，包扎1～2天，待渗出吸收后改用暴露疗法	

4. 肿瘤化学治疗患者的护理

（1）给药途径：大剂量冲击疗法、中剂量短程疗法、小剂量长程给药法。

（2）给药途径

①静脉：一般刺激性药物宜静脉推注，注药时要确保针头在血管内，注药完毕抽少量回血，保持注射器内有一定的负压再拔针，压迫针眼1～2分钟；强刺激性药物宜静脉冲入；抗代谢药宜静脉点滴，一般静滴4～8小时。

②肌内注射：肌内注射宜深，适于对组织无刺激性的药物。

③口服：减轻药物对胃黏膜的刺激，防止被胃酸破坏。

④腔内注射：主要用于癌性胸、腹水和心包积液。

⑤动脉注射：直接将药物注入供应肿瘤的动脉，适于某些晚期不宜手术或复发而局限性肿瘤。注意保持导管通畅，防止动脉血回流，预防气栓、血栓、缺血性坏死和感染。

（3）常见毒性反应和护理：化疗药物的常见毒性反应见表2-25。

表2-25　化疗药物的常见毒性反应

系统或器官	常见毒性反应	常见药物
造血系统	骨髓抑制，白细胞和血小板减少	绝大多数化疗药均有不同程度的骨髓抑制
消化系统	恶心、呕吐	大多数抗肿瘤药最常见的毒性反应
头　发	脱发	大多数抗肿瘤药都可引起不同程度的脱发
心　脏	心肌退行性变和心肌间质水肿	多柔比星（阿霉素），柔红霉素，高三尖杉酯碱
呼吸系统	间质性肺炎和肺间质纤维化	博来霉素，白消安，丝裂霉素，甲氨蝶呤
肝　脏	肝脏损害	L-门冬酰胺酶，甲氨蝶呤，巯嘌呤，放线菌素
泌尿系统	出血性膀胱炎 肾小管损害	环磷酰胺 顺铂
神经系统	外周神经病变	长春新碱，顺铂，甲氨蝶呤，氟尿嘧啶
免疫系统	过敏反应	L-门冬酰胺酶，博来霉素
血管或局部组织	组织坏死和血栓性静脉炎	长春新碱，多柔比星，丝裂霉素

①组织坏死和血栓性静脉炎：预防组织坏死，保护静脉。掌握静脉穿刺及注射刺激性药物的技术。药液不慎溢出需立即停止注药或输液，保留针头接注射器回抽后，皮下注入解毒剂再拔针，局部涂氢化可的松，冰敷 24 小时，做好记录。刺激性药物应加以稀释，长期治疗时应交替使用左右臂，促进静脉恢复。

②胃肠道反应：提供营养丰富、可口的饮食。重者可在饭后给予镇静止吐药。

③骨髓抑制：绝大多数化疗药均有不同程度骨髓移植，应定期查血常规。白细胞计数降至 $3.5 \times 10^9/L$，血小板计数降至 $80 \times 10^9/L$ 时，需暂停药，给补血药物，增加营养；白细胞计数降至 $1.0 \times 10^9/L$，做好保护隔离，预防感染；重度骨髓抑制的患者应住无菌室或层流无菌室。

④口腔黏膜反应：保持口腔清洁。合并真菌感染时，可用 1% ～ 4% 碳酸氢钠溶液、制霉菌素漱口。

⑤皮肤反应：叮嘱患者不要抓挠，瘙痒时可用炉甘石洗剂止痒。

⑥脱发：做好心理护理，指导患者正确对待脱发。注药前可在头部放置冰帽，注药后待 30 分钟左右摘除，宜减少药物对毛囊的刺激。

（4）复诊指导：在恶性肿瘤治疗后最初 2 年内，每 3 个月至少随访 1 次，以后每半年复查 1 次，超过 5 年后每年复查 1 次直至终生。

第十四节　颈部疾病

扫码做题

一、解剖生理概要

1. 解剖

（1）甲状腺：甲状腺是人体最大的内分泌腺，位于颈下部、气管上部的双侧和前方，呈"H"形，分为左右两叶，中间以峡部相连，借外层被膜固定于气管和环状软骨上。成人约重 30g。甲状旁腺常位于甲状腺两叶背侧，上、下各 1 对。甲状腺的血液供应主要来自两侧的甲状腺上动脉和甲状腺下动脉。甲状腺有 3 条主要静脉，即甲状腺上、中、下静脉。在甲状腺两叶背面一般附有 4 个甲状旁腺。

（2）喉返神经和喉上神经：喉返神经来自迷走神经，支配声带运动；喉上神经也来自迷走神经，可分为内支和外支。内支支配声门上方咽部的感觉；外支支配环甲肌，使声带紧张。

2. 生理

（1）甲状腺：可合成、贮存和分泌甲状腺素，滤泡是其基本结构单位。产生并分泌甲状腺素（T_4）和小部分三碘甲状腺原氨酸（T_3）。甲状腺激素是体内唯一储存在细胞外的内分泌激素，能促进机体的新陈代谢和生长发育，特别对脑和骨骼的正常发育和功能有重要的作用。滤泡旁细胞分泌的降钙素有促进成骨的作用，并有对抗甲状旁腺素的作用，使血钙浓度降低。

（2）甲状旁腺：分泌甲状旁腺素，能升高血钙，调节钙、磷代谢，与降钙素共同维持血钙稳定。如甲状腺手术时不慎误切，可引起血钙下降，手足抽搐。

二、甲状腺功能亢进症

甲状腺腺体本身功能亢进，合成和分泌甲状腺激素增加所导致的甲状腺毒症称为甲状腺功能亢进症，简称甲亢。

1. 病因　可分为 Graves 病、多结节性甲状腺肿伴甲亢、甲状腺自主性高功能腺瘤、碘甲亢等，其中以 Graves 病最为常见，属自身免疫性甲状腺疾病，有遗传倾向。此外，细菌感染、性激素、应激、精神刺激和锂剂等环境因素对本病有促发作用。

2. 分类

（1）原发性甲亢：是一种自身免疫性疾病。在甲状腺肿大的同时，出现功能亢进症状。患者年龄多在 20 ～ 40 岁之间。表现为腺体弥漫性、两侧对称肿大，常伴有眼球突出，又称"突眼性甲状腺肿"。

（2）继发性甲亢：较少见，如继发于结节性甲状腺肿的甲亢。发病年龄多在 40 岁以上。腺体呈结节状肿大，两侧多不对称，无突眼，易发生心肌损害。

（3）高功能腺瘤：少见，甲状腺内有单或多个自主性高功能结节，无突眼，结节周围的甲状腺组织呈萎缩改变。

3. 临床表现　原发性甲亢患者甲状腺呈弥漫性对称性肿大，患者性情急躁、容易激动、失眠、食欲亢进反而消瘦、脉快有力、脉压增大、突眼征等。

4. 辅助检查

（1）基础代谢率（BMR）测定：基础代谢率 % ＝（脉压＋脉率）－ 111。正常值为 ±10%，＋20% ～＋30% 为轻度甲亢，＋30% ～＋60% 为中度甲亢，＋60% 以上为重度甲亢。测定应在禁食12 小时、睡眠 8 小时以上，静卧空腹状态下进行。

（2）血清促甲状腺素（TSH）：是诊断甲亢的首选指标，可作为单一指标进行甲亢筛查。

（3）血清甲状腺激素测定：血清 T_3、T_4 增高是甲亢最有意义的检查。血清游离 T_4（FT_4）和游离 T_3（FT_3）能更准确地反映甲状腺的功能状态。

（4）三碘甲状腺原氨酸抑制试验（T_3 抑制试验）：用于鉴别单纯性甲状腺肿和甲亢。也可作为抗甲状腺药物治疗甲亢的停药指标。

（5）甲状腺摄 ^{131}I 率测定：正常 24 小时为 ^{131}I 量的 30% ～ 40%，若 2 小时内摄 ^{131}I 量超过 25%，或 24 小时内超过 50%，并且吸 ^{131}I 高峰提前出现，均可诊断甲亢，但不反映甲亢的严重程度。

5. 治疗要点　手术治疗是治疗甲亢的有效方法。妊娠期甲亢药物控制不佳者，可以在妊娠中期（第

13～24 周）进行手术治疗。青少年、病情较轻者及老年人或伴有其他严重疾病者不宜手术。内科治疗详见内科护理学第六节内分泌与代谢性疾病的相关内容。

6. 术前护理

（1）活动与饮食：减少活动，适当卧床，以免体力消耗；给予高热量、高蛋白、高维生素的饮食。

（2）用药护理：是术前用于降低基础代谢率的重要环节，可提高患者对手术的耐受性，预防术后并发症，也是甲亢术前最重要的护理措施。

①通常用碘剂进行术前准备。每天 3 次，第 1 天每次 3 滴，第 2 天每次 4 滴，依此逐日每次增加 1 滴至每次 16 滴止，然后维持此剂量。服药 2～3 周后甲亢症状可得到基本控制，表现为患者情绪稳定，睡眠好转，体重增加，脉率稳定在每分钟 90 次以下，脉压恢复正常，基础代谢率 +20% 以下，便可进行手术。碘剂具有刺激性，可在饭后经凉开水稀释服用，或把碘剂滴在饼干、面包片上吞服，以减少对口腔和胃黏膜的刺激。由于碘剂主要抑制甲状腺素的释放，凡不准备施行手术治疗的甲亢患者不宜服用碘剂。

②对于甲亢严重者可遵医嘱先选用硫脲类药物治疗，待甲亢症状基本控制，再单独服用碘剂 1～2 周后行手术。由于硫脲类药物能使甲状腺肿大充血，增加手术出血的可能，而碘剂能减少甲状腺的血流量，减少腺体充血，使腺体缩小变硬，因此服用硫脲类药物后必须加用碘剂。

③对碘剂或硫脲类药物不耐受或无反应的患者，主张单用普萘洛尔或与碘剂合用做术前准备。用药后不引起腺体充血、增大变脆，有利于手术操作。最后 1 次须在术前 1～2 小时服用，术后继续口服 4～7 天。术前不用阿托品，以免引起心动过速。

（3）其他措施：术前练习将头放低、肩垫高，使患者能够适应术时颈过伸的体位。指导患者深呼吸及有效咳嗽，有助于术后保持呼吸道通畅。患者送往手术室后备麻醉床，床旁备引流装置、无菌手套、拆线包及气管切开包等。

7. 术后护理

（1）体位与休息活动护理：术后取平卧位，待血压平稳或全麻清醒后取半卧位，以利于呼吸和引流积血。变换体位、起身活动时可用手置于颈后以支撑头部。深呼吸、咳嗽时可用手固定颈部以减少震动。

（2）饮食护理：患者清醒、无呕吐即可给予少量温或凉水。若无误吸、呛咳等不适，可进温凉流质饮食，避免过热饮食刺激腺体充血、出血，少食慢咽。术后第 2 天可给予半流质饮食，并逐步过渡到软食和普食。若患者因疼痛不愿进食，可在进食前 30 分钟给予止痛药。

（3）引流护理：常规引流 24～48 小时，术后伤口引流量一般不超过 100ml，注意观察引流液的量、颜色和性质。

（4）用药护理：甲亢患者术后继续服用复方碘化钾溶液，每天 3 次，以每次 16 滴开始，逐日每次减少 1 滴，直至病情平稳。年轻患者术后常口服甲状腺素，以抑制促甲状腺激素的分泌和预防复发。

（5）术后并发症的观察与护理

①呼吸困难和窒息：是最危急的并发症，多发生于术后 48 小时内。常见原因有切口内出血，喉头水肿，气管塌陷，双侧喉返神经损伤等。临床表现为烦躁，进行性呼吸困难，发绀，甚至窒息。须立即进行床边抢救，剪开缝线，敞开伤口，迅速除去血肿，结扎出血的血管，必要时行气管切开、给氧。待病情好转，再送手术室作进一步检查、止血和其他处理。喉头水肿者立即应用大剂量糖皮质激素。

②喉返神经损伤：多因手术处理甲状腺下极时损伤。术中切断、缝扎可引起永久性损伤，立即出现症状。术中挫夹、牵拉、血肿压迫多为暂时性，术后数日出现症状，在 3～6 个月内可逐渐恢复。单侧喉返神经损伤引起声音嘶哑，可由健侧声带向患侧过度内收而代偿。双侧喉返神经损伤可引起两侧声带麻痹、失声或呼吸困难，甚至窒息，需立即行气管切开。

③喉上神经损伤：多在处理甲状腺上极时损伤喉上神经所致。若损伤外支，可使环甲肌瘫痪，引起声带松弛、声调降低。若损伤内支，则使喉部黏膜感觉丧失，患者饮水时易发生误咽或呛咳。喉上神经损伤者应取坐位或半坐位进食，试进半流质或干食，吞咽不可过快。一般经理疗后可自行恢复。

④甲状旁腺功能减退：多于术后1～2天出现。与手术时甲状旁腺被误伤引起甲状旁腺功能低下、血钙浓度下降有关。多数患者仅有面部、唇部或手足部的针刺感、麻木感或强直感，经2～3周后症状可消失。严重者可出现面肌和手足伴有疼痛的持续性痉挛，甚至窒息死亡。预防的关键在于切除甲状腺时注意保留腺体背面的甲状旁腺。一旦发生，应适当限制肉类、乳品和蛋类等高磷食物，以免影响钙的吸收。症状轻者口服钙剂，并加用维生素D_3；症状较重者，最有效的治疗是口服双氢速甾醇油剂，能迅速提高血钙含量。抽搐发作时，立即遵医嘱静脉注射10%葡萄糖酸钙或氯化钙10～20ml，可重复使用。

⑤甲状腺功能低下：须长期补充甲状腺素。按时服药，不可自行停药或调整用药剂量，出现心慌、多汗、乏力、精神萎靡、嗜睡、食欲减退等甲状腺激素过多或过少的表现时，应及时报告医生。每年复查1次，调整药物剂量。

⑥甲状腺危象：与术前准备不足、甲亢症状未能很好控制及手术应激有关。

a. 多发生于术后12～36小时内，患者出现高热（>39℃）、心率增快（>120～140次/分），可出现烦躁不安、谵妄甚至昏迷，也可表现为神志淡漠、嗜睡、呕吐、腹泻，以及全身红斑及低血压。

b. 一旦发现立即通知医生处理。口服复方碘化钾溶液首次3～5ml或紧急时将10%碘化钾5～10ml加入10%葡萄糖溶液500ml中静脉滴注，以降低循环血液中甲状腺素水平；给予氢化可的松静脉滴注，以拮抗应激反应；肾上腺素能阻滞药利血平1～2mg肌注，以降低周围组织对甲状腺素的反应；给予镇静药；降温以保持体温在37℃左右；静脉大量输入葡萄糖溶液；吸氧；心力衰竭者加用洋地黄制剂。

⑦用药指导：告知患者遵医嘱按剂量、按疗程服药，不可随意减量或停药。服用抗甲状腺药物的开始3个月，每周查血象1次，每隔1～2个月做甲状腺功能测定，每天清晨起床前自测脉搏，定期测量体重。脉搏减慢、体重增加是治疗有效的标志。

⑧生育指导：妊娠可加重甲亢，宜治愈后再妊娠。妊娠期甲亢者，宜选用抗甲状腺药物治疗，禁用^{131}I治疗，慎用普萘洛尔，加强胎儿监测。产后如需继续服药，则不宜哺乳。

三、甲状腺肿瘤

1. 概述　与甲状腺有关的肿瘤区别于其他颈部肿块的特点是随吞咽上下移动。

（1）甲状腺腺瘤：是最常见的甲状腺良性肿瘤。多见于40岁以下的妇女。按形态可分为滤泡状和乳状囊性腺瘤两种，滤泡状腺瘤多见。颈部出现圆形或椭圆形结节，多为单发，稍硬，表面光滑，无压痛，随吞咽上下移动。大部分患者无任何症状，腺瘤生长缓慢。当乳头状囊性腺瘤因囊壁血管破裂发生囊内出血时，肿瘤可在短期内迅速增大，局部出现胀痛。

（2）甲状腺癌：是最常见的甲状腺恶性肿瘤。组织学分型主要包括乳头状癌、滤泡状癌、未分化癌及髓样癌4类。

①分类

a. 乳头状癌：最常见。30～45岁女性多见，生长缓慢，低度恶性，较早出现颈部淋巴结转移，但预后较好。

b. 滤泡状癌：50岁左右女性多见，中度恶性，有侵犯血管倾向，常有血行转移，预后较乳头状癌差。

c. 未分化癌：70岁左右老年人多见，高度恶性，50%早期发生颈淋巴结转移，也常血行转移至肺、骨等处，预后最差。

d. 髓样癌：来源于滤泡旁细胞，恶性程度中等，较早发生淋巴和血行转移，预后较乳头状癌及滤泡状癌差，但较未分化癌好。

②临床表现：发病早期多无明显症状，腺体内单发肿块，固定、质硬、表面高低不平、边界不清，增长较快，吞咽时上下活动度降低。晚期可压迫气管、食管或神经而出现呼吸困难、吞咽困难、声音嘶哑、Horner综合征（患侧上睑下垂、瞳孔缩小、眼球内陷、额部少汗等）等。可有颈淋巴结肿大及远处器官转移症状。髓样癌组织可产生激素样活性物质（5-羟色胺和降钙素等），常有腹泻、心悸、颜面潮红和血钙降低等症状。

2. 辅助检查　超声检查是分化型腺癌的首选诊断方法；细针穿刺细胞学检查是术前诊断甲状腺癌诊断率最高的方法。

3. 护理措施　手术切除是各型甲状腺癌（除未分化癌）的基本治疗方法。手术治疗包括甲状腺本身的切除及颈淋巴结的清扫。未分化癌转移早、恶性程度高，多采用放射线外照射治疗。甲状腺次全或全切除后应终身服用左甲状腺素，预防甲状腺功能减退。

（1）术前护理：指导患者练习术时体位，即将软枕垫于肩部，保持头低、颈过伸位。术前1天剃除患者耳后毛发并清洗干净。术前晚遵医嘱适当应用镇静催眠药。

（2）术后护理

①休息活动护理：术后取平卧位，待麻醉清醒、血压平稳后，改半卧位，以利于呼吸和引流。鼓励床上活动，促进血液循环和切口愈合。

②饮食护理：麻醉清醒、病情平稳后，给予少量饮水。若无不适感，鼓励进食或经吸管吸入流质饮食，逐步过渡为半流食及软食。禁忌过热饮食。

③病情观察：严密监测生命体征，尤其是呼吸、脉搏情况。注意识别并发症，观察有无呼吸困难、声音嘶哑、音调降低、误咽、呛咳等症状。及时发现创面渗血情况，并估计渗血量。

④术后并发症护理：详见本节甲状腺功能亢进的相关内容。

四、其他常见颈部肿块

1. 甲状腺舌管囊肿　是与甲状腺发育有关的先天性畸形，多见于15岁以下儿童，男性为女性的2倍。表现为颈前区中线、舌骨下方直径1～2cm边界清晰的光滑圆形肿块，无压痛，有囊性感，并随吞咽或伸、缩舌而上下移动。需彻底切除囊肿及残余的管状结构。

2. 颈部淋巴结结核　多见于儿童和青年。表现为颈部一侧或双侧出现多个大小不等的肿大淋巴结，一般位于胸锁乳突肌的前、后缘。少数患者可有低热、盗汗等全身中毒症状。实验室检查血红细胞沉降率加快，淋巴结穿刺或切片病理学检查有助于诊断。

3. 慢性淋巴结炎　多继发于头、面、颈部的炎性病灶。肿大的淋巴结分散在颈侧区或颌下、颏下区。黄豆大小、较扁平，质软或中等，表面光滑、活动，可有或无压痛需与恶性病变鉴别，必要时应切除肿大淋巴结作病理检查。

4. 恶性淋巴瘤　包括霍奇金病和非霍奇金淋巴瘤，是来源于淋巴组织恶性增生的实体瘤，多见于男性青壮年。肿大的淋巴结可表现单侧或双侧可粘连成团，生长迅速，伴腋窝、腹股沟等全身淋巴结肿大，肝脾肿大，发热。淋巴结组织学病理检查可确诊。

5. 转移性肿瘤　发病率仅次于慢性淋巴结炎和甲状腺疾病。以鼻咽癌和甲状腺癌转移最为多见。肿大的淋巴结坚硬、表面不平、固定。锁骨上窝转移性淋巴结的原发灶多在胸腹部，胃肠道、胰腺、妇科恶性肿瘤多经胸导管转移至左锁骨上淋巴结。

扫码做题

第十五节　乳房疾病

一、解剖生理概要

1. **乳房的解剖**　成年女性乳房是两个半球形的性征器官，位于胸大肌浅面，约在第 2 ～ 6 肋骨水平的浅筋膜浅、深层之间。乳头位于乳房的中心，周围的色素沉着区为乳晕。乳腺有 15 ～ 20 个腺叶，每一腺叶分成很多腺小叶，腺小叶由小乳管和腺泡组成，是乳腺的基本单位。每一腺叶有其单独的导管（乳管），腺叶和乳管均以乳头为中心呈放射状排列。小乳管汇至乳管，乳管开口于乳头，乳管靠近开口的 1/3 段略为膨大，为输乳管窦，是乳管内乳头状瘤的好发部位。腺叶、小叶和腺泡间有结缔组织间隔，腺叶间还有与皮肤垂直的纤维束，上连浅筋膜浅层，下连浅筋膜深层，称 Cooper 韧带。

2. **乳腺的生理**　乳腺是许多内分泌腺的靶器官，其生理活动受腺垂体、卵巢及肾上腺皮质等分泌的激素影响。妊娠及哺乳时乳腺明显增生，腺管延长，腺泡分泌乳汁。哺乳期后，乳腺又处于相对静止状态。平时，育龄期妇女在月经周期的不同阶段，乳腺的生理状态在各激素影响下呈周期性变化。绝经后腺体渐萎缩，为脂肪组织所替代。乳房的淋巴网甚为丰富，其淋巴液输出有 4 个途径。

（1）乳房大部分淋巴液经胸大肌外侧缘淋巴管回流至腋窝淋巴结，再流向锁骨下淋巴结。部分乳房上部淋巴液可经胸大、小肌间淋巴结，直接到达锁骨下淋巴结。通过锁骨下淋巴结后，淋巴液继续流向锁骨上淋巴结。

（2）部分乳房内侧的淋巴液通过肋间淋巴管流向胸骨旁淋巴结。

（3）两侧乳房间皮下有交通淋巴管，一侧乳房的淋巴液可流向另一侧。

（4）乳房深部淋巴网可沿腹直肌鞘和肝镰状韧带通向肝。

二、乳腺癌

乳腺癌是主要由乳腺导管上皮发生的恶性肿瘤，是女性最常见的恶性肿瘤之一，也是女性最常见的肿瘤死亡原因。

1. **病因**

（1）遗传因素：有家族聚集的特征。

（2）激素分泌紊乱：雌激素（雌酮和雌二醇）对乳腺癌的发病有直接关系。

（3）月经婚育史：月经初潮早（＜ 12 岁）、绝经期晚（＞ 52 岁）、不孕或初次足月产迟（＞ 35 岁）均与乳腺癌发病有关。

（4）乳腺良性疾病。

（5）饮食与营养：营养过剩、肥胖、高脂饮食。

（6）环境和生活方式。

2. **病理**　分为非浸润性癌、早期浸润癌、浸润性特殊性癌和浸润性非特殊癌。其中，浸润性非特殊癌最常见，分化低，预后差。转移途径有直接浸润、淋巴转移和血行转移。淋巴转移为主要的转移方式，最易累及患侧腋窝淋巴结。血行转移最常见的转移部位依次为骨、肺、肝。

3. **临床表现**　多发于 40 ～ 60 岁的女性。

（1）乳房肿块：为最常见的症状，早期为无痛、单发的小肿块，质硬，表面不光滑，与周围组织分界不清，活动度差，以乳房外上象限最常见。

（2）乳房外形改变

①"酒窝征"：癌细胞累及 Cooper 韧带，使其缩短而致皮肤表面凹陷，是乳腺癌的特征性体征。

②乳头改变：癌细胞侵入乳管使之缩短，把乳头牵向癌肿方向，造成乳头内陷、扁平、回缩而致两侧乳头不对称。

③"橘皮样"改变：癌细胞堵塞皮下淋巴管，导致局部淋巴回流障碍。

④铠甲胸：晚期结节彼此融合，弥漫成片，延伸至背部和对侧胸壁，使胸壁紧缩，呈铠甲状，限制呼吸。

⑤卫星结节：晚期出现多个坚硬小结节，呈卫星样围绕原发病灶。

⑥皮肤破溃：晚期癌肿侵及皮肤，易出血，伴恶臭。

（3）疼痛和乳头溢液：晚期累及骨膜或神经后疼痛明显。少数患者乳头溢出血性分泌物。

（4）转移症状：出现转移部位的相应症状。

4. **分期**　目前常用的临床分期方法是国际抗癌联盟（UICC）制定的 TNM 分期，分为 0～Ⅳ期。

5. **辅助检查**　乳腺钼靶 X 线摄片是早期发现和诊断乳腺癌最有效的方法，可用于普查。乳腺 B 超检查具有简便、安全、易行、无损伤的特点，为肿瘤的定性诊断提供依据。活组织病理检查是确诊的最可靠方法。

6. **治疗要点**　早期以手术治疗为首选，中、晚期以综合治疗为主。手术治疗是乳腺癌最根本的治疗方法，常见的手术方式有乳腺癌根治术、乳腺癌扩大根治术、乳腺癌改良根治术、全乳房切除术和保留乳房的乳腺癌切除术 5 种。目前以保留乳房的术式最常用。乳腺癌扩大根治术最容易损伤胸膜。

7. **护理措施**

（1）术前护理：给予营养丰富、易消化食物，以储备能量。保持大便通畅，必要时应用缓泻药。妊娠期及哺乳期患者应立即停止妊娠或哺乳，以减轻激素的作用。局部皮肤破溃者应注意保持清洁，遵医嘱应用抗生素。

（2）术后护理

①休息活动护理：生命体征平稳后取半卧位，以利呼吸和引流。

②病情观察：严密观察生命体征及切口敷料有无渗血、渗液。向患者解释胸壁加压包扎可致呼吸压迫感。乳腺癌扩大根治术损伤胸膜易致气胸，术后应加强观察，若出现胸闷、呼吸困难，及时报告医生。

③维持有效引流：术后皮瓣下常规放置引流管，持续负压吸引，及时、有效地吸出残腔内的积液、积血，使皮瓣紧贴胸壁，便于皮瓣建立新的血液循环。妥善固定引流管，保持引流通畅，密切观察引流液的量、颜色和性质。术后 4～5 天每天引流量＜10～15ml，按压伤口周围皮肤无空虚感，即可拔除引流管。如出现皮瓣下积液，应及时穿刺或引流，加压包扎。若皮瓣边缘发黑坏死，应及时报告医生将其切除，后期植皮。

④预防患侧上肢肿胀：术后患侧腋窝淋巴结切除后，易发生上肢淋巴回流不畅。避免在患侧上肢测血压、抽血、静脉穿刺或皮下注射，避免患肢过度负重或受伤。术后患侧上肢用软枕垫高 10°～15°，按摩患侧上肢或进行握拳、屈腕、伸肘运动，以促进淋巴回流。肿胀严重者，可使用弹力袖或弹力绷带，以利于回流。局部感染者，遵医嘱给予抗生素。

⑤防止皮瓣坏死：手术部位加压包扎，使皮瓣紧贴胸壁，便于皮瓣建立新的血液循环，防止皮瓣坏死，维持 7～10 天。包扎松紧度要适当，以能容纳 1 指、维持正常血运、不影响呼吸为宜。若绷带松脱，应及时重新加压包扎。术后 3 天内患侧肩部制动，以免皮瓣移动影响愈合。下床活动时用吊带或健侧手托扶患肢，需他人扶持时只能扶健侧，防止皮瓣移动。

⑥功能锻炼：早期功能锻炼可减少瘢痕牵拉，恢复术侧上肢功能。术后24小时内开始做手指和腕部的屈曲和伸展运动。术后1～3天，进行上肢肌肉等长收缩运动，开始屈肘、伸臂活动，促进血液和淋巴回流。术后第4天开始做肩关节的小范围前屈、后伸活动。术后4～7天，鼓励患者自行用患侧手洗脸、刷牙、进食，用患侧手摸到对侧肩部或同侧耳朵。术后1～2周，待皮瓣基本愈合后，开始活动肩关节，以肩部为中心，前后摆臂。术后10天，皮瓣黏附较牢固后开始全范围的肩关节活动，抬高患侧上肢，手指爬墙运动（直至患侧手指能高举过头），梳理头发。以患侧手能越过头顶摸到对侧耳朵为功能锻炼的理想目标。注意术后7天内不上举、10天内不外展肩关节，避免患侧肢体支撑身体。

⑦心理护理：指导患者改善自我形象的方法，缓解患者的焦虑情绪。

8. 健康教育

（1）康复指导：出院后坚持患侧上肢的功能锻炼，避免患肢搬动、提举重物。

（2）用药指导：鼓励患者坚持放疗、化疗，定期检查血常规和肝肾功能。抗雌激素制剂三苯氧胺可抑制肿瘤细胞生长，应至少服用3年，不良反应有潮热、恶心、呕吐、静脉血栓形成、阴道干燥或分泌物增多等。

（3）义乳或乳房重建术：出院时佩戴无重量的义乳，有重量的义乳在治愈后佩戴。义乳宜与健侧乳房大小相似，注意清洁。乳房根治术后3个月可行乳房重建术，但有肿瘤转移或乳腺炎者严禁植入假体。

（4）避孕指导：术后5年内应避免妊娠，减少乳腺癌复发。

（5）自我检查指导：自我检查是最重要的出院指导，最好在月经后的7～10天进行。绝经者选择每个月固定的1天检查。洗澡时站立位对着镜子观察，从乳房外上象限开始检查，依次为外上、外下、内下、内上象限，然后检查乳头、乳晕，最后检查腋窝。40岁以上女性或乳腺癌术后应每年定期行钼靶X线检查。

三、乳房良性肿块

常见乳房良性肿块及其对比见表2-26。

表2-26　常见乳房良性肿块

疾病	病因病理	好发部位	临床特点	治疗要点
乳腺纤维腺瘤	可能与纤维细胞所含雌激素受体的量或质的异常有关。好发于20～25岁青年女性	乳房外上象限	无痛肿块，圆形或扁圆形，质坚韧，表面光滑或结节状，分界清楚，活动度大	手术切除
乳腺囊性增生病	女性激素代谢障碍，特别是雌、孕激素比例失调；部分乳腺实质成分中女性激素受体的质和量异常。好发于中年妇女	乳房外上象限或分散于整个乳房	肿块大小与质地可随月经周期变化，增厚区与周围组织分界不明显。周期性乳房胀痛，月经前疼痛加重，月经来潮后减轻或消失	首选非手术治疗，如中医中药；乳房切除术
乳管内乳头状瘤	与癌的发生有一定的关系，是乳腺癌发生的危险因素之一。好发于40～50岁的经产妇	大乳管近乳头的壶腹部	瘤体很小，常不可触及，带蒂，有绒毛，血管壁薄，易出血。乳头溢液为血性、暗棕色或黄色液体	手术切除

扫码做题

第十六节　腹外疝

一、概　述

腹外疝是由腹腔内的脏器或组织连同壁腹膜，经腹壁薄弱点或孔隙向体表突出而形成的。

1. 病因　腹壁强度降低和腹内压力增高是腹外疝的两个主要原因。

（1）腹壁强度降低：某些组织穿过腹壁部位的自然通道；腹白线发育不全；腹部手术切口愈合不良、腹壁外伤、感染等引起腹壁缺损；老年、久病、过度肥胖导致腹肌萎缩。

（2）腹内压力增高：慢性咳嗽、长期便秘、排尿困难、腹水、妊娠、搬运重物、婴儿经常啼哭等。

2. 病理　典型的腹外疝由疝囊、疝内容物和疝外被盖组成。

（1）疝囊：是壁腹膜经疝环向外突出的憩室样或囊袋状物，疝囊颈是疝囊比较狭窄的部分，疝环即在此部位，疝环是疝内容物突向体表的门户，是腹壁的薄弱或缺损处。

（2）疝内容物：是进入疝囊的腹内脏器或组织，以小肠最多见，其次是大网膜。

（3）疝外被盖：是覆盖在疝囊外的各层组织，多由筋膜、皮下组织和皮肤等组成。

3. 分类　分为易复性疝、难复性疝、嵌顿性疝和绞窄性疝。

（1）易复性疝：疝内容物在患者站立、行走、腹内压增高时突出进入疝囊，平卧、休息或用手轻推即可回纳腹腔者。

（2）难复性疝：疝内容物不能或不能完全回纳腹腔内，但不引起严重症状的疝。疝内容物多为大网膜，多因疝内容物反复突出致损伤粘连、疝内容物多和滑动性疝引起。病程长、疝环大的腹外疝，因疝内容物进入疝囊时产生的下坠力量，导致盲肠、乙状结肠、膀胱等随腹膜滑入疝囊，并成为疝囊壁的一部分，即为滑动性疝。

（3）嵌顿性疝：疝环较小而腹内压突然增高时，疝内容物强行扩张囊颈而进入疝囊，因疝囊颈的弹性收缩，将内容物卡住，使其不能回纳。可有某些临床症状，如腹痛和消化道梗阻等表现，但尚未发生血运障碍。若不能及时解除嵌顿，终将发展成为绞窄性疝。

（4）绞窄性疝：嵌顿时间过久，肠管及其系膜受压程度不断加重可使动脉血流减少，甚至完全阻断，疝内容物缺血坏死，导致绞窄性疝。若处理不及时，可发生肠穿孔、腹膜炎等严重并发症。继发感染还可引起疝外被盖组织的急性蜂窝织炎，甚至脓毒症。

二、常见腹外疝

1. 临床表现　根据其发生部位，腹外疝可分为腹股沟疝、股疝、脐疝、切口疝、白线疝等，以腹股沟斜疝最多见。常见腹外疝的临床特点见表2-27。

（1）腹股沟斜疝：是腹内脏器或组织自腹股沟管深环（内环），向内、向下、向前斜行经腹股沟管，穿出腹股沟管浅环（皮下环），突向阴囊或大阴唇者。精索在疝囊后方，疝囊颈在腹壁下动脉外侧，回纳疝块后压住深环疝块不再突出。腹股沟斜疝是最多见的腹外疝，多见于男性，儿童、青少年多见。行走、咳嗽、强力劳动或排便等腹内压骤增是其主要原因，疝块呈椭圆形或梨形，上部呈蒂柄状，易发生嵌顿。腹股沟斜疝发生绞窄时，肠系膜动脉搏动消失，动脉血流减少，肠壁逐渐失去蠕动能力，疝内容物出血坏死，疝囊内液变为淡红色或暗红色（红褐色），若继发感染，囊液的性质则为脓性，表现为淡黄色。

表2-27　腹外疝的临床特点鉴别

	腹股沟斜疝	腹股沟直疝	股 疝	脐 疝
好发人群	儿童、青壮年男性	老年男性	40岁以上妇女	婴儿、中年以上妇女
突出途径	经腹股沟管突出，可进阴囊	由直疝三角突出，不进阴囊	经股管向股部卵圆窝突出	经脐环突出
疝块外形	椭圆或梨形，上部呈蒂柄状	半球形，基底较宽	半球形	球形
嵌顿机会	较多	极少	最易绞窄	婴儿极少，成人较易

（2）腹股沟直疝：多见于老年男性或体弱者，是腹内脏器或组织经腹壁下动脉内侧的直疝三角区突出而形成的疝，精索在疝囊前外方，疝囊颈在腹壁下动脉内侧，回纳疝块后压住深环疝块仍可突出。患者站立时，在腹股沟内侧端、耻骨结节外上方出现一半球形肿块，不伴有疼痛或其他症状；因疝囊颈宽大，平卧后肿块多能自行消失；直疝不进入阴囊，故极少发生嵌顿。

（3）股疝：腹内脏器或组织自股环、经股管向股部卵圆窝突出形成的疝，称为股疝。疝块不大，多在腹股沟韧带下方卵圆窝处有一半球形的突起。多见于40岁以上妇女，妊娠导致的腹内压增高是引起股疝的主要原因。平卧回纳内容物后，疝块可消失或不完全消失。股疝极易嵌顿，一旦嵌顿又可迅速发展为绞窄性疝。嵌顿后除引起局部明显疼痛外，常伴有明显的急性机械性肠梗阻症状。

（4）脐疝：疝囊通过脐环突出的疝称脐疝。婴儿脐疝多属先天性，成人一般是后天性。脐疝多属易复性，极少发生嵌顿和绞窄。有时小儿脐疝可因外伤或感染而溃破。啼哭是小儿腹压增高的常见原因，在成年人则以过于肥胖、妊娠为多。疝内容物在脐疝早期多为大网膜。

（5）切口疝：腹腔内器官或组织自腹壁手术切口突出形成。表现为腹壁切口处逐渐膨隆，平卧时缩小或消失。疝环一般较宽大，很少嵌顿。

2. 治疗要点

（1）腹股沟疝

①非手术治疗：1岁以下婴幼儿可暂不手术，观察病情发展情况，腹肌强壮后疝可自行消失。年老体弱或伴有其他严重疾病而不能耐受手术者，可在回纳疝内容物后佩戴医用疝带，防止疝内容物脱出。

②手术治疗：腹股沟疝最有效的治疗方法是手术。手术方法有传统疝修补术、无张力疝修补术和经腹腔镜疝修补术3种。

a. 传统疝修补术：婴幼儿或儿童可进行单纯的疝囊高位结扎术。成年人在疝囊高位结扎的基础上，加强或修补腹股沟管管壁。

b. 无张力疝修补术：在无张力情况下，利用人工高分子修补材料进行缝合修补，具有创伤小、术后疼痛轻、康复快、复发率低等优点。

c. 经腹腔镜疝修补术。

③嵌顿性疝与绞窄性疝的处理原则

a. 手法复位：仅适用于嵌顿性疝时间在3～4小时，局部压痛不明显，无腹膜刺激征者；或年老体弱或伴有其他较严重疾病而估计肠袢尚未绞窄坏死者。复位手法应轻柔，严禁粗暴。手法复位后密切观察腹部体征变化，一旦出现腹膜炎或肠梗阻的表现，应尽早手术探查。

b．手术治疗：除上述情况，嵌顿性疝原则上应紧急手术治疗，预防疝内容物坏死，并解除肠梗阻。绞窄性疝的内容物已坏死，更须紧急手术治疗。

（2）股疝：股疝诊断明确后，应及时手术治疗。发生嵌顿性或绞窄性股疝者，更应进行紧急手术。

（3）脐疝：未闭锁的脐环迟至 2 岁时多能自行闭锁，故小儿 2 岁前可采取非手术疗法。回纳疝块后用一大于脐环的、外包纱布的硬币或小木片抵住脐环，并用胶布或绷带加以固定，6 个月以内的婴儿疗效较好。满 2 岁后脐环直径仍大于 1.5cm 者应手术治疗，5 岁以上儿童的脐疝均应采取手术治疗。

（4）切口疝：不能自愈，需手术修补。

三、腹外疝的护理

1．术前护理

（1）休息活动护理：疝块较大者，应卧床休息，减少活动或活动时用疝带压住疝环口，防止发生嵌顿。

（2）病情观察：密切观察腹部症状，若出现明显腹痛，疝块突然增大、紧张发硬且触痛明显，不能回纳，应怀疑嵌顿性疝的发生，立即报告医生并配合紧急处理。

（3）消除引起腹内压增高的因素：有慢性咳嗽、长期便秘、排尿困难等腹内压增高因素者，给予对症处理，待症状控制后方可手术。术前 2 周戒烟，注意保暖。多饮水、多吃水果蔬菜等粗纤维食物，保持大便通畅。

（4）术前备皮、备血，术前 7 天停用抗凝药，便秘者术前 1 天晚灌肠，进入手术室前排空小便或留置尿管。年老体弱、腹壁肌肉薄弱或复发疝的患者，术前加强腹壁肌肉锻炼，练习卧床排便。

（5）嵌顿疝和绞窄性疝术前禁食、胃肠减压，做好急诊手术准备；若未发生嵌顿和绞窄，可不必放置胃管和胃肠减压。

2．术后护理

（1）体位护理：传统疝修补术后取平卧，髋关节微屈，腘窝下垫枕，以降低腹股沟切口的张力和腹内压力，并利于切口愈合和减轻伤口疼痛。

（2）活动护理：传统疝修补术后 1～2 天卧床期间鼓励床上翻身及活动肢体，一般术后 3～5 天可下床活动，无张力疝修补后次日即可下床活动。年老体弱、复发性疝、绞窄性疝、巨大性疝者可适当延迟下床时间。

（3）饮食护理：术后 6～12 小时无恶心、呕吐者可给予流食，次日可进软食或普食；肠切除吻合术后暂禁食，胃肠道功能恢复后方可开始进食。

（4）病情观察：严密观察生命体征，注意有无伤口渗血、感染和阴囊血肿的表现。

（5）预防阴囊血肿：最主要的护理措施是在斜疝修补术后，伤口部位压沙袋 12～24 小时，用丁字带或阴囊托托起阴囊，减轻渗血，促进淋巴回流和吸收。

（6）预防腹内压增高：术后注意保暖，以免受凉而致咳嗽。咳嗽时指导患者用手掌按压保护切口，以免缝线撕脱。保持排便通畅，便秘者遵医嘱适当应用通便药物，避免用力排便。

（7）预防切口感染：切口感染是疝复发的主要原因，术前严格备皮，术后遵医嘱应用抗生素，保持切口敷料清洁干燥，及时更换污染或脱落的敷料。

3．健康教育

（1）活动指导：出院后逐渐增加活动量，3 个月内应避免重体力劳动或提举重物。

（2）复查指导：积极治疗引起腹内压增高的原发病，定期门诊复查。若出现腹外疝复发征象，应及时就诊。

第十七节　急性化脓性腹膜炎

一、急性化脓性腹膜炎

急性化脓性腹膜炎是一种常见的急腹症，可由细菌感染、化学性、物理性损伤等引起。按病因可分为细菌性和非细菌性两类；按发病机制可分为原发性和继发性两类，其主要区别是腹腔内有无原发病灶；按临床经过可分为急性、亚急性和慢性三类；按累及的范围可分为弥漫性和局限性两类。

1. 病因与发病机制

（1）继发性化脓性腹膜炎：是最常见的化脓性腹膜炎。腹腔内空腔脏器穿孔、损伤引起的腹壁或内脏破裂是最常见的病因，其中，急性阑尾炎坏疽穿孔最常见，胃、十二指肠急性穿孔次之。引起腹膜炎的细菌主要是胃肠道内的常住菌群，其中以大肠埃希菌最为多见，其次为厌氧拟杆菌、链球菌、变形杆菌等。一般都是混合性感染，故毒血症状严重。

（2）原发性腹膜炎：又称自发性腹膜炎，腹腔内无原发病灶，多为单一细菌感染，致病菌多为溶血性链球菌、肺炎链球菌或大肠埃希菌。其发生往往与原有疾病密切相关，细菌经血行播散、直接扩散、来自女性生殖道的细菌上行感染、肠道细菌移位、淋巴途径引起感染。

2. 病理生理

腹膜炎的结局依赖两方面，一方面是患者全身和局部的免疫能力，另一方面是污染细菌的性质、数量和时间。细菌及其产物（内毒素）刺激患者的细胞免疫机制，激活许多炎性介质，这些炎性介质在腹腔渗出液中浓度更高，早期对细菌和毒素的破坏作用占主导。在疾病后期，腹腔内细胞因子具有损害器官的作用，能阻断三羧酸循环而致细胞氧化供能过程停止，并会导致多器官功能衰竭甚至死亡。此外，腹内脏器浸泡在大量脓液中，将吸收大量有毒物质，腹膜严重充血、水肿并大量渗液，引起有效血容量减少、水电解质紊乱、血浆蛋白降低以及贫血。肠管因麻痹而扩张、胀气，可使膈肌抬高而影响心肺功能，使血液循环和气体交换受到影响，加重休克，进而导致死亡。

3. 临床表现　腹膜炎的症状可以是突然发生，也可能是逐渐出现的。

（1）症状

①腹痛：是最主要的临床表现，深呼吸、咳嗽、转动身体时疼痛加剧。疼痛先从原发病变部位开始，随炎症扩散至全腹腔。

②恶心、呕吐：腹膜受到刺激，可引起反射性恶心、呕吐。发生麻痹性肠梗阻时可吐出黄绿色胆汁或棕褐色粪便状肠内容物。

③体温、脉搏：开始正常，以后体温逐渐升高、脉搏逐渐加快。脉搏多加快，若脉搏快体温反降，提示疾病恶化。

④感染中毒症状：可出现高热、脉速、呼吸浅快、大汗、口干等症状。病情进一步发展，可有呼吸急促、口唇发绀、体温骤升或下降、血压下降、神志恍惚或不清等表现，表示已有重度脱水、代谢性酸中毒及休克。

（2）体征：腹部压痛、腹肌紧张和反跳痛是腹膜炎的标志性体征，尤以原发病灶所在部位最为明显。若有穿孔，可引起强烈的腹肌紧张，甚至呈"木板样"强直。幼儿、老人及极度虚弱患者腹肌紧张不明显。腹部叩诊时胃肠胀气呈鼓音。

4．辅助检查

（1）常规检查：白细胞计数及中性粒细胞比例增高。

（2）腹部立位平片：小肠普遍胀气，且有多个小液平面的肠麻痹征象。

（3）超声检查：可显示腹内有不等量的液体，但不能鉴别液体的性质，可协助诊断。

（4）CT 检查：对腹腔内实质性脏器病变的诊断帮助较大，对评估腹腔内渗液量有一定帮助。

5．治疗原则

（1）非手术治疗 / 术前：适用于病情较轻，或病程较长超过 24 小时，且腹部体征已减轻或有减轻趋势者，或伴有心肺等脏器疾患而禁忌手术者。

（2）手术治疗：绝大多数继发性腹膜炎患者需手术治疗。应先处理原发病，探查明确病因后决定处理方法；彻底清洁腹腔、充分引流。其适应证为：

①经非手术治疗 6 ～ 8 小时后（一般不超过 12 小时），腹膜炎症状和体征不缓解或反而加重。

②腹腔内原发病严重，如胃肠道、胆囊坏死穿孔、绞窄性肠梗阻等。

③腹腔内炎症较重，有大量积液，出现严重的肠麻痹或中毒症状。尤其有休克表现者。

④腹膜炎病因不明且无局限趋势者。

二、腹腔脓肿

（一）膈下脓肿

1．病理病生　患者平卧时膈下部位最低，急性腹膜炎时腹腔内的脓液易积聚此处。

2．临床表现

（1）全身症状：发热，初为弛张热，脓肿形成后多为持续高热。脉率增快、乏力、衰弱、盗汗、厌食、消瘦、白细胞计数升高、中性粒细胞比例增加。

（2）局部症状：脓肿部位可有持续钝痛，深呼吸时加重。脓肿刺激膈肌时可引起呃逆。膈下感染可引起胸膜、肺反应，出现胸水、咳嗽、胸痛。严重时出现局部皮肤凹陷性水肿，皮肤温度升高。

3．辅助检查

（1）X 线透视：可见患侧膈肌升高，随呼吸活动度受限或消失，肋膈角模糊，积液。

（2）X 线平片：显示胸膜反应、胸腔积液、肺下叶部分不张等，膈下可见占位阴影。

（3）超声检查或 CT 检查：对膈下脓肿的诊断及鉴别诊断帮助较大。

4．治疗要点

（1）经皮穿刺插管引流术：较多采用，优点是手术创伤小、可在局部麻醉下施行。一般不会污染游离腹腔，且引流效果较好，适用于与体壁贴近的、局限的单房脓肿。

（2）切开引流术：根据脓肿位置选择适当切口。脓肿引流后鼓励患者深呼吸，以促进脓液的排出和脓腔的闭合。

（二）盆腔脓肿

盆腔脓肿是急性腹膜炎治疗过程中最常见的残余脓肿。因盆腔腹膜面积小，吸收毒素能力较低，故盆腔脓肿时全身中毒症状较轻。

1．病理病生　盆腔处于腹腔最低位，腹内炎性渗出物或腹膜炎的脓液易积聚于此而形成脓肿。

2．临床表现　急性腹膜炎治疗过程中，阑尾穿孔或结直肠手术后，出现体温下降后又升高、典型的直肠或膀胱刺激症状，如里急后重、大便频而量少、有黏液便、尿频、排尿困难等，应考虑盆腔脓肿。

3. 辅助检查

（1）直肠指检：对疑有盆腔脓肿者可首先进行检查。可发现肛管括约肌松弛，在直肠前壁触及直肠腔内膨出，有触痛，偶有波动感。

（2）阴道检查：适用于已婚妇女，盆腔炎性肿块或脓肿，可通过后穹窿穿刺抽脓有助于诊断。

（3）超声检查或CT检查：有助于进一步明确诊断。

4. 治疗要点 脓肿较小或未形成时，可以采用非手术治疗。包括应用抗生素，辅以热水坐浴、中药煎服或灌肠，温热水灌肠及物理透热等疗法，某些脓肿患者脓液可自行完全吸收。脓肿较大者，须手术切开引流。

三、急性化脓性腹膜炎的护理

1. 术前护理／非手术治疗护理

（1）一般护理：观察腹部症状和体征的变化。

（2）体位活动：取半卧位，利于腹腔渗液流入盆腔，减轻中毒症状。休克患者取中凹卧位。

（3）饮食护理：腹腔脓肿患者应鼓励多饮水和高营养饮食，以改善全身中毒症状。胃肠道穿孔患者禁食，并持续胃肠减压。

（4）纠正水、电解质紊乱：遵医嘱补充液体和电解质等，以纠正水、电解质及酸碱失衡。必要时输入全血、血浆或白蛋白。感染中毒症状明显或休克患者，给予抗休克治疗。

（5）用药护理：高热患者采取物理降温或药物降温，遵医嘱给予有效抗生素。疼痛严重者，给予镇静处理，对于已经确诊者，可使用哌替啶类镇痛药；对于不明确或需要进行观察的患者，慎用镇痛药，以免掩盖病情。

2. 术后护理

（1）一般护理：密切监测生命体征，记录24小时出入量，危重者注意循环、呼吸、肾功能的监测。注意腹部体征变化，观察肠蠕动的恢复情况，如有异常，及时通知医师处理。

（2）体位活动：术后全麻清醒前，采取去枕平卧位，头偏向一侧，防止呕吐物堵塞呼吸道。清醒后取平卧位，6小时后，待血压、脉搏平稳，改为半卧位。

（3）饮食护理：术后禁食、胃肠减压，根据营养状况，给予肠外营养支持，待胃肠蠕动恢复后可逐步经口饮食。空肠造口者可给予肠内营养。禁食期间做好口腔护理，每天2次。

第十八节　腹部损伤

1. 分类与病因 分为开放性和闭合性两大类（表2-28）。腹部内脏中最容易受伤的器官是脾，其次是肝。

表2-28　腹部损伤的分类与病因

	病　因	受损内脏
开放性损伤	利器或火器伤	肝、小肠、胃、结肠、大血管等
闭合性损伤	钝性暴力	脾、肾、小肠、肝、肠系膜等

2．临床表现

（1）单纯腹壁损伤：局限性腹壁疼痛、压痛、肿胀和皮下瘀斑。

（2）实质脏器损伤：主要表现为腹腔内（或腹膜后）出血。常出现面色苍白、脉率加快或微弱、血压不稳，甚至休克。若胆管、胰管断裂，胆汁、胰液溢入腹腔，出现明显的腹痛和腹膜刺激征。肩部放射痛提示肝（右）或脾（左）损伤。出血量大者可有移动性浊音，是内出血的晚期体征。

（3）空腔脏器损伤：主要表现是弥漫性腹膜炎。多出现持续性剧烈腹痛，恶心、呕吐。伴全身性感染症状。最突出的体征是腹膜刺激征，胃液、胆汁、胰液刺激性最强，肠液次之，血液最轻。结肠破裂因结肠内容物液体成分少而细菌含量多，故早期症状轻，常只有局限腹膜炎，晚期较严重。

3．辅助检查

（1）实验室检查：实质脏器损伤时，红细胞、血红蛋白、血细胞比容进行性下降。空腔脏器损伤时，白细胞、中性粒细胞明显升高。

（2）影像学检查：X 线检查显示腹腔内游离气体是胃肠道破裂的主要证据。B 超、CT 检查主要用于诊断实质脏器损伤。

（3）诊断性腹腔穿刺和灌洗术：对疑有腹部损伤的患者，诊断性腹腔穿刺是最有意义的检查。抽到不凝血，提示为实质性器官或血管破裂所致的内出血。抽到血液迅速凝固，提示误入血管或血肿。穿刺液中淀粉酶含量增高，提示胰腺或胃十二指肠受损。下消化道损伤腹穿可有粪臭味。

4．治疗与护理措施

（1）急救护理：首先处理危及生命的症状，如心搏呼吸骤停、大出血、张力性气胸等，及时补液抗休克，并紧急手术。内脏脱出时，不能强行纳回腹腔，可用消毒碗覆盖。诊断未明确前，禁用镇痛药。而诊断明确者，使用镇痛药可减轻疼痛，防止神经源性休克。

（2）非手术治疗的护理措施

①休息与活动：绝对卧床休息，不随便搬动伤者。病情稳定者取半卧位，有利于引流和呼吸。病情不稳定时取平卧或休克卧位。

②四禁：严格执行外科急腹症的"四禁"，即禁食禁饮、禁忌灌肠、禁用泻药、禁用吗啡等镇痛药物。

③胃肠减压：明显腹胀或疑有空腔脏器损伤者，尽早行胃肠减压。可减少胃肠内容物漏出，减轻肠壁水肿、促进肠壁血液循环恢复、胃肠功能恢复及胃肠吻合口的愈合，减轻腹痛。

④观察：密切观察生命体征、腹部症状和体征。补充足够的液体，并遵医嘱使用抗生素。

（3）术后护理

①休息活动护理：全麻清醒或硬膜外麻醉平卧 6 小时后，血压平稳者改为半卧位，有利于引流和改善呼吸。及早下床活动，促进肠蠕动恢复，预防肠粘连。

②饮食护理：术后继续禁食禁饮，胃肠减压。肛门排气后，可拔除胃管，摄入少量流质饮食，逐渐过渡到半流质饮食或普食。

③病情观察：定时监测生命体征，观察腹部症状体征、腹腔引流和伤口敷料情况。

④预防感染：遵医嘱使用抗生素，指导有效咳嗽，翻身拍背，痰液黏稠时多饮水，防止肺部感染。

⑤腹腔引流护理：妥善固定，保持引流通畅。普通引流袋每天更换，严格执行无菌操作。注意观察并记录引流液的性质和量。

扫码做题

第十九节　胃、十二指肠疾病

一、解剖生理概要

1. 胃的解剖生理　在中等程度充盈时，大部分位于左季肋区，小部分位于腹上区。胃分为贲门、胃底、胃体和幽门4部分，主要功能是暂时储存食物，排空时间为4～6小时。胃与食管连接处为贲门，与十二指肠连接处为幽门。幽门窦位于胃的最低部，胃溃疡和胃癌多发生于胃的幽门窦近胃小弯处。幽门括约肌的功能是控制胃内容物进入十二指肠的速度并阻止其反流入胃。胃壁分为黏膜、黏膜下层、肌层和浆膜层。胃的泌酸腺主要分布在胃底和胃体，包括3种细胞。

（1）壁细胞：分泌盐酸和内因子，盐酸可激活胃蛋白酶原，使其转变为具有消化活性的胃蛋白酶，还能杀灭进入胃内的细菌。内因子可促进维生素 B_{12} 的吸收。

（2）主细胞：分泌胃蛋白酶原，被盐酸激活为胃蛋白酶，参与蛋白的消化。

（3）黏液细胞：分泌碱性黏液，可中和胃酸，保护胃黏膜。

2. 十二指肠的解剖生理　十二指肠呈C形包绕胰头部，长约25cm，上接幽门，下续空肠，分为上部、降部、水平部和升部4段。十二指肠球部，是十二指肠溃疡及穿孔的好发部位。降部内后侧壁有一圆形隆起，称十二指肠乳头，是胆总管和胰管汇合的共同开口处，距切牙约75cm。

二、胃、十二指肠溃疡的外科治疗

1. 病因与发病机制　消化性溃疡发生的基本机制是对胃和十二指肠黏膜有损害作用的侵袭因素与黏膜自身的防御修复因素之间失去平衡。胃酸是消化性溃疡发生的决定性因素。

（1）幽门螺杆菌（Hp）：幽门螺杆菌感染是消化性溃疡的主要原因。

（2）胃酸分泌异常：胃酸过多激活胃蛋白酶可使胃十二指肠黏膜发生"自我消化"。

（3）胃黏膜屏障受损：阿司匹林、布洛芬、吲哚美辛等非甾体抗炎药及糖皮质激素、酒精、咖啡因、化疗药等均可破坏胃黏膜屏障，造成氢离子逆流入黏膜细胞，引起胃黏膜水肿、糜烂甚至溃疡。

（4）其他：遗传、吸烟、饮食、心理因素、胃、十二指肠运动异常等。

2. 临床表现　以慢性、周期性发作、节律性上腹部疼痛为特点，伴反酸、嗳气、烧心、恶心、食欲减退等消化不良症状。胃溃疡与十二指肠溃疡的鉴别详见本书内科护理学第三节消化系统疾病的相关内容。

3. 常见并发症

（1）出血：消化性溃疡最常见的并发症是上消化道出血，消化性溃疡也是上消化道出血最常见的病因。轻者仅表现为排柏油样便，重者可出现呕血甚至低血容量性休克。短时间内出血量达400ml以上时，患者可出现面色苍白、脉快有力等循环系统代偿表现，如继续出血达800ml以上可出现烦躁或淡漠、血压下降、脉搏细速等明显的休克表现。

（2）急性穿孔：常见于十二指肠溃疡。典型表现为骤发刀割样剧烈腹痛，持续性或阵发性加重，腹肌紧张呈"板状腹"，全腹明显压痛和反跳痛，叩诊浊音界缩小或消失，肠鸣音减弱或消失，可有移动性浊音。早期常见休克原因为强烈的化学刺激所致的剧痛。腹部立位X线检查见膈下新月状游离气体影最具特征性，是急性穿孔最重要的诊断依据。腹腔穿刺可抽出黄色混浊液体或食物残渣。

（3）瘢痕性幽门梗阻：呕吐是最为突出的症状，呕吐量大，呕吐物为宿食，有腐败酸臭味，不含胆汁。呕吐后自觉腹胀明显缓解。患者常有低氯、低钾性碱中毒，严重时还可出现低镁血症、酮症、脱水及营养不良。典型体征为上腹可见胃型及自左肋下向右腹的蠕动波、晃动上腹部时可闻及振水声。X 线钡剂造影检查和胃镜检查可明确诊断，但钡剂可造成梗阻加重。

4．辅助检查

（1）幽门螺杆菌检测。

（2）胃镜及活组织检查：胃镜检查是消化性溃疡最可靠的首选诊断方法，也是最可靠和最有价值的检查方法。

（3）X 线钡剂检查：龛影是溃疡的直接征象，是诊断溃疡较可靠的依据。

（4）大便隐血试验：隐血试验阳性提示溃疡有活动。

5．治疗要点

（1）药物治疗：目的在于去除病因、控制症状、促进溃疡愈合、预防复发和防治并发症。参见本书内科护理学第三节消化系统疾病的相关内容。

（2）手术治疗

①胃大部切除术：是消化性溃疡的主要术式，术中采取仰卧位。其原理是切除胃窦部，减少 G 细胞分泌的促胃液素所引起的体液性胃酸分泌；切除大部分胃体，减少了分泌胃酸、胃蛋白酶的壁细胞和主细胞数量；切除了溃疡本身及溃疡的好发部位。适用于非手术治疗无效或并发穿孔、出血、幽门梗阻、癌变者。切除范围为胃的远端 2/3 ～ 3/4 并包括幽门和近胃侧部分十二指肠球部。

a．毕Ⅰ式：残胃与十二指肠直接吻合，多用于胃溃疡。优点是重建后的结构接近于生理状态，避免胆汁、胰液反流入胃，减少残胃炎和残胃癌的发生。缺点是因吻合口张力大常难以完成。

b．毕Ⅱ式：残胃与近端空肠吻合，十二指肠残端关闭。优点是不必担心吻合口张力问题，术后吻合口溃疡发生率低。缺点是术后胆汁、胰液易反流。

②胃迷走神经切断术：原理为消除了迷走神经引起的胃酸分泌，治疗效果与胃大部切除术相似。

6．护理措施

（1）一般护理

①休息活动护理：溃疡活动期、症状严重或有并发症的患者应卧床休息；溃疡缓解期可适当活动，活动以不感到劳累和诱发疼痛为原则，避免餐后剧烈运动。

②饮食护理

a．进餐方式：指导患者规律进食，定时定量，少量多餐，细嚼慢咽，每天进餐 4 ～ 5 次，以中和胃酸。

b．食物选择：溃疡活动期以清淡、营养丰富、无刺激的饮食为主。缓解期给予高热量、高蛋白、高维生素、易消化的饮食。

③疼痛护理：停用非甾体抗炎药及糖皮质激素类药物；遵医嘱服用抑制胃酸分泌、弱碱抗酸及保护胃黏膜等药物。

（2）非手术治疗护理及术前护理

①急性穿孔护理

a．最重要的护理措施是禁食和胃肠减压。

b．无休克者取半卧位，合并休克者应采取平卧位。

c．监测生命体征，密切观察腹痛、腹膜刺激征及肠鸣音的变化。进行抗休克治疗的同时做好急症手术准备。

②急性出血护理：取平卧位，下肢抬略高，以保证脑部供血；呕吐时头偏向一侧，防止窒息或误吸。密切监测生命体征，特别注意观察血压变化。

③幽门梗阻护理：不完全梗阻者给予无渣半流食，完全梗阻者术前禁食。观察呕吐情况，给予输液和营养支持，纠正低氯低钾性碱中毒。完全梗阻者术前3天每晚用300～500ml温等渗盐水洗胃，以减轻胃壁水肿和炎症，利于术后吻合口愈合。

（3）术后一般护理：胃大部切除术后3天最重要的措施是密切观察胃管引流液和血压的变化。

①病情观察：每30分钟测量一次血压、脉搏和呼吸，直到血压平稳。注意观察患者神志、体温、尿量、切口渗液及引流量等。

②体位护理：常取平卧位，待全麻清醒、血压平稳后改为低半卧位。

③引流管护理：引流管应妥善固定，避免脱出，一旦脱出不可自行重新插回。保持引流管通畅，防止受压、打折、扭曲。胃管的负压要适当，为防堵塞，可用手轻轻挤压；若堵塞，应在医生指导下用注射器抽取生理盐水冲洗。注意观察胃液的颜色、性质和量，术后24小时内胃管引流少量暗红色或咖啡色液体属正常，一般100～300ml，以后渐少并转清。术后3～4天，引流量减少、肛门排气后，可拔出胃管。

④维持体液平衡：禁食期间应详细记录24小时液体出入量，为合理输液提供依据。患者术后由手术室返回病房后，病房护士应重点了解术中的液体出入量。维持水、电解质平衡，给予静脉营养支持，必要时输血，以利于切口和吻合口愈合。

⑤休息活动护理：病情允许时，应鼓励患者早期离床活动，预防肠粘连等并发症。

⑥饮食护理：拔除胃管当天可少量饮水或米汤；第2天进半量流质饮食，每次50～80ml；若无不适，第3天进全量流食，每次100～150ml；第4天可进半流质饮食，如稀饭；第10～14天可进软食。饮食恢复后，忌生、冷、硬和刺激性食物，少进食牛奶、豆类等产气食物，少食多餐，循序渐进。

（4）术后近期并发症的表现和护理

①胃出血：术后短期从胃管引流出大量鲜血，或24小时后仍有鲜血。多采用非手术疗法，应用止血药，输新鲜血。如出血量大或止血效果不理想，应尽早手术止血。术后4～6天发生的出血，常由吻合口黏膜坏死脱落导致。

②胃排空障碍：也称胃瘫。可能与手术切断迷走神经等有关。多见于术后4～10天。患者出现持续性饱胀、钝痛、呕吐含有胆汁的胃内容物。多数患者经禁食、胃肠减压、肠外营养、纠正低蛋白及应用促胃肠动力药（多潘立酮、红霉素）等保守治疗好转。

③十二指肠残端破裂：是毕Ⅱ式胃大部切除术后近期最严重的并发症，多发生于术后24～48小时。表现为右上腹突发剧痛、发热、腹膜刺激征，腹腔穿刺可有胆汁样液体。一旦确诊应立即手术。

④吻合口破裂或瘘：常在术后5～7天发生，贫血、水肿、低蛋白血症的患者更易发生，与吻合口张力过大、缝合技术不当等有关。如出现高热、脉速、腹痛及弥漫性腹膜炎的表现，需立即手术修补；症状较轻无弥漫性腹膜炎时，可先行保守治疗，必要时手术治疗。

⑤术后梗阻：多发生于毕Ⅱ式术后，共同特征是呕吐。

a. 吻合口梗阻：多在术后由流食改为半流食时出现，常由于吻合口过小或吻合时内翻过多、术后吻合口水肿所致。表现为进食后上腹饱胀，溢出性呕吐。呕吐物为食物，含或不含胆汁。一般经禁食、胃肠减压、输液后可缓解。

b. 输入袢梗阻：若为急性完全性梗阻，表现为上腹部剧烈腹痛伴频繁呕吐，量少不含胆汁，呕吐后症状不缓解；梗阻近端为十二指肠残端，易发生绞窄，应及早手术解除梗阻。

c. 输出袢梗阻：多因粘连、大网膜水肿或炎症肿块压迫等所致。表现为上腹饱胀，呕吐物含食物和胆汁。先行保守治疗，若不缓解，应手术解除梗阻。

（5）术后远期并发症的表现和护理

①早期倾倒综合征：多发生于毕Ⅱ式术后，主要由于胃大部切除术后大量高渗食物快速进入空肠，

刺激肠道分泌多种活性物质，引起大量细胞外液渗入肠腔，使循环血量骤然减少，同时胃肠功能紊乱。主要表现为进食半小时内出现上腹胀满、腹泻、心悸、大汗、头晕、乏力、面色苍白甚至晕厥等。预防应少食多餐，避免过甜、过咸、过浓、过热流食，宜进低糖类、高蛋白饮食，餐时限制饮水。进餐后平卧 10～20 分钟，多数患者 6～12 个月能逐渐自愈。

②晚期倾倒综合征：又称低血糖综合征，多在餐后 2～4 小时出现，表现为患者出现心慌、无力、眩晕、出汗、手颤等。原因为含糖食物快速进入空肠，快速吸收，血糖急速升高，刺激胰岛素大量释放。血糖下降后，胰岛素仍保持在高水平，而出现低血糖反应。此时稍进食即可缓解。预防应减少饮食中糖类比例，少量多餐。

③碱性反流性胃炎：是指胆汁、肠液、胰液等反流入胃，毕Ⅱ式手术后数月至数年发生。表现为上腹部及胸骨后烧灼样痛，进食后加重，呕吐胆汁样液，抑酸药治疗无效。首先给予保守治疗，少食多餐，餐后勿平卧，给予胃黏膜保护药和促胃肠动力药。重者应手术治疗。

三、胃　癌

1. 病因　胃癌的病因未完全清楚，可能与下列因素有关：地域环境、饮食生活因素、胃幽门螺杆菌感染、慢性疾病和癌前病变、遗传因素等。

2. 病理

（1）大体分型：早期胃癌是指癌组织浸润仅限于黏膜或黏膜下层。进展期胃癌是指癌组织浸润深度已超过黏膜下层到达肌层或更远。胃癌好发部位以胃窦部为主，其次为贲门部。

（2）组织学分型：乳头状腺癌、管状腺癌、低分化腺癌、黏液腺癌、印戒细胞癌、未分化癌及特殊类型癌。以腺癌多见。

（3）转移途径：有直接浸润、淋巴转移、血行转移和腹腔种植 4 种途径。淋巴转移是主要的转移途径，终末期胃癌可经胸导管向左锁骨上淋巴结转移。血行转移多发生在晚期，以肝转移最常见。

3. 临床表现　50 岁以上好发，男性多见。

（1）症状：早期胃癌无明显症状，首发症状多为上腹部不适、食欲减退等非特异性症状。进展期胃癌最早期的临床表现是上腹部隐痛。贲门部胃癌有胸骨后疼痛和进行性哽噎感。胃窦部癌有呕吐宿食等幽门梗阻表现。癌肿破溃或侵犯血管时，可有呕血和黑便。患者逐渐出现贫血、消瘦，晚期呈恶病质。

（2）体征：早期无明显体征，晚期可扪及上腹部质硬、固定的肿块，有压痛。远处转移时可有肝大、腹水、锁骨上淋巴结肿大等表现。

4. 辅助检查

（1）X 线钡剂检查：中晚期胃癌不规则充盈缺损或腔内壁龛影。

（2）纤维胃镜检查：镜下取活组织做病理学检查，可有效诊断早期胃癌，是目前最可靠、最有价值、最有意义的检查手段。

5. 治疗要点　手术治疗是首选方法，也是目前治愈胃癌的唯一方法。中、晚期胃癌辅以化疗、放疗及免疫治疗提高疗效。

6. 护理措施

（1）术前护理

①饮食护理：给予高热量、高蛋白、高维生素、低脂肪、易消化的少渣饮食。必要时遵医嘱静脉输液提供营养。

②术前准备：幽门梗阻者在禁食的基础上，术前 3 天起每晚用温生理盐水洗胃，并口服肠道不吸

收的抗生素。做好术前检查和其他术前常规准备。

（2）术后护理：详见本节胃、十二指肠溃疡外科治疗的相关内容。

第二十节　肠疾病

扫码做题

一、解剖生理概要

1. **小肠**　分为十二指肠、空肠、回肠 3 部分。小肠是消化吸收的主要场所，小肠内的胰液、胆汁和小肠液对食物进行全面化学性消化，食物经过小肠后消化过程基本完成，未被消化的食物残渣进入大肠。空肠多位于左腰区和脐区，回肠多位于脐区、右腹股区和盆腔内，末端连接盲肠。机体水分的吸收主要在空肠。回肠末端是小肠最窄部分，易因异物或病变而发生梗阻。

2. **大肠**　分为盲肠、阑尾、结肠、直肠和肛管 5 部分。大肠的主要功能是吸收水分和电解质，暂时贮存食物残渣，形成粪便后排出体外。盲肠是大肠的起始部，位于右髂窝内。结肠分为升结肠、横结肠、降结肠和乙状结肠 4 部分。升结肠在右髂窝起始于盲肠，向上至肝右叶下方左曲，移行于横结肠；横结肠向左横行至脾下方，下折续于降结肠；降结肠沿左侧腹后壁向下，至左髂嵴处移行于乙状结肠。大肠在空腹时最常见的运动形式是袋状往返运动。

3. **阑尾**　位于右髂窝，根部连接于盲肠后内侧壁，体表投影在脐与右髂前上棘连线中外 1/3 交点处，称为麦氏点。阑尾动脉系回结肠动脉的分支，为无侧支的终末动脉，当血运障碍时易导致阑尾坏死。

二、急性阑尾炎

急性阑尾炎是外科最常见的急腹症。致病菌多为肠道内的各种革兰阴性杆菌和厌氧菌。

1. **病因**　阑尾管腔阻塞是急性阑尾炎最常见的病因。引起阻塞的主要原因是淋巴滤泡增生，其次是粪石、异物、炎性狭窄、蛔虫、食物残渣等原因，较少见。在已发生阻塞的基础上，存留于阑尾管腔的细菌繁殖，是阑尾炎发病的另一个重要原因。

2. **病理**

（1）急性单纯性阑尾炎：病变只局限于黏膜和黏膜下层，阑尾黏膜和黏膜下层充血、水肿，小溃疡和出血点，临床症状和体征较轻。

（2）急性化脓性阑尾炎：病变累及到阑尾壁的全层，阑尾明显肿胀，浆膜高度充血，表面覆以脓性渗出物，腔内有积脓，临床症状和体征较重。

（3）坏疽性及穿孔性阑尾炎：阑尾管壁坏死或部分坏死，阑尾管壁缺血呈紫色或黑色，是急性阑尾炎最严重的类型。

（4）阑尾周围脓肿：急性阑尾炎穿孔进程较慢时，穿孔的阑尾被大网膜及邻近肠管包绕，形成阑尾周围脓肿。

3. **临床表现**

（1）症状

①转移性右下腹痛：是急性阑尾炎的典型症状。腹痛始发于上腹部，由于内脏神经反射，逐渐转移至脐周，2 小时～1 天后当阑尾炎症涉及壁层腹膜时，转移并局限于右下腹，腹痛呈持续性。穿孔

性阑尾炎随着阑尾腔压力骤然降低，腹痛可暂时缓解，但之后出现腹膜炎，腹痛加剧，范围扩大。

②胃肠道症状：常见恶心、呕吐、食欲缺乏。一般在腹痛开始后数小时内出现呕吐。

③全身症状：早期可有乏力，严重时出现全身中毒症状，脉搏增快，体温达到 38℃，穿孔时可达到 39～40℃，但体温升高不会发生在腹痛之前。发生门静脉炎时，出现寒战、高热和轻度黄疸；发生弥漫性腹膜炎时，可出现感染性休克。

（2）体征

①右下腹麦氏点固定压痛：是急性阑尾炎的最常见和最重要的体征。麦氏点位于脐与右髂前上棘连线中外 1/3 处。

②腹膜刺激征、右下腹肿块。

（3）特殊类型急性阑尾炎的特点

①小儿急性阑尾炎：常无典型的转移性右下腹疼痛，右下腹体征不明显、不典型，小儿阑尾壁薄，穿孔率高，并发症和死亡率也较高，应尽早手术。

②老年人急性阑尾炎：老年人对疼痛反应较迟钝，体征不典型，临床表现轻而病理改变却很重，且常常合并其他疾病，如高血压、冠心病、糖尿病，易坏死穿孔，引起腹膜炎，应及时手术治疗。

③妊娠期急性阑尾炎：腹痛和压痛部位随子宫增大而上移，大网膜不易局限，腹膜炎不易局限，炎症刺激子宫，易诱发流产或早产，治疗以早期阑尾切除为主，临产期的急性阑尾炎并发阑尾穿孔可考虑经腹剖宫产术，同时行阑尾切除术。

（4）诊断性试验

①结肠充气试验：患者仰卧位，用右手压迫左下腹部，再用左手反复挤压近侧结肠，结肠内积气可传至盲肠和阑尾，引起右下腹疼痛者为阳性。

②腰大肌试验：患者左侧卧位，使右大腿后伸，腰大肌紧张，引起右下腹疼痛者为阳性，提示阑尾位于腰大肌前方，为盲肠后位或腹膜后位。

③闭孔内肌试验：患者仰卧位，使右髋及右膝各屈曲 90°，然后被动向内旋转，若引起右下腹疼痛者为阳性，提示靠近闭孔内肌的阑尾发炎，阑尾位置较低。

4. 辅助检查

（1）直肠指检：盆腔位阑尾炎常在直肠右前方有触痛，阑尾穿孔时可有直肠前壁广泛疼痛，形成脓肿时可触及痛性肿块。

（2）实验室检查：血白细胞计数和中性粒细胞比例增高，核左移。

（3）影像学检查：腹部 X 线平片可见盲肠扩张和气液平面，超声检查可见肿大的阑尾或脓肿。

5. 治疗要点

（1）手术治疗：首选手术治疗，绝大多数急性阑尾炎一经确诊，应及早施行阑尾切除术，早期手术操作简单，术后并发症少。阑尾坏疽或穿孔后手术操作困难，术后并发症多。阑尾周围脓肿如病情较稳定，宜应用抗生素治疗或同时联合中药治疗促进脓肿吸收消退，也可在超声引导下穿刺抽脓或置管引流；如无局限趋势可行切开引流手术，如阑尾显露方便，应切除阑尾，否则待 3 个月后再做阑尾切除术。

（2）非手术治疗：仅适用于单纯性阑尾炎或发病已超过 72 小时、已形成炎性肿块等有手术禁忌证者。

6. 护理措施

（1）术前护理：禁食，但不必胃肠减压。安置患者半卧位，使腹肌松弛，减轻腹痛。疾病观察期间遵医嘱给予抗生素控制感染，体温达到 39℃或以上时，应警惕患者阑尾穿孔。禁服泻药及灌肠，防止穿孔或炎症扩散。诊断不明确前禁用吗啡、哌替啶等镇痛药，以免掩盖病情。

（2）术后护理

①一般护理：全麻清醒或硬膜外麻醉术后 6 小时改为半卧位。术后当天禁食。待肠蠕动恢复逐步改为经口进食，术后 3～4 天可进普食。

②休息活动护理：术后鼓励患者在床上活动肢体，术后 24 小时早期下床活动，促进肠蠕动恢复，预防肠粘连。

③病情观察：密切监测生命体征，预防术后并发症。保持切口敷料清洁、干燥，腹腔引流管应保持通畅。

④用药护理：遵医嘱应用抗生素控制感染。

⑤并发症护理

a. 切口感染：是阑尾切除术后最常见的并发症，表现为术后 2～3 天体温升高，切口胀痛或跳痛，局部红肿、压痛等。可采取穿刺抽脓、局部拆线、放置引流、定期换药等方法促进切口愈合，并遵医嘱给予抗生素、理疗等。

b. 出血：一旦确诊，应迅速建立静脉通路，输血、补液，紧急再次手术。

c. 腹腔脓肿：发生在盆腔的脓肿由于刺激直肠，可有大便次数增多，混有黏液，伴里急后重。治疗方法有超声引导下穿刺抽脓、手术切开引流等。

d. 粘连性肠梗阻：经积极抗感染治疗及全身支持疗法多数患者的梗阻可缓解。如为完全性肠梗阻，应手术治疗。

e. 肠瘘：多因阑尾残端结扎线松脱所致。

三、肠梗阻

任何原因引起肠内容物通过障碍，并有腹胀、腹痛等临床表现时，称为肠梗阻，是外科常见急腹症之一。

1. 分类及病因

（1）按基本病因分类

①机械性肠梗阻：是临床最常见类型，是由于机械性因素导致肠腔狭小，肠内容物不能通过所致。粘连性肠梗阻是最常见的类型。其余原因还包括肿瘤压迫、嵌顿疝等；肠壁有肠套叠、肠扭转等；肠腔内有蛔虫、异物、粪石堵塞等。

②动力性肠梗阻：又分为麻痹性和痉挛性两类。肠腔并无器质性狭窄，梗阻是由于神经抑制或毒素刺激引起肠壁肌运动紊乱所致。麻痹性肠梗阻多见于腹部手术、创伤或弥漫性腹膜炎后，常与低钾血症有关。痉挛性肠梗阻少见，可发生于急性肠炎、肠道功能紊乱或慢性铅中毒患者。

③血运性肠梗阻：由于肠系膜血管栓塞或血栓形成，肠管血供障碍所致。肠腔虽无狭小或阻塞，但肠迅速发生坏死，失去蠕动能力。

（2）按肠壁血供有无障碍分类：分为单纯性和绞窄性两类。单纯性肠管无血供障碍，而绞窄性伴有血供障碍。

（3）按梗阻发生部位分类：分为高位小肠（空肠）梗阻、低位小肠（回肠）梗阻和结肠梗阻。结肠梗阻由于回盲瓣的作用，肠内容物不可从结肠反流至回肠，形成完全阻塞；小肠扭转时肠袢两端也完全阻塞，称为闭袢性肠梗阻。

（4）按梗阻程度分类：分为完全性和不完全性两类。

（5）按病程发展快慢分类：分为急性和慢性两类。

2. 病理生理

（1）局部变化：单纯性机械性肠梗阻发生后，梗阻以上肠蠕动增强，以克服阻塞的障碍,肠腔积气、积液，肠管膨胀；梗阻以下肠管则塌陷、空虚或仅存少量粪便。梗阻部位越低，时间越长，腹胀越明显。液体主要来自于胃肠道分泌液；气体大部分来自咽下的空气。急性完全性梗阻时，肠管迅速膨胀，肠壁变薄，肠腔内压力不断升高，使肠壁静脉回流受阻，肠壁充血、水肿，液体外渗；肠壁及毛细血管通透性增加，血性渗出液进入肠腔和腹腔。如不及时解除梗阻，出现动脉血运受阻，肠壁失去活力，变为紫黑色，肠管缺血坏死，肠内容物和大量细菌渗入腹腔，引起腹膜炎。

（2）全身变化

①脱水：肠梗阻后，吸收功能障碍致胃肠道液体积存于肠腔，肠壁液体向腹腔渗出；且高位肠梗阻有剧烈呕吐，常导致脱水。

②代谢性碱中毒：高位肠梗阻呕吐丢失大量胃酸和氯离子，致代谢性碱中毒。

③代谢性酸中毒：低位小肠梗阻会有大量碱性消化液丢失，加之组织缺氧，代谢产物积聚，可导致代谢性酸中毒。

④血容量下降及休克：大量液体渗入肠腔和腹腔，发生绞窄还可使大量血浆和血液丢失，血容量下降。肠腔细菌渗入腹腔及肠壁坏死穿孔，导致弥漫性腹膜炎及全身感染。引起严重的低血容量性休克和感染性休克。

3. 临床表现

（1）症状：主要表现为腹痛、呕吐、腹胀和停止排气排便。其中，停止排便排气是最典型的症状。

①腹痛：腹痛由梗阻部位以上肠管强烈蠕动所致，蠕动呈间歇性，故机械性肠梗阻的腹痛特点是阵发性剧烈绞痛。如腹痛间歇缩短，表现为持续性剧烈绞痛，应警惕为绞窄性肠梗阻。麻痹性肠梗阻的肠壁呈弛缓状态，不会有阵发性腹痛，只有持续性胀痛。

②呕吐：高位肠梗阻的呕吐出现较早，呕吐频繁，呕吐物主要为胃及十二指肠内容物。低位肠梗阻呕吐出现较迟，呕吐物初为胃内容物，后期为经肠内腐败、发酵的肠内容物。结肠梗阻呕吐到晚期才出现，呕吐物如呈棕褐色或血性，是肠管血运障碍的表现。麻痹性肠梗阻的呕吐呈溢出性。

③腹胀：发生在腹痛之后。高位性肠梗阻腹胀不明显，低位肠梗阻和麻痹性肠梗阻腹胀明显，遍及全腹。

④停止排气排便：完全性肠梗阻由于肠内容物不能通过梗阻部位，梗阻以下肠管呈空虚状态，表现为肛门停止排气排便。梗阻的早期，尤其是高位肠梗阻，梗阻以下肠管尚有气体和粪便积存，易误诊为非肠梗阻或不完全性肠梗阻。

（2）体征

①视诊：机械性肠梗阻可见肠型和肠蠕动波，肠扭转时腹胀不对称。麻痹性肠梗阻腹胀均匀。

②触诊：单纯性肠梗阻可有轻度压痛。绞窄性肠梗阻可有固定压痛和腹膜刺激征。麻痹性肠梗阻触不到肿块。

③叩诊：绞窄性肠梗阻有移动性浊音阳性。

④听诊：机械性肠梗阻肠鸣音亢进，有气过水音或金属音。麻痹性肠梗阻肠鸣音减弱或消失。

4. 常见的机械性肠梗阻　见表 2-29、表 2-30。

5. 辅助检查

（1）实验室检查：单纯性肠梗阻早期无明显改变。随着病情进展，因脱水和血液浓缩，白细胞计数、血红蛋白和血细胞比容升高，尿比重增高。高位肠梗阻因呕吐频繁可发生低钾、低氯血症和代谢性碱中毒。低位肠梗阻可发生代谢性酸中毒。绞窄性肠梗阻可有血象和血生化的明显改变。

表2-29　单纯性肠梗阻与绞窄性肠梗阻鉴别

	单纯性肠梗阻	绞窄性肠梗阻
发病	较缓慢	急骤，发展迅速
腹痛特点	阵发性绞痛	持续性剧烈绞痛
腹胀	均匀全腹胀	不对称，有局部隆起的肿块
压痛	轻，部位不固定	腹膜刺激征：固定压痛，反跳痛，腹肌紧张
全身情况	尚好	全身中毒症状及感染性休克
腹腔穿刺	无特殊	可见血性液体或炎性渗出液
血性粪便	无	可有
腹部X线检查	小肠袢扩张呈鱼骨刺状、梯形排列，结肠显示结肠袋	孤立扩大的肠袢
治疗原则	先行非手术治疗	手术治疗

表2-30　常见的机械性肠梗阻鉴别

	粘连性肠梗阻	蛔虫性肠梗阻	肠扭转		肠套叠
			小肠扭转	乙状结肠扭转	
发病特点	腹腔内手术、炎症、创伤、出血、异物等引起	多见于小儿，因蛔虫聚集成团堵塞肠腔，驱虫不当是主要诱因。多为单纯性不完全性肠梗阻	多见于青壮年，常因饱食后剧烈运动而发病。闭袢性肠梗阻加绞窄性肠梗阻，发病急骤，发展迅速	多见于乙状结肠冗长、有便秘的老年人	肠的一段套入其相连的肠管腔内，小儿多见。饮食不当、腹泻、感染等致肠蠕动正常节律紊乱是最主要原因，可发生绞窄，回结肠套叠最常见
典型表现	典型的机械性肠梗阻表现	脐周阵发性疼痛，伴呕吐，腹部柔软，可扪及条索状包块	突然发作的持续性剧烈腹部绞痛，腰背牵涉痛，呕吐频繁，腹胀不对称，可触及扩张的肠袢，肠鸣音减弱，休克出现早，病死率高；乙状结肠	腹部持续胀痛，左腹部明显膨胀，可见肠型。腹部压痛及肌紧张不明显。钡剂灌肠X线检查见扭转部位钡剂受阻，钡影尖端呈"鸟嘴"形	三大典型症状是腹痛、果酱样血便、腊肠形光滑有压痛的腹部肿块。钡灌肠是最有意义的检查，呈"杯口状"或"弹簧状"阴影
治疗原则	首选非手术疗法，发生绞窄应手术	主要采用非手术治疗	极易发生绞窄，应及时手术治疗		是唯一可早期灌肠的外科急症。一旦发生尽早复位，早期主要采用空气灌肠或钡灌肠，效果好

（2）X 线检查（表 2-29）：对鉴别和诊断诊断最有价值。一般梗阻 4～6 小时后，腹部 X 线可见多个气液平面。麻痹性肠梗阻 X 线可见肠袢充气扩张。钡灌肠可显示结肠梗阻的部位与性质；但小肠梗阻尤其疑有肠穿孔时禁用钡灌肠，以免加重病情。

6. 治疗要点　基本原则是解除梗阻和纠正因梗阻引起的全身性生理紊乱。

（1）非手术治疗：禁食，胃肠减压，纠正水、电解质及酸碱平衡紊乱，应用抗生素防治腹腔感染，解痉镇痛，低压灌肠。

（2）手术治疗：去除病因，如松解粘连、解除疝环压迫、扭转复位、切除病变肠管等。

7. 护理措施

（1）非手术治疗护理

①体位护理：卧床休息，无休克时取半卧位，有利于减轻腹痛；有休克时采用休克体位。

②禁食、胃肠减压：机械性肠梗阻在非手术治疗期间，最重要的护理措施是保持有效的胃肠减压。胃肠减压可抽出肠腔内积存的气体和液体，降低肠腔压力，有利于肠壁血液循环恢复；减轻肠壁水肿，使部分因肠壁肿胀、肠管扭曲导致的梗阻得以恢复或复位；减轻腹内压，改善因膈肌抬高导致的循环和呼吸障碍；抽出的胃肠引流液还可作为判断梗阻性质的依据。

③饮食护理：若梗阻解除，肠功能恢复，可尝试进食少量流食，但忌食易产气的甜品和牛奶。

④病情观察：最重要的是区分单纯性肠梗阻和绞窄性肠梗阻，关系到治疗方法的选择和预后。梗阻解除的重要标志是肛门排便、排气。注意观察患者的神志、生命体征、腹痛、腹胀、呕吐、排气排便、腹膜刺激征、肠鸣音及肠蠕动等情况。胃肠减压期间，应严密观察胃肠液的性质，记录引流量。

⑤维持体液平衡：准确记录液体出入量，根据血清电解质和血气分析结果合理输液。平衡盐溶液（乳酸钠林格液）是最接近细胞外液的液体，适合于迅速补充有效循环血量，防治休克。

⑥用药护理：防治感染性休克，使用有效、足量抗生素控制感染。腹痛时可使用阿托品、山莨菪碱等解痉药，但在病情未明确时，禁用吗啡、哌替啶止痛。

（2）术后护理

①体位护理：术后患者取平卧位，全麻患者头偏向一侧，防止呕吐窒息。麻醉清醒、血压平稳后改为半卧位。

②禁食、胃肠减压：术后仍应禁食，给予肠外营养支持。注意观察引流液的颜色、性质和量。

③饮食护理：肠蠕动恢复、拔除胃肠减压管后，逐步恢复进食，从仅饮水、流质、半流质，逐渐改为软食，少量多餐，禁食油腻。

④休息活动护理：病情稳定后鼓励患者早期下床活动，预防粘连性肠梗阻。

⑤病情观察：注意观察生命体征、腹痛、腹胀、排气排便及神志变化，每 30～60 分钟测量生命体征一次。

四、肠　瘘

肠瘘是指肠管与其他脏器、体腔或体表之间存在病理性通道，肠内容物经此通道进入其他脏器、体腔或至体外，引起严重感染、体液失衡等改变。

1. 分类及病因　先天性畸形；腹部损伤；腹腔感染、肠道疾病或腹腔脏器恶性病变。

2. 病理　可分为高位瘘和低位瘘。高位瘘水、电解质紊乱及营养丢失较严重；低位瘘继发性感染较明显。如以胃液丢失为主，丧失的电解质主要为 H^+、Cl^-、K^+，患者可出现低钾低氯性碱中毒；而伴随肠液丢失的电解质主要为 N^+、K^+、HCO_3^-，患者表现为代谢性酸中毒及低钠、低钾血症。

3. 临床表现

（1）症状：手术后肠外瘘可于术后 3～5 天出现症状，由于肠内容物外漏，可对周围器官产生强烈刺激，可有腹痛、腹胀、恶心等，或出现麻痹性肠梗阻。继发感染者体温升高，可出现严重水电解质紊乱，甚至发生低血容量休克。可并发脓毒症、多器官功能衰竭。

（2）体征：腹壁可有一个或多个瘘口，瘘口排出物与瘘管位置有关，高位小肠瘘可含有大量胆汁、胰液等。低位肠瘘可含有粪渣，有臭味，强腐蚀性肠液可致瘘口周围红肿、糜烂。

4. 辅助检查

（1）实验室检查：血常规显示血红蛋白、红细胞计数下降。伴感染时白细胞及中性粒细胞比值增高。

（2）特殊检查：口服染料或药用炭，简单实用；瘘管组织活检及病理学检查。

（3）影像学检查：超声及 CT 检查、瘘管造影等。

5. 治疗要点　控制感染，纠正水电解质紊乱。使用药物如生长抑素制剂，降低胃肠液分泌量，减少体液丢失。或采用手术治疗。

6. 护理措施

（1）非手术治疗

①维持体液平衡：纠正水电解质紊乱。

②控制感染：取半坐卧位，利于积液积聚盆腔，减少毒素吸收。遵医嘱合理使用抗生素。

③营养支持：发病初期应禁食，给予全胃肠外营养支持，减少消化液分泌，使漏出物减少。

④负压引流：持续负压吸引，以充分稀释肠液，促进局部炎症消散。调节负压至 10～20kPa 为宜。每天灌洗量为 2000～4000ml，速度为 40～60 滴／分，保持灌洗液温度在 30～40℃。

⑤病情观察：记录引流液的量及性状。

⑥皮肤护理：及时清除漏出的肠液，保持瘘口清洁干燥，局部清洁后可涂抹复方氧化锌软膏加以保护。

（2）手术治疗

①术前护理：行肠道准备，术前 3 天进食少渣半流质饮食，口服肠道不吸收的抗生素。

②术后护理：

a. 饮食护理：禁食 4～6 天，行全胃肠外营养支持。开始进食时以低脂、适量蛋白质、高糖、低渣饮食为主。

b. 引流护理：保持引流管通畅，根据引流情况调整引流负压大小。

c. 并发症护理：防止出血，术后严密监测生命体征及切口渗血情况；早期床上活动，预防粘连性肠梗阻。

五、大肠癌

1. 病因　在我国，直肠癌最多见，好发于直肠中下段，其次为乙状结肠癌。大肠癌的病因尚未明确，可能与以下因素有关。

（1）饮食与运动：高脂肪、高蛋白和低纤维素饮食，缺乏适度的体力活动。

（2）遗传因素。

（3）癌前病变：以绒毛状腺瘤及家族性肠息肉病癌变率最高。

2. 病理　按大体形态分为肿块型、溃疡型、浸润型，以溃疡型最常见。按组织学类型分为腺癌、腺鳞癌和未分化癌，以腺癌为主，未分化癌预后最差。淋巴转移是最常见的转移途径，血行转移多见于肝，其次为肺、骨等。也可直接浸润邻近器官，如子宫、膀胱，还可经腹膜种植转移。

3. **分期** 常用 Dukes 分期和国际 TNM 分期。

4. **临床表现** 早期无特异性症状，当病情发展或伴感染时，才出现明显症状。排便习惯改变和大便带血是最早出现的症状。

（1）结肠癌

①排便习惯和粪便性状改变：是首发症状，表现为大便次数增多，血便、腹泻、便秘等，其中以血便为突出表现，伴感染者可出现脓血便。病变位置越低，颜色越鲜红，血、便分离；位置越高，颜色越暗，且与粪便相混。

②腹痛：早期症状之一，为持续性隐痛或腹部不适。

③全身症状：由于慢性失血、癌肿溃烂、毒素吸收等，患者可出现贫血、消瘦、乏力、低热等。晚期可出现肝大、黄疸、水肿、腹水、锁骨上淋巴结肿大及恶病质等。

④左、右结肠癌特点对比：因癌肿部位及病理类型不同，结肠癌的临床表现存在差异：右半结肠肠腔较左侧大，癌肿多呈肿块型，即主要表现为腹部包块、便血和贫血，大便稀薄，腹泻和便秘交替出现，较少发生肠梗阻；而左半结肠癌主要表现为便血、腹泻、便秘和肠梗阻，因肠腔相对狭小，癌肿多呈浸润生长型，易引起环状缩窄，更容易发生肠梗阻，癌肿破溃时，可有便血。

（2）直肠癌

①直肠刺激症状：频繁便意和排便习惯改变，肛门下坠、里急后重和排便不尽感。

②黏液血便：为癌肿破溃感染所致，血便是最常见的早期症状。

③肠腔狭窄症状：粪便变形、变细。肠管梗阻后，有腹痛、腹胀、肠鸣音亢进等症状。

④转移症状：出现侵犯器官的相应症状。

5. **辅助检查**

（1）直肠指检：是诊断直肠癌最重要、最简单有效的检查方法，可了解癌肿的部位，距肛缘的距离，癌肿的大小、范围、固定程度及与周围脏器的关系等。

（2）大便隐血试验：可作为普查或高危人群的初筛手段。

（3）纤维结肠镜：加病理可确诊，是最可靠的检查方法。

（4）血清癌胚抗原（CEA）和 CA19-9：是目前公认是结直肠癌诊断和术后监测有意义的肿瘤标志物，主要用于预测大肠癌的预后和监测复发。

（5）其他：X 线钡剂灌肠、B 超和 CT 检查。

6. **治疗要点**

（1）结肠癌治疗：以手术切除为主的综合治疗。

（2）直肠癌治疗：手术切除为主要治疗方法，根治手术包括 Dixon 手术和 Miles 手术。

① Dixon 手术（经腹直肠癌切除术）：目前应用最多，适用于腹膜反折以上的直肠癌，癌肿距齿状线 5cm 以上，远端切缘距癌肿下缘 2cm 以上，保留正常肛门。

② Miles 手术（腹会阴联合直肠癌根治术）：适用于腹膜反折以下的直肠癌，切除乙状结肠、全部直肠、肛管及肛门周围 5cm 直径的皮肤及全部肛门括约肌，不能保留肛门，于左下腹行永久性结肠造口（人工肛门）。

7. **护理措施**

（1）术前护理

①饮食护理：给予高蛋白、高热量、高维生素、易消化的少渣饮食，纠正水、电解质紊乱。

②肠道准备：是直肠癌根治术前重要的特殊护理，可减少或避免术中污染、术后感染等，一般通过控制饮食、口服肠道抗菌药物如新霉素或甲硝唑、多次清洁灌肠来实现。

a. 传统肠道准备法：术前 3 天少渣半流质饮食，术前 2 天无渣流质饮食，有肠梗阻者应禁食、补液。术前 1 天禁食，以减少并软化粪便。术前 3 天口服新霉素或甲硝唑，同时加服维生素 K。术前 3 天，每晚口服缓泻药液状石蜡或硫酸镁 15～20g，术前 1 天晚及术日晨清洁灌肠。灌肠时宜选细肛管，轻柔插入，禁用高压灌肠，以免癌细胞扩散。如用甘露醇灌肠，肠道内会产生气体，手术禁用电刀，以免引起爆炸。

b. 全肠道灌洗法和甘露醇口服肠道准备法

③其他准备：术前 2 天每晚用 1∶5000 高锰酸钾溶液坐浴。女性患者术前 3 天每晚行阴道冲洗。术日晨留置胃管和尿管。

（2）术后护理

①休息活动护理：病情平稳后取半卧位，有利于腹腔引流。

②饮食护理：禁食水，胃肠减压，补充静脉营养。术后 2～3 天肛门排气或造口开放后，可拔除胃管，进流质饮食。术后 1 周进半流质饮食。术后 2 周可进普食，给予高蛋白、高热量、高维生素、低脂、易消化的少渣食物。

③病情观察：术后每 30 分钟测量生命体征，病情平稳后改为每小时 1 次。

④引流管护理：保持各种引流管通畅，避免受压、扭曲。留置尿管 1～2 周，每 4～6 小时或有尿意时开放，训练膀胱排尿功能。腹腔引流管留置 5～7 天，保持局部皮肤清洁干燥，定时更换敷料。

（3）结肠造口护理：为术后护理的重点。

①造口观察：注意有无肠黏膜颜色变暗、发黑和回缩等异常。

②保护局部皮肤：造口开放前，肠造口周围用凡士林纱条保护，术后 3 天拆除，及时更换渗湿的敷料，温水清洗并消毒造口周围皮肤，复方氧化锌软膏涂抹，防止浸渍糜烂。

③保护腹部切口：术后 2～3 天肠蠕动恢复后开放，取左侧卧位（造口侧卧位），并用塑料薄膜隔开腹部切口与造口，防止流出的粪便污染腹部切口。

④保持大便通畅：恢复饮食后，应适当增加活动量。若发生便秘，用液状石蜡或肥皂水经结肠造口做低压灌肠，插入造口的肛管超过 10cm，以防肠管损伤。

⑤正确使用人工肛门袋：更换前用中性皂液或 0.5% 氯己定溶液清洁造口周围皮肤（不可用乙醇），再涂上氧化锌软膏。选择袋口合适的造口袋，造口袋内充满 1/3 排泄物时，应及时更换。人工造口袋不宜长期持续使用，粪便成形及养成定时排便的习惯后，可不佩戴人工肛门袋。

⑥并发症的预防

a. 造口狭窄：1 周后造口处拆线愈合时，每天扩张造口 1 次。

b. 切口感染：保持切口清洁干燥和引流管通畅，术后 4～7 天以 1∶5000 高锰酸钾温水坐浴，每天 2 次，并预防性应用抗生素。

c. 吻合口瘘：注意观察，术后 7～10 天不可灌肠，一旦发生应禁食、胃肠减压，同时盆腔持续滴注、负压吸引，肠外营养支持。

（4）Dixon 术后护理：调整饮食，注意饮食卫生，进行肛门括约肌收缩训练，防止排便失禁。便后清洁肛门，涂氧化锌软膏保护肛周皮肤。

8. 健康教育

（1）饮食指导：给予产气少、易消化、无刺激性的饮食，避免高脂肪和刺激性食物，避免过多粗纤维食物（如芹菜、韭菜），多吃新鲜水果和蔬菜。

（2）活动指导：适度体育锻炼，术后 1～3 个月避免重体力劳动，尽量融入正常的生活、工作和社交活动中。

（3）造口自我护理指导：早期 2～3 个月，1～2 周扩张造口 1 次，坚持 3 个月，防止狭窄。每天定时结肠灌洗以训练有规律的肠蠕动。

（4）复查指导：每 3～6 个月定期门诊复查。行化疗、放疗者，定期检查血常规。

第二十一节 直肠肛管疾病

扫码做题

一、直肠肛管的解剖生理

1. **直肠** 位于盆腔的后部，上接乙状结肠，向下移行为肛管，长 10～14cm，是粪便暂存的部位。直肠内面有 3 个直肠横襞，其中，中间的横襞大而明显，距肛门 7cm，相当于直肠前壁腹膜返折的水平，是乙状结肠镜检查的标志（图2-2）。

2. **肛管** 上界为直肠穿过盆膈的平面，下界为肛门，长约 4cm，被肛提肌和肛门括约肌包绕，有控制排便的作用。肛窦为开口向上的隐窝，底部有肛腺的开口，容易积存粪便，感染后可形成肛周脓肿或瘘。肛管内面有 6～8 条纵行的黏膜皱襞称肛柱。

齿状线以上为单层柱状上皮，血供来源于直肠上、下动脉，回流至肝门静脉，淋巴引流至肠系膜下淋巴结和髂内淋巴结，受内脏神经支配，无疼痛感；齿状线以下为复层扁平上皮，血供来源于肛门动脉，回流至下腔静脉，淋巴引流至腹股沟浅淋巴结，受躯体神经支配，痛觉敏锐。发生在齿状线以上的痔为内痔，以下的为外痔。

图2-2 直肠与肛管

直肠内层的环肌在直肠下端增厚而成为肛门内括约肌，受内脏神经支配，可协助排便，但无括约肛门的功能。肛门外括约肌为骨骼肌，位于肛管平滑肌之外，分为皮下部、浅部和深部，受意识支配，有较强的控制排便功能。由肛门外括约肌的浅部和深部、肛门内括约肌、直肠纵肌的下部和肛提肌共同组成的肛管直肠环，对肛管起着极重要的括约作用，若手术损伤将引起大便失禁。

在直肠与肛管周围有数个间隙，充满脂肪结缔组织，是感染的常见部位。常见的有骨盆直肠间隙、坐骨肛管间隙（坐骨直肠间隙）和肛门周围间隙。

二、常见直肠肛管疾病

（一）直肠肛管周围脓肿

直肠肛管周围脓肿是指直肠肛管周围软组织或其周围间隙内的急性化脓性感染，并形成脓肿。

1. **病因** 主要原因为肛腺感染，也可由肛周皮肤感染、损伤、肛裂、内痔、药物注射等引起。常见的致病菌有大肠埃希菌、金黄色葡萄球菌、链球菌和铜绿假单胞菌，偶有厌氧性细菌和结核杆菌，常是多种病原菌混合感染。

2. **病理** 肛腺形成脓肿后，可蔓延至直肠肛管周围间隙的疏松结缔组织，感染极易蔓延、扩散，形成不同部位的脓肿（图2-3）。

图2-3　直肠肛管周围脓肿

3. **临床表现**　由于脓肿形成部位不同，表现多样（表2-31）。

表2-31　直肠肛管周围脓肿鉴别

	肛门周围皮下脓肿	坐骨肛管间隙脓肿	骨盆直肠间隙脓肿
发　病	最常见	较常见	较少见
全身症状	不明显	较重，高热、头痛、乏力	严重，持续性高热、头痛
局部表现	肛周持续性跳痛，局部红肿，有压痛，脓肿形成可有波动感	脓肿大而深，持续性胀痛，排便、行走时加重，可扪及局部隆起，波动感	不明显，位置深，空间大，可触及隆起肿块，深压痛和波动感
伴随症状	无	里急后重，排尿困难	直肠坠胀感，便意不尽，排尿困难

4. **诊断与治疗要点**　直肠指检对直肠肛管周围脓肿有重要意义。局部穿刺抽出脓液即可确诊。发病早期给予抗生素控制感染，局部理疗，热水坐浴，口服缓泻药或液状石蜡促进排便。脓肿形成后尽早切开引流。

（二）肛　瘘

肛瘘是指直肠远端或肛管与肛周皮肤间形成的肉芽肿性管道。

1. **病因**　主要的病因是直肠肛管周围脓肿；少数因结核、外伤感染等引起。

2. **病理**　肛瘘由内口、外口及瘘管3部分组成。

（1）按瘘管位置高低，可分为低位肛瘘（位于外括约肌深部以下）和高位肛瘘（位于外括约肌深部以上）。

（2）根据瘘口与瘘管的数目，可分为单纯性肛瘘（只存在单一瘘管）和复杂性肛瘘（存在多个瘘口和瘘管）。

3. **临床表现**

（1）症状：肛门周围外口流出少量脓性、血性或黏液性分泌物，肛门周围皮肤潮湿、瘙痒、湿疡，常自觉有粪便及气体排出。急性感染或瘘管中有脓肿形成时，出现明显疼痛，伴发热等全身症状。脓肿破溃或切开引流后症状缓解。**脓肿反复形成是肛瘘的特点**。

（2）体征：肛周皮肤可见单个或多个外口。挤压时外口可有少量脓液或脓血性分泌物排出。

4. 治疗要点　肛瘘极少自愈，必须及时治疗，可采用堵塞法和手术治疗。

（三）肛裂

肛裂是指齿状线以下的肛管皮肤裂伤后所形成的小溃疡。

1. 病因、病理　直接原因多为长期便秘、粪便干结引起排便时机械性损伤。慢性裂口上端的肛瓣和肛乳头水肿，形成肥大乳头；下端皮肤水肿，静脉、淋巴回流受阻，形成突出的袋状皮垂，称为前哨痔。肛裂、肛乳头肥大和前哨痔合称肛裂三联症。

2. 临床表现　好发于青中年人，以肛管后正中线的肛裂最多见。

（1）症状：常有长期便秘史，典型表现是疼痛、便秘、出血。

①疼痛：典型的周期性剧烈疼痛，有两次高峰。排便时疼痛多因干硬粪便刺激裂口内神经末梢；排便后疼痛由肛门括约肌反射性痉挛所致。

②便秘：由于惧怕疼痛不敢排便，导致便秘，便秘又加重肛裂，形成恶性循环。

③出血：表现为排便时粪便表面、手纸上少量鲜血，或排便过程中滴出鲜血。

（2）体征：肛门检查常有肛管后正中线溃疡裂隙，肛裂患者严禁直肠指检或直肠镜检查。

3. 治疗要点

（1）非手术治疗：一般采取非手术治疗。保持大便通畅，必要时口服缓泻药，排便后坐浴。局部麻醉后，扩肛以解除括约肌痉挛，促进溃疡愈合。

（2）手术治疗：非手术治疗无效、经久不愈且症状较重的陈旧性肛裂可采取肛裂切除术和肛管内括约肌切断术。

（四）痔

痔是肛垫的支持结构病理性肥大和移位，直肠下端黏膜下和（或）肛管皮肤下的静脉丛淤血、扩张和纡曲所形成的局部团块，是最常见的直肠肛管疾病。

1. 病因与发病机制　肛垫下移学说和静脉曲张学说。

2. 病理　按痔所在部位分为内痔、外痔和混合痔 3 种。

3. 临床表现

（1）内痔：最常见，位于齿状线以上，表面覆盖直肠黏膜，好发于截石位 3 点、7 点、11 点位置（图 2-4）。主要表现为无痛性、间歇性便后出鲜血和痔块脱出。按病情轻重可分为 4 度（表 2-32）。

（2）外痔：位于齿状线下方，表面覆盖肛管皮肤。主要表现为肛门不适、潮湿，有时伴局部瘙痒。若发生血栓形成及皮下血肿则有剧痛，肛周可见暗紫色椭圆形肿物，触痛明显，排便、咳嗽时疼痛加剧。

（3）混合痔：由内痔静脉丛和相应部位的外痔静脉丛相互融合而形成，位于齿状线上下，内痔和外痔的症状可同时存在。

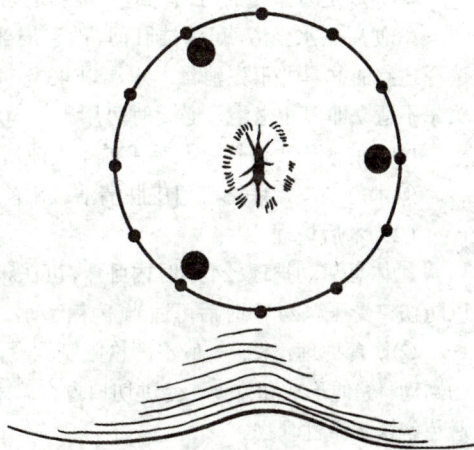

图2-4　内痔

表2-32　内痔分度及其临床特点

分　度	临床特点
Ⅰ度	排便时无痛性出血，便后出血可自行停止，无痔脱出
Ⅱ度	便血加重，严重时呈喷射状，排便时有痔脱出，便后可自行回纳
Ⅲ度	偶有便血，排便、久站、咳嗽、劳累、负重时痔脱出不能自行回纳，需用手托回
Ⅳ度	偶有便血，痔块长期脱出于肛门外或回纳后又即脱出

4. 治疗要点　治疗原则以非手术治疗为主，无症状的痔无须治疗，有症状的痔治疗重点在于减轻或消除症状，而非根治。

（1）非手术治疗：分为一般治疗、注射疗法和胶圈套扎疗法。

（2）手术治疗：适用于保守治疗无效、出血严重、痔核脱出严重者。常见的手术方式有痔单纯切除术、吻合器痔上黏膜环行切除术、血栓性外痔剥离术。

（五）直肠肛管疾病的护理

1. 护理评估

（1）术前评估：饮食习惯，有无腹内压增高因素，局部皮肤情况，排便情况等。主要内容是肛门直肠检查。可取膝胸卧位、左侧卧位、截石位和蹲位。

（2）术后评估：康复情况、术后不适和并发症的观察。

2. 护理措施

（1）术前护理

①多摄入富含粗纤维的新鲜蔬菜、水果，多饮水，少吃辛辣刺激性食物，避免饮酒。

②养成定时排便的习惯，适当增加运动量，促进肠蠕动，必要时使用缓泻药。

③便后热水坐浴，可清洁肛门，改善局部血液循环，促进炎症吸收，并缓解括约肌痉挛、减轻疼痛。选择适宜的盆具并事先消毒，水温以 43～46℃ 为宜，每天 2～3 次，每次持续 20～30 分钟，自觉头晕不适立即停止坐浴。必要时可用 1∶5000 高锰酸钾溶液或 0.1% 苯扎溴铵溶液坐浴。

④术前 3 天少渣饮食，手术前 1 天流质饮食，术日晨禁食。

⑤术前备皮，保持肛门皮肤清洁。术前排空大便，必要时灌肠。贫血患者输血。

（2）术后护理

①休息活动护理：24 小时内卧床，可在床上适当活动四肢、翻身。取侧卧位或平卧位，臀部垫气圈，以防伤口受压。24 小时后可适当下床活动，避免久站或久坐。

②饮食护理：术后一般不严格限制饮食，术后 1～2 天以无渣或少渣流食、半流食为主，以减少肠蠕动、粪便形成和排便，促进切口愈合。术后 3 天应多饮水、多吃水果及适量粗纤维食物，戒烟酒，避免辛辣刺激性食物。

③病情观察：严密监测生命体征，注意有无敷料渗血、渗液，警惕内出血发生。

④疼痛护理：肛周神经末梢丰富，大多患者疼痛剧烈，术后 1～2 天遵医嘱应用镇痛药，必要时去除多余敷料。

⑤排便护理：术后 2～3 天内通过饮食管理尽量避免排便，也可于术后 48 小时内口服阿片酊，减少肠蠕动，以促进伤口愈合。3 天后无排便者，可口服缓泻药通便，保持大便通畅。但术后 7～10

天禁止灌肠。

⑥坐浴与换药：术后注意保持肛门局部清洁，先排便，排便后坐浴，清洁会阴部，最后换药，促进伤口愈合。坐浴可使用 1 ∶ 5000 高锰酸钾溶液。

⑦预防并发症

a. 尿潴留：术后 8 小时仍未排尿，可行诱导排尿、针刺等促进排尿，必要时导尿。

b. 肛门狭窄：密切观察有无排便困难、大便变细，术后 5 ～ 10 天可用食指扩肛，每天 1 次。

c. 肛门失禁：手术中如切断肛管直肠环，可引起肛门失禁，表现为粪便自行外溢。处理原则为保持肛周皮肤清洁、干燥，涂抹氧化锌软膏，勤换内裤。轻度失禁者于术后 3 天开始做肛门收缩舒张运动；严重失禁者行肛门成形术。

d. 伤口渗血或出血。

第二十二节 门静脉高压症

门静脉高压症是指门静脉的血流受阻、血液淤滞，引起门静脉系统压力增高，继而造成脾大、脾功能亢进，食管 - 胃底静脉曲张及破裂出血、腹水等一系列临床表现的疾病。门静脉高压症时，压力大都增至 25 ～ 50cmH$_2$O。

1. **解剖生理** 门静脉压力的正常值范围为 13 ～ 24cmH$_2$O。门静脉系与腔静脉系之间有 4 个主要交通支：胃底 - 食管下段交通支，直肠下端 - 肛管交通支，前腹壁交通支（附脐静脉）和腹膜后交通支，其中胃底 - 食管下段交通支是最重要的交通支。

2. **病因** 在我国，以肝炎后肝硬化导致的肝内型门静脉高压症最常见。肝外门静脉血栓形成、门静脉先天性畸形、上腹部肿瘤压迫、血吸虫、缩窄性心包炎及严重右心衰竭等也可引起门静脉高压症。

3. **病理生理** 门静脉系统无瓣膜，肝硬化后假小叶形成，肝窦变窄或闭塞，门静脉回流受阻，导致门静脉压力增高。血吸虫性肝硬化引起门静脉阻塞的部位在窦前，窦前阻塞继续发展，引起干细胞营养不良和肝小叶萎缩。典型的病理变化包括 3 方面，有脾大、脾功能亢进，静脉交通支扩张和腹水。充血性脾大最先出现，脾组织增生，继发不同程度的脾功能亢进。门静脉回流受阻后，门静脉压力增加，交通支逐渐扩张，其中，胃冠状静脉 - 胃短静脉通过食管静脉丛与奇静脉、半奇静脉相吻合，血液流入上腔静脉，形成胃底 - 食管下段静脉曲张，其破裂出血是引起上消化道大出血的主要原因之一。

4. **临床表现**

（1）脾大、脾功能亢进：早期即有脾充血、肿大，质软、活动度好。晚期脾内纤维组织和脾组织再生，脾脏变硬、活动度差。常伴有脾功能亢进。

（2）呕血、黑便：胃底 - 食管下段静脉破裂出血是门静脉高压症最严重的并发症。发生急性大出血时，患者呕吐鲜红色血液，排出柏油样黑便。因肝功能受损导致凝血障碍，而脾功能亢进又可造成血小板减少，故患者出血不易自行停止，易诱发肝性脑病、严重休克。

（3）腹水：是肝功能严重损害的表现，常有腹胀、食欲减退、移动性浊音。

（4）其他：黄疸、下肢水肿、蜘蛛痣、肝掌、男性乳房发育、睾丸萎缩等。

5. **辅助检查**

（1）血常规检查：脾功能亢进时，"三系"血细胞减少，白细胞计数 < 3×10^9/L、血小板

＜（70～80）×10^9/L。

（2）肝功能检查：白蛋白降低，球蛋白增高，白／球蛋白比例倒置。凝血酶原时间延长。

（3）食管吞钡 X 线检查：钡剂充盈时，食管轮廓呈虫蚀状改变；排空时，曲张静脉呈蚯蚓样或串珠状负影。

（4）其他：肝脏 B 超、CT 检查，腹腔动脉造影，纤维镜检查。

6. 治疗要点　主要目的为防治胃底 - 食管下段静脉破裂出血。

（1）非手术治疗：补充足够血容量，输新鲜血。药物止血首选生长抑素，能选择性地减少内脏血流量，降低门静脉压，且副作用较少。还可通过内镜注射硬化剂和套扎等方法止血。使用三腔二囊管压迫止血。

（2）手术治疗：无黄疸和明显腹水者发生大出血，经非手术治疗 24～48 小时无效者，应采用手术治疗。

①门体分流术：将肝门静脉系和腔静脉系的主要血管进行手术吻合，使肝门静脉血转流入腔静脉，降低门静脉压力，防止出血，但术后肠道吸收的氨部分或全部不通过肝解毒，直接影响大脑的能量代谢，故肝性脑病发生率高，易引起肝衰竭。

②断流手术：切除脾，同时阻断门奇静脉间的反常血流，以达到止血目的。脾切除加贲门周围血管离断术最有效，既离断食管胃底的静脉侧支，又保留门静脉的入肝血流。

③单纯脾切除术：适用于严重脾大、合并明显脾功能亢进者，常见于血吸虫晚期。

④肝移植：是治疗门静脉高压症最彻底的手术方法。

7. 护理措施

（1）术前保肝治疗期的护理

①休息活动护理：充分休息，尽量取平卧位，避免劳累。急性大出血者绝对卧床休息，头偏向一侧。

②饮食护理：给予高热量、适量蛋白、高维生素、低脂饮食，严重肝功能损害者应限制蛋白质摄入量，补充支链氨基酸。明显腹水者限制液体和钠的摄入，少食含钠高的食物。禁食坚硬、粗糙的食物，以免胃底 - 食管下段静脉破裂出血。

③消化道的准备：术前 2～3 天口服肠道抗菌药，预防术后肝性脑病；术前 1 天晚用酸性溶液清洁灌肠，避免手术后肠胀气压迫血管吻合口，但禁用肥皂水等碱性溶液灌肠。术前一般不放置胃管，若必须放置则选择细、软胃管，插入动作应轻柔。

④贫血及凝血障碍者遵医嘱输血、肌内注射维生素 K。严重肝胆疾病患者术前 1 周应用维生素 K。适当使用肌苷、辅酶 A 等保肝药物，避免应用有肝脏毒性作用的药物。

⑤脾 - 肾静脉分流术前应检查肾功能是否正常。

（2）术后护理

①休息活动护理：断流术和脾切除术术后生命体征平稳即可取半卧位。分流术后 48 小时内，需制动平卧或低坡半卧位（＜15°），2～3 天后改半卧位。不宜早期下床活动，一般术后需卧床 1 周，防止血管吻合口破裂出血。保持大小便通畅。

②饮食护理：术后早期禁食，24～48 小时肠蠕动恢复后，提供流质饮食，逐渐过渡到半流食及软食。分流术后易诱发肝性脑病，应限制蛋白质和肉类的摄入。

③病情观察：术后严密观察并记录生命体征、神志、面色、尿量、引流情况等，注意有无伤口或消化道出血征象。分流术后定时检测肝功能和血氨浓度，及时发现肝性脑病。脾切除术后 2 周内每天或隔天监测血小板计数。若血小板＞600×10^9/L 时，立即通知医生并遵医嘱应用肝素抗凝，以防静脉血栓形成。注意观察用药前后凝血时间的变化。

8. 健康教育

（1）休息指导：注意充分休息，避免过度劳累。一旦发生头晕、心悸等症状应立即卧床休息。

（2）饮食指导：给予高热量、高维生素的无渣软食，禁用坚硬、粗糙、带刺、油炸及刺激性强的食物，饮食不宜过热，禁烟、酒，以免诱发大出血。

（3）避免引起腹内压增高的因素，如咳嗽、打喷嚏、便秘、提举重物等，以防曲张静脉破裂出血。

第二十三节　肝脏疾病

扫码做题

一、解剖生理概要

1. 解剖　肝是人体最大的实质性脏器，成人肝重约 1200～1500g，肝的血供 25%～30% 来自肝动脉，70%～75% 来自门静脉。肝脏位于右上腹，隐藏在右侧膈下和肋骨深面，大部分为肋弓所覆盖。肝上界在右侧锁骨中线第 5 肋间，相当于叩诊的相对浊音界。肝下界与右肋弓一致，如在肋弓以下触及肝脏，则多为病理性肝肿大。幼儿的肝下缘位置较低，可在肋弓下触及。肝的显微结构为肝小叶，系肝结构和功能的基本单位。

2. 生理

（1）糖、脂肪、蛋白质、维生素的物质代谢均需要肝脏参与。

（2）肝脏每天分泌 600～1000ml 胆汁，是一种重要的消化液，其中的胆盐和胆固醇可作为乳化剂，促使脂肪裂解，有助于脂肪类食物及脂溶性维生素的消化和吸收，但胆汁中不含消化酶。

（3）肝脏是人体主要的解毒器官，外来的毒素、细菌、血氨及化学药物均需肝脏分解后排出；雌激素、抗利尿激素等多种激素可经肝脏灭活。

（4）肝脏是白蛋白及部分凝血因子合成的唯一场所，也是多种维生素贮存和代谢的主要场所。

二、原发性肝癌

1. 病因　肝癌是发生于肝细胞与肝内胆管上皮细胞的癌。

（1）病毒性肝炎：在我国，肝癌最常见的病因是乙型肝炎及其导致的肝硬化。

（2）其他：黄曲霉毒素、亚硝胺类化合物、饮酒、饮水污染、遗传因素、毒物、寄生虫等。

2. 病理　按大体病理类型可分为结节型、巨块型和弥漫型 3 类，以结节型多见。病理学和内科学教材将单个结节或相邻两个结节之和直径 < 3cm 者称为早期肝癌（小肝癌）；外科学教材将直径 ≤ 2cm 者划分为微小肝癌，2cm < 直径 ≤ 5cm 为小肝癌，5cm < 直径 ≤ 10cm 为大肝癌，直径 > 10cm 为巨大肝癌。肝癌按组织学分型可分为肝细胞癌、胆管细胞癌和混合型肝癌 3 类，以肝细胞癌为主。原发性肝癌常先有肝内转移，再出现肝外转移。经门静脉系统的肝内转移是最常见的途径。肝外血行转移常见于肺，其次为骨、脑等。淋巴转移较少见，可达到肝门淋巴结，其次为胰周、腹膜后、主动脉旁及锁骨上淋巴结。中晚期可直接浸润邻近脏器或腹腔种植转移。

3. 临床表现　早期缺乏典型表现，中晚期可有局部和全身症状。

（1）症状

①肝区疼痛：是最常见和最主要的症状，也是半数以上患者的首发症状，多为持续性胀痛、钝痛或刺痛，夜间或劳累后加重。癌肿坏死、破裂可致腹腔内出血，表现为突发右上腹剧痛，有腹膜刺激征等急腹症表现。

②全身与消化道症状：无特异性，表现为消瘦、乏力、低热、食欲缺乏、腹胀等，晚期还可出现贫血、

黄疸、腹水及恶病质等表现。

（2）体征

①肝大和肿块：为中、晚期肝癌最主要的体征。肝进行性肿大，质地坚硬，边缘不规则，表面凹凸不平，有明显结节，可伴有压痛。

②黄疸和腹水：晚期出现。

（3）并发症

①肝性脑病：为肝癌终末期最严重的并发症，约 1/3 的患者因此死亡。

②上消化道出血：约占肝癌死亡原因的 15%。多因食管 - 胃底静脉曲张破裂出血所致。

③肝癌结节破裂出血：约 10% 的患者因此致死。

④继发感染。

4. 辅助检查

（1）甲胎蛋白（AFP）：是诊断肝癌的特异性指标，是肝癌的定性检查，有助于诊断早期肝癌，广泛用于普查、诊断、判断治疗效果及预测复发。

（2）B超检查：是肝癌筛查和早期定位的首选检查。

（3）CT 和 MRI：具有较高的分辨率，可提高直径＜ 1.0cm 小肝癌的检出率。

（4）选择性肝动脉造影：是创伤性检查，必要时才采用。

（5）肝穿刺或组织检查：细针穿刺行组织学检查是确诊肝癌最可靠的方法。

5. 治疗要点

早期诊断，早期采用以手术切除为主的综合治疗，是提高肝癌长期治疗效果的关键。

（1）手术治疗：以手术切除为首选，是目前根治原发性肝癌的最有效方法。

（2）肿瘤消融：具有微创、安全、简便和易于多次施行的特点。适合于瘤体较小而又无法或不宜手术切除者，特别是肝切除术后早期肿瘤复发者。

（3）肝动脉化疗栓塞（TACE）：是肝癌非手术疗法中的首选方法。

（4）其他治疗：包括放射治疗、分子靶向治疗、生物治疗、中医中药治疗等。

6. 护理措施

（1）疼痛护理：观察疼痛特点，帮助患者减轻疼痛，必要时应用镇痛药物。

（2）肝动脉栓塞化疗患者护理

①术前护理：行各种术前检查及碘过敏试验。术前 1 天给予易消化饮食，术前 6 小时禁食、禁水。术前半小时可遵医嘱给予镇静药并测量血压。

②导管护理：妥善固定、严格遵守无菌原则，每次注药前消毒导管，注药后无菌纱布包扎，防止逆行感染；注药后为防导管阻塞用肝素稀释液 2 ～ 3ml（25U/ml）冲洗导管。

③术后护理：取平卧位，术后 24 ～ 48 小时卧床休息。穿刺部位压迫止血 15 分钟再加压包扎，沙袋压迫 6 ～ 8 小时，保持穿刺侧肢体伸直 24 小时，并观察穿刺部位和肢体远端皮肤情况。禁食 2 ～ 3 天，从流质饮食开始，少量多餐。肝动脉栓塞化学治疗后多数患者可出现发热、肝区疼痛、恶心、呕吐、心悸、白细胞计数下降等临床表现及上消化道出血和胆囊坏死等并发症。当白细胞计数低于 4×10^9/L 时，应暂停化学治疗并应用升白细胞药物；治疗后嘱患者大量饮水，以减轻肾脏毒副作用，注意观察排尿情况。

（3）手术前护理：密切观察病情变化，给予高蛋白、高热量、高维生素、易消化饮食，少量多餐。合并肝硬化有肝损害者，适当限制蛋白质摄入。术前 3 天给予维生素 K_1 肌内注射，改善凝血功能，预防术中、术后出血。术前 2 天使用抗生素，预防感染。术前 3 天行必要的肠道准备。做好常规术前准备。

（4）手术后护理

①休息活动护理：病情平稳后宜取半卧位。术后 24 小时内卧床休息，不宜过早下床活动。避免

剧烈咳嗽和打喷嚏，以减少出血。

②饮食护理：术后禁饮食，胃肠减压，静脉输入葡萄糖溶液，防止低血糖。术后 24～48 小时肠蠕动恢复后开始进流质饮食，逐步过渡到高蛋白、高热量、高维生素的正常饮食。

③预防感染：保持腹腔引流通畅是预防感染的重要措施，同时常规应用抗生素。

④引流管护理：应妥善固定，保持各种引流管通畅，观察并记录引流液的量、颜色和性状。肝叶切除术后肝周的引流管一般放置 3～5 天，渗液明显减少时应及时去除引流管。

⑤预防并发症：术后 48 小时专人护理，动态观察患者生命体征。

a. 出血：是肝切除术后最常见且最严重的并发症。术后当天可引流出鲜红血性液体 100～300ml。若血性液体增多，应警惕腹腔内出血，必要时做好再次手术止血的准备。

b. 胆汁渗漏：若出现腹痛、发热和腹膜刺激征，切口有胆汁渗出或引流液含胆汁，则高度怀疑胆汁渗漏，应立即调整引流管，保持引流通畅，无效时尽早手术。

c. 膈下积液及脓肿：膈下积液及脓肿多发生于术后 1 周，表现为体温下降后再升高，或术后持续发热，应行穿刺抽脓或置管引流，取半卧位，加强营养支持和抗感染。

三、肝脓肿

（一）细菌性肝脓肿

细菌性肝脓肿是指由细菌侵入肝脏而形成的肝内化脓性感染疾病。

1. 病因

（1）入侵途径：胆道是最主要的入侵途径，胆道蛔虫病、胆管结石等并发化脓性胆管炎时，细菌沿胆管上行。其他途径还有肝动脉、门静脉、淋巴系统、肝外伤、隐匿性感染等。

（2）致病菌：胆管源性或门静脉播散者以大肠埃希菌最常见；肝动脉播散或隐源性感染者，以金黄色葡萄球菌最常见。

2. 临床表现　主要表现为寒战、高热、肝区疼痛和肝大。细菌性肝脓肿和阿米巴肝脓肿鉴别见表 2-33。

表2-33　细菌性肝脓肿和阿米巴脓肿的鉴别

	细菌性肝脓肿	阿米巴肝脓肿
病　理	单个或多个小脓肿，可融合	一般为单个大脓肿，多位于肝右叶顶部
起　病	急骤	缓慢
症　状	寒战、高热最常见、肝区疼痛、伴恶心、呕吐、乏力、食欲缺乏等全身症状	体温逐渐升高，以弛张热多见
体　征	肝区压痛和肝大，肝大常不显著	肝大显著，可有局限性隆起
脓　液	多为黄白色脓液，涂片和培养有细菌	呈巧克力色，无臭、可找到阿米巴滋养体
血液检查	白细胞计数、中性粒细胞增高	嗜酸性粒细胞可增加
诊断性治疗	抗生素治疗有效	抗阿米巴治疗有效
并发症	膈下脓肿、脓胸、支气管胆瘘、心包积脓、急性腹膜炎、上消化道出血	

3. 辅助检查

（1）实验室检查：白细胞计数、中性粒细胞增高，有明显核左移。血清转氨酶升高。

（2）影像学检查：B超检查可明确肝脓肿的部位和大小，是首选的检查方法。X线检查显示肝影增大，右叶脓肿可见右膈肌升高，局限性隆起及运动受限。必要时行CT检查。

（3）诊断性肝穿刺：在B超定位下或肝区压痛最剧烈处穿刺，抽出脓液即可确诊，并可行脓液细菌培养。

4. 治疗要点　细菌性肝脓肿是一种严重的疾病，必须早期诊断，早期治疗。

（1）全身支持疗法：加强营养支持，纠正水和电解质及酸碱平衡失调，补充足够的维生素，必要时反复多次少量输血或输注白蛋白。

（2）抗菌药物治疗：大剂量、联合应用抗菌药物。未确定病原菌前，首选青霉素、氨苄西林加氨基糖苷类抗生素或头孢菌素类、甲硝唑等药物。

（3）经皮肝穿刺脓肿置管引流术：适用于单个较大的脓肿。

（4）手术治疗：经腹腔切开引流，也可行肝叶切除术。

5. 护理措施

（1）饮食护理：给予高蛋白、高热量、高维生素和高纤维素饮食，多饮水。

（2）病情观察：密切观察生命体征及胸、腹部情况，有无脓肿破溃导致的严重并发症。

（3）高热护理：体温＞39.5℃，给予物理降温，可用4℃生理盐水灌肠，必要时遵医嘱药物降温。

（4）引流管护理：采取半卧位，妥善固定引流管，保持引流通畅。每天用生理盐水或含甲硝唑盐水多次或持续冲洗脓腔，注意观察脓腔引流液的性质和量。脓液引流量少于10ml/d时，可逐步拔除引流管。

（二）阿米巴肝脓肿

阿米巴肝脓肿由溶组织内阿米巴通过门静脉到达肝脏，引起细胞坏死，从而形成脓肿，其主要继发于肠道阿米巴病，也可在没有阿米巴痢疾的患者中发生。

1. 病因　肠壁的溶组织内阿米巴滋养体经门静脉、淋巴管或直接蔓延侵入肝内。少数存活并繁殖，在肝门静脉内引起栓塞，使肝组织坏死形成脓肿。

2. 治疗要点

（1）一般治疗：卧床休息，给予易消化饮食。

（2）药物治疗：首选甲硝唑。可做肝穿刺引流，合并细菌感染者，脓液抽出后可注入抗生素。

（3）手术治疗：经内科治疗无效者，采取手术治疗。

3. 护理措施　同细菌性肝脓肿。

第二十四节　胆道疾病

一、解剖生理概要

1. 解剖

（1）胆囊：呈梨形，位于肝下的胆囊窝内，分底、体、颈、管4部分。胆囊底的体表投影在右腹直肌外缘或右锁骨中线与右肋弓的交点处。胆囊结石或炎症时，该处可有压痛。

（2）肝管与肝总管：胆道系统从毛细肝管开始，逐渐汇集为小叶间肝管和左、右肝管，出肝门合成为肝总管。肝总管下行，与胆囊管以锐角结合成为胆总管。肝总管、胆囊管与肝下缘构成的三角形区域称胆囊三角（Calot 三角），内有胆囊动脉通过，是寻找胆囊动脉的标志，也是手术中易发生误伤的危险区。

（3）胆总管：胆总管在十二指肠降部中段的十二指肠后内侧壁与胰管汇合成膨大的共同管道，称 Vater 壶腹或肝胰壶腹，开口于十二指肠乳头。在肝胰壶腹周围有 Oddi 括约肌包绕，Oddi 括约肌具有调节胆囊充盈，控制胆汁、胰液流入十二指肠、阻止十二指肠液反流的功能，也是胰腺和胆道疾病相互关联的解剖学基础（图2-5）。

2. 生理　胆汁胆道系统主要的生理功能是输送和调节肝脏分泌的胆汁进入十二指肠。

（1）胆汁的分泌和贮存：肝脏连续不断地分泌胆汁，但只有在消化食物时，胆汁才排入十二指肠。在空腹状态，胆汁流入胆囊，胆囊黏膜吸收水和电解质的功能很强，可将胆汁浓缩 5～10 倍而储存于胆囊内。

（2）胆汁的功能：水解和乳化食物中的脂肪，促进胆固醇和各种脂溶性维生素的吸收；刺激胰脂肪酶的分泌并使之激活；中和胃酸，刺激肠蠕动，抑制肠道内致病菌生长繁殖等。

图2-5　胆道系统、十二指肠与胰管

二、胆道疾病的特殊检查及护理

1. B 超检查　是一种无创、快速、简便和经济的检查方法，是检查胆道疾病的首选方法。对诊断常见胆道疾病具有较高的敏感性和特异性。检查前 3 天禁食牛奶等易产气的食物。检查前 1 天晚餐要求清淡饮食，晚餐后禁食 12 小时、禁饮 4 小时。次日晨排便后进行检查。肠道气体过多或便秘者可在检查前口服缓泻药或灌肠。

2. X 线检查

（1）经内镜逆行胰胆管造影（ERCP）：在纤维十二指肠镜直视下，通过十二指肠乳头插管至胆管或胰管内，进行逆行直接造影。可同时显示胆道和胰管情况，适用于低位胆管梗阻的诊断。ERCP 易诱发出血、急性胰腺炎、胆管炎、肠穿孔等并发症。检查前做碘过敏试验，检查前 6～8 小时禁食，检查当天禁食、静脉补液，根据病情逐步恢复饮食，酌情使用抗生素，术后 3 小时及次日晨检查血常规、血淀粉酶 / 脂肪酶。

（2）经皮肝穿刺胆管造影（PTC）：在 X 线或 B 超监视下，经皮肤穿刺将导管送入肝内胆管，注入造影剂使肝内、外胆管迅速显影。可显示肝内外胆管病变部位、范围、程度和性质等，有助于胆道疾病，特别是黄疸的诊断和鉴别诊断。PTC 可诱发胆汁漏、出血、胆道感染等并发症。术前应检查凝血功能并注射维生素 K，必要时应用抗生素。检查前 1 天晚口服缓泻药或灌肠，检查前 4～6 小时禁食，检查开始前做碘过敏试验。检查后禁食 2 小时，平卧 4～6 小时，卧床休息 24 小时。

3. **胆管镜检查**　通过胆道镜直视胆道有无狭窄、畸形、肿瘤和蛔虫等，还可行取石术或活体组织检查。

4. **MRCP**　可显示整个胆道的影像。为非侵入性检查，用于了解肝、胆、胰的形态结构及其内部的结石、肿瘤、梗阻、扩张等情况。

5. **胆总管探查术**　胆总管探查后一般需要行 T 管引流。

三、胆石症和胆道感染

（一）概述

1. **胆固醇类结石**　占结石种类比例较高，大多发生于胆囊。外观呈白黄、灰黄或黄色，质硬，表面多光滑。主要原因是胆汁成分改变、胆固醇过饱和析出；胆汁中成核过程异常；胆囊功能异常。

2. **胆色素类结石**　占结石种类比例较低，大多发生于胆管。主要发生在肝内、外胆管内。胆道感染和胆汁淤滞是胆色素结石形成的主要因素。

3. **其他结石**　碳酸钙、磷酸钙等为主要成分，少见。

（二）胆囊结石及急性胆囊炎

1. **病因**

（1）胆囊结石：主要为胆固醇结石或以胆固醇为主的混合性结石，常见于 40 岁后女性。

（2）急性胆囊炎：是胆囊管梗阻和细菌感染引起的炎症。胆囊结石堵塞胆囊管是急性胆囊炎的主要病因。细菌感染以大肠埃希菌最常见。

2. **临床表现**

（1）症状：单纯胆囊结石多无症状，当结石嵌顿于胆囊颈部或并发胆囊炎时出现胆绞痛。

①胆绞痛：是典型症状，在饱餐、进食油腻食物或睡眠中体位改变时发生右上腹或上腹阵发性绞痛，向右肩背部放射。

②消化道症状：恶心、呕吐、食欲减退、腹胀等。

③寒战、高热少见，多为轻、中度发热。

（2）体征：Murphy 征（墨菲征）阳性是急性胆囊炎的典型体征。胆囊触诊的部位在右侧腹直肌外缘与肋弓交接处。

（3）并发症：最严重的是胆囊坏疽穿孔引起胆汁性腹膜炎，可出现弥漫性腹膜炎表现。

3. **辅助检查**　首选 B 超检查，可见胆囊增大，胆囊壁增厚，囊内显示强回声，其后有结石声影即可确诊。

4. **治疗与护理措施**

（1）非手术治疗：急性期禁食，胃肠减压，营养支持，纠正水、电解质紊乱及酸碱失衡。应用对革兰阴性细菌及厌氧菌有效的抗菌药。使用解痉止痛、消炎利胆的药物。保守治疗时应重点观察腹部的症状和体征。

（2）手术治疗：胆囊切除术是最佳选择，首选腹腔镜胆囊切除术。还可行部分胆囊切除术、胆囊造口术等。

（3）一般需低脂饮食 1 个月以上，少量多餐，避免油腻食物及饱餐。

（三）胆管结石及急性胆管炎

1. 病因

（1）原发性结石：多为胆色素结石，与胆道感染、胆汁淤积、胆管节段性扩张及胆道异物（胆道蛔虫、华支睾吸虫等）有关。

（2）继发性结石：以胆固醇结石为主，多为胆囊结石排进胆管并停留在胆总管内。

2. 病理 胆总管结石所引起的病理变化主要取决于结石的部位、大小及有无继发性感染的发生。胆管结石可导致胆道梗阻，造成急、慢性胆管炎，全身感染，肝损害，胆源性胰腺炎等。

3. 临床表现 肝内胆管结石可多年无症状或仅有上腹部和胸背部胀痛不适。胆总管结石合并感染时，表现为典型的 Charcot 三联症，即腹痛、寒战与高热、黄疸。

（1）腹痛：由结石下移嵌顿于胆总管下端或壶腹部，导致胆管平滑肌或 Oddi 括约肌痉挛所致，表现为剑突下或右上腹刀割样绞痛，呈阵发性发作，或持续性疼痛阵发性加剧。可向右肩或背部放射，伴有恶心、呕吐。

（2）寒战与高热：多发生于剧烈绞痛后，体温可高达 $39 \sim 40℃$，呈弛张热。主要由胆管梗阻继发感染引起。

（3）黄疸：胆管梗阻后胆红素逆流入血可引起黄疸。其轻重程度、发生和持续时间取决于梗阻的程度、部位和有无继发感染。

4. 辅助检查 白细胞计数及中性粒细胞比例增高，血清胆红素升高，转氨酶、碱性磷酸酶升高。B 超作为首选检查，可发现胆总管增粗，内有结石影像。CT、MRI 可显示梗阻部位、程度及结石大小、数量等。也可进行 PTC、ERCP 等有创性检查，可清晰显示结石及部位。

5. 治疗要点

（1）非手术治疗：急性期禁食、胃肠减压，加强营养支持。应用抗生素，并解痉、利胆、护肝，纠正水、电解质紊乱及酸碱失衡。出现胆绞痛时最常用抗胆碱药物如山莨菪碱或阿托品，必要时使用哌替啶，但禁用吗啡。

（2）手术治疗

①肝外胆管结石：首选胆总管切开取石和 T 管引流术，也可行胆肠吻合术及 Oddi 括约肌切开成形术。T 管引流术可保留正常的 Oddi 括约肌功能，可引流胆汁、引流残余结石和支撑胆道，适用于单纯胆总管结石，胆管上、下端通畅，无狭窄或其他病变者。

②肝内胆管结石：最基本的方法为胆管切开取石，其他术式有胆肠吻合术、肝切除术（最有效）、肝移植术等。

6. 护理措施

（1）术前护理

①营养支持：给予低脂、高蛋白、高碳水化合物、高维生素普食或半流质饮食。

②纠正凝血功能：肝功能受损给予肌内注射维生素 K_1，纠正凝血功能，预防术后出血。

③皮肤护理：保持皮肤清洁，用温水擦浴，忌用碱性清洁剂，以防加重皮肤瘙痒。瘙痒剧烈者，可遵医嘱给予炉甘石洗剂、抗组胺药或镇静药等。

（2）术后护理

①病情观察：观察生命体征、腹部体征和引流情况。食欲好转，黄疸消退，引流量减少提示胆道远端通畅。术前有黄疸者，观察和记录大便颜色以判断患者胆总管通畅情况。

② T 管引流的作用

a. 引流胆汁和减压，以免胆汁排出受阻。

b. 引流残余结石。

c. 支撑胆道，防止胆总管切开处瘢痕狭窄。

d. 经T管溶石或造影。

③T管引流的护理要点

a. T管用缝线固定于腹壁外，并在皮肤上加胶布固定，不可固定于床单。躁动者专人护理或适当约束，防止其拔出T管。

b. 保持引流通畅，避免引流管压迫、折叠、扭曲。如有阻塞，由近端向远端挤捏引流管，用50ml注射器负压抽吸或用少量无菌生理盐水缓慢冲洗，但禁止用力推注。

c. 预防感染，平卧时引流管的位置不可高于腋中线，活动或改变体位时注意引流管的位置不可高于腹部切口，以免胆汁反流而致感染。每天更换外接的引流袋和连接管，但不必每天或定时冲洗T管。T管不慎脱出立即报告医生，禁止自行重新插回，以防逆行感染。

d. 观察胆汁的颜色、性状和量：正常胆汁呈黄绿色、透明、无沉淀。颜色过淡或稀薄提示肝功能不佳，浑浊可能有感染，有泥沙样沉淀可能有残余结石。术后24小时内引流量300～500ml，恢复饮食后增至每天600～700ml，之后逐渐减少至每天200ml。量过少可能T管阻塞或肝功能衰竭，量过多应检查胆总管下段有无梗阻。

e. 术后10～14天试行夹闭T管1～2天。若无腹胀、腹痛、发热及黄疸等症状，可行T管造影，造影后继续引流24小时以上。如胆道通畅、无结石和其他病变，再次夹闭T管24～48小时，无不适症状方可拔管。T管造影无异常为可靠指征。

f. 拔管后局部伤口用凡士林纱布堵塞，1～2天会自行闭合。拔管后1周内，警惕有无胆汁外漏、腹膜炎等表现，主要观察有无腹痛和发热。如造影发现有残留结石，应在术后6周待窦道形成时，行胆道镜检查和取石。

④并发症：出血与胆瘘最常见。

（四）急性梗阻性化脓性胆管炎

1. **病因** 主要由急性胆管梗阻和化脓性感染引起。

（1）胆管梗阻：最常见的原因是肝内、外胆管结石，其次为胆道寄生虫和胆管狭窄。

（2）细菌感染：致病菌多为大肠埃希菌、克雷伯杆菌等肠道细菌。

2. **临床表现** 好发于青壮年，起病急骤，病情进展迅速。除Charcot三联症外，还有休克、神经中枢系统受抑制表现，称为Reynolds五联症。神经系统症状常有神情淡漠、嗜睡、神志不清，甚至昏迷；合并休克可出现躁动、谵妄等。

3. **辅助检查**

（1）实验室检查：白细胞计数及中性粒细胞比例增高，可出现肝功能损害，凝血酶原时间延长及血培养阳性。

（2）影像学检查：B超可显示梗阻的部位和性质。

4. **治疗与护理措施** 边抗休克边紧急手术解除胆道梗阻并引流。

（1）非手术治疗：既是治疗手段，也是术前准备措施，包括禁食，胃肠减压，抗休克，抗感染，纠正水、电解质和酸碱平衡紊乱，对症治疗等。诊断明确而疼痛剧烈者，遵医嘱使用解痉、镇静和镇痛药，如哌替啶、阿托品肌内注射，但避免应用吗啡，以免胆道下端括约肌痉挛而致胆道梗阻加重。

（2）紧急胆管减压引流：常选用胆总管切开减压、T管引流术。

四、胆道肿瘤

1. 临床表现

（1）胆囊息肉：一般无症状。少数可出现右上腹部疼痛或不适，偶可伴恶心、呕吐等消化道症状。

（2）胆囊癌：以腺癌多见。早期常无特异性症状，合并胆囊结石常表现为胆囊结石和胆囊炎症状。晚期可触及右上腹肿块，并出现腹胀、体重减轻或消瘦、贫血、黄疸、腹水及全身衰竭等表现。

（3）胆管癌：主要表现为进行性加重的黄疸，表现为皮肤巩膜黄染、全身皮肤瘙痒、尿色深黄、大便呈灰白色或陶土样等。还可出现上腹部隐痛、胀痛，恶心、厌食、消瘦等症状。部分患者腹部检查可见肝大或肿大的胆囊。晚期可伴腹水和下肢水肿。

2. 辅助检查

（1）胆囊息肉：首选 B 超，但很难分辨良恶性。确诊需行组织学检查。

（2）胆囊癌：B 超、CT 检查可见胆囊壁增厚或显示胆囊内新生物，亦可发现肝转移和淋巴结肿大。腹部超声穿刺活检可明确诊断。

（3）胆管癌：血清胆红素、APK、ALP 显著升高。首选 B 超，可见肝内、外胆管扩张或胆管肿瘤。MRCP 能清楚显示肝内、外胆管的影像，显示病变部位的效果优于腹部超声检查、CT 和 MRI。

3. 治疗要点

（1）胆囊息肉

①定期复查：无症状可观察，定期复查。

②手术治疗：有明显症状、或无症状但直肠息肉大于 1cm；单发且基底宽大；息肉逐渐增大；伴胆囊结石和胆囊壁增厚，应手术治疗。伴有恶变者，按胆囊癌处理。

（2）胆囊癌：首选手术治疗。

（3）胆管癌：主要为手术治疗。

4. 护理措施

胆囊息肉和胆囊癌行单纯胆囊切除术患者护理，参见本节胆石症患者的护理相关内容。胆囊癌行胆囊癌根治性切除术和胆管癌行肝门胆管癌根治切除术的患者护理，参见第二十三节原发性肝癌患者的护理相关内容。胆管癌行胰十二指肠切除术的患者，参见第二十五节胰腺癌患者的护理相关内容。

第二十五节　胰腺疾病

扫码做题

一、解剖生理概要

1. **解剖**　是人体第二大消化腺，形态狭长，为头、颈、体、尾 4 部分。胰的前面隔网膜囊与胃相邻，后方有下腔静脉、胆总管及肝门静脉等重要结构，右端（胰头）被十二指肠包绕，左端（胰尾）抵达脾门，上缘和下缘各在脐上约 10cm 和 5cm 处。胰腺的位置较深，病变早期的腹壁体征往往不明显。胰管位于胰实质内，走行与胰的长轴一致，从胰尾经胰体走向胰头，最后在十二指肠降部的后内侧壁内与胆总管汇合成肝胰壶腹，常共同开口于十二指肠乳头。

2. **生理**　胰具有外分泌和内分泌两种功能。胰腺的外分泌液为胰液，每天分泌量为 750ml～1500ml，其中的消化酶主要有胰淀粉酶、胰脂肪酶、胰蛋白酶和糜蛋白酶，分别水解淀粉、脂肪和蛋白质。胰腺内的胰岛细胞承担内分泌功能，分泌胰岛素、胰高血糖素等物质。

二、急性胰腺炎

急性胰腺炎是由多种病因导致胰酶在胰腺内被激活，引起胰腺及其周围组织水肿、出血甚至坏死等炎性损伤。

1. 病因 在我国，胆道疾病是最常见的病因，西方国家多由大量饮酒导致。

（1）胆道疾病（胆道梗阻）：胆石症、胆道感染或胆道蛔虫是急性胰腺炎的主要病因，其中以胆石症最多见。

（2）酗酒和暴饮暴食：大量饮酒和暴饮暴食均引起胰液分泌增加，并刺激 Oddi 括约肌痉挛，造成胰管内压增高，损伤腺泡细胞，是急性胰腺炎的第二位病因和重要诱因，也是导致其反复发作的主要原因。

（3）胰管阻塞：常见病因是胰管结石，其次胰管狭窄、蛔虫及肿瘤均可引起胰管阻塞，胰管内压过高。

（4）十二指肠液反流：球后穿透溃疡、十二指肠憩室、胃大部切除术后输入袢梗阻等可引起十二指肠内压力增高，十二指肠液向胰管内反流。

（5）其他：手术创伤、内分泌与代谢障碍、药物、感染。

2. 病理 基本病理改变为胰腺水肿、充血、出血及坏死。

3. 临床表现

（1）症状

①腹痛：是主要表现和首发症状，多于暴饮暴食或酗酒后突然发作。疼痛剧烈而持续，可有阵发性加剧。腹痛多位于中、左上腹，向腰背部呈带状放射，取弯腰屈膝侧卧位可减轻疼痛，进食后疼痛加重，呕吐后疼痛不缓解，一般胃肠解痉药不能缓解。水肿型腹痛3～5天可缓解，坏死型腹部剧痛且持续时间较长，极少数年老体弱患者腹痛极轻微或无腹痛。

②腹胀：与腹痛同时存在，早期为反射性，继发感染后由腹膜后的炎症刺激引起。患者可停止排便、排气。

③恶心、呕吐：恶心、呕吐早期即可出现，呕吐物多为胃十二指肠内容物，偶有血液，呕吐后腹痛不缓解。

④发热：常为中度以上发热，持续3～5天。如持续不退1周以上且白细胞升高，应考虑有胰腺脓肿或胆道炎症等继发感染。

⑤水、电解质及酸碱平衡紊乱：呕吐频繁者出现代谢性碱中毒。重症者可有脱水和代谢性酸中毒，伴有低钾、低镁、低钙，血糖增高。严重低血钙可导致手足抽搐，提示预后不良。

⑥低血压或休克：多见于重症急性胰腺炎。急性胰腺炎早期以低血容量性休克为主，后期合并感染性休克。

（2）体征

①轻症急性胰腺炎：中上腹压痛，但无反跳痛、肌紧张，肠鸣音减弱，轻度脱水貌，与腹痛程度不相符。

②重症急性胰腺炎：急性重病面容，痛苦表情，脉搏增快，呼吸急促及血压下降。全腹压痛明显，有肌紧张和反跳痛。可出现移动性浊音，腹水多呈血性。胰酶、血液及坏死组织液穿过筋膜和肌层渗入腹壁下，可导致腰部两侧皮肤呈暗灰蓝色（Grey-Turner 征），或脐周皮肤出现青紫（Cullen 征）。胰头水肿压迫胆总管可引起黄疸。

（3）并发症

①局部并发症：胰瘘、胰腺脓肿和假性囊肿。

②全身并发症：心力衰竭、急性肾衰竭、急性呼吸窘迫综合征、消化道出血、高血糖、DIC、脓毒症和菌血症等。

4. 辅助检查

（1）血常规检查：白细胞计数和中性粒细胞明显增高，核左移。

（2）淀粉酶测定：是胰腺炎早期最常用和最有价值的检查方法。血清淀粉酶在发病后数小时开始升高，8～12小时标本最有价值，24小时达高峰，持续4～5天后恢复正常。血清淀粉酶超过正常值3倍即可诊断。尿淀粉酶于24小时才开始升高，48小时达高峰后缓慢下降，1～2周后逐渐降至正常。淀粉酶升高的幅度和病情严重程度不成正比。

（3）血清脂肪酶测定：血清脂肪酶常在发病后24～72小时开始升高，持续7～10天。脂肪酶超过正常值3倍即可诊断。

（4）C反应蛋白（CRP）：是组织损伤和炎症的非特异标志物，发病48小时＞150mg/L提示病情较重。

（5）其他生化检查：持续空腹血糖＞10mmol/L提示可能有胰腺坏死，预后不良。血钙降低程度与病情严重程度成正比，＜1.5mmol/L提示预后不良。

（6）影像学检查：腹部超声为常规初筛检查，腹部X线片显示"哨兵袢"和"结肠切割征"为胰腺炎的间接指征。增强CT扫描是最具诊断价值的影像学检查，能鉴别是否合并胰腺组织坏死。

5. 治疗要点 治疗原则为减轻腹痛，减少胰液分泌，防治并发症。

（1）减少胰液分泌：减少胰液分泌是治疗急性胰腺炎最主要的措施，而减少胰液分泌最主要的措施是禁食、禁水和胃肠减压。

①禁食、禁水、胃肠减压：减少胃酸分泌，从而降低胰液分泌，减轻自身消化，减轻腹胀，降低腹内压。

②抗胆碱药及抑制胃酸分泌药：如阿托品、山莨菪碱（654-2）、H_2受体拮抗剂或质子泵抑制剂等。

③抑制胰腺外分泌：生长抑素、奥曲肽可抑制生长激素释放，还可抑制胃酸、胰腺内分泌（胰岛素和胰高血糖素）及外分泌（胰酶），对胰腺有保护作用。

（2）解痉止痛：在诊断明确的情况下给予解痉止痛药，常用药物有山莨菪碱、阿托品等。但抗胆碱药可诱发或加重肠麻痹，严重腹胀和肠麻痹者不宜使用。严重腹痛者可遵医嘱肌内注射哌替啶，但禁用吗啡，以免引起Oddi括约肌痉挛，加重病情。

（3）抗感染：早期使用对革兰阴性菌和厌氧菌敏感的抗生素，如喹诺酮类、头孢类或甲硝唑。还可应用33%硫酸镁或芒硝导泻清洁肠道，减少肠内细菌过生长，促进肠蠕动。

（4）静脉输液和营养支持：补充液体，抗休克，纠正水、电解质和酸碱平衡紊乱，加强营养支持。禁食期主要靠完全肠外营养，病情缓解后应尽早过渡到肠内营养。

（5）抑制胰酶活性：仅用于重症胰腺炎的早期，常用药物有抑肽酶、加贝酯。

（6）内镜下Oddi括约肌切开术、取石术：适用于胆源性胰腺炎，可迅速缓解症状，改善预后，防止急性胰腺炎复发。

（7）手术治疗：适用于胰腺和胰周坏死组织继发感染，伴胆总管下端梗阻或胆道感染，或合并肠穿孔、大出血及胰腺假性囊肿者。坏死组织清除加引流术是最常用的手术方式。术中彻底冲洗后可放置多根引流管，以便术后灌洗和引流。一般每天灌洗液体为4000～20 000ml，以吸出渗液和坏死组织。还可行胆道探查、T管引流和胃造口、空肠造口术等。

（8）并发症的处理：对急性坏死型胰腺炎伴腹腔内大量渗液者，或伴急性肾衰竭者，给予腹膜透析治疗；急性呼吸窘迫综合征者及时做气管切开或机械通气；并发糖尿病者可进行胰岛素治疗。

6. 护理措施

（1）休息活动护理：绝对卧床休息，协助患者取弯腰屈膝侧卧位，以减轻疼痛。因剧痛辗转不安者，做好安全防护，防止坠床，避免周围放置危险物品。

（2）饮食护理：禁食 3～5 天，明显腹胀者行胃肠减压。禁食期间行肠外营养支持。减少胰液分泌，轻症胰腺炎恢复饮食的条件是：症状消失、体征缓解、肠鸣音恢复正常、出现饥饿感，而不需要等待淀粉酶完全恢复正常。开始可给予少量无脂、低蛋白流质饮食。

（3）病情观察：严密观察生命体征、尿量及神志变化，注意呕吐物和胃肠减压引流物的量和性质，准确记录 24 小时出入量，定时监测血、尿淀粉酶及血糖、电解质的变化。

（4）缓解疼痛：注意观察用药前、后疼痛有无缓解，疼痛的性质和特点有无改变。

（5）防治低血容量性休克：禁食期间保证每天超过 3000ml 以上的液体摄入量。若患者出现血压下降、神志不清、尿量减少、面色苍白、皮肤湿冷等低血容量性休克的表现，立即配合医生进行抢救。

（6）术后护理：术后送入监护室，给予专人护理。

①引流管的护理：为冲洗脱落的坏死组织、脓液或血块，常用生理盐水加抗生素进行腹腔双套管灌洗引流，冲洗速度为 20～30 滴／分。其拔管指征为体温维持正常 10 天左右，白细胞计数正常，腹腔引流液少于 5ml/d，引流液的淀粉酶测定值正常，可考虑拔管。

②术后并发症的观察和护理

a. 出血：出现血性引流液，呕血、黑便等术后出血表现，应遵医嘱给予止血和抑酸药物，应激性溃疡出血用冰盐水加去甲肾上腺素胃内灌洗。

b. 胰瘘：若腹腔引流管或伤口流出无色透明液体或胆汁样液体，取半卧位，保持引流通畅，禁食、胃肠减压，保护瘘口周围皮肤，用凡士林纱布覆盖或氧化锌软膏涂抹。

c. 肠瘘：出现明显腹膜刺激征，引流出粪便样或营养液样液体，应持续灌洗，保持引流通畅，加强营养支持。

三、胰腺癌和壶腹部癌

（一）胰腺癌

1. 病因

（1）吸烟是胰腺癌发病的主要危险因素。

（2）饮酒和高蛋白、高脂肪饮食。

（3）糖尿病、慢性胰腺炎和胃大部切除术后等。

2. 病理
按部位可分为胰头癌、胰体尾癌，以胰头癌为主。组织学类型以导管细胞腺癌最多见，黏液性囊腺癌和腺泡细胞癌较少。转移途径主要是局部浸润和淋巴转移，晚期可累及锁骨上淋巴结。血行转移可至肝、肺、骨等，也可发生腹腔种植。恶性程度高、不宜早期发现、切除率低、预后差，早期即可直接浸润门静脉、肠系膜上动静脉等。

3. 临床表现
40 岁以上好发，男性偏多。早期无特异性症状，仅有上腹不适、食欲减退等消化不良症状。

（1）上腹痛、不适：是最常见的首发症状。由于胰胆管梗阻，压力增高，疼痛可放射到肩背部和腰部。晚期腹痛加重难以忍受，患者不能平卧，屈膝卧位可稍缓解。

（2）黄疸：梗阻性黄疸是最突出的症状，呈进行性加重，伴皮肤瘙痒、茶色尿及白陶土色大便。黄疸出现的早晚和肿瘤的位置密切相关，癌肿距胆总管越近，黄疸出现越早。

（3）消化道症状：食欲缺乏、腹胀、腹泻或便秘等。

（4）消瘦、乏力：伴贫血、低蛋白血症，晚期可出现恶病质。

（5）腹部肿块：晚期体征，多见于上腹部，大小不一，质硬，固定，有压痛。

4．辅助检查

（1）实验室检查：胆道梗阻者血清胆红素明显增高，碱性磷酸酶升高。血清中 CEA、CA19-9 等肿瘤标记物可能升高。其中 CA19-9 最常用于辅助诊断、疗效判断、监测复发和评估预后。

（2）B 超检查：是首选的检查方法。

（3）逆行胰胆管造影（ERCP）：显示胰胆管狭窄、扩张情况，并可引流胆汁减轻黄疸。

（4）经皮肝胆管造影（PTC）：对判定梗阻部位和胆管扩张程度具有重要价值。

5．治疗要点

（1）根治手术：早期手术切除是首选的、唯一有效的根治方法，包括胰十二指肠切除术（Whipple）手术、保留幽门的胰十二指肠切除术等。适用于无远处转移的胰头癌。

（2）姑息手术：如癌肿已不能根治，可行姑息性手术。

（3）辅助治疗：化学治疗、介入治疗、放射治疗及免疫治疗等。

6．护理措施

（1）术前护理

①饮食护理：给予高蛋白、高热量、高维生素、低脂饮食，必要时肠内、肠外营养支持。

②保肝护理：遵医嘱保肝治疗，黄疸者静脉补充维生素 K，改善凝血功能。

③血糖异常护理：术前常因胰岛素分泌不足合并糖尿病，通过饮食调节和胰岛素控制血糖。通过饮食调节和胰岛素控制血糖在 8.0mmol/L 以下，控制尿糖在（＋）～（－）的范围内。

④皮肤护理：每天可用温水拭浴，忌用碱性清洁剂，保持皮肤清洁。瘙痒者涂抹止痒药物，避免指甲抓伤皮肤，避免用力搓擦。衣着宽松柔软，床铺平整清洁。长期卧床者定时翻身，以防压疮。

⑤肠道准备：术前 3 天口服庆大霉素或新霉素，术前 2 天流质饮食，术前晚清洁灌肠。

（2）术后护理

①饮食护理：术后早期禁食，胃肠减压。

②病情观察：密切观察生命体征、伤口及引流情况，准确记录 24 小时液体出入量。胰腺大部分切除后，胰腺内分泌功能会大幅度下降，应密切监测血糖、尿糖变化。

③血糖异常护理：动态监测血糖水平，并及时调整。

④预防感染：术后易发生胆道感染，为逆行感染，餐后平卧更易引发。因此餐后 15 ～ 30 分钟保持坐位，利于胃肠内容物引流。严格执行无菌操作，合理使用抗生素。

⑤引流护理：妥善固定，保持引流通畅，密切观察引流液的量、颜色和性状。腹腔引流 5 ～ 7 天，胃肠减压直至肠蠕动恢复，胆管引流 2 周，胰管引流 2 ～ 3 周可拔除。

⑥出血护理：术后 1 ～ 2 天出血多因凝血障碍，术后 1 ～ 2 周由胰液、胆汁腐蚀所致。密切观察生命体征、伤口渗血及引流液。有出血倾向者及时通知医生。出血量少者可给予静脉补液，出血量大应手术止血。

⑦胰瘘护理：是最常见的并发症和死亡的主要原因，术后 1 周左右多见。持续负压吸引，保持引流通畅，给予生长抑素抑制胰液分泌，注意保护周围皮肤。

⑧胆瘘护理：多发生于术后 5 ～ 10 天。

7．健康教育

（1）疾病知识指导：40 岁以上者短期内出现持续性上腹部疼痛、腹胀、食欲减退、消瘦等症状时，应筛查胰腺疾病。

（2）饮食指导：合理饮食，戒烟酒。指导患者进食高蛋白、高糖、低脂及富含脂溶性维生素的饮食；但合并术后高血糖者，应给予低糖饮食。

（二）壶腹周围癌

壶腹周围癌是指发生于距十二指肠乳头 2cm 以内的肿瘤，主要包括壶腹癌、胆总管下端癌和十二指肠腺癌。病理以腺癌最多见，其次为乳头状癌、黏液癌。

1. **病因**　吸烟是已被证实的致病因素。可能的致病因素包括脂肪和蛋白质摄入过多、大量饮用浓咖啡、饮酒、糖尿病、慢性胰腺炎、恶性贫血、胆石病及腹部手术史等。

2. **临床表现**　常见临床症状为黄疸、腹痛和消瘦，黄疸可呈波动性。腹痛的原因可为胆总管下端开口阻塞导致的胆绞痛，也可为胰管阻塞引起的慢性胰腺炎所致疼痛。还可出现体重下降、食欲减退、乏力等非特异性症状。

3. **辅助检查**　同胰腺癌。CT 和 MRI 是壶腹周围癌的首选检查方法，ERCP 检查因可直接观察十二指肠乳头部病变，且可作活检，同时作胆胰管造影和减压，对明确诊断有十分重要的价值。

4. **治疗与护理措施**　同胰腺癌。手术切除是壶腹周围癌的首选治疗方法。

四、胰岛素瘤

胰岛素瘤是来源于胰岛 β 细胞的一种胰腺内分泌肿瘤。高发于 40～50 岁，多为单发良性。

1. **临床表现**　主要表现为低血糖对中枢神经系统的影响和儿茶酚胺过度释放症状。常出现在清晨和运动后。中枢神经系统症状主要为头痛、焦虑、饥饿、复视、健忘，甚至出现昏睡、昏迷等表现；儿茶酚胺的释放可引起出汗、心慌、震颤、脉速和面色苍白等表现。

2. **辅助检查**

（1）定性诊断

① Whipple 三联征：对诊断具有重要意义。空腹或运动后低血糖；发作时血糖低于 2.8mmol/L；禁食或静脉注射葡萄糖后症状缓解。

② 72 小时快速饥饿试验：是最简单可靠的诊断方法。

（2）定位诊断：超声、CT 和 MRI 定位阳性率较低。胰腺薄层扫描增强 CT 及三维重建可对绝大多数胰岛素瘤进行准确定位。动脉造影诊断率可高达 80%。术中探查、触诊结合术中超声检查能有效发现 95%～100% 的胰岛素瘤。

3. **处理原则**　一旦确诊，应尽早手术切除。

第二十六节　急腹症

扫码做题

急腹症是一组起病急、变化多、进展快、病情重，以急性腹痛为主要特征，需要紧急处理的腹部病症。

1. **病因**　见表 2-34。

2. **病理生理**

（1）内脏痛：由内脏神经感觉纤维传入的疼痛，感受胃肠道膨胀等机械和化学刺激。其特点为疼痛定位模糊，范围大，不准确。对切、刺、割、灼等刺激迟钝，对牵拉、膨胀、痉挛、缺血及炎症刺激敏感。常伴有恶心、呕吐等消化道症状。

（2）躯体痛：由躯体神经痛觉纤维传入的疼痛，感受壁层和脏层腹膜的刺激。其特点为感觉敏锐、定位准确。

（3）牵涉痛：又称放射痛，是指内脏病变产生的感觉信号被定位于远离该内脏的身体其他部位而引起疼痛。

表2-34　急腹症的病因

病因分类		常见疾病
空腔脏器	穿孔	胃十二指肠溃疡穿孔、阑尾穿孔等
	梗阻	幽门梗阻、肠套叠、胃肠道肿瘤导致的梗阻等
	感染	急性阑尾炎、急性胆囊炎等
	出血	胃癌或结肠、直肠癌伴出血等
实质性脏器	破裂出血	肝癌破裂，肝或（和）脾创伤性破裂，异位妊娠等
	炎症感染	急性胰腺炎、肝脓肿等
血　管	腹主动脉瘤破裂	
	肠系膜血管血栓形成或栓塞	
	其他原因引起的器官血供障碍，如绞窄痛、肠扭转	

3. 临床表现

（1）腹痛：是最突出而重要的表现。腹痛开始的部位或最显著的部位常为病变器官的部位。根据腹痛的诱因、部位及范围、急缓、程度和性质等进行急腹症的鉴别诊断。空腔脏器梗阻疼痛初为阵发性绞痛，梗阻伴发炎症时为持续性疼痛伴阵发性加剧。外科腹痛的特点是常伴有腹膜刺激征。

（2）消化道症状：厌食、恶心、呕吐、腹胀、排便改变等。

（3）其他伴随症状：腹腔器官炎症性病变常有不同程度的发热；肝胆疾病或继发肝胆病变可有黄疸；泌尿系疾病可见尿频、尿急、血尿和排尿困难。

4. 辅助检查

（1）实验室检查：白细胞计数和分类提示有无炎症感染。红细胞、血红蛋白和红细胞比容连续测定有助于评估有无出血及出血速度。

（2）影像学检查：X线检查是最常用的检查方法，有助于诊断消化道穿孔、肠梗阻及泌尿系结石。B超、CT或MRI检查可诊断腹腔实质脏器损伤、破裂和占位。内镜检查可诊断胃肠疾病。

（3）诊断性腹腔穿刺：对疑有腹部损伤的患者，诊断性腹腔穿刺是最有意义的检查。

5. 诊断和鉴别诊断要点

（1）内科急腹症：肺炎、心肌梗死等可致上腹牵涉痛，急性胃肠炎、腹型过敏性紫癜等可致痉挛性腹痛。内科腹痛的特点是：一般先发热或先呕吐，后才腹痛，或呕吐、腹痛同时发生；腹痛或压痛部位不固定，程度较轻，无明显腹肌紧张；查体、实验室检查、X线、心电图等检查可明确疾病诊断。

（2）妇产科急腹症：异位妊娠、急性盆腔炎、卵巢肿瘤扭转等。妇科腹痛的特点是：以下腹部或盆腔内疼痛为主，向会阴部放射；常伴白带增多、阴道流血，或停经史、月经不规则、与月经周期有关等；妇科检查可明确疾病诊断。

（3）外科急腹症：一般先有腹痛，后才有发热等伴随症状；腹痛或压痛部位较固定，程度重；常出现腹膜刺激征，甚至休克；可伴有腹部肿块等外科特征性体征及辅助检查表现。急性阑尾炎为外科最常见的急腹症。

6. 治疗要点

（1）非手术治疗：适用于诊断明确，病情较轻者，或诊断不明，但无明显腹膜炎体征者。严密观察生命体征和腹部体征，禁食、胃肠减压，静脉补液，给予解痉和抗生素治疗。

（2）手术治疗：适用于诊断明确，病情严重需立即手术治疗者；诊断不明，疑有活动性、进行性出血，肠坏死或肠穿孔呈现全腹腹膜炎者，经非手术治疗无明显好转反而加重者应积极剖腹探查。

7. 护理措施

（1）体位护理：血压稳定、无休克时，采取半卧位。

（2）饮食护理：禁食、胃肠减压是治疗急腹症的重要措施之一。手术、禁食期间给予静脉营养支持。

（3）病情观察：严密观察生命体征、腹部症状和体征的变化，动态监测辅助检查结果，并记录24小时出入量。

（4）严格执行四禁：禁食、禁用镇痛药、禁服泻药、禁止灌肠。诊断未明确时，禁用吗啡、哌替啶等强镇痛药，以免掩盖病情。对诊断明确的单纯性胆绞痛、肾绞痛，或已决定手术的患者，可适当应用解痉药和镇痛药。禁止灌肠、禁服泻药，以免增加消化道负担，造成感染扩散或病情加重，但蛔虫性肠梗阻的口服液状石蜡、肠套叠的早期灌肠复位等治疗性措施除外。

（5）迅速建立静脉通路，遵医嘱输液或输血，纠正水、电解质、酸碱平衡紊乱。

第二十七节　周围血管疾病

一、深静脉血栓形成

深静脉血栓形成是指血液在深静脉内不正常凝固，阻塞回流和引起静脉壁的炎症性改变。是常见的血栓类疾病。最常见于下肢。

1. 病因 静脉炎、骨折碎片损伤等导致静脉壁损伤；手术、肢体制动、长期卧床或久坐等导致血流缓慢；肿瘤、产后、长期服用避孕药、创伤等所致的血液高凝状态。

2. 病理 静脉血栓以红血栓（凝固血栓）最常见。主要病理改变是静脉回流障碍。阻塞远端静脉压升高、毛细血管淤血、通透性增加，阻塞远端肢体出现肿胀。同时静脉交通支扩张开放，浅静脉扩张，血栓向远端延伸。血栓碎块可脱落，随血液回流入心脏，最终引起肺栓塞。

3. 临床表现 主要表现肢体肿胀、疼痛、浅静脉曲张等血栓静脉远端回流障碍症状。

（1）上肢深静脉血栓：前臂和手臂肿胀，下垂时加重。

（2）上、下腔静脉血栓形成：上腔静脉血栓表现为面颈部肿胀、眼睑肿胀等上肢静脉回流障碍；下腔静脉血栓可有心肌、心慌等心功能不全表现和尿量减少，全身水肿等肾功能不全表现。

（3）下肢深静脉血栓形成

①患肢肿胀：是下肢静脉血栓形成后最常见症状。急性期呈凹陷性水肿，皮色泛红，皮温偏高，严重时可出现水疱。

②疼痛、压痛和发热：血栓引起局部炎症可使患者局部持续性疼痛；患侧肢体胀痛，直立时疼痛加重，急性期局部炎症反应和血栓吸收可引起低热。

③浅静脉扩张：属于代偿性反应，严重浅静脉曲张多见于下肢静脉血栓后遗症期。

④股青肿：下肢静脉血栓中最严重情况，临床表现为剧烈疼痛、患肢皮肤发亮，伴有水疱，皮肤呈青紫色，皮温冷，不能扪及足背动脉、胫后动脉搏动。

4. 辅助检查

（1）放射性同位素检查：操作简便，无创伤，正确率高，进而发现较小静脉隐匿型血栓。

（2）多普勒超声检查：可显示下肢深静脉血栓及其部位。

（3）静脉造影：为最准确的检查方法。

5. 治疗要点

（1）非手术治疗

①一般处理：卧床休息、抬高患肢。病情允许时，着医用弹力袜或弹力绷带后起床活动。

②抗凝治疗：是治疗深静脉血栓形成的基本治疗。

③溶栓治疗：溶栓疗法宜早期进行，应在发病后至少7天内。首选尿激酶。

（2）手术治疗：下肢深静脉血栓形成不常规手术取栓；股青肿常需手术取栓。手术方法主要是Fogarty导管取栓术。

6. 护理措施

（1）病情观察：密切观察患肢疼痛的部位、持续时间、性质、程度，皮温、皮肤颜色、动静脉搏动及肢体感觉等。术后注意观察切口有无渗血、渗液，术后血管通畅程度。

（2）体位与活动

①卧床休息1～2周，休息时患肢抬高20～30cm，以改善静脉回流。

②禁忌患肢热敷、按摩，患肢禁忌输液，避免活动幅度过大、用力排便，以免血栓脱落。

③下床活动时穿医用弹力袜或弹力绷带，周围型使用1～2周，中央型可用3～6个月。

（3）并发症的护理

①肺栓塞：是下肢深静脉血栓最严重的并发症。注意患者有无胸痛、呼吸困难、咯血等表现，应立即嘱患者平卧、避免深呼吸、咳嗽，同时给予高浓度氧气吸入，立即通知医生，配合抢救。

②出血：是抗凝、溶栓治疗的严重并发症。注意创口有无渗血和血肿；观察有无牙龈出血、皮肤瘀斑等出血倾向。发现异常，通知医生，给予鱼精蛋白对抗肝素，维生素 K_1 对抗华法林。

（4）饮食护理：宜给予低脂、高纤维食物，多饮水，保持大便通畅，避免用力排便引起腹内压增高影响下肢静脉回流。

（5）保护患肢：指导患者正确使用弹力袜、弹力绷带。绝对戒烟，以防尼古丁引起血管收缩。

二、血栓闭塞性脉管炎

血栓闭塞性脉管炎是一种主要累及四肢远端中小动、静脉的慢性、节段性、周期性发作的血管炎性病变，又称 Buerger 病，简称脉管炎。

1. 病因　外来因素主要与吸烟、寒冷潮湿、慢性损伤、感染等因素有关；内在因素主要与自身免疫功能紊乱、男性激素和前列腺素失调及遗传等有关。其中，主动或被动吸烟是本病发生和发展的重要环节，烟碱可使血管收缩；免疫功能紊乱是发病的重要机制。好发于男性青壮年。

2. 病理　病变呈节段性分布，主要侵及四肢中、小动静脉，尤其是下肢的小动脉，如胫前动脉、胫后动脉、足背动脉等，由远端向近端发展。

3. 临床表现

（1）局部缺血期：也称早期或一期。主要的病理变化是血管痉挛。表现为患肢苍白、发凉、酸胀无力、麻木、刺痛及烧灼感等。间歇性跛行是本期的典型表现，当患者行走一段后患肢疼痛，被迫停下，休息后疼痛缓解。少数患者可伴游走性浅静脉炎，表现为小静脉条索状炎性栓塞，局部红肿伴压痛。患肢足背动脉、胫后动脉搏动明显减弱。

（2）营养障碍期：也称中期或二期。主要的病理变化是血管壁增厚及血栓形成。特征性表现为出现静息痛，即休息时也不能满足局部组织的血液供应，患肢持续疼痛，夜间尤甚，彻夜难眠。为缓解疼痛，患者常屈膝抱足或将患肢垂于床沿下，以增加血供。体检患肢皮温明显下降，肢端苍白、潮红或发绀，皮肤干燥、脱屑、脱毛，指甲增厚变形，肌肉萎缩、松弛。患肢动脉搏动消失。

（3）组织坏死期：也称坏疽期、晚期或三期。主要的病理变化是动脉完全闭塞。肢体由远端向近端逐渐发生干性坏疽，肢端发黑，形成经久不愈的溃疡。继发感染后成为湿性坏疽，疼痛剧烈。病情严重时可出现全身感染中毒症状。

4．辅助检查

（1）B超检查：可了解病变部位及缺血的程度。

（2）血管造影检查：是一种有创性检查，对于诊断血栓闭塞性脉管炎的价值最确切。有磁共振血管造影、螺旋CT血管造影及数字减影血管造影等。可显示患肢动、静脉的节段性病变及狭窄程度。患肢中、小动脉多节段狭窄或闭塞是典型的X线表现。数字减影血管造影还可显示闭塞血管周围有无侧支循环。

（3）其他检查

①皮肤温度检查：若双侧肢体对应部位皮肤温度相差＞2℃，提示皮温降低侧动脉血流减少。

②跛行距离和时间检查。

③肢体抬高试验：患者平卧，患肢抬高45°，3分钟后如出现麻木、疼痛，足部皮肤苍白、蜡黄为阳性，提示动脉供血不足。再让患者坐起，患肢自然下垂于床沿下，正常人皮肤色泽可以10秒内恢复，若超过45秒足部皮肤色泽仍不均匀或出现潮红或斑片状发绀，提示患肢有严重的血供障碍。

5．治疗要点

（1）非手术治疗

①一般治疗：绝对戒烟，防止受寒，注意保暖但患肢不可局部热敷，以免加重组织缺氧。步行锻炼可以促进侧支循环的建立，缓解症状，适用于早期患者。

②止痛治疗：疼痛严重者可适当使用吗啡或哌替啶，但易成瘾，应慎用。还可给予普鲁卡因股动脉内注射或腰交感神经封闭术。如腰交感神经封闭术效果显著（阻滞后皮肤温度升高1～2℃），可行腰交感神经切除术。

③扩血管及抗凝治疗：血管扩张药有烟酸、低分子右旋糖酐等。抑制血小板凝聚的药物有阿司匹林、双嘧达莫等。抗凝药物有华法林、肝素等。活血化瘀的中药也有效。

④高压氧治疗：可改善组织缺氧。

（2）手术治疗：目的是重建动脉血流通路，增加肢体血供。

6．护理措施

（1）一般护理

①心理护理：由于剧烈疼痛的折磨，患者往往有悲观、焦虑的心理，对治疗失去信心。护士应关心、体贴患者，帮助其树立战胜疾病的信心，积极配合治疗与护理。

②患肢护理：绝对禁烟。肢体保暖，但不可使用热疗，因热疗一方面可增加组织需氧量，加重病情，另一方面由于患者对热的敏感性降低，热疗易导致烫伤。保持皮肤清洁干燥，防止受伤及感染。已发生皮肤溃疡者应保持创面清洁干燥，加强换药，遵医嘱使用抗感染药物。

（2）手术护理

①动脉血管重建术后患肢平放，制动2周；静脉血管重建术后患肢抬高30°，制动1周；血管造

影检查后应平卧，患肢制动 6～8 小时，穿刺点加压包扎 24 小时。

②术后严密观察血压、脉搏，手术切口或穿刺点渗血情况。观察肢体远端双侧足背动脉搏动、皮肤温度、皮肤颜色及皮肤感觉，以判断血管的通畅程度。若术后动脉搏动消失，皮肤温度降低、颜色苍白、感觉麻木，提示有动脉栓塞；若动脉重建术后出现患肢肿胀，皮肤颜色发紫、温度降低，可能为重建部位的血管发生痉挛。预防感染，防止发生肌病肾病性代谢综合征，密切观察是否出现高钾血症，少尿、无尿及肌红蛋白尿等急性肾功能损害的表现；如已发生，及早做肌筋膜间隙切开术。

7. 健康教育

（1）疾病知识指导：告知患者若能及早绝对禁烟，多数患者可以避免截肢。

（2）做 Buerger（伯格）运动：指导患者做伯格运动，以促进侧支循环的建立。患者平卧，抬高患肢 45°，维持 2～3 分钟；双足下垂床边 2～3 分钟，进行足的背伸、跖屈和左右摇摆运动，足趾上翘尽量伸展，再向下收拢，反复多次；患肢恢复平放姿势，休息 5 分钟。如此反复运动 5～6 次，每天 3～4 次。但下肢已发生溃疡或坏死时，运动可增加组织耗氧；动脉或静脉已有血栓形成时，运动可致血栓脱落后栓塞，均不可运动。

（3）保持正确的体位及姿势：患者睡觉时取头高足低位，使血液易灌流至下肢。避免长时间保持同一坐姿或站姿，避免将一腿放在另一腿膝盖上，即"二郎腿"，防止血流受阻。

（4）保护患肢：防止足部外伤。穿合脚的棉质鞋袜，勤洗勤换，预防足部真菌感染。

第二十八节　颅内压增高

一、颅内压增高

颅内压增高是指在病理状态下，颅腔内容物体积增加或颅腔容积减小，超出颅腔可代偿调节的范围，导致颅内压力超过 200mmH$_2$O（2.0kPa），常以头痛、呕吐、视神经乳头水肿为三大主症，是颅内多种疾病所共有的临床综合征。

1. **病因**　脑组织体积增大（脑水肿）、脑脊液增多（脑积水）、颅内血容量增多、颅内占位性病变、先天性颅腔畸形等。

2. **病理生理**　正常成人颅内压为 70～200mmH$_2$O，儿童为 50～100mmH$_2$O。颅腔内容物体积增大或颅腔容量缩减可导致颅内压增高。颅腔内容物主要包括脑组织、血液和脑脊液。脑脊液是这 3 种内容物中最容易改变的成分，颅内压的调节主要依靠脑脊液量的增减来实现。

3. **临床表现**　头痛、呕吐、视乳头水肿是颅内压增高的"三主征"。

（1）头痛：是最常见的症状，以早晨或晚间较重，多位于额部及颞部，表现为胀痛和撕裂痛，可从颈枕部向前放射至眼眶。程度可随颅内压增高而进行性加重，咳嗽、打喷嚏、用力、弯腰或低头活动时易加重。

（2）呕吐：呈喷射性，由迷走神经受激惹所致，常于剧烈头痛时发生，易发生于餐后。

（3）视神经乳头水肿：是颅内压增高的客观体征。表现为视神经乳头充血、边缘模糊、中央凹陷变浅或消失，视网膜静脉怒张、纤曲，严重时乳头周围可见火焰状出血。长期、慢性颅内压增高可致视神经乳头颜色苍白、视野向心缩水，引起视神经继发性萎缩，甚至失明。

（4）意识障碍：慢性颅内压增高时进展缓慢，有时不一定出现，表现为意识淡漠，嗜睡，反应迟钝。急性颅内压增高时出现早而明显，呈进行性意识障碍，甚至昏迷。

（5）生命体征变化：代偿期出现典型生命体征改变（库欣反应），"两慢一高"，即脉搏减慢，呼吸深慢，血压升高，尤其是收缩压增高、脉压增大。继而出现潮式呼吸，血压下降，脉搏细弱，最终死于呼吸循环衰竭。

（6）其他症状和体征：复视、头晕、猝倒、头皮静脉怒张等。小儿患者可有头颅增大、囟门饱满、颅缝增宽或分离。头颅叩诊可呈破罐声。

4. 辅助检查

（1）CT 或 MRI：首选 CT 进行定位和定性诊断，在 CT 不能确认时进一步行 MRI。

（2）脑血管造影或数字减影血管造影：判断脑血管是否有畸形。

（3）头颅 X 线摄片：慢性颅内压增高时可见脑回压迹增多、加深，蝶鞍扩大，颅骨局部破坏或增生。小儿可见颅缝分离。

（4）腰椎穿刺：可直接测出颅内压。有明显颅内压增高者禁止腰穿，以免引起枕骨大孔疝。

5. 治疗要点

（1）病因治疗：去除病因是最根本的治疗原则，如手术切除颅内肿瘤、清除颅内血肿、处理大片凹陷性骨折等。可行脑脊液分流术或脑室穿刺引流术缓解颅内高压。颅内压增高已出现急性脑疝时，应进行紧急手术处理。

（2）脱水治疗：病因不明或一时不能解除病因时应首先限制液体入量，以起到降低颅内压的作用。常用高渗性脱水药 20% 的甘露醇 250ml，15 ～ 30 分钟静脉滴注完毕，若同时使用利尿性脱水药如呋塞米，降颅压效果好。

（3）激素治疗：糖皮质激素可通过稳定血 - 脑屏障，改善血管通透性，减少脑脊液生成，从而减轻脑水肿，缓解颅内压增高。

（4）预防或控制感染：伴有颅内感染者，根据致病菌药物敏感试验选用抗菌药物。术中、术后预防性应用广谱抗菌药物。

（5）冬眠低温疗法或亚低温疗法：降低脑的新陈代谢，减少脑组织氧耗，减轻脑水肿。适用于各种原因引起的严重脑水肿、中枢性高热患者。儿童和老年人应慎用，休克、全身衰竭或房室传导阻滞者应禁用。

6. 护理措施

（1）一般护理：床头抬高 15°～ 30°，以利于颅内静脉回流，减轻脑水肿；吸氧，改善脑缺氧，使脑血管收缩，减少脑血流量。控制液体摄入量，不能进食者，每天静脉入量在 1500 ～ 2000ml，每天尿量不少于 600ml。控制输液速度，防止输液过快加重脑水肿。遵医嘱使用抗生素预防感染。躁动不安者不可强制约束，以免患者挣扎导致颅内压增高。

（2）防止颅内压骤然升高：安静休息，避免情绪激动，防止血压骤升而升高颅内压。保持呼吸道通畅，避免剧烈咳嗽和用力排便。及时控制癫痫发作，一旦发生及时抗癫痫治疗。

（3）药物治疗的护理：使用脱水药物时控制好输液速度，观察脱水治疗效果，准确记录液体出入量。为防止颅内压反跳现象，停药前应逐渐减药或延长给药间隔时间。使用糖皮质激素治疗期间，应注意观察有无应激性溃疡出血、感染等药物不良反应。

（4）冬眠低温治疗的护理：使患者的体温维持于亚低温状态，从而降低脑组织新陈代谢，减轻脑水肿，降低颅内压。病房光线宜暗，室温 18 ～ 20℃。先给予足量冬眠药物，患者御寒反应消失后加用物理降温措施，以每小时下降 1℃为宜，体温降至肛温 32 ～ 34℃、腋温 31 ～ 33℃为理想。避免体温大起大落，在冬眠期间尽量减少体位改变。若脉搏＞ 100 次／分，收缩压＜ 100mmHg，呼吸减慢或不规则，应及时停止或更换冬眠药物。疗程常为 3 ～ 5 天，治疗结束时先停物理降温，再逐渐停用冬眠药物，任其自然复温。

（5）脑室引流的护理

①引流管的连接和位置：见图 2-6。严格无菌状态下连接固定引流瓶，引流管开口高于侧脑室平面 10 ～ 15cm，以维持正常的颅内压。搬动患者时暂时夹闭引流管，防止脑脊液反流而致颅内感染。

②观察引流速度和量：术后早期引流速度不宜过快，正常脑脊液每天分泌 400 ～ 500ml，故每天引流量宜不超过 500ml，颅内感染患者可适当增加引流量。可通过抬高或降低引流瓶的位置来控制引流速度和量。

图2-6　脑室引流装置

③观察脑脊液的颜色、量及性状：正常脑脊液无色透明，术后 1 ～ 2 天可略呈血性，后逐渐转为淡黄色。脑脊液量多呈血性提示脑室内出血，脑脊液浑浊提示颅内感染。脑室引流时间不宜过长，一般不超过 7 天，否则易增加颅内感染的风险。

④保持引流通畅：引流管不受压、成角、扭曲或折叠。可根据管内液面随患者的呼吸上下波动来判断引流管是否通畅。若引流管阻塞，可将血块等阻塞物挤出或用注射器抽吸，禁止用生理盐水冲洗。每天更换引流袋或引流瓶，但不必每天更换、冲洗或消毒引流管，脱出也不可重新插入，防止引起颅内感染或损伤脑组织。

⑤拔除引流管：无菌操作下拔管前可先试行抬高或夹闭引流管 2 小时，以了解脑脊液循环是否通畅，观察有无颅内压再次升高的表现。拔管后注意观察是否有颅内压反跳症状。

二、急性脑疝

由于颅内压增高导致脑组织从高压区向低压区移位，部分脑组织被挤入颅内生理空间或裂隙，当移位超过一定的解剖界限时，产生相应的临床症状，称为脑疝。脑疝是颅内压增高的严重后果。脑疝是神经系统疾病最严重的症状之一，可直接危及生命。

1. 解剖概要　颅腔有 3 个彼此相通的分腔，被大脑镰、小脑幕分隔。小脑幕上腔容纳大脑，被大脑镰分为大脑左、右半球，小脑幕下腔容纳小脑、脑桥、延髓。颅腔与脊髓相连处的出口为枕骨大孔，延髓经此孔与脊髓相连，小脑扁桃体位于延髓下端的背侧，其下与枕骨大孔后缘相对。

2. 分类　小脑幕切迹疝（小脑幕裂孔疝或颞叶钩回疝）、枕骨大孔疝（小脑扁桃体疝）、大脑镰下疝（扣带回疝），见图 2-7。

3. 临床表现

（1）小脑幕切迹疝

①颅内压增高症状：进行性加重的剧烈头痛，伴躁动不安，出现与进食无关的频繁喷射性呕吐。

②进行性意识障碍：意识是判断病情进展的重要指标，反映大脑皮质和脑干的功能状态。

③瞳孔改变：可判断病变部位的指标，主要表现为一侧瞳孔进行性散大。脑疝初期由于患侧动眼神经受刺激导致患侧瞳孔缩小，随着脑疝进行性恶化，脑干血供受影响，动眼神经麻痹致患侧瞳孔散

图2-7　脑疝形成示意

大,直接、间接对光反应消失,伴眼睑下垂及眼球外斜。脑疝晚期对侧动眼神经受脑干移位也受到推挤,表现为双侧瞳孔散大固定,对光反应消失。

④运动障碍:钩回疝压迫大脑脚导致锥体束受累,病变对侧肢体肌力减弱或瘫痪,病理征阳性,甚至出现去大脑强直发作,是脑干受损严重的信号。

⑤生命体征变化:先出现库欣反应,脑干受压后生命中枢功能紊乱或衰竭,可出现血压忽高忽低、脉搏快弱、心律不齐,呼吸浅而不规则,高热或体温不升,甚至死亡。

（2）枕骨大孔疝:为小脑幕下的小脑扁桃体及邻近小脑组织经枕骨大孔向椎管内移位。病情变化更快,常有进行性颅内压增高的临床表现,因脑干缺氧,瞳孔可忽大忽小、剧烈头痛、频繁呕吐、颈项强直或强迫头位,生命体征紊乱出现早,意识障碍出现较晚。因呼吸中枢受损严重,患者早期即可突发呼吸骤停而死亡。

4. 治疗要点 关键在于及时发现和处理。

（1）小脑幕切迹疝:患者出现典型的脑疝症状,首要的治疗措施为脱水降颅压,输入脱水药物,维持呼吸道通畅。确诊后尽快手术,去除病因,如清除颅内血肿或切除脑肿瘤。

（2）枕骨大孔疝:凡枕骨大孔疝诊断明确者,宜尽早术切除病变;症状明显且有脑积水者,应及时做脑室穿刺并给予脱水药物,待病情缓解后手术切除颅内病变。呼吸骤停患者应及时给予气管插管辅助呼吸,紧急开颅切除原发病灶。

5. 急救护理

（1）快速脱水降颅压,静脉输入甘露醇、山梨醇、呋塞米、糖皮质激素等药物。保持呼吸道通畅、吸氧,以保证适当的血氧浓度。呼吸功能障碍时立即行气管插管或人工辅助呼吸。

（2）密切观察病情变化,尤其注意意识变化、呼吸、心搏及瞳孔改变。

（3）迅速做好各项术前准备。

（4）急性脑疝时,禁忌腰椎穿刺。

6. 健康教育

（1）保持大便通畅,必要时使用缓泻药或开塞露。

（2）提供高蛋白、高维生素、低脂肪、易消化的饮食。恶心、呕吐者应暂停进食。

（3）颅骨缺损者要戴好帽子外出,并有家属陪护,防止发生意外。颅骨修补需在脑外伤手术的6个月后。1个月后门诊随访。

第二十九节　颅脑损伤

一、颅骨骨折

颅骨骨折是指颅骨受暴力作用引起颅骨结构的改变。其严重性并不在于骨折本身,而在于可能同时并发的脑、脑膜、颅内血管和脑神经的损伤。

1. 骨折机制 按骨折部位分为颅盖骨折和颅底骨折。按骨折是否与外界相通分为开放性骨折和闭合性骨折。按骨折形态分为线形骨折和凹陷性骨折。

2. 临床表现

（1）颅盖骨折

①线性骨折:发生率最高,常有局部压痛、肿胀,伴局部骨膜下血肿。

②凹陷性骨折：好发于额、顶部，局部可扪及颅骨下陷，骨折片损伤脑功能区，可出现相应的病灶症状和局限性癫痫。并发颅内血肿，可导致颅内压增高表现。

（2）颅底骨折：以线性骨折为主，易撕裂硬脑膜，产生脑脊液外漏，为开放性骨折。根据骨折部位分为颅前窝骨折、颅中窝骨折和颅后窝骨折（表2-35）。

表2-35　颅底骨折的临床表现

	颅前窝骨折	颅中窝骨折	颅后窝骨折
脑脊液漏部位	鼻漏	鼻漏和耳漏	无
瘀斑部位	眶周、球结膜下瘀斑（熊猫眼）	乳突区瘀斑（Battle征）	乳突区、枕下部、咽后壁瘀斑
可能损伤的脑神经	视、嗅神经	面、听神经	第Ⅸ～Ⅻ对脑神经

3．辅助检查　颅盖骨折主要依靠 X 线确诊，诊断颅底骨折最可靠的是有脑脊液漏的临床表现。颅底骨折 X 线价值不大，查体检查有助于了解有无合并脑损伤。

4．治疗要点

（1）颅盖骨折：线形骨折或凹陷性骨折下陷较轻，无须特殊处理。手术治疗适应证主要包括：凹陷深度＞1cm；位于重要功能区；骨折片刺入脑内；骨折引起瘫痪、失语等功能障碍或局限性癫痫；开放性粉碎性凹陷性骨折。

（2）颅底骨折：若为闭合性，骨折本身一般不需处理。若为开放性骨折，合并脑脊液漏，应使用 TAT 及抗菌药物预防感染。多数漏口于伤后 1～2 周自行愈合。超过 1 个月仍未愈合者，可行手术修补硬脑膜。若骨折片或血肿压迫视神经，应在 12 小时内行手术减压。

5．护理措施

（1）预防颅内感染：预防因脑脊液逆行导致颅内感染是护理的重点。

①体位护理：绝对卧床，取半卧位，头偏向患侧，直至脑脊液漏停止 3～5 天后改为平卧位，目的是借重力作用使脑组织移向颅底，促进漏口封闭。

②保持局部清洁：每天 2 次清洁、消毒口腔、鼻腔或外耳道，注意棉球不可过湿，避免挖鼻、抠耳，禁止堵塞鼻腔和外耳道。

③脑脊液漏者，禁止经鼻腔或耳道冲洗、滴药，禁止经鼻腔吸痰、放置胃管及鼻导管给氧等护理操作，禁止做腰椎穿刺。

④避免颅内压骤升：避免咳嗽、擤鼻涕、打喷嚏、用力屏气排便等动作，防止颅内压骤升导致气颅或脑脊液逆流。

⑤密切观察有无颅内感染征象，如体温增高和脑膜刺激征等，遵医嘱使用抗菌药物及 TAT。

（2）病情观察：明确有无脑脊液外漏；记录 24 小时浸湿的棉球数，估计脑脊液外漏量；严密观察患者的意识、瞳孔、生命体征及肢体活动情况，及早识别颅内继发性损伤；注意有无剧烈头痛、呕吐、眩晕、脉搏细弱、血压偏低等颅内低压综合征的表现，头痛在立位时加重，卧位缓解。

（3）低颅压综合征：为脑脊液外漏过多导致。患者出现直立性头痛，多位于额、枕部。头痛与体位有关，坐起或站立时，头痛剧烈，平卧减轻或消失，常合并恶心、呕吐、眩晕、厌食、脉搏细弱、反应迟钝、血压偏低等。应立即卧床休息，取头低足高位，遵医嘱多饮水或静滴生理盐水补液。

（4）心理护理：加强心理支持，安慰、疏导患者，缓解其焦虑紧张情绪。小儿颅骨骨折时，可允许家长进入留观室陪伴，以稳定患儿情绪。

二、脑损伤

按损伤后脑组织是否与外界相通，脑损伤分为开放性脑损伤和闭合性脑损伤。开放性脑损伤主要表现为头皮裂伤、颅骨骨折、硬脑膜破裂、脑脊液漏等。以下主要介绍闭合性脑损伤。

（一）脑震荡

1. **临床表现** 伤后立即出现短暂的意识障碍，一般不超过半小时。清醒后大多出现逆行性遗忘。意识障碍期间可有皮肤苍白、血压下降、心动徐缓、呼吸浅慢、肌张力降低、各生理反射迟钝或消失。此后可出现头痛、头晕、恶心、呕吐等症状。

2. **辅助检查** 神经系统检查无阳性体征，脑脊液中无红细胞，CT检查颅内无异常，无明显器质性改变。

3. **治疗要点** 一般卧床休息，无须特殊治疗，短期内可自行好转。

（二）脑挫裂伤

1. **临床表现**

（1）意识障碍：是脑挫裂伤最突出的表现。伤后立即出现，绝大多数在半小时以上，重症者可长期持续昏迷。

（2）局灶症状和体征：受伤时当即出现，依损伤的部位和程度而不同。

（3）颅内压增高和脑疝：头痛与呕吐。

（4）原发性脑干损伤：是脑挫裂伤最严重的类型。受伤后立即出现长时间深度昏迷，可不伴有颅内压增高表现。

2. **辅助检查** CT或MRI检查可了解脑挫裂伤的部位、范围，脑水肿的程度，有无脑室受压及中线结构移位。腰椎穿刺检查脑脊液是否含血，可与脑震荡相鉴别，但颅内压明显增高者，禁忌腰穿。

3. **治疗要点**

（1）吸氧，严密病情观察，预防和控制感染，对症支持治疗。

（2）防治脑水肿。

（3）促进脑功能恢复。

（4）行脑减压术或局部病灶清除术，以处理颅内压增高、脑疝。

（三）颅内血肿

颅内血肿是颅脑损伤中最常见、最严重的继发病变。按血肿的来源和部位，分为硬膜外血肿、硬膜下血肿和脑内血肿。按血肿引起颅内压增高或早期脑疝所需时间分型，分为急性型（72小时以内）、亚急性型（3天至3周）和慢性型（3周以上）。

1. **临床表现**

（1）硬膜外血肿：多由颅盖部特别是颞部的直接暴力导致，出血以脑膜中动脉最常见。颅内血肿导致颅内压增高，形成脑疝后有相应颅内压增高和脑疝表现。血肿引起的意识障碍可有以下3种类型。

①伤后昏迷有中间清醒期为典型表现，原发性脑损伤最初短时昏迷，之后中间意识清醒，后因脑疝形成继之昏迷。"中间清醒期"的长短主要取决于脑损伤的程度及血肿形成的速度。

②若原发性脑损伤较重，血肿形成迅速，则伤后昏迷进行性加重或持续昏迷。

③若无原发性脑损伤，早期可无意识障碍，当血肿引起脑疝时才出现意识障碍。

（2）硬膜下血肿：是临床最常见的颅内血肿类型。

①急性硬脑膜下血肿：多见于额颞部，常合并脑挫裂伤及继发的脑水肿，出血多来自挫裂的脑实质血管，表现为进行性加深的意识障碍，无中间清醒期。

②亚急性硬脑膜下血肿：脑挫裂伤较轻，血肿形成较慢，可有意识好转期。

③慢性硬脑膜下血肿：好发于老年人，有轻微或无明显外伤史，其血肿形成完整包膜，缓慢增大，进而出现颅内压增高症状。

（3）脑内血肿：多因脑挫裂伤致脑实质内血管破裂引起，常与硬脑膜下血肿同时存在，多伴有颅骨凹陷性骨折。表现为进行性加重的意识障碍，若血肿累及重要脑功能区，可出现偏瘫、失语、癫痫等症状。

2. 辅助检查

（1）硬膜外血肿：CT示颅骨内板与脑表面间双凸镜形或弓形高密度影。

（2）硬膜下血肿：CT示颅骨内板下新月形或半月形高密度、等密度或混合密度影。

（3）脑内血肿：CT示脑挫裂伤灶附近或脑深部白质圆形或不规则形高密度影，周围有低密度水肿区。

3. 治疗要点 颅内血肿一经确诊，原则上应手术清除血肿，彻底止血。若血肿较小，患者无意识障碍和颅内压增高症状，可在严密病情观察的同时采用脱水等非手术治疗。

（四）颅脑损伤的护理

1. 现场急救 争分夺秒地抢救患者生命，查明有无颅脑以外的合并伤，如开放性气胸、大出血等伤情。注意保持呼吸道通畅，补充血容量防治休克。开放性损伤时要妥善保护伤口或膨出的脑组织。

2. 一般护理 意识清醒患者适当抬高床头，以利于静脉回流，减轻脑水肿。昏迷患者去枕侧卧位或侧俯卧位，清除呼吸道分泌物及其他血污以免误吸。早期禁食，采用肠外营养，待肠蠕动恢复后，过渡到肠内营养支持。对躁动患者不可强加约束，避免因过分挣扎使颅内压升高。慎用镇痛、镇静药，以免影响病情观察。

3. 病情观察

（1）意识状态：采用格拉斯哥昏迷计分法（GCS），对睁眼、言语和运动3个方面评分，用相同程度的语言和疼痛刺激，对患者的反应作动态分析。最高15分表示意识清醒，低于8分表示昏迷，分数越低意识障碍越严重（表2-36）。

表2-36 格拉斯哥昏迷计分法（GCS）

睁眼反应	计 分	言语反应	计 分	运动反应	计 分
自动睁眼	4	回答正确	5	遵嘱活动	6
呼唤睁眼	3	回答错误	4	刺痛定位	5
刺痛睁眼	2	胡言乱语	3	躲避刺痛	4
不能睁眼	1	只能发声	2	刺痛肢屈	3
		不能发声	1	刺痛肢伸	2
				不能活动	1

（2）生命体征：出现库欣反应提示颅内压增高。伤后1周持续高热提示有继发感染。

（3）瞳孔改变：伤后立即出现一侧瞳孔散大提示原发性动眼神经损伤。伤后瞳孔正常，以后一侧瞳孔先缩小继之进行性散大，伴对光反射减弱或消失是小脑幕切迹疝的眼征。脑干损伤时双侧瞳孔时大时小，对光反射消失。脑桥出血时瞳孔呈针尖样。临终患者双侧瞳孔散大，对光反射消失，眼球固定。

（4）神经系统体征：原发性脑损伤表现为伤后立即出现一侧肢体运动障碍且相对稳定，为对侧大脑皮质运动区受损。继发性脑损伤表现为伤后一段时间才出现一侧肢体运动障碍且进行性加重，多由中脑受压、锥体束受损引起。

4．手术护理　术前完善术前准备。术后送 ICU 病房严密监护，继续实施降低颅内压的措施，常用药物有甘露醇、糖皮质激素及利尿药等。做好创口和引流管的护理，注意有无颅内再出血迹象。

5．预防并发症　皮肤护理，预防压疮；加强会阴护理，留置导尿管不宜超过 3～5 天；做好气道管理，预防肺部感染；眼睑不能闭合者涂眼膏，预防角膜炎或角膜溃疡；预防失用综合征，每天行四肢关节被动活动及肌肉按摩。

6．用药指导　嘱定期服用抗癫痫药物，不可突然停药，避免单独外出，以防意外发生。

第三十节　常见颅脑疾病

一、颅内肿瘤

颅内肿瘤又称脑瘤，好发于大脑半球，以 20～50 岁多见。神经上皮组织肿瘤，又称胶质瘤是颅内最常见的恶性肿瘤。脑转移性肿瘤多来自肺、乳腺、甲状腺、消化道等部位的恶性肿瘤。

1．临床表现及诊断　因病变部位和肿瘤病理类型不同而临床表现各异，主要以颅内压增高和神经功能定位症状为共同特点。

（1）颅内压增高：由于肿瘤占位、瘤周脑水肿和脑积水，90% 以上患者会出现头痛、呕吐、视神经乳头水肿等颅内压增高症状和体征，呈慢性、进行性加重。瘤内出血重者可引起脑疝。

（2）定位症状和体征：症状和体征因肿瘤部位不同而各异。额叶肿瘤可出现淡漠、情绪欣快等精神障碍；中央前、后回肿瘤表现为对侧肢体运动和感觉障碍；颞叶肿瘤有视野的改变和不同程度的幻觉；枕叶肿瘤可出现视觉障碍；小脑肿瘤会引起共济失调。

（3）影像学检查：CT 或 MRI 是诊断颅内肿瘤的首选方法，两者结合可明确诊断，而且能确定肿瘤的位置、大小及瘤周组织情况。

2．治疗要点

（1）手术治疗：是最直接、有效的方法，也是最主要的方法。

（2）非手术治疗：降低颅内压缓解症状；对放疗敏感肿瘤或恶性肿瘤部分切除后可采用放射疗法。化学治疗是重要的综合治疗手段之一。

二、颅内动脉瘤

颅内动脉瘤是颅内动脉壁的囊性膨出，极易破裂出血，是蛛网膜下隙出血最常见的原因，以40～60 岁多见。

1．临床表现及诊断　小动脉瘤可无症状，大动脉瘤压迫临近结构出现相应症状。动脉瘤破裂出血多突然发生，可因劳累、情绪激动、用力排便等诱发，也可无明显诱因或在睡眠中发生。血液流入蛛网膜下隙，患者可出现剧烈头痛、呕吐、意识障碍和脑膜刺激征等，严重者可并发脑疝，出血后可诱发脑血管痉挛。数字减影脑血管造影（DSA）是确诊方法，可判断动脉瘤位置、数目、形态、内径、有无血管痉挛。

2. **治疗要点**　非手术治疗主要是防止出血或再出血，控制脑血管痉挛。为防止再出血，应尽早手术介入治疗。手术治疗主要采用开颅动脉瘤颈夹闭术。

三、颅内动静脉畸形

颅内动静脉畸形是由发育异常动脉、静脉形成的病理性血管团，属于先天性中枢神经系统血管发育异常。多在 40 岁前发病，男性稍多于女性。

1. **临床表现及诊断**　出血是最常见的首发症状，表现为剧烈头痛、呕吐、意识障碍等症状。额、颞部动静脉畸形的青年患者多以抽搐为首发症状，可在颅内出血时发生，也可单独出现。半数患者有间断性或迁延性单侧局部头痛或全头痛病史，还可出现进行性神经功能缺损，运动、感觉、视野以及语言功能障碍。婴儿和儿童可因颅内血管短路出现心力衰竭。数字减影脑血管造影（DSA）是确诊必需手段。

2. **治疗要点**　手术治疗是最根本的治疗方法。

四、脑卒中的外科治疗

脑卒中是各种原因引起的脑的供应动脉狭窄或闭塞及非外伤性的脑实质性出血。包括缺血性脑卒中及出血性脑卒中，缺血性脑卒中约占 60% ～ 70%。

（一）缺血性脑卒中

1. **临床表现及诊断**　根据神经功能障碍的轻重和症状的持续时间，分为 3 种。

（1）暂时缺血性发作（TIA）：神经功能障碍持续时间不超过 24 小时，表现为突发的单侧肢体无力、感觉麻木、一过性黑矇及失语等，多无意识障碍。椎动脉系统闭塞的主要表现为眩晕、恶心呕吐、步态不稳、复视、耳鸣及猝倒等。症状自行发作及缓解。

（2）可逆性缺血性神经功能缺陷：与 TIA 相似，但神经功能障碍持续超过 24 小时，可完全恢复。

（3）完全性脑卒中：症状较以上两种类型严重、常伴意识障碍，神经功能障碍长期不能恢复。

（4）辅助检查：脑血管造影可发现病变部位、性质、范围及程度。发病 24 ～ 48 小时后，CT 出现低密度灶脑梗死区，MRI 较 CT 敏感。

2. **治疗要点**　一般先行卧床休息、扩血管、抗凝、血液稀释疗法及扩容治疗等非手术治疗。脑动脉完全闭塞者，可在 24 小时内行手术治疗，改善病变区的血供情况，如动脉内膜切除术、颅外 - 颅内动脉吻合术等。

（二）出血性脑卒中

多见于 50 岁以上的高血压动脉硬化患者。男性多见，常因血压突然升高诱发粟粒状微动脉瘤破裂出血，是高血压病死亡主要原因。出血多位于基底核壳部。

1. **临床表现及诊断**　活动中或情绪激动时突然发生，无前驱症状。表现为突然出现剧烈头痛、喷射性呕吐、意识障碍和偏瘫；重者可出现昏迷、完全性瘫痪、去皮质强直。急性脑出血首选 CT 检查，发病后即可出现边界清楚的高密度影像，具有确诊价值。MRI 和脑血管造影能检出更细微病变。

2. 治疗要点 一般先行非手术治疗，包括绝对卧床休息、脱水降颅压、调整血压、止血、防止继续出血，促进神经功能恢复和防治并发症。如病情仍继续加重，应考虑开颅血肿清除术等手术治疗。

五、颅脑疾病的护理

1. 护理评估

（1）术前评估

①健康史：注意询问患者病史，初步判断发病原因。缺血性脑卒中患者多有动脉粥样硬化病史。脑出血患者注意询问高血压病史，发病前有无剧烈活动、精神紧张、情绪激动、用力排便等诱发因素。

②身体状况：评估患者生命体征、意识、瞳孔、肌力及肌张力、感觉功能等。注意有无进行性脑疝症状，评估营养状况，是否有水、电解质及酸碱平衡失调。

2. 护理措施

（1）术前护理：昏迷患者做好口腔及皮肤护理。术前备皮、心理护理。脑出血急性期应绝对卧床休息，抬高床头 15°～30°，以利颅内静脉回流，降低颅内颅内压。给予控制血压、止血、脱水降颅压等治疗。避免剧烈咳嗽、用力排便，防止颅内压增高。

（2）术后护理

①体位和活动：全麻清醒后，一般抬高床头 15°～30°，以利静脉回流。搬动患者或为其翻身时，扶持头部，注意使头颈部成一条直线，防止头颈部过度扭曲或震动。

②加强观察：注意观察生命体征、意识、瞳孔等，注意有无意识障碍，观察切口敷料和引流情况，观察有无脑脊液漏，如有异常及时通知医师。

③脑式引流的护理：参见本书第二十八节颅内压增高相关内容。

④术后并发症的护理

a. 颅内出血：是颅脑手术后最危险的并发症，多发生于术后 24～48 小时内。患者表现为意识清醒后又逐渐嗜睡、反应迟钝甚至昏迷。手术后应严密观察，发现出血倾向，及时通知医师，做好再次手术止血准备。

b. 脑脊液漏：经鼻蝶窦入路手术后常见脑脊液漏，应保持应保持鼻腔清洁，严禁堵塞鼻腔，禁止冲洗，避免剧烈咳嗽、用力和负重，保持大便通畅，禁止从鼻腔吸痰或插胃管。

c. 尿崩症：垂体腺瘤、颅咽管等鞍上手术涉及下丘脑影响血管升压素所致。患者表现为多尿、多饮、口渴，每天尿量＞4000ml，尿比重低于 1.005。遵医嘱给予神经垂体素治疗，准确记录出入量，尿量增多期间注意补钾，每 1000ml 尿量补充 1g 氯化钾。

d. 癫痫：多发生于术后 2～4 天脑水肿高峰期，系术后脑组织缺氧及皮层运动区受激惹所致。脑水肿消退后，常可自愈。发作时，应给予抗癫痫药物控制，患者应卧床休息，给氧，保证睡眠，避免情绪激动等。

（3）康复指导

①功能锻炼宜在病情稳定后早期开始，可减轻患者功能障碍的程度。

②术后注意保护颅骨缺损部位。并发癫痫患者不宜单独外出、登高、游泳等，应随身携带疾病卡。

第三十一节 胸部损伤

扫码做题

一、解剖生理概要

1. **解剖** 胸部的骨性胸廓支撑保护胸内脏器，参与呼吸功能，由胸壁、胸膜及胸腔内脏器组成。胸壁由胸椎、胸骨和肋骨组成的骨性胸廓以及附着在其外面的肌群、软组织和皮肤组成。胸部的上口由胸骨上缘和第 1 肋组成，下口为膈所封闭。

2. **生理** 胸膜是附着于胸壁内面和覆盖于肺表面的浆膜。脏胸膜被覆在肺的表面，与肺紧密结合，伸入叶间裂内。壁胸膜贴附于胸内筋膜内面、膈上面和纵隔侧面，向上突至颈根部。胸膜腔为脏、壁胸膜在肺根处相互延续共同围成左、右各一的密闭窄隙，腔内为负压，并有少量浆液，起润滑作用。腔内保持 $-0.78 \sim -0.98$ kPa（$-8 \sim -10$ cmH$_2$O）的压力，吸气时负压增大，呼气时减小；稳定的负压可以维持正常的呼吸，且能防止肺萎缩。

二、肋骨骨折

1. **病因、病理** 肋骨骨折的病因有外来暴力和病理因素，是最常见的胸部损伤。

（1）肋骨骨折的特点：因第 4～7 肋骨长而薄，最易折断，故第 4～7 肋肋骨折最多见。第 1～3 肋短粗，且被锁骨保护，不易骨折。第 8～10 对假肋及第 11、12 对浮肋的弹性大，也不易骨折。

（2）连枷胸：单根或多根肋骨单处骨折时对呼吸影响不大，若刺破壁胸膜、肺组织和肋间血管可出现明显症状。相邻多根、多处肋骨骨折使局部胸壁失去完整肋骨的支撑而软化，可导致连枷胸，是最严重的肋骨骨折。患者常发生吸气时软化区胸壁内陷，呼气时外突，这种现象称为反常呼吸运动。若软化区范围较大，可致呼吸时双侧胸腔内压力不平衡，造成纵隔左右摆动，影响换气和静脉血回流，重者可出现呼吸和循环衰竭。

2. **临床表现**

（1）症状：局部疼痛，咳嗽、深呼吸或变换体位时加重。疼痛及反常呼吸可引起胸闷、气促、呼吸困难、发绀、休克等，此时呼吸情况是最重要的评估内容。

（2）体征：受伤胸壁肿胀、畸形，局部压痛明显，间接挤压疼痛加重（胸廓挤压征阳性），有助于与软组织挫伤鉴别。可产生骨摩擦音或摩擦感。骨折断端向内移位可刺破胸膜、肺组织，产生气胸、血胸或皮下气肿。多根多处肋骨骨折时，伤侧胸壁可见反常呼吸运动，导致纵隔扑动。

3. **辅助检查** 胸部 X 线和 CT 检查可见肋骨骨折断裂线、断端错位及血气胸等，但不能显示前胸肋软骨骨折。

4. **治疗要点** 处理原则为有效控制疼痛，肺部物理治疗和早期活动。

（1）闭合性单根或多根单处肋骨骨折：重点是镇痛、固定胸廓和防治并发症。可采用多头胸带或弹性胸带固定胸廓。

（2）闭合性多根多处肋骨骨折：首要措施是控制反常呼吸运动，胸壁软化区加压包扎。

①现场急救用坚硬的垫子或手掌施压于胸壁软化部位。再用包扎（小范围）、牵引（大范围）和内固定法（骨折错位明显）固定软化胸壁。胸壁包扎固定有利于减轻和消除胸壁反常活动和纵隔摆动，促进肺复张，同时可减少骨折断端活动、减少疼痛，利于有效咳嗽。

②镇痛。

③建立人工气道：咳嗽无力、不能有效排痰或呼吸衰竭者，尽早气管插管或气管切开。

④应用抗生素，预防感染。

（3）开放性肋骨骨折：尽早清创，行骨折内固定，应用抗生素防治感染。胸膜穿破者，行胸膜腔闭式引流术。

三、气　胸

胸膜腔内积气称为气胸。多由利器或肋骨断端刺破胸膜、肺及支气管后，胸膜腔与外界沟通，外界空气进入所致。根据胸膜腔内压力情况，气胸分为闭合性气胸、开放性气胸和张力性气胸。

1. 病理生理

（1）闭合性气胸：胸膜腔内压低于大气压。空气通过胸壁或肺的伤口进入胸膜腔后，伤口立即闭合，患侧肺组织部分受压。

（2）开放性气胸：胸膜腔内压几乎等于大气压。胸壁存在开放性伤口，患侧胸膜腔与大气直接相通，空气自由进入胸膜腔，胸膜腔内负压消失，肺组织萎陷。由于呼吸时两侧胸膜腔的压力发生变化，可出现吸气时纵隔向健侧移位，呼气时又移回患侧，导致纵隔位置随呼吸而左右摆动，称为纵隔扑动。

（3）张力性气胸：胸膜腔内压高于大气压。较大的肺泡或支气管破裂、肺裂伤等形成的裂口所产生的单向活瓣与胸膜腔相通，吸气时开启，呼气时关闭，使胸膜腔内积气不断增加、患侧胸膜腔内压力进行性增高，纵隔向健侧移位，患侧肺严重萎陷，从而使呼吸和循环功能发生严重障碍。同时也会造成皮下气肿等。

2. 临床表现

（1）闭合性气胸：根据胸膜腔内积气的量与速度，小量气胸（肺萎陷30%以下）患者可无症状；中量气胸（肺萎陷在30%～50%）、大量气胸（肺萎陷50%以上）患者有明显呼吸困难。体检可发现患侧胸廓饱满，气管向健侧移位，语颤减弱，叩诊呈鼓音，听诊呼吸音减弱或消失。

（2）开放性气胸：患者可出现明显的呼吸困难、口唇发绀、颈静脉怒张、鼻翼扇动等表现，严重者休克。外界空气自由进出胸膜腔，呼吸时可闻及吸吮样的声音，称为胸部吸吮伤口。气管、心脏向健侧移位，患侧胸壁叩诊呈鼓音，听诊呼吸音减弱或消失。

（3）张力性气胸：是可迅速致死的危急重症。患者有严重或极度的呼吸困难，大汗淋漓、发绀、烦躁不安、意识障碍，严重者出现休克或窒息。气管明显移向健侧，颈静脉怒张，皮下气肿明显，患侧胸部饱满，肋间隙增宽，叩诊呈高度鼓音，听诊呼吸音消失。

3. 辅助检查　X线检查是诊断气胸的主要方法。

（1）闭合性气胸：胸部X线检查可显示不同程度的肺萎陷和胸膜腔积气，有时伴有少量胸腔积液。

（2）开放性气胸：胸部X线检查示患侧肺明显萎缩，患侧胸壁大量积气，气管、心脏及纵隔明显移位。

（3）张力性气胸：胸部X线检查示胸膜腔严重积气，患侧肺完全萎缩，伴有纵隔和皮下气肿。胸膜腔穿刺有高压气体外推针筒活塞，气管和心脏向健侧移位。

4. 治疗要点

（1）对症治疗：卧床休息，适当吸氧。根据患者病情给予镇静、镇痛、镇咳、扩张支气管等处理。

（2）损伤性气胸治疗要点

①闭合性气胸：小量气胸者不需要特殊处理，积气一般可在1～2周自行吸收。大量气胸者需行胸膜腔穿刺或胸腔闭式引流术。

②开放性气胸：应立即将开放性气胸转变为闭合性气胸，可用无菌敷料或清洁器材等在患者呼气末封盖伤口。

③张力性气胸：应立即行胸腔穿刺排气。进一步处理包括胸腔闭式引流，应用抗生素预防感染，对症处理等。

四、血　胸

胸膜腔内积血称为血胸。血胸与气胸同时存在，称为血气胸。

1. **病因、病理**　胸膜腔积血多来源于心脏、胸内大血管及其分支、肺组织和胸壁、膈肌等出血。肺裂伤出血多能自行停止；肋间血管、胸廓内血管或动脉出血不易自行停止；心脏和大血管受损出血易造成循环衰竭。血胸的发生可引起循环功能障碍，压迫肺组织，使呼吸面积减少。纵隔因血胸偏移向健侧，可导致健侧肺受压，静脉回流受阻。

2. **临床表现**　与出血速度、出血量及个人体质有关。

（1）少量血胸（成人在 500ml 以下）可无明显症状。

（2）中量（500～1000ml）和大量（1000ml 以上）血胸，尤其是急性出血时，患者可出现面色苍白、脉搏细速、血压下降等低血容量性休克的表现，同时可出现呼吸急促、肋间隙饱满等胸腔积液的表现。当血胸合并感染时，患者可有高热、寒战、出汗和疲乏等表现。

（3）进行性血胸：持续脉搏加快，血压下降或补充血容量后仍不稳定；胸腔闭式引流血量≥200ml/h，持续 3 小时；血红蛋白量、红细胞计数、血细胞比容进行性降低。

（4）感染性血胸：全身感染表现，常有畏寒、高热等；1ml 胸腔积液中加入 5ml 蒸馏水出现浑浊；白细胞计数增加；细菌培养发现致病菌。

（5）凝固性血胸：当胸腔内迅速积聚大量血液，超过肺、心包和膈肌运动所起的去纤维蛋白作用时，胸腔内积血发生凝固，形成凝固性血胸。

3. **辅助检查**

（1）血常规：可见血红蛋白和血细胞比容下降。

（2）胸部 X 线检查：小量血胸肋膈角消失，大量血胸可见胸膜腔有大片积液阴影，纵隔可向健侧移位。

（3）胸腔穿刺：抽得血性液体即可确诊。

4. **治疗要点**

（1）非进行性血胸：小量血胸可自行吸收；中、大量血胸尽早行胸膜腔穿刺及胸腔闭式引流，排出积血，促进肺膨胀。

（2）进行性血胸：应及时开胸探查，止血、输液、输血。

（3）感染性血胸：改善胸腔引流，排除积血或脓液。

（4）凝固性血胸：稳定后尽早行剖胸手术清除积血和血块，也可进行纤维组织剥脱术。

五、心脏损伤

心脏损伤分为钝性心脏损伤和穿透性心脏损伤。

（一）钝性心脏损伤

1. **病因**　多因胸前区撞击、减速、挤压、高处坠落、冲击等暴力所致，在等容收缩期遭受钝性暴力打击最易致伤。分为心肌挫伤和心脏破裂，心肌挫伤最常见。

2. **临床表现** 轻者可无症状，中、重度可出现胸痛、气促、心悸，甚至心绞痛等症状。

3. **辅助检查** 心电图可见 ST 段抬高、T 波低平或倒置，房性、室性早搏等心律失常。超声心动图可显示心脏结构和功能改变。肌酸激酶同工酶和心肌肌钙蛋白 I 或 T 升高。

4. **治疗要点** 主要为休息、严密监护、吸氧、镇痛等。

（二）穿透性心脏损伤

1. **病因** 多由锐器、火器或刃器所致。穿透性心脏损伤好发的部位依次为右心室、左心室、右心房和左心房。

2. **临床表现** 可见胸壁伤口不断涌出鲜血，患者面色苍白、皮肤湿冷、呼吸浅快，很快出现低血容量性休克，甚至死亡。心包与心脏裂口小时，可出现心脏压塞征。

3. **辅助检查** 心包穿刺抽得血液可确诊。胸部 X 线有助于诊断，超声心动图可明确有无心包积血及积血量。

4. **治疗要点** 已有心脏压塞或失血性休克，应立即行开胸手术。

六、胸部损伤

1. **胸部损伤患者的护理**

（1）现场急救：开放性气胸应立即封闭伤口，张力性气胸立即进行胸膜腔穿刺排气或胸腔闭式引流。

（2）维持有效气体交换：保持呼吸道通畅，清理分泌物或呕吐物，及时供氧；必要时行气管插管等辅助呼吸；协助患者取半坐卧位；遵医嘱给予化痰药物，协助患者进行雾化治疗。

（3）病情观察：随时巡视，观察患者呼吸频率、节律、幅度等，有使用呼吸机者应观察呼吸机工作是否正常。一旦出现呼吸极度困难、发绀等异常状况应立即报告医生并协助处理。

（4）减轻疼痛：告知患者不能因担心疼痛而不敢咳嗽，可用双手按压患侧胸壁，以减轻疼痛；遵医嘱给予镇痛药；转移患者注意力。

（5）预防感染：密切观察患者体温、伤口变化；指导患者进行有效咳嗽、咳痰；遵医嘱合理使用抗生素；严格无菌操作，避免交叉感染；协助患者翻身、叩背、下床活动等；保持室内定期通风，温湿度适宜。

（6）胸腔穿刺抽气的护理

①穿刺部位常为患侧胸部锁骨中线第 2 肋间。

②选用 50ml 或 100ml 注射器。

③注意抽气时注射器应与针头柄的胶管相连，防止空气进入；一次抽气量以不超过 1000ml 为宜，每天或隔天一次。

2. **胸膜腔闭式引流患者的护理**

（1）原理及目的：根据胸膜腔生理性负压机制设计。其目的是：引流胸膜腔内积液、积血及积气；重建胸膜腔内负压，促进肺复张；维持纵隔的正常位置；防止感染。

（2）置管种类、位置：引流气体应选择管径为 1cm 的塑料管，放置在患侧锁骨中线第 2 肋间或腋前线第 4、5 肋间处，引流管侧孔深入胸腔内 2～3cm。引流液体应选择管径 1.5～2cm 的橡皮管，放置在患侧腋中线与腋后线之间第 6～8 肋间。脓液引流应放置于脓液积聚的最低位置。

（3）装置：见图 2-8。

①单瓶水封闭式引流：广口无菌引流瓶容量 2000～3000ml，盛 500ml 无菌生理盐水，水封瓶橡胶塞上的长玻璃管为引流通路，应插入液面下 3～4cm，保证外界气体进入胸腔需要克服 3～4cmH_2O

图2-8 胸膜腔闭式引流装置及体位

的压力，从而维持引流装置密闭。短玻璃管为空气通路，应远离液面5cm以上，保持与外界空气相通。引流橡皮管两端分别连接长玻璃管与患者身上的胸腔闭式引流管，接通后可见长玻璃管内水柱上升至液面上8～10cm，即胸膜腔内负压为8～10cmH$_2$O，并随呼吸上下移动，这是观察闭式胸膜腔引流是否通畅的最简单方法。

②双瓶水封闭式引流：在水封瓶的前端增加一个集液瓶。集液瓶插入的两根短管分别与患者的胸腔引流管及水封瓶的长管相连。

③三瓶水封闭式引流：在双瓶的基础上增加一个负压调压瓶，位于水封瓶后端，调节瓶橡皮塞上安装的两根短管分别接水封瓶和负压吸引，长管下端插入液面下10～20cm，上端与大气相通。调节插入液面深度可调节抽吸的负压，压力调节管不断有气泡逸出，说明其调节压力的作用有效。

（4）保持管道密闭

①正确安装引流装置，保证衔接处密封良好。

②更换引流瓶或患者移动时，应先用止血钳双向夹闭引流管，以防空气进入。

③在引流管周围用油纱布包盖皮肤。

④若引流管脱出胸腔，应立即用手捏住伤口周围皮肤，再用凡士林纱布封闭；若引流管连接处脱落，应立即用双钳夹闭并更换引流装置。

（5）保持引流通畅

①观察是否有气体或液体排出，引流瓶长管中的水柱是否随呼吸上下波动。

②保证水封瓶直立，低于胸部。

③患者宜取半坐卧位，鼓励其咳嗽、有效咳痰和深呼吸，促进气体和液体排出。

④定时挤捏引流管，防止阻塞、扭曲和受压，但切不可冲洗。

（6）严格无菌操作：引流瓶低于胸腔引流口60～100cm，定时更换引流瓶及外接的引流管，保持引流口处敷料干燥、清洁，有渗液应及时更换，操作过程中时刻注意无菌原则。

（7）观察和记录：观察长玻璃管水柱波动的情况，记录引流液的颜色、性质和量。水柱波动范围一般为4～6cm，超过提示可能存在肺不张，无波动提示肺膨胀良好或引流不通。每天引流量不应超过500ml，若有大量气泡、血性液体或引流量过少，提示引流不畅，应立即报告医生并协助处理。

（8）拔管护理

①拔管指征：置管48～72小时后，无气体逸出且引流液颜色变浅，24小时液量＜50ml或脓液＜10ml，X线检查肺膨胀良好（最主要），患者无呼吸困难。

②拔管方法：拔管时嘱患者深吸气后屏气，拔管后并立即用凡士林纱布和厚敷料封闭伤口并包扎固定。

③拔管观察：拔管后24小时内注意观察患者有无胸闷、呼吸困难、渗液、出血和皮下气肿等。

3. 健康教育

（1）向患者讲明气胸的病因、诱因及自救措施。指导患者注意避免抬举重物、剧烈咳嗽、屏气、用力排便等动作，禁止乘坐飞机，须肺完全复张1周后方可乘坐。多吃水果、蔬菜等富含粗纤维的食物，防治便秘。

（2）指导患者学会有效咳嗽、咳痰及深呼吸运动。

（3）指导患者适量活动，不宜参加剧烈的运动，运动时间宜在气胸治愈1个月后。

扫码做题

第三十二节 脓 胸

一、急性脓胸

1. 病因 多为继发性感染，最主要的原发病灶是肺部感染，常见的致病菌为金黄色葡萄球，其他如肺炎双球菌、链球菌、大肠埃希菌、真菌、结核杆菌和厌氧菌等。

2. 病理生理

（1）浆液性渗出期：感染侵犯胸膜后，引起大量炎性胸水渗出。若排尽脓液，肺能完全膨胀。

（2）脓性渗出期：随着病程进展，脓细胞及纤维蛋白增多，渗出液逐渐由浆液性转为脓性，纤维蛋白沉积于脏、壁胸膜表面。病变局限者为局限性脓胸；病变广泛，脓液布满全胸膜时为全脓胸。

（3）脓腔形成期：初期纤维素膜附着不牢固，易脱落，随着纤维素层的不断加厚，韧性增强而易粘连，使脓液局限，形成局限性或包裹性脓胸。脓液被分割为多个脓腔时称多房脓胸；若伴有气管、食管瘘，脓腔内有气体，出现液平面，形成脓气胸。脓胸穿破胸壁，成为自溃性脓胸或外穿性脓胸。

3. 临床表现

（1）症状：常有高热、脉速、食欲缺乏等，胸痛、咳嗽、咳痰及全身不适，积脓较多时，患者感觉胸闷、呼吸急促等，严重者可伴有发绀和休克。

（2）体征：患侧呼吸运动减弱，肋间隙饱满，叩诊呈油音，纵隔向健侧移位，呼吸音减弱或消失。脓气胸者上胸部叩诊呈鼓音，下胸部叩诊呈浊音。

4. 辅助检查

（1）影像学：X线检查可见患侧胸腔呈均匀一致的密度增高影、CT有助于判断脓腔大小、部位。超声检查可确定胸腔积液部位及范围，有助于脓胸穿刺定位。

（2）胸腔穿刺：抽出脓液可确立诊断。

5. 治疗要点 急性脓胸的治疗原则是控制感染，积极排尽胸膜腔积脓，尽快促使肺膨胀及支持治疗。

（1）支持疗法：给予高维生素、高蛋白饮食。纠正贫血及水、电解质的平衡。

（2）控制感染：根据致病菌对药物的敏感性，合理、有效使用抗生素。

（3）排除脓腔积脓及促使肺复张：是治疗急性脓胸的关键。常用方法包括：行胸腔穿刺、胸腔闭式引流、脓胸廓清除术。

二、慢性脓胸

一般急性脓胸的病程超过 3 个月，即进入慢性脓胸期。

1. **病因**　急性脓胸引流不及时，引流部位不当，或过早拔出引流管，脓液未能排尽；异物存留于胸膜腔内；伴有支气管胸膜瘘或食管瘘；出现结核、真菌及寄生虫等感染；邻近组织有慢性感染，如肋骨骨髓炎、膈下脓肿、肝脓肿等。

2. **病理生理**　在急性脓胸的基础上发展而来，毛细血管及炎性细胞形成肉芽组织，纤维蛋白沉着机化并在脏、壁胸膜上形成韧厚致密的纤维板，构成脓腔壁。纤维板日益增厚，可使纵隔向患侧移位，并限制胸廓的活动，降低呼吸功能。

3. **临床表现**　低热、食欲减退、消瘦、贫血、低蛋白血症、气促、咳嗽、咳脓痰等症状。体检见胸廓内陷，呼吸运动减弱，肋间隙变窄，气管及纵隔偏向患侧，听诊呼吸音减弱或消失，杵状指（趾）等。

4. **辅助检查**

（1）X 线：见胸膜增厚，肋间隙变窄及大片密度增强模糊阴影，膈肌升高，纵隔移向患侧。

（2）胸腔穿刺：脓腔穿刺行化验检查，做细菌培养及药敏试验。

（3）脓腔造影或瘘管造影：明确脓腔范围和部位，支气管胸膜瘘者慎用或禁忌。

5. **治疗要点**

（1）改善营养：去除病因，加强营养支持治疗，提高机体抵抗力。保存和恢复肺功能。

（2）脓腔引流：促进脓腔排出，为手术治疗做好准备。

（3）手术治疗：胸膜纤维板剥脱术；胸廓成形术；胸膜肺切除术。

三、脓胸的护理

1. **术前护理**

（1）加强营养：进食高蛋白、高热量及富含维生素的食物。对贫血和低蛋白血症者，可少量多次输入新鲜血或血浆。

（2）减轻疼痛：指导患者作腹式深呼吸，减少胸廓运动、减轻疼痛；必要时给予镇静、镇痛处理。

（3）降低体温：高热者给予物理降温，鼓励患者多饮水，必要时应用药物降温。

（4）改善呼吸功能

①体位：半坐卧位利于呼吸和引流。有支气管胸膜瘘者取患侧卧位，以免脓液流向健侧或发生窒息。

②保持呼吸道通畅：协助患者排痰，行体位引流等，使用化痰剂促进排痰。合理给氧。

③协助医师进行治疗：急性脓胸者为控制感染及改善呼吸，应尽早行胸腔穿刺抽脓，每天或隔天 1 次。抽脓后，胸腔内注射抗生素。脓液多时，可分次抽吸，每次抽脓量不宜超过 1000ml。脓液黏稠、抽吸困难、经治疗脓液不见减少，或伴有支气管胸膜瘘者应行胸腔闭式引流。待脓腔容积少于 10ml 时，可拔出引流管，瘘管自然愈合。

2. **术后护理**

（1）病情观察：监测患者生命体征，注意重点观察患者的呼吸状况，观察引流液的性状和量，出现异常及时通知医师。

（2）维持有效呼吸

①控制反常呼吸：行胸廓成形术后患者应取术侧向下卧位，加压包扎，松紧适宜，根据肋骨切除

范围，在胸廓下垫一硬枕或用 1 ～ 3kg 沙袋压迫，控制反常呼吸。

②呼吸功能训练：鼓励患者有效地咳嗽、排痰、吹气球等，促使肺充分膨胀，增加通气容量。

（3）保持引流管通畅：急性脓胸患者若能及时彻底排除脓液，一般可治愈。引流管不能过细，引流位置适当，以免影响脓液排出。

第三十三节　肺部疾病外科治疗

扫码做题

一、解剖生理概要

肺位于胸腔内，膈的上方，纵隔的两侧。左肺狭长，被斜裂分为上、下两叶；右肺宽短，被斜裂和右肺水平裂分为上、中、下三叶。在肺叶内，肺叶支气管又依支气管和血管分支再分为肺段。气管隆突的位置相当于胸骨角水平，气管在隆突处分为左右两主支气管，是支气管镜检时判断气管分叉的重要定位标记。呼吸系统通过肺通气和肺换气功能与外界环境之间进行气体交换，摄取新陈代谢需要的 O_2，排出代谢产生的 CO_2。

二、肺结核

肺结核是由结核分支杆菌引起的慢性传染性肺部疾病。大多数患者经内科治疗可痊愈，少数经内科治疗无效者才需外科手术治疗。

1. **临床表现及诊断**　患者出现午后低热、乏力、盗汗等全身症状和咳嗽、咳痰、咯血、胸痛等呼吸系统症状。痰结核菌检查阳性。胸部 X 线可早期发现肺结核。胸部 CT 可发现微小或隐蔽性病变。

2. **外科治疗原则**

（1）抗结核治疗：术前给予 6 ～ 8 个月的抗结核治疗使大部分病灶被吸收，术后继续抗结核治疗 6 ～ 12 个月，以防复发。

（2）支持治疗：加强营养，改善全身情况。

（3）手术治疗：尽可能切除病灶，保留健康的肺组织。常见手术类型包括肺切除术和胸廓成形术。胸廓成形术自上而下切除肋骨，每次切除不超过 3 ～ 4 根，每次手术间隔 3 周，术后加压包扎胸部，避免胸廓反常活动。

3. **护理措施**　参见本节肺癌的护理。

三、肺　癌

肺癌多数起源于支气管黏膜上皮，又称支气管肺癌。

1. **病因**　肺癌的病因尚未完全明确，吸烟是最重要的危险因素。其他危险因素包括职业因素（长期接触石棉、砷、煤烟、焦油和石油等）、空气污染、电离辐射、饮食与营养、某些慢性肺部疾病等。

2. **分类及病理**

（1）按解剖学部位分类：中央型肺癌多为鳞癌和小细胞癌；周围型肺癌多为腺癌。分布以右肺多于左肺，上叶多于下叶。

（2）按组织学分类：鳞癌以中央型肺癌为主，多见于老年男性，与吸烟关系最密切；腺癌目前发病率上升，已成为最常见的类型，女性多见，以周围型肺癌为主，对化疗、放疗敏感性较差；大细胞癌恶性程度较高；小细胞癌40岁左右吸烟男性多见，恶性程度最高。

（3）转移途径：有直接扩散、淋巴转移及血行转移3种转移方式。淋巴转移最常见，常转移至同侧颈部、右锁骨上淋巴结。晚期可发生血行转移，累及骨、脑、肝等。

3. 临床表现

（1）原发肿瘤症状：咳嗽、血痰、咯血、喘鸣、低热、体重减轻、食欲减退等。其中咳嗽是出现最早的症状，多为刺激性咳嗽，痰中带血。

（2）肿瘤压迫症状

①侵袭胸膜、胸壁、肋骨易致胸痛。

②侵犯或压迫食管引起吞咽困难。

③压迫喉返神经可致声音嘶哑。

④压迫上腔静脉发生上腔静脉压迫综合征，表现为面部、颈部、上肢及前胸部静脉怒张。

⑤肺上沟瘤（Pancoast肿瘤）压迫颈交感神经可引起Horner综合征，出现患侧上睑下垂、瞳孔缩小、眼球内陷、额部少汗等。

（3）远处转移症状：头痛、颅内压增高、骨痛、病理性骨折、肝区疼痛、肝大、黄疸、淋巴结肿大等。

（4）副癌综合征：骨关节痛，杵状指，库欣综合征，男性乳房发育，重症肌无力，多发性肌肉神经痛，钙、磷代谢紊乱。

4. 辅助检查

（1）影像学检查：是最基本、最主要、应用最广泛的检查方法。

①胸部X线：是常用的筛查方法，可发现大部分肺内病灶。

②CT：可发现X线检查隐藏区的早期肺癌病变，可作为制定中心型肺癌的手术或非手术治疗方案的重要依据。

（2）痰脱落细胞检查：是简易有效的普查和早期诊断方法。

（3）纤维支气管镜检查：是诊断肺癌最可靠的手段。

5. 治疗要点　非小细胞癌（鳞癌、腺癌、大细胞癌）采取以手术治疗为主，辅以化学治疗和放射治疗的综合治疗。小细胞癌主要进行化学治疗和放射治疗。

（1）手术治疗：是肺癌最重要和最有效的治疗手段。

（2）放射治疗：小细胞癌最敏感，其次为鳞癌，腺癌最低。

（3）化学治疗：小细胞癌疗效较好，采用联合、间歇、短程用药。

（4）其他：靶向治疗、免疫治疗及中医中药治疗。

6. 护理措施

（1）术前护理：术前戒烟2周。加强营养，注意口腔卫生，合并慢性支气管炎、肺内感染、肺气肿者遵医嘱应用抗生素。指导患者练习腹式深呼吸及有效咳嗽，预防肺部并发症的发生。介绍术后放置胸膜腔引流管的意义及注意事项。

（2）术后护理

①体位护理：麻醉未清醒时取平卧位，头偏向一侧。麻醉清醒、血压稳定后改为半坐卧位。肺段切除术或楔形切除术，采用健侧卧位，促进患侧肺扩张。一侧肺叶切除者，采取健侧卧位，但呼吸功能较差者，宜选平卧位，避免健侧肺受压而影响通气。一侧全肺切除者，避免过度侧卧，采取1/4侧卧位，防止纵隔移位和压迫健侧肺。血痰或支气管瘘管者，取患侧卧位。注意定时变换体位，避免头低足高位。

②休息活动护理：尽早下床活动，预防肺不张，改善呼吸循环功能。但术后3天内（年老体弱、

心脑血管疾病者术后 7 天内）应在床上排泄，避免体位性低血压。加强手臂和肩关节运动，预防术侧肩关节强直、胸壁肌肉粘连及失用性萎缩。全肺切除术后取直立的功能位。

③病情观察：术后 2～3 小时每 15 分钟测量 1 次生命体征，心率和血压平稳后改为 0.5～1 小时测量 1 次。定时观察呼吸情况并呼唤患者，注意有无呼吸窘迫的现象。24 小时内最常见的并发症为出血，出现异常应立即报告医生。

④保持呼吸道通畅：指导患者深呼吸，有效咳嗽，并协助其翻身、叩背，必要时进行吸痰。常规给予鼻导管吸氧 2～4L/min。痰液黏稠者，可用糜蛋白酶、地塞米松等药物行超声雾化。咳痰无力者，必要时吸痰。

⑤营养与输液：严格掌握输液总量和速度，以免发生肺水肿。全肺切除术后，限制钠盐摄入量，24 小时补液量＜2000ml，速度以 20～30 滴／分为宜。患者意识恢复且无恶心症状，拔除气管插管后即可饮水。肠蠕动恢复后，开始给予清淡流质或半流质饮食，逐渐过渡到高蛋白、高热量、高维生素、易消化的普食。左肺切除术后，因胃体升高易致胃扩张，术后应禁食 1～2 天。

⑥减轻疼痛：避免加重疼痛的因素，咳嗽时协助固定胸廓，适当给予镇痛药。

⑦胸腔闭式引流的护理：

a．一般护理：按胸腔闭式引流常规进行护理。一般术后 24 小时引流量约 500ml，若引流血性液体每小时 100～200ml，色鲜红，伴有低血容量的表现，怀疑有活动性出血，应立即通知医生处理。

b．全肺切除术后护理：胸腔引流管一般全钳闭或半钳闭，保证术后患侧胸膜腔内有一定胸液，保持双侧胸腔压力平衡，防止纵隔过度摆动。如气管明显向健侧移位，每次放液量不宜超过 100ml。

⑧并发症的护理：肺癌患者术后 24 小时内最常见的并发症是出血；支气管胸膜瘘多发生于术后一周；心律失常多发生于术后 4 天内。

⑨复查指导：定期门诊复查，出现伤口疼痛、剧烈咳嗽及咯血等症状，应尽快就诊。

第三十四节　食管癌

一、解剖生理概要

食管是连接咽和胃的细长肌性管道，功能是把食物和唾液等运送到胃内。成年人食管长约 25cm，切牙距食管起点约 15cm。食管壁由黏膜、黏膜下层和肌层组成，没有浆膜层，故食管癌等病变易扩散至纵隔。

二、食管癌

1. **病因**　吸烟与重度饮酒是重要原因；亚硝胺及真菌；遗传因素；营养不良及微量元素缺乏；不良饮食习惯，食物过烫或过硬，进食过快；食管炎症及黏膜损伤等。

2. **病理**　食管癌以鳞癌为主，好发于胸中段食管，下段次之，上段较少。按病理形态可分为髓质型、蕈伞型、溃疡型、缩窄型，以髓质型最常见，恶性程度高。可通过直接扩散、淋巴、血行 3 条途径转移，其中淋巴转移最主要，血行转移较晚。

3. **临床表现**　40 岁以上好发，男性多于女性。

（1）早期：症状不明显，最典型的早期表现为吞咽粗硬食物时偶有不适感，如哽噎感、胸骨后烧灼样、针刺样或牵拉摩擦样疼痛。

（2）中晚期：典型症状为进行性吞咽困难。患者逐渐消瘦、脱水、无力。晚期有恶病质，侵袭邻近器官或远处转移时，出现相应症状，如声音嘶哑、胸痛、呛咳等。癌肿侵入气管，形成食管气管瘘；癌肿穿透大血管可出现致死性大呕血。

4. 辅助检查

（1）脱落细胞学检查：为我国首创，适用于普查。

（2）食管吞钡造影：出现皱襞粗糙或中断，充盈缺损、管腔狭窄等。

（3）纤维食管镜检查：合并病理学检查，有确诊价值。

（4）CT：能显示食管癌侵犯的范围及淋巴结转移情况。

5. 治疗要点 以手术治疗为主，辅以放射治疗、化学治疗等综合疗法。手术是治疗食管癌的首选方法。手术切除范围为癌肿及上下各 5～8cm 以上的食管及所属区域淋巴结。切除后常用胃、结肠、空肠重建食管，以胃最为常用。对晚期食管癌或不能根治者，可行姑息性减压手术。放射疗法可用于术前或术后，或单独用于颈段、胸上段癌或晚期癌的治疗。化学疗法主要用于辅助治疗及缓解晚期病情进展。

6. 护理措施

（1）手术前护理

①心理护理：交代手术、其他治疗与护理的大致过程、配合与注意事项，缓解患者焦虑与恐惧情绪，必要时使用镇静、镇痛药。

②饮食护理：给予高热量、高蛋白、高维生素、清淡无刺激的流质或半流质饮食，必要时提供肠内、肠外营养。

③消化道准备：术前 3 天流质饮食，术前 1 天禁食。出现梗阻和炎症者，术前 1 周口服抗生素，如新霉素或甲硝唑。拟行结肠代食管手术者，术前 3～5 天口服肠道不吸收的抗生素，如甲硝唑、庆大霉素或新霉素等。术前 2 天进食无渣流质，进食后有滞留或反流者，术前 1 天晚用抗生素生理盐水冲洗食管，以减轻充血水肿，减少术中污染，预防吻合口瘘。术前晚行清洁灌肠或全肠道灌洗后禁饮禁食。手术日晨留置胃管，梗阻部位不可强行插入。

④呼吸道准备：术前 2 周严格戒烟，训练有效咳嗽和腹式深呼吸。

（2）手术后护理

①病情观察：术后 2～3 小时，严密监测生命体征的变化，待平稳后改为每 30 分钟至 1 小时测量 1 次。

②饮食护理：是术后护理的重点。术后应严格禁饮、禁食 3～4 天。待肛门排气、引流量减少后，拔除胃管。拔管 24 小时后先试饮少量水，术后 5～6 天可给全清流质饮食。术后 3 周可进普食，避免进食生、硬、冷食物，并少食多餐。饭后 2 小时内勿平卧，以免食物反流。反流严重者，睡眠时半卧位，并服用减少胃酸分泌的药物。

③呼吸道护理：清醒后应半卧位，减轻伤口缝合处张力，也便于观察呼吸形态、频率和节律。鼓励患者深呼吸、吹气球，促进肺膨胀。协助患者咳痰，必要时吸痰，保持气道通畅。

④胃肠减压护理：持续胃肠减压 3～4 天，观察并记录引流液的量、性状及颜色。经常挤压胃管，避免管腔堵塞。胃管不通畅时，给予少量生理盐水冲管并及时回抽，避免胃扩张增加而并发吻合口瘘。胃管脱出后立即通知医生，不应再盲目插入，以免戳穿吻合口。

⑤食管重建术后护理：保持减压管通畅，注意观察腹部体征，有无术后并发症。加强口腔卫生，粪便气味因结肠逆蠕动所致，半年后可逐渐缓解。

⑥并发症的预防和护理

a. 吻合口瘘：是术后最严重的并发症，多发生在术后 5～10 天，表现为呼吸困难、胸腔积液和全身中毒症状。一旦发生应立即通知医生并嘱患者禁食，行胸腔闭式引流，应用抗生素并加强营养支持，严密观察生命体征，必要时做好术前准备。

b. 乳糜胸：为损伤胸导管所致，多发生在术后 2～10 天。引流量偏多、可为淡血性或淡黄色。乳糜液积聚在胸腔内，压迫肺及纵隔向健侧移位，出现胸闷、气急、心悸，甚至血压下降。应给予胸腔闭式引流，持续负压吸引，肠外营养支持。治疗无效时行胸导管结扎术。

（3）出院指导：指导加强自我观察，若术后 3～4 周再次出现吞咽困难，可能为吻合口狭窄，应及时就诊。

第三十五节　心脏疾病

扫码做题

一、概　述

1. **解剖生理**　心脏是血液循环的射血器官，具有泵的功能。似倒置的圆锥体，有 4 个腔：左心房、右心房、左心室和右心室。心脏是血液循环的动力装置，它将来自静脉系统未氧合的血液经右心室泵入肺，再流回左心房，形成肺循环；并将已氧合的血液经左心室泵入全身组织器官（包括心肌），最终返回右心房，形成体循环，从而供应全身组织代谢所需的氧和营养素，以保证人体新陈代谢的正常进行，维持生命活动和血压。

（1）心壁：由内向外可分为心内膜、心肌层和心外膜 3 层。心外膜与心包壁层形成心包腔；心包腔内液体有 15～50ml，可起到润滑的生理作用。

（2）心的血管：心脏自身的血液供应主要来自于冠状动脉，有左、右冠状动脉两支。

（3）心传导系：窦房结是心的正常起搏点，窦房结产生的节律性兴奋依次传至结间束、房室结区、房室束、左右术支和浦肯野纤维，调节心脏的舒缩活动。

（4）心音

①第一心音：产生主要是由于二尖瓣和三尖瓣瓣膜关闭（即房室瓣关闭），瓣叶突然紧张产生振动而发出声音。标志心室收缩期的开始，与心尖搏动同时出现，在心尖部听诊最响。

②第二心音：主要由于主动脉瓣和肺动脉瓣的关闭引起瓣膜振动所致。标志心室舒张期的开始，在心底部听诊最响。

③第三心音：由于心室射血引起心室壁、腱索和乳头肌的振动所致。

④第四心音：由于心房收缩震动所致。正常情况不可闻及，属病理性。

2. **心脏疾病的特殊检查方法**

（1）心导管检查术：目的是明确诊断心脏和大血管病变的部位与性质、病变是否引起了血流动力学改变及其程度，为采用介入性治疗或外科手术提供依据。可以发现心内畸形；测量心血管各部位的压力；在各部位采血标本测量氧饱和度，明确异常分流；做心血管造影、描记心内心电图、计算心排出量等。方法：局麻后自股静脉、上肢贵要静脉或锁骨下静脉（右心导管术）或股动脉（左心导管术）插入导管到达相应部位。连续测量并记录压力，必要时采血行血气分析。

（2）心导管造影术：可检查心脏和大血管的形态及缺损。根据不同的检查目的，选择左心室、右心室、肺动脉、升主动脉及其分支进行造影。

（3）冠状动脉造影术：可以提供冠状动脉病变的部位、性质、范围、侧支循环状况等的准确资料，有助于选择最佳治疗方案,是诊断冠心病最可靠的方法。

(4)以上各项心内检查,尤其是冠状动脉造影术,均可能引起各种并发症,甚至死亡。故做好术前、术后的护理措施十分重要。

①操作前备好心肺复苏术及各种抢救所需要的药品、物品与器械。

②目前常用碘造影剂,过敏反应为常见的不良反应,重者可出现过敏性休克和惊厥,故用前应进行过敏试验。

③术中严密观察病情,极少数患者注入造影剂后出现皮疹、寒战,地塞米松可缓解,应警惕因造影剂过敏而发生过敏性休克。

④术后用沙袋压迫穿刺部位并妥善固定,以防出血。观察局部渗血情况,出现异常时及时报告医师。

⑤术后常规静脉滴注抗生素,预防心内膜感染。

⑥术后卧床时间:右心检查后 6 ～ 12 小时;左心检查后 12 ～ 24 小时。

二、后天性心脏病的外科治疗

心脏瓣膜病是成人主要的后天性心脏病之一。最常见的是风湿热所致的风湿性瓣膜病。其中,二尖瓣最常受累,其次为主动脉瓣。最常见的联合瓣膜病是二尖瓣狭窄合并主动脉瓣关闭不全。

(一)二尖瓣狭窄

发病率女性多于男性,在儿童和青年期发作风湿热后,多在 20 ～ 30 岁后才出现临床症状。

1. 临床表现

(1)症状:因肺淤血和肺水肿会出现劳力性呼吸困难、咳嗽、咯血、端坐呼吸和夜间阵发性呼吸困难,由于心排出量不足出现心悸、头昏、乏力等症状。常见并发症包括心房颤动、左心衰竭、血栓栓塞、右心衰竭、感染性心内膜炎及肺部感染。详见第一章内科护理学心脏瓣膜病部分。

(2)体征:典型体征为"二尖瓣面容",双颧绀红,口唇轻度发绀。出现右心衰竭时可有颈静脉怒张、肝颈静脉反流征阳性等。特征性的心脏杂音为心尖区舒张中晚期低调的隆隆样杂音,伴舒张期震颤。心尖区第一心音亢进,出现肺动脉高压时可有肺动脉瓣区第二心音(P_2)亢进、分裂。并发心房颤动时,脉率绝对不规则。

2. 辅助检查

(1)超声心动图:是明确诊断瓣膜病最可靠的方法,可评估二尖瓣的病理改变和狭窄的严重程度,还可提供房室大小、心室功能、室壁厚度和运动、肺动脉压等方面的信息。

(2)心电图检查:中、重度二尖瓣狭窄患者可出现二尖瓣型 P 波,P 波宽度 > 0.12 秒,伴切迹。病程长者可见房颤。

(3)X 线检查:左心缘变直,左心房增大,肺动脉段隆起,主动脉结缩小,间质性肺水肿。左心房、右心室显著增大时,心影呈梨形(二尖瓣型心脏)。

3. 治疗要点

非手术治疗适用于无症状或心功能 I 级的患者。手术治疗是治疗心脏瓣膜病的根本性措施。手术方式包括保留自身瓣膜的二尖瓣交界分离术、二尖瓣成形术和二尖瓣替换术。二尖瓣替换术常用的人工瓣膜有机械瓣膜、生物瓣膜 2 种。机械瓣使用量最大,耐久性好,主要缺点是术后需终身抗凝;生物瓣耐久性差、中心性血流、血流动力学优于机械瓣,无需终身抗凝。

4. 瓣膜置换术后护理

(1)抗凝治疗:瓣膜置换术后 24 ～ 48 小时后遵医嘱给予华法林抗凝治疗。机械瓣膜置换术后,需终身抗凝；生物瓣膜置换术后需抗凝 3～6 个月。抗凝治疗效果以凝血酶原时间活动度国际标准比值（INR）保持在 2.0～2.5 之间为宜。抗凝治疗期间定期复查 INR，调整华法林剂量；并密切观察有无出血倾向。

（2）用药指导

①服用抗凝药物期间注意观察有无出血倾向，出现牙龈、口腔黏膜、鼻腔出血、皮肤青紫、瘀斑、出血和血尿等抗凝药不足表现，应及时就诊。

②注意抗凝药与其他药物反应，如苯巴比妥类药物、阿司匹林、双嘧达莫（潘生丁）、吲哚美辛（消炎痛）等药物能增强抗凝效果；维生素 K 等止血药可降低抗凝作用。

③瓣膜置换术后半年内，每月定期复查凝血酶原时间（PT）和国际标准比值（INR）。

（二）二尖瓣关闭不全

主要由风湿性炎症累及二尖瓣所致，常合并二尖瓣狭窄。

1. 临床表现

（1）症状：轻度二尖瓣反流常无症状，严重反流心排血量少，表现为疲劳、乏力。病程长，呼吸困难出现晚，心力衰竭一旦发生进展迅速。常有房颤。相比二尖瓣狭窄，感染性心内膜炎常见，体循环栓塞较少见。

（2）体征：心脏搏动呈抬举样，向左下移位。心尖部全收缩期吹风样杂音是典型体征，在心尖区最响，伴有震颤。第一心音减弱或不能闻及。

2. 辅助检查　心电图轻者正常，较重者可出现电轴左偏、二尖瓣型 P 波、左心室肥大和劳损。胸部 X 线可见左心房、左心室扩大和肺淤血。超声心动图可发现左心房、左心室扩大，二尖瓣活动度大且关闭不全。

3. 治疗要点　无症状的轻、中度二尖瓣关闭不全主要内科对症治疗，每年随访。症状明显、心功能改变、心脏扩大者均应体外循环下直视及时手术治疗。急性二尖瓣关闭不全常导致心源性休克需急症手术。手术方式包括二尖瓣修复成形术和二尖瓣替换术。

（三）主动脉瓣狭窄

单纯主动脉瓣狭窄少见，常合并主动脉瓣关闭不全和二尖瓣病变。

1. 临床表现

（1）症状：无症状期长。瓣口严重狭窄时出现主动脉狭窄典型三联症，即呼吸困难、心绞痛和晕厥。并发症主要包括房颤、心力衰竭和胃肠道出血。心脏性猝死、感染性心内膜炎和体循环栓塞较少见。

（2）体征：心尖区可触及收缩期抬举样搏动。收缩压降低，脉压减小，脉搏细弱。胸骨右缘第 2 肋间（主动脉瓣听诊区）可闻及粗糙、响亮的收缩期吹风样杂音是最主要的体征，向颈部传导。

2. 辅助检查　超声心动图可见主动脉瓣叶开放振幅减小、主动脉瓣增厚、变形或钙化等征象。胸部 X 线早期患者心影可无改变，后期呈现左心室增大，心脏左缘向左向下延长，升主动脉显示狭窄后扩大。心电图可见电轴左偏、左室肥大伴劳损，T 波倒置，部分患者可出现左束支传导阻滞。

3. 治疗要点　主动脉瓣置换术是治疗成人狭窄的主要治疗方法。重度狭窄伴心绞痛、昏厥或心力衰竭等症状应尽早手术治疗。常用手术方式包括直视主动脉瓣切开术、主动脉瓣置换术。

（四）主动脉关闭不全

1. 临床表现

（1）症状：轻症者无症状时间长，出现心悸、心前区不适、头部动脉搏动感与心排血量增大有关。

晚期可出现左心代偿性肥大和扩张、左心衰竭、肺淤血、呼吸困难。有效心排血量降低时患者出现疲劳、乏力和体位性头晕,重度主动脉瓣反流可引起晕厥甚至猝死。较常并发感染性心内膜炎、左心衰竭、室性心律失常。

（2）体征：面色苍白,头随心搏摆动。特征性体征为主动脉瓣第二听诊区（胸骨左缘第3、4肋间）可闻及高调叹气样舒张期杂音,轻度反流者只有坐位前倾、呼气末才能听到。严重主动脉瓣反流患者收缩压升高、舒张压降低、脉压增大,出现周围血管征,如点头征、水冲脉、毛细血管搏动征、股动脉枪击音等。心脏瓣膜病鉴别,见第一章内科护理学心脏瓣膜病部分内容。

2. **辅助检查** 超声心动图可显示主动脉瓣关闭不全的原因和瓣膜形态,了解血液反流的严重程度。X线检查可见左心室明显增大,向左下方延长,主动脉结隆起,升主动脉和弓部增宽。心电图检查可出现电轴左偏和左心室肥大、劳损。

3. **治疗要点** 感染性心内膜炎等病因所致急性主动脉瓣关闭不全患者可由于充血性心力衰竭而迅速死亡,需尽早手术。手术方式主要为主动脉瓣置换术。

三、冠状动脉粥样硬化性心脏病

1. **病因** 主要危险因素包括年龄（＞40岁）、血脂异常、高血压、吸烟、糖尿病或糖耐量异常、肥胖、家族遗传。其他危险因素还包括A型性格、口服避孕药、性别、缺少体力活动、饮食不当等。

2. **病理病生** 冠状动脉血流量是影响心肌供氧最主要的因素。当冠状动脉粥样硬化使管腔狭窄时,冠状动脉血流量减少,心肌供氧和需氧失去平衡,此时心肌需氧量增加,但冠状动脉供血量不能相应增加,临床上呈现心肌缺血的症状。长时间心肌缺血可导致心肌细胞坏死。

3. **临床表现**

（1）稳定型心绞痛：在胸骨体上、中段之后及心前区,出现手掌大小的发作性胸痛和胸部不适。多至左肩,沿左臂尺侧至无名指和小指,向上可达颈、咽部和下颌部。休息及口服硝酸甘油可缓解,一般持续3～5分钟。

（2）急性心肌梗死：最早出现和最突出的症状是心前区剧烈疼痛,其部位和性质与心绞痛相同,但诱因不明显,常发生于安静时,程度更加剧烈,持续时间10～20分钟以上,经休息和含服硝酸甘油不能完全缓解。常伴有大汗、呼吸困难、恐惧和濒死感。有时伴发热、恶心、呕吐、上腹胀,重者可有呃逆。亦可出现心律失常、心源性休克、急性心衰等。

4. **辅助检查**

（1）冠状动脉造影术：是临床诊断冠心病的"黄金标准",有助于选择最佳治疗方案及判断预后。

（2）超声心动图：可提供冠状动脉、心肌、心腔结构及血管、心脏的血流动力学检查结果。

5. **治疗要点** 手术治疗可以改善心肌供血、供氧,缓解心绞痛及心肌梗死等症状。常用的术式为冠状动脉旁路移植术（冠状动脉搭桥术）。

（1）适应证：药物治疗不能缓解的心绞痛,且冠状动脉造影显示冠状动脉两支或两支以上的狭窄病变大于70%；左冠状动脉主干狭窄和前降支狭窄者；出现心肌梗死并发症；经皮冠状动脉腔内成形术后狭窄复发者。

（2）手术方式：取一段自体静脉血管移植到冠状动脉主要狭窄的远端,已恢复冠状动脉血流,改善心肌功能。自体血管主要有乳内动脉、桡动脉、大隐静脉、小隐静脉和胃网膜右动脉等。

6. **护理措施**

（1）术前护理

①术前用药护理：术前3～5天停用抗凝剂、利尿药、洋地黄、奎尼丁等药物,以防术中出血不止、

洋地黄毒性反应等。

②活动与休息：避免劳累，保证充足的睡眠时间；做好心理护理，避免情绪波动。

③合理膳食：多食高维生素、粗纤维素、低脂、低盐的食物，防止便秘发生。心功能不足者应限盐。

④给氧：间断或持续氧气吸入，以保证重要器官的氧供，预防组织缺氧。

⑤戒烟：术前戒烟 3 周，有呼吸道感染者应积极抗感染治疗。

（2）术后护理

①加强循环和呼吸功能的监测：观察生命体征、心率、心律、心电图的变化，防止出现心律失常及心肌梗死；监测呼吸功能、血氧饱和度及动脉氧分压。

②抗凝治疗的护理：术后遵医嘱使用抗凝、抗血小板聚集药物，避免形成吻合口血栓。观察用药后反应、皮肤状况及凝血酶原时间，出现异常及时通知医师。

③取静脉的手术肢体的护理：术后局部加压包扎，观察足背动脉搏动情况及末梢循环状况，注意保暖。

④术后功能锻炼：术后 2 小时手术肢体可以进行下肢、脚掌和趾的被动功能锻炼；坐位时注意抬高患肢，避免足下垂；术后根据患者病情鼓励下床运动，勿站立过久；根据患者耐受程度，逐渐进行肌肉被动、主动运动。

四、体外循环围手术期护理

1. 概述　体外循环指将回心的上、下腔静脉血和右心房静脉血引出体外，在人工心肺机进行氧合并排出 CO_2，经过调节温度和过滤后，再由人工心泵输回体内动脉继续血液循环的生命支持技术。

2. 人工心肺机的主要部件

（1）血泵（人工心）：取代心脏，具有泵血功能，驱动氧合器内的氧合血输回体内动脉，参与循环。

（2）氧合器（人工肺）：代替肺的功能，氧合静脉血，排出 CO_2。

（3）变温器：用于降低和升高血液温度。

（4）过滤器：过滤血液中的血小板、纤维素等碎屑。

（5）血液浓缩器：滤出水分和小于半透膜孔隙的可溶性中小分子物质，如蛋白质。

3. 体外循环后的病理生理变化

（1）凝血机制紊乱：主要为红细胞破坏、血红蛋白下降、溶酶激活、纤维蛋白原和血小板减少等，常引起凝血机制紊乱，造成术后大量渗血。

（2）水、电解质与酸碱平衡：酸碱失衡主要为代谢性酸中毒和呼吸性碱中毒。电解质失衡主要为低血钾，多见于术前长期服用强心、利尿药物而转流过程中尿量多者。

（3）重要器官功能减退：体外循环可对心肌细胞产生损害；长时间的低血压、低灌注量、酸中毒造成脑损伤和脑循环障碍；低灌注量和大量游离血红蛋白可影响肾脏功能，造成肾衰竭；微栓、氧自由基等毒性物质的释放、炎性反应引起的肺间质水肿、出血和肺泡萎缩等可导致呼吸功能不全，甚至呼吸功能衰竭。

4. 体外循环的建立

（1）肝素的应用及检测：体外循环时静注肝素抗凝（体内肝素用量以 2 ～ 3mg/kg）。应监测活化凝血时间（ACT），其正常值 80 ～ 120 秒，延长至 480 秒以上方可开始体外循环。转流后，每隔 30 ～ 60 分钟重复监测 ACT，根据实测值，确定肝素追加量，使其值维持在上述安全转流水平。转流结束时静注鱼精蛋白终止肝素抗凝作用。

（2）血液降温：开始转流前，血液应降温至 25 ～ 30℃，以降低代谢率、减少转流量、保证机体有氧代谢、避免血液成分受损和心肌损伤和预防重要器官缺血、缺氧。待手术即将结束，再复温。

5. 体外循环术后处理原则　维持血流动力学稳定，保持血容量平衡；应用呼吸机辅助呼吸，促进有效通气；及时纠正水、电解质和酸碱失衡；应用抗生素预防感染。

6. 护理措施

（1）术前护理

①改善心功能：术前多休息、少活动，保证充足的睡眠。

②预防和控制感染：注意保暖与防寒，预防呼吸道感染。吸烟患者应戒烟 3 周以上。注意口腔、皮肤卫生，避免黏膜和皮肤破损。积极治疗感染病灶。

③加强营养支持：术前鼓励患者进食，摄入高热量、高蛋白及维生素丰富的食物，以增强机体对手术的耐受力。冠心病患者应进食低脂、低胆固醇饮食。心功能欠佳者，限制钠盐摄入。进食较少者，必要时进行静脉高营养治疗。低蛋白血症及贫血者，遵医嘱给予白蛋白、新鲜血浆、全血等。

④完善术前护理

（2）术后护理

①安置合适体位：保持管道通畅，记录引流液的量及性质。未清醒患者取平卧位，头偏一侧。加强约束，防止患者躁动挣脱各种管道。

②改善心功能，维持有效循环

a. 持续心电监护：观察血压、心率、心律、中心静脉压、血氧饱和度的变化，出现异常时通知医师。

b. 观察周围循环情况：注意保暖，观察患者皮肤颜色、体温、末梢循环及足背动脉搏动情况。

c. 补充血容量：补充液体，必要时补充新鲜血、血浆等。肝素过量可用鱼精蛋白解救。

③加强呼吸道管理，维持有效通气

a. 观察病情：观察患者的呼吸状态，有无发绀、鼻翼煽动，呼吸频率、节律的改变。监测动脉血气分析。气管导管气囊每 4 ～ 6 小时放气一次，防止呼吸道黏膜因长时间压迫、缺血而糜烂、出血。

b. 气管插管拔除前护理：妥善固定，定期吸氧。清理呼吸道，有效吸痰，保持呼吸道通畅。

c. 气管插管拔除后护理：患者完全清醒、生命体征平稳、自主呼吸恢复后可拔出。拔管后取半坐卧位，鼓励患者咳嗽，吸氧，定时协助患者翻身、拍背，指导患者进行深呼吸锻炼，注意保暖。

④维持正常体温：每 30 分钟测量体温一次，防寒保暖，做好物理降温，必要时遵医嘱行药物降温。

⑤维持水、电解质和酸碱平衡：记录 24 小时出入量。积极处理低血钾。补充 5% 碳酸氢钠以纠正代谢紊乱。

⑥心包纵隔引流管的护理：保持引流管通畅，每 2 小时挤压一次。定期局部消毒。记录引流液的性质和量。若单位时间内引流量减少，伴有中心静脉压升高、血压下降，提示引流不畅、心脏压塞，立即通知医师；若 3 ～ 4 小时内，10 岁以下的小儿血性引流量＞ 50ml/h，成人＞ 100ml/h，引流液呈鲜红色，有较多血凝块，伴有低血容量的表现，应考虑有活动性出血的可能。

⑦并发症的护理

a. 急性心脏压塞：心脏压塞时心包腔内压力急剧增高，压迫心脏，继而回心血量和心排量降低，发生急性循环衰竭。患者表现为静脉压升高（中心静脉压≥ 25cmH$_2$O，颈静脉怒张），心音遥远、心搏微弱，脉压小，动脉压降低的 Beck 三联症表现。保持引流通畅，记录引流液的性质和量，维持中心静脉压在正常范围内，出现异常时通知医师。

b. 低心排综合征：体外循环过程中阻断心脏循环，心脏缺血、缺氧以及再灌注损伤使心肌收缩不全所致。患者表现为血压下降、脉压变小，心率增快，脉搏细弱，中心静脉压增高，四肢发冷、尿量减少。应监测心输出量、体循环阻力、肺循环阻力等数值，补充血容量，遵医嘱使用正性肌力药物及血管活性药物，观察用药效果。

c. 感染：严格无菌操作，合理使用抗生素，监测体温，加强营养支持，注意口腔及皮肤卫生。

d. 肾功能不全：术后留置导尿管，维持尿量 1ml/（kg·h），密切监测肾功能，每小时测 1 次尿量，每 4 小时测尿 pH 及比重，注意尿色的改变，有无血红蛋白尿等。

e. 脑功能障碍：观察患者意识状态、痛苦、肢体活动等情况。患者出现神经系统的阳性体征时，及时通知医师处理。

第三十六节　泌尿、男性生殖系统疾病的主要症状及辅助检查

扫码做题

一、主要症状

1. 尿量异常

（1）正常尿量：成年人 24 小时尿量为 1000 ～ 2000ml。

（2）少尿或无尿：尿量＜ 400ml/24h 或 17ml/h 为少尿，＜ 100ml/24h 为无尿。少尿可因肾前性（血容量不足等）、肾性（急、慢性肾衰竭等）及肾后性（尿路梗阻等）引起。

（3）多尿：尿量＞ 2500ml/24h。

（4）夜尿增多：是指夜尿量超过白天尿量或夜尿持续＞ 750ml。夜尿持续增多，尿比重低而固定可提示肾小管浓缩功能减退。

2. 蛋白尿　每天尿蛋白含量持续超过 150mg，尿蛋白定性检查呈阳性称为蛋白尿。

3. 血尿　新鲜尿沉渣每高倍视野红细胞＞ 3 个或 1 小时尿红细胞计数＞ 10 万个，称镜下血尿。尿液外观为洗肉水样或血样即为肉眼血尿，提示 1L 尿液中含有 1ml 以上血液。初始血尿提示病变在尿道；终末血尿提示病变在后尿道、膀胱颈部或膀胱三角区；全程血尿提示病变在膀胱、输尿管或肾脏。

4. 白细胞尿、脓尿和菌尿　新鲜离心尿液每高倍视野白细胞＞ 5 个，或新鲜尿液白细胞计数＞ 40 万个，称为白细胞尿或脓尿。中段尿涂片镜检每个高倍视野均可见细菌，或尿培养菌落计数超过 10^5/ml 称为菌尿，仅见于泌尿系统感染。

5. 管型尿　肾小球发生病变后，由蛋白质、细胞及其碎片在肾小管内凝聚而成，包括细胞管型、颗粒管型、透明管型等。白细胞管型是活动性肾盂肾炎的特征，红细胞管型提示急性肾小球肾炎，蜡样管型提示慢性肾衰竭。

6. 尿路刺激征　包括尿频、尿急、尿痛，排尿不尽感及下腹坠痛。

（1）尿频：单位时间内排尿次数增多而每次尿量减少。正常一般白天排尿 4 ～ 6 次，夜间 0 ～ 2 次。

（2）尿急：有尿意即迫不及待需要排尿，难以控制。

（3）尿痛：排尿时感觉会阴、下腹部疼痛或烧灼感。

7. 排尿困难　排尿时须增加腹压才能排出，病情严重时增加腹压也不能排出而形成尿潴留，见于膀胱以下尿路梗阻。

8. 尿潴留　膀胱排空不完全或停止排尿，可分为急性和慢性尿潴留。急性尿潴留见于膀胱出口以下尿路严重梗阻，突然短时间内不能排尿，膀胱迅速膨胀。慢性尿潴留见于膀胱颈部以下尿路不完全性梗阻或神经源性膀胱。正常情况下残余尿量＜ 5ml，＞ 50 ～ 100ml 则为异常。

9. 尿失禁　尿不能控制而自行排出。

（1）持续性尿失禁：也称为完全性尿失禁或真性尿失禁。尿道阻力完全丧失，膀胱完全不能储存

尿液而呈空虚状态。常见于外伤、手术造成的膀胱颈或尿道括约肌损伤。多见于妇科手术、产伤所造成的膀胱阴道瘘。

（2）间歇性尿失禁：也称为充溢性尿失禁或假性尿失禁。由于膀胱过度充盈而造成尿液不断溢出，是因下尿路的机械性或功能性梗阻所引起的慢性尿潴留。膀胱呈膨胀状态，当压力上升到一定程度，超过尿道阻力时尿液溢出，常见疾病为前列腺增生。

（3）急迫性尿失禁：患者有迫不及待的排尿感，尿意强烈，尿液自动流出，多伴有尿频、尿急等膀胱刺激症状。常见疾病为急性膀胱炎。

（4）压力性尿失禁：也称为不完全性尿失禁。有咳嗽、打喷嚏等腹压增加的动作时，尿液自动流出。主要见于多次分娩或绝经后的妇女。

二、辅助检查

1. 实验室检查

（1）尿液检查

①尿液收集：尿常规检查是诊断泌尿系统疾病最基本的方法，以清晨第 1 次尿最佳。

②尿细菌学检查：可用于泌尿系感染的诊断和临床用药指导。尿培养以清晨第 1 次清洁中段尿为宜，耻骨上膀胱穿刺留取标本最为准确。

③尿脱落细胞学检查：用于膀胱肿瘤初筛或肿瘤切除术后的随访。需连续 3 天留取新鲜尿进行沉渣涂片检查，阳性结果可提示泌尿系肿瘤。

④尿三杯试验：用于判断镜下血尿或脓尿的来源和病变部位。以排尿初期的 5～10ml 尿为第 1 杯，排尿最后的 5～10ml 为第 3 杯，中间部分为第 2 杯。若第 1 杯尿液异常，提示病变在尿道；第 3 杯尿液异常提示病变在膀胱颈部或后尿道；若 3 杯尿液均异常，提示病变在膀胱或上尿路。

（2）肾功能检查

①尿比重测定：是最简单的肾功能测定方法。正常人尿比重为 1.015～1.025，尿比重持续固定在 1.010 左右，提示肾浓缩功能严重损害。

②血肌酐和血尿素氮测定：有助于判断肾功能损害的程度。

③内生肌酐清除率：是评价肾小球滤过功能最常用的方法，24 小时内生肌酐清除率正常为 80～120ml/min，＜80ml/min 提示肾小球滤过功能下降，＜10ml/min 提示已进入尿毒症期。

（3）血清前列腺特异性抗原（PSA）：是目前最常用的前列腺癌生物标记。健康男性血清 PSA 为 0～4ng/ml，如血清 PSA＞10ng/ml 应高度怀疑有前列腺癌的可能。

（4）精液检查：有助于男性不育征的诊断。精液检查前应禁欲至少 3 天，但不超过 7 天。

2. 影像学检查

（1）B 超检查：方便、无创，不影响肾功能，广泛用于筛选、诊断、治疗和随访。

（2）X 线检查

①尿路平片：是泌尿系统常用的初检方法，摄片前应做充分的肠道准备。

②排泄性尿路造影：可显示尿路形态，有无扩张、推移、受压和充盈缺损等，同时可了解双侧肾功能。由于需静脉注射有机碘造影剂，造影前应做碘过敏试验。造影前日口服泻药排空肠道，禁食、禁水 6～12 小时，以增加尿路造影剂浓度。妊娠，甲亢，严重肝、肾、心血管疾病及造影剂过敏为禁忌证。

③逆行肾盂造影：能显示尿路形态，有无扩张、推移、受压和充盈缺损等，同时可了解双侧肾功能。经膀胱镜行输尿管插管注入造影剂，检查前可不做碘过敏试验。禁用于急性尿路感染及尿道狭窄。

严格无菌操作，动作轻柔，检查后多饮水、多排尿，遵医嘱应用抗生素，防止尿路感染。

④膀胱造影：经导尿管注入造影剂，可显示膀胱形态和病变。

⑤血管造影：禁用于有出血倾向、碘过敏、妊娠及肾功能不全者。造影后穿刺局部加压包扎，平卧 24 小时。造影后多饮水，必要时静脉输液，促进造影剂排出。

3. 器械检查

（1）导尿：诊断性导尿主要用于监测尿量、膀胱尿道造影以及尿动力学检查。

（2）尿道探条检查：用于探查尿道是否通畅及尿道狭窄的部位和程度，亦可用于扩张狭窄尿道。两次尿道扩张间隔时间至少是 3 天。

（3）尿道膀胱镜检查：是膀胱肿瘤和尿道肿瘤的确诊方法，也可用于经其他各项检查不能确诊的下尿路疾病。

第三十七节 泌尿系损伤

一、肾损伤

1. 病因

（1）开放性损伤：常因弹片、枪弹、刀刃等锐器致伤，常伴其他组织器官损伤。

（2）闭合性损伤：因直接暴力（撞击、跌打、挤压、肋骨或横突骨折等）或间接暴力（对冲伤、暴力扭转等）所致。

2. 病理

（1）肾挫伤：大多数患者属此类损伤，症状轻微，可自愈。损伤局限于部分肾实质，表现为肾瘀斑和（或）包膜下血肿。

（2）肾部分裂伤：肾实质部分裂伤伴肾包膜破裂及肾周血肿，通常不需手术，可自行愈合，但需绝对卧床。

（3）肾全层裂伤：症状严重，常有肾周血肿、严重的血尿，需手术治疗。肾横断或破裂时，可导致远端肾组织缺血坏死。

（4）肾蒂损伤：少见但最严重，肾蒂或肾段血管部分或完全撕裂引起大出血、休克，常来不及就诊即死亡。

3. 临床表现

（1）休克：严重的肾裂伤、肾蒂裂伤时常引起休克，危及生命。

（2）血尿：大多有血尿，但血尿与损伤程度不成比例。肾挫伤时可能出现肉眼血尿，而严重的肾裂伤可只有轻微血尿或无血尿。

（3）疼痛：随血液、尿液的外渗可表现为患侧腰腹部疼痛或全腹痛，腹膜刺激征，肾绞痛等。

（4）腰腹部包块：血液、尿液渗入肾周围组织可形成肿块，可有触痛和肌强直。

（5）发热：血液、尿液外渗易继发感染，或出现发热并伴全身中毒症状。

4. 辅助检查

（1）实验室检查：血尿是诊断肾损伤最重要的依据。尿常规检查可见大量红细胞。若血红蛋白与血细胞持续降低提示有活动性出血。血白细胞增多应注意有无继发感染。

（2）CT 检查：为首选检查，可清晰显示肾损伤程度。B 超能提示肾损伤的部位和程度。

（3）排泄性尿路造影和动脉造影检查：可评价肾损伤的范围和程度。

5. 治疗要点

（1）紧急治疗：对有大出血、休克的患者迅速抢救，维持生命体征稳定，同时明确有无合并其他脏器损伤，做好手术探查的准备。

（2）非手术治疗：适用于轻度肾损伤以及无合并胸腹部脏器损伤者。

①保证绝对卧床休息 2 ～ 4 周，向患者强调绝对卧床休息的重要性，即使血尿消失，仍需继续卧床休息至预定时间。过早、过多离床活动，有再度出血的危险。恢复后 2 ～ 3 个月不宜参加体力劳动。

②密切观察生命体征和尿色变化，定期检测血红蛋白及血细胞比容。

③对症支持治疗，如营养支持，补充血容量，抗感染治疗，适当止痛及镇静。

（3）手术治疗：凡开放性肾损伤、严重肾裂伤、肾碎裂及肾蒂损伤者均需及早手术。

6. 护理措施

（1）非手术护理

①严密观察生命体征、血尿情况，及时发现出血和休克征象。每 30 分钟至 2 小时留取患者尿液于编号的试管内，观察尿色深浅变化，若颜色加深，说明有活动性出血。

②维持体液平衡，保证组织有效的灌注量，建立静脉通道，遵医嘱输血、补液、止血、营养支持治疗。

③有手术指征者，在抗休克治疗的同时，紧急完善术前准备。

（2）手术护理：肾部分切除术后患者绝对卧床 1 ～ 2 周。严密观察病情，及早发现出血、感染等并发症，并及时通知医生处理。

7. 健康教育　非手术治疗的患者出院后 3 个月内不宜从事重体力劳动，防止继发损伤。行肾切除手术的患者注意保护健肾，防止外伤，避免使用肾毒性药物。

二、膀胱损伤

1. 病因

（1）开放性损伤：如火器或锐器致伤，常合并直肠、阴道损伤。

（2）闭合性损伤：分为直接暴力损伤和间接暴力损伤。直接暴力多发生于膀胱充盈状态下的下腹部损伤，如拳击、踢伤、碰撞伤等；间接暴力常发生于骨盆骨折时，骨折断端或游离骨片可刺伤膀胱，多由交通事故引起。

（3）医源性损伤：多由膀胱镜检查、盆腔手术、腹股沟手术、阴道手术等伤及膀胱。

2. 病理

（1）挫伤：伤及膀胱黏膜或肌层但未穿破膀胱壁，无尿液外渗，但可有血尿。

（2）膀胱破裂

①腹膜外型：膀胱壁破裂但腹膜完整，尿液外渗至膀胱周围间隙，多由膀胱前壁损伤所致。

②腹膜内型：膀胱破裂伴腹膜破裂，尿液流入腹腔，引起腹膜炎。

3. 临床表现

（1）休克：多因合并骨盆骨折所致，表现为剧痛、大出血、尿外渗、腹膜炎等，伤势严重可发生休克。

（2）腹痛：腹膜外破裂时，下腹部疼痛、压痛及肌紧张，直肠指诊有触痛并可扪及肿物。腹膜内破裂时有急性腹膜炎症状，叩诊有移动性浊音。

（3）排尿困难和血尿：有尿意但不能排出或仅排出少量血尿。若有血块堵塞则无尿液排出。

（4）尿瘘。

4. 辅助检查　尿常规检查可见镜下及肉眼血尿。膀胱造影见造影剂漏至膀胱外。导尿试验是确定膀胱破裂简单有效的检查方法。膀胱损伤时，导尿管可顺利插入膀胱（尿道损伤常不易插入），但仅流出少量血尿或无尿液流出。X线检查可发现骨盆骨折。

5. 治疗要点 膀胱破裂的治疗原则是行完全的尿流改道、充分引流外渗尿液、闭合缺损的膀胱壁。

（1）紧急处理：抗休克、抗感染治疗。

（2）保守治疗：膀胱损伤较轻者持续留置导尿 7～10 天，破口可自愈。

（3）手术治疗：膀胱破裂伴出血或病情严重，须尽早手术。

6. 护理措施

（1）对膀胱挫伤的患者，应加强导尿管护理，保持尿液引流通畅，密切观察尿液情况。

（2）对膀胱破裂的患者，严密观察生命体征，准确记录尿量。积极抗休克治疗，做好膀胱造瘘口的护理，预防发生感染。术后做好造瘘管的护理。膀胱造瘘管一般留置 10 天拔除。

三、尿道损伤

1. 病因 尿道损伤在泌尿系统损伤中最常见，尿道损伤分为开放性、闭合性和医源性 3 类。开放性损伤多因火器、锐器所伤，常有阴囊、阴茎、会阴部贯通伤。闭合性损伤多为挫伤、撕裂伤，会阴部骑跨伤可引起尿道球部损伤，骨盆骨折可引起膜部尿道撕裂。医源性损伤为腔内器械直接损伤。

2. 病理 尿道损伤多见于男性，以尿生殖膈为界，可分为前尿道（球部、阴茎部）损伤和后尿道（前列腺部、膜部）损伤。其中球部和膜部的损伤最为常见。

（1）前尿道损伤可有挫伤、裂伤及断裂。

（2）后尿道损伤时，骨折及盆腔血管丛的损伤引起大出血，在前列腺和膀胱周围形成大血肿。后尿道断裂后，尿液外渗至耻骨后间隙和膀胱周围，但当尿生殖膈撕裂时，会阴、阴囊部也会出现血肿及尿外渗。

3. 临床表现

（1）尿道出血：是最主要的临床表现，多见于前尿道损伤，即使不排尿也可见尿道外口滴血。后尿道损伤时，尿道口可无流血或仅少量血液流出。

（2）疼痛：前尿道损伤时出现受损处疼痛，尤以排尿时为甚。后尿道损伤时表现为下腹部痛，局部肌紧张，并有压痛，继而出现腹胀及肠鸣音减弱。

（3）排尿困难：因疼痛而致括约肌痉挛，出现排尿困难，甚至发生尿潴留。

（4）尿外渗及血肿。

（5）休克：常见于骨盆骨折引起的后尿道损伤，常因合并大出血诱发。

4. 辅助检查

（1）导尿可检查尿道是否连续、完整。若能顺利插入导尿管，说明尿道连续且完整。若一次插入困难，不可勉强反复试插，以免加重创伤和导致感染。

（2）X线检查骨盆前后位片显示骨盆骨折。尿道造影可显示尿道损伤部位及程度。尿道断裂可有造影剂外渗，尿道挫伤则无外渗征象。

5. 治疗要点

（1）紧急处理，尿道严重出血可致休克，应立即压迫会阴部止血，抗休克治疗，尽早行手术治疗。

（2）尿道挫伤及轻度裂伤，如尿道连续性仍存在，一般可自愈，排尿困难者，试插导尿管，可顺利进入时，留置导尿管 2 周左右。如试插失败，出现尿潴留者，可耻骨上膀胱造瘘及时引流尿液。

（3）尿道裂伤需试插导尿管引流 2 周。如导尿失败，立即行经会阴尿道修补术，并留置导尿 2～3 周，严重者行膀胱造口术。急性尿潴留时，可行耻骨上膀胱穿刺，吸出膀胱内尿液。

（4）尿道断裂应立即行经会阴尿道修补术或断端吻合术，留置导尿 2 ～ 3 周，病情严重者可做膀胱造口术。后尿道损伤早期行尿道会师复位术，术后留置导尿管 3 ～ 4 周。

（5）积极处理并发症。尿液外渗时做皮肤切口引流，尿道狭窄需定期做尿道扩张术，先每周 1 次，持续 1 月后视情况定期扩张。

6. 护理措施

（1）严密观察生命体征，保证组织有效灌流量，防治休克。

（2）术后做好导尿管护理，由于患者尿道损伤，留置导尿管时动作应轻柔，以尽量减轻患者疼痛。观察尿液的颜色、性状及量，积极预防泌尿系感染。

（3）合并骨盆骨折患者卧硬板床，勿随意搬动，以免加重损伤，做好骨盆骨折护理常规。

（4）尿道狭窄是尿道损伤最常见的并发症，需定期做尿道扩张。

第三十八节　泌尿系结石

扫码做题

一、概　述

1. 病因
尿路结石是泌尿外科常见病，以男性多发。大多数结石成因不清，其主要因素是尿中存在呈超饱和状态的结石晶体。可分为上尿路结石和下尿路结石。上尿路（肾、输尿管）结石以草酸钙结石多见，下尿路（膀胱、尿道）结石以磷酸镁胺结石常见，上尿路结石较下尿路结石更常见。

（1）流行病学因素：年龄、性别、种族、职业、饮食、水分摄入、代谢、气候、遗传等。

（2）尿液因素

①形成结石的物质增加，如骨质脱钙、甲状旁腺功能亢进等造成钙、草酸或尿酸排出量增加。

②尿 pH 改变，碱性尿中易形成磷酸钙及磷酸镁铵沉淀，酸性尿中易形成尿酸和胱氨酸结晶。

③尿液浓缩及尿中抑制晶体形成物质减少。

④尿路感染使尿基质增加，晶体易黏附。

（3）泌尿系统解剖因素：尿路狭窄、梗阻、憩室。

（4）遗传性疾病。

2. 病理
尿路结石在肾和膀胱内形成，多数输尿管、尿道结石是结石排出过程中停留该处所致。结石可损伤泌尿系统并引起感染、梗阻，甚至恶变。

二、上尿路结石

1. 临床表现
与活动有关的疼痛和血尿是主要表现。肾结石可引起肾区疼痛伴肋脊角叩痛。肾盂内及肾盏结石可无明显的临床症状。肾内小结石活动度大与输尿管结石可引起肾绞痛，临床以输尿管结石引起绞痛多见。表现为疼痛剧烈难忍，位于腰部或上腹部，阵发性发作，辗转不安，大汗，恶心，呕吐。疼痛可向下腹部和会阴部放散。输尿管结石的典型表现为绞痛和镜下血尿，结石完全梗阻时可无血尿。结石伴感染时可有膀胱刺激征及全身症状。

2. 辅助检查

（1）实验室检查：尿常规检查有肉眼或镜下血尿，伴感染时表现为脓尿。

（2）影像学检查

①X 线检查：泌尿系统 X 线平片能发现 95% 以上的结石。

②排泄性尿路造影：充盈缺损提示有 X 线透光的尿酸结石可能。

③逆行肾盂造影：少用，通常在其他方法不能确诊时采用。

④B 超：可显示结石的特殊声影，发现 X 线平片不能显示的小结石和透 X 线结石，还能显示肾积水及萎缩。

⑤CT 检查：虽能显示较小结石，但很少作为首选的诊断方法。

（3）内镜检查：包括肾镜、输尿管镜和膀胱镜。适用于其他方法不能确诊时。

3. 治疗要点

（1）保守治疗：结石 < 0.6cm，光滑且无尿路梗阻及感染，纯尿酸结石及胱氨酸结石可考虑。

（2）体外冲击波碎石术：适用于直径 ≤ 2cm 的肾结石及输尿管上段结石。两次体外冲击波碎石治疗间隔时间应不少于 7 天。

（3）手术治疗：非开放性手术如输尿管肾镜取石、碎石术和经皮肾镜取石、碎石术，适用于上段输尿管结石。开放性手术如肾盂切开取石术、输尿管切开取石术，适用于嵌顿较久或合并梗阻、感染结石。

三、膀胱结石

1. 临床表现　典型表现为排尿突然中断，疼痛放射至远端尿道和阴茎头部，伴排尿困难和膀胱刺激症状，改变排尿姿势后能缓解疼痛并继续排尿。

2. 辅助检查　X 线检查能发现绝大多数结石。B 超能显示结石声影，同时可发现膀胱憩室、前列腺增生。膀胱镜检查可直视结石，并发现膀胱病因。最可靠。直肠指检较大的结石可经直肠腹壁双合诊被扪及。

3. 治疗要点　膀胱感染严重时，应用抗生素治疗；经尿道膀胱镜取石或碎石；耻骨上膀胱切开取石术。

四、泌尿系结石的护理

1. 非手术治疗的护理

（1）嘱患者大量饮水，保证每天饮水量 3000ml 以上，以维持每天尿量 > 2000ml，达到稀释尿液、延缓结石生成速度、冲洗尿路及预防感染的目的。

（2）结石合并感染时，遵医嘱使用抗生素，并监测生命体征，尤其是体温的变化。

（3）在病情允许的情况下，适当作一些跳跃运动或经常改变体位，有助于结石的排出。注意观察结石排出情况。肾绞痛发作时应卧床休息，立即解痉、镇痛，可肌内注射阿托品、哌替啶或局部应用利多卡因封闭。

2. 体外冲击波碎石术后护理

（1）病情观察：治疗后应严密观察病情，注意排石情况及尿液性状，观察有无碎石后血尿、肾绞痛、梗阻、感染等并发症发生。

（2）鼓励饮水：每天饮水 2500 ～ 3000ml，促进排石。

（3）活动和体位：术后卧床休息 6 小时。无明显不适，适当活动、变换体位增加输卵管蠕动促进排石。巨大肾结石碎石后，应采取患侧卧位 48 ～ 72 小时，以后逐渐间断起立。

（4）根据结石的分析结果指导合理饮食。

3. 手术治疗的护理

（1）术前护理：遵医嘱使用抗生素控制感染。术前 1 小时摄腹部 X 线平片，进行结石定位，并保持定位时的体位。

（2）术后护理：肾盂造口不需常规冲洗，以减少感染的机会。必须冲洗时，严格无菌操作，低压冲洗，冲洗量不超过 5 ～ 10ml。肾实质切开取石及肾部分切除的患者，术后绝对卧床 2 周，以防再出血。耻骨上膀胱切开取石术后应保持切口清洁、干燥。

4. 健康教育

（1）根据结石成分合理饮食，草酸钙结石限制含钙、草酸多的食物，如浓茶、菠菜、番茄、土豆、芦笋、牛奶、豆制品、巧克力、坚果等。尿酸结石患者不宜食用含嘌呤高的食物，如动物内脏、啤酒、限制各种肉类和鱼虾等高蛋白的食物，可口服别嘌醇和碳酸氢钠，以抑制结石形成。指导患者大量饮水增加尿量，减少尿中晶体沉积。

（2）鼓励患者进行功能锻炼，防止骨脱钙，减少尿钙排出。

第三十九节　泌尿、男性生殖系统结核

扫码做题

一、肾结核

肾结核为最常见的泌尿系结核，通常发生于肺部感染结核后。

1. 病因　血行感染最常见。常发生于 20 ～ 40 岁的青壮年，绝大多数为单侧性。

2. 病理　早期病变主要是肾皮质内多发性结核结节，中央常为干酪样物质，边缘为纤维组织增生。随着病变发展，结核结节彼此融合，形成干酪样脓肿，逐渐扩大蔓延累及全肾。肾盏颈或肾盂出口因纤维化发生狭窄，可形成局限的闭合性脓肿或结核性脓肾。

（1）病理性肾结核：患者免疫状况良好，感染细菌数量较少或毒力较小，使早期微小病灶自行愈合，不出现临床症状，仅尿中检测到结核分枝杆菌。

（2）临床肾结核：患者免疫低下，感染细菌数量较多或毒力较强，结核病灶逐渐扩大，穿破肾乳头到达肾盂、肾盏，出现临床症状和影像学改变。

3. 临床表现

（1）尿频、尿急、尿痛：是肾结核的典型症状。无痛性尿频是肾结核最为突出的症状，呈进行性加重，出现时间最早，持续时间也最长。当结核病变侵及膀胱壁，尿频加剧，并伴有尿急、尿痛，表现为典型的膀胱刺激症状。晚期膀胱结核病变愈合致使膀胱壁广泛纤维化和瘢痕收缩，出现膀胱挛缩。

（2）脓尿、血尿：尿液呈淘米水样，浑浊伴絮状物。终末血尿为晚期症状，也可为唯一症状。

（3）腰痛：一般无明显腰痛，累及膀胱壁时症状可出现。

（4）全身症状：常发生于晚期，表现为消瘦、低热、盗汗等典型结核症状。或有慢性肾衰竭和高血压。

4. 辅助检查

（1）尿液检查：呈酸性，尿蛋白阳性，有较多红细胞和白细胞。选取晨尿标本培养，可找到抗酸杆菌。尿结核分枝杆菌检查阳性率高，对肾结核的诊断有决定性意义。

（2）尿路造影：大剂量静脉尿路造影是诊断泌尿系结核的标准方法，既能明确诊断，又可以确定病变的程度和范围，还能了解分肾功能。

5. 治疗要点

（1）药物治疗：适用于早期肾结核，一线抗结核药物有四种：异烟肼、利福平、吡嗪酰胺、乙胺丁醇。早期、联合、适量、规律和全程治疗。

（2）手术治疗：凡药物治疗 6～9 个月无效，肾结核破坏严重者，应在药物治疗的配合下行手术治疗。肾切除术前抗结核治疗不应少于 2 周，肾部分切除术前抗结核药物治疗至少 4 周。

6. 护理措施

（1）休息与营养：肾结核行肾全切除术者建议早期下床活动，行肾部分切除术者常需卧床 3～7 天，以避免继发性出血或肾下垂。适当活动，避免劳累；多饮水，鼓励患者进食营养丰富、富含维生素饮食。

（2）用药护理：指导患者按时、足量、足疗程服用抗结核药物，继续抗结核治疗 6～9 个月；使用护肝药物，定期检查肝功能；勿用或慎用对肾脏有毒性的药物，如氨基糖苷类、磺胺类药物；链霉素对脑神经有损害，影响听力，一旦发生，应通知医生停药、换药。

二、男性生殖系统结核

男性生殖系统结核多继发于肾结核。前列腺、精囊结核临床表现不明显而不易被发现。附睾结核易被发现。多见于 20～40 岁青壮年。

（一）附睾结核

1. 病理 主要病理改变为结核肉芽肿、干酪样变、空洞形成和纤维化。一般从头部开始，最终可破坏整个附睾。病变可蔓延至睾丸。

2. 临床表现 起病缓慢，多从头部开始，表现为附睾肿大形成坚硬肿块。疼痛不明显，病变发展可形成寒性脓肿，与阴囊粘连、破溃可形成经久不愈的窦道，流出稀黄色脓液。病变侧输精管增粗，有串珠状无痛小结节。双侧病变可致不育。

3. 治疗要点 多数附睾结核可经药物治愈。已有脓肿窦道形成，应药物治疗结和手术治疗。

（二）前列腺、精囊结核

1. 病理 病变早期一般在前列腺，精囊结核常由其扩展而来。病理改变与其他器官相似、纤维化较重。前列腺结核和精囊结核一般同时存在。

2. 临床表现 多无明显症状，偶感会阴和直肠不适。严重者可出现精液减少、血精、射精痛及不育等。

3. 治疗要点 以药物治疗为主，一般不考虑手术治疗。

第四十节　泌尿系统梗阻

扫码做题

一、概　述

泌尿系统是由肾小管、集合管、肾盏、肾盂、输尿管、膀胱和尿道组成的管道系统，主要功能是将肾脏产生的尿液排出体外。泌尿系统任何部位出现梗阻，都将影响尿液的排出，导致肾积水、肾功能损害，甚至肾衰竭。

1. 病因 肾和输尿管的结石、肿瘤、某些先天性疾病均可引起梗阻。

2. 病理 泌尿系梗阻引起的基本病理改变是梗阻以上的尿路扩张。膀胱以上梗阻，发生肾积水较快。膀胱以下梗阻，由于下尿道的缓冲作用，对肾的影响较慢，后期因输尿管膀胱连接部活瓣作用丧失，尿液自膀胱逆流至输尿管，可发生双侧肾积水。

二、良性前列腺增生

良性前列腺增生简称前列腺增生，也称前列腺肥大，是最常见的引起老年男性排尿障碍的疾病。

1. 病因、病理 与老龄、性激素平衡失调等有关。主要病理改变为细胞增生，增生组织挤压外周的腺体，使前列腺尿道伸长、受压变窄，尿道阻力增加，引起排尿困难。

2. 临床表现

（1）尿频：是最早出现的症状，夜间更明显，随着病情进展可出现急迫性尿失禁。

（2）排尿困难：进行性排尿困难是前列腺增生最重要、最典型的症状，表现为排尿迟缓、断续，尿流细而无力，射程短，终末滴沥，排尿时间延长。

（3）尿潴留、尿失禁：前列腺增生加重尿道梗阻时，过多的残余尿使膀胱逼尿肌收缩力减弱，逐渐发生尿潴留，并出现尿液从尿道口溢出的充溢性尿失禁表现。发生尿潴留时，膀胱容积可增加至3000～4000ml，高度膨胀的膀胱底部可达脐水平，主诉下腹部胀痛、排尿困难，体检见耻骨上膨隆，可扪及囊性包块，叩诊呈实音，有压痛。

（4）其他：合并感染时出现膀胱刺激症状，可有脱肛、内痔，晚期出现肾积水、肾衰竭等。

3. 辅助检查

（1）直肠指检：是诊断前列腺增生最重要、最简单易行的方法，多数患者可触到增大的前列腺，表面光滑，边缘清楚，质地柔软有弹性。

（2）超声检查：可经腹壁、直肠或尿道途径进行，直接测出前列腺的大小及测量残余尿量。

（3）尿流率检查：可确定患者的尿道梗阻程度。最大尿流率≥15ml/s属正常，15～10ml/s者表明排尿不畅，＜10ml/s则梗阻严重，是手术的指征。

（4）前列腺特异抗原（PSA）测定：是鉴别前列腺增生和前列腺癌的重要指标，敏感性高但特异性有限。

4. 治疗要点

（1）观察等待：长期临床症状轻，不影响生活、睡眠者，可观察等待。前列腺增生引起急性尿潴留时先进行导尿治疗。

（2）药物治疗：适用于代偿早期患者。

（3）手术治疗：前列腺增生导致梗阻严重、残余尿量较多（＞60ml）、症状明显而药物治疗无效时应采用手术治疗。经尿道前列腺切除术（TURP）是前列腺增生目前最常用的手术方式。巨大前列腺或合并膀胱结石可行耻骨上经膀胱前列腺切除术和耻骨后前列腺切除术。

（4）其他疗法：激光治疗、经尿道球囊高压扩张术等。

5. 护理措施

（1）非手术治疗护理：避免受凉、过度劳累、饮酒、便秘，以免诱发急性尿潴留。急性尿潴留发生时及时留置导尿，引流尿液。如导尿管插入困难，可行耻骨上膀胱穿刺造瘘术。

（2）术前护理：对于慢性尿潴留患者应先留置导尿管，改善肾功能。积极应用抗生素控制尿路感染。术前1天灌肠，预防术后便秘。

（3）术后护理

①一般护理：平卧2天后改为半卧位，固定气囊尿管，防止移位出血。术后6小时如无恶心可进流质饮食，鼓励多饮水，1～2天无腹胀可恢复正常饮食。术后1周逐渐离床活动，但无需绝对卧床。

②膀胱冲洗护理

a. 术后生理盐水持续冲洗 3～7 天，防止血凝块堵塞导尿管。

b. 冲洗液温度控制在 25～30℃，可有效预防膀胱痉挛的发生。

c. 冲洗速度根据尿色而定，一般为 40～60 滴／分，色深则快，色浅则慢。

d. 确保膀胱冲洗及引流管通畅，如血凝块堵塞，可采取施行高压冲洗、挤捏尿管、加快冲洗速度、调整导尿管位置等方法使引流通畅。

e. 观察并记录引流液的颜色、性质和量。冲洗时不应按压膀胱。

f. 随着冲洗时间的延长，血尿颜色应逐渐变浅，如逐渐变深，应警惕活动性出血，及时通知医生处理。

③膀胱痉挛护理：前列腺增生术后膀胱痉挛多因逼尿肌不稳定、导管刺激、血管阻塞等导致。患者表现为自觉尿道烧灼感、疼痛，强烈尿意不尽感，持续膀胱冲洗液逆流，可诱发出血。如不及时处理，可能加重前列腺窝出血。一旦出现应指导深呼吸，放松腹部肌肉，严重者遵医嘱给予解痉药物。

④并发症的观察与护理

a. TUR 综合征：一旦发生 TUR 综合征，立即给予吸氧，减慢输液速度，静脉滴注 3% 氯化钠纠正低钠血症等。

b. 尿失禁：多为暂时性，一般无须药物治疗，指导患者行盆底肌训练、膀胱功能训练，可行膀胱区及会阴部热敷、针灸等。

c. 出血：前列腺增生术后早期的护理重点是观察和防治出血。正常情况下术后最初几天出现血尿，术后 1 天会有鲜血，以后逐渐转清。术后 6～10 天，重点预防大便干结及用力排便时腹内压增高而引起术后出血。术后早期禁止灌肠或肛管排气，以免造成前列腺窝出血。

d. 感染：术后易引起尿路感染，早期应用抗生素。

⑤引流管的护理

a. 止血：术后利用导尿管的水囊压迫前列腺窝与膀胱颈，达到局部压迫止血的目的。严密观察尿色、量、性质的变化。

b. 固定：妥善固定导尿管，固定于大腿内侧。保持导尿管通畅，防止受压、扭曲和折叠。

c. 消毒：每天 2 次用碘伏消毒尿道外口，保持会阴部清洁。

d. 拔管：耻骨后引流管术后 3～4 天拔管；TURP 术后 5～7 天尿色清澈即可拔除导尿管；耻骨上前列腺切除术后 7～9 天拔除导尿管；膀胱造口管通常留置 10～14 天后拔除，拔管后用凡士林油纱布填塞瘘口，排尿时用手指压迫瘘口纱布防止漏尿，一般 2～3 天愈合。

6. 健康教育　术后前列腺窝修复需 3～6 个月，在此期间仍可发生排尿异常现象。

（1）饮食指导：指导患者进食易消化、高纤维素饮食，必要时遵医嘱使用缓泻药物；鼓励多饮水，预防泌尿系统感染；禁食辛辣的食物，避免受凉、过度饮酒、劳累及精神刺激。

（2）活动指导：1～2 个月避免剧烈活动，如久坐、提重物、跑步、骑自行车等，防止继发性出血。TURP 术后 1 个月、耻骨上经膀胱前列腺切除术后 2 个月一般可恢复性生活。

三、急性尿潴留

急性尿潴留是一种因突发无法排尿导致尿液滞留于膀胱内而产生的综合征。可由下尿路梗阻、膀胱神经受损和（或）膀胱逼尿肌功能受损引发。是泌尿外科最常见的急症之一。

1. 病因和分类

（1）机械性梗阻：任何导致膀胱颈部及尿路梗阻的病变，如前列腺增生、尿道损伤、尿道狭窄、膀胱尿道结石、异物和肿瘤等。

（2）动力性梗阻：膀胱出口、尿道无器质性梗阻病变，尿潴留系排尿动力障碍所致。最常见的原因为中枢或周围神经系统病变，如脊髓或马尾损伤、肿瘤、糖尿病等。

2. **临床表现**　急性起病，伴尿意明显、剧烈疼痛，可有排尿困难、尿频、尿急、夜尿多等病史，继发感染可出现腰痛、发热等症状。体格检查时，可见下腹部膀胱明显充盈，耻骨上叩诊呈固定浊音。如合并上尿路感染和肾积水，可出现肾区叩痛。

3. **治疗与护理措施**　病因明确并有条件及时解除者，应立即去除如尿道结石或尿道异物等病因，恢复排尿。病因明确，但不能立即解除者，则应先缓解尿潴留，如前列腺增生、尿道狭窄等。导尿是解除尿潴留最直接和最有效的方法。导尿管插入困难时，可行耻骨上膀胱穿刺造瘘术。术后动力性尿潴留采用诱导排尿法，如变换体位、下腹部热敷或听流水声等，可遵医嘱采用药物、针灸治疗。上述措施无效时在无菌操作下导尿。

第四十一节　泌尿、男性生殖系统肿瘤

扫码做题

一、肾　癌

1. **病因**　病因尚不明确，与吸烟、肥胖、环境污染、职业暴露、遗传因素等有关。居于泌尿系肿瘤第2位。

2. **病理**　肾肿瘤包括肾癌、肾母细胞瘤和肾盂癌。肾癌以透明细胞癌为主，是成人最常见的类型。肾母细胞瘤是小儿最常见的类型。肾癌可直接扩散到肾静脉、腔静脉形成癌栓，还经血行和淋巴途径转移。血行途径最常见的转移部位是肺、肝、骨、脑等。淋巴途径最先累及肾蒂淋巴结。肾癌具有内分泌功能，肾癌时肾素值升高，常伴高血压。

3. **临床表现**　50～70岁高发，男性偏多。

（1）血尿、肿块、腰痛：是肾癌的三大主症。间歇无痛性血尿为常见的症状，表明肿瘤已累及肾盏、肾盂，常伴有腰部钝痛或隐痛，血块通过输尿管时可致肾绞痛。肿瘤较大时在腹部或腰部触及肿块。

（2）副瘤综合征：表现为低热、高血压、红细胞增多、高钙血症、高血糖等。因肿瘤消耗和血尿，晚期可出现营养不良、恶病质。

（3）转移症状。

4. **辅助检查**

（1）实验室检查：尿脱落细胞检查具有决定性意义。

（2）影像学检查：B超检查有助于准确的区分肿瘤和囊肿，是普查肾肿瘤的方法。静脉肾盂造影（IVP）可见肾盏肾盂不规则变形、狭窄拉长、移位或充盈缺损。CT是目前诊断肾癌最可靠的影像学方法。肾动脉造影。

（3）输尿管肾镜：对可疑组织活检，可明确诊断。

5. **治疗要点**

（1）根治性肾切除术：为首选的、最主要的治疗方法。

（2）肾动脉栓塞术：术前行肾动脉栓塞治疗可减少术中出血。

（3）免疫治疗：干扰素对预防肾癌转移有一定的疗效。

6. **护理措施**

（1）休息活动护理：血压平稳后取健侧卧位或半卧位，避免过早下床。肾部分切除的患者应卧床1～2周，根治性肾切除术后卧床3～5天，以防出血。

（2）饮食护理：给予高热量、高蛋白、高维生素、易消化饮食。胃肠功能障碍者给予静脉营养。多饮水，稀释尿液，减少膀胱刺激和血块堵塞的发生。

（3）引流管护理：根治性肾切除术后，腹膜后引流管2小时引流液为血性液体，一般不超过100ml，以后逐渐减少。如出血量＞100ml/h，应及时通知医生。术后2～3天引流量一般＜10ml，可考虑拔管。

二、膀 胱 癌

1. **病因** 居于泌尿系肿瘤首位，发病与以下因素有关。

（1）长期接触致癌物质。

（2）吸烟是最常见的致癌因素。

（3）膀胱慢性感染与异物长期刺激。

（4）其他：长期大量服用镇痛药、盆腔肿瘤术后放疗等。

2. **病理** 膀胱癌多见于膀胱侧壁、后壁，其次是三角区和顶部。组织类型多为上皮性肿瘤，以移行细胞乳头状癌为主，还有鳞癌和腺癌。肿瘤可向膀胱壁内浸润。淋巴途径最主要，常侵袭盆腔淋巴结。血行途径多在晚期，到达肝、肺、肾上腺和小肠等处。

3. **临床表现** 50～70岁高发，男性多见。

（1）血尿：是膀胱肿瘤最常见、最早出现的症状。常为间歇性全程无痛肉眼血尿，终末加重，可自行减轻或停止，易被误以为"好转"。

（2）膀胱刺激征：肿瘤坏死、脱落或并发感染时出现尿频、尿急、尿痛，晚期多见。

（3）排尿困难：癌肿或血块堵塞膀胱出口。

（4）全身症状：低热、下腹肿块、消瘦、贫血等。

4. **辅助检查**

（1）尿脱落细胞学检查：简便易行，可作为血尿的初步筛选和肿瘤治疗效果的评价。

（2）影像学检查：膀胱镜下取活组织做病理检查是最直接和重要的检查手段，是最可靠的检查方法。膀胱造影和静脉肾盂造影可见充盈缺损。B超、CT和MRI检查。

5. **治疗要点** 以手术为主的综合治疗。

（1）手术治疗：肿瘤切除后容易复发，凡保留膀胱者，5年内超过半数肿瘤要复发。

（2）化学治疗：保留膀胱者定期膀胱灌注。卡介苗为非特异性免疫增强药，具有免疫佐剂作用，可增强抗原的免疫原性，加速诱导免疫应答反应，增强体液免疫反应。膀胱癌术后为预防复发，对保留膀胱的患者，术后可采用卡介苗、丝裂霉素等药物膀胱内灌注。每周灌注1次，8次后改为每月1次，共1～2年。

（3）其他：放射、免疫治疗等。

6. **护理措施**

（1）休息活动护理：生命体征平稳后，为促进伤口引流和尿液引流，多取半卧位。

（2）饮食护理：术前给予高热量、高蛋白、高维生素、易消化饮食，戒烟2周。

（3）引流管护理：妥善固定，保持引流通畅，定期挤压、消毒引流管和更换引流袋。膀胱全切放置输尿管支架者，术后10～14天拔除。代膀胱造口管术后2～3周，经造影检查无尿瘘及吻合口狭窄后可拔除。原位新膀胱术后，待新膀胱容量＞150ml可拔除。盆腔引流管术后3～5天拔除，切口引流管24小时后即可拔管。

（4）预防并发症：密切观察病情，预防出血、感染和尿瘘，严格执行无菌操作，遵医嘱应用抗生素。

（5）膀胱灌注化疗的护理：可预防和推迟肿瘤复发时间，每周灌注 1 次，8 次后改为每月 1 次，共 1～2 年。灌注前 4 小时禁饮，排空膀胱，常规消毒外阴及尿道口。药物需在膀胱内保留 1～2 小时，协助患者每 15～30 分钟变换体位 1 次。灌注后每天饮水 2500～3000ml，以减少化疗药对尿道的刺激。

（6）原位新膀胱训练：可控膀胱术会将储尿囊与尿道残端吻合，以重建下尿路储尿、控尿、排尿等正常生理功能。术后患者需行自我导尿训练。

三、前列腺癌

1. **病因** 尚不清楚，可能与年龄、遗传、种族、饮食、环境污染、癌前病变有关，好发于 65 岁以上男性。

2. **病理** 前列腺癌常从腺体外周带发生，很少单纯发生于中心区域。前列腺癌转移常直接向精囊，和膀胱底部浸润。血行转移主要转移至骨，以脊椎骨最为常见，其次为股骨近端、盆骨和肋骨。多采用 TNM 分期系统。根据肿瘤侵犯范围不同，分为 4 期。

3. **临床表现** 早期无明显症状，肿瘤增大至阻塞尿道或侵犯膀胱颈时出现与前列腺增生相似的膀胱颈梗阻症状。晚期可出现腰痛和腿痛、贫血、下肢水肿、排便困难、少尿、无尿、尿毒症等症状。少数患者以转移症状就医而无明显原发症状。

4. **辅助检查**

（1）直肠指诊：可触及硬性前列腺结节，质地坚硬，表面不光滑。

（2）实验室检查：PSA 是目前诊断前列腺癌、评估各种治疗效果和预测预后的重要肿瘤标志物。前列腺癌者血清 PSA 常升高，有转移病灶者血清 PSA 可显著升高。

（3）影像学检查：经直肠 B 型超声、MRI、CT；全身核素骨显像检查。

（4）前列腺穿刺检查：经直肠超声引导前列腺穿刺活检可确诊前列腺癌。

5. **治疗要点**

（1）非手术治疗：偶然发现的局限性前列腺癌可观察等待。T_2 期以内可采用放射治疗。T_3、T_4 期可用抗雄激素内分泌治疗。内分泌治疗失败者可采用化学治疗。

（2）手术治疗：

①根治性前列腺切除术：是局限于包膜以内的前列腺癌最佳治疗方法，但仅适用于较年轻、能耐受手术的患者。

②双侧睾丸切除术与包膜下睾丸切除术：适用于 T_3、T_4 期的前列腺癌患者进行手术去势。

6. **护理措施** 同膀胱癌护理。

第四十二节 男性性功能障碍及男性节育

扫码做题

一、男性性功能障碍

男性性功能包括性欲、阴茎勃起、性交、射精和性高潮等方面，其中任何环节发生改变而影响正常性生活，即称为男性性功能障碍。

1. **临床表现** 包括性欲减退或亢进、阴茎勃起障碍或异常勃起、早泄、不射精或逆行射精、性高潮障碍等。据简化的国际勃起功能评分，勃起功能障碍可分为轻、中、重三度，阳痿属于重度勃起障碍。

2. 辅助检查

（1）实验室检查：包括肝肾功能、睾酮、促性腺激素（LH、FSH）、血糖等。

（2）特殊检查：包括夜间阴茎胀大试验、彩色多普勒双功能超声、阴茎海绵体静脉造影等。

3. 治疗要点 首选无创、方便的治疗方法。包括心理治疗、药物治疗、经皮治疗、真空装置和缩窄环、手术治疗。雄激素替代治疗对因性腺功能低下导致的勃起功能障碍有效。

4. 护理措施

（1）心理护理：心理治疗与其他治疗方式协同，可发挥更好效果。应指导患者性知识、协调配偶关系、了解疾病、缓解心理紧张和压力等。

（2）手术护理：术前做好备皮、戒烟、控制血糖等准备。术后注意观察局部血液循环情况、阴茎有无水肿等。做好伤口护理。

二、男性节育

计划生育避孕方法中男方的避孕方法更为简便有效。

1. 男性节育途径 包括干扰男性的性激素调节、睾丸内精子生成、精子成熟和运动，阻断精子的输出通道，干扰射精过程，阻止精子与卵子相遇，直接杀灭排出体外的精子，干扰精子的获能及受精过程，产生抗精子抗体等。

2. 男性节育的主要措施

（1）避孕套：方便简单，通过阻止精液流入阴道从而阻止精子与卵子相遇，达到避孕目的。

（2）输精管结扎术：是最为有效的永久节育方法。通过手术结扎输精管、使精子不能排出，达到不育。手术本身不影响性欲、勃起、射精及高潮等性功能的各个方面。结扎后睾丸仍可产生精子，性交时可排出精液，但精液中无精子。

（3）经皮输精管注射粘堵法：为中国医师首创。不做切口、堵塞输精管腔而不切断或结扎输精管，大大减少了手术并发症。

（4）应用杀精药

3. 护理措施

（1）心理护理：行输精管结扎术时做好手术相关知识介绍，纠正错误认知，增加对手术信心。

（2）术后护理

①绝育术后留院观察1～2小时，若阴囊内无出血和血肿可离院。

②术后2～3小时内应重点观察有无切口处肿胀、阴囊皮肤青紫等，及时发现出血征象。

③术后1周不宜剧烈运动，尽可能制动休息。

④输精管结扎后精囊内存留的精子仍可导致怀孕，术中在剪断输精管前，可向远端管腔内注射杀精药0.01%醋酸苯汞3ml，以减少精囊内残余精子致孕的机会。如术中未注射杀精药，术后避孕应至少2个月，直至精液检查无精子。

⑤术后并发症包括出血和阴囊血肿、输精管痛性结节、附睾、淤积、节育失败、勃起功能障碍等。

第四十三节 肾上腺疾病外科治疗

扫码做题

肾上腺组织结构分为皮质和髓质，其中皮质占90%。皮质由外向内分为由球状带、束状带和网状带。皮质分泌类固醇激素，其球状带分泌盐皮质激素，主要是醛固酮，调节水盐代谢；束状带分泌糖皮质激素，主要是皮质醇，调节糖、蛋白质和脂肪代谢；网状带分泌主要分泌雄激素。肾上腺髓质主要分泌儿茶酚胺类激素，包括肾上腺素、去甲肾上腺素和少量多巴胺，以肾上腺素居多。皮质功能亢进可出现醛固酮症、皮质醇症及性征异常等，髓质功能亢进可引起儿茶酚胺症。

一、皮质醇症

皮质醇症，亦称库欣综合征，是机体组织长期暴露于异常增高糖皮质激素引起的一系列临床症状和体征。以垂体促肾上腺皮质激素（ACTH）分泌亢进最多见，即库欣病。

1. 病因与发病机制

（1）ACTH 依赖性：垂体瘤或下丘脑 - 垂体功能紊乱所致腺垂体分泌过量 ACTH，约占本病 70%；异位 ACTH 综合征最常见的为小细胞肺癌。

（2）非 ACTH 依赖性：肾上腺皮质腺瘤和皮质癌、肾上腺结节和腺瘤样增生等自主分泌大量皮质醇，但 ACTH 不高且肿瘤以外的肾上腺萎缩。

2. 临床表现 本病多见于 20 ~ 40 岁青壮年，约占 70%。其典型表现主要是由于长期高皮质醇血症引起体内三大代谢和生长发育障碍、电解质和性腺功能紊乱等。

（1）向心性肥胖：皮质醇可提高四肢脂酶的活性，使四肢脂肪水解增加，又可间接促进脂肪合成，导致脂肪重新分布，出现满月脸、水牛背、向心性肥胖等特征性表现。

（2）皮肤表现：皮质醇促进蛋白质分解，抑制蛋白质合成，并使皮下脂肪增多，导致皮肤菲薄，毛细血管脆性增加，下腹两侧、股部等处可见因皮肤弹性纤维断裂所致的紫纹。

（3）高血压和低血钾：皮质醇具有一定的醛固酮样作用（指保钠、保水和排钾作用），可导致高血容量、低肾素、低醛固酮性高血压和低血钾。

（4）代谢障碍：血糖升高，葡萄糖耐量减低，部分患者出现继发性糖尿病。病程较久者肌肉萎缩、骨质疏松，脊椎可发生压缩畸形，身材变矮。可致儿童生长停滞，青春期延迟。

（5）性腺功能紊乱：由肾上腺雄性激素分泌增多导致。女性患者月经减少或停经、痤疮。男性患者性欲减退、阴茎缩小。

（6）精神症状：失眠、记忆力减退、忧郁、躁狂等。

（7）感染：长期皮质醇分泌增多使免疫功能减弱，肺部感染多见，易受某些化脓性细菌、真菌和病毒感染。

3. 辅助检查

（1）实验室检查

①皮质醇测定：血皮质醇水平增高且昼夜节律消失，24 小时尿 17- 羟皮质类固醇、尿游离皮质醇增高。

②血浆 ACTH 持续＞ 3.3pmol/L，提示为 ACTH 依赖性疾病，如 2 次 ACTH ＜ 1.1pmol/L，提示为 ACTH 非依赖性疾病。

（2）地塞米松抑制试验

①小剂量地塞米松试验：可定性诊断，鉴别皮质醇增多症和单纯性肥胖症，皮质醇症的血皮质醇不受抑制。

②大剂量地塞米松试验：用于判断病因，可鉴别肾上腺皮质肿瘤引起的库欣综合征与库欣病。肾上腺皮质肿瘤或异位 ACTH 综合征血皮质醇不被抑制。

（3）影像学检查：诊断病变部位。

4. 治疗要点　病因不同，治疗方法不一。库欣病首选手术切除垂体微腺瘤。其他临床类型一般先行手术治疗，若不能根治，使用阻滞肾上腺皮质激素合成的药物，如米托坦（双氯苯二氯乙烷）等。

5. 护理措施

（1）术前护理

①休息活动护理：取平卧位，抬高双下肢，有利于静脉回流。

②饮食护理：给予低钠、高钾、高蛋白、低糖类、低热量饮食，鼓励患者食用橘子、枇杷、香蕉、南瓜等含钾高的水果蔬菜，并摄取富含钙及维生素 D 的食物。

③用药护理：注意观察药物疗效及不良反应。肾上腺皮质激素合成阻滞剂的不良反应为食欲缺乏、恶心、呕吐、乏力、嗜睡等。部分药物对肝损害较大，应定期检测肝功能。

（2）术后护理

①肾上腺肿瘤切除术后糖皮质激素替代治疗不可或缺。逐渐减量过程中，应注意患者有无乏力、食欲不振、恶心、肌肉关节疼痛等不适，应及时报告医师处理。

②术后应警惕肾上腺危象发生，应避免使用吗啡、巴比妥类药物，严密观察病情，如患者出现高热＞40℃、恶心呕吐、血压下降、精神萎靡等症状及时通知医生处理。

二、原发性醛固酮增多症

原发性醛固酮增多症（原醛症、Conn 综合征）是肾上腺皮质分泌过量的醛固酮激素，引起以高血压、低血钾、高血钠、低血浆肾素活性和碱中毒为主要表现的临床综合征，30～50 岁多见。

1. 病因与分类　特发性醛固酮增多症最常见，症状多不典型，约占 60%；肾上腺皮质腺瘤次之，约 40%～50%，临床表现典型，单侧多见。其余病因还包括单侧肾上腺增生、肾上腺皮质腺癌、糖皮质激素可抑制性醛固酮增多症等。

2. 临床表现　主要表现为高血压和低血钾。

（1）高血压：以舒张压升高为主，一般降压药物效果不明显。其原因是醛固酮分泌过多使肾脏对水钠的重吸收作用加强，造成水钠潴留、血容量增加，出现高血压。

（2）低钾血症：肾对钾的重吸收减少所致。为中晚期表现，70% 呈持续性，其余为间歇性。可致肌无力、周期性瘫痪，多见于四肢；长期缺钾可致心肌损害，心电图呈低血钾表现。

（3）钾性肾病：肾浓缩功能下降，表现为多尿、夜尿增多、烦渴等。

3. 辅助检查　实验室检查可明确病因，影像学检查可定位诊断。

（1）实验室检查：血钾低，肾素活性降低，尿钾高。血浆醛固酮／肾素浓度比值（ARR）是高血压患者中筛选原醛症最可靠的方法。体位试验和 18- 皮质酮（18-OHB）测定可区别特发性皮质增生和皮质腺瘤。

（2）影像学检查：超声检查能显示直径＞1cm 的肾上腺肿瘤；CT 为肾上腺肿瘤首选检查手段，肾上腺 CT 平扫加增强可检出直径＞5mm 的肾上腺肿瘤；MRI 仅用于 CT 造影过敏者。

4. 治疗要点

（1）手术治疗：肾上腺皮质腺瘤切除后可治愈，如有结节性改变时宜将该侧肾上腺切除。单侧原发性肾上腺皮质增生可做肾上腺同侧切除或次全切除。肾上腺皮质癌及异位产生醛固酮的肿瘤应尽量切除原发病灶。手术方式首选腹腔镜手术。

（2）非手术治疗：适用于特发性肾上腺皮质增生、糖皮质激素可控制的原醛症、不能根治切除的肾上腺皮质癌、有手术禁忌的原醛症。

5. 护理措施

（1）术前护理

①饮食护理：指导患者低钠、高钾、低脂饮食。

②安全护理：低钾性软瘫以及降压治疗期间可引起直立性低血压，应加强防护。注意避免长时间站立、突然改变体位。出现头晕、视物模糊时立即休息。外出时有人陪伴，避免远行等。

③用药护理：根据病情随时监测或每天 2 次测量血压，按时给予降压药并密切观察效果及不良反应。术前遵医嘱用药纠正低血钾和碱中毒等；监测血清钠、钾、pH 情况，密切观察不良反应。

（2）术后护理

①腺瘤切除术后患者可因血、尿醛固酮浓度迅速下降出现低钠、低钾、低血压甚至休克等，应注意监测生命体征、血清电解质及醛固酮水平，记录 24 小时出入量，遵医嘱维持水电解质平衡。

②观察肾上腺皮质功能不全的表现，及时通知医生处理。

6. 健康教育

（1）肾上腺全切除或次全切除患者需终身激素替代治疗，告知其遵医嘱服药的重要性，忌自行增减剂量。

（2）仍有高血压患者，指导其定时测量血压，遵医嘱正确用药。

（3）指导口服钾剂的注意事项，尽量减少对胃肠道的刺激。指导患者定期复查。

三、儿茶酚胺症

儿茶酚胺增多症是嗜铬细胞瘤和肾上腺髓质增生的总称，其共同特点是肿瘤或肾上腺髓质的嗜铬细胞分泌过量的儿茶酚胺，而引起高血压、高代谢、高血糖等临床症状。嗜铬细胞瘤好发于 30 ～ 50 岁。

1. 临床表现　典型特征为阵发性高血压或持续性高血压伴阵发性发作。

（1）高血压：发作时收缩压可达 200 ～ 300mmHg，舒张压可达 130 ～ 180mmHg，甚至测不出。典型症状是剧烈头痛、面色苍白、大汗淋漓、心动过速，严重者可出现脑出血或肺水肿等高血压危象。发作终止后迷走神经兴奋，出现两颊皮肤潮红、全身发热、流涎、瞳孔缩小等症状。发作时间通常在数秒钟或数分钟。发作频率一般数月 1 次或 1 天数次。有发作渐频、间隔渐短趋势，最后可发展为持续性高血压。

（2）代谢改变：基础代谢率增高、血糖升高、脂代谢紊乱、低钾血症。

（3）儿茶酚胺性心肌病：是较严重的特殊并发症，常以急性左心衰为主要表现，可伴心律失常或心肌退行性病变。

（4）其他表现：少数患者因肠蠕动及张力减弱可出现便秘、腹胀、胆结石等；膀胱内肿瘤；视力障碍；白细胞、红细胞增多症。

2. 辅助检查

（1）实验室检查：定性诊断。血浆肾上腺素、去甲肾上腺素和多巴胺测定是诊断嗜铬细胞瘤最敏感的方法，尿液儿茶酚胺、香草扁桃酸（VMA）检测适用于低危人群的筛选，药物试验则适用于临床可疑而儿茶酚胺不高的患者。

（2）影像学检查：定位诊断。超声检查和 CT 能清楚显示肾上腺部位的肿瘤，是首选的检查方法。^{131}I- 间位碘苄胍（^{131}I-MIBG）扫描诊断较准确，除可诊断还可治疗。

3. 治疗要点 以手术治疗为主，为嗜铬细胞瘤唯一有效手段。对不能耐受手术，或未能切除的恶性嗜铬细胞瘤，或手术后肿瘤复发等患者，可使用酚苄明、哌唑嗪等药物改善症状，也可用 ^{131}I-间位碘苄胍进行内放射治疗。

4. 护理措施

（1）术前护理

①病情观察：密切监测血压变化及其他生命体征，必要时监测中心静脉压。

②避免诱因：避免高血压发作诱因，阵发性发作的常见诱因包括精神刺激，弯腰，排便，排尿，触摸腹部、按压肿块，麻醉诱导期，药物（组胺、胍乙啶、高血糖素、三环类抗抑郁药）等。

③用药护理：术前遵医嘱给予降压、护心、扩容治疗，确保血压控制在正常范围，心率＜90 次／分，血细胞比容正常；密切观察药物的副作用。

（2）术后护理：密切观察血压变化，注意有无出血、感染、肾上腺功能不全或肾上腺危象等并发症，一旦出现及时通知医师处理。

第四十四节　骨科患者的一般护理

一、牵引术与护理

牵引术是骨科常用的治疗方法，是利用牵引力和反牵引力作用于骨折部，达到复位或维持复位固定的治疗方法。

1. 牵引的目的和作用 骨折、关节脱位的复位和固定；挛缩畸形的预防和矫形治疗；肢体制动和抬高，减轻疼痛；骨和关节疾病治疗前准备；预防病理性骨折。

2. 牵引分类

（1）皮牵引：又称间接牵引，是利用皮肤上的胶布或压于患肢皮肤的海绵带与皮肤之间的摩擦力，通过轮滑装置，间接将牵引力传递至骨骼。操作简便、无创，对肢体损伤小，常用于四肢牵引，还可用于小儿及年老体弱者的股骨牵引。

（2）骨牵引：又称直接牵引。直接牵拉骨组织，力量大，持续时间长。常用于颈椎骨折或脱位、肢体开放性骨折及肌肉丰富处的骨折，属于有创牵引，可能发生感染。

（3）兜带牵引：是利用布带或布兜拉住身体某处牵引。主要包括颌枕吊带（适用于颈椎骨折、脱位，颈椎病和颈椎间盘突出症等，牵引重量一般为 2.5～3kg）、骨盆水平牵引（适用于腰椎间盘突出症）和骨盆悬吊牵引（适用于骨盆骨折）。

3. 护理措施

（1）操作前护理：做好解释工作，被牵引的肢体局部皮肤用清水清洗，必要时剃除毛发。准备用物如牵引床、牵引架、重锤等。

（2）牵引期间护理

①维持有效牵引

a. 保持反牵引力：颅骨牵引时应抬高床头，下肢牵引时应抬高床尾 15～30cm。若出现移位，及时调整。

b. 摆好体位，肢体纵轴应与牵引力线平行，牵引重量保持悬空，患者足不可抵床栏，滑轮灵活，不可随意增减或移去牵引重量，不可随意放松牵引绳。

c. 每天测量肢体长度，两侧对比，防止牵引力量不足或过度牵引。

②维持有效血液循环：严密观察患肢末梢血液循环情况。

③皮肤护理：胶布牵引部位及长期卧床患者骨突部皮肤可出现水疱、溃疡及压疮，注意观察胶布牵引患者胶布边缘皮肤有无水疱或皮炎。应保持床单位清洁、干燥，定时翻身，并检查皮肤状况。

④并发症护理

a. 感染：骨牵引操作时严格执行无菌操作，牵引针孔处每天滴 75% 乙醇 2 次，及时擦去针眼处分泌物或痂皮，保持周围皮肤清洁。发生感染者应充分引流，严重时需拔出钢针，更换牵引位置。

b. 血管和神经损伤：注意观察肢体血管神经功能，颅骨牵引者观察意识和神经系统表现。

c. 关节僵硬：以足下垂畸形最常见，多由腓总神经受压和患肢缺乏功能锻炼有关。应注意保护腓总神经，防压迫，可用垂足板将踝关节置于功能位。病情允许时可定时做踝关节活动。

d. 牵引针、弓脱落：应定时检查，及时拧紧。

e. 其他：加强皮肤护理，注意保暖，防止压疮。指导患者深呼吸和有效咳痰，定期翻身拍背，防止坠积性肺炎。

二、石膏绷带术与护理

1. **石膏的类型**　石膏固定可分为石膏托、石膏夹板、石膏管形、石膏围领等。

2. **石膏绷带包扎技术**

（1）准备工作：清洁固定部位皮肤并擦干，有伤口者更换敷料，固定处覆盖衬垫，防止压疮。摆放关节功能位，由专人维持或置于石膏牵引架上，中途不可随意变换体位。石膏固定前，患处需行 X 线检查，以备术后对照。

（2）包扎技术

①石膏托制作：制作石膏条应根据肢体长度选择石膏绷带的型号，将石膏绷带来回折叠，而后从两头向中间折叠，平放入水内浸泡充分后，向中间轻挤出多余水分后，推摸压平，置于患肢背面，然后用普通绷带缠绕附有石膏条的肢体即可。若制作石膏管型，需完全浸没，至石膏卷停止冒气泡时取出，挤出多余水分，石膏卷紧贴肢体，由肢体近端开始向远端包扎，推摸平整。浸泡石膏绷带时，水温应保持在 35～45℃。

②捏塑成型：石膏表面应涂抹光滑，露出手指或足趾，以便观察肢体末端血液循环、感觉和运动，同时有利于功能锻炼。

③包边和标记：包边后用记号笔在石膏外标记固定日期及预定拆石膏的日期。

④开窗：为便于局部检查或伤口引流、更换敷料等，石膏未干前可在相应部位石膏上开窗。

（3）加速石膏干固：石膏从硬固到完全干固常需 24～72 小时，可通过提高室温，用灯泡、热风机或红外线照射等方法加快干固，注意温度不宜过高，以免灼伤。

3. **护理措施**

（1）体位与搬动：卧硬板床，术后 8 小时内避免翻身，8～10 小时后协助翻身。翻身或搬动时用手掌平托，避免手指托扶和按压石膏。四肢包扎石膏应制动并抬高患肢，减轻肢体肿胀。石膏背心及人字形石膏禁止在头及肩下垫枕，防止胸腹部受压。

（2）保持石膏清洁干燥：石膏污染后用布蘸洗涤剂擦拭，清洁后迅速擦干。断裂、变形和严重污染的石膏应及时更换。

（3）病情观察：评估肢体血液循环是石膏固定护理中最重要的内容，患肢抬高，以利静脉回流。出现5P征（疼痛、感觉异常、麻痹、苍白及脉搏消失），应警惕骨筋膜室综合征。

（4）并发症的预防

①骨筋膜室综合征：以前臂掌侧和小腿骨折最常见。多由骨筋膜内压力增高和包扎过紧所致。一旦出现应立即放平肢体并报告医生，做好切开减压准备。

②压疮：保持床铺清洁干燥，定时翻身，包扎石膏前骨突处加衬垫。包扎石膏时避免手指按压或向石膏内塞垫。

③石膏综合征：因大型石膏或包扎过紧，引起患者反复呕吐、腹痛、胸闷、呼吸窘迫等。预防方法是包扎石膏不可过紧，少量多餐，避免进食过快、过饱，避免进食产气多的食物，上腹开窗等。

④化脓性皮炎：由石膏凹凸不平或异物伸入石膏内搔抓所致，应及时开窗检查和处理。

⑤废用综合征：长期卧床，石膏制动，易发生骨质疏松和关节僵硬。

⑥出血：手术切口或创面出血时，血液可渗出石膏外，应用记号笔标出出血范围及时间，若血迹范围继续扩大，应及时开窗检查。

⑦其他：长期卧床可导致坠积性肺炎、便秘等。

三、骨科患者的功能锻炼

骨折患者肢体锻炼和固定要同时进行，强调早期开始活动训练，能减少并发症的发生，有助于功能恢复。

1. 功能锻炼的目的 促进肢体血液循环，消除肿胀，防止关节僵硬，防止肌肉萎缩，预防骨质疏松，促进骨折痊愈。最终目标是恢复正常的生活和功能。

2. 功能锻炼方法

（1）被动运动适用于瘫痪严重的患者。

（2）主动运动适用于有活动能力的患者。

（3）其他：助力运动、手法治疗。

3. 肌肉锻炼的形式 等长收缩、等张收缩、等速收缩。

4. 功能锻炼的原则 遵循循序渐进、动静结合、主动与被动运动结合的原则。

5. 分阶段锻炼

（1）骨折早期：术后1～2周，运动重点是肢体等长收缩运动，固定部位上下关节暂不活动，身体其他部位加强主动运动，防止肌肉萎缩，减轻水肿，促进静脉回流。

（2）骨折中期：术后2周，运动重点以患肢骨折的上下关节运动为主，动静结合，循序渐进，主动与被动运动结合，活动范围由小到大，活动强度和活动量逐渐加大。

（3）骨折后期：病变部位已基本愈合，进行以重点关节为主的全身锻炼，为功能锻炼的关键时期，可在抗阻力下锻炼，或借助器械练习，也可进行物理治疗和外用药物熏洗。

扫码做题

第四十五节　骨与关节损伤

一、骨折概述

1. 定义、病因与分类

（1）定义：骨的完整性和连续性中断即为骨折。

（2）病因：骨折可由创伤和骨疾病（如骨髓炎、骨肿瘤等）所致。受轻微外力即发生的骨折为病理性骨折。

①直接暴力：暴力直接作用使受伤部位发生骨折，常伴不同程度的软组织损伤，如小腿受撞击发生胫腓骨骨干骨折。

②间接暴力：暴力通过传导、杠杆、旋转和肌收缩使受力部位的远处发生骨折，如跌倒时以手掌撑地，暴力向上传导致桡骨远端或肱骨髁上骨折。

③疲劳性骨折：骨质持续受到长期、反复、轻度劳损引起的骨折，如远距离行军致第2、3跖骨骨折及腓骨下1/3骨干骨折，也称应力性骨折。

（3）分类

①根据骨折处皮肤、筋膜或骨膜的完整性：分为闭合性骨折和开放性骨折。开放性骨折的骨折端与外界相通，易引起感染。

②根据骨折的程度及形态：分为不完全骨折和完全骨折。不完全骨折骨的完整性和连续性部分中断，按其形态又分为青枝骨折、裂缝骨折。完全骨折骨的完整性和连续性全部中断，按骨折线方向及其形态又分为横形骨折、斜形骨折、螺旋形骨折、粉碎性骨折、嵌插骨折、压缩性骨折、骨骺损伤等。

③根据骨折端稳定程度：分为稳定性骨折和不稳定性骨折。前者为在生理外力作用下骨折端不易移位的骨折，如不完全性骨折及横形骨折、压缩性骨折、嵌插骨折等。后者为在生理外力作用下骨折端易移位的骨折，如斜形骨折、螺旋形骨折、粉碎性骨折等。

（4）骨折移位：由于暴力作用、肌肉牵拉以及不恰当的搬运等原因，大多数完全骨折均有不同程度的移位。常见移位有5种（可同时存在），包括成角移位、侧方移位、缩短移位、分离移位、旋转移位。

2. 骨折体征　畸形、异常活动、骨擦音或骨擦感。具备以上3个体征之一者，即可诊断为骨折。其中，畸形为骨折与脱位共有的体征，骨擦音或骨擦感为骨折的特征性体征。

3. 辅助检查　X线检查是诊断骨折最可靠的、必不可少的检查，可明确诊断并了解骨折类型及移位情况。CT检查、MRI检查等。

4. 并发症

（1）早期并发症

①休克：严重创伤、骨折引起大出血或重要器官损伤所致。

②脂肪栓塞综合征：骨折处髓腔内血肿张力过大，骨髓被破坏，脂肪滴进入破裂的静脉窦内，引起肺、脑脂肪栓塞。

③重要内脏器官损伤：肝、脾破裂，肺、膀胱、尿道、直肠损伤。

④重要周围组织损伤：重要血管、周围神经、脊髓损伤。

⑤骨筋膜室综合征：骨、骨间膜、肌间隔和深筋膜形成的骨筋膜室内肌肉和神经因急性缺血而产生的一系列早期综合征。好发于前臂掌侧和小腿，表现为患肢感觉异常、肌肉被动牵拉试验阳性、

肌肉主动屈曲时出现疼痛、筋膜室有压痛，常并发肌红蛋白尿。骨筋膜室综合征的严重后果是缺血性肌痉挛。

（2）晚期并发症：坠积性肺炎、压疮、下肢深静脉血栓形成、感染、损伤性骨化、创伤性骨关节炎、关节僵硬、急性骨萎缩、缺血性骨坏死、缺血性肌挛缩等。

5. 骨折愈合过程与影响因素

（1）骨折愈合过程

①血肿炎症机化期：需 2～3 周。

②原始骨痂形成期：又称临床愈合期，需 4～8 周。

③骨痂改造塑形期：又称骨性愈合期，需 8～12 周，塑形与活动、负重有关。骨折愈合过程可分为一期愈合（直接愈合）和二期愈合（间接愈合）两种形式。

（2）骨折临床愈合标准：局部无压痛及纵向叩击痛；局部无异常活动；X 线检查示骨折处有连续性骨痂，骨折线已模糊。

（3）影响骨折愈合的因素：全身因素，如年龄、健康状况；局部因素，如骨折的类型、骨折部位的血供、软组织损伤程度、软组织嵌入及感染。

（4）骨折不愈合：指骨折经过治疗，超过通常愈合时间，再度延长治疗时间（一般为骨折 8 个月后），仍达不到骨性愈合。多由于骨折断端间嵌夹较多软组织；开放性骨折骨块丢失或清创时去除的骨片较多，造成骨缺损；严重损伤或治疗不当对骨的血液供应破坏较大；感染等因素所致。

6. 急救与治疗原则

（1）骨折的急救

①抢救休克。

②包扎伤口，开放性骨折应先加压包扎止血，尽早清创并使用抗生素和 TAT 预防感染，外露骨端一般不进行现场复位。

③妥善固定，迅速平稳转运。

（2）骨折的治疗原则：复位、固定、康复治疗是骨折治疗的三大原则。

①复位：可采取手法复位和切开复位，手法复位是闭合性骨折最常用的复位方法。骨折复位时应用麻醉可以消除疼痛、解除肌痉挛。

②固定：是骨折愈合的关键。方法有外固定和内固定。外固定应用小夹板、石膏绷带、头颈及外展支具、持续牵引和骨外固定器等固定。内固定应用接骨板、螺丝钉、髓内钉或带锁髓内钉和加压钢板等固定。

③康复治疗：是尽早恢复患肢功能和预防并发症的重要保证。在医务人员指导下，鼓励患者早期行康复治疗，预防并发症，若出现骨筋膜室综合征，应立即放平肢体，通知医师松解或拆除石膏，必要时行肢体切开减压术。

二、常见的四肢骨折患者的护理

（一）锁骨骨折

1. 病因　主要由间接暴力所致，多发生在儿童及青壮年。常见受伤机制是侧方摔倒，肩部着地，力传导至锁骨，发生斜形骨折。

2. 临床表现　局部疼痛、肿胀、瘀斑，患侧肩部下垂，肩关节活动使疼痛加剧。

3. 治疗要点　三角巾悬吊 3～6 周。对有移位的骨折手法复位，采用横形"8"字绷带固定。

（二）肱骨干骨折

1. **病因**　肱骨外科颈下 1～2cm 至肱骨髁上 2cm 段内的骨折。直接暴力常由外侧打击肱骨干中部导致横形或粉碎性骨折。间接暴力多由手部或肘部着地产生的剪式应力引起，多出现中下 1/3 骨折。

2. **临床表现**　除骨折的一般体征外，因肱骨干中下 1/3 段后外侧有桡神经沟，此处骨折易合并桡神经损伤，出现垂腕畸形，掌指关节不能背伸，拇指不能伸直，前臂旋后障碍等，手背桡侧皮肤感觉减退或消失。

3. **治疗要点**　一般采取手法复位外固定。手法复位失败、对位对线不良、合并神经血管损伤、软组织嵌入、多发骨折、开放性骨折、陈旧骨折不愈合等采用切开复位内固定。

（三）肱骨髁上骨折

1. **病因**　多由间接暴力所致，多发生于儿童，分为伸直型骨折和屈曲型骨折。伸直型较常见，易合并肱动静脉及正中神经、桡神经、尺神经损伤。屈曲型少有合并神经血管损伤。

2. **临床表现**　除骨折的一般体征外，肘部肿胀、疼痛、皮下瘀斑、肘后凸起、功能障碍，肘后三点关系正常。肱骨髁上骨折分为伸直型和屈曲型，以伸直型多见，伸直型呈从前下斜向后上，易因向前下方移位的骨折近端可能压迫、挫伤或刺破肱动脉而致血液循环障碍，可导致前臂骨筋膜室综合征，如治疗不及时，会导致缺血性肌挛缩。若正中神经、尺神经或桡神经受损，常有手臂感觉及运动功能障碍。屈曲型骨折线呈前上斜向后下，少有合并神经血管损伤。

3. **治疗要点**　受伤时间短、肿胀轻、无血液循环障碍者行手法复位外固定，用后侧石膏托在屈肘位固定 4～5 周。伤后时间较长、肿胀严重可先行尺骨鹰嘴悬吊牵引，待肿胀消退后行手法复位。手法复位困难、复位失败或有神经血管损伤者行切开复位内固定术。

（四）桡骨远端伸直型骨折（Colles 骨折）

1. **病因**　由间接暴力所致，多为腕关节处于背伸位、手掌着地、前臂旋前时受伤。

2. **临床表现**　伤后局部疼痛、肿胀，出现典型畸形姿势，侧面观呈"餐叉样"畸形，正面观呈"枪刺样"畸形（图2-9）。

3. **治疗要点**　以手法复位外固定治疗为主，小夹板或石膏托固定在屈腕、尺偏、旋前位。严重粉碎的、手法复位失败者行手术复位内固定。

图2-9　餐叉样、枪刺样畸形
（A）、餐叉样畸形（B）枪刺样畸形

（五）股骨颈骨折

1. **病因**　多发生于中、老年女性。按骨折线部位分为股骨颈头下骨折、股骨颈骨折、股骨颈基底骨折。前两类骨折易引起股骨头血供中断，导致股骨头坏死或骨折不愈合。

2. **临床表现**　患髋疼痛，患肢活动障碍，患肢呈外旋畸形，测量可发现患肢缩短。

3. **治疗要点**　对骨折无移位、不能耐受手术者选择穿防旋鞋，持续皮牵引、骨牵引。对有移位的股骨颈骨折、股骨颈头下骨折及股骨颈陈旧骨折的畸形愈合，采用手术方法治疗。

（六）股骨干骨折

1. **病因**　多发生于青壮年，重物直接打击、车轮碾轧等直接暴力作用引起股骨干横形或粉碎性骨折，伴有广泛软组织损伤。高处坠落伤、机器扭转伤等间接暴力常致股骨干斜形或螺旋形骨折，周围软组织损伤较轻。可分为上 1/3 段骨折、中 1/3 段骨折、下 1/3 段骨折。

2. **临床表现**　除骨折一般体征外，单一股骨干骨折出血较多，可出现休克表现，中下 1/3 骨折易引起血管神经损伤。由于股深动脉的穿支在后方贴近股骨并穿经肌肉，股骨干骨折易合并血管损伤，穿破肌肉，造成大量出血，出血量常在 1000ml 以上。

3. **治疗要点**　3 岁以下的儿童采用垂直悬吊皮牵引。成人的股骨干骨折多采用手术内固定治疗，使用钢板、带锁髓内钉、弹性钉内固定或外固定架外固定。不愿接受手术或存在手术禁忌证者，可行持续骨牵引 8 ～ 10 周。

（七）胫腓骨干骨折

1. **病因**　多见于青壮年和儿童。直接暴力引起胫腓骨同一平面的横形、短斜形或粉碎性骨折，如合并软组织开放伤，成为开放性骨折。胫腓骨干骨折是长骨骨折中最多发的一种，易出现骨筋膜室综合征。

2. **临床表现**　多不发生明显移位，以胫腓骨干双骨折最为多见，开放性骨折有骨端外露。合并胫前动脉损伤，足背动脉搏动消失。合并骨筋膜室综合征，可出现相应表现。胫骨的营养血管从胫骨干上、中 1/3 交界处进入骨内，在中、下 1/3 的骨折使营养动脉损伤，造成骨折段的血液供应减少，影响骨折愈合。

3. **治疗要点**　治疗目的是矫正成角、旋转畸形，恢复胫骨上、下关节面的平行关系，恢复肢体长度。可采用手法复位外固定，骨牵引治疗。若手法复位失败、严重的开放性或粉碎性骨折行切开复位内固定。

（八）四肢骨折的护理

1. **一般护理**　加强营养，适量摄入食用纤维，多饮水，防止便秘及泌尿系感染和结石。建立规律的生活习惯，满足患者基本生活需要。

2. **病情观察**　密切观察患者生命体征及意识状态。前臂和小腿骨折要警惕骨筋膜室综合征，一旦出现肢体血液循环受阻或神经受压的表现，应立即放平肢体，通知医师松解或拆除石膏，必要时行肢体切开减压术。危重患者送入 ICU 监护，患者出现休克表现应积极止血，测量血压，迅速建立静脉通道。

3. **疼痛护理**
（1）受伤 24 小时内局部冷敷，减轻水肿及疼痛。24 小时后局部热敷，促进渗出液回吸收。
（2）注意患肢肿胀、疼痛、制动情况，抬高患肢或取功能位，以促进静脉回流，减轻肢体肿胀。
（3）明确疼痛原因后，可遵医嘱使用止痛药物。
（4）进行治疗、护理操作时动作尽量轻柔，移动患者时临时牢固固定，托扶保护患肢。

4. **预防感染**　现场急救应注意保护伤口。开放性骨折应早期清创，遵嘱使用抗生素。

三、脊柱骨折

（一）脊椎骨折

1. **病因、病理**　多由间接暴力引起，常并发脊髓或马尾神经损伤，易严重致残或致命。以胸腰段骨折最多见。

2. **临床表现**　有交通事故、高空坠落等严重外伤史。局部疼痛、肿胀，脊柱活动受限，站立和翻身困难，常伴腹痛、腹胀，甚至肠麻痹症状。骨折处棘突有局部肿胀，明显压痛和叩击痛。合并截瘫时，损伤脊髓平面感觉、运动、反射及括约肌功能障碍。高位截瘫可致呼吸肌麻痹，出现呼吸困难，甚至呼吸停止。

3．辅助检查 X线、CT、MRI。

4．急救搬运 正确的方法是3人同步行动，平托患者或滚动至木板、担架或门板运送。严禁弯腰、扭腰。怀疑颈椎骨折、脱位，需要另加1人牵引固定头部，并与身体保持一致。

5．治疗要点

（1）胸腰椎骨折：见表2-37。

（2）颈椎骨折：见表2-38。

表2-37 胸腰椎骨折的治疗要点

分　类	具体指征	治疗要点
稳定型骨折	椎体压缩不足1/3或年老体弱	卧硬板床，骨折部位加厚枕，使脊柱过伸。3天后开始腰背肌锻炼，伤后第3个月开始逐渐增加下床运动
	椎体压缩大于1/3的青少年和中年	两桌法或双踝悬吊法过伸复位，复位后石膏背心固定3个月
爆破型骨折	无神经症状，无骨折片挤入椎管	双踝悬吊法复位
	有神经症状或骨折片挤入椎管	手术治疗

表2-38 颈椎骨折的治疗要点

分　类	具体指征	治疗要点
稳定型骨折	颈椎半脱位	石膏固定3个月
	轻度压缩	枕颌带牵引复位，牵引重量3kg，其后石膏固定3个月，石膏干固后即可下床活动
	明显压缩或双侧椎间关节脱位	持续颅骨牵引复位，牵引重量3～5kg，复位后再牵引2～3周，石膏固定3个月
爆破型骨折		有神经症状者，早期手术祛除骨片、减压、植骨及内固定；存在严重并发伤，待病情稳定后再行手术

（二）脊髓损伤

1．病因、病理 脊髓损伤是脊椎骨折、脱位的严重并发症。胸腰段脊髓损伤出现下肢感觉和运动障碍，称截瘫。颈段脊髓损伤，出现四肢神经功能障碍，称四肢瘫痪或四瘫。

2．临床表现

（1）脊髓震荡：是脊髓损伤最轻的一种，损伤平面以下的感觉、运动和反射出现完全或大部分消失，经过数小时至数天完全恢复，不留任何神经系统后遗症。

（2）不完全性脊髓损伤：损伤平面以下保留某些感觉和运动功能。脊髓半切征（Brown-Sequard 征）表现为损伤平面以下同侧肢体的运动和深感觉消失，对侧肢体的痛觉和温度觉消失。

（3）完全性脊髓损伤：损伤平面以下弛缓性瘫痪，感觉、运动、反射及括约肌功能完全丧失，称为脊髓休克期。2～4周后逐渐发展为痉挛性瘫痪，肌张力增高，腱反射亢进，出现病理性锥体束征。

（4）脊髓圆锥损伤：第12胸椎和第1腰椎骨折可损伤脊髓圆锥，可出现会阴部鞍区皮肤感觉消失，括约肌功能及性功能障碍，但双下肢的感觉和运动功能正常。

（5）马尾神经损伤：损伤平面以下弛缓性瘫痪，感觉、运动和括约肌功能障碍，肌张力下降，腱反射消失，不出现病理性锥体束征。

3. 辅助检查　X线、CT检查是最常规的影像学检查。MRI检查对于有脊髓和神经损伤者为重要检查手段，可了解椎骨、椎间盘对脊髓的压迫，脊髓损伤后的血肿、液化和变性等。

4. 并发症　呼吸道并发症；泌尿生殖道的感染和结石；压疮；其他还包括体温异常、腹胀、便秘等。

5. 治疗要点

（1）非手术治疗：伤后6小时内是关键时期。固定和制动，给予枕颌带牵引或持续颅骨牵引。为减轻脊髓水肿和继发性损害，伤后8小时内进行甲泼尼龙冲击治疗，也可应用脱水利尿药、高压氧（伤后2小时内疗效最好）等。

（2）手术治疗：只能解除脊髓受压和恢复脊柱稳定性，无法恢复损伤的脊髓功能。

（三）脊椎及脊髓损伤的护理

1. 急救搬运　对疑有脊柱骨折者应尽量避免移动。如确需搬动，可采用平托法或滚动法，将患者移至硬担架、木板或门板上。平托法是将患者平托至担架上；滚动法是使患者身体保持一条直线，整体滚动至担架上。严禁1人抬头、1人抬脚，或用背、抱的方法搬运，以免脊柱弯曲使碎骨片挤入椎管而加重脊髓损伤。无论采用何种搬运方法，都应让患者保持脊柱中立位。

2. 饮食护理　给予营养丰富、易消化饮食，多饮水，多摄入富含纤维素食物，少食多餐，减少腹泻和便秘。

3. 生活护理　加强皮肤、口腔和大小便护理，训练患者规律排便。便秘者可行腹部按摩，必要时给予缓泻药或灌肠。

4. 体温异常的护理　严密监测体温的变化。高热时以物理降温为主，降低室温，必要时应用输液和冬眠药物。低温时注意保暖，提高室温，以物理复温为主，注意预防烫伤。

5. 并发症的护理

（1）呼吸系统护理：呼吸道感染和呼吸衰竭是颈段脊髓损伤的严重并发症。颈脊髓损伤时，肋间肌完全麻痹，胸式呼吸消失，患者能否生存，取决于腹式呼吸。任何阻碍膈肌活动和呼吸道通畅的原因均可导致呼吸衰竭。第1、2颈髓损伤，患者常即刻死亡。若损伤接近第4颈椎，可因膈神经麻痹导致膈肌运动障碍，腹式呼吸，可出现呼吸衰竭。其他节段损伤，也可因脊髓水肿，致呼吸衰竭。遵医嘱给氧，鼓励患者深呼吸、有效咳嗽。痰液黏稠时给予雾化吸入。必要时早期行气管插管或气管切开，保持呼吸道通畅。

（2）泌尿系统护理：由于长期留置导尿管所致。早期留置尿管持续引流并记录尿量，2～3周后改成每4～6小时开放1次。脊髓完全性损伤者应进行排尿功能训练。鼓励患者每天饮水3000ml以上，预防感染和结石，必要时做膀胱冲洗。

（3）体温失调：颈脊髓损伤后，自主神经系统功能紊乱，可出现高热和低温。患者体温升高时，应以物理降温为主，如冰敷、温水擦浴等；低温患者应以物理复温为主。

（4）皮肤护理：床褥清洁平整，保持皮肤清洁干燥，每2小时翻身1次，翻身时使用轴线翻身法，避免拖拽患者，预防压疮。

6. 功能锻炼　指导和鼓励患者早期活动和功能锻炼。单纯压缩骨折患者卧床3天后开始腰背部肌肉锻炼，使臀部离开床面；第 3 个月可下床少量活动，但仍以卧床休息为主；3 个月后逐渐增加下床活动时间。

四、骨盆骨折

1. **病因、病理** 多有强大暴力外伤史，年轻人常见于交通事故、高空坠落和工业意外。老年人最常见的原因是摔倒。

2. **临床表现**

(1) 症状：髋部肿胀、疼痛、活动障碍等。有大出血或严重内脏损伤者常有低血压和休克早期表现。

(2) 体征：骨盆分离试验阳性（双手交叉撑开患者的两髂嵴，出现疼痛）。挤压试验阳性（双手挤压患者的两髂嵴，伤处仍出现疼痛）。两侧肢体长度不对称，会阴部可见瘀斑（耻骨和坐骨骨折的特有体征）。

(3) 并发症：出血性休克、腹膜后血肿、盆腔内脏器损伤、神经损伤、脂肪栓塞和静脉栓塞等。

3. **辅助检查** X 线、CT 检查可显示骨折类型及移位情况。

4. **治疗要点** 优先处理危及生命的并发症，然后处理骨折。

(1) 非手术治疗：卧床休息 3 ～ 4 周或至症状缓解，采用骨盆兜带悬吊牵引。

(2) 手术治疗：手术复位及内固定，骨外固定架固定术。

5. **护理措施**

(1) 休息活动护理：髂前上、下棘撕脱骨折采取髋、膝屈曲位。坐骨结节撕脱骨折采取大腿伸直、外旋位。骶尾骨骨折者在骶部垫气圈或软垫。定期翻身，但骨折愈合后方可患侧卧位。

(2) 严密观察意识和生命体征，及早发现并发症，立即建立静脉通道，及时输血、补液，纠正血容量不足。

(3) 兜带牵引护理：兜带宽度需适宜，悬吊重量以臀部抬离床面为佳，保持兜带平整，避免随意移动。

(4) 并发症护理：出血性休克或腹膜后血肿加强补液护理。若低血压经快速输血后仍未好转，血压不能维持时，有条件的医院可作急症动脉造影，作单侧或双侧髂内动脉栓塞。盆腔内脏器损伤应严密观察并及时处理。尿道损伤时行尿道修补术，留置导尿 2 周。直肠损伤严格禁食，术后保持造口周围皮肤清洁，避免进食含过多粗纤维的食物。

五、关节脱位

（一）概　述

由于直接或间接暴力，使组成关节的各骨面失去正常的对合关系。

1. **病因**

(1) 创伤性脱位：由外界暴力引起的脱位，青壮年多见，是脱位的最常见病因。

(2) 先天性脱位：胚胎发育异常，骨关节结构缺陷，出生后已发生脱位且逐渐加重。

(3) 病理性脱位：关节结核、类风湿关节炎等疾病，破坏骨端，难以维持关节面正常的对合关系。

(4) 习惯性脱位：习惯性脱位常与初次脱位治疗不当有关。

2. **分类**

(1) 按脱位的程度，分为全脱位和半脱位。

(2) 按远侧骨端关节面移位方向，分为前脱位、后脱位、侧方脱位和中央脱位。

（3）按脱位发生的时间，分为新鲜性脱位（脱位时间在2周以内）和陈旧性脱位（脱位时间超过2周）。

（4）按脱位后关节腔是否与外界相通，分为闭合性脱位和开放性脱位。

3. **临床表现**　好发于青壮年和儿童。一般表现为关节疼痛、肿胀、局部压痛，关节功能障碍。特征性表现为畸形、弹性固定和关节盂空虚。

4. **并发症**　早期常合并关节内外骨折、周围血管神经损伤、休克等。晚期可发生骨化性肌炎、骨缺血性坏死和创伤性关节炎等。

5. **辅助检查**　X线检查对确定脱位的方向、程度、有无合并骨折、有无骨化性肌炎或缺血性骨坏死等有重要作用。

6. **治疗要点**

（1）复位：主要为手法复位，以脱位后3周内复位最佳。

（2）固定：固定于功能位2～3周。

（3）功能锻炼：防止肌肉萎缩及关节僵硬。

7. **护理措施**

（1）体位护理：抬高患肢，并保持功能位，促进静脉回流，减轻肿胀。

（2）疼痛护理：伤后24小时内局部冷敷，消肿止痛。24小时后给予局部热敷，促进吸收，减少肌肉痉挛疼痛。护理操作或搬动患者时，动作轻稳，托住患肢。必要时遵医嘱使用镇痛药。

（3）功能锻炼：固定期间进行肌肉舒缩活动，非固定关节进行关节的主动锻炼。固定结束后循序渐进地开始肢体的全范围功能活动。

（二）常见关节脱位

关节脱位以肩关节和肘关节脱位最常见，其次为髋关节。常见关节脱位鉴别见表2-39。

表2-39　常见关节脱位鉴别

	肩关节脱位	肘关节脱位	髋关节脱位
病因病理	间接暴力所致，前脱位多见	间接暴力所致，后脱位常见，易致神经血管损伤	强大暴力所致，后脱位最常见，严重时可致股骨头坏死
临床表现	三角肌塌陷，呈"方肩"畸形，关节盂处空虚，可触及肱骨头，杜加试验阳性	明显畸形，肘部弹性固定在半屈位，肘后三角关系失常	患肢短缩，髋关节呈屈曲、内收、内旋，臀部可触及股骨头
治疗要点	手法复位后固定3周	尽早手法复位。手法复位失败者手术切开复位，一般固定2～3周	尽早手法复位或手术复位。复位后固定于外展中立位，皮牵引或穿丁字鞋2～3周，禁止屈曲、内收、内旋动作
功能锻炼	固定时活动腕部与手指。解除固定后行肩关节各方向的主动活动	固定时做伸掌、握拳、手指屈伸及肩、腕关节活动。解除固定后练习肘关节屈伸和前臂旋转活动	固定时患肢股四头肌的等长收缩锻炼，3周后开始活动关节，4周后可扶拐下地，3个月内患肢不能负重

六、断肢（指）再植

肢（指）体离断多由外伤所致，包括完全或不完全性离断的肢（指）体。断肢（指）再植是对离断的肢（指）体，采用显微外科技术对其进行清创、血管吻合、骨骼固定以及修复肌腱和神经，将肢（指）体重新缝合到原位，使其完全存活并恢复一定功能的精细手术。

1. **病因、病理**　按照病因病理，可分为切割伤、碾压伤和撕裂伤。

2. **临床表现**

（1）全身表现：单个较小肢体如手指、脚趾离断一般无明显全身症状。大的肢体离断由于出血量多，疼痛剧烈，往往伴随全身表现。

（2）局部表现：离断面软组织损伤，无血液循环，断面可能有骨折或脱位。

3. **治疗要点**

（1）现场急救

①止血包扎：对断肢（指）完全离断者首先控制近端出血。一般采用加压包扎止血法，大动脉出血时采用止血带止血法。每隔 1 小时放松 5 分钟，以免压迫过久导致肢体坏死。

②断肢（指）保存：完全离断的肢体，原则上不做任何无菌处理，禁忌用任何液体冲洗、浸泡或涂药，在保存上视运送距离而定。对不完全离断的肢体，包扎止血后，用夹板固定，以减轻疼痛及组织的进一步损伤。低温保存断肢（指），到达医院后，立即检查并清洗消毒，肝素盐水冲洗后，用无菌敷料包好，置入 4℃冰箱冷藏。切忌将肢体浸泡在任何液体中，包括生理盐水。

③迅速转运：迅速将患者和断肢（指）送往医院，力争在 6 小时内进行再植手术。转送途中注意监测患者的生命体征。

（2）手术治疗：彻底清创→重建骨的连续性→缝合肌腱→重建血循环→缝合神经→闭合创口→包扎。

4. **护理措施**

（1）手术前护理：监测生命体征，严密观察离断肢（指）的局部情况和患者的全身状况，做好术前准备。

（2）术后护理

①并发症的护理

a. 休克护理：患者因创伤大、出血多、手术时间长，容易出现低血容量性休克，术中和术后应补充血容量，若发生中毒性休克而危及患者生命时，应及时截除再植的肢体。

b. 急性肾衰竭：是断肢再植术后极其严重的并发症，可导致患者死亡。应严密观察患者尿量，测定尿比重，详细记录出入水量。如每天排尿量不足 500ml 或每小时尿量不足 30ml，及时通知医师予以利尿等处理。

c. 血管危象：术后 48 小时内易发生，原因为术后血管痉挛和栓塞，表现为患肢颜色变苍白，皮温下降，毛细血管回流消失，指（趾）腹切开不出血。应抬高患肢，使之处于略高于心脏水平，以利静脉回流。术后平卧 10～14 天，勿侧卧，以防患侧血管受压影响患肢的血流速度。再植肢体局部用落地灯照射，既利于血液循环，也利于局部保温。严禁主动及被动吸烟。可适当应用抗凝解痉药物如低分子右旋糖酐。术后注意观察皮肤温度及颜色、毛细血管回流试验、指（趾）腹张力和指（趾）端侧方切开出血等。一旦发生血管危象，应立即解除压迫因素，必要时行手术探查。

②功能锻炼：在肢（指）体成活、骨折愈合拆除外固定后，进行主动或被动功能锻炼，并适当辅以物理治疗，促进功能恢复。

a. 术后 3 周左右：可用红外线理疗等方法促进淋巴回流，减轻肿胀，未制动的关节可做轻微的屈伸活动。

b．术后 4～6 周：练习患肢（指）伸屈、握拳等动作。

c．术后 6～8 周：应加强受累关节的主动活动，患手做提、挂、抓的使用练习。

第四十六节　骨与关节感染

一、化脓性骨髓炎

化脓性骨髓炎是由化脓性细菌感染引起的骨膜、骨密质、骨松质及骨髓组织的炎症，可分为急性和慢性骨髓炎两类。

1. 病因、病理

（1）急性血源性骨髓炎：最常见的致病菌是金黄色葡萄球菌，其次为 β 溶血性链球菌。好发于 12 岁以下骨骼生长快的儿童，男性居多，因儿童干骺端骨滋养血管为终末血管，血流缓慢，容易使细菌滞留，引发急性感染。本病早期以骨质破坏为主，晚期以死骨形成为主。好发部位为胫骨、股骨、肱骨等长骨的干骺端，感染途径以血源性播散为主。

（2）慢性血源性骨髓炎：多因急性骨髓炎未能彻底控制而反复发作所致。致病菌以金黄色葡萄球菌多见，但多数为混合感染。病理特点是死骨、骨性包壳、无效腔和窦道。

2. 临床表现

（1）急性血源性骨髓炎

①全身中毒症状：最典型的表现为恶寒、高热、呕吐，呈脓毒症症状。患儿可有烦躁、惊厥，甚至休克或昏迷。

②局部症状：早期患处剧痛，患肢半屈曲状，因疼痛抗拒主动与被动运动。局部皮温增高，有局限性压痛和活动受限。当骨膜下脓肿形成或已破入软组织中，患肢局部出现红、肿、热、痛或波动感。

（2）慢性血源性骨髓炎：在静止期可无症状，仅有局部肿胀，患肢增粗变形。急性发作时患肢出现红肿、疼痛、发热，窦道口排出脓液和死骨，可伴全身中毒症状。

3. 辅助检查

（1）急性骨髓炎

①实验室检查：血白细胞及中性粒细胞显著增高，血沉加快，C 反应蛋白增高。

②X 线检查：早期无异常，起病 2 周后显示干骺端稀疏，散在虫蚀样骨破坏。

③局部分层穿刺：抽出脓液可以确诊。

（2）慢性骨髓炎：X 线检查平片显示骨骼失去正常形态，增粗变形，骨质硬化，骨髓腔不规则。

4. 治疗要点　急性血源性骨髓炎处理的关键是早期诊断与治疗，尽快控制感染，防止发展成慢性。慢性血源性骨髓炎以手术治疗为主，治疗原则是消除死骨、炎性肉芽组织和消灭无效腔。

（1）抗生素治疗：早期、联合、大剂量应用广谱抗生素。再根据致病菌，改用敏感的抗生素，并持续应用至少 3 周，直至全身和局部症状消失。

（2）支持疗法：高热患者降温，补液，营养支持，必要时少量多次输新鲜血。

（3）局部制动：患肢制动并用皮牵引或石膏固定于功能位，以缓解疼痛，防止肢体挛缩畸形和病理性骨折。

（4）手术治疗：早期经抗生素治疗 48～72 小时仍不能控制局部症状时即需要手术，目的是引流脓液,防止演变为慢性骨髓炎。常用手术方式有钻孔引流术和开窗减压两种。骨髓腔内放置引流管,应用抗生素液持续冲洗引流。

5. 护理措施

(1)休息活动护理:卧床休息,制动抬高患肢,动作轻稳,搬动肢体时注意支托上、下关节。

(2)病情观察:术后密切观察切口情况和引流液的量、颜色和性质。

(3)用药护理:遵医嘱联合应用足量抗生素,直至体温正常后3周左右。

(4)引流管护理:保持冲洗、引流通畅,冲洗管的输液瓶高于伤口60～70cm,引流袋低于伤口50cm。引流管留置3周或体温下降、引流液连续3次培养阴性即可拔除引流管。

6. 健康教育

(1)加强营养,给予高热量、高蛋白、高维生素、高纤维素、易消化的饮食,多饮水,提高机体抵抗力。

(2)指导患者每天进行患肢等长收缩训练及关节被动活动或主动活动,避免患肢功能障碍。

二、化脓性关节炎

1. 病因、病理 金黄色葡萄球菌是最常见的致病菌。血源性传播或直接蔓延至关节腔是最常见的感染途径。多见于儿童,尤其是营养不良小儿,男性居多。好发部位为髋关节和膝关节。

2. 临床表现 常有外伤诱发史,起病急骤,寒战、高热,体温可超过39℃。严重感染发生谵妄、昏迷,小儿可有惊厥。病变关节剧痛、红肿,功能障碍,活动受限,关节保持半屈曲位,拒绝活动和检查。关节腔内积液在膝部最为明显,可出现浮髌试验阳性。

3. 辅助检查 血白细胞和中性粒细胞增高,血沉加快。关节腔穿刺抽脓,细菌培养可发现致病菌。X线检查显示骨质疏松、关节间隙进行性变窄和虫蚀样改变,严重者骨性强直。

4. 治疗要点 早期诊断、早期治疗是治愈感染及保留关节功能的关键。

(1)非手术治疗:早期、足量、全身性应用有效抗生素,关节腔内注射抗生素。关节腔持续性灌洗。牵引或石膏固定于功能位。

(2)手术治疗:主要有经关节镜手术、关节切开引流术及关节矫形术。较深的大关节,穿刺插管难以成功的部位(如髋关节)及时行关节切开引流术。

5. 护理措施

(1)一般护理:卧床休息,制动并抬高患肢,保持患肢功能位,以减轻疼痛、防止感染扩散和关节畸形。高热患者给予物理降温或药物降温。

(2)控制感染:遵医嘱早期使用广谱有效的抗生素。

(3)关节穿刺或灌洗的护理:关节穿刺注入抗生素每天1～2次,直到关节液清亮,体温和实验室指标正常。关节腔灌洗每天滴入含抗生素的溶液2000～3000ml,直至引流液清澈,细菌培养阴性。再引流数日至无引流液吸出,局部症状和体征消退,即可拔管。

(4)术后患肢制动,伤口护理,保持引流管通畅,观察并记录引流液颜色、量和性状。

(5)急性期患者可做患肢骨骼肌的等长舒缩运动。待炎症消退后,鼓励患者做关节伸屈等主动锻炼。

三、骨与关节结核

（一）概　述

骨与关节结核是由结核分枝杆菌侵入骨或关节而引起的一种继发性结核病。好发于儿童和青少年，脊柱结核多见，其次为膝关节结核和髋关节结核。

1. 病因　骨关节结核绝大部分由肺结核引起。

2. 病理　最初的病理变化是单纯性骨结核或单纯性滑膜结核。发病初期表现为关节腔积液。病变进一步发展可形成全关节结核，出现结核性浸润、肉芽增生、干酪样坏死、寒性脓肿和窦道。

3. 临床表现

（1）症状：起病缓慢、隐匿，可无明显全身症状或只有轻微结核中毒症状，表现为午后低热、乏力、盗汗，典型病例还可见消瘦、食欲差、贫血等症状。发病初期局部疼痛不明显，多为偶发关节隐痛，活动时疼痛加重，逐渐转为持续性疼痛。脊柱结核常见胸椎，其次腰椎，颈椎和骶椎少见。膝关节结核可出现"鹤膝"。儿童常有夜啼。

（2）体征：可见关节积液与畸形、寒性脓肿和窦道。

4. 辅助检查

（1）实验室检查：可有轻度贫血，少数患者白细胞计数升高。脓肿穿刺或病变部位的组织学检查可确诊。

（2）影像学检查：X 线、CT 和 MRI。

5. 治疗要点

（1）非手术治疗

①抗结核药物治疗：早期、联合、适量、规律和全程。

②局部制动：可使用夹板、石膏绷带等方法使病变关节制动，预防、矫正患肢畸形。

③局部注射：关节穿刺抽液及注入抗结核药物。用药量小，局部药物浓度高，全身反应小。

（2）手术治疗

①脓肿切开引流：全身状况差，不能耐受病灶清除者，可先施行脓肿切开引流。

②病灶清除术：适用于骨与关节结核有明显的死骨和大的脓肿形成。病灶清除时一般要将异物彻底清除。由于手术可能造成结核分枝杆菌的血源性播散，术前应规范应用抗结核药物至少 2 周，术后至少 3～6 月。

③其他手术：关节融合用于关节不稳定患者。截骨术、关节成形术、脊柱固定融合术等。

（二）脊柱结核

1. 病理　中心型多见于儿童，好发于胸椎。边缘型多见于成人，好发于腰椎。

2. 临床表现　疼痛、肌肉痉挛、神经功能障碍等为主要症状。疼痛最早出现，部位与病变一致。多为轻微钝痛，劳累、咳嗽、打喷嚏等可加重，休息时减轻。受累椎体棘突可有压痛和叩击痛。颈椎结核常见斜颈和双手托下颌；胸椎结核表现为脊柱后突；腰椎结核站立行走时扶腰、弯腰拾物时需挺腰屈膝屈髋下蹲，即拾物试验阳性。

3. 辅助检查　X 线检查可见骨质破坏和椎间隙狭窄，CT 对腰大肌脓肿有独特价值，MRI 可见脊髓有无受压，有早期诊断价值。

4. 治疗要点

（1）全身支持治疗。

（2）抗结核药物治疗：有效的药物治疗是杀灭结核分枝杆菌、治愈脊柱结核的根本措施。

（3）局部制动：低热和腰腿痛时，严格卧硬板床休息，以预防截瘫。脊柱不稳定者可用石膏等限制脊柱活动，轻疼痛。

（4）手术治疗：包含病灶清除和脊柱重建两部分。病灶清除术是控制感染的关键。植骨融合和内固定术用于脊柱功能重建。术前术后均需完成规范化抗结核治疗。

（三）髋关节结核

1. **病理**　以单纯滑膜结核多见，其次为单纯骨结核和晚期全关节结核。

2. **临床表现**　髋部疼痛为早期症状，休息后缓解。疼痛常放射至膝部。小儿表现为夜啼。全关节结核时，疼痛剧烈不能平卧，不敢移动。疼痛加重时出现跛行。患髋关节呈现屈曲、内收、内旋畸形。晚期常在腹股沟内侧或臀部查到寒性脓肿，可见窦道。患者会出现4字试验阳性（检查屈曲、外展、外旋活动）、髋关节过伸试验阳性（检查儿童早期髋关节结核）和托马斯征阳性（检查有无屈曲畸形）3种特殊体征。

3. **辅助检查**　X线检查早期病变可见骨质疏松，关节囊肿胀，后期出现死骨、空洞、股骨头破坏或消失，可伴病理性脱位。CT、MRI可发现X线检查不能显示的病灶。关节镜检查具有早期诊断价值，可同时行关节液培养、组织活检等。

4. **治疗要点**　非手术治疗见本节概述，保守治疗效果不佳应在髋关节破坏前行手术治疗。

（四）膝关节结核

1. **病理**　早期滑膜结核多见，病变发展缓慢，以炎性浸润和渗出为主，表现为膝关节肿胀和积液，进一步发展形成全关节结核。易发生寒性脓肿破溃，并发混合感染形成慢性窦道。

2. **临床表现**　单纯滑膜结核早期全关节弥漫性肿胀，局部疼痛不明显。全关节结核肌萎缩严重、肿胀疼痛明显，呈典型梭形畸形，有"鹤膝"之称。活动明显受限，治愈后也遗留有跛行和畸形。关节内积液，浮髌试验阳性。为缓解疼痛膝部半屈状，形成屈曲畸形，肌肉萎缩、韧带松弛，可致膝关节内外翻畸形和半脱位。可有寒性脓肿和窦道，病变静止后可出现关节强直。

3. **辅助检查**

（1）X线检查：早期病变可见关节囊肿胀、骨质疏松，后期出现死骨、空洞，关节间隙消失，可伴病理性脱位。

（2）其他：CT、MRI等。在诊断有疑问时，应做滑膜活检病理切片检查。

4. **治疗要点**　非手术治疗见本节概述，非手术治疗无效、病变严重考虑行手术治疗。

（五）骨与关节结核的护理

1. **缓解疼痛**　取舒适体位，减少局部活动。合理使用抗结核药物治疗，必要时行药物止痛。做好心理护理。

2. **饮食护理**　给予高热量、高蛋白、高维生素、易消化饮食。

3. **用药护理**　观察治疗效果及不良反应，出现眩晕、耳鸣、听力异常、肝功能受损等改变时，及时通知医师调整药物。

第四十七节　腰腿痛及颈肩痛

扫码做题

一、腰椎间盘突出症

腰椎间盘突出症是指腰椎间盘退行性变后，外力作用下纤维环破裂和髓核、软骨终板突出，刺激、压迫神经根或马尾神经而引起的以腰腿痛为主要症状的综合征，是腰腿痛最常见的原因。

1. 病因、病理

（1）病因：腰椎间盘退行性变是腰椎间盘突出症的基本病因。积累损伤是椎间盘退变的主要原因，最易由反复弯腰、扭转等动作引起。此外也与长期震动、过度负荷、外伤、遗传、妊娠、发育异常、吸烟和糖尿病等有关。

（2）病理：好发部位主要为脊柱活动大，承重较大或活动较多处，以腰 4～5 和腰 5 至骶 1 最易发生。其病理分型包括椎间盘膨出、椎间盘凸出、椎间盘突出、椎间盘脱出、游离型椎间盘五种。

2. 临床表现　可发生在任何年龄，以 20～50 岁男性常见。多有长期弯腰或坐位工作史，首次好发于弯腰持重或突然扭腰过程中。

（1）症状：腰痛和坐骨神经痛最多见。

①腰痛：是最早出现的症状，常表现为下腰部及腰骶部的持久性钝痛。弯腰负重、咳嗽、喷嚏、长时间强迫体位可加重，休息后症状缓解。

②坐骨神经痛：常为单侧放射性疼痛，从腰骶部、臀部向大腿后外侧、小腿外侧、足跟部或足背部放射，可伴感觉迟钝或麻木。行走时取前倾位，卧床时取弯腰侧卧、屈髋屈膝体位，可缓解疼痛。咳嗽、喷嚏或排便时可加重。腿痛重于腰痛是椎间盘突出症的重要症状。严重者可出现间歇性跛行。

③马尾综合征：中央型腰椎间盘突出症可压迫马尾神经，出现鞍区感觉迟钝及大小便功能障碍。

（2）体征

①腰椎侧突：缓解疼痛的姿势性代偿畸形。

②腰部活动受限：腰部各方向活动均受限，以前屈受限最明显。

③压痛和骶棘肌痉挛：棘突间和棘突旁 1cm 处有深压痛和叩击痛，并向下肢放射。

④直腿抬高试验和加强试验阳性（坐骨神经痛在抬腿 60° 以内时即可出现）。

⑤神经系统检查：感觉减退，肌力下降，踝反射和肛门反射减弱或消失。马尾神经受累感觉障碍范围广泛，腰 4 神经根受累时，表现为大腿内侧和膝内侧感觉障碍，腰 5 神经根受累时，足背前内方和踇趾与第 2 趾间感觉障碍，骶 1 神经根受累时，足背外侧及小趾感觉障碍。

3. 辅助检查　X 线正位片显示腰椎侧弯，侧位片显示生理前凸减少或消失，椎间隙狭窄。CT 和 MRI 检查可显示椎管形态、椎间盘突出的程度和位置。

4. 治疗要点

（1）非手术治疗：80%～90% 的腰椎间盘突出症患者可经非手术治疗而治愈。

①绝对卧床休息：初次发作一般严格卧硬板床 3 周，症状缓解后戴腰围逐步下床活动。

②持续骨盆牵引。

③药物治疗：应用非甾体抗炎药，糖皮质激素硬膜外注射和髓核化学溶解法。糖皮质激素的药理机制主要为减轻疼痛，消肿，缓解肌痉挛，减轻神经根周围的炎症和粘连。

④理疗、推拿和按摩：中央型椎间盘突出者禁忌。

（2）手术治疗

①经半年以上非手术治疗无效，病情逐渐加重，影响正常工作和生活。

②中央型椎间盘突出具有明显的马尾综合征。

③有明显的神经受累表现，应行手术治疗。主要手术方法有腰椎间盘突出物摘除术、人工椎间盘置换术或经皮腰椎间盘切除术。

5. 护理措施

（1）非手术治疗及手术前护理

①休息活动护理：绝对卧硬板床 3 周，以减轻负重和体重对椎间盘的压力。抬高床头20°，侧卧位时屈髋屈膝，放松背部肌肉；仰卧位时膝关节屈曲，膝、腿下可垫枕。病情缓解后 3 个月内避免弯腰持物。

②保持有效牵引：牵引重量一般为 7 ～ 15kg，抬高床脚做反牵引，持续 2 周。孕妇、高血压和心脏病患者禁用。

（2）术后护理

①休息活动护理：术后平卧 2 小时，禁止翻身。2 小时后协助患者轴性翻身。

②病情观察：注意监测生命体征及下肢皮肤温度，观察切口敷料有无渗血、渗液。

③引流管护理：观察引流液的颜色、性质和量，有无脑脊液漏出及活动性出血。注意防止引流管脱出、折叠。引流管一般于术后 24 ～ 48 小时取出。

④功能锻炼：术后第 1 天开始股四头肌等长舒缩和直腿抬高活动，防止肌肉萎缩和神经根粘连。术后 1 周进行腰背肌锻炼。术后平卧 2 周，戴腰围或支架下床活动。

6. 健康教育

（1）疾病知识指导：向患者及家属介绍腰椎间盘突出症的防治知识。肥胖者或超重者在必要时控制饮食和减轻体重。

（2）保持正确姿势：教会患者正确的坐、卧、立、行和劳动姿势。避免长时间维持同一姿势，劳逸结合，适时原地活动或腰背部活动。

（3）避免腰部损伤：站位举起重物应高于肘部，避免膝、髋关节过伸。蹲位拾物或搬抬重物应先蹲下，再捡拾或抬起重物，保持背部伸直。搬运重物时，宁推勿拉。避免腰部脊柱屈曲和旋转扭曲。

（4）佩戴腰围：脊髓受压者可佩戴腰围 3 ～ 6 个月，直到神经压迫症状缓解。

（5）制订康复计划和锻炼项目，坚持腰背部锻炼。

二、腰椎管狭窄症

腰椎管狭窄症指腰椎管发生骨性或纤维性结构异常，引起 1 处或多处管腔狭窄，压迫马尾神经或神经根而造成的综合征。

1. 病因、病理　先天性椎管狭窄病多因骨发育不良。后天性椎管狭窄常由椎管退行性变所致。椎管退行性病变后纤维环破裂、髓核突出，神经根受压或充血、水肿出现相应压迫症状。

2. 临床表现　多见于 40 岁以上男性。起病缓慢隐匿，主要表现为腰腿痛和间歇性跛行。

（1）症状

①腰腿痛：常出现慢性加重的腰部、腰骶部和下肢痛，站立、过伸或行走过久时加重，前屈位、蹲位及平卧时疼痛缓解。

②间歇性跛行：为典型表现。行走距离增加即出现下肢疼痛、麻木无力，需蹲位或坐位休息数分钟后症状缓解，继续行走则症状再次出现。中央型椎管狭窄或重症患者多见。

③马尾神经受压症状：鞍区感觉迟钝，大小便功能障碍。

（2）体征：腰椎生理前凸减少或消失，前屈正常，背伸受限，腰椎过伸试验和弯腰试验均为阳性。神经检查可有感觉、运动和反射改变。

3. 辅助检查 X线检查可显示腰椎间隙狭窄，骨质增生。椎管造影、CT 和 MRI 有较高的辅助诊断价值。

4. 治疗要点

（1）非手术治疗：多数轻症患者经非手术治疗即可缓解。

（2）手术治疗：常行椎管减压术，以解除压迫。适用于症状严重、经非手术治疗无效或神经功能明显障碍者。

5. 护理措施 参见本节腰椎间盘突出症患者护理。

（1）保持正确姿势，减少活动，活动时佩戴腰围，避免腰部损伤。疼痛严重时遵医嘱给予镇痛药。

（2）指导患者进行生活能力训练。

三、颈椎病

颈椎病是指因颈椎间盘退变及其继发性改变，刺激或压迫相邻脊髓、神经、血管和食管等组织，并引起相应的症状和体征。

1. 病因、病理 颈椎间盘退行性变，是最基本的病因；损伤，使原已退变的颈椎和椎间盘损害加重，如长期伏案工作或不良睡眠姿势；颈椎先天性椎管狭窄，50 岁以上男性多见，好发部位为颈 5～6、颈 6～7。

2. 临床表现 颈椎病根据受压部位和临床表现的不同，可分为 4 种类型。

（1）神经根型颈椎病：最常见，典型表现为颈肩痛，短期内加重，并向上肢，尤其是前臂桡侧、手桡侧三指等处放射。用力咳嗽、喷嚏、颈部活动时疼痛加重。还可出现上肢麻木、感觉过敏、无力等症状。查体常有颈部压痛、活动受限，上肢相应神经根性感觉异常，腱反射减弱或消失，臂丛牵拉试验阳性，压头试验阳性。

（2）脊髓型颈椎病：最严重，早期表现为四肢麻木无力，步态不稳，足尖拖地，踩棉花感，双手握力减弱，精细动作笨拙。病情加重可出现自下而上的上运动神经源性瘫痪。后期常有大小便功能障碍。查体可见四肢反射亢进，肌张力减退，躯体有感觉障碍平面，腹部反射、提睾反射和肛门反射减弱或消失。髌阵挛、踝阵挛及 Babinski 征阳性。

（3）椎动脉型颈椎病：是由椎动脉供血不足所致。眩晕为最常见的症状，转头和姿势改变时眩晕加重。常伴有头痛，视物模糊，耳鸣，听力下降，发音不清，共济失调，甚至猝倒。猝倒为特有的症状，站起来后可继续正常活动。神经系统检查多正常。

（4）交感神经型颈椎病：中年妇女多见，表现为偏头痛、多汗、视物模糊、眼球胀痛、耳鸣、听力下降、心动过速、血压升高等交感神经兴奋症状，也可出现流泪、头晕、眼花、心动过缓、血压下降等交感神经抑制症状。常有明确神经定位体征。

3. 辅助检查 X线检查显示颈椎生理前凸减少或消失，椎间隙狭窄或增生，椎间孔变窄等。CT 或 MRI 显示颈椎间盘突出，椎管和神经根管狭窄，脊髓、脊神经受压。

4. 治疗要点

（1）非手术治疗：适用于多数神经根型、椎动脉型和交感型颈椎病。

①牵引：取端坐位颌枕带牵引，牵引重量 3～5kg，每次持续时间 20～30 分钟，2 次／天，2周为一疗程。

②颈托和围领：限制颈椎过度活动。

③推拿按摩：脊髓型颈椎病禁用。

④其他：理疗；药物治疗；改善不良工作和睡眠姿势。

（2）手术治疗：适用于非手术治疗无效、反复发作或脊髓型颈椎病者。

5. 护理措施

（1）一般护理：四肢无力的患者注意预防烫伤和跌倒。椎动脉型颈椎病避免头颈过快旋转或屈曲，以防猝倒。

（2）手术前护理：术前1周戒烟并行呼吸训练。经颈前路手术者，术前3～5天开始推移气管和食管训练，以适应术中反复牵拉气管和食管。经颈后路手术者，术前进行俯卧训练，以适应术中长时间俯卧并预防呼吸受阻。指导患者进行颈部前屈、后伸、侧屈及侧转等运动。

（3）手术后护理：观察伤口出血；观察呼吸情况；颈部制动。取平卧位，颈肩部两侧置沙袋或佩戴颈围以固定头部，搬动患者或翻身时保持头、颈和躯干在同一平面上，避免旋转颈部；功能锻炼。术后第1天开始各关节的主动和被动运动。术后3～5天引流管拔除后，可戴支架下床活动。

（4）并发症的护理

①呼吸困难是前路手术最严重的并发症，术后床旁常规准备气管切开包。

②严密观察有无术后出血，颈深部血肿多见于术后当天，尤其是12小时内。

③植骨滑脱、移位多因颈椎活动不当所致。

④一旦出现呼吸困难、口唇发绀、颈部明显肿胀等异常症状，应立即报告医师，做好气管切开和再次手术的准备。

6. 健康教育

（1）保持正确姿势：在工作、学习和生活中，保持颈部平直，定时改变姿势，避免颈部长时间屈曲或仰伸。睡姿应保持头颈部自然仰伸，胸腰部自然屈曲，髋膝略屈曲。

（2）选择合适枕头：枕头材料透气性好、松软适宜，中间低两头高，长度超过肩宽10～16cm，高度以头压下后头颈部压下后一拳头高为宜。避免颈部长时间悬空、屈曲或仰伸。

（3）避免颈部受伤：行走或劳动时注意防止损伤颈肩部。长期伏案工作者应间歇远视，减轻颈部肌肉慢性劳损。

（4）加强功能锻炼：加强颈部及四肢的功能锻炼，循序渐进，避免颈部过度活动。

第四十八节　骨肿瘤

1. 分类和病理

（1）分类：按肿瘤来源分为原发性和继发性，原发性骨肿瘤以良性多见。良性骨肿瘤中以骨软骨瘤常见，恶性骨肿瘤中以骨肉瘤发病率最高，均以男性居多。

（2）病理：根据外科分级（G）、肿瘤区域（T）及转移（M）情况进行外科分期。G（grade）表示病理分级，共分3级：G_0为良性，G_1为低度恶性，G_2为高度恶性。T表示肿瘤与解剖学间室的关系，M表示远处转移。

2. 临床表现

（1）疼痛和压痛：是生长迅速的肿瘤最显著的症状。良性肿瘤多无疼痛或轻度疼痛。恶性肿瘤局部疼痛，开始较轻，呈间歇性，而后逐渐加剧，呈持续性，夜间加重，可有压痛。

（2）肿块和肿胀：是最常见、最早、最重要的症状，良性肿瘤局部肿块，质硬，生长缓慢。恶性肿瘤局部肿胀，皮肤发热和静脉怒张。

（3）功能障碍和压迫症状：长骨干骺端的骨肿瘤多邻近关节，可使关节肿胀和活动受限。

（4）病理性骨折和脱位：骨质破坏后，轻微外力即可出现病理性骨折。

（5）转移表现：远处转移多为血行转移，偶见淋巴转移。肺是骨肉瘤最容易转移的部位。

（6）不同类型骨肿瘤的临床特点，见表2-40。

表2-40　不同类型骨肿瘤的临床特点

	骨软骨瘤	骨巨细胞瘤	骨肉瘤
好发部位	长管状骨的干骺端	股骨远端和胫骨近端	长管状骨的干骺端
好发人群	青少年	20～40岁	青少年
病理特点	良性骨肿瘤	交界性骨肿瘤，潜在恶性肿瘤	恶性肿瘤，血行转移以肺多见
临床表现	长期无症状	局部疼痛、肿胀	剧痛难忍、皮温高、静脉怒张，晚期恶病质
X线表现	干骺端骨性突起	骨端偏心性、溶骨性破坏，无骨膜反应，呈肥皂泡样改变	三角状骨膜反应，即Codman三角、"日光射线"现象

3. 辅助检查

（1）X线表现：良性肿瘤界限清楚、密度均匀，无骨膜反应。骨肉瘤表现为成骨性、溶骨性或混合性骨质破坏，边界不清，肿瘤生长顶起骨外膜，骨膜下产生新骨，表现为三角状骨膜反应阴影，称Codman三角。"葱皮样"现象常见于尤因肉瘤。"日光射线"影像多见于生长迅速的恶性肿瘤。

（2）实验室检查：血清碱性磷酸酶、乳酸脱氢酶升高，与肿瘤细胞成骨活动有关，如骨肉瘤。男性酸性磷酸酶增高，提示骨肿瘤来自晚期前列腺癌。

（3）病理检查：是确诊骨肿瘤的唯一可靠检查。

4. 治疗要点　良性肿瘤手术切除。骨巨细胞瘤以手术治疗为主。对手术清除肿瘤困难者，可试行放射治疗，对化学治疗不敏感。恶性肿瘤采取以手术治疗为主，化疗、放疗和生物治疗为辅的综合治疗，最大限度保留肢体功能。截肢、关节离断是最常用的手术方法。

5. 护理措施

（1）休息活动护理：术后抬高患肢，保持关节功能位。膝部术后，膝关节屈曲15°。髋部术后，髋关节外展中立或内旋位。必要时进行固定、制动，避免过度活动。卧床患者定时翻身、叩背，预防压疮。

（2）饮食护理：给予高蛋白、高热量、高维生素、高纤维素饮食，必要时静脉补充营养。

（3）疼痛护理：可按疼痛三阶梯疗法镇痛。

（4）功能锻炼：下肢手术患者在术前2周开始股四头肌收缩练习。术后48小时开始肌肉的等长收缩锻炼。行关节置换者，手术2～3周后开始关节的功能锻炼。

（5）预防病理性骨折：搬运患者动作应轻柔，功能锻炼应循序渐进，不要急于下床活动。

第三章　妇产科护理学

扫码做题

第一节　女性生殖系统解剖与生理

一、外生殖器

1. 外生殖器的范围　外生殖器又称外阴，是女性生殖器官的外露部分，位于耻骨两股内侧间，前为耻骨联合，后为会阴。

2. 外生殖器　由阴阜、大阴唇、小阴唇、阴蒂、阴道前庭组成。解剖结构见图3-1。

（1）阴阜：青春期阴阜上开始生长呈倒三角形的阴毛，为女性第二性征之一。

（2）大阴唇：含有丰富的血管、淋巴管和神经，故外阴受伤易形成血肿。

（3）小阴唇：位于大阴唇内侧的一对薄皱襞，表面湿润无毛，富含神经末梢，极敏感。

（4）阴蒂：位于两侧小阴唇顶端的联合处，有勃起功能，富含神经末梢，最为敏感。

图3-1　外生殖器解剖图

（5）阴道前庭：为两侧小阴唇间的菱形区域，前为阴蒂，后为阴唇系带。

①前庭球：又称球海绵体，位于前庭两侧，有勃起性。

②前庭大腺（巴氏腺）：位于大阴唇后部，向内开口于阴道前庭后方小阴唇与处女膜之间的沟内。性兴奋时可分泌黏液润滑阴道。正常情况下不可触及，感染时易致腺管口闭塞，形成脓肿或囊肿。

③尿道口：尿道后壁有一对尿道旁腺，有分泌润滑尿道口的作用，此处常为细菌潜伏之处。

④阴道口及处女膜：阴道口位于前庭后部、尿道口下方。阴道口处覆盖有一层黏膜，为处女膜，在初次性交时会破裂，阴道分娩时会进一步破损。

⑤舟状窝：位于阴道口和阴唇系带之间，分娩后此窝会消失。

3. 会阴　会阴又称会阴体，是指阴道口与肛门之间的楔形软组织，由皮肤、皮下脂肪、筋膜、部分肛提肌和会阴中心腱组成，厚3～4cm。妊娠后期可变软，有利于分娩。分娩时注意保护会阴，防止裂伤。如行会阴切开术，需剪开的肌肉由外向内分别是球海绵体肌、会阴深横肌和耻尾肌。

二、内生殖器

女性内生殖器位于真骨盆内，包括阴道、子宫、输卵管和卵巢。

1. 阴道 位于真骨盆腔内，上宽下窄，后壁较前壁长，为性交器官，也是月经血排出及胎儿娩出的通道。后壁与直肠贴近，前壁与膀胱、尿道相邻，下端开口于阴道前庭，上端环绕子宫颈形成阴道穹隆。阴道后穹隆最深，其顶端为直肠子宫陷凹，是盆腔最低点。当盆腔积液或积血，经后穹隆穿刺或引流可诊断和治疗疾病。阴道壁由黏膜、肌层和纤维构成，伸展性大，受性激素影响，有周期性变化。阴道壁富有静脉丛，损伤后易出血或形成血肿。阴道黏膜上皮为复层鳞状上皮（复层扁平上皮）。

2. 子宫 位于盆腔中央，呈倒置梨形，站立时呈前倾前屈位，前与膀胱，后与直肠为邻，可发生周期性变化，能孕育胚胎、胎儿和产生月经。长 7～8cm，宽 4～5cm，厚 2～3cm，重50g，容量为5ml。解剖结构见图 3-2。

（1）宫体及宫颈：子宫上部宽，称子宫体，其隆起顶部称子宫底。子宫下部较窄部分为子宫颈，成人子宫体与子宫颈比例为 2：1，婴儿比例为 1：2。

（2）子宫峡部：子宫体与子宫颈之间的最狭窄部分为子宫峡部，在非孕时长 1cm，其上端因解剖上较狭窄，称为解剖学内口，下端宫腔内膜开始转变为宫颈黏膜，称为组织学内口。

（3）上皮组织：子宫内膜受性激素影响可发生周期性变化，其上皮为单层柱状上皮。宫颈黏膜无周期性剥落，其上皮为单层高柱状上皮。宫颈阴道部为复层鳞状上皮覆盖。宫颈外口鳞状上皮与柱状上皮交界处是宫颈癌的好发部位。

（4）韧带：子宫的正常位置依靠 4 对子宫韧带维持，分别是圆韧带、阔韧带、主韧带及宫骶韧带。韧带位置见图 3-3。圆韧带呈圆索状，起于两侧子宫角前面输卵管的稍下方，向前外侧延伸达两侧骨盆壁，越过腹股沟管终止于大阴唇前端。阔韧带为子宫体两侧的一对翼形双层腹膜皱襞，从子宫体两侧起向外延伸达骨盆壁而成。主韧带又称子宫颈横韧带，位于阔韧带的下部，横行于宫颈两侧和骨盆侧壁之间。宫骶韧带从子宫颈两侧起，绕过直肠达第 2、3 骶椎处。其作用见表 3-1。

3. 输卵管 为一对细长弯曲的肌性管道，内侧与子宫角相连，外侧游离，是受精场所和运送卵子、精子、受精卵的通道。输卵管长 8～14cm，由外向内分为伞部、壶腹部（正常受精的部位）、峡部及间质部。

4. 卵巢 位于子宫两侧，输卵管的后下方，借卵巢系膜与阔韧带相连，是产生、排出卵子和

图3-2 子宫解剖图

图3-3 子宫韧带

表3-1 子宫韧带的作用

子宫韧带	作　用
圆韧带	直接维持子宫前倾位
阔韧带	维持子宫在盆腔正中位
主韧带	固定子宫颈，防止子宫下垂
宫骶韧带	向后上方牵引子宫颈 间接维持子宫前倾位

分泌性激素的性器官。青春期前表面光滑，青春期开始排卵后，表面逐渐凹凸不平。育龄期大小约4cm×3cm×1cm，重 5 ～ 6g。绝经后萎缩变小、变硬。卵巢覆盖单层立方上皮，表面无腹膜，利于排卵，但卵巢癌易扩散。

5. 邻近器官 与尿道、膀胱、输尿管、直肠及阑尾相邻。

（1）尿道：位于阴道前、耻骨联合后，开口于阴道前庭。

（2）膀胱：位于子宫与耻骨联合之间。充盈的膀胱影响妇科检查，手术时易误伤，因此妇科检查和手术前必须排空膀胱。

（3）输尿管：从肾盂开始下行，距子宫颈旁约2cm处从子宫动脉后方穿过，向前进入膀胱。施行子宫及附件切除术时应避免损伤输尿管。

（4）直肠：前为子宫与阴道，后为骶骨。

（5）阑尾：位于右髂窝内，其位置、长短及粗细变异较大，下端有时可达右侧输卵管及卵巢位置。

三、骨 盆

1. 骨盆 由骶骨、尾骨和左右 2 块髋骨组成。以耻骨联合上缘、髂耻缘及骶岬上缘连线为界，将骨盆分为假骨盆和真骨盆两部分。上部为假骨盆（大骨盆），下部为真骨盆（小骨盆）。真骨盆的标记有骶岬、坐骨棘、耻骨弓。真骨盆是胎儿娩出的骨产道。在骨盆关节与耻骨联合周围均有韧带附着，骶、尾骨与坐骨结节之间的韧带为骶结节韧带，骶、尾骨与坐骨棘之间的韧带为骶棘韧带。

2. 骨盆平面

（1）入口平面：为真假骨盆的交界面，呈横椭圆形，前方为耻骨联合上缘，两侧为髂耻缘，后面为骶岬上缘。其平面径线见表3-2。

表3-2　骨盆各平面径线

骨盆平面	平面径线	径线值
入口平面	入口前后径	11cm
	入口横径	13cm
	入口斜径（左、右各一）	12.75cm
中骨盆平面	中骨盆前后径	11.5cm
	中骨盆横径	10cm
出口平面	出口横径	9cm

（2）中骨盆平面：最狭窄，呈纵椭圆形，前为耻骨联合下缘，两侧为坐骨棘，后为骶骨下部。

（3）出口平面：由两个不在同一平面的三角形组成，其共同底边为坐骨结节间径，前三角顶点为耻骨联合下缘，两侧为耻骨弓，后三角平面顶点为骶尾关节，两侧为骶结节韧带。若出口横径稍短，但出口横径与出口后矢状径之和＞15cm，仍可阴道分娩。

3. 骨盆轴及骨盆倾斜度 连接骨盆各平面中心点的假想轴线，称为骨盆轴（产轴）。此轴上段向下向后，中段向下，下段向下向前。骨盆倾斜度指妇女站立时骨盆入口平面与地平面形成的角度，一般为 60°。骨盆倾斜度过大，常影响胎头衔接和娩出。

四、血管、淋巴及神经

1. **血管** 女性生殖器的血液供应来源于卵巢动脉、子宫动脉、阴道动脉及阴部内动脉，静脉与动脉伴行。其中卵巢动脉自腹主动脉分出，进入卵巢门前分出分支供应输卵管；右侧卵巢静脉汇合回流至下腔静脉，左侧回流至左肾静脉。

2. **淋巴** 女性生殖器官淋巴主要分为外生殖器淋巴组和盆腔淋巴组，淋巴管多伴动脉而行，淋巴回流依次汇入髂动脉各淋巴结、腹主动脉周围腰淋巴结、第2腰椎前方的乳糜池。

3. **神经**

（1）外生殖器：主要来源于阴部神经，由第Ⅱ、Ⅲ、Ⅳ骶神经的分支组成，属于躯体神经，分布于会阴、阴唇及肛门周围。

（2）内生殖器：由交感神经和副交感神经组成。交感神经由腹主动脉前神经丛分出，分为卵巢神经丛和骶前神经丛；其中卵巢神经丛分布于卵巢和输卵管，骶前神经丛分布于子宫体、子宫颈、膀胱上部等。子宫平滑肌有自主节律性，切除其神经后仍有节律收缩。

五、骨盆底

1. **解剖特点** 骨盆底有3层组织，外层由球海绵体肌、坐骨海绵体肌、会阴浅横肌和肛门外括约肌组成；中层由上、下两层筋膜及其间的一对会阴深横肌与尿道括约肌组成；内层即盆膈，为最坚韧的一层，由肛提肌及其筋膜组成，其中肛提肌由耻尾肌、髂尾肌和坐尾肌组成。

2. **生理特点** 骨盆底组织能够封闭骨盆出口，保持、承托盆腔脏器于正常位置，其中以肛提肌的托力为主。

六、妇女一生各阶段的生理特点

女性一生各阶段的生理特点见表3-3。

表3-3 女性各阶段的生理特点

女性各阶段	划分时间	生理特点
新生儿期	生后4周内	有泌乳、假月经等特殊生理变化，短期会自然消退
儿童期	出生4周～12岁	8岁前主要为身体生长发育 8岁后乳房和内、外生殖器开始发育
青春期	10～19岁	月经初潮是青春期的标志 第一性征有所变化，卵巢增大、阴阜隆起、色素沉着、宫体宫颈比例变为2∶1、已初步具有生育能力 第二性征开始出现，思想、情绪非常不稳定，胸和肩部皮下脂肪增多、骨盆变宽、阴毛和腋毛开始出现、声调变高、乳房发育是第二性征的最初特征
性成熟期	18岁开始，历时30年左右	有周期性排卵和行经，生育活动最旺盛
绝经过渡期	40岁开始，历时10年左右	卵巢功能逐渐减退，失去周期性排卵能力，月经开始不规则，直至绝经，生殖器官开始萎缩
绝经后期	60岁以后进入老年期	卵巢功能进一步衰退、老化，易出现萎缩性阴道炎、骨质疏松等

七、卵巢的周期性变化及内分泌功能

1. **卵巢的周期性变化** 表现为卵泡的发育和成熟、排卵、黄体形成及黄体萎缩。女性一生仅有400～500个卵泡发育成熟并排卵，进入青春期后，每个月经周期一般只有1个卵泡发育成熟。成熟卵泡逐渐向卵巢表面移动，破裂而出现排卵。排卵多发生在下次月经来潮前14天左右。排卵后，卵泡壁塌陷，卵泡颗粒细胞和内膜细胞向内侵入，由卵泡外膜包围，共同形成黄体。若卵子未受精，黄体会在排卵后9～10天开始萎缩，成为白体。若卵子受精，黄体则转变为妊娠黄体，至妊娠3个月末才退化。

2. **卵巢分泌的激素** 雌激素孕激素的生理作用，见表3-4。

（1）雌激素：在排卵前达到高峰，排卵后稍减少，之后随黄体发育又逐渐增加，在排卵后7～8天达到第二高峰，随后雌激素水平急剧下降，在月经前达最低水平。其能促进和维持子宫发育。

（2）孕激素：在排卵后7～8天黄体成熟时，分泌量达最高峰，以后逐渐下降，至月经来潮时恢复到排卵前水平。具有生物活性的最主要孕激素是孕酮。

（3）雄激素：促使阴蒂、阴唇及阴阜的发育，促进阴毛、腋毛的生长。对雌激素有拮抗作用，可促进非优势卵泡闭锁，提高性欲。能促进蛋白质合成、肌肉生长、骨骼发育。促进骨髓中红细胞增生。促进水、钠重吸收并保留钙质。

表3-4 雌激素与孕激素的生理作用

作用部位	雌激素	孕激素
子宫内膜	↑增殖变厚，异常增殖可引起子宫出血	↑由增生期转变为分泌期，利于受精卵着床
子宫平滑肌	↑对缩宫素的敏感性增强	↓对缩宫素的敏感性下降
宫颈黏液	↑促进分泌，变稀薄，利于精子穿透	↓分泌减少变黏稠，形成黏液栓，减少精子进入
阴道上皮	↑细胞增生角化，糖原增多，酸度增强	↓细胞角化消失，脱落加快
输卵管	↑促进肌层发育、上皮分泌和纤毛生长	↓抑制节律性收缩和纤毛生长
排卵	↑小剂量刺激促性腺激素，促进排卵 ↓大剂量减少促性腺激素，抑制排卵	↓抑制垂体黄体生成素，抑制排卵，可避孕
乳腺	↑小剂量促进增生，乳头、乳晕着色 ↓大剂量抑制催乳素，减少乳汁分泌	↑促进发育，为哺乳作准备
神经系统	促进神经细胞生长、分化、存活及再生，促进乙酰胆碱等神经递质合成	调节体温中枢，影响散热，基础体温升高；中枢抑制和催眠；增加通气，降低$PaCO_2$
代谢	水钠潴留，升高血压 增加骨骼钙盐沉着，促进骨骺愈合 升高甘油三酯，降低胆固醇和低密度脂蛋白，增加高密度脂蛋白，降低糖耐量	促进水钠排泄 促进蛋白质分解，增加尿素氮排泄 增加低密度脂蛋白 诱导肝药酶，促进药物代谢

八、月经周期的调节及临床表现

1. 月经的周期性调节 通过下丘脑、垂体和卵巢的相互调节、相互影响，形成一个完整、协调的神经内分泌系统，称为下丘脑-垂体-卵巢轴。同时，雌孕激素对下丘脑-垂体产生正负反馈作用。下丘脑主要分泌促性腺激素释放激素（GnRH），调节垂体合成和分泌促性腺激素，包括促卵泡激素（FSH）和黄体生成素（LH）。腺垂体还能分泌催乳激素（PRL）以促进乳汁合成。

2. 月经的临床表现 月经指随卵巢周期性变化而出现的子宫内膜周期性脱落及出血。规律月经的出现是生殖功能成熟的重要标志。月经第一次来潮称初潮，两次月经第1天的间隔天数为月经周期，一般为21～35天，平均28天。每次月经持续时间称经期，一般为2～8天，平均4～6天。正常月经量为20～60ml，超过80ml为月经量过多。月经血呈暗红色、不凝。月经初潮年龄多在13～15岁，也可早至11岁、晚至16岁，若16岁后仍未来潮，应及时就诊。经期一般无特殊症状，偶尔会出现腰骶部酸胀不适、尿频、头痛失眠、精神忧郁、食欲缺乏、恶心呕吐等，不影响正常学习、生活和工作。

九、生殖器官的周期性变化

1. 子宫内膜的周期性变化 以一个正常周期28天为例，子宫内膜变化可分为3期。

（1）增生期：月经周期的第5～14天，子宫内膜的增生与修复在月经期已开始。

（2）分泌期：月经周期的第15～28天，与卵巢周期中的黄体期对应。其中月经周期的第24～28天为月经前期，子宫内膜可厚达10mm，呈海绵状。

（3）月经期：月经周期的第1～4天，是雌激素、孕激素撤退的最后结果。表现为子宫内膜螺旋小动脉出现节律性、阵发性收缩、痉挛，继而发生缺血、缺氧并坏死脱落。

2. 宫颈黏液的周期性变化 宫颈黏液受雌激素影响，会分泌增多、黏液变稀薄而透明，在排卵前黏液可拉丝长达10cm以上，在显微镜下可见羊齿植物叶状结晶。排卵后，黏液受孕激素影响，分泌减少、浑浊黏稠、拉丝易断，显微镜下可见成行排列的椭圆体。

3. 输卵管的周期性变化 雌激素能促使输卵管黏膜上皮纤毛细胞生长、非纤毛细胞的分泌增加、输卵管发育及增强输卵管收缩振幅。孕激素能抑制输卵管收缩振幅，抑制纤毛细胞的生长，减少黏液分泌。雌孕激素协同作用能使受精卵顺利移至子宫腔。

4. 阴道黏膜的周期性变化 阴道上段黏膜受雌孕激素的影响最明显。雌激素能使黏膜上皮增生，表层细胞角化，糖原分解增加、以保持阴道酸性环境。孕激素能使黏膜上皮大量脱落，可通过阴道脱落细胞的检查，了解雌孕激素变化。

第二节　妊娠期

一、妊娠生理

1. 妊娠 成熟卵子受精是实际妊娠的开始，胎儿及其附属物自母体排出是妊娠的终止，一般为40周。

2. 受精与着床 精子与卵子相遇于输卵管，结合形成受精卵的过程称为受精。受精发生在排卵后12小时内，整个受精过程约需24小时。晚期囊胚种植于子宫内膜的过程称受精卵着床。着床时间约在受精后第 6 ～ 7 天开始，第 11 ～ 12 天结束，需经过定位、黏附和侵入三个阶段。

3. **胎儿附属物形成与功能**　胎儿附属物指胎儿以外的组织，包括胎盘、胎膜、脐带和羊水，对维持胎儿生命和生长发育起重要作用。

（1）胎盘

①组织结构：胎盘是母儿唯一的结合体，由胎儿部分的羊膜、叶状绒毛膜和母体部分的底蜕膜共同构成，是母体与胎儿间进行物质交换的重要器官，于妊娠 6 ～ 7 周至 12 周末形成。其中叶状绒毛膜能构成胎盘的胎儿部分，是胎盘的主要部分。

②胎盘功能：有物质交换、防御、合成及免疫等功能，胎盘合体滋养细胞能合成多种激素、酶和细胞因子，对维持正常妊娠期具有重要作用。激素主要有蛋白、多肽和甾体激素。蛋白质激素有绒毛膜促性腺激素(hCG)和人胎盘生乳素（HPL）。甾体激素有雌激素和孕激素。一般 hCG 在妊娠第 8 ～ 10 周达到分泌高峰，持续 1 ～ 2 周迅速下降；HPL 在妊娠 5 ～ 6 周开始分泌，至妊娠 34 ～ 36 周达到高峰。

（2）胎膜：由绒毛膜（外层）和羊膜（内层）组成。绒毛膜发育过程中退化成平滑绒毛膜，妊娠晚期与羊膜紧贴，但可完全分开。胎膜可保持羊膜腔的完整性，具有保护胎儿、预防宫腔感染的作用，并参与维持羊水平衡和分娩的发动。

（3）脐带：是连接胎儿与胎盘的条索状组织，胚胎及胎儿借助脐带悬浮于羊水中。妊娠足月的脐带长 30 ～ 100cm，平均长 55cm。脐带内的血管包括 2 条脐动脉、1 条脐静脉。脐带是母体与胎儿气体交换、营养物质供应和代谢产物排出的重要通道。

（4）羊水：为充满于羊膜腔内的液体。

①羊水性质：妊娠早期羊水来源于母体血清透析液，中期以后羊水主要来源于胎儿尿液。妊娠早期羊水为无色澄清液体，足月时羊水略浑浊，内含胎脂、上皮细胞及大量激素和酶。妊娠时羊水量会逐渐增加，足月时约 800 ～ 1000ml。

②羊水功能

a. 保护胎儿，使胎儿能够自由活动，避免受到挤压或发生粘连。

b. 保护母体，减少胎动所致的母体不适感。

c. 通过羊水检查可监测胎儿成熟度、性别及某些遗传性疾病。

d. 临产后前羊水囊扩张子宫颈口及阴道。

e. 破膜后羊水冲洗和润滑产道，减少感染的机会。

4. **胎儿的发育**　以 4 周为一个孕龄单位。受精后 8 周的人胚称胚胎，为主要器官结构完全分化的时期。从受精第 9 周起称胎儿，为各器官进一步发育成熟的时期。胎儿发育的特征见表 3-5。

妊娠 20 周前：估算胎儿身长（cm）＝妊娠月数^2　估算胎儿体重（g）＝妊娠月数^3×2

妊娠 20 周后：估算胎儿身长（cm）＝妊娠月数 ×5 估算胎儿体重（g）＝妊娠月数^3×3

5. **胎儿的生理特点**

（1）循环系统：来自胎盘的血液经胎儿腹前壁进入体内。进入右心房的下腔静脉血是混合血，有来自脐静脉含氧较高的血，也有来自下肢及腹、盆腔脏器的静脉血，以前者为主。

（2）血液系统：在受精后 3 周末，主要由卵黄囊生成红细胞。妊娠 10 周肝脏是红细胞的主要生成器官，以后骨髓、脾逐渐有造血功能。妊娠足月时，约 90% 红细胞由骨髓产生。

（3）呼吸系统：是由母儿血液在胎盘进行气体交换完成的，胎盘代替了肺脏功能。

（4）消化系统：妊娠 11 周小肠有蠕动，妊娠 16 周胃肠功能已建立，胎儿能吞咽羊水，吸收水分、葡萄糖、氨基酸等可溶性营养物质。

（5）泌尿系统：妊娠 11 ～ 14 周胎儿肾已有排尿功能。

（6）内分泌系统：甲状腺是胎儿最早发育的内分泌腺，于妊娠第 6 周开始发育。

表3-5　胎儿发育的特征

胎龄（周）	外形特征	大约身长（cm）	大约体重（g）
8周末	初具人形，内脏器官基本形成，B超可见胎心搏动		
12周末	胎儿外生殖器已发育，部分可辨出性别	9	20
16周末	部分孕妇可自觉胎动，外生殖器已可确定性别	16	110
20周末	临床可听到胎心音，出生后有心搏、呼吸、排尿及吞咽动作	25	320
28周末	出生后能啼哭及吞咽，但生活力弱。20～28周娩出者称有生机儿	35	1000
36周末	指甲已达指端，出生后能啼哭及吸吮，基本可成活	45	2500
40周末	外观丰满，皮肤粉红色。男性胎儿睾丸降至阴囊，女性胎儿大、小阴唇发育良好。出生后哭声响亮，吸吮能力强，能很好成活	50	3400

二、妊娠期母体变化

1. 生理变化

（1）生殖系统变化：包括子宫、输卵管、卵巢、阴道及外阴变化。

①子宫：是妊娠期变化最大的器官。妊娠后，子宫体增大变软，妊娠12周超出盆腔，在耻骨联合上方可触及宫底。妊娠晚期由于盆腔左侧有乙状结肠占位，会出现不同程度的子宫右旋。妊娠晚期宫腔容量增加到约5000ml。妊娠12～14周起出现Braxton Hicks收缩，表现为稀发、不规律不对称、腹部可触及的无痛性收缩。

②其他器官：子宫峡部在妊娠后逐渐拉长变薄，形成子宫下段，成为软产道的一部分。子宫颈在早期充血、水肿、变软，呈紫蓝色。宫颈黏液分泌增多，形成黏液栓，保护宫腔免受外来致病菌侵袭。输卵管伸长。卵巢略增大，停止排卵。阴道黏膜变软着色、皱襞增多，伸展性增加，阴道脱落细胞及分泌物增多。外阴充血，大、小阴唇着色，结缔组织松软，伸展性增加。

（2）乳腺：妊娠早期乳房开始增大、充血，孕妇自觉乳房胀痛。乳头、乳晕着色。乳晕处皮脂腺肥大隆起，称蒙氏结节。妊娠晚期挤压乳房时，可有少量黄色液体溢出，称初乳。

（3）循环系统：妊娠期血容量于6～8周开始增加，至妊娠32～34周达高峰，增加40%～45%，约1450ml。心搏出量约在妊娠10周开始增加，心脏容量在妊娠末期约增加10%，心率每分钟增加约10～15次。血沉增快，血浆增加多于红细胞增加，血液相对稀释，出现生理性贫血。妊娠时收缩压无明显变化，舒张压会略降低。在妊娠32～34周、分娩期及产褥期最初3天，因心脏负荷较重，易发生心力衰竭。妊娠末期易出现下肢及外阴静脉曲张、仰卧位低血压综合征。

（4）血液成分：妊娠时白细胞稍增加，主要为中性粒细胞增加。凝血因子增加，使血液处于高凝状态，血沉加快。血浆蛋白降低，主要表现为白蛋白减少。由于血液稀释，红细胞比容下降，易出现缺铁性贫血。

（5）泌尿系统：妊娠早期膀胱受增大子宫的压迫，可出现尿频。妊娠12周后，子宫体高出盆腔，尿频症状消失。妊娠晚期胎头入盆后，孕妇会再次出现尿频甚至尿失禁。妊娠期受孕激素影响，泌尿系统平滑肌张力降低，肾盂及输尿管轻度扩张，且右侧输尿管常受右旋妊娠子宫的压迫，可致肾盂积水。因此孕妇易患急性肾盂肾炎，并以右侧居多。

（6）呼吸系统：妊娠早期，孕妇的胸廓横径、周径增大，呼吸时膈肌活动幅度增加。妊娠中期，孕妇有过度通气现象，有利于提供孕妇和胎儿所需的氧气。妊娠后期，孕妇以胸式呼吸为主，气体交换保持不减。妊娠期呼吸道黏膜会轻度充血、水肿，易发生上呼吸道感染；在妊娠后期孕妇平躺时，横隔上升会有呼吸困难感。

（7）体重：妊娠13周后平均每周增加350g，至足月时平均增加12.5kg。

2. 心理变化 孕妇常见的心理反应有惊讶和震惊、矛盾接受、情绪波动及内省，可出现筑巢反应。妊娠期良好的心理适应有利于产后亲子关系的建立及母亲角色的完善。

三、妊娠诊断

根据妊娠不同时期的特点，临床上将妊娠分为3个时期。妊娠13周末以前为早期妊娠，妊娠第14～27周末为中期妊娠，妊娠第28周及其以后为晚期妊娠。

1. 早期妊娠诊断

（1）停经：孕龄期有性生活史的健康妇女，平时月经周期规则，一旦月经过期，应考虑妊娠。停经是最早、最重要的症状，但不是妊娠的特有症状。

（2）早孕反应：约半数妇女在停经6周左右有困倦、择食、恶心等早孕反应，一般于妊娠12周左右自行消失。

（3）尿频：前倾增大的子宫在盆腔内压迫膀胱所致，妊娠12周后消失。

（4）乳房变化：乳房增大，乳头乳晕着色。

（5）妇科检查：阴道黏膜和宫颈阴道部充血呈紫蓝色。停经6～8周时，双合诊检查子宫峡部极软，感觉宫颈与宫体之间似不相连，称为黑加征。子宫逐渐增大变软，呈球形。

（6）辅助检查

①妊娠试验：受精后10天即可测定血、尿hCG（绒毛膜促性腺激素），阳性可协助诊断。

②超声检查：主要目的是确定宫内妊娠、排除异位妊娠和滋养细胞疾病，估计孕龄。妊娠6周时，可见到胚芽和原始心管搏动。

③宫颈黏液检查：宫颈黏液量少、黏稠、拉丝度差，涂片干燥后光镜下仅见排列成行的椭圆体，不见羊齿植物叶状结晶，则早孕的可能性大。

④基础体温测定：双相型基础体温的已婚妇女，高温持续18天不见下降者，早期妊娠的可能性大。

2. 中、晚期妊娠诊断

（1）胎动：妊娠18～20周时，孕妇可自觉胎动，约3～5次/小时，若12小时内胎动次数小于10次或逐日下降＞50%不能恢复者，应及时就诊。

（2）胎心：妊娠18～20周时，一般胎背上部听诊胎心最清，胎心率为110～160次/分。

（3）胎体：妊娠20周以后，经腹壁可触及子宫内的胎体。不同妊娠周数的子宫底高度及子宫长度见表3-6。子宫底位置可见图3-4。

图3-4 孕周与子宫底高度

36周末
32周末
28周末
24周末
20周末
16周末
12周末

表3-6　不同妊娠周数的子宫底高度及子宫长度

妊娠周数	手测子宫底高度	尺测耻上子宫底高度（cm）
满12周	耻骨联合上2～3横指	
满16周	脐耻之间	
满20周	脐下1横指	18（15.3～21.4）
满24周	脐上1横指	24（22.0～25.1）
满28周	脐上3横指	26（22.4～29.0）
满32周	脐与剑突之间	29（25.3～32.0）
满36周	剑突下2横指	32（29.8～34.5）
满40周	脐与剑突之间或略高	33（30.0～35.3）

四、胎产式、胎先露、胎方位

1. **胎产式**　胎体纵轴与母体纵轴的关系称胎产式。两轴平行称为纵产式，约有99.75%；两轴垂直称为横产式，约有0.25%；两者交叉称为斜产式，分娩时可转为纵产式。正常胎产式为纵产式。

2. **胎先露**　最先进入骨盆入口的胎儿部分称胎先露。纵产式有头先露、臀先露，横产式有肩先露。头先露因胎头屈伸程度不同分为枕先露、前囟先露、额先露及面先露，以枕先露最常见。

3. **胎方位**　胎儿先露部的指示点与母体骨盆间的关系称为胎方位，简称胎位。枕先露以枕骨、面先露以颏骨、臀先露以骶骨、肩先露以肩胛骨为指示点。根据指示点与母体骨盆入口左、右、前、后、横的关系而有不同的胎位。其中，枕左前位和枕右前位为正常胎方位。若有胎位不正，多在妊娠30周后进行矫正。

五、产前检查及健康指导

1. **产前检查频率**　妊娠6～13周末、14～19周末各查1次；妊娠20～36周，每4周检查1次；37～41周，每周查1次；有高危因素者，酌情增加检查次数。

2. **推算预产期**　自末次月经第1天算起，月数减3（或加9），日数加7（农历日数加15）。

3. **全身检查**　观察发育、营养、精神状态、身高及步态；测量体重和血压；检查乳房、心肺功能等。

4. **产科检查方法**

（1）腹部检查

①视诊：观察腹部外形、大小及皮肤情况。

②触诊：孕妇平卧于检查床上，腹部暴露，双腿屈曲，检查者站在孕妇右侧。测量前要求排空膀胱。宫底高度是从宫底到耻骨联合上缘中点的弧形长度。腹围是平脐或腹最膨隆处绕腹一周的长度。运用四步触诊法，了解胎先露、胎方位、胎儿大小及胎先露是否衔接等情况。

③听诊：胎心音多在孕妇腹壁的胎背侧听得最清楚。枕先露时在脐下方右（左）侧，臀先露时在脐上方右（左）侧，肩先露时在靠近脐部下方。见图3-5。

（2）骨盆外测量：可间接判断骨盆大小及形态。

①髂棘间径：是测量两侧髂前上棘外缘的距离，正常值为 23 ～ 26cm。

②髂嵴间径：是测量两髂嵴外缘最宽的距离，为 25 ～ 28cm。

③骶耻外径：是测量第五腰椎棘突下凹陷处（即腰骶部米氏菱形窝的上角）至耻骨联合上缘中点的距离，正常值为 18 ～ 20cm。

④坐骨结节间径：即出口横径，是测量两坐骨结节内缘间距离，正常值为 8.5 ～ 9.5cm。

⑤耻骨弓角度：正常为 90°，小于 80° 为异常。

⑥出口后矢状径：是测量坐骨结节间径中点到骶骨尖的距离，正常值为 8 ～ 9cm。一般出口横径与出口后矢状径之和大于 15cm 者，可正常分娩。

（3）骨盆内测量：对角径（骶耻内径，12.5 ～ 13cm，减去 1.5 ～ 2cm 即为入口前后径）、坐骨棘间径（中骨盆横径，10cm）、坐骨切迹宽度（一般能容 3 指，约 5.5 ～ 6.0cm）。

图3-5　胎心听诊判断胎方位示意图

（4）绘制妊娠图：包括血压、体重、宫高、腹围、胎位、胎心率等值，以宫高为最重要曲线。

5. 高危因素评估　产前检查的重要任务是筛查高危妊娠并加强监护，高危因素有：年龄＜ 18 岁或≥ 35 岁；异常孕产史，如流产、异位妊娠、早产、难产、畸胎等；妊娠并发症，如妊娠期高血压疾病、前置胎盘、胎盘早剥、羊水异常、胎儿宫内发育迟缓等；妊娠合并症，如心脏病、糖尿病、肝病等；残疾；遗传性疾病史；妊娠早期大量放射线、毒物接触史等。

6. 健康教育

（1）休息指导：28 周后宜适当减轻工作量，避免长时间站立或重体力劳动，坚持适量运动。每天保证 8 小时睡眠，午休 1 ～ 2 小时。妊娠中晚期取左侧卧位休息。

（2）营养指导：定期测量体重，给予高蛋白、高维生素、高矿物质、适量脂肪、糖类和低盐的易消化、无刺激性饮食。

（3）清洁和舒适指导：注意清洁卫生，避免盆浴。衣着宽松、柔软，不穿紧身衣，宜穿轻便舒适的低跟鞋。

（4）乳房保健指导：妊娠 7 个月后用湿毛巾擦洗乳头，每天 1 次。

（5）用药指导：囊胚着床后至妊娠 12 周是药物的致畸期，用药需谨慎。

（6）性生活指导：妊娠的前 3 个月和末 3 个月禁止性生活，以防流产、早产、感染及胎膜早破。

（7）自我监护指导：每天早、中、晚各数 1 小时胎动，每小时胎动计数应≥ 3 次，12 小时内胎动累计数≥ 10 次，否则应及时就诊。

（8）生活指导：保持环境安静清洁，定期通风，避免接触毒物和病毒感染。

（9）胎教指导：自妊娠 4 个月起，对胎儿进行抚摸、音乐训练。

（10）异常症状的识别：孕妇出现阴道出血，妊娠 3 个月后仍存在持续呕吐、寒战发热、腹痛、胸闷、胎动减少等异常情况，应及时就诊。

（11）先兆临产的识别：妊娠晚期出现阴道血性分泌物、规律宫缩（间歇 5 ～ 6 分钟，持续 30 秒）则为临产，应尽快就诊。如阴道突然大量液体流出则为胎膜早破，应平卧就诊。

六、妊娠期常见症状及其护理

1. 临床表现

（1）恶心、呕吐：约半数妇女在停经 6 周左右有困倦、择食、恶心等早孕反应，一般于妊娠 12 周左右自行消失。

（2）尿频、尿急：常发生于妊娠初 3 个月和妊娠末 3 个月，属于正常生理变化。

（3）白带增多：于妊娠初 3 个月和妊娠末 3 个月明显，是妊娠期正常的生理变化。

（4）下肢、外阴静脉曲张及水肿：孕妇在妊娠后期易发生下肢水肿，经休息后可消退。

（5）便秘：妊娠前既有便秘者易出现。

（6）腰背痛：妊娠期间由于关节韧带松弛，增大的子宫前突，重心后移，腰椎处于持续紧张状态，常出现轻微腰背痛。

（7）下肢痉挛：发生于小腿腓肠肌，于妊娠后期多见，是孕妇缺钙的表现。

（8）仰卧位低血压综合征：孕妇较长时间取仰卧姿势，导致增大的子宫压迫下腔静脉使回心血量及心排出量骤减，出现低血压反应。

（9）贫血：妊娠期血容量增加，血浆增加多于红细胞增加，血液相对稀释，出现生理性贫血。

（10）失眠。

2. 护理措施

（1）恶心、呕吐：避免空腹，少量多餐。食用清淡易消化的食物，避免油炸、难以消化或引起不适气味的食物。若妊娠 12 周以后仍继续呕吐甚至影响孕妇营养时，需住院治疗。

（2）尿频、尿急：孕妇无需减少液体摄入量，有尿意时及时排空，此现象产后可逐渐消失。

（3）白带增多：应排除假丝酵母菌、滴虫、淋菌、衣原体感染。嘱孕妇每天清洗外阴，保持清洁干燥，但严禁阴道冲洗。穿棉质内裤，经常更换、清洗。

（4）水肿：若下肢明显凹陷性水肿且休息后不消退，应及时诊治，并警惕妊娠期高血压的发生。嘱患者左侧卧位，下肢稍垫高，避免长时间保持同一姿势，适当限制盐的摄入，不必限制水分。

（5）下肢、外阴静脉曲张：指导孕妇穿弹力袜、避免穿妨碍血液回流的紧身衣裤，会阴部有静脉曲张者可抬高臀部休息。

（6）便秘：嘱孕妇养成定时排便的习惯，多吃富含纤维素的食物，适当运动，并加大饮水量。

（7）腰背痛：指导孕妇穿低跟鞋，少弯腰，尽量保持上身直立。疼痛严重者应卧床休息（硬板床），局部热敷。

（8）下肢痉挛：增加饮食中钙的摄入，避免腿部疲劳，受凉，走路时脚跟先着地。发生下肢肌肉痉挛时应伸展痉挛的肌肉，或局部热敷，直至痉挛消失。

（9）仰卧位低血压综合征：取左侧卧位症状即可自然消失。左侧卧位时能减少子宫收缩频率，降低子宫内压，改善子宫 - 胎盘循环，增加胎儿血氧分压，降低胎儿窘迫发生率。

（10）贫血：可增加含铁食物的摄入如动物内脏、瘦肉、蛋黄等。需要补充铁剂时，可用果汁送服或与维生素 C 同服以促进铁的吸收。宜在餐后 20 分钟服用。

（11）失眠：睡前温水洗脚或喝热牛奶等有助睡眠。

扫码做题

第三节　分娩期

一、影响分娩的因素

1. **产力**　包括子宫收缩力、腹肌和膈肌收缩力及肛提肌收缩力。产力的作用时间和特点见表3-7。其中子宫收缩力是临产后的主要产力，又称宫缩。宫腔内压力会随产程进展而增强，间歇时仅为 6～12mmHg，临产初期升至 25～30mmHg，第一产程末增至 40～60mmHg，第二产程末高达100～150mmHg。

表3-7　产力的作用时间和特点

产　力	作用时间	特点
子宫收缩力	贯穿于分娩的全程	临产后节律性、对称性、极性及缩复作用
腹肌和膈肌收缩力	第二产程	为重要辅助力
	第三产程	促使胎盘娩出
肛提肌收缩力	第二产程	协助胎先露在骨盆腔内完成内旋转及仰伸
	第三产程	协助胎盘娩出

（1）节律性：持续 30 秒以上，间歇 5～6 分钟，是临产的重要标志之一。

（2）对称性：从两侧宫角发动宫缩的同时向内腔扩散。

（3）极性：宫缩以宫底最强、最持久，子宫下段最弱。

（4）缩复作用：宫缩时肌纤维缩短变宽，舒张时不恢复到原状。

2. **产道**

（1）骨产道：指真骨盆，在分娩过程中几乎无变化，但其大小、形状与分娩是否顺利关系密切。

（2）软产道：是由子宫下段、子宫颈、阴道及骨盆底软组织组成的弯曲通道。子宫下段形成生理缩复环，自腹部不易见到。宫颈管消失，宫口扩张。阴道外口开向前上方，腔道加宽，肛提肌变薄，分娩时如会阴保护不当，容易造成裂伤。

3. **胎儿**

（1）胎儿大小：胎头是胎体最大部分，也是胎儿通过产道最困难的部分。胎头由额骨、顶骨、颞骨各 2 块及枕骨 1 块构成。胎头径线包括双顶径（9.3cm，胎头最大横径）、枕下前囟径（9.5cm）、枕额径（11.3cm）、枕颏径（13.3cm）。可通过超声检查双顶径的长短判断胎儿发育大小。

（2）胎位：头先露时矢状缝和囟门是确定胎位的重要标志。胎儿颅骨间膜状缝隙为颅缝，两颅缝交界处的较大空隙称为囟门，胎头前方的菱形囟门称前囟（大囟门），胎头后方的三角形囟门称后囟（小囟门）。

（3）胎儿畸形：胎儿某一部分发育异常，如脑积水、连体儿等。

4. **精神心理状态**　分娩对产妇是一种持久而强烈的应激源。产妇的情绪变化会使机体产生一系列变化，如心率加快、呼吸急促、肺内气体交换不足，致使宫缩乏力、产程延长、胎儿窘迫。在分娩过程中，医护人员应耐心安慰产妇，告知其分娩是生理过程，缓解产妇焦虑和恐惧情绪，顺利进行分娩。

二、正常分娩护理

1. **枕先露的分娩机制**　指胎儿先露部随骨盆各平面的不同形态,被动地进行一系列适应性转动,以其最小径线通过产道的过程。临床以枕左前位最常见,故以枕左前位为例阐述分娩机制。

（1）衔接：胎头双顶径进入骨盆入口平面,胎头最低点接近或达到坐骨棘水平,称为衔接。初产妇多在预产期前 1～2 周、经产妇多在分娩开始后胎头衔接。

（2）下降：是胎儿娩出的首要条件,贯穿于分娩的全过程。临床上将胎头下降程度作为判断产程进展的重要标志。

（3）俯屈：胎头遇到肛提肌的阻力,由枕额径变成枕下前囟径。

（4）内旋转：胎头为适应中骨盆,枕部向前旋转45°,使矢状缝与中骨盆及骨盆出口前后径相一致,于第一产程末完成。

（5）仰伸：胎头枕骨下部到达耻骨联合下缘时,以耻骨弓为支点,胎头逐渐仰伸。

（6）复位：胎头娩出后,枕部顺时针旋转45°以恢复与胎肩的正常关系。

（7）外旋转：胎儿双肩径转成与出口前后径相一致的方向,胎头枕部在外随之顺时针旋转45°,以保持头肩的正常关系。

（8）胎儿娩出。

2. **先兆临产**

（1）胎儿下降感：自觉上腹部较前舒适,呼吸轻快,食量增加,系胎先露部进入骨盆入口所致。

（2）假临产：宫缩不规律,强度不增,宫颈管不短缩,宫口不扩张,常于夜间出现,强镇静药可抑制。

（3）见红：正式临产前 24～48 小时,经阴道排出少量血性分泌物,是即将临产最可靠的征象。

3. **临产诊断**　临产开始的标志是有规律且逐渐增强的宫缩,持续时间30秒以上,间歇5～6分钟,伴进行性宫颈管消失、宫口扩张和胎先露下降。用强镇静药不能抑制宫缩。

4. **总产程及产程分期**　总产程即分娩全过程,指从开始规律宫缩直到胎儿胎盘娩出的全过程,可分为 3 个产程（表 3-8）。总产程超过 24 小时为滞产。

表3-8　产程分期

产　程	划分标准	初产妇所需时间	经产妇所需时间	临床表现
第一产程 （宫颈扩张期）	从规律宫缩开始到宫口开全	11～12小时	6～8小时	规律宫缩 宫口扩张 胎头下降 胎膜破裂
第二产程 （胎儿娩出期）	从宫口开全到胎儿娩出	1～2小时	数分钟至1小时	宫缩增强 有排便感 胎头拨露 胎头着冠
第三产程 （胎盘娩出期）	从胎儿娩出到胎盘娩出	5～15分钟,不应超过30分钟		子宫收缩 胎盘剥离 胎盘娩出 阴道出血

5. 第一产程

（1）临床表现

①规律宫缩：开始时宫缩持续时间较短（30秒）且弱，间歇期较长（5～6分钟）。随产程进展，持续时间渐长（50～60秒）且强度增加，间歇期渐短（1～2分钟）。

②宫口扩张：临产后的宫颈管长2～3cm，临产后规律宫缩可使宫颈管缩短、消失。临产前初产妇的宫颈外口仅能容一指尖，经产妇能容一指，临产后宫颈口逐渐扩张，当宫口开全，足月胎头方可通过。

a. 潜伏期：宫口扩张0～3cm，此期宫颈口扩张较慢，平均每2～3小时扩张1cm，约需8小时，超过16小时为潜伏期延长。

b. 活跃期：宫口扩张3～10cm，此期宫颈口扩张速度明显加快，约需4小时，超过8小时为活跃期延长。

③胎头下降：是决定能否经阴道分娩的重要观察项目。胎头颅骨最低点平坐骨棘平面记为"0"，在坐骨棘平面上1cm记为"－1"，在坐骨棘平面下1cm记为"＋1"，依此类推。

④胎膜破裂：简称破膜，胎头衔接后将羊水阻断为前、后两部分，前羊水约100ml，当羊膜腔内压力增加到一定程度时，胎膜自然破裂。正常破膜多发生在宫口近开全时，即第一产程的活跃期。

（2）护理措施

①一般护理

a. 环境：保持待产室安静，减少刺激。

b. 休息活动护理：宫缩不强且未破膜时，产妇可在病室内走动，有助于加速产程进展。若宫缩强或胎膜破裂，应卧床休息，取左侧卧位。

c. 饮食护理：鼓励产妇少食多餐，给予高热量、易消化的清淡食物，注意补充足够水分，必要时可静脉补液支持。

d. 排尿与排便：鼓励产妇每2～4小时排尿一次，以免膀胱充盈影响胎先露下降和宫缩。过去认为在临产初期为孕妇行温肥皂水灌肠可促进产程进展，现已被证实为无效操作。阴道出血、胎膜早破、胎头未衔接、胎位异常、有剖宫产史、胎儿窘迫、宫缩强估计1小时内分娩及患严重心脏病者禁止灌肠。

e. 预防感染：大小便后及时冲洗会阴，破膜产妇每天冲洗会阴3次，预防感染。

②观察产程

a. 观察宫缩：潜伏期应每隔2～4小时观察一次，活跃期应每1～2小时观察一次，连续观察至少3次。产程进展较差的孕妇，若未破膜，可行人工破膜，使胎先露充分压迫宫口，促进宫缩；已破膜且宫缩欠佳者，可静滴缩宫素，浓度为5%葡萄糖500ml加催产素2.5U。

b. 听胎心：潜伏期每小时听胎心音一次，活跃期宫缩频繁时应每15～30分钟听一次，每次听诊1分钟。听胎心和测血压均应在宫缩间歇期进行。若宫缩后胎心不能恢复、胎心>160次/分或<110次/分提示胎儿窘迫，应立即给产妇吸氧，左侧卧位，并报告医生。

c. 宫口扩张和胎先露下降：肛查或阴道检查。记录胎头下降程度。

d. 胎膜破裂：破膜后立即听胎心，观察羊水颜色、性状及流出量，同时记录破膜时间。羊水黄绿色应立即行阴道检查。破膜超过12小时给予抗生素预防感染。

e. 绘制产程图：产程图是动态监测产妇产程进展和识别难产的重要手段。

f. 肛门检查：宫缩时每4小时肛查1次。但有异常阴道出血或怀疑有前置胎盘时，应禁止肛查，以免诱发出血。

g. 阴道检查：应在严密消毒外阴后进行，戴无菌手套。

6. 第二产程

（1）临床表现

①宫缩增强：持续时间长，间歇时间短，产力最强。宫口开全后，若仍未破膜，常影响胎头下降，应立即人工破膜。

②有排便感：胎头降至骨盆出口并压迫骨盆底组织，产妇宫缩时有排便感，不自主向下屏气用力。

③胎头拨露：宫缩时胎头显露于阴道口，间歇时又缩回阴道内。

④胎头着冠：胎头双顶径通过骨盆出口，宫缩间歇时胎头不再回缩。

（2）护理措施

①补充体力：及时给产妇准备供能食物如巧克力。

②指导产妇屏气：娩出胎儿是第二产程的首要护理目标，正确使用腹压是缩短第二产程的关键。指导产妇宫缩时深吸气屏气，如排便样向下用力增加腹压；宫缩间歇时，嘱产妇呼气并尽量放松，以保存体力。

③胎心监测：每 5 ～ 10 分钟听一次胎心，有条件时应用胎心监护仪。

④接产准备：初产妇宫口开全、经产妇宫口扩张 4cm，应护送产妇上床。以大阴唇、小阴唇、阴阜、大腿内上 1/3、会阴及肛门周围的顺序消毒外阴。胎头拨露使阴唇后连合膨胀时，应注意保护会阴。

⑤胎头娩出：会阴过紧、会阴水肿、耻骨弓过低、胎儿娩出过快及胎头过大者易引起会阴撕裂，或母儿有病理情况急需结束分娩者，应行会阴切开术。胎头娩出后，不要急于娩出胎肩，应首先挤出胎儿口鼻内的黏液和羊水，再协助胎儿复位及外旋转。有产后出血史或易出现宫缩乏力者，在胎肩娩出时静滴缩宫素 10 ～ 20U，或胎肩娩出后肌注缩宫素 10U。

7. 第三产程

（1）临床表现

①子宫收缩：胎儿娩出后，宫底降至脐平，宫缩暂停数分钟后再现。

②胎盘剥离：宫底上升至脐上，子宫变硬呈球形；阴道有少量流血；阴道口外露的脐带自行延长；在耻骨联合上方轻压子宫下段时，宫体上升而外露的脐带不回缩。

③胎盘娩出及阴道出血。

（2）产妇护理措施

①协助胎盘娩出：确定胎盘完全剥离后，左手按压宫底，右手轻拉脐带，协助胎盘娩出。胎盘未完全剥离前，勿用力按揉、下压宫底或牵拉脐带，以免造成胎盘部分剥离而出血或拉断脐带，甚至导致子宫内翻。

②检查胎盘胎膜、软产道：如有副胎盘、胎盘残留（胎儿娩出后 30 分钟仍未剥离）或大部分胎膜残留，应在无菌操作下徒手入宫腔取出。

③预防产后出血：第三产程中及分娩后孕妇在产房的观察中，最重要的产妇评估项目是宫缩情况、阴道出血的量和颜色。产后应在产房留观 2 小时，每 15 ～ 30 分钟测量一次血压、脉搏。正常分娩出血量一般不超过 300ml。对有产后出血高危因素的产妇，可在胎儿前肩娩出时使用缩宫素。胎盘娩出后出血多时，可经下腹部直接在宫体肌壁内或肌内注射麦角新碱，使用麦角新碱时应注意观察血压变化。

（3）新生儿护理措施

①清理呼吸道：是处理新生儿的首要任务。应迅速擦拭新生儿面部，吸出口、鼻中的黏液和羊水。新生儿大声啼哭表示呼吸道已通畅，呼吸建立。

②阿普加（Apgar）评分：用于判断有无新生儿窒息及窒息的严重程度，以出生后 1 分钟内的心率、呼吸、肌张力、弹足底或插鼻管反应、皮肤颜色 5 项体征为依据进行评分。其中，以呼吸评估为基础指标，

以皮肤颜色为最灵敏指标，以心率为最终消失的指标。每项 0 ～ 2 分，满分 10 分。8 ～ 10 分正常；4 ～ 7 分为轻度窒息，经处理后常可恢复；0 ～ 3 分为重度窒息，须紧急抢救，行气管插管。出生后 5 分钟、10 分钟再次评分，反映复苏效果，与预后密切相关。

③脐带处理：用 75% 乙醇消毒脐带根部及其周围，结扎。75% 乙醇或 5% 聚维酮碘消毒脐带断端。注意消毒药液不可触及新生儿皮肤，以免灼伤。

④一般护理：注意保暖，检查新生儿有无畸形。出生 30 分钟内吸吮乳房，促进泌乳，预防产后出血。

三、分娩镇痛

1. **病因**　产生疼痛的因素有宫颈扩张刺激盆壁神经，引起后下背疼痛；腹部肌张力增高；子宫血管收缩引起的子宫缺氧；会阴部受压、被动伸展；会阴切开或裂伤；膀胱、尿道及直肠受压；出现害怕 - 紧张 - 疼痛综合征。

2. **临床表现**　分娩疼痛源于宫缩，有独特性，多为痉挛性、压榨性、撕裂样疼痛；疼痛从轻开始，随宫缩的增强而加剧；疼痛会放射到腰骶、盆腔及大腿根部。

3. **护理措施**

(1) 一般护理：提供温馨舒适、安全的产房环境，采取舒适体位，减少不必要的检查和刺激。

(2) 非药物镇痛

①呼吸技术：使用呼吸技术，可在第一产程增加腹腔容量、减少子宫和腹壁的摩擦，在第二产程增加腹压，利于分娩。

②集中和想象：诱导产妇将注意力集中至其他事物上，或诱导联想其他愉悦的事情。

③音乐疗法：聆听熟悉、愉悦的音乐，引导产妇全身放松。

④导乐陪伴分娩：提供家属、受过培训的专职人员的陪伴，传授其分娩经验、给予帮助支持。

⑤水中分娩：适宜的水温能减少疼痛信号的传导，水的浮力支撑作用能使肌肉放松、减轻会阴部的压迫，在水中便于产妇变换体位。

⑥经皮神经电刺激疗法：持续刺激胸椎和骶椎的两侧，使痛阈提高，达到镇痛的目的。

(3) 药物镇痛

①镇痛原则：不良作用小、起效快且给药方便、对产程无影响或加快产程、产妇应处于清醒状态。

②常用方法：吸入法、硬膜外镇痛、腰麻 - 硬膜外联合阻滞、连续腰麻镇痛。

③注意事项：注意观察有无麻醉后呼吸抑制、硬膜外感染、神经根损伤等发生，一旦发生，应立即终止镇痛并对症治疗。

第四节　产褥期

扫码做题

一、产褥期母体变化

从胎盘娩出至产妇全身各器官（除乳腺外）恢复或接近正常未孕状态所需的一段时间，称产褥期，一般为 6 周（42 天）。

1. **生殖系统变化**　产褥期生殖系统的改变最显著，其中又以子宫变化最大（表 3-9）。子宫在分娩结束时约 1000g 重，产后 1 周约 500g，产后 2 周约 300g，产后 6 周恢复正常约 50 ～ 70g。

表3-9　产褥期生殖系统变化

部　位		生理变化
子　宫	子宫体肌纤维缩复	肌纤维不断缩复，子宫体逐渐缩小，产后10天子宫降至骨盆腔内，产后6周恢复正常
	子宫内膜再生	胎盘附着部位完全修复需6周，未附着部位需3周
	子宫颈复原及子宫下段	产后2～3天宫颈口可通过2指，产后1周宫口关闭、宫颈管复原，产后4周宫颈恢复至未孕形态
阴　道		产后3周阴道黏膜皱襞复现，但6周不能恢复到未孕状态
外　阴		产后外阴轻度水肿，2～3天可自行消退
盆底组织		坚持产后健身操，盆底组织有可能恢复或接近未孕状态

2. **乳房变化**　主要变化是泌乳。产后7天内分泌的乳汁称初乳，富含蛋白质。产后7～14天分泌的乳汁称过渡乳。产后14天以后分泌的乳汁称成熟乳，蛋白质含量减少，脂肪和乳糖增多。母乳中含有大量免疫蛋白，其中，IgA可保护新生儿的胃肠系统。

3. **循环系统**　产后72小时内，尤其是产后24小时，循环血量增加15%～25%，心脏负担加重，心脏病产妇易诱发心力衰竭。产后2～3周血容量恢复至未孕状态。产褥早期血液仍处于高凝状态，以减少产后出血。

4. **消化系统**　产后1～2天常口渴，食欲缺乏。因缺少运动，肠蠕动减慢，易发生便秘和肠胀气。

5. **泌尿系统**　分娩中膀胱受压，肌张力下降，会阴疼痛，不习惯床上排尿等，易致尿潴留。

6. **内分泌系统**　不哺乳者产后6～10周月经复潮，产后10周恢复排卵。哺乳者月经复潮延迟，产后4～6个月恢复排卵。但哺乳者首次月经来潮前多有排卵，故未见月经来潮，却有受孕的可能。

（1）雌孕激素：在产后1周可降至未孕水平。

（2）胎盘生乳素：在产后6小时已测不出。

（3）人绒毛膜促性腺激素：在产后2周下降至消失。

（4）催乳素：若产妇不哺乳，催乳素在产后2周降至非孕水平；若需哺乳，催乳素虽降低，但仍高于非孕水平。

7. **腹壁**　妊娠期下腹正中线色素沉着消退，紫红色妊娠纹变为银白色。腹壁紧张度需6～8周恢复。

二、产褥期护理

1. **临床表现**

（1）生命体征：产后24小时内体温稍高，但不超过38℃。产后3～4天可出现泌乳热，体温多为37.8～39℃，一般持续4～16小时即可下降，不属病态。产后脉搏略慢、约60～70次/分，呼吸深慢、约14～16次/分，血压正常平稳。

（2）子宫复旧：由于肌浆中蛋白质分解排出，使细胞质减少，从而导致肌细胞缩小、子宫减小复旧。胎盘娩出后，子宫圆且硬，宫底脐下1指，产后第1天稍上升平脐，以后每天下降1～2cm，产后10天降入骨盆腔内，于耻骨联合上方不能扪及。

（3）产后宫缩痛：产后 1 ～ 2 天出现宫缩导致的阵发性剧烈腹痛，持续 2 ～ 3 天自然消失，多见于经产妇及哺乳者，不需要特殊用药治疗。

（4）恶露：产后子宫蜕膜脱落，血液、坏死的蜕膜组织排出形成恶露，可分为 3 类（表 3-10）。正常恶露有腥味，无臭味，持续 4 ～ 6 周，总量 250 ～ 500ml。

（5）褥汗：产后 1 周内排出大量汗液，睡眠和初醒时明显，不属病态。

（6）会阴伤口水肿或疼痛：产后 3 天内出现局部水肿、疼痛，拆线后自然缓解。

（7）尿潴留及便秘：分娩时膀胱受压不易恢复，易发生尿潴留。产后卧床多活动少，易发生便秘。

（8）乳房胀痛或乳头皲裂：未及时哺乳或排空乳房可造成乳房胀痛。哺乳姿势不正确或于胀痛时哺乳可引起乳头皲裂。

（9）产后压抑：产后 2 ～ 3 天表现为易哭、易激惹、焦虑不安、睡眠不佳和食欲减退。

表3-10　恶露分类及表现

	持续时间	颜色	成　分
血性恶露	3天	鲜红色	大量红细胞、坏死蜕膜组织和少量胎膜
浆液恶露	10天左右	淡红色	较多的坏死蜕膜组织、宫颈黏液及细菌
白色恶露	3周左右	白色	大量白细胞、坏死蜕膜组织、表皮细胞及细菌

2. 护理措施

（1）休息活动护理：保持室温 22 ～ 24℃，湿度 55% ～ 65%，通风良好。产后 24 小时内充分休息，自然分娩者在产后 6 ～ 12 小时即可下床轻微活动，产后第 2 天可在室内随意走动；会阴切开或剖宫产者适当延后活动时间；剖宫产分娩的产妇应推迟至 48 小时后下床活动。避免长时间站立及蹲位，2 周后方可从事少量家务劳动。产后第 2 天即可开始做产后健身操，直至产后 6 周。注意休息，至少 3 周以后才能进行全部家务劳动。由于产妇产后腹壁、盆底肌肉松弛，过早劳动会引起尿失禁、阴道壁膨出和子宫脱垂。

（2）饮食护理：产后 1 小时进流食或清淡半流食，以后提供高蛋白、高维生素、含铁丰富的汤汁食物。遵医嘱补充铁剂 3 个月。

（3）病情观察：产后 2 小时极易发生产后出血、心力衰竭、子痫及羊水栓塞，应严密观察生命体征、阴道出血量、子宫收缩情况、宫底高度、膀胱充盈度及是否有肛门坠胀感，分别于 15、30、60、90、120 分钟各检查一次。每天在同一时间、产妇排尿后评估宫底高度和恶露的颜色、气味及量。子宫复旧不全者给予宫缩药。恶露有臭味常合并感染，应及时应用抗生素。产后当天禁用热水袋减轻宫缩痛，以免出血增多。

（4）会阴护理：每天用 0.05% 聚维酮碘液擦洗会阴 2 ～ 3 次，及时更换会阴垫，保持会阴干燥、清洁。有侧切伤口者健侧卧位，避免伤口污染。

①会阴水肿：有会阴水肿者局部用 50% 硫酸镁湿热敷，产后 24 小时后可用红外线照射，每次照射 20 ～ 30 分钟，有会阴伤口时需特别注意严格执行无菌操作。

②会阴伤口：会阴伤口缝线一般在产后 3 ～ 5 天拆线，若产后切口愈合不良或有感染脓肿发生，可提前拆线并换药，产后 7 ～ 10 天用 1 ∶ 5000 高锰酸钾坐浴。

③伤口硬结：有会阴伤口硬结时可用大黄、芒硝外敷或用 95% 乙醇湿热敷。

④会阴血肿：若有肛门坠胀感，可能有出血发生。有会阴小血肿时，可在产后 24 小时后湿热敷

或用远红外线照射；若有大血肿应行切开处理。

（5）排尿护理：产后 4 小时未排尿或第一次排尿量少，应注意有无尿潴留的发生。因充盈的膀胱可影响子宫收缩复旧，易引起产后出血，故分娩后 4 ～ 6 小时内应鼓励产妇排尿。如发生尿潴留，可采取蹲位、温开水冲洗外阴、听流水声音及按摩下腹部等方式诱导排尿，必要时肌内注射新斯的明。以上方法均无效者可留置导尿 1 ～ 2 天。

（6）排便护理：鼓励产妇尽早下床活动，多饮水，多吃水果蔬菜。必要时给予缓泻药或开塞露。

（7）产褥感染：产后应注意观察，若出现发热、疼痛和异常恶露，可能有产褥感染的发生。

3. 健康教育

（1）计划生育指导：产褥期内禁止性生活。一般哺乳者宜选择工具避孕，不哺乳者可药物避孕。要求绝育且无禁忌证者产后 24 小时内行输卵管结扎术。

（2）产后复查：指导产妇产后 6 周（42 天）携婴儿来院进行产后健康检查。

（3）产后访视：在产妇出院后第 3 天、14 天、28 天时应由社区医疗保健人员对其做 3 次产后访视，内容包括了解产妇饮食、睡眠及心理状况；观察子宫复旧及恶露；检查乳房，了解哺乳情况；观察会阴伤口或剖宫产腹部伤口情况；了解新生儿健康状况，发现异常给予及时指导。

三、母乳喂养

1. 纯母乳喂养　6 个月内除母乳之外不给任何食物及饮料，包括水，称纯母乳喂养。但允许婴儿服用药物、维生素、矿物质滴剂和糖浆。应按需哺乳，以便能及时排空乳房，排空乳房是维持泌乳的重要条件。婴儿吸吮时，感觉信号能抑制下丘脑分泌多巴胺及其他催乳素抑制因子，使腺垂体释放催乳素，神经垂体释放缩宫素，能够促进乳汁分泌和宫缩。所以婴儿吸吮是促进乳汁分泌的最有效措施。

2. 母乳　产后 7 天内分泌的乳汁称为初乳，富含蛋白质，产后 7 ～ 14 天分泌的乳汁称过渡乳，产后 14 天以后分泌的乳汁称为成熟乳，蛋白质含量少，脂肪和乳糖含量增多。

3. 母婴同室　产后半小时内行母婴同室，并开始吸吮以促进开乳。母亲与新生儿应 24 小时在一起，分开不超过 1 小时。

4. 常见哺乳异常情况处理

（1）乳房胀痛：多因乳房过度充盈及乳腺管阻塞造成。应尽早哺乳，让新生儿多吸吮，于产后半小时内开始哺乳。哺乳完毕后将多余乳汁挤出。在哺乳前热敷乳房或按摩乳房（从乳房边缘向乳头中心按摩），促进乳腺管畅通，必要时可用吸奶器将乳汁一次全部吸出，以减轻胀痛症状。可口服维生素 B_6 或散结通乳的中药，常用方剂为柴胡（炒）、当归、王不留行、木通等。

（2）乳腺炎：多见于乳汁淤积及乳头损伤者。患侧乳房应暂停哺乳，热敷，抗生素治疗。初产哺乳妇女经验少，易发生急性乳腺炎。

（3）催乳：调整饮食，指导正确哺乳，按需哺乳，夜间哺乳。

（4）退乳：停止哺乳，不排空乳房，限进汤汁。遵医嘱给予生麦芽水煎服，芒硝敷于两乳房并包扎，维生素 B_6 口服。不再推荐使用雌激素或溴隐亭退乳。

（5）乳头皲裂：最常见原因为哺乳姿势不当。哺乳时乳母一手呈"C"字型托起乳房，使婴儿口含住乳头及大部分乳晕。轻者可继续哺乳，哺乳前湿敷乳房 3 ～ 5 分钟，增加哺乳次数，缩短哺乳时间，先喂健侧乳房，再喂患侧。哺乳后挤出乳汁涂在乳头、乳晕上，起抑菌和修复表皮作用。也可涂抗生素软膏或复方苯甲酸酊。喂奶结束时，母亲轻轻向下按压婴儿下颌，避免在口腔负压情况下拉出乳头而引起损伤。重者停止哺乳，用吸乳器吸出或用乳头罩喂婴儿。

扫码做题

第五节　新生儿保健

一、正常新生儿的特点与护理

正常足月新生儿是指胎龄≥37周并＜42周，出生体重≥2500并＜4000g无畸形或疾病的活产婴儿。新生儿期是从胎儿出生后到满28天的一段时间。

1. 新生儿生理特点

（1）循环系统：新生儿出生后15小时内会发生动脉导管功能性关闭，出生后2～3个月会完全闭锁为动脉韧带。卵圆孔在出生数小时后功能性关闭，数月后永久关闭。新生儿红细胞、白细胞较高，血红蛋白约150～200g/ml，之后逐渐下降。血液多集中在内脏、躯干，能触及肝脾，四肢易发冷。

（2）呼吸系统：呈腹式呼吸，出生2天后呼吸降至20～40次/分。

（3）消化系统：新生儿胃容量小约30～60ml，1～3个月时约90～150ml，1岁时约250～300ml。胃呈水平状，贲门括约肌不发达，易发生溢乳。消化蛋白能力强，但消化淀粉能力较差。

（4）泌尿系统：肾小球滤过功能差，易发生水电解质紊乱，若有呕吐、腹泻等，易发生脱水。输尿管较长，易受压发生尿潴留或泌尿系统感染。

（5）神经系统：新生儿有吸吮、吞咽、觅食、握持、拥抱等先天性反射活动，在神经系统发育成熟后，部分反射会随之消失。

（6）免疫系统：新生儿在胎儿期通过胎盘获取IgG，出生后有一定免疫力，但免疫系统发育尚不完善。常缺乏IgA，易患消化道、呼吸道感染；若自身产生IgM不足，易引起败血症。

（7）生理表现

①出生后2～4天，因尿液、粪便的排出，新生儿会出现体重生理性下降，下降一般不超过10%，7～10天恢复正常。

②足月儿出生后2～3天出现生理性黄疸，持续4～10天消退。

③受母体雌孕激素影响，出生后3～4天会出现乳腺肿胀，2～3周后消失，女婴在出生后1周内可有假月经出现，持续1～2天自然消失。

④新生儿体温调节中枢发育不完善，皮下脂肪少，体温受外界环境影响大。

⑤新生儿两面颊部有厚脂肪垫，可帮助吸吮；硬上腭中线两旁的上皮珠、齿龈上的牙龈粟粒点为生理性表现，数周后可消失，应避免挑破发生感染。

2. 新生儿护理

（1）娩出后的护理

①新生儿娩出后，开始呼吸前应迅速清除口、鼻部的黏液及羊水，保持呼吸道通畅，防止吸入性肺炎。

②娩出后1～2分钟结扎脐带，消毒处理好残端。出生后轻轻擦拭血迹和胎脂，擦干身体后，用温暖的包被包裹婴儿。

③新生儿室应阳光充足、空气流通，室温保持在22～24℃，湿度以55%～65%为宜。

（2）保持呼吸道通畅

①保持舒适体位，仰卧时避免颈部前屈或过度后仰，俯卧时头偏向一侧。

②专人看护，经常检查新生儿鼻孔是否通畅，清除鼻孔内分泌物。

③喂乳后应竖抱婴儿，轻拍背部，排出空气，并以右侧卧位为宜，防止溢乳。

（3）喂养：出生后半小时内抱至母亲处给予吸吮，鼓励按需哺乳。若产妇有妊娠期糖尿病，胎儿在脱离母体高血糖环境后，血中高胰岛素却仍存在，不及时补充糖分易引起低血糖；产后母亲无法哺乳，新生儿未及时摄入糖分，也易发生低血糖。所以可先试喂 10% 葡萄糖水，预防低血糖，避免发生新生儿抽搐。无法母乳喂养，且新生儿无消化道畸形、吸吮吞咽功能良好，可提供配方奶。

（4）保暖：生后应注意保暖，每 4～6 小时监测体温一次。包被不可过厚、过紧，以免影响散热。

（5）预防感染：接触新生儿前后均应洗手，护理时严格执行无菌操作。每天行紫外线空气消毒。

（6）皮肤护理：体温稳定后，每天沐浴一次，在喂奶前进行。室温 26～28℃，水温 39～41℃，注意保暖。勤换尿布，每次大便后用温水清洗会阴及臀部。

（7）脐部护理：保持脐部清洁、干燥，脐带脱落前应密切观察有无渗血，保证脐部不被污染。脐带残端一般于生后1周脱落。脐窝有分泌物者可先用 3% 过氧化氢消毒，再用 0.2%～0.5% 的碘伏消毒。有肉芽组织者可用硝酸银局部烧灼。

（8）预防接种：出生后 24 小时内接种乙肝疫苗，以后1个月、6个月各接种一次。出生时接种卡介苗。

二、婴儿抚触

婴儿抚触是抚触者用双手有技巧地对婴儿皮肤各部位进行的有序抚摸。

1. 婴儿抚触的目的

（1）促进胃液的释放，加快婴儿对食物的消化、吸收。

（2）促进新生儿神经系统的发育。

（3）增加和改善婴儿的睡眠，稳定情绪。

（4）促进婴儿血液循环及皮肤的新陈代谢。

（5）促进婴儿免疫系统的完善，提高免疫力。

（6）促进母子感情交流。

2. 抚触手法

（1）头面部：两拇指指腹从新生儿眉间向两侧推；两拇指从下颌部中央向两侧以上滑行，让上下唇形成微笑状；一手托头，用另一手的指腹从前额发际抚向脑后，最后示、中指分别在耳后乳突部轻压一下；换手同法抚触另半部。

（2）胸部：两手分别从新生儿胸部的外下方（两侧肋下缘）向对侧上方交叉推进至两侧肩部，在胸部划一个大的交叉，避开新生儿的乳腺。

（3）腹部：示、中指依次从新生儿的右下腹至上腹向下腹移动，呈顺时针方向划半圆，避开新生儿的脐部和膀胱。

（4）四肢：两手交替抓住新生儿的一侧上肢从上臂至手腕轻轻滑行，然后在滑行的过程中从近端向远端分段轻轻挤捏。对侧及双下肢方法相同。

（5）手和足：用拇指指腹从婴儿掌面、脚跟向手指、脚趾方向推进，并抚触每个手指、脚趾。

（6）背部：以脊椎为中分线，双手分别平行放在新生儿脊椎两侧，往相反方向重复移动双手；从背部上端开始逐步向下渐至臀部，最后由头顶沿脊椎摸至骶部、臀部。

3. 抚触的注意事项

（1）抚触在出生后 24 小时开始，时间选择在沐浴后及哺乳间为宜。每次抚触 10～15 分钟，每天 2～3 次。室温应在 28℃ 以上，全裸时可使用调温的操作台，温度为 36℃ 左右。抚触前保持双手温暖清洁，抚触时可播放柔和的音乐，抚触过程中要与婴儿进行语言和情感交流。

（2）抚触时要注意观察婴儿的反应，若有哭闹，肌张力提高，神经质，活动兴奋性增加，肤色出现变化或呕吐等，应立即停止对该部位的抚触，如持续 1 分钟以上，应完全停止抚触。

扫码做题

第六节　高危妊娠

一、高危妊娠及监护

高危妊娠是指妊娠期具有的各种危险因素，可能危害孕妇、胎儿及新生儿健康或导致难产。

1. 高危因素

（1）环境及个人因素：孕妇年龄＜ 16 岁或≥ 35 岁、妊娠前体重过轻或过重、身高＜ 145cm，收入低、生活条件差，营养不良等。

（2）疾病因素

①有异常妊娠史：如复发性自然流产、异位妊娠、早产、死胎、难产、新生儿死亡、新生儿溶血性黄疸、新生儿畸形、新生儿先天性或遗传性疾病等。

②有妊娠合并症：如心脏病、糖尿病、高血压、肾脏病、肝炎、血液病、精神异常等。

③有妊娠并发症：如妊娠期高血压疾病、前置胎盘、胎盘早期剥离、羊水过多或过少、胎儿发育迟缓、母儿血型不合等。

④可能发生难产者：如胎位异常、巨大儿、多胎妊娠、骨盆异常等。

⑤其他因素：如胎盘功能异常、妊娠早期接触大量放射线或化学性毒物、曾有子宫或盆腔手术史者。

（3）心理因素：过度焦虑、抑郁、恐惧等。

2. 诊断鉴别　询问孕妇病史，根据 Nesbitt 评分指标对孕妇进行高危妊娠评分，低于 70 分则属于高危妊娠。

3. 监护措施

（1）人工监护：根据末次月经、早孕反应及胎动出现的时间、B 型超声推算胎龄；监测宫高及腹围，估计胎儿发育情况；进行胎动计数，判断胎儿宫内情况。

（2）绘制妊娠图：包括血压、体重、宫高、腹围、胎位、胎心率等值，以宫高为最重要曲线。

（3）仪器监护

① B 型超声：能显示出胎儿数目、胎位、有无胎心搏动、胎盘位置及功能，能测量出胎儿大小，包括胎头双顶径、腹围及股骨长。能观察羊水性状、评估羊水量，观察脐带是否有打结、绕颈等异常。

②胎心听诊：通过听诊胎心率的变化，可以判断胎儿宫内状况。

③电子胎儿监护：能连续记录胎心率（FHR）的动态变化，还能了解胎动、宫缩与胎心的关系，是判断胎儿安危的重要指标。胎心率基线是指在无宫缩、无胎动时，持续观察 10 分钟以上的胎心率平均值，一般为 110 ～ 160 次 / 分。在受到胎动、宫缩等刺激时，胎心率会出现一过性变化，包括加速和减速两种情况。

a. 加速：指受到刺激时，胎心率会加速≥ 15 次 / 分，持续时间≥ 15 秒，可能为胎儿躯干局部和脐静脉暂时受压。短暂的加速是胎儿情况良好的表现，若持续受压，胎心率会发展为减速。

b. 减速：可分为 3 种情况。

早期减速：一般发生在第一产程后期，不随孕妇体位变化和吸氧改变，可能为胎头受压引起。表现为胎心率下降＜50 次／分，持续时间＜15 秒，与子宫收缩几乎同时发生，在子宫收缩后迅速恢复正常。

变异减速：指胎心率减速与宫缩无固定关系，可能为脐带受压引起。表现为胎心率下降＞70 次／分，下降迅速，恢复易迅速，持续时间长短不一。

晚期减速：指胎心率减速在宫缩高峰后开始，时间差多为 30 ～ 60 秒，可能为胎盘功能不良。表现为胎心率下降小于 50 次／分，但恢复所需时间长。

（4）预测胎儿宫内储备能力：胎心率基线在振幅和频率上出现波动被称为胎心率基线变异或基线摆动，有变异则说明胎儿有一定宫内储备能力。正常的振幅变动范围为 6 ～ 25 次／分，摆动频率即波动次数，应≥6 次／分。预测胎儿储备能力的试验有以下两种。

①无应激试验（NST）：指在无任何刺激下进行胎心率和宫缩的监测、记录，一般用于产前监护。一般监护 20 分钟，在监护时间内若出现 2 次或以上的胎心加速，称为 NST 有反应型，若超过 40 分钟没有足够的胎心加速称为 NST 无反应型。

②宫缩应激试验（CST）：包括用于产时监护的 CST 试验，和用于产前监护及引产时胎盘功能评价的缩宫素激惹试验（OCT）。OCT 试验指通过给予缩宫素诱导宫缩，同时使用电子胎心监护，诱导的宫缩应达到≥3 次／10 分钟，每次持续≥40 秒。若多次宫缩后连续重复出现晚期减速，胎心率基线变异减少，胎动后无胎心率增快，为 OCT 阳性，提示胎儿有缺氧；相反则为 OCT 阴性，提示胎盘功能良好。

（5）胎盘功能检查

①进行雌三醇（E_3）测定：24 小时尿雌三醇含量＞15mg 为正常，若多次测得＜10mg，表示胎盘功能低下。足月妊娠时孕妇血清游离雌三醇为 40nmol/L，若测得其持续缓慢下降应有过期妊娠发生，较快下降可能有胎儿发育迟缓，急骤下降或下降＞50% 时胎儿有宫内死亡危险。

②进行孕妇血清人胎盘生乳素（HPL）测定：足月妊娠时应为 4 ～ 11mg/L，若＜4mg/L 或突然降低 50%，则有胎盘功能低下。

③进行血清妊娠特异性 β_1 糖蛋白测定：足月妊娠时若＜100mg/L，提示有胎盘功能障碍。

④进行脐动脉血流 S/D 值测定：即妊娠晚期脐动脉收缩末期峰值（S）和舒张末期峰值（D）的比值，正常 S/D 值为＜3，若 S/D 值≥3 为异常，需及时处理。

（6）胎儿成熟度检查：除测量宫高和腹围、B 超测量胎头双顶径外，还可进行羊水穿刺检测。

①卵磷脂／鞘磷脂（L/S）值＞2 时提示肺成熟。磷脂酰甘油（PG）测定值＞3% 时提示肺成熟。进行泡沫试验或震荡试验，若两管羊水液面均有完整泡沫环，则提示胎儿肺成熟。

②羊水中肌酐值的测定能检查胎儿肾的成熟度。

③胆红素类物质含量的测定能检查出胎儿肝的成熟度。

④淀粉酶值的测定能检查胎儿唾液腺的成熟度。

⑤脂肪细胞出现率可用于胎儿皮肤成熟度的检查。

（7）胎儿畸形检查：有高风险遗传缺陷患儿应进行产前诊断，了解胎儿的发育情况，诊断有无先天性或遗传性疾病。有侵袭性和非侵袭性检查，前者包括孕妇血尿成分检测、B 超、X 线、CT、磁共振等，后者包括羊膜腔穿刺术、绒毛刺取样、经皮脐血穿刺术、胎儿组织活检。

（8）胎儿缺氧程度检查：可进行胎儿头皮血 pH 测定，正常值为 7.25 ～ 7.35，当 pH≤7.20 提示有酸中毒。也可进行血氧饱和度测定，其＜30% 时，可能有胎儿窘迫或新生儿酸中毒的发生，应立即进行干预。

（9）羊膜腔穿刺术：羊水穿刺一般在妊娠 16 ～ 22 周进行，判断出胎儿异常后引产也宜在妊娠 16 ～ 26 周进行。该检查可用于：

①有染色体、基因遗传病及先天性代谢异常的产前诊断，有无母儿血型不合。

②孕早期应用致畸药物或接触大量放射线、怀疑胎儿有异常时。

③了解宫内胎儿成熟度、胎盘功能、胎儿血型及胎儿神经管缺陷。

④通过染色体或细胞学检查确定胎儿性别。

二、高危妊娠的治疗原则及护理

1. 处理原则　高危妊娠的处理原则以预防为主，积极治疗病因因素。

（1）一般处理

①增加营养：孕妇贫血或营养不良会影响胎儿发育，应及时给予高蛋白、高能量饮食，补充维生素及微量元素，预防孕妇出现营养不良。

②卧位休息：一般采取左侧卧位休息，能够改善子宫 - 胎盘血液循环、增加胎儿血含氧量。当孕妇合并有心脏病、胎膜早破等，必要时应绝对卧床休息。

（2）病因处理：以预防为主，积极治疗并控制病因。有遗传病史者，应密切观察，及时处理。有妊娠并发症及合并症者应增加产检次数，加强孕期保健，指导休息与营养饮食，必要时终止妊娠。

（3）预防处理

①提高胎儿的缺氧耐受力：可静滴 10% 的葡萄糖 500ml 加维生素 C 2g。

②间歇吸氧：每天 2 次，每次 30 分钟，提高胎儿血氧含量。

③预防早产：孕妇应避免剧烈运动、精神紧张，预防胎膜早破和感染等。

④终止妊娠：必要时可行引产或剖宫产终止妊娠，胎儿成熟度差者，可使用糖皮质激素促胎肺成熟。

⑤分娩护理：产时密切观察产程进展和胎心变化，给予吸氧，做好新生儿的抢救准备，加强产后监护。

2. 护理措施

（1）病情观察：评估孕妇一般情况，监测心率、血压、宫高、胎心率、胎动变化等。观察有无阴道流血、高血压、水肿等。一般妊娠期高血压疾病、胎盘早剥、妊娠合并心脏病、妊娠合并贫血等均在孕 20 周以后发生或处于负担最重时期，所以从孕中期开始，要进行妊娠并发症的筛查。

（2）一般护理：加强孕妇营养以满足胎儿发育需求，补充维生素、微量元素，若胎儿生长发育过快则应限制饮食。休息时采取左侧卧位，可提高胎儿血氧含量。保持会阴清洁干净，避免感染。

（3）健康教育：指导孕妇自我监测，学习胎动计数，每天早、中、晚各数 1 小时胎动，每小时胎动计数应≥3 次，12 小时内胎动累计数≥ 10 次，否则应及时就诊。

（4）心理护理：讲解相关知识，缓解孕妇焦虑，鼓励家人参与和支持保健活动，有利于孕妇倾诉和放松。

（5）分娩期护理：严密观察产程、胎心率及羊水情况，必要时进行电子胎心监护，做好新生儿抢救准备，备好暖箱。

三、胎儿宫内窘迫及新生儿窒息

（一）胎儿宫内窘迫

胎儿宫内窘迫是指胎儿在子宫内有缺氧征象，危及胎儿健康和生命的综合症状。可分为急性和慢性两种。急性的主要发生在分娩期，慢性的多发生在妊娠后期。

1. 病因　母体因素（母体缺氧）、胎儿因素及脐带胎盘因素。

2. **病理**　胎儿宫内窘迫的基本病理变化是缺血、缺氧引起的一系列变化。缺氧早期机体通过减少胎盘和自身耗氧量代偿，胎儿通过减少对肾与下肢供血等方式来保证心、脑血流量，胎心监护会出现短暂且重复的晚期减速。若持续缺氧，由于乳酸堆积，会加重胎儿脑及心肌的损害。缺氧严重还会引起吸入性肺炎等严重并发症。

3. **临床表现**　主要表现为胎心音改变、胎动异常及羊水胎粪污染或羊水过少。

（1）急性胎儿窘迫

①胎心率异常：产时胎心率改变是急性胎儿窘迫最明显的临床征象。缺氧早期胎心率加快，＞160 次 / 分；缺氧严重时，胎心率＜ 110 次 / 分，提示胎儿严重缺氧，可随时胎死宫内。

②羊水胎粪污染：胎儿缺氧时，迷走神经兴奋使肛门括约肌松弛，胎粪排入羊水中，导致羊水粪染。胎粪污染并不是胎儿窘迫特有的征象，如果胎心监护正常，不需要特殊处理；但如果胎心监护异常，可引起胎粪吸入综合征，结局不良。污染分度：Ⅰ度呈浅绿色，Ⅱ度呈黄绿色且浑浊，Ⅲ度呈棕黄色、稠厚。

③胎动异常：缺氧早期胎动频繁，若缺氧未纠正或加重，则胎动减弱，次数减少甚至消失。

（2）慢性胎儿窘迫：多因妊娠期高血压疾病、胎盘功能不全或过期妊娠等导致，胎动减少是胎儿窘迫的重要表现，胎动消失后 24 小时胎心随之消失。

4. **辅助检查**

（1）胎盘功能检查：多次检查尿雌三醇＜ 10mg/24h 或者急剧减少 30% ～ 40%。

（2）胎心监测：出现晚期减速或变异减速等。

（3）胎儿头皮血血气分析，pH ＜ 7.20（酸中毒）。

5. **治疗与护理措施**

（1）急性胎儿窘迫：应采取果断措施，改善胎儿缺氧。严密监测胎心、胎动，每 15 分钟听一次胎心，必要时行胎盘功能检查。寻找病因并及时纠正，停用催产素，给予高流量吸氧，取左侧卧位。经一般干预无法纠正者，应尽快终止妊娠。宫口开全，胎头双顶径已达坐骨棘平面以下，应尽快经阴道助娩；否则应立即行剖宫产。发生急性胎儿窘迫时可静脉为产妇注射新三联（50% 葡萄糖、维生素 C、维生素 K_1），加强胎儿对缺氧的耐受性，预防新生儿颅内出血，改善胎儿窘迫后的新生儿情况。

（2）慢性胎儿窘迫：根据病因、孕周、胎儿成熟度及窘迫程度等因素决定治疗方案。

①一般处理：主诉胎动减少者，应全面检查评估母儿情况，嘱产妇左侧卧位，定时吸氧，积极治疗妊娠合并症和并发症。

②期待疗法：若孕周小，尽量保守治疗延长胎龄，促胎肺成熟后，及时终止妊娠。

③终止妊娠：在妊娠接近足月或胎儿已成熟的情况下，出现胎动减少、胎盘功能减退者，应及时行剖宫产术终止妊娠。

6. **健康教育**　教会孕妇从妊娠 28 周起自数胎动。如自觉胎动过频或胎动过分剧烈，提示胎儿在宫内严重缺氧，有胎死宫内的危险。

（二）新生儿窒息

新生儿窒息是指胎儿娩出后 1 分钟仅有心搏，无自主呼吸或未建立规律呼吸的缺氧状态，而导致低氧血症、高碳酸血症、代谢性酸中毒及全身多脏器损伤，是新生儿死亡及伤残的重要原因之一。

1. **病因**　详见儿科第六节新生儿窒息。

2. **临床表现**　详见儿科第六节新生儿窒息。

3. **治疗要点**　详见儿科第六节新生儿窒息。

4. 护理措施

（1）清理呼吸道：是抢救新生儿窒息的首要措施。

（2）建立自主呼吸：清理呼吸道后如仍无呼吸，可轻拍或轻弹足底，或摩擦背部以诱发自主呼吸。触觉刺激效果不佳，无自主呼吸建立或心率＜100 次 / 分，立即用气囊面罩或气管插管正压通气。一般维持呼吸 40 ～ 60 次 / 分（胸外按压时为 30 次 / 分），吸呼之比为 1 ：2。

（3）恢复循环：详见儿科第六节新生儿窒息。

（4）用药护理：详见儿科第六节新生儿窒息。

（5）预防感染：严格执行无菌操作，遵医嘱给予抗生素。

（6）保暖：整个抢救过程中注意保暖，在远红外辐射床上进行抢救，维持肛温 36.5 ～ 37℃。

（7）复苏后护理：延迟哺乳，以静脉补液维持营养。

第七节　妊娠期并发症

扫码做题

一、流　产

妊娠不足 28 周，胎儿体重不足 1000g 而终止妊娠者，称为流产。发生在妊娠 12 周前者为早期流产；发生在 12 周至不足 28 周者为晚期流产。

1. 病因、病理

（1）胚胎因素：基因异常（染色体异常）是早期流产最常见的原因。

（2）母体因素：全身性疾病、生殖器官异常、内分泌异常、免疫功能异常、强烈应激及不良习惯等。

（3）胎盘因素：滋养细胞发育和功能不全、前置胎盘、胎盘早剥等。

（4）环境因素：过多接触放射性和有害化学物质。

2. 临床表现与处理原则　停经后腹痛及阴道出血是流产的主要临床症状。早期流产先阴道流血，后腹痛。晚期流产先腹痛，后阴道流血。各型流产的临床表现及处理原则见表 3-11。

（1）先兆流产：停经后有少量阴道出血，常为暗红色或血性白带，伴轻微下腹痛。查体子宫大小与孕周相符，其宫颈口未开，胎膜未破，无妊娠物排出，经休息和治疗后，有希望继续妊娠。治疗原则是卧床休息、避免刺激、禁止性生活，必要时给予危害小的镇静药。行对症治疗，若孕妇黄体功能不足，则每天肌注黄体酮。

（2）难免流产：阴道流血增多，阵发性下腹痛加剧，或出现胎膜破裂。查体子宫大小与孕周相符或略小，宫颈口已扩张，有时可见胎囊或胚胎组织堵塞于宫颈口内。超声检查仅见胚囊而无胚胎，或有胚胎而无心管搏动，流产已不可避免。治疗原则为一旦确诊，应尽早协助妊娠物排出或清宫，以防止出血和感染。

（3）不全流产：部分妊娠物已排出宫腔，或胎儿排出后胎盘仍残留在宫腔或嵌顿在宫颈口，影响宫缩者可致流血不止。查体子宫小于孕周，宫颈口扩张。治疗原则为确诊后及时行吸宫术、钳刮术等刮宫术。

（4）完全流产：妊娠物已全部排出，阴道出血逐渐停止，腹痛消失。查体子宫大小接近正常大小，宫颈口关闭。处理原则是若无感染发生，一般无需特殊处理。

（5）稽留流产：胚胎或胎儿死亡后未及时排出。有早孕的表现，先兆流产的症状可有可无，随着停经时间的延长，子宫不再增大或反而缩小。胎盘组织稽留时间过长，易发生凝血机制障碍，导致DIC。查体宫口未开，子宫＜孕周。处理原则为及时促进胎儿排出，处理前应进行凝血功能检查。

（6）复发性流产：指同一性伴侣连续自然流产3次或以上者。处理原则为明确病因、针对病因行个性化治疗，保胎成功的胎儿应注意发育监测和缺陷筛查。早期流产原因为染色体异常或免疫因素异常；晚期流产原因为子宫解剖异常，如宫颈口松弛等。

表3-11　各型流产的临床表现及处理原则

类　型	病　史				妇科检查		处理原则
	出血量	下腹痛	胎膜	组织排出	宫颈口	子宫大小与孕周	
先兆流产	少量	无或轻	未破	无	未开	相符	卧床休息，减少刺激，保胎治疗
难免流产	较多	剧烈	破裂	无	扩张，有时组织物堵塞	相符或略小	流产不可避免，确诊后尽早使妊娠物完全排出
不全流产	流血不止	减轻	破裂	部分排出	扩张，组织物堵塞	小于	确诊后立即行刮宫术，清除宫腔内残留组织
完全流产	逐渐停止	消失	破裂	全部排出	关闭	接近非孕期	不需要特殊处理
稽留流产	无或少量	无或轻	未破	无	未开	小于	促使妊娠物尽早排出。易导致DIC，查凝血功能，做输血准备

3. 辅助检查

（1）妇科检查：了解宫颈口是否扩张，羊膜囊是否膨出，有无妊娠物堵塞于宫颈口内，子宫大小与孕周是否相符，有无压痛，双侧附件有无肿块、增厚及包块等。

（2）B超检查：显示有无胎囊、胎动及胎心，以确定胎儿是否成活，协助确诊流产类型。

（3）实验室检查：连续测定血hCG、血孕酮的动态变化，有助于妊娠诊断和预后判断。

4. 护理措施

（1）先兆流产的护理：提供心理支持，说明病情，稳定孕妇情绪。卧床休息，补充营养，禁止性生活及灌肠，减少刺激。遵医嘱给予镇静药、孕激素等。

（2）不能继续妊娠者的护理：做好终止妊娠的准备工作，协助医生完成手术，及时抢救休克。严密监测孕妇的生命体征、腹痛和阴道出血情况。

（3）预防感染：每天消毒会阴2次，保持会阴部清洁。监测体温、血象及阴道分泌物的颜色、性状和气味。严格无菌操作，遵医嘱给予抗生素治疗。流产术后1个月内禁止性生活和盆浴。

（4）流产合并感染的护理：治疗原则为迅速控制感染，尽快清除宫内残留物。如为轻度感染或出血较多，可在静脉滴注抗生素同时进行刮宫，以达到止血目的；感染较严重而出血不多时，可用高效广谱抗生素控制感染后再行刮宫。刮宫时可用卵圆钳夹出残留组织，忌用刮匙全面搔刮，以免感染扩散。严重感染性流产必要时切除子宫以去除感染源。

二、异位妊娠

受精卵在子宫体腔以外着床发育称异位妊娠，习称宫外孕。根据受精卵种植部位的不同，可分为输卵管妊娠、卵巢妊娠、腹腔妊娠、阔韧带妊娠及宫颈妊娠，以输卵管妊娠最常见，约占95%。

1. 病因、病理

（1）病因：输卵管炎症是引起输卵管妊娠的主要原因。还包括输卵管发育不良或功能异常；输卵管妊娠史或手术史；辅助生殖技术；避孕失败；其他：输卵管周围肿瘤，盆腔子宫内膜异位等。

（2）输卵管妊娠的特点：输卵管妊娠的发病部位以壶腹部最多见，约占78%，其次为峡部、伞部，间质部较少见。

①输卵管妊娠流产：多见于妊娠8～12周的壶腹部妊娠。胚泡常向管腔内突出，突破包膜与管壁分离后，妊娠物经由伞端排入腹腔。其出血的量及持续时间与输卵管壁上的残留滋养细胞多少有关。

②输卵管妊娠破裂：多见于妊娠6周左右的峡部妊娠。绒毛侵蚀管壁的肌层及浆膜，最终导致输卵管破裂。可发生大量腹腔内出血，造成休克。也可反复出血，形成积血和血肿，见图3-6。

③陈旧性宫外孕：输卵管妊娠破裂或流产后未及时治疗，内出血逐渐停止，较长时间后盆腔血肿机化变硬，与周围组织粘连。

图3-6 异位妊娠破裂

④继发性腹腔妊娠：输卵管妊娠破裂或流产后，偶尔有排入盆腔的胚胎继续发育，形成继发性腹腔妊娠或阔韧带妊娠。

⑤持续性异位妊娠：手术未完全清除妊娠物，残留滋养细胞继续生长。

（3）子宫的变化：停经，子宫增大变软，子宫内膜发生蜕膜样变。

2. 临床表现

与受精卵着床部位、有无流产或破裂、出血量多少及持续时间长短有关。在发生输卵管妊娠流产或破裂前，孕妇常无明显异常。其典型表现见表3-12。

表3-12 异位妊娠的典型表现

症状或体征	特 点
停 经	6～8周停经史
腹 痛	腹痛是就诊的最主要症状。未破裂前表现为一侧下腹隐痛或酸胀感。流产或破裂时，突感下腹撕裂样疼痛
阴道流血	不规则阴道流血，暗红色，量少呈点滴状，淋漓不净
晕厥及休克	因于大量腹腔内出血及剧烈腹痛。休克程度与腹腔内出血的量和速度有关，与阴道流血量不成正比
腹部包块	流产或破裂后形成的血肿时间过长，与周围器官粘连而形成包块

3. 辅助检查

（1）hCG测定：是早期诊断异位妊娠的主要方法。

（2）超声检查：宫腔内无妊娠产物，宫旁有低回声区，内有胚囊或胎心搏动，可确诊异位妊娠。

（3）阴道后穹窿穿刺：是简单可靠的诊断方法，直肠子宫陷凹抽出暗红色不凝血。若抽出较红血液，可静置 10 分钟，血液凝固则表明误入血管。当无内出血、血肿位置较高或直肠凹陷处有粘连时，可能抽不出血液。

（4）腹腔镜检查：是异位妊娠诊断的金标准，并可同时行镜下手术治疗。

（5）子宫内膜病理检查：仅适用于阴道出血量较多者。宫腔内容物病理检查见到绒毛，可诊断为宫内妊娠。仅见蜕膜未见绒毛，有助于诊断异位妊娠。

4. 治疗要点　以手术治疗为主，其次为药物治疗。

（1）手术治疗：在积极纠正休克的同时行手术治疗。腹腔镜手术是治疗异位妊娠的主要方法。

（2）药物治疗：适用于早期输卵管妊娠、要求保存生育能力的年轻孕妇。

（3）预防处理：保持良好卫生习惯，预防并积极处理盆腔感染。输卵管妊娠有 10% 的复发可能，有该病史者再次妊娠时应及时就医检查。

5. 护理措施

（1）手术治疗的护理：立即去枕平卧，吸氧，开放静脉。配血、输血或输液，维持血容量。监测并记录生命体征、液体出入量及出血量。其他同妇科腹部手术护理。

（2）非手术治疗的护理

①卧床休息，避免增加腹压的动作，保持大便通畅。

②摄入含铁丰富的食物，如动物肝、鱼肉、绿叶蔬菜及木耳等。

③严密监测生命体征、腹痛及阴道流血情况。

④注意观察药物疗效及不良反应。

三、妊娠期高血压疾病

妊娠期高血压疾病是妊娠 20 周以后出现以高血压、水肿、蛋白尿为特征性临床表现的综合征，分娩后随即消失。

1. 病因　初产妇、年龄≤18 岁或年龄≥35 岁的孕妇，中枢神经系统功能紊乱者，气温变化较大的环境，有慢性高血压、糖尿病、肾炎等病史，有贫血低蛋白等营养不良者，体重指数＞24 者，子宫张力过高，家族有高血压史者易发妊娠期高血压疾病。

2. 病理生理　基本病变为全身小动脉痉挛。动脉痉挛会导致管腔狭窄、周围阻力增大，会出现组织器官缺血、缺氧等损害，严重时会出现脑、心、肝、肾及胎盘损害，如抽搐、脑水肿、心肾衰竭、肺水肿、肝损害等。

3. 临床表现　高血压、水肿、蛋白尿是妊娠期高血压疾病的三大临床表现。血压升高较蛋白尿出现早。若没有蛋白尿，但出现高血压，合并血小板减少、肝功能损害、肾功能损害、肺水肿、脑功能或视觉障碍中任一个病变时，也可诊断为子痫前期。其临床分类及表现见表 3-13。

4. 辅助检查

（1）常规检查：首选尿常规蛋白定量确定病情严重程度，根据镜检管型判断肾功能受损情况。

（2）特殊检查

①眼底检查：出现眼底小动脉痉挛，视网膜水肿、渗出及出血。是反映妊娠期高血压疾病严重程度的重要参考指标。

②凝血功能检查：了解有无凝血功能异常。

③其他检查：B 超及其他影像学检查，电解质检查，心功能测定，脐动脉血流等。

表3-13　妊娠期高血压疾病的临床分类及表现

分　类	血　压	其他表现
妊娠期高血压	≥140和（或）90mmHg（两次测定间隔＞4小时）	尿蛋白（－），可伴有上腹部不适或血小板减少
轻度子痫前期	≥140和（或）90mmHg	尿蛋白≥0.3g/24h或（＋），尿蛋白/肌酐≥0.3，伴头痛及上腹不适等症状，无子痫前期的严重表现
重度子痫前期	≥160和（或）110mmHg（卧床休息，两次测定间隔＞4小时）	持续性头痛或视觉障碍；持续性上腹部疼痛；血ALT或AST升高，尿蛋白＞2.0g/24h，血肌酐≥106μmol/L，少尿；低蛋白血症伴胸水、腹水或心包积液；血小板持续下降，＜100×10⁹/L，出现微血管溶血；心功能衰竭，肺水肿；胎儿生长受限、胎盘早剥等
子　痫	≥160和（或）110mmHg	在子痫前期的基础上出现抽搐发作，或伴昏迷。典型表现为眼球固定，瞳孔放大，头歪向一侧，牙关紧闭，继而口角及面部肌肉颤动，数秒后全身及四肢肌肉强直，双手紧握，双臂伸直。抽搐时呼吸暂停，面色青紫。持续1分钟左右，抽搐强度减弱，全身肌肉松弛，随即深长吸气，发出鼾声并恢复呼吸
慢性高血压并发子痫前期	血压进一步升高，20周以后尿蛋白≥0.3g/24h（妊娠20周以前有高血压但无蛋白尿）	
妊娠合并慢性高血压	妊娠前血压≥140/90mmHg，但妊娠期无明显加重；或妊娠20周后首次诊断高血压并持续到产后12周后	

5. 治疗要点

（1）轻度子痫前期：以休息、饮食调节为主，必要时给镇静药物，加强孕期保健。

（2）重度子痫前期：住院治疗，遵医嘱解痉、降压、镇静、合理扩容，并适时终止妊娠，减少子痫及并发症的发生。妊娠28～34周重症者，经积极治疗24～48小时病情仍加重，促胎肺成熟后终止妊娠。妊娠34周者胎肺成熟后终止妊娠。妊娠37周后的重度子痫前期者终止妊娠。

（3）子痫：以控制抽搐、纠正缺氧和酸中毒、控制血压、抽搐控制后终止妊娠为原则。

①控制抽搐：是首要任务，首选硫酸镁。

②控制血压：脑血管意外是主要致死原因。

③适时终止妊娠：病情控制后仍未临产者，可在孕妇清醒后24～48小时内引产，或在药物控制后6～12小时终止妊娠。分娩方式应根据母儿情形而定。

（4）常用药物：见表3-14。

①解痉药：25%硫酸镁为预防和控制子痫发作的首选药物。

②镇静药：适用于用硫酸镁有禁忌或疗效不明显时，分娩时应慎用。主要用药有地西泮和冬眠合剂。

③降压药：舒张压≥110mmHg或平均动脉压≥140mmHg者，可应用降压药。常用药物有拉贝洛尔、硝苯地平等钙通道阻滞剂，还可使用肼屈嗪、酚妥拉明等。

④扩容药：扩容应在解痉的基础上进行。扩容治疗时，应严密观察脉搏、呼吸、血压及尿量，防止肺水肿和心力衰竭的发生。常用的扩容药有人血白蛋白、全血、平衡盐溶液和低分子右旋糖酐。

⑤利尿药：仅用于全身性水肿、急性心力衰竭、肺水肿、脑水肿、血容量过高且伴有潜在水肿者。常用药物有呋塞米、甘露醇。

表3-14　妊娠期高血压疾病的常用药物

种　类	常用药物	药理作用	适用情况	注意事项
解痉药	25%硫酸镁	松弛骨骼肌，缓解血管痉挛，抑制宫缩，改善氧代谢	预防和控制子痫发作的首选药	血镁过高时可出现呼吸、循环抑制等中毒表现；血镁过低时，出现类似于低钙血症表现
镇静药	地西泮、冬眠合剂	镇静催眠，松弛骨骼肌	对硫酸镁有禁忌或疗效不明显时	分娩时慎用，以免药物通过胎盘导致对胎儿的抑制作用
降压药	拉贝洛尔、硝苯地平	阻断β受体降压抑制Ca^{2+}内流降压	预防子痫、心脑血管意外和胎盘早剥等严重母胎并发症	血压≥160/110mmHg必须降压，血压≥140/90mmHg者可以降压

6. 并发症　产前的严重并发症有脑水肿、抽搐、心肾衰竭、肺水肿等。最常见并发症为胎盘早剥。有严重肝损害时会出现 HEELP 综合征，表现为血管内溶血、肝酶升高和血小板减少，即胆红素≥20.5μmmol/L，ALT≥40U/L 或 AST≥70U/L，血小板减少为 PLT＜100×10⁹/L。

7. 护理措施

（1）一般护理

①休息活动护理：保证充分睡眠，每天不少于 10 小时，间断吸氧，改善子宫胎盘血供。

②饮食护理：给予高蛋白、高纤维素、高维生素饮食，从妊娠 20 周开始补充钙剂。食盐不必严格限制，但全身水肿者应给予低盐饮食。

③产前检查：患有妊娠期高血压疾病孕妇属于高危妊娠，应增加产检次数。

（2）降压药护理：为防止血液浓缩和高凝倾向，妊娠期一般不使用利尿药降压。禁止使用血管紧张素转换酶抑制剂（ACEI）和血管紧张素Ⅱ受体拮抗剂（ARB）降压。可选择的降压药除β受体阻滞剂和钙通道阻滞剂外，还可选择甲基多巴、酚妥拉明、硝酸甘油等。

（3）硫酸镁用药护理

①用药方法：静脉缓慢注射或滴注。

②毒性作用：硫酸镁的治疗剂量和中毒剂量接近，因此在治疗期间应严密观察其毒性作用。硫酸镁过量会降低神经、肌肉的兴奋性，抑制呼吸和心肌收缩，中毒最早表现膝反射消失。

③注意事项

a. 使用硫酸镁有 3 个必备条件：膝腱反射存在，呼吸≥16 次／分，尿量≥400ml/24h 或 17ml/h。

b. 控制子痫时首次剂量2.5～5g，用10% 葡萄糖注射液20ml 稀释后缓慢静脉推注（15～20分钟）。静脉滴注维持治疗以 1～2g/h 为宜，24 小时用量为 15～20g。疗程24～48 小时。

c. 如出现硫酸镁中毒，可遵医嘱给予 10% 的葡萄糖酸钙 10ml 解救，在 5～10 分钟内静脉缓慢推注完毕。

（4）轻度子痫前期的护理

①卧床休息，以左侧卧位为宜，避免平卧位。

②病情观察，有无头晕、头痛等症状，警惕子痫的发生。

（5）重度子痫前期与子痫护理

①将孕妇安排于单间暗室，保持绝对安静，治疗、护理活动尽量集中，避免噪声、强光等一切不必要的刺激。

②保持呼吸道通畅：子痫发生后，立即吸氧，用开口器或将缠好纱布的压舌板置于上下臼齿间，用舌钳固定，取头低侧卧位，以防窒息或吸入性肺炎。

③病情观察：监测生命体征、瞳孔变化、肺部啰音、四肢运动、膝腱反射及有无宫缩，及早发现脑出血、肺水肿、肾功能不全等并发症，判断是否临产。

④安全护理：取出义齿。加用床栏防止坠床，必要时用约束带。

（6）产时护理

①经阴道分娩，应加强各产程护理。密切监测生命体征、胎心及子宫收缩情况，避免产妇用力，尽量缩短第二产程，行会阴侧切并阴道助产。在胎儿前肩娩出后立即静脉推注缩宫素预防产后出血，但禁用麦角新碱。及时娩出胎盘并按摩宫底，做好抢救准备。

②监测血压，迅速建立静脉通道。病情较重者，应于分娩开始即开放静脉，胎儿娩出后按时监测血压。

（7）产后护理

①监测血压：产后48小时内应至少每4小时观察1次血压。

②持续硫酸镁治疗：重症产妇继续治疗24～48小时。

③观察子宫情况：大量使用硫酸镁易出现宫缩乏力，应密切观察，防止产后出血。

四、前置胎盘

孕28周后若胎盘附着于子宫下段，下缘达到或覆盖宫颈内口，其位置低于胎先露部，称前置胎盘。前置胎盘是妊娠晚期阴道出血最常见的原因，多见于经产妇及多产妇。

1. 病因　多次流产刮宫、高龄孕产导致子宫内膜病变或损伤，胎盘面积过大或形状异常，受精卵滋养层发育迟缓，宫腔形态异常。

2. 临床表现

（1）症状：典型症状为妊娠晚期或临产时发生无诱因、无痛性反复阴道出血。不同类型前置胎盘的表现见表3-15。

（2）体征：反复或大量出血，孕妇可出现血压下降、脉搏细速等休克征象。腹部检查显示子宫软，无压痛，大小与孕周相符，胎方位清楚，先露高浮，易并发胎位异常，胎心可正常，也可因为孕妇失血过多导致胎心异常或消失。

表3-15　前置胎盘的临床表现

	完全性前置胎盘	部分性前置胎盘	边缘性前置胎盘
胎盘与宫颈内口的关系	宫颈内口完全被胎盘组织覆盖	宫颈内口部分被胎盘组织覆盖	边缘达到但未覆盖宫颈内口
出血时间	出血时间早，妊娠28周左右	介于两者之间	出血时间晚，妊娠37～40周或临产后
出血量	量多，可导致休克	介于两者之间	量少
出血次数	次数频繁	介于两者之间	次数少

3. 辅助检查

（1）超声检查：是最安全、有效的首选检查，可清楚显示子宫壁、胎头、宫颈及胎盘的位置，确定前置胎盘的类型。

（2）阴道检查：阴道检查有可能扩大前置胎盘剥离面导致阴道大出血，危及生命，一般不主张采用。

4. 治疗要点　以抑制宫缩、止血、纠正贫血及防治感染为原则。

（1）期待疗法：适用于妊娠＜34周、胎儿体重＜2000g、胎儿存活、阴道流血量不多及一般情况良好的孕妇。

（2）终止妊娠：适用于反复发生大量出血甚至休克者；妊娠36周以上者；妊娠34～36周者，发生胎儿窘迫，促胎肺成熟后；胎儿死亡或难以存活。剖宫产是目前处理前置胎盘的主要手段。

5. 护理措施

（1）终止妊娠孕妇的护理：开放静脉通路，配血，做好输血准备。抗休克的同时行术前准备。

（2）期待疗法孕妇的护理

①休息活动护理：绝对卧床休息，左侧卧位，阴道出血停止后可轻微活动。间断吸氧，每天3次，每次30分钟。禁止性生活，禁做阴道检查及肛查，减少刺激以免诱发出血。

②饮食护理：提供高蛋白、含铁丰富的食物。

③病情观察：严密监测并记录孕妇生命体征变化，观察阴道出血的量、颜色及出血时间。注意胎心变化，指导孕妇自测胎动。

④用药护理：遵医嘱给予铁剂、镇静药、止血药及抑制宫缩药物，必要时输血。

（3）预防产后出血和感染：胎儿娩出后应及时使用宫缩药，以防产后大出血。及时更换会阴垫，保持会阴部清洁、干燥。

五、胎盘早期剥离

妊娠20周后或分娩期，正常位置的胎盘在胎儿娩出前，部分或全部从子宫壁剥离，称为胎盘早期剥离，简称胎盘早剥。

1. 病因　妊娠期高血压疾病最常见，宫腔内压力骤减如胎膜早破，机械性因素如腹部外伤、脐带缠绕，高龄孕妇、经产妇、吸烟及子宫肌瘤等。

2. 病理　主要病理改变是底蜕膜层出血并形成血肿，使胎盘自附着处分离。剥离有3种类型，即显性剥离或外出血、隐性剥离或内出血、混合性出血。内出血严重时，血液向子宫肌层浸润，使肌纤维分离、断裂、变性，称为子宫胎盘卒中，表现为子宫表面出现紫蓝色瘀斑，以胎盘附着处最明显。

3. 临床表现　突发性持续性腹部疼痛，伴或不伴阴道出血。其严重程度与剥离面大小及剥离的位置有关，可分为轻型和重型（表3-16）。

4. 并发症　最常见并发症为孕妇凝血功能障碍，还可出现羊水栓塞、急性肾功能衰竭、产后出血、胎儿及新生儿死亡。

5. 辅助检查

（1）超声检查：胎盘与子宫壁之间有液性低回声区，提示胎盘后血肿。

（2）实验室检查：主要了解贫血程度及凝血功能，防止发生DIC和产后出血。重型应检查肾功能和二氧化碳结合力。

6. 治疗要点　以早期识别、纠正休克、及时终止妊娠、防治并发症为原则。

（1）纠正休克：迅速建立静脉通道，补充血容量，改善血液循环。

（2）及时终止妊娠：胎盘早剥患者一旦确诊，应及时终止妊娠。胎儿分娩后，立即注射宫缩药物，按摩子宫促进子宫收缩，预防产后出血。发现子宫胎盘卒中，经按摩子宫和注射宫缩药物无效，应做好切除子宫的准备。

表3-16 胎盘早剥的分型

	轻 型	重 型
发病时间	分娩期	妊娠中、晚期
剥离面积	<1/3	≥1/3
腹 痛	无或轻微	突发持续性腹痛、腰酸及腰痛
出血类型	外出血	内出血
阴道出血	量多，色暗红，贫血不显著	量少或无，贫血程度与外出血量不符
腹部检查	子宫软，压痛不明显	子宫硬如板状，压痛明显，子宫大于孕周，胎位触不清

①阴道分娩：轻型胎盘早剥且无胎儿宫内窘迫，短时间可结束分娩者，可经阴道分娩。

②剖宫产：重型胎盘早剥且短期内不能分娩者；轻型胎盘早剥合并宫内窘迫者，有剖宫产指征者，病情危及生命时可采用剖宫产。

7. 护理措施

（1）纠正休克和凝血功能障碍。

（2）病情观察：严密观察病情变化，预防并发症。皮下、黏膜或注射部位出血、子宫出血不凝，提示凝血功能障碍。尿少或无尿提示急性肾衰竭。

（3）避免长时间仰卧位、腹部外伤或行外倒转术纠正胎位等诱因。

六、早 产

早产指妊娠满 28 周至不足 37 周之间分娩者或新生儿出生体重 1000 ～ 2499 克。

1. 病因

（1）孕妇因素：孕妇合并子宫畸形、急慢性疾病、妊娠并发症、不良行为及精神刺激等。

（2）胎儿及胎盘因素：胎膜早破、绒毛膜羊膜炎最常见。此外，前置胎盘、胎盘早剥、胎儿畸形、羊水过多及多胎妊娠等也可致早产。

2. 临床表现

（1）先兆早产：妊娠 28 ～ 37 周时出现明显的规律宫缩（至少 1 次 /10 分钟），伴宫颈管缩短。

（2）早产临产：妊娠 28 ～ 37 周时出现规律宫缩（20 分钟≥ 4 次且每次持续≥ 30 秒），伴随宫颈管缩短≥ 75%，宫颈扩张 > 2cm。

3. 治疗要点

（1）继续妊娠：先兆早产，胎儿存活，无明显畸形，若无胎儿窘迫及胎膜早破，通过休息和药物治疗控制宫缩，可明显延长孕周。常用的抑制宫缩药物有 β_2 肾上腺素受体激动剂（利托君）、硫酸镁、钙通道阻滞剂（硝苯地平）及前列腺素合成酶抑制剂（吲哚美辛）。

（2）终止妊娠：早产临产，胎膜已破，早产不可避免，应尽量预防新生儿合并症，提高早产儿存活率。

（3）促进胎肺成熟：孕 35 周以内，应用糖皮质激素促进胎儿肺成熟。

4.护理措施

（1）预防早产：做好孕期保健，避免诱发宫缩的活动，禁止抬重物及性生活。保持情绪平静，加强营养，应多采取左侧卧位休息，慎做肛查及阴道检查。

（2）休息活动护理：宫缩较频繁，但无宫颈改变，不必卧床和住院，只需要减少活动、避免长时间站立；宫颈已有改变的先兆早产者，应住院并卧床休息；早产临产者，应绝对卧床休息。

（3）用药护理：β肾上腺素受体激动剂的主要不良反应是心率增快、血糖升高、水钠潴留、血钾降低等，严重者可出现肺水肿，孕妇心率＞120次／分应减慢输液速度；＞140次／分应停药。吲哚美辛可促进动脉导管关闭，还可抑制胎尿形成，仅可在32周前短时间（1周内）选用。未足月胎膜早破者，必须预防性使用抗生素。

（4）预防新生儿合并症：每天进行胎心监护，教会孕妇自数胎动。

（5）分娩护理：尽早决定合理的分娩方式。产程中给产妇吸氧，慎用镇静药，避免新生儿呼吸抑制。经阴道分娩者，缩短第二产程。做好早产儿保暖和复苏准备。

七、过期妊娠

平时月经规律，妊娠达到或超过42周（≥294天）尚未分娩者为过期妊娠，是胎儿宫内窘迫、胎粪吸入综合征、新生儿窒息、成熟障碍综合征、巨大儿及难产等的重要原因。

1.病因 雌、孕激素比例失调；子宫收缩刺激机制反射减弱，如头盆不对称、胎儿过大及胎位异常等；胎儿畸形；遗传因素。

2.病理

（1）胎盘及胎儿：胎盘功能正常，仅重量略有增加，维持胎儿正常生长，部分发育成巨大儿。胎盘功能减退，胎儿发育停滞，出现胎儿过熟综合征，生长受限。

（2）羊水：迅速减少，污染率明显增高。

3.辅助检查

（1）胎动计数：12小时＜10次或逐日下降50%，提示胎儿宫内缺氧。

（2）胎心监护：NST（无应激试验）无反应，OCT试验（缩宫素激惹试验）多次反复出现晚期减速，提示胎盘功能减退。

（3）B超检查：观察胎盘成熟度、羊水量及胎儿宫内情况。

（4）羊膜镜检查：观察羊水颜色，了解有无胎粪污染。

4.治疗与护理措施

（1）加强产前检查，准确核实预产期，妊娠41周后应考虑终止妊娠，避免过期妊娠。确诊过期妊娠者应根据胎儿安危状况、胎儿大小及宫颈成熟度选择恰当的分娩方式。

（2）预防并发症

①协助孕妇左侧卧位，吸氧，监测胎心。

②协助医生终止妊娠，发现胎心异常或羊水浑浊及时报告，做好剖宫产及抢救新生儿窒息的准备。

（3）分娩方式：促宫颈成熟、引产术、剖宫产术。进入产程后，孕妇取左侧卧位、吸氧，行胎心监测和胎儿头皮血pH测量。

八、羊水量异常

（一）羊水过多

妊娠期间羊水量超过 2000ml，称为羊水过多。

1. **病因**　胎儿疾病，如胎儿畸形（神经系统和消化道畸形最多见）、胎儿肿瘤、代谢性疾病等；多胎妊娠；脐带胎盘病变；妊娠合并症，如妊娠期糖尿病、母儿血型不合、妊娠期高血压疾病及严重贫血等；特发性羊水过多。其中以胎儿畸形最多见，约18%～40%的羊水过多合并胎儿畸形。

2. **临床表现**　一般羊水量超过3000ml才出现症状。

（1）急性羊水过多：多发生在妊娠20～24周。因羊水量急剧增多，子宫迅速增大，孕妇出现呼吸困难、不能平卧只能侧卧、下肢水肿等压迫症状。查体可见子宫明显大于妊娠周数，胎位不清，胎心遥远或听不清。

（2）慢性羊水过多：常见于妊娠晚期，羊水在数周内缓慢增多，压迫症状较轻。

3. **并发症**　孕妇易并发妊娠期高血压疾病、胎膜早破、早产、胎盘早剥、子宫收缩乏力、产后出血、产褥感染等。胎儿可出现胎位异常、胎儿窘迫、脐带脱垂。

4. **辅助检查**　羊水指数是以脐为中心的四个象限，各象限最大羊水暗区垂直径之和。B超检查显示羊水最大暗区垂直深度（AFV）≥8cm，羊水指数（AFI）≥25cm，即可诊断为羊水过多。当AFV为8～11cm时为轻度羊水过多，12～15cm为中度，＞15cm为重度；AFI为25～35cm为轻度羊水过多，36～45cm为中度，＞45cm为重度。

5. **治疗要点**

（1）羊水过多合并胎儿畸形：及时终止妊娠。

（2）羊水过多合并正常胎儿：应寻找病因，积极治疗母体疾病。

①症状严重者（胎龄不足37周）穿刺放羊水，严格执行无菌操作。放羊水时避免速度过快，每小时约500ml，一次不超过1500ml。放羊水后腹部放置沙袋或腹带包扎，以防腹压骤降而发生休克。

②羊水反复增多、症状严重者，若妊娠≥34周且胎肺成熟，可终止妊娠。如胎肺未成熟，可用地塞米松促胎肺成熟，24～48小时后再考虑引产。

6. **护理措施**

（1）一般护理：取左侧卧位，抬高下肢，减少增加腹压的动作，以免胎膜早破。给予吸氧。

（2）防治并发症：密切观察生命体征，胎心、胎动及宫缩情况。羊水过多者在破膜后极易发生脐带脱垂。一旦破膜抬高臀部，取头低足高位，防止羊水流出过多或脐带脱垂。

7. **健康教育**　确诊孕妇应定期随访，每1～2周做一次B超检查，每2周做一次无应激试验。进食低钠饮食，多食蔬菜水果，防止便秘。

（二）羊水过少

妊娠晚期至足月时羊水量少于300ml，称为羊水过少。

1. **病因**　胎儿畸形，以泌尿系统畸形多见；胎盘功能减退；羊膜病变；母体因素；胎膜早破。

2. **临床表现**　临床症状多不典型。妊娠早期易发生胎膜、胎体粘连。妊娠中、晚期易发生肌肉骨骼畸形。

3. **辅助检查**　B超检查妊娠晚期羊水最大暗区垂直深度≤2cm为羊水过少，≤1cm为严重羊水过少；羊水指数≤5cm为羊水过少，≤8cm为羊水偏少。

4. **治疗要点**

（1）羊水过少合并胎儿畸形：应尽早终止妊娠。

（2）羊水过少合并正常胎儿：寻找病因，增加补液量，改善胎盘功能，抗感染。妊娠足月，胎儿可存活者，应尽快终止妊娠。

5. 护理措施

（1）一般护理：取左侧卧位，指导孕妇自我检测的方法。

（2）病情观察：密切观察孕妇和胎儿情况，B超动态监测羊水量。出生后胎儿应全面评估、识别畸形。

（3）治疗护理：终止妊娠者做好阴道助产或剖宫产准备。羊膜腔灌注者严格执行无菌操作，遵医嘱抗感染。

九、多胎妊娠

一次妊娠宫腔内同时有两个或两个以上胎儿时称为多胎妊娠。

1. 双胎分类及特点

（1）双卵双胎：约占双胎妊娠的2/3。是由两个卵子分别受精形成，双胎有各自的胎盘和胎囊，血液不通。两个胎儿基因不同，性别、血型可相同或不同。其发生率受年龄、孕产次、种族、促排卵药物和辅助生育技术等因素影响，有家族遗传倾向。

（2）单卵双胎：由一个受精卵分裂形成，两个胎儿性别、血型、基因均一致。有双羊膜囊双绒毛膜单卵双胎、双羊膜囊单绒毛膜单卵双胎、单羊膜囊单绒毛膜单卵双胎、联体双胎四种类型。双羊膜囊双绒毛膜的单卵双胎在受精后72小时内的桑椹期前分裂成两个胚胎。双羊膜囊、单绒毛膜的单卵双胎于受精后72小时至6～8天分裂。单羊膜囊单绒毛膜单卵双胎于受精后8～12天分裂。联体双胎于受精13天以后分裂，导致联体。

2. 临床表现 早孕反应重，子宫大于孕周，妊娠中、晚期体重增加迅速。妊娠晚期受子宫压迫，会出现呼吸困难、胃部胀满、食欲下降、下肢水肿、静脉曲张、极度疲劳和腰背痛等。

3. 并发症

（1）孕妇：常出现贫血、妊娠期高血压疾病、羊水过多及胎膜早破、胎盘早剥、宫缩乏力、产后出血。

（2）胎儿：易出现早产、脐带异常、胎儿畸形、胎儿生长发育不一致、双胎输血综合症，分娩时易出现胎头交锁及胎头碰撞。

4. 辅助检查 B超可见宫腔内有两个妊娠囊或胎儿。胎心听诊可听到两个胎心音，且心率每分钟相差10次以上。电子监护时若两胎心率同时发生加速或相差在15秒内，称为同步加速，证明胎儿宫内状态良好。

5. 处理原则 增加孕妇产前检查次数，积极预防并发症，提前住院待产，监测胎儿发育情况及胎位变化。若有双胎胎位异常，一般不给予纠正。多数双胎能经阴道分娩，分娩时应密切观察并做好产后出血准备。

6. 护理措施

（1）营养指导：进食高蛋白、高维生素、含必需脂肪酸食物，注意补充铁、钙、叶酸等。

（2）病情观察：动态监测胎儿生长发育、胎心和胎位。加强病情观察。

（3）分娩护理：保证孕妇睡眠及摄入量，做好产后出血和新生儿抢救准备。第一个胎儿娩出后，应夹紧胎盘侧脐带避免第二个胎儿失血。一般在间隔20分钟左右，第二个胎儿会娩出，若超过15分钟无宫缩，可人工破膜或静滴缩宫素等。

第八节 妊娠期合并症

一、心脏病

妊娠期、分娩期及产褥期均可使心脏病患者的心脏负担加重而诱发心力衰竭。妊娠合并心脏病孕妇的主要死亡原因是发生心功能衰竭与感染。妊娠 32～34 周、分娩期及产后 3 天是心脏负担最重的时间，极易诱发心力衰竭和心律失常。

1. 心脏病与妊娠的相互影响

（1）妊娠期对心脏病的影响：妊娠 6 周后血容量逐渐增加，至 32～34 周达高峰，心排血量增加，心率增快，易导致心力衰竭。

（2）分娩期对心脏病的影响：产妇血流动力学变化最显著，热量及氧消耗增加，是心脏负担最重的时期（表 3-17）。

（3）产褥期对心脏病的影响：产后 3 天内，子宫收缩使大量血液进入体循环，妊娠期组织间隙内潴留的大量液体也回到体循环，仍应警惕心力衰竭的发生。

（4）心脏病对妊娠的影响：心脏病不影响受孕。但心功能不全者早产、流产、宫内发育迟缓、胎儿宫内窘迫、胎死宫内及新生儿窒息的发生率明显增高。

表3-17 分娩期对心脏病的影响

产 程	血流动力学变化	对心脏病的影响
第一产程	宫缩使血液挤入周围循环，增加外周阻力和回心血量，增加心排血量	加重心脏负担
第二产程	宫缩加强，产妇屏气，腹压升高，能使内脏血液涌入心脏，肺循环压力增加	心脏负担最重，最易发生心力衰竭
第三产程	胎儿娩出后，腹压骤减，大量血液流向内脏，回心血量急剧减少；胎盘娩出后，胎盘循环停止，子宫进一步收缩使大量血液进入体循环，回心血量急剧增加	易发生心力衰竭

2. 临床表现

（1）症状：多于妊娠前已诊断器质性心脏病。常表现为胸闷、气短、心悸、头晕等。左心衰竭最早出现劳累后心悸，以呼吸困难为主要症状。右心衰竭以体循环淤血引起的消化道症状最常见。

（2）体征：发绀，水肿，颈静脉怒张，心脏听诊有舒张期Ⅱ级以上或粗糙全收缩期Ⅲ级以上杂音。夜间不能平卧，端坐呼吸，休息时心率＞110 次/分，呼吸＞20 次/分，肺底有少量持续性湿啰音。

（3）心功能分级：心功能Ⅰ级为体力活动不受限，日常活动不会引起明显气促等；Ⅱ级为体力活动轻度受限，休息时无症状，日常活动会出现气促等；Ⅲ级为体力活动明显受限，稍微活动便出现显著气促、心悸等；Ⅳ级为体力活动重度受限，休息时也有气促等。

3. 辅助检查 心电图显示严重心律失常，X 线检查显示心脏显著扩大，超声心动图显示心肌肥厚、瓣膜运动异常或心内结构畸形。

4. 治疗与护理措施

（1）孕前咨询：主要根据心功能级别、心脏病种类、病变程度等决定能否妊娠。心功能Ⅰ～Ⅱ级、既往无心力衰竭史者可以妊娠；心功能Ⅲ～Ⅳ级、既往有心衰史、肺动脉高压、先心病、严重心律失常、年龄35岁以上等，妊娠期极易发生心力衰竭，不宜妊娠。

（2）妊娠期

①加强孕期保健：不宜妊娠者，应于妊娠12周前行人工流产，12周后终止妊娠的危险性大。继续妊娠者，定期产检，妊娠20周前每2周一次；妊娠20周后每周一次，重点评估心功能和胎儿情况，发现早期心力衰竭表现应立即住院。妊娠36～38周提前住院待产。

②休息活动护理：保证充分休息，每天至少10小时睡眠且中午休息2小时，取左侧卧位或半卧位，避免劳累和情绪激动。

③饮食护理：限制过度营养，以每月体重增加不超过0.5kg，整个妊娠期不超过12kg为宜。摄取高蛋白、高维生素、低盐、低脂、富含矿物质的饮食。妊娠16周后限盐，＜5g/d，20周后预防性应用铁剂。少食多餐，多食水果蔬菜，防止便秘。

④消除诱发因素：注意保暖，预防感染，纠正贫血，治疗心律失常和妊娠期高血压疾病。

⑤急性心力衰竭紧急处理：应立即取坐位、使双腿下垂；给予高流量吸氧，氧流量为6～8L/min，且用20%～30%的乙醇湿化；使用阿片类药物镇静，使用强心药、利尿药、血管扩张药、非洋地黄类正性肌力药和血管收缩药。

（3）分娩期：心功能Ⅰ～Ⅱ级、胎儿不大、胎位正常、宫颈条件良好者，可在严密监护下，给予阴道助产。心功能Ⅲ～Ⅳ级的初产妇或有产科指征者，均应择期行剖宫产，连续硬膜外阻滞麻醉。分娩中应采取半卧位，臀部抬高、下肢放低。

①第一产程：专人护理，每15分钟监测生命体征，每30分钟听胎心。取左侧半卧位休息，吸氧。尽量减少肛查次数，以免诱发心力衰竭。保持外阴清洁，预防性应用抗生素。

②第二产程：尽量缩短第二产程，避免用力屏气，每10分钟监测生命体征及胎心。

③第三产程：胎儿娩出后，立即腹部放置沙袋24小时，以防腹压骤减诱发心力衰竭。按摩子宫同时注射缩宫素以减少出血，但禁用麦角新碱，以免静脉压升高。产房观察4小时。

（4）产褥期

①休息活动护理：产后24小时绝对卧床，半卧位或左侧卧位。在心脏功能允许的情况下，鼓励早期下床活动。

②病情观察：产后72小时严密观察生命体征，心功能Ⅰ～Ⅱ级者每4小时一次，心功能Ⅲ～Ⅳ级者每2小时一次。

③哺乳护理：心功能Ⅰ～Ⅱ级者，鼓励母乳喂养；心功能Ⅲ～Ⅳ者不宜哺乳，指导退乳及人工喂养的方法。

④预防感染：抗生素预防感染直至产后1周。保持外阴清洁，及时更换会阴垫，观察体温、伤口、子宫复旧和恶露变化。

⑤计划生育指导：心功能Ⅲ～Ⅳ级不宜妊娠者，剖宫产的同时行输卵管结扎术，或在产后1周行绝育手术。

⑥心功能Ⅰ～Ⅱ级者可在产后10天出院，心功能Ⅲ～Ⅳ者应该延迟出院时间。

二、病毒性肝炎

病毒性肝炎是由多种病毒引起的以肝脏病变为主的传染性疾病。乙型病毒性肝炎在妊娠期更容易进展为重型肝炎，是我国孕产妇死亡的主要原因之一。

1. **病毒性肝炎与妊娠的相互影响**

（1）妊娠对肝炎的影响

①妊娠本身不增加对肝炎病毒的易感性，但因妊娠期基础代谢率高，营养物质消耗增多，肝内糖原储备降低，体内营养物质相对不足，蛋白质缺乏，使肝脏抗病能力降低。

②妊娠期有大量雌激素需在肝内灭活；胎儿代谢产物需经母体肝内解毒；分娩时体力消耗、缺氧、酸性代谢物质产生增多以及产后失血等因素可使肝脏的负担增加，导致病毒性肝炎病情加重、复杂。

（2）肝炎对妊娠的影响：孕妇常出现凝血功能障碍、并发 DIC，妊娠期高血压疾病、产后出血率增高，合并重症肝炎后死亡率高达 60%。急性病毒性肝炎患者最好在痊愈 2 年后计划妊娠。

（3）母婴传播：该病毒可通过垂直传播、产时传播、产后传播使胎儿感染，使早产率增高，胎儿畸形率增加。

2. **临床表现**　孕妇常出现不明原因的食欲减退、恶心、呕吐、腹胀、乏力、肝区叩击痛等消化系统症状；合并重症肝炎时表现为起病急、病情重，多发生于妊娠末期，畏寒发热，皮肤巩膜黄染、尿色深黄、频繁呕吐、腹水、肝臭味、肝脏进行性缩小，还可合并急性肾衰及肝性脑病。

3. **辅助检查**

（1）肝功能检查：血清中 ALT 增高。血清胆红素 > 17μmol/L。尿胆红素阳性、凝血酶原时间延长。

（2）血清病原学检测及意义

①甲型肝炎：检测血清中抗 HAV 抗体，发病第 1 周即可阳性，特异性高，有助于早期诊断。

②乙型肝炎：特异性标志为 HBsAg 阳性。

4. **治疗与护理措施**

（1）妊娠期

①一般护理：保证休息，避免体力劳动。给予优质蛋白、高维生素、富含糖类、低脂肪食物，保持大便通畅。注意传染控制，患者接触物应严格消毒。

②定期检查：定期进行肝功能、肝炎病毒血清病原学标志物检查。

③用药护理：积极进行保肝治疗，避免应用可能损害肝的药物，注意预防感染，并遵医嘱应用广谱抗生素，以防感染诱发肝性脑病。有黄疸应立即住院，按重症肝炎处理。合并重型肝炎时积极防治肝性脑病，给予各种保肝药物，严格限制蛋白质摄入量，每天应 < 0.5g/kg。严禁肥皂水灌肠。应用肝素治疗时，观察有无出血倾向。

（2）分娩期

①一般护理：密切观察产程，避免不良刺激。

②预防 DIC：于分娩前 1 周应用维生素 K_1，观察产妇有无出血倾向。分娩时应严密监测凝血功能。

③预防产后出血：缩短第二产程，可使用阴道助产。

④预防感染：应用广谱抗生素预防其他感染。

（3）产褥期

①病情观察：观察子宫收缩情况，可使用缩宫素预防产后出血。

②母乳喂养：新生儿于出生 12 小时内注射乙型肝炎免疫球蛋白和乙肝疫苗后，可接受 HBsAg 阳性母亲哺乳。不宜哺乳者，指导产妇退乳方法和人工喂养的知识与技能，可口服生麦芽冲剂或乳房外敷芒硝退乳，因雌激素对肝脏有损害，所以不宜用于退乳。

三、糖尿病

妊娠合并糖尿病可分为两种类型：糖尿病合并妊娠，即已确诊糖尿病的基础上合并妊娠。妊娠期糖尿病，即妊娠前糖代谢正常，妊娠期首次出现糖尿病。

1. 糖尿病与妊娠的相互影响　见表3-18。

表3-18　糖尿病与妊娠的相互影响

妊娠、分娩对糖尿病的影响	妊娠期	受孕率基本不受影响、易发生酮症酸中毒
	分娩期	易发生低血糖和诱发酮症酸中毒
	产褥期	易发生低血糖症
糖尿病对妊娠、分娩的影响	母体	易引起自然流产、妊娠期高血压疾病、感染、羊水过多、子宫收缩乏力、产程延长及产后出血
	胎儿	极易发生巨大儿，易发生畸形儿、早产及胎儿生长受限，围生儿死亡率增高，处于高血糖状态
	新生儿	新生儿呼吸窘迫综合征、新生儿低血糖、低钙血症及低镁血症

2. 辅助检查　妊娠期糖尿病患者通常无症状，故所有孕24～28周的孕妇均应做糖筛查试验。

（1）妊娠前未进行过血糖测定的孕妇，达到以下任何一项标准可诊断为孕前糖尿病（PGDM）。

①空腹血糖（FPG）：测量≥7.0mmol/L（126mg/dl）。

②有高血糖症状或危象者：随机血糖≥11.1mmol/L（200mg/dl）。

③糖化血红蛋白：测量≥6.5%者。

④75g口服葡萄糖耐量试验：服糖后2小时血糖≥11.1mmol/L（200mg/dl）。

（2）妊娠期糖尿病（GDM）的测定

①75g口服葡萄糖耐量试验（OGTT）：测量前3天正常活动，每天碳水化合物摄入量不少于150g，检查前1天晚餐后开始禁食至少8小时，之后摄入75g葡萄糖。测量空腹及服糖后1、2小时的血糖应为5.1mmol/L（92mg/dl）、10.0mmol/L（180mg/dl）、8.5mmol/L（153mg/dl），任何一次测量值超过该标准可诊断为妊娠期糖尿病。

②空腹血糖：在有糖尿病高危因素时，测量FPG≥5.1mmol/L可直接诊断为糖尿病。FPG≥4.4mmol/L者尽早行OGTT。

3. 治疗要点

（1）饮食控制：是糖尿病治疗的基础。

（2）药物治疗：多数孕妇经合理饮食控制和适当运动治疗，能控制血糖在满意范围。若血糖控制不理想，应用胰岛素调节血糖水平。不宜使用口服降糖药治疗，防止对胎儿产生毒性反应。

（3）孕期母儿监护：加强产前检查，妊娠早期每周检查一次至10周，妊娠中期每两周检查一次，妊娠32周后每周检查一次，注意血糖变化、胎儿发育等。

（4）妊娠前糖尿病和需胰岛素治疗的妊娠期糖尿病孕妇，若血糖控制良好，可选择妊娠38～39周终止妊娠。有母儿并发症，血糖控制不满意者，应促进胎肺成熟，适时终止妊娠。

4. 护理措施

（1）妊娠期

①加强孕妇监护，预防感染。

②控制饮食，合理分配，少量多餐。不宜食用各种糖、蜜饯等，宜选择血糖生成指数低的食物。睡前适当加餐可避免夜间酮症发生。

③适量运动。

④遵医嘱准确使用胰岛素，防止低血糖反应。指导孕妇掌握胰岛素的用法。

（2）分娩期

①陪伴分娩，加强心理支持，鼓励进食，保证充足热量。

②严密监测产程进展和胎儿情况，促进产程进展，控制产程时间不超过 12 小时。及时调整胰岛素用量，预防低血糖。

③遵医嘱在胎肩娩出时注射宫缩药，如缩宫素或麦角新碱，预防产后出血。做好术前准备，助产器械准备和新生儿抢救准备。

（3）产褥期

①产后遵医嘱调整胰岛素用量并监测血糖变化。分娩后 24 小时内胰岛素减至原用量的 1/2，48 小时减少到原用量的 1/3。

②注意观察产妇有无疲乏、心慌、出冷汗、脉速、恶心、呕吐等低血糖表现。一旦发生，及时通知医生，并给予口服糖水或静脉注射 5% 葡萄糖。

③注意子宫收缩和恶露情况，遵医嘱适当应用抗生素，预防感染。

④接受胰岛素治疗的产妇鼓励母乳喂养，按需哺乳。

⑤无论体重大小，都应按早产儿护理，注意保暖、吸氧。

⑥出生后取脐血测血糖，30 分钟后定时喂 25% 葡萄糖溶液，预防新生儿低血糖的发生。

⑦糖尿病产妇产后应使用避孕套或输卵管结扎术长期避孕，不宜使用避孕药和宫内节育器。

⑧胎儿娩出后无论体重大小，都应按早产儿护理，注意保暖、吸氧。轻症糖尿病产妇尽早母乳喂养，按需哺乳；重症妊娠合并糖尿病的产妇不宜哺乳，给予退乳。

四、急性肾盂肾炎

急性肾盂肾炎是妊娠期最常见的泌尿系统合并症。

1. **病因**　妊娠期雌孕激素增多，能造成输尿管平滑肌松弛、膀胱对张力不敏感、排尿不全，利于细菌繁殖。胎头压迫膀胱，使排尿不畅，尿液返流入输尿管。妊娠期还可有生理性糖尿，利于细菌生长。增大的子宫压迫输尿管，使肾盂扩张。致病菌以大肠埃希菌最常见。

2. **临床表现**　起病急，会突发寒战、高热，可高达 40℃以上，也可为低热，伴头痛、全身酸痛、恶心、呕吐、腰痛、尿频、尿急、尿痛等膀胱刺激征。排尿时会有下腹痛，肋腰点压痛。

3. **辅助检查**　血液检查可见白细胞增多，尿中可见白细胞或脓细胞，尿培养为阳性。

4. **治疗原则**　一旦确诊应住院治疗，行支持疗法，抗感染和防止中毒性休克。需保持泌尿道通畅。

5. **护理措施**　嘱孕妇取侧卧位，减轻对输尿管的压迫。保证营养的摄入，多饮水以冲刷尿管。每天监测尿量，保证在 2000ml 以上。遵医嘱使用抗生素。

五、贫　血

贫血是妊娠期常见的合并症，以缺铁性贫血最常见。巨幼细胞贫血主要是由叶酸和维生素 B_{12} 缺乏引起。

1．贫血与妊娠的相互影响

（1）对母体的影响：妊娠可使原有贫血加重，而贫血易导致孕妇发生贫血性心脏病、产后出血、产褥感染等并发症。

（2）对胎儿的影响：母体过度缺铁时，造成胎盘供氧和营养不足而致胎儿发育受限、胎儿宫内窘迫、早产，甚至死胎。

2．临床表现

（1）轻度贫血：多无明显症状，或有皮肤、口唇黏膜和睑结膜苍白。

（2）重度贫血：可出现头晕、耳鸣、心悸、面色苍白、食欲缺乏、腹胀等，还可出现贫血性心脏病、妊娠期高血压疾病性心脏病、胎儿生长受限、胎儿窘迫、早产死胎等。血红蛋白≤60g/L。

（3）体征：黏膜苍白、毛发干燥易脱落、指（趾）甲扁干易脆、易出现反甲，可伴发口腔炎、舌炎等，部分孕妇会出现轻度脾脏肿大。

3．辅助检查

（1）血常规检查：呈小细胞低色素性贫血，血红蛋白＜110g/L，血细胞比容＜0.33或红细胞计数＜$3.5×10^{12}$/L，可诊断为妊娠期贫血。

（2）血清铁测定：能更敏锐地反映缺铁状况，血清铁＜6.5μmol/L即可诊断缺铁性贫血。

4．治疗要点　轻度贫血应调整饮食，或给予硫酸亚铁或琥珀酸亚铁口服，同服维生素以促进铁的吸收。重度贫血且接近预产期或短期内需行剖宫产者，应多次少量输红细胞悬液或全血，警惕发生急性左心衰竭。

5．护理措施

（1）妊娠期：增加营养，多摄入高蛋白、富含铁和维生素C的食物，如瘦肉、动物肝、蛋类及绿叶蔬菜。妊娠4个月后，遵医嘱正确服用铁剂，应从小剂量开始，于两餐之间服用。可与维生素C或各种果汁同服，避免与茶、咖啡、牛奶等同服，以免影响铁吸收。其最常见的不良反应是恶心、呕吐、胃部不适和黑便等胃肠道反应。

（2）分娩及产褥期

①中、重度贫血孕妇临产前遵医嘱应用止血药，如维生素K_1、卡巴克络等，备好新鲜血和新生儿急救的物品。

②严密观察产程进展，监测母儿状态，必要时第二产程行阴道助产。胎肩娩出后，及时使用宫缩药，防止产后出血。给予广谱抗生素预防感染。

③极度贫血或有严重并发症者不宜哺乳，应指导退奶。

第九节　异常分娩

一、产力异常

1．病因

（1）子宫收缩乏力：多与头盆不称或胎位异常、子宫因素、精神因素、内分泌失调、药物影响等因素有关。

（2）子宫收缩过强：主要原因有经产妇软产道阻力小、使用宫缩药不当、精神过度紧张、极度疲劳、胎膜早破、过多粗暴的阴道检查及宫腔操作刺激等。

2. 临床表现

（1）协调性宫缩乏力（低张性子宫收缩乏力）：是最常见的产力异常类型。子宫收缩具有正常的节律性、对称性和极性，但子宫收缩力弱，持续时间短，间歇期长且不规律，宫缩＜2次/10分钟。有原发性和继发性两种。以继发性宫缩乏力多见，常见于第一产程活跃期后期或第二产程时宫缩减弱，可出现产程进展慢、甚至停滞。

（2）不协调性宫缩乏力：子宫收缩的极性倒置，宫缩来自子宫下段某处或宫体多处，频率高，节律不协调，属无效宫缩。宫缩时子宫下段强，间歇时子宫壁也不能完全松弛，孕妇自觉宫缩强、持续腹痛、拒按、精神紧张、烦躁不安等，产程延长或停滞，严重时会出现脱水、电解质紊乱、尿潴留、胎儿窘迫等。

（3）协调性子宫收缩过强：子宫收缩的节律性、对称性和极性均正常，但子宫收缩力过强、过频，宫腔压力≥60mmHg，宫口扩张速度初产妇≥5cm/h、经产妇≥10cm/h。易发生急产，即总产程＜3小时，常见于经产妇。可出现子宫破裂，产妇有痛苦面容，易出现产道损伤、胎儿窘迫、新生儿出血及外伤等。

（4）不协调性子宫收缩过强

①强直性子宫收缩：子宫强烈收缩，宫缩间歇期短或无间歇。产妇烦躁不安，持续性腹痛，拒按。胎位触不清，胎心听不清，可有先兆子宫破裂征象，即脐下或平脐处见一环状凹陷，称为病理性缩复环。

②子宫痉挛性狭窄环：子宫局部平滑肌呈痉挛性不协调性收缩形成环状狭窄，持续不放松。可发生在宫颈、宫体的任何部分（胎儿较细的部位，以胎颈、胎腰多见），多在子宫上下段交界处，阴道检查可触及不随宫缩上升的狭窄环。

（5）产程曲线异常：宫缩乏力导致的产程曲线异常包括8种类型（表3-19）。

表3-19 产程曲线异常的常见类型

类 型	特 点
潜伏期延长	潜伏期（规律宫缩开始至宫口开大3cm）超过16小时
活跃期延长	活跃期（宫口开大3cm开始至宫口开全）超过8小时
活跃期停滞	进入活跃期后，宫口不再扩张超过2小时
第二产程延长	第二产程初产妇超过2小时、经产妇超过1小时尚未分娩
第二产程停滞	第二产程达1小时胎头下降无进展
胎头下降延缓	活跃期晚期至宫口扩张9～10cm的，胎头下降速度，初产妇＜1cm/h，经产妇＜2cm/h
胎头下降停滞	活跃期晚期胎头停留在原处不下降超过1小时
滞 产	总产程超过24小时

3. 对母儿的影响

（1）子宫收缩乏力：产程延长，易引起产后出血、生殖道瘘、产褥感染、胎儿窘迫，甚至胎死宫内、新生儿窒息等。

（2）子宫收缩过强：可导致急产，造成初产妇软产道撕裂伤、子宫破裂、产褥感染、胎儿窘迫、新生儿窒息及新生儿颅内出血等。

4．治疗与护理措施

（1）协调性宫缩乏力

①有明显头盆不称和胎位异常者，应及时行剖宫产术。

②估计能经阴道分娩者，应加强宫缩，人工破膜，静脉滴注缩宫素。缩宫素适用于协调性宫缩乏力、宫口扩张≥3cm、胎心良好、胎位正常、头盆相称者。用药的原则是以最小浓度获得最佳宫缩。缩宫素 2.5U 加入 0.9% 氯化钠溶液 500ml 内，每滴含缩宫素 0.33mU，从 4～5 滴／分（1～2mU/min）开始，根据宫缩强弱进行调整，调整间隔 15～30 分钟，每次增加 4～5 滴／分，最快给药速度不超过 60 滴／分，使宫腔内压力达到 60mmHg，宫缩间隔 2～3 分钟，持续 40～60 秒。若 10 分钟内宫缩≥5 次、每次宫缩＞1 分钟或胎心率异常，应立即停用缩宫素。

③密切监测胎心、宫缩情况及产程进展，做好阴道助产和剖宫产准备。宫口扩张缓慢、宫颈水肿者，可加用地西泮，地西泮能使子宫颈平滑肌松弛、软化宫颈、促进宫口扩张。

④第二产程双顶径通过坐骨棘平面后，可给予阴道助产。

⑤第三产程应预防产后出血。

（2）不协调性宫缩乏力：处理原则是调节子宫收缩，恢复正常宫缩的节律性和极性。给予镇静药哌替啶、吗啡肌内注射或地西泮静脉注射，使宫缩恢复为协调性宫缩，严禁使用缩宫素。不协调性宫缩未能纠正，出现胎儿宫内窘迫或病理性缩复环者，应行剖宫产。

（3）协调性宫缩过强：以预防为主，慎用宫缩药及其他促进宫缩的方法，提前做好急产后的抢救准备。

（4）不协调性宫缩过强：立即停用缩宫素，停止阴道内操作。给予镇静药和宫缩抑制药，常用 25% 硫酸镁缓慢静脉注射。若仍不缓解或出现胎儿宫内窘迫，应立即行剖宫产术。

（5）预防急产：有急产史的产妇应提前 2 周住院待产，住院后不宜远离病房或独自行动。以左侧卧位休息为主。

（6）产后处理：产后及时检查软产道和新生儿。急产者应严格消毒后结扎脐带、缝合裂伤。新生儿遵医嘱给予维生素 K_1，预防颅内出血。

二、产道异常

产道异常包括骨产道异常及软产道异常，临床上以骨产道异常多见。产道异常可使胎儿娩出受阻。

1．临床表现

（1）骨盆入口平面狭窄：常见于扁平骨盆，以骨盆入口平面前后径狭窄为主，导致妊娠末期或临产后胎头衔接受阻，不能衔接。骨盆绝对性狭窄，常发生梗阻性难产，可出现病理缩复环，甚至子宫破裂。产妇还可出现腹痛拒按、尿潴留、宫颈水肿、泌尿生殖道瘘、胎头颅骨骨折等。

（2）中骨盆平面狭窄：若中骨盆平面狭窄合并出口平面狭窄，称为漏斗骨盆。内旋转会受阻，可出现持续性枕横（后）位。

（3）三个平面均狭窄（均小骨盆）：骨盆各平面径线均＜平均值 2cm 或以上。

（4）畸形骨盆：骨盆形态异常，失去对称性，如骨软化症骨盆和偏斜骨盆，较少见。

（5）软产道异常：软产道包括子宫下段、宫颈、阴道及外阴。

2．护理措施

（1）观察产程情况：产程开始即进展缓慢，且伴有胎先露衔接障碍，多为骨盆入口狭窄所致。产程开始正常，进入中期停滞，多为中骨盆狭窄所致。同时应密切注意胎儿宫内状况。

（2）有明显头盆不称，不能阴道分娩者，做好剖宫产的准备。有轻度头盆不称，在严密监护下可以试产。试产中的护理要点为：专人守护，密切观察胎儿情况及产程进展。若胎儿窘迫、子宫先兆破裂或试产 2～4 小时胎头仍未入盆者停止试产，并做好剖宫产的术前准备。若出口横径与后矢状径之和≤ 15cm，则足月胎儿不易阴道分娩，应行剖宫产。

（3）漏斗骨盆者遵医嘱做好阴道手术助产和剖宫产的术前准备。

（4）防治并发症：严密观察宫缩、胎心、羊水及产程进展，一旦出现胎儿窘迫征象，及时吸氧，取左侧卧位，通知医生并配合处理。产程中减少肛查及阴道检查。助产手术时严格执行无菌操作，保持外阴清洁、干燥。检查子宫复旧及恶露有无异常，遵医嘱应用抗生素。

（5）新生儿护理：胎头在产道压迫时间过长或经手术助产的新生儿，应按产伤处理，严密观察有无颅内出血或其他损伤的表现。

三、胎位、胎儿发育异常

（一）胎位异常

分娩时除枕前位为正常胎位外，其余均为异常胎位。胎位异常是造成难产的原因之一。胎位异常时，若骨盆无异常、胎儿不大，可试产；若合并骨盆异常等，应剖宫产结束妊娠。

1. **持续性枕后位、枕横位的临床表现**　在分娩过程中，胎头枕骨持续不能转向前方，直至临产后仍位于母体骨盆后方或侧方，致分娩发生困难者，称为持续性枕后位或持续性枕横位。一般枕后位在宫缩作用下可转为枕前位，应严密观察，不可过早干预。枕后位的产妇自觉肛门坠胀及排便感，致使宫口尚未开全时过早使用腹压，发生宫颈前唇水肿和产妇疲劳，影响产程进展使第二产程延长；常需手术助产，易发生软产道损伤，增加产后出血及感染的机会；由于第二产程延长，常出现胎儿窘迫和新生儿窒息，围生儿死亡率高。

2. **臀先露的临床表现**　臀先露是最常见的异常胎位，约占 3%～4%，以单臀先露最常见。表现为孕妇常感肋下或上腹部有圆而硬的胎头，脐左（右）上方可听到响亮胎心。由于胎臀不能紧贴子宫下段及宫颈，常导致子宫收缩乏力，产程延长。腹部检查可见子宫为纵椭圆形，在宫底部可触及硬而圆、有浮球感的胎头。易出现胎膜早破、脐带脱垂、胎儿窘迫、新生儿产伤。

3. **其他胎位**

（1）胎头高直位：胎头不屈不仰进入骨盆，矢状缝与入口前后径一致，分为高直前位（枕耻位）和高直后位（枕骶位）。

（2）前不均倾位：指枕横位的胎头前顶骨先入盆，需行剖宫产。

（3）面先露：指胎头以颜面为先露，常由额先露继续仰伸形成，可引起宫缩乏力或子宫破裂。

（4）肩先露：常出现宫缩乏力和胎膜早破，甚至导致胎儿窘迫甚至死亡。

（5）复合先露：常见一手或一前臂沿胎头脱出。

4. **治疗要点**　定期产前检查，妊娠 30 周前顺其自然。胎位异常者于妊娠 30 周前多能自行转为头先露；30 周后仍不正者，可根据情况采取膝胸卧位进行胎位矫治。膝胸卧位时排空膀胱，松解裤带。腹壁松弛孕妇，可在妊娠 32～34 周后进行外转胎位术。若矫治失败，临产前提前 1 周住院，根据产妇及胎儿具体情况分析，以对产妇和胎儿造成最小的损伤为原则决定分娩方式。在脐部娩出后 8 分钟内结束分娩，避免脐带受压缺血致死。

（二）胎儿发育异常

1. **巨大胎儿**　指出生体重≥ 4000g 者，多见于父母身材高大、孕妇患轻型糖尿病、过期妊娠等。临床表现为子宫增大过快，妊娠后期孕妇可出现呼吸困难、自觉腹痛等。

2. **胎儿畸形**　主要为脑积水和连体儿。脑积水指胎头颅腔内、脑室内外有大量脑脊液潴留，临床表现为明显头盆不称，若处理不及时可致子宫破裂。

第十节　分娩期并发症

扫码做题

一、胎膜早破

胎膜早破指在临产前胎膜自然破裂，是常见的分娩期并发症。

1. **病因**　缺乏维生素 C、锌及铜等营养，使胎膜抗张能力下降；下生殖道感染；羊膜腔压力增高，如多胎妊娠、羊水过多、巨大儿等；胎膜受力不均如头盆不称；宫颈内口松弛；机械性刺激，如创伤或者晚期性交等。在妊娠满 37 周后为足月胎膜早破，发生率 8% ~ 10%；在 37 周前为未足月胎膜早破，其单胎妊娠早破发生率为 2% ~ 4%，双胎发生率为 7% ~ 20%。

2. **临床表现**　孕妇突感有较多液体自阴道流出，继而有少量间断性排出，咳嗽、打喷嚏、负重时流液增多，可无腹痛。肛诊将胎先露部上推，见阴道流液量增加。可并发早产、脐带脱垂、胎盘早剥、胎儿窘迫等。

3. **辅助检查**
（1）正常阴道液 pH 值为 4.5 ~ 5.5，羊水 pH 值为 7.0 ~ 7.5，阴道液 pH ≥ 6.5 提示有胎膜早破。
（2）阴道液涂片检查可见羊齿植物叶状结晶。
（3）羊膜镜检查可直视胎先露，看不见前羊膜囊。
（4）超声检查显示羊水量减少。

4. **治疗要点**
（1）期待疗法：适用于妊娠 28 ~ 35 周胎膜早破且不伴感染者，密切观察产妇生命体征，经一般处理后，预防性使用抗生素和子宫收缩抑制药，给予糖皮质激素促进胎肺成熟，如地塞米松。绝对卧床，防止感染，适时终止妊娠。注意胎儿宫内情况，避免不必要的肛查和阴道检查。
（2）终止妊娠：妊娠 < 24 周发生胎膜早破者应终止妊娠。妊娠 35 周以上分娩发动且胎肺成熟，可自然分娩。若孕龄 < 37 周但已临产，或孕龄达 37 周，在破膜 12 小时后尚未临产者，应采取措施尽快终止妊娠。

5. **护理措施**
（1）严密观察胎儿情况：监测胎心率的变化，嘱孕妇自数胎动。定时观察羊水性状、颜色、气味及量等。若羊水混有胎粪，提示胎儿宫内缺氧，应立即给氧。
（2）积极预防感染：保持外阴清洁，每天用 0.1% 苯扎溴铵冲洗会阴 2 次，勤换会阴垫和内衣裤。严密观察产妇的生命体征，及时发现感染征象。破膜超过 24 小时，感染率会增加 5 ~ 10 倍。胎膜破裂超过 12 小时遵医嘱应用抗生素。
（3）脐带脱垂的预防及护理：胎膜早破、胎先露未衔接者，绝对卧床休息，取左侧卧位并抬高臀部或取头低足高位，防止脐带脱垂引起胎儿缺氧或宫内窘迫。严密监测胎心变化，如有脐带先露或脐带脱垂，应在数分钟内终止妊娠。避免一切不必要的刺激，保持大便通畅，禁忌灌肠。
（4）心理护理：向孕妇和家属说明胎膜早破的危害和治疗方案，给予同情、安慰，消除其焦虑情绪。

6．健康教育

（1）加强妊娠期宣教，重视妊娠期卫生保健，预防胎膜早破和下生殖道感染。

（2）妊娠32周后禁止性生活，避免负重及腹部受压，保持大便通畅。

（3）宫颈内口松弛者，应卧床休息，并于妊娠14～16周行宫颈环扎术，环扎部位应尽量靠近宫颈内口水平。

（4）指导补充足量的维生素及钙、铁、锌、铜等营养素。

（5）告知孕妇及家属胎膜破裂的表现，如发生胎膜早破及时入院，避免脐带脱垂和感染。

二、产后出血

产后出血指胎儿娩出后24小时内失血量超过500ml，是分娩期严重并发症，在我国居产妇死亡原因的首位。

1．**病因**　子宫收缩乏力是最常见原因。胎盘因素：胎盘滞留、胎盘粘连或植入、胎盘部分残留；软产道损伤；凝血功能障碍。

2．**临床表现**　主要表现为胎儿娩出后阴道出血及失血引起的休克、严重贫血等相应症状。产妇出现面色苍白、心慌、头晕、皮肤湿冷、脉搏细速及血压下降等。若有长时间的失血性休克，会使垂体前叶组织缺氧、变性坏死，继而纤维化，最终导致垂体前叶功能减退，称为席汉综合征。不同原因所致产后出血的临床表现和处理原则见表3-20。

表3-20　产后出血的临床表现及处理原则

出血原因	阴道出血特点	身体检查	处理原则
子宫收缩乏力	胎盘娩出后间歇性阴道流血，量较多	宫底升高，子宫质软、轮廓不清	按摩子宫，应用宫缩药
胎盘因素	胎儿娩出数分钟后，色暗红	胎盘、胎膜是否完整	及时取出胎盘，做好刮宫准备
软产道损伤	胎儿娩出后立即出现，色鲜红	宫颈、阴道及会阴处是否有裂伤	及时准确地修复缝合
凝血功能障碍	胎儿娩出后持续流血，血液不凝	全身多部位出血或有瘀斑	尽快输新鲜全血，补充血小板等

3．**治疗要点**　针对出血原因，迅速止血。补充血容量，纠正失血性休克，防治感染。

（1）子宫收缩乏力：常用腹壁单手按摩宫底，还可用腹壁双手按摩、腹壁-阴道双手按摩。根据孕妇情况可使用缩宫素、前列腺素类药物缩宫。按摩和缩宫素等无效时，可行宫腔纱条填塞法。必要时可结扎盆腔血管，行髂内动脉或子宫动脉栓塞术，危及孕妇生命时可切除子宫。

（2）胎盘因素：首先检查胎盘、胎膜是否完整，有残留或粘连者可在麻醉后徒手协助娩出，或行刮宫术。若为胎盘植入，则行子宫切除术。

（3）软产道损伤：首先检查宫颈、阴道等确认损伤，按解剖层次逐层缝合，彻底止血。宫颈裂伤＜1cm且无活动性出血时无需缝合，裂伤＞1cm且有活动性出血时需缝合，缝合时第一针需超过裂口顶端0.5cm，避免止血不彻底。

（4）凝血功能障碍：首先确定出血原因，尽快输入新鲜血，补充血小板。

4. 护理措施

（1）预防产后出血

①妊娠期：加强孕期保健，定期产前检查，高危孕妇提前入院。

②分娩期：第一产程密切观察产程进展，防止产程延长。第二产程正确使用腹压，适时、适度做会阴侧切，胎肩娩出后立即给予缩宫素，减少出血。第三产程胎盘未剥离前不可过早牵拉脐带或按压子宫。

③产褥期：80% 以上的产后出血发生在产后 2 小时内，所以产后 2 小时内应在产房严密监护，观察血压、脉搏、宫缩及阴道出血，预防休克。

（2）出血量评估：产后应保留使用后的会阴垫，可通过称重法估算产妇出血量。阴道分娩时可通过收集便器中血液评估出血量。

（3）止血的护理：针对不同原因，迅速止血。宫腔纱布填塞适用于子宫松弛无力、虽经按摩及宫缩药等处理仍无效者。24 小时后取出纱布条，取出前应先使用宫缩药，并给予抗生素预防感染。由于宫腔内填塞纱布条可增加感染的机会，只有在缺乏输血条件，病情危急时考虑使用。

（4）失血性休克的护理：积极纠正休克，补充血容量。若大量失血，及时输新鲜血或行扩容治疗。取平卧位，给予吸氧、保暖。严密观察产妇的意识状态、生命体征、尿量及皮肤情况。观察子宫收缩及会阴伤口情况，遵医嘱给予抗生素控制感染。

（5）预防感染：应保持床单位和环境清洁卫生，每天行会阴冲洗，保持外阴清洁。若有外阴切开伤口者，应注意无菌操作。遵医嘱给予抗生素防治感染。

5. 健康教育

（1）耐心倾听产妇的心理感受，提供心理支持。

（2）提供营养丰富、易消化饮食，多食富含铁、蛋白质和维生素的食物，少量多餐。

（3）指导正确母乳喂养的方法，教会产妇观察子宫收缩和恶露情况，发现异常及时就诊。

（4）保持会阴清洁，提供避孕指导。产褥期禁止盆浴和性生活，产后 6 周复查。

三、子宫破裂

子宫破裂是指子宫体部或子宫下段于妊娠晚期或分娩期发生的破裂，是直接危及产妇和胎儿的严重并发症。

1. 分类 根据发生的时间分为妊娠期破裂和分娩期破裂。根据部位分为子宫体部破裂和子宫下段破裂。根据程度分为完全性破裂和不完全性破裂。根据破裂原因分为自然破裂和损伤性破裂。

2. 病因 瘢痕子宫最常见。还有梗阻性难产，如头盆不称、骨盆狭窄、胎位异常、胎儿畸形等；子宫收缩药使用不当；手术损伤。

3. 临床表现

（1）先兆子宫破裂

①下腹部压痛：产妇烦躁不安，呼吸、心率加快，下腹剧痛难忍，出现少量阴道流血。

②子宫病理缩复环形成：因胎先露部下降受阻，子宫强制性或痉挛性过强收缩，子宫体及下段之间出现病理缩复环。

③血尿：膀胱受压充血，出现排尿困难及血尿。

④胎心率改变：因宫缩过强、过频，胎儿触不清，胎心率加快或减慢或听不清。

（2）子宫破裂：产妇突然感到下腹部撕裂样疼痛。

①不完全性子宫破裂：多见于子宫下段的瘢痕破裂，仅破裂处有压痛，无先兆破裂症状，体征不明显。累及子宫动脉会出现急性大出血或阔韧带内血肿，此时可出现胎心率异常、腹部包块。

②完全性子宫破裂：继先兆破裂症状后，孕妇突发下腹部撕裂样剧痛，宫缩骤停，随后腹痛可稍缓解。待羊水、血液进入腹腔，会出现面色苍白、出冷汗、脉搏细速、呼吸加快、血压下降等休克现象。全腹有压痛、反跳痛，可触及胎体，胎心、胎动消失，胎儿进入腹腔。

妊娠晚期的常见阴道流血/流液疾病鉴别见表 3-21。

表3-21　妊娠晚期的常见阴道流血/流液疾病

疾　病	胎盘早剥	前置胎盘	胎膜早破	子宫破裂
发生时间	妊娠20周后或分娩期	妊娠28周后	临产前	分娩期或妊娠晚期
腹　痛	突发性持续性	无	无	撕裂样剧痛
阴道流血/流液	伴或不伴；贫血程度与外出血量不符	反复；贫血程度与出血量成正比	咳嗽、打喷嚏、负重、肛查时流液量增加	可多可少
子宫收缩	子宫硬如板状	子宫软，大小与停经月份一致	正常	强直性或痉挛性收缩，病理缩复环
胎儿情况	胎位触摸不清，胎心音消失	胎方位清楚，先露高浮，胎心可正常或异常	正常或心率增快	胎心、胎动消失，在腹壁可扪及胎体

4. 治疗要点

（1）先兆子宫破裂：应立即抑制宫缩，肌内注射哌替啶，立即行剖宫产术。

（2）子宫破裂：在积极抢救休克的同时，无论胎儿存活与否，迅速行剖宫产术，手术方式视情况而定。术中、术后遵医嘱给予抗生素控制感染。

5. 护理措施

（1）预防子宫破裂：严格掌握子宫收缩药使用指征和方法。

（2）缓解疼痛：密切观察病情，及时发现病情变化，做好术前准备。密切观察产程进展，注意胎心率的变化，为产妇提供舒适的环境，给予生活上的照顾。

（3）心理护理：向产妇解释病情，取得治疗和护理的配合，给予心理安抚，帮助产妇调整情绪。

6. 健康教育

（1）宣传孕妇保健知识，加强产前检查。对有剖宫产史或有子宫手术史的孕妇，应在预产期前2周住院待产。

（2）指导产妇及家属制订产后康复计划，减少流产次数。对行剖宫产或子宫修补术的产妇，如需再孕，应指导其避孕2年。

（3）对胎儿已死亡的产妇，应帮助其度过悲伤阶段，允许其表达悲伤情绪。同情、理解产妇，倾听产妇诉说内心感受，嘱其家属增加心理支持。

（4）产后注意休息，加强营养，以更好地恢复体力。

四、羊水栓塞

羊水栓塞指在分娩过程中羊水突然进入母体血液循环引起急性肺栓塞、过敏性休克、DIC、肾衰竭等一系列病理改变的严重分娩并发症。

1. 病因 子宫收缩过强，将羊水挤入破损的微血管，羊膜腔压力可高达 100～175mmHg。分娩时宫颈裂伤、子宫破裂、胎盘早剥等会使血窦开放，羊水可从此进入血液循环。胎膜破裂，羊水从蜕膜破损小血管处进入血液循环。

2. 病理

（1）肺动脉高压：羊水中有形成分可进入肺循环形成栓子，堵塞小血管，引起肺小血管痉挛，羊水物质还可激活凝血过程，形成广泛血栓，可导致急性右心衰竭、呼吸衰竭、休克等。

（2）过敏性休克：羊水中有形成分可成为过敏原，引起变态反应，出现血压骤降、过敏性休克。

（3）弥散性血管内凝血：羊水中有大量促凝物质，可广泛形成小血栓，引起 DIC；羊水中还有纤溶激活酶，纤溶系统和凝血物质的消耗使产妇血转为难凝状态，易引起失血性休克。母体肾脏可发生急性缺血，导致肾衰竭。

3. 临床表现 起病急骤、临床表现复杂是其特点。多发生于分娩过程中，尤其是胎儿娩出前后的短时间内。

（1）典型症状：常有烦躁不安、恶心、呕吐、气急等先兆症状，随之出现呛咳、呼吸困难、发绀，迅速出现休克或昏迷，严重者可在数分钟内迅速死亡。未死亡者可表现为出血不止，凝血障碍，常有皮肤、黏膜、胃肠道或肾脏出血，并伴有少尿、无尿、尿毒症等肾衰竭的表现。其临床阶段可分为休克期→出血期→肾功能衰竭期。

（2）不典型症状：部分产妇病情发展慢，症状隐匿，缺乏急性呼吸系统和循环系统症状或症状较轻。

（3）并发症：急性肺栓塞、休克、DIC、急性肾衰竭。

4. 治疗要点

（1）紧急处理：一旦怀疑羊水栓塞，立刻抢救。注射肾上腺糖皮质激素抗过敏，抗休克，早期抗凝，及时纠正电解质紊乱，行利尿，使用氨茶碱纠正呼吸，改善低氧血症，防止 DIC 和肾衰竭的发生，预防感染。

（2）产科处理

①若发生于胎儿娩出前，应积极改善呼吸、循环功能，防止 DIC，抢救休克，待病情好转后迅速结束分娩。

②第一产程发病者，应立即考虑行剖宫产术结束分娩，以去除病因。

③第二产程发病者可根据情况经阴道助产结束分娩。

④若无法控制子宫出血可考虑同时行子宫切除术，以减少胎盘剥离面开放的血窦出血。

⑤临产后出现羊水栓塞先兆，立即停用缩宫素。

5. 护理措施

（1）预防护理：加强产前检查，严密观察产程，严格掌握破膜时间，不在宫缩时破膜。中期引产者行羊膜穿刺术，不应超过 3 次。

（2）对症护理：取半卧位，加压给氧，必要时行气管插管或气管切开，遵医嘱给予静脉补液和药物治疗。

（3）病情观察：监测产妇生命体征、产程进展、宫缩强度及胎儿情况。观察出血量、血凝情况，必要时做好子宫切除术的术前准备。

（4）心理护理：关心、鼓励产妇，使其增强信心，以取得配合。

6. 健康教育

（1）加强产前检查，注意诱发因素，早发现，早诊断，降低羊水栓塞的病死率。

（2）理解和安慰家属的恐惧情绪，适当允许家属陪伴，待其病情稳定后共同制订康复计划。

（3）指导产后康复，注意休息，增加营养，产后6周复查。

第十一节 产后并发症妇女

扫码做题

一、产褥感染

产褥感染是指产褥期生殖道受病原体侵袭，引起局部或全身的炎症变化。产褥病率是指分娩24小时以后的10天之内，用口表每天测量体温4次，间隔4小时，有2次≥38℃。产褥病率常由产褥感染引起，但也可由生殖道以外感染引起。产褥感染与产后出血、妊娠合并心脏病、严重的妊娠期高血压疾病是导致孕产妇死亡的四大原因。

1. 病因

（1）病原体：以需氧性链球菌属为主，其中β-溶血性链球菌致病性最强；还有大肠埃希菌、葡萄球菌、厌氧菌、支原体和衣原体等。

（2）感染途径

①内源性感染：寄生于正常孕妇生殖道或其他部位的病原体，当出现感染诱因时可致病。

②外源性感染：由外界的病原体侵入生殖道而引起的感染。常由被污染的衣物、用具、手术器械等途径感染。

（3）诱发因素：任何削弱产妇防御能力的因素，如胎膜早破，羊膜腔感染，产前、产后出血，孕妇贫血等。

2. 临床表现 发热、疼痛、异常恶露是产褥感染的三大主要症状。轻者体温逐渐上升，达38℃左右。重者体温可达39℃以上，伴有脉速、头痛、虚弱等全身中毒症状，甚至引起菌血症、脓毒症及中毒性休克。

（1）急性外阴、阴道、宫颈炎：分娩时会阴部损伤或手术导致感染。主要表现为会阴局部灼热、疼痛及坐位困难。检查可见局部创口红肿、硬结，脓性分泌物流出，压痛明显，甚至创口裂开，伴有低热。阴道、宫颈感染表现为黏膜充血、溃疡及脓性分泌物增多。

（2）子宫感染：包括急性子宫内膜炎、子宫肌炎。轻型者表现为恶露量多，浑浊有臭味，下腹疼痛，宫底压痛，子宫质软伴低热。重型者表现寒战、高热、头痛，心率增快，白细胞增多，下腹压痛，恶露增多有臭味。

（3）急性盆腔结缔组织炎、急性输卵管炎：病原体蔓延至宫旁组织，出现急性炎性反应而引起急性盆腔结缔组织炎，累及输卵管时可引起输卵管炎。产妇表现为高热、寒战、脉速、头痛等全身症状，子宫复旧差，出现单侧或双侧下腹部疼痛和压痛。结缔组织增厚严重时可形成冰冻骨盆。

（4）急性盆腔腹膜炎及弥漫性腹膜炎：炎症进一步扩散至腹膜引起。全身中毒症状明显，出现高热、恶心、呕吐、腹胀，查体可见下腹部压痛、反跳痛。脓肿累及肠管与膀胱可有里急后重、腹泻和排尿困难。

（5）血栓性静脉炎：来自胎盘剥离处的感染性栓子，经血行播散引起盆腔血栓性静脉炎，病变常呈单侧性。产后1～2周多见，表现为寒战、高热并反复发作，持续数周。会出现下肢水肿、皮肤发白和疼痛，称为股白肿。

（6）脓毒症及菌血症：感染血栓脱落进入血液循环所致，可并发感染性休克和严重全身症状，危及生命。

3. 治疗要点　支持疗法，加强营养，纠正水、电解质紊乱。清除感染灶，会阴伤口出现感染及时切开引流，清除宫腔残留物，及时应用抗生素。发生血栓静脉炎者，可加用肝素，并口服双香豆素、阿司匹林，也可用活血化瘀中药治疗。严重感染者应及时行子宫切除术。

4. 辅助检查　血液检查可见白细胞增多，以中性白细胞增多为主，血沉加快，血清 C- 反应蛋白＞ 8mg/L。进行宫腔分泌物、脓肿及后穹隆穿刺物的细菌培养。超声、核磁、CT 等可对脓肿做出定位和定性诊断。

5. 护理措施

（1）采取半卧位，促进恶露引流，炎症局限，防止感染扩散。禁止阴道冲洗、盆浴和性交。

（2）遵医嘱正确应用抗生素。

（3）严密监测生命体征，做好病情观察与记录。

（4）进食高热量、高蛋白、高维生素、易消化的食物，提高机体抵抗力。

（5）保持会阴清洁，及时更换会阴垫。

（6）心理护理。

6. 健康教育

（1）指导产妇注意休息，增加营养和适当运动。

（2）讲解产褥感染的原因及预防措施。保持会阴清洁、干燥，注意用物消毒。

（3）教会产妇自我观察产褥感染的征象，出现恶露异常、腹痛、发热等异常表现应及时就诊。

（4）指导母乳喂养的正确方法，协助暂停哺乳的产妇热敷乳房，排出乳汁，保持乳腺管通畅。

二、晚期产后出血

晚期产后出血是指分娩 24 小时后，在产褥期内发生的子宫大量出血。

1. 病因　胎盘、胎膜残留最常见。还有蜕膜残留，子宫胎盘附着面复旧不全，感染，剖宫产术后子宫切口裂开，其他：产后子宫滋养细胞肿瘤、子宫黏膜下肌瘤等。

2. 临床表现　以产后 1～2 周最常见。

（1）胎盘、胎膜残留者：表现为恶露持续时间延长，反复阴道出血或突然大量流血，妇科检查子宫大而软，宫口松弛，有时可触及残留组织，多发生于产后 10 天左右。

（2）子宫复旧不全者：表现为突然大量阴道流血，阴道及宫口有血块堵塞。多发生在产后 5～6 周。

（3）术后切口裂开者：多见于子宫下段剖宫产横切口两端，会出现大量阴道流血，甚至休克，多发生在术后 2～3 周。切口离阴道口过近、阴道检查频繁或无菌操作不规范会引起切口感染。切口过低，血液供应差，愈合能力差；切口过高时，切口上下子宫组织厚薄相差大，不易对齐，愈合差。

（4）感染：产妇可继发贫血，伴腹痛和发热；常合并感染，出现恶露增加并有臭味。产后出血与晚期产后出血鉴别见表 3-22。

3. 治疗要点　针对晚期产后出血的原因进行治疗，以止血、抢救休克、预防感染为治疗原则。疑有宫内残留或胎盘附着部位复旧不全者，静脉输液、备血并给予刮宫，操作应轻柔，以防子宫穿孔。刮出物应送病理检查。疑有剖宫产术子宫切口裂开，密切观察病情变化，若大量阴道出血，可做开腹探查。

表3-22　产后出血与晚期产后出血鉴别

	产后出血	晚期产后出血
出血时间	胎儿娩出24小时内	分娩24小时后，产后1～2周最常见
主要病因	子宫收缩乏力	胎盘、胎膜残留
发　热	少	多
体　征	不同原因，不同体征	子宫增大、变软，宫口松弛

4. 护理措施

（1）预防休克：仔细评估出血量及失血性休克表现，备好急救物品和药品，协助产妇平卧、保暖、给氧，给予补液、补血治疗，并协助医生止血。

（2）预防感染：各项操作严格无菌，做好外阴护理，定时监测体温，观察恶露，如有异常及时通知医生，遵医嘱应用抗生素。

（3）心理护理：与产妇及家属及时有效沟通，耐心解释病情变化及治疗方案，鼓励产妇积极配合治疗和护理，帮助其保持良好的心理状态。

5. 健康教育

（1）教会产妇自我监测，如产褥期出现子宫复旧不良、恶露异常、腹痛、发热等表现，应及时就诊。

（2）产褥期注意休息和睡眠，给予高蛋白、高维生素、含铁丰富的食物，保持外阴清洁，禁止性生活及盆浴。

三、泌尿系统感染

约有 2% ～ 4% 的产妇在产后会发生泌尿系统感染，以大肠埃希菌感染多见。一般细菌从尿道外口侵入，上行感染膀胱，继而沿输尿管感染肾盂、肾盏。

1. 病因

（1）分娩时，膀胱受压引起黏膜充血、水肿，且会阴伤口疼痛，易出现尿潴留和膀胱炎等。

（2）分娩时会常规插尿管，尿道无尿液冲刷易出现感染，过多的阴道检查会增加感染几率。

（3）女性尿道短直，尿道口离肛门近，产妇产后抵抗力差，产后恶露等分泌物较多，易感染。

2. 临床表现

（1）膀胱炎：一般在产后第 2 ～ 3 天出现。产妇有尿频、尿急、尿痛等膀胱刺激征，排尿时有烧灼感或排尿困难，也可有尿潴留发生，可有下腹部胀痛或膀胱部压痛，可伴低热，一般无全身症状。

（2）肾盂肾炎：一般在产后第 2 ～ 3 天出现，也可发生在产后 3 周。感染较常发生在右侧，表现为单侧或双侧腰部疼痛、高热、寒战、恶心、呕吐、全身酸痛等，还可有尿频、尿急、尿痛、排尿不尽感等膀胱刺激征。

3. 治疗要点 卧床休息，多饮水，保持尿液通畅，每天尿量应达 2000ml 以上。常规使用抗生素抗感染。可给予泻火、利水等中药。

4. 护理措施

（1）产后 4 ～ 6 小时后应及时帮助产妇自主排尿，让产妇听流水声，用温水冲洗会阴，行针灸疗法刺激排尿。每天擦洗会阴、更换会阴垫，保持会阴部清洁干燥，观察恶露情况。

（2）发生急性感染时，鼓励多饮水，每天可饮水 3000 ～ 4000ml，以冲洗膀胱。保证能量摄入，提高产妇抵抗力。

（3）遵医嘱使用敏感有效的抗生素抗感染，至复查尿常规或行尿培养确定无菌后方可停药。

（4）对症处理，发热患者行降温处理，必要时可使用抗痉挛药和止痛药，减轻不适。

四、产后心理障碍

产褥期妇女精神疾病的发病率明显高于其他时期，尤其以产后抑郁症较常见，是一组非精神病性的抑郁综合征。还包括产后沮丧、产后精神病。

1. **病因**　病因不明。受社会因素、心理因素、遗传因素、内分泌因素及妊娠分娩因素影响。其中遗传因素是产后心理障碍的潜在因素。

2. **临床表现**

（1）产后抑郁：主要表现是抑郁，多在产后 2 周内发病，产后 4 ～ 6 周症状明显。主要表现为心情压抑、情绪淡漠，有时表现为孤独或伤心、流泪。或与丈夫及其他家庭成员关系不协调，对身边的人充满敌意。对生活缺乏信心，出现厌食、睡眠障碍，严重者出现绝望、自杀或杀婴倾向，可出现社会退缩行为。

（2）产后沮丧：主要表现为情绪不稳定、易哭、情绪低落、感觉孤独、焦虑、疲劳、易忘、失眠等。发病率约为 50% ～ 70%，通常在产后 3 ～ 4 天出现，产后 5 ～ 14 天为高峰期，可持续数小时、数天至 2 ～ 3 周。

（3）产后精神病：有变化快、短期预后好、多见于产后 6 周内等特点，常表现为心境紊乱，可出现行为紊乱、乱语、幻觉、自杀行为、思维散漫等。

3. **治疗要点**　心理治疗为产后抑郁的主要治疗方法。中度抑郁症辅以药物治疗，首选 5- 羟色胺再吸收抑制剂，如盐酸帕罗西汀、盐酸舍曲林。

4. **护理措施**

（1）充分休息，保证足够的睡眠，入睡前喝热牛奶、洗热水澡。安排合理饮食，保证营养摄入。必要时陪伴。

（2）心理护理：使产妇感到被支持、尊重、理解，建立与他人良好的交流能力。护理人员应当具备温和、接受的态度，鼓励产妇宣泄、抒发自身感受，耐心倾听，做好疏通工作。让家人给予更多地关心与爱护，避免不良刺激。

（3）指导产妇与婴儿进行交流，参与照顾，培养产妇自信心。

（4）注意安全保护，防止产妇自杀、自伤等行为。

（5）药物治疗：是产后抑郁症的重要治疗手段，应在专科医生指导下正确应用，并注意观察药物疗效及不良反应。

第十二节　遗传咨询与产前诊断

扫码做题

一、遗传咨询

1. **遗传异常**

（1）染色体：染色体是遗传信息的载体，人类细胞中有 23 对染色体，其中有 22 对常染色体，1

对性染色体。能互相配对的两条染色体叫做同源染色体，分别来自父亲和母亲。常见的染色体异常包括数目异常及结构异常。人类最早认识、最为常见的染色体畸变是21三体综合征。染色体异常可引起死胎、流产、死产、畸形儿等。

（2）基因：基因是带有遗传信息的DNA片段，成对排列，是生物遗传信息的基本单位。能控制蛋白质和酶的合成，控制个体发育。基因异常多由基因突变引起，包括单基因和多基因病。

2. 遗传咨询的对象

（1）35岁以上的高龄孕妇。

（2）家庭成员或夫妇中有人具有遗传病或先天出生缺陷。

（3）已生育有先天出生缺陷儿或遗传病儿的夫妇。

（4）已确定或可能为遗传病致病基因携带者。

（5）具有染色体平衡易位或倒位等的携带者。

（6）具有不明原因的不孕、习惯性流产、早产、死产、死胎史等的夫妇或家庭。

（7）夫妇或其血缘亲属有先天性智能低下。

（8）具有致畸物质或放射性物质接触史或病毒感染史的夫妇。

（9）具有三代内近亲婚配史的夫妇。

（10）生育过母儿血型不合而引起胆红素脑病患儿的夫妇。

3. 遗传咨询的方法　包括回顾性遗传咨询、前瞻性遗传咨询、负遗传咨询。

4. 遗传咨询的内容

（1）一般资料：询问夫妇及其亲属的病史、家族史等一般资料，行体格检查和实验室检查。

（2）遗传方式：不同类疾病有不同的遗传方式，确定疾病可能的遗传方式。包括染色体病、单基因病、多基因病。

（3）再发率估计

①染色体病

a. 夫妇正常但曾分娩过异常患儿者，再发率等于群体突变率。

b. 夫妇一方有同源罗伯逊易位、整臂易位、相互易位或为携带者，不能生育正常后代。

c. 夫妇一方为非同源罗伯逊易位、整臂易位、相互易位或携带者，其后代染色体有1/4为正常、1/4为携带者、1/2为部分三体或单体。

d. 夫妇一方为臂间或臂内侧倒位携带者，其后代染色体1/4为正常、1/4为携带者、1/2为部分缺失或重复。

②单基因病

a. 常染色体显性遗传病：其后代男女受累机会相同。

b. 常染色体隐性病：其后代男女发病率相同。

c. X连锁显性疾病：致病基因在性X染色体上，若为男性患者，其女性后代全部发病，男性正常；若为女性患者，其后代男女发病率均为50%。

d. X连锁隐性疾病：若为男性患者，其后代女性均为携带者，男性正常；若为女性携带者和正常配偶，其后代男性再发率为50%，女性不发病，但女性有50%几率为携带者。

③多基因病：随着亲属级别的降低，该病再发率可迅速降低。若病情严重，再发率也会增高。

二、环境因素与出生缺陷

出生缺陷是指胎儿在宫内就存在的发育异常，包括先天畸形和生理功能障碍。多受自然环境（原生环境）和人为环境影响，胎儿缺陷可导致胚胎死亡、胎儿畸形、胎儿生长发育迟缓、新生儿生理功能缺陷和行为异常。

1. 自然环境与出生缺陷

（1）碘缺乏：成人每天需碘量为 $100 \sim 150 \mu g$，孕妇每天应添加 $50 \mu g$，碘缺乏最严重损伤为脑发育落后。

①胚胎期缺碘：可导致早产、死产及先天畸形。可出现地方性克汀病，在确诊后即使补充碘，脑损伤也不可逆转。发育迟缓、神经运动功能落后。

②新生儿期缺碘：可出现甲状腺功能减退、甲状腺肿。

（2）高氟：饮水中氟含量超过 1mg/L 为高氟区，氟过量会使全身组织、器官受累。

①氟中毒：表现为氟斑牙和氟骨病。

②先天性氟中毒：表现为乳齿氟斑牙和幼儿氟骨病。

（3）水质软硬度：水质较软时，可能有钙摄入不足，易出现新生儿死亡及中枢神经系统畸形。

（4）高放射活性：在高放射地区畸形率会增加。

（5）气候：气压骤变、季节变化大、高原地区都可导致畸形。

2. 人为环境与出生缺陷

（1）化学因素

①铅：铅可在人体内蓄积，可通过胎盘屏障，能引起胎儿死亡、畸形，还可影响胎儿生长发育，尤其是神经系统。

②甲基汞：可导致先天性水俣，表现为严重精神迟钝、共济失调、生长发育不良、肌肉萎缩、发作性癫痫、斜视等。

③有机溶剂：可致胎儿畸形。

（2）物理因素

①核辐射：可导致小头病、神经发育迟缓。

②极低频电磁场：可导致先天性心脏病、面部畸形、流产、发育迟缓。

③医源性放射线：出现各种出生缺陷。

④噪声：噪声达 85 分贝时，胎儿听觉受损；达 100 分贝时，会智力低下。

⑤高热：易出现流产、死产、智力低下。

三、产前诊断

产前诊断是指在胎儿期用各种检测方法，诊断胎儿有无明显畸形、染色体或基因疾病。近年一些国家已不再对这类孕妇常规侵入性产前诊断，而是先筛查，计算风险后决定是否侵入性产前诊断。

1. 产前诊断对象

（1）有异常生育者：生育过染色体异常胎儿的孕妇。生育过开放性神经管缺陷、唇裂、腭裂、先天性心脏病儿者。有反复原因不明的流产、死产、畸形胎和有新生儿死亡史的孕妇。本次妊娠羊水过多、疑有畸胎的孕妇。

（2）夫妇有异常因素：夫妇一方为染色体平衡易位者。产前筛查确定的高风险人群。X 连锁隐性遗传病基因携带者。夫妇一方有先天性代谢疾病，或已生育过病儿的孕妇。有遗传病家族史的孕妇。≥ 35 岁的高龄孕妇。

（3）有环境影响因素：在妊娠早期接受较大剂量化学毒物、辐射或严重病毒感染的孕妇。

2. **产前诊断方法**

（1）超声影像：能够观察胎儿结构，检测出明显畸形胎儿。

（2）染色体检测：利用绒毛、羊水或胎儿血细胞培养，检测染色体。

（3）基因检测：通过 DNA 探针进行基因检测。

（4）基因产物检测：利用羊水、绒毛、胎儿血液测定特定蛋白质、酶和代谢产物，可检查胎儿代谢疾病。

3. **染色体病**　包括数目和结构异常，常出现多倍体、非整倍体、缺失、重复、倒位、易位。可表现为流产、体格与智力发育异常。常通过细胞遗传学方法检测。

（1）羊水细胞制备：最佳穿刺时间为妊娠 17～21 周，此时羊水量多、活细胞占比大，易成功培养。

（2）绒毛制备：采样最佳时间为妊娠 9～12 周，培养时间较短。

（3）胎儿血细胞培养制备：常在妊娠晚期进行，可检测胎儿血红蛋白病。

4. **性连锁遗传病**　以 X 连锁隐性遗传病居多。以前需通过确定胎儿性别决定是否妊娠，现可通过高通量测序计数分析疾病基因，产前诊断水平提高。

5. **基因病**　可导致先天性代谢缺陷等，多数无有效治疗法，少数疾病如苯丙酮尿症、先天性甲状腺功能减退，可通过饮食控制或药物治疗使其不发病。可利用胎儿细胞扩增目的基因行 DNA 序列分析。

6. **胎儿结构畸形**　包括全身各器官结构异常，如先天性心脏病、唇腭裂、开放性神经管缺陷及骨骼异常等。主要通过超声、彩色多普勒、磁共振、胎儿镜进行检查。

第十三节　妇科护理病历

1. **病史采集方法**　护理评估是护理程序的基础，是指全面收集有关护理对象的资料，并加以整理、综合、判断的过程。妇产科护理评估可以通过观察、会谈、对护理对象进行身体检查、心理测试等方法获得护理对象生理、心理、社会、精神和文化等各方面的资料。

2. **病史内容**

（1）一般项目：询问护理对象的姓名、年龄、婚姻、籍贯、职业、民族、教育程度、宗教信仰、家庭住址等，观察患者的入院方式。

（2）主诉：了解患者就医的主要问题、主要症状（或体征）、出现的时间、持续时间和患者的应对方式。妇科患者常有下腹部不适，子宫、卵巢肿瘤，阴道分泌物异常，不规则阴道流血等。

（3）现病史：围绕主诉了解发病的时间、发病的原因及可能的诱因、病情发展经过、就医经过、采取的护理措施及效果。

（4）月经史：询问初潮年龄、月经周期、经期持续时间。了解经量多少、有无血块、经前期有无不适、有无痛经和疼痛部位、性质、程度、起始时间和消失时间，月经异常时，还应询问再前次月经起始日期。绝经后患者应询问绝经年龄、绝经后有无阴道出血、分泌物情况或其他不适。

（5）婚育史：包括结婚年龄、婚次、男方健康情况、是否近亲结婚（直系血亲及 3 代旁系）、同居情况、双方性功能、性病史。生育情况包括足月产、早产、流产次数以及现存子女数，以 4 个阿拉伯数字顺序表示，可简写为：足—早—流—存，如足月产 1 次，无早产，流产 1 次，现存子女 1 人，可记录为 1-0-1-1。也可以用孕 × 产 × 方式表示，可记录为孕 2 产 1（G_2P_1）。

（6）既往史：询问既往健康状况，曾患过何种疾病，特别是妇科疾病。同时应询问食物过敏史、药物过敏史。

（7）个人史：询问患者的生活和居住情况、出生地和曾居住地区、个人特殊嗜好等。

（8）家族史：了解患者的家庭成员身体状况，有无遗传性疾病以及可能与遗传有关的疾病。

3. 身体评估 主要包括全身检查、腹部检查和盆腔检查。若为男医生检查必须有女医务人员在场，检查者态度应严肃认真，语言亲切，做好解释工作，做到一人一巾，避免交叉感染。

（1）全身体格检查：测量体温、脉搏、呼吸、血压、身高、体重；观察精神状态、全身发育、毛发分布、皮肤、淋巴结、头部器官、颈、乳房、心、肺、脊柱及四肢。

（2）腹部检查：是妇产科体格检查的重要组成部分，应在盆腔检查前进行。

（3）盆腔检查：盆腔检查为妇科特有的检查，又称为妇科检查，检查内容和记录顺序为外阴、阴道、宫颈、宫体及双侧附件。检查方法有以下 5 种。

①外阴部检查：可观察外阴发育及阴毛情况，皮肤有无溃疡、赘生物等，处女膜是否完整，有无裂伤瘢痕等，有无阴道前后壁膨出、子宫脱垂、压力性尿失禁等。

②阴道窥器：选择适合大小的窥器，观察阴道有无破溃、赘生物、囊肿、阴道隔、双阴道等，阴道分泌物的量、性质、气味。还可观察宫颈颜色、大小、外口形状，有无上皮异常、息肉等。

③双合诊：检查者一手手指放入阴道，一手在腹部配合检查，可检查子宫大小、形状等，了解有无盆腔肿块、癌肿浸润范围等，检查附件：正常输卵管不能触及，卵巢偶可触及。检查方法见图3-7。

④三合诊：即腹部、阴道、直肠联合检查，能了解后倾子宫大小，检查子宫后壁、直肠子宫凹陷或宫骶韧带有无病变，估计病变范围。

图3-7 双合诊检查方法

⑤直肠 - 腹部诊：适用于无性生活史、阴道闭锁或其他原因不宜行双合诊者。

第十四节 女性生殖系统炎症

一、概 述

1. 女性生殖系统自然防御功能 女性生殖器的解剖特点和生理特点具有较完善的自然防御功能。

（1）解剖特点：大阴唇自然合拢，遮盖尿道口、阴道口；阴道前后壁紧贴且呈酸性环境；宫颈内口闭合，形成"黏液栓"堵塞；内膜周期性剥落，还可分泌溶菌酶；输卵管纤毛的摆动及输卵管的蠕动；生殖道黏膜有散在的淋巴组织和细胞，有一定免疫功能；均有助于防止病原体入侵。

（2）生理特点：雌激素使阴道上皮发生周期性的增生变厚及糖原含量增多，糖原经阴道乳杆菌分解为乳酸，可维持阴道正常酸性环境（pH ≤ 4.5，多在 3.8 ～ 4.4），抑制弱碱性环境中繁殖的病原体，称为自净作用。同时，子宫内膜的周期性脱落也可消除宫腔感染。

但女性外阴与尿道、肛门相邻，易受污染。且外阴和阴道由于性交、分娩和宫腔操作，易受损伤和外界病原体感染。尤其在月经期、妊娠期、分娩期和产褥期，容易造成病原体的繁殖，引起生殖道的炎症。

2．**病原体**　多为混合感染，常见病原体为细菌，以化脓菌多见，如葡萄球菌、链球菌、大肠埃希菌、厌氧菌、淋病奈瑟菌、结核杆菌等。其他病原体还包括原虫、真菌、病毒、螺旋体、衣原体等。

3．**传播途径**

（1）沿生殖器黏膜上行：多发生在非妊娠期、非产褥期，常见病原体为淋病奈瑟菌、沙眼衣原体及葡萄球菌。

（2）沿血液循环：是结核菌感染的主要途径。

（3）经淋巴系统：多发生在产褥期、流产后或放置宫内节育器后，常见病原体为链球菌、大肠埃希菌、厌氧菌。

（4）直接蔓延：腹腔其他脏器的感染直接蔓延，如阑尾炎能引起右侧输卵管炎。

4．**感染特点**

（1）葡萄球菌：属于革兰阳性球菌，以金黄色葡萄球菌致病力最强。常见于产后、手术后炎症，伤口感染。

（2）结核分枝杆菌：其感染称为生殖器结核，又称结核性盆腔炎。多见于 20 ～ 40 岁妇女及绝经后老年妇女。以输卵管结核最多见，是引起不孕的主要原因之一。

二、外阴部炎症

（一）外阴炎

1．**病因**　主要指外阴部皮肤与黏膜的炎症，常见于大、小阴唇。诱发因素主要有阴道分泌物、经血、尿液、粪便等刺激；不注意皮肤清洁；长期穿化纤内裤，月经垫通透性差；局部潮湿等。因此，诱因评估时应重点了解患者的卫生习惯。

2．**临床表现**　外阴皮肤瘙痒、疼痛、红肿、烧灼感，于活动、性交、排尿及排便时加重。慢性炎症可使皮肤增厚、粗糙、苔藓样变。

3．**治疗要点**　消除病因，保持局部清洁、干燥，应用抗生素。可用 0.1% 聚维酮碘或 1：5000 高锰酸钾坐浴。高锰酸钾具有防腐、消毒、除臭及解毒作用，其治疗外阴炎的原理是通过氧化菌体的活性基团，发挥杀菌作用。坐浴后涂抗生素软膏或紫草油。

4．**护理措施**　可用 1：5000 的高锰酸钾溶液坐浴，水温40℃，每天 2 次，每次 15 ～ 30 分钟。会阴部浸没于溶液中，月经期停止坐浴。保持外阴清洁干燥，避免搔抓皮肤，禁止使用刺激性药物或肥皂擦洗。

（二）前庭大腺炎

1．**病因**　前庭大腺位于两侧大阴唇后部 1/3 深处，开口于小阴唇与处女膜之间的沟内。在性交、流产、分娩或其他情况污染外阴部，炎症侵入腺管时可发生前庭大腺炎。腺管开口阻塞，脓液不能外流，易形成前庭大腺囊肿。多见于育龄妇女。

2．**临床表现**　炎症多发于一侧，局部皮肤红肿、灼热、压痛明显。脓肿形成时，疼痛加剧，可触及波动感。严重时可有行走不便、大小便困难。囊肿多为单侧，也可为双侧，囊肿小时无明显自觉症状，囊肿大时可有外阴坠胀感或性交不适。

3．**治疗要点**　根据病原体选择敏感抗生素控制感染。也可应用中药热敷或坐浴。脓肿形成时行切开引流并行造口术是治疗前庭大腺囊肿最简单有效的方法。

4．护理措施

（1）急性期卧床休息，局部保持清洁干燥，按医嘱应用镇痛药或抗生素。

（2）造口术后每天更换引流条。常规擦洗外阴，每天2次，伤口愈合后改坐浴，每天2次。

（3）注意外阴清洁卫生，月经期、产褥期禁止性交。纠正不良生活习惯，避免辛辣刺激性食物。

三、阴道炎症

（一）滴虫阴道炎

1．病因与发病机制　由阴道毛滴虫引起。滴虫适宜在pH为5.2～6.6、温度为25～40℃的潮湿环境中生长，在pH5.0以下或7.5以上的环境中不生长。阴道滴虫炎患者阴道pH一般为5.0～6.5，多＞6.0。传播方式以性交直接传播为主，也可经浴池、浴巾、污染的器械等间接传播。

2．临床表现　潜伏期为4～28天，多表现为大量稀薄泡沫状的阴道分泌物及外阴瘙痒。合并尿道感染可有尿频、尿痛，偶见血尿。阴道毛滴虫吞噬精子，可造成不孕。妇科检查见阴道黏膜充血，严重者有散在出血斑点，可累及宫颈而形成"草莓样"宫颈。

3．辅助检查　检查滴虫最简单的方法是生理盐水悬滴法，属阴道分泌物检查，在阴道分泌物中找到滴虫即可确诊。

4．治疗要点　切断传播途径，杀灭阴道毛滴虫，恢复阴道正常pH值。

（1）全身用药：甲硝唑连用7天。甲硝唑具有强大的抗厌氧菌和抗原虫的作用，是治疗阴道滴虫病的首选药，也可治疗厌氧菌、阿米巴原虫感染等。该病可经性交传播，性伴侣应同时治疗，患者及性伴侣治愈前应避免无保护性生活。无症状带虫者也应进行治疗。

（2）局部用药：每晚用酸性药液，如1%乳酸或0.1%～0.5%醋酸溶液冲洗阴道，再用甲硝唑塞入阴道，连用7天。

5．护理措施

（1）注意个人卫生，保持外阴清洁干燥，避免搔抓外阴部。内裤和洗涤用物煮沸消毒5～10分钟。治疗期间禁止性生活。

（2）取送检分泌物前不做双合诊，窥器不涂润滑剂，检查前24～48小时禁止性交、阴道灌洗或局部用药。

（3）指导患者遵医嘱正确用药，注意观察疗效和不良反应。甲硝唑应餐后服用，主要不良反应有消化道反应，如食欲缺乏、恶心、呕吐等。此外，偶见头痛、皮疹、白细胞减少等，一旦发现应停药。甲硝唑用药期间及停药24小时内禁酒。因甲硝唑可通过胎盘，妊娠20周前及哺乳期妇女禁用。

（4）滴虫阴道炎常于月经后复发，因此治疗后检查滴虫阴性者，于月经干净后复查1次阴道分泌物，连续复查3个月均阴性者方为治愈。

（二）外阴阴道假丝酵母菌病

1．病因与发病机制　由假丝酵母菌引起，也称念珠菌性阴道炎。酸性环境适宜假丝酵母菌生长，感染后阴道pH多为4.0～4.7，通常＜4.5。对日光、干燥、紫外线及化学制剂的抵抗力强，但不耐热，加热至60℃1小时即死亡。假丝酵母菌为机会致病菌，内源性感染为主要传播途径，机体抵抗力降低和环境条件适宜时可发病。常见的诱发因素有：妊娠、肥胖、糖尿病、大量应用免疫抑制药及广谱抗生素、大量雌激素治疗、穿紧身化纤内裤等。

2．临床表现　主要表现为外阴瘙痒（奇痒）、灼痛、性交痛，伴尿频、尿痛。典型阴道分泌物呈白色稠厚凝乳状或豆渣样，妇科检查见外阴红斑、水肿，常伴抓痕，阴道黏膜、小阴唇内侧附有白色块状物，擦除后露出红肿黏膜面。阴道分娩时新生儿易传染为鹅口疮。

3. **辅助检查**　可用生理盐水悬滴法，10%KOH 悬滴法或革兰染色检查分泌物中的芽胞和假菌丝。pH 测定＜4.5 为单纯感染，pH＞4.5 可能存在混合感染。

4. **治疗要点**　消除诱因，2%～4% 碳酸氢钠液冲洗阴道或坐浴。以局部药物治疗为主，可选用咪康唑栓剂、制霉菌素栓剂等阴道给药。

5. **护理措施**　基本同滴虫阴道炎。

（1）妊娠合并感染者禁口服，坚持局部用药，以 7 日疗法效果为佳。性伴侣无须常规治疗，但有症状男性应进行假丝酵母菌检查及治疗。

（2）养成良好的卫生习惯。保持外阴清洁，避免搔抓外阴局部皮肤。内裤应煮沸消毒，勤更换。

（3）阴道用药者应在晚上睡前，洗手后戴手套放置。

（4）假丝酵母菌阴道炎常在月经前复发，治疗后应在月经前复查阴道分泌物。

（三）萎缩性阴道炎

1. **病因与发病机制**　旧称为老年性阴道炎。多见于绝经妇女及卵巢去势后妇女，产后闭经或药物假绝经治疗等也可引起。雌激素水平低，阴道壁萎缩，黏膜变薄，上皮细胞糖原减少，阴道 pH 增高，达到 5.0～7.0，局部抵抗力降低，病菌易入侵繁殖。

2. **临床表现**　多表现为外阴灼热、瘙痒及阴道分泌物增多。阴道分泌物稀薄，淡黄色，严重者呈脓血性白带。妇科检查可见阴道黏膜充血伴散在出血点，有时可见浅表溃疡。常见阴道炎症鉴别见表 3-23。

表3-23　常见阴道炎鉴别

	滴虫阴道炎	阴道假丝酵母菌病	萎缩性阴道炎
病因	阴道毛滴虫	假丝酵母菌	雌激素水平低
阴道分泌物	稀薄泡沫状	白色稠厚呈凝乳或豆腐渣样	稀薄，淡黄色
阴道黏膜	充血或散在出血斑点	白色膜状物	上皮皱襞消失、萎缩、菲薄
治疗方法	甲硝唑，1% 乳酸或 0.1%～0.5%醋酸	咪康唑、制霉菌素栓剂、2%～4%碳酸氢钠	雌激素，1%乳酸或0.1%～0.5%醋酸

3. **治疗要点**　治疗原则为补充雌激素，增加阴道抵抗力，应用抗生素抑制细菌生长。补充雌激素为主要的治疗方法，全身或局部用药。阴道局部应用抗生素甲硝唑或诺氟沙星。

4. **护理措施**

（1）注意保持外阴清洁，勤换内裤，穿纯棉内裤，减少刺激。

（2）可用 1% 乳酸液或 0.1%～0.5% 醋酸液冲洗阴道，抑制细菌生长。冲洗后阴道局部使用抗生素。

（3）对卵巢切除、放疗患者给予雌激素替代治疗指导。

四、子宫颈炎症

1. **病因**　包括子宫颈阴道部炎症和子宫颈管黏膜炎症。以急性子宫颈管黏膜炎多见，若急性子宫颈炎未及时治疗或病原体持续存在，可发展为慢性子宫颈炎症。急性宫颈炎的主要病原体为淋病奈瑟菌、沙眼衣原体等，常见于性传播疾病的高危人群。慢性宫颈炎的病原体有葡萄球菌、链球菌、大肠埃希菌、淋菌或沙眼衣原体等。

2. 病理

（1）宫颈糜烂：曾被认为是慢性子宫颈炎最常见的病理改变。但目前已明确子宫颈糜烂样改变只是一个临床征象，可为生理性改变，也可为病理性改变。

（2）宫颈肥大：长期炎症刺激导致宫颈组织充血、水肿、腺体及间质增生，宫颈肥大，但表面光滑，硬度增加。

（3）宫颈息肉：慢性炎症长期刺激使宫颈局部黏膜增生，并向子宫颈外口突出形成息肉。常为单个，也可为多个，色红质脆易出血。

（4）宫颈腺囊肿：多数为生理性变化，不需处理。

（5）宫颈黏膜炎。

3. 临床表现
多数患者无症状。有症状者可表现为阴道分泌物增多，呈乳白色黏液状、淡黄色脓性或血性。妇科检查可见子宫颈充血、水肿、黏膜外翻，子宫颈管黏膜质脆，易出血。

4. 治疗要点
急性子宫颈炎主要采取抗生素治疗。慢性子宫颈炎以局部治疗为主，物理治疗是最常用的有效治疗方法。糜烂样改变无症状者无须治疗，常规做细胞学检查即可。糜烂样改变伴有分泌物增多、乳头状增生或接触性出血者，可给予激光、冷冻、微波等物理治疗。将宫颈糜烂面的单层柱状上皮破坏，形成新的鳞状上皮覆盖。糜烂面小、炎症浸润较浅者，可采用药物治疗，给予康妇特栓剂连续 7～10 天。

5. 护理措施
（1）物理治疗护理

①治疗前做常规宫颈刮片检查，排除子宫颈癌。

②急性生殖器炎症者禁忌，避免炎症扩散。

③治疗时间以月经干净后 3～7 天为宜。

④物理治疗后创面恢复需要 3～4 周，病变较深者需要 6～8 周。

⑤每天清洗外阴 2 次，禁性交、盆浴和阴道冲洗 4～8 周。

⑥治疗后阴道分泌物增多，有大量黄水流出，1～2 周脱痂时可有少许出血。

⑦一般于两次月经干净后 3～7 天复查，注意有无子宫颈管狭窄。

（2）加强会阴部护理，保持外阴清洁干燥，给予高热量、高蛋白、高维生素饮食，适当休息。

五、盆腔炎症

盆腔炎症是指女性上生殖道的一组感染性疾病，包括子宫内膜炎、输卵管炎、输卵管卵巢脓肿、盆腔腹膜炎。

（一）急性盆腔炎

1. 病因

（1）感染因素：外源性病原体主要为性传播疾病的病原体，如沙眼衣原体、淋病奈瑟菌等。内源性病原体主要为寄居于阴道内的微生物群，包括需氧菌（金黄色葡萄球菌等）及厌氧菌（脆弱类杆菌等）。

（2）高危因素：年龄，年轻妇女易发病；有不良性行为；产后或流产后感染；宫腔内手术操作后感染；经期卫生不良；感染性传播疾病；邻近器官炎症蔓延；盆腔炎性疾病再次急性发作。

2．临床表现

（1）轻者无症状或症状轻微，多表现为持续性下腹痛、阴道分泌物增多，伴发热，活动或性交后加重。严重者出现寒战、高热、头痛、食欲缺乏，可有腹胀及腹膜刺激症状。

（2）盆腔检查可见阴道充血，大量脓性臭味分泌物，穹隆触痛明显，宫颈充血、水肿、举痛明显，宫体活动受限，附件区增厚，明显压痛。有脓肿形成时可触及包块且有波动感。

（3）血常规可见白细胞增多，血沉加快。后穹隆穿刺可抽出脓液。

3．治疗要点　主要为经验性、广谱、及时及个体化的抗生素治疗，必要时手术治疗。

（1）以抗生素治疗为主，临床症状改善后继续静脉给药24小时，之后改为口服药，持续用药14天。

（2）如为厌氧菌感染，治疗首选甲硝唑，甲硝唑具有强大的抗厌氧菌和抗原虫的作用，是治疗阴道滴虫病的首选药，对阿米巴原虫也有杀灭作用；还可以预防和治疗厌氧菌引起的感染，如产后盆腔炎，呼吸道、消化道、皮肤软组织、口腔的厌氧菌感染。

（3）在盆腔炎性疾病诊断48小时内及时用药，可明显减少后遗症的发生。

4．护理措施　急性期卧床休息，取半卧位，促进炎症局限。加强营养，给予高热量、高蛋白、高维生素的流食或半流食。高热时给予物理降温，腹胀者行胃肠减压，避免不必要的盆腔检查。遵医嘱给予抗生素，必要时应用镇静、镇痛药。严格执行无菌操作，为手术患者做好术前准备、术中配合、术后护理。

5．健康教育

（1）向患者及家属讲解盆腔炎性疾病的病因、治疗、护理及预防的相关知识。

（2）教会患者清洁会阴的正确方法，即遵循由前向后，从尿道到阴道，最后肛门的原则。保持会阴部清洁干燥，勤换内裤，穿纯棉内裤。

（3）经期、孕期、产褥期加强个人卫生，经期避免性交，注意预防性传播疾病。下生殖道感染者应积极治疗，防止加重病情。

（4）抗生素治疗者应在72小时内随访，注意观察疗效。沙眼衣原体和淋病奈瑟菌感染者，可在治疗后4～6周复查病原体。

（5）指导患者安排好日常生活，避免过度疲劳，适当增加体育锻炼，如慢跑、散步、打太极拳等，增强免疫力。

（二）慢性盆腔炎

1．病因病理　急性盆腔炎性疾病如未得到及时治疗，可转变为盆腔炎性疾病后遗症，即慢性盆腔炎。主要病理改变为组织破坏、广泛粘连、增生及瘢痕形成，导致输卵管阻塞、增粗、积水或输卵管卵巢肿块、囊肿。盆腔结缔组织病变广泛，可使子宫固定而形成"冰冻骨盆"。

2．临床表现

（1）全身症状不明显，可有低热、乏力等。

（2）慢性盆腔痛，下腹部坠胀、隐痛及腰骶部酸痛，常在月经前后、劳累后、性交后加重。

（3）输卵管粘连闭塞导致不孕或异位妊娠。子宫常呈后位、活动受限、有触痛。

（4）盆腔炎性疾病反复发作。

3．治疗要点

（1）物理治疗：常用短波、超短波、微波、离子透入等，可促进局部血液循环，改善组织营养状态，利于炎症吸收。

（2）中药治疗：以清热利湿、活血化瘀或温经散寒、行气活血治疗为主，可行中药灌肠。

（3）西药治疗：应用抗生素，同时加用 α-糜蛋白酶或透明质酸酶，预防粘连、利于炎症吸收。

（4）手术：出现输卵管积水、卵巢囊肿，药物治疗 48 ～ 72 小时后体温持续不降，患者中毒症状加重或肿块增大者，肿块久治无效或脓肿破裂者需行手术治疗。

（5）不孕妇女根据个人情况选择生育技术。

4．护理措施

（1）加强经期、孕期、产褥期个人卫生，避免经期性交，教会患者会阴清洁方法。

（2）指导患者加强锻炼、增加营养、提高机体免疫力。

（3）遵医嘱使用药物，抗生素不宜长期使用，治疗后及时复查。

（4）腹痛时注意增加休息，必要时可使用镇痛药。

（5）需手术者常规做好术前术后护理。

六、尖锐湿疣

1．病因与传播途径 尖锐湿疣是由人乳头瘤病毒感染引起的鳞状上皮增生性疣状病变，其中 90% 与低危型 HPV6 型和 11 型有关。危险因素有：过早性交、多个性伴侣、免疫力低下、高性激素水平、吸烟等。主要经性交直接传播，也可通过污染的物品间接传播。

2．临床表现 潜伏期为 3 周～ 8 个月，平均 3 个月，以 20 ～ 29 岁年轻妇女多见。临床症状不明显，多以外阴赘生物就诊。病变多发生在外阴处、性交易受损部位，如舟状窝、阴道前庭、尿道口等。初期为散在簇状增生的粉色或白色顶端尖锐的小乳头状疣，质软，随着病情发展，可呈菜花状或鸡冠状。

3．辅助检查 一般肉眼见赘生物便可确诊。体征不明显者可行细胞学检查、醋酸试验、阴道镜检查和 HPV 核酸检测。取湿疣组织做巴氏染色检查，可见挖空细胞及角化不良细胞。

4．治疗要点 尚无根除方法，主要采取局部药物治疗和物理治疗，改善症状和体征。局部药物治疗可外用 0.5% 足叶草毒素酊、三氯醋酸等。物理治疗包括微波、激光、冷冻、光动力等。干扰素可作为辅助用药，具有抗病毒及调节免疫作用。病灶较大可行手术切除。

5．护理措施

（1）保持外阴清洁卫生，杜绝混乱的性关系。及时消毒生活用物，预防交叉感染。

（2）尊重患者的人格、隐私，了解患者的思想顾虑，鼓励患者积极接受治疗。

（3）一般治疗率高但有复发可能，患者应遵医嘱随访接受指导，合理护理用药等。

七、淋 病

1．病因与传播途径 淋病是由淋病奈瑟菌引起的泌尿生殖系统化脓性感染，也可导致眼、咽、直肠感染和散播性淋病奈瑟菌感染。发病率占我国性传播疾病首位，一般消毒剂和肥皂等便可使其灭活。人是淋病奈瑟菌的唯一天然宿主，因此，淋病患者和淋病奈瑟菌携带者是淋病主要传染源。成人主要通过性接触传染极少经间接传染，淋病奈瑟菌可通过黏膜上行感染。

2．病理特点 潜伏期 1 ～ 10 天，平均 3 ～ 5 天。最初多无症状，好发于子宫颈、尿道、前庭大腺等下泌尿生殖道；若未治疗，淋病奈瑟菌可上行感染引起子宫内膜炎、输卵管炎、输卵管积脓、盆腔腹膜炎、输卵管卵巢脓肿、盆腔脓肿等，导致淋菌性盆腔炎。若治疗不当，迁延不愈或反复发作，可导致不孕或输卵管妊娠。

3．临床表现

（1）急性淋病：在感染后 1 ～ 14 天出现尿频、尿急、尿痛，白带增多呈黄色、脓性，外阴红肿、有烧灼感，继而出现前庭大腺炎等。若上行至盆腔感染，可出现发热、寒战、恶心、呕吐等。

（2）慢性淋病：由未治疗或治疗不全的急性淋病发展而来，表现为慢性尿道炎、尿道旁腺炎、前庭大腺炎等。可长期潜伏在深处，引起反复急性发作。

4. 对妊娠、胎儿、及新生儿的影响

（1）对母体的影响：妊娠期任何阶段感染淋菌对妊娠预后均有不良影响。妊娠早期可致感染性流产和人工流产后感染；妊娠中晚期易发生绒毛膜羊膜炎、胎膜早破。分娩后产妇抵抗力低下，易发生产褥感染。

（2）对胎儿及新生儿的影响：易出现早产和胎儿宫内感染。新生儿在通过软产道时易感染淋菌，发生新生儿结膜炎、肺炎等，使围生儿死亡率增加。

5. 治疗要点 及时、足量、规范用药。首选第三代头孢菌素（如头孢曲松等），无并发症时给予头孢曲松钠 250mg，单次肌内注射；有并发症时给予 500mg 肌内注射，每天 1 次，连用 10 天。部分淋病患者同时合并沙眼衣原体感染，可同时使用抗衣原体药物。妊娠期禁用喹诺酮类及四环类药物。对阴道分泌物进行革兰染色，可见中性粒细胞内有革兰阴性双球菌，或进行核酸扩增试验、淋病奈瑟菌培养也可确诊该病。

6. 护理措施

（1）急性期卧床休息，做好床边隔离，用过的物品要严格消毒，防止交叉感染。

（2）所有淋病娩出的新生儿应尽快使用红霉素眼膏，预防淋菌性眼炎。

（3）治疗期间严格禁止性交，性伴侣应同时治疗。

（4）尊重患者，给予其关心、安慰，解除顾虑，积极接受治疗。

（5）在无性接触下，患者临床症状和体征全部消失，且在治疗后 4～7 天时做宫颈分泌物检查，每月 1 次、连续 3 次均为阴性可确定为痊愈。

八、梅 毒

1. 病因与传播途径 梅毒是由苍白密螺旋体引起的侵犯多系统的慢性性传播疾病。病变范围广泛，临床表现复杂，危害极大。主要通过性接触传播，未经治疗的患者在感染后 1 年内最具传染性。病期即使超过 4 年，仍可通过胎盘感染胎儿，为先天性梅毒。少数患者可因医源性途径、接触、哺乳等途径感染梅毒。

2. 临床表现 潜伏期约 2～4 周。临床上获得性梅毒可分早期梅毒和晚期梅毒。早期梅毒病程在 2 年以内，包括一期梅毒、二期梅毒和早期潜伏梅毒，主要为皮肤黏膜损害；晚期梅毒病程在 2 年以上，包括三期梅毒和晚期潜伏梅毒，病程长，可侵犯心血管、中枢神经系统。

（1）一期梅毒：表现为硬下疳及硬化性淋巴结炎，一般无明显全身症状。若未治疗可在 3～8 周内自然消失，不留痕迹或仅留轻度萎缩。

（2）二期梅毒：表现为皮肤黏膜损害。皮肤梅毒疹为典型表现。常于一期梅毒后 6～8 周出现。

（3）三期梅毒：表现为永久性皮肤黏膜损害，可侵犯多种组织器官，严重可危及生命。

3. 对胎儿及婴幼儿的影响 患梅毒孕妇能通过胎盘将螺旋体传给胎儿，引起晚期流产、早产、死产。先天梅毒儿早期表现有皮疹、鼻炎、肝脾肿大等；晚期表现为楔状齿、鞍鼻、骨膜炎、神经性耳聋等，病死率及致残率高。

4. 治疗要点 以青霉素治疗为主，尽早、足量、规范用药。

5. 护理措施

（1）建议所有孕妇在初次产科检查时做梅毒血清学筛查，确诊患者应积极配合治疗。血清检查可用于筛查疾病、疗效观察、判断有无复发和再感染。

（2）治疗期间严格禁止性交，性伴侣应同时治疗。

（3）经充分治疗后，应随访2～3年，第一年每3个月复查一次，以后每半年复查一次。治疗失败或再感染，应加倍治疗剂量，并同时行脑脊液检查，观察有无神经性梅毒。

（4）尊重患者，帮助其建立治愈的信心和生活的勇气。

九、获得性免疫缺陷综合征

获得性免疫缺陷综合征（艾滋病）是由人免疫缺陷病毒（HIV）所引起的以免疫功能严重损害为特征的慢性传染病。

1. 病因与传播途径

（1）传染源为HIV感染者和艾滋病患者。

（2）传播途径

①性接触传播：为主要的传播途径，同性、异性性接触均可传播。

②血液传播：共用针具静脉吸毒、输入被HIV污染的血制品及介入医疗操作等。

③母婴传播：通过胎盘、阴道分娩、产后血性分泌物和哺乳等传播。

（3）易感人群：人群普遍易感，高危人群有男性同性恋、多位性伴侣、静脉用药成瘾者及多次接受输血或血制品者。

2. 临床表现　详见内科第九节艾滋病。

3. 辅助检查　详见内科第九节艾滋病。

4. 治疗要点　早期高效抗反转录病毒是治疗的关键，至今无特效药。目的是最大限度地抑制病毒复制，重建或维持免疫功能。齐多夫定为治疗艾滋病的首选药，药物可通过血－脑脊液屏障，逆转HIV所致痴呆，尤其针对儿童的治疗。还需行免疫重建，治疗机会性感染和肿瘤，对症治疗，行预防性治疗。

5. 预防　宣传教育和综合治理是预防的重点措施。加强对群众自我防护的宣传，尤其应加强性道德的教育。严格管理血液及血制品。严格无菌操作，推广使用一次性注射用品。加强对高危人群的疫情监测。

6. 护理措施

（1）休息活动护理：详见内科第九节艾滋病。

（2）饮食护理：详见内科第九节艾滋病。

（3）用药护理：详见内科第九节艾滋病。

（4）卫生护理：加强口腔护理和皮肤清洁。

（5）心理护理：了解患者的心理状态，关心、体谅患者，给予理解、尊重，不歧视，提供生活及精神上的帮助。

（6）预防母婴传播：在妊娠3个月后每个月注射一剂HIV特异免疫球蛋白，婴儿出生后12个小时内注射一剂HIV特异免疫球蛋白。

7. 健康教育

（1）疾病预防指导：广泛开展宣传教育和综合治理，介绍艾滋病的传播途径及危害性。保障安全的血液供应，提倡义务献血。注意个人卫生，不要与他人共用注射器、指甲刀、剃须刀、牙刷等。大力提倡禁毒，杜绝不洁注射。告知群众一般的社交活动如握手、共同进餐、礼节性的接吻、昆虫叮咬等不会传播艾滋病。

（2）疾病知识指导：指导患者及家属艾滋病预防和治疗的相关知识，教会患者保护他人和自我健康监测的方法。讲解应用含氯消毒剂或漂白粉等消毒液对血液、排泄物和分泌物消毒的方法，可用 0.2% 次氯酸钠或漂白粉等进行消毒。定期进行访视及医学观察。

第十五节　月经失调

扫码做题

一、排卵障碍性异常子宫出血

排卵障碍性异常子宫出血是由于生殖内分泌轴功能紊乱引起的异常子宫出血，但全身及内外生殖器官无明显器质性病变，可发生在月经初潮至绝经的任何年龄。

1. 病因与发病机制

（1）无排卵性异常子宫出血：最常见，以青春期和围绝经期多见，但育龄期也可出现。

①青春期：下丘脑 - 垂体 - 卵巢轴调节未成熟，对雌激素的正反馈作用异常。

②围绝经期：卵巢功能衰退，对促性腺激素反应低下，导致卵泡发育受阻。

③育龄期：应激等因素引起短暂的无排卵。

（2）黄体功能异常：好发于育龄期妇女。由于黄体功能不足；黄体发育良好，但萎缩过程延长，造成子宫内膜不能如期完整脱落；排卵前后激素水平波动出现异常子宫出血。

2. 临床表现

（1）无排卵性异常子宫出血：最常见的症状是子宫不规则出血，表现为月经周期紊乱、经期长短不一、流血量时多时少，甚至大量出血。出血期一般无腹痛或不适。出血量多或时间长者常伴有贫血，甚至休克。

（2）黄体功能异常：月经周期规律，经期正常，但经量增多。月经间期出血可分为黄体功能异常和围排卵期出血。

①黄体功能不足：使孕激素减少、子宫内膜分泌不良。可表现为月经周期缩短，月经频发，即月经周期 < 21 天。易并发不孕或妊娠早期流产史。

②子宫内膜不规则脱落（黄体萎缩不全）：多为月经周期正常，经期延长达 9 ～ 10 天，经量可多可少，好发于产后或流产后。

3. 辅助检查

（1）诊断性刮宫：可同时达到止血和明确诊断的目的。多于月经前 3 ～ 7 天或月经来潮 6 小时（不超过 12 小时）内刮宫确定排卵和黄体功能。黄体功能异常者在月经期第 5 ～ 6 天刮宫，增生期和分泌期内膜共存可确诊子宫内膜不规则脱落。不规则出血者可随时刮宫。

（2）基础体温测定：是判断排卵简易可行的方法。单相型提示无排卵。双相型但高体温持续时间短，提示黄体功能不足；双相型但体温下降缓慢，提示子宫内膜不规则脱落。

（3）宫颈黏液结晶检查：经前羊齿状结晶提示无排卵，经前有卵圆体提示有排卵。

4. 治疗要点

（1）无排卵性异常子宫出血：青春期及育龄期以止血、调整周期、促进排卵为原则。围绝经期以止血、调整周期、减少经量、预防子宫内膜病变为原则。

①止血：大量出血者，性激素治疗要求 8 小时见效，24 ～ 48 小时出血基本停止。

a. 性激素：是首选的止血方法。性激素联合用药效果较单一用药效果好，一般采用含孕激素和少量雌激素的口服避孕药。单纯雌激素也称子宫内膜修复法，适用于急性大量出血患者。单纯孕激素称为子宫内膜脱落法或药物刮宫，适用于体内有一定雌激素、血红蛋白＞80g/L、生命体征稳定患者。

b. 刮宫术：可立即有效止血，并了解子宫内膜病理。适用于急性大出血、有子宫内膜癌高危因素者、病程较长、绝经过渡期患者。

c. 辅助治疗：一般止血药、雄激素等。

②调整月经周期：应用雌孕激素序贯疗法、雌孕激素联合疗法或后半周期疗法。

③手术治疗：子宫内膜切除术，子宫切除术等。

（2）黄体功能异常

①月经过多：应用止血药或宫腔放置左炔诺孕酮缓释系统等。

②黄体功能不足：出血前补充孕激素或 hCG，卵泡期应用低剂量雌激素或氯米芬。

③子宫内膜不规则脱落：排卵后第 1～2 天或下次月经前 10～14 天开始补充孕激素。也可应用 hCG，促进黄体功能。

5. 护理措施

（1）一般护理：保证充足的睡眠和休息，加强营养，给予高蛋白、高维生素及含铁丰富的食物。

（2）维持正常血容量：出血多者卧床休息，减少出血量，避免劳累和剧烈活动。密切观察并记录生命体征、出入量，准确评估出血量。配合医生做好配血、输血及止血处理。

（3）预防感染：注意观察患者体温、脉搏及子宫体压痛。保持外阴清洁干燥，出血期间禁止盆浴和性生活，遵医嘱应用抗生素。

（4）用药护理：遵医嘱正确使用性激素。

①按时按量服用，不得随意漏服或停服。大量雌激素可能引起恶心、呕吐、头晕、乏力等，宜在睡前服用，可服用维生素 B_6 缓解症状。

②药物减量在止血后 3 天开始，3 天减量 1 次，每次减量不超过原剂量的 1/3，直到维持量。

③雌激素仅适用于青春期功血，育龄期和围绝经期不宜使用。

④按停药后发生撤退性出血的时间确定维持量服用时间。

⑤治疗期间出现不规则阴道出血，应及时就诊。

6. 健康教育

教会患者测量基础体温的正确方法，每晚临睡前将体温计甩至 35℃ 以下，放在醒来后伸手可及的地方。早晨清醒后，立即将体温表放在舌下或腋下 5 分钟后，读数并记录。测量体温前禁止起床及从事一切活动，不可进食、说话。

二、闭　经

病理性闭经分为两类：原发性闭经和继发性闭经。原发性闭经是指女性年逾 16 岁，虽有第二性征发育但无月经来潮，或年逾 14 岁，尚无第二性征发育及月经。继发性闭经为月经来潮后停止 3 个周期或 6 个月以上。

1. 病因

（1）原发性闭经：较少见，多数由于遗传因素或先天性发育异常所致。可分为第二性征存在和第二性征缺乏两类。

（2）继发性闭经：发生率明显高于原发性闭经，按生殖轴病变和功能失调的部位分为下丘脑性闭经、垂体性闭经、卵巢性闭经、子宫性闭经以及其他内分泌功能异常引起的闭经。

①下丘脑性闭经：最常见。病因包括精神应激如环境改变、过度紧张等；肥胖；药物性闭经如口

服避孕药等；长期剧烈运动引起体脂下降等；下丘脑肿瘤压迫等。

②垂体性闭经：垂体肿瘤；垂体梗死；空蝶鞍综合征等。

③卵巢性闭经：子宫内膜不发生周期性变化。常见于卵巢早衰；卵巢功能性肿瘤等。

④子宫性闭经：由感染、创伤导致的宫腔粘连引起。如 Asherman 综合征，即人工流产或流产后过度清宫、放疗引起的内膜损伤。

⑤其他：雄激素增高的疾病如多囊卵巢综合征、先天性肾上腺皮质增生症等；甲状腺疾病如为桥本氏病及 Graves 病等。

2. 辅助检查

（1）功能、激素测定如药物撤退试验（孕激素实验、雌孕激素序贯试验）、垂体兴奋试验、血清激素测定等。

（2）影像学检查如盆腔超声检查、CT、静脉肾盂造影等。

（3）腹腔、宫腔镜检查。

（4）染色体检查，可鉴别性腺发育不良。

（5）其他如基础体温测定、子宫内膜取样等。

3. 治疗要点　确定病因后，根据病因治疗。

4. 护理措施

（1）指导合理用药，说明性激素的作用，并严格遵医嘱用药，不可擅自停服、漏服、更改剂量。

（2）缓解心理压力，鼓励患者表达自己的感受，消除闭经的诱发因素。

三、痛　经

痛经指经期或月经前后，出现下腹疼痛、坠胀、腰酸及其他不适，影响工作或生活质量者，可分为原发性和继发性两类。

1. 病因与发病机制

（1）原发性痛经：最常见，其发生与月经期子宫内膜前列腺素升高有关。生殖器官无器质性病变，好发于青少年期，多于初潮后 1～2 年发病。

（2）继发性痛经：因盆腔器质性病变所致，最常见为子宫内膜异位症。

2. 临床表现　主要症状是月经期下腹痛，以坠胀痛为主，严重者呈痉挛痛，最早出现于经前12 小时，行经第 1 天最剧烈，持续 2～3 天后可缓解。疼痛多位于下腹正中，可放射到外阴、腰骶部，伴恶心、呕吐、头晕、出冷汗、面色苍白等。

3. 治疗要点　避免精神刺激和过度疲劳，以对症治疗为主。有避孕需求者可口服避孕药，抑制排卵、子宫内膜生长，降低前列腺素水平，缓解疼痛。不要求避孕或避孕药效果不佳者，使用前列腺素合成酶抑制剂，可防止子宫过强收缩和痉挛，减轻疼痛，常用药物有布洛芬、酮洛芬、双氯酚酸等。未婚少女可用雌孕激素序贯疗法减轻症状。

4. 护理措施

（1）护理评估：了解患者的年龄、月经史与婚育史，询问诱发痛经的相关因素，疼痛与月经的关系，疼痛发生的时间、部位、性质及程度，是否服用止痛药、用药量及持续时间，疼痛时伴随的症状以及自觉最能缓解疼痛的方法。

（2）心理护理：是痛经护理的重要环节。告知患者痛经是生理反应，减轻经期恐惧，教会患者有效分散注意力的方法。

（3）一般护理：保证充足的休息与睡眠，避免经期劳累和剧烈活动，加强营养。

（4）疼痛护理：疼痛时可热敷、按摩下腹部或进食热饮料，必要时给予镇痛、镇静、解痉药，但要注意防止成瘾。指导患者放松身体。使用避孕药或前列腺素合成酶抑制剂。

四、绝经综合征

绝经指卵巢功能停止所致永久性无月经的状态。停经后 12 个月随访可判定绝经。绝经综合征指妇女绝经前后因性激素波动或减少所引起的一系列躯体和精神心理症状。

1. 病因与发病机制　其发病主要与内分泌因素、神经递质因素、种族因素、遗传因素等有关。

2. 临床表现　绝经综合征多发于 45～55 岁，可持续 2～3 年或 5～10 年。围绝经期最早的变化是卵巢功能的衰退，随后为下丘脑 - 垂体功能退化。

（1）近期症状：易发生无排卵型功血。月经紊乱为常见症状，多表现为月经周期不规则、月经频发、月经稀发及经量增多或减少。潮热为雌激素减少的特征性症状。常出现自主神经失调症状，如心悸、头痛、失眠等。也可见激动、易怒、抑郁、焦虑、记忆力减退等精神神经症状。

（2）远期症状：可出现泌尿生殖道萎缩症状、骨质疏松、阿尔茨海默病、心血管疾病及皮肤和毛发改变。

3. 治疗要点　心理治疗配合对症治疗或激素治疗。激素治疗以补充雌激素为关键，以生理性补充、个体化治疗为原则。雌激素治疗还可阻止骨流失，预防骨质疏松。出现无排卵型功血时，优先选择刮宫术。

4. 护理措施

（1）一般护理：加强营养，增加钙和维生素 D 的摄入，适当体育锻炼，延缓骨质疏松的发生。多食豆制品，其内含有类雌激素物质。保证休息和睡眠时间，必要时给予镇静药。大出血时应取平卧位或仰卧位。大部分围绝经期妇女可通过自我调节缓解绝经综合症状，达到平衡。

（2）用药护理：遵医嘱给予性激素治疗，用药期间注意观察有无异常阴道出血、乳房胀痛、白带增多、头痛、水肿或色素沉着等。

①适应证

a. 有绝经相关症状：月经紊乱、潮热出汗、睡眠障碍、易激动、情绪低落等。

b. 有泌尿生殖道萎缩相关问题：阴道干涩、疼痛、排尿困难、性交痛、反复阴道炎或泌尿系感染、夜尿多等。

c. 低骨量及骨质疏松症：由于雌激素水平降低引起的绝经后骨质疏松症，或有骨质疏松的危险因素。

②禁忌证：已知或可疑有妊娠、乳腺癌、性激素依赖性恶性肿瘤者，有不明原因的阴道流血，近 6 月来有活动性血栓栓塞性疾病，严重肝肾功能障碍，脑膜瘤等禁用。有子宫肌瘤、内膜异位症、内膜增生史、未控制的高血压和糖尿病、有血栓形成倾向、胆囊疾病、癫痫、哮喘、系统性红斑狼疮、乳腺疾病等慎用。

③不良反应：雌激素易引起乳房胀、白带多、水肿、色素沉着等，孕激素可引起抑郁、易怒、乳房痛和水肿。可增加患者子宫内膜癌、卵巢癌、乳腺癌、血栓疾病等的发生率。应按时复诊。

扫码做题

第十六节　妊娠滋养细胞疾病

一、葡萄胎

妊娠后胎盘绒毛滋养细胞增生,间质水肿,形成大小不等的水泡,水泡间借蒂相连成串,形如葡萄,称为葡萄胎。葡萄胎是滋养细胞的良性病变,可发生在任何年龄的生育期妇女,分为完全性葡萄胎和部分性葡萄胎两类,以前者多见。

1. 病因

（1）完全性葡萄胎:地区因素;营养状况和社会经济因素,如维生素 A、胡萝卜素和动物脂肪缺乏等;＞35 岁或＜20 岁妊娠妇女多见;有既往葡萄胎史;遗传因素:染色体核型为二倍体,均来向父系;有流产和不孕史等。恶变的高危因素有:hCG>100 000U/L、子宫明显大于相应孕周、卵巢黄素化囊肿直径＞6cm、年龄＞40 岁和重复葡萄胎。

（2）部分性葡萄胎:可能与不规则月经和口服避孕药有关,与饮食和年龄无关。

2. 病理　病变一般局限于宫腔内,不侵袭肌层,无远处转移。完全性葡萄胎仍有 15% 可能发生局部侵犯、4% 可能发生远处转移。滋养细胞可穿破血管、侵蚀周围组织、直接从母体血管获取营养。镜下可见滋养细胞不同程度增生,绒毛间质水肿且体积增大,间质内血管稀少或消失。

3. 临床表现

（1）停经后阴道流血:停经 8～12 周左右不规则阴道流血是最常见的症状。

（2）子宫异常增大:多数患者子宫大于停经月份,质地变软。滋养细胞能够分泌绒毛膜促性腺激素,血清 hCG 水平异常升高,血 β-hCG 超过 100kU/L 甚至达 1500～2000kU/L。无胎体、胎心、胎动。

（3）妊娠呕吐:出现早,症状重,持续时间长。

（4）妊娠期高血压疾病征象:妊娠 24 周前甚至妊娠早期,出现高血压、蛋白尿和水肿,易发展为子痫前期,但子痫罕见。

（5）腹痛:阵发性下腹痛,可忍受,常发生于阴道流血之前。卵巢黄素化囊肿扭转或破裂时可有急性腹痛。

4. 辅助检查

（1）B 超:是诊断葡萄胎的可靠和敏感的检查方法,无胎心搏动或妊娠囊,呈落雪状改变。

（2）hCG 测定:明显高于正常孕周的相应值,而且在停经 8～10 周以后继续持续上升。

（3）组织送检:清宫术时取临近宫壁种植部位、无坏死的组织送检。

5. 治疗要点

（1）清除宫腔内容物:葡萄胎一旦确诊,及时清宫。一般选择吸刮术,即先用大号吸管吸出大部分葡萄胎组织,子宫明显缩小后改用刮匙轻柔刮宫。一次未刮净时可于 1 周后行第 2 次刮宫。在充分扩张宫颈管和开始吸宫后,使用缩宫素减少出血和子宫穿孔。但出现严重并发症时,应先对症处理,稳定病情。清宫在手术室进行,开放静脉通路。

（2）卵巢黄素化囊肿的处理:发生坏死应切除患侧附件。

（3）预防性化疗:适用于＞40 岁、刮宫后 hCG 无进行性下降、子宫明显大于相应孕周、黄素化囊肿直径＞6cm、滋养细胞有高度或不典型增生、有可疑转移灶或无条件随访等患者。应在葡萄胎排空前或排空时实施。

6. 护理措施

（1）一般护理：给予高蛋白、高维生素、易消化饮食，注意补充维生素 A、胡萝卜素及动物脂肪。

（2）病情观察：密切观察生命体征和阴道流血的量、颜色和性质。注意有无咳嗽、咯血及转移灶症状，早期发现肺转移。葡萄胎排空后，血清 hCG 稳定下降，首次降至正常的时间约为 9 周，一般不超过 14 周。若持续异常可考虑有滋养细胞肿瘤。

（3）预防感染：每次清宫术后 1 个月禁止盆浴和性生活。保持外阴清洁干燥，每天清洗外阴，勤换会阴垫。

（4）用药护理：按照体重计算和调整化疗药物剂量，在每个疗程的用药前及用药中各测量 1 次。

7. 健康教育

（1）避孕指导：随访期间严格避孕 1 年，hCG 下降缓慢者，延长避孕时间。首选安全套避孕，也可口服避孕药，但不选用宫内节育器，以免混淆子宫出血的原因或穿孔。

（2）随访指导：坚持正规治疗和随访是根治葡萄胎的基础。hCG 定量测定是随访最重要的项目。葡萄胎清宫后每周 1 次，直到连续 3 次阴性，随后每个月 1 次共 6 个月，再每 2 个月 1 次共 6 个月，自第 1 次阴性后共计 1 年。

二、侵蚀性葡萄胎

侵蚀性葡萄胎是滋养细胞的恶性病变，全部继发于葡萄胎。葡萄胎排空后半年内恶变者多为侵蚀性葡萄胎，恶性程度低，预后好。

1. 病理 病灶侵入子宫肌层或转移至子宫外。镜下可见水泡状组织、绒毛结构及滋养细胞增生和分化不良，绒毛结构也可退化，仅见绒毛阴影。恶性程度一般不高，多数仅局部侵犯。病灶侵犯子宫浆膜层时，子宫表面有紫蓝色结节。

2. 临床表现

（1）不规则阴道流血：多见于葡萄胎排空后，为最常见症状。

（2）子宫复旧不全：葡萄胎排空后 4～6 周子宫仍未恢复正常大小，质软。

（3）假孕症状：与 hCG 及雌、孕激素的作用有关。

（4）病灶转移：最常见的转移部位依次是肺（80%），其次是阴道（30%）、盆腔（20%）、脑（10%）、肝（10%）等。

3. 辅助检查

（1）血 hCG 测定：是主要的诊断依据，葡萄胎排空 9 周以上，血、尿 hCG 仍持续高水平，或一度下降后又上升。

（2）B 超检查：是诊断子宫原发病灶的最常用方法。

（3）组织学检查：子宫肌层内或子宫外转移灶组织中可见绒毛或退化的绒毛阴影。

（4）其他：X 线胸片、CT、MRI 等。

4. 治疗原则 以化疗为主，手术和放疗为辅的综合治疗。详见本节绒毛膜癌的治疗。

5. 护理措施

（1）心理护理：鼓励患者倾诉内心感受，纠正其消极的应对方式。

（2）一般护理：给予高蛋白、高维生素、营养丰富的易消化饮食。发生转移患者尽量卧床休息，保持外阴清洁。

（3）病情观察：密切观察患者生命体征、腹痛及阴道出血情况，记录出血量。

（4）其他护理：详见本节绒毛膜癌护理。

三、绒毛膜癌

绒毛膜癌属于滋养细胞的恶性病变，可继发于葡萄胎妊娠，也可继发于流产、足月妊娠、异位妊娠。葡萄胎排空后 1 年以上恶变者多为绒毛膜癌，半年至 1 年者可为绒毛膜癌也可为侵蚀性葡萄胎，时间间隔越长，绒毛膜癌的可能性越大。绒毛膜癌的恶性程度极高，发生转移早而广泛，在有效化学治疗问世前，病死率高达 90% 以上。

1. **病理** 水泡状组织与周围组织分界清，质软而脆，无固定形态，呈单个或多个，可突向宫腔或穿破浆膜，恶性程度极高，发生转移早而广泛。镜下滋养细胞极度不规则增生，绒毛或水泡状结构消失，周围有大片出血、坏死。

2. **临床表现**

（1）不规则阴道流血：多见于葡萄胎排空、流产或足月产后，为主要症状。

（2）子宫复旧不全：葡萄胎排空后 4 ～ 6 周子宫仍未恢复正常大小。

（3）卵巢黄素化囊肿：大量 hCG 刺激生成，多为双侧性，也可单侧增生，并持续存在。

（4）腹痛：一般无腹痛，肿瘤穿破浆膜层或黄素化囊肿扭转时出现急性腹痛。

（5）假孕症状：与 hCG 及雌、孕激素的作用有关。

（6）转移灶表现：绒毛膜癌易早期血行转移，其转移部位的共同特点是局部出血。最常见的转移部位依次是肺（80%），其次是阴道（30%）、盆腔（20%）、脑（10%）、肝（10%）等。

①肺转移：最常见，表现为咳嗽、咯血、胸痛和呼吸困难。

②阴道转移：局部可见紫蓝色结节。

③肝转移：常有上腹部或肝区疼痛。

④脑转移：最主要的死亡原因，可经历瘤栓期、脑瘤期和脑疝期。

3. **辅助检查**

（1）血 hCG 测定：是主要的诊断依据，葡萄胎排空 9 周以上或足月产、流产、异位妊娠 4 周以上，血、尿 hCG 仍持续高水平，或一度下降后又上升。

（2）B 超检查：是诊断子宫原发病灶的最常用方法。

（3）其他：X 线胸片、CT、MRI、组织学检查等。

4. **治疗原则** 以化疗为主，手术和放疗为辅的综合治疗。不得已切除子宫者仍可保留正常卵巢。几乎全部无转移和低危转移患者均可治愈，但尚有 20% 左右的高危转移病例出现耐药和复发，并最终死亡。出现转移灶症状时，应尽快开始化疗。减少耐药复发的策略有：治疗前作准确的分期评估及评分，给予规范的化疗方案；采用由有效二线化疗药物组成的联合化疗方案等。

5. **护理措施**

（1）心理护理：鼓励患者倾诉内心感受，纠正其消极的应对方式。

（2）一般护理：给予高蛋白、高维生素、营养丰富的易消化饮食。发生转移患者尽量卧床休息，保持外阴清洁。

（3）病情观察：密切观察患者生命体征、腹痛及阴道出血情况，记录出血量。

（4）转移护理

①肺转移的护理：呼吸困难者取半卧位并吸氧，大量咯血时应立即取头低患侧卧位，保持呼吸道通畅，轻击背部排出积血，并通知医生配合抢救。

②脑转移的护理：尽量卧床休息，起床时有人陪伴。抽搐时保持呼吸道通畅。严格控制补液总量和速度，防止颅内压升高，入液量应限制在每天 2000 ～ 3000ml。遵医嘱给予止血、脱水药。

③阴道转移的护理：注意外阴清洁，保持大便通畅，避免增加腹压，避免性生活和不必要的阴道、

盆腔检查，严禁阴道冲洗。结节破溃大出血，立即通知医生配合抢救，用长纱条填塞压迫止血，填塞纱布应于 24～48 小时如数取出。遵医嘱应用抗生素预防感染。

（5）化疗护理：顺铂、甲氨蝶呤等有肾毒性，应观察尿量、监测肾功能。根据体重计算和调整药量，一般在每个疗程用药前及用药中各测一次体重。有计划地穿刺血管，用药前先注入少量生理盐水，确认针头在静脉中后再注入化疗药物。怀疑或发现药物外渗应重新穿刺，局部刺激较强的药物，需局部冷敷，同时用生理盐水或普鲁卡因局部封闭。

（6）健康教育

①疾病知识指导：解释妊娠滋养细胞肿瘤预防和治疗的相关知识，教会患者化疗时自我护理的方法。注意休息，加强营养，保持外阴清洁，预防感染。

②随访指导：治疗结束后严密随访 5 年，第 1 次在出院后 3 个月，然后每 6 个月 1 次至 3 年，此后每年 1 次至 5 年，以后每 2 年 1 次。随访期间严格避孕，化疗停止 12 个月后才可考虑妊娠。

第十七节　妇科恶性肿瘤化疗

扫码做题

一、常用药物

目前化疗已成为恶性肿瘤的主要治疗方法之一。分为全身给药和局部给药。滋养细胞疾病是所有肿瘤中对化疗最为敏感的一种。

1. 常用药物的种类　常用化疗药分类及主要不良反应详见外科第十三节概述。其中长春新碱、羟基喜树碱和紫杉醇属于抗肿瘤植物药，即生物碱类。

2. 常见的化疗毒性反应　化疗药物的常见毒性反应详见外科第十三节肿瘤护理。其中骨髓抑制是最常见及最严重不良反应，骨髓抑制最强时间为化疗后 7～14 天。白细胞常在用药 1 周左右开始下降，于停药 8～9 天达最低点，维持 2～3 天开始回升，7～10 天后可恢复至正常；血小板一般下降稍晚，但下降速度快，恢复也快。

二、化疗患者护理

1. 化疗前准备

（1）准确测量并记录体重：化疗时应根据体重来正确计算和调整药量，一般在每个疗程的用药前及用药中各测一次体重，应在早上、空腹、排空大小便后进行测量，酌情减去衣服重量。

（2）正确使用药物：根据医嘱严格三查七对，正确溶解和稀释药物，卡铂等药物多用 5% 葡萄糖溶解，并做到现配现用，一般常温下不超过 1 小时。如果联合用药应根据药物的性质排出先后顺序，如卡铂和紫杉醇连用，应优先滴注紫杉醇，紫杉醇应在 3 小时滴完。顺铂、甲氨蝶呤等由肾脏排泄，大剂量应用时其代谢产物溶解性差，尤其在酸性环境中易形成沉淀物，堵塞肾小管，对肾脏损害严重。顺铂需在给药前后给予水化，同时鼓励患者多饮水并监测尿量，保持尿量每天超过 2500ml。

①需要避光的药物：放线菌素 D、顺铂。

②需快速推注的药物：环磷酰胺。

③缓慢给药：氟尿嘧啶、阿霉素。

（3）合理使用静脉血管并注意保护：遵循长期补液保护血管的原则，有计划地穿刺，用药前先注入少量生理盐水，确认针头在静脉中后再注入化疗药物。一旦怀疑或发现药物外渗应重新穿刺，遇到局部刺激较强的药物，如氮芥、长春新碱、放线菌素 D（更生霉素）等外渗，需立即停止滴入并给予局部冷敷，同时用生理盐水或 0.4% 普鲁卡因局部封闭，以后用金黄散外敷，防止局部组织坏死、减轻疼痛和肿胀。化疗结束前用生理盐水冲管，以降低穿刺部位拔针后的残留浓度，起到保护血管的作用。

2. 化疗中的护理　经常巡视，及时发现不良反应，并即刻报告医师。

（1）出血倾向：牙龈出血、鼻出血、皮下淤血或阴道活动性出血。

（2）肝脏损害：上腹疼痛、恶心、腹泻等。

（3）消化道反应：腹痛、腹泻等。出现严重腹泻时应暂停化疗，密切观察血常规。

（4）膀胱炎：尿频、尿急、血尿。

（5）皮肤反应：皮疹。

（6）神经系统反应：肢体麻木、肌肉软弱、偏瘫等。

3. 化疗副反应的护理

（1）口腔护理：应保持口腔清洁，预防口腔炎症，常在用药后 7～8 天出现唇颊黏膜溃疡。若发现口腔黏膜充血疼痛，可局部喷射西瓜霜等粉剂；若有黏膜溃疡，则做溃疡面分泌物培养，根据药敏试验结果选用抗生素和维生素 B_{12} 液混合涂于溃疡面促进愈合，或先用 1% 的过氧化氢漱口，再用长棉签蘸 1.5% 过氧化氢擦洗口腔黏膜溃疡处；使用软毛牙刷刷牙或用清洁水漱口，进食前后用消毒溶液漱口，进食前可用 0.03% 的丁卡因喷口腔及咽部止疼；给予温凉的流食或软食，避免刺激性食物。

（2）止吐护理：在化疗前后给予镇吐剂，合理安排用药时间以减少化疗所致的恶心、呕吐；鼓励进食清淡、易消化、高热量、高蛋白、富含维生素饮食，少吃甜食和油腻食物，少量多餐，同时避免在化疗前后 2 小时内进食、创造良好的进餐环境等；患者呕吐严重时应补充液体，以防电解质紊乱。

（3）骨髓抑制的护理：按医嘱定期测定白细胞计数，若低于 $3.5×10^9$/L，应与医师联系考虑停药，低于 $1.0×10^9$/L，则需进行保护性隔离。血小板计数 $< 50×10^9$/L，可引起皮肤或黏膜出血，应减少活动，增加卧床休息时间；血小板计数 $< 20×10^9$/L 有自发性出血可能，必须绝对卧床休息，遵医嘱输入血小板浓缩液。放疗时每周检查 1 次白细胞和血小板，白细胞降至 $3×10^9$/L 或血小板降至 $80×10^9$/L 时，应暂停放疗。

①Ⅰ度骨髓抑制一般不予以处理，复测血常规。

②Ⅱ度和Ⅲ度骨髓抑制需进行治疗，遵医嘱皮下注射粒细胞集落刺激因子。

③Ⅳ度骨髓抑制除给予升白细胞治疗，还需使用抗生素预防感染，同时给予保护性隔离，尽量谢绝探视。

（4）动脉化疗并发症的护理：动脉灌注化疗后有些患者可出现穿刺局部血肿甚至大出血，主要是穿刺损伤动脉壁或患者凝血机制异常所造成。术后应密切观察穿刺点有无渗血及皮下淤血或大出血。用沙袋压迫穿刺部位 6 小时，穿刺肢体制动 8 小时，卧床休息 24 小时。若有渗出应及时更换敷料，出现血肿或大出血者立即对症处理。

第十八节　妇科腹部手术

扫码做题

一、妇科腹部手术患者的一般护理

1. **腹部手术种类**　按手术急缓分为择期手术、限期手术和急诊手术。按手术范围分为剖腹探查术、全子宫切除术、次全子宫切除术、全子宫及附件切除术等。

2. **手术前准备**

（1）皮肤准备：术前1天进行，备皮范围上自剑突下，下达外阴及两大腿上1/3处，两侧至腋中线。注意消毒脐窝。

（2）阴道准备：适用于有性生活，经腹全子宫切除者，术前1天用1∶5000高锰酸钾、1∶1000苯扎溴铵或0.05%碘伏冲洗阴道，后穹窿处放入甲硝唑，冲洗2次，术日晨再次阴道消毒。若为子宫全切术，需擦干后用甲紫标记宫颈口及阴道穹窿部。

（3）消化道准备：在术前1～3天开始，术前1天需灌肠1～2次，或口服缓泻药，排便3次以上。术前2小时彻底禁食禁饮；6小时开始禁清淡饮食，可进食少量清淡流质；8小时开始禁食肉类、油炸和高脂饮食，需清淡饮食。若有腹部手术史、子宫内膜异位症或有妇科恶性肿瘤，预计手术涉及肠道者，术前3天进无渣半流质饮食，并给予肠道抑菌药物，术前1天行清洁灌肠。

（4）其他：做好药物过敏试验，交叉配血。术前1晚视情况适当使用镇静药。练习床上大小便及有效咳嗽等。

3. **手术当日护理**　测量生命体征，取下活动性义齿、发夹、首饰及贵重物品，交家属保管。常规留置尿管并保持引流通畅。术前30分钟按医嘱给基础麻醉药物。与手术室护士交接患者，核对无误后签字。

4. **手术后护理**

（1）体位护理：全身麻醉未清醒者去枕平卧，头偏一侧。蛛网膜下腔阻滞麻醉者，应去枕平卧4～6小时。硬膜外阻滞麻醉者，术后可软枕平卧4～6小时。病情稳定者，次日晨改半坐卧位，有利于引流，促使腹肌松弛，减轻疼痛，并有利于呼吸及排痰。

（2）饮食护理：一般腹部手术后6～8小时可进流质饮食，避免产气和刺激性食物，肛门排气后可进半流质，逐渐过渡到普食。胃肠减压者应禁食。

（3）病情观察：术后每15～30分钟监测并记录生命体征，直至平稳后改为每4小时1次。持续24小时后，改为每天测生命体征4次，直至正常后3天。注意观察切口有无渗血、渗液，保持敷料清洁干燥。术后患者每小时尿量至少50ml以上，若每小时＜30ml且有血压下降、脉搏加快、烦躁不安、肛门坠胀感等，应考虑有腹腔内出血可能。督促足踝运动、鼓励早下床，预防下肢深静脉血栓。

（4）留置尿管的护理：保持尿管通畅，注意观察尿液量、颜色及性质。常规妇科手术于术后24～48小时拔除，宫颈癌根治术加盆腔淋巴结清扫术后，留置导尿7～14天。留置尿管期间，每天擦洗外阴2次，每周更换集尿袋1～2次，严格无菌操作，同时多饮水，预防泌尿系感染。在拔除尿管的3天前，每2～4小时开放1次，训练膀胱功能。尿管拔除后4～6小时督促患者自行排尿，以免尿潴留。

（5）引流管的护理：术后多置阴道引流和（或）腹腔引流，应保持引流管通畅和周围皮肤清洁，观察并记录引流液的量、颜色及性质，术后24小时＞100ml/h并鲜红色，应考虑有内出血，立即报告医生，开放静脉通路。一般留置2～3天，也可在24小时引流液＜10ml且患者体温正常时拔除引流管。

（6）疼痛和腹胀的护理：通常术后24小时内疼痛最明显，可适当应用镇静、镇痛药物。术后鼓励早期下床活动，腹胀者可热敷腹部、针灸等刺激肠蠕动。术后48小时多可排气。若术后3天仍未排气者，可采取生理盐水灌肠。

（7）切口护理：术后用腹带包扎，必要时用1～2kg沙袋压迫伤口6～8小时，减轻疼痛、防止出血。一般术后7天拆线，伤口愈合差者，可延长拆线时间。

（8）健康教育：术后2个月内避免提重物、剧烈活动，全子宫切除术3个月内禁止盆浴和性生活，有阴道出血、异常分泌物时及时复查就诊。

二、子宫颈癌

1. **病因** 子宫颈癌是最常见的妇科恶性肿瘤。发病因素有不良性行为和孕育史：过早性生活（＜16岁）、早育、多产、密产。人乳头瘤病毒感染。其他：吸烟、长期口服避孕药、种族、经济状况和地理环境等。

2. **病理** 宫颈癌发展程度经历不典型增生→原位癌→浸润癌3个阶段。

（1）宫颈上皮内瘤变：宫颈癌的癌前病变称为宫颈上皮内瘤样变（CIN），分类见表3-24。一般从宫颈上皮内病变发展为浸润癌需10～15年，但约25%患者在5年内能发展为浸润癌。

表3-24 宫颈上皮内瘤样变分类

2014WHO分类	2003WHO分类	表现
低度鳞状上皮内病变（LSIL）	CIN Ⅰ级（轻度不典型增生）	上皮下1/3层细胞核增大，核色稍深，核分裂象少，极性正常
高度鳞状上皮内病变（HSIL）是真正意义的宫颈癌前病变	CIN Ⅱ级（中度不典型增生）	上皮下1/3～2/3层细胞核明显增大，核深染，分裂象较多，极性尚存在
	CINⅢ级（重度不典型增生和原位癌）	病变细胞几乎全部占据上皮全层，分裂象多，排列紊乱，极性消失；原位癌仅限于上皮内，基底膜完整，无间质浸润

（2）宫颈癌：组织学类型以鳞癌为主，其次为腺癌。子宫颈癌的主要转移途径为直接浸润和淋巴转移。直接浸润最常见，常向下累及阴道壁。血行转移极少见。

①鳞癌：占宫颈癌75%～80%，好发于鳞-柱状上皮交界处。肉眼见外生型，有向阴道突出的菜花样赘生物，质脆易出血；内生型，宫颈肥大、质硬，或宫颈段膨大如桶状；溃疡型，有溃疡或空洞形成；颈管型，癌灶侵入宫颈管、子宫峡部或盆腔淋巴。

②腺癌：占宫颈癌20%～25%。发生于宫颈管内，向外生长侵犯宫旁组织；向内生长使宫颈管膨大如桶状。

③其他：腺鳞癌，少见，占3%～5%，内含有腺癌和鳞癌。还有神经内分泌、未分化癌等。

3. **临床分期** 取决于肿瘤侵犯范围。

（1）Ⅰ期：癌灶局限于宫颈，包括累及宫体。

①ⅠA：肉眼未见病变，仅在显微镜下可见浸润癌。ⅠA1期指间质浸润深度≤3mm，宽度

≤7mm。ⅠA2 期指间质浸润深度＞3mm 且＜5mm，宽度≤7mm。

②ⅠB：肉眼可见癌灶局限于宫颈，或显微镜下可见病变大于ⅠA2 期。ⅠB1 期指肉眼可见癌灶最大直径≤4cm。ⅠB2 期指肉眼可见癌灶最大直径＞4cm。

（2）Ⅱ期：癌灶已超出宫颈，但未达骨盆壁，癌累及阴道，但未达阴道下 1/3。

①ⅡA：癌灶侵犯阴道上 2/3，无宫旁浸润。ⅡA1 期指肉眼可见癌灶最大直径≤4cm。ⅡA2 指肉眼可见癌灶最大直径＞4cm。

②ⅡB：有宫旁浸润，但未达盆壁。

（3）Ⅲ期：癌灶扩展到骨盆壁和（或）累及阴道下 1/3，致肾盂积水或无功能肾。

①ⅢA：累及阴道下 1/3，但未达盆壁。

②ⅢB：癌已达骨盆壁和（或）引起肾盂积水或无功能肾。

（4）Ⅳ期：癌播散超出真骨盆，癌浸润膀胱黏膜或直肠黏膜。易形成冰冻骨盆。

①ⅣA：癌灶侵犯临近的盆腔器官。

②ⅣB：癌有远处转移。

4. **临床表现** 患病年龄分布呈双峰状。原位癌以 30～35 岁高发，浸润癌以 50～55 岁高发。早期无明显症状和体征，病情进展后，表现为阴道流血、阴道排液及疼痛。

（1）阴道流血：早期多为接触性出血（性交后或妇科检查后出血），在普查中易被早期发现，后期为不规则阴道出血。老年患者出现绝经后阴道不规则出血。

（2）阴道排液：多数有白色或血性、稀薄水样或米泔样排液，有腥臭味。晚期继发感染时有脓性或米泔样恶臭白带。

（3）疼痛：晚期多见，伴贫血、恶病质。

5. **辅助检查**
（1）宫颈刮片细胞学检查：用于筛查子宫颈癌，是早期发现的主要方法。其结果采用巴氏分级：Ⅰ级正常；Ⅱ级炎症；Ⅲ级可疑癌；Ⅳ级高度可疑癌；Ⅴ级癌细胞阳性。

（2）宫颈和宫颈管活组织检查：是确诊宫颈癌前病变和宫颈癌最可靠的方法。正常宫颈阴道部鳞状上皮含丰富糖原，可被碘液染成棕色。宫颈管柱状上皮、瘢痕、宫颈糜烂部位及异常鳞状上皮区均无糖原，故不着色。采用碘试验或醋酸染色法，在碘不着色区或醋酸白区取材行活检，可提高诊断率。

（3）人乳头瘤病毒（HPV）检测：HPV 感染是宫颈癌的主要原因。

（4）碘试验：宫颈不能染色处可能缺乏糖原，有炎性病变。

（5）阴道镜检查：观察宫颈表面病变，选择可疑癌变区行活检，提高确诊率。

（6）宫颈锥切术：细胞检查学阳性、宫颈活检阴性，或活检为高度鳞状上皮内病变需确诊者，可行锥切术。

6. **治疗要点**
（1）宫颈上皮内瘤变：60%CINⅠ级会自然消退，仅观察随访，若持续存在 2 年需治疗。阴道镜检满意的 CINⅡ级用物理治疗或子宫锥切术。阴道镜检不满意的 CINⅡ级和 CINⅢ级通常用锥切术，包括宫颈环行电切除术和冷刀锥切术。年龄大、无生育需求的 CINⅢ级可行子宫全切术。

（2）宫颈癌：以手术和放疗为主，化疗为辅的综合治疗。手术治疗适用于ⅠA～ⅡA 的早期患者，放射治疗适用于部分ⅠB2 期和ⅡA2 期及ⅡB～ⅣA 期患者。放疗易并发放射性直肠炎、膀胱炎，应暂停放射，口服次碳酸铋或 10% 复方樟脑酊，观察大便形状，做粪便黏液涂片检查。

7. **护理措施** 给予高蛋白、高热量、高维生素、易消化饮食，纠正不良的饮食习惯。术后 7～14 天拔除尿管，拔除前 3 天开始夹管，每 2 小时开放一次，拔尿管后 4～6 小时测残余尿量，超过 100ml 需留置尿管；少于 100ml 每天测 1 次，2～4 次均在 100ml 以内说明膀胱功能已恢复。

8．健康教育

（1）疾病预防指导：普及防癌知识，积极治疗宫颈慢性病变，每1～2年行妇科检查1次，高危人群每半年检查1次，有接触性出血和绝经后出血应及时就诊。

（2）随访指导：术后随访时间为6年以上。出院后第1个月行首次随访；治疗后2年内每3个月复查1次；3～5年内每半年复查1次；第6年之后，每年复查1次。

（3）性生活及盆浴指导：宫颈锥形切除术后伤口恢复需要2个月，应指导患者保持外阴清洁，2个月内禁止性生活及盆浴。

三、子宫肌瘤

子宫肌瘤是女性生殖器最常见的良性肿瘤，30～50岁女性高发，绝经后肌瘤萎缩或消失。

1．病因　发病可能与雌、孕激素水平过高或长期刺激有关。

2．病理　肌瘤单个或多个，大小不一，为实质性球形肿块，表面光滑，质地较子宫肌层硬，肿瘤外有被压缩的肌纤维束和结缔组织构成的假包膜覆盖。

（1）肌瘤变性：肌瘤失去原有典型结构为变性。

①玻璃样变：也叫透明变性，最常见。肌瘤的病变肌细胞变为均匀透明样、无结构物质。

②囊性变：为玻璃样变继续发展而来。肌细胞坏死液化，肌瘤变软，出现大小不等囊腔，腔内有无色液体或凝固胶状物。

③红色样变：多见于妊娠期或产褥期，可能与肌瘤内小血管发生退行性变引起血栓、溶血、血红蛋白渗入肌瘤有关。肌瘤增大，有压痛，呈暗红色、有腥臭味、质软、结构消失。患者可发生剧烈腹痛伴恶心呕吐、发热，白细胞计数增高。

④肉瘤样变：绝经后伴疼痛、出血患者可出现，肌瘤增大，脆软、呈灰黄色，与周围组织界限不清。

⑤钙化：多见于蒂部细小血供不足的浆膜下肌瘤及绝经后妇女。

（2）肌瘤分类：按肌瘤与子宫壁的关系分为肌壁间肌瘤、浆膜下肌瘤和黏膜下肌瘤，以肌壁间肌瘤最常见，发生率约60%～70%。按肌瘤生长部位可将子宫肌瘤分为子宫体部肌瘤和子宫颈部肌瘤，其中子宫体部肌瘤最常见，约占90%。

3．临床表现　症状与肌瘤的生长部位、有无变性有关，尤其是与肌瘤的生长部位关系最密切，与肌瘤的大小、数目关系不大。不同部位肌瘤的临床表现见表3-25。

表3-25　不同部位肌瘤的临床表现

	黏膜下肌瘤	肌壁间肌瘤	浆膜下肌瘤
生长方式	向宫腔方向生长，突出于宫腔	位于子宫肌壁间	向子宫浆膜面生长，突出于子宫表面
月经改变	多见	大肌瘤可见	少见
下腹包块	肿物脱出阴道外	大肌瘤可见	常见
白带增多	常有	常有	多无
腹　痛	肌瘤脱出时	多无	肌瘤蒂扭转时

（1）月经改变：为最常见的症状。多见于黏膜下肌瘤及较大的肌壁间肌瘤。表现为经量增多，经期延长。

（2）腹部肿块：是浆膜下肌瘤最常见的症状。当肌瘤增大使子宫超过妊娠3个月大小时，可从腹部触及肿块，不规则或均匀增大，质硬。

（3）白带增多：多见于黏膜下肌瘤和肌壁间肌瘤。合并感染时可有脓血性、恶臭阴道溢液。

（4）腰酸、腰痛及下腹坠胀：一般无腰痛，当浆膜下肌瘤发生蒂扭转时出现急性腹痛。肌瘤红色变性时，腹痛剧烈，伴呕吐、发热及局部压痛。

（5）压迫症状：可致尿频、尿急、尿潴留等。

（6）不孕及继发贫血：黏膜下肌瘤妨碍受精卵着床而导致不孕。

4. 辅助检查 B型超声是最常用而简便的辅助检查，可确定肌瘤大小、数目及部位。还可进行MRI、宫腔镜、子宫输卵管造影等检查。

5. 治疗要点 根据患者的年龄、症状、生育要求和肌瘤大小等全面考虑。

（1）观察随访：无症状者一般不需治疗，特别是近绝经期患者，每3～6个月随访1次。

（2）药物治疗：适用于肌瘤＜妊娠2个月大小、症状轻、近绝经年龄或全身情况不宜手术者。常用药物有雄激素，能减轻症状；米非司酮、大剂量连续或长期使用促性腺激素释放激素类似物，能缩小肌瘤体积。

（3）手术治疗：是目前主要的治疗方法。适用于肌瘤较大、症状明显或经保守治疗无效时，可行肌瘤切除术或子宫切除术。

6. 护理措施

（1）饮食护理：给予高蛋白、高热量、高维生素、含铁丰富的食物，禁食含雌激素的药物或食物。

（2）纠正贫血：阴道出血较多者，严密观察生命体征，遵医嘱给予止血药。适当补充铁剂，配血备用，必要时输血。

（3）保持大小便通畅：肌瘤压迫出现排尿困难时，遵医嘱给予导尿。排便不畅时，可给予缓泻药。

（4）预防感染：保持外阴清洁干燥，注意阴道分泌物情况。

（5）出院指导：手术患者1个月后门诊复查，术后3个月避免性生活和重体力劳动。避孕2年以上方可妊娠。

四、子宫内膜癌

1. 病因 子宫内膜癌是女性生殖器三大恶性肿瘤之一，其发病原因尚不明确，可能与无孕激素拮抗的雌激素长期刺激和遗传因素有关。多见于绝经后妇女，平均发病年龄为60岁。肥胖、高血压、糖尿病、不孕不育及绝经延迟是常见的高危因素。

2. 病理 子宫内膜癌以腺癌为主，大体分为弥漫型和局限型。多数子宫内膜癌生长缓慢，转移晚。少数特殊病理类型和低分化腺癌可早期转移。主要转移途径有直接浸润和淋巴转移，晚期有血行转移，以淋巴转移为最主要途径。

3. 分类

（1）病理分类

①内膜样腺癌：约占80%～90%。内膜腺体高度异常增生，上层呈复层和筛孔状结构，细胞异型明显，核分裂活跃，腺结构消失，为实性癌块。分为3级，Ⅰ级为高度分化癌，Ⅱ级为中度分化癌，Ⅲ级为低度分化癌，分级越高、恶性程度越高。

②浆液性腺癌：占1%～9%。细胞异型明显，为不规则复层排列，呈乳头状或簇状生长。恶性程度高，多有深肌层浸润和腹腔、淋巴、远处转移。

③黏液性癌：有大量黏液分泌，病理与内膜样癌相似，预后较好。

④透明细胞癌：多呈实性片状、腺管状或乳头状排列，细胞胞质丰富、透明，恶性程度高，易早期转移。

⑤其他：腺癌伴鳞状上皮分化，神经内分泌癌，混合细胞腺癌，未分化癌。

（2）转移分类

①Ⅰ期：癌肿局限于子宫体。其中ⅠA指无或 < 1/2 肌层浸润。ⅠB指有 ≥ 1/2 肌层浸润。

②Ⅱ期：癌肿累及子宫颈间质，但未扩散至宫外。

③Ⅲ期：癌肿有局部和（或）区域扩散。其中ⅢA指癌肿累及子宫体浆膜层和（或）附件。ⅢB指累及阴道和（或）宫旁。ⅢC1指转移至盆腔淋巴结；ⅢC2指转移至腹主动脉旁淋巴结，有 / 无盆腔淋巴结转移。

④Ⅳ期：癌肿累及膀胱和（或）肠黏膜，或远处转移。ⅣA指累及膀胱和（或）肠黏膜。ⅣB指有远处转移，包括腹腔转移及（或）腹股沟淋巴结转移。

4. 临床表现

（1）症状

①阴道流血：是最常见症状和就诊的主要原因，典型表现为绝经后出现持续或间歇性阴道流血，量不多；未绝经者经量增多、经期延长或经间期出血。

②阴道排液：早期多为浆液性分泌物，随着内膜增生，合并有血性液体排出。合并感染时有脓血性、恶臭味排液。

③疼痛：晚期肿瘤浸润周围组织或压迫神经时出现下腹及腰骶部疼痛。若癌肿累及宫腔内口，可出现宫腔积液、下腹胀痛及痉挛样疼痛。

（2）体征：早期妇科检查可无异常发现。晚期患者子宫增大，质软，饱满。

5. 辅助检查　分段诊断性刮宫是早期确诊最常用、最可靠的检查方法，可区分宫颈和宫腔的病变。吸取分泌物做细胞学检查可用于筛查。还可进行 B 超和宫腔镜等检查。

6. 治疗要点　早期以手术治疗为主，晚期采用手术、孕激素、放疗、化疗等综合治疗。手术为首选的治疗方法，根据病情选择全子宫及双侧附件切除术等手术方式。放疗是术后最主要的辅助治疗方法。

7. 护理措施

（1）心理护理：给予心理支持，缓解患者的紧张心理，以取得配合。

（2）一般护理：提供高蛋白、高热量、高维生素饮食，保证睡眠时间，加强会阴护理，预防感染。术后逐渐增加活动量，利于引流，预防静脉血栓。

（3）用药指导：注意药物疗效和不良反应。高效、大剂量、长期应用孕激素，至少服用 12 周以上方可评定疗效。

（4）放疗指导：接受盆腔内放疗者，治疗前灌肠并留置尿管。腔内置入放射源期间，保证患者绝对卧床，可进行床上肢体活动。取出放射源后，鼓励患者逐步下床活动。

8. 健康教育

（1）疾病预防指导：普及防癌知识，中老年妇女每年妇科检查 1 次。注意高危人群，围绝经期月经紊乱或绝经后阴道流血应警惕子宫内膜癌，需行诊断性刮宫检查。严格掌握孕激素的正确使用方法，加强用药后的监测及随访。

（2）随访指导：术后 2 年内每 3 ～ 6 个月复查 1 次。术后 3 ～ 5 年每 6 ～ 12 个月复查 1 次。5 年后每年复查 1 次。出现不适感觉，应及时就诊。

五、卵巢肿瘤

1. **病因** 病因可能与初潮年龄早、绝经年龄晚、少育、不孕、激素替代治疗、高胆固醇饮食及遗传等有关，约20%～25%卵巢恶性肿瘤患者有家族史。恶性卵巢肿瘤是女性生殖器三大恶性肿瘤之一，可发生于任何年龄，病死率居妇科恶性肿瘤之首。

2. **病理** 组织学分类主要包括上皮性肿瘤、性索间质肿瘤、生殖细胞肿瘤和转移性肿瘤。直接浸润、腹腔种植和淋巴转移是主要的转移途径，可出现盆腔、腹腔内广泛转移灶。血行转移较少见。

（1）卵巢上皮性肿瘤：是最常见的卵巢肿瘤，多见于中老年妇女。80%患者血清CA125水平有升高。

①浆液性肿瘤

a. 浆液性囊腺瘤：为良性肿瘤，多为单侧，大小不等，表面光滑。其中单纯性为单房；乳头状为多房，囊内有乳头状突起。

b. 交界性浆液性囊腺瘤：中等大小，多为双侧，多向囊外生长，预后好。

c. 浆液性囊腺癌：最常见的恶性肿瘤，多为双侧，体积大，半实质性，囊壁有乳头生长，囊液混浊，预后差。

②黏液性肿瘤

a. 黏液性囊腺瘤：良性肿瘤，为单侧多房性，表面光滑，灰白色。

b. 交界性黏液性囊腺瘤：一般大小，多为单侧多房。

c. 黏液性囊腺癌：为恶性肿瘤，肿瘤较大，多为单侧。

③卵巢子宫内膜样肿瘤：多为恶性肿瘤，单侧多，中等大。

④透明细胞肿瘤：罕见良性，单侧多，呈囊实性。

（2）卵巢生殖细胞肿瘤

①畸胎瘤：肿瘤中可见牙齿、骨骼等。

a. 成熟畸胎瘤：又称皮样囊肿，为最常见的生殖道良性肿瘤。多为单侧单房、实性囊肿。

b. 未成熟畸胎瘤：是恶性肿瘤，多为单侧实性瘤。复发及转移率高，复发后可见未成熟肿瘤组织向成熟转化，恶性程度减小，应立即手术。

②无性细胞瘤：中等恶性实性瘤，多为右侧单侧，中等大小，对放疗敏感。

③卵黄囊瘤：又称内胚窦瘤，为高度恶性肿瘤，可产生甲胎蛋白（AFP），生长迅速，易早期转移，预后差，对化疗敏感。

（3）卵巢性索间质肿瘤

①颗粒细胞瘤：最常见的功能性肿瘤，属于低度恶性肿瘤，预后好，5年生存率达80%以上，仍有复发倾向。可分泌雌激素，出现月经紊乱或绝经后阴道流血，常合并子宫内膜增生过长或发生癌变。

②卵泡膜细胞瘤：良性肿瘤，多为单侧，可分泌雌激素，有女性化作用。

③纤维瘤：良性肿瘤，多为单侧，表面光滑或有结节，偶见梅格斯综合征，即有腹水或胸腔积液。

④支持细胞 - 间质细胞瘤：也称睾丸母细胞瘤，高分化为良性，中低分化为恶性，多数具有男性化作用。

（4）卵巢转移性肿瘤：库肯勃瘤是原发于胃肠道、转移至卵巢的肿瘤，组织为典型印戒细胞。

3. **瘤样病变** 属于卵巢非赘生性肿瘤，包括滤泡囊肿、黄体囊肿、黄素囊肿、多囊卵巢、卵巢子宫内膜异位囊肿。其中黄素囊肿有滋养细胞增生，可产生大量hCG，为双侧囊肿，表面光滑、呈黄色，一般无需手术。

4. **临床表现**

（1）症状：多无明显症状，常在妇科检查时偶然发现。随肿瘤进展，出现腹胀、腹部肿块、腹痛及其他消化道症状。晚期有贫血、恶病质等表现。

（2）体征：妇科检查时在子宫一侧或双侧触及囊性或实性肿块。

（3）卵巢良性、恶性肿瘤的区别见表3-26。

表3-26　卵巢良性、恶性肿瘤的区别

	卵巢良性肿瘤	卵巢恶性肿瘤
生长速度	缓慢	迅速
症　状	腹胀、腹部包块、压迫症状	腹胀、腹部包块、腹水、转移症状、恶病质
肿块特点	单侧多，囊性，表面光滑，活动良好	双侧，实性或囊实性，表面不平，固定不动

（4）并发症

①蒂扭转：最常见，在体位突然改变或妊娠期、产褥期子宫大小、位置改变时发生，表现为突发一侧下腹剧痛，常伴恶心、呕吐甚至休克。静脉回流受阻，瘤体迅速增大，可发生破裂或感染。

②破裂：有外伤性和自发性破裂两种，应立即剖腹探查。轻者仅有轻度腹痛，重者有剧烈腹痛、恶心、呕吐，引起腹膜炎或休克，多有腹水征。

③感染：多由肿瘤扭转或破裂后与肠管粘连引起，也可来源于邻近器官感染扩散。有全身感染征象，优先使用抗生素控制感染，再进行手术。

④恶变：肿瘤迅速生长且呈双侧性，多有恶变可能，应尽早手术。

5. 辅助检查　B超检查为诊断卵巢肿瘤的主要手段。此外，可行CT检查、肿瘤标志物、腹腔镜检查及细胞学检查等。

6. 治疗要点　若卵巢肿块直径小于5cm，疑为卵巢瘤样病变，短期观察或口服避孕药2～3个月，一般可自行消失。若肿块持续存在或增大，卵巢肿瘤的可能性较大。一经确诊，首选手术治疗。卵巢良性肿瘤行腹腔镜下手术，术后观察随访；而恶性肿瘤一般采用经腹手术，术后应综合化疗、放疗等辅助治疗。发生卵巢肿瘤并发症时应立即手术。

7. 护理措施

（1）饮食护理：给予高蛋白、高维生素饮食，避免高胆固醇饮食。

（2）放腹水的护理：一次放腹水不宜超过3000ml，以免腹压骤降，发生虚脱。放腹水速度宜慢，放完后用腹带包扎腹部。放腹水过程中应密切观察并记录生命体征、腹水性质及不良反应。巨大肿瘤患者，放腹水前备好沙袋。

8. 健康教育　卵巢肿瘤治疗后易复发，应坚持长期随访。术后1年内每个月一次，术后第2年每3个月一次，3～5年视病情4～6个月一次，5年以上每年一次。

六、子宫内膜异位症

具有生长功能的子宫内膜组织出现在子宫腔被覆内膜及宫体肌层以外的部位时称为子宫内膜异位症。

1. 病因　病因与发病机制至今未明，有种植学说、体腔上皮化生学说、诱导学说，其中种植学说为目前较公认的学说。

2. 发病机制　异位内膜可侵犯全身任何部位，但绝大多数位于盆腔脏器和壁腹膜，以卵巢最常见，其次为宫骶韧带。发生于卵巢者，易形成卵巢子宫内膜异位囊肿，内含暗褐色、似巧克力黏糊状陈旧血，又称为卵巢巧克力囊肿。异位内膜在肌层弥漫性生长为子宫腺肌病。

3. **临床表现** 好发于育龄期妇女，以 25～45 岁多见。

（1）症状

①下腹痛和痛经，继发性、进行性加重的痛经是最典型症状。疼痛在经前 1～2 天开始，位于下腹部、腰骶部，可放射到会阴部、肛门或大腿，与月经来潮同步，与病灶大小不成正比。

②月经异常，经量增多、经期延长或淋漓不净。

③性交不适，月经来潮前性交痛最明显。

④不孕率高达 40%。可能为盆腔内环境改变，影响精子与卵子结合；可能为盆腔粘连、子宫后倾、输卵管粘连闭锁或蠕动减弱。

⑤侵犯不同部位时可出现相应症状。肠道内膜异位症可有腹痛、腹泻甚至便血。异位内膜侵犯膀胱可引起经期尿痛、尿频。

（2）体征：子宫多后倾固定，盆腔内可扪及触痛性结节。一侧或双侧附件处可触及不活动的囊实性包块。病变累及直肠阴道隔，可在阴道后穹窿部扪及隆起的痛性小结节，甚至可见紫蓝色斑点。

4. **辅助检查**

（1）腹腔镜：是目前诊断子宫内膜异位症的最佳方法，对不明原因不孕或腹痛者是首选的有效诊断方法。

（2）其他：B 超检查、血清 CA125。

5. **治疗要点** 总目标是缩减和去除病灶，减轻和控制疼痛，治疗和促进生育，预防和减少复发。

（1）药物对症治疗：采用非甾体抗炎药缓解疼痛，但不能阻止病情进展。

（2）性激素抑制治疗：常用药物有口服避孕药、高效孕激素、雄激素衍生物等。口服避孕药抑制排卵，使异位内膜萎缩。孕激素如醋酸甲羟孕酮，直接作用于子宫内膜和异位内膜，使子宫内膜萎缩。雄激素衍生物有达那唑和孕三烯酮，抑制卵巢甾体激素生成并增加雌、孕激素代谢，导致子宫内膜萎缩、闭经。

（3）手术治疗：腹腔镜手术是首选的手术方法。腹腔镜确诊及手术＋药物治疗为子宫内膜异位症的金标准治疗。

6. **护理措施**

（1）疼痛护理：经期避免生冷刺激性食物，注意休息，疼痛时局部热敷。

（2）用药护理：性激素抑制治疗的药物种类多，用药时间长，一般长达 6 个月，用药期间的注意事项复杂，应遵医嘱规范用药，注意观察药物疗效和不良反应。达那唑的不良反应主要表现为雄性化作用，如多毛、痤疮、头痛、性欲减退、体重增加及肝功能损害等。

（3）经期避免剧烈运动、性生活、盆腔检查及手术操作，避免重力挤压子宫，防止经血逆流。

第十九节　外阴、阴道手术

扫码做题

一、外阴、阴道手术患者的一般护理

1. **外阴、阴道手术的种类**

（1）外阴手术：指女性外生殖器部位的手术，如外阴根治切除术等。

（2）阴道手术：指阴道局部及途经阴道的手术，如阴道成形术、阴道前后壁修补术等。

2. 手术前准备

（1）心理护理。

（2）皮肤准备：术前 1 天进行，备皮范围为上至耻骨联合上 10cm，下至大腿内侧上 1/3（包括外阴、肛门周围、臀部），两侧至腋中线。

（3）肠道准备：术前 2 小时彻底禁食禁饮；6 小时开始禁清淡饮食，可进食少量清淡流质；8 小时开始禁食肉类、油炸和高脂饮食，需清淡饮食。术前 3 天进无渣半流质饮食，并给予肠道抑菌药物，术前 1 天行清洁灌肠。

（4）阴道准备：术前 3 天开始阴道准备，行阴道冲洗或坐浴，每天 2 次。术日晨行宫颈阴道消毒。子宫全切术前行坐浴，术日晨阴道消毒后在宫颈和穹隆处涂甲紫标记，防误切。

（5）膀胱准备：进入手术室前排空膀胱，根据手术情况，在术中或术后留置尿管。

（6）特殊用物准备。

3. 手术后护理　术后护理措施与腹部手术患者相似，但应特别注意以下几点。

（1）体位护理：处女膜闭锁及有子宫的先天无阴道者，术后取半卧位。外阴根治术后取平卧位，两腿外展屈膝，膝下垫枕，减少腹股沟及外阴部张力。阴道前后壁修补术或盆底修补术后取平卧位，禁止半卧位，可减少外阴、阴道张力。子宫脱垂阴式子宫切除术后避免早期半卧位。

（2）切口护理：外阴阴道肌肉少、张力大、伤口不易愈合。外阴包扎或阴道内纱条常于术后 12 ~ 24 小时取出，术后 3 天可局部理疗，促进血液循环，促进伤口愈合。大阴唇皮下有丰富血管，在外伤后易形成血肿。

（3）减轻疼痛：保持环境安静，减少对患者的刺激，避免增加腹压的动作，更换体位时减轻伤口的张力，遵医嘱应用镇痛药。

（4）会阴护理：保持会阴清洁干燥，每天擦洗外阴 2 次，勤换内裤和会阴垫。

（5）保持大小便通畅：根据病情留置尿管 2 ~ 10 天。会阴部手术患者为防止伤口牵拉、污染，应控制首次排便时间，排气后抑制肠蠕动，至术后第 5 天使用缓泻药软化大便，避免排便困难。

二、外阴癌

外阴恶性肿瘤包括外阴恶性黑色素瘤、外阴基底细胞瘤、外阴鳞状细胞瘤；其中鳞状细胞癌最常见，占外阴恶性肿瘤 80% ~ 90%，多见于绝经后妇女。

1. 病因　病因尚不完全清楚，可能因素有人乳头瘤病毒（HPV）感染；慢性外阴非上皮内瘤变发展为外阴癌；淋巴肉芽肿、尖锐湿疣、淋病、梅毒等性传播疾病；5% ~ 10% 外阴不典型增生者可发生癌变，包括外阴慢性单纯性苔藓、硬化性苔藓、扁平苔藓、贝赫切特病等。

2. 病理病生　转移途径常见有直接浸润、淋巴转移，晚期可经血行扩散。

3. 临床表现

（1）症状：最常见的症状为外阴瘙痒，局部肿块或溃疡，合并感染或较晚期癌可出现疼痛、渗液和出血。

（2）体征：大阴唇最多见。早期呈局部丘疹、结节或小溃疡；晚期有不规则肿块或呈乳头样肿物，癌灶转移至腹股沟淋巴结可扪及增大、质硬的淋巴结。常并发外阴色素减退。

4. 辅助检查

（1）病理组织学检查：是确诊外阴癌的唯一方法。

（2）其他：有细胞学检查、超声、CT、膀胱镜检和直肠镜检。

5. **治疗要点** 手术治疗为主，晚期可辅以放射治疗及化学药物综合治疗。不能手术或需要缩小癌灶患者、术后局部残留癌灶及复发癌患者可进行放射治疗。

6. **护理措施**

（1）术前护理：外阴癌多为老年人，除常规阴部手术准备外，还应积极纠正内科合并症。

（2）术后护理

①一般护理：术后取平卧外展屈膝体位，并在腘窝垫软垫。保持引流管通畅，观察引流性状、颜色和量，鼓励多饮水。

②预防感染：观察切口有无渗血，皮肤有无红、肿、热、痛等感染征象。保持会阴清洁，每天行会阴擦洗，并遵医嘱给予抗生素。

③红外线照射：术后 2 天起，会阴部、腹股沟部可用红外线照射，每天 2 次，每次 20 分钟，促进切口愈合。

④伤口拆线：外阴切口在术后第 5 天开始间断拆线，腹股沟切口在术后第 7 天拆线。

⑤随访指导：第 1 年每 1～2 个月 1 次；第 2 年每 3 个月 1 次；第 3～4 年每半年 1 次；第 5 年及以后每年 1 次。

三、外阴、阴道创伤

1. **病因**

（1）分娩是导致外阴、阴道创伤的主要原因，也可因外伤所致。

（2）创伤可伤及外阴、阴道或穿过阴道损伤尿道、膀胱或直肠。

（3）幼女遭到强暴可致软组织损伤。

（4）初次性交可致处女膜破裂，绝大多数可自行愈合，少数伤及小阴唇、阴道或穹窿引起大量阴道出血。

2. **临床表现**

（1）疼痛：为主要症状，可从轻微疼痛至剧痛，甚至出现休克。

（2）局部肿胀：水肿或血肿，是常见的表现。

（3）外出血：由于血管破裂可导致少量或大量的鲜血自阴道流出。

（4）其他：根据出血量多少、急缓，患者可有头晕、乏力、心慌、出汗等贫血或失血性休克的症状；合并感染时可有体温升高和局部红、肿、热、痛等表现。

3. **治疗要点**

处理原则为止血、止痛、防治感染和抗休克。血肿＜5cm 者，应立即冷敷，用丁字带等加压包扎；血肿过大应手术清除止血。

4. **护理措施**

（1）一般护理：对于外出血量多或较大血肿伴面色苍白者立即使患者平卧、吸氧，开通静脉通路，做好血常规检查及配血输血准备。密切观察患者生命体征、尿量及神志的变化。有活动性出血者应按解剖关系迅速缝合止血。

（2）非手术护理：适用于血肿＜5cm 者。

①嘱患者采取正确的体位，保持外阴部的清洁、干燥，每天外阴冲洗 3 次，大便后及时清洁外阴。

②遵医嘱及时给予止血、止痛药物。

③注意观察血肿的变化，24 小时内冷敷，减轻患者的疼痛及不舒适感。可用棉垫、丁字带加压包扎，防止血肿扩大。

④ 24 小时后可以用 50% 硫酸镁溶液湿热敷或行外阴部烤灯，以促进水肿或血肿的吸收。

（3）手术前护理：外阴、阴道创伤较重的患者有急诊手术的可能，应作好配血、皮肤准备，嘱患者暂时禁食。

（4）术后护理

①外阴、阴道创伤手术后阴道内常填塞纱条、外阴加压包扎，患者疼痛明显，应积极止痛。

②阴道纱条取出或外阴包扎松解后应密切观察阴道及外阴伤口有无出血，患者有无进行性疼痛加剧或阴道、肛门坠胀等再次血肿的症状。

③保持外阴部清洁、干燥；遵医嘱给予抗生素防治感染。

四、先天性无阴道

先天性无阴道是由于在胚胎时期，双侧副中肾管发育不全所导致。常合并发生先天性无子宫或只有始基子宫，卵巢功能多正常。

1. 临床表现　体格、第二性征及外阴发育正常，但无阴道口，或仅见一浅凹，偶见短浅阴道盲端。有先天性闭经和性交困难。极少有发育正常的子宫，表现为周期性下腹疼痛。部分患者伴有泌尿道发育异常，个别有脊椎异常。

2. 治疗要点　有短浅阴道者优先使用阴道模具进行机械扩张；不适宜机械扩张者可行人工阴道成形术，以乙状结肠阴道成形术效果最好。

3. 护理措施

（1）术前准备：根据患者年龄选取模具型号，消毒备用两个以上的阴道模具和丁字带；游离皮瓣成形术者，应选取一侧大腿中部皮肤，进行剃毛消毒，以备手术使用；乙状结肠成形术者需做好肠道准备；术前 3 天常规进行阴道及肠道准备，术前 1 天进行皮肤准备和清洁灌肠，手术当天需做好膀胱准备。部分患者会合并有泌尿系统的发育异常，为避免误伤周围组织，尤其是泌尿系统，术前应做泌尿系统造影显像。

（2）术后护理：术后取半卧位，行阴道手术后的常规护理；乙状结肠成形术者应控制首次排便时间，注意观察阴道血运情况、分泌物的量及性状，判断有无感染；术后 7 ～ 10 天拆线，并更换软阴道模型为硬模型，更换前半小时需使用镇痛药，之后每天更换并消毒模型，更换时行阴道冲洗 1 次，更换时间不能超过 20 分钟，预防出血和瘢痕挛缩。佩戴模型后使用丁字带预防模型脱出。模具放置不当会使阴道变窄、变浅，影响手术效果。

（3）机械扩张法指导：指导患者学习使用模具，应从小到大使用模具，逐渐进行加压扩张，加深阴道长度到满足性生活为止，一般于夜间放置、日间取出。

（4）心理护理：患者及家属在得知不能生育后，可能会出现自卑、抑郁等，可讲解相关知识，帮助建立信心。

（5）健康教育：指导模型的使用及消毒方法；青春期女性应使用至结婚有性生活为止；手术患者需在伤口完全愈合后进行性生活。

五、子宫脱垂

子宫脱垂是指子宫从正常位置沿阴道下降，宫颈外口达坐骨棘水平以下，甚至子宫全部脱出于阴道口以外。

1. 病因

（1）分娩损伤：为子宫脱垂的主要病因，如产褥期过早重体力劳动或多次分娩。

（2）长期腹压增加：如慢性咳嗽，习惯性便秘，经常蹲位或举重。

（3）盆底组织发育不良或退行性病变。

（4）医源性原因。

2. 临床表现

（1）症状：轻症患者多无不适，Ⅱ、Ⅲ度者可表现为下坠感和腰背酸痛，肿物自阴道脱出。

（2）体征：可见子宫不同程度的脱垂，伴有阴道壁与膀胱直肠膨出。以患者平卧用力向下屏气时子宫下降的最低点为标准，分为3度（表3-27）。子宫脱垂分度可见图3-8。

Ⅰ度
Ⅱ度
Ⅲ度

图3-8　子宫脱垂临床分度

表3-27　子宫脱垂的临床分度

临床分度	分　型	划分标准
Ⅰ　度	轻型	宫颈外口距离处女膜缘＜4cm，未达处女膜缘
	重型	宫颈外口已达处女膜缘，阴道口可见子宫颈
Ⅱ　度	轻型	宫颈脱出阴道口，宫体仍在阴道内
	重型	宫颈和部分宫体脱出阴道口
Ⅲ　度		宫颈及宫体全部脱出阴道口外

3. 治疗要点

轻度患者或不能耐受手术者，进行盆底肌肉锻炼和放置子宫托。非手术治疗无效和Ⅱ、Ⅲ度患者采取手术治疗，根据患者年龄等情况选择手术方式。

4. 护理措施

（1）一般护理：加强营养，卧床休息，教会患者做盆底、肛门肌肉运动锻炼的方法，积极治疗原发病。加强会阴护理，保护脱出阴道口的组织，减少走动和衣物摩擦。

（2）使用子宫托的护理

①子宫托大小以放置后不脱出、无不适感为宜。

②放置前排空大小便，洗净双手，取半卧位或蹲位。每天晨起放入，睡前取出并消毒，避免放置过久导致局部糜烂、溃疡。

③妊娠期和月经期停止使用。

④放置前阴道内应有一定水平雌激素，绝经妇女在放置前4～6周开始长期使用阴道雌激素霜剂。

⑤上托后第1、3、6个月时到医院检查1次，以后每3～6个月到医院检查1次。

（3）术前护理：同妇科外阴阴道手术护理。术前5天开始阴道准备，Ⅰ度患者每天坐浴2次，为1∶5000的高锰酸钾或0.2‰的碘伏液；Ⅱ、Ⅲ度患者、特别是有溃疡者，阴道冲洗后局部涂抗生素软膏，冲洗液一般为2‰的碘伏液。

（4）术后护理：术后取平卧位，卧床休息 7～10 天，禁止半卧位。留置尿管 10～14 天，避免增加腹压的动作，应用缓泻药预防便秘。每天进行外阴擦洗 2 次，保持外阴清洁干燥，预防感染发生。加强营养，卧床休息，进行盆底、肛门肌肉锻炼。

（5）出院指导：术后 3 个月内禁止盆浴及性生活，半年内避免重体力劳动，术后 2、3 个月到门诊复查，确认伤口完全愈合后方可性生活。

六、尿　瘘

尿瘘是指生殖道和泌尿道之间形成异常通道，尿液自阴道排出，不受控制。根据解剖位置，可分为膀胱阴道瘘、尿道阴道瘘、膀胱尿道阴道瘘、膀胱宫颈瘘、膀胱宫颈阴道瘘、输尿管阴道瘘及膀胱子宫瘘。膀胱阴道瘘最常见。

1. 病因　常见病因为产伤和盆腔手术损伤。外伤、放射治疗后、膀胱结核、子宫托安放不当等均能导致尿瘘。其中最主要的原因是产伤，约占 90%。

2. 临床表现

（1）漏尿：为最主要症状。根据瘘孔位置，患者可表现为持续性漏尿、体位性漏尿、压力性尿失禁或膀胱充盈性漏尿等。坏死性尿瘘多在产后 3～7 天发生，产道软组织受压所致的坏死组织多在此时脱落，形成瘘孔。

（2）外阴不适：局部刺激、组织炎症增生及感染和尿液刺激及浸渍，可引起外阴部痒和烧灼痛，外阴呈湿疹、丘疹样皮炎改变。

（3）尿路感染：合并尿路感染者有尿频、尿急、尿痛等症状。

3. 辅助检查

（1）亚甲蓝试验，用于鉴别膀胱阴道瘘、膀胱宫颈瘘或输尿管阴道瘘。

（2）靛胭脂试验，可确诊输尿管阴道瘘。

（3）其他：膀胱镜、输尿管镜检查、静脉肾盂造影等。

4. 治疗要点　手术修补为主要治疗方法。

5. 护理措施

（1）体位：指导患者保持正确体位，使小漏孔自行愈合。一般采取使漏孔高于尿液面的体位。某些妇科手术后致小漏孔的患者，术后应留置尿管。

（2）鼓励饮水：限制饮水会使尿液呈酸性，加重对皮肤的刺激。应鼓励患者多饮水，一般每天饮水量不少于 3000ml。

（3）术前护理：术前 3～5 天每天用 1∶5000 的高锰酸钾或 0.2‰的碘伏液坐浴，外阴部有湿疹者，可在坐浴后行红外线照射，然后涂氧化锌软膏。

（4）术后护理：术后留置尿管或耻骨上膀胱造瘘 7～14 天，保持引流通畅。使漏孔居于高位，每天补液不低于 3000ml，达到膀胱冲洗的目的。避免增加腹压的动作。

6. 健康教育

（1）遵医嘱继续服用抗生素或雌激素药物。

（2）3 个月内禁止性生活及重体力劳动。

（3）减少外阴部皮肤的刺激，保持外阴清洁。

扫码做题

第二十节 不孕症

一、不孕症

凡婚后未避孕、有正常性生活、夫妇同居 1 年而未受孕者，称为不孕症。从未妊娠者称为原发不孕，有过妊娠而后不孕者称为继发不孕。

1. 病因

（1）女性不孕因素：最主要因素为输卵管因素，其次为排卵障碍。其他因素：子宫因素、宫颈因素、免疫因素等。

（2）男性不孕因素：精子生成障碍、精子运送受阻、精子异常等。

（3）免疫因素：精子免疫、女性体液免疫异常等。

（4）男女双方因素：性生活障碍、缺乏性知识等。

（5）其他：不明原因不孕。

2. 辅助检查

（1）女方检查

①体格检查：重点检查生殖器与第二性征的发育。

②超声影像学检查：是诊断不孕的常用手段，具有无损伤、方便、检出率和准确率高的优点。

③排卵及内分泌功能测定：包括基础体温测定、子宫内膜病理学检查、血激素水平测定。周期性连续基础体温测定可以大致反映排卵和黄体功能，排卵后基础体温平均上升 0.5℃。

④输卵管通畅度检查：包括输卵管通液术、子宫输卵管碘油造影、B 型超声下输卵管过氧化氢溶液通液术、腹腔镜直视下行输卵管通液（美蓝液）等。

⑤宫颈与子宫因素检查：可进行宫颈黏液评分。

⑥生殖免疫学检查：包括精子抗原、抗子宫内膜抗体等检查。

（2）男方检查

①体格检查：重点检查外生殖器是否畸形、发育情况等。

②精液检查：为不孕症夫妇的首选检查项目。正常精液量一般为 $2 \sim 6ml$，精子密度 $\geqslant 20 \times 10^6/ml$，总活动率 $\geqslant 40\%$，精子正常形态率 $\geqslant 4\%$，精子存活率为 58%，精液中一般含有灰白色凝块，在室温中放置 $5 \sim 30$ 分钟会完全液化，变成半透明的稀薄黏液。正常精液 pH 值为 $7.2 \sim 7.8$。

3. 治疗要点 针对不同不孕因素对因治疗。免疫性不孕者可用避孕套隔绝、中断性交或体外排精法避孕 6 个月，避免女性继续产生抗体；或使用免疫抑制剂、人工授精受孕。

4. 护理措施

（1）指导患者服药，说明药物的作用及副作用，并在妊娠后立即停药。

（2）不孕症可引起患者一些不良心理反应，因情绪可影响受孕，护士应指导患者放松，调整情绪。

（3）教会患者提高妊娠率的方法

①保持健康状态，注重营养、减轻压力、纠正不良生活习惯如吸烟、酗酒。

②与伴侣进行沟通，谈论自己的希望与感受。

③不要把性生活单纯看作是为了妊娠而进行。

④性交前、中、后勿使用阴道润滑剂和阴道灌洗。

⑤性交后应抬高臀部持续 20～30 分钟，不要立即如厕。

⑥掌握性知识，预测排卵，在排卵期可以增加性交次数。

（4）协助选择人工辅助生殖技术。

二、辅助生殖技术及护理

目前，常用的辅助生殖技术有人工授精和体外受精-胚胎移植及其衍生技术两大类。

1. 辅助生殖技术

（1）人工授精：是用器械将精子通过非性交方式注入女性生殖道内，使其受孕的一种技术，直接将精液注射进阴道便可，若要注射到宫腔、宫颈管时，需用洗涤过的精子。可选择阴道内、宫颈管内或宫腔内注入，分为夫精人工授精（AIH）和供精人工授精（AID）技术。

①夫精人工授精：适用于男性少精、弱精、性功能障碍；宫颈因素不育；生殖道畸形或心理因素不育；免疫因素不育；不明原因不育。

②供精人工授精：适用于不可逆的无精子症、严重少精、弱精、畸精；输精管复通失败；射精障碍；男方家族有严重遗传性疾病；母儿血型不合，不能得到存活新生儿。

（2）体外受精-胚胎移植（试管婴儿 IVF-ET）及其衍生技术：包括从不孕妇女体内取出卵细胞，在体外与精子受精后培养至早期胚胎，然后移植回妇女的子宫，使其继续着床发育、生长成为胎儿的过程。主要适用于输卵管堵塞性不孕症。

（3）配子输卵管内移植：是直接将卵母细胞和洗涤后的精子移植到输卵管壶腹部的一种助孕技术。适用于原因不明的不孕症、男性不育、免疫不育、子宫内膜异位症等。

（4）卵细胞质内单精子注射：适用于严重的少、弱、畸精症，不可逆的梗阻性无精子症、生精功能障碍等。

（5）未成熟卵体外培养、植入前胚胎遗传学诊断等。

2. 常见并发症

包括卵巢过度刺激综合征、卵巢反应不良、多胎妊娠、流产或早产，以及超排卵药物应用与卵巢和乳腺肿瘤的关系。

（1）卵巢过度刺激综合征（OHSS）：指诱导排卵药物刺激卵巢后，导致多个卵泡发育、雌激素水平过高及颗粒细胞的黄素化，引起全身血流动力学改变的病理情况。中度卵巢过度刺激综合征表现为明显下腹胀痛、恶心、呕吐或腹泻，有明显腹水，少量胸水，腹围增大，体重增加≥3kg，双侧卵巢增大、直径为 5～10cm。

（2）卵巢反应不足：表现为卵巢在诱发超排卵下卵泡发育不良，卵泡数量、大小或生长速率不能达到药物的要求。

（3）多胎妊娠：促排卵药物的使用或多个胚胎的移植可导致多胎妊娠的发生。多胎妊娠可导致多种妊娠并发症，对孕妇不利，可在孕早期施行选择性胚胎减灭术。

（4）其他并发症：临近器官损伤、出血、感染等。

3. 护理措施

（1）预防 OHSS：注意超排卵药物的个体化法则严密监测卵泡的发育，根据卵泡数量适时减少或终止使用 HMG 和 hCG，提前取卵。

（2）预防卵巢反应不足：增加外源性 FSH 的剂量，提前使用 HMG 等。

（3）预防自然流产：合理用药，避免多胎妊娠。充分补充黄体功能，移植前进行胚胎染色体分析，防止异常胚胎的种植。

第二十一节　计划生育

一、计划生育

计划生育内容包括晚婚、晚育、节育、优生优育；女性法律规定结婚年龄为 20 岁，晚婚是指按法定年龄推迟 3 年及以上结婚，即 23 周岁；晚育是按法定年龄推迟 3 年及以上生育。计划生育措施主要包括避孕、绝育及避孕失败补救措施。

1. 护理评估

（1）病史：询问现病史、既往史、月经史及婚育史等，了解是否符合各种措施的适应证，有无禁忌证等。

（2）身心状况：全面评估身体状况，有无发热、慢性疾病、感染和心理状况等。妇科检查外阴、阴道有无赘生物、破损等，宫颈有无炎症、糜烂、裂伤等，子宫大小、位置、活动度等，附件有无压痛、肿块等。

（3）诊断检查：检查血、尿常规，出凝血时间，阴道分泌物，心电图，肝肾功能及 B 超等。

2. 护理措施

（1）最佳生育措施的选择：向育龄夫妇进行生育措施的知识宣教，根据夫妇具体情况和实际需求，协助夫妇选择最佳生育措施。

①新婚夫妇：多采用简便、短效方法，即男用避孕套、短效口服避孕药或外用避孕栓、薄膜等，一般暂不选用宫内节育器。

②生育后夫妇：多采用长效、安全可靠方法，可选宫内节育器、男用避孕套、口服避孕药物、长期避孕针或缓释避孕药等，已生育两个或以上的妇女可采取绝育措施。

③哺乳期妇女：可选择男用避孕套、宫内节育器。不宜选择避孕药方法，可影响乳汁质量和婴儿健康。

④绝经过渡期妇女：仍有排卵可能，应首选男用避孕套，已放置有宫内节育器且无不良反应者可继续使用，至绝经后半年取出，年龄超过 45 岁的妇女一般不用口服避孕药或注射避孕针。

（2）减轻疼痛、预防感染：根据手术方式和术者情况，术后应卧床休息 2～24 小时，逐渐增加活动量。术后提供安静舒适的环境，密切观察受术者生命体征、阴道流血、伤口敷料及疼痛情况，按医嘱给予镇静、止痛药和抗生素，缓解疼痛、预防感染。

（3）健康教育：放置或取出宫内节育器者术后禁止性生活和盆浴 2 周。人工流产术后进行性生活及盆浴 1 个月，1 个月后门诊复查。输卵管结扎术后受术者休息 3～4 周，禁止性生活及盆浴 1 个月。有腹痛、阴道大量流血者，应随时就诊。进行避孕措施知识宣教，教会使用，观察副作用、并发症等。

二、避孕方法及护理

1. 工具避孕

工具避孕是指利用工具防止精子和卵子结合，或改变宫腔内环境，达到避孕目的。常用工具有阴茎套、女用避孕套和宫内节育器。宫内节育器安全、有效、简便、经济、可逆，是我国妇女的主要避孕方法。带铜节育器是目前我国临床最常用的节育器，包括 TCu-220（T 形，含铜表面积 $220mm^2$）、TCu-380A、VCu-200 等，一般可放置 5 年。

（1）原理：阴茎套避孕可阻止精子进入宫腔，且能防止性疾病传播。宫内节育器可引起宫颈局部炎性反应，激活纤溶酶原，炎性反应刺激产生前列腺素，使精子不能获能；改变宫腔内环境，干扰受精卵着床达到避孕的目的。节育器带铜后能持续释放有生物活性的铜离子，有使精子头尾分离的毒性作用、使精子不能获能，铜离子还能进入细胞核和线粒体，干扰细胞正常代谢，避孕效果随铜的表面积增大而增强。

（2）宫内节育器放置术

①禁忌证：妊娠或可疑妊娠；生殖道急、慢性炎症；月经过多、过频或不规则出血；人工流产、分娩、剖宫产有妊娠组织残留或感染；生殖器官肿瘤；子宫畸形；宫颈口过松、重度陈旧性宫颈裂伤或子宫脱垂；严重全身性疾病；宫腔＜5.5cm 或＞9.0cm；对铜过敏者。

②放置时间：月经干净后 3～7 天，无性生活；产后 42 天，恶露已净，会阴伤口愈合，子宫恢复正常；剖宫产后半年；人工流产术后宫腔深度＜10cm；哺乳期排除早孕者。术前常规测体温，2 次测试超过 37.5℃暂不放置。

（3）宫内节育器取出术

①适应证：绝经 1 年者；改用其他避孕措施或绝育者；放置期限已满需更换者；带器妊娠者；计划再生育或已无性生活者；有并发症或不良反应治疗无效者；确诊节育器嵌顿或移位者。

②禁忌证：生殖道炎症需治愈后再取出；全身情况不良或疾病的急性期，病情好转后再取出。

③取出时间：月经干净后 3～7 天；出血多者随时取出；带器早期妊娠于人工流产同时取出；带器异位妊娠术前诊断性刮宫时，或术后出院前取出。

（4）宫内节育器的不良反应：不规则阴道出血，表现为月经过多、经期延长或点滴出血；腰酸腹胀；白带增多。

（5）宫内节育器并发症：感染、节育器嵌顿或断裂、节育器异位或脱落、带器妊娠。

（6）健康教育：放置术后休息 3 天，取出术后休息 1 天。1 周内避免重体力劳动，2 周内禁止性生活及盆浴，3 个月内月经或排便时注意有无节育器排出。放置术后若有腹痛、发热、出血多等情况随时就诊。放置术后分别于 1、3、6、12 个月复查 1 次，以后每年 1 次，复查在月经干净后进行。不同类型的宫内节育器按规定时间到期应取出更换。

2. 药物避孕　药物避孕又称激素避孕，是应用甾体激素达到避孕效果。常用避孕药由雌激素和孕激素配伍构成。

（1）种类：口服避孕药（短效、长效）、长效避孕针、探亲避孕药、缓释避孕药、外用避孕药、紧急避孕药。

（2）避孕原理

①抑制排卵：外源性雌激素和孕激素通过负反馈作用抑制下丘脑促性腺激素释放激素的分泌，使促卵泡素分泌减少，抑制卵泡成熟和排卵。停药后可很快恢复排卵功能。

②抗着床作用：改变子宫内膜的功能和形态，使受精卵不易着床。

③影响受精：改变宫颈黏液性状，使黏稠度增加，不利于精子运行。

④改变输卵管功能：抑制子宫和输卵管平滑肌正常运动，使受精卵不能被输送至子宫内。

（3）禁忌证：严重心血管疾病；血液病或血栓性疾病；急、慢性肝炎或肾炎；内分泌疾病；恶性肿瘤、癌前病变、子宫或乳房肿块者；哺乳期、产后未满半年或月经未来潮者；精神疾病生活不能自理者；有偏头痛反复发作者；月经异常或年龄＞45 岁者；年龄＞35 岁吸烟者。

（4）短效口服避孕药：从月经第 5 天开始每晚服 1 片，连服 22 天，不能中断。如果漏服，应于次晨（12 小时内）补服。停药 7 天内发生撤药性出血即月经，若停药 7 天无出血，于当晚或第 2 天开始第 2 周期服药。

（5）不良反应与护理

①类早孕反应：表现为恶心、头晕、乏力、困倦、食欲缺乏、乳胀等，为雌激素刺激胃黏膜引起。轻症者不需特殊处理，服药数个周期后自然消失；症状严重者对症治疗或更换避孕药种类。

②月经紊乱

a．突破性出血：服药期间发生不规则出血，多因漏服、迟服而引起的突破性出血。轻者点滴出血，不需处理；若出血量较多，可加服雌激素。出血似月经量或出血时间近月经期，应暂停服药，作为一次月经来潮，在出血的第5天开始再开始下一个周期的服药。即发生突破性出血并不需要停用避孕药。

b．月经减少或停经：绝大多数停经或者月经减少者，在暂停服药后月经可自行恢复。如暂停用药后月经仍不来潮，应在停药第7天开始服下一个周期的服药，以免影响避孕效果。服用避孕药后连续2个月停经者，应考虑调换避孕药种类；调换药物种类后仍然停经或连续3个月停经者，应停用避孕药、观察，等待月经自然恢复。即只有连续停经3个月者才需要停用避孕药。

③体重增加：常见于口服短效避孕药。原因为孕激素兼有弱雄激素活性，可促进体内的合成代谢，且雌激素可促进水钠潴留。但这种体重增加不会导致肥胖，不影响健康。

④色素沉着：颜面部淡褐色色素沉着，停药后多可自行恢复。

3．其他避孕方法

（1）紧急避孕法：仅对一次无保护性生活有效，有效率较低，副作用大，不可代替常规避孕。宫内节育器在无保护性生活5天内放入，避孕药物在无保护性生活72小时内服用。

（2）安全期避孕法：又称自然避孕。排卵前后4～5天为易受孕期，其余时间视为安全期。但受环境和情绪等因素影响，排卵可能发生变化，导致受孕，故安全期避孕法是安全性最低的避孕方法。

（3）其他：外用避孕药、免疫避孕法等。

三、终止妊娠方法及护理

不愿生育、母体疾病、胎儿畸形等原因，利用人工方式终止妊娠是避孕失败的补救方法。

1．方法 早期妊娠采取人工流产，包括手术流产和药物流产。中期妊娠采取引产术。见表3-28。钳刮术前必须充分扩张宫颈管，可用橡皮导尿管扩张宫颈管，将无菌16号或18号导尿管于术前12小时插入宫颈管内，手术前取出。米非司酮是黄体酮受体拮抗剂，对子宫内膜孕激素受体的亲和力比黄体酮高5倍，能和黄体酮竞争结合蜕膜的孕激素受体，从而终止妊娠。

表3-28　人工终止妊娠的方法

方　法	适用时间	特　点
吸宫术	妊娠10周内	利用负压，通过吸管将妊娠物从宫腔内吸出
钳刮术	妊娠10～14周	扩张宫颈管后，用卵圆钳夹取妊娠物，再行刮宫、吸宫
药物流产	妊娠7周内	常用米非司酮和米索前列醇
依沙吖啶引产	妊娠13～28周	依沙吖啶是强力杀菌药，刺激子宫平滑肌收缩
水囊引产	妊娠13～28周	水囊置子宫壁和胎膜间，增加宫腔压力及机械刺激宫颈管

2．并发症 手术流产的并发症有术中出血、子宫穿孔、吸宫不全、漏吸或空吸、人工流产综合征、术后感染、羊水栓塞等。药物流产和引产术后的并发症主要是子宫出血和感染。流产远期易发

生宫颈粘连。

（1）人工流产综合征：受术者在术中或手术刚结束时，由于宫颈和子宫受到机械性刺激引起迷走神经兴奋，孕妇精神紧张、不能耐受宫颈管扩张、牵拉和过高的负压，出现恶心呕吐、血压下降、头晕、胸闷、大汗淋漓等症状。此时静脉注射阿托品 0.5～1mg，可迅速缓解症状。多数人在手术后会逐渐好转。

（2）子宫穿孔：器械进入宫腔探不到宫底或进入宫腔深度明显超过检查时宫腔深度，提示子宫穿孔。在术中突然感到小腹疼痛，术后可能出现血压降低、腹痛、阴道流血、肛门坠胀等。

（3）吸宫不全：术后阴道流血超过 10 天，血量过多，或流血停止后再现多量流血，均应考虑为吸宫不全。

（4）漏吸或空吸：已确诊为宫内妊娠，术时未能吸出胚胎或胎盘绒毛称为漏吸；误诊宫内妊娠而行人工流产负压吸引术，称为空吸。

3. **护理措施**　人工流产术后在观察室休息 1 小时，注意观察腹痛及阴道出血，1 个月内禁止盆浴和性生活。吸宫术后休息 3 周，钳刮术后休息 4 周。有发热、腹痛、出血多或出血时间超过 10 天应随时就诊。引产术前 3 天禁止性生活，术后 6 周禁止性生活和盆浴。引产术后指导同足月分娩，采取退乳措施。产后 1 个月到医院随访，并提供避孕指导。人工流产后要及时检查排出物有无绒毛、胎儿组织等。

四、女性绝育方法及护理

绝育是以手术或药物方法阻止精子与卵子相遇以实现绝育目的节育措施，具有安全性和永久性。常用方法为经腹输卵管结扎和经腹腔镜输卵管绝育术。结扎的部位为输卵管峡部。

1. **经腹输卵管结扎术**　是最常用的绝育手术。以手术方法封闭成熟卵子的通道，阻止精子与卵子相遇，以实现绝育。

（1）适应证：自愿接受绝育术且无禁忌证；严重全身性疾病或遗传性疾病不宜生育者。

（2）禁忌证：各种疾病急性期；腹部皮肤或急、慢性盆腔感染；全身状况不佳不能胜任手术者；严重的神经官能症，或缺少绝育的决心；24 小时内两次测量体温≥37.5℃者。

（3）手术时间：非孕者月经干净后 3～4 天；剖宫产和非炎症妇科手术时；人工流产或分娩后 48 小时内；自然流产后 1 个月；哺乳期或闭经者排除妊娠后行绝育手术。

（4）术后并发症：出血、血肿、感染、脏器损伤、绝育失败。

（5）护理：局部浸润麻醉者不需禁食，数小时后即可早下床活动。保持切口敷料清洁干燥，防止感染。密切观察有无腹痛、内出血及脏器损伤。鼓励患者及早排尿。术后休息 3～4 周，1 个月内禁止性生活。

2. **经腹腔镜输卵管绝育手术**

（1）禁忌证：腹腔粘连、心肺功能不全、膈疝等，其余同输卵管结扎术。

（2）护理：术时取头低臀高仰卧位。术后静卧 4～6 小时后下床活动。

第二十二节　妇女保健

一、概　述

1. **妇女保健目的和意义**　以保障生殖健康为目的，提供连续的生理、心理服务与管理，满足妇女实际健康需求，提高生活质量。是我国卫生保健事业的重要组成部分，能够维护和促进妇女身心健康，提高人口综合素质，增进家庭幸福，有效地落实计划生育基本国策。

2．**妇女保健方法**　按照保健与临床相结合原则，根据服务人群优化服务流程，整合服务内容，做到群体保健与临床保健相结合，防与治相结合。

二、妇女保健工作范围

1．妇女病普查普治与劳动保护

（1）健全妇女疾病及防癌保健网，定期对育龄妇女进行妇女疾病及恶性肿瘤的普查普治工作，35岁以上每1～2年普查1次，中老年妇女以防癌为重点，做到早发现、早诊断及早治疗，降低发病率，提高治愈率，维护妇女健康。普查内容包括妇科检查、阴道分泌物检查、宫颈细胞学检查、超声检查。

（2）我国根据妇女的生理特点，制定一系列法规确保女职工在劳动中的安全和健康，《女职工劳动保护规定》、《女职工生育待遇若干问题的通知》、《中华人民共和国妇女权益保障法》、《母婴保健法》等。

①月经期：连续负重时（每小时负重次数超过6次）单次负重不得超过20kg，间断负重时每次负重不得超过25kg。劳动分配应调干不调湿、调轻不调重。

②妊娠期：妊娠满7个月后，用人单位不得延长其劳动时间或者安排夜班。

③围生期：孕妇应有98天产假，难产应增加产假15天，若生育多胞胎，每多生育1个婴儿，增加产假15天；若妊娠未满4个月流产者，有15天产假；妊娠满4个月流产者，有42天产假。

④哺乳期：哺乳时间为1年，每天应有2次哺乳时间，每次30分钟，增加1个婴儿则1天增加1个小时。

2．三级预防概念

（1）一级预防：也称病因学预防，主要针对无病期，目的是采取各种措施消除和控制危害健康的因素增进人群健康防止健康人群发病。

（2）二级预防：也称临床前期预防，即在疾病的临床前期作好早期发现、早期诊断、早期治疗的"三早"预防措施，以预防疾病的发展和恶化，防止复发和转变为慢性病。

（3）三级预防：又称临床预防，主要是对已患病者进行及时治疗，防止恶化，预防并发症和伤残，促进康复等恢复劳动和生活能力的预防措施。

3．妇女各期保健

（1）青春期保健：分三级预防。一级预防为培养良好的健康行为，重点给予月经期卫生指导，乳房保健，青春期心理卫生和性知识教育及性道德培养。二级预防包括早期发现疾病和行为异常，以及减少或避免诱发因素，可通过定期体格检查，及早筛查健康和行为问题。三级预防是青春期女性疾病的治疗和康复。

（2）围婚期保健：婚前医学检查及婚前卫生指导。

（3）生育期保健：加强一级预防为重点，普及孕产期保健和计划生育指导；二级预防，加强疾病普查，做到早发现、早治疗；三级预防，及时诊治高危孕产妇。

（4）围生期保健

①孕前保健：健康教育与咨询、孕前医学检查、健康状况评估和健康指导。选择最佳时间受孕，女性生育年龄在21～29岁为佳，男性生育年龄在23～30岁为宜。

②孕期保健：加强母儿监护，预防和减少并发症，开展产前筛查和产前诊断。

③分娩期保健：确保分娩顺利，母儿安全。

④产褥期保健：预防产后并发症的发生，促进产妇生理功能恢复。

⑤哺乳期保健：保护、促进和支持母乳喂养，指导在哺乳期间合理用药及采取正确的避孕措施，如工具避孕或产后 3～6 个月放置宫内节育器，不宜采取药物避孕和延长哺乳期的方法。

（5）围绝经期保健：以提高围绝经期妇女的自我保健意识和生活质量为目的。

（6）老年期保健：60 岁以后为老年期，此时卵巢功能衰竭，易患各种身心疾病，应指导定期体检，适度参加社会活动，保持生活规律、合理饮食。

三、妇女保健统计

1. 孕产期保健质量指标

（1）产前检查率 = 期内接受过 1 次及以上产前检查的产妇人数 / 同期活产数 ×100%。

（2）孕产妇系统管理率 = 期内孕产妇系统管理人数 / 活产数 ×100%。

（3）高危妊娠管理率 = 当年高危妊娠管理人数 / 当年高危妊娠人数 ×100%。

（4）新生儿死亡率 = 期内新生儿死亡数 / 期内活产数 ×1000‰。

（5）围生儿死亡率 =（孕满 28 周或出生体重 ≥ 1000g 的死胎、死产数＋产后 7 天内新生儿死亡数）/（活产数＋孕满 28 周或出生体重 ≥ 1000g 的死胎、死产数）×1000‰。

（6）孕产妇死亡率 = 期内孕产妇死亡数 / 期内孕产妇总数 ×10 万 /10 万。

（7）新生儿访视率 = 期内接受 1 次及以上访视的新生儿人数 / 期内活产数 ×100%。

2. 计划生育统计指标

（1）人口出生率 = 某年内出生人数 / 该年内平均人口数 ×1000‰。

（2）计划生育率 = 符合计划生育要求的活胎数 / 同年活产数 ×100%。

（3）节育率 = 落实节育措施的已婚育龄夫妇任一方人数 / 已婚育龄妇女数 ×100%。

3. 妇女病普查普治统计指标

（1）妇女病检查率 = 期内实际进行妇女病普查人数 / 期内 20～64 岁妇女数 ×100%。

（2）某种妇女病患病率 = 期内查出某种妇女病患病人数 / 期内实查人数 ×100%。

（3）某种妇女病治疗率 = 接受某种妇女病治疗人数 / 查出同种妇女病人数 ×100%。

第二十三节　妇产科常用护理技术

扫码做题

一、会阴擦洗与冲洗

会阴擦洗与冲洗是利用消毒液对会阴部进行擦洗与冲洗的技术。

1. 目的　保持患者会阴及肛门部清洁，促进患者的舒适和会阴伤口的愈合，防止生殖系统、泌尿系统的逆行感染。

2. 适应证

（1）妇科、产科手术后，留置导尿管者。

（2）会阴部手术术后患者。

（3）产后会阴有伤口或长期卧床、生活不能自理的患者。

（4）急性外阴炎患者。

3. 物品准备　常用的会阴擦洗溶液有 0.02% 聚维酮碘（碘伏）溶液，0.1% 苯扎溴铵溶液，1∶5000 高锰酸钾溶液等。

4. 操作方法　嘱患者排空膀胱，并取屈膝仰卧位，双腿略外展，暴露外阴。注意屏风遮挡。一般擦洗 3 遍，第一遍要求由外向内、自上而下、先对侧后近侧，按照阴阜→大腿内上 1/3 →大阴唇→小阴唇→会阴及肛门的顺序擦洗。第二遍与第三遍相同，原则为由内向外、自上而下、先对侧后近侧。

5. 护理措施

（1）擦洗或冲洗时，注意会阴伤口周围组织有无红肿、分泌物及其性质和伤口愈合情况。

（2）产后及阴部手术患者，每次排便后均应擦洗会阴、预防感染。

（3）留置导尿患者注意观察引流情况。

（4）注意无菌操作，避免交叉感染。

二、阴道灌洗

阴道灌洗是用消毒液对阴道进行清洗的技术。

1. 目的　促进阴道血液循环，减少阴道分泌物，缓解局部充血，达到控制和治疗炎症的目的，使宫颈和阴道保持清洁。

2. 适应证

（1）各种阴道炎、宫颈炎。

（2）子宫切除术前或阴道手术前的常规阴道准备。

3. 物品准备　常用的阴道灌洗溶液有 0.02% 聚维酮碘（碘伏）溶液，0.1% 苯扎溴铵溶液，生理盐水，2%～4% 碳酸氢钠溶液，1% 乳酸溶液，4% 硼酸溶液，0.5% 醋酸溶液，1∶5000 高锰酸钾溶液等。

4. 护理措施

（1）冲洗压力不宜过大，冲洗器灌洗筒的高度不应超过床沿 70cm。水流过速会使灌洗液进入子宫腔过快，灌洗液与局部作用的时间不足。

（2）根据患者病情配置灌洗液 500～1000ml，水温以 41～43℃为宜。

（3）灌洗头插入不宜过深，灌洗过程中动作要轻柔。

（4）产后 10 天或妇产科手术 2 周后，若合并黏膜感染、坏死，可行低位阴道灌洗，冲洗器灌洗筒的高度一般不超过床沿 30cm，避免损伤阴道残端伤口。

（5）未婚妇女可用导尿管进行阴道灌洗，不能使用窥阴器。月经期、产后或人工流产术后子宫颈口未闭，或有阴道出血的患者不宜行阴道灌洗，以防上行性感染。宫颈癌有活动性出血者，禁止阴道灌洗，可行外阴擦洗。

三、会阴热敷

会阴湿热敷是应用热原理和药物化学反应，利用热敷溶液促进血液循环，增强局部白细胞的吞噬作用和组织活力的一种护理技术。

1. 目的　促进局部血液循环，改善组织营养，增强局部白细胞的吞噬作用，加速组织再生和消炎、止痛；促进水肿吸收，使陈旧性血肿局限；促进外阴伤口的愈合。

2. 适应证

（1）会阴水肿及血肿的吸收期。

（2）会阴硬结及早期感染者。

3．物品准备　常用的会阴热敷溶液有 50% 硫酸镁，95% 乙醇等。

4．操作方法

（1）热敷部位在热敷前用棉签涂一层凡士林，轻轻敷上浸有热敷溶液的温纱布，外面盖上棉垫保温。

（2）一般每 3～5 分钟更换热敷垫一次，热敷时间约 15～30 分钟。

5．护理措施

（1）会阴湿热敷应当在会阴擦洗、污垢清洁后进行。

（2）湿热敷温度一般为 41～46℃。湿热敷面积为病损范围的 2 倍。

（3）定期检查热源的完好性，防止烫伤。

四、阴道、宫颈上药

阴道或宫颈上药是将治疗性药物涂抹到阴道壁或宫颈黏膜上，达到局部治疗作用的一项操作，在妇科护理中应用广泛。

1．目的　治疗各种阴道炎和子宫颈炎。

2．适应证　各种阴道炎、子宫颈炎或术后阴道残端炎。

3．物品准备

（1）阴道后穹窿塞药：常用药物有甲硝唑、制霉菌素等。

（2）局部非腐蚀性药：常用 1% 甲紫治疗阴道假丝酵母菌病；新霉素或氯霉素等治疗急性或亚急性子宫颈炎或阴道炎。

（3）局部腐蚀性药：常用 20%～50% 硝酸银溶液等，治疗宫颈糜烂样改变。用长棉棍蘸少许涂于糜烂面，插入颈管内约 0.5cm，随后用生理盐水棉球擦去表面残余药液，最后用干棉球吸干。

（4）宫颈棉球上药：止血药、抗生素等。嘱患者放药 12～24 小时后自行牵拉棉球尾线取出。

（5）喷雾器上药：常用有土霉素、磺胺嘧啶、呋喃西林等。

4．护理措施

（1）应用腐蚀性药物时，注意保护阴道内正常组织。

（2）阴道栓剂最好于晚上或休息时上药。上药后避免将棉球落入阴道内。

（3）经期或子宫出血者不宜阴道给药。

（4）用药期间禁止性生活。

第二十四节　妇产科诊疗及手术

扫码做题

一、阴道及宫颈细胞学检查

女性生殖道上皮细胞受卵巢激素的影响出现周期性变化，因此临床上既可通过检查生殖道脱落上皮细胞（包括阴道上段、宫颈阴道部、宫颈管、子宫、输卵管及腹腔的上皮细胞）反应体内性激素水平变化，又可协助诊断不同部位的恶性病变，是一种简便、经济、实用的辅助诊断方法。

1．适应证　不明原因闭经；功能失调性子宫出血；流产；生殖道感染性疾病；妇科肿瘤的筛查；

宫颈细胞学检查是 CIN 及早期宫颈癌筛查的基本方法。

2．**禁忌证** 生殖器急性炎症；月经期、妊娠期或有不规则出血时；有出血倾向者。

3．**操作方法**

（1）阴道涂片：主要目的是了解卵巢或胎盘功能，检测下生殖道感染的病原体。用生理盐水做润滑剂取标，已婚者用木质小刮板在阴道侧壁 1/3 处轻轻刮取；无性生活妇女应签署知情同意书后，用浸湿的棉签伸入阴道，紧贴阴道侧壁卷取，薄而均匀地涂于玻片上，立即将其置于 95% 乙醇中固定。

（2）子宫颈刮片法：是筛查早期子宫颈癌的重要方法。应在宫颈外口鳞 - 柱状上皮交界处，用木质刮板以宫颈外口为圆心，轻刮一周，均匀涂于玻片上，避免损伤组织引起出血而影响检查结果。若受检者白带过多，应先用无菌干棉球轻轻擦净黏液，再刮取标本。

（3）宫颈管涂片：用于筛查宫颈管内病变。先将宫颈表面分泌物拭净，用小型木质刮板进入宫颈管内，轻轻刮取一周做涂片。

（4）宫颈吸片：用于筛查宫腔内恶性病变，较阴道涂片及诊刮阳性率高。将无菌塑料管一端连接注射器，另一端送入子宫腔内达宫底部，上下左右转动抽吸。

4．**宫颈细胞学诊断标准及检查意义** 生殖脱落细胞学诊断采用巴氏 5 级分类。

（1）巴氏 I 级：未见不典型或异常细胞，为正常阴道细胞涂片。

（2）巴氏 II 级：发现不典型细胞，但无恶性特征细胞，属于良性改变或炎症。

（3）巴氏 III 级：发现可疑恶性细胞，为可疑癌。

（4）巴氏 IV 级：发现不典型癌细胞，待证实，为高度可疑癌。

（5）巴氏 V 级：发现多量典型癌细胞。

二、子宫颈活体组织检查

宫颈活组织检查简称活检，取材方法是自病变部位或可疑部位取小部分组织进行病理检查，结果常可作为宫颈癌等的诊断依据。

（一）局部活组织检查

1．**适应证**

（1）宫颈脱落细胞学涂片检查巴氏 III 级及以上者，宫颈脱落细胞学涂片检查巴氏 II 级经反复治疗无效者。

（2）TBS 分类鳞状上皮细胞异常低度鳞状上皮内病变及以上者。

（3）阴道镜检查反复出现可疑阳性或阳性者。

（4）可疑宫颈恶性病变或宫颈特异性感染，需进一步明确诊断者。

2．**禁忌证** 生殖道患有急性或亚急性炎症者；妊娠期、月经期或有不规则子宫出血者；患血液病有出血倾向者。

3．**操作方法** 一般在月经干净后 3 ~ 7 天进行，在宫颈外口鳞 - 柱状上皮交界处钳取适当大小组织。临床明确为宫颈癌，只为确定病理类型或浸润程度者可单点取材；可疑宫颈癌者，应按时钟位置 3、6、9、12 点四处取材。可在宫颈阴道部涂以复方碘溶液，在碘不着色区域取材。

4．**护理措施**

（1）患者术后用带线纱球压迫止血，在术后 24 小时自行取出棉球。

（2）术后 1 个月禁止性生活及盆浴。

（二）锥形切除法

1. 适应证

（1）宫颈细胞学检查多次阳性，而宫颈活检阴性者。

（2）宫颈活检为高级别上皮内病变需确诊者。

（3）可疑为早期浸润癌，为明确病变累及程度及确定手术范围者。

2. 禁忌证　同宫颈活检。

3. 操作方法　以宫颈钳夹宫颈前唇向外牵引，在病灶外 0.5cm 处，以尖刀在宫颈表面做环形切口。于切除标本的 12 点位置处做一标志，以 10% 甲醛溶液固定，送病理检查。将行子宫切除者，手术最好在锥切术后 48 小时内进行。

4. 护理措施

（1）术后留置尿管 24 小时，休息 3 天，2 个月内禁止性生活及盆浴。

（2）6 周后门诊复查，探查宫颈管有无狭窄。

三、诊断性刮宫术

诊断性刮宫术是刮取宫腔内容物行病理学检查的一种诊断方法、简称诊刮，刮取组织一般为子宫内膜。

1. 适应证

（1）异常子宫出血，或阴道排液患者需进一步诊断者。

（2）排卵障碍性子宫出血、闭经、不孕症患者进一步了解子宫内膜变化、有无排卵等。

（3）怀疑同时有宫颈病变时，应行分段诊刮。

（4）宫腔内残留组织的清除。

2. 禁忌证　急性生殖器官炎症；体温超过 37.5℃。

3. 操作方法

（1）诊断性刮宫：用宫颈钳夹宫颈前唇，用探针探测宫腔深度，用刮匙刮取宫腔前、后、侧壁及宫底和两侧宫角部。疑结核性子宫内膜炎进行刮宫时，应重点刮取子宫角部。

（2）分段诊刮：先不探及宫腔，先用小刮匙刮取宫颈内口及以下的宫颈管组织，再刮取宫腔内膜组织。

4. 护理措施

（1）一般在月经前 3～7 天或月经来潮 6 小时内（不超过 12 小时）进行刮宫能确定排卵和黄体功能。子宫有异常出血怀疑癌变者，随时可进行诊刮。

（2）术前 5 天禁止性生活，术后 2 周内禁止性生活及盆浴。

（3）有结核者诊刮前 3 天及术后 3 天每天肌内注射链霉素 0.75g 及异烟肼 0.3g 口服，以防诊刮引起结核病灶扩散。

四、输卵管畅通术

输卵管通畅检查的主要目的是检查输卵管是否畅通，了解子宫和输卵管腔的形态及输卵管的阻塞部位。包括通液术和通气术，通液术最常用；通气时速度不宜过快，一般以 60ml/min 为宜，最高气体压力一般不超过 200mmHg，以免输卵管壁受伤或破裂，甚至引起内出血。

1. 适应证

（1）疑有输卵管阻塞的不孕症患者。

（2）检验和评价输卵管绝育术、输卵管再通术或输卵管成形术的效果。

（3）对轻度输卵管粘连有疏通作用。

2. 禁忌证

（1）内外生殖器炎症急性或亚急性发作。

（2）月经期或有不规则子宫出血者。

（3）可疑妊娠者。

（4）严重的全身性疾病及手术不能耐受者。

（5）体温高于 37.5℃者。

3. 物品准备 常用液体有生理盐水，抗生素溶液（庆大霉素 8 万 U、地塞米松 5mg、透明质酸酶 1500U，注射用水 20 ～ 50ml），可加用 0.5% 的利多卡因 2ml 以减少输卵管痉挛。

4. 护理措施

（1）检查时间应在月经干净后 3 ～ 7 天进行，术前 3 天禁止性生活。

（2）检查前半小时可肌内注射阿托品 0.5mg，解除痉挛。

（3）术后 2 周内禁止性生活及盆浴。

五、阴道后穹窿穿刺术

阴道后穹窿穿刺术是用穿刺针经阴道后穹窿中点进针约 2cm，刺入直肠子宫陷凹处，抽取积血、积液、积脓进行肉眼观察及生物化学、微生物学和病理检查的方法。若抽出暗红色不凝血考虑有腹腔出血；如抽出血液较红，放置 10 分钟内凝固，表明误入血管。

1. 适应证

（1）疑有异位妊娠或黄体破裂导致的腹腔出血时，可协助诊断。

（2）疑盆腔内有积液、积脓时，穿刺抽液了解积液性质，还可通过穿刺引流注入广谱抗生素。

（3）进行穿刺抽吸或行活检可明确诊断位于直肠子宫陷凹的肿块。

（4）B 超引导下行注药治疗、穿刺取卵等。

2. 禁忌证

（1）盆腔严重粘连、占据直肠子宫陷凹或疑有子宫后壁与肠管粘连。

（2）异位妊娠采取非手术治疗者；高度怀疑恶性肿瘤者。

3. 护理措施 观察患者出血情况，及时将抽出液体送检。

六、内窥镜检查术

内镜检查是利用连接于摄像系统和冷光源的内镜窥察人体体腔及脏器的一种诊疗技术。妇产科常用的内镜检查有阴道镜、宫腔镜和腹腔镜。

（一）阴道镜检查

1. 适应证

（1）宫颈细胞学检查巴氏Ⅱ级以上，妇科检查怀疑宫颈病变、有接触性出血、或可疑癌变者。

（2）宫颈锥切术前确定切除范围。

（3）对可疑外阴、阴道、宫颈病变处进行指导性活检。

（4）对外阴、阴道和宫颈病变的诊断、治疗和效果评估。

2. **禁忌证**　无绝对禁忌证。

3. **护理措施**

（1）检查前 24 小时避免性交及宫腔、阴道操作，术前 48 小时禁止阴道宫颈上药，宜在月经干净后 3 ～ 4 天进行。

（2）填塞纱布于术后 24 小时自行取出，术后 2 周内禁止性生活及盆浴。

（二）宫腔镜检查

1. **适应证**　异常子宫出血者；不明原因的不孕症或反复流产者；宫腔镜引导下输卵管通液等。

2. **禁忌证**　严重心肺功能不全者；严重血液系统疾病；急性、亚急性生殖道感染；近 3 个月有子宫手术或有子宫穿孔史者。

3. **护理措施**

（1）术后评估有无腹痛、阴道流血情况及其他并发症等。

（2）术后 2 周内禁止性生活及盆浴。

（三）腹腔镜检查

1. **适应证**　不明原因的腹痛与盆腔痛；妇科某些器质病变的诊断与治疗；计划生育手术及并发症的治疗等。

2. **禁忌证**　严重心肺功能不全者；腹腔内大出血；弥漫性腹膜炎或怀疑盆腔内广泛粘连者；大的腹壁疝或膈疝者；凝血功能障碍者。

3. **并发症**　大血管损伤、腹壁血管损伤、术中出血、脏器损伤；皮下气肿、术后上腹部不适、肩痛等与二氧化碳有关的并发症；穿刺口不愈合、尿潴留、切口疝等。

4. **护理措施**

（1）评估患者有无与气腹相关的并发症，如皮下气肿、上腹不适、肩痛等。

（2）术后平卧 24 ～ 48 小时，可在床上翻身活动，并常规留置导尿 24 小时。

七、会阴切开缝合术

会阴切开术分会阴侧切和会阴正中切开两种，会阴侧切较常用。

1. **适应证**

（1）估计会阴裂伤不可避免，如会阴坚韧、水肿或有瘢痕等。

（2）持续性枕后位、耻骨弓狭窄等。

（3）需阴道助产或需要缩短第二产程时。

（4）预防早产儿因会阴阻力引起的产后出血。

2. **操作方法**　会阴侧切是在会阴后联合向左后方与正中线成 45° 处，在宫缩时剪开。会阴部一般采用碘伏进行消毒，切开前在切口部位用 0.5% 普鲁卡因进行局部麻醉；分娩结束后协助术者缝合，缝合线应超过切口顶端上方 0.5 ～ 1.0cm，注意逐层缝合、对合整齐。

3. **护理措施**

（1）会阴左后 - 侧切开者嘱产妇右侧卧位，即健侧卧位。

（2）会阴后 - 侧切伤口于术后第 5 天拆线，正中切开于术后第 3 天拆线。会阴切口有感染时可提前拆线。

（3）外阴伤口肿胀者，24小时内可用 95% 乙醇湿冷敷，24小时后可用 50% 硫酸镁湿热敷，或用红外线照射。

八、胎头吸引术

胎头吸引术是利用负压吸引原理，将胎头吸引器置于胎头顶部，按分娩机制牵引胎头，配合产力，协助胎儿娩出的一项助产技术。

1. 适应证

（1）胎儿窘迫、妊娠合并心脏病、妊娠高血压疾病子痫前期等需要缩短第二产程者。

（2）子宫收缩乏力导致第二产程延长，或胎头已拨露达半小时仍不能娩出者。

（3）有剖宫产史或瘢痕子宫，不宜屏气加压的孕妇。

2. 禁忌证

（1）严重头盆不称、产道阻塞或畸形不能经阴道分娩者。

（2）胎位异常（面先露、横位、臀位）。

（3）胎头位置高或宫口未开全者。

3. 操作方法　一般牵引负压控制在 280～350mmHg，按分娩机制缓慢牵引。牵引过程中随时监测胎心率的变化，待胎头双顶径超过骨盆出口时，协助术者解除负压，取下胎头吸引器。

九、人工剥离胎盘术

人工剥离胎盘术是指胎儿娩出后，用人工的方法使胎盘剥离并取出的手术。

1. 适应证　胎儿经阴道娩出 30 分钟后，胎盘尚未娩出者；剖宫产胎儿娩出 5～10 分钟后，胎盘尚未娩出者；胎盘部分剥离，引起子宫大出血者。

2. 操作方法

（1）术者五指并拢，沿脐带伸入宫腔，找到胎盘边缘，掌心向上，以手掌尺侧缘钝性剥离胎盘，另一手在腹壁协助按压子宫底。待胎盘全部剥离，手握胎盘取出，若无法剥离，应考虑胎盘植入，切忌强行或暴力剥离。

（2）胎盘取出后应仔细检查是否完整，若有缺损应再次徒手伸入宫腔清除残留胎盘及胎膜，必要时行刮宫术。取出后遵医嘱给予止血剂。

3. 护理措施　评估产妇子宫收缩及出血情况，宫缩不佳时应按摩子宫，遵医嘱给予缩宫素或麦角新碱等，使用麦角新碱时注意监测血压变化。

十、产钳术

1. 适应证　同胎头吸引术。胎头吸引术失败者；臀先露胎头娩出困难者；剖宫产娩出胎头困难者。

2. 禁忌证　同胎头吸引术。有明显头盆不称；严重胎儿窘迫、短时间胎儿不能结束分娩者；畸形儿、死胎等，应以不损伤产道为原则。

3. 护理措施　同胎头吸引术。中位产钳是指胎头双顶径已过骨盆入口，但胎头还没有低于坐骨棘下 2cm 处。

十一、剖宫产术

1. 术式

（1）子宫下段剖宫产术：最常用。伤口愈合较好，瘢痕组织少，大网、肠管粘连较少见。

（2）子宫体部剖宫产术：术中出血较多，切口容易与大网膜、肠管、腹壁腹膜粘连，再次妊娠易发生子宫破裂，仅用于胎盘前置不能做子宫下段剖宫产术者。

（3）腹膜外剖宫产术：较费时。可减少术后腹腔感染的危险，适用于有宫腔感染者。

2. 适应证

（1）产力异常、骨盆狭窄、软产道异常、头盆不称、巨大儿、珍贵儿、胎位异常如横位、臀位。

（2）妊娠并发症与妊娠合并症不宜经阴道分娩者。

（3）脐带脱垂、胎儿宫内窘迫者。

3. 禁忌证　死胎或胎儿畸形，应以不损伤母体为原则。

4. 护理措施

（1）术前准备同一般开腹手术。

（2）术前禁用呼吸抑制剂（如吗啡），以防发生新生儿窒息。

（3）密切观察产妇生命体征变化。

（4）早期下床活动，6 小时后可进流食。

（5）术后 24 小时取半卧位，以利恶露排出。

（6）常规留置导尿 24 小时。

（7）鼓励母乳喂养，指导避孕 2 年。

第四章 儿科护理学

第一节 绪 论

扫码做题

一、儿科护理学的任务和范围

1. 任务 从体格、智能、行为和社会等各方面来研究和保护儿童，充分利用各种先进的理论和技术，增强儿童的体质，维护和改善儿童的心理发展及社会适应能力，降低儿童发病率和死亡率，保护和促进儿童健康，提高儿童生命质量和人类整体健康素质。

2. 范围 儿科护理已由单纯的疾病护理发展为以儿童及其家庭为中心的身心整体护理。凡涉及儿童健康保健和疾病防护的问题都属于儿科护理学研究和实践的范畴，包括儿童生长发育、儿童营养与喂养、儿童身心方面的保健、儿童疾病的防治与护理等。并与儿童心理学、社会学、教育学等多门学科有着广泛联系。

二、儿科护士的角色与素质要求

1. 儿科护士的角色

（1）专业照护者：儿童机体各系统、器官的功能发育尚未完善，生活尚不能自理或不能完全自理。儿科护士最重要的角色是在帮助儿童促进、保持或恢复健康的过程中，为儿童及其家庭提供直接的专业照护，以满足儿童身、心两方面的需要。

（2）护理计划者：为促进儿童身心健康发展，护士必须运用专业的知识和技能，收集儿童各方面资料，全面评估儿童的健康状况，找出健康问题，并根据儿童生长发育不同阶段的特点，制订系统全面的、切实可行的护理计划，采取有效的护理措施。

（3）健康教育者：在护理儿童的过程中，护士应依据各年龄阶段儿童智力发展的水平，向他们解释疾病治疗和护理过程，同时向儿童家长宣传科学育儿的知识，帮助家长了解诊断和治疗过程，为儿童和家庭介绍相关的医疗保健机构和相关组织，使他们采取健康的态度和健康行为，以达到预防疾病、促进健康的目的。

（4）健康协调者：护士需联系并协调与有关人员及机构的相互关系，维持一个有效的沟通网，以使诊断、治疗、救助与有关的儿童保健工作得以互相协调、配合，保证儿童获得最适宜的整体性医护照护。

（5）健康咨询者：护士通过倾听患儿及其家长的倾诉、关心儿童及其家长在医院环境中的感受、触摸和陪伴患儿、解答他们的问题、提供有关治疗的信息、给予健康指导等，澄清儿童及其家长对疾病和与健康有关问题的疑惑，使他们能够以积极有效的方式去应付压力，找到满足生理、心理、社会需要的最习惯和最适宜的方法。

（6）**儿童及家庭代言人**：护士是儿童及其家庭权益的维护者，在儿童不会表达或表达不清自己的要求和意愿时，护士有责任解释并维护儿童及其家庭的权益不受侵犯或损害。

（7）**护理研究者**：护士应积极进行护理研究工作，通过研究来验证、扩展护理理论和知识，发展护理新技术，指导、改进护理工作，提高儿科护理质量，促进专业发展。

2. 素质要求

（1）思想道德素质

①热爱护理事业，有高度的责任感和严谨的工作态度，爱护儿童，具有为儿童健康服务的奉献精神。

②具有诚实的品格、较高的慎独修养、高尚的道德情操。以理解、友善、平等的心态，为儿童及其家庭提供帮助。

③具有正视现实、面向未来的目光，追求崇高的理想，忠于职守，救死扶伤，廉洁奉公，实行人道主义。

（2）科学文化素质

①具备一定的文化素养和自然科学、社会科学、人文科学等多学科知识。

②掌握一门外语及现代科学发展的新理论、新技术。

（3）专业素质

①具有合理的知识结构及比较系统完整的专业理论知识和较强的实践技能，操作准确，技术精湛，动作轻柔、敏捷。

②具有敏锐的观察力和综合分析判断能力，具有与儿童及其家庭有效沟通的能力，树立整体护理观念，能用护理程序解决患儿的健康问题。

③具有开展护理教育和护理研究的能力，勇于创新进取。

（4）身体及心理素质

①具有健康的心理，乐观、开朗、稳定的情绪，宽容豁达的胸怀。有健康的身体和良好的言行举止。

②具有较强的适应能力，良好的忍耐力及自我控制力，善于应变，灵活敏捷。

③具有强烈的进取心，不断求取知识，丰富和完善自己。

④具有与儿童成为好朋友、与儿童家长建立良好人际关系的能力，同仁间相互尊重，团结协作。

第二节　生长发育

一、小儿生长发育及其影响因素

（一）小儿年龄阶段的划分及各期特点

1. **胎儿期**　从受精卵形成至小儿出生为止，共 40 周。

2. **新生儿期**　从出生脐带结扎到出生后满 28 天称为新生儿期。胎龄满 28 周（体重 > 1000g）至出生后 7 足天，称围生期。此期在生长发育和疾病方面具有非常明显的特殊性，发病率高，死亡率高，特别是新生儿早期（出生后 1 周内）。

3. **婴儿期**　自出生到 1 周岁之前为婴儿期。此期为小儿体格、动作和认知能力生长发育最迅速的时期，对营养的需求量相对较高。此时，各系统器官的生长发育还不够成熟完善，尤其是消化系统，因此容易发生消化道功能紊乱。同时，婴儿体内来自母体的抗体逐渐减少，母体 IgM 不能通过胎盘，自身免疫功能尚未成熟，故小儿易患革兰阴性细菌感染。

4. **幼儿期**　自1岁至满3周岁之前。此期生长发育速度较前稍减慢，而智能发育迅速，活动范围渐广，接触社会事物渐多，但对危险的识别和自我保护能力有限，因此意外伤害发生率非常高，应格外注意监护。

5. **学龄前期**　从3周岁到6～7岁的小儿。此期生长发育速度已经减慢，智能发育更加迅速。接触同龄儿童和社会事物扩大，自理能力和初步社交能力得到锻炼，应注意培养小儿良好的道德品质和生活能力，为入学做准备。

6. **学龄期**　从入小学开始（6～7岁）到青春期前为学龄期。此期除生殖系统外，各系统器官外形均已接近成年人，智能发育更加成熟，可以接受系统的科学文化教育。

7. **青春期**　从第二性征出现到生殖功能基本发育成熟、身高停止增长的时期称青春期。其年龄范围一般从11～20岁，青春期的开始和结束年龄存在较大的个体差异，相差2～4岁。女孩从11～12岁到17～18岁，男孩从13～14岁到18～20岁为青春期。此期体格生长发育再次加速，出现第二次高峰，同时生殖系统迅速发育，并逐渐成熟。

（1）女孩青春期性发育的顺序为：乳房发育，骨盆变宽，脂肪丰满，阴毛、外生殖器改变，月经来潮，腋毛出现。

（2）男孩性发育的顺序为：睾丸容积增大，阴茎增长增粗，出现阴毛、腋毛及声音低沉等。

（二）生长发育

1. **生长发育的规律**　小儿生长发育的模式不尽相同，但遵循共同的规律（表4-1）。

表4-1　生长发育的规律

生长发育规律	特　点
连续性和阶段性	第1年是第一个生长高峰，青春期是第二个生长高峰
不平衡性	神经系统发育先快后慢；生殖系统先慢后快；淋巴系统先快而后回缩；皮下脂肪年幼时较发达；肌肉组织到学龄期时才加速
顺序性	由上到下，由近到远，由粗到细，由简单到复杂，由低级到高级
个体差异性	在一定范围内受遗传、环境的影响，生长差异较大

2. **影响生长发育的因素**　遗传因素和环境因素是影响儿童生长发育的两个最基本因素。环境因素主要包括：

（1）营养：年龄越小，受营养因素的影响越大。

（2）疾病：急性感染常使体重减轻，慢性疾病影响体重和身高的增长，内分泌疾病对小儿生长发育影响最大。

（3）母亲情况。

（4）家庭环境和社会环境等。

二、小儿体格生长及评价

生长是机体量的变化，即各器官、系统以及身体形态、大小的变化，可以通过测量体格生长常用指标表达。

1. **体重**　为各器官、组织和体液的总重量，在体格生长指标中最易波动，是最易获得的反映儿童生长和营养状况的重要指标，常用于计算临床给药量和输液量。通常宜在清晨，空腹，排空大、小便后，只穿贴身衣裤，不穿鞋的情况下测量体重。不同年龄阶段的体重估计值及计算方法见表 4-2。

2. **身高（长）**　指头部、脊柱与下肢长度的总和，是反映骨骼发育的重要指标，应测量从头顶至足底的垂直长度。3 岁以下儿童仰卧位测量，3 岁以上立位测量。不同年龄阶段的身高（长）估计值及计算方法见表 4-3。上部量是从头顶至耻骨联合上缘，下部量是从耻骨联合上缘到足底。临床上通过测量上部量和下部量，以判断头、脊柱、下肢所占身高的比例。出生时上部量＞下部量，中点在脐部。随着下肢长骨增长，中点下移。12 岁时上部量与下部量相等，中点在耻骨联合上缘。

3. **坐高**　指头顶至坐骨结节的长度，反映头颅与脊柱的生长。

4. **头围**　指经眉弓上缘、枕后结节绕头一周的长度，反映颅骨与脑的发育。头围测量在 2 岁前最有价值。头围过小常提示脑发育不良，头围过大或增长过速则提示脑积水。不同年龄阶段的头围估计值见表 4-4。

5. **胸围**　指从乳头下缘，经肩胛角下缘绕胸一周的长度，反映胸廓和肺的发育。不同年龄阶段的胸围估计值及计算方法见表 4-5。

6. **腹围**　指平脐水平（小婴儿以剑突与脐之间的中点）绕腹 1 周的长度。小儿 2 岁前腹围与胸围大约相等，2 岁后腹围较胸围小。

7. **上臂围**　指沿肩峰与鹰嘴连线中点水平绕臂一周的长度，代表骨骼、肌肉、皮下脂肪和皮肤的发育。常用于筛查 1～5 岁小儿的营养状况。上臂围＞13.5cm 为营养良好；12.5～13.5cm 为营养中等；＜12.5cm 为营养不良。

8. **牙**　出生后 4～10 个月乳牙开始萌出，12 个月未出牙者为乳牙萌出延迟。不同年龄阶段的出牙情况及乳牙计算方法见表 4-6。

9. **囟门**　可根据头围大小，骨缝及前、后囟闭合时间来评价颅骨的发育。前囟是位于两块额骨与两块顶骨间形成的菱形间隙，其大小是测量菱形对边中点连线的距离。婴儿出生时前囟为 1.5～2cm，最迟 2 岁闭合。前囟早闭、头围小，提示脑发育不良、小头畸形；前囟迟闭、过大见于佝偻病、先天性甲状腺功能减低症等。前囟饱满常提示颅内压增高，见于脑积水、脑膜炎、脑出血、脑肿瘤等。后囟出生时很小或闭合，最迟出生后 6～8 周闭合。骨缝 3～4 个月闭合。

表4-2　不同年龄阶段的体重估计值及计算方法

年龄阶段	体　重
出生时	3kg
出生后3个月	6kg（出生时的2倍）
1岁时	9kg（出生时的3倍）
2岁时	12kg（出生时的4倍）
1～6个月	出生体重（kg）＋月龄×0.7（kg）
7～12个月	6（kg）＋月龄×0.25（kg）
1～12岁	年龄×2＋8（kg）

表4-3　不同年龄阶段的身高（长）估计值及计算方法

年龄阶段	身　高（长）
出生时	50cm
6个月	65cm
1岁	75cm
2岁	87cm
2～12岁	年龄×7+75（cm）

表4-4　不同年龄阶段的头围估计值

年龄阶段	头　围
出生时	33～34cm
1岁	46cm
2岁	48cm
5岁	50cm

表4-5　不同年龄阶段的胸围估计值及计算方法

年龄阶段	胸　围	特　点
出生时	32cm	
1岁	46cm	头围与胸围大致相等
1岁至青春前期	＝头围＋小儿年龄－1	胸围大于头围

表4-6　不同年龄阶段的出牙情况及乳牙计算方法

年龄阶段	出牙情况
出生后4～10个月	乳牙开始萌出
2岁半	乳牙出齐
6岁	萌出第一颗恒牙
12岁	萌出第二恒磨牙
17～18岁	萌出第三恒磨牙（智齿）
乳牙	月龄－4（或6）

10. **长骨** 小儿出生时腕部无骨化中心,出生后逐渐出现头状骨、钩骨(3～4个月)、下桡骨骺(约1岁)、三角骨(2～2.5)、月骨(3岁左右)、大小多角骨(3.5～5岁)、舟骨(5～6岁)、下尺骨骺(6～8岁)、豆状骨(9～10岁),10岁时出全,共10个。

11. **脊柱** 3个月左右形成颈曲为脊柱第1个弯曲;6个月后形成胸曲为脊柱第2个弯曲;1岁形成腰曲为脊柱第3个弯曲。

三、小儿神经、心理行为发展及评价

1. 神经系统发育

(1)脑:胎儿时期神经发育最早,尤其是脑的发育最为迅速。出生时脑重390g,占成人脑重的25%,脑细胞数达到成人水平。6个月时脑重约600～700g;2岁时达900～1000g;6～8岁时儿童脑重约1200g,占成人脑重90%左右。神经纤维髓鞘化到4岁时才完成,婴儿时期由于髓鞘形成不完善,刺激引起的神经冲动传导慢,而且易于泛化,不易形成明显的兴奋灶。生长时期的脑组织耗氧较大,小儿脑耗氧在基础代谢状态下占总耗氧量的50%,而成人为20%。

(2)脊髓:脊髓发育随年龄增长发育、加重,脊髓下端在胎儿时位于第2腰椎下缘,4岁时上移至第1腰椎,做腰椎穿刺时应注意。

(3)神经反射:出生时具有觅食、吸吮、吞咽、拥抱、握持等一些先天性反射和对强光、寒冷、疼痛的反应。吸吮、握持、拥抱等反射会逐渐消退,握持反射于出生3～4个月时消失;生后2周左右形成第1个条件反射,吸吮反射;2个月开始逐渐形成与视、听、味、嗅、触觉等相关的条件反射;3～4个月开始出现兴奋性和抑制性条件反射;2～3岁时皮质抑制功能发育完善,到7～14岁达到一定强度。

角膜反射、咽反射、腹壁反射、提睾反射等属于浅反射,角膜反射出生时即存在,提睾反射到出生4～6个月后才明显。降落伞反射生后6～10个月出现,可持续终生。颈肢反射属于原始反射,生后2个月出现,6个月消失。戈登征与巴宾斯基征属于病理反射,但2岁以下巴宾斯基征阳性亦可为生理现象。

2. 感知的发育

(1)感觉:是通过各种感觉器官从环境中选择性地获取信息的能力。

(2)视觉:见表4-7。

(3)听觉:见表4-8。

(4)嗅觉和味觉:出生时嗅觉和味觉已基本发育成熟。3～4个月能区别愉快和不愉快的气味。4～5个月对食物味道改变很敏感,是味觉发育关键期,应开始合理添加辅食。

(5)皮肤感觉发育:新生儿触觉很敏感,特别是眼、口周、手掌、足底等部位最敏感。出生时已有痛觉,但较迟钝,易泛化,2个月后逐渐改善。温度觉出生时就很灵敏。

(6)知觉:5～6个月时小儿已有手眼协调动作,1岁末开始有空间和时间知觉,3岁能辨上下,4岁辨前后,5岁开始辨别以自身为中心的左右,4～5岁时有时间的概念,能区别早上、晚上、今天、明天、昨天,5～6岁时能区别前天、后天、大后天。

3. 运动功能发育
运动功能分为大运动(包括平衡)和精细运动的发育(表4-9)。大动作包括抬头、坐、爬、站、走、跑、跳等。精细运动包括抓握物品、涂画等。

4. 语言发育

(1)语言发育:语言发展经过发音、理解和表达3个阶段(表4-10)。

(2)自我意识:1岁左右的婴幼儿开始逐步认识作为生物实体的自我。2～3岁时因社会经验和能力、语言的增长,逐步理解作为一个社会人的自我意识。

表4-7　小儿视觉发育的特点

年龄阶段	视觉特点
出生时	有感光反应
2个月	能协调地注视物体
3～4个月	头眼协调较好，追寻活动的物体或人
6～7个月	目光可随上、下移动的物体垂直方向转动
8～9个月	出现视深度感觉，能看到小物体
18个月	能区别各种图形
2岁	区别垂直线与横线
3岁	区别颜色
6岁	视深度已充分发育，视力达1.0

表4-8　小儿听觉发育的特点

年龄阶段	听觉特点
出生时	鼓室无空气，听力差
3～7天	有听力
3～4个月	有定向反应，听到悦耳声音会微笑
6个月	区别父母的声音，唤名有反应
7～9个月	确定声源，区别语言的意义
1岁	听懂自己的名字
2岁	区别不同的声音，听懂简单吩咐
4岁	听觉发育完善

表4-9　小儿运动功能发育的特点

年龄阶段	大动作	精细运动
2个月	竖抱或俯卧时能抬头	
4个月	抬头很稳并自由转动	
6个月	双手向前撑住独坐	换手与捏、敲等探索性动作
7个月	有意识地翻身	

（续　表）

年龄阶段	大动作	精细运动
8个月	能爬行；扶站片刻	
10个月	能扶走	用拇指、食指取物
10～11个月	能独站片刻	
12个月	可独走，弯腰拾东西	学会用勺，乱涂画
15个月	可独自走稳，蹲着玩	
18个月	能跑及倒退走，爬台阶	能叠2～3块积木
2岁	能双脚跳	能叠6～7块积木，会逐页翻书，用杯子喝水
3岁	双足交替走下楼梯，能跑	
5岁	能单足跳，能跳绳	

表4-10 小儿语言发育的特点

年龄阶段	语言特点
3～4个月	咿呀发音
6个月	能听懂自己的名字
7个月	能无意识地发"妈妈""爸爸"复音
10个月	有意识叫"爸爸""妈妈"
12个月	能说简单的单词，如"再见""没了"
15个月	能叫出自己的名字
1.5～2岁	能用简单语言表达自己的需要

5. 心理发展

（1）注意：婴儿期以无意注意为主，3个月开始能短暂地集中无意注意，儿童逐渐出现有意注意，5～6岁后儿童才能较好地控制自己的注意力。

（2）记忆：1岁内婴儿只有再认而无重现，3岁儿童可重现几个星期前的事情，4岁可重现几个月前的事。婴幼儿时期以机械记忆为主，精确性差。随着生长，记忆逐渐广泛，记忆时间越来越长。

（3）思维：1岁以后儿童开始产生思维，婴幼儿的思维为直觉活动思维，学龄前期儿童则以具体形象思维为主，随着生长发育逐渐形成抽象思维，进一步发展为独立思考能力。

（4）想象：新生儿没有想象能力；1～2岁儿童仅有想象的萌芽，3岁后儿童以无意想象和再造想象为主，学龄期儿童有意想象和创造性想象迅速发展。

（5）情绪、情感：新生儿不适应宫外环境有不安、哭闹表现，哺乳、抚摸会使其愉快；6个月会有分离性焦虑；9～12个月依恋达高峰，同时会逐渐产生喜、怒、怕人、害羞、嫉妒等情绪。

（6）意志：新生儿无意志，随着年龄增长，儿童意志逐步形成和发展。

（7）个性与性格：与父母教育有十分重要的影响。民主的家长培养出的儿童独立、大胆、机灵、善于与人交往、协作、有分析思考能力；过于严厉、经常打骂孩子的父母会使儿童变得冷酷、顽固、缺乏自信和自尊；过分溺爱会使儿童骄傲、自私、任性、缺乏独立性和主动性、依赖性强；父母意见分歧，儿童会两面讨好、投机取巧、易说谎；支配性的父母会让儿童具有依赖、顺从、缺乏独立。

6. 儿童神经心理的测验分为筛查性测验和诊断性测验

（1）筛查性测验：丹佛发育筛查测验是测量 2 个月至 6 岁儿童心理发育最常用的方法；图片词汇测验适用于 4 ～ 9 岁儿童；绘人测验适用于 5 ～ 9.5 岁儿童。

（2）诊断性测验：Gesell 发育量表（盖瑟尔发育量表）适用于 4 周至 3 岁婴幼儿评价和诊断神经系统发育及功能成熟情况；Bayley 婴儿发育量表（贝利婴儿发育量表）适用 1 ～ 42 个月儿童；韦氏学前及初小智能量表适用 4 ～ 6.5 岁儿童和韦氏儿童智力量表适用 6 ～ 16 岁儿童；斯坦福 - 比奈智能量表适用于 2 ～ 18 岁的儿童及青少年。

第三节　小儿保健

扫码做题

一、不同年龄期小儿保健的特点

1. 新生儿期保健重点　新生儿各器官系统发育不完善，适应和调节功能差，应加强喂养、保暖及预防感染，生后 1 周内（围生期）的新生儿发病死亡率最高，是保健的重中之重。

（1）家庭访视：新生儿期一般家访 2 ～ 3 次。

①询问出生情况：包括出生后生活状态、预防接种、喂养及护理。

②观察居住环境及新生儿一般情况：有无产伤、黄疸、畸形、皮肤和脐部感染等。

③体格检查：头颅、前囟、头围、体重、外生殖器、视听觉筛查等。

④指导及咨询：喂养及日常护理。

（2）保暖：保持室温 22 ～ 24℃，湿度 55%，通风良好。尤其冬季更应保暖，防止发生新生儿寒冷损伤综合征。夏季衣被过厚或包裹过严可引起体温上升。应随着气温变化增减衣被。

（3）合理喂养：提倡母乳喂养，宣传母乳喂养的优点，教授哺乳的方法和技巧，按需哺乳。

（4）日常护理：指导家长观察新生儿一般情况，介绍正确的日常护理方法。保持脐带干燥，勤换洗尿布，预防尿布性皮炎。新生儿衣物不应接触樟脑丸，以免诱发溶血。

（5）预防疾病和意外：新生儿专用食具应消毒，哺乳和护理新生儿前应洗手，家人感冒时必须戴口罩接触新生儿。按时接种卡介苗和乙肝疫苗，出生后 2 周补充维生素 D 预防佝偻病。

（6）早期教养：通过反复的听觉和视觉训练，建立各种条件反射，多与新生儿进行眼神交流和皮肤接触，促进智力发育。

2. 婴儿期保健重点

（1）合理喂养：6 个月以内婴儿提倡纯母乳喂养。人工喂养婴儿选择适合的配方奶粉，4 个月以上婴儿添加辅食要正确、及时。母乳喂养者 6 个月以上应及时添加换乳食品，为断奶做准备。断奶以春、秋两季最合适，循序渐进。辅食添加应多样，防止偏食。指导婴儿 7 ～ 8 个月用杯喝奶或水，9 ～ 10 个月用手抓取食物等，促进咀嚼、吞咽功能发育及脑、眼、手的协调能力。

（2）清洁卫生：勤换衣裤，保持会阴部清洁。有条件者每天沐浴，特别注意揩干颈部、腋下、腹股沟等皮肤皱褶处。前囟易形成污垢或痂皮，不应强行剥落，可涂植物油，待软化后再用清水洗净。哺乳后可喂少量温开水清洁口腔，不可用纱布涂抹，以免损伤口腔黏膜。

（3）衣着：着舒适、宽松的衣服，衣服可用带子穿系，不可用纽扣，防止脱落后误吸。不采用松紧裤腰，可穿连衣裤或背带裤，以利于胸廓发育。臀部不可直接垫衬塑料或橡胶，防止发生尿布性皮炎。注意根据环境湿度增减衣物，冬天也不可穿、盖太厚，以婴儿两足温暖为宜。

（4）睡眠：睡眠时间根据婴儿的月龄决定，6个月前每天睡眠15～20个小时，1岁时每天睡眠15～16个小时。1～2个月小婴儿可夜间哺乳1～2次，3～4个月婴儿可逐渐停止夜间哺乳，任其熟睡。入睡前不拍、不摇、不抱，养成良好的入睡习惯。

（5）牙齿：4～10个月是乳牙萌出时期，婴儿会有吸吮、流涎等表现，应注意口腔护理。不应含着奶头入睡，防止龋齿及牙齿、颜面畸形。

（6）早期教育：婴儿期即可开始进行大小便训练，3个月后可以培养定时排尿，8～9个月能用坐便盆排便。可以通过游戏等有目的的训练促进婴儿视觉、听觉、动作和语言的发展。3个月内的婴儿可进行视、听能力训练，如床上悬吊颜色鲜艳、能发声、会动的玩具。5～6个月开始进行语言培训，婴儿可对简单语言作出反应。

（7）动作训练：2个月时练习空腹俯卧、抬头等。3～6个月练习抓握细小的玩具、翻身等。7～9个月练习爬行。10～12个月练习走路。

（8）预防疾病：定期按计划免疫程序完成基础免疫。定期做健康检查和体格测量，6个月前每个月1次，7～12个月每2～3个月1次。经常进行户外活动，预防佝偻病。

（9）防止意外：防止异物吸入、窒息、中毒、烧伤、溺水等意外。

3. 幼儿期保健重点

（1）合理营养：幼儿期饮食以进食固体食物为主，食物种类应多样化，以软、烂、碎为主。培养幼儿不挑食、不偏食的习惯，除三餐主食外可添加2～3次点心。

（2）日常护理：每晚睡眠10～12个小时，白天小睡1～2次。2～3岁后在父母的指导下自己刷牙，饭后漱口，预防龋齿。衣着应舒适、宽松，适合活动。

（3）大小便训练：培养幼儿规律的大小便习惯，1～2岁幼儿开始能够控制肛门和尿道括约肌，能够表示便意。家长应有意训练幼儿大小便的控制能力，多采用鼓励和赞赏的方式，不要责备。2～3岁幼儿多已能控制膀胱排尿，如5岁后仍不能随意控制即为遗尿应就诊。

（4）预防疾病和意外：继续进行预防接种，每3～6个月健康检查1次。小儿最易发生意外的年龄为幼儿期，应防止异物吸入、烫伤、跌伤等意外的发生。

（5）体格锻炼：坚持户外活动，可教会幼儿做简单的游戏和体操，培养幼儿锻炼的意识。

（6）早期教育：培养幼儿良好的卫生和生活习惯，根据不同年龄进行相关教育。如12～15个月可教会幼儿走路；1～2岁可教会幼儿学会走、跳、投掷、攀登等。2～3岁可发展幼儿的动作、想象力、注意力和思维能力。3岁可教会幼儿学会穿脱衣服、系鞋带、整理自己的用物等。

（7）防治常见的心理行为问题：如违抗、发脾气等行为。

4. 学龄前期保健重点　合理营养，食物应粗细、荤素搭配，保证能量和蛋白质的摄入，保证11～12个小时的睡眠。每年对小儿进行1～2次健康检查，预防近视、寄生虫病及意外的发生。培养独立生活能力和学习能力，促进智力发展。防止破坏性行为的发生。常见吮拇指和咬指甲、遗尿、手淫、攻击性或破坏性心理行为问题。

5. 学龄期保健重点　膳食平衡，营养充分，以满足生长发育、学习和体力活动等需求。每天保证9～10小时睡眠时间，注意保持牙齿清洁。坚持户外活动和体格锻炼。预防疾病，加强卫生指导。

培养正确的坐、立、行姿势及良好的品格、学习的兴趣和习惯，提高社会适应性。防止意外事故。常见心理行为问题为对学校不适产生的焦虑、恐惧或拒绝上学。

6. 青春期保健重点 保证充足的营养，保证充足的蛋白质、维生素和矿物质的摄入。加强少女的经期卫生指导。进行系统的体育锻炼。预防肥胖、贫血等疾病及溺水、车祸等意外伤害的发生。加强青春期生理、心理和性教育。培养良好的品德。

7. 小儿体格锻炼 是促进生长发育、增进健康、增强体质的积极措施。应充分利用自然因素，如阳光、空气和水进行锻炼。

（1）户外活动：可增强儿童体温调节及适应外界气温变化的能力，预防佝偻病的发生。婴儿出生后应尽早户外活动，活动时间由每天 1～2 次、每次 10～15 分钟逐渐延长到 1～2 小时。

（2）水浴：包括温水浴、擦浴、淋浴和游泳。由于水的热传导力较空气强，水浴可提高皮肤适应冷热变化的能力，除可保持皮肤清洁外，还可促进新陈代谢，增加食欲，增强对疾病的抵抗力。

（3）空气浴：根据不同季节及气候条件灵活安排。健康小儿出生后即可进行，从接触新鲜空气开始，每天定时开窗通风至少 30 分钟。2～3 个月婴儿逐步转向户外，一般在餐后 0.5～1 小时开始，每天 1～2 次，每次 2～3 分钟，逐渐延长，达到夏季 2～3 小时，冬季 20～25 分钟。儿童应养成少着衣、用冷水洗脸的习惯。

（4）日光浴：日光中的紫外线可使皮肤中的 7- 脱氢胆固醇转变为维生素 D_3，预防儿童佝偻病的发生；日光中的红外线还可促进皮肤中的血管扩张，增强儿童的心肺功能，适用于 1 岁以上儿童。冬季可选择在中午，其他季节最好是在餐后 1～1.5 小时进行，每次日光浴的时间不超过 20～30 分钟。

二、预防接种

根据小儿的免疫特点和传染病发生的情况制订。婴儿出生后，从母体获得的抗体逐渐消失，对各种传染病易感。通过有计划地使用生物制品进行预防接种，以提高人群的免疫水平，达到控制和消灭传染病的目的。计划免疫程序见表 4-11。

1. 获得性免疫方式

（1）主动免疫：是指给易感者接种特异性抗原，刺激机体产生特异性免疫抗体，从而产生主动免疫力，抗体持续的时间较久，一般为 1～5 年，以后逐渐减少，因此还要适时安排加强免疫，巩固免疫效果。

（2）被动免疫：指未接受主动免疫的易感者在接触传染源后，被给予相应的抗体而立即获得免疫力。其特点是抗体留在机体的时间短暂，一般 3 周，故只能作为暂时的预防和治疗。如婴儿对某些传染病有一定的抵抗能力，主要是通过胎盘从母体中获得 IgG，出生后 5～6 个月小儿从母体获得的抗体逐渐消失。

2. 疫苗种类

（1）主动性免疫制剂：包括灭活疫苗（死疫苗）、活疫苗（减毒活疫苗如脊髓灰质炎疫苗、卡介苗、麻疹疫苗）和类毒素（如破伤风毒素、白喉类毒素）。

（2）被动性免疫制剂：有特异性免疫血清、丙种球蛋白、胎盘球蛋白等。

3. 禁忌证

（1）目前健康状态及疾病史：急性传染病，如结核病、肝炎等，包括有急性传染病接触史而未过检疫期者；严重慢性病，如风湿热、心脏病、高血压、肝肾疾病等；免疫缺陷疾病或正在接受免疫抑制药治疗期间，如放射治疗、糖皮质激素、抗代谢药物和细胞毒性药物；其他如癫痫、抽搐史者。

（2）过敏史：有明确过敏史者，禁种白喉类毒素、破伤风类毒素、麻疹疫苗（特别是鸡蛋过敏者）、脊髓灰质炎糖丸疫苗（牛奶或奶制品过敏）、乙肝疫苗（酵母过敏或疫苗中任何成分过敏）。

表4-11　小儿计划免疫程序

疫苗	预防疾病	接种方法	接种部位	反应情况及处理	初种次数	初种时间	复种	注意事项
卡介苗	结核病	皮内注射（ID）	左上臂三角肌外下缘	接种后4～6周局部有小溃疡，防止感染，个别腋下或锁骨上淋巴结肿大或化脓，肿大时热敷，化脓时用针筒抽出脓液，溃破处涂5%异烟肼软膏	1	出生时	7岁、12岁	2个月以上小儿接种前应做结核菌素试验，阴性才能接种
乙肝疫苗	乙型肝炎	肌内注射（IM）	上臂三角肌	接种后一般反应轻微，个别有局部轻度红肿、疼痛症状，属正常反应，无须特殊处理	3	3次分别在出生24小时内、1个月和6个月	1周岁复查：成功者3～5年加强；失败者重复基础免疫	
脊髓灰质炎减毒活疫苗糖丸	脊髓灰质炎	口服		有时有低热或轻泻	3（间隔1个月）	3次分别在2、3、4个月	4岁时加强，口服三型混合糖丸疫苗	冷开水送服或含服，服后1小时内禁热饮
百白破疫苗	百日咳、白喉、破伤风	有吸附制剂肌内注射（IM），无吸附制剂皮下注射（H）	上臂三角肌	个别有轻度发热、局部红肿、疼痛、发痒症状	3（间隔4～6周）	3次分别在3、4、5个月	1.5～2岁用百白破混合制剂，7岁用吸附白破二联类毒素	掌握间隔期，避免无效注射
麻疹减毒活疫苗	麻疹	皮下注射（H）	上臂三角肌	部分接种后9～12天有发热及卡他症状，一般持续2～3天，也有个别婴儿出现散在皮疹或麻疹黏膜斑	1	8个月	7岁时加强1次	接种前1个月及接种后2周避免用胎盘球蛋白、丙种球蛋白制剂
乙脑减毒活疫苗	流行性乙型脑炎	皮下注射（H）	上臂外侧	少数可能出现一过性发热反应，一般不超过2天，可自行缓解。偶有散在皮疹，一般不需特殊处理	1	8个月	2岁时加强1次	注射疫苗过程中，切勿使消毒剂接触疫苗。疫苗复溶后立即使用完

（3）用药史：接种麻疹疫苗前 1 个月及接种后 2 周避免使用丙种球蛋白；发热或 1 周内每天腹泻 4 次以上的小儿禁服脊髓灰质炎糖丸。

4. 注意事项

（1）严格按照规定的接种剂量、次数、间隔时间进行接种，按要求完成全程基础免疫和加强免疫。按各种制品要求的间隔时间接种，一般接种活疫苗后需隔离 4 周、死疫苗 2 周再接种其他疫苗。

（2）接种环境应适宜，保持温湿度适宜，接种时间尽量安排在饭后，以免晕针。

（3）严格检查生物制品的标签，检查药液有无发霉、异物、凝块、变色或冻结等情况。若药液异常，立即停止使用，并报告医院相关部门处理。

（4）严格执行查对制度，包括儿童姓名、年龄及疫苗名称，生物制品的名称、批号、有效期及生产单位等。观察接种者皮肤情况，确认无误后才可接种。

（5）严格遵守无菌技术操作，接种前生物制品要严格按照规定方法稀释、溶解。严格按要求每人一个无菌注射器、一个无菌针头，并准确抽取所需剂量。局部常规皮肤消毒，但接种活疫苗、菌苗时，不可使用其他消毒剂消毒，只可用 75% 乙醇消毒皮肤，待干后才可接种，以防消毒液杀死疫苗，降低效价。接种完毕，针口一般不用力按压，如见出血，可用消毒干棉签轻轻按压止血，接种后剩余活疫苗应烧毁。

（6）疫苗接种完毕，需观察半个小时方可离开。适当休息、多饮水，避免剧烈活动。注意保暖，防止感冒。注射部位瘙痒时，避免用手抓挠，以免继发感染。

（7）及时记录及预约，保证接种及时、全程、足量，避免重种、漏种。

5. 接种反应及处理

（1）一般反应：是指由疫苗本身所引起的反应，大多为一过性。

①局部反应：接种后数小时至 24 小时，注射部位会出现红、肿、热、痛，有时还伴有局部淋巴结肿大，一般持续 2 ~ 3 天。弱反应时红肿直径＜ 2.5cm，中等反应直径为 2.6 ~ 5cm，强反应直径＞ 5cm。多数小儿的局部反应轻微，无须特殊处理，多休息、多饮水即可。

②全身反应：于接种后 24 小时内出现体温升高，体温＜ 37.5℃为弱反应，37.5 ~ 38.5℃为中等反应，＞ 38.5℃为强反应，伴头晕、恶心、呕吐、腹泻、全身不适等反应。体温＜ 38.5℃，一般不需要特殊处理。体温＞ 38.5℃，局部红肿继续扩大，高热持续不退，应及时就诊。

（2）异常反应：主要有过敏性休克、晕厥、过敏性皮疹、血管神经性水肿等。

①过敏性休克：于注射后数分钟或 0.5 ~ 2 小时出现烦躁不安、面色苍白、口周青紫、四肢湿冷、呼吸困难、脉搏细速、恶心、呕吐、惊厥、大小便失禁以至昏迷，严重者可危及生命。一旦发生，应立即协助患儿平卧，头稍低，注意保暖，给予氧气吸入，遵医嘱立即皮下或静脉注射 0.1% 肾上腺素 0.5 ~ 1ml，必要时重复注射。

②晕针：由于空腹、疲劳、室内闷热、紧张等原因，儿童在接种时或几分钟内，常出现头晕、心慌、面色苍白、出冷汗、手足发麻冰凉、心率血压变化等症状。此时应保持患儿平卧，头部稍低，给予少量热开水或糖水，必要时针刺人中穴或遵医嘱皮下注射 0.1% 肾上腺素。

③过敏性皮疹：荨麻疹最为多见，一般于接种后几小时至几天内出现，经服用抗组胺药物后即可痊愈。

④全身感染：有严重免疫功能受损者，接种活菌（疫）苗后可扩散为全身感染，应积极控制感染及对症治疗。

（3）偶合症：是指受种者正处于某种疾病的潜伏期，或者存在尚未发现的基础疾病，接种疫苗后巧合发病，或使原有疾病加重。故偶合症与疫苗接种无关，仅是时间上的巧合。

第四节　小儿营养与喂养

一、能量与营养素的需要

1. **热量**　是维持机体新陈代谢的物质基础。根据小儿年龄、体重及生长速度估计每天所需要的热量，一般婴儿每天约需460kJ/kg（110kcal/kg），以后每增加3岁减42kJ/kg（10kcal/kg），到15岁时约为250kJ/kg（60kcal/kg）。小儿能量消耗主要包括5个方面。

（1）基础代谢率：婴儿基础代谢率的能量需要占总需热量的60%，年龄越小，所需越多。脑代谢占全部基础代谢的30%左右。

（2）生长发育需要：为小儿所特有，与小儿的生长速度成正比。婴儿期体格发育速度最快，需要量相对较多，以后逐渐减低，至青春期又增加。婴儿此项热量占总热量之25%～30%，6个月以内婴儿每天需167～209kJ（40～50kcal）/kg，6个月～1岁每天约需63～84kJ（15～20kcal）/kg。1岁后占15%～16%。

（3）食物特殊热力作用：是指人体摄取食物而引起机体能量代谢的额外增多。蛋白质的食物热力作用最大，食物中的蛋白质比例越高，能量需求也越大。婴儿食物中蛋白质含量较高，食物特殊热力作用可占总能量的7%～8%，年长儿多为混合食物，占5%左右。

（4）活动消耗：不同年龄、不同个体的差异很大。

（5）排泄消耗：未经消化吸收的食物排泄至体外的损失约占10%。

2. **营养素**　机体所需热量主要来自糖类、脂肪，其次为蛋白质。

（1）蛋白质：是构成人体细胞、组织的基本成分，具有保证机体生长发育、修复组织、供给能量、维持体液渗透压等多项功能。小儿生长发育速度快，对蛋白质的需求要比成人多，其供给热量占总热量的8%～15%。母乳喂养婴儿约需2g/（kg·d），牛乳喂养婴儿约需3.5g/（kg·d），全靠植物蛋白质喂养的婴儿约需4g/（kg·d）。蛋白质主要来源于乳类、蛋、鱼、瘦肉和豆类食物。

（2）脂肪：是供给能量的重要物质，同时还具有提高必需脂肪酸、促进脂溶性维生素吸收、防止散热和机械性保护的作用。婴儿期脂肪需要量为4g/（kg·d），所提供热量占总热量的35%～50%；年长儿需2.5～3g/（kg·d），占总热量比为25%～30%。脂肪主要来源于乳类、肉类、植物油。

（3）糖类（碳水化合物）：是主要的供能营养素，2岁以上小儿膳食中，糖类所供给的热量占总热量的55%～65%。主要来源于谷类食物。

（4）水：年龄越小需水量相对越多，婴儿每天需水量约150ml/kg，以后每增长3岁减少25ml/kg，成年人每天为45～50ml/kg。

（5）维生素：为非供能物质。维生素是人体正常生理活动所必需的一类有机物质，可构成某些辅酶成分，并参与和调节代谢过程，分为脂溶性与水溶性两大类。

①脂溶性维生素

a. 维生素A：促进生长发育和免疫功能，维持上皮细胞完整性，增加皮肤黏膜的抵抗力，为形成视紫红质所必需的成分。缺乏可导致夜盲、贫血、早产、胎儿唇腭裂等。来源于肝、牛乳、鱼肝油、胡萝卜等。

b. 维生素D：调节钙磷代谢，促进钙吸收，维持血钙浓度。缺乏可影响骨骼牙齿正常发育。来源于鱼肝油、肝、蛋黄、紫外线照射等。

c. 维生素E：促进细胞成熟与分化，抗氧化。来源于米糠、麦款、豆、花生、酵母等。

d. 维生素 K：肝脏利用、合成凝血酶原。来源于肝、蛋、豆类、青菜、肠内细菌合成。

②水溶性维生素

a. 维生素 C：参与人体的羟化和还原过程，增强抵抗力、解毒作用。维生素 C 缺乏症又称坏血病。来源于各种水果、新鲜蔬菜。

b. 维生素 B 族和叶酸：缺乏会导致胎儿神经管畸形。

（6）矿物质：为非供能物质。分为常量元素（钾、钠、钙、磷等）与微量元素（铁、铜、锌、碘等）两类，婴幼儿最易缺乏的元素是钙、铁、锌和铜。

二、婴儿喂养

1. 母乳喂养　母乳是婴儿最理想的天然食品。婴儿生后半小时内即可开奶，且按需哺乳，初乳为产后 4～5 天的乳汁，量少，脂肪含量少而蛋白质较多（主要为免疫球蛋白）；过渡乳为 5～14 天的乳汁，含脂肪量高而蛋白质和矿物质逐渐减少；成熟乳为 14 天至 9 个月的乳汁，营养成分适当；晚乳为 10 个月以后的乳汁，总量和营养成分均减少。

（1）母乳喂养的优点

①营养丰富，易消化吸收：蛋白质、脂肪、糖比例为 1：3：6，适合婴儿生长发育需要；人乳中以乳清蛋白为主，酪蛋白少，易于吸收；脂肪球颗粒小，含脂肪酶，易消化吸收；含糖量较高，以乙型乳糖为主，可促进肠道双歧杆菌生长，减少腹泻；钙、磷比例为 2：1，易于吸收，预防佝偻病；微量元素如锌、铜、碘较多；铁含量虽与牛乳相同，但人乳铁吸收率高于牛乳。

②增强婴儿免疫力：母乳中含丰富的 SIgA 和大量免疫活性细胞，如乳铁蛋白、巨噬细胞、淋巴细胞和中性粒细胞及较多溶菌酶、双歧因子等抗感染物质，可预防肠道感染、增强免疫力。

③其他优点：母亲哺乳可促进子宫收缩，加速子宫复原；可抑制排卵，减少再受孕的机会；降低乳腺癌和卵巢癌的发病率；增进母子感情。

（2）母乳喂养的护理

①产前准备：合理安排乳母的生活和工作，保证营养合理，睡眠充足，心情愉快，使乳母保持良好的身心状态。

②乳头保健：每天清水擦洗乳头，使乳头耐受吸吮，减少裂伤的发生。乳头内陷者每天 1 次至数次牵拉乳头。乳汁淤积者进行湿热敷、按摩，并及时吸空乳房，减少乳腺炎的发生。

③尽早开奶、按需哺乳：生后半小时内将婴儿置于母亲胸前进行皮肤接触 30 分钟以上，建立诱导催产素分泌的条件反射。2 个月内婴儿按需哺乳，通过多次吸吮，刺激乳汁分泌增加。

④正确的哺乳技巧：喂哺前，先做好清洁准备，更换尿布，洗手，清洁乳头。宜采取坐位，斜抱婴儿，使其头、肩部枕于母亲哺乳侧肘弯部，婴儿口含住乳头及大部乳晕，母亲另一手呈"C"形将整个乳房托起。一般两侧乳房交替进行哺乳，吸空一侧乳房后再换另一侧，每次哺喂时间 15～20 分钟。喂奶后将婴儿抱直，头部靠在母亲肩上，轻拍背部，使空气排出，然后将婴儿保持右侧卧位，以防呕吐。

⑤促进乳房分泌：吸乳前先湿热敷乳房 2～3 分钟，再从外侧边缘向乳晕方向轻拍或按摩乳房，促进乳房感觉神经的传导和泌乳。

⑥不宜哺乳的情况：乳母患 HIV、慢性肾炎、糖尿病、恶性肿瘤、精神病、心功能不全等严重疾病时，应停止哺乳。患乳腺炎者应暂停患侧哺喂。乙型肝炎病毒携带者并非哺乳的禁忌证，但婴儿应在出生后 24 小时内予以乙肝免疫球蛋白，并接种乙肝疫苗。

⑦断乳：在 10～12 个月为宜。若遇夏季炎热或婴儿体弱多病时，可推迟断乳时间，但最迟不超过 18 个月。冬季不宜断乳。

2.　**混合喂养**　母乳不足，需要添喂牛、羊乳或其他代乳品时为混合喂养。

3.　**人工喂养**　指 4～6 个月的婴儿，母亲因各种原因不能哺乳，而以配方奶粉或其他代乳品完全替代母乳喂养的方法。常用的乳品及代乳品如下。

（1）配方奶粉：以母乳的营养素含量及其组成为依据，接近哺乳，较鲜乳或全脂奶粉更易消化吸收，为母乳喂养缺乏时的首选。若无条件选用配方奶而用全脂奶粉时，其奶粉与水的比例按容量计算为 1∶4，按重量计算为 1∶8。

（2）牛乳：人工喂养时常用，但成分不适合婴儿。牛乳蛋白质多为酪蛋白，不易消化；所含的不饱和脂肪酸少仅为 2%（母乳含 8%）；乳糖低于母乳，且为甲型乳糖，有利于大肠埃希菌的生长；矿物质含量较高，可中和胃酸，不利消化，可增加肾负荷；缺乏免疫物质。钙含量虽然高于母乳，但钙吸收率低于母乳。每 100ml 牛乳中所含能量为 66kcal。

（3）羊乳：营养价值与牛乳相似，蛋白质与脂肪较牛乳多，比牛乳易于消化，但叶酸含量很少，长期单纯羊乳喂养可导致营养性巨幼细胞性贫血，应注意补充维生素 B_{12} 和叶酸。

（4）牛乳的调配：可加水或米汤稀释，使酪蛋白浓度降低，凝块变小；生后不足 2 周者采用 2∶1 奶（2 份牛乳加 1 份水），逐渐过渡，满月者可用全奶。加糖 5%～8%；煮沸 3 分钟。牛乳、水及糖的需要量按婴儿每天所需总能量和总液量来计算。婴儿每天需要热量 460kJ/kg（110kcal/kg），需水量 150ml/kg，含糖 8% 的牛奶 100ml 可供给热量约 418kJ（100kcal/kg），婴儿每天每千克体重需 8% 糖牛乳乳量约 110ml，另需补水 150－110＝40ml/（kg·d），每天需糖量 110×8%＝8.8g/（kg·d）。婴儿每天需要的奶量要根据标准体重及所需的水分计算。例如：3 个月婴儿，体重 6kg，使用 8% 糖牛乳喂养，计算所需液体量、乳量及另外补水量等的方法如下。

每天所需液体量＝150ml×6＝900ml

每天所需 8% 糖牛乳＝110ml×6＝660ml

每天除牛乳外供水量＝900ml－660ml＝240ml

每天所需糖量＝660ml×8%＝53g

4.　**添加辅食**

（1）添加原则：循序渐进，从少到多，从稀到稠，从细到粗，由 1 种到多种，逐步过渡到固体食物。天气炎热或患病期间，应减少辅食量或暂停辅食，以免造成消化不良。添加的食品应单独制作，不要以成年人食物代替辅食。

（2）添加顺序：见表 4-12。

表4-12　辅食添加的顺序

月　　龄	食物性状	添加辅食举例	供给的营养素
4~6个月	泥状食物	米汤、米糊、含铁配方米粉等，蛋黄（补铁）、鱼泥、豆腐、动物血、菜泥、水果泥	补充热量，动物、植物蛋白质、铁、维生素、纤维素、矿物质
7~9个月	末状食物	稀（软）饭、烂面、饼干、蛋、鱼、肝泥、肉末	补充热量，动物蛋白质、铁、锌、维生素
10~12个月	碎食物	软饭、挂面、馒头、面包、豆制品、碎肉	供给热量、维生素、蛋白质、矿物质、纤维素

三、儿童、少年膳食安排

1. **幼儿膳食**　饮食以优质蛋白为主，能量要充分，食物由液体变成固体，从乳类变成谷类为主，逐渐增加，养成良好饮食习惯，每天3餐加2～3次点心或乳品。

2. **学龄前儿童膳食**　与成人饮食接近，食物多样化，营养均衡。

3. **学龄儿童膳食**　饮食与成人相同，动物蛋白为主以增强理解力和记忆力。高营养，建议课间加餐。

4. **青春期少年的膳食**　提供充足的热量、蛋白质、维生素及矿物质食物。培养良好的饮食习惯，防止营养不良、过度偏食或挑食。女孩经期给予足够铁剂。

第五节　小儿心理、用药护理及护理技术

扫码做题

一、住院患儿的心理护理

1. **各阶段患儿对疾病的认识**

（1）婴儿：5～6个月的婴儿开始意识到父母分离，会认生，但对疾病认识缺乏。

（2）幼儿及学龄前期：该阶段患儿了解自己身体各器官名称，对病因不了解，无法用术语叙述，易将疾病和痛苦认为是对自身不良行为的惩罚。

（3）学龄期：认知提高、了解自己身体、对疾病有一定认识，关注自己的身体和治疗，喜欢询问，对身体损伤和死亡伴恐惧感。

2. **住院患儿的心理反应**

（1）分离焦虑

①反抗期：表现为侵略性、攻击性行为。哭闹不止，对陌生人实施言语攻击和身体攻击，拒绝医护人员的照顾等。

②失望期：通过自身努力但不能改变现状，从而停止哭泣，出现抑郁、沮丧、不爱说话及吮指、尿床、过度依赖等退行性逃避行为。对事物缺乏兴趣，部分患儿出现行为退化。

③否认期（去依赖期）：长期住院治疗的患儿克制自己情感，以满不在乎的态度对待父母，患儿成年后不易与人建立信任关系。

（2）失控感

①婴儿期：通过表情、姿势，特别是侵入性治疗使患儿有失控感，导致其不信任和不安全感。

②幼儿及学龄前期：住院的规章制度和治疗的失控感造成患儿剧烈反抗，有恐惧感、同时伴行为退化。

③学龄期：对死亡、残疾和失去朋友同学的恐惧导致的失控感。

（3）疼痛和恐惧：各年龄段患儿对疼痛和恐惧都是相似的，特别是对侵入性治疗。

（4）羞耻感和罪恶感。

3. **住院婴儿的心理护理**

（1）心理特点：患儿对父母或照顾者的依恋十分强烈，6个月以内的婴儿，住院可影响其感知觉及运动方面的发育。6个月以上的婴儿能意识到与父母或照顾者的分离，住院导致的分离性焦虑常表现为哭闹行为。失控感主要来自于侵入性的诊疗活动。

（2）护理：护士应了解患儿住院前的习惯，满足患儿的情感需求，建立起信任感，可以通过把患儿喜欢的玩具或物品放在床边，让患儿对护士有一个熟悉和适应的过程并产生好感。尽量由固定的护士对患儿进行连续护理。除治疗和护理的时间外，护士也应该多与患儿接触，如抚摸、拥抱患儿，提供颜色鲜艳、声音适宜的玩具刺激患儿的感知觉发育。

4．住院幼儿的心理护理

（1）心理特点：住院幼儿的心理反应较住院婴儿更为强烈，担心遭到父母抛弃而产生分离性焦虑。对住院的规章制度和诊疗活动有失控感，剧烈反抗，并出现退行性行为。

（2）护理：护士应运用沟通技巧，讲解医院的环境、生活安排，加强与患儿的互动，缓解其焦虑情绪，使其获得情感上的满足。对患儿出现的反抗、哭闹，应予理解并允许其发泄不满。发现患儿有退行性行为时，给予抚摸、拥抱，疏泄其内心的压抑。为患儿创造表现其自主性的机会，如吃饭、穿衣、刷牙等行为。

5．住院学龄前期小儿的心理护理

（1）心理特点：患儿由于进入日托机构接受学前教育等原因，其社会交往范围扩大，依恋相对缓解，但希望获得陪伴或安慰，住院导致的分离性焦虑常表现为偷偷哭泣、拒绝配合治疗等。开始认识到死亡是不可逆和无法控制的，但难以忍受的痛苦主要来自疾病和治疗的痛苦及与亲人的分离，而不是死亡的威胁。

（2）护理：护士应关心、爱护、尊重患儿，以患儿易懂的语言介绍病房环境、住院的原因及治疗操作的必要性。酌情安排适当的游戏来鼓励患儿参加。

6．住院学龄期小儿的心理护理

（1）心理特点：患儿已开始学校的学习生活，逐渐将学校生活、同学和朋友作为日常生活的重要部分，分离性焦虑多源于与同学和朋友的分离，或担心学业落后，感到孤独等；对疾病缺乏了解，担心因病残疾或死亡；担心因住院给父母和家庭造成经济上的负担。

（2）护理：护士应向患儿讲解疾病和检查、治疗和住院的目的及相关知识，解除患儿的顾虑；鼓励患儿与同学、朋友联系，允许他们来探视，病情允许时可帮助患儿补习功课。进行各项护理操作时应做好解释工作。及时调整患儿情绪，保持患儿稳定的心理状态。

二、小儿用药护理

1．药物的选择

（1）抗生素：临床常用药物之一，针对性使用，防止滥用。严格掌握药物的使用剂量与适应证，注意其毒副作用，如氯霉素可导致"灰婴综合征"，链霉素损害听觉神经等。小儿长期应用抗生素易造成肠道菌群失调、产生耐药菌。

（2）镇静、止惊药物：患儿高热、烦躁不安、惊厥时，应使用镇静药物使其休息，常用苯巴比妥、地西泮、水合氯醛等，同时防止过量中毒，肝肾功能障碍患儿慎用。儿童对吗啡类药物（可待因等）特别敏感，易产生呼吸中枢抑制，应慎用。

（3）退热药：一般使用对乙酰氨基酚和布洛芬，剂量不宜过大，可反复使用。婴儿不宜使用阿司匹林，以免发生 Reye 综合征。婴儿发热期采取物理降温，不宜过早大剂量应用药物降温。

（4）止咳平喘药物：婴幼儿一般不使用镇咳药，多用祛痰药口服或雾化治疗，稀释痰液、体位引流、拍背促进痰液排出。哮喘患儿必要时可使用氨茶碱，但新生儿和小婴儿慎用。

（5）止泻药和泻药：腹泻患儿多采用口服补液，慎用止泻药，以防加重肠道毒素吸收引发全身中毒。小儿便秘一般不用泻药，多采用饮食和松软大便的通便法。

（6）肾上腺皮质激素：诊断未明确一般不用，以免掩盖病情，长期使用可抑制骨骼生长，降低免疫力，也可引起血压升高和库欣综合征。糖皮质激素会加重水痘患儿病情，水痘患儿禁止使用。

2. 给药方法

（1）口服法：常用给药法，对患儿身心不良影响小，病情允许多采用口服给药。小婴儿喂药时抱起或抬高头部，以免发生呛咳；幼儿用糖浆、水剂、冲剂合适；年长儿可服片剂或丸剂。

（2）注射法：见效快，刺激大，多次注射易造成臀肌损害，影响下肢活动，非病情需要，一般不采用。注射部位多采取臀大肌外上方，对哭闹患儿采取"三快"，进针、注药及拔针均快，缩短时间，以免意外。静脉注射多用于抢救，推注要慢，勿使药液外渗。

（3）外用法：以软膏为多，也可用水齐剂、混悬剂、粉剂等。注意小儿用于抓摸药物，误入眼、口引起意外，必要时可适当约束。

（4）其他方法：雾化、栓剂。灌肠及含剂、漱剂用于年长儿，小儿慎用。

3. 药物剂量计算

（1）按体重计算：最常用和基本计算方法，年长儿计算量超过成年人，以成年人最高限给药。

每日（次）剂量＝患儿体重（kg）× 每日（次）每千克体重所需药量。

（2）按表面积计算：按体表面积计算药物剂量较其他方法更为准确，适应各年龄段小儿，但过程较复杂。小儿体表面积计算公式：

≤ 30kg 小儿体表面积（m²）＝体重（kg）×0.035 + 0.1

＞ 30kg 小儿体表面积（m²）＝［体重（kg）－ 30］×0.02 + 1.05

（3）按年龄计算

1 岁以内小儿用药量＝ 0.01×（月龄＋ 3）× 成人剂量

1 岁以上小儿用药量＝ 0.05×（月龄＋ 2）× 成人剂量

（4）根据成人计量折算：此法仅用于未提供儿童剂量的药物，所得剂量一般偏小，不常用。

儿童剂量＝成人剂量 × 儿童体重（kg）/50。

三、儿科护理技术操作

（一）外周静脉置入中心静脉导管

适用于早产儿、胃肠外营养、长期静脉输液患儿，禁忌于有凝血障碍和穿刺部位有感染损伤的患儿。

1. 目的

（1）保留外周静脉，为穿刺困难患儿提供长时间给药管道，可留置数周或数月。

（2）避免频繁穿刺

（3）减少药物对外周静脉的刺激

2. 准备用物

（1）评估环境、穿刺部位。

（2）物品准备：PICC 穿刺包（外包装可撕裂的套管针、导管（含导丝）、洞巾、治疗巾、皮肤消毒剂、敷料、胶布、止血带、纸尺、纱布及镊子）静脉注射盘、无菌隔离衣 ×2、无菌手套 ×2、10ml 注射器 ×2、无菌治疗巾 ×4、无菌洞巾 ×2、肝素生理盐水 10U/ml、消毒用品、口罩。

3. 操作步骤

（1）穿刺部位选择：首选贵要静脉，其次是正中静脉、头静脉。肘下两横指，进针位置偏高易损伤淋巴和神经系统，进针位置偏低易引起回流受阻。

（2）测量定点：患儿仰卧，手臂外展 90°，测量插管长度。

（3）建立无菌区域：外科手消毒，带无菌手套，患儿手臂下垫治疗巾，按规定消毒，上下 10cm，更换手套和铺孔巾。

（4）导管准备：PICC 导管里充满肝素生理盐水，确保导管内无空气后，浸入装有肝素生理盐水弯盘。

（5）穿刺：让助手扎止血带，20°～30° 进针，见血再进少许，固定引套管，松开止血带，退出穿刺针。

（6）置 PICC：用镊子轻轻推送导管，进入肩部时让患儿头转向穿刺侧，下颌贴肩，以防误入颈静脉，置入预定刻度时退出引套管，并固定。用肝素生理盐水抽回血，并注入生理盐水，确保通畅，连接三通。

（7）清理、再次消毒，注明时间、日期。

（8）拍片确定导管尖端是否进入预定位置。

4. **留置护理** 穿刺 24 小时后更换第 1 个透明敷料，之后每周更换 2 次透明敷料和肝素帽，如发现有污染、潮湿、损坏立即更换。正压脉冲式肝素盐水封管。每天测量上臂中段周长，如周长增加 2cm 是早期血栓表现。拔管护理时由医生进行，动作轻柔，记录导管长度以防断裂端未拔出。穿刺点立即压迫止血，敷料封闭式固定。

5. **并发症**

（1）静脉炎：机械性静脉炎由选择血管和导管不当、穿刺肢体活动过度等引起，立即抬高穿刺肢，冷、热敷，3 天未见好转立即拔管。化学性静脉炎由刺激性药物、不合理稀释、快速输注等引起，需拔管处理。细菌性静脉炎由未进行无菌操作、敷料护理不良等引起，进行血培养，拔除导管，抗生素治疗。

（2）导管阻塞：由导管顶端紧贴血管壁、体位不当导管打折、药物配伍禁忌、脂肪乳沉淀等引起。需进行检查是否有打折或尖端紧贴血管壁现象，用 10ml 注射器缓慢回抽血凝块，不可用力推注。严重需进行拔管处理。

（二）光照疗法

1. **目的** 通过蓝光疗法使新生儿未结合胆红素转变为水溶性异构体，易于从胆汁和尿液中排出体外，降低胆红素浓度。一般主张足月儿血清总胆红素＞205μmol/L 即可给予光疗。

2. **准备** 室温维持 26～28℃。遮光眼罩、尿布；光疗箱、光疗灯需清洁无尘；护士操作前要评估患儿日龄、体重、黄疸情况、生命体征等，操作前洗手、戴墨镜。清洁患儿皮肤，皮肤禁涂粉剂和油剂。监测患儿体温及血清胆红素水平，必要时测量体重。

3. **操作** 采用蓝色荧光灯，上、下灯管距床面的距离分别为 40cm 和 20cm。箱内升至婴儿中性温度（30～32℃），湿度以 55%～65% 为宜，患儿全身暴露，用尿布遮盖会阴部，男婴注意保护阴囊。戴遮光眼罩，防止光线损伤视网膜。使患儿皮肤均匀受照，单面照射时 2 小时更换体位一次，仰卧、侧卧、俯卧交替照射。俯卧时专人巡视，防止口鼻受压。每 2～4 小时测体温一次，体温保持在 36～37℃，＜35℃或＞37.8℃应暂停光疗。

4. **注意事项** 光照可致轻度发热、腹泻、皮疹、低血钙、青铜症、深黄色尿及深绿色泡沫稀便等，可随病情好转而消失。

扫码做题

第六节　新生儿及新生儿疾病

一、概　述

正常足月新生儿是指出生时胎龄满 37～42 周，体重 2500～4000g，无任何畸形和疾病的活产新生儿。从出生到生后 28 天内称为新生儿。

临床上常根据胎龄、出生体重及以上两者的关系对新生儿进行分类（表4-13）。

表4-13　新生儿分类

主要分类依据	类　型	判断标准
出生胎龄	足月儿	37周≤胎龄<42周
	早产儿	28周≤胎龄<37周
	过期产儿	胎龄≥42周
出生体重	正常体重儿	2500g≤出生体重≤4000g
	低出生体重儿	出生体重<2500g（<1500g为极低出生体重儿，<1000g为超低出生体重儿）
	巨大儿	出生体重>4000g
出生体重和胎龄关系	适于胎龄儿	出生体重在同胎龄儿平均体重的第10～90百分位
	小于胎龄儿	出生体重在同胎龄儿平均体重的第10百分位以下足月且出生体重<2500g者称足月小样儿，最多见
	大于胎龄儿	出生体重在同胎龄儿平均体重的第90百分位以上

二、足月新生儿的特点及护理

1. 正常新生儿的特点

（1）外观特点：正常新生儿与早产儿的特点鉴别见表4-14。

（2）呼吸系统：呼吸节律不规则，较表浅，40～45 次／分，以腹式呼吸为主。

（3）循环系统：心率 100～150 次／分，波动范围较大。足月儿血压平均 70/50mmHg。因血液多分布于躯干和内脏，四肢易出现冰冷及发绀。

（4）消化系统：胃呈水平位，贲门括约肌松弛，幽门括约肌较紧张，易发生溢乳。出生后 10～12 小时开始排出墨绿色胎粪，2～3 天可排完。若 24 小时仍不排胎便，应检查是否有消化道畸形。

（5）血液系统：出生时红细胞数和血红蛋白量高，以后逐渐下降。白细胞计数较高，3 天后明显下降。胎儿肝脏维生素 K 储存量少，凝血因子活性低，出生后需常规注射维生素 K_1。

（6）泌尿系统：出生后 24 小时内排尿，如生后 48 小时仍无尿，需要查找原因。肾小球滤过率低，易出现脱水或水肿。肾脏排磷功能较差，易致低钙血症。

表4-14 正常足月儿与早产儿的外观特点鉴别

	正常足月儿	早产儿
哭 声	响亮	轻弱
皮 肤	红润，胎毛少	红嫩，胎毛多
头 发	分条清楚	细而乱
耳 廓	软骨发育好，轮廓清楚	软骨发育不好，轮廓不清
指（趾）甲	达到或超过指（趾）尖	未达到指（趾）尖
足 纹	遍及整个足底	足底纹少，足跟光滑
肌张力	四肢屈曲	颈肌软弱，四肢肌张力低下
乳 房	乳晕清晰，结节>4mm	乳晕不清，无结节或结节<4mm
外生殖器	男婴睾丸降至阴囊	

（7）神经系统：新生儿脑相对大，大脑皮质兴奋性低，睡眠时间长。出生时已具有觅食反射、吸吮反射、握持反射、拥抱反射等原始反射。正常情况下，上述反射生后数月可自然消失。若新生儿期反射减弱、消失或数月后仍存在，提示有神经系统疾病。

（8）免疫系统

①特异性免疫能力不足，但可通过胎盘从母体获得 IgG，因此新生儿对一些传染病不易感染。

②IgA 和 IgM 不能通过胎盘，易患呼吸道、消化道等细菌感染。

③血脑屏障发育不完善，易感染细菌性脑膜炎。

④新生儿肠道面积大，肠壁薄，通透性高，胃酸胆酸少，杀菌力差。

⑤血浆中补体含量低。

（9）能量和体液代谢：新生儿基础热量消耗为 105kJ/kg，每天总热量需 418～502kJ/kg。液体需要量与体重、日龄有关。患病时易发生代谢性酸中毒，需及时纠正。

（10）体温调节：体温调节中枢发育不完善，皮下脂肪薄，体表面积相对较大，易散热。室温过低时依靠棕色脂肪产热，产热量相对不足，易发生低体温或寒冷损伤综合征。室温过高、进水少及散热不足，可致体温增高，引起脱水热。

2. 新生儿的特殊生理状态

（1）生理性黄疸：足月儿生后 2～3 天出现黄疸，4～5 天达高峰，5～7 天消退，最迟不超过 2 周。小儿一般情况良好，食欲正常。

（2）生理性体重下降：新生儿出生数日内，因失水较多和胎粪排出导致体重下降，出生后 3～4 天最低，但不超过 10%（一般 3%～9%），出生后 10 天左右恢复出生体重。

（3）假月经：少数女婴出生后 5～7 天有少量阴道血性分泌物，可持续 1 周，因出生后母体雌激素突然中断引起，一般无须处理。

（4）乳腺肿大：男、女新生儿在出生后 4～7 天均可出现，如蚕豆或核桃大小，切勿挤压，防止感染。多于 2～3 周消退，无须特殊处理。

（5）"马牙"和"螳螂嘴"：新生儿上腭中线和牙龈切缘上常有黄白色、米粒大小的斑点，是上皮细胞堆积或黏液腺分泌物积留所致，称为"马牙"，出生后数周自行消退。新生儿两颊部有脂肪垫，称为"螳螂嘴"，对吸乳有利。两者均属正常现象，不可挑破，以免发生感染。

3. 正常新生儿的护理

（1）娩出后的护理

①新生儿娩出后，开始呼吸前应迅速清除口、鼻部的黏液及羊水，保持呼吸道通畅，防止吸入性肺炎。

②娩出后1～2分钟结扎脐带，消毒处理好残端。出生后轻轻擦拭血迹和胎脂，擦干身体后，用温暖的包被包裹婴儿，使新生儿处于"适中温度"。

③新生儿室应阳光充足、空气流通，室温保持在22～24℃，湿度以55%～65%为宜，床间距宜1米以上。

（2）保持呼吸道通畅

①保持舒适体位，仰卧时避免颈部前屈或过度后仰，俯卧时头偏向一侧。

②专人看护，经常检查新生儿鼻孔是否通畅，清除鼻孔内分泌物。避免将物品放在口、鼻腔处或按压胸部。

③喂乳后应竖抱婴儿，轻拍背部，排出空气，并以右侧卧位为宜，防止溢乳。

（3）喂养：尽早哺乳，生后半小时内抱至母亲处给予吸吮，鼓励按需哺乳。母亲无法哺乳时，试喂10%葡萄糖水，预防低血糖；若无消化道畸形、吸吮吞咽功能良好，可提供配方奶。乳量根据婴儿耐受和所需热量计算，遵循从小量渐增的原则，以喂奶后安静、不吐、无腹胀和理想的体重增长（15～30g/d，生理性体重下降期间除外）为标准。

（4）保暖：生后应注意保暖，可采取戴帽子、母亲怀抱、热水袋、婴儿暖箱和远红外辐射床等方式，避免不必要的暴露，每4～6小时监测体温一次。新生儿体温调节中枢功能发育不够完善，汗腺发育不良，排汗散热能力差，若室温过高，或保暖太过，易出现发热，应首先检查婴儿室的温度，如果室内温度过高应适当降低，同时减少婴儿的衣服，松开包被以增加散热。

（5）预防感染：接触新生儿前后均应洗手，护理时严格执行无菌操作。每天行紫外线空气消毒。新生儿应与感染患儿分室居住。各类医疗器械定期消毒，每季度对医护人员做一次咽拭子培养。

（6）皮肤护理：体温稳定后，每天沐浴一次，在喂奶前进行。室温26～28℃，水温39～41℃，注意保暖。勤换尿布，每天沐浴1次，保持皮肤清洁和促进血液循环，每次大便后用温水清洗会阴及臀部。衣服柔软、宽松，以无扣为宜。

（7）脐部护理：保持脐部清洁、干燥，脐带脱落前应密切观察有无渗血，保证脐部不被污染。脐带残端一般于生后1周脱落。脐窝有分泌物者可先用3%过氧化氢消毒，再用0.2%～0.5%的碘伏消毒。有肉芽组织者可用硝酸银局部烧灼。

（8）预防接种：出生后24小时内接种乙肝疫苗，以后1个月、6个月各接种一次。出生后2～3天接种卡介苗。

三、早产儿的特点及护理

早产儿又称未成熟儿，是指出生时胎龄满28周，但未满37周，出生体重多不足2500g的活产婴儿。

1. 早产儿的特点

（1）外观特点：见表4-14。

（2）呼吸系统：早产儿呼吸中枢系统不成熟，呼吸表浅、不规则，甚至有呼吸暂停。肺部发育不成熟，肺泡表面活性物质缺乏，易发生肺透明膜病。

（3）循环系统：早产儿心率快，部分可有动脉导管未闭。

（4）消化系统：早产儿吸吮及吞咽能力差，易出现呛乳或乳汁吸入引起肺炎。胃容量小且贲门括约肌松弛，易发生胃食管反流和溢乳。消化酶不足，胆酸分泌少，消化吸收较差。缺血、缺氧或喂养不当可引起坏死性小肠结肠炎。肝脏不成熟，葡萄糖醛酸转移酶不足，故生理性黄疸程度重，持续时间长。因胎粪形成少及肠蠕动弱，常有胎粪排出延迟。

（5）血液系统：由于维生素 K 及维生素 D 贮存较足月儿少，更易发生出血和佝偻病。因红细胞生成素水平低下、先天储铁不足，生理性贫血出现早，程度重。

（6）泌尿系统：早产儿肾浓缩功能更差，葡萄糖阈值低，肾小管排酸能力差，更易发生低钠血症、糖尿和代谢性酸中毒。

（7）神经系统：早产儿神经系统成熟度与胎龄有关，胎龄越小，反射越差。早产儿易缺氧而致缺氧缺血性脑病。脑室管膜下存在发达的胚胎生发层组织，易致颅内出血。

（8）免疫系统：早产儿特异性和非特异性免疫发育不够完善，IgG 和补体水平较足月儿更低，特别是 SIgA 缺乏，极易发生感染。

（9）体温调节：早产儿体温调节功能更差，棕色脂肪少，产热能力差（早产儿体温过低主要原因），皮肤薄、体表面积大，体温易随环境温度改变而改变。寒冷时更易出现低体温，甚至寒冷损伤综合征（硬肿症）。

（10）生长发育：早产儿生长发育速度较足月儿快。易发生佝偻病。

2. 早产儿的护理

（1）早产儿室环境：早产儿应与足月儿分开护理。保持室温 24 ～ 26℃，晨间护理时达到 27 ～ 28℃，湿度以 55% ～ 65% 为宜。室内空气新鲜，备有婴儿暖箱、远红外辐射床、微量输液泵、给氧和光疗等设备。

（2）保暖：早产儿护理需特别强调保暖。出生后，应根据其体重、胎龄和病情，立即给予不同的保暖措施。体重 < 2000g 者，尽早置于婴儿培养箱保暖。体重 > 2000g 者在箱外保暖，通过戴帽子、热水袋等方式维持体温恒定。各种操作均应在远红外辐射床保暖下集中进行，尽量缩短操作时间。每天监测体温 2 ～ 4 次。

（3）合理喂养

①开奶时间：尽早开奶，防止低血糖。一般出生后 2 ～ 4 小时喂 5% ～ 10% 葡萄糖水，无呕吐者给予母乳喂养。出生体重 < 1500g 或伴青紫者，适当延迟喂养时间。

②喂奶量：根据出生体重和耐受力而定，以不吐、无潴留腹胀及理想的体重增长（每天增长 10 ～ 15g/kg）为原则见表4-15。

表4-15　早产儿喂乳量与间隔时间

出生体重（g）	<1000	1000～1499	1500～1999	2000～2499
开始量（ml）	1～2	3～4	5～10	10～15
每天隔次增加量（ml）	1	2	5～10	10～15
喂乳间隔时间（h）	1	2	2～3	3

③喂养方式：母乳喂养最佳，无法母乳喂养者可给予早产儿配方奶。

④喂养方法：吸吮能力差及吞咽不协调者，可用鼻饲喂养。能量不能满足者，给予静脉营养。喂养后取右侧卧位，注意有无青紫、溢乳和呕吐。

⑤评估：每天准确记录 24 小时出入量，测量体重 1 次。早产儿出生后肌注维生素 K，以免发生出血症。生后 2 个月可给予铁剂，预防缺铁性贫血。还应补充维生素 A、C、D、E 等。

（4）维持有效呼吸：保持呼吸道通畅。仰卧时可在其肩下放置小软枕。不可常规吸氧，仅在发生青紫或呼吸困难时方可给予吸氧，常用氧气浓度为 21%～30%，维持血氧分压 50～70mmHg（正常新生儿 50～80mmHg）或经皮血氧饱和度 85%～93%（正常新生儿 90%～95%）。一旦症状改善立即停用，吸氧时间最好不超过 3 天，避免常规高浓度吸氧或吸氧时间过长，防止发生支气管肺发育不良或新生儿视网膜病。常用鼻塞法给氧，呼吸机应用时尽量采用非插管性呼吸支持，最大程度地减少呼吸机造成的肺损伤。呼吸暂停者应通过拍打足底、刺激皮肤等方式，帮助其恢复呼吸。

（5）病情观察：早产儿病情变化快，应加强巡视，及早发现病情变化并报告医生做好抢救准备。输液最好使用输液泵，严格控制补液速度，防止血糖异常。

（6）预防感染：严格执行消毒隔离制度，加强口腔、皮肤及脐部护理。脐部未脱落者，采用分段沐浴。预防接种应在体重超过 2000g 后再进行。

四、新生儿窒息

新生儿窒息是指胎儿娩出后 1 分钟仅有心搏，无自主呼吸或未建立规律呼吸的缺氧状态，而导致低氧血症、高碳酸血症、代谢性酸中毒及全身多脏器损伤，是新生儿死亡及伤残的重要原因之一。

1. 病因

（1）母体因素：慢性或严重疾病，妊娠并发症，孕母吸毒、吸烟，年龄＞35 岁或＜16 岁。

（2）胎盘因素：前置胎盘、胎盘早剥、胎盘老化等。

（3）脐带因素：脐带脱垂、绕颈、打结等。

（4）胎儿因素：早产儿，巨大儿，先天性畸形，宫内感染，呼吸道阻塞如吸入羊水、胎粪等。

（5）分娩因素：难产，产钳术，产程中药物使用不当等。

2. 临床表现 可分为轻度窒息和重度窒息两种情况。Apgar（阿普加）评分见表 4-16，分别于出生后 1 分钟、5 分钟、10 分钟进行评估，1 分钟评分可反映窒息的严重程度，是复苏的依据；5 分钟评分可反映复苏的效果，有助于判断预后，如评分值＜3 分，新生儿死亡率及脑部后遗症的几率明显增加。

表4-16 新生儿Apgar（阿普加）评分法

体 征	各项体征评分标准		
	0分	1分	2分
皮肤颜色	青紫或苍白	躯干红，四肢青紫	全身红
呼 吸	无	浅慢，不规则	正常，哭声响亮
心率（次/分）	无	＜100	≥100
弹足底或插鼻管后反应	无反应	有些动作，如皱眉	哭，喷嚏
肌张力	松弛	四肢稍屈	四肢活动好

（1）轻度窒息：Apgar（阿普加）评分 4～7 分：表现为躯干红、四肢青紫，呼吸表浅或不规则，心搏规则有力，心率减慢，多为 80～120 次／分，弹足底或插鼻管有动作，肌张力好，四肢稍屈。

（2）重度窒息：Apgar（阿普加）评分 0 ～ 3 分。表现为全身皮肤苍白、口唇青紫，无呼吸或微弱呼吸，心搏不规则，心率＜ 80 次 / 分且弱，弹足底或插鼻管无反应，肌张力松弛。

3. **辅助检查**　分析缺氧程度，宫内缺氧胎儿，胎头露出宫口时取头皮血进行血气分析；生后应检测动脉血气，血糖、电解质、血尿素氮和肌酐等生化指标。

4. **治疗要点**　以预防为主，一旦发生窒息应立即按 A（清理呼吸道）、B（建立呼吸，增加通气）、C（维持正常循环）、D（药物治疗）、E（评价和保温）步骤进行复苏。其中 ABC 三步最重要，A 是根本，B 是关键，评价和保温贯穿于整个复苏过程。呼吸、心率和血氧饱和度是窒息复苏评估的三大指标。

5. **护理措施**

（1）清理呼吸道：是抢救新生儿窒息的首要措施。新生儿娩出后立即置于远红外辐射床上，头轻微仰伸位，用洗耳球或吸痰管吸出口、鼻、咽和气道黏液及羊水。先吸口腔，后吸鼻腔。

（2）建立自主呼吸：清理呼吸道后如仍无呼吸，可轻拍或轻弹足底，或摩擦背部以诱发自主呼吸。触觉刺激效果不佳，无自主呼吸建立或心率＜ 100 次 / 分，立即用气囊面罩或气管插管正压通气。一般维持呼吸 40 ～ 60 次 / 分（胸外按压时为 30 次 / 分），吸呼之比为 1 ∶ 2。施加的压力不可过大，以胸廓起伏适中为宜，防止肺泡破裂。有效的正压通气应显示心率迅速增快，以心率、胸廓起伏、呼吸音及氧饱和度作为评估指标。如有自主呼吸，且心率＞ 100 次 / 分，可逐步减少并停止正压通气。

（3）恢复循环：如充分正压通气 30 秒后心率持续＜ 60 次 / 分，应在继续正压通气的条件下，立即加做胸外心脏按压，按压部位为胸骨体下 1/3 处，下压 1.5 ～ 2cm，频率为 120 次 / 分，按压通气比为 3 ∶ 1，深度为胸廓 1/3 前后径。持续 30 秒后评估心率恢复情况。

（4）用药护理：快速开放静脉通道，胸外心脏按压 30 秒仍然不能恢复正常循环时，应遵医嘱给予 1 ∶ 10 000 肾上腺素静脉或气管内注入。血容量不足时给予扩容，疑似或证实代谢性酸中毒时给予 5% 碳酸氢钠。

（5）预防感染：严格执行无菌操作，遵医嘱给予抗生素。

（6）保暖：整个抢救过程中注意保暖，在远红外辐射床上进行抢救，维持肛温 36.5 ～ 37℃。

（7）对产妇的护理：刺激子宫收缩，预防产后出血。抢救时避免大声喧哗，以免增加产妇焦虑心理。适时告知新生儿抢救情况，提供情感支持。

五、新生儿缺血缺氧性脑病

新生儿缺血缺氧性脑病是指各种围生期因素引起的部分或完全缺氧、脑血流减少或暂停而导致胎儿和新生儿的脑损伤，是新生儿窒息的严重并发症。

1. **病因**　缺氧是本病发病的核心。

（1）围生期窒息是最主要原因，防治围生期窒息是预防本病的主要措施。

（2）反复呼吸暂停。

（3）严重的呼吸系统疾病。

（4）右向左分流型先天性心脏病。

（5）心脏骤停或严重循环系统疾病。

（6）颅内出血或脑水肿。

2. **发病机制**　脑组织所需的能量主要来源于葡萄糖的氧化过程，脑缺氧后脑细胞氧化代谢受损，大量神经元死亡。

3. **临床表现**　主要症状为意识障碍和肌张力改变。根据病情可分为 3 度。

（1）轻度：表现为兴奋、激惹，拥抱反射活跃，肌张力正常，出生后 24 小时内症状明显，72 小时内消失。

（2）中度：表现为嗜睡，肌张力减低，症状在 14 天内消失，可有后遗症。

（3）重度：以抑制症状为主，表现为昏迷，肌张力低下，呼吸暂停，惊厥频繁，拥抱反射、吸吮反射消失，病死率高，存活者多有后遗症。

4．辅助检查

（1）头颅 CT 检查：明确脑损伤的部位、范围、严重程度和评估预后。

（2）血清肌酸磷酸激酶同工酶（CPK-BB）：正常值＜ 10U/L，脑组织受损时升高。

（3）神经元特异性烯醇化酶（NSE）：正常值＜ 6μg/L 神经元受损时血浆中该酶活性升高。

（4）脑电图：生后 1 周内检查，有助于临床确定脑病变严重程度、判断预后和对惊厥的诊断。

5．治疗要点　以控制惊厥和脑水肿，对症治疗及支持疗法为主。

（1）支持疗法

①维持良好的通气功能是支持疗法的中心，应选择适当的给氧方法。

②维持良好的血流灌注是支持疗法的关键措施，可用多巴胺和多巴酚丁胺适当升高血压。

③维持血糖在正常高值，保证神经细胞所需能量。

（2）控制惊厥：首选苯巴比妥钠，15 ～ 30 分钟静脉滴注完毕。肝功能不全者改用苯妥英钠，顽固性抽搐者加用地西泮或水合氯醛。

（3）治疗脑水肿：可用呋塞米（速尿）静脉推注，严重时给予 20% 甘露醇。全亚低温治疗可在发病 6 小时内进行，仅适用于足月儿，早产儿不宜使用。

6．护理措施

（1）病情观察：密切监测患儿的生命体征和血氧饱和度，注意神志、瞳孔、肌张力等神经系统变化，监测颅内压。

（2）亚低温治疗的护理：选择性头部降温采用循环水冷却法，使脑温下降至 34℃，维持 30 ～ 90 分钟。注意保暖，可使用远红外辐射床或热水袋，注意预防烫伤。给予持续肛温监测，了解体温波动情况，并严密监测动态心电、呼吸、血压及血氧饱和度，记录 24 小时液体出入量。治疗结束后，复温宜缓慢，时间＞ 5 小时，速度≤ 0.5℃ /h，以防低血压。体温恢复正常后，每 4 小时测体温一次。

六、新生儿颅内出血

新生儿颅内出血主要因缺氧或产伤引起，是新生儿期严重脑损伤的常见形式。早产儿发病率较高，预后较差，严重者常留有神经系统后遗症。

1．病因与发病机制

（1）早产：胎龄＜ 32 周的早产儿，仍留存胚胎生发基质。该结构脑血流缺乏自主调节功能，易破裂出血。

（2）缺血、缺氧：任何引起缺氧的原因均可导致颅内出血，以早产儿常见。

（3）产伤：头部受挤压是产伤性颅内出血的重要原因，足月儿居多。常见于急产、产程过长、胎头过大、头盆不称、高位产钳、胎头吸引器及臀牵引等。出血部位主要为硬脑膜下。

（4）其他：高渗液体快速输入、机械通气不当、气胸、肝功能不成熟、出血性疾病或脑血管畸形等。

2．临床表现　与出血部位及出血量有关，多于出生后 1 ～ 2 天出现。新生儿颅内出血的特征表现为窒息、惊厥和抑制相继出现。

（1）各类型颅内出血的特点

①脑室周围 - 脑室内出血：早产儿多见，72 小时内发病，最常见的症状为拥抱反射消失，肌张

力低下，淡漠及呼吸暂停。

②蛛网膜下腔出血：典型症状为生后第 2 天惊厥，发作间歇正常。

③脑实质出血：足月儿常见，因出血部位和出血量不同临床症状差异很大。

④硬脑膜下出血：多见于产伤后，足月巨大儿居多，出生后 24 小时可出现惊厥、偏瘫和斜视等神经系统症状。

⑤小脑出血：严重者常有脑干压迫症状，可在短时间内死亡。

⑥产瘤：先露部位头皮血液及淋巴循环受压所致的软组织水肿。数天内自行吸收消失。

（2）常见症状和体征

①神志改变：易激惹、嗜睡、昏迷等。

②呼吸改变：呼吸增快或减慢、不规则，甚至呼吸暂停等。

③颅内压增高：脑性尖叫、前囟隆起、惊厥等。

④眼征：凝视、斜视、眼球震颤等。

⑤肌张力：早期增高，以后降低。

⑥瞳孔：不等大、对光反射差。

⑦其他：苍白、贫血和黄疸。

3. 辅助检查 B 超对脑室周围 - 脑室内出血敏感，CT 对蛛网膜下腔、小脑和脑干出血敏感，B 超为首选检查，若 B 超未确诊病灶部位应 CT 进一步明确。MRI 检查是确诊各型颅内出血、评估预后最敏感的检测手段。脑脊液检查急性期为均匀血性和皱缩红细胞，重症患者糖含量降低，5 ～ 10 天乳糖降低最明显，但不能作为确诊检查。

4. 治疗要点

（1）支持疗法：保持安静，减少搬动及刺激性操作。

（2）止血：常用维生素 K_1、酚磺乙胺、巴曲酶等。

（3）控制惊厥：首选苯巴比妥，其次为地西泮、水合氯醛等。

（4）降低颅内压：呋塞米静推，中枢性呼吸衰竭时用小剂量甘露醇。

（5）减轻脑积水：应用乙酰唑胺减少脑脊液生成，病情稳定后行腰椎穿刺或脑室引流。

（6）对症处理。

5. 护理措施

（1）休息活动护理：绝对卧床、保持安静，头肩抬高 15°～30°，侧卧位或头偏向一侧。治疗、护理操作尽可能集中，使用静脉留置针，减少对患儿移动和刺激。3天内除臀部护理外免除一切清洁护理。

（2）合理喂养：不能进食者给予鼻饲，遵医嘱静脉输液，24 小时内均匀输入，保证热量及营养供给。注意记录 24 小时液体出入量。

（3）病情观察：密切监测生命体征，观察患儿神志、瞳孔的变化，定期测量头围，出现颅内压增高或惊厥征象，立即报告医生，并做好抢救准备。

（4）合理用氧：按照缺氧程度选择给氧的方式和浓度，一般维持 PaO_2 在 60 ～ 80mmHg，血氧饱和度 85% ～ 95%。呼吸衰竭或严重的呼吸暂停者给予气管插管及机械通气。

七、新生儿黄疸

新生儿黄疸是指胆红素（以未结合胆红素为主）在体内积聚，而引起巩膜、皮肤或其他器官黄染，可分为生理性黄疸和病理性黄疸。新生儿血清总胆红素＞ 5 ～ 7mg/dl（成人＞ 2mg/dl）可出现肉眼可见的黄疸。由于新生儿胆红素生成较多、转运胆红素能力不足、肝功能发育未完善、肠道内细菌含量少等特点，容易发生黄疸。

1. 病因与发病机制

（1）胆红素生成相对较多：如红细胞数量过多、寿命偏短等。

（2）血浆白蛋白联结胆红素的能力不足：游离的非结合胆红素为脂溶性，易透过血 - 脑屏障，进入中枢神经系统，引起胆红素脑病。

（3）肝细胞处理胆红素的能力差：生成结合胆红素量少。

（4）肝肠循环：肠蠕动差、肠道菌群尚未完全建立，致非结合胆红素水平升高。

（5）形成病理性黄疸的其他因素：感染、胆道闭锁、新生儿溶血、新生儿肝炎、母乳性黄疸、遗传性葡萄糖 -6- 磷酸脱氢酶（G-6-PD）缺陷等。

（6）新生儿溶血病：是指母婴血型不合，母血中血型抗体通过胎盘进入胎儿循环，导致胎儿、新生儿红细胞破坏而引起的溶血。ABO 血型不合多为母亲 O 型，婴儿 A 型或 B 型；如母为 AB 型或婴儿为 O 型则均不会发生溶血。溶血的机制是 A 型或 B 型血型抗原通过胎盘进入母体，刺激母体产生相应的血型抗体，抗体进入胎儿血循环后，与胎儿红细胞的相应抗原结合，引起溶血。若母婴血型不合的胎儿红细胞在分娩时才进入母血，则母亲产生的抗体不使这一胎发病，而可能使下一胎血型相同的胎儿发病。

2. 临床表现

（1）新生儿生理性黄疸与病理性黄疸鉴别：见表 4-17。

表4-17　新生儿生理性黄疸与病理性黄疸鉴别

	生理性黄疸	病理性黄疸
血清胆红素	足月儿<221μmol/L（12.9mg/dl） 早产儿<256μmol/L（15mg/dl）	足月儿>221μmol/L（12.9mg/dl） 早产儿>256μmol/L（15mg/dl）
胆红素每天上升	<85μmol/L（5mg/dl）	>85μmol/L（5mg/dl）
结合胆红素	<34μmol/L（2mg/dl）	>34μmol/L（2mg/dl）
黄疸出现时间	足月儿出生后2～3天 早产儿出生后3～5天	出现早，在出生后24小时内
黄疸消退时间	足月儿2周 早产儿3～4周内	足月儿>2周 早产儿>4周
黄疸持续时间	短	长，或退而复现
伴随症状	一般情况良好 体温、食欲及大小便均正常	一般情况差 伴有原发病病症状
治疗原则	注意黄疸变化，不需要特殊治疗	采取光照疗法，以蓝光最有效

（2）病理性黄疸

①新生儿肝炎：生后 2～3 周或更晚出现黄疸，多有病毒宫内感染所致，粪便色浅或灰白，尿色深黄，体重不增，患儿有呕吐、厌食、肝轻、中度肿大。

②胆道闭锁：生后 2 周出现黄疸，呈进行性加重，由宫内病毒感染所致，粪便灰白色，肝增大，血清结合胆红素增高。

③母乳性黄疸：非溶血性未结合胆红素增高，常与生理性黄疸重叠且持续不退，血清胆红素可高达＞342μmol/L（20mg/dl），但婴儿一般状态常良好。黄疸于 4 ～ 12 周后下降。停止母乳喂养后 3 天，如黄疸下降即可确定诊断。母乳性黄疸并不是母乳喂养的禁忌。

④新生儿溶血病：Rh 溶血在 24 小时内迅速出现黄疸并进行性加重，ABO 溶血在生后 2 ～ 3 天出现黄疸。贫血、肝脾肿大，并发胆红素脑病。

（3）胆红素脑病：未结合胆红素可穿透血 - 脑屏障，造成胆红素脑病（核黄疸）。患儿精神差，食欲缺乏，拒乳，肌张力下降，继而出现发热，抽搐，肌张力增高，呼吸不规则等表现，可造成永久性神经系统损害，甚至死亡。

①警告期：反应低下、肌张力下降、吸吮力弱。持续 0.5 ～ 1.5 天。

②痉挛期：肌张力增高，发热、抽搐，呼吸不规则。持续 0.5 ～ 1.5 天。

③恢复期：肌张力恢复，体温正常，抽搐减少。持续 2 周。

④后遗症期：听力下降，眼球运动障碍，牙釉质发育不良，手足徐动，智力落后。持续终生。

3. 辅助检查

（1）生理性黄疸与病理性黄疸鉴别：见表 4-17。

（2）胆红素脑病：血清胆红素 ＞ 342μmol/L（20mg/dl）。

（3）血清特异性抗体检测：是新生儿溶血确诊实验。Rh 和 ABO 溶血病一般均为阳性。

4. 治疗要点

（1）生理性黄疸：不需要特殊治疗，只需观察黄疸变化即可。

（2）母乳性黄疸：一般不需任何治疗，停喂母乳 24 ～ 48 小时，黄疸可明显减轻；但对于胆红素水平较高者应密切观察或干预。

（3）蓝光疗法：原理是光疗可使未结合胆红素光异构化，代谢产物直接经胆汁和尿液排出。一般主张足月儿血清总胆红素 ＞ 205μmol/L 即可给予光疗，降低血清胆红素。对于早产儿及高危新生儿，可适当放宽光疗指征，更积极地开展治疗。极低和超低出生体重儿可给予预防性光疗。

（4）换血疗法：对大部分 Rh 溶血和严重的 ABO 溶血患儿应采取换血疗法。

5. 护理措施

（1）合理喂养：尽早喂养，促进胎粪排出，避免低血糖，减少肝肠循环。吸吮无力及拒乳者，应耐心地按需喂养，少量多次，间歇喂养。母乳性黄疸较重者，可暂停母乳喂养 24 ～ 48 小时，或改为隔次母乳喂养，待黄疸消退后再继续母乳喂养。遗传性葡萄糖 -6- 磷酸脱氢酶（G-6-PD）缺陷者，避免进食蚕豆及其制品。

（2）病情观察：密切监测生命体征，根据皮肤、巩膜黄染的部位、范围和深度，估计血清胆红素增高的程度。注意患儿哭声、吸吮力及肌张力变化，判断有无胆红素脑病的早期征象。观察大小便的次数、量及性状，有胎粪延迟排出者可进行灌肠。

（3）加强保暖：将患儿置于中性温度下，维持体温稳定，以免加重黄疸。

（4）光疗护理

①目的：可治疗高胆红素血症，是降低非结合胆红素的简单而有效的方法。

②入箱前准备：采用蓝色荧光灯，上、下灯管距皮肤的距离分别为 50 和 33cm。箱内升至婴儿中性温度（30 ～ 32℃），湿度以 55% ～ 65% 为宜。清洁患儿皮肤，皮肤禁涂粉剂和油剂。监测患儿体温及血清胆红素水平，必要时测量体重。

③入箱过程：患儿全身暴露，用尿布遮盖会阴部，男婴注意保护阴囊。戴遮光眼罩，防止光线损伤视网膜。

④照射过程：使患儿皮肤均匀受照，单面照射时每 2 小时更换体位一次，仰卧、侧卧、俯卧交替

照射。俯卧时专人巡视，防止口鼻受压。每 2～4 小时测体温一次，体温保持在 36～37℃，＜35℃或＞37.8℃应暂停光疗。

⑤注意事项：光照可致轻度发热、腹泻、皮疹、深黄色尿及深绿色泡沫稀便，可随病情好转而消失。

八、新生儿肺透明膜病

新生儿肺透明膜病又称新生儿呼吸窘迫综合征，多见于早产儿，由缺乏肺表面活性物质所致。

1. 病因与发病机制　肺表面活性物质的缺乏使肺泡壁表面张力增高，肺顺应性降低，呼气时肺泡容易萎缩，吸气时难以充分扩张，导致肺泡通气量较少，出现缺氧发绀等表现。

2. 临床表现

（1）症状：出生后 6 小时内出现呼吸窘迫，呼吸窘迫呈进行性加重是本病特点。可出现发绀、呻吟、鼻翼煽动、三凹征、肌张力低下、呼吸暂停甚至呼吸衰竭。病死率高。

（2）体征：呼吸音降低，早期无湿啰音，以后可有细小水泡音，心音减弱等。

3. 辅助检查

（1）X 线胸片：早期两肺野普遍透明度降低，内有散在细小颗粒和网状阴影，即毛玻璃样改变，以后可有支气管充气征。严重者可出现"白肺"，即双肺野均呈白色，肺肝界及肺心界均消失。

（2）动脉血气分析：pH 值和 PaO_2 降低、$PaCO_2$ 升高。

（3）羊水检测：分娩前抽取羊水测磷脂和鞘磷脂的比值低于 2：1，提示胎儿肺发育不成熟。

4. 治疗要点

（1）氧疗：尽早使用气道内正压持续通气，防止肺泡萎缩。也可使用头罩、鼻导管、气管插管吸氧，维持 $PaO_2$50～70mmHg，$SaO_2$85%～90%。

（2）替代治疗：表面活性物质替代，气管内滴入，滴入前吸痰，滴入后 6 小时内避免吸痰。

（3）维持酸碱平衡及营养支持治疗：合理限制液体入量，根据呼吸、循环及水、电解质、酸碱平衡等及时调整营养治疗方案。代谢性酸中毒首选 5% 碳酸氢钠。

5. 护理措施

（1）保持呼吸道通畅：患儿头向后仰，伸直气道。遵医嘱给予相应药物化痰。

（2）饮食护理：提供足够的营养，必要时可鼻饲法或静脉补充营养。

（3）病情观察：持续监测患者的心率、血压、血氧饱和变化。观察呼吸的频率、幅度、类型等，注意有无皮肤颜色、温度改变。

（4）预防感染：严格无菌操作，做好口腔护理，做好消毒隔离工作。

九、新生儿肺炎

（一）胎粪吸入性肺炎

胎儿在宫内或娩出时吸入被胎粪污染的羊水，称胎粪吸入性肺炎，又称胎粪吸入综合征，病死率最高；吸入无污染羊水致肺炎，称羊水吸入性肺炎；乳汁吸入而致肺炎，称乳汁吸入性肺炎。

1. 病因与发病机制　当胎儿在宫内或分娩过程中缺氧，肠道及皮肤血流量减少，迷走神经兴奋，肠壁缺血，肠蠕动增快，导致肛门括约肌松弛而排出胎粪。缺氧使胎儿产生呼吸运动将胎粪吸入气管内或肺内，或在胎儿娩出建立有效呼吸后，将其吸入肺内。胎龄越大，发生率越高。

2. 临床表现　常见于足月儿和过期产儿。出生后开始出现呼吸窘迫，12～24 小时随胎粪吸入远端气道，症状及体征则更为明显，表现为呼吸急促（通常＞60 次 / 分）、面色青紫、呛咳、鼻翼扇动和吸气性三凹征等。查体可见胸廓前后径增加,似桶状胸,听诊早期有前音或粗湿啰音,继之出现中、细湿啰音。严重胎粪吸入和急性缺氧患儿常有中枢神经症状,易并发肺气肿、肺不张、气胸、呼吸衰竭、低氧血症和酸中毒等。

3. 辅助检查

(1)动脉血气分析:pH 值下降,PaO_2 降低等。

(2)X 线检查、超声波检查:X 线可见两侧肺纹理增粗并伴有肺气肿。

4. 治疗原则 尽快清除吸入物,保持呼吸道通畅,对症治疗。

(二)感染性肺炎

细菌、病毒、衣原体都可引起新生儿感染性肺炎,可发生在出生前、出生时及出生后。是新生儿常见疾病,也是新生儿死亡的重要原因之一。

1. 病因与发病机制

(1)出生前感染:孕母受到感染,病原体通过胎盘经血行传给胎儿,引起感染,或吸入因胎膜早破等原因而污染的羊水而发生肺部感染。病原菌以革兰阴性杆菌为主(如大肠埃希菌等)。

(2)出生时感染:产时感染发生在分娩过程中,胎儿吸入母亲产道内细菌污染的分泌物所致。

(3)出生后感染:主要通过婴儿呼吸道、血行或医源性途径传播。

2. 临床表现

(1)产前感染性肺炎:出生时常有窒息史,症状出现较早,多在 12 ~ 24 小时之内发生。复苏后表现为呼吸加快、呻吟、面色苍白、发绀、体温不稳定,严重可有呼吸衰竭、抽搐、肌张力低等。听诊肺部可有呼吸音粗糙、减低。

(2)产时感染性肺炎:细菌感染多在生后 3 ~ 5 天发病。Ⅱ型疱疹病毒多在生后 5 ~ 10 天发病。衣原体在生后 3 ~ 12 周发病。气促、发绀、拒奶、哭声弱、口吐白沫、双肺呼吸音粗等表现。

(3)产后感染性肺炎:一般症状不典型,主要表现为体温不稳、少吃、反应低下;呼吸系统表现为咳嗽、气促或呼吸不规则、发绀、三凹征等;可闻及湿啰音、呼吸音降低。多在生后 5 ~ 7 天发病。金黄色葡萄球菌肺炎易合并脓气胸,病情严重。

3. 辅助检查

(1)血液检查:细菌感染者白细胞数升高;病毒感染者白细胞数降低。

(2)X 线检查:胸片可见肺纹理增粗。

4. 治疗要点

(1)感染治疗:针对病原体选择合适的抗生素。重症或耐药菌感染者可用第三代头孢菌素;衣原体肺炎首选红霉素;病毒性肺炎可采用利巴韦林或干扰素雾化吸入治疗;巨细胞病毒肺炎可用阿昔洛韦。

(2)保持呼吸道通畅:有低氧血症时可用鼻导管、面罩、头罩给氧。必要时可使用人工呼吸机。

(3)支持疗法:纠正水、电解质平衡紊乱,保证能量和营养成分的供给,提高机体免疫能力。

5. 护理措施

(1)一般护理:空气清新,整洁安静,温湿度适宜,避免一切不良因素。

(2)保持呼吸道通畅:及时清除呼吸道分泌物,可使用雾化、拍背、引流等方法促进分泌物排出。进行超声雾化吸入时,调整定时器至所需时间(一般为 15 ~ 20 分钟)。

(3)维持正常体温:体温过高时给予降温措施,如降低室温、松开包被等。过低时给予保暖。

(4)氧疗护理:根据病情及血氧选择合适的氧疗,维持 PaO_2 在 60 ~ 80mmHg(7.9 ~ 10.7kPa)。

(5)饮食护理:保证足够的能量和水分,少量多餐,必要时可鼻饲或静脉营养。

(6)病情观察:密切观察患儿的生命体征,发现异常及时通知医生,做好抢救准备。

十、新生儿败血症

新生儿败血症是细菌侵入血循环并生长繁殖，产生毒素而造成的全身感染。细菌从脐部侵入机体为新生儿败血症最常见的感染途径。出生后 7 天内出现症状者称为早发型败血症，7 天以后出现者称为迟发型败血症。

1. 病因与发病机制

（1）自身因素：新生儿免疫系统功能不完善，屏障功能差，病原体入侵容易发生全身感染。胎龄越小、出生体重越轻，发病率及病死率越高。

（2）病原体：在我国，以葡萄球菌、大肠埃希菌为主。

（3）感染途径：感染可发生在产前、产时或产后。产前感染与孕妇有明显感染有关，产时感染与胎儿通过产道时被细菌感染有关，产前、产中感染发生在出生后 3 天内；产后感染与病原体从脐部、皮肤黏膜损伤处侵入有关，发生在出生 3 天后。

2. 临床表现　　无特征性表现。

（1）早期表现为精神不佳、食欲不佳、哭声弱、体温异常等，转而发展为精神萎靡、嗜睡、不吃、不哭、不动，吃奶差、面色欠佳和出现病理性黄疸、呼吸异常。

（2）少数严重者很快发展循环衰竭、呼吸衰竭、DIC、中毒性肠麻痹、酸碱平衡紊乱和胆红素脑病。肝脾轻、中度肿大。常并发化脓性脑膜炎。

3. 辅助检查

（1）细菌培养：使用抗生素前做血培养，查找致病菌以确诊。新生儿抵抗力低下，即使血中培养出机会致病菌也应予以重视，阴性结果不能排除败血症。部分患儿合并化脓性脑膜炎，可行脑脊液培养。做尿培养时，最宜在耻骨上膀胱穿刺取标本，避免污染。

（2）直接涂片：脑脊液直接涂片找细菌意义大。

（3）血常规：白细胞总数 $< 5.0 \times 10^9/L$ 或 $> 20 \times 10^9/L$，出现中毒颗粒或空泡、或血小板计数 $< 100 \times 10^9/L$ 有诊断价值。

4. 治疗要点

（1）感染治疗：针对病原体选择合适的抗生素。早期、足量、足疗程、静脉联合用药，一般应 10～14 天，有并发症者应治疗 3 周以上。对怀疑败血症的新生儿，可不必等血培养结果即应使用抗生素，待明确病原菌后改用药敏试验敏感的抗菌药。

（2）对症治疗：积极抗休克，纠正酸中毒、低氧血症等。

5. 护理措施

（1）维持正常体温：体温低时，注意保暖；体温过高时，给予物理降温，松开包被，一般不予药物降温。

（2）营养支持：保证足够的能量和水分，必要时可鼻饲或静脉营养。

（3）及时处理局部病灶：促进皮肤早日愈合，防止感染继续蔓延扩散。

（4）病情观察：密切观察患儿病情，防治并发症，若患儿发生面色青灰、呕吐、脑性尖叫、前囟饱满、两眼凝视，提示可能发生了脑膜炎。若四肢厥冷、脉搏细弱、皮肤有出血点，提示发生感染性休克或 DIC。

十一、新生儿寒冷损伤综合征

新生儿寒冷损伤综合征又称为新生儿硬肿症，是由多种原因引起的皮肤硬肿和低体温，重症可伴有多器官功能损害。

1. **病因与发病机制** 寒冷、早产、感染、低体重、窒息为主要病因。

（1）散热多：新生儿体温调节中枢发育不成熟，体表面积相对较大，皮肤薄，血管丰富，易散热。

（2）产热少：新生儿缺乏寒战反应。早产儿棕色脂肪含量少，导致产热能力更差。

（3）皮下脂肪特点：新生儿皮下脂肪中饱和脂肪酸较多，低体温时易凝固而硬化。

（4）其他：缺氧、酸中毒、休克、心力衰竭及严重感染时，增加热量的消耗。严重的颅脑疾病可抑制体温调节中枢。

2. **临床表现** 寒冷季节或重症感染时常见，好发于生后 1 周内，以早产儿居多。低体温和皮肤硬、肿、凉是本病的典型特点。

（1）全身反应差：少吃、少哭、少动、反应低下等。

（2）低体温：全身尤其肢端冰凉，体温常 < 35℃，重者 < 30℃。硬肿初期棕色脂肪产热较好，腋温 - 肛温差 ≥ 0℃。重症时棕色脂肪耗尽，腋温 - 肛温差 < 0℃。

（3）皮肤硬肿：皮肤暗红、硬肿和水肿，紧贴皮下组织不易捏起，触之硬如橡皮，有水肿者按压有轻度凹陷。硬肿呈对称性，最先出现硬肿的部位是小腿，依次至大腿外侧→整个下肢→臀部→面颊→上肢→全身。严重时肢体僵硬，活动障碍，胸部受累可导致呼吸困难。

（4）多器官功能损害：早期心率减慢，微循环障碍，严重时出现休克、心力衰竭、DIC、肺出血、肾衰竭等。

（5）病情分度：根据临床表现，病情可分为轻、中、重 3 度（表 4-18）。

表4-18 新生儿寒冷损伤综合征的病情分度

分 度	肛 温	腋-肛温差	硬肿范围	全身情况及器官功能改变
轻 度	≥35℃	>0℃	<20%	无明显改变
中 度	<35℃	≤0℃	20%～50%	反应差，功能明显低下
重 度	<30℃	<0℃	>50%	休克、DIC、肺出血等

3. **治疗要点** 复温，支持疗法，控制感染，纠正器官功能紊乱。

4. **护理措施**

（1）复温：是最关键的护理措施。复温原则为循序渐进，逐渐复温。

①肛温 > 30℃，腋温 - 肛温差 ≥ 0℃的轻、中度患儿，置于 30℃的暖箱中，每小时提高箱温 0.5 ～ 1℃，不超过 34℃。6 ～ 12 小时使体温恢复正常。

②肛温 < 30℃，腋温 - 肛温差 < 0℃的重度患儿，先将患儿置于比肛温高 1 ～ 2℃的暖箱中，每小时提高箱温 0.5 ～ 1℃，不超过 34℃。一般 12 ～ 24 小时体温即可恢复正常。

③因地制宜采用母亲怀抱、热水袋、温水浴、电热毯等方式复温，注意避免烫伤。

（2）合理喂养：尽早开始喂养，保证足够热量，能吸吮者可经口喂养，吸吮无力者给予部分或完全静脉营养。有明显心、肾功能损害者，严格控制补液量及速度，防止心力衰竭和肺出血。

（3）病情观察：每 2 小时测体温一次，体温正常 6 小时后改为每 4 小时测温一次，监测心率、呼吸、硬肿范围及程度变化，记录液体出入量，注意观察有无 DIC、肺出血等征象。

（4）预防感染：加强消毒管理和皮肤护理，经常更换体位，严格执行无菌操作，尽量避免肌内注射。

十二、新生儿破伤风

新生儿破伤风是由破伤风梭菌经脐部侵入人体引起的急性感染性疾病，常7天左右发病。

1. 病因、病理生理 破伤风梭菌为专性厌氧菌，革兰染色阳性。其致病因素主要是外毒素（痉挛毒素和溶血毒素）。其中痉挛毒素是引起临床症状的主要毒素，可致全身横纹肌持续性收缩与阵发性痉挛，血压升高、心率加快、发热、大汗等。而溶血毒素可引起局部组织坏死和心肌损害。

2. 临床表现

（1）临床分期

①潜伏期：长短不一，通常4～8天。潜伏期越短，预后越差。

②前驱期：症状无特异性，以张口不便为主要特征，出现乏力、头痛、头晕、咀嚼无力、反射亢进等前驱症状。

③发作期：典型症状是肌紧张性收缩及阵发性强烈痉挛，以咀嚼肌最先受累，随后依次为面部表情肌、颈、背、腹、四肢肌，最后为膈肌。出现相应的表现如咀嚼不能、张口困难，牙关紧闭、苦笑面容，颈项强直，角弓反张，累及膈肌可致呼吸困难，甚至呼吸暂停。轻微的刺激（声、光、疼痛、接触、饮水等）均可诱发强烈的阵发性痉挛。发作时患者神志清楚，表情痛苦，可持续数秒至数分钟。

（2）并发症：常合并肺部感染、骨折、尿潴留、呼吸骤停、水电解质紊乱和酸碱平衡失调等。主要死亡原因为窒息、心力衰竭和肺部感染。

病程多为3～4周，缓解期平均约1周，肌紧张与反射亢进可继续一段时间。恢复期精神症状多可自行恢复。

3. 治疗要点

（1）中和游离毒素：损伤后早期注射破伤风抗毒素（TAT）。破伤风人体免疫球蛋白早期应用有效，一般只需一次肌内注射。

（2）控制并解除肌痉挛：新生儿破伤风慎用镇静和解痉药物，首选地西泮，可酌情使用呼吸兴奋药。

（3）防治并发症：保持呼吸道通畅，防治肺部并发症。加强营养支持，及时补充水、电解质。已发生肺部感染者，根据菌种选用抗生素，常选用青霉素。

（4）抗生素治疗：青霉素可抑制破伤风梭菌，也可给予甲硝唑。

4. 护理措施

（1）保持呼吸道通畅：缺氧者间歇用氧，可选用头罩给氧。

（2）饮食护理：保证足够的营养，必要时可鼻饲。

（3）病情观察：保持安静，避光、隔音，避免不必要的刺激。单独安置、专人护理，每4小时监测并记录患者的生命体征和神志，注意观察抽搐发作的次数、时间和症状。

（4）防止感染：做好口腔、皮肤及脐部清洁的护理。

（5）脐部护理：严格无菌处理，剪去脐带远端并重新结扎，用3%过氧化氢清洗脐带近端后涂2%碘酊，保持脐带清洁、干燥。

十三、新生儿胃-食管反流

小婴儿食管下端括约肌（LES）发育不成熟或功能障碍引起的胃内容物反流到食管甚至口咽部。

1. 病因与发病机制

（1）阻止反流屏障功能障碍：正常情况下吞咽食物LES松弛，当食物进入胃内并胃内压力增高时，LES缩进超过胃内压力，阻止食物反流；当因一些因素如LES压力降低、LES周围组织缺陷时会使抗反流机制破坏，造成食管反流。婴儿LES压力降低是引起食管反流的主要原因。

（2）食管黏膜屏障破坏、蠕动功能低下、胃-十二指肠病变等均可引起胃-食管反流。

2. 临床表现　反复呕吐为主要表现，多数在进食后，有时夜间或空腹可出现溢乳、反刍、吐泡沫等现象，严重者呈喷射状。早产儿易出现窒息和呼吸暂停，80%患儿会营养不良，体重不增。其他表现"公鸡样头"、拒食、溃疡、烦躁、呕血、黑便。易并发食管溃疡、狭窄、食管气管瘘等。

3. 辅助检查

（1）食管钡餐：钡剂反流、食管和胃连接处组织做出判断，还可判断是否存在食管裂孔疝等先天性疾病。

（2）食管动态PH：是最可靠的诊断方法。可区分生理性或病理性疾病。

4. 护理措施

（1）体位：床头抬高30°，前倾俯卧位最佳，睡眠时左侧卧位、抬高床头，专人看护，以防止窒息、猝死。轻症患儿进食时至进食后1小时应直立体位或50°仰卧位。

（2）饮食：少量多餐、睡前2小时禁食，必要时可管饲。

（3）药物：合理用药、缓解疼痛。

十四、新生儿低血糖

新生儿低血糖是指早产儿3天内全血血糖＜1.1mmol/L（20mg/dl），1周后＜2.2mmol/L（40mg/dl），足月儿3天内全血血糖＜1.67mmol/L（30mg/dl），三天后＜2.2mmol/L（40mg/dl），现在认为全血血糖低于2.2mmol/L（40mg/dl）即可诊断为新生儿低血糖。

1. 病因与发病机制

（1）葡萄糖产生过少和需要量增加：早产儿、小于胎龄儿多见，主要与肝糖原、脂肪、蛋白不足和糖异生作用低下有关。其他疾病导致的低血糖，可与能量摄入不足、代谢率高等因素有关。

（2）葡萄糖消耗增加：多由高胰岛素血症所致，如婴儿胰岛细胞增生症、Rh溶血、糖尿病母亲婴儿等。

2. 临床表现　多见于出生后24～72小时，多数患儿无明显症状，少数出现反应差、烦躁、激惹、喂养困难、哭声异常、肌张力低、震颤、惊厥、呼吸暂停等。补充葡萄糖后症状消失，血糖恢复。多为暂时性，若持续反复发作可考虑糖原累积症、先天性高胰岛素血症、遗传代谢障碍、内分泌缺陷等。

3. 治疗要点

（1）无症状者：进食葡萄糖，并密切监测血糖，若效果不佳可静脉输注葡萄糖。

（2）有症状者：应立即静脉给予10%葡萄糖，48～72小时停用。

（3）持续或反复低血糖者：静滴葡萄糖无缓解后可依据病情给予糖皮质激素治疗。

（4）治疗原发疾病。

4. 护理措施

（1）保证能量供给：出生后能进食者应尽早喂养，给予吸吮母乳或10%葡萄糖溶液。早产儿或窒息儿迅速开放静脉通路，保证葡萄糖输注。

（2）病情观察：严密监测血糖变化，静脉补糖者可用输液泵控制输注量和速度，并每小时观察记录一次，以防发生医源性高血糖。注意有无震颤、惊厥、呼吸暂停等症状。一旦发生，立即给予拍背、弹足底刺激呼吸。

5. 健康教育

（1）出生后尽早喂养，保证足够热量。

（2）新生儿注意加强保暖，预防感染。

（3）指导家长学会观察病情，出现惊厥、昏迷等症状，应及时通知医生并配合抢救。

扫码做题

第七节　营养性疾病

一、营养不良

营养不良是由于缺乏热量和（或）蛋白质引起的一种营养缺乏症。

1. 病因与发病机制

（1）摄入不足：喂养不当是最主要的原因。

（2）消化吸收不良：消化系统先天畸形、迁延性腹泻等。

（3）需要量增加：急慢性传染病恢复期、糖尿病、发热性疾病等。

2. 临床表现

（1）症状和体征：常见于 3 岁以下婴幼儿。早期表现为体重不增，继之体重下降，皮下脂肪逐渐减少直至消失，身高低于正常，出现身材矮小，生长发育迟缓。皮下脂肪消耗的顺序先是腹部，其次为躯干、臀部、四肢，最后是面部。测量小儿皮下脂肪厚度常选用的部位是腹部。还可出现各个器官不同程度的功能紊乱，低蛋白血症加重呈现水肿。

（2）并发症

①营养性贫血：以缺铁性贫血最常见。

②多种维生素缺乏：合并维生素 A 缺乏最常见。口腔炎，末梢神经炎，干眼症。

③感染性疾病：如上呼吸道感染、肺炎等。

④自发性低血糖：是导致重度营养不良患儿死亡的重要原因。

（3）分度：根据临床表现不同，营养不良可分为 3 度（表 4-19）。

表4-19　婴幼儿营养不良的分度

	营养不良程度		
	Ⅰ度（轻）	Ⅱ度（中）	Ⅲ度（重）
体重低于正常	15%～25%	25%～40%	＞40%
腹部皮下脂肪厚度	0.8～0.4cm	＜0.4cm	消失
身高（长）	正常	低于正常	明显低于正常
消瘦	不明显	明显	皮包骨样
皮肤颜色及弹性	正常或稍苍白	苍白、弹性差	多皱纹、弹性消失
肌张力	正常	明显降低、肌肉松弛	低下、肌肉萎缩
精神状况	正常	烦躁不安	萎靡、抑制与烦躁交替

3. 辅助检查　血清白蛋白降低为特征性改变。胰岛素样生长因子 1 较敏感，是早期诊断灵敏、可靠的指标。

4. 治疗要点　积极处理各种危及生命的合并症，去除病因，调整饮食并促进消化功能。

5. 护理措施

（1）饮食调整的原则：由少到多，由稀到稠，循序渐进，逐渐增加饮食，直至恢复正常，并根据患儿营养不良程度、消化功能和对食物的耐受情况来调整。

（2）能量的供给：轻度营养不良患儿开始每天可供给热量 60 ～ 80kcal/kg，以后逐渐递增。中、重度营养不良患儿从每天 45 ～ 55kcal/kg 开始，若消化吸收能力较好，逐渐增加到每天 120 ～ 170kcal/kg，并按实际体重计算所需热量，待体重恢复，恢复至正常需要量。为中、重度营养不良患儿输液时速度宜慢，补液量不宜过多。

（3）食物的选择：尽量保证母乳喂养，给予高蛋白、高热量、高维生素饮食，根据情况补铁。但应避免过早给予高蛋白饮食，以免出现腹胀和肝大。纠正偏食、挑食、吃零食的不良习惯。

（4）促进消化，改善食欲：遵医嘱给予各种消化酶，补充维生素和微量元素如锌剂。苯丙酸诺龙可明显促进蛋白质合成（同化作用），减少蛋白质分解（异化作用），增进食欲，治疗小儿营养不良。胰岛素可促进物质合成代谢，对营养不良患儿也有治疗作用。

（5）预防感染：做好保护性隔离，预防交叉感染。

（6）病情观察：若患儿在夜间或清晨突然出现头晕、出冷汗、面色苍白、神志不清等低血糖表现，需立即报告医生并静脉注射 25% ～ 50% 葡萄糖溶液。

二、小儿肥胖症

小儿肥胖症是由于长期能量摄入超过人体的消耗，使体内脂肪过度积聚、体重超过参考值范围的一种营养障碍性疾病。

1. 病因与发病机制

（1）能量摄入过多：为本病的主要原因。

（2）活动量过少：本病的重要因素。

（3）遗传因素：肥胖具有高度遗传性。肥胖双亲的后代发生肥胖的几率高达 70% ～ 80%。

（4）其他：饥饿中枢调节失衡、精神创伤及心理异常等因素。

2. 临床表现

（1）可发生于任何年龄，常见于婴儿期、5 ～ 6 岁及青春期，男孩多于女孩。

（2）明显肥胖的患儿常有疲劳感，易用力时出现气短或腿痛。严重肥胖者由于脂肪的过度堆积限制了胸廓和膈肌运动，使肺通气量不足、呼吸浅快，肺泡换气量减少，造成低氧血症、气急、心脏扩大或出现充血性心力衰竭甚至死亡。

（3）体检患儿皮下脂肪丰满，但分布均匀，腹部膨隆下垂。严重者可见胸腹、臀部及大腿皮肤出现皮纹，走路时双下肢负荷过重可致膝外翻和扁平足。

（4）小儿肥胖分为 3 度，同身高、同性别正常小儿体重值作为标准值，超过 20% 为轻度肥胖，超过 30% ～ 49% 为中度肥胖，超过 50% 为重度肥胖。

3. 辅助检查　甘油三酯、胆固醇增高，严重者血清 β 白蛋白增高。肝脏超声可见脂肪肝。

4. 治疗要点　采取饮食控制，适量运动，消除心理障碍，配合药物治疗的综合措施。运动治疗配合为主要措施，配合饮食治疗。

（1）饮食疗法：推荐低脂肪、低糖类和高优质蛋白、高微量营养素、适量纤维素饮食。

（2）运动疗法：适当的运动可促进脂肪分解，减少胰岛素分泌，脂肪合成减少，蛋白质合成增加，促进肌肉发育。选择患儿喜欢和易于坚持的运动，活动量以运动后轻松愉快、不感到疲劳为原则，运动要循序渐进，不要求之过急，运动过度。

（3）药物治疗：一般不主张，儿童慎用食欲抑制剂及甲状腺激素。

5. 护理措施

（1）饮食护理：在满足儿童基本生长发育需要的前提下，达到减肥的目的，患儿每天摄入的能量必须低于机体摄入的总能量。推荐低脂肪、低糖类和高蛋白质食品。鼓励患儿进食体积大、饱腹感强而能量低的蔬菜类食品。少量多餐，避免过饱，不吃宵夜和零食。

（2）运动护理：适量运动能促进脂肪分解、胰岛素分泌、促进肌肉发育。可选择有效易坚持的运动，每天坚持运动至少 30 分钟，运动后以不感到疲劳为宜。

三、维生素D缺乏性佝偻病

维生素 D 缺乏性佝偻病是维生素 D 不足引起钙、磷代谢失常，产生的一种以骨骼病变为特征的全身慢性营养性疾病。

1. 病因

（1）围生期维生素 D 不足。

（2）日照不足：是主要的致病因素，体内维生素 D 的来源主要是皮肤中的 7- 脱氢胆固醇经光照合成。紫外线不能透过玻璃，婴幼儿缺乏户外活动，可致内源性维生素 D 不足。

（3）生长速度快，需要增加。

（4）维生素 D 摄入不足。

（5）疾病及药物影响。

2. 发病机制　本病可看作机体为维持血钙水平而对骨骼造成的损害。维生素 D 缺乏时，肠道吸收钙、磷减少，血钙水平降低，而刺激甲状旁腺素分泌增加，动员骨释放钙、磷，以维持血钙正常或接近正常。

3. 临床表现与辅助检查　最常见于 3 个月至 2 岁婴幼儿，主要表现为生长最快部位的骨骼改变，肌肉松弛及神经兴奋性增高。

（1）初期（早期）：多见于 6 个月内，特别是 3 个月以内，主要为神经兴奋性增高的表现，如易激惹、烦躁，汗多刺激头皮，致婴儿摇头擦枕，出现枕秃。此期并无明显骨骼改变，骨骼 X 线可正常或钙化带稍模糊，血清 25-(OH) D_3 下降（是最可靠的诊断指标），一过性血钙下降，血磷降低，碱性磷酸酶正常或稍高。

（2）活动期（激期）：主要为骨骼改变和运动功能及智力发育迟缓。

①骨骼改变：6 个月以内以颅骨软化为主，重者有压乒乓球样的感觉。6 个月以上四肢出现手镯或足镯征。7 ～ 8 个月出现方颅，前囟闭合延迟，出牙迟，牙釉质缺乏，易患龋齿。会坐或站立后可发生脊柱后凸或侧凸畸形。1 岁左右可见胸廓畸形，胸部骨骼出现肋骨串珠，以第 7 ～ 10 肋最明显；膈肌附着处的肋骨内陷形成郝氏沟；胸骨突出形成鸡胸，内陷形成漏斗胸，影响呼吸功能。1 岁左右患儿由于行走负重，下肢弯曲，还可导致"O"形腿或"X"形腿。

②运动功能发育迟缓：全身肌肉松弛，肌张力减低，表现为头颈软弱无力，坐、立、行等运动功能落后，腹部膨隆如蛙腹。

③神经、精神发育迟缓：表情淡漠，语言发育落后，条件反射形成缓慢，免疫力低下，常伴感染及贫血。

④血生化：血清钙稍低，其余指标改变更加明显。X线检查长骨钙化带消失，干骺端呈毛刷样、杯口状改变，骨密度减低，骨皮质变薄，可有骨干弯曲或青枝骨折。

（3）恢复期：临床症状和体征逐渐减轻或消失。血清钙、磷恢复正常，碱性磷酸酶开始下降，1～2个月恢复正常。治疗2～3周后X线改变有所改善，出现不规则的钙化线。

（4）后遗症期：多见于2岁以后小儿。遗留不同程度的骨骼畸形，临床症状消失，血生化正常，X线检查骨骼干骺端病变消失。

4. 治疗要点

（1）补充维生素D：以口服为主，每天2000～4000U，持续4～6周。之后小于1岁的婴儿改为400U/d，大于1岁的幼儿改为600U/d。口服困难或严重腹泻患儿，突击疗法，1次15万～30万IU维生素D肌注，1个月后恢复口服维生素D（预防量）。

维生素D经肝细胞发生第一次羟化，生成1,25-(OH)$_2$D$_3$，循环中与α-球蛋白结合被运到肾脏，进行二次羟化，生成具有很强抗佝偻病活性的1,25-二羟胆骨化醇（1,25-(OH)$_2$D$_3$）。

（2）补充钙剂：给予牛奶、配方奶和豆制品以补充钙和磷，仅在有低血钙表现、严重佝偻病和营养不良时补充钙剂。

（3）辅助治疗：加强营养，保证奶量，及时添加辅食，坚持每天户外活动。

5. 护理措施

（1）休息活动护理：预防本病应强调定期户外活动，直接接受太阳照射，出生后2～3周即可开始户外活动。冬季室内活动时开窗，户外活动时间应保证每天1～2小时。夏季可在阴凉处活动，宜在上午10时前和下午4时后进行，尽量暴露皮肤。

（2）饮食护理：按时添加辅食，给予富含维生素D、钙、磷和蛋白质的食物，如肝、蛋类、蘑菇等。

（3）预防骨折：病情严重患儿长骨、肋骨易骨折，操作时动作要轻柔、避免强牵和重压。"O"形腿按摩外侧肌，"X"形腿按摩内侧肌。

（4）健康教育：指导家长尽早带婴儿户外活动。婴儿预防的关键是行日光浴与补充适量维生素D。足月儿出生2周后补充维生素D400U/d。早产儿、低出生体重儿、双胎儿出生后补充维生素D800U/d，3个月后改预防量400U/d，1岁后改为600U/d。预防感染。

四、维生素D缺乏性手足搐搦症

维生素D缺乏性手足搐搦症是由于维生素D缺乏、血钙降低，而出现惊厥、喉痉挛或手足抽搐等神经肌肉兴奋性增高症状。

1. 病因与发病机制

（1）维生素D缺乏导致血钙降低是引起惊厥、喉痉挛、手足抽搐的直接原因。

（2）接受日照急骤增多或开始大量维生素D治疗时骨骼加速钙化，肠道吸收钙相对不足，导致血钙降低。

（3）发热、感染、饥饿时，组织细胞分解释放磷，使血磷增加，可致血钙下降。

2. 临床表现 多见于6个月以内的婴幼儿。主要为惊厥、喉痉挛和手足抽搐，并有程度不等的活动期佝偻病表现。

（1）隐匿型：血钙多在1.75～1.88mmol/L，无典型发作症状，可通过刺激神经肌肉引出体征。

①面神经征：以指尖或叩诊锤骤击患儿颧弓与口角间的面颊部，有眼睑和口角抽动为阳性。

②腓反射：用叩诊锤骤击膝下外侧腓骨小头上方，足向外展为阳性。

③陶瑟征：以血压计袖带包裹上臂，压力维持在收缩压与舒张压之间，5分钟内该手抽搐为阳性。

（2）典型发作：血钙低于 1.75mmol/L 时出现，以惊厥最常见。

①惊厥：多见于婴儿。表现为突然两眼上翻，面肌颤动，四肢抽动，神志不清。发作时间持续数秒至数分钟，发作次数可数日 1 次至 1 日数十次。缓解后多入睡，醒后活泼如常。一般不发热。发作轻时仅有短暂的眼球上蹿和面肌抽动，神志清楚。

②手足抽搐：见于较大婴儿、幼儿。表现为突然手足痉挛成弓状，手腕屈曲，手指僵直，拇指内收掌心，踝关节僵直，足趾弯曲向下呈"芭蕾足"。

③喉痉挛：为最严重表现，婴儿多见，喉部肌肉、声门突发痉挛，呼吸困难，有时可突然发生窒息而死亡。

3. 辅助检查　总血钙低于 1.75 ～ 1.88mmol/L，离子钙＜ 1.0mmol/L，血磷正常或偏高。

4. 治疗要点

（1）急救处理：加压给氧，保持呼吸道通畅。迅速控制惊厥或喉痉挛，用 10% 水合氯醛保留灌肠，地西泮肌内或缓慢静脉注射。

（2）钙剂治疗：尽快给予 10% 葡萄糖酸钙 5 ～ 10ml 加入 10% 葡萄糖液 5 ～ 20ml 中，缓慢静脉注射（10 分钟以上）或滴注，切勿快速推注。惊厥停止后改用口服钙剂，10% 氯化钙糖水稀释后口服，不可皮下或肌内注射。连服 3 ～ 5 天后改服葡萄糖酸钙。

（3）维生素 D 治疗。

5. 护理措施　控制惊厥，防止窒息。密切观察发作情况，一旦发现症状，应就地抢救，吸氧。喉痉挛者需立即将舌头拉出口外。惊厥发作时将患儿平卧，松开衣领，头偏向一侧，清除口鼻分泌物，避免吸入窒息。对已出牙的患儿，应在上、下牙间放置牙垫。必要时行气管插管或气管切开。

五、锌缺乏症

1. 病因　锌摄入不足，动物性食物含锌丰富，素食者易缺锌；吸收障碍，长期牛奶喂养、肠病性肢端皮炎；婴儿迅速发育需要量增加，若没有及时补充可发生缺锌；其他如失血、大面积烧伤、长期透析、外伤等均会引起锌丢失。

2. 临床表现　主要表现食欲缺乏、体格、智力发育落后、毛发干枯、皮炎、注意力不集中、口腔溃疡、夜盲及贫血等。

3. 辅助检查　血清锌浓度反应试验＞ 15%，血清锌浓度＜ 11.47μmol/L，提示缺锌。

4. 治疗原则　给予锌含量高食物。口服锌制剂每天 0.5 ～ 1mg/kg，常口服葡萄糖酸锌每天 3.5 ～ 7mg/kg。连服 2 ～ 3 个月。

5. 护理措施　改善营养，给予含锌丰富食物，如鱼、肝、瘦肉等，新生儿尽早母乳喂养，培养儿童不挑食。注意卫生防止感染。给家长讲解缺锌的原因，积极配合治疗。

第八节　消化系统疾病

一、小儿消化系统解剖生理特点

1. 口腔　足月新生儿出生时已具有较好吸吮和吞咽功能。新生儿及婴幼儿口腔黏膜薄嫩，血管丰富，唾液腺发育不够完善，易受损伤和感染。3 ～ 4 个月涎液分泌开始增加，5 ～ 6 个月显著增多，而婴儿口底浅，不能吞咽所分泌的全部唾液，常发生生理性流涎。

2．食管 似漏斗状，弹力组织及肌层尚不发达，食管下段贲门括约肌发育不成熟，常发生胃-食管反流。吸奶时吞咽过多空气易发生溢乳。

3．胃 略呈水平位，平滑肌发育尚未完善，在充满液体食物后易扩张。由于贲门和胃底部肌张力低，幽门括约肌发育较好，故易发生幽门痉挛而出现呕吐。胃容量新生儿为30～60ml，1～3个月为90～150ml，1岁为250～300ml，5岁为700～850ml。胃排空时间因食物种类不同而异：水1.5～2小时，母乳2～3小时，牛乳3～4小时。

4．肠 婴儿肠道相对比成人长，一般为身长的5～7倍（成人4倍）。小肠是消化吸收的主要场所。肠系膜柔软而长，易患肠套叠及肠扭转。肠壁薄、通透性高、屏蔽功能差，肠内毒素、过敏原等易经肠黏膜进入体内，引起全身感染及过敏性疾病。肠乳糖酶活性低，易发生乳糖吸收不良。

5．肝 小儿年龄越小，肝相对越大。正常情况下，婴幼儿肝脏在右肋缘下1～2cm可触及，6岁后肋缘下即触不到。

6．胰 胰液及其消化酶的分泌易受疾病影响，容易发生消化不良。新生儿和小婴儿胰蛋白酶和胰脂肪酶的活性较低，对蛋白质和脂肪的消化功能较差；胰淀粉酶的活性更低，故3个月以下的小儿不宜喂淀粉类食物。

7．肠道细菌 受食物成分影响，母乳喂养者以双歧杆菌为主，人工喂养儿和混合喂养者大肠埃希菌、嗜酸杆菌、双歧杆菌及肠球菌所占比例基本相等。正常肠道菌群对入侵的致病菌有一定的抑制作用。

8．健康小儿粪便 出生后10～12小时开始排出墨绿色胎粪，2～3天可排完。若24小时仍不排胎便，应检查是否有消化道畸形。母乳喂养儿粪便呈金黄色、均匀糊状，偶有细小乳凝块，较稀薄，不臭，有酸味，每天2～4次。牛乳、羊乳喂养儿粪便呈淡黄色或灰黄色，较稠，多成形，含乳凝块较多，较臭，每天1～2次，易发生便秘。混合喂养儿粪便与喂牛乳者相似，但质地较软、颜色较黄。添加谷类、蛋、肉及蔬菜等辅食后，粪便性状逐渐接近成人。

9．异常小儿粪便 小儿排便呈灰白色提示胆道梗阻。若大便带血丝多由肛裂、直肠息肉所致。大便呈黑色系肠上部、胃出血或用铁剂药物所致。

二、小儿腹泻

小儿腹泻也称腹泻病，是一组由多病原、多因素引起的以大便次数增多和大便性状改变为特点的消化道综合征。是我国婴幼儿最常见的疾病之一。6个月～2岁婴幼儿发病率高，也是造成婴幼儿营养不良、生长发育障碍甚至死亡的主要原因之一。

1．病因与发病机制

（1）感染因素：分为肠道内感染和肠道外感染。

①肠道内感染：可由细菌、病毒、真菌、寄生虫等引起。寒冷季节的婴幼儿腹泻绝大多数由病毒感染引起，主要病原为轮状病毒。细菌感染以大肠埃希菌常见。

②肠道外感染：如中耳炎、肺炎等疾病，可因发热及病原体释放的毒素作用而导致腹泻。

（2）非感染因素

①饮食不当，人工喂养不定时、饮食量不当、过早给予大量淀粉或脂肪类食物、过早添加辅食等。

②对牛奶蛋白、大豆蛋白过敏而引起腹泻。

③腹部受凉或天气过热等可诱发消化功能紊乱。

（3）易感因素

①小儿消化系统发育不完善：胃酸及消化酶分泌少、活性低，不能适应食物质和量的较大变化；婴儿对缺水的耐受力差，失水后容易发生体液紊乱。

②生长发育快：营养物质需求量相对较多，肠道负荷重。

③机体防御功能差：胃酸分泌水平低，对病原杀灭能力弱。血清免疫球蛋白、胃肠 SIgA 水平低。

④肠道菌群失调：新生儿尚未建立正常肠道菌群，或因滥用广谱抗生素使正常菌群平衡失调。

⑤人工喂养易受污染：与母乳相比，SIgA、乳铁蛋白等可抗感染的物质缺乏，或在加热中被破坏。

2. 临床表现　根据病程，小儿腹泻分为急性腹泻（病程＜ 2 周）、迁延性腹泻（病程 2 周至 2 个月）和慢性腹泻（病程＞ 2 个月）。根据是否有脱水及电解质紊乱、全身中毒症状，可分为轻型腹泻和重型腹泻。

（1）急性轻型腹泻：常由饮食因素或肠道外感染引起，以胃肠道症状为主。表现为食欲缺乏，偶有呕吐，大便每天数次或 10 次以下，量不多，呈黄色或黄绿色，稀薄或带水，有酸臭味，可有奶瓣或混有少量泡沫。全身症状不明显，偶有低热，无脱水及电解质紊乱，经治疗数天可痊愈。

（2）急性重型腹泻：多由肠道内感染引起，也可由轻型腹泻加重转变而来。胃肠道症状较重，常伴呕吐。腹泻频繁，每天十余次甚至数十次，量多，黄色水样或蛋花汤样便，有黏液。少数情况下可出现少量血便。频繁的粪便刺激常导致臀红，严重呕吐可导致口炎。全身症状重，有明显的脱水、电解质紊乱和中毒症状，发热或体温不升，精神烦躁或萎靡、嗜睡、意识模糊，甚至昏迷、休克。

（3）迁延性和慢性腹泻：常因急性腹泻未彻底治疗导致腹泻迁延不愈，多见于营养不良的婴幼儿，由于胃黏膜屏障作用减弱、小肠吸收面积减少、胃肠动力障碍、免疫功能缺陷、菌群失调等原因易发生腹泻，而长期慢性腹泻又加重了营养不良，形成恶性循环。

（4）"生理性腹泻"：多见于 6 个月内婴儿，表现腹泻，无其他症状，精神状态良好、食欲正常，不影响生长发育，增加辅食大便可恢复正常，一般不需特殊治疗。

（5）饥饿性腹泻：急性腹泻恢复期，由于粪便中缺少残渣呈果冻状，易被家长误认为腹泻未愈，继续限制饮食。逐渐增加饮食可恢复。

（6）几种常见类型肠炎的临床特点见表 4-20。

（7）小儿脱水分度及临床表现：脱水分为轻、中、重三度（表 4-21）。

（8）酸、碱平衡紊乱的表现见表 4-22。

3. 辅助检查　见表 4-20。

4. 治疗要点　控制感染、调整饮食、预防和纠正脱水、合理用药、加强护理、预防并发症。

（1）纠正水、电解质紊乱及酸碱失衡：见本节六、小儿液体疗法的相关内容。

（2）补钙：患儿出现手足抽搐、惊厥，可补充 10% 葡萄糖酸钙。

（3）补镁：补钙后手足抽搐未好转应考虑低镁血症的可能，如低镁应给予 25% 硫酸镁。

（4）控制感染：水样便多为病毒或非侵袭性细菌导致，一般不使用抗生素；黏液脓血便多为侵袭性细菌感染，应针对病原选择敏感抗生素。

（5）肠道微生态疗法：可恢复肠道正常菌群平衡。常用药物为双歧杆菌、嗜酸乳杆菌等制剂。

（6）肠黏膜保护药：可吸附病原体和毒素，维持肠细胞的吸收和分泌功能；可与肠道黏液糖蛋白结合，有助于修复和维护肠黏膜的屏障功能。常用药物为蒙脱石散。

（7）抗分泌治疗：脑啡肽抑制剂消旋卡多曲可抑制肠道水、电解质的分泌，治疗分泌性腹泻。

（8）止泻治疗：感染性腹泻禁用止泻药如洛哌丁胺，因其可抑制胃肠动力，可增加细菌繁殖和毒素吸收。

表4-20　几种常见类型肠炎及生理性腹泻的临床特点

	发病特点	胃肠道症状	腹痛	全身症状	水电解质紊乱	大便特点	大便检查
轮状病毒肠炎	又称秋季腹泻，是秋、冬季腹泻最常见的类型，6个月～2岁婴幼儿多见，粪-口传播为主	急性起病，病初呕吐，随后腹泻	腹痛、里急后重少见	常伴发热、上感症状，无明显感染中毒症状	常有	大便次数多、水分多，黄色水样或蛋花汤样便，带少量黏液，无腥臭味	偶见少量白细胞
诺如病毒肠炎	暴发流行易见于冬季和冬春季，是集体机构急性暴发性肠炎的主要致病原	急性起病，首发症状为腹痛、恶心、呕吐和腹泻	阵发性痉挛性腹痛	明显，有畏寒、发热、头痛、肌痛、乏力，有呼吸道症状	脱水、酸中毒、低钾	无特殊	无特殊
产毒性细菌肠炎	夏季多见	腹泻频繁，量多，伴呕吐	不明显	发热	常有	水样或蛋花汤样，混有黏液	无白细胞
侵袭性细菌肠炎	夏季多见，常见病原有侵袭性大肠埃希菌、空肠弯曲菌等	急性起病，腹泻频繁，恶心、呕吐	腹痛和里急后重明显。空肠弯曲菌腹痛剧烈	高热甚至惊厥，严重的中毒症状甚至休克	严重	黏液脓血便，有腥臭味	大量白细胞和红细胞，粪便培养找到致病菌
出血性大肠埃希菌肠炎	夏季多见	腹泻	常有	溶血尿毒综合征，血小板减少性紫癜		黄色水样便转为血水便，特殊臭味	大量红细胞，无白细胞
金黄色葡萄球菌肠炎	多继发于使用大量抗生素，菌群失调	呕吐、腹泻	不明显	发热，不同程度的中毒症状甚至休克	严重	暗绿色，量多带黏液，少数为血便	大量脓细胞，成簇革兰阳性细菌
真菌性肠炎	多继发于使用大量抗生素，白色念珠菌感染	大便次数增多	不明显	常并发鹅口疮	无	黄色稀便，泡沫较多，带黏液，豆腐渣样细块	真菌孢子和菌丝
生理性腹泻	多见6个月内婴儿，出生不久出现腹泻	大便次数增多	无	虚胖，湿疹，食欲、精神好，体重增长正常	无	添加辅食后，大便逐渐转为正常	无特殊

表4-21　小儿脱水分度及表现

	脱　水		
	轻　度	中　度	重　度
失水百分比	<体重的5%	体重的5%～10%	>体重的10%
失水量	30～50ml/kg	50～100ml/kg	100～120ml/kg
心　率	正常	快	快、弱
脉　搏	可触及	减弱	明显减弱
呼　吸	正常	深，可快	深而快
血　压	正常	正常或稍低	血压下降
精神状态	稍差	萎靡、烦躁	淡漠、昏睡或昏迷
眼　泪	有	少	无
前囟、眼窝	稍凹陷	凹陷	深陷，眼睑不能闭合
皮肤及弹性	稍干，弹性尚可	干、苍白，弹性差	干、花纹，弹性极差
尿　量	稍减少	明显减少	极少或无
四　肢	温暖	稍凉	厥冷

表4-22　不同性质脱水的临床特点及治疗

	等渗性	低渗性	高渗性	水中毒
血　钠（mmol/L）	135～150	<135	>150	－
病　因	消化液或体液急性丧失，如大量呕吐、肠瘘、肠梗阻、烧伤等	消化液持续丢失，长期胃肠减压失钠；限盐的肾脏、心脏疾病反复利尿；大面积烧伤慢性渗液；等渗性脱水补水过多等	摄入水分不足，如食管癌吞咽困难鼻饲高浓度营养液；高热大量出汗；大面积烧伤暴露疗法等	机体水分摄入量超过排出量，如肾功能不全；各种原因导致的抗利尿激素分泌过多；大量摄入不含电解质的液体或静脉补充水分过多等
水、钠丢失比例	水、钠等比例丢失	失钠多于失水	失水多于失钠	－
主要丧失液区	细胞外液	细胞外液	细胞内液	－

（续　表）

	等渗性	低渗性	高渗性	水中毒
临床表现	恶心、乏力、少尿，但不口渴；眼窝凹陷，皮肤干燥；体液丢失达体重5%，可有脉速、肢冷等血容量不足表现，体液丢失达体重的6%～7%可有休克	初期无口渴，恶心、视物模糊、乏力、站立性晕倒；严重者神志不清，肌痉挛性抽痛，腱反应消失，昏迷，休克；尿钠、氯低，尿比重低，早期尿量正常或略增多	体液丢失达体重2%～4%为轻度，口渴明显，无其他症状；4%～6%为中度，极度口渴，烦躁，乏力，眼窝凹陷，尿少，尿比重高；>6%为重度，躁狂，幻觉，谵妄，昏迷	急性水中毒起病急骤，可出现神经、精神症状，重者发生脑疝；慢性水中毒发病缓慢，易被原发疾病掩盖，出现体重增加、软弱无力、恶心、呕吐、嗜睡等表现
治疗原则	消除病因是关键补液，平衡盐溶液或等渗盐水。平衡盐溶液更为安全合理，等渗盐水的Cl⁻含量高于血清Cl⁻含量，大量补充有导致高氯性酸中毒的危险。	轻症者仅静脉输注高渗盐水；休克者首先补充血容量，先晶（复方乳酸氯化钠、等渗盐水）后胶（羟乙基淀粉、右旋糖酐或血浆），再补高渗盐水（5%氯化钠）	5%葡萄糖、低渗（0.45%）或等渗氯化钠	立即停止水分摄入，进行脱水治疗，如甘露醇、呋塞米（速尿）等

5. 护理措施

（1）调整饮食：腹泻时如果限制饮食过久，会导致营养不良，使抵抗力下降，致腹泻迁延不愈。故强调应继续饮食，满足生理需要，补充疾病消耗。

①严重呕吐者，暂禁食4～6小时（但不禁水），好转后继续进食，由少到多，由稀到稠。

②母乳喂养者应继续母乳喂养，暂停辅食。

③人工喂养可喂稀释牛奶或其他代乳品，好转后逐步过渡到正常饮食，不可给予高脂肪饮食。

④病毒性肠炎患儿多有乳糖酶缺乏，应暂停乳类喂养，改用豆制代乳品、发酵乳或去乳糖配方乳喂哺。

（2）纠正水、电解质紊乱及酸碱失衡，预防轻、中度脱水可多次少量口服补液（ORS）。

（3）防止交叉感染：严格执行消毒隔离措施，对感染性腹泻患儿床边隔离，其食具、用具及玩具专用。对传染性较强腹泻的患儿，用过的一次性尿布应焚烧。护士在护理患儿前后均应洗手。

（4）皮肤护理

①使用吸水性强的纸尿布，做到勤更换。避免使用不透气的塑料布或橡胶布。

②保持肛周皮肤及会阴部清洁干燥，预防尿路感染。

③每次便后用温水清洗臀部并拭干，局部皮肤发红应涂以5%鞣酸软膏或40%氧化锌油。

④涂油或药膏时，应使用棉签在皮肤上轻轻滚动，不可上下刷抹，避免造成皮肤损伤。

⑤发生臀红或皮肤糜烂者可采用暴露疗法，或使用红外线灯照射。每次照射20～30分钟，每

天 3 次。注意照射时专人看护，防止烫伤。照射后涂油，促进愈合。

（5）病情观察：观察腹泻和大便情况，发现异常及时采集送检。观察生命体征，出现异常应及时报告医生。观察水、电解质紊乱及酸碱失衡情况，及时发现脱水、低钾血症等。

三、急性坏死性小肠结肠炎

1. **病因与发病机制** 病因不明，可能是多因素共同作用所致。

（1）早产：由于肠道屏障功能不成熟、胃酸分泌少、胃肠道动力差、消化酶活力低、消化黏膜通透性高、消化吸收功能差，易出现肠黏膜损伤。最常受累回肠末端和近端升结肠。

（2）肠黏膜缺氧缺血、感染、肠道菌群异常、喂养方法不当等。

2. **临床表现** 发生时间与胎龄、出生体重相关，胎龄越小，起病越晚。临床表现轻重差异较大。典型症状为腹胀、呕吐和血便。轻者有腹胀，其他症状可不明显。

（1）早期：多数为胃潴留增加、腹胀和呕吐等喂养不耐受的症状，以及呼吸窘迫、呼吸暂停、嗜睡、体温波动等全身症状。

（2）后期：大便性状改变、果酱样便或血便，腥臭味。严重者最后发展为呼吸衰竭、休克、DIC甚至死亡。

（3）体征：腹部膨隆、肠鸣音减弱或消失。

3. **辅助检查**

（1）血象：血小板减少，血细菌培养阳性有助于诊断。

（2）腹部 X 线平片：肠壁积气和门静脉充气征为本病的特征性表现。

4. **治疗与护理措施**

（1）体位护理：取侧卧位或半卧位，腹胀明显时可进行胃肠减压或肛管排气。不宜使用止痛药缓解疼痛。

（2）饮食：绝对禁食，持续胃肠减压，轻者禁食 5 ～ 7 天，重者禁食 10 ～ 14 天，待情况好转，大便潜血为阴性可逐渐恢复饮食。

（3）抗感染：抗生素控制感染，可参考药物敏感试验结果选用抗生素。一般选用第三代头孢菌素、哌拉西林等。

（4）支持疗法：维持呼吸功能，必要时机械通气。

（5）手术治疗：内科治疗无效，或并发肠穿孔、腹膜炎、肠梗阻明显、气腹可行手术治疗。

四、肠套叠

肠套叠是部分肠管及其肠系膜套入邻近肠腔内造成的一种绞窄性肠梗阻。多见于 1 岁内小儿，男孩发病多于女孩，比例为 4：1。

1. **病因与发病机制**

（1）原发性：约 95%，多见于小儿，可能与小儿回盲部发育不成熟和活动度大有关。

（2）继发性：约 5%，多见于大龄儿童，可与肠道疾病如肿瘤、肠息肉等牵拉导致。

（3）其他：饮食不当、腹泻、感染等致肠蠕动正常节律紊乱是最主要原因，可发生绞窄，回结肠套叠最常见。根据套入部位不同分为回盲型、回结型、回回结型、小肠型、结肠型和多发型，其中回盲型最常见。

2. **临床表现** 三大典型症状是腹痛、果酱样血便、腊肠形光滑有压痛的腹部肿块。

（1）腹痛：突然阵发性绞痛为首发症状，患儿面色苍白、哭闹不止、出汗、拒食，反复发作。

（2）呕吐：早期反射性呕吐，呕吐物为胃内容物。晚期梗阻性呕吐，呕吐物为粪便样。

（3）血便：果酱样，多在发病后 6 ～ 12 小时出现。

（4）腹部肿块：腊肠形光滑有压痛的腹部肿块，可轻微活动，严重会发生肠坏死和腹膜炎，出现腹水、腹胀，此时包块不易扪及。

（5）全身情况：不明显。晚期伴高热、脱水、嗜睡甚至休克等症状。

3．治疗原则　一旦发生尽早复位，早期首选空气灌肠，效果好。唯一可早期灌肠的外科急症。严重者拟手术治疗。

4．辅助检查

（1）腹部 B 超：常用检查方法，可以通过肠套叠的特征性影像协助临床确定诊断。

（2）空气灌肠：杯口阴影，可同时复位治疗。

（3）钡餐灌肠：见杯口影、线条状或弹簧状阴影。适应于病程＜ 48 小时，便血＜ 24 小时。慢性肠套叠。

（4）其他：B 超下水压灌肠等。

5．护理措施　密切观察患儿腹痛情况。观察术后反应，如患儿仍哭闹不止、腹部包块及时报告医生，怀疑重新套叠或未复位。注意胃肠减压，禁食直到排气、排便，胃肠功能恢复，保持肠道通常，预防感染及吻合口瘘。症状缓解表现：患儿安静；肛管拔出排出大量臭味黏液便；腹部平软；口服 0.5 ～ 1g 活性炭；6 ～ 8 小时见大便内炭未排出。

五、先天性巨结肠

先天性巨结肠又称先天性无神经节细胞症，由于直肠或结肠远端的肠管持续痉挛导致粪便淤堵，造成近端结肠肥厚、扩张。遗传倾向发病。

1．病因与发病机制　与多基因遗传和环境共同作用有关。病变部位的肠壁肌间和缺乏神经节细胞导致该段肠管持续痉挛、收缩，形成梗阻。

2．临床表现　患儿出生时多无胎便，且胎粪排出较晚。一般在生后 2 ～ 3 天出现呕吐、腹胀、拒食症状，数日或 1 ～ 2 周排便一次，粪便奇臭，经灌肠症状缓解，但会反复，形成顽固性便秘，严重患儿需要长期依赖灌肠。由于梗阻导致营养不良，发育迟缓。易并发小肠结肠炎、肠穿孔和其他继发感染。

3．治疗原则　全身状况良好患儿尽早行手术治疗，切除缺乏神经节细胞肠断。新生儿或全身状况较差患儿保守治疗，可口服润滑剂，使用开塞露或灌肠保持肠道通畅，先行结肠造瘘待全身情况好转再行手术治疗。

4．护理措施

（1）术前护理：清洁肠道，口服润滑剂，使用开塞露及灌肠。生理盐水灌肠每天 1 次，忌用清水，以免发生水中毒，要选择粗细适宜的肛管，插入深度要经过肠管狭窄段。对于营养不良患儿要加强营养。密切观察病情，术前 2 天遵医嘱给予抗生素。

（2）术后护理：注意胃肠减压，禁食直到排气、排便，胃肠功能恢复。密切观察生命体征及大便次数、尿量，预防感染，遵医嘱应用抗生素。指导家长术后护理，2 周后开始每天扩肛 1 次，坚持 3 ～ 6 个月，并训练排便功能，定期检查。

六、小儿液体疗法及护理

（一）小儿体液平衡特点

年龄越小，体液总量相对越多，主要是间质液的比例较高（表4-23）。与成人相比，小儿水代谢旺盛，对缺水的耐受力差，容易发生脱水。

表4-23 不同年龄小儿的液体分布与成人对比（占体重的%）

年 龄	体液总量	细胞内液	细胞外液	
			血 浆	间质液
足月新生儿	78	35	6	37
1 岁	70	40	5	25
2～14岁	65	40	5	20
成 人	55～60	40～45	5	10～15

（二）液体疗法常用溶液

溶液张力是指溶液中电解质所产生的渗透压，与血浆渗透压相等者为等张，高于者为高张，低于者为低张。钾是维持细胞内液渗透压的主要离子。钠对维持细胞外液的渗透压起重要作用。

1. 非电解质溶液 常用的5%葡萄糖和10%葡萄糖。前者为等渗液，后者为高渗液。葡萄糖虽有渗透压，但输入体内后逐渐被氧化成水和CO_2，不能起到维持血浆渗透压的作用，故液体疗法时视其为无张溶液。

2. 电解质溶液

（1）氯化钠溶液：0.9%氯化钠（生理盐水）为等张液。Na^+含量与血浆相近，但Cl^-含量比血浆含量高约50mmol/L，大量输入可使血氯升高，HCO_3^-被稀释，发生高氯性酸中毒。3%氯化钠为高张液，用于纠正低钠血症。

（2）碱性溶液

①碳酸氢钠溶液：用于纠正酸中毒。1.4%碳酸氢钠为等张液，5%碳酸氢钠为高张液。

②乳酸钠溶液：需要在有氧条件下经肝脏代谢为HCO_3^-才有纠酸作用，奏效较慢，在休克、缺氧、肝功能不全、新生儿等情况下不宜选用。1.87%乳酸钠为等张液；11.2%乳酸钠为高张液（稀释6倍为1.87%乳酸钠）。

（3）氯化钾溶液：10%氯化钾，不可静脉直接推注，一般稀释为0.2%的浓度静脉滴注，最高浓度不超过0.3%，时间不少于8小时。静滴时注意观察尿量。

3. 常用混合溶液组成 见表4-24。

4. 口服补液盐

（1）配比组分：2002年WHO推荐口服补液盐（ORS液）的低渗性配方含氯化钠2.6g，枸橼酸钠2.9g，氯化钾1.5g，葡萄糖13.5g，加水至1000ml，总渗透压245mmol/L，电解质渗透压170mmol/L，1/2张，传统配方为2/3张。

表4-24　儿科常用混合溶液组成

混合溶液	0.9%氯化钠	5%~10%葡萄糖	1.4%碳酸氢钠（1.87%乳酸钠）	张力	应　用
2∶1含钠液	2份	—	1份	等张	低渗或重度脱水，常用于扩容
1∶1液	1份	1份	—	1/2张	轻、中度等渗性脱水
1∶2液	1份	2份	—	1/3张	高渗性脱水
1∶4液	1份	4份	—	1/5张	生理需要
2∶3∶1液	2份	3份	1份	1/2张	中度等渗性脱水
4∶3∶2液	4份	3份	2份	2/3张	中度低渗性脱水

（2）ORS 液中加入葡萄糖的机制：是基于小肠的 Na^+ 葡萄糖耦联转运吸收机制，即小肠上皮细胞刷状缘的膜上存在着 Na^+ 葡萄糖共同载体，此载体上有 Na^+ 和葡萄糖两个结合位点，当 Na^+ 和葡萄糖同时与结合位点相结合时即能运转，并显著增加钠和水的吸收。

（3）临床应用及禁忌：ORS 液用于治疗轻、中度脱水，无严重呕吐者，轻度脱水 50ml/kg，中度脱水 100ml/kg。患儿极度疲劳、昏迷或昏睡、休克、腹胀、心肾功能不全者，不宜使用 ORS 液。

（三）液体疗法实施

1. **补液方法**　包括补充累积损失量、继续丢失量及生理需要量。静脉补液适用于严重呕吐、腹泻导致中、重度脱水的患儿。

2. **补液的原则**　简单归纳为以下三定、两补、三先后。三定：定量、定性、定速；两补：见尿补钾，防惊补钙；三先后：先盐后糖、先快后慢、先浓后稀。补液的定量、定性及定速见表4-25。

表4-25小儿液体疗法实施

		累计损失量	继续丢失量	生理需要量
定　量	轻度脱水	50ml/kg	10~40ml/kg（30ml/kg）	60~80ml/kg
	中度脱水	100ml/kg		
	重度脱水	100~150ml/kg		
定　性	低渗性脱水	2/3张	1/3~1/2张	1/3~1/2张
	等渗性脱水	1/2张		
	高渗性脱水	1/5~1/3张		
定　速		8~12小时内输入（每小时8~10ml/kg，重度脱水扩容时20ml/kg）	在补完累积损失量后的12~16小时输入（每小时5ml/kg）	

（1）补充累积损失量：是指补充自发病以来累积损失的液体量。

（2）补充继续丢失量：是指补充治疗过程中因呕吐、腹泻、胃肠引流等引起液体的继续丢失。

（3）供给生理需要量：包括尿（占 60%）、大便（5%）在内的显性失水和通过皮肤、呼吸在内的不显性失水（35%）。不显性失水在发热时增加，体温每增加 1℃，不显性失水增加 12%。

（4）第 1 天综合补液量：对以上 3 部分综合分析，轻度脱水 90～120ml/kg，中度脱水 120～150ml/kg，重度脱水 150～180ml/kg。

3. 小儿液体疗法的护理

（1）观察脱水是否改善：注意观察生命体征，精神状态，有无口渴，皮肤、黏膜干燥程度，眼窝及前囟凹陷程度，眼泪，尿量等，尤其要注意观察和记录输液后首次排尿的时间和量。若补液合理，一般补液后 3～4 小时排尿。若补液后眼睑水肿，提示补钠过多。补液后尿多而脱水未能纠正，可能是葡萄糖液输入过多，应增加溶液中电解质的比例。

（2）预防低钾血症：如患儿出现恶心、食欲缺乏、肠蠕动减弱、腹胀、腱反射减弱、心音低钝、尿潴留，应考虑低钾血症。

（3）预防低钙、低镁血症：补液过程中患儿突然出现手足抽搐，应考虑低钙血症，遵医嘱给予 10% 葡萄糖酸钙；低镁血症者给予 25% 硫酸镁。

第九节　呼吸系统疾病

扫码做题

一、小儿呼吸系统解剖生理特点

1. 解剖特点　小儿呼吸系统的解剖、生理、免疫特点与小儿时期易患呼吸系统疾病有密切关系（表 4-26）。以环状软骨为界划分为上、下呼吸道。

表4-26　小儿呼吸系统解剖生理特点

	解剖生理特点	临床意义
鼻	鼻腔相对短小，鼻道狭窄，无鼻毛，黏膜柔嫩，血管丰富	易感染、充血肿胀，导致呼吸困难、张口呼吸，影响吮乳
咽	咽鼓管相对宽、短、直，呈水平位	鼻咽部感染易致中耳炎
扁桃体	咽扁桃体生后6个月，腭扁桃体1岁末，4～10岁发育达高峰，14～15岁退化	扁桃体炎常见年长儿
喉	呈漏斗形，软骨柔软，喉腔及声门狭小，黏膜柔嫩，血管及淋巴丰富	喉部炎症易引起声嘶和吸气性呼吸困难
气管与支气管	管腔狭小，软骨柔软，黏液腺分泌不足；右主支气管较左侧直、短、粗	易感染、充血水肿，导致呼吸道不畅；异物易进入右主支气管
肺	弹力组织发育差，血管丰富，间质发育旺盛，肺含血量多而含气量少	易感染，且感染时易引起肺间质性炎症、肺不张和肺气肿等
胸廓	呈圆桶状，肋骨水平位，膈位置较高，呼吸肌发育差；胸腔小，纵隔宽大	胸廓活动范围小，肺不能充分换气，患病易缺氧、发绀；积液、气胸易致纵隔移位

2. 生理特点

（1）呼吸频率与节律：年龄越小，肺容量越小、潮气量越小，呼吸频率越快（表4-27）。婴儿呼吸中枢发育不完善，尤其是新生儿易出现呼吸节律不齐或暂停。

（2）呼吸类型：婴幼儿呼吸肌发育不全，胸廓运动幅度小，主要靠膈肌运动，多呈腹式呼吸。小儿行走后膈肌下降，肋骨变斜位，可变为胸腹式呼吸。7岁后逐渐接近成人。

（3）呼吸功能：呼吸储备能力差，呼吸系统病变时易发生呼吸衰竭。

3. 免疫特点

小儿呼吸道的非特异性与特异性免疫功能均较差。咳嗽反射及纤毛运动功能差，难以有效清除吸入的尘埃和异物颗粒。由于婴幼儿分泌型 IgA、IgG 含量较低，肺泡巨噬细胞功能不足，易患呼吸道感染。

表4-27　不同年龄小儿的呼吸频率

年　龄	平均呼吸频率（次/分）
新生儿	40～44
1个月～1岁	30
1～3岁	24
4～7岁	22
8～14岁	20

二、急性上呼吸道感染

急性上呼吸道感染简称上感，是指外鼻孔至环状软骨下缘，包括鼻腔、咽或喉部急性炎症的总称，是小儿最常见的疾病。

1. 病因

各种病毒和细菌均可引起，70%～80% 以上为病毒，如鼻病毒、呼吸道合胞病毒、流感病毒等。病毒感染后可继发细菌感染，最常见的致病菌是溶血性链球菌，其次为肺炎链球菌、流感嗜血杆菌。淋雨、受凉、气候突变、过度劳累是重要诱因。

2. 临床表现

（1）普通感冒：年长儿鼻部症状为主，喷嚏、鼻塞、流涕、干咳、咽痛或烧灼感，查体可见鼻咽部充血，扁桃体肿大，颌下与颈淋巴结肿大，肺部听诊一般正常。多于5～7天自然痊愈。婴幼儿以发热等全身症状为主，部分患儿出现类似于急腹症的脐周疼痛，与发热导致肠痉挛和肠系膜淋巴结节炎有关。

（2）急性疱疹性咽峡炎：多由柯萨奇病毒 A 引起。好发于夏、秋季，儿童多见。表现为急起高热、咽痛、流涎、厌食、呕吐。查体可见咽部充血，咽腭弓、腭垂、软腭等处黏膜上有多个 2～4mm 大小灰白色的疱疹，周围有红晕，破溃后形成小溃疡。病程1周左右。

（3）急性咽-结合膜热：病原体主要为腺病毒。好发于春、夏季，儿童多见。临床以发热、咽炎、结膜炎为特征。查体可见咽部充血，有白色点块状分泌物。一侧或双侧滤泡性眼结膜炎，可伴球结膜充血，颈部及耳后淋巴结肿大。病程1～2周。

3. 并发症

婴幼儿多见，病变向邻近器官蔓延可引起中耳炎、鼻窦炎、咽后壁脓肿、颌下淋巴结炎、支气管炎、肺炎。年长儿受溶血性链球菌感染，可引起急性肾小球肾炎和风湿热。婴幼儿患急性上呼吸道感染时，多有高热，严重可伴有高热惊厥，因此早期高热最常见的并发症为抽搐。

4．辅助检查

（1）病毒感染者白细胞计数正常或偏低，中性粒细胞比例降低，淋巴细胞比例增高。病毒分离和血清学检查可明确病原。

（2）细菌感染者白细胞计数和中性粒细胞比例增高，核左移。在使用抗菌药物前行咽拭子培养可发现致病菌。

5．治疗要点　积极抗感染和对症处理。病毒感染者常选用利巴韦林等抗病毒药物，疗程 3～5 天；细菌感染者应用抗菌药物治疗，常选用青霉素类、头孢菌素类或大环内酯类。

6．护理措施

（1）休息活动护理：保持室温 18～22℃，湿度 50%～60%，每天定时通风，但应避免空气对流。注意休息，减少活动，做好呼吸道隔离。

（2）饮食护理：给予高蛋白、高热量、高维生素、清淡的流质或半流质饮食，少食多餐。多饮水，入量不足者适当静脉补液。

（3）病情观察：密切观察体温的变化，警惕高热惊厥的发生。出现高热不退或退而复升、淋巴结肿大、耳痛或外耳道流脓时考虑合并中耳炎。

（4）促进舒适：婴幼儿饭后喂少量温开水，年长儿饭后漱口以清洁口腔。及时清除鼻腔及咽喉部的分泌物和干痂。不要用力擤鼻，以免引起鼻窦炎、中耳炎。患儿鼻塞严重时，可在喂乳和睡前用 0.5% 的麻黄碱溶液滴鼻，使鼻腔通畅。

（5）发热护理：积极控制体温是预防患儿惊厥的主要措施。4 小时测量体温一次，超高热或有热性惊厥史者应 1～2 小时测量一次。体温 > 38.5℃时给予物理降温，也可口服对乙酰氨基酚或布洛芬等退热药，预防高热惊厥，避免应用阿司匹林。体温 > 39.5℃时全身冷疗，用温水拭浴。出汗后及时更换衣服。

（6）用药护理：使用退热药后应多饮水，以免大量出汗引起虚脱；高热惊厥的患儿使用镇静药时，应注意观察药物效果及不良反应。

三、急性感染性喉炎

急性感染性喉炎是喉黏膜的急性弥漫性炎症，以犬吠样咳嗽、声嘶、喉鸣和吸气性呼吸困难为特征。冬、春季多发，常见于婴幼儿。

1．病因

（1）病毒感染：常见病毒有副流感病毒、流感病毒和腺病毒等。

（2）细菌感染：金黄色葡萄球菌、溶血性链球菌等。

（3）解剖因素：由于小儿抵抗力低，喉腔狭小，黏膜下淋巴组织丰富，声门下组织疏松，炎症时易发生水肿，引起气道阻塞。

2．临床表现

（1）成人：一般全身症状不明显，轻者仅有声嘶，病情加重可致完全失声，喉部疼痛和全身不适。

（2）儿童：起病急、症状重，多表现为发热、犬吠样咳嗽，声音嘶哑，吸气性喉鸣及呼吸困难，胸骨上窝、锁骨上窝及肋间隙吸气时下陷（三凹征）。严重时可出现发绀、烦躁不安、面色苍白、出冷汗、脉搏加快等。白天症状轻，夜间加重。喉梗阻者若抢救不及时，可窒息死亡。

（3）临床上将喉梗阻分为 4 度。

①Ⅰ度：活动后出现吸气性喉鸣和呼吸困难，肺呼吸音清晰，心率无变化。

②Ⅱ度：安静时亦出现喉鸣和吸气性呼吸困难，肺部听诊可闻喉传导音或管状呼吸音，心率增快。

③Ⅲ度：除上述喉梗阻症状外，有烦躁不安，口唇及指趾发绀，双眼圆睁，惊恐万状，多汗，肺部呼吸音明显降低，心音低钝，心率快。

④Ⅳ度：渐显衰竭，呈昏睡状，由于无力呼吸，三凹征反而不明显，面色苍白发灰，肺部听诊呼吸音几乎消失，仅有气管传导音，心音钝弱，心律不齐。

3.辅助检查

（1）间接喉镜：喉部、声带不同程度充血、水肿，发声时两侧声带不能闭紧。

（2）直接喉镜：喉部充血、肿胀，声门下区变窄。黏膜表面可见黏稠分泌物。

4.治疗要点

（1）保持呼吸道通畅：糖皮质激素或麻黄碱雾化吸入，促进呼吸道黏膜水肿消退。糖皮质激素具有抗炎和抑制变态反应的作用，强的松（泼尼松）1～2mg/（kg·d），分次口服。

（2）控制感染：病毒感染者可用利巴韦林等抗病毒，细菌感染者给予足量抗生素。

（3）对症治疗：缺氧者吸氧，烦躁不安者及时镇静，痰多应用祛痰药。不宜使用氯丙嗪和吗啡。

（4）气管切开：经上述治疗仍有严重缺氧征象或喉梗阻者，应及时行气管切开术。

5.护理措施

（1）休息活动护理：保持病室温湿度适宜，置患儿于舒适体位，集中安排治疗、护理操作，避免直接检查咽部，减少刺激。

（2）病情观察：观察患者的呼吸情况，准确判断缺氧程度，做好随时气管切开的准备。

（3）用药护理：遵医嘱给予抗生素、糖皮质激素及镇静药，观察药物疗效和不良反应。

（4）健康教育：加强体育锻炼、定期预防接种、预防各种感染。

四、急性支气管炎

急性支气管炎是指由于各种致病原引起的支气管黏膜感染，常继发于上呼吸道感染，或为急性呼吸道传染病的一种临床表现。

1.病因与发病机制　病原为各种病毒或细菌，或为混合感染。特异性体质、免疫功能失调、营养障碍、佝偻病和支气管局部结构异常等均为本病的危险因素。气候变化、空气污染、化学因素的刺激也是本病的发病因素。好发于婴幼儿。

2.临床表现　先有上呼吸道感染症状，继而出现咳嗽，初为刺激性干咳，以后有痰，全身中毒症状不明显。婴幼儿症状较重，常有发热、呕吐、腹泻等表现。双肺呼吸音粗，可闻及不固定、散在的干啰音和粗、中湿啰音，体位改变、咳嗽后啰音减少或消失。3岁以下婴幼儿还可出现类似哮喘的表现，如呼气性哮鸣及少量粗湿啰音，称为哮喘性支气管炎。

3.辅助检查　血常规显示白细胞正常或稍高，合并细菌感染时可明显增高。胸部X线检查无异常改变，或仅有肺纹理增粗。

4.治疗要点

（1）控制感染：病原体以病毒为主，多不采用抗生素。怀疑细菌感染者应用抗生素。

（2）对症治疗：一般不使用镇咳药或镇静药。咳嗽重而痰液黏稠者，可用雾化吸入。喘息严重者可加用泼尼松。

5.护理措施

（1）休息活动与饮食护理：注意休息，避免剧烈活动及游戏。卧位时头胸部稍抬高，注意经常变换体位。多饮水，给予营养丰富、易消化的饮食，少量多餐。加强口腔护理。

（2）保持呼吸道通畅：保持室内空气清新，保持室温约20℃、湿度约50%～60%。哮喘性支气管炎患儿有缺氧症状时给予吸氧，定时做雾化吸入。

（3）发热护理：给予物理降温或药物降温，预防高热惊厥。出汗后及时擦净汗液，更换衣服。

五、小儿肺炎

1. 分类

（1）病因分类：细菌性肺炎、病毒性肺炎、支原体肺炎、衣原体肺炎、真菌性肺炎等。

（2）病理分类：肺泡性肺炎、支气管性肺炎、间质性肺炎等。小儿以支气管肺炎最常见。

（3）病程分类：急性肺炎（病程＜1个月）、迁延性肺炎（病程1～3个月）、慢性肺炎（病程＞3个月）。

（4）病情分类：轻症（以呼吸系统症状为主，无全身中毒症状）、重症（呼吸衰竭，其他系统也受累，全身中毒症状明显）。

（5）临床表现是否典型分类：典型肺炎（肺炎链球菌、金黄色葡萄球菌、肺炎克雷伯杆菌、流感嗜血杆菌、大肠埃希菌等导致的肺炎）和非典型肺炎（支原体、衣原体、病毒、军团菌等导致的肺炎）。

2. 病因 常见病原体为细菌、病毒。发达国家以病毒为主，呼吸道合胞病毒最常见，其次为腺病毒、流感病毒、副流感病毒等。发展中国家以细菌为主，以肺炎链球菌多见，还有金黄色葡萄球菌、支原体、衣原体和流感嗜血杆菌等。多发生于营养不良、维生素D缺乏性佝偻病、先天性心脏病、低出生体重儿等的小儿。

3. 发病机制 病原体入侵肺部后，引起支气管、肺泡炎症，而致通气和换气障碍，进而出现缺氧和 CO_2 潴留，造成心力衰竭、中毒性脑病、中毒性肠麻痹、消化道出血及酸碱平衡失调和水、电解质紊乱。

4. 临床表现 以发热、咳嗽、气促、呼吸困难及肺部固定湿啰音为特征。好发于2岁以内小儿。全年均可发病，以冬、春季节和气候骤变时多见。

（1）呼吸系统表现

①咳嗽：初期为刺激性干咳，以后有痰。

②发热：多为不规则热，新生儿、重度营养不良患儿体温可不升或低于正常。

③气促：多在发热、咳嗽后出现。

④肺部啰音：早期体征不明显，之后呼吸频率增快，唇周、鼻唇沟及指（趾）端发绀，肺部可闻及固定的中、细湿啰音，以背部两肺下方和脊柱两旁较多，深吸气末更为明显。

（2）重症肺炎的表现：除呼吸衰竭外，可出现循环系统、神经系统、消化系统表现。

①循环系统：轻度缺氧，心率增快，重者易合并心力衰竭、心肌炎。心力衰竭表现为极度烦躁不安，明显发绀；呼吸困难加重，呼吸突然加快＞60次／分；心率突然增快＞180次／分，心音低钝、奔马律；颈静脉怒张，肝大，少尿或无尿。

②神经系统：表现为烦躁、嗜睡，球结膜水肿，对光反射迟钝或消失，脑膜刺激征，惊厥、昏迷，呼吸不规则等中毒性脑病症状。

③消化系统：可出现频繁呕吐、严重腹胀、肠鸣音消失等中毒性肠麻痹症状。消化道出血可呕吐咖啡样物、排柏油样便等。

④DIC：多有血压下降，四肢发凉，脉搏细速，皮肤、黏膜和胃肠道出血。

5. 几种不同病原体所致肺炎的特点 见表4-28，最常见为呼吸道合胞病毒肺炎。

表4-28　不同病原体所致肺炎的特点

	呼吸道合胞病毒肺炎	腺病毒肺炎	金黄色葡萄球菌肺炎	支原体肺炎
好发年龄	1岁以内婴幼儿	6个月～2岁	新生儿及婴幼儿	婴幼儿及年长儿
临床特点	起病急，喘憋为突出症状，呼气性呼吸困难	骤起稽留热，中毒症状重，咳嗽频繁，喘憋，呼吸困难，发绀	起病急，病情重，发展快，中毒症状明显，呈弛张热	起病缓慢，以刺激性干咳为突出症状
肺部体征	肺部听诊以喘鸣为主，可有细湿啰音	肺部体征出现较晚，多在发热3～7天出现肺部湿啰音	肺部体征出现早，双肺可闻及中、细湿啰音	体征不明显，体征与剧烈咳嗽及发热不平行
X线检查	小点片状、斑片状阴影	X线改变出现较体征早，大小不等的片状阴影或融合成大病灶	小片浸润阴影，可见脓肿、肺大疱、脓气胸等	均匀一致片状阴影；肺门阴影增浓
白细胞计数	正常或降低	正常或降低	明显增高，核左移	正常或偏高
药物治疗	抗病毒药物	抗病毒药物	甲氧西林或万古霉素	大环内酯类抗菌药

6. 辅助检查

（1）实验室检查：病毒性肺炎白细胞计数正常或降低；细菌性肺炎白细胞计数和中性粒细胞比例增高。

（2）病原学检查：鼻咽分泌物病毒分离，气管分泌物、胸腔积液、脓液及血标本等细菌培养可确定病原体。病原特异性抗体和特异性抗原检测以及聚合酶链反应有助于快速诊断。

7. 治疗要点　治疗原则为积极控制感染、改善通气、对症治疗及防治合并症。

（1）控制感染：早期、联合、足量、足疗程应用抗生素，重症患儿宜静脉给药。据不同病原体使用敏感的抗感染药物（表4-29）。一般抗生素用药时间持续到体温正常后5～7天，临床症状消失后3天。

（2）对症治疗：吸氧、退热、祛痰、平喘、止咳及防治并发症。

表4-29　不同病原所致肺炎常用的抗感染药物

病原体	药物种类	用药时间
肺炎链球菌	青霉素或阿莫西林	体温正常后5～7天，临床表现消失后3天
金黄色葡萄球菌	甲氧西林或万古霉素	体温正常后2～3周，总疗程≥6周
支原体	大环内酯类，如红霉素	至少用药2～3周
病　毒	利巴韦林	

8. 护理措施

（1）休息活动护理：置患儿于半卧位或抬高床头，减少活动，保证休息，避免哭闹，各种治疗、护理操作集中进行，减少氧的消耗。被褥轻暖，内衣宽松，以免影响呼吸。

（2）饮食护理：提供高热量、高蛋白、高维生素、易消化的清淡流食或半流食，少食多餐，避免呛咳。重症患儿需准确记录 24 小时出入量。

（3）病情观察：为预防心力衰竭，应重点观察患儿的心率、呼吸的变化。

（4）保持呼吸道通畅

①定期通风换气，嘱患儿多饮水，以稀释痰液。

②指导患儿有效咳嗽，定时翻身、拍背。

③痰液黏稠者给予超声雾化吸入。及时吸痰，但不可过频，一般每 2 小时一次。

④遵医嘱给予祛痰药、平喘药。

（5）改善呼吸功能

①气促、发绀者尽早给氧，常采用鼻导管湿化给氧，缺氧明显者面罩给氧，氧流量 2～4L/min。呼吸衰竭者使用人工呼吸器或机械通气。

②遵医嘱应用抗感染药物，注意观察药物疗效及不良反应。阿奇霉素属大环内酯类抗菌药，常用于支原体肺炎的治疗，进食会影响阿奇霉素吸收，故应在餐前 1 小时、餐后 2 小时或空腹时口服。

（6）维持体温正常：严密监测患儿体温，体温＞ 38.5℃及时给予物理降温或药物降温。

（7）并发症护理

①预防心力衰竭

a. 卧床休息，半卧位，避免各种刺激，尽量使患儿安静，必要时适当使用镇静药。

b. 严格控制输液量及速度，每小时滴速＜ 5ml/kg。

c. 若出现极度烦躁不安、明显发绀、呼吸加快、心率加速等心力衰竭征象，立即通知医生，吸氧，并减慢输液速度。若患儿咳粉红色泡沫痰，应考虑肺水肿，给予经 20%～ 30% 乙醇湿化的氧气。

②若患儿出现烦躁、嗜睡、惊厥、昏迷、呼吸不规则等，应考虑中毒性脑病，立即报告医生，遵医嘱给予镇静、止惊和减轻脑水肿的药物。

③若出现剧烈咳嗽、呼吸困难、烦躁不安、发绀、胸痛、患侧呼吸运动受限，应考虑脓胸、脓气胸，立即配合医生进行胸腔穿刺术或胸腔闭式引流。

六、支气管哮喘

支气管哮喘简称哮喘，是由 T 淋巴细胞、肥大细胞和嗜酸性粒细胞等参与的气道慢性炎症性疾病。

1. **病因** 为多基因遗传病，与过敏体质有关，多数患儿伴有湿疹、过敏性鼻炎、食物过敏等。大多 5 岁前发病。呼吸道感染（常见合胞病毒）、尘螨、花粉、易致敏食物（如鱼、虾、奶等）、非甾体类抗炎药物（阿司匹林等）、环境寒冷、干燥、情绪方面等均可诱发哮喘发作。

2. **发病机制** 主要气道慢性炎症为哮喘的本质，肥大细胞激活、嗜酸细胞与活化 T 淋巴细胞浸润、许多炎性介质产生为特点。

3. **临床表现**

（1）症状：呼吸困难、胸闷、喘息、咳嗽为典型症状。小儿起病较缓，年长儿起病急，发作前刺激性干咳、胸闷、打喷嚏，发作时喘息、咳嗽加重，咳大量白色黏液性痰，呼气困难伴哮鸣音。重症患儿鼻翼煽动、大汗淋漓、口唇发绀、被迫端坐位。夜间及清晨发病严重呈反复性。

（2）体征：桶状胸、三凹征，颈静脉怒张，可闻及哮鸣音和干啰音。重症患儿哮鸣音消失，称"闭锁肺"，是哮喘最危险体征。

4. **辅助检查**

（1）肺功能检测：是诊断哮喘的重要手段，适用于 5 岁以上患儿。1 秒用力呼气峰流速（PEF）

及呼气容积占肺活量的比值均降低。PEF 日间变异率是诊断哮喘和反应哮喘严重程度的重要指标。

（2）胸部 X 线：无特殊表现，急性发作期可有肺气肿或肺不张，两肺透亮度增加。

（3）血常规：嗜酸性粒细胞增高。

（4）过敏原诊断：是诊断变态反应的首要诊断。在皮肤上试验各种致敏原以明确过敏原。

5. 诊断标准

（1）儿童哮喘诊断标准

①反复发作喘息、咳嗽、气促、胸闷，多与接触变应原、冷空气、物理、化学性刺激、呼吸道感染以及运动等有关，常在夜间和（或）清晨发作或加剧。

②发作时在双肺可闻及散在或弥漫性，以呼吸相为主的哮鸣音，呼气相延长。

③上述症状和体征经抗哮喘治疗有效或自行缓解。

④除外其他疾病所致的喘息、咳嗽、气促和胸闷。

⑤临床表现不典型者（如无明显喘息或哮鸣音），应至少具备以下 1 项：

a．支气管激发试验或运动激发试验阳性。

b．证实存在可逆性气流受限：支气管舒张试验阳性；抗哮喘治疗有效；最大呼气流量每日变异率≥ 20%。

符合第①～④条或第④、⑤条者，可以诊断为哮喘。

（2）咳嗽变异性哮喘诊断标准

①咳嗽持续＞ 4 周，常在夜间和（或）清晨发作或加重，以干咳为主。

②临床上无感染征象，或经较长时间抗生素治疗无效。

③抗哮喘药物诊断性治疗有效。

④除其他原因引起的慢性咳嗽。

⑤支气管激发试验阳性和（或）PEF 每日变异率（连续监测 1 ～ 2 周）≥ 20%。

⑥个人或一、二级亲属特应性疾病史，或变应原检测阳性。

以上①～④项为诊断基本条件。

6. 治疗原则　坚持长期、持续、规范、个体化为治疗原则。去除病因、避免接触过敏原。在急性发作期积极给予抗炎、解痉治疗，常用药物 β₂ 受体激动剂是目前最有效、应用最广的支气管舒张药物；糖皮质激素适用于严重发作期，可口服泼尼松或静滴琥珀酸氢化可的松等；茶碱类（血浓度维持 10 ～ 15μg/ml）和抗胆碱等药物可舒张气管平滑肌。首选吸入治疗。

7. 护理措施

（1）休息与环境：保持空气清新，温、湿度适宜，避免强光及粉尘，护理操作集中进行，保持室内安静，利于患儿休息。

（2）缓解呼吸困难

①发作期采取端坐位或半卧位。

②氧气吸入，解除缺氧症状。氧气浓度 40% 左右。

③鼓励患儿多饮水，保证水分摄入充足，稀释痰液，促进排痰。需补充营养，由少量开始，逐渐增加，食欲恢复后供给值高于机体需要量。

④指导患儿做深而慢的呼吸，操作前后清理呼吸道分泌物。

⑤遵医嘱给予支气管扩张药和糖皮质激素等药物治疗，及雾化吸入。

⑥有感染者应用抗生素。

（3）密切观察病情：密切监测生命体征，观察病情变化，若出现严重呼吸困难、发绀、心率加快、大汗淋漓、血压下降等症状，及时通知医生进行并协助抢救治疗。

（4）心理护理：鼓励、安慰患儿，尽量满足患儿需求，消除其紧张、害怕的心情。向家长解释哮喘虽不能治愈但经过正规治疗可以完全有效控制其发作，减少家长焦虑情绪。

（5）健康教育

①指导呼吸运动：腹部呼吸运动、向前弯曲运动、胸部扩张运动、侧扩张运动。

②避免诱因：评估家庭及生活环境的过敏原，避免接触可能的过敏原，在春天花开高峰期，关好门窗；不养宠物；避免食入易致敏食物；冬季做好保暖，避免寒冷刺激。

③预防：指导患儿家长给患儿补充营养，多进行户外活动，多晒太阳，增强免疫力，预防呼吸道感染。教会家长及患儿识别哮喘发作先兆表现及处理方法，指导家长掌握正确、安全用药方法，严重者需入院治疗。

第十节　循环系统疾病

一、小儿循环系统解剖生理特点

1. **心脏的胚胎发育**　心脏于胚胎第 2 周开始形成，第 3 周末在心房腔的前背部长出一镰状隔。约于第 4 周起有循环作用，至第 8 周房室间隔完全形成，成为四腔心脏。故胚胎发育的第 2 ～ 8 周为心脏胚胎发育的关键期，也是预防先天性心脏病的重要时期。

2. **心脏的大小和位置**　新生儿心脏重 20 ～ 25g，心脏重量与体重的比值比成人大，随着年龄的增长，相对比值逐渐下降，1 岁时为出生时的 2 倍。小儿心脏的位置随年龄的增长而改变，新生儿和 2 岁以下婴幼儿的心脏多呈横位，心尖搏动位于左侧锁骨中线外侧第 4 肋间，心尖部主要为右心室。3 ～ 7 岁心脏由横位转为斜位，心尖搏动位于左侧锁骨中线第 5 肋间，心尖部主要为左心室。7 岁以后心尖搏动逐渐移到左锁骨中线第 5 肋间内侧 0.5 ～ 1cm。

3. **胎儿血液循环的特点**　胎儿只有体循环，没有有效的肺循环。营养物质与气体交换是通过胎盘与脐血管来完成的。胎儿体内绝大部分是混合血。静脉导管、卵圆孔及动脉导管是胎儿血液循环的特殊通道。新生儿动、静脉内径比为 1 ： 1。

4. **出生后血液循环的改变**　出生后，胎盘血液循环停止，肺循环建立，血液的气体交换场所由胎盘转换至肺。脐血管、卵圆孔及动脉导管随之关闭。出生后 3 ～ 4 个月约 80% 婴儿会形成动脉导管的解剖闭合；到 1 岁时会有约 95% 的婴儿形成动脉导管的解剖闭合。

5. **心率**　小儿新陈代谢旺盛和交感神经兴奋性较高，故心率较快，随着年龄增长而逐渐减慢。平均心率见表 4-30。进食、活动、哭闹、发热和情绪激动等可使心率加快，一般体温每升高 1℃，心率增加 10 ～ 15 次／分。入睡后心率减少 10 ～ 12 次／分。

6. **血压**　动脉血压的高低主要取决于心排血量和外周血管阻力。小儿年龄越小，动脉压力越低。新生儿收缩压平均为 60 ～ 70mmHg。1 ～ 2 岁婴儿的收缩压平均为 70 ～ 80mmHg，2 岁以后收缩压＝（年龄 ×2+80）mmHg，高于此标准 20mmHg 为高血压。舒张压约为收缩压的 2/3。小儿下肢血压通常比上肢血压高 20mmHg。

表4-30　小儿平均心率

年龄阶段	心　率（次/分）
新生儿	120～140
1岁内（婴儿）	110～130
1～3岁（幼儿）	100～120
4～7岁（学龄前期）	80～100
8～14岁	70～90

二、先天性心脏病

先天性心脏病是在胎儿时期心脏及大血管发育异常所致的心血管畸形，是儿童最常见的心脏病。发病率为活产婴儿的 7 ～ 8‰左右。

1. **病因**　与遗传、母体和环境因素有关。

（1）遗传因素：多基因或单基因的遗传缺陷，染色体畸变。大多数为多基因遗传。

（2）母体和环境因素：早期宫内感染，特别是病毒感染，如风疹、流行性感冒、流行性腮腺炎和柯萨奇病毒感染等。孕妇接触大剂量放射线、服用抗肿瘤等药物、患有糖尿病等代谢性疾病、缺乏叶酸或妊娠早期饮酒、吸食毒品等。

2. **分类**　根据左、右两侧心腔及大血管之间有无分流和青紫，分为3类。

（1）左向右分流型（潜伏青紫型）：常见于房间隔缺损、室间隔缺损或动脉导管未闭。在左、右心之间或主动脉与肺动脉之间有异常通路。正常情况下，由于体循环压力高于肺循环，血液自左向右分流，不会出现青紫，当剧烈哭闹或屏气时，右心室压力增高，超过左心室，血液自右向左分流，可出现暂时性青紫。

（2）右向左分流型（青紫型）：常见于法洛四联症和大动脉转位。右室流出道狭窄等原因造成右心室压力增高并超过左心室时，血液从右向左分流；或因大动脉起源异常，使大量静脉血流入体循环，出现持续性青紫。

（3）无分流型（无青紫型）：常见肺动脉狭窄和主动脉缩窄。在心脏左、右两侧或动、静脉之间无异常通路或分流，故无青紫。

3. **临床表现**

（1）室间隔缺损：是先天性心脏病最常见的类型。占先天性心脏病30% ～ 50%。临床表现决定于缺损的大小和心室间压差。小型缺损可无明显症状。缺损较大时左向右分流量多，出现体循环血量减少，患儿有消瘦、生长发育迟缓、活动后乏力、气短，肺循环血量增多易致反复性肺呼吸道感染。因扩张的肺动脉压迫喉返神经，引起声音嘶哑。主要体征见表 4-31。常见并发症为反复呼吸道感染，充血性心力衰竭，感染性心内膜炎。

①膜周部缺损：分为单纯膜部缺损、嵴下型缺损、隔瓣后型缺损。

②漏斗部缺损：分为干下型缺损和嵴内型缺损。

③肌部缺损：较少见

（2）房间隔缺损：女孩多见，占先天性心脏病 7% ～ 15%。症状与室间隔缺损相似。主要体征见表 4-31。常见并发症为反复呼吸道感染、充血性心力衰竭。按缺损部位可将房间隔缺损分为第一孔型缺损（原发孔型缺损）、第二孔型缺损（继发孔性缺损，约占70%）、静脉窦型缺损。

（3）动脉导管未闭：动脉导管到出生后一年在解剖学上应完全关闭。若持续开放，并发生病理生理改变，称动脉导管未闭。女孩多见，占先天性心脏病9%～12%，女性多于男性其比例约为（2～3）：1症状与室间隔缺损相似。由于动脉导管开放，主动脉中的大量血液进入肺动脉，肺循环血量增多，大量血液回流至左心，使左心前容量负荷过重，导致左心扩大、心肌肥厚。主要体征见表4-31。常见并发症为呼吸道感染，充血性心力衰竭，感染性心内膜炎。

（4）法洛四联症（TOF）：是最常见的青紫型先心病。包括以下4种畸形：肺动脉狭窄、室间隔缺损、主动脉骑跨、右心室肥厚。其中，血流动力学改变的关键在于肺动脉狭窄，决定了临床症状的严重程度。主要体征见表4-31。

①青紫：是最突出的表现。出生3～6个月后渐明显，随年龄增大而加重。

②蹲踞现象：患儿在行走、游戏时，常主动下蹲片刻。下蹲是保护性姿势，因蹲踞时下肢屈曲，下肢动脉受压，体循环阻力增加，使右向左分流量减少；同时因下肢受压，静脉回心血量减少，减轻心脏负荷，缺氧症状得以暂时缓解。不会走路的小婴儿喜欢大人抱起，双下肢屈曲。

③气促和缺氧发作：婴儿在吃奶、哭闹时气促加重，表现为呼吸加快，青紫加重，严重者突然晕厥、抽搐，原因是狭窄的肺动脉漏斗部突然发生痉挛，引起一过性肺动脉梗阻，使脑缺氧加重所致。年长儿自诉头晕、头痛。

④杵状指（趾）：为长期缺氧所致。

⑤常见并发症：由于长期缺氧，法洛四联症患儿红细胞增加，血液黏稠度增高，血液流速变慢，容易形成血栓而导致血管栓塞，其中以脑栓塞最常见。若为细菌性血栓，则易形成脑脓肿。常见并发症还有亚急性细菌性心内膜炎。

4. 辅助检查

（1）实验室检查：法洛四联症患儿周围血红细胞增多，血红蛋白增高。

（2）X线检查：先天性心脏病X线检查及主要体征鉴别见表4-31。

（3）心电图：可提示房、室增大或肥厚，判断心律失常的类型。

（4）超声心动图：可准确地探查到室间隔或房间隔缺损的部位、大小、数目和类型及未闭合的动脉导管，多普勒彩色血流显像还可明确分流的方向和大小，且属无创检查，故超声心动图检查是先天性心脏病最有价值的辅助检查。

（5）其他检查：心导管检查、心血管造影是进一步明确诊断和手术前的有创性检查，可确定畸形的部位、性质，并可明确血流动力学的情况。

5. 治疗要点

（1）内科治疗：对症治疗，控制感染，防治并发症，使之安全达到手术年龄。

①动脉导管未闭的早产儿生后1周内应用吲哚美辛，抑制前列腺素合成，促进导管关闭。

②法洛四联症患儿缺氧发作时膝胸卧位，吸氧镇静，可减慢心率，减弱心肌收缩力，减少心输出量，降低心肌耗氧。

（2）介入导管治疗：主要针对缺损小的房间隔缺损和动脉导管未闭，疗效确切。

（3）外科治疗：小型房间隔缺损（＜3mm）、室间隔缺损、动脉导管未闭有自然闭合的可能，可随访在学龄前期。中大型缺损及可能出现肺动脉高压、充血性心力衰竭者，应及早行介入或手术治疗。法洛四联症轻症者可考虑于5～9岁行根治术，重者应提前至出生后6个月，重症患儿也可先行姑息性手术，待一般状况改善后再行根治术。

表4-31 先天性心脏病X线检查及主要体征鉴别

		室间隔缺损	房间隔缺损	动脉导管未闭	法洛四联症
X线检查	肺门舞蹈征	有	有	有	无
	肺动脉段	凸出	凸出	凸出	凹陷
	肺野	充血	充血	充血	清晰
	肺门阴影	增粗	增粗	增粗	缩小
	房室增大	左室（早）、右室（晚）	右房（早）、右室（晚）	左室、偶有左房	右室，靴形心
体 征	杂音部位	胸骨左缘第3、4肋间	胸骨左缘第2、3肋间	胸骨左缘第2肋间	胸骨左缘第2～4肋间
	杂音性质	粗糙、全收缩期杂音	收缩期喷射性杂音	连续性机器样杂音	喷射性收缩期杂音
	P_2	亢进	亢进且固定分裂	亢进	减弱
	其他体征	艾森曼格综合征	艾森曼格综合征	周围血管征，差异性青紫	杵状指（趾），心前区隆起

注：①肺门舞蹈征：左向右分流先天性心脏病患儿，胸部透视下可见肺门肺动脉总干及分支随心脏搏动而一明一暗变化。

②靴形心：法洛四联症患儿，心尖圆钝上翘，肺动脉段凹陷，肺野清晰。

③艾森曼格综合征：室间隔缺损及房间隔缺损患儿，随着病情进展，严重的左向右分流使肺循环血量增加，导致肺动脉高压，右心室压力显著增高，逆转为右向左分流，出现持久性青紫。室间隔缺损患儿出现艾森曼格综合征时失去手术机会。

④周围血管征：动脉导管未闭患儿，由于主动脉血液不断流入肺动脉，使外周动脉舒张压下降，脉压增大，出现周围血管体征，如水冲脉、毛细血管搏动征。

⑤差异性青紫：动脉导管未闭患儿，晚期当肺动脉压力大于主动脉时，肺动脉血流逆向分流入降主动脉，出现差异性青紫，即下半身青紫，左上肢轻度青紫，而右上肢正常。

⑥杵状指（趾）：法洛四联症患儿，由于患儿缺氧，指（趾）端毛细血管扩张增生，局部软组织和骨组织随之增生肥大，指（趾）末端膨大如鼓槌状。

6．护理措施

（1）休息活动护理：保持环境安静，治疗和护理集中进行，保证患儿充分的睡眠和休息，避免情绪激动和大哭大闹。

（2）饮食护理：供给充足热量、蛋白质和维生素，饮食清淡，少量多餐，避免呛咳和呼吸困难。多食富含纤维素食物，防止便秘。心功能不全者应采用无盐或低盐饮食。法洛四联症患儿血液黏稠度高，要注意供给充足液体，必要时可静脉输液。

（3）病情观察

①预防充血性心力衰竭：注意观察有无呼吸困难、咳粉红色泡沫痰等表现，一旦出现，置患儿半卧位，吸氧，按心力衰竭护理。

②预防栓塞：法洛四联症患儿血液黏稠度增加，注意供给充足液体，防止血栓栓塞。

③缓解缺氧发作：法洛四联症患儿出现蹲踞位时，不可强行拉起，应让其自然起立。缺氧发作时，立即置于膝胸卧位，吸氧，遵医嘱给予普萘洛尔或吗啡治疗。

（4）用药护理：应用洋地黄类药物前应计 1 分钟脉搏，若年长儿＜ 60 ～ 70 次 / 分，婴幼儿＜ 80 ～ 90 次 / 分，应暂停用药并通知医生。口服水剂洋地黄类药物时，可用 1ml 针管抽取后口服。

（5）心理护理：关心、爱护患儿，建立良好的护患关系。对家长和患儿解释病情，说明本病是一种先天性心脏疾病，多数可通过介入、手术治愈或部分矫治，预后较好，缺损小的可自然闭合，以消除其紧张和焦虑情绪，取得理解和配合。

7. 健康教育

（1）休息活动指导：休息是恢复心脏功能的重要条件，因休息可减少组织需氧量，减轻心脏负荷。根据病情安排适当活动，但不可为提高抵抗力而加强运动。

（2）疾病知识指导：掌握观察病情变化的知识，定期复诊，合理用药，使患儿能安全达到手术年龄。

（3）预防感染：根据气温改变及时加减衣服，预防上呼吸道感染。注意保护性隔离，以免交叉感染。按时预防接种。实施有创性操作如拔牙及做小手术如扁桃体切除术等，应给予足量抗生素，预防感染性心内膜炎。

三、病毒性心肌炎

病毒性心肌炎是由病毒侵犯心肌引起的以心肌细胞的变性和坏死为病理特征的疾病。有时病变也可累及心包或心内膜。

1. 病因 以肠道和呼吸道感染的病毒最常见，尤其是柯萨奇病毒 B 组，占发病的半数以上，其次为埃可病毒、脊髓灰质炎病毒、腺病毒、轮状病毒等。

2. 发病机制 病毒直接对心肌的损害及病毒感染后产生的自身免疫反应。

3. 临床表现 见内科第二节病毒性心肌炎。

4. 辅助检查

（1）实验室检查：血清肌酸激酶及其同工酶增高，肌钙蛋白增高。病毒中和抗体效价测定恢复期较急性期增高 4 倍。白细胞增高、血沉增快、C 反应蛋白增高。

（2）心电图检查：常见各种心律失常，包括室性期前收缩、室上性和室性心动过速。心肌受累明显时可出现 ST-T 段改变，T 波降低。

5. 治疗要点 见内科第二节病毒性心肌炎。

6. 护理措施 见内科第二节病毒性心肌炎。

7. 健康教育

（1）合理安排休息和活动，病情好转后半年至 1 年内避免重体力劳动，以减少心肌耗氧量。

（2）加强营养，指导患儿进高蛋白、高维生素、易消化、富含维生素 C 的食物。

（3）向患儿及家长介绍疾病的治疗过程及预后，减少焦虑和恐惧心理。

（4）教会患儿及家属自测脉搏，发现异常及时就诊。定期复查。注意保暖，预防感染。

扫码做题

第十一节　血液系统疾病

一、小儿造血和血液特点

1. 小儿造血特点　小儿造血分为胚胎期造血和生后造血。

（1）胚胎期造血：胚胎第3周开始卵黄囊造血。卵黄囊退化后，肝脏自胚胎6～8周，脾脏自胚胎8周，开始参与造血，胎儿5个月造红细胞、粒细胞功能消失，造淋巴细胞功能维持终生。肝脏是胎儿中期主要的造血场所。胚胎6周出现骨髓，但至胎儿4个月开始造血，直至生后2～5周后成为唯一的造血器官。

（2）生后造血：主要是骨髓造血。婴幼儿因缺乏黄骨髓，造血潜力较差，容易出现骨髓外造血。婴幼儿时期，当严重感染或溶血性贫血等需要造血增加时，肝、脾和淋巴结可恢复到胎儿时期的造血状态。

2. 小儿血液特点

（1）红细胞数和血红蛋白量：胎儿期处于相对缺氧状态，红细胞数和血红蛋白量较高。至2～3个月时，红细胞数和血红蛋白量下降，出现轻度贫血，称为"生理性贫血"。3个月以后，红细胞数和血红蛋白量逐渐升高，12岁达成年人水平。

（2）白细胞数与分类：出生时白细胞数较多，随后逐渐下降，8岁后接近成人水平。中性粒细胞与淋巴细胞比例相等有两次时间交叉，分别是在出生后4～6天和在4～6岁，7岁以后白细胞分类与成年人相似。

（3）血小板：血小板由骨髓造血组织中的巨核细胞产生，约为（150～250）×10^9/L，与成人相差不大。

（4）血容量：新生儿血容量占体重比例约为10%，儿童约为8%～10%，成人约为6%～8%。

二、小儿贫血

（一）概　述

1. 诊断标准　根据血红蛋白浓度可诊断贫血（表4-32）。

表4-32　小儿贫血的诊断标准

年龄阶段	血红蛋白浓度（g/L）
新生儿	＜145
1～4个月	＜90
4～6个月	＜100
6个月至6岁	＜110
6～14岁	＜120

2. 小儿贫血的分度及分类

（1）分度：根据外周血中血红蛋白浓度可将贫血分为 4 度。轻度＞ 90g/L，中度为 60 ～ 90g/L，重度为 30 ～ 59g/L，极重度＜ 30g/L。

（2）分类

①病因分类：临床最常用，主要依据贫血的原因和发病机制。

a. 红细胞和血红蛋白生成不足性贫血：造血物质缺乏，如营养性缺铁性贫血；骨髓造血功能障碍，如再生障碍性贫血；慢性感染、肾病伴发的贫血等。

b. 溶血性贫血：如遗传性球形红细胞增多症、新生儿溶血病等。

c. 失血性贫血：各种急性和慢性失血性贫血。

②形态学分类：根据红细胞平均容积、红细胞平均血红蛋白和红细胞平均血红蛋白浓度，可分为正细胞正色素性、大细胞性、单纯小细胞性及小细胞低色素性贫血。

（二）营养性缺铁性贫血

营养性缺铁性贫血是体内储存铁缺乏，导致血红蛋白合成减少而引起的一种小细胞低色素性贫血，是最常见的贫血。

1. 病因

（1）铁摄入不足：食品铁供应不足是小儿缺铁性贫血的主要原因。婴儿未及时添加辅食、儿童挑食或偏食、生长发育快（婴儿期和青春期最快）等均可引起贫血。

（2）铁储存不足：4 ～ 6 个月内婴儿铁主要来源于宫内储备，正常足月婴儿出生时从母亲获得的储备铁可足够维持生后 4 个月的生长发育需要。当孕母患缺铁性贫血时，可使胎儿先天铁储存不足而致病。

（3）铁丢失过多：牛奶蛋白过敏引起小肠出血为婴儿常见原因。

2. 临床表现

（1）贫血表现：皮肤黏膜苍白（无发绀）、乏力、头晕、心悸、气短等。年龄越小、病程越长、贫血越严重。

（2）组织缺铁表现：皮肤干燥、萎缩、无光泽，毛发干枯易脱落，指（趾）甲扁平、脆薄易裂，出现反甲或匙状甲。

（3）消化系统：黏膜损害常有舌炎、口角炎、舌乳头萎缩，严重者吞咽困难。

（4）神经、精神系统异常：儿童较明显，如易激惹、烦躁、注意力不集中、记忆力减退、学习成绩下降。少数患者有异食癖，喜吃泥土、生米等。

（5）体征：肝、脾肿大，淋巴结轻度肿大。

3. 辅助检查

（1）血象：典型血象为小细胞低色素性贫血，血红蛋白降低较红细胞更明显，白细胞、血小板正常或减低。

（2）骨髓象：增生活跃或明显活跃，以中、晚幼红细胞为主，粒细胞及巨核细胞无明显异常。骨髓铁染色检查可见细胞外铁减少或消失，铁粒细胞数＜ 15%，可作为诊断缺铁的金指标。

（3）血清铁、总铁结合力、转铁蛋白饱和度：血清铁＜ 10.7μmol/L，总铁结合力＞ 62.7μmol/L。转铁蛋白饱和度＜ 0.15。

4. 治疗要点

（1）去除病因：是根治贫血，防止复发的关键环节。积极治疗原发病。

（2）补充铁剂：首选口服铁剂，如硫酸亚铁、富马酸亚铁等。也可用铁剂肌内注射。早产儿出生后 2 个月开始预防性补铁。

5. 护理措施

（1）饮食护理

①母乳中铁的吸收率较高，提倡母乳喂养或食用铁强化配方奶粉，及时添加辅食。

②增加含铁丰富的食物摄入，含铁丰富的食物主要有动物肝、肾、血、瘦肉及蛋黄、海带、紫菜、木耳、豆类、香菇等，其中动物食物的铁更易吸收。谷类、蔬菜、水果含铁较低，乳类含铁最低。

③鼓励患儿近视，纠正不良饮食习惯，提倡均衡饮食，创造舒适的进食环境，经常更换食物种类，注意色、香味的调配。多吃富含维生素 C 的食物。

（2）用药护理

①口服铁剂的护理：最常见的不良反应是恶心、呕吐、胃部不适和黑便等胃肠道反应，应从小剂量开始，于两餐之间服用。可与维生素 C 或各种果汁同服，但避免与茶、咖啡、牛奶、植酸盐等同服，以免影响铁吸收。使用吸管，服后漱口，避免牙齿染黑。肠道内生成硫化铁，大便呈黑色。

②注射铁剂的护理：需深层肌内注射并经常更换注射部位，减少疼痛与硬结形成。注射时应注意不要在皮肤暴露部位注射。抽取药液后，更换针头注射。可采用"Z"形注射法，以免药液溢出导致皮肤染色。注射后 10 分钟至 6 小时内，密切观察不良反应，主要有注射局部肿痛、硬结形成、皮肤发黑和过敏反应等。

③疗效判断：一般补充铁剂 12 ～ 24 小时后患者自觉症状好转，精神症状减轻，食欲增加。网织红细胞能最早反映其治疗效果，用药 2 ～ 3 天后开始上升，5 ～ 7 天达到高峰。2 ～ 3 周后血红蛋白开始升高，通常 3 ～ 4 周恢复至正常。铁剂治疗应在血红蛋白恢复正常后继续服用 2 个月，以增加铁储存。

（3）休息活动：保持环境清洁、舒适，温湿度适宜，养成规律的作息习惯，保证足够的睡眠与休息，适当活动，注意观察患儿的病情情况，防治并发症。

（4）预防感染：适当进行活动锻炼，增强患儿机体抵抗力，定时进行疫苗接种，做好口腔卫生，保持皮肤清洁。

（三）营养性巨幼细胞贫血

1. 病因

多由维生素 B_{12}、叶酸缺乏所致。叶酸缺乏的主要原因是需要量增加或摄入不足，长期羊乳喂养、牛乳类制品在加工过程中叶酸被破坏可导致叶酸摄入不足。维生素 B_{12} 缺乏常与胃肠功能紊乱所致的吸收障碍有关，如自身免疫性胃炎、胃大部切除术等。多见于 6 ～ 18 个月婴幼儿。

2. 临床表现

（1）一般表现：皮肤、面色苍黄、虚胖，头发稀疏、细黄，头昏、心悸。睑结膜、口唇、指甲苍白，重者因全血细胞减少可致反复感染和出血。常有口角炎、舌乳头萎缩，舌面呈"牛肉样舌"。胃肠道黏膜萎缩可引起食欲缺乏、恶心、呕吐、腹胀等，肝、脾轻度增大。

（2）神经、精神症状：是本病的特有表现。表现为烦躁不安、易怒，表情呆滞，智力、动作发育落后，甚至倒退。对称性远端肢体麻木、深感觉障碍，肌张力增加，腱反射亢进，重者出现震颤，甚至抽搐、共济失调等。

3. 辅助检查

（1）典型血象呈大细胞性贫血，中央淡染区不明显。血红细胞数下降较血红蛋白量更明显。血小板一般减低。中性粒细胞分叶过多。

（2）骨髓增生活跃，红系增生明显，可见各阶段巨幼红细胞。

（3）血清维生素 B_{12} 和叶酸低于正常。

4. 治疗要点

（1）病因治疗是有效治疗或根治的关键。

（2）有精神神经症状者，以维生素 B_{12} 治疗为主，不可单用叶酸治疗，以免加重神经、精神症状。在应用维生素 B_{12} 的基础上，口服叶酸。

5. 护理措施

（1）休息活动护理：一般不需卧床，严重者适当限制活动。肢体麻木、感觉障碍者注意保暖，避免受伤。震颤者放置压舌板或牙垫，防止咬伤舌头，抽搐者适当应用镇静药。

（2）饮食护理：给予富含维生素 B_{12} 和叶酸的食物，绿叶蔬菜、水果、谷类和动物肉类等食物叶酸含量丰富，动物肉类、肝、肾、禽蛋及海产品等含丰富的维生素 B_{12}。改善饮食结构，改变不良的饮食习惯，纠正偏食及长期素食。减少烹饪对叶酸的破坏，注意食物的色、香、味调配，提高患者食欲。

（3）用药护理：按医嘱使用维生素 B_{12} 和叶酸，同时加服维生素 C。密切观察药物的疗效及不良反应。有效治疗 2～4 天后神经、精神症状可好转且网织红细胞增加，2～6 周后血红蛋白恢复正常。

6. 健康教育　告知患者及家属本病预防和治疗的相关知识，积极防治原发病。高危人群宜预防性补充叶酸、维生素 B_{12}。婴儿应及时添加辅食，羊奶喂养者加用叶酸。对智力和运动发育落后的患儿，给予耐心教育，并进行感觉和运动功能训练。指导患者遵医嘱用药，定期门诊复查。

（四）其他贫血

1. 葡萄糖 -6- 磷酸脱氢酶缺乏症　与遗传有关，常见于进食蚕豆或服药后出现黄疸、血红蛋白尿、贫血。G-6-PD 活性下降，Hb、RBC 减少，血清间接胆红素、网织红细胞增高。

（1）治疗：去除诱因，碱化尿液，输 G-6-PD 正常的红细胞制剂。

（2）护理：防止感染，禁食蚕豆，观察溶血症状，普查。

2. 遗传性球形红细胞增多症　常染色体遗传，红细胞膜缺陷，表现为贫血、黄疸、脾肿大。

（1）治疗：摘除脾，必要时可应用抗生素。

（2）护理：注意溶血危象，营养饮食，防止感染。

3. 再生障碍性贫血　原发或理化性等因素使骨髓造血功能受抑制，表现为进行性贫血、出血、反复感染，其他器官一般正常。

（1）治疗：激素、抗生素，输血，造血干细胞移植。

（2）护理：防止感染，营养饮食，出血护理，禁用抑制骨髓的药物。

4. 地中海贫血（海洋性贫血）　与遗传有关，珠蛋白生成障碍，发病早，慢性贫血、肝脾肿大、发育迟缓、特殊面容及黄疸。

（1）治疗：脾摘除，输血，造血干细胞移植。

（2）护理：营养饮食，防止感染，普查。

三、特发性血小板减少性紫癜

是一种正常血小板被免疫性破坏的异质性自身免疫性疾病，又称为免疫性血小板减少症，包括体液免疫和细胞免疫紊乱，是小儿最常见的出血性疾病（占 25%～20%）。

1. 病因与发病机制　机体被病毒感染后产生抗体，一方面产生的抗体可与血小板发生交叉反应，使血小板受损，被单核 - 巨噬细胞系统清除，另一方面机体被感染后形成的抗原 - 抗体复合物黏附于血小板，使其被破坏清除，最终血小板的寿命缩短、减少。

2．临床表现

（1）急性型

①一般症状：小儿常见，占 70%～90%。起病较急，伴有畏寒、发热，发病前常有病毒感染（主要为上呼吸道感染）。

②皮肤、黏膜出血：自发性皮肤、黏膜出血为主，多为针尖大小的皮内和皮下出血点，可伴有鼻或牙龈出血。呕血或黑便常为口鼻出血咽下所致，胃肠道大出血少见。少数患者可有结膜下、视网膜出血及肉眼血尿；出血严重者可有贫血，颅内出血为主要致死原因。

③体征：可有肝、脾轻度肿大。

（2）慢性型：较少见，起病隐匿，前期无感染症状，发病年龄多＞6～10 岁，病程＞6 个月。出血症状轻，感染可加重。

3．辅助检查

（1）血常规：血小板减少至 100×10^9/L 以下，出血程度与血小板高低成正比，＜50×10^9/L 时自发出血，＜20×10^9/L 时出血明显，＜10×10^9/L 时出血严重。出血症状严重时可合并失血性贫血。

（2）骨髓象：巨核细胞成熟障碍。原巨核细胞和幼稚巨核细胞百分比正常或稍高。

（3）血小板抗体检查：抗血小板抗体增高。

4．治疗要点

（1）糖皮质激素：为首选药物。常用泼尼松从 1.5～2mg/（kg·d）开始，分次口服；也可用等效剂量的其他糖皮质激素制剂代替。

（2）静脉输注丙种球蛋白：适用于不宜采用糖皮质激素治疗、激素治疗无效的急性型或危重型患儿，常用剂量 100mg/（kg·d）3～5 天或 0.8～1.0g/（kg·d）1～2 天。

（3）脾切除：考虑儿童患者的特殊性，尽量推迟切脾时间。

（4）输血和输血小板：适用于危及生命的患儿，如出血严重而广泛，疑有或已存在颅内出血者。

5．护理措施

（1）休息护理：急性期减少活动，增加卧床休息时间，避免外伤。减少肌内注射或深静脉穿刺。

（2）饮食护理：给予高热量、高蛋白、高维生素、少渣清淡饮食。避免坚硬粗糙食物，以免造成出血。

（3）病情观察：出现嗜睡、头痛、呕吐、视物模糊、瞳孔不等大、昏迷等，提示可能有颅内出血，应重点监测患者的血小板计数。

（4）症状护理：皮肤出血者不可搔抓，保持皮肤清洁。鼻腔出血不止，可用浸有 1% 麻黄碱或 1% 肾上腺素的棉球、纱条或吸收性明胶海绵局部压迫止血，必要时请医生会诊，以油纱条填塞。保持大便通畅，以防用力排便时腹压增高诱发颅内出血。

（5）用药护理：餐后服药，长期使用糖皮质激素会引起身体外形的变化、胃肠道出血、诱发感染、骨质疏松等。指导患者遵医嘱按时、按量、按疗程服药，不可自行停药或增减药物用量。避免感冒以防加重病情或复发。避免使用阿司匹林等损伤血小板的药物。

四、血友病

血友病是遗传性凝血因子缺乏的出血性疾病。分为三种：血友病 A，即 F Ⅷ（抗血友病球蛋白）缺乏症。血友病 B，即 F Ⅸ（血浆凝血活酶成分）缺乏症。遗传性 F ⅩⅠ缺乏症。以血友病 A 最常见。

1．病因　血友病 A 和血友病 B 为 X 连锁隐性遗传，由女性遗传，男性发病。遗传性 F ⅩⅠ缺乏症为常染色体隐性遗传，男女均可发病，双亲均可遗传。

2．临床表现　出血：是最主要的表现。以血友病 A 最重，遗传性 F ⅩⅠ缺乏症最轻。多于 2 岁左右发病，发病后即终身易出血。致局部肿痛、麻木。咽喉部及颈部出血可致呼吸困难，甚至窒息。

3. 辅助检查 凝血时间和部分凝血活酶时间延长，凝血酶原消耗不良凝血活酶生成试验异常。出血时间、凝血酶原时间和血小板正常。F Ⅷ或 F Ⅸ活性检测可确诊血友病 A 和血友病 B。

4. 治疗要点 尚无根治疗法，以补充凝血因子的替代治疗为主。治疗关键是预防出血、局部止血、补充凝血因子及药物治疗。

5. 护理措施

（1）定期监测生命体征和出血情况的变化，及时识别颅内出血的征象。

（2）出血的护理：尽量避免不必要的穿刺或注射。尽量减少手术治疗。口鼻出血用浸有 0.1% 肾上腺素或新鲜血浆的棉球、明胶海绵压迫。急性期关节出血者宜卧床休息，局部冷敷，抬高患肢、制动并保持其功能位。肿胀未完全消退时，避免患肢负重和过早行走，可行股四头肌收缩训练。在关节腔出血控制后，可循序渐进地进行被动或主动活动，以防关节畸形。

（3）用药护理：遵医嘱尽快输注凝血因子。凝血因子取回后立即输入，应用冷冻血浆时，应在 37℃温水中解冻、融化再尽快输注。

五、急性白血病

1. 临床表现 起病急缓不一，急者多为高热或严重出血，缓者多为面色苍白、疲乏、低热、轻微出血等。

（1）贫血：常为首发症状，呈进行性加重。贫血的原因主要是正常红细胞生成减少及无效性红细胞生成、溶血、出血等。贫血的原因主要是骨髓中白血病细胞极度增生与干扰，造成正常红细胞生成减少。

（2）发热：为早期表现，也是最常见的症状。高热常提示有继发感染，引起感染的原因主要是成熟粒细胞缺乏或功能缺陷。感染可发生在全身任何部位，以口腔炎最多见，其次是呼吸道及肛周皮肤。最常见的致病菌为革兰阴性杆菌，如肺炎克雷伯杆菌、铜绿假单胞菌、大肠埃希菌等。疾病后期常伴真菌感染，与长期应用广谱抗生素、激素、化疗药物有关。

（3）出血：最主要原因是血小板减少。可发生在全身任何部位，以颅内出血最严重，出现头痛、呕吐，瞳孔大小不等，甚至突然死亡。

（4）白血病细胞浸润的表现

①肝、脾及淋巴结肿大。

②骨骼和关节：胸骨下段局部压痛对白血病诊断有一定价值，关节、骨骼疼痛以儿童多见。骨膜受累可形成粒细胞肉瘤（绿色瘤），以眼眶部位最常见，可引起眼球突出、复视或失明。

③中枢神经系统：最常见的髓外浸润部位，主要原因是化疗药物不易通过血 - 脑屏障。表现为头痛、呕吐、颈强直，甚至抽搐、昏迷。

④睾丸：一侧睾丸无痛性肿大，是仅次于中枢神经系统的髓外复发的根源。

2. 辅助检查

（1）血象：多数患者白细胞计数增多，少数白细胞数正常或减少。血涂片检查数量不等的原始和幼稚白细胞是血象检查的主要特点。有不同程度的正常细胞性贫血。早期血小板轻度减少或正常，晚期极度减少。当血小板计数＜ $20×10^9$/L 时应警惕颅内出血。

（2）骨髓象：是确诊白血病的主要依据和必做检查，对临床分型、指导治疗、疗效判断和预后评估等意义重大。多数患者骨髓象增生明显活跃或极度活跃，以原始细胞和幼稚细胞为主，正常较成熟的细胞显著减少。

（3）其他：细胞化学、免疫学等检查有助于确定白血病的类型。

3. 治疗要点　诱导缓解治疗、巩固治疗、防止髓外白血病等阶段。诱导缓解是治疗的关键。

（1）对症治疗

①紧急处理高白细胞血症：当白细胞＞100×10^9/L 时，应紧急使用血细胞分离机。

②防治感染：严重感染是白血病主要的死亡原因，患者宜住隔离病室或无菌层流室。

③控制出血：血小板＜20×10^9/L 者，输浓缩血小板悬液或新鲜血。

④纠正贫血：积极争取白血病缓解是纠正贫血最有效的方法。严重贫血可吸氧、输浓缩红细胞，维持 Hb＞80g/L。

⑤预防尿酸肾病：由于化疗药物造成大量白血病细胞破坏，血清及尿液中尿酸浓度明显增高，尿酸结晶的析出可阻塞肾小管，严重者可致肾衰竭。应要求患者多饮水，最好 24 小时持续静脉补液，使每小时尿量＞$150ml/m^2$ 并保持碱性尿。还可给予别嘌醇抑制尿酸合成。

（2）化学药物治疗：是目前白血病治疗最主要的方法，也是造血干细胞移植的基础，可分为诱导缓解及缓解后治疗两个阶段。长春新碱（VCR）和泼尼松（P）组成的 VP 方案是急性淋巴细胞白血病的基础用药。急性髓系白血病最常用的是去甲氧柔红霉素（IDA）、阿糖胞苷（A）组成的 IA 方案和柔红霉素（DNR）、阿糖胞苷（A）组成的 DA 方案。在诱导缓解期后治疗期常采用 VDLP 方案。

（3）中枢神经系统白血病的防治：可行药物鞘内注射，常用药物是甲氨蝶呤、阿糖胞苷，可同时加地塞米松。浓度不宜过大，药量不宜过多，术后应平卧 4～6 小时。

（4）其他：骨髓或外周干细胞移植。

4. 护理措施

（1）休息活动护理：以休息为主，缓解期和化疗间歇期可适当活动。化疗及病情较重者，应绝对卧床休息。降温忌用安乃近和酒精擦浴，以免降低白细胞和增加出血倾向。

（2）饮食护理：给予高热量、高蛋白、高维生素、适量纤维素、清淡、易消化饮食，以半流质为主，少量多餐。避免高糖、高脂、产气和刺激性的食物，避免化疗前后 2 小时内进食，避免进餐后立即平卧。

（3）病情观察：密切观察生命体征的变化，有无感染，皮肤黏膜淤血或出血点。警惕发生颅内出血等严重并发症。

（4）化疗不良反应的护理

①预防组织坏死：多数化疗药物对组织刺激大，多次静脉注射可引起静脉炎。若药液外渗可引起局部组织坏死、蜂窝织炎，故仅用于静脉注射。首选中心静脉或深静脉置管，若使用外周浅表静脉，宜选择粗直的大血管。

a. 静脉给药前，最重要的注意事项是告知患者，并要求签署化疗同意书。

b. 此后用生理盐水冲管，确保针头在静脉内，推注速度要慢，边推边抽回血，以保证药液无外渗。输注完毕后再用生理盐水冲管后拔针。联合应用多种药物时，先用刺激性弱的药物。

c. 若静脉穿刺处疼痛，首先考虑是否发生药液外渗。药液一旦外渗，应立即停止给药，保留针头接注射器回抽后，注入解毒剂再拔针，之后应用地塞米松或利多卡因局部封闭，间断冰敷 24 小时，肢体抬高 48 小时，报告医师并记录。

②保护静脉：药物适当稀释，以减轻对血管壁的刺激。长期治疗需制订静脉使用计划，左、右臂交替使用。发生静脉炎的局部血管禁止输液，患处避免受压，给予热敷，硫酸镁湿敷或理疗。

③骨髓抑制：抗肿瘤药物多数均有不同程度的骨髓抑制不良反应，应定期查血象，每次疗程结束后复查骨髓象。化疗期间最主要的观察项目就是血常规，如白细胞＜3.5×10^9/L，或血小板＜80×10^9/L 时，应暂停化疗，预防感染。白细胞＜1×10^9/L，实行保护隔离。血小板＜20×10^9/L，绝对卧床休息，协助做好生活护理。

④预防感染：对重度骨髓抑制者，置于无菌室或层流无菌室内。若无层流室，置于单人病房，定期严格消毒，禁止探视，避免交叉感染。加强口腔、皮肤及肛周护理。

⑤胃肠道反应：化疗期间给予清淡、易消化和富有营养的饮食，少食多餐。出现恶心、呕吐时，应暂缓或停止进食，加强口腔护理。呕吐频繁可用止吐镇静药。必要时静脉补充营养。

⑥常见化疗药不良反应：见表4-33。

（5）心理护理：鼓励患者表达内心感受，指导患者自我心理调节的方法。

表4-33　常见化疗药不良反应及护理

常见不良反应	药　物	护理措施
心脏毒性	柔红霉素 多柔比星（阿霉素） 高三尖杉酯碱	用药前后监测心率、心律及血压，用药时缓慢静滴，速度<40滴/分
肝功能损害	巯嘌呤 甲氨蝶呤 门冬酰胺酶	观察有无黄疸，定期监测肝功能
出血性膀胱炎	环磷酰胺	多饮水，每天超过3000ml，以稀释尿中药物浓度
周围神经炎 手足麻木感	长春新碱	停药后可逐渐消失
口腔黏膜溃疡	甲氨蝶呤	加强口腔护理，每天2次，用0.5%普鲁卡因含漱
脱　发	大多数化疗药	化疗结束后可再生，戴冰帽，减少药物到达毛囊

第十二节　泌尿系统疾病

一、小儿泌尿系统解剖、生理特点

1. 解剖特点

（1）肾：小儿肾脏在2岁以后始达髂嵴以上。小儿年龄越小，肾相对越大。婴儿期肾位置较低，2岁以下腹部触诊可扪及。

（2）肾盂和输尿管：婴儿肾盂和输尿管比较宽，管壁肌肉及弹力纤维发育不全，易扩张受压、扭曲而致梗阻，从而引起尿潴留和泌尿系感染。

（3）膀胱：婴儿膀胱位置相对较高，充盈时易在腹部触及。

（4）尿道：女婴尿道较短，外口暴露，且接近肛门，易受污染而引起上行感染。男婴尿道较长，但常因包茎，污垢积聚也易导致上行感染。

2. 生理特点

（1）肾功能：新生儿及婴幼儿的肾小球滤过率较低，重吸收、排泄、浓缩和稀释等功能均不成熟，表现为排尿次数增多，易发生水、电解质紊乱及酸中毒。小儿1～1.5岁时，肾功能达成年人水平。

（2）排尿特点：约 93% 的新生儿在出生后 24 小时内，99% 在 48 小时内开始排尿。3 岁左右小儿已经能控制排尿。在 1.5 岁～ 3 岁之间，儿童可以通过会阴肌和控制尿道外括约肌控制排尿。正常尿液为透明、淡黄色，尿量与液体入量、气温、湿度、食物种类、活动量及精神因素有关。小儿各年龄阶段正常尿量及少尿、无尿判别见表 4-34。

表4-34　小儿各年龄阶段正常尿量及少尿、无尿判别

年龄阶段	正常	少尿	无尿
新生儿	1～3ml/（kg·h）	<1ml/（kg·h）	<0.5ml/（kg·h）
婴儿期	400～500ml/d	<200ml/d	<50ml/d
幼儿期	500～600ml/d	<200ml/d	<50ml/d
学龄前期	600～800ml/d	<300ml/d	<50ml/d
学龄期	800～1400ml/d	<400ml/d	<50ml/d

二、急性肾小球肾炎

1. **病因与发病机制**　绝大多数病例属急性溶血性链球菌感染后引起的免疫复合物性肾小球肾炎，常见致病菌为 A 组 β- 溶血性链球菌。多继发于上呼吸道感染、猩红热、皮肤感染后。免疫复合物沉积于肾小球基底膜并激活补体系统，导致免疫损伤和炎症，造成肾小球血流量减少，肾小球滤过率降低，水钠潴留及肾小球基底膜破坏，出现少尿、无尿，严重时发生急性肾衰竭。

2. **临床表现**　见内科第四节急性肾小球肾炎。

3. **辅助检查**　见内科第四节急性肾小球肾炎。

4. **治疗要点**　见内科第四节急性肾小球肾炎。

5. **护理措施**　见内科第四节急性肾小球肾炎。

6. **健康教育**

（1）疾病预防指导：锻炼身体，增强体质，避免链球菌感染，彻底清除感染灶是本病预防的关键。小儿一旦患感冒、扁桃体炎和皮肤感染，应及时就诊。

（2）疾病知识指导：介绍急性肾小球肾炎的病因、治疗和护理的相关知识，讲明本病为自限性疾病，预后良好，缓解患儿及家属的紧张情绪。强调限制患儿活动是控制病情进展的重要措施，尤其以发病前 2 周最关键。痊愈后可适当活动，但 1 ～ 2 年避免剧烈活动和劳累。

（3）病情监测：定期门诊随访是彻底痊愈的重要保证。

三、原发性肾病综合征

原发性肾病综合征是由各种肾疾病所致的，以大量蛋白尿（尿蛋白 > 3.5g/d）、低白蛋白血症（血浆白蛋白 < 30g/L）、水肿、高脂血症为临床表现的一组综合征。其中，前两项为诊断本病的必备条件。

1. **病因与发病机制**　见内科第四节原发性肾病综合征。

2. **病理生理**　见内科第四节原发性肾病综合征。

3. **分型**　可通过糖皮质激素反应判断。

（1）激素敏感型肾病：足量泼尼松治疗 ≤ 8 周尿蛋白转阴。

（2）激素耐药型肾病：足量泼尼松治疗＞8周尿蛋白仍未阳性。

（3）激素依赖型肾病：连续2次减量或停药2周内复发，对激素敏感。

（4）肾病复发与频复发：复发是连续3天尿蛋白由阴性转阳性。频复发指半年内复发≥2次，或1年内复发≥3次。

4. **临床表现**　患儿起病或复发前常有呼吸道感染。

（1）单纯型肾病：发病年龄多为2～7岁，男性高于女性。水肿较常见，呈凹陷性，出现顺序为眼睑、面部、四肢及全身，严重者可有少尿、腹水。全身症状有面色苍白、疲乏无力等，一般没有血尿、高血压。

（2）肾炎型肾病：大量蛋白尿、低白蛋白血症、水肿、高脂血症、血尿、高血压。

（3）并发症

①感染：是常见的并发症和致死原因，也是导致肾病综合征复发及疗效不佳的主要原因，其发生与蛋白质营养不良、免疫功能紊乱及应用糖皮质激素等有关。最常见的感染部位依次为呼吸道、泌尿道及皮肤。

②血栓、栓塞：多数患者血液呈高凝状态，易发生血管内血栓形成和栓塞，以肾静脉血栓最常见，可使肾病综合征加重，是直接影响疗效和预后的重要原因。

③肾衰竭：是肾病综合征导致肾损伤的最终后果。

④电解质和低血容量代谢紊乱：低钠、低钾及低钙血症常见。低钠血症引起血浆胶体渗透压下降，容易诱发低血容量休克。低钙血症由于钙结合蛋白降低引起。

5. **辅助检查**　见内科第四节原发性肾病综合征。

6. **治疗要点**　见内科第四节原发性肾病综合征。

7. **护理措施**

（1）休息活动护理：全身严重水肿、胸腹腔积液者，易引起呼吸困难，需绝对卧床休息，取半卧位，以增加肾血流量，从而增加尿量。

（2）饮食护理：一般给予正常量的优质蛋白（动物蛋白），摄入量以1.5～2.0g/（kg·d）为宜。摄入的热量依年龄不同而不同，其中糖类占40%～50%。为减轻高脂血症，应少进富含饱和脂肪酸的食物，多吃不饱和脂肪酸及富含可溶性纤维食物。水肿时限制钠盐1～2g/d，避免腌制食品。轻度水肿无须严格限水，严重水肿者严格限制水的摄入。

（3）皮肤护理、预防感染：见内科护理学第四节泌尿系统疾病的相关内容。

（4）用药护理

①利尿药：定期复查电解质，遵医嘱补钾，肾衰竭者禁用保钾利尿药。注意利尿不宜过快、过猛，以免血容量不足而加重血液高凝，诱发血栓、栓塞并发症。

②糖皮质激素：严格遵医嘱用药，长期使用应注意有无消化道溃疡、继发感染、骨质疏松、高血压、糖尿病、满月脸及向心性肥胖等不良反应。用药应遵循起始足量、缓慢减药、长期维持的原则。可采取全日量顿服或维持用药期间两日量隔日一次顿服，以减轻不良反应。中程疗法总疗程6个月，长程疗法9个月。

③环磷酰胺：不良反应有出血性膀胱炎、骨髓抑制、胃肠道反应、中毒性肝损害、脱发及性腺抑制（尤其男性）等。

④环孢素A：长期应用存在肝肾毒性、高血压、高尿酸血症、多毛及牙龈增生等不良反应，停药后易复发。

四、泌尿道感染

1. 病因
（1）致病菌：大多数为肠道革兰阴性杆菌，以大肠埃希菌最常见。
（2）感染途径：上行感染最常见，其他有血行感染（多继发于新生儿及婴儿败血症、菌血症等）、淋巴感染和直接蔓延。
（3）易感因素
①小儿输尿管长而弯曲，管壁肌层发育不全，易因扩张引起尿潴留而利于细菌生长。
②小儿的机体免疫功能发育不全。
③小儿再发性和慢性泌尿系统感染常与先天畸形和膀胱、输尿管尿液反流有关。

2. 临床表现
（1）急性感染：不同年龄组临床表现差异较大。
①新生儿期：症状极不典型，以全身症状为主，如发热、食欲缺乏、呕吐、腹泻、烦躁或嗜睡、体重不增等。局部尿路刺激症状多不明显。
②婴幼儿期：以全身症状为主，可有发热、轻咳、腹泻、腹痛、腹胀、尿臭等。部分患儿排尿时哭闹、排尿中断或夜间遗尿。尿路刺激症状随年龄增长而逐渐明显。
③儿童期：表现与成人相似。上尿路感染时表现为发热、寒战、腰痛、呕吐等全身症状。下尿路感染时常有尿频、尿急、尿痛等膀胱刺激症状。
（2）慢性感染：病情迁延或反复急性发作 6 个月以上，可无明显症状。患儿常有间歇性发热、脓尿、腰酸、进行性贫血、发育迟缓等。

3. 辅助检查
（1）尿液检查：尿细菌培养及菌落计数是诊断尿道感染的主要依据。清洁中段尿离心沉渣镜检中白细胞＞10 个 /HP，即可怀疑为尿路感染，也可有血尿。尿细菌定量培养≥10^5/ml 为真性菌尿，可确诊尿路感染。10^4～10^5/ml 为可疑阳性，需复查。＜10^4/ml 则可能是污染。
（2）影像学检查：有助于检查泌尿系统有无畸形、了解肾损害的病程等，包括 B 超、肾盂造影、排泄性膀胱造影、CT 等。

4. 治疗要点
（1）一般治疗：注意休息，鼓励饮水。
（2）对症治疗：尿路刺激症状明显者可口服碳酸氢钠碱化尿液。
（3）抗菌药物治疗：应用抗菌药物，参考药敏试验结果及临床疗效选用敏感性药物治疗。上行性感染者首选磺胺类药物治疗，血源性感染者选用青霉素类、氨基糖苷类或头孢菌素类单独或联合治疗。口服抗生素治疗7～14天。＜3 个月婴儿静脉敏感抗生素10～14天，＞3 个月口服敏感抗生素7～14天。

5. 护理措施
（1）一般护理：卧床休息，多饮水，保持外阴清洁，勤换内裤。给予高热量、高蛋白质、高维生素、易消化饮食。大量饮水减少细菌在尿道停留时间，可减轻排尿不适。
（2）对症护理：体温过高时给予物理、药物降温。遵医嘱应用解热镇痛药物缓解症状，预防小儿惊厥的发生。遵医嘱给予有效抗生素控制感染。
（3）送检尿标本：尿标本避免污染，常规清洁消毒外阴后留取中段尿送检。

6. 健康教育
指导家长为婴儿勤换尿布，幼儿不穿开裆裤及紧身裤，便后清洗臀部。清洗外阴时，女婴自前向后擦洗，单独使用洁具。及时治疗男孩包茎。根治蛲虫，减少感染因素。疗程结束后每月复查 1 次，需复查 3 个月，反复复发者每 3～6 个月复查 1 次，需 2 年或更长时间。

扫码做题

第十三节　内分泌系统疾病

一、生长激素缺乏症

生长激素缺乏症又称垂体性侏儒症，是由于垂体分泌生长素不足导致，造成患儿低于正常儿童平均身高 2 个标准差或低于正常儿童生长曲线 3 百分位以下。

1. 病因

（1）原发性：遗传因素，Ⅰ型（常染色体隐性遗传）、Ⅱ型（常染色体显性遗传）、Ⅲ型（X 连锁遗传）；特发性下丘脑、垂体功能障碍是生长激素缺乏的主要原因；发育异常。

（2）继发性：肿瘤、感染、放射性损伤或头部损伤。

（3）暂时性：心理、精神因素或外界不良因素刺激导致，可逐渐恢复。

2. 临床表现

（1）原发性生长激素缺乏症：生长障碍，出生时正常，1 岁后生长缓慢，娃娃脸，手足短小，身高低但体型匀称，上下比例正常；出牙及囟门闭合延迟，下颌发育不佳、恒齿不整齐，骨化中心发育迟缓，骨龄低于实际年龄 2 岁；青春发育期迟缓；智力正常。

（2）继发性生长激素缺乏症：任何年龄都可发病，发病后开始生长缓慢，颅内肿瘤出现头痛、呕吐、视野缺损等颅内压增高等症状。

3. 治疗原则

（1）生长激素替代治疗：多采用基因重组人生长激素每晚 0.1U/kg 皮下注射，6 ～ 7 次／周。恶性肿瘤或有潜在肿瘤恶变者及严重糖尿病患者禁用。

（2）性激素治疗：适用于骨龄达 12 岁，同时伴有性腺轴功能障碍的生长激素缺乏症患儿，以促进第 2 性征发育。男孩用长效庚酸睾酮，每月肌内注射 1 次 25mg，每 3 个月增加 25mg，直至100mg。女孩用炔雌醇 1 ～ 2μg/d；或妊马雌酮，剂量自 0.3mg/d 起，逐渐增加。

（3）生长激素释放激素治疗：适用生长激素释放激素不足或不能用生长激素替代治疗的患儿。

4. 护理措施　补充足够营养及维生素，密切监测患儿身高、体重和智力发育。生长激素替代治疗在骨骺愈合前均有效，要掌握其剂量。促合成代谢激素有肝毒性和雄激素作用，还会促进骨骺提前愈合造成身高过矮，必须严密监测肝功和骨龄发育情况。了解患儿的心理状态，树立正向的自我概念。

二、先天性甲状腺功能减低症

先天性甲状腺功能减低症简称甲减，又称呆小症或克汀病，是由于甲状腺激素合成不足导致的患儿生长障碍、智能落后的一种疾病。

1. 病因与发病机制

（1）散发性先天性甲低：甲状腺不发育、发育不全或异位为最主要原因，占 90%；其次是甲状腺激素合成途径障碍；其他还包括激素缺乏、母亲在妊娠期服用抗甲状腺药物在成暂时性甲低、靶器官反应低下等有关。

（2）地方性先天性甲低：主要为胎儿期缺碘导致，造成不可逆的神经系统损害。

2. 病理生理　甲状腺主要生理作用是加速细胞内氧化过程，促进代谢，增高基础代谢率；促进蛋白质合成，增加酶活性；加速脂肪分解、氧化；提高糖的利用率；促进细胞、组织的分化、成熟；促进钙、磷在骨质中的合成代谢和骨、软骨生长；促进中枢神经系统的生长发育最为重要。甲状腺不足时会造成生长发育迟缓、智能低下、代谢障碍等。

3. 临床表现 先天性甲低在婴儿早期即可出现症状。甲状腺发育不良多于生后 3～6 个月出现症状，也可多年之后出现。主要表现为发育迟缓、智能低下和基础代谢率降低。

（1）新生儿期：生理性黄疸延长，伴有反应迟钝、喂养困难、声音嘶哑、哭声低、腹胀、便秘，脐疝、前囟较大、后囟未闭、末梢循环差、心音低钝、心率缓慢等。

（2）婴幼儿期（典型）

①特殊面容和体态：头大、颈短、眼距宽、眼裂小、鼻梁宽平、唇厚舌大、舌常伸出口外，表情淡漠、皮肤苍黄、干燥、毛发稀少、面部黏液水肿、眼睑水肿。骨龄落后、身材矮小、囟门关闭迟，出牙晚。

② 生理功能低下：嗜睡、食欲缺乏、腹胀、便秘、心音低钝、心脏扩大伴心包积液等。

③神经系统功能障碍：智能低下、表情呆滞、神经反射迟缓，运动发育障碍等。

（3）地方性甲低：胎儿期碘缺乏引起的中枢神经系统发育障碍。

①"神经性"综合征：共济失调、瘫痪、聋哑、智能低下，身材正常。

②"黏液性水肿"综合征：生长发育和性发育明显迟缓，智能低下及黏液性水肿，血清 T_4 降低、TSH 增高。

4. 辅助检查

（1）甲状腺功能检查：T_4 降低、T_3 降低或正常、TSH 增高即可确诊。

（2）新生儿筛查：作为初筛，TSH ＞ 15～20mU/L，再监测 T_4、TSH 以确诊。

（3）X 线：观察手腕、膝关节骨化中心出现及大小来测定骨龄。

（4）TRH 刺激试验：判断是垂体性还是下丘脑性甲低。

（5）甲状腺扫描：检查甲状腺先天缺如或异位。

（6）基础代谢率测定：基础代谢率低下。

5. 治疗要点 早诊断、早治疗，一旦确诊先天性甲低，需终身服药。目前临床上最有效的药物是 L-甲状腺素钠，婴儿每天 8～14μg/kg，儿童每天 4μg/kg，半衰期为 1 周，1 周左右达到最佳效力。干甲状腺片是从动物甲状腺组织提取，临床已基本不用。在出生 3 个月内即开始治疗，可避免严重神经系统损害，预后尚好。

6. 护理措施

（1）生活护理：保持室内温湿度适宜，适时增减衣服，避免受凉，预防感染。给予高蛋白、高维生素、富含钙及铁剂的易消化食物。摄入充足水分，刺激肠蠕动，保持大便通畅，必要时给予缓泻剂或灌肠。加强行为训练，提高自理能力。

（2）用药护理：用药剂量随着甲状腺功能和临床表现适当调整。药量过小，影响智力和体格发育；药物过量，出现发热、烦躁、多汗、腹痛、腹泻、消瘦等。故治疗开始每 2 周复查 1 次，TSH、T_4 正常每 3 个月复查 1 次，1～2 年后每 6 个月复查 1 次。根据变化，随时调整剂量。

三、儿童糖尿病

糖尿病是一组由多病因引起的以慢性高血糖为特征的代谢性疾病，由胰岛素分泌和（或）作用缺陷引起。

1. 病因与发病机制 糖尿病分为 4 型，包括 1 型糖尿病（胰岛素依赖型）、2 型糖尿病（非胰岛素依赖型）、其他特殊类型糖尿病和妊娠糖尿病。

（1）1型糖尿病：占儿童糖尿病98%，为多基因遗传病，胰岛B细胞被破坏而导致胰岛素绝对缺乏，具有酮症倾向，需胰岛素终身治疗。免疫系统对自身组织的攻击可认为是发生1型糖尿病的病理生理基础，病毒感染（风疹病毒、腮腺炎病毒、柯萨奇病毒等）、化学毒素（如亚硝胺、链尿菌素等）、饮食中某些成分（如牛奶蛋白）、胰腺遭到缺血损伤等因素均可触发。

（2）2型糖尿病：儿童较少，近年来儿童肥胖症增多，15岁之前发病患者也呈增加趋势。

2. 病理生理 由于胰岛素绝对或相对缺乏，引起糖原合成障碍，肝糖原和糖异生增加，导致糖尿病，表现多饮、多食、多尿。脂肪合成减少、分解增加，患儿消瘦。蛋白质代谢紊乱，出现生长发育迟缓、免疫力低，易引起感染。高血糖使血渗透压增高，引起机体电解质平衡紊乱。

3. 临床表现 急性起病，典型症状为多饮、多食、多尿和体重减轻，即"三多一少"。小儿可表现为遗尿，年长儿有精神不振、体重减轻等症状。40%患儿首次就诊就有酮症酸中毒，可由胰岛素不适当减量或突然中断治疗、感染、饮食不当或精神刺激导致。除典型症状外还表现为疲乏、恶心、呕吐、头痛、嗜睡、呼吸深大（库斯莫呼吸），呼气中有烂苹果味（丙酮味）。后期严重失水，尿少，血压下降、心率加快。甚至昏迷、死亡。并发的血管病变，常累及眼和肾脏。

儿童糖尿病的自然病程包括急性代谢紊乱期、暂时缓解期、强化期、永久糖尿病期。

4. 辅助检查

（1）尿糖测定：尿糖阳性是诊断糖尿病的重要线索。尿糖阴性不能排除糖尿病可能。糖尿病酮症酸中毒患儿尿糖呈强阳性（++++），当肾功能正常时尿酮体呈强阳性（++++）。

（2）血糖测定：空腹血糖及餐后2小时血糖升高是诊断糖尿病的主要依据，是判断糖尿病病情和控制情况的主要指标。有症状且空腹血糖≥7.0mmol/L或餐后2小时血糖≥11.0mmol/L即可确诊。

（3）口服葡萄糖耐量试验（OGTT）：适用于血糖高于正常范围而又未达到诊断糖尿病标准者。OGTT在无任何热量摄入8小时后，清晨空腹进行，患儿口服1.75/kg葡萄糖，溶于2.5ml水，3～5分钟饮完，糖尿病患儿血糖＞11.1mmol/L。

（4）糖化血红蛋白（HbA1c）测定：可反映取血前8～12周血糖的总水平，可稳定而可靠地反映患者的预后。HbA1c≥6.5%可作为诊断糖尿病的参考。

（5）血气分析：PH＜7.30，HCO_3^-＜15mmol/L，提示有酮症酸中毒。

5. 治疗要点 1型糖尿病采用胰岛素治疗、饮食治疗、运动治疗、自我血糖监测和心理支持结合的治疗方案。

（1）饮食治疗：低糖、低脂（以不饱和脂肪酸为主）、适当蛋白质、高纤维素、高维生素饮食。每日所需总热量（kcal）=1000＋[年龄×（70～100）]，糖类占50%～60%，蛋白质10%～15%，保证优质蛋白摄入超过50%，脂肪不超过30%，应定时定量，按每日三餐1/5、2/5、2/5分配。

（2）胰岛素治疗：新诊断患儿，开始治疗选择短效胰岛素，每天0.5～1.0U/kg。分早、中、晚餐前30分钟及睡前4次注射（早餐前用量占30%～40%，中餐前20%～30%，晚餐前30%，睡前10%）。逐渐过度到短、中效胰岛素配合使用（中短效与中效胰岛素比例约为1：2，早餐前2/3，晚餐前1/3）。（表4-35）。

表4-35 胰岛素的种类及作用时间

种 类	开始时间（小时）	峰值时间（小时）	持续时间（小时）
短 效	0.5	2～4	6～8
中 效	1.5～2	4～12	18～24
长 效	3～4	14～20	24～36

（3）运动治疗：最佳的运动时间是餐后 1 小时，2 ～ 3 小时为宜，不宜空腹运动，患儿运动量增加应在餐前适当减少胰岛素量。

（4）糖尿病酮症酸中毒治疗

①补液：纠正水、电解质紊乱和酸中毒。是治疗酮症酸中毒的首要和关键环节。生理盐水 20ml/kg 快速静脉滴注，扩血容量，改善循环，开始 12 小时内至少补足累积损失量的一半。当血糖＜ 17mmol/L 后，改用含有 0.2% 氯化钠的 5% 葡萄糖静滴。先快后慢，并根据血压、心率、尿量及周围循环状况决定输液量和输液速度。见尿补钾。

②胰岛素治疗：一般采用小剂量胰岛素静脉注射，调整血糖。

6. 护理措施

（1）休息运动护理：血糖＞ 14mmol/L、有糖尿病急性并发症、明显低血糖症、各种器官严重慢性并发症者不宜运动，增加休息。病情稳定者应安排有规律的合适运动，循序渐进，长期坚持。运动不宜在空腹时进行，防止低血糖发生。运动时应随身携带糖果等，当出现低血糖症状时及时食用并暂停运动。

（2）饮食护理：控制饮食的关键在于控制总热量。在保持总热量不变的原则下，增加一种食物时应同时减去另一种食物。出现饥饿时，可增加蔬菜、豆制品等副食。严格定时进食，严格限制甜食。超重者忌食油炸、油煎食物。炒菜宜用植物油，少食动物内脏等含胆固醇高的食物。限制饮酒，限盐＜ 6g/d。每周定期测量体重，如果体重改变＞ 2kg，应报告医师。

（3）胰岛素治疗护理：准确执行医嘱，做到制剂、剂量准确，按时注射。长期用药，不可擅自增减药物剂量或者停药。

①普通胰岛素于餐前半小时皮下注射，宜选择上臂外侧、臀部、大腿前侧、腹部等部位，腹部吸收最快。

②注射部位应交替使用，1 个月内同一部位不能注射两次，以免形成局部硬结和脂肪萎缩，影响药物吸收及疗效。如产生硬结，可用热敷。在同一区域注射，必须与上一次注射部位相距 1cm 以上。

③注射胰岛素时应严格无菌操作，防止发生感染。必要时用 70% ～ 75% 乙醇消毒局部皮肤，皮下注射前应排尽空气。

④两种胰岛素合用时，应先抽吸短效胰岛素，再抽吸长效胰岛素，以免长效胰岛素混入短效内，影响其速效性。

⑤使用胰岛素治疗过程中应定期监测尿糖、血糖变化。胰岛素过量会发生 Somogyi 现象，午夜至凌晨时发生低血糖，清晨后血糖、尿糖异常增高，胰岛素用量减少即可消除。胰岛素用量不足出现清晨现象，清晨 5 ～ 9 时血糖、尿糖增高，加大晚间胰岛素用量即可消除。

⑥大量应用胰岛素会出现低血钾。

（4）低血糖反应护理：注射胰岛素等药物后，通常在没有进餐的情况下，可出现心悸、疲乏、饥饿感、出冷汗、脉速、恶心、呕吐，重者抽搐、昏迷，甚至死亡。发生低血糖反应后，意识清楚者可用白糖以温水冲服。意识障碍者静脉注射 50% 葡萄糖溶液，清醒后再进食，防止再昏迷。

（5）预防感染：注意观察患者体温、脉搏等变化。

①皮肤护理：保持皮肤清洁，洗澡水温不可过热，香皂以中性为宜，内衣棉质、宽松、透气。皮肤瘙痒患者嘱其不要搔抓。如有皮肤感染，应选敏感抗生素，严格执行无菌技术。

②呼吸道护理：注意保暖，室内通风，避免接触上呼吸道感染人员，做好口腔护理。

③泌尿道护理：注意会阴清洁，防止和减少瘙痒和湿疹发生。

第十四节　神经系统疾病

一、小儿神经系统解剖生理特点

在小儿生长发育过程中，神经系统发育最早，且速度快。其解剖生理特点见表 4-36。

表4-36　小儿神经系统的解剖生理特点

部　位	特　点	
脑	出生时脑相对重，神经细胞数目已与成人接近；神经纤维髓鞘不完善，对外来刺激反应缓慢且易泛化；对缺氧的耐受性较成年人差；随年龄增长，脑功能逐渐成熟与复杂化	
脊　髓	新生儿脊髓下端在第2腰椎下，腰椎穿刺时位置要低，以第4～5腰椎间隙为宜	
脑脊液	新生儿脑脊液量少、压力低，抽取困难；随年龄增长，脑脊液量逐渐增多	
神经反射	出生时存在，终身不消失	角膜反射，瞳孔反射，结膜反射，吞咽反射
	出生时存在，2～7个月消失	觅食反射，吸吮反射，拥抱反射，握持反射，颈肢反射，迈步反射，支撑反射，交叉伸展反射
	出生时不存在，出现后永不消失	腹壁反射，降落伞反射，提睾反射及各种腱反射
	病理反射	2岁内出现巴宾斯基征属生理现象，单侧出现或2岁后异常
	脑膜刺激征	颈强直，凯尔尼格征，布鲁津斯基征阳性

二、化脓性脑膜炎

化脓性脑膜炎是由各种化脓性的细菌感染引起的脑膜炎症，部分患者病变累及脑实质，是小儿尤其是婴幼儿时期常见的中枢神经系统感染性疾病之一。

1. **病因**　血行感染为最常见的途径，致病菌大多从呼吸道侵入，也可通过感染邻近组织器官或因颅腔存在直接通道而侵入。新生儿及 2～3 个月以的患儿以革兰阴性细菌（如大肠埃希菌、变形杆菌）、B 组溶血性链球菌和金黄色葡萄球菌为主。2～3 个月至 4 岁小儿以流感嗜血杆菌为主。5 岁以上患儿以脑膜炎双球菌或肺炎链球菌为主。

2. **临床表现**　5 岁以下儿童多见，1 岁以下是患病高峰年龄。暴发性脑膜炎起病急，皮肤出现瘀点、瘀斑，进行性休克症状，致病菌是脑膜炎双球菌。亚急性化脓性脑膜炎可有上呼吸道感染症状，致病菌是流感嗜血杆菌。

（1）典型表现

①感染中毒及急性脑功能障碍症状：体温升高，进行性加重的意识障碍，嗜睡，惊厥等。

②颅内压增高表现：头痛、呕吐，婴儿前囟饱满与增高、头围增大等。

③脑膜刺激征：最常见的是颈项强直，同时可出现凯尔尼格征、布鲁津斯基征阳性等。

（2）不典型表现

①伴或不伴体温升高。

②仅有吐奶、尖叫表现，颅内压增高的表现可不明显。

③仅见面部、肢体局部或多灶性抽动、局部或全身肌阵挛，惊厥可不典型。

④脑膜刺激征不明显。

（3）并发症：治疗后热退复升，病情不见好转或病情反复的患儿首先考虑并发硬脑膜下积液，其他常见并发症如脑室管膜炎、脑积水、面瘫等。

3. 辅助检查

（1）外周血象：白细胞明显增高，以中性粒细胞为主。

（2）脑脊液检查：是确诊本病的重要依据。脑脊液检查压力增高，外观浑浊或呈脓性，似米汤样。糖含量显著降低，蛋白质含量显著增高，氯化物含量下降。涂片或细菌培养可找到致病菌。

（3）皮肤瘀点、瘀斑涂片：是发现脑膜炎双球菌重要而简单的检查。

4. 治疗要点　化脓性脑膜炎病情严重，应早期、足量、足疗程静脉给药，力争24小时内杀灭脑脊液中的致病菌。

（1）抗生素治疗

①病原菌明确前，选用第三代头孢菌素头孢噻肟或头孢曲松，效果不理想可联用万古霉素。

②病原菌明确后，若为脑膜炎双球菌应首选青霉素，青霉素耐药选用氨苄西林或第三代头孢菌素。

③肺炎链球菌大多对青霉素耐药，应选择第三代头孢菌素。

④流感嗜血杆菌，应选氨苄西林或第三代头孢菌素。

⑤革兰阴性杆菌如大肠埃希菌、铜绿假单胞菌感染，应选氨苄西林或第三代头孢菌素。

⑥金黄色葡萄球菌感染，应选用萘夫西林、万古霉素或利福平。

⑦抗生素治疗脑膜炎双球菌1周，肺炎链球菌和流感嗜血杆菌2周，金黄色葡萄球菌和革兰阴性杆菌3周以上。

（2）糖皮质激素：使用糖皮质激素可抑制细菌内毒素介导的炎症反应，还可降低血管通透性，减轻脑水肿，降低颅内压。常用地塞米松，注意不可长期使用。对新生儿非常规应用糖皮质激素。

（3）对症治疗：及时处理颅内压增高及高热、惊厥等情况，保证能量摄入，维持水、电解质及酸碱平衡。

5. 护理措施

（1）饮食护理：给予高热量、高蛋白、高维生素的流质、半流质饮食，不能口服者给予鼻饲。

（2）降低颅内压：协助患儿头肩抬高15°～30°，遵医嘱使用脱水利尿药或糖皮质激素等。

（3）维持正常体温：高热患儿应卧床休息，及时监测体温。体温大于38.5℃时，应在30分钟内使体温降至正常水平，必要时给予物理或药物降温，多饮水。遵医嘱用抗生素。

（4）安全护理：保持室内安静，惊厥发作时，头偏向一侧，保持呼吸道通畅，防止误吸窒息或吸入性肺炎的发生。必要时给予镇静药。

（5）预防化脓性脑膜：首先应预防各种细菌引起的上呼吸道感染。凡与流感嗜血杆菌性脑膜炎患者接触的易感儿可服用利福平。利福平不仅对结核杆菌及麻风杆菌有作用，亦可杀灭多种如金黄色葡萄球菌、脑膜炎奈瑟菌等，对G⁻杆菌如大肠埃希菌、变形杆菌、流感嗜血杆菌等也有抑制作用。

三、病毒性脑膜炎、脑炎

病毒性脑膜炎、脑炎是由多种病毒引起的颅内急性炎症，以发热、头痛、呕吐、精神异常及意识障碍为主要临床特征，多为自限性。

1. **病因** 大多数病毒性脑膜炎、脑炎由肠道病毒引起，常见柯萨奇病毒、艾柯病毒等。

2. **临床表现**

（1）病毒性脑膜炎：急性起病，先有上呼吸道感染或前驱传染性疾病。主要表现为发热、恶心、呕吐、嗜睡等。年长儿可有头痛，婴儿则易激惹、烦躁不安。少有意识障碍和惊厥发作，可有脑膜刺激征和颈项强直。病程多在 1～2 周。

（2）病毒性脑炎：病程 2～3 周。多数患儿可完全恢复，但少数遗留癫痫、肢体瘫痪、智力倒退等后遗症。

①弥漫性大脑病变：发热，反复惊厥发作，不同程度的意识障碍和颅内压增高。

②累及额叶皮质运动区：以反复惊厥发作为主，伴或不伴发热。

③累及额叶底部、颞叶边缘系统：精神情绪异常，伴或不伴发热。

④其他：部分患儿以偏瘫、单瘫、四肢瘫或各种不自主运动为主要表现。

3. **辅助检查**

（1）脑脊液检查：多数压力正常或增高，外观清亮，白细胞正常或轻度增高（10～500）×10⁶/L，早期以中性粒细胞为主，晚期以淋巴细胞为主，蛋白含量正常或稍高，糖和氯化物正常。涂片和培养无细菌发现。

（2）病毒学检查：部分患儿病毒培养阳性及特异性抗体检测阳性。恢复期血清特异性抗体滴度高于急性期 4 倍以上有诊断价值。

（3）脑电图检查：以弥漫性或局限性异常慢波背景活动为特征，有助于早期诊断检查。某些患者脑电图可正常。

（4）其他：脑 CT 或磁共振在疾病早期可正常，随着病情进展，可出现基底核阴影增强，脑池密度增高、模糊、钙化，脑室扩大、脑水肿或早期局灶性梗死症。

4. **治疗要点** 无特异性治疗。

（1）维持水、电解质平衡与合理营养支持。

（2）控制脑水肿和颅内高压，限制液体入量，静脉注射脱水药。

（3）控制惊厥发作，防止脑缺氧加重，可给予止惊药，首选地西泮，其次苯巴比妥等。

（4）呼吸道和心血管功能监护。

（5）抗病毒药物，如阿昔洛韦（无环鸟苷）、更昔洛韦、利巴韦林等。

5. **护理措施** 参见本节化脓性脑膜炎的相关内容。

四、急性炎症性脱髓鞘性多发性神经病

急性炎症性脱髓鞘性多发性神经病又称吉兰 - 巴雷综合征，是一种自身免疫介导的周围神经病，主要损害多数脊神经根和周围神经，也常累及脑神经。一年四季均可发病，7～9 月份为发病高峰。

1. **病因与发病机制** 本病是免疫介导的迟发型超敏反应，而病毒感染可能对免疫反应起一种启动作用。详见内科护理学第十节神经系统疾病的相关内容。

2. **临床表现** 急性起病，好发于夏、秋季节，以学龄前期、学龄期儿童多见。发病前 1～3 周常有发热等呼吸道或胃肠道感染症状。

（1）运动障碍：急性起病后 2～3 天可出现肢体对称性弛缓性肌无力。自肢体远端开始呈上行性麻痹进展，由双下肢开始逐渐累及躯体肌、脑神经，呈自限性，首先表现为足下垂，行走无力，易跌倒。急性起病者在 24 小时内可因呼吸肌瘫痪导致呼吸困难，是本病死亡的主要原因。

（2）脑神经受损：可表现为对称或不对称的脑神经麻痹，以面瘫最常见。儿童常有吞咽困难、饮水呛咳、声音嘶哑等。

（3）感觉障碍：感觉障碍症状相对轻微，很少有感觉缺失者，主要表现为神经根痛和皮肤感觉异常。患者可出现肢体烧灼感、麻木、刺痛和（或）手套、袜子型感觉减退或缺失。

（4）自主神经障碍：症状轻微，主要表现为多汗、便秘、皮肤潮红、手足肿胀、一过性尿潴留、血压升高及心律失常等。

3. 辅助检查

（1）脑脊液检查：典型的脑脊液检查为细胞数正常而蛋白质明显增高，称蛋白 - 细胞分离现象。

（2）血清免疫球蛋白：IgM 显著增高。

（3）神经肌电检查：神经传导速度减慢或正常，运动神经反应电位波幅明显减低。

4. 治疗要点　支持治疗、呼吸肌麻痹的抢救、免疫调节治疗、血浆置换疗法、激素疗法等，详见内科护理学第十节神经系统疾病的相关内容。

5. 护理措施

（1）休息活动护理：急性期保持瘫痪肢体于功能位，协助患儿做肢体被动运动，防止发生足下垂、爪形手等。恢复期鼓励患儿做主动运动，加强对自理生活能力的训练。一般 3 周～ 6 个月可完全恢复，少数患儿会因合并呼吸衰竭、感染死亡。

（2）饮食护理：提供高蛋白、高热量、高维生素的易消化饮食。根据患儿吞咽和咀嚼能力选择流食、半流食或鼻饲饮食等。

（3）改善呼吸功能：保持室内通风，观察患儿生命体征，呼吸困难者给予持续低流量氧吸入，做好气管插管或机械通气的准备。

（4）皮肤护理：注意评估皮肤的颜色、受压程度及完整性，保持皮肤清洁干燥，注意保暖，禁用热水袋，每 2 ～ 3 小时左右翻身 1 次，避免压疮。

（5）生活护理：做好口腔、皮肤及大小便护理，防止感染。

（6）用药护理：激素治疗时，注意有无急性溃疡致消化道出血及真菌感染的发生。慎用镇静催眠药，因可导致呼吸肌麻痹或使原有症状加重。

五、脑性瘫痪

由于各种原因造成发育期胎儿或婴儿非进行性的脑损伤，简称脑瘫。

1. 病因与发病机制

（1）母亲妊娠期情况异常：宫内感染、某些药物的摄入、接触放射线、缺氧、中毒、糖尿病、营养不良、多胎妊娠、先天遗传等因素引起脑发育异常。

（2）出生时的不良因素：早产、过期产、产伤、缺氧缺血性脑病、极低体重等。

（3）婴儿期感染或创伤：外伤、颅内出血、感染、胆红素脑病等。

2. 临床表现　以非进行性中枢性运动障碍和姿势异常为主要特征。

（1）基本表现：运动障碍（最基本表现），运动发育落后，瘫痪肢体主动运动减少，肌张力、姿势及反射异常。

（2）痉挛型：最常见，病变累及锥体束，占脑瘫患儿的 60% ～ 70%，上肢表现为肘、腕关节屈曲，拇指内收，手呈握拳状。下肢表现为剪刀腿和尖足。

（3）手足徐动型：病变在基底神经节。智力障碍一般不严重，表现为难以用意志控制的不自主运动。

（4）共济失调型：病变在小脑，表现为步态不稳，走路时两足间距加宽，四肢动作不协调，上肢常有意向性震颤，肌张力低下，脏反射不亢进。

（5）震颤型：四肢静止性震颤。

（6）肌张力低下型：病变在椎体和锥体外系。多见于婴幼儿期，表现为肌张力低下，四肢呈软瘫，自主运动很少，但可引出腱反射。

（7）混合型：同时存在上述类型中两种或两种以上。

（8）强直型：病变在椎体外系。全身肌张力增高、强直。

（9）伴随症状：智力低下、癫痫（偏瘫、痉挛性四肢瘫患儿多见）、眼部病变（斜视、屈光不正、视野缺损等）、听力障碍、语言障碍、吸入性肺炎、精神行为异常等。

3. 辅助检查　影像学及脑电图检查可确定脑损伤部位。MRI 应用最广泛，比 CT 更清楚。脑电图检查对伴有癫痫发作的患儿可明确发作类型。

4. 治疗要点

（1）早发现、早治疗：婴幼儿运动系统发育快，实施综合治疗和康复。

（2）物理治疗：包括各种躯体训练、技能训练、语言训练、针灸、理疗、推拿、按摩、辅助矫形器械等。

（3）药物、手术治疗：可矫正肢体畸形，减轻肌肉痉挛。

5. 护理措施

（1）功能训练：是康复治疗的重点，包括体能运动训练、技能训练、语言训练、进食训练等。根据患儿的病情制定合适的功能锻炼计划，每次训练时间不要过长，内容不要单一，给予患儿更多的关爱与照顾，耐心指导。

（2）饮食护理：鼓励患儿尽量使用正确的姿势自己进食，给予高热量、高蛋白、高维生素易消化饮食。

（3）安全护理：因患儿的特殊性，应专人护理，保证环境安全，加床档保护，防止坠床。进行功能活动锻炼时，将危险物品拿开，必要时可使用护具。

（4）预防疾病：做好产前保健、避免早产和新生儿败血症、预防新生儿缺氧。

六、注意缺陷多动障碍

智力正常或基本正常的儿童表现出与年龄不相符合的注意力不集中，不分场合的过多活动，情绪冲动并可有认知障碍或学习困难的综合征，也称多动症，是儿童最常见的发育行为问题之一。

1. 病因与发病机制　尚不十分清楚，与生物因素、社会心理因素等协同作用有关。

2. 临床表现　临床常用 Conner 注意力缺陷多动障碍儿童行为量表、Vanderbilt 注意力缺陷多动障碍儿童行为量表等对患儿的行为进行观察和评定。

（1）注意力缺陷：患儿注意力短暂，对各方面的刺激都有反应，如上课时不专心、做事有始无终等。注意力缺陷与活动过度多同时存在。

（2）活动过度：兴奋爱动、小动作较多，干扰上课的秩序或别人的活动等。

（3）其他：情绪不稳定，任性冲动，可有神经发育障碍或延迟。

3. 治疗要点　主要通过行为和药物治疗。

（1）行为治疗与指导：对注意缺陷多动障碍儿童预后非常重要，需要医院、学校、家庭三方合作。

（2）药物治疗：神经兴奋剂，如哌甲酯、苯丙胺、匹莫林。6 岁以下及青春期以上患儿原则上不用药，药物治疗结合行为矫正比单独用药效果好。

4. 护理措施

（1）用药护理：从小剂量开始，定期监测患儿症状及药物的不良反应。

（2）环境护理：保持室内干净、清洁，空气清新。睡觉前创造良好舒适的睡眠环境，如拉上窗帘、温水泡脚等，避免引起兴奋的因素，减少刺激。

（3）一般护理：积极寻找患儿的病因，对患儿的异常表现要理解，给予耐心正常的指导，鼓励患儿，增强其信心，避免打骂，鼓励患儿积极参加各项活动。

第十五节 免疫缺陷和结缔组织疾病

扫码做题

一、小儿免疫特点

1. 非特异性免疫

（1）屏障防御：皮肤 - 黏膜屏障、血 - 脑脊液屏障、血 - 胎盘屏障、淋巴过滤等，均发育不健全。

（2）吞噬功能：新生儿吞噬功能差。吞噬细胞细胞色素基因突变，导致慢性化脓性感染，易形成肉芽肿。

（3）补体作用：3 ～ 6 个月达成人水平。

2. 特异性免疫 T 淋巴细胞主要担负细胞免疫功能。胸腺发育不全症是 T 细胞免疫缺陷病。

二、风湿热

风湿热是由咽喉部 A 组 β 溶血性链球菌感染后反复发作的全身结缔组织炎症，主要累及关节、心脏、皮肤和皮下组织。

1. 病因、病理 与 A 组 β 溶血性链球菌咽峡炎引起的变态反应和自身免疫有关。寒冷和潮湿是重要的诱因，故冬春阴雨季节常发病。病变过程可分为渗出期、增生期和硬化期，各期可同时存在。基本病理特点为形成特征性的风湿小体，是诊断风湿热的病理依据，提示风湿活动。

2. 临床表现 好发于 5 ～ 15 岁儿童。

（1）一般表现：常有轻、中度发热，热型不规则，1 ～ 2 周后转为低热，伴有精神不振、食欲缺乏、面色苍白、多汗、鼻出血、腹痛和关节痛等。

（2）关节炎：最常见，呈游走性和多发性，主要累及膝、踝、肘、腕等大关节。局部出现红、肿、热、痛及活动受限，常在 2 周内消退。愈后无强直或畸形，但可反复发作，气候变冷或阴雨季节加重。

（3）心脏炎：最严重，是风湿热唯一的持续性器官损害。以心肌炎和心内膜炎多见，也可发生全心炎。常有心动过速、心音低钝、心界扩大、心脏杂音等表现，严重时可并发充血性心力衰竭。

（4）舞蹈病：多见于女童，表现为全身或部分肌肉不自主、无目的的快速运动，以四肢和面部为主，如伸舌歪嘴、挤眉弄眼等，兴奋和注意力集中时加剧，入睡后消失。

（5）皮肤病变

①皮下结节：呈圆形质硬无痛结节，与皮肤不粘连，好发于肘、腕、膝、踝等关节伸面，经 2 ～ 4 周自然消失。

②环形红斑：环形或半环形边界明显的淡色红斑，中心苍白，边缘轻度隆起，多分布于躯干和四肢屈侧，可自行消失，不留痕迹，但可反复出现。

3. 辅助检查

（1）风湿热活动指标：血常规检查白细胞计数和中性粒细胞增高，血沉明显增快，C 反应蛋白和黏蛋白增高，能反映疾病的活动情况，但对诊断本病并无特异性。

（2）抗链球菌抗体测定：血清抗链球菌溶血素 O（ASO）增高、抗链球菌激酶增高、抗透明质酸酶增高、抗脱氧核糖核酸酶 B 增高，提示近期有过链球菌感染，即有风湿热可能，不说明风湿的活动。

4. 治疗要点

（1）一般治疗：卧床休息是重要的一般治疗手段。

（2）药物治疗：青霉素控制链球菌感染，持续用药 2～3 周。青霉素过敏可改用头孢菌素类或红霉素。单纯关节受累，首选阿司匹林抗风湿治疗，疗程 4～8 周。发生心脏炎者，常用糖皮质激素较快地控制症状，疗程至少 12 周。舞蹈病的药物治疗可选镇静药，如苯巴比妥、地西泮。

（3）并发症和合并症的治疗：充血性心力衰竭者应用地高辛、卡托普利、利尿药等药物。关节肿痛时给予制动。

5. 护理措施

（1）休息活动护理：急性期无心脏炎者绝对卧床 2 周，至血沉、体温正常后开始活动，1 个月后恢复到正常活动量。有心脏炎者至少 4 周，重者 6～12 周，伴心力衰竭者待心功能恢复后继续卧床3～4 周，根据心率、心音、呼吸及有无疲劳而调整活动量，轻者需 2～3 个月恢复正常活动量，伴心力衰竭者需 6 个月。舞蹈病患者安置于安静环境中，避免刺激。

（2）饮食护理：给予高蛋白、高维生素、营养丰富的易消化饮食，少量多餐。心力衰竭者应限制摄入水和盐，并记录 24 小时液体出入量。

（3）病情观察：严密观察心率、心音、心律、呼吸和面色改变，注意有无心力衰竭表现。

（4）缓解关节疼痛：观察关节炎症情况及活动度，保持疼痛的关节置于舒适功能位，减轻关节负担。注意患肢保暖，可用热水袋局部热敷，缓解疼痛。移动肢体动作应轻稳，防止患肢受压。舞蹈病患者加强安全护理，防止跌伤，注意皮肤护理。

（5）用药护理：遵医嘱及时正确用药，注意观察药物疗效和不良反应。不可自己随意长期服用止痛药。
①阿司匹林可引起胃肠道反应和出血，饭后服用或同服氢氧化铝，加用维生素 K 防治出血。
②糖皮质激素的不良反应主要有消化道溃疡、感染、骨质疏松、血压增高、向心性肥胖、满月脸等，注意预防交叉感染及骨折。

6. 健康教育

（1）疾病预防指导：向患者及家属介绍风湿热的病因、治疗和预防的相关知识。注意环境卫生，避免寒冷潮湿和剧烈活动，减少去人群密集的公共场所，加强体育锻炼，预防上呼吸道感染。对流行期的咽部链球菌感染应彻底治疗。

（2）复查指导：定期门诊复查，预防药物首选长效青霉素（如苄星青霉素），坚持每月肌内注射120 万 U，至少持续 5 年，最好坚持到 25 岁。有严重心脏炎者，宜终身药物预防。

（3）慢性扁桃体炎、咽喉炎：若药物治疗无效，可手术摘除。

三、幼年特发性关节炎

是一组原因不明，以慢性关节滑膜炎为主要特征的儿童时期常见的结缔组织疾病。

1. **病因**　至今尚未明确，一般认为可能与免疫遗传、感染、外伤有关。

2. **临床表现**

（1）全身型：任何年龄均可发病，大部分起病于 5 岁前，多见于 2～4 岁小儿。全身症状起病，发热和皮疹为典型症状，呈弛张热，每月发热至少 2 周以上，皮疹为短暂性、非固定大的红斑样。关节症状主要是关节痛或关节炎。可有淋巴结及肝脾肿大。

（2）**多关节型**：女孩多见。任何年龄发病，在 1～3 岁和 8～10 岁为起病的两个高峰。受累关节 ≥ 5 个多为对称性，大小关节均可受累，晨僵为特点。颞颌关节受累时，表现为张口困难，小颌畸形。

（3）**少关节型**：女孩多见，多在 5 岁前起病。为非对称性，膝、踝、肘、腕等大关节为好发部位。少数可发生虹膜睫状体炎而造成视力障碍甚至失明。

（4）与附着点炎症相关的关节炎：男孩多见，多 8 岁以上起病。首发症状为四肢关节炎，其中以髋、膝、踝关节为主，表现为关节肿痛和活动受限。

（5）银屑病性关节炎：女性发病占多数。一个或几个关节受累，不对称性。半数患儿可有远端指尖关节受累及指甲凹陷。

3. 辅助检查

（1）血液检查：白细胞数增高，以中性粒细胞增高为主，C 反应蛋白、黏蛋白大多增高。

（2）免疫检测：IgG、IgA、IgM 均升高，补体 C_3 正常或升高，可见类风湿因子和抗核抗体为阳性。

（3）X 线检查：早期可见关节附近软组织肿胀、关节周围骨质疏松。晚期可见骨质疏松和破坏等征象。

4. 治疗要点
控制病变的活动度，减轻或消除关节疼痛和肿胀，预防感染和关节炎症加重。可使用药物疗法、理疗及眼科治疗。

（1）一般治疗：急性发热期应卧床休息，待病情好转后可适度活动。关节病变严重者可行理疗、按摩等物理治疗，以保持关节功能。

（2）药物治疗

①非甾体抗炎药：阿司匹林不良反应较多，现多使用萘普生、布洛芬、双氯芬酸钠、尼美舒利等药物。

②慢作用抗风湿药：甲氨蝶呤、柳氮磺砒啶、羟氯喹等。近年来认为，在患儿尚未发生骨侵蚀或关节破坏时及早使用本组药物，可以控制病情加重。

③糖皮质激素：在初始治疗中糖皮质激素慢作用抗风湿药短期联合使用，有益于疾病的诱导缓解，但不能阻止关节破坏，长期使用副作用太大，应严格掌握指征。

④生物制剂：生物制剂是近年来新发展起来的一类靶向性药物，可缓解炎症与阻止骨侵蚀。

5. 护理措施

（1）休息活动护理：指导功能锻炼，鼓励患儿正常上学和参加活动。急性期无心脏炎患儿绝对卧床休息 2 周，有心脏炎者至少 4 周，重者 6～12 周。至血沉、体温正常后开始活动，无心脏炎者大约 1 个月恢复正常活动，合并心脏炎者需至少 2～3 个月，心脏炎伴心力衰竭者应卧床 6 个月后逐渐恢复正常活动。

（2）饮食护理：给予高热量、高蛋白、高维生素、易消化饮食，少食多餐。发热患儿注意补充水分，防止脱水。

（3）体温护理：密切监测体温变化，注意热型。高热时采用物理降温法，皮疹者禁用乙醇拭浴。保持皮肤清洁干燥，勤换衣物，做好皮肤的护理。观察有无并发症征象。

（4）用药护理：非甾体抗炎药常有胃肠道反应及肝肾功能损害，应做好饮食的护理，定时对患儿的肝肾功能进行检测。使用免疫抑制药者应注意观察药物的不良反应，定期行血常规检查。

四、过敏性紫癜

过敏性紫癜是一种常见的血管变态反应性出血性疾病。

1. 病因与发病机制

（1）感染：是最常见的、易引起疾病复发的因素。

（2）食物：鱼、虾、蟹、蛋、鸡、牛奶等。

（3）药物：抗生素、解热镇痛药等。

（4）其他：疫苗接种、寒冷刺激、花粉、蚊虫叮咬等。

2．临床表现　多见于 6 岁以上的儿童和青少年，男性偏多，春、秋季好发。发病前 1～3 周有上呼吸道感染等前驱症状，根据受累部位及临床表现可分为 5 种类型（表4-37）。

表4-37　过敏性紫癜的临床类型及其症状

临床类型	具体症状
紫癜型	最常见，以皮肤紫癜为首发的特征性表现，多见于下肢和臀部
腹　型	最具潜在危险、最易误诊，反复突发性腹痛，多位于脐周或下腹部，伴恶心、呕吐或便血
关节型	关节肿痛反复发作，多见于膝、踝、肘等关节，无关节畸形
肾　型	最严重且预后相对较差，可见血尿、尿蛋白及管型尿
混合型	具备两种以上类型的特点

3．辅助检查　血清免疫学血清检查 IgA 升高，IgG、IgM 正常亦可轻度升高。血小板计数、出凝血时间和凝血试验均正常，可有束臂试验阳性。肾穿刺活组织检查有助于肾型的临床诊断、病情和预后的判断及指导治疗。

4．治疗要点　消除致病因素，尽可能寻找并防止接触过敏原。抗组胺药。改善血管通透性药物，如维生素 C 等。糖皮质激素，症状明显时服用泼尼松缓解急性腹痛和关节炎。

5．护理措施

（1）休息活动护理：发作期增加卧床休息时间，避免劳累，避免过早或过多的行走活动。腹痛者取屈膝平卧位，关节肿痛者局部关节制动，并注意保暖。

（2）饮食护理：给予清淡、少刺激、易消化饮食，避免食用易致过敏的食物（鱼、虾、蟹等）。腹型患者应提供无蛋白、无渣流食。有消化道出血时，避免食物过热，必要时禁食。

（3）病情观察：观察皮疹的分布、范围和数量，有无反复，可绘成人体图形记录。评估腹痛变化和大便的颜色、性状，有腹痛的患者禁止热敷。注意受累关节和尿液颜色的变化，定期检查尿常规。

（4）用药护理：遵医嘱正确、规律用药。注意观察药物的疗效和不良反应。

6．健康教育

（1）疾病知识指导：介绍过敏性紫癜病因、治疗和护理的相关知识。告知患者避免接触可致发病的药物或食物，是预防过敏性紫癜的重要措施。适当锻炼，注意保暖，预防感染。

（2）病情监测指导：教会患者自我监测出血情况，出现病情复发或加重的征象，应及时就诊有肾及消化道症状者宜在症状消失后 3 个月复查。腹型过敏性紫癜患儿症状消失后 3 个月可复学。

<h1 align="center">五、皮肤黏膜淋巴结综合征</h1>

是一种以全身血管炎为主要病变的急性发热出疹性小儿疾病，又称川崎病。

1．病因与发病机制　病因尚未清楚，目前认为是机体受到病原体感染，触发免疫介导的全身血管炎。以全身性中、小动脉炎性病变为主要病理特征。

2．临床表现

（1）发热：起病急，出现最早，持续 5 天以上，呈稽留热或弛张热，若治疗不及时可达 1～2 周。

（2）皮肤表现：发热或发热后出现向心性、多形性皮疹。手足皮肤有广泛性硬性水肿，典型特点为早期手掌和脚底出现潮红，恢复期指、趾端膜状脱皮，重者指、趾甲可脱落。

（3）黏膜表现：在发热 24～48 小时后常出现口腔、咽部及双眼球结膜充血一般没有分泌物。口腔、咽部表现为口唇潮红，杨梅舌。

（4）颈淋巴结肿大：触之柔软，不能推动，无化脓，起病后 1～2 天出现。

（5）心脏表现：可出现心肌炎、心包炎和心内膜炎。心肌梗死和巨大冠状动脉瘤破裂可致心源性休克甚至猝死。

（6）消化系统：腹痛、恶心、腹泻、黄疸、麻痹性肠梗阻等。

（7）其他：激惹、烦躁不安，少数有颈强直、惊厥、昏迷等无菌性脑膜炎表现。

3. 辅助检查

（1）血液检查：白细胞数升高，中性粒细胞增高为主，可有轻度贫血，血沉增快。血小板早期正常，第 2～3 周增多。

（2）影像学检查：X 线检查可见肺纹理增多、模糊或片状阴影。冠状动脉造影是诊断冠状动脉病变最准确的方法。

（3）心电图：早期示窦性心动过速，非特异性 ST-T 变化；心包炎时可有广泛 ST 段抬高和低电压；心肌梗死时相应导联有 ST 段明显抬高，T 波倒置及异常 Q 波。

（4）超声心动图：急性期可见心包积液，左室内径增大，二尖瓣、主动脉瓣或三尖瓣反流。

4. 治疗要点

（1）阿司匹林：首选治疗药物。足量使用有抗炎作用，小剂量维持有抗凝作用。

（2）丙种球蛋白：在发病 10 天内大剂量滴注静脉用丙种球蛋白可减少冠状动脉病变的发生率，缩短病程。

（3）双嘧达莫（潘生丁）：若并发冠状动脉瘤加用华法林抗凝治疗。

（4）对症治疗：补充液体、保护肝脏、控制心力衰竭、纠正心律失常等，有心肌梗死时及时进行溶栓治疗。

5. 护理措施

（1）休息与活动：急性期卧床休息。保持室内环境清洁安静，保持适宜的温湿度，定时通风，制定合理的休息与活动，避免不良刺激。

（2）饮食护理：高蛋白、高热量、高维生素清淡的流质或半流质饮食，鼓励多饮水，严重者可静脉补液。避免生、辛、硬饮食。

（3）皮肤、黏膜护理：维持正常体温，保持皮肤清洁、干燥，勤换衣裤，防止感染，脱去的痂皮不可强行撕脱，可用剪刀剪除。观察患儿的口腔黏膜情况，保持清洁，可餐前、餐后漱口，每日用生理盐水洗眼 1～2 次。必要时遵医嘱用药。

（4）病情观察：检测患儿的心率、面色、心率、心律、心电图、精神状态等，以判断有无心血管损害表现。观察并记录患儿的体温，判断发热的类型，采取对应的护理措施。

（5）用药护理：注意观察药物的不良反应。阿司匹林不良反应可有出血倾向，注射丙种免疫球蛋白可发生过敏反应。

（6）出院指导：知道患儿家长学会观察病情，定期复诊。多数预后良好，1%～2% 患儿可复发。出院后 1 个月、3 个月、6 个月及 1 年全面检查一次。有冠状动脉损害者应密切随访。

第十六节　遗传性疾病

一、概　述

1. 遗传物质基础

（1）染色体：位于细胞核内，染色体的数目和形态相对稳定是遗传信息相对稳定的基础。正常人体有 23 对染色体，22 对男女相同，另外一对为性染色体，正常女性染色体为 22 对 + XX，正常男性染色体为 22 对 + XY。

（2）基因：是有功能的 DNA 序列，成对的位于染色体上。每个细胞含有 2 万～ 2.5 万个基因，分为结构基因和调控基因。

2. 遗传病分类

（1）染色体病：染色体数目或结构异常引发机体畸形、智力低下、生长发育迟缓等。临床上常见 21- 三体综合征、18- 三体综合征，Tuner 综合征、XYY 综合征等。发病原因与接触有害化学物质、放射线、孕期病毒感染、孕母年龄过大及父母携带异常染色体等因素有关。

（2）单基因遗传

①常染色体显性遗传：父母有一方患病，子女患病几率 50%；若父母双方患病，子女患病几率为 75%；父母无病，子女一般不会患病。如软骨发育不全、遗传性舞蹈病等。

②常染色体隐性遗传：父母无病，患者为纯合子，同胞 25% 发病，25% 正常，50% 为携带者，近亲结婚发病率高。如苯丙酮尿症、白化病等。

③ X 连锁显性遗传病：男性患者后代中女孩发病，男孩正常，女性患者后代中 50% 发病。如抗维生素 D 佝偻病等。

④ X 连锁隐性遗传病：男性患者与正常女性婚配，后代男性都正常，女性都是携带者；携带者女性与正常男性婚配，后代男性 50% 患病，女性 50% 为携带者。如血友病、进行性营养不良等。

⑤ Y 连锁遗传病：性反转症、外耳道多毛症。

（3）多基因遗传病：多种基因与环境共同作用的结果。如 2 型糖尿病、高血压、唇裂等。

3. 遗传病预防

（1）一级预防：携带者筛查，普遍开展生殖健康教育、遗传咨询、婚前检查及孕期保健，防止出生缺陷的发生。

（2）二级预防：产前诊断，对高危孕妇进行必要的产前诊断，及早确诊、及时处理，减少缺陷儿出生。

（3）三级预防：新生儿筛查，新生儿护理及疾病筛查、早期诊断和及时治疗，治疗出生时的缺陷。

二、21-三体综合征

21- 三体综合征又称唐氏综合症，也称先天愚型。常染色体畸变疾病。第 21 号染色体呈三体型。发病率为 1∶1000 ～ 1∶600，孕妇年龄越大，发病率越高。

1. 临床表现　主要特征为特殊面容、智能落后和生长发育迟缓。

（1）特殊面容：表情呆滞、眼距宽、眼裂小、外眦上斜、内眦赘皮、鼻梁低平、张口伸舌、流涎多、头小、前囟大且闭合延迟、颈短。喂养困难。

（2）生长发育迟缓：身材矮小、四肢短、手指粗短、骨龄落后、出牙迟，运动发育和性发育迟缓。

（3）智能落后：是本病最突出最严重的临床表现。

（4）皮纹：通贯手（猿线），轴三角的 atd 角度一般大于 45°，第 4、5 指桡箕增多，脚拇指球胫侧弓形纹，第 5 指只有一指褶纹。

（5）畸形：约 50% 患儿伴有先天性心脏病，其次是消化道畸形。易感染。

2. 辅助检查

（1）染色体核型分析：最具有确诊意义。

①标准型：体细胞染色体为 47 条，有一条额外的 21 号染色体，核型 47，XX（XY），＋21。

②异位型：母方为 D/G 易位，则每一胎都有 10% 的风险率，如父方为 D/G 易位，则风险为 4%，核型为 46，XY（或 XX），－41，＋t（41q21q）；G/G 异位，核型 46，XY（或 XX），－21，＋t（21q21q）。

③嵌合型：核型为 46，XY（或 XX）/47，XY（或 XX），＋21。

（2）荧光原位杂交：可快速、准确地进行判断。本病患儿细胞中呈现 3 个 21 号染色体荧光信号。

3. 护理措施

（1）生活护理：加强营养，保证机体生长发育；保持空气清新，温湿度适宜，注意个人卫生，保持皮肤清洁干燥，长期流涎及时擦干，口腔、鼻腔清洁，预防感染；悉心照顾患儿，协助穿衣、吃饭，制定训练方案，使患儿逐渐达到自理和简单的劳动。

（2）心理护理：家长常常难以接受孩子患病，焦虑、自责、担心、忧伤，此时护理人员要给予心理疏导、情感支持，协助家长尽快适应疾病带来的影响。

（3）健康教育：避免高龄生育，35 岁以上妇女，妊娠后作羊水细胞检查，常用的三联筛查，即甲胎蛋白（AFP）、游离雌三醇（FE3）和血清 β 绒毛膜促性腺激素（βhCG）的检测。子代有 21-三体综合征或姨表姐妹有此病，尽早检查子亲代染色体核型。预防病毒感染、滥用药物及 X 线照射等。

三、苯丙酮尿症

苯丙酮尿症是由苯丙氨酸羟化酶基因突变所致的常染色体隐性遗传病。我国发病率为 1：11000。

1. 病因与发病机制

（1）典型病例：占 99%，由于肝细胞缺乏苯丙氨酸氢化酶，使大量的苯丙氨酸在体内蓄积，导致脑损伤，毛发、皮肤色素减少。

（2）非典型病例：由于四羟生物蝶呤缺乏，造成多巴胺等重要神经递质缺乏，加重神经损害。

2. 临床表现　出生时常表现正常，3～6 个月开始出现症状，1 岁时症状明显。智能发育落后为主要特征，表情呆滞、行为异常、多动、肌痉挛或癫痫发作，脑电图异常。呕吐、喂养困难，毛发变黄、皮肤、虹膜变浅，皮肤干燥伴湿疹，体液有明显的鼠尿样臭味。

3. 辅助检查

（1）新生儿疾病筛查：采婴儿足底血滴于采血滤纸上，晾干送检。苯丙氨酸浓度大于切割值，需进一步检查和确诊。

（2）苯丙氨酸浓度测定：血清苯丙氨酸浓度明显升高（血游离氨基酸浓度增高）可明确诊断。正常浓度＜120μmol/L（2mg/dl），典型 PKU＞1200μmol/L，轻度 HPA 为 120μmol/L～360μmol/L，中度 PKU 为 360μmol/L～1200μmol/L。

（3）尿蝶呤图谱分析：鉴定 BH_4 缺乏症。

（4）DNA 分析

4. 治疗要点　一旦确诊、立即治疗。主要治疗方法为低苯丙氨酸饮食，治疗量为既能满足身体需要量又能维持血中苯丙氨酸的浓度。并定期检测血苯丙氨酸浓度。

5. 护理措施

（1）饮食护理：新生儿主要采用低苯丙氨酸奶粉，血浓度降至正常可逐渐添加辅食，辅食以低蛋白、低苯丙氨酸为主，首选母乳，母乳苯丙氨酸比牛乳低。随时监测血浓度，持续控制到青春期以后。饮食治疗至少持续到青春期。

（2）皮肤护理：注意患儿卫生，勤换衣物，保持皮肤干燥、清洁，有湿疹要及时治疗处理。

（3）健康教育：避免近亲结婚；有家族史的孕母作产检、新生儿作详细检查；合理控制饮食，制定治疗方案，做好遗传咨询。

第十七节　常见传染病

一、概　述

1. 感染过程　病原体侵入人体后就开始感染的过程。根据人体的防御功能和病原体数量及毒力的强弱，感染过程可产生 5 种不同的结果：显性感染、隐性感染、病原携带状态、潜伏性感染、清除病原体。

2. 传染病流行的基本条件　传染源、传播途径和易感人群为传染病流行的 3 个基本条件，必须同时存在。若切断任何一个环节，流行即可终止。

（1）传染源：是指体内已有病原体生长、繁殖并能将其排出体外的人和动物，包括患者、隐性感染者、病原携带者及感染动物。

（2）传播途径：是指病原体离开传染源后，到达另一个易感者体内所经历的途径。

（3）易感人群：是指对某一传染病缺乏特异性免疫力的人群。

3. 传染病基本特征　有病原体、有传染性、有流行性、有免疫性。

4. 临床特点　传染病的发生、发展和转归可分为 4 期。常见传染病的病原体、传播途径、临床表现及隔离措施见表 4-38。

（1）潜伏期：从病原体侵入人体到开始出现临床症状的时期。有助于诊断传染病、确定检疫期限和流行病学的调查。

（2）前驱期：从发病到出现明显症状的时期。一般持续 1～3 天，已有较强传染性。

（3）症状明显期：病情逐渐加重，出现该病特有的症状和体征的时期。此期传染性较强并易产生并发症。

（4）恢复期：机体免疫力增高，体内病理生理过程基本终止，患者症状和体征逐渐消失的时期。恢复期后，机体功能仍长期不能恢复正常，称为后遗症期。

5. 预防　针对传染病流行过程的 3 个基本条件，采取综合性预防措施。

（1）管理传染源：对传染病患者必须做到"五早"，即早发现、早诊断、早报告、早隔离、早治疗。

（2）切断传播途径：消化道传染病病房采取"三管一灭"，即管理水源、饮食、粪便，灭蚊蝇、蟑螂等。

（3）保护易感人群

①增强非特异性免疫力：加强锻炼、调节饮食及保持心情愉快等。

②增强特异性免疫力：预防接种或计划免疫是预防传染病最有效的措施。被动免疫的保护作用时间较短，主动免疫的保护作用大多可持续数年。

表4-38 常见传染病的特点及隔离

疾 病	病 原	传染源	潜伏期	出 疹	隔离种类	隔离时间	接触者隔离
麻 疹	麻疹病毒	急性期患者	平均10天（6～21天）	发热后3～4天。始于耳后发际，自上而下蔓延，最后足底	呼吸道	出疹后5天，有并发症出疹后10天	21天
水 痘	水痘-带状疱疹病毒	患者	平均14～16天（10～24天）	发热后1～2天。始于躯干，向心性分布，四肢较少	呼吸道	皮疹全部结痂或出疹后7天	21天
流行性腮腺炎	腮腺炎病毒	患者及带毒者	平均18天（14～25天）	—	呼吸道	腮腺肿大完全消退，共约21天	21天
猩红热	A组β溶血性链球菌	患者及带菌者	平均2～3天（1～7天）	发热后24小时内。始于耳后、颈，自上而下发展，最后下肢	呼吸道	咽拭子培养3次阴性，不少于治疗7天	7天
菌 痢	痢疾杆菌（志贺菌）	患者及带菌者	1～4天	—	消化道	症状消失7天或连续2次大便培养阴性	7天

二、麻　疹

麻疹是由麻疹病毒引起的急性出疹性呼吸道传染病。

1. 病因与发病机制　麻疹的抗原体为麻疹病毒，属 RNA 病毒。不耐热，对阳光和一般消毒剂敏感，日光照射 20 分钟即可失去致病力。麻疹病毒侵入上呼吸道和眼结膜，大量复制后入血，引起第一次病毒血症。被单核细胞吞噬后大量增殖，再次侵入血液，引起第二次病毒血症，导致临床症状出现。

2. 流行病学

（1）传染源：麻疹患者是唯一的传染源。出疹前、后 5 天内均有传染性，有并发症者传染性可延至出疹后 10 天。

（2）传播途径：病毒经呼吸、咳嗽和说话等排出体外，通过呼吸道空气传播。

（3）易感人群：易感人群是未接种麻疹疫苗的人，以 6 个月～ 5 岁的小儿多见，病后可获得持久免疫。

（4）流行特征：发病季节以冬、春季为主。

3. 临床表现　无并发症者病程为 10 ～ 14 天，以呼吸道病变最显著。

（1）潜伏期：6～21天，平均10天，可有低热、全身不适。

（2）前驱期（发疹前期）：持续3～4天，主要表现为发热、咳嗽、流涕、结膜炎及口腔麻疹黏膜斑。

①发热：中度以上，热型不一。

②上呼吸道炎症及结膜炎：咳嗽、打喷嚏、畏光流泪、结膜充血等。

③口腔麻疹黏膜斑：是早期的特异性体征，有诊断价值。第二磨牙相对的颊黏膜上有直径为0.5～1mm的灰白色小点，周围有红晕，出疹后逐渐消失。

④其他：全身不适、食欲缺乏、精神不振等。

（3）出疹期：发热后3～4天出现皮疹，先发于耳后发际，逐渐累及额、面、颈部，自上而下蔓延至躯干、四肢，最后累及手掌、足底。开始为不规则红色斑丘疹，疹间皮肤正常，重者融合成片，呈暗红色。全身中毒症状加剧，肺部可闻及干、湿啰音。

（4）恢复期：无并发症者，出疹后3～4天发热开始减退，皮疹按出疹的先后顺序消退，疹退后皮肤遗留棕色色素沉着及糠麸样脱屑，7～10天痊愈。

（5）并发症

①肺炎：是最常见的并发症和死亡的主要原因。

②喉炎：出现声嘶、犬吠样咳嗽，易因喉梗阻而致窒息死亡。

③心肌炎：常见于营养不良和并发肺炎的患者。

④麻疹脑炎：出疹后2～6天常见，与麻疹的轻重无关，后遗症多。

⑤其他：结核病恶化、营养不良及维生素A缺乏症等。

4. 辅助检查　出疹前2天至出疹后1天，取鼻咽分泌物、痰、尿沉渣涂片，可见多核巨细胞或包涵体细胞；麻疹特异性IgM抗体检测有早期诊断价值。

5. 治疗要点　无特效抗病毒药物，主要为对症治疗，加强护理，防治并发症。高热患者可酌情使用小剂量退热药或物理降温，但应避免急骤退热，特别是在出疹期。

6. 护理措施

（1）休息活动护理：绝对卧床至皮疹消退，体温正常。保持病室适宜的温湿度，定期通风，避免对流，避免强光刺激，加强皮肤护理。

（2）饮食护理：发热期给予清淡、易消化、营养丰富的流质或半流质饮食，少量多餐，多饮水，有利于消化、排毒、透疹。恢复期应添加高蛋白、高维生素的食物。注意加服维生素A预防干眼病。

（3）降温护理：出疹期不宜用药物或物理方法强行降温，禁用冷敷及乙醇拭浴，以免末梢循环障碍影响出疹。体温＞40℃时，可用小剂量解热药或温水拭浴，防止高热惊厥。

（4）预防感染传播

①管理传染源：住单人病室，呼吸道隔离至出疹后5天，有并发症者延至出疹后10天。易感的接触者隔离观察21天，并使用被动免疫制剂，在5天内注射血清免疫球蛋白。

②切断传播途径：患儿房间应通风并用紫外线照射消毒，衣物应在阳光下曝晒。无并发症的轻症患儿于家中隔离，以减少传播和继发感染。

③保护易感人群：流行期间易感儿童避免到人群密集的场所。8个月以上未患麻疹的小儿均应接种麻疹减毒活疫苗，7岁时复种。

三、水　痘

水痘是由水痘-带状疱疹病毒所引起的传染性极强的出疹性疾病。

1. 病因、病理　水痘-带状疱疹病毒是病原体，人是该病毒唯一的宿主。该病毒在体外抵抗力弱，不耐酸和热，对有机溶剂敏感，不能在痂皮中存活，主要存在于上呼吸道鼻咽分泌物及疱疹液中。通过两次病毒血症，向全身扩散。由于病毒间歇性入血，导致皮疹分批出现，且不同性状的皮疹同时存在。皮肤病变局限于表皮棘细胞层，结痂脱落后不留痕迹。

2. 流行病学

（1）传染源：水痘患者是唯一的传染源，出疹前 1 ～ 2 天至疱疹全部结痂均有传染性。

（2）传播途径：以呼吸道空气传播为主，也可直接接触传播或通过接触被污染的用具传播。

（3）易感人群：普遍易感，多见于 2 ～ 6 岁儿童。感染后可获得持久免疫，但以后可发生带状疱疹。

（4）流行特征：任何季节均可发生，以冬、春季高发。

3. 临床表现　主要表现为皮肤黏膜分批出现和同时存在的斑疹、丘疹、疱疹和结痂，全身症状较轻。

（1）潜伏期：10 ～ 24 天，一般 14 ～ 16 天。

（2）前驱期：皮疹出现前 24 小时，多出现低热、乏力、食欲缺乏等上呼吸道感染症状。

（3）出疹期：发热持续 1 ～ 2 天后出现皮疹。首发于躯干、头面部，四肢较少，呈向心性分布，伴明显痒感。皮疹按红色斑疹、丘疹、疱疹、结痂的顺序，连续分批出现，疾病高峰期可同时存在，是水痘皮疹的重要特征。黏膜皮疹可出现在口腔、咽、结膜和生殖器等处，易破溃形成溃疡。水痘为自限性疾病，10 天左右自愈，全身症状较轻。

（4）并发症：最常见的是继发皮肤细菌感染，还可发生水痘脑炎、面神经瘫痪等。

4. 辅助检查　白细胞多正常，继发感染时偏高。疱疹刮片可见多核巨细胞或核内包涵体。血清水痘病毒特异性 IgM 抗体检测有助于早期诊断。

5. 治疗要点　无并发症时以一般治疗和对症处理为主。患者应隔离，加强护理。高热者给予解热药，但避免使用阿司匹林，以免增加 Reye 综合征的危险。皮肤瘙痒可局部应用炉甘石洗剂。抗病毒药物首选阿昔洛韦，仅在皮疹出现 24 小时内应用有效，疗程 7 天。

6. 护理措施

（1）休息活动护理：卧床休息至热退或症状减轻。保持病室温湿度适宜，定期通风换气。

（2）饮食护理：给予富含营养的清淡饮食，多饮水。

（3）病情观察：严密观察病情变化，及时识别并发症。

（4）降温护理：密切监测体温变化，高热禁用阿司匹林。出疹期禁用糖皮质激素，以免病毒感染扩散。

（5）皮肤护理：保持皮肤清洁、干燥，避免搔抓疱疹处，勤更换内衣及床单。皮肤瘙痒者，局部使用炉甘石洗剂或 5% 碳酸氢钠溶液。疱疹破溃、有继发感染时涂抗生素软膏，或遵医嘱口服抗生素。

（6）预防感染传播

①管理传染源：无并发症的患儿多在家隔离，至皮疹全部结痂或出疹后 7 天。

②切断传播途径：保持室内空气新鲜，通风良好，定期用紫外线消毒。

③保护易感人群：避免易感儿与患儿接触。易感儿接触水痘患儿后的发病率为 90%。有接触史的易患儿应隔离观察 21 天。体弱、孕妇、使用免疫抑制药或免疫缺陷者，应在接触后 72 小时内肌内注射水痘 - 带状疱疹免疫球蛋白或恢复期血清，有助于预防和减轻症状，可获得持久免疫。

四、猩红热

猩红热是由 A 组 β 链球菌引起的急性呼吸道传染病。

1. 病原学　A 组 β 溶血性链球菌是本病的致病菌，具有较强的侵袭力，能产生致热性外毒素（红疹毒素）和溶血素。该菌在外界生活力较强，在痰液和脓液中可生存数周，但对热、干燥抵抗力不强。

2. 流行病学

（1）传染源：患者及带菌者，尤其是咽峡炎患者是主要的传染源。

（2）传播途径：通过呼吸道飞沫传播。

（3）易感人群：普遍易感，但 3～7 岁儿童最为多见。

（4）流行特征：多在冬、春季节发病。

3. 临床表现　以发热、咽峡炎、杨梅舌、全身弥散性鲜红色皮疹和疹退后片状脱屑为临床特征。

（1）潜伏期：1～7 天，一般为 2～3 天。

（2）前驱期：一般不超过 24 小时。起病急骤，表现为畏寒、高热、咽痛、头痛、全身不适等中毒症状。

（3）出疹期：多在发热后 24 小时内发疹。始于耳后、颈及上胸部，迅速蔓延全身。全身弥漫充血性的皮肤上出现针尖大小的红色丘疹，触之有砂粒感，疹间无正常皮肤。可出现以下特殊体征。

①贫血性皮肤划痕：以手按压皮肤丘疹，压之退色，出现苍白的手印。

②帕氏线：在腋窝、腹股沟等皮肤皱褶处皮疹密集，呈紫色线状，压之不退色。

③杨梅舌：病初舌被覆白苔，2～3 天后白苔脱落，舌面呈肉红色，舌乳头突起。

④口周苍白圈：面部充血而无皮疹，口鼻周围充血不明显，相对略显苍白。

（4）脱屑期：疹退后按出疹顺序开始脱屑，面部、躯干为糠皮样脱屑，手、足底为片状脱皮，可呈套状。脱屑后无色素沉着。

（5）并发症：变态反应性疾病，多发生于病程的第 2～3 周，主要有急性肾炎、风湿热等。

4. 辅助检查　血白细胞计数明显增高，以中性粒细胞（＞0.80）为主。咽拭子或伤口分泌物涂片免疫荧光法检测可进行快速诊断。细菌培养发现溶血性链球菌。

5. 治疗要点　急性期卧床休息，呼吸道隔离。首选青霉素治疗，连用 5～7 天，重者可加大剂量或联合使用两种抗生素。青霉素过敏者改用红霉素。

6. 护理措施

（1）饮食护理：给予高营养、高维生素、易消化的流质或半流质饮食，多饮水。

（2）发热护理：注意监测体温，高热时可用物理降温，但避免乙醇拭浴，必要时遵医嘱使用解热药。

（3）皮肤护理：保持皮肤清洁、干燥，及时更换汗湿衣物，用温水清洗皮肤，禁用肥皂水，以免加重皮肤瘙痒感。剪短指甲，防止抓伤皮肤引起继发感染。观察出疹、消退及脱皮情况。脱皮时涂凡士林或液状石蜡，有大片脱皮时禁止用手强行撕脱，须用消毒剪刀剪掉，以防感染。

（4）病情观察：少数患儿起病后 1～5 周可能发生变态反应性风湿病及急性肾小球肾炎，应注意监测尿常规，了解有无肾脏损害。

（5）预防感染传播

①管理传染源：呼吸道隔离至连续 3 次咽拭子培养阴性，隔离期限不少于 7 天。

②切断传播途径：对患者的分泌物及排泄物用含氯消毒液消毒，接触过的物品应浸泡、熏蒸或日晒消毒。

③保护易感人群：儿童机构发生猩红热时，对接触者应严密观察 7 天，有条件可做咽拭子培养。

五、百日咳

百日咳是由百日咳嗜血杆菌引起的急性呼吸道传染病。病程可迁延数月，故称"百日咳"。

1. 病因与发病机制　百日咳杆菌为革兰阴性杆菌，寄生性，离开人体会很快死亡，对外界抵抗力差，不耐干燥，60℃ 15 分钟即死亡，对消毒剂和紫外线很敏感。百日咳杆菌进入呼吸道大量繁殖，

侵入坏气管、支气管黏膜，阻碍分泌物排出，滞留的分泌物刺激引起痉挛性咳嗽，分泌物排出异常，易引起不同程度呼吸道阻塞，并发肺气肿、百日咳脑病及颅内出血等。

2. 流行病学

（1）传染源：患者是唯一的传染源，发病第1周传染性最强。少见带菌者。

（2）传播途径：飞沫传播，易感者吸入带菌飞沫被感染，病菌体外生存力弱，间接传播可能性小。

（3）易感人群：普遍易感。5岁以下儿童易感性最高。

（4）流行特征：冬、春季高发，全世界流行，病后持久免疫。

3. 临床表现　潜伏期约2～21天，平均7～10天。典型症状分三期。

（1）卡他期：从起病到阵发性痉咳出现，持续7～10天。咳嗽、流涕、低热、喷嚏、流泪和乏力等症状。热退后咳嗽加剧，夜间尤甚。此期传染性最强。

（2）痉咳期：病程2～6周或更长时间。典型表现阵发性、痉挛性咳嗽，连续10余声甚至20～30声短促咳嗽，呼吸深长。吸气时空气经过狭窄声带发出鸡鸣样声音。痉咳时喉痒、胸闷、面红耳赤、舌外伸、颈静脉怒张、大小便失禁，频繁者出现颜面水肿、舌系带溃疡、球结膜下、眼睑、鼻出血。无并发症者肺部体征正常。情绪波动、进食、刺激气体、眼部检查均可诱发。

（3）恢复期：2～3周咳嗽好转或痊愈，有并发症者病程可延长数周。

4. 辅助检查　白细胞一般（20～40）×10^9/L，高达100×10^9/L，淋巴细胞在0.6以上，最高可达0.9。鼻咽拭培养法越早培养，阳性越高。血清学检查特异性IgM可作早期诊断。

5. 治疗要点　卡他期应用抗生素减轻痉咳，痉咳期首选红霉素缩短排菌期和预防继发感染，也可用罗红霉素，疗程14～21天。重症婴幼儿应用泼尼松，疗程3～5天，也可用高效价免疫球蛋白，以减少痉咳次数和缩短痉咳期。

6. 护理措施

（1）痉咳护理：痉咳发作时，协助侧卧或坐起、轻叩背、助排痰，给氧、必要时给予雾化治疗，专人看守、以防窒息。避免引起痉咳的诱发因素。并密切观察病情变化，避免百日咳脑病的发生。夜间痉咳严重可遵医嘱给予镇静剂。

（2）饮食护理：给予营养丰富、无刺激、较黏稠、易消化食物，痉咳后进食，少食多餐，喂食不可过急，餐后减少活动，避免呕吐。

（3）预防：呼吸道隔离患者40天或痉咳出现后30天，对密切接触者观察至少3周。保持室内空气流畅，对痰及分泌物消毒处理。提高人群免疫力，接种白、百、破三联制剂疫苗进行预防，接种后有效保护期为4年，若为流行季节，新生儿可提前至出生后一个月接种。

六、流行性腮腺炎

流行性腮腺炎是由腮腺炎病毒引起的急性呼吸道传染病。

1. 病因与发病机制　人是腮腺炎病毒的唯一宿主，病毒主要存在于唾液、血液、尿液及脑脊液中。病毒经口、鼻侵入人体后，扩散至多种腺体（腮腺、颌下腺、舌下腺、胰腺、性腺等）和中枢神经系统，引起非化脓性炎症。病毒抵抗力弱，紫外线、甲醛和56℃温度均可使其灭活。

2. 流行病学

（1）传染源：腮腺炎患者和隐性感染者均为传染源，在腮腺肿大前7天到肿大后9天均可排出病毒。

（2）传播途径：以呼吸道飞沫传播为主。

（3）易感人群：5～15岁儿童和青少年多见。感染后可获较持久的免疫力。

（4）流行特征：任何季节均可发病，以冬、春季为主。

3. **临床表现**　以腮腺肿大、疼痛为特征，常伴发热、咀嚼受限。

（1）潜伏期：14～25天，平均18天，少数患者有发热、头痛、肌痛、乏力等前驱症状。

（2）腮腺肿大：一侧腮腺肿大为首发症状，且最具特征性。发热后数小时至1～2天腮腺肿大，2～4天后累及对侧。腮腺肿大以耳垂为中心，向前、后、下发展，使下颌角边缘不清，表面灼热，但多不发红，伴轻度触痛和感觉过敏。开口咀嚼或进食酸性食物时疼痛可加剧。上颌第二磨牙对侧的颊黏膜即腮腺管口，早期可有红肿，但无分泌物。腮腺肿大3～5天达高峰，持续4～5天后逐渐消退。

（3）下颌下腺和舌下腺肿大：下颌下腺肿大时颈前下颌处明显肿胀，可触及椭圆形腺体。舌下腺肿大时可见舌下及颈前下颌肿胀，并出现吞咽困难。

（4）发热：可伴头痛、乏力、食欲减退等。

（5）并发症：腮腺炎病毒有嗜神经性和嗜腺性，常侵入神经系统和腺体器官。

①脑膜炎：最常见，多见于腮腺肿大后1周左右，出现头痛、嗜睡、脑膜刺激征等症状及脑脊液异常。大多预后良好，1周内症状消失。重者可留有后遗症或死亡。

②睾丸炎：是男孩最常见的并发症，多为单侧。睾丸明显肿胀和疼痛，持续3～5天，10天左右逐渐好转。病毒可引起睾丸细胞坏死而致睾丸萎缩，但很少发生不育症。

③卵巢炎：青春期后女孩多见，常有下腹疼痛，一般不影响生育。

④胰腺炎：腮腺肿大数天后发生，表现为上腹剧痛，伴发热、寒战、呕吐等。

4. **辅助检查**　白细胞计数和尿常规多正常，血、尿淀粉酶增高。血脂肪酶增高有助于胰腺炎的诊断。血清或脑脊液中特异性IgM抗体增高。

5. **治疗要点**　本病是一种自限性疾病，无特殊治疗，以对症治疗为主。发病早期可使用抗病毒药物如利巴韦林，重症或并发脑膜炎、心肌炎者可短期使用糖皮质激素治疗。

6. **护理措施**

（1）休息活动护理：发热伴有并发症者卧床休息至体温正常。

（2）饮食护理：给予营养丰富、易消化的清淡半流食或软食，多饮水，避免坚硬、刺激性的食物，以免唾液分泌增多而加重疼痛，严重者暂禁食。加强口腔护理，餐后用生理盐水漱口。

（3）病情观察：密切观察病情变化，及时识别并发症。若出现嗜睡、头痛、频繁呕吐，应怀疑脑膜炎，及时就诊。

（4）对症护理：高热时给予物理或药物降温，注意定时监测体温。腮腺肿胀处可局部冷敷。睾丸肿痛可用棉花垫和丁字带托起。

（5）预防感染传播

①管理传染源：无并发症的患儿在家中隔离治疗，采取呼吸道隔离至腮腺消肿，共约3周。

②切断传播途径：注意病室定期通风，对患儿口、鼻分泌物及污染物加强消毒。

③保护易感人群：有接触史的易感儿应隔离观察3周，或接种腮腺炎减毒活疫苗。

七、中毒型细菌性痢疾

细菌性痢疾简称菌痢，是由痢疾杆菌引起的肠道传染病。中毒型细菌性痢疾是急性细菌性痢疾的危重型，病死率高，必须积极抢救。

1. **病因与发病机制**　病原菌为痢疾杆菌，属志贺菌属，革兰阴性。该菌抵抗力弱，加热至60℃时10分钟可灭活，对酸和一般消毒剂均敏感。痢疾杆菌致病性很强，释放内毒素和外毒素。内毒素造成全身中毒症状，如发热、毒血症、休克等。外毒素具有细胞毒性、神经毒性和肠毒性，分别导致相应的临床症状。

2. 流行病学

（1）传染源：菌痢患者及带菌者均为传染源。

（2）传播途径：通过粪-口途径传播。

（3）易感人群：普遍易感，5 岁以下儿童病死率高。

（4）流行特征：夏、秋季发病率高。

3. 临床表现　潜伏期为 1～4 天，短者数小时，长者可达 7 天。中毒型细菌性痢疾以严重毒血症状、休克和中毒性脑病为三大主要表现，肠道症状多不明显或缺如。起病急骤，病势凶险，高热，体温高达 39～41℃以上，伴烦躁、谵妄、反复惊厥，可迅速发生中毒性休克。开始可无明显腹痛和腹泻症状，发病 24 小时内可出现痢疾样大便。特征性表现黏液脓血便。

（1）休克型：周围循环衰竭型。

（2）脑型：呼吸衰竭型。以神志不清、反复惊厥为主要表现。

（3）混合型：兼有以上两型表现，最为凶险，病死率极高。

4. 辅助检查　病初大便可正常，以后出现黏液脓血便，镜检可见大量脓细胞、少数红细胞，如有巨噬细胞有助于诊断。粪便培养出痢疾杆菌是确诊的最直接依据。送检标本应注意做到尽早、新鲜，选取黏液脓血部分多次送检。

5. 治疗要点　因病情危重，应采取综合急救措施，力争早期治疗。

（1）降温止惊：使用物理、药物降温或亚冬眠疗法。

（2）控制感染：选用对痢疾杆菌敏感的抗生素，如阿米卡星（丁胺卡那霉素）、头孢噻肟钠或头孢曲松钠等，疗程一般 5～7，不超过 7 天。

（3）抗休克：迅速扩充血容量，纠正酸中毒，改善微循环，及早应用糖皮质激素。

（4）防治脑水肿和呼吸衰竭：首选 20% 甘露醇快速静脉滴注或与利尿药交替使用，降低脑水肿，也可应用血管活性药物改善脑部微循环。保持呼吸道通畅，吸氧，可使用呼吸兴奋药，必要时应用人工呼吸器。

6. 护理措施

（1）饮食护理：给予易消化、流质饮食，多饮水，避免高脂肪、高蛋白、高纤维饮食。记录每天出入液量，补充水及电解质，避免发生脱水及电解质紊乱，作为补液参考。

（2）发热护理：卧床休息，密切观察体温变化。高热时给物理降温或遵医嘱使用解热药，防止高热惊厥。

（3）腹泻护理：接触隔离，注意粪便、便器和尿布的消毒处理。密切观察排便次数、量、性状及伴随症状，每次排便后清洗肛周，并涂以润滑剂，减少刺激。

（4）休克护理：取中凹位，保暖。观察患者神志、生命体征及瞳孔等变化。给予吸氧，迅速建立静脉通路，遵医嘱予以扩容、纠正酸中毒等抗休克治疗。

（5）预防感染传播

①管理传染源：消化道隔离至临床症状消失后 7 天或连续 2 次粪便培养阴性为止。

②切断传播途径：养成良好的个人卫生习惯，餐前、便后洗手，不饮生水，禁食不洁食物。患儿餐具煮沸消毒 15 分钟，粪便用 1% 含氯石灰澄清液浸泡消毒后处理，患儿尿布、衣裤须煮沸或用沸水浸泡后再洗。

③保护易感人群：尚无有效预防志贺菌感染的疫苗，我国多采用口服活菌苗。

第十八节 结核病

一、概　述

结核病是指由结核分枝杆菌引起的慢性感染性疾病，以肺结核最为常见。

1. **病原** 主要为人型结核分枝杆菌，分枝杆菌细长稍弯，无芽胞、无鞭毛、不能活动，具有抗酸性，生长缓慢，对干燥、冷、酸、碱等抵抗力强，可在干燥痰内存活 6 ～ 8 个月，但对热、紫外线和乙醇等较敏感，75% 乙醇 2 分钟、烈日曝晒 2 小时或煮沸 1 分钟、湿热 68℃ 20 分钟即可使其灭活。

2. **流行病学**

（1）传染源：痰中带菌的肺结核患者。

（2）传播途径：以呼吸道传播为主，也可通过消化道传播、母婴传播或经皮肤伤口感染等。

（3）易感人群：普遍易感，以婴幼儿、青春后期及老年人多见。居住拥挤、营养不良、糖尿病、恶性肿瘤、过度劳累、妊娠及免疫抑制状态者易发病。

3. **发病机制** 大量毒力强的结核菌侵入机体而免疫力又下降时易发病。机体受到感染后，在 T 细胞介导下产生免疫力及变态反应。

（1）细胞介导的免疫反应：主要表现为淋巴细胞致敏和巨噬细胞功能增强，对初次感染结核者有保护作用。

（2）迟发型变态反应：结核杆菌侵入人体 4 ～ 8 周后，机体对结核杆菌及其代谢产物可产生Ⅳ型（迟发型）变态反应。有利于清除结核菌，但可引起细胞坏死及干酪样改变，形成空洞。

（3）原发感染与继发感染：感染结核菌后机体获得免疫力，大部分为终生不发病，少数免疫力低下者可当即发病，即为原发性肺结核。另有少数部分患者在日后免疫力低下时发病，即为继发性肺结核，是成人肺结核的主要类型。

4. **辅助检查**

（1）结核菌素（PPD）试验：患儿受感染 4 ～ 8 周后即呈阳性反应。

①注射方法：常用 PPD，在左前臂屈侧中部皮内注射 0.1ml（5U）的结核菌素。若患儿患结节性红斑、疱疹性结膜炎等疾病，用 1U 结核菌素做试验。

②观察结果：48 ～ 72 小时测量皮肤硬结直径（表4-39）。

表4-39 结核菌素试验判断标准

硬结直径	判断标准
＜5mm	阴性（－）
5～9mm	阳性（＋）
10～19mm	中度阳性（＋＋），提示有结核菌感染
≥20mm（儿童≥15mm）	强阳性（＋＋＋），提示有活动性结核病的可能
除硬结外，还有水疱、破溃、淋巴管炎及双圈反应	极强阳性（＋＋＋＋）

③临床意义

a. 阴性、假阴性：除提示无结核菌感染外，还见于初染结核菌4～8周、应用糖皮质激素、营养不良、严重结核病、HIV感染或老年人等。

b. 阳性：可见于接种卡介苗后；年长儿无明显临床症状阳性反应一般，表示感染过结核杆菌；3岁以下尤其是1岁以下未接种卡介苗且阳性反应为中度者，表示体内有新的结核病灶，年龄越小，活动性结核可能性愈大；由阴性转阳性反应，或反应强度从原直径＜10mm增大至＞10mm，且增幅超过6mm者，表示新近有感染。

（2）痰结核杆菌检查：痰中找到结核杆菌是确诊肺结核最特异的方法，也是制订化疗方案和判断化疗效果的重要依据。

（3）X线检查：是筛查儿童肺结核的重要手段。可早期发现肺结核。有助于明确诊断，判断分型，指导治疗及了解病情变化。

（4）纤维支气管镜检查：对诊断有重要价值。

（5）血液检查：血沉增快，可反应结核病的活动性。

（6）免疫学诊断及分子生物学诊断：酶联免疫吸附试验、聚合酶链反应等。

5. 预防

（1）传染源：结核菌涂片阳性患者是小儿结核病的主要传染源。早发现、合理治疗结核菌涂片阳性患者，是预防小儿结核病传播的根本措施。

（2）接种卡介苗：是预防小儿结核病的有效措施。禁忌证为结核菌素试验阳性者；注射部位有湿疹或患有全身性皮肤病者；处于急性传染病恢复期者；先天性胸腺发育不全或严重免疫缺陷病患者。

（3）抗结核药物预防性治疗：可预防儿童活动性肺结核、肺外结核病、青春期结核病的发生或复燃。一般为预防性服用异烟肼，每天10mg/kg，疗程6～9个月。

6. 治疗要点

（1）治疗原则：早期、联合、适量、规律和全程治疗。

（2）一般治疗：补充足够的营养，注意休息，对症治疗。

（3）化学药物治疗：是治疗和控制疾病、防止传播的主要手段。

①一线化疗药物：全杀菌药有异烟肼、利福平；半杀菌药有链霉素、吡嗪酰胺；抑菌剂有乙胺丁醇等。

②第二线药物：氧氟沙星、环丙沙星、对氨基水杨酸、卡那霉素、阿米卡星、卷曲霉素等。

（4）儿童抗结核药物的使用及不良反应：见表4-40。

表4-40　儿童抗结核药物的使用及不良反应

药　物	剂　量	常见不良反应
链霉素		听力障碍、眩晕、肾功能损害及口周麻木
利福平	10～20mg（≤600mg/d）口服	胃肠道刺激症状、肝毒性、皮疹、药热
异烟肼	10～15mg（≤300mg/d）口服或静脉滴注	周围神经炎、肝毒性、皮疹、胃肠道反应、粒细胞减少
乙胺丁醇	15～25mg口服	球后视神经炎，胃肠道反应、过敏反应、高尿酸血症
吡嗪酰胺	30～40mg（≤750mg/d）口服	肝毒性、痛风、过敏和发热

（5）化疗方案：可分为标准疗法（结核性脑膜炎、骨关节结核）和短程疗法。但均分为强化和巩固两个阶段。强化治疗阶段中，标准疗法一般需 2～3 个月，短程疗法一般为 2 个月。巩固维持治疗阶段中，标准疗法一般为 5～9 个月，短程疗法时一般为 4 个月。

二、原发型肺结核

1. 病因与发病机制　由结核杆菌初次侵入肺部后发生的原发感染，是小儿肺结核的主要类型。原发型肺结核包括由肺原发病灶、局部淋巴结病变和两者相连的淋巴管炎组成的原发综合征和以胸腔内肿大淋巴为主的支气管淋巴结结核。病理转归为吸收好转最常见（钙化或硬结）和进展、恶化。

2. 临床表现

（1）症状：干咳和轻度呼吸困难最常见。年长儿一般起病缓慢，症状不明显，可有低热、食欲减退、消瘦、盗汗、疲乏等结核中毒症状。6 个月以下婴儿病情重而不典型，累及器官多，起病急，突然高热，但一般情况尚好，与发热不相称，持续 2～3 周后转为低热，并伴结核中毒症状。胸内淋巴结高度肿大时，有压迫症状，如类似百日咳样痉挛性咳嗽、喘鸣、声音嘶哑、胸部静脉怒张等。部分患儿可出现眼疱疹性结膜炎。

（2）体征：肺部体征不明显，与肺内病变不一致。原发病灶较大时，叩诊有浊音，呼吸音减低或有干湿音。体检可见周围淋巴结有不同程度肿大，婴儿可有肝大。

3. 辅助检查

（1）原发综合征：年长儿 X 线检查多呈小圆形或小片状影；小儿 X 线胸片呈典型哑铃"双极影"少见，即一端为原发病灶（多位于胸膜下，肺上叶底部和下叶的上部），一端为肿大的肺门淋巴结、纵隔淋巴结。

（2）支气管淋巴结结核：在儿童原发型肺结核 X 线胸片最为常见，分炎症型和结节型。

（3）结核菌素试验：常用于结核感染的流行病学指标，也是卡介苗接种后效果的验证指标。对婴幼儿的诊断价值大于成年人，3 岁以下呈强阳性，提示新近感染的活动性结核病。

4. 治疗要点　早期、联合、适量、规律和全程。选用短程疗法，每天服用异烟肼，配合利福平＋乙胺丁醇，强化治疗阶段 2～3 个月，巩固维持治疗 4～6 个月，总疗程 6～9 个月。活动性原发型肺结核宜采用直接督导下短程化疗。

5. 护理措施

（1）饮食护理：保证足够的营养，给予高热量、高蛋白、高维生素、富含钙质的饮食，如牛奶、鸡蛋、鱼、新鲜水果、蔬菜等。增强患儿抵抗力，利于增强患儿食欲及疾病的恢复。

（2）一般护理：空气新鲜、阳光充足。保证足够的休息，减少体力消耗，睡眠充足，满足患儿的基本需求。有明显中毒症状、咯血或大量胸腔积液者应绝对卧床休息，恢复期可适当增加活动。监测体温，多的患儿应及时更换衣物，做好皮肤的护理。

（3）药物护理：抗结核药物可有胃肠道反应、耳毒性、肾毒性等不良反应，必要时遵医嘱加用保肝药物，并改用其他抗结核药物，定期检查肝功能、血常规及尿常规等。有不适症状及时就诊。

（4）隔离护理：活动期行呼吸道隔离。对患儿呼吸道分泌物、痰杯、餐具等进行消毒隔离。避免与其他急性传染病患者接触而加重病情，如麻疹、百日咳、开放性肺结核。避免受凉引起上呼吸道感染。

三、急性粟粒型肺结核

也称急性血行播散性肺结核，是结核分枝杆菌经血行播散而引起的肺结核，常是原发综合征发展的后果，主要见于小儿时期，尤其是婴幼儿。

1．**病因与发病机制**　多于原发感染后 3～6 个月内发生。原发灶或淋巴结干酪样坏死破溃时，大量病原体入血引起粟粒型肺结核。年龄幼小、营养不良、机体免疫力低下易诱发本病。

2．**临床表现**

（1）起病急，婴幼儿多突发高热（稽留热或弛张热），持续数周或数月，伴有寒战、盗汗、食欲缺乏、咳嗽、面色苍白、气促及发绀。50% 患儿起病时可有脑膜炎征象。部分患儿伴有肝脾大以及浅表淋巴结大。少数患儿伴有中毒现象。6 个月以下婴儿病情重而不典型，累及器官多，多伴发结核性脑膜炎，病程进展快，病死率高。

（2）体征：一般没有明显体征，症状和体征与 X 线不一致。

3．**辅助检查**　X 线检查对诊断起决定性作用。起病 2～3 周后可见大小一致、分布均匀的粟粒状阴影，密布于两侧肺野。

4．**治疗要点**　早期抗结核治疗甚为重要。

（1）抗结核药物：分强化治疗阶段和维持治疗阶段，总疗程 6～8 个月。强化治疗阶段给予异烟肼、利福平、吡嗪酰胺及乙胺丁醇、链霉素。

（2）糖皮质激素：有严重中毒症状、呼吸困难时，应用足量抗结核药物的同时，加用泼尼松每天 1～2mg/kg，疗程 2～4 周。

5．**护理措施**　保证足够的睡眠与休息，保持正常体温，给予足够的营养，密切观察患者的生命体征，出现异常及时通知医生。

四、结核性脑膜炎

结核性脑膜炎简称结脑，是儿童结核病中最严重的类型。在结核原发感染后 1 年内、尤其在 3～6 个月最易发生，病死率和后遗症的发生率较高。

1．**病因与发病机制**　常为急性粟粒性肺结核的一部分，婴幼儿血-脑屏障功能不完善，中枢神经系统发育不成熟，免疫力低下，结核菌易血行播散累及脑膜。结核菌使软脑膜弥漫充血、水肿、炎性渗出，并形成许多结核结节。大量炎性渗出物积聚于脑底部，易引起脑神经损害和脑脊液循环受阻。此外，还可发生脑部血管病变、脑实质病变、脑积水及室管膜炎等。

2．**临床表现**　3 岁以内婴幼儿好发，冬、春季常见。起病多缓慢，婴儿可骤起高热、惊厥发病。

（1）早期（前驱期）：1～2 周，主要为小儿性格改变，表现为少言、懒动、烦躁、易怒，年长儿可自诉头痛，婴儿出现嗜睡或发育迟滞等。

（2）中期（脑膜刺激期）：1～2 周，因颅内压增高致剧烈头痛、喷射性呕吐，出现明显的脑膜刺激征。脑膜刺激征是结核性脑膜炎最重要和常见的体征。婴儿出现前囟饱满、颅缝裂开。可出现脑神经障碍，以面神经瘫痪最多见。

（3）晚期（昏迷期）：1～3 周，症状逐渐加重，昏迷，阵挛性或强直性惊厥频繁发作。患儿极度消瘦，呈舟状腹，最终常因颅内压增高、脑疝而死亡。

3．**辅助检查**

（1）脑脊液：葡萄糖和氯化物含量同时降低是结核性脑膜炎的典型改变。常见脑炎、脑膜炎的脑脊液检查鉴别见表 4-41。

（2）其他：X 线胸片可有结核病改变。结核菌素试验可呈假阴性。结核菌抗原检测是敏感、快速诊断的辅助方法。脑脊液结核菌培养是诊断结核性脑膜炎的可靠依据。

表4-41 常见脑炎、脑膜炎的脑脊液检查鉴别

	压 力	外 观	蛋白质	葡萄糖	氯化物	细胞计数
化脓性脑膜炎	显著增高	浑浊	显著增高	显著减低	稍低	中性粒细胞显著增加
结核性脑膜炎	增高	毛玻璃样	增高	减低	减低	淋巴细胞增加
病毒性脑膜炎	稍高	清晰或微浊	稍高	正常或稍高	正常	淋巴细胞增加
流行性乙型脑炎	稍高	清晰或微浊	增高	正常或稍高	正常	先中性粒细胞增加，后淋巴细胞增加

4. 治疗要点

（1）抗结核治疗：联合应用易透过血 - 脑屏障的抗结核杀菌药物。

（2）控制颅内压：

① 20% 甘露醇降颅压，应于 30 分钟内快速静脉输入。

②利尿药。

③侧脑室穿刺引流，适用于急性脑积水药物降颅压无效或疑有脑疝者。

（3）糖皮质激素：可迅速减轻结核中毒症状，抑制炎症渗出，改善毛细血管通透性，减轻脑水肿，降低颅内压，且可减轻粘连并预防脑积水的发生，是抗结核药物有效的辅助疗法，常用泼尼松。

5. 护理措施

（1）饮食护理：给予高热量、高蛋白质、高维生素、易消化饮食，少量多餐，维持水、电解质平衡。

（2）病情观察：密切观察生命体征、神志、双瞳孔大小及对光反应情况等，及时识别颅内高压或脑疝。颅压增高时腰椎穿刺前 30 分钟应使用脱水药，腰穿术后去枕平卧 4 ～ 6 小时。

（3）保持呼吸道通畅：保持环境安静，避免一切不必要的刺激。惊厥发作时，放置牙垫以免舌咬伤，给予吸氧，必要时吸痰或人工辅助呼吸。

（4）皮肤护理：保持皮肤清洁、干燥，床单平整、无渣屑。昏迷、瘫痪患儿每 2 小时翻身、拍背 1 次，防止压疮和坠积性肺炎。眼睑不能闭合者，可涂眼膏并用纱布覆盖，保护角膜。加强口腔护理，每天清洁 2 ～ 3 次。

第十九节　寄生虫病

扫码做题

一、蛔虫病

似蚓蛔线虫简称蛔虫，是常见严重危害儿童健康发育的寄生虫病之一，儿童由于食入人感染期虫卵而被感染，寄生于小肠，异位寄生可导致肠梗阻、胆道蛔虫病等并发症。

1. 流行病学

（1）传染源：蛔虫病患者为传染源。蛔虫每天产卵 20 多万只，在荫蔽环境可存活数月或更久。

（2）传播途径：虫卵经粪 - 口传播，被吞后虫卵中一部分被胃液杀死，一部分胚蚴破壳而出，侵入肠壁通过静脉、门静脉循环至肝，经右心入肺泡，沿支气管、气管道咽部再次经胃进入小肠，发

育成成虫可向别处移行、钻孔，引起胆道蛔虫病、肠梗阻等。

（3）易感人群：人群普遍易感。儿童感染率最高。

（4）流行特征：农村高于城市，常年易感，我国春、夏为主。

2. 临床表现

（1）幼虫移行引起的症状：移行至肺引起发热、乏力、咳嗽、血丝痰、胸闷、哮喘，严重可致肺炎。X线有点、片或絮状阴影，病灶游走、消失快。重症患者蛔虫可侵入脑、肝、脾、淋巴、眼等处，可引起肝大、脑膜炎、癫痫、视网膜病变、眼睑水肿和尿的改变。

（2）成虫引起的疾病：寄生于肠道，以肠腔内半消化食物为食，消化代谢，大量蛔虫感染引起食欲缺乏或多食易饥，异食癖，常腹痛位于脐周，部分患者烦躁、易惊、磨牙或萎靡等。可见荨麻疹、皮肤瘙痒、结膜炎、哮喘等其他症状。

（3）并发症：胆道蛔虫病常见并发症，表现为突发剧烈腹部绞痛，以剑突下右侧为主，坐卧不安、弯腰、恶心呕吐，可吐出蛔虫或胆汁，腹部检查无明显阳性体征或仅有右上腹压痛。其他并发症包括肠梗阻、肠穿孔、腹膜炎等。

3. 辅助检查 粪便查出虫卵即可确诊。血中嗜酸性粒细胞增高有助于诊断。

4. 治疗原则

（1）驱虫治疗：甲苯咪唑首选药物之一，广谱驱虫，在是虫体肌肉麻痹死亡，杀死幼虫和抑制虫卵发育方面起作用。柠檬酸哌嗪是安全有效的抗蛔虫药物，麻痹虫体肌肉，使虫体不能吸附在肠壁排除体外，适用于有并发症患儿，肠梗阻患儿慎用，以免引起虫体骚动。其他药物还包括左旋咪唑和阿苯达唑等。

（2）并发症治疗

①胆道蛔虫病：治疗原则解痉止痛、驱虫、控制感染和纠正水、电解质紊乱，首选虫体麻痹药物。

②蛔虫性肠梗阻：不完全梗阻进食、胃肠减压、解痉止痛、纠正水电解质紊乱、疼痛缓解后可予驱虫治疗；完全性梗阻立即进行手术治疗。

③其他并发症：阑尾炎、肠穿孔、腹膜炎一旦确诊，立即手术治疗。

5. 护理措施 遵医嘱给予镇痛止痉、驱虫药物。加强营养，密切观察病情变化。指导患儿及家长注意个人卫生，养成良好习惯，不随地大小便，饭前便后洗手。广泛给易感人群投药是降低感染的可行方法，3～6个月再次给药。农村、幼儿园、中小学应在发病高峰期后秋、冬季节进行普查。

二、蛲虫病

蛲虫又称蠕形住肠线虫，寄生于小肠末端、盲肠和结肠，是常见的寄生虫病，多见于幼儿。

1. 病因及流行病学 乳白色线头状，雄虫2～5mm，雌虫8～13mm，寿命约1个月左右。雌虫于夜间宿主熟睡后从肛门爬出，大量排卵后死亡，少数会再进入肛门、阴道、尿道等处引起异位损害。虫卵6小时即可发育成为感染期虫卵，患儿被污染的手指，经口食入而自身感染。患儿是唯一感染源，经粪-口传播，人群普遍易感，儿童高于成人，城市高于农村。

2. 临床表现 可引起局部症状和全身症状，最常见临床症状是肛周、会阴部瘙痒，夜间更甚，小儿夜间惊哭、心情烦躁、食欲减退、注意力不集中、咬指甲、易怒、遗尿、腹痛等表现。皮肤骚破继发皮炎。蛲虫侵入其他器官，并发阴道炎、输卵管炎、盆腔炎、阑尾炎等。

3. 辅助检查 患儿夜间入睡后1～3小时观察肛门周围有无白色线虫或用透明胶带纸紧压肛周粘取虫卵，多次检查提高阳性率。外周血象见嗜酸性粒细胞增多。

4. 治疗要点 恩波吡维铵是治疗蛲虫病的首口服选药，其他药物还包括噻嘧啶、甲苯咪唑。外用药每晚睡前清洗会阴和肛周，局部涂擦蛲虫软膏或噻嘧啶栓剂肛塞。避免重复感染，药物治疗的同时必须与预防结合。

5. **护理措施** 遵医嘱给予药物治疗，并每天清晨观察驱虫效果，直至虫卵消失后连查 7 天。注意个人卫生、饮食习惯，勤换内衣裤，并煮沸消毒，日光连续曝晒 10 天，幼儿园、集体机构定期普查。

第二十节　急性中毒和常见急症患儿的护理

一、急性中毒

急性中毒是指某些毒性物质进入人体，破坏组织器官和正常生理机能，出现暂时性或永久性中毒症状，甚至危及生命。

1. **中毒原因** 小儿中毒主要原因是年幼无知，不能辨别有毒物质而误食。婴幼儿时期常误服药物中毒；学龄前期主要误服有毒物质中毒。如接触有毒食物，有毒动物、植物，工、农业的化学药品，医疗药物，生活中消毒防腐剂、杀虫剂和去污剂等，都可能发生中毒。

2. **临床表现** 腹痛、腹泻、呕吐、惊厥或昏迷为首发症状，严重者可出现多脏器功能衰竭甚至死亡。

3. **治疗原则** 立即中断毒物与机体的接触，以排出毒物为首要处理，快速减少毒物对机体的损害；保持呼吸和循环功能；采取措施减少毒物的吸收，促进毒物的排泄。一旦毒物明确，立即用特效解毒剂。

4. **护理措施**

（1）口服中毒者

①催吐：适用于神志清、年龄较大且合作者。一般口服温开水或 1：5000 高锰酸钾溶液，用手指或压舌板压迫舌根刺激致吐，反复多次。但婴幼儿、神志不清、强酸或强碱中毒、严重心脏病者禁用。

②洗胃：摄入时间不超过 4～6 小时。患儿惊厥、昏迷或催吐无效时进行洗胃，洗胃常用温开水或生理盐水，反复灌洗，直至流澄清无味液体。强酸或强碱中毒严禁洗胃，可致胃穿孔，用弱酸或弱碱中和。

③导泻：加快毒物排出。洗胃后常用硫酸镁口服导泻，观察 30 分钟后，可追加用药。

④灌肠：中毒时间超过 4 小时以上者使用。

（2）皮肤接触中毒：立即脱去已污染的衣物，用大量清水反复冲洗皮肤、指甲、毛发等，强酸或强碱中毒者可用弱碱或弱酸中和法，用清水冲洗酸、碱毒物至少应在 10 分钟以上。

（3）吸入中毒：立即撤离现场，吸入新鲜空气或氧气，保持呼吸道通畅，必要时进行人工呼吸。

（4）促进已吸收毒物排出：多喝水、按医嘱使用利尿药利尿；碳酸氢钠碱化尿液、维生素 C 酸化尿液；血液净化等促进已吸收毒物排出。

（5）特效解毒剂：一旦中毒原因明确，立即按医嘱应用特效解毒剂，如亚硝酸盐中毒用亚甲蓝等，有机磷中毒有蒜臭味用胆解磷定和氯解磷定。随时注意观察患儿用药后反应。

（6）密切观察：详细记录液体出入量，保证出入液量平衡，维持有效循环血量。严密监测生命体征及病情变化。

（7）清洁护理：做好皮肤、口腔、臀部等部位护理，防止继发感染。

（8）心理疏导：和儿童及时沟通，发现问题及时疏导，以防再次自杀。

二、小儿惊厥

惊厥是全身或局部骨骼肌群突然发生不自主收缩，主要表现为强直性或阵挛性收缩，常伴意识障碍，是儿科常见的急症。

1. 病因与发病机制

（1）感染性疾病：颅内感染多由各种细菌、病毒等引起的脑膜炎、脑炎，常表现为反复而严重的惊厥发作。颅外感染包括热性惊厥、感染中毒性脑病等。

（2）非感染性疾病：颅内疾病主要有颅内损伤与出血、先天性发育畸形、颅内占位性病变。颅外疾病包括缺氧缺血性脑病、中毒、水电解质紊乱等。

2. 临床表现

（1）典型表现：突然发生意识丧失，头向后仰，双眼凝视、眼球上翻，局部或全身肌群出现强直性或阵挛性抽搐，严重者出现颈项强直，呼吸节律紊乱，发绀，大小便失禁等。持续数秒至数分钟，发作后因疲劳入睡。

（2）惊厥持续状态：惊厥发作持续30分钟以上或2次发作间歇期意识不能恢复者，属惊厥的危重型，多见于癫痫大发作、破伤风等。

（3）非典型表现：两眼凝视，口角、眼角抽动，呼吸暂停等，为新生儿和婴儿惊厥发作时的表现。

（4）热性惊厥：小儿惊厥最常见的原因是高热。高热惊厥多由上呼吸道感染引起。

①发病年龄通常为6个月至5岁。

②体温在38.5℃以上时突然出现惊厥，多发生在高热开始后12小时内。

③惊厥持续时间短暂，少于10分钟。

④在一次发热性疾病过程中很少连续发作多次，可在以后的发热性疾病时再次发作，故对于急性上呼吸道感染伴高热、抽搐的患儿，护士怀疑为小儿惊厥时，应重点询问其既往发作史。

⑤发作后意识恢复快，神经系统检查阴性，少有惊厥持续状态。

（5）无热惊厥：婴儿期首先考虑低血钙引起的手足搐搦症，年长儿首先考虑癫痫。

3. 辅助检查

血生化、脑脊液、脑电图检查。

4. 治疗要点

（1）迅速控制惊厥：抗惊厥药物首选地西泮缓慢静脉注射或灌肠，地西泮注射速度不宜超过2mg/min，也可使用苯妥英钠、苯巴比妥、10%水合氯醛等药物。苯巴比妥是新生儿惊厥（新生儿颅内出血、缺氧缺血性脑病等）的首选药。

（2）对症治疗：用20%甘露醇、呋塞米降颅压。高热者给予降温、吸氧等。

（3）若惊厥不能有效控制或反复发作，可按癫痫持续状态处理。

（4）病因治疗：针对引起惊厥的不同病因，采取相应治疗。

（5）预防惊厥发作：用地西泮、丙戊酸或苯巴比妥提前预防。

5. 护理措施

（1）防止窒息：保持安静，避免一切不必要的刺激。就地抢救，立即平卧，头偏向一侧，解开衣领。保持呼吸道通畅，将舌轻轻向外牵拉，防止舌后坠。遵医嘱给予抗惊厥药物。暂禁食，避免窒息。

（2）防止受伤：将纱布放在患儿手心、腋下，以防皮肤损伤。在患儿上下臼齿之间垫牙垫，牙关紧闭时，切勿用力撬开。惊厥时移开一切可能伤害患儿的硬物，切勿用力强行牵拉或按压患儿肢体，以免发生骨折或关节脱位。专人监护，拉起床挡，防止坠床或碰伤。

（3）高热者及时采取物理或药物降温，严密观察生命体征、意识及瞳孔改变。出现脑水肿征象，应及时报告医生并遵医嘱使用脱水药。

三、急性颅内压增高

颅内压增高是指在病理状态下，颅腔内容物体积增加或颅腔容积减小，超出颅腔可代偿调节的范围，导致颅内压力超过 200mmH$_2$O，常以头痛、呕吐、视神经乳头水肿为三大主症，是颅内多种疾病所共有的临床综合征。

1. **病因** 脑组织体积增大（脑水肿）、脑脊液增多（脑积水）、颅内血容量增多、颅内占位性病变、先天性颅腔畸形等。

2. **病理生理** 正常成人颅内压为 70～200mmH$_2$O，儿童为 50～100mmH$_2$O。颅腔内容物体积增大或颅腔容量缩减可导致颅内压增高。颅腔内容物主要包括脑组织、血液和脑脊液。脑脊液是这 3 种内容物中最容易改变的成分，颅内压的调节主要依靠脑脊液量的增减来实现。

3. **临床表现** 头痛，呕吐及视神经乳头水肿为被称为颅内高压三联征，最早出现的体征是前囟张力增高。

（1）头痛：是最常见的症状，多位于额部及颞部，开始为阵发性，而后可发展为持续性，可因体位改变、咳嗽等加重。婴儿多表现为烦躁不安、尖叫、拍打头部。婴儿前囟未闭及颅缝裂开，可起到缓冲作用，故其头痛不如成人严重。

（2）呕吐：呈喷射性。与饮食无关，颅内高压刺激第四脑室底部及延髓呕吐中枢引起。

（3）眼部改变：提示中脑受压，第Ⅵ对脑神经麻痹、上视丘受压、第Ⅲ脑室和视交叉受压，表现为眼球部突出、复视、落日眼、视神经乳头水肿、盲点扩大及向心性视野缩小。

（4）意识障碍：大脑皮质广泛损害及脑干上行网状结构损伤，早期表现为意识淡漠，嗜睡，反应迟钝。进行性颅内压增高时可出现昏迷。

（5）生命体征变化

①脑干受压或轴性移位：呼吸节律不齐、暂停、潮式呼吸等。

②下丘脑体温调节中枢受压：肌张力增高，在短期内体温急剧升高，呈持续性、难以控制的高热或超高热。

（6）其他症状和体征：血压升高，脉搏减慢，脉压增大。婴儿可有头颅增大、囟门饱满、颅缝增宽或分离。头颅叩诊可呈破罐声。脑缺氧或炎症刺激大脑皮层可导致抽搐甚至癫样发作。

（7）脑疝：最严重后果之一，一般导致小脑幕切迹疝或枕骨大孔疝。瞳孔变化可提示发生脑疝，详见外科护理学第二十八节颅内压增高的相关内容。

4. **辅助检查**

（1）CT 或 MRI：首选 CT 进行定位和定性诊断，在 CT 不能确认时进一步行 MRI。

（2）脑血管造影或数字减影血管造影：判断脑血管是否有畸形。

（3）头颅 X 线摄片：慢性颅内压增高时可见脑回压迹增多、加深，蝶鞍扩大，颅骨局部破坏或增生。小儿可见颅缝分离。

（4）颅内压测定：有明显颅内压增高者禁止腰穿，以免引起枕骨大孔疝。侧脑室穿刺测压法最准确而又较安全。前囟未闭者可行前囟测压。

5. **治疗要点** 见外科第二十八节颅内压增高。

6. **护理措施** 见外科第二十八节颅内压增高。

四、急性呼吸衰竭

急性呼吸衰竭是指由于多种突发的致病因素，导致肺通气和（或）换气功能迅速出现严重障碍，因缺氧和二氧化碳潴留导致低氧血症和高碳酸血症，短时间内即可发生的呼吸衰竭。

1. 病因

（1）呼吸系统疾病：导致肺通气和（或）换气功能障碍。

（2）急性颅内感染等脑部疾病：直接或间接抑制呼吸中枢。

（3）脊髓灰质炎、重症肌无力等：损伤神经 - 肌肉传导系统，引起肺通气不足，均可导致急性呼吸衰竭。

2. 临床表现 除原发病症状外，主要为低氧血症所致的呼吸困难和多脏器功能障碍。

（1）呼吸系统表现：呼吸困难是最早出现的症状。周围性呼吸衰竭表现为呼吸频率改变，辅助呼吸肌活动增强，可出现三凹征。中枢性呼吸衰竭表现为呼吸节律改变，可出现潮式呼吸、比奥呼吸、叹息样呼吸、呼吸暂停等。

（2）低氧血症表现

①发绀：是缺氧的典型表现，以口唇、口周及甲床等处较为明显。发绀程度与还原型血红蛋白含量有关，贫血者发绀程度不明显。外周性发绀多见于严重休克患者，中央性发绀多见于动脉血氧饱和度低的患者。

②精神神经表现：急性缺氧导致患者出现精神错乱。早期烦躁、易激惹，视物模糊，继之出现神志淡漠、嗜睡、意识模糊等神经抑制症状。

③循环系统表现：心肌损害，心律失常，周围循环衰竭、血压下降、心率减慢甚至心脏停搏。

④消化和泌尿系统表现：胃肠道黏膜充血水肿，应激性溃疡，上消化道出血，少尿或无尿，尿中出现蛋白、红细胞及管型等。

（3）高碳酸血症表现：烦躁不安、多汗、摇头、意识障碍、皮肤潮红，严重时出现惊厥、昏迷、视乳头水肿、呼吸性酸中毒等。

3. 辅助检查

（1）血气分析：可判断呼吸衰竭和酸碱平衡的严重程度。$PaCO_2$ 升高、pH 正常时为代偿性呼吸性酸中毒；$PaCO_2$ 升高、pH < 7.35 为失代偿性呼吸性酸中毒。

（2）肺功能检测：呼吸肌功能测试可反映呼吸肌无力的原因和严重程度。

4. 治疗要点 总体原则是保持呼吸道通畅，纠正缺氧，改善通气，去除病因，支持治疗等。

（1）保持呼吸道通畅：清理气道，使用支气管扩张药，必要时建立人工气道或气管插管。

（2）氧疗：吸氧原则是在保证 PaO_2 迅速提高到 60mmHg 或血氧饱和度达 90% 以上的前提下，尽量降低吸氧浓度。Ⅰ型呼吸衰竭给予较高浓度（> 35%）给氧，可以迅速缓解低氧血症而不引起 CO_2 潴留。对于伴有高碳酸血症的急性呼吸衰竭，常需机械通气治疗。

（3）增加通气量、改善 CO_2 潴留：使用呼吸兴奋药、机械通气等。

5. 护理措施

（1）休息活动护理：卧床休息，并尽量避免自理活动和不必要的操作。取半卧位或坐位，促进肺膨胀，有利于改善呼吸。

（2）饮食护理：给予高热量、高蛋白、易消化的流食或半流食。昏迷患者给予鼻饲。

（3）病情观察：密切观察呼吸困难的程度、生命体征及神志改变，准确记录出入量，监测血气分析结果。一旦出现肺性脑病的表现，应立即报告医生并协助处理。

（4）氧疗护理：常用鼻导管、面罩、头罩法给氧。

①鼻导管：婴幼儿 0.5 ～ 1L/min，儿童 1 ～ 2L/min，氧浓度为 25% ～ 40%。

②面罩法：婴幼儿 2 ～ 4L/min，儿童 3 ～ 5L/min，氧浓度为 40% ～ 60%。

③头罩法：通常为 4 ～ 6L/min，氧浓度为 40% ～ 50%。

（5）气道护理：减少呼吸道阻力和呼吸做功，如体位引流、翻身叩背，清醒患者指导有效咳嗽、咳痰，必要时可雾化吸入。意识不清、咳痰无力者给予吸痰，建立人工气道和机械通气支持。

（6）人工呼吸的护理：详见本章第六节新生儿窒息的相关内容。

（7）用药护理：给予支气管舒张药、呼吸兴奋药，注意输液速度不宜过快，以免因呼吸兴奋药过量，导致颜面潮红、面部肌肉震颤、烦躁不安等现象，一旦出现应遵医嘱减量或停药，并协助医生处理。对烦躁不安的患者慎用吗啡等镇静药，以免引起呼吸抑制。应用呋塞米快速利尿时，可能使原有大量痰液突然减少、黏稠度增加而使排痰困难加重，应注意预防。

五、充血性心力衰竭

由于心肌收缩或舒张功能下降使心排血量绝对或相对不足，不能满足全身组织代谢需要而引起的一系列临床症状及体征。

1. 病因　小儿时期以先天性心脏病引起者多见，儿童时期以风湿性心脏病和急性肾炎所致多见。根据病理生理变化，可将心衰病因分为心肌病变、心室压力负重过重、心室容量负荷过重，此外感染、心律失常、输液过速等均可诱发心衰。

2. 发病机制　心肌发生病损或心脏长期负荷过重时，心肌收缩逐渐减退，早期机体通过加快心率、心肌肥厚和心脏扩大进行代偿，使排血量增多来满足机体的需要，此阶段为心功能代偿期，心功能代偿期临床上没有明显症状。后期心功能逐渐减退，不能满足机体代谢的需要，而出现静脉回流受阻、体液潴留、脏器淤血等心衰表现。

3. 临床表现　年长儿表现与成人相似。

（1）全身症状：心输出量下降、组织灌注不足及静脉淤血引起，表现为精神萎靡、乏力、多汗、食欲减退、消化功能低下、体重不增等。

（2）肺循环淤血：呼吸急促、呼吸困难、发绀，甚至端坐呼吸。气急、呻吟、烦躁不安，不能平卧。干咳，严重者可有泡沫样血痰。哮鸣音。肺水肿及可闻及湿啰音。

（3）体循环淤血：肝淤血、肿大。颈静脉怒张。水肿，最先见于下垂部位，婴幼有时仅见眼睑、面部轻微水肿或伴手背、足背略肿，但体重增长较快。

（4）其他体征：心脏增大、心音低钝、心动过速，易出现奔马律。

（5）心功能分级：可分为四级，见表4-42。

（6）婴儿心功能分级

① 0级：无心衰表现。

② Ⅰ级：即轻度心衰，特点为每次哺乳量＜105ml时或哺乳时间需30分钟以上，呼吸困难，心率＞150次／分，可有奔马律，肝脏肋下2cm。

③ Ⅱ级：即中度心衰，特点为每次哺乳量＜90ml或哺乳时间需40分钟以上，呼吸＞60次／分，呼吸形式异常，心率＞160次／分，肝大肋下2～3cm，有奔马律。

④ Ⅲ级：即重度心衰，特点为每次哺乳量＜75ml时或哺乳时间需40分钟以上，呼吸＞60次／分，呼吸形式异常，心率＞170次／分，肝大肋下3cm以上，有奔马律，并有末梢灌注不良。

（7）诊断标准：安静时心率增快，婴儿＞180次／分，幼儿＞160次／分。安静时呼吸达60次／分以上，呼吸困难、青紫突然加重。肝肿大达肋下3cm。心音低钝、奔马律等。突然烦躁不安、面色灰白。尿少、下肢水肿。

4. 辅助检查

（1）X线：心脏增大，左心衰时可见肺淤血、肺水肿。

（2）心电图：有助于病因诊断及洋地黄的应用指导。

（3）超声心动图：有助于病因的诊断，对治疗前后心功能评估有重要意义。

表4-42　纽约心脏病协会（NYHA）心功能分级及活动指导

分　级	心功能表现	活动指导
Ⅰ级	体力活动不受限，日常活动（一般活动）不引起明显的气促、乏力或心悸	注意休息，不限制一般的体力活动，适当锻炼，但应避免剧烈运动和重体力劳动
Ⅱ级	体力活动轻度受限，休息时无症状，日常活动（一般活动）如平地步行200～400m或以常速上3层以上楼梯的高度时，出现气促、乏力和心悸	适当限制体力活动，可从事轻体力活动和家务劳动，增加午睡时间，劳逸结合
Ⅲ级	体力活动明显受限，稍事活动或轻于日常活动（一般活动）如平地步行100～200m或以常速上3层以下楼梯的高度时，即引起显著气促、乏力或心悸	限制日常体力活动，以卧床休息为主，鼓励或协助患者自理日常生活
Ⅳ级	体力活动重度受限，休息时也有气促、乏力或心悸，稍有体力活动症状即加重，任何体力活动均会引起不适	无需静脉给药者为Ⅳa级，可在室内或床边略活动；需静脉给药者为Ⅳb级，应绝对卧床休息；日常生活由他人照顾完成，卧床时应做肢体被动运动

5. 治疗要点

（1）一般治疗：保证休息，取平卧或半卧位，必要时使用镇静剂。有气急、发绀者给予吸氧。水肿者适量减少盐的摄入。

（2）正性肌力药：最有效的急救药物。

①洋地黄类：包括地高辛、毛花苷丙等，增强心肌力、减慢心率，增加搏出量，改善心功能。强心苷地高辛与心肌细胞膜上 K^+-Na^+-ATP 酶结合，促进 Ca^{2+} 内流，使肌浆内 Ca^{2+} 浓度升高，加强了心肌的兴奋与收缩偶联，而发挥强心作用，如与钙类制剂合用，会使心肌收缩力增加，从而引起心律失常，甚至造成心脏猝死，使用强心苷类药物禁补钙。

②β受体激动剂：多巴胺、多巴酚丁胺等，适用洋地黄疗效不佳或毒性反应及血压偏低者。

③磷酸二酯酶抑制剂：对心脏病手术术后的心衰患儿效果显著。

（3）利尿剂：急性心力衰竭用快速强效利尿药，慢性心力衰竭联合使用噻嗪类与保钾利尿药。

6. 护理措施

（1）休息与活动：急性期心力衰竭患者，要绝对卧床休息，当心功能恢复后，血沉接近正常可下床活动。病情控制后可半卧位或坐位，双腿下垂，减少回心血量。保持大便通畅。

（2）饮食护理：给予高热量、高维生素易消化饮食，少食多餐，避免过饱，吸吮困难者可滴管或鼻饲。限制水钠的摄入，记录24小时液体出入量，定时测量体重。

（3）用药护理：充血性心力衰竭要控制水钠入量，每日水分摄入 50～60ml/kg，输液速度每小时不超过 5ml/kg。地高辛口服＜2 岁药量 0.05mg/kg，＞2 岁药量 0.03mg/kg，静脉注射首次给洋地黄口服量的 1/2，余量分 2 次，每隔 4～6 小时静脉注射 1 次。注意药物的不良反应，强心苷治疗剂量和中毒剂量接近，易发生中毒，使用后应重点观察其中毒反应。注射洋地黄类药物禁补钙。心脏毒性反应是强心苷较严重的毒性反应，主要表现为各种心律失常。心率或脉搏＜60次／分，应暂停用药并通知医生。详见内科护理学第二节循环系统疾病的相关内容。

六、急性肾损伤

急性肾衰竭又称急性肾损伤，是由各种原因引起的短时间内肾功能急剧下降而出现的临床综合征。

1. **病因、病理**　根据病变发生的解剖部位不同，可分为肾前性、肾后性和肾性 3 种（表 4-43）。

表4-43　急性肾衰竭的病因与发病机制

	肾前性肾衰	肾性肾衰	肾后性肾衰
发病机制	肾血流灌注不足，导致肾小球滤过率降低	肾实质损伤	急性尿路梗阻
常见疾病	血容量不足：大量脱水、出血；心输出量减少：严重心脏疾病；周围血管扩张：降压过快、感染性休克；肾血管阻力增加：使用去甲肾上腺素等	急性肾小管坏死：如挤压伤，是最常见的急性肾衰竭类型；急性间质性肾炎；肾小球或肾微血管疾病；肾大血管疾病	前列腺增生、肿瘤、输尿管结石、腹膜后肿瘤压迫

2. **临床表现**

（1）起始期：未发生明显的肾实质损伤，急性肾衰竭尚可预防，持续数小时至几天。

（2）维持期（少尿期）：一般持续 7 ～ 14 天，出现一系列尿毒症表现。

①全身表现：消化系统症状常为首发症状，还可出现咳嗽、呼吸困难、高血压、心力衰竭、意识模糊、抽搐、出血倾向、感染（主要的死亡原因之一）、多脏器功能衰竭等症状。

②水、电解质和酸碱平衡失调：可表现为代谢性酸中毒（表现为精神萎靡、呼吸深长、口唇樱桃红、面色发灰、心律不齐）、高钾血症、低钠血症、水过多等，以代谢性酸中毒和高钾血症最常见。高钾血症可致各种心律失常，严重者发生心室颤动或心脏骤停，是最主要的电解质紊乱和最危险的并发症，是少尿期的首位死因。

（3）恢复期：持续 1 ～ 3 周，可有多尿表现，每天尿量可达 3000 ～ 5000ml，随后逐渐恢复正常。多尿期早期仍可有高钾血症，后期可出现低钾血症（肌肉无力、呕心、腹胀、厌食等）。

3. **辅助检查**

（1）血液检查：轻、中度贫血，血尿素氮和肌酐进行性上升。血 pH ＜ 7.35，血钾浓度＞ 5.5mmol/L，血钠正常或偏低，血钙降低，血磷升高，血氯降低。

（2）尿液检查：外观混浊，尿色深。尿蛋白多为 ± ～＋，以小分子蛋白为主，可见上皮细胞管型、颗粒管型及少许红细胞、白细胞等。尿比重低且固定，多在 1.015 以下。尿渗透压降低，尿钠增高。

（3）影像学检查：首选尿路 B 超检查。

（4）肾活组织检查：是重要的诊断方法。

4. **治疗要点**　尽早明确诊断，及时纠正可逆的病因是恢复肾功能的关键。主要包括尽早识别并纠正可逆病因，维持体液稳定，营养支持，防治并发症及肾脏替代治疗等。透析治疗是治疗高钾血症最有效的方法。

5. 护理措施

（1）休息活动护理：少尿期应绝对卧床休息，以减轻肾脏负担。下肢水肿者抬高下肢，促进血液回流。当尿量增加、病情好转时，可逐渐增加活动量。

（2）饮食护理：少尿期 3～4 天之后，给予低蛋白、高热量、高维生素的清淡流质或半流质饮食，以优质蛋白（肉类、蛋类、奶类）为宜。在少尿期 3 天以内，不宜摄入蛋白质。

（3）维持水平衡：少尿期患者严格限制液体入量，坚持"量出为入，宁少勿多"的补液原则。严格记录 24 小时液体出入量。

（4）病情观察：密切监测患者的生命体征、尿量、肾功能及电解质的变化，注意观察有无体液过多的表现。

（5）高钾血症的护理：当血钾 > 6.5mmol/L，应配合医生紧急处理。

① 10% 葡萄糖酸钙 10～20ml 稀释后缓慢静脉推注（不少于 5 分钟），以拮抗钾离子对心肌的抑制作用。

② 11.2% 乳酸钠或 5% 碳酸氢钠静脉滴注，纠正酸中毒并促进钾离子向细胞内移动。

③ 50% 葡萄糖和胰岛素缓慢静脉注射，促进糖原合成，使钾离子向细胞内移动。

（6）预防感染：遵医嘱适当应用抗生素，做好呼吸道护理及尿管护理。指导患者避免诱因，自我监测，定期复查肾功能。

七、感染性休克

感染性休克是由于各种病原微生物及其内毒素侵入人体所引起的严重感染，导致的全身微循环，导致多系统、多器官功能衰竭。

1. 病因及发病机制　细菌、真菌、病毒和立克次体感染均可引起感染性休克，以革兰阴性细菌感染多见。是多种因素互相作用、互为因果的综合结果。小儿疾病中以中毒性痢疾、重症肺炎、败血症、流脑等常见。全身免疫功能缺陷极易引发感染性休克。

2. 临床表现　常见血压下降，心率加快，脉压减小，呼吸急促，面色苍白，尿量减少，烦躁不安，意识障碍等。婴儿表现双眼凝视无神，面色发灰，皮肤淤血、花纹，哭闹，体温骤升或不升，心率增快、心律不齐。年长儿可有高热、寒战、皮肤冷湿、发绀、眼窝凹陷、精神萎靡、嗜睡等特点。

（1）休克代偿期轻度：失血量 < 20%，神志清楚、紧张或烦躁不安，皮肤正常或湿冷、苍白，心率尚有力 < 100 次 / 分，血压正常或稍高，脉压减小，尿量正常或稍少。

（2）休克抑制期中度：失血量 20%～40%，神志反应迟钝，表情淡漠，皮肤苍白或发绀，发凉、潮湿，心率较弱 100～120 次 / 分，收缩压 70～90mmHg，脉压 < 20mmHg，尿量减少。

（3）休克抑制期重度：失血量 > 40%，意识模糊或昏迷，皮肤厥冷、显著苍白，肢端青紫；心率很弱或摸不清，收缩压 < 70mmHg 或测不到，尿量极少或无尿。

3. 治疗原则　积极控制感染，迅速扩充血容量，纠正水、电解质代谢紊乱；抗炎、控制感染；保护重要脏器。

4. 护理措施

（1）积极液体复苏，快速扩容。快速输液阶段，补 2：1 等张含钠液 20ml/kg，30～60 分钟内静脉推注或快速滴入，总量不超过 300ml；继续输液阶段用 1/2～2/3 张含钠液，30～60ml/kg，6～8 小时内输入；维持输液阶段主要维持生理需要，最初 24 小时给 1/5 张含钾维持液 50～80ml/kg。患者在 6 小时内 CVP 达到 8～12mmHg，平均动脉压 ≥ 65 mmHg，尿量 ≥ 0.5ml/（kg·h），中心静脉或混合静脉氧饱和度 ≥ 70%。按医嘱应用血管舒张药物，调整微血管舒缩功能。

（2）积极控制感染，按医嘱应用抗生素，及时清除感染灶，做好口腔、皮肤护理以防继发感染。

（3）密切观察患者生命体征、出入量，专人看护，防止脑水肿、心力衰竭等并发症，必要时按医嘱给予肾上腺糖皮质激素、强心剂、白蛋白等，及进行氧疗或机械通气。维持重要脏器功能。

（4）心理支持，帮助患者减轻恐惧，树立信心。

八、心跳呼吸骤停

根据年龄阶段划分：出生后28天以内为新生儿，1岁以内为婴儿，1～8岁为小儿。8岁以上儿童心肺复苏的程序和方法基本同成人。详见外科护理学第六章心肺脑复苏的相关内容。

1. **心脏骤停的病因**　院外的主要原因为外伤、溺水、中毒等；院内的主要原因为呼吸衰竭和休克。成人心脏骤停多因心脏原因所致，而小儿多由呼吸功能障碍继发，如肺炎、窒息、溺水、气管异物等。因此，对小儿心脏骤停，更注重呼吸支持，改善缺氧。心跳骤停后循环骤停，呼吸首先也就停止，由于脑细胞对缺血、缺氧最为敏感，一般4分钟就可发生不可逆的损害，10分钟就可能发生脑死亡，所以心跳骤停后，应立即进行有效的人工呼吸和人工循环。

2. **基本生命支持**　基本方法类似成人心肺复苏。胸外按压是急救处理第一步。

（1）识别心脏骤停：评估患儿的意识状态、呼吸和脉搏情况。对无反应的儿童，首先检查有无呼吸，如果没有呼吸或仅仅是喘息，最多用10秒触摸脉搏，如果不能感受或不能确定是否有脉搏，立即开始胸外按压。对于新生儿，脉搏＜60次／分；或对于婴儿和儿童脉搏＜60次／分且有低灌注现象，也即开始胸外按压。

（2）婴儿胸外按压：有双指按压法和双手环抱按压法两种。双指按压法适合于单人施救，一手按压，另一手固定头部或放在婴儿后背抬起胸廓；双手环抱按压法适合于两人施救，双手围绕婴儿胸部，用两拇指重叠或并列按压。按压部位为两乳头连线下方的胸骨处，深度至少达到胸廓前后径的1/3，约4cm。

（3）小儿胸外按压：1～8岁小儿适用单掌按压法。用单手的掌根部按压，部位为两乳头连线的胸骨处，不可压迫剑突。每次下压至少1/3前后径，约5cm。

（4）年长儿或体格较大儿童胸外按压：同成人，采用双掌按压法。

（5）胸外按压频率：新生儿120次／分，婴幼儿及儿童至少100次／分。

（6）胸外按压与人工呼吸比例：1～8岁婴幼儿单人施救30：2，两人施救15：2。8岁以上小儿无论单人或两人施救，均为30：2。

3. **诊断依据**　突然昏迷丧失意志、瞳孔扩大、大动脉搏动消失、心音消失、呼吸停止、可见等电位线或心室颤动等。

4. **复苏指征**　扪及大动脉搏搏动、口唇及甲床颜色转红、出现自主呼吸、扩大的瞳孔缩小、心音恢复、对光反射恢复、肌张力恢复。在心肺复苏成功后，瞳孔由大缩小是代表组织灌流量和氧供给量明显改善的最早指征。

5. **脑复苏**　氧疗6小时内可用纯氧，6小时后氧疗浓度不要超过60%，通常有简易呼吸机、机械人工呼吸、机械人工循环等。人工冬眠疗法，应在5分钟内给患儿头部部置冰帽和冰敷体表大血管走行处，配合人工冬眠药物，遵医嘱给予脱水利尿药，降低颅内压、保护和促进脑细胞代谢的药物。

第五章　社区护理学

社区一词来源于拉丁语，意为具有某些共性的群体。社区是由许多家庭、机关和团体组成，是构成社会的基本单位，是与人们生活和健康息息相关的场所，也是社区护士进行社区护理工作的场所。

社区护理学详细考点内容请扫描二维码。

扫码见内容

第六章　护理健康教育学

第一节　健康教育与健康促进

扫码做题

一、健康教育的基本概念

1. 健康教育的概念

（1）健康教育的定义：健康教育是通过信息传播和行为干预，将健康相关信息传达给学习者，从而把人类有关医学或健康科学的知识和技术转化为有益于人们健康的行为。它以调查研究为前提，以改善对象的健康相关行为为目标，以传播健康信息为主要措施，最终达到预防疾病、促进健康、提高生活质量的目的。1988 年第 13 届世界健康大会提出：健康教育是一门研究传播保健知识和技术，影响个体和群体行为，消除危险因素，预防疾病，促进健康的学科。

（2）健康教育与卫生宣教：卫生宣教是指向人们进行卫生知识宣传教育，目的是让人们了解基本的卫生常识，养成一些基本卫生习惯。它与健康教育的区别是：

①健康教育是既有调查研究又有计划、组织、评价的系统干预活动，它涉及多个层次和多个方面，并不是简单的、单一方向的信息传播。

②健康教育是以促进个体和群体改变不健康的行为方式为核心，从而预防疾病、促进健康，而不是作为一种辅助方法为卫生工作某时间的中心任务服务。

③健康教育通过对传播学、管理科学、行为科学、医学科学等学科的融合，初步建立了属于自己的理论和方法体系。

（3）健康教育的主要环节：包括教学者、健康相关的信息、教学活动、学习者、效果 5 个环节。健康教育应以学习者为中心，让学习者针对自身来发现问题，在讨论和辩论中澄清观念和树立正确的价值观，运用各种方法寻找问题的解决方法。在多种解决方案中明智作出选择，在亲身参与中实地体验和学会实践的技能。

2. 健康教育的研究领域

（1）按目标人群或场所分类

①学校健康教育：是指通过学校、家长等共同努力，向学生提供完整、积极的健康经验和知识结构，其对象包括学龄前儿童，中、小学生及大学生。

②职业人群健康教育：是指通过提供健康知识、技能、服务，促使职业人群自觉采纳益于健康的行为和生活方式。

③医院健康教育：针对到医院接受医疗保健服务的患者及其家属所实施的有目的、有计划、有系统的健康教育活动，它以患者为中心，其目的是防治疾病，促进身心康复。

④社区健康教育：是以社区为基本单位、以社区人群为教育对象、以促进居民健康为目标，挖掘个人、家庭、社区以及社会的保健潜力，从而增进健康，减少残障。

（2）按教育目的或内容分类：可分为防治疾病的健康教育、营养健康教育、环境保护健康教育、生殖健康教育等。

二、健康促进的基本概念

1. **健康促进的定义** WHO 对健康促进的定义为"促使人们维护和提高他们自身健康的过程，是协调人类与环境的战略，并规定了个人与社会对健康各自所负的责任"。

2. **健康促进的领域** 《渥太华宪章》中指出，健康促进包括 5 大领域

（1）制定促进健康的公共政策：将健康问题提到各级各部门的议事日程上，使之了解他们的决策对健康的影响并承担健康的责任。

（2）创造支持环境：健康促进通过创造安全、舒适、满意、愉快的工作和生活环境，促使人们提高增进健康的能力，同时保证环境对公众健康产生有利的影响。

（3）强化社区行动：发动社区力量，利用社区资源，增进自我帮助和社会支持，提高解决健康问题的能力。

（4）发展个人技能：通过健康教育，提升人们的健康素养和生活技能，同时支持个人和社会的发展，从而使人们有效地维护自身健康和生存环境。

（5）调整卫生服务方向：卫生服务应以人群和社区为中心，不仅要提供临床治疗服务，还应提供预防和健康促进服务。

3. **健康促进的基本策略** 《渥太华宣言》中指出健康促进的基本策略为：

（1）倡导：倡导政策支持、社会各界对健康措施的认同和卫生部门调整服务方向，激发社会的关注和群众的参与，从而创造有利健康的社会经济、文化与环境条件。

（2）赋权：是指通过增强人们控制健康决定因素的能力，从而获得保障人人享有卫生保健及资源的平等机会，提升人们在保护和促进健康方面的责任感、归属感，从而采取益于健康的决定和行动。

（3）协调：协调个人、家庭、社区、卫生机构、社会经济部门、政府和非政府组织等在健康促进中的利益和行动，组成强大的联盟与社会支持体系，共同努力实现健康目标。

第二节 人类行为与健康相关行为

一、人类行为的基本概念

1. **行为的定义及要素**

（1）行为的定义：行为是指在外界环境刺激下有机体所产生的反应，包括内在的生理和心理变化。根据此定义，美国心理学家伍得渥斯（Woodworth）提出了著名的行为表示式，即 S（刺激）-O（有机体）-R（行为反应）。

（2）行为的构成要素

①行为主体：人。

②行为客体：人的行为所指向的目标。

③行为环境：行为主体与行为客体发生联系的客观环境。

④行为手段：行为主体作用于行为客体时的方式方法和所应用的工具。

⑤行为结果：行为对行为客体所致的影响。

2．人类行为的分类　人类的行为根据其生物性和社会性可分为本能行为和社会行为两大类。

（1）人类的本能行为：由人的生物性所决定，是人类的最基本行为，如好奇、睡眠、性行为、摄食行为、躲避行为等。

（2）人类的社会行为：由人的社会性所决定，其特点为获得性和可塑性、行为多样性、主动选择性、文化认可性。

3．人类行为的特性

（1）目的性：是区别人类与动物行为的重要标志，也是开展健康教育的前提。

（2）可塑性：通过不断的学习及受环境的影响，人类的行为也在不断的发展变化。一般年纪越小，其行为的可塑性越大。

（3）差异性：因遗传因素、环境、学习经历的不同，人类的行为也具有较大的差异性。因此，健康教育的措施必须因人而异、因势利导。

4．人类行为的适应形式

（1）反射：是指人体通过"反射弧"对外界刺激做出反应的方式，最基本的反射与本能行为相互联系。如当一个人看到突然飞来的物体，会立即产生躲避行为。反射为人类的适应行为奠定了基础。

（2）自我控制：当某种行为可出现正负两方面的结果时，个体常对自己的部分行为进行控制，以适应社会。

（3）调试：指个体与他人之间、群体与群体之间相互配合、相互适应的方式和过程。

（4）顺应：指个体与群体不断接受新的经验、改变自己行为方式，以适应客观环境的变化。

（5）应对：指个体为适应目前或长远的需要，决定是否采取某种行为的形式。

（6）应激：是个体对紧张刺激的一种非特异性的适应性反应。

5．人类行为的发展过程　人在整个生命过程中的行为发展可分为4个阶段。

（1）被动发展阶段（0岁～3岁）：此阶段主要依靠遗传和本能的力量发展，如婴儿的吸吮、抓握、啼哭等行为。

（2）主动发展阶段（3岁～12岁）：此阶段的行为发展带有明显的主动性，多表现为爱探究、好攻击、易激惹、喜欢自我表现等。

（3）自主发展阶段（12～成年）：开始通过对自己、他人、环境、社会的综合认识，调整自己的行为。

（4）巩固发展阶段（成年之后）：此阶段行为基本已定型，但由于不断变化的环境、社会和个人状况，人们必须对自己的行为加以不断的调整、完善和充实。

二、影响行为的因素

1．遗传因素　遗传因素与人类行为的形成和发展密不可分。基因影响行为并决定人的一系列行为性状和趋势，且基因的复杂性可导致人类行为的多样性。

2．环境因素　人类行为发展的外在大环境包括自然环境和社会环境，如生态环境、人文地理、医疗卫生、风俗信仰、教育环境、制度与法规、经济基础、事物发展的规律及意外事件等，可间接的或潜在的影响人类行为。

3．学习因素　学习是行为发展的促进条件，一般有3种学习方式，模仿是第1种。人们往往通过无意模仿获得日常生活行为，通过有意模仿获得自己崇拜、羡慕的行为（如演员的举止等），通过强迫模仿获得规定行为（如队列训练等）。

三、健康相关行为

健康相关行为是指人们进行与健康和疾病有关的行为，分为促进健康行为和危害健康行为两类。

1. **促进健康的行为**　简称健康行为，是指个体或群体的客观上有利于自身和他人健康的行为，其特点为：有利性、规律性、和谐性、一致性、适宜性。

2. **促进健康行为的类型**

（1）日常健康行为：指益于健康的日常行为，如合理营养、充足睡眠、适量运动等。

（2）避开有害环境行为：指避免将有害健康危险因素暴露于自然环境和社会环境中的行为，如离开污染环境、积极应对各种紧张生活事件等。

（3）戒除不良嗜好行为：指戒除不良嗜好的行为，如戒烟、不酗酒、不滥用药物等。

（4）预警行为：指对可能发生的危害健康事件的预防性行为及在事故发生后正确处置的行为，如驾车时使用安全带、事故发生后的自救和他救行为等。

（5）保健行为：指有效、合理地利用卫生资源，维护自身健康的行为，如定期体检、预防接种、患病后及时就医、遵从医嘱等行为。

3. **危害健康行为**　简称危险行为，指不利于自身和他人健康的行为。

（1）危害健康行为的特点为：危害性、明显和稳定性、习得性。

（2）危害健康行为的类型

① 日常危害健康行为：是对健康有害的日常行为习惯，如吸烟、酗酒、缺乏体育锻炼、不良饮食习惯等。

② 致病性行为模式：指可导致发生特异性疾病的行为模式。

a. A 型行为模式：是与冠心病的发生密切相关的行为模式。不耐烦和敌意是其核心行为，多表现为做事动作快、大声讲话、喜欢竞争、怀有敌意和戒心。

b. C 型行为模式：与肿瘤的发生有关。情绪压抑，性格自我克制，表面依顺、回避矛盾，内心却压抑怒火、生闷气是其核心行为表现。

③ 不良疾病行为：指在感知到自身患病到疾病康复的过程中，个体从所表现出的不利于疾病治疗和健康恢复的行为，如瞒病、恐病、讳疾忌医、不遵医嘱等。

④违规行为：指违反法律法规、道德规范并危害健康的行为，如药物滥用、性乱等。

四、健康教育相关行为改变理论

1. **知－信－行模式 (KABP、KAP)**　是改变人类健康相关行为的模式之一，"知-信-行模式"将人类的改变分为获取知识、产生信念和形成行为 3 个过程，即知识-信念-行为。其中知识是基础，信念是动力，行为的产生和改变是目标。通过学习，人们获得相关的健康知识和技能，逐渐形成健康的信念和态度，从而促成健康行为的产生。

2. **健康信念模式 (HBM)**　是将健康相关行为用社会心理的方法解释的理论模式。

（1）健康信念模式在采取某种促进健康行为或戒除某种危害健康行为时，必须具备：

①认识到某种疾病或危险因素的严重性和易感性。

②认识到采纳或戒除某种行为的困难及益处。

③对自身采纳或戒除某种行为能力的自信（效能期待或自我效能）即一个人对自己的行为能力

有正确的评价和判断，相信自己一定能通过努力，克服障碍，完成这种行动，达到预期效果。

（2）健康信念模式在采取某种促进健康行为或戒除某种危害健康行为，应遵循的步骤为：

①让人们认识到其危害健康行为的严重性。

②使他们坚信，一旦戒除这种危害行为、采取形影的促进健康行为会得到有价值的后果，同时也认识到行为改变中可能出现的困难。

③使他们充满改变行为的信心。

第三节　健康传播的方法与技巧

扫码做题

一、健康传播的基本概念

1. **传播的定义与要素**　传播是一种传递信息的社会性行为，是个体之间、集体之间以及个体与集体之间交换、传递新闻、事实、意见的信息过程。其要素包括：传播者（传播中的信息主动发出者）、受传者（信息的接受者和反应者）、信息与讯息（信息泛指传播的一切内容，讯息是由一组相关联的有完整意义的信息符号所构成的具体信息）、传播媒介（又称传播渠道，是讯息的载体）、传播效果。

2. **传播的分类**　按照传播的规模，可将人类传播活动分为5种类型。

（1）人际传播（亲身传播）：是指个体之间面对面直接的信息交流，它是人际关系的建立基础，也是共享信息的最基本传播形式。

（2）群体传播：是指非组织群体的传播活动。

（3）大众传播：是指职业性传播机构通过大众传播媒介（如广播、电视、报刊、书籍等）向范围广泛、为数众多的社会人群间接性传递信息的过程。其覆盖面广、传播速度快、时效性强。

（4）组织传播：是指有领导的在组织之间、组织内部成员之间的进行的一定规模的信息交流活动。现代社会中，组织传播已发展成为一个独立的研究领域，即公共关系学。

（5）自我传播（人内传播）：是指个体接受外界信息后，在头脑中进行信息加工处理的过程。

3. **健康传播的定义及特点**　健康传播是指通过各种渠道，运用各种传播媒介和方法，为维护和促进人类健康而收集、制作、传递、分享健康信息的过程。目的是改变个体和群体的知识、态度、行为，使其向利于健康的方向转化。特点为：

（1）健康传播传递的是健康信息。

（2）健康传播具有明确的目的性。

（3）健康传播的过程具有复合性。

（4）健康传播对传播者有特殊素质要求。

二、人际传播

1. **人际传播的特点**　包括全身心的传播、以个体化信息为主（情感信息的交流占重要地位）、反馈及时，其主要形式为面对面传播。

2. **常用的人际传播形式**

（1）咨询：解答咨询者提出的健康问题，帮助其明确观念，做出决策。

（2）交谈：通过与教育对象的直接交流，传递健康的信息、知识。

（3）**劝服**：解决教育对象存在的健康问题，说服其改变错误的健康态度、信念及行为习惯。

（4）**指导**：通过传授健康教育的相关知识和技术，使教育对象学会自我保健。

3．人际传播的技巧

（1）**谈话技巧**

①**内容明确**：一次谈话围绕一个主题，避免涉及内容过广。

②**重点突出**：适当重复重点内容，以加强对象的理解和记忆。

③**语速适当**：谈话速度要适中，适当停顿，给对象思考、提问的机会。

④**注意反馈**：交谈中，注意观察对象的表情、动作等非语言表现形式，以及时了解他的理解程度。

（2）**提问技巧**

①**封闭式提问**：是将对方的应答限制在特定范围内的提问，对方回答问题的选择性很小，只要求回答"是"或"不是""有"或"没有"，适用于收集对方资料。

②**开放式提问**：问题范围较广，不限制对方的回答，常使用"为什么""能否"等提问词语，适用于获取真实资料。

③**探索式提问**（探究式提问）：多为追究原因的问题，以了解对方产生某一问题、认识或行为的原因，适用于对某问题的深入了解。

④**偏向式提问**（诱导式提问）：问题中包含着提问者的观点，以暗示对方做出提问者想要得到的答案，如"你今天感觉好多了吧？"，适用于提示对方注意某事的场合。

⑤**复合式提问**：是将两种或两种以上类型的问题结合在一起的类型，如"你是在哪里做的检查？检查结果如何？"此种方法应避免使用，以免对方感到困惑，不知如何回答。

（3）**倾听技巧**

①**集中精力**：在倾听过程中要与对方保持适当的距离（最佳距离 1m 左右），采取稍向对方倾斜的姿势，保持目光的接触，要专心，避免分散注意力的动作。

②**及时反馈**：使用语言和非语言行为给患者适时、恰当的反馈，如微笑、点头、轻声应答等。

（4）**反馈技巧**

①**肯定性反馈**：当表达对对方正确言行的认可和支持时，可以插肯定性语言，如"是"，也可以插入非语言形式，如点头，以在适当的时候肯定和鼓励他们。

②**否定性反馈**：当指出对方不正确的言行或存在的问题时，首先应肯定对方的积极一面，然后以建议的形式指出问题，使得对方保持心理平衡，并易于接受批评和建议。

③**模糊性反馈**：当需要暂时回避对方的敏感问题或难以回答的问题时，可采取模糊的态度和立场，如"是吗"、"哦"等。

（5）**非语言传播技巧**

①**动态语言**：通过无言的动作来表达感受，以面部表情最为常用，如通过注视对方的眼神表示专心倾听；通过点头来表达对对方的理解和同情；以及通过手势来强调某事的重要性等。

②**静态语言**：是指以空间环境，个人服饰、姿态等一些处在相对稳定状态下的非语言信息。如服饰的颜色艳丽、款式新颖表示情绪兴奋、情感美好。

③**同类语言**：通过适度地变化语音、语调、节奏及鼻音、喉音等辅助性发音，以引起对方的注意或调节气氛。

④**时空语**：是在人际交往中通过时间、环境、设施和交往气氛所产生的语义传递信息。

三、群体传播

1. 群体传播的特点

（1）信息传播是一种在小群体成员之间进行的双向性直接传播。

（2）群体传播在群体意识的形成中起重要作用。

（3）群体交流中形成的共识会产生群体倾向。这种群体压力会改变群体中个人的不同观点，从而产生从众行为。

（4）群体中的"舆论领袖"是开展健康传播的切入点。

2. 小组讨论的步骤与技巧
小组讨论是指一群人在主持人的领导下围绕某一主题进行讨论。确保小组讨论有效性的关键是选择合适的主持人、做好充分的准备、掌握小组讨论的技巧。

（1）小组讨论的步骤

①明确讨论主题：讨论前应拟定讨论提纲，包括讨论目的、讨论的问题、内容及预期达到的目标。

②组成小组：根据讨论的主题，选择相关的人员组成小组，小组人数一般为 6 ～ 10 人。

③选择时间和地点：根据讨论小组人员的特点及讨论时间的长短选择，时间以 1 小时左右为宜；讨论地点应舒适、方便。

④排列座位：座位应围成圆圈式或马蹄形，以利于参与者面对面地交谈。

（2）主持小组讨论的技巧

①热情接待：主持人应提前到达会场，欢迎所有前来参加小组讨论的人。

②说好"开场白"：主持人可以自我介绍、介绍讨论的目的和主题作为开场白，语言应通俗易懂、简单明了，使每一位参与者明确讨论的重要性及自身的作用。

③建立融洽的关系：开场白后，为增强参会者之间的了解，建立和谐、融洽的关系，可请每一位参会者进行自我介绍。

④鼓励发言：主持人应鼓励大家发言，对发言踊跃者给予适当的肯定性反馈。

⑤打破僵局：主持人可通过播放短小录像片、提出可引发争论的开放式问题，或以个别提问、点名等方式打破沉默不语的僵局。

⑥控制局面：当讨论偏离主题、辩论激烈或因某个人健谈而形成"一言堂"时，主持人应及时提醒、婉转引导、礼貌插话等方式控制讨论的局面。

⑦结束讨论：结束时，主持人应对讨论的问题进行小结，并向参会者表示感谢。

四、影响健康传播效果的因素及其相应对策

1. 传播者
是健康信息传播的主体，具有收集、产生与传播健康信息，处理反馈信息和评估传播效果等多种功能，因此，传播者的素质直接影响传播效果。为确保健康传播效果，传播者应注意：

（1）树立良好形象。

（2）收集、选择对受者有价值的信息。

（3）根据受者特点，选择正确的传播渠道。

（4）确保信息的准确、鲜明、生动、易懂、适用。

（5）及时了解受者对信息的反应及传播效果，不断调整传播行为。

2. 信息
健康信息是指与人健康有关的信息，泛指一切有关人的身体、心理、社会适应能力的知识、技术、观念和行为模式。健康信息是健康传播者传递的内容，同样直接影响传播效果。因此，健康信息应具有符号通用、易懂、科学性（是健康信息的生命，也是取得健康传播效果的根本保证）、

针对性、指导性的特点。

3. **传播途径**　是指信息传递的方式和渠道。

（1）**常用的健康传播途径**

①口头传播：如演讲、报告、座谈、咨询等。

②文字传播：如报刊、杂志、书籍、传单等。

③形象传播：如图片、标本、食物、模型等。

④电子媒介传播：如电影、电视、广播、录像、幻灯、投影等。

（2）选择传播途径的原则：为保证传播效果，健康传播者应因人、因地、因时地选择传播途径，在选择时应遵循准确性、针对性、速度快、经济性原则。

4. **受者**　指信息通过传播途径所到达并被接受的个人或群体，大量的受者也称为受众。社会人群是健康传播的受众，他们多因生理、心理等不同的特点，对健康信息和传播途径的要求也不同，故健康传播者在制定传播信息、选择传播途径时，应重点考虑受者的心理特点及动机。

（1）受者的心理特点：求真、求新、求短、求近。

（2）受者对信息的选择性

①选择性接受：受者一般选择接受与自己观念一致、自己需要、关心的信息。

②选择性理解：受者对信息的理解受他们固有态度和信仰的影响。

③选择性记忆：受者往往容易记住自己愿意、喜欢记忆的信息。

（3）受者的动机：主要为消遣、填充时间、寻找情报、解决疑难或满足社会心理需求。

5. **环境**　健康传播的效果也受传自然环境和社会环境的影响。

（1）自然环境：如传播活动的地点、场所、距离、光线、温度、环境布置等。

（2）社会环境：如社会经济状况、文化习俗、社会规范、政策法规等。

第四节　健康教育的步骤

扫码做题

一、健康教育诊断

（一）健康教育诊断的概念

是指在面对人群健康问题时，通过系统地调查和测量收集各种相关事实资料，并对其进行分析、归纳、推理、判断，确定或推测与这一健康问题相关的行为和行为影响因素，获取健康教育资源，从而为确定健康教育干预目标、策略和措施提供基本依据。

（二）健康教育诊断的基本步骤

根据格林模式，健康教育诊断主要从 6 个方面进行诊断。

1. **社会诊断**　社会诊断是生物 - 心理 - 社会医学模式的具体体现，其主要目的是从分析广泛的社会问题入手，了解社会问题与健康问题的相关性，重点包括社会环境和生活质量。

（1）社会环境：包括经济、文化、卫生服务、社会政策、社区资源等多方面情况及其历年变化情况。

①经济指标：人均国民生产总值、人均年收入水平、人均住房面积、人均绿化面积等。

②文化指标：入学率、文盲率、风俗习惯等。

③卫生服务指标：医疗卫生服务机构的分布、人员的组成等。

④社会政策：卫生法规、政策的建立、执行情况。

⑤社区资源：主要指健康教育和健康促进可利用的资源，如健康教育机构的专业人员组成、设备条件等。

（2）生活质量：测量生活质量的指标包括主观指标（目标人群对生活满意程度的感受）和客观指标（目标人群生活环境的物理、经济、文化和疾病等状况）两个方面。

2. 流行病学诊断

（1）主要任务：要客观地确定目标人群的主要健康问题及引起健康问题的行为因素和环境因素。

（2）主要内容：描述人群的躯体健康问题、心理、社会健康问题以及相对应的各种危险因素的发生率、频率、强度等，以确定健康问题的相对重要性，并揭示健康问题随年龄、性别、种族、生活方式、住房条件和其他环境因素变化而变化的规律。尤其通过对与健康相关行为的危险因素发生、分布、强度、频率等研究所获取的信息，往往就是健康教育和健康促进项目的干预重点。

（3）流行病学诊断最终应回答 5 个问题

①威胁目标人群生命与健康的疾病或健康问题是什么？

②影响该疾病或健康问题的危险因素是什么？其中最重要的危险因素是什么？

③这些疾病或健康问题的受害者在性别、年龄、种族、职业上有何特征？

④这些疾病或健康问题在地区、季节、持续时间上有何规律？

⑤对哪些（哪个）问题进行干预可能最敏感？预期效果和效益可能最好？

3. 行为诊断　　主要目的是确定导致目标人群疾病或健康问题发生的行为危险因素，其主要任务包括

（1）区别引起疾病或健康问题的行为与非行为因素：分析导致已知疾病或健康问题因素是否为行为因素。

（2）区别重要行为与相对不重要行为：原则是行为与疾病或健康问题密切相关和经常发生的行为。

（3）区别高可变性行为与低可变性行为：高可变性与低可变性行为是指通过健康教育干预，某行为发生定向改变的难易程度。

①高可变性行为的具体标准

a. 正处在发展时期或刚刚形成的行为。

b. 与文化传统或传统的生活方式关系不大的行为。

c. 在其他计划中已有成功改变的实例的行为。

d. 社会不赞成的行为。

②低可变性行为的具体标准

a. 形成时间已久的行为。

b. 深深植根于文化传统或传统生活方式之中的行为。

c. 既往无成功改变实例的行为。

4. 环境诊断环境　　环境诊断是为确定干预的环境目标奠定基础。

5. 教育诊断　　行为主要受遗传因素、环境因素和学习因素的影响。格林模式将这些因素划分为倾向因素、强化因素和促成因素 3 类。

（1）倾向因素：是指产生某种行为的动机、愿望，或是诱发某行为的因素，包括知识、信念、态度和价值观。

（2）促成因素：是指使行为动机和意愿得以实现的因素，即实现或形成某行为所必需的技能、资源和社会条件。包括保健设施、医疗人员、诊所、医疗费用、交通工具、个人保健技术及相应的政

策法规等。

（3）**强化因素**：是指激励行为维持、发展或减弱的因素。主要来自社会的支持、同伴的影响和领导、亲属以及保健人员的劝告等。

6. **管理与政策诊断**　核心内容是组织评估和资源评估。其中组织评估包括组织内分析和组织间分析两个方面。

（1）组织内分析：指对健康教育与促进内部的分析，如有无实施健康教育和健康促进的机构、该机构是否为专业机构、对项目重视程度如何等问题。

（2）组织间分析：指分析主办健康教育和促进的组织外部环境对计划执行可能产生的影响。包括此健康教育项目与本地区卫生规划的关系、政府卫生行政部门对健康教育的重视程度和资源投入状况、社区群众接受和参与健康教育的意愿和现状、社区是否存在志愿者队伍等。

二、健康教育计划与干预

1. **确定优先项目**　在确定优先项目时，应遵循重要性（优先考虑对人群健康威胁严重，对经济社会发展、社区稳定影响较大的健康问题）和有效性原则（优先考虑通过健康教育干预能有效改善的健康问题）。

2. **确定计划目的与目标**　目的和目标是计划存在与效果评价的依据，优先项目一旦确定，便可确定项目的目的和目标。目的是指在执行某项计划后预期达到的最终结果，具有宏观性、远期性，一般用文字表述。目标是目的的具体体现，用指标描述，具有可测量性。

（1）计划目的：是健康教育项目最终利益的阐述。

（2）计划目标：是在计划目的的基础上，进一步回答对象、时间、什么或多少等问题。计划目标可分为总体目标和具体目标。

①总体目标：一般由三个"W"和两个"H"组成，即：Who（对象），What（实现什么变化），When（实现变化的期限），How much（变化的程度），How to measure（测量的方法）。

②具体目标：总体目标可分解为各方面、各阶段、各层次的具体目标。

3. **确定干预方案**　干预方案的内容包括目标人群、干预策略、干预活动的内容、方法、日程及人员培训、评价计划等。

三、健康教育评价

1. **评价的目的**
（1）确定健康教育计划的先进性和合理性。
（2）确定健康教育计划的执行情况。
（3）确定健康教育预期目标的实现及持续性。
（4）总结健康教育的成功与不足之处，提出进一步的研究假设。

2. **评价的种类与内容**
（1）形成评价：是对项目计划进行的评价活动，包括评价计划设计阶段进行目标人群选择、策略确定、方法设计等，是一个完善项目计划，避免工作失误的过程，其目的在于使计划符合实际情况。
①形成评价的具体内容
a. 目标人群的各种基本特征。
b. 目标人群对各种干预措施的看法。

c. 教育材料发放系统，包括生产、储存、批发、零售及发放渠道。

d. 是否在最初的计划执行阶段出现问题，根据新情况、新问题对计划进行适度调整。

②形成评价的方法：主要有文献、档案、资料的回顾、专家咨询、专题小组讨论等。

（2）过程评价：起始于健康教育计划实施开始之时，贯穿于计划执行的全过程。

①过程评价的内容

a. 针对个体的评价内容：哪些个体参与了健康教育项目？在项目中运用了哪些干预策略和活动？这些活动是否按计划进行？用何种方法了解目标人群的反应？等。

b. 针对组织的评价内容：项目涉及哪些组织？各组织间如何沟通？项目档案、资料的完整性、准确性如何？等。

c. 针对政策和环境的评价内容：项目涉及哪一级政府？具体涉及的部门？在项目执行过程中政策环境方面是否有变化？等。

②过程评价的方法：主要有查阅档案资料、目标人群调查和现场观察3种。

（3）效应评价：是对目标人群因健康教育项目所导致的相关行为及其影响因素的变化进行评价。与健康结局相比，健康相关行为的影响因素及行为本身较早发生改变，故又称近中期效果评价。效应评价的内容主要包括4个方面：

①倾向因素：目标人群的卫生保健知识、健康价值观、对某一健康相关行为或疾病的态度、对自身易感性、疾病潜在威胁的认识等。

②促成因素：卫生服务或实行健康行为的资源的可及性。

③强化因素：与目标人群关系密切者对健康相关行为或疾病的看法、目标人群采纳健康相关行为时获得的社会支持及采纳该行为前后自身的感受。

④健康相关行为：干预前后目标人群健康相关行为是否发生改变、改变程度及各种变化在人群中的分布。

（4）结局评价：提高目标人群的生活质量是健康教育的最终目的。结局评价正是着眼于健康教育项目实施后所导致目标人群健康状况及生活质量的变化。

（5）总结评价：是指形成评价、过程评价、效应评价和结局评价的综合以及对各方面资料做出总结性的概括，可全面反映健康教育项目的成功与不足，为今后的计划制定和项目决策提供依据。

3. 影响评价的因素 在评价过程中，要特别注意防止偏倚因素的影响，常见的偏倚因素有：

（1）时间因素（历史因素）：是指在健康教育计划的执行和评价过程中发生的重大的、可能对目标人群产生影响的事件，如与健康相关的公共政策的颁布、重大生活条件的改变、自然灾害或社会灾害等。

（2）测试或观察因素：在评价过程中，测试者本身的态度、工作人员对有关知识和技能的熟练程度、测量工具的有效性和准确性及目标人群的成熟性对评价结果的正确性均有影响。

①测量者因素

a. 暗示效应：测量者或评价者的言谈、态度、行为等使目标人群受到暗示，并按照测量者的希望进行表现的现象。其知识、态度、行为等表现是接受暗示的结果。

b. 测量者成熟性：表现为使用同种工具测量同样的内容，早期与后期的测试结果也存在差异。

c. 评定错误：项目取得预期效果、达到预定目标是测量者的主观愿望，健康教育项目实施后，这种愿望可能导致测试者在效果评价中放松对评价标准的掌握，使得展现出的项目效果偏离真实情况。

②测量工具因素：测量工具包括问卷、仪器、试剂等，其有效性和准确性也会直接影响对项目结果的准确评价。

③测量对象因素

　　a. 测量对象成熟性：在项目进行过程中，目标人群同样在不断成熟，更加了解并关注项目的内容，这可能导致测量结果与项目干预的真实结果出现差异。

　　b. 霍桑效应：人们在得知自己正在被研究和观察而表现出的行为异乎寻常的现象称为霍桑效应。在健康教育项目评价中，霍桑效应也可能影响对项目效果的客观反映。

　　（3）回归因素：是指由于偶然因素，个别被测试对象的某特征水平过高或过低，但在以后的测试中可能又恢复到原有的实际水平的现象。在测试中，可采用重复测量的方法以减少回归因素对评价结果正确性的影响。

　　（4）选择因素：在评价阶段，如果干预组和对照组选择不均衡，可引起选择偏倚，从而影响观察结果的正确性。可通过随机化或配对选择的方法防止或减少选择这种影响。

　　（5）失访：是指在实施健康教育计划或评价过程中，目标人群由于各种原因而中断被干预或评价。

第五节　医院健康教育

一、医院健康教育的基本概念

　　1. 医院健康教育（临床健康教育或患者健康教育）的概念　是以患者为中心，针对到医院接受医疗保健服务的患者个体及其家属所实施的有目的、有计划、有系统的健康教育活动，其目的是防治疾病，促进身心康复。

　　2. 医院健康教育的意义　是医院工作的重要组成部分，对疾病的预防、治疗、护理、康复、管理等许多具体环节具有特殊的意义和作用。

　　（1）提高患者依从性。

　　（2）心理治疗。

　　（3）消除致病因素。

　　（4）密切医患关系。

　　（5）降低医疗成本。

二、患者健康教育

　　1. 患者健康教育的分类及内容

　　（1）门诊教育：是指针对治疗过程中对门诊患者进行的健康教育，主要包括候诊教育、随诊教育、咨询教育和健康教育处方。

　　①候诊教育：指在患者候诊期间，针对候诊知识及该科的常见性疾病的防治所进行的健康教育。

　　②随诊教育：指在诊疗过程中，医护人员根据病情对患者进行的口头教育和指导。

　　③咨询教育：指医护人员对门诊患者或家属提出的有关疾病与健康的问题进行解答。

　　④健康教育处方：指在诊疗过程中，以医嘱的形式对患者的行为和生活方式给予指导。

　　（2）住院教育：是指在住院治疗期间对患者进行的健康教育，主要包括入院教育、病房教育和出院教育。

　　①入院教育：指医护人员对入院患者及其家属进行的教育。主要内容是医院的有关规章制度，如

生活制度、探视制度、卫生制度等，以帮助患者及家属尽快熟悉住院环境，遵守住院制度，配合治疗。

②病房教育：指医护人员在患者住院期间进行的健康教育，主要包括患者所患疾病的病因、发病机制、症状、并发症、治疗原则、生活起居、饮食等知识，以提高患者的依从性。

（3）出院教育：指医护人员在患者出院时进行的教育，主要包括医疗效果、病情现状、继续用药、定期复查等注意事项，以帮助患者出院后继续巩固疗效、防止复发。

2. 患者健康教育的实施程序 是确保患者健康教育效果的重要保证，包括评估教育需求、确定教育目标、制定教育计划、实施教育计划和评价教育效果 5 个步骤。

（1）评估教育需求：是患者健康教育程序的第一步骤。通过调查分析评估教育需求，目的是了解教育对象需要学习的知识和掌握的技能，为确定教育目标、制定教育计划提供依据。

①评估内容

a. 患者对疾病或健康问题的知识水平。

b. 患者对健康教育的态度。

c. 患者的学习能力。

d. 患者的环境因素。

② 评估方法：主要包括直接评估（通过与患者的接触、谈话直接获得）和间接评估（通过阅读患者的病历、分析病史及其健康影响因素获得）。

（2）确定教育目标：目的是明确患者及其家属的教育目标，为制定教育计划奠定基础。

（3）制定教育计划：主要由教育时间、场所、内容、方法和工具及教育的人员 5 个部分组成。

（4）实施教育计划：信息的双向传播；适当重复重点内容；采取多种教育方法和方式；注重教育者的态度。

（5）评价教育效果：评价是教育的重要环节，目的是及时修正原有计划，改进工作，可通过评价教育需求、教学方法及教育目标的实现程度 3 个方面得以体现。

第七章　医院感染护理学

第一节　医院感染护理学绪论

扫码做题

一、医院感染的基本概念

1. **医院感染的定义**　医院感染又称医院获得性感染、医疗相关感染，《医院感染管理办法》（中华人民共和国卫生部令第 48 号，2006 年 9 月 1 日施行）中关于医院感染的定义为：住院患者在医院内获得的感染，包括在住院期间发生的感染和在医院内获得出院后发生的感染，但不包括入院前已存在或者入院时已处于潜伏期的感染。医院工作人员在医院内获得的感染也属医院感染。住院患者和医院工作人员是医院感染的主要研究对象。

2. **医院感染的发病机制**

（1）机体免疫功能下降：糖尿病、血液病、恶性肿瘤等基础疾病，创伤、手术及侵袭性诊疗措施引起的皮肤或黏膜损伤等都易造成个体自身的抵抗力下降。

（2）各种侵袭性诊疗措施：各种插管、留置尿管、手术、血管内留置尿管、各种内镜检查和人工呼吸等侵袭性操作损害了机体的防御系统，为病原微生物侵入机体创造了条件。

（3）抗菌药物使用不当：抗菌药物的不合理使用易破坏正常菌群，使其受到抑制削弱定植抵抗力，导致耐药菌株增加、菌群失调，从而引发医院感染。

3. **医院感染的发生条件**　感染源、传播途径、易感人群是医院感染发生的主要要素。

（1）感染源：医院环境中的任何环境都可能成为感染源，包括患者自身、已感染的患者及病原携带者或医院工作人员，也包括病原微生物自然生存和滋生的场所或环境。

（2）传播途径：指病原体从感染源传播到易感宿主的途径，主要包括：

①接触传播：可分为直接和间接接触传播。直接接触传播指病原微生物从患者或带菌者传播给宿主。间接接触传播指病原微生物通过媒介传播给宿主，污染的手是其传播的主要媒介。

②血液传播：多见于乙型肝炎病毒、丙型肝炎病毒、人类免疫缺陷病毒等的传播。

③呼吸道传播：以空气为媒介，随气流流动而传播。

④消化道传播：主要见于因水、食物被污染而引起的医院内肠道感染。

⑤共同媒介传播：主要见于药品、医疗器械和各种纤维内镜、各种导管插管等侵袭性诊疗设备受病原微生物污染所致。

（3）易感人群：幼儿及老年人；机体免疫功能严重受损者，如恶性肿瘤、糖尿病患者；烧伤、创伤或营养不良者；接受免疫抑制治疗、移植治疗、各种侵袭性操作者；不合理使用抗生素或污染手术者；手术时间长或住院时间长者。

4. **医院感染的判断标准**　医院感染的诊断主要依靠临床资料、实验室检查及其他检查和临床医生的判断。参照 WHO 及美国 CDC 的诊断标准，我国卫生部与 2001 年制定出我国的《医院感染诊断标准（试行）》。

（1）下列情况属于医院感染：

①患者在入院时不存在、也不处于潜伏期，而在医院内发生的感染，包括在医院内感染而出院后发病者。

②自入院时起超过平均潜伏期后发生的感染。

③无明显潜伏期的疾病，入院 48 小时后发生的感染。

④患者发生的感染直接与上次住院有关。

⑤在原有感染的基础上，培养出新的病原体，或出现新的不同部位的感染（除外脓毒血症迁徙灶）。

⑥新生儿在分娩过程中和产后获得的感染。

⑦由于诊疗措施激活的潜在性感染，如疱疹病毒、结核杆菌等的感染。

⑧医务人员在医院工作期间获得的感染。

（2）下列情况不属于医院感染：

①皮肤黏膜开放性创口或分泌物中培养出细菌，但无任何临床症状，为细菌定植。

②由物理性或化学性刺激引起的炎症反应。

③新生儿经胎盘获得的感染（出生后 48 小时内发病），如单纯疱疹病毒、水疹病毒、巨细胞病毒、弓形虫或水痘等。

④全身感染的迁徙性病灶或原有的慢性感染复发，不能证明确系医院内获得者。

⑤患者原有的慢性感染在医院内急性发作。

二、医院感染的分类与防治

医院感染按其病原体的来源可分为内源性感染和外源性感染；按其病原体的种类可分为细菌感染、真菌感染、病毒感染等；按其预防性可分为可预防性感染和难预防性感染；按其感染途径又可分为交叉感染、医源性感染和自身感染 3 类。其中按病原体的来源分类是最常用和最多见的分类方法。

1. **外源性感染及其防治**　外源性感染，又称交叉感染，指患者在医院内遭受来自自身体外病原体的侵袭而发生的感染。病原体多来自体外，如其他患者、携带病原体的医务人员和探视者、污染的医疗用品及环境等。可通过消毒、灭菌、隔离等方法进行防治和控制。

2. **内源性感染及其防治**　内源性感染，又称自身（医院）感染，指患者遭受自身体内或体表的正常菌群或条件致病菌的侵袭而发生的感染。病原体为患者自身某些部位（如皮肤、胃肠道、口腔、泌尿生殖道、呼吸道）的常居菌或暂居菌，一般不会对宿主造成伤害，但当宿主抵抗力下降或免疫功能受损时，对本身固有的细菌感受性增加，可导致菌群失调、菌群移位（易位），引发感染。可通过合理使用抗菌药物和免疫抑制类药物进行防治。

第二节　医院感染的微生物学原理

一、人体正常菌群的分布与作用

1. **人体正常菌群的分布**　正常菌群是指寄居在人体内且对人体无害的微生物群的总称，它们大多分布于人体的体表和与外界相通的各种腔道（如口腔、泌尿生殖道、鼻咽腔、肠道）。其中厌氧菌占正常菌群的绝大部分，与定植区的黏膜上皮有密切的关系。

2. 人体正常菌群的生理作用

（1）营养作用：正常菌群可对宿主所摄入的食物进行初步代谢、合成分解、物质转化，形成利于人体吸收和利用的物质，如肠道内的菌群可产生维生素K、维生素B族、叶酸和烟酸等。

（2）免疫作用：正常菌群可产生多种抗原物质，刺激免疫系统成熟与免疫应答。

（3）生物屏障作用：正常菌群在皮肤、黏膜表面特定部位的生长繁殖形成了生物屏障，利于抵抗致病菌的侵袭及定植。但菌群失调时也可导致感染，即医院感染的生态学病因。

（4）定植抵抗力作用：一定生存环境中的营养资源是有限的，正常菌群通过争夺营养物质和空间位置，产生代谢产物等来杀伤侵入的有害细菌，抑制病原微生物的生长繁殖。如口腔中唾液链球菌能产生过氧化氢，杀死白喉杆菌与脑膜炎球菌等。

（5）其他作用：研究表明，肠道内的菌群有降低胆固醇、抗衰老等作用。

二、微生态的平衡与失衡

1. 微生态的平衡　正常微生物群在数量及种类上达到一定的平衡，并与它们所存在的环境（即宿主）相互依存、相互制约。

2. 微生态的失衡　是指由于外界环境因素的影响（如宿主免疫、代谢功能低下，正常微生物群数量、种类、位置发生变化等）打破了微生态的平衡。失衡可表现为菌群失调和移位。

（1）原位菌群失调：是指在原有部位的正常菌群发生了数量和结构上变化，导致宿主发生不良反应。根据失调程度不同，原位菌群失调可分为3类。

①一度失调：又称可逆性失调，是指外环境、宿主患病或所采取的医疗措施等因素的作用，使得部分细菌受到抑制，另一部分则过度生长，导致部分正常菌群的结构和数量发生暂时性变动。细菌定量的检查可得到一度失调的反映。

②二度失调：又称比例失调，是指正常菌群的结构、比例失调呈相持状态，去除失调因素后菌群仍处于失调状态，不易恢复。多表现为慢性腹泻（肠炎）、肠功能紊乱及慢性咽喉炎、口腔炎、阴道炎等。

③三度失调：又称菌群交替症或二重感染，是指大部分正常菌群被抑制，只有少部分占决定优势。大量应用广谱抗菌药物，使得数菌群消失，引发暂居菌或外袭菌的大量繁殖，使其成为优势菌，从而导致三度失调。其主要表现为急性重病症状，如假膜性肠炎。

（2）移位菌群失调：又称定位转移或易位，是指正常菌群由原籍生境转移到外籍生境或原本无菌的部位定植或定居。其原因多为抗菌药物使用不当，外科手术、插管等侵入性诊疗，患者免疫力低下等。移位菌群失调表现为横向转移（如从下消化道向上消化道转移，从上消化道向下消化道转移）、纵向转移（如从皮肤及黏膜表层向深层转移，从肠腔向腹腔转移，经血循环或淋巴循环向远处转移）。

三、细菌定植与定植抵抗力

1. 细菌定植的概念　各种不同环境中的微生物或细菌落到人体，并在一定部位定居、生长繁殖并繁衍，称为"细菌定植"。它是一种在长期发展进化的过程中，机体与正常菌群或其他微生物所形成的共生关系。

2. 定植的条件

（1）必须具有黏附力：为了防止被分泌物、宿主的运动或其器官的蠕动冲击掉，细菌必须牢固地黏附在机体的上皮细胞上，这是细菌能在人体定植的关键。

（2）必须环境适宜：定植部位的环境因素必须满足定植细菌的需要才能使其长期生存。

（3）必须数量相当：定制过程中，部分细菌会因黏附不牢脱落或随上皮细胞的代谢活动排出，因此在开始前必须有大量菌群才能保证定植的成功。

3. 定植抵抗力 是指在特定部位定植的正常菌群所具有的可抑制其他细菌再定植的能力。

4. 去污染的概念 是指人为地去除部分或全部机体的正常菌群或已定植的细菌。是一种防止感染的措施，一般可分为全部去污染和选择性去污染。

四、医院感染中常见的病原体

1. 医院感染常见病原体的特点 医院感染中常见的病原体通常可分为细菌、病毒、真菌、弓形虫、肺孢子虫、衣原体和疟原虫等，其中以各种细菌最为常见。特点为：多为转移菌或条件致病菌，对某些环境有特殊适应性；有较强和较广的耐药性；常侵犯免疫功能低下的宿主。

2. 医院感染中常见的细菌

（1）金黄色葡萄球菌：是革兰阳性球菌属，广泛分布于自然界、人的皮肤，人体与外界相通的腔道中，在人群中可有15%的人长期携带致病性金黄色葡萄球菌。可引起全身各系统感染性疾病，有活动性金黄色葡萄球菌感染或有大量该菌定植的患者是主要感染源。主要通过污染的手进行传播，是医院感染的主要感染源，其中耐药菌株耐甲氧西林金黄色葡萄球菌（MRSA）所引起的比例越来越大。治疗时应首选甲氧西林或万古霉素。

（2）铜绿假单胞菌：是革兰阴性杆菌属，广泛分布于医院的各种潮湿的地方及物品上，可引起泌尿道、伤口、皮肤与软组织等部位的感染。

（3）大肠埃希菌：是革兰阴性杆菌，广泛分布于自然界的水和土壤中，属正常菌群，是条件致病菌，可通过患者之间及医务人员与患者之间的接触或各种侵袭性操作引起泌尿道、腹腔、胆道等部位的感染。

（4）肺炎克雷伯菌：是革兰阴性杆菌，广泛分布于自然界的水和土壤中，属正常菌群，易在患者的上呼吸道定植，是ICU最常见的条件致病菌，常通过医务人员的手传播。

3. 医院感染中常见的其他病原体

（1）真菌：以曲霉菌、热带念珠菌、白色念珠菌常见。

（2）病毒：多见于腺病毒、流感病毒、副流感病毒、柯萨奇病毒、单纯疱疹病毒、呼吸道合胞病毒、巨细胞病毒、HIV等。

第三节 医院感染的监测

扫码做题

医院感染监测是用流行病学的方法对医院感染进行多方面的观察和检验，以长期、系统、连续地收集、分析医院感染在人群中的发生、分布及其影响因素，并将监测结果报送和反馈给有关部门和科室，为医院感染的管理和预防提供科学依据。

一、医院感染监测的类型

医院感染分为全面综合性监测和目标监测两类。

1. **全面综合性监测**

（1）概念：是对所有住院患者及医务人员的医院感染及其相关因素（危险因素）进行连续地监测，以了解全院发生医院感染的情况，以及各科室的感染发生率、部位发生率、抗菌药物使用情况、各种危险因素、消毒灭菌效果和医务人员的不良习惯等，从而进行针对性的管理及预防。

（2）医院感染散发的报告与控制：当出现医院感染散发病例时，经治医师应及时向本科室医院感染监控小组负责人报告，并于24小时内填表报告医院感染管理科。经调查证实出现医院感染流行时，医院应于24小时之内报告当地卫生行政部门。医院应每年对监测资料进行评估，开展医院感染的漏报调查，调查样本量应不少于年监测患者数的10%，漏报率应低于20%。

2. **目标监测**　是在全面综合监测的基础上，针对高危人群、高发感染部位等开展的医院感染及其危险因素的监测。《医院感染管理规范（试行）》中规定：

（1）省（市）级以上医院及其他有条件的医院每年开展1～2项目标性监测。

（2）每项目标监测开展的期限不应少于1年。

（3）监测目标应包括手术部位感染监测、成人及儿童重症监护病房（ICU）、医院感染监测、新生儿病房医院感染监测及细菌耐药物监测。

（4）县级以上医院和床位数≥300张的其他医院，应对医院感染病原体分布及其抗感染药物的耐药性进行监测。

（5）应定期对目标监测资料进行分析、反馈，对其效果进行评价及提出改进措施；年终应有总结报告；监测结束，应有终结报告。

二、医院感染监测方法

1. **资料收集**　医院感染的专职人员宜采用主动收集的方法收集患者的基础资料和病原学资料，以此作为依据来判定是否为医院感染。

（1）患者基础资料：包括病例讨论，查房、医疗护理记录，实验室及影像学报告结果，抗菌药物使用记录，其他科室部门信息等。

（2）查阅病历　可采用前瞻性和回顾性调查两种方法。

①查阅对象：重点为细菌及真菌培养的患者、发热、老人、婴幼儿、器官移植、长期卧床、免疫力低下、长期使用免疫抑制剂或抗菌药物的患者及接受过手术或侵入性操作等易感患者。

②查阅内容：体温单，诊断、治疗、检查和病程记录，会诊、手术、护理、放射检查等资料。

（3）填写医院感染病例报告卡。

（4）编号建档。

2. **资料整理**　定期系统地整理分析所收集的各种监测资料，可使其成为系统说明问题的有用信息，运用多方面的知识对资料进行分析、比较、归纳和总结，可从中找到医院感染的发生规律，利于制定有针对性的预防措施。100张病床以下、100～500张病床、500张病床以上的医院感染发病率应分别低于7%、8%和10%；Ⅰ类切口手术部位感染率应分别低于1%、0.5%和0.5%。医院监测的常用指标有：

（1）医院感染发生率：是指在一定时间和一定人群（通常为住院患者）中发生的医院感染新病例的频率。其计算公式为：

$$医院感染发病率 = \frac{同期住院患者发生医院感染新病例数}{观察期内住院患者总数} \times 100\%$$

医院感染常有一个患者发生多次或多种感染，此时可用感染例次发生率表示，即在一定时期内，同期住院患者中新发生医院感染例次的频率。其计算公式为：

$$医院感染例次发生率 = \frac{同期住院患者发生医院感染新例次数}{观察期间住院患者总数} \times 100\%$$

（2）医院感染罹患率：用来统计处于危险人群中发生新医院感染的频率，常用于表示较短时间和小范围内感染的暴发或流行情况。其计算公式为：

$$医院感染罹患率 = \frac{观察期间医院感染病例数}{观察期间通气暴露于危险因素的人群数} \times 100\%$$

（3）医院感染部位发生率：用来统计处于特定部位感染的危险人群中新发生该部位医院感染的频率，其中分母必须是这个特定部位的易感（危险）人群数。其计算公式为：

$$医院感染部位发生率 = \frac{同期发生特定部位感染的新病例数}{同期处于该部位感染危险的人数} \times 100\%$$

（4）医院感染患病率：是指在一定的时间或时期内，医院感染总的病例数（新老医院感染例数）占同期危险人群（住院患者）总数的比例。其计算公式为：

$$医院感染患病率 = \frac{同期住院患者发生医院感染的总病例数}{观察期间住院患者总数} \times 100\%$$

（5）医院感染漏报率：可确保医院感染监测资料的准确性，漏报率调查一般以 1 年为期。其计算公式为：

$$医院感染漏报率 = \frac{医院感染漏报病例数}{已报病例数 + 漏报病例数} \times 100\%$$

3. 资料分析　应对收集的医院感染的资料进行分析和反馈，将分析结果作为有针对性预防医院感染措施的依据。其分析内容为医院感染发病率、不同科室医院感染率、不同部位医院感染率、医院感染流行趋势等。

4. 资料报告　收集到的资料应进行总结并写出报告送交医院感染管理委员会，监测结果及报告均需按要求上报和分送有关医护人员。

三、医院感染暴发流行的调查

医院感染暴发是指在某医疗机构或其科室的患者中短时间内发生 3 例以上同种同源感染病例的现象。

1. 调查方法　调查方法的基本原则和主要手段为边调查边采取措施，以争分夺秒的精神阻止感染进一步发展。当出现医院感染流行或暴发趋势时，应根据《医院感染管理规范（试行）》采取下列控制措施：

（1）临床科室必须及时查找原因，协助调查和执行控制措施。

（2）医院感染管理科必须及时进行流行病学调查处理，基本步骤为：

① 证实流行或暴发：对怀疑患有同类感染的病例进行确诊，计算其罹患率，若罹患率显著高于

该科室或病房历年医院感染一般发病率水平，则证实有流行或暴发。

② 查找感染源：对感染患者、接触者、可疑传染源、环境、物品、医务人员及陪护人员等进行病原学检查。

③ 查找引起感染的因素：对感染患者及周围人群进行详细流行病学调查。

④ 制定和组织落实有效的控制措施：包括对患者作适当治疗，进行正确的消毒处理，必要时隔离患者甚至暂停接收新患者。

⑤ 分析调查资料：对病例的科室分布、人群分布和时间分布进行描述；分析流行或暴发的原因，推测可能的感染源、感染途径或感染因素，结合实验室检查结果和采取控制措施的效果综合做出判断。

⑥ 写出调查报告，总结经验，制定防范措施。

2. **医院感染暴发的报告**

（1）《医院感染管理办法》和《医院感染暴发报告及处置管理规范》中规定，医疗机构经调查证实发生 5 例以上疑似医院感染暴发或 3 例以上医院感染暴发时，应当于 12 小时内向所在地县级地方人民政府卫生行政部门报告，并同时向所在地疾病预防控制机构报告。

（2）医疗机构发生以下情形时，应按照《国家突发公共卫生事件相关信息报告管理工作规范（试行）》的要求在 2 小时内进行报告：10 例以上的医院感染暴发事件；发生特殊病原体或者新发病原体的医院感染；可能造成重大公共影响或者严重后果的医院感染。

3. **调查分析**　根据调查得到的信息资料做好感染病例空间、人间和时间分布的描述及对暴发因素的分析判断。

4. **调查报告的形式**　可从本次暴发流行的性质、病原体、临床表现和罹患率等方面，感染来源的发展过程，传播方式及相关因素的判断，采取的措施及效果，导致暴发的原因，得到的经验与教训，需要改进的预防控制措施等几方面写医院感染暴发流行调查报告。

第四节　消毒与灭菌

一、消毒灭菌的概念

1. **概念**

（1）清洁：清除物体表面的污垢、尘埃和有机物，去除和减少微生物。

（2）消毒：清除或杀灭芽胞以外的所有病原微生物。

（3）灭菌：杀灭所有微生物，包括细菌芽胞和真菌孢子。

2. **消毒灭菌基本原则**

（1）重复作用的诊疗器械、器具和物品，使用后应先清洁，再进行消毒或灭菌。

（2）感染症患者用过的医疗器材和物品，应先消毒，彻底清洗干净，再消毒或灭菌。疑似或确诊朊病毒感染的患者应选用一次性诊疗器械、器具和物品。

（3）耐热、耐湿的手术器械，首选压力蒸汽灭菌。

（4）环境与物体表面，一般情况下先清洁，再消毒；当受到患者的血液、体液等污染时，先去除污染物，再清洁与消毒。

（5）医疗机构消毒工作中使用的消毒产品应经卫生行政部门批准或符合相应标准技术规范，并遵循批准使用的范围、方法和注意事项。

二、医用物品的消毒与灭菌

1. **消毒作用水平**　根据消毒因子的浓度、强度、作用时间及对微生物的杀菌能力，可将消毒灭菌方法分为四个作用水平：

（1）灭菌法：杀灭一切微生物（包括细菌芽胞）以达到无菌保证水平的方法。

（2）高水平消毒方法：杀灭一切细菌繁殖体包括分枝杆菌、病毒、真菌及其孢子和绝大多数细菌芽胞的方法。

（3）中水平消毒法：杀灭除细菌芽胞以外的各种病原微生物包括分枝杆菌。

（4）低水平消毒方法：只能杀灭细菌繁殖体（分枝杆菌除外）和亲脂病毒的消毒方法。

2. **医院物品的危险性分类**　根据医疗器械污染后使用所致感染的危险性大小及在患者使用前的消毒或灭菌要求，将医疗器械分为三类，又称斯伯尔丁分类法。

（1）高度危险性物品：进入人体无菌组织、器官、脉管系统，或有无菌体液从中流过的物品，或接触破损皮肤、破损黏膜的物品，一旦被微生物污染，具有极高感染风险。如手术器械、穿刺针、腹腔镜、活检钳、脏器移植物等。

（2）中度危险性物品：与完整黏膜相接触，而不进入人体无菌组织、器官和血流，也不接触破损皮肤、破损黏膜的物品。如胃肠道内镜、气管镜、喉镜、体温表、呼吸机管道、压舌板等。消毒后菌落总数应≤20CFU/件，不得检出致病性微生物（如乙型溶血性链球菌、金黄色葡萄球菌等）。

（3）低度危险性物品：与完整皮肤接触而不与黏膜接触的器材，包括生活卫生用品和患者、医务人员生活和工作环境中的物品。如听诊器、血压计等；病床围栏、床面以及床头柜、被褥；墙面、地面；痰盂和便器等。消毒后菌落总数应≤200CFU/件，不得检出致病性微生物（如乙型溶血性链球菌、金黄色葡萄球菌等）。

3. **选择消毒、灭菌方法的原则**

（1）根据物品污染后导致感染的风险高低选择相应的消毒或灭菌方法

①高度危险性物品：应采用灭菌方法。

②中度危险性物品：应选择高水平或中水平消毒方法。重复使用的氧气湿化瓶、吸引瓶、婴儿暖箱水瓶以及加温加湿罐等宜采用高水平消毒。

③低度危险性物品：应选择低水平消毒法或保持清洁。

（2）根据物品上污染的微生物种类、数量选择消毒或灭菌方法

①对受到致病菌芽胞、真菌孢子、分枝杆菌和经血传播病原体污染的物品，采用高水平消毒法或灭菌。

②对受到真菌、亲水病毒、螺旋体、支原体、衣原体等病原微生物污染的物品，选用中水平以上的消毒法。

③对受到一般细菌和亲脂病毒等污染的物品，可选用中水平或低水平消毒法。

④杀灭被有机物保护的微生物时，或消毒物品上微生物污染特别严重时，应加大消毒剂的剂量和（或）延长消毒时间。

（3）根据消毒物品的性质选择消毒或灭菌方法：保护物品不被破坏的同时，也要保证消毒方法可发挥其作用。

①耐热、耐湿的诊疗器械、器具和物品，应首选压力蒸汽灭菌法；耐热的玻璃器材、油剂类和干粉类物品等应首选干热灭菌法。

②不耐热、不耐温的物品，宜采用低温灭菌法，如环氧乙烷、过氧化氢低温等离子体灭菌或低温甲醛蒸汽灭菌等。

③金属器械的浸泡灭菌，应选择腐蚀性小的灭菌剂，同时注意防锈。

④物品表面消毒时，应考虑到表面性质，如光滑表面可选择紫外线消毒器近距离照射，或用化学消毒剂擦拭。

4. 物理消毒灭菌方法

（1）热力消毒灭菌方法：利用热力使微生物的蛋白质凝固、变性而导致其死亡，达到消毒灭菌的目的，是效果可靠、使用最广泛的方法。分为干热法和湿热法两种，相比之下，湿热法导热较快，需要的时间较短、温度较低。

①燃烧法：是一种简单、迅速、彻底的灭菌方法。常用于破伤风梭状杆菌、气性坏疽杆菌等特殊感染细菌的敷料处理；也适用于无保留价值的物品，如污染纸张、医用垃圾等的处理。急用耐高温的搪瓷类物品、金属器械时，在无其他灭菌条件时也可使用。贵重器械及锐利刀剪不宜采用燃烧法，以免损坏或使锋刃变钝。

②干烤法：将物品置于特制的密闭烤箱内灭菌，热力传播主要依靠空气对流和介质传导。适用于高温下不易变质、损坏和蒸发的物品，如粉剂、油剂、玻璃器皿及金属制品的灭菌；灭菌时间160℃，2小时；170℃，1小时；180℃，30分钟。

③煮沸法：适用于耐高温、耐潮湿物品，如金属、搪瓷、玻璃、橡胶等，但不能用于外科手术器械的灭菌。水沸后开始计时，5～10分钟可杀灭细菌繁殖体，15分钟可将多数芽胞杀灭。加入碳酸氢钠达到1%～2%浓度时，水的沸点可达105℃，既可增强杀菌效果，又可去污、防锈。煮沸前先将物品刷洗干净，完全浸没水中。物品体积不应超过容器的2/3。若中途加入物品，则应从再次水沸后重新计时。海拔每增高300m，消毒时间延长2分钟。

④压力蒸汽灭菌法：是物理灭菌法中应用最广、效果最可靠的首选灭菌方法。利用高压高温饱和蒸汽所释放的潜热杀灭所有微生物及其芽胞。适用于耐高温、耐高压、耐潮湿的物品，如各类器械、敷料、搪瓷、玻璃制品、橡胶及溶液的灭菌，不可用于凡士林等油剂和滑石粉等粉剂。

a. 下排气式压力蒸汽灭菌：压力103～137kPa、温度121～126℃，经15～30分钟达灭菌效果。

b. 预真空压力蒸汽灭菌：灭菌前先抽出灭菌器内的冷空气，使之形成负压，再输入蒸汽。在负压作用下，蒸汽能迅速穿透物品，压力达205kPa，温度达132℃，维持4～5分钟即可达到灭菌效果。

c. 灭菌前准备：灭菌时器械包重量不宜超过7kg，敷料包重量不宜超5kg。灭菌包体积要求为：下排气压力蒸汽灭菌器不宜超过30cm×30cm×25cm；脉动预真空压力蒸汽灭菌器不宜超过30cm×30cm×50cm。

（2）辐射消毒法

①日光曝晒法：照射时间不少于6小时，定时翻动。常用于床垫、床褥、棉胎、枕芯、毛毯、衣服、书籍等物品的消毒。

②紫外线灯管消毒法：因其穿透力弱，主要适用于空气、物品表面和液体的消毒。能杀灭细菌繁殖体、真菌、病毒，并对芽胞有显著杀灭作用，与高效类化学消毒剂的效果相当。空气消毒首选紫外线灯管消毒法，不仅消毒效果可靠，而且可在室内有人时使用。杀菌作用最强的波段是250～270nm。空气消毒有效照射距离不超过2m，照射时间不少于30分钟；物品表面消毒有效照射距离为25～60cm，消毒时间为20～30分钟。灯管使用时间超过1000小时、强度低于$70\mu W/cm^2$时应更换。

③臭氧灭菌灯消毒法：利用臭氧的强氧化作用，杀灭细菌繁殖体、真菌、病毒，并对芽胞有显著杀灭作用，与高效类化学消毒剂的效果相当。主要用于空气、医疗污水、诊疗用水及物品表面的消毒。

空气消毒要求时间不少于 15 分钟；物品表面消毒需要 60～120 分钟。臭氧对人体有毒，使用时关闭门窗，人员离开，消毒结束后 30 分钟方可进入；臭氧还可损坏物品，使金属生锈、橡胶老化、织物漂白褪色等。

（3）电离辐射灭菌法：主要是应用核素 60Co 发射的 γ 射线或电子加速器产生的 β 射线灭菌。特别适合不耐热的物品，如一次性医用塑料用品、金属、橡胶、食品、药品、精密医疗器械和生物学制品在常温下灭菌，灭菌均匀、彻底。

（4）微波消毒法：可杀灭各种微生物，包括细菌繁殖体、真菌、病毒、细菌芽胞及真菌孢子等。常用于食品、餐具的处理，医疗文件、药品及耐热非金属材料的消毒灭菌，但不能用于金属物品。

（5）过滤除菌：采用生物洁净技术，可除掉空气中 0.5～5μm 的尘埃，达到洁净空气的目的。常用于烧伤病房、手术室、器官移植病房等。

5. 化学消毒灭菌方法 某些不适用于物理消毒灭菌的物品，可选用化学消毒灭菌法，如患者皮肤、黏膜、排泄物，光学仪器，锐利金属器械及周围环境消毒等。

（1）常用方法

①浸泡法：用于耐湿、不耐热物品、器械的消毒，如锐利器械、精密仪器及化学纤维制品。

②喷雾法：用喷雾器将化学消毒剂均匀地喷洒在空气中或物品表面。

③擦拭法：用化学消毒剂擦拭物品表面或人体皮肤、黏膜。

④熏蒸法：常用于手术室、换药室或病室的空气消毒及某些物品消毒。空气消毒常用纯乳酸（0.12ml/m³），食醋（5～10ml/m³）。密闭门窗后熏蒸 30～120 分钟。物品消毒常用甲醛或环氧乙烷气体。

（2）化学消毒剂的分类：依照下列消毒剂在合适的浓度、有效的作用时间消毒时，可以达到的消毒效果作为消毒剂分类的依据。部分消毒剂如含氯消毒剂、过氧化氢等由于浓度等消毒条件不同，达到的消毒效果也不同。化学消毒剂的分类及消毒效果对比见表 7-1。

表7-1 化学消毒剂的分类及消毒效果对比

分类	常见消毒剂	杀灭作用	杀灭芽胞	杀灭分枝杆菌
灭菌剂	戊二醛、过氧乙酸、环氧乙烷、甲醛	一切微生物	可	可
高效类消毒剂	过氧化氢、高浓度含氯消毒剂、碘酊	细菌繁殖体、真菌、病毒	较显著	可
中效类消毒剂	碘伏、乙醇、低浓度含氯消毒剂	细菌繁殖体、真菌、病毒	不可	可
低效类消毒剂	氯己定、苯扎溴铵	细菌繁殖体、亲脂病毒	不可	不可

（3）常用化学消毒剂及其使用注意事项：见表 7-2。

6. 无菌物品的管理规范

（1）存放环境

①适宜的室内环境要求温度低于 24℃，相对湿度＜70%，机械通风换气 4～10 次／小时。

②无菌物品应存放于无菌包或无菌容器内，并置于高出地面 20cm、距离天花板超过 50cm、离墙远于 5cm 处的物品存放柜或架上，以减少来自地面、屋顶和墙壁的污染。取避污纸时应从页面抓取，不可掀页撕取，用后弃于污物桶内，定时焚烧。

表7-2　常用化学消毒剂及其使用注意事项

消毒剂	适用情况	注意事项	黏膜消毒	金属腐蚀性	漂白作用	现用现配
2%戊二醛	浸泡不耐热的金属器械和精密仪器如内镜等	加0.3%碳酸氢钠调节pH，浸泡金属器械加0.5%亚硝酸钠防锈；灭菌后无菌蒸馏水冲洗；室温下避光保存，配置好的消毒液最多可连续使用14天	不可	碳钢类有	无	不需要
过氧乙酸	0.2%手消毒，0.5%餐具、体温计消毒，浸泡法；15%过氧乙酸（7ml/m³）室内空气消毒，熏蒸法；0.2%～0.5%物体表面消毒，擦拭法	有刺激性，使用时加强个人防护；高温时容易发生爆炸，应在避光、阴凉处密闭存放；避免与碱或有机物相混合；消毒后应冲洗干净	可	有	有	需要
环氧乙烷	穿透性强，广谱杀菌，适用于不耐高温、潮湿的光学仪器、电子	易燃、易爆，须持证上岗，应存放于阴凉通风、远离明火、静电及转动马达的环境，温度低于40℃；对人体有毒性，灭菌后须清除其残留量再使用；灭菌前清洗不可用生理盐水；不可用于饮水和食物消毒	不可	无	无	/
40%甲醛	不耐高温、对湿敏感且易腐蚀，可用于物品的表面消毒灭菌，如书籍文件等	对人体有毒性和刺激性，可致癌，不可用于室内空气消毒，使用时应注意防护	不可	无	无	不需要
含氯消毒剂	餐具、环境、水、疫源地消毒；被乙肝病毒、结核杆菌、细菌芽胞污染的物品消毒。常用的有液氯、漂白粉精、次氯酸钠及84消毒液等。含有效氯0.05%（500mg/L）的溶液浸泡10分钟可杀灭细菌繁殖体；含有效氯0.2%～0.5%（2～5g/L）的溶液浸泡30分钟可杀灭乙肝病毒、结核杆菌、细菌芽胞等	人体分泌物、排泄物消毒可按5份加含氯消毒剂干粉1份搅拌（10g/L），放置2小时以上；含氯消毒剂应保存在密闭容器内，粉剂防潮，不宜用于金属制品、有色织物及油漆家具的消毒	不可	有	有	需要

（续 表）

消毒剂	适用情况	注意事项	黏膜消毒	金属腐蚀性	漂白作用	现用现配
30%乙醇	皮肤、精密仪器、医疗器械的表面消毒	皮肤及物品表面消毒要求喷雾或涂搽2遍，作用3分钟；消毒体温计要求浸泡30分钟；刺激性强，易燃、易爆、易挥发；不可用于医疗器械的消毒灭菌，因其不能杀灭芽胞；也不可用于黏膜及创面消毒，因刺激性较强	不可	无	无	不需要
3%过氧化氢	不耐热的外科植入物、塑料用品、餐具的消毒及外科冲洗伤口（特别是厌氧菌感染）、漱口、皮肤黏膜的冲洗消毒，室内空气消毒	对皮肤、黏膜有刺激性，注意个人防护，防止溅入眼睛	可	有	有	需要
2%碘酊	注射、手术、穿刺部位的皮肤消毒，含有效碘18～22g/L	涂搽2次，1～3分钟后75%乙醇脱碘；含乙醇，有刺激性，不可用于黏膜及敏感部位皮肤的消毒	不可	二价金属	无	不需要
碘伏（聚维酮碘/碘附）	外科手术前术者手和前臂、手术切口部位、注射或穿刺部位、新生儿脐带及黏膜冲洗消毒；皮肤细菌、真菌感染及阴道炎的治疗。手及皮肤消毒2～10g/L，口腔黏膜及创面消毒1000～2000mg/L，阴道黏膜及创面消毒500mg/L	皮肤消毒后无需乙醇脱碘；不可用于二价金属制品消毒；稀释后稳定性差	可	二价金属	无	需要
氯己定（洗必泰）	皮肤黏膜、创面消毒及口腔感染治疗。属胍类消毒剂，手术部位和注射部位皮肤及伤口创面：有效含量≥2g/L的氯己定乙醇溶液（70%体积比），可达到中效类消毒剂的效果；口腔、阴道或伤口创面：有效含量≥2g/L的氯己定水溶液	妇产科、泌尿外科常用；对结核杆菌无效；黏膜消毒仅限于诊疗过程中使用；氯己定是阳离子表面活性剂，不可与肥皂等同用	可	无	无	不要求
苯扎溴铵（新洁尔灭）	属季铵盐类消毒剂，皮肤消毒采用原液；环境及物品表面消毒1000～2000mg/L；黏膜消毒1000～2000mg/L	不可用于膀胱镜、眼科器械、橡胶及铝制品的消毒；苯扎溴铵是阳离子表面活性剂，不可与肥皂等同用；避免接触有机物；浸泡金属器械加入0.5%亚硝酸钠防锈	可	有	无	不要求

（2）标识清楚：无菌包或无菌容器外需标明物品名称、灭菌日期；无菌物品必须与非无菌物品分开放置，并且有明显标志。

（3）储存有效期

①使用纺织品材料包装的无菌物品如存放环境符合要求，有效期宜为 14 天，否则一般为 7 天。

②医用一次性纸袋包装的无菌物品，有效期宜为 1 个月。

③使用一次性医用皱纹纸、一次性纸塑袋、医用无纺布或硬质密封容器包装的无菌物品，有效期为 6 个月。

④置于无菌贮槽中的灭菌物品（棉球、纱布等）一经打开，使用时间最长不得超过 24 小时。

⑤配置的静脉液体应在 4 小时内输完，且需要连续输液 24 小时以上的患者需每天更换输液器。

三、消毒灭菌效果监测

医院必须对消毒、灭菌效果定期进行监测。灭菌合格率必须达到 100 %。

1. 压力蒸汽灭菌效果的监测

（1）物理监测法：每次灭菌应连续监测并记录灭菌时的温度、压力和时间等灭菌参数。

（2）化学监测法：要求为灭菌包包外应有化学指示物，高度危险性物品应在包内最难灭菌的部位放置化学指示物。通过观察化学指示物颜色的变化，判定是否达到灭菌合格的要求。

（3）生物监测：每周监测 1 次，通常是将含对热耐受力较强的非致病性嗜热脂肪杆菌芽胞的菌片制成标准生物测试包或生物 PCD（灭菌过程挑战装置），或使用一次性标准生物测试包，放入标准实验包的中心部位或待灭菌容器内最难灭菌的部位，并设阳性对照和阴性对照，灭菌后取出培养，如无指示菌生长则表明达到灭菌效果，是监测高压蒸汽灭菌效果最可靠的方法。

（4）B-D 测试：预真空（包括脉动真空）压力蒸汽灭菌器每日开始灭菌前进行 B-D 测试，测试合格后，灭菌器方可使用。

2. 干热灭菌的监测

（1）物理监测法：每灭菌批次进行物理监测。

（2）化学监测法：每一灭菌包外使用包外化学指示物。每一灭菌包内使用包内化学指示物，并置于最难灭菌的部位。

（3）生物监测法：每周监测 1 次。

3. 紫外线消毒的效果监测　应进行日常监测，包括灯管累计照射时间和使用人签名等，对新的和使用中的紫外线灯管应进行照射强度监测。

（1）新灯管的照射强度不得低于 90 ～ 100μW/cm^2。

（2）使用中灯管不得低于 70μW/cm^2。

（3）照射强度监测应每半年 1 次。

（4）生物监测在必要时进行，经消毒后的物品或空气中的自然菌应减少 90.00% 以上，人工染菌杀灭率应达到 99.90 %。

4. 化学消毒剂的效果检测　使用中的消毒剂、灭菌剂应进行生物和化学监测。

（1）生物监测使用中灭菌用消毒液：应同时对消毒、灭菌物品进行消毒、灭菌效果监测，消毒物品不得检出致病性微生物，灭菌物品不得检出任何微生物。

（2）化学监测：应根据消毒、灭菌剂的性能定期监测，如含氯消毒剂、过氧乙酸等应每日监测，对戊二醛的监测应每周不少于 1 次。

5. 环氧乙烷气体灭菌　又名氧化乙烯，可杀灭包括细菌芽胞在内的各种微生物，属于灭菌剂。

使用方法：

（1）环氧乙烷灭菌器：由于环氧乙烷易燃、易爆，且对人体有毒，因此必须在密闭的环氧乙烷灭菌器内进行消毒和灭菌。

（2）灭菌前物品准备与包装：需灭菌的物品必须彻底清洗干净，但不能用生理盐水清洗。

（3）灭菌物品装载：灭菌柜内装载物品上下左右均应有空隙，物品应放于金属网状篮筐内或金属网架上；物品装载量不应超过柜内总体积的 80%。

（4）灭菌处理：应按照灭菌器生产厂家的操作使用说明书的规定执行。

（5）灭菌程序：包括预热、预湿、抽真空、通入气化环氧乙烷达到预定浓度、维持灭菌时间、清除灭菌柜内环氧乙烷气体以去除灭菌物品内环氧乙烷的残留。

第五节　手、皮肤的清洁和消毒

扫
码
做
题

一、手卫生

手卫生是国际公认的控制医院感染和耐药菌感染最简单、最有效、最方便、最经济的措施，是标准预防的重要措施之一。包括洗手、卫生手消毒和外科手消毒。

1. **手部微生物**　手部的细菌可分为暂居菌和常居菌，常居菌多为皮肤上的正常菌群，一般不致病；暂居菌为寄居在皮肤表面，洗手便可被清除的微生物。

2. **洗手**　用清洁剂和流动水洗手，去除手部皮肤污垢、皮屑和部分致病菌的过程。

（1）步骤

①掌心相对，手指并拢，相互揉搓。

②掌心对掌背，双手交叉，指缝相互揉搓。

③掌心相对，双手交叉，指缝相互揉搓。

④一手握拳，在另一手掌心旋转揉搓。

⑤一手握另一手拇指，旋转揉搓。

⑥五指指尖并拢，在另一手掌心旋转揉搓。

⑦一手旋转揉搓另一手的手腕。

⑧每个部位至少揉搓 10 次，揉搓双手不少于 15 秒。

⑨洗手时身体与洗手池保持一定距离，避免隔离衣污染水池及水溅湿工作服。

⑩流水冲洗双手时注意指尖向下，腕部低于肘部，使水从肘部流向指尖。

（2）指征：直接接触每个患者前后；从同一患者身体的污染部位移动到清洁部位时；接触患者黏膜、破损皮肤或伤口前后；接触患者血液、体液、分泌物、排泄物、伤口敷料等之后；接触患者周围环境及物品后；穿脱隔离衣前后，脱手套之后；进行无菌操作，接触清洁、无菌物品之前；处理药物或配餐前。

（3）设施

①流动水洗手设施：洗手应采用流动水。手术室、产房、导管室、层流洁净病房、骨髓移植病房、器官移植病房、重症监护病房、新生儿室、母婴室、血液透析病房、烧伤病房、感染疾病科、口腔科（门诊及病房）、消毒供应中心等重点部门必须配备非手触式水龙头。

②清洁剂：洗手的清洁剂可为肥皂、皂液或含杀菌成分的洗手液。使用固体肥皂需保持干燥，皂

液或洗手液浑浊或变色时需及时更换；盛放皂液或洗手液的容器宜一次性使用，重复使用的容器应每周清洁和消毒。

③干手设施：应配备干手物品或干手机。

3. **卫生手消毒** 医务人员用速干手消毒剂揉搓双手，以减少手部暂居菌的过程。

（1）步骤：取速干手消毒剂于掌心，均匀涂抹至整个手掌、手背、手指和指缝，必要时增加手腕及腕上 10cm。揉搓时间至少 15 秒，自然干燥。

（2）指征：接触患者的血液、体液和分泌物后；接触被传染性致病微生物污染的物品后；直接为传染病患者进行检查、治疗、护理后；处理传染患者污物之后。

（3）设施：医院需配备合格的速干手消毒剂，最常应用的有乙醇、异丙醇、氯己定、碘伏、乙醇与氯己定的复合制剂等。

4. **刷手** 用手刷蘸清洁剂，按前臂、腕部、手背、手掌、手指、指缝到指甲的顺序，彻底刷洗，流水冲净。每只手刷 30 秒，两遍共刷 2 分钟。刷洗范围应超过被污染范围。

5. **外科手消毒** 外科手术前医务人员先用清洁剂和流动水洗手，再用具有持续抗菌活性的手消毒剂清除或杀灭手部暂居菌和减少常居菌的过程。不同患者手术之间、手套破损或手污染后，应重新进行外科手消毒。

（1）用清洁剂揉搓并刷洗双手、前臂和上臂下 1/3，特别注意清洁指甲下和皮肤皱褶处。

（2）流水冲洗，始终保持双手位于胸前并高于肘部，使水由手部流向肘部。

（3）擦干手，涂抹消毒剂，直至消毒剂干燥。

二、皮肤黏膜消毒

1. **皮肤消毒**

（1）穿刺部位的消毒

①常规消毒方法：使用棉签蘸 0.5% 碘伏，以注射点为中心，由内向外螺旋式涂搽 2 遍，涂搽直径＞5cm。或使用 2% 碘酊同法涂搽 1 遍，待干后用 75% 乙醇同法脱碘 2 遍，乙醇干后方可注射。

②消毒范围：肌内、皮下及静脉注射、针灸部位、各种诊疗性穿刺等，消毒皮肤面积应注 5cm×5cm。中心静脉导管如短期中心静脉导管、PICC、植入式血管通路的消毒范围直径应＞15cm，至少应大于敷料面积（10cm×12cm）。

（2）手术切口部位的皮肤消毒：手术部位的皮肤应先清洁，然后使用棉球蘸取碘伏，在手术野及其外扩展≥15cm 部位，由内向外涂搽 2 遍。或使用 2% 碘酊涂搽 1 遍，待干后用 75% 乙醇同法脱碘 2 遍，乙醇干后方可操作。

（3）病原微生物污染皮肤的消毒：彻底冲洗后，使用碘伏原液擦拭消毒，或用乙醇、异丙醇与氯己定配制成的消毒液等擦拭消毒，作用 3～5 分钟。

2. **黏膜、伤口创面消毒**

（1）擦拭法：使用含有效碘 1000～2000mg/L 的碘伏，或使用 1000～2000mg/L 季铵盐擦拭，作用到规定时间。也可使用有效含量≥2g/L 氯己定 - 乙醇（70%,体积分数）溶液局部擦拭 2～3 遍，作用时间遵循产品的使用说明。

（2）冲洗法：使用有效含量≥2g/L 氯己定水溶液冲洗或漱洗，至冲洗液或漱洗被变清为止；使用 3%（30g/L）过氧化氢冲洗伤口、口腔含漱，作用到规定时间；使用含有效碘 500 mg/L 的消毒液冲洗，作用到规定时间。

扫码做题

第六节　医院环境的消毒

1. **医院空气净化**　医院环境可从空气消毒的角度分成四类，根据类别采用相应的消毒方法，如采用空气消毒剂，需符合《空气消毒剂卫生要求》（GB 27948-20 11）规定。（表7-3）

医院环境的分类及消毒标准（表7-3）

环境类别	范围	消毒方法	标准	
			空气细菌菌落总数（CFU/m³）	物体表面细菌菌总数（CFU/cm²）
Ⅰ类环境	洁净手术部（室）和其他洁净场所（如洁净骨髓移植病房）	采用空气洁净技术净化	≤10	≤5
Ⅱ类环境	均为有人房间，包括非洁净手术部（室）、产房、导管室、血液病病区、烧伤病区等保护性隔离病区，重症监护室，新生儿室等	采用对人无毒无害，且可连续消毒的方法，如通风、安装空气净化消毒装置的集中空调通风系统、空气洁净技术、空气消毒器（循环风紫外线空气消毒器、静电吸附式空气消毒器）、紫外线灯照射消毒	≤200	≤5
Ⅲ类环境	母婴同室、消毒供应中心的检查包装灭菌区和无菌物品的存放区、血液透析中心（室）、其他普通住院病区等	选用Ⅱ类环境净化空气的方法、化学消毒、达到Ⅲ类环境空气菌落数要求的其他空气消毒产品	≤500	≤10
Ⅳ类环境	普通门急诊及其检查、治疗室、感染性疾病科门诊及病区	可采用Ⅲ类环境中的空气消毒方法	/	≤15

2. **医院环境的清洁与消毒**　环境清洁消毒的原则和方法：

（1）环境物体表面应以清洁为主，不得检出致病微生物。被患者血液、呕吐和排泄物、病原微生物污染时，根据具体情况选择中水平以上的消毒方法，消毒剂的选用和剂量应符合《消毒技术规范》的要求。

（2）直接接触患者的衣服、床单、被套、枕套等，应一人一换，长时间住院者应每周更换，遇到污染时应及时更换。

（3）清洁程序应遵循从清洁到污染的原则，清扫患者房间应先从普通患者房间，后感染患者房间。

（4）抹布、拖布（头）等洁具应分区使用，清洗后再浸泡消毒30分钟，冲净消毒液后晾干备用。

（5）清洁患者房间时要做到一人一桌一巾。

（6）应采用湿抹布、湿拖布清洁，避免尘土飞扬。

第七节　隔离与防护

一、隔离的基本原理和技术

隔离是指采用各种方法、技术，防止病原体从患者及携带者传播给他人的措施。通过隔离将传染源安置在指定地点，暂时避免与周围人群接触，防止病原体扩散；对高度易感人群采取保护性隔离措施，防止被感染。

1. 隔离区域划分

（1）清洁区：是指不易受到患者血液、体液和病原微生物等物质污染，且传染病患者不应进入的区域。包括医务人员的值班室、卫生间、男女更衣室、浴室以及储物间、配餐间等。

（2）潜在污染区：也称半污染区，是指位于清洁区与污染区之间，有可能被患者血液、体液和病原微生物等物质污染的区域。包括医务人员的办公室、治疗室、护士站、患者用后的物品和医疗器械等的处理室、化验室、内走廊等。

（3）污染区：是指传染病患者和疑似传染病患者接受诊疗的区域，也包括被其血液、体液、分泌物、排泄物污染的物品暂存和处理的场所。包括病室、患者卫生间及浴室、处置室、污物间、外走廊以及患者入院和出院处理室等。

（4）两通道：是指进行呼吸道传染病诊治的病区中的医务人员通道和患者通道。医务人员通道、出入口设在清洁区一端，患者通道、出入口设在污染区一端。

（5）缓冲间：是指进行呼吸道传染病诊治的病区中，清洁区与潜在污染区之间、潜在污染区与污染区之间设立的两侧均有门的小室，是医务人员的准备间。

（6）负压病区（房）：通过特殊通风装置，使病区（房）的空气按照由清洁区向污染区的方向流动，使病区（房）内的压力低于室外压力。排出的空气需经处理，确保对环境无害。

2. 防护用品的使用

（1）口罩的使用：医务人员先洗手，再戴或摘口罩，不可用污染的手触碰口罩。在有创操作或近距离接触患者时医务人员需戴外科口罩，在接触经空气传播的呼吸道传染病时应戴医用防护口罩。纱布口罩应保持清洁，每天更换。医用防护口罩每6～8小时更换，一次性口罩每4小时更换。

（2）手套的使用：当可能接触患者血液、体液、分泌物、排泄物、污染的敷料、引流物时应戴手套。出现破损时应立即更换。

（3）隔离衣的使用：隔离衣应无破损，系带领扣齐全，长短以遮住工作服为宜；离开病室前，应脱下隔离衣；穿隔离衣后不得进入清洁区，避免接触清洁物品；使用过的隔离衣不可挂在清洁区，如挂在半污染区，清洁面应向外，如挂在污染区，污染面应向外；不再穿的隔离衣，脱下后清洁面向外，卷好后投入污衣袋内清洗消毒。

北京航空航天大学出版社　BEIHANG UNIVERSITY PRESS

丁震医学教育　www.dzyxedu.com　010-88453168

3. 隔离管理与消毒原则

（1）传染病患者或可疑传染病患者应安置在单人隔离病室；条件受限的医院，同种传染病患者可安排在一个病室。

（2）隔离病室应有不同颜色的隔离标志，以提示不同性质的隔离。黄色为严密隔离，橙色为接触隔离，蓝色为呼吸道隔离，灰色为抗酸杆菌（结核病）隔离，棕色为肠道隔离，绿色为引流 / 分泌物隔离，粉红色为血液体液隔离。

（3）可重复使用的物品受到传染性病原体污染时，使用后应以黄色包装袋包装隔离，经灭菌方可使用。如医疗仪器、器械、衣服和床单等。

（4）血压计、听诊器应与其他患者分开放置使用，同病原菌感染者可共同使用，

（5）穿隔离衣后不得进入清洁区，只允许在规定区域内活动。

（6）检验标本应放在有盖的容器内，防止漏出。标本丢弃前应经灭菌处理。

（7）接触患者或污染物品后必须消毒双手。

（8）病室空气用紫外线照射或消毒液喷雾消毒，每天 1 次；每天晨间护理后，用消毒溶液擦拭病床及床旁桌椅。

（9）体温计专人使用，用后须经高水平消毒，患者接触过的血压计、听诊器计等应按规定消毒，患者的衣物、票证、书籍等须严格消毒后方可带出病区，患者的呕吐物、分泌物、排泄物须经消毒处理后方可排放。

（10）严格执行探视和陪伴制度，探陪人员进出隔离区域应根据隔离种类采取相应的隔离消毒措施。

（11）患者的传染性分泌物经 3 次培养结果均为阴性或确定已度过隔离期，经医生下达医嘱方可解除隔离。

（12）患者终末消毒处理：患者出院或转科，应洗澡、更换清洁衣服后方可离开；患者死亡后，需用消毒液擦拭尸体，以消毒棉球堵塞孔道。

（13）病室终末消毒处理：患者出院或死亡后，将被服放入污衣袋，关闭病室门窗，打开床头桌，摊开棉被，竖起床垫，用消毒液熏蒸或紫外线照射消毒；消毒后打开门窗，用消毒溶液擦拭家具、地面。

二、标准预防的原则和措施

标准预防是将患者的血液、体液及分泌物均视为具有传染性，在接触这些物质及患者黏膜和非完整皮肤前必须采取防护措施。原则为无论是否患者具有传染性，都应采取防护措施，进行隔离预防。其具体措施为：

1. **洗手** 从同一患者身体的污染部位移动到清洁部位时；接触患者黏膜、破损皮肤或伤口前后；接触患者血液、体液、分泌物、排泄物、伤口敷料、污染物品等之后；脱手套之后都应洗手。

2. **手套** 当医务人员进行手术等无菌操作，接触患者皮肤黏膜、血液、体液、排泄物、分泌物及污染物品时应戴手套。医务人员在不同患者之间操作时一定要换手套。

3. **面罩、护目镜和口罩** 有可能发生血液、体液飞溅时，应戴防渗透的面罩、口罩及护目镜。

4. **隔离衣** 可防止医务人员被患者的血液、体液、分泌物、排泄物等污染时使用。

5. **可重复使用的设备** 为防止交叉感染，使用后应清洁干净，并进行适当地消毒灭菌。

6. **锐器处理** 增强自我防护意识，严格按照操作规程操作。针头或锐器在使用后应立即扔进耐刺、无渗漏的锐器收集器中。不可双手分离污染的针头和注射器，或双手回套针头帽。

7. **损伤后处理原则**　立即从近心端向远心端挤压受伤部位，使部分鲜血排出，相对减少受污染的程度；避免来回挤压，以免产生虹吸现象。用消毒肥皂液清洗或流动自来水冲洗伤口 5 分钟，用 2% 碘酊、0.5% 碘伏或 75% 乙醇等皮肤消毒剂涂搽伤口。相应的治疗应在受伤后 1～2 小时开始，不要超过 24 小时。确定感染源患者并记录在案，尽早向医院主管部门报告。进行可靠的 HIV、乙肝、丙肝等化验检查。

三、特殊感染预防

控制特殊感染时，除进行标准预防外，还应根据疾病传播类型增加具有针对性的隔离预防措施。传染病隔离的种类及其特点对比见表 7-4。

1. **严密隔离**　适用于经飞沫、空气、分泌物、排泄物直接或间接传播的鼠疫、霍乱、肺炭疽、重症急性呼吸综合征（SARS，传染性非典型肺炎）等甲类或传染性极强的乙类传染病。

（1）设专用隔离病室，患者住单间病室，关闭门窗，病室采用单向负压通风，病室外挂有明显标志，禁止陪伴和探视，禁止患者离开病室。

（2）医护人员进入病室应戴口罩，帽子，穿隔离衣或防护服、隔离鞋，戴手套。

（3）患者的分泌物、呕吐物及排泄物须经严格消毒处理。污染敷料装袋、标记后焚烧。

（4）室内空气、地面及 2m 以下的墙壁、家具采用喷洒消毒液或紫外线照射消毒，每天 1 次。

2. **接触隔离**　适用于经体表或伤口直接或间接接触而感染的疾病，如破伤风、丹毒、气性坏疽、狂犬病、铜绿假单胞菌感染等。

（1）同类患者可同住一室。

（2）医护人员进入病室应戴口罩、帽子，穿隔离衣、隔离鞋，戴手套。

（3）医护人员的手或皮肤有破损者应避免接触患者，必要时戴双层手套。

（4）使用过的衣服、被单及医疗器械均应严格消毒，污染敷料装袋、标记后焚烧。

3. **呼吸道隔离**　适用于通过空气（病原微粒子 ≤ 5μm）、飞沫（病原微粒子 ＞ 5μm）传播的感染性疾病，如经空气传播的开放性肺结核、麻疹、水痘及经飞沫传播的流行性脑脊髓膜炎、百日咳、流行性腮腺炎、流行性感冒等。

（1）同类患者可居住同一病室，但不可相互借用物品。

（2）关闭门窗，病室采用单向负压通风，病室外挂有明显标志。

（3）医护人员进入病室时应戴口罩、帽子，穿隔离衣，戴手套。

（4）为患者准备专用的痰杯，口鼻分泌物需经消毒处理后方可排放。

（5）室内空气采用喷洒消毒液或紫外线照射消毒，每天 1 次。

（6）患者家属不可随意探视，探视时应做好防护。

（7）限制患者离开病房。

4. **肠道隔离**　适用于通过粪便、消化道分泌物直接或间接传播的疾病，如细菌性痢疾、伤寒、病毒性肠炎、甲型肝炎、戊型肝炎、脊髓灰质炎等。

（1）同类患者可同住一室，但应做好床旁隔离，患者之间不可相互交换物品。

（2）医护人员接触患者时穿隔离衣，换鞋，戴手套。

表7-4　传染病隔离的种类及其特点

	严密隔离	呼吸道隔离	接触隔离	肠道隔离	血液-体液隔离
适用情况	经飞沫、空气、分泌物、排泄物直接、间接传播的甲类或传染性极强的乙类传染病	通过空气、飞沫传播的传染性疾病	经体表、伤口直接或间接接触而传染的疾病	患者的排泄物直接或间接污染食物、水源引起传染的疾病	直接或间接接触血液、体液而传染的疾病
常见疾病	霍乱、鼠疫、传染性非典型肺炎（SARS）、肺炭疽	开放性肺结核、麻疹、水痘；流行性脑脊髓膜炎、百日咳、腮腺炎、流行性感冒	破伤风、丹毒、气性坏疽、狂犬病	伤寒、细菌性痢疾、病毒性肠炎、甲肝、戊肝、脊髓灰质炎	乙肝、丙肝、艾滋病、梅毒
隔离室要求	专用单间隔离病室，门外挂有明显隔离标志	同类患者可共一室，不可相互借用物品	同类患者可共一室，做好床旁隔离	同类患者共一室，做好床旁隔离，杀灭苍蝇和蟑螂	同类患者可共一室，室内应有防蚊虫、防虱蚤措施
负压通风及关闭门窗	需要	需要	不需要	不需要	不需要
空气消毒	喷洒消毒液或紫外线照射，每天1次	喷洒消毒液或紫外线照射，每天1次	必要时	必要时	必要时
家具、地面消毒	每天1次	必要时	必要时	必要时	随时
陪伴、探视	禁止	不可随意，做好防护	原则上禁止，做好防护	必要时	必要时
患者离开病房	禁止	限制	限制	无特别要求	无特别要求
隔离衣	进入即穿隔离衣甚至防护服	进入即穿隔离衣	进入即穿隔离衣	接触患者时穿隔离衣	无须穿隔离衣，需戴手套
手套/口罩	进入需戴手套和口罩	进入需戴手套和口罩	进入需戴手套和口罩	戴手套	接触血液、体液戴手套或护目镜
污物处理	污染敷料装袋标记后焚烧	口鼻分泌物需经消毒处理后方可排放	污染敷料装袋标记后焚烧	餐具、便器严格消毒，排泄物、呕吐物经消毒后倒掉	被服、换药器械先灭菌，再进行清洁消毒灭菌

第八节　合理使用抗感染药物

扫码做题

一、抗感染药物的作用机制及细菌耐药机制

1. 抗菌药物的作用机制　干扰细胞壁的合成；损伤细胞膜；影响细菌蛋白质的合成；抑制细菌核酸的合成

2. 细菌耐药机制　耐药性又称抗药性，是指细菌对某抗菌药物的相对抵抗性。产生耐药性的原因可分为内因（遗传因素）和外因（如滥用抗生素、消毒剂不合理应用等）两类。合理使用抗菌药物可防治细菌耐药性，也是预防和控制医院感染的重要措施之一。其次严格执行消毒隔离制度、加强药政管理、破坏耐药基因等也可防治细菌耐药性。

二、抗感染药物的管理和合理使用原则

1. 抗菌药物应用的管理

（1）医院应建立健全应用抗菌药物的管理制度。

（2）明确药剂科、医院感染控制人员以及临床医护人员等在抗菌药物管理中的职责。

（3）对抗菌药物的应用率、血药浓度、耐药菌进行持续监测。

（4）临床医师应提高用药前相关标本的送检率，根据细菌培养和药敏试验结果，严格掌握适应证，合理选用药物；护士应根据各种抗菌药物的药理作用、配伍禁忌和配制要求，准确执行医嘱，并观察患者用药后的反应，配合医师做好各种标本的留取和送检工作。

（5）有条件的医院应开展抗菌药物临床应用的监测，包括血药浓度监测和耐药菌，如耐甲氧西林金黄色葡萄球菌（MRSA）、耐万古霉素金黄色葡萄球菌（VRSA）及耐万古霉素肠球菌的监测，以控制抗菌药物不合理应用和耐药菌株的产生。

（6）医院应对抗感染药物应用率进行统计，力争控制在 50% 以下。

2. 抗菌药物合理应用的原则

（1）原则

①应用抗菌药物的唯一指征是细菌性感染。

②确定感染源，明确感染类型，根据细菌药敏试验结果及药物代谢动力学特征，合理选择抗菌药物和给药途径。

③严格掌握抗菌药物的适应证、禁忌证，密切观察药物效果和不良反应。

④预防和减少抗菌药物的毒副作用，尽量减少或避免抗菌药物相关性肠炎的发生。

⑤选择适宜的药物、剂量、疗程，避免产生耐药菌株。

⑥注意药物经济学，降低患者抗感染药物费用支出。

（2）合理选用抗菌药物：根据抗菌药物合理应用原则，在决定使用抗菌药物前，应留取标本做细菌涂片镜检、细菌培养和药敏试验等，并根据药物代谢动力学特征，结合感染部位和个体情况选择抗菌药物。

（3）使用抗菌药物治疗中的注意事项：治疗过程中应尽量避免使用广谱抗菌药物，防止宿主自身菌群失调，造成外来菌定植及耐药菌株生长。对长期大量使用广谱抗菌药物的患者，应定期监测菌

群变化及感染部位的病原菌变化，及时予以纠正和治疗，避免发生二重感染。

3. 严格抗菌药物联合应用的指征　尽量有针对性地选择一种抗菌药物治疗感染，避免无指征的联合用药，以免增加过敏反应、毒性和医药费用，产生拮抗或无关效果，引起医患矛盾。联合用药的指征为：

（1）单一药物难以控制的严重感染（如败血病、细菌性心内膜炎等）或混合感染和难治性感染（如腹腔脏器穿孔、复杂创伤感染、吸入性肺炎等）。

（2）病因未明的严重感染。

（3）为了减少各抗菌药物单一使用时的毒性反应。

（4）需较长期应用抗菌药物治疗，病原菌有产生耐药可能（如结核、慢性尿路感染、慢性骨髓炎等）者。

（5）单一抗菌药物不能控制的需氧菌及厌氧菌混合感染，两重或两重以上病原菌感染。

4. 注意抗菌药物的疗程　治疗过程中应剂量足够，疗程够长，待取得稳定的疗效后，方可停用，中途不可随意减量或停药，以免治疗不彻底而造成疾病复发，或诱导耐药菌株产生。

（1）急性感染：体温恢复正常，症状消失后续用2～3天，体质较好、病程不易迁延者，在病情基本控制后1～3天即可停药。

（2）败血症：病情好转，体温正常7～10天再停药。

（3）严重感染（如心内膜炎、骨髓炎）：疗程可达4～8周。

（4）急性感染应用抗菌药物后临床疗效不显著者：应进行多因素分析，确定为抗菌药物选择不当时，在48～72小时后应考虑改用其他抗菌药物，或调整剂量及给药途径等。

5. 配伍禁忌及合理给药

（1）静脉滴注抗菌药物必须注意配伍禁忌，原则上2种抗菌药物不宜置于同一溶液中静注或滴注以免发生相互作用，而致抗菌药物的活力受到影响，或导致溶液变色、混浊、沉淀等。

（2）静脉点滴抗菌药物的溶液，原则选择生理盐水，必要时选用5％葡萄糖盐水或5％葡萄糖溶液，以免溶液pH值对抗菌药物的破坏。

（3）连续给药与间歇给药的合理选择

① β-内酰胺类抗菌药物（时间依赖性药物）静脉滴注时，一定要采用间歇给药方案。可将每次剂量溶于100ml液体内滴注0.5～1h，按q6h、q8h、q12h时间给药，药物应临时配制。

② 大环内酯类（红霉素、吉他霉素等）及多烯抗菌药物（两性霉素B）可采用连续给药方案，以避免毒性反应。用注射用水溶液溶解后放入盐水中静点，可防止水解失效。

③氨基糖苷类抗菌药物（浓度依赖性药物）采用间歇性给药方案或一日量一次性给药，可采用肌注，也可分次静脉滴注，不宜静脉推注，也不宜与β内酰胺类药物同瓶滴注。

三、抗菌药物在外科的预防应用

1. 外科手术预防性抗菌药物使用原则

（1）清洁手术（如甲状腺手术、疝修补术、输卵管结扎术、膝软骨摘除术等）手术野无污染，通常不需预防性应用抗菌药物。仅发生下列情况时，考虑预防用药：

①一旦发生感染将引起严重后果者（如心脏瓣膜病或已植入人造心脏瓣膜者因病需行其他手术者、脑脊液鼻漏者以及器官移植术等）。

②各种人造物修补、置换或留置手术（如人工心脏瓣膜置换手术、人造关节置换术、人造血管移植术、脑室心房分流管放置术等）。

③手术范围大、时间长的清洁手术。

④高龄或免疫缺陷等高危人群。

（2）清洁、污染手术：上、下呼吸道，上、下消化道，泌尿生殖道手术，或经以上器官的手术。由于此类手术部位存在大量人体寄植菌群，手术时可能污染手术野引起感染，故需预防应用抗菌药物。

（3）污染手术、术后有发生感染高度可能者：严重污染和组织创伤的伤口，不能及时手术处理或彻底清创者（如复杂外伤、战伤、开放性骨关节伤、严重烧伤和各种咬伤等）；连通口咽部的颈部手术；回肠远端及结肠手术；腹部空腔脏器破裂或穿通伤；高危胆道手术；经阴道子宫切除术，此类手术需预防性应用抗菌药物。

2. 预防性抗菌药物使用方法

（1）使用时应有明确的指征，并选择对特定手术可能引起手术部位感染的最常见的致病菌有效的药物。

（2）一般在术前 0.5～1 小时通过静脉途径给予一次足量抗菌药物（最初的预防性抗菌药物剂量），使手术开始时组织和血清内达到药物杀菌浓度，并在整个手术过程中维持组织和血清内的治疗性水平（手术时间超过 4 小时可术中加用 1 次量），至少至手术切口关闭后的几个小时。预防用药的总时长一般不超过 24 小时。

（3）除此之外，在择期的结直肠手术前，还需通过导泻或灌肠剂进行肠道准备。在手术开始前 24 小时给予 3 次不吸收的口服抗菌药物。

（4）对高危的剖宫产手术，应在脐带钳夹后立即预防性应用抗菌药物。

（5）万古霉素不能作为常规的预防性应用药物。

第九节　医院感染与护理管理

一、常见医院感染的预防和护理

（一）下呼吸道医院感染

1. 临床诊断标准　符合下述两条之一即可诊断：

（1）患者出现咳嗽、痰黏稠，肺部出现湿啰音，并有下列情况之一。

①发热。

②白细胞总数和（或）嗜中性粒细胞比例增高。

③X 线显示肺部有炎性浸润性病变。

（2）慢性气道疾病患者稳定期（慢性支气管炎伴或不伴阻塞性肺气肿、哮喘、支气管扩张症）继发急性感染，并有病原学改变或 X 线胸片显示与入院时比较有明显改变或新病变。

2. 病原学诊断　临床诊断基础上，符合下述 6 条之一即可诊断：

（1）经筛选的痰液，连续两次分离到相同病原体。

（2）痰细菌定量培养分离病原菌数 ≥ 10^6CFU/ml。

（3）血培养或并发胸腔积液者的胸液分离到病原体。

（4）经纤维支气管镜或人工气道吸引采集的下呼吸道分泌物病原菌数 ≥ 10^5 CFU/ml；经支气管肺泡灌洗（BAL）分离到病原菌数 ≥ 10^4CFU/ml；或经防污染标本刷（PSB）、防污染支气管肺泡灌洗

（PBAL）采集的下呼吸道分泌物分离到病原菌，而原有慢性阻塞性肺病包括支气管扩张者病原菌数必须 $\geq 10^3$ CFU/ml。

（5）痰或下呼吸道采样标本中分离到通常非呼吸道定植的细菌或其他特殊病原体。

（6）免疫血清学、组织病理学的病原学诊断证据。

3．说明

（1）痰液筛选的标准：痰液涂片镜检鳞状上皮细胞＜ 10 个 / 低倍视野和白细胞＞ 25 个 / 低倍视野或鳞状上皮细胞：白细胞≤ 1：2.5；免疫抑制和粒细胞缺乏患者见到柱状上皮细胞或锥状上皮细胞与白细胞同时存在，白细胞数量可以不严格限定。

（2）应排除非感染原因如肺栓塞、心力衰竭、肺水肿、肺癌等所致的下呼吸道的胸片的改变。

（3）病变局限于气道者为医院感染气管 - 支气管炎；出现肺实质炎症（X 线显示）者为医院感染肺炎（包括肺脓肿），报告时需分别标明。

4．预防

（1）预防下呼吸道感染特别是作好呼吸机相关性肺炎（VAP 发生率为 18%～ 60%，治疗困难，病死率高达 30%～ 60%）的预防与护理最重要。针对 VAP 发病的易感危险因素及发病机制采取有效的措施。使用声门下分泌物引流（SSD）方法可能是预防 VAP 有效的且简单的方法。

①声门下分泌物引流（SSD）是采用可吸引气管导管持续或间断引流声门下分泌物，以减少污染的声门下分泌物进入呼吸道，从而达到预防 VAP 发病的目的。

② VAP 危险因素较多，可采取综合措施以减少 VAP 的发病率。如呼吸机的湿化器应使用无菌水，且每天更换；防止冷凝水倒流，及时倾倒并认真洗手；呼吸机管道视情况定期更换；做好气道护理及有效的吸痰、拍背等措施。

（2）护理措施

①对昏迷及气管插管的患者，应加强口腔护理。

②掌握正确的吸痰技术，以免损伤呼吸道黏膜、带入感染细菌。

③遵守无菌操作，严格按六步法洗手，根据具体情况进行手部细菌监测，切断通过手的传播途径。

④ 做好吸入性治疗器具的消毒，阻断吸入感染途径，如湿化瓶及导管应按照卫生部规范严格终末消毒，干燥保存。使用中的呼吸机管道系统应及时清除冷凝水，必要时定期或不定期更换、消毒。

⑤积极寻找有效手段，阻断患者的胃 - 口腔细菌逆向定植及误吸，一般不使用 H_2 受体阻断剂，慎用抗酸药，以免胃内 pH 升高，细菌浓度增高，导致内源性感染的发生。可用硫糖铝保护胃黏膜，防止应激性溃疡；带有胃管的患者，应选择半卧位，并应保持胃肠通畅，胃液滞留时应及时吸引，防止胃液倒流而误吸。

⑥术后麻醉尚未恢复之前应使患者处于卧位，严格监护，若有痰液应及时吸出。

⑦做好病室的清洁卫生，及时消除积水和污物，保持空气洁净及调节适宜的温湿度。

⑧加强基础护理，对患者进行有关预防下呼吸道感染的教育，指导患者进行深呼吸训练和有效咳嗽训练，鼓励患者活动，对不能自主活动的患者应协助其活动，定时翻身拍背，推广使用胸部物理治疗技术。

⑨监护室内尽量减少人员走动，限制不必要人员的进入，禁止养花，以防真菌感染。

⑩进入监护室的人员（包括探视人员）都要严格按规定更换清洁的外衣和鞋子，洗手，必要时戴口罩，严禁有呼吸道感染者入内。

⑪建立细菌监测、感染情况的登记上报制度，定期分析细菌的检出情况，对感染部位、菌种、菌型及耐药性、感染来源和传播途径，以及医务人员的带菌情况均应做好记录，以便制定针对性的控制措施。

（二）血管相关性感染

1. **临床诊断**　符合下述 3 条之一即可诊断：

（1）静脉穿刺部位有脓液排出，或有弥散性红斑（蜂窝织炎的表现）。

（2）沿导管的皮下走行部位出现疼痛性弥散性红斑并除外理化因素所致。

（3）经血管介入性操作，发热＞ 38℃，局部有压痛，无其他原因可解释。

2. **病原学诊断**　导管尖端培养和（或）血液培养分离出有意义的病原微生物。

3. **说明**

（1）导管管尖培养其接种方法应取导管尖端 5cm，在血平板表面往返滚动一次，细菌数≥ 15CFU/平板即为阳性。

（2）从穿刺部位抽血定量培养，表现为细菌菌数≥ 100CFU/ml，或细菌数为对侧同时取血培养的 4 ～ 10 倍；或对侧同时取血培养出现同种细菌。

4. **预防**　为防止血管相关性感染，医务人员必须贯彻 WHO 的安全注射的 3 条标准，即接受注射者安全、注射操作者安全和环境安全，应特别注意下列几点。

（1）采用各种导管时应有明确的指征，尽量采取非介入性方法，以减少侵入性损伤。

（2）对患者实行保护性措施，提高其自身抵抗力，侵入性操作易破坏皮肤和黏膜屏障，应尽早拔除留置导管。

（3）置入时除严格遵守无菌操作，还应注意选择合适的导管，如口径相宜、质地柔软光滑，以及熟练的穿刺、插管技术，从而避免发生血小板黏附及导管对腔壁的机械性损伤。

（4）加强插管部位的护理及监测，留置导管的时间不宜过长，导管入口部位应保持清洁，选用透明敷料，可利于查看，一旦发现局部感染或全身感染征象应立即拔出导管，并做相应的处理。

（5）做好消毒、隔离，严格的洗手和无菌操作是预防感染最基本的重要措施。

（6）应在清洁的环境中配制液体及高营养液，配制抗癌药及抗菌药时应在生物洁净操作台上进行。

（7）在侵入性操作中使用的一次性医疗用品必须有合格证，符合卫生部的有关要求，禁止使用过期、无证产品，确保患者安全等。

（三）抗菌药物相关性腹泻

1. **临床诊断**　近期曾使用或正在使用抗菌药物，出现腹泻，可伴大便性状改变如水样便、血便、黏液脓血便或见斑块条索状假膜，可合并下列情况之一：

（1）发热≥ 38℃。

（2）腹痛或腹部压痛、反跳痛。

（3）周围血白细胞升高。

2. **病原学诊断**　在临床诊断的基础上，符合下述 3 条之一即可诊断：

（1）大便涂片有菌群失调或培养发现有意义的优势菌群。

（2）若情况允许作纤维结肠镜检查，见肠壁充血、水肿、出血或见 2 ～ 20mm 灰黄（白）色斑块假膜。

（3）细菌毒素测定证实。

3. **说明**

（1）24 小时内急性腹泻次数≥ 3 次。

（2）应排除慢性肠炎急性发作或急性胃肠道感染及非感染原因所致的腹泻。

4. **预防**　合理应用抗菌药物，治疗感染性疾病的同时给予微生态制剂。

（四）手术部位感染的预防

1. 表浅手术切口感染 仅限于切口涉及的皮肤和皮下组织，感染发生于术后 30 天内。

（1）临床诊断：表浅切口红、肿、热、痛，或有脓性分泌物；临床医师诊断的表浅切口感染。具有其中之一即可明确诊断。

（2）病原学诊断：临床诊断基础上出现细菌培养阳性。

（3）说明：切口缝合针眼处有轻微炎症和少许分泌物或切口脂肪液化、液体清亮都不属切口感染。

2. 深部手术切口感染 无植入物术后 30 天内，有植入物（如人工心脏瓣膜、人造血管、机械心脏、人工关节等）术后 1 年内发生的与手术有关并涉及切口深部软组织（深筋膜和肌肉）的感染。

（1）临床诊断：符合上述规定，并具有下述 4 条之一即可诊断：

①从深部切口引流出或穿刺抽到脓液，感染性术后引流液除外。

②自然裂开或由外科医师打开的切口，有脓性分泌物或有发热（≥ 38℃），局部疼痛或压痛。

③再次手术探查、经组织病理学或影像学检查发现涉及深切口脓肿或其他感染的证据。

④临床医师诊断的深部切口感染。

（2）病原学诊断：在临床诊断的基础上，分泌物细菌培养为阳性。

3. 器官（或腔隙）感染 无植入物术后 30 天，有植入物术后 1 年内发生的与手术有关（除皮肤、皮下、深筋膜和肌肉以外）的器官或腔隙感染。

（1）临床诊断：符合上述规定，并具有下述 3 条之一即可诊断。

①引流或穿刺有脓液。

②再次手术探查、经组织病理学或影像学检查发现涉及器官（或腔隙）感染的证据。

③由临床医师诊断的器官（或腔隙）感染。

（2）病原学诊断：在临床诊断的基础上，细菌培养阳性。

4. 说明

（1）临床和（或）有关检查显示典型的手术部位感染，即使细菌培养为阴性，也可诊断。

（2）手术切口浅部和深部均有感染时，仅需报告深部感染。

（3）经切口引流所致器官（或腔隙）感染，不需再次手术者，应视为深部切口感染。

（4）手术后患者带有切口，且抵抗力低下，伤口愈合较慢，故应特别注意预防手术部位感染。

5. 预防

（1）防止手术部位感染最有效的措施是严格的无菌操作，应用无菌生理盐水冲洗切口，并对疑有感染的切口做好标本留取，及时送检。

（2）缩短患者在监护室的滞留时间。

（3）选取吸附性强的伤口敷料，若敷料被液体渗透需立即更换，以杜绝细菌穿透并清除利于细菌的渗液，避免皮肤浸渍。

（4）尽量采用封闭式重力引流。

（5）严格无菌操作，在更换敷料前、接触每个患者前后、处理同一患者不同部位的伤口之间都应清洁双手，避免感染。

（6）保持室内空气清洁，尽量减少人员流动，避免室内污染等。

二、医院高危人群和重点科室的感染管理

1. 老年患者的管理原则

（1）易感原因

①老年患者脏器功能低下，免疫功能减弱。

②长期卧床并伴有基础疾患的老年人，呼吸系统的纤毛运动和清除功能下降、咳嗽反射减弱，可致防御机能失调，发生坠积性肺炎。且这类患者的尿道多有细菌附着，导管中铜绿假单胞菌、大肠埃希菌、肠球菌分离率高，可引发医院感染。

（2）管理原则

①谨慎应用抗菌药物，坚持定期做感染菌株耐药性监测，以减少耐药菌株的产生。

②对住院的老年患者必须加强生活护理，做好患者口腔和会阴的卫生。

③协助患者进行增加肺活量的训练，促进排痰和胃肠功能恢复。

④用于呼吸道诊疗的各种器械要做到严格消毒。

⑤医务人员在护理老年患者前后均应严格洗手，保持室内环境清洁、空气新鲜。

⑥严格探视制度及消毒隔离制度。

2. 患病儿童的管理原则

（1）易感原因：由于发育未健全，免疫系统发育尚不成熟，易发生各种条件致病菌（尤其是葡萄球菌、克雷伯菌、鼠伤寒沙门氏菌、致病性大肠埃希菌、柯萨奇病毒等）的感染。

（2）管理原则

①针对小儿的特点，制定护理和管理计划。

②加强小儿的基础护理，注意其皮肤清洁和饮食卫生。

③注意新生儿室与母婴同室的环境卫生、室内温湿度的变化。

④严格执行各种消毒、隔离的规章制度，做好对环境卫生的监测。

⑤医务人员接触新生儿前一定要洗手，若发生感染性疾病时，需及时治疗、休息，严重时调离新生儿室，以免发生交叉感染。

3. ICU 患者的管理原则　重症监护病房（ICU）是医院感染的高发区，患者的明显特点是病情危重而复杂。

（1）易感原因

① 多数患者因其他危重疾病继发感染（包括耐药菌株的感染）后转入 ICU。

②各种类型休克、严重的多发性创伤、多脏器功能衰竭、大出血等患者，其身心和全身营养状况均较差，抗感染能力低。严重创伤、重大手术等常导致全身应激反应，引发免疫功能下降。

③患者长期使用各类抗菌药物，导致细菌的耐药性增强。

④加强监护所使用的各种侵入性检查、治疗（如胃肠引流、机械通气、留置导尿、动脉测压、血液净化、静脉营养等）可为细菌侵入和菌群移位提供有利条件。

⑤患者缺乏或丧失自理能力，与医护人员频繁接触，增加了发生交叉感染的机会。

（2）管理原则

①制定防止感染的管理制度和护理措施。

②加强医护人员的培训，严格执行各种消毒、隔离的规章制度，从而降低 ICU 患者医院感染的发生率。

③加强对各种监护仪器设备、卫生材料及患者用物的消毒与管理，尽量减少侵入性操作，提高患者自身的抵抗力。

三、护理人员的自身职业防护

医护人员在临床一线从事护理工作，在实施各项检查、治疗与护理时，常暴露在感染患者的血液、体液及排泄物污染的环境中，随时有可能获得感染，并将其传给其他患者。因此在护理工作中采取多种有效措施，进行感染管理，加强职业防护，不仅可提高护士职业生命质量，也可降低医院感染的发生率，减少医院患者的危险。

1. 加强对护理人员的感染管理 对护理人员感染的监测是医院感染监控及管理系统中的重要组成部分。

（1）护理人员应定期进行全面体格检查，建立健康状况档案。

（2）对于感染发生率高的科室（如传染科、手术室等）的护理人员，尤其是在调入或调离某一部门时，应进行健康检查，查明有无感染，感染的性质，是否取得免疫力等，并做好详细记录。

（3）医院各部门应根据具体情况做好感染管理工作，并制定相应的预防感染措施。

2. 提高护理人员职业防护意识

（1）执行有可能接触患者血液、体液的治疗和护理操作时，必须戴手套。

（2）在进行注射、抽血、输液、输血时，一定要保证足够的光线，防止被针头、缝合针、刀片等锐器刺伤或划伤。一旦被刺伤必须立即处理，挤血并冲洗伤口、清创、消毒、包扎、报告和记录、跟踪监测。

（3）有可能发生血液、体液飞溅时，应戴防渗透的口罩及护目镜。在供应室的污染区应穿防护衣、防护鞋等。

（4）在进行化学消毒时，应注意通风并戴手套，消毒器必须加盖，防止环境污染带来的危害。

3. 做好预防感染的宣传教育 护理人员日常接触患者的血液、体液、排泄物及衣物、用具，容易受到各种生物性有害因素的侵袭，尤其双手极易被病原菌污染。因此，护理人员必须养成良好的卫生习惯，尤其应强化手卫生的培训，对入院的新工作人员，需给予预防感染的基本操作技术培训，并进行各种形式（如板报、壁画、警示等）的宣传教育。

4. 强化预防感染的具体措施

（1）为防止感染扩散，患有感染性疾病的护理人员，应及时治疗严重时需调离岗位。

（2）对从事高危操作的工作人员（如外科医师、ICU 护士等）应进行抗乙型肝炎的免疫接种。

（3）被抗原阳性血液污染的针头等锐利器械刺破皮肤或溅污眼部、口腔黏膜者，应立即注射高效免疫球蛋白，以防感染发生。

（4）加强对结核病的预防，建立护士健康档案，定期接种疫苗。

第十节　特殊病原菌的感染途径及消毒

一、甲型肝炎和戊型肝炎

1. 概述

（1）病原体：分别为甲型肝炎病毒（HAV）和戊型肝炎病毒（HEV）。

（2）传播途径：消化道粪 - 口传播，污染的水、食物和食用污染的未熟贝类也可致感染。

2. 消毒方法

（1）注意防蝇灭蝇、灭蟑螂。

（2）加强粪便管理，保护水源，严格消毒饮用水，废弃物焚烧。

（3）对室内地面、墙壁、家具表面，衣物、被褥，患者排泄物、呕吐物及其容器，餐（饮）具，食物，家用物品、家具和玩具，纸张、书报，运输工具，厕所与垃圾等的消毒可采用煮沸、流通蒸汽消毒 30 分钟；或用 25 ～ 500mg/L 有效氯浸泡 30 分钟。

（4）不耐热的衣物可采用过氧乙酸熏蒸方法消毒（1g/m³），或置入环氧乙烷消毒柜中，浓度为 800mg/L，温度为 54℃，相对湿度为 80%，消毒 4 ～ 6 小时；或压力蒸气灭菌。

（5）使用 0.5% 碘伏，0.5 氯己定醇手消剂等消毒手和皮肤，必要时可采用中效消毒剂。

二、乙型肝炎、丙型肝炎、丁型肝炎

1. 概述
（1）病原体：分别为乙型肝炎病毒（HBV）、丙型肝炎病毒（HCV）和丁型乙肝病毒（HDV）。
（2）传播途径：血液 - 体液传播是主要传播方式。

2. 消毒方法
（1）患者的排泄物、分泌物可用 3% 漂白粉消毒后弃去，防止污染环境。
（2）发现 HBV、HCV 阳性血液及血制品，应尽快彻底焚烧。
（3）对地面、墙壁、家用物品、家具、玩具、衣服、被褥、餐（饮）具的消毒，可使用含氯消毒剂等中水平以上的消毒剂消毒。

3. 注意事项　处理污物时，严禁用手直接抓取污物；在运送阳性标本时，应携带消毒剂，以备意外发生。

三、艾滋病

1. 概述　获得性免疫缺陷综合征（艾滋病）是由人免疫缺陷病毒（HIV）所引起的以免疫功能严重损害为特征的慢性传染病。CD4$^+$T 淋巴细胞是 HIV 感染最主要的靶细胞，在 HIV 急性感染期可有发热，伴全身不适、头痛、畏食、肌肉关节疼痛及淋巴结肿大等病毒血症和免疫系统急性损伤所产生的症状。
（1）传染源：HIV 感染者和艾滋病患者。
（2）传播途径：主要通过性接触传播，其次可通过血液传播，母婴传播。

2. 消毒方法
（1）发现抗 HIV 抗体阳性血液及血制品时，应尽快彻底焚烧。废弃的血液污染物品（如卫生巾、卫生护垫、卫生纸等）可予焚烧，或经消毒液浸泡消毒后再做处理。
（2）对地面、墙壁、家用物品、家具、玩具、衣服、被褥、餐（饮）具等用含氯消毒剂进行消毒。
（3）感染者和患者流出的血液、分泌物，应就地进行消毒后再做清洁处理。消毒时，应用含氯消毒剂溶液（含有效氯 1000mg/L）或 0.5% 过氧乙酸溶液作用 15 ～ 30 分钟。

3. 注意事项　处理污物时，严禁用手直接抓取污物；在运送阳性标本时，应携带消毒剂，以备意外发生。

四、淋病和梅毒

1. 概述
（1）病原体
①淋病的病原体为淋病奈瑟菌，对外界抵抗力弱，55℃湿热下仅可生存数分钟，对常用消毒剂

极为敏感，低效消毒剂便可将其杀灭。

②梅毒的病原体为苍白螺旋体，对外界抵抗力弱，离体后一般在 1～2 小时内死亡。对冷的抵抗力强，但对干燥和热敏感，在 60℃时经 3～5 分钟便可死亡，100℃时立即死亡。苍白螺旋体同样对消毒剂敏感，使用低效消毒剂即可将其杀灭。

（2）流行病学

①传染源：淋病的传染源为现症患者及带菌者；梅毒的传染源为患者。

②传播途径：主要通过性接触传播，其次当皮肤、黏膜受损时，接触病灶或有传染性分泌物也可受到感染。

2. 消毒方法

（1）家具表面、患者的内衣、被褥、床单、浴巾等的消毒，可用煮沸、含氯消毒剂浸泡（250～500mg/L）方法进行。

（2）患者用过的便器，应用 0.2% 过氧乙酸或 500mg/L 有效氯含氧消毒剂溶液擦拭或使用中、低效消毒剂处理。

五、流行性出血热

1. 概述　流行性出血热是由汉坦病毒属的各型病毒引起的，以鼠类为主要传染源的一种自然疫源性疾病。

（1）传染源：在我国多为野栖为主的黑线姬鼠和家栖为主的褐家鼠。

（2）传播途径：主要经鼠咬或蚤、蚊等叮咬传播。

2. 消毒方法

（1）对发热期患者的排泄物、分泌物、血液、患者的便器、衣物、被褥、餐（饮）具、生活用具及室内空气和污染食物等，可用含氯消毒剂及过氧乙酸进行消毒处理，有时也可使用中、低效消毒剂进行消毒。

（2）在疫区的室内、庭院，有鼠隐蔽、栖息的地面和杂物堆，应用 1000mg/L 有效氯含氧消毒剂或 0.5% 过氧乙酸，按 100～200ml/m^2 喷洒消毒。

（3）被发热期患者或疫鼠的排泄物、分泌物、血液及其污染物等所污染的伤口；被鼠咬伤的伤口，都应用 0.5% 碘伏消毒。

（4）疫区应做好杀虫、灭鼠工作。鼠尸和传染的实验动物，应就近火焚或掩埋地下。

六、炭　疽

1. 概述

（1）病原体：主要为炭疽杆菌。炭疽杆菌繁殖体在日光下 12 小时死亡，加热到 75℃时，1 分钟便可死亡。在有氧气与足量水分的条件下，可形成芽胞。其芽胞抵抗力强，能耐受煮沸 10 分钟，在水中可生存几年，在泥土中可生存 10 年以上。对热和普通消毒剂都非常敏感。

（2）流行病学

①传染源：主要为患病的食草动物（牛、马、羊、猪等）。

②传播途径：人与病畜或其排泄物及染菌的动物皮毛、肉、骨粉等接触均可引起皮肤炭疽，通过消化道（进食被污染的肉类、乳制品等）可引起肠炭疽，通过呼吸道（吸入带芽胞的粉尘等）可引起肺炭疽。

2．消毒方法

（1）房间的地面、墙壁、衣物、被褥、床单、纸张、书报、餐（饮）具、食物、家具用品、手和皮肤、排泄物、便器、运输工具和患者遗体等，可用煮沸、压力蒸汽灭菌以及含氯消毒剂或过氧乙酸浸泡、喷洒的方法进行消毒处理。

（2）肺炭疽病患者家里可采用过氧乙酸熏蒸进行空气消毒，剂量为 $3g/m^3$（即 20% 过氧乙酸 15ml，15% 过氧乙酸 20ml），熏蒸 1～2 小时；也可采用气溶胶消毒法。

（3）对病畜圈舍与病畜或死畜停留处的地面、墙面，用 0.5% 过氧乙酸，或 20% 含氯石灰渣清液喷洒，药量为 150～300ml/m²，连续喷洒 3 次，每次间隔 1 小时。

（4）炭疽患者使用过的医疗废物和有机垃圾应全部焚烧。

（5）对病畜污染的饲料、杂草和垃圾，应焚烧处理。

（6）对已确诊为炭疽的家畜应整体焚烧，严禁解剖。

（7）应严格处理生理污水，并对生活用水进行严格的监督。

（8）疫区应开展灭蝇、灭鼠工作。消毒人员要做好个人防护。

七、结核病

1．**概述**　结核病是指由结核分枝杆菌引起的慢性感染性疾病，以肺结核最为常见。

（1）病原体：主要为结核分枝杆菌（有人型、牛型和非典型分歧杆菌等），具有抗酸性，生长缓慢，对干燥、冷、酸、碱等抵抗力强，可在干燥痰内存活 6～8 个月，但对热、紫外线和乙醇等较敏感，75% 乙醇 2 分钟、烈日曝晒 2 小时或煮沸 1 分钟可使其灭活。

（2）流行病学

①传染源：主要为痰中带菌的肺结核患者。

②传播途径：以呼吸道传播为主，也可通过消化道传播、母婴传播或经皮肤伤口感染等。

③易感人群：普遍易感，以婴幼儿、青春后期及老年人多见。

2．**预防感染传播**

（1）做好呼吸道隔离，单人病室，保持空气对流，每天使用紫外线消毒病室。

（2）咳嗽或打喷嚏时用双层纸巾遮掩。将痰吐在纸上用火焚烧是最简便有效的处理方法，或留置于容器的痰液经灭菌处理后再弃去。接触痰液后用流水清洗双手。

（3）室内地面、墙壁、家具表面、衣物、被褥、患者排泄物、呕吐物及其容器、食物、家具物品、运输工具、厕所与垃圾等可采用煮沸、压力蒸汽灭菌，含氯消毒剂及过氧乙酸浸泡方法进行消毒。

（4）餐具煮沸消毒，被褥、书籍曝晒 6 小时以上。

（5）接种卡介苗是最有效的预防措施，可使人体产生对结核菌的获得性免疫力。对于高危人群，如与新发现的排菌肺结核患者密切接触的儿童及结核菌素试验新近转阳性者，应预防性给予异烟肼 6～12 个月。

（6）结核杆菌细胞壁含大量脂类，对消毒剂抵抗力较强，故消毒时只能使用高、中效消毒剂，不得使用低效消毒剂。

第八章　护理管理学

扫码做题

第一节　绪　论

一、管理与管理学

管理是管理者通过计划、组织、领导、人事、控制等职能工作，合理有效地利用和协调组织所拥有的资源要素，与被管理者共同实现组织目标的过程。

1. 管理的特征

（1）管理的二重性：管理有自然属性和社会属性。

①自然属性：指不因生产关系、社会文化的变化而变化，只与生产力发展水平相关。

②社会属性：是指不同的生产关系、不同的社会文化和经济制度都会使管理思想、管理目的以及管理方式呈现出一定的差别，使管理具有特殊性和个性。

（2）管理的科学性与艺术性：两者辩证统一，科学性是艺术性的前提和基础，艺术性是科学性的补充和提高。

①科学性：主要表现在科学的规律性，严密的程序性，先进的技术性。

②艺术性：主要表现在巧妙的应变性，灵活的策略性，完美的协调性。

（3）管理的普遍性和目的性

①普遍性：管理是人类的一种普遍的社会活动，是任何发展阶段都具有的现象，不同的管理活动有共同的规律性。

②目的性：管理的一切活动都要为实现组织目标服务。

2. 管理的职能

（1）计划：是最基本的职能，是为实现组织管理目标而对未来行动方案做出选择和安排的工作过程，即确定做什么、为什么做、什么人去做、什么时间做、在什么地点和怎样去做。计划包括为实现目标制定策略、政策、方案及程序。

（2）组织：是指对人员角色安排和任务分配。包括组织的结构设计、人员配备、医院管理的规划与变动、医院护理管理授权等。通过分配和安排医院护理管理成员之间的工作、权力和资源，能使医院护理管理中各种关系结构化，保证计划得以有效实行。

（3）领导：是指导和督促组织成员去完成任务的统帅职能。领导工作涉及的是主管人员和下属之间的相互关系，与管理者的素质、领导行为与艺术、人际关系与沟通技巧、激励与处理冲突等方面密切相关。

（4）人力资源管理：是指管理者根据组织管理内部的人力资源供求状况进行的人员选择、使用、评价、培训的活动过程。包括护理人力资源规划、护理人员招聘、护理人员培训、护理人员绩效评价、护理人员开发和职业生涯发展管理及护理人员薪酬管理和劳动保护。

（5）**控制**：是为实现组织目标,管理者对被管理者的行为活动进行的规范、监督、调整等管理过程。控制工作是一个延续不断、反复进行的过程,目的在于保证组织实际的活动及其成果同预期的目标相一致。因此,计划是控制的前提,控制是实现计划的手段。

3．管理的对象

（1）人力：人是保持组织有效运作的首要资源,**是管理的核心**。

（2）财力：是保持组织高速发展的社会生产力的基础。

（3）物力：是组织中的有形资产和无形资产。

（4）信息：人类对各种资源的有效获取、分配和使用都凭借对信息资源的开发和有效利用来实现,信息是管理活动的媒介。

（5）技术：是自然科学知识在生产过程中的应用,是改造客观世界的方法、手段。

（6）时间：是一种特殊的、有价值的无形资源,是最珍贵的资源。

（7）空间：包括高度资源、环境资源和物质资源。

4．管理的方法

（1）**行政方法**：是最基本、最传统的管理方法,有一定的强制性、明确的范围和不平等性。

（2）经济方法：是以人类对物质利益的需要为基础,遵循客观经济规律要求,运用各种物质利益手段来执行管理功能、实现管理目标。有利益性、交换性和关联性；也有一定局限性,**易导致只顾经济利益、一切向钱看的倾向**。

（3）教育方法：是使受教育者改变行为的一种有计划的活动,是一个缓慢的、互动的过程,教育形式有多样性。

（4）法律方法：也叫制度方法,是运用法律规范及类似法律规范的各种行为规则进行管理的方法。有强制性、规范性、普遍适用性和相对稳定性。

（5）数量分析方法：是建立在现代系统论、信息论、控制论等科学基础上的一系列数量分析、决策方法。是在假定前提下运用数理逻辑分析,针对需解决问题建立一定的模型,客观性强。

（6）其他方法：包括系统方法、权变方法、人本方法。

二、护理管理学概论

护理管理是为了提高人们的健康水平,系统地利用护士的潜在能力和其他相关人员、设备、环境和社会活动的过程。

1．护理管理的任务　包括护理行政管理、护理业务管理、护理教育管理、护理科研管理。

2．护理管理的意义　护理管理是现代医院管理的重要组成部分,其水平是医院管理水平的体现,科学的护理管理是提高护理质量的保证。

3．护理管理的特点

（1）广泛性：护理管理范围广泛且参与的管理人员广泛。

（2）综合性：受多种因素影响,其既综合管理学的理论和方法,又考虑护理工作的特点。

（3）独特性：现代护理学已发展为一门独立学科,护士工作发展为独立的评估、诊断、护理人们现存和潜在的健康问题。

4．护理管理的发展趋势　近几年管理思想的转变主要表现在向不同层次、多元化管理转变；从一维分散管理向系统管理转变；从重视硬件管理向重视软件、信息管理转变；从定性或定量管理向定性与定量结合的管理转变；从经验决策向科学决策转变；从短期行为向社会的长期目标转变；从重视监督管理向重视激励因素转变；管理人才从技术型的"硬专家"向"软专家"转变。

（1）管理队伍专业化：体现在有完善的管理体制，管理的科学性，依法依律进行管理。

（2）管理手段信息化：信息化手段的应用能够优化护士的工作流程，保证护理安全，提高工作效率，提高护理科学化水平和加快护理学科发展。

（3）管理方式弹性化：表现为因地制宜的管理模式，人性化的管理方法，弹性化的激励方案。

（4）人才培养国际化和精准化：有助于护理学科专业化、护理方向精准化的发展。

（5）护理人力使用科学化：能够促进护士的工作积极性，提高工作效率。

第二节　管理理论在护理管理中的应用

一、中国古代管理思想及西方管理理论

1. 中国古代管理思想

（1）社会管理思想：如《论语》、《管子》中的"君子不器"，儒家思想中"其身正，不令而行；其身不正，虽令不行"等。

（2）系统管理思想：万里长城、都江堰水利枢纽等工程的建筑管理。

（3）战略管理思想：被称为兵学圣典的《孙子兵法》。

（4）用人思想：有"知人善任"、"水能载舟，亦能覆舟"等思想。

2. 西方古典管理理论

（1）泰勒的科学管理：管理出发点为提高劳动生产率，泰勒被公认为"科学管理之父"。

①主要观点：遵循效率至上、挑选一流员工、劳资双方共同协作、实行奖励性报酬制度、计划职能与执行职能分离。

②主要贡献：泰勒最早采用实验方法研究管理问题；开创对工作流程的分析，是流程管理学的鼻祖；率先提出科学管理代替经验管理，开拓管理视野；率先提出工作标准化思想，是标准化管理的创始人；首次将管理者和被管理者区分开。

（2）法约尔的管理过程：法约尔被称为"现代经营管理之父"。

①主要观点：应区别经营和管理；将管理活动分为计划、组织、指挥、协调和控制五个职能；倡导管理教育；归纳管理的十四项基本原则。

②主要贡献：提出管理的普遍性、管理论的一般性，为管理科学提供了科学的理论构架，成为管理过程学派的理论基础。

（3）韦伯的行政组织理论：韦伯被称为"行政组织理论之父"。

①主要观点：认为权力与权威是组织形式的基础，理想行政组织体系应具备任务分工、等级系统、人员任用、专业分工与技术训练、成员的工资及升迁、组织成员间只有对事关系等特点。

②主要贡献：提出合法权利是有效维系组织和确保目标实现的基础；提出行政组织的基本特征；提供社会发展高效、理性的管理体制。

3. 行为科学理论　是健康教育的主要基础理论。

（1）梅奥人际关系理论：梅奥进行霍桑试验认为理论的核心为调动人的积极性。

①主要观点：提出工人是社会人、组织中存在非正式组织、新型领导应重视提高工人的满意度、劳动效率主要取决于员工的积极性等观点。

②主要贡献：提出人际关系学说，为现代行为科学奠定了基础；发现了霍桑效应；提出人才是组织发展的源动力，有效沟通是管理的重要方法；管理者应重视组织文化。

（2）麦格雷戈的人性管理理论

①麦格雷戈的 X 理论和 Y 理论的主要观点：X 理论假设人们生来好逸恶劳、不求上进、不愿负责、以自我为中心、习惯保守、缺乏理性易被煽动、只有少数人有想象力和创造力。Y 理论假设人并非天性懒惰，在适当鼓励下一般人可愿意承担责任，人们愿意通过自我控制和管理完成相应目标，个人目标和组织目标可以统一，一般人具有相当高的问题解决能力和想象力。

②主要贡献：揭示了人本管理原理的实质，提出管理活动中要充分调动人的积极性、主动性和创造性，实现个人目标与组织目标一体化。

（3）库尔特·卢因的群体力学理论：主要观点为群体是一种非正式组织，群体行为是各种互相影响力的结合，群体的内聚力可通过成员对群体的忠诚、责任感、友谊等态度说明。

二、现代管理原理与原则

1. **系统原理与原则** 系统是由相互作用和相互依赖的若干组成部分或要素结合而成的，具有特定功能的有机整体。

（1）系统的特征：包括目的性、整体性、层次性、环境适应性。整体性指系统是由各个要素组成的有机整体，系统的功能大于各个个体的功效之和。

（2）主要内容：任何管理对象都是一个整体的动态系统，必须从整体看待部分，从全局考虑。

（3）相应原则

①整分合原则：是对某项管理工作进行整体把握、科学分解、组织综合。先对整体工作有充分细致的了解，将整体科学的分解为单个的组成部分，明确分工，制定工作规范，最后进行总体组织综合，实现系统的目标。

②相对封闭原则：是指对于一个系统内部，管理的各个环节必须首尾相接，形成回路，使各个环节的功能作用都能充分发挥；对于系统外部，任何闭合系统又必须具有开放性，与相关系统有输入输出关系。

2. **人本原理与原则**

（1）主要内容：认为管理的核心是人，管理的动力是人的积极性，一切管理均应以调动人的积极性、做好人的工作为根本。强调把人的因素放在第一位，重视处理人与人的关系，创造条件以尽可能发挥人的能动性。

（2）相应原则

①能级原则：指按一定标准、规范和秩序将管理中的组织和个人进行分级。

②动力原则：管理动力是管理的能源，包括物质动力、精神动力、信息动力。

③行为原则：是管理者要掌握和熟悉管理对象的行为规律，从而进行科学的分析和有效管理。

3. **动态原理与原则**

（1）主要内容：是指管理者在管理活动中，注意把握管理对象运动、变化的情况，不断调整各个环节以实现整体目标。

（2）相应原则：包括反馈原则和弹性原则。指管理者应及时了解所发指令的反馈信息，及时做出反应并提出相应意见，确保目标实现，且任何管理活动都应有适应客观情况变化的能力。

4. **效益原理与原则**

（1）主要内容：指组织的各项管理活动都要以实现有效性、追求高效益作为目标。

（2）相应原则：相对应的原则为价值原则，指在管理工作中不断地完善自身结构、组织与目标，科学地、有效地使用人力、物力、财力和时间等资源，为创造更大经济效益和社会效益。

第三节　计　划

扫码做题

一、概　述

1. **计划的概念**　计划是为实现组织目标而对未来的行动进行设计的活动过程。计划工作即解决"5W1H"问题，What 为预先决定做什么？Why 为论证为什么要做？Who 为由何人来做？Where 为在何处做？When 为何时开始做？How 为用什么方法做？

2. **计划的意义**

（1）明确工作目标和努力方向：能明确组织发展方向，使行动对准既定目标，工作井然有序。

（2）有利于应对突发事件：可以预测变化趋势及变化对组织的影响，制定适应变动的方案。

（3）提高管理效率和效益：合理分配人力、财力和时间等资源，提高管理效益和经济效益。

（4）形成管理控制工作的基础：保证下属执行结果与计划相一致，利于执行中错误的发现和纠正，实现预期目标和计划。

3. **计划的种类**

（1）按计划层次分类

①战略计划：决定整个组织的目标和发展方向。

②战术计划：是战略计划的实施计划，较战略计划更具体，是针对组织内部的具体问题。

③作业计划：是战术计划的具体执行计划。

（2）按计划时间分类

①长期计划：又称为规划，一般指 5 年以上的计划。

②中期计划：介于长期和短期计划之间。

③短期计划：一般指 1 年以内的计划。

（3）按计划形式分类

①目的或使命：是社会赋予一个组织机构的基本职能，能决定组织间的区别，使一个组织的活动具有意义。

②目标：在抽象和原则化的目的或使命基础上，将目的进一步具体化，确定组织目标。

③战略（策略）：为实现组织总目标而制定资源利用、分配的战略计划。

④政策：是指导或沟通决策思想的全面的陈述书或理解书。

⑤程序：是为达目标制定的一系列未来活动的计划。

⑥规则：是根据时间顺序而确定的一系列互相关联的活动。

⑦方案（规划）：是为完成既定行动采取的目标、政策、程序、规划、资源分配的复合体。

⑧预算：是一份用数字表示预期结果的计划。

4. **计划的原则**　计划应有目的性、首位性、科学性、有效性、相关性、职能性等。

（1）重点原则：是指计划的制定既要考虑全局，又要分清主次轻重，抓住关键及重点，着力解决影响全局的问题。

（2）系统性原则：是指计划工作要从组织系统的整体出发，全面考虑系统中各构成部分的关系以及它们与环境的关系，进行统筹规划。

（3）创新原则：计划是一个创造性的管理活动，要求充分发挥创造力，提出一些新思路、新方法、新措施。

（4）可考核性原则：计划工作必须始终坚持以目标为导向。目标应具体、可测量、可考核，作为计划执行过程和评价过程的标准和尺度。

（5）弹性原则：制定计划时必须要有一定弹性。留有一定调节余地，以预防及减少不确定因素对计划实施可能产生的冲击及影响，以确保计划目标的实现。

二、计划的步骤

1. **估量机会**　可采取 SWOT 分析法，评估组织内部优劣势，市场、社会需求，社会竞争，服务对象的需求，组织资源等。

2. **确定目标**　为整个组织及下属确定目标，通过目标进行层层控制，衡量实际绩效。确定目标的三要素为时间、空间、数量。

3. **建立计划工作前提条件**　计划工作的前提条件即计划实施时的预期环境，计划制定者要预测未来环境因素等导致的变化，考虑社会的政策、法令等，使计划切实可行。可分为外部和内部前提条件，也可分为不可控的、部分可控的、可控的三种前提条件。

4. **拟定备选的可行方案**　一个计划往往有多个备选方案，拟定备选方案时应考虑方案与组织目标的相关性、可预测的投入与效益之比、可接受程度、时间因素等，根据目标提出可行方案。

5. **评价和比较备选方案**　考察论证计划的可靠性、科学性、可行性、经费预算合理性、效益显著性等，综合评价每个方案。

6. **选定方案**　是最重要的抉择阶段。结合组织、部门或成员的实际情况和完成条件，选择最优的计划方案。

7. **制定辅助或派生计划**　基本计划需要主要辅助计划和派生计划的支持，需要更清楚的分计划来确保计划的有效执行。

8. **编制预算**　将计划转变为预算形式，使计划数字化，使计划执行更易控制，是衡量计划完成进度的重要标准。

三、目标管理

目标管理是以目标为导向，以人为中心，以成果为标准，使组织和个人取得最佳业绩的现代管理方法，也称成果管理。

1. **目标管理特点**

（1）全员参与管理：目标管理是全员参与、上下级共同商定各种目标的一种管理形式，目标的实现者同时为目标的制定者。

（2）以自我管理为中心：是目标管理的基本精神、核心内容。目标管理是一种民主的、强调员工自我管理和自我控制的管理制度，能更好地推动员工做好工作。

（3）重视成果：工作成果是评定目标完成程度的标准，是人事考核和奖评的依据、评价管理工作绩效的重要标志。

（4）强调自我评价：强调自己对工作中的成绩、不足、错误进行总结，自行检查，提高效率。

（5）目标管理具有整体性：目标管理将总目标逐级分解，使每个部门、成员相互合作、共同努力，达成总体目标。

2. 目标管理程序

（1）制定目标：是最重要的阶段。

①高层领导制定总体目标：根据组织计划和客观环境，高层与下属讨论研究制定出总体目标。

②审议组织结构和各层级职责分工：要求每一个分目标都有明确的责任主体。分目标还应具体、可测量、有时间规定，便于考核；目标方向正确，目标值恰当，既切合实际又有挑战性。

③设定下级目标和个人目标：在总目标指导下，制订相应的下级、个人目标和实现期限。

④形成目标责任上级及下级：达到目标实现所需条件及完成绩效考核制度，授予下级相应资源与权力后，签署协议。

（2）实施目标：采用自我管理的方法，按照目标要求，积极开展行动。执行步骤为咨询指导、调节平衡、反馈控制。

（3）考核目标：一定时间和期限后应进行检查、考核。考核重点为以目标及目标值为依据，对完成情况进行成果验证；根据评价结果进行奖优罚劣；总结目标管理中的经验教训，及时制定改进措施，修正更新目标。

3. 目标管理应用

（1）目标制定必须科学合理：力求总目标、科室目标与个人目标紧密结合。护士长应充分理解认识护理部的总目标并提出不同见解和修改等，科室根据总目标制定出每一位员工的工作目标，用总目标指导分目标实施，用分目标保证总目标实现。

（2）加强管理体系的控制：护理部与科室应定期召开会议，了解进度，发现问题及时分析、处理，确保目标运行方向正确、进展顺利。

（3）发挥全员"自我控制管理"：员工应以实现目标要求来约束自己完成工作，才能有效实现共同方向和目标。

（4）明确各层级及每个人的责任：建立纵横联结的目标实施体系，将医院或科室中各部门、各类人员都紧密地团结在目标体系中，能明确职责，提高工作效率和质量。

（5）强调人人参与：强调医院或科室全体人员共同参与，尊重员工个人意志和愿望，管理者适当授权，能做到责权一致、发挥员工自主性和积极性。

（6）注重对结果进行绩效考核：建立一套完善的绩效考核体系，能按照护士的实际贡献大小和工作成就客观的评价每一个人，达到表彰先进、鞭策落后、奖优罚劣的目的。

（7）做好宣传教育：加强宣传教育，清晰地说明各级人员的任务、工作标准、资源及限制条件等，使上下一致，共同完成目标。

（8）护理高层领导应重视：高层护理管理者应有全面统一的认识，适时进行评价、检查，给予相应支持，严格控制，监督总目标的实现。

四、时间管理

时间管理指在同样的时间消耗情况下，为提高时间的利用率和有效率而进行的一系列控制工作，包括对时间的计划和分配，以保证重要工作的顺利完成，并能够及时处理突发事件或紧急变化。

1. 时间管理程序

（1）评估：评估时间分配和使用情况。

（2）计划：掌握和利用人类的生物特性，制定工作重点、时间计划，在精力最佳时进行最重要的工作。

（3）实施：应注意集中精力，关注他人时间，有效控制干扰，提高沟通技巧等。

（4）评价：评价浪费的时间并分析影响因素。

2. 时间管理方法

（1）ABC时间管理分类法：管理者将目标分为五年目标（长期目标）、半年目标（中期目标）及现阶段的目标（短期目标），再将这些目标分类为ABC三类，A类为最优先项目，B类为较重要的，C类为不重要、不紧急的。管理步骤为：列出目标，目标分类，排列顺序，分配时间，实施，记录总结。

（2）四象限时间管理法：将工作按重要和紧急程度分为四个象限，即紧急又重要（A类）、重要但不紧急（B类）、紧急但不重要、既不紧急也不重要，后两项为C类工作。将时间用于最重要的工作上，依次逐个解决。

（3）拟定时间进度表法：可事先拟定工作活动进度表，时间表应有适当弹性，最大程度地减少时间浪费。

（4）记录统计法：通过记录总结每天的时间消耗情况，以判断时间耗费的整体情况和浪费状况，分析时间浪费的原因，采取适当的措施节约时间。

3. 时间管理策略

（1）合理安排时间：管理者应对每项工作进行先后安排并预计所需时间，有效控制活动进行。选择好的助手可减少管理的麻烦。

（2）保持时间利用的相对连续性和弹性：有效利用工作效率最高的时间；且一样工作尽量连续完成，避免干扰，不受打断；计划时间应留有余地，以防意外情况的出现。

（3）学会授权与拒绝：管理者应明确不必事必躬亲，学会授权和任务分解，与下属共同完成。管理者应学会拒绝干扰自己工作的事，拒绝承担非自己职责范围内的责任，保证完成自己的工作。

（4）养成良好的工作习惯：应培养自己时间成本观念和时效意识，提高掌握时间的能力，灵活运用时间管理技巧，养成高效工作作风。

五、决　策

管理决策是为达到一定目标，在充分认知、掌握事物的不同方面、不同层次的条件下，对行动进行细致分析，用科学方法拟定各种方案，选出最有利的合理方案执行。

1. 管理决策类型

（1）根据决策所涉及的问题划分：可分为程序化决策（常规决策）与非程序化决策（非常规决策）。

（2）根据环境因素的可控程度划分：可分为确定型决策、风险型决策及不确定型决策。

（3）根据决策的主体划分：可分为集体决策与个人决策。

（4）根据决策的重要性划分：可分为战略决策和战术决策。战术决策是为完成战略决策所规定的目标而制定的组织在未来一段较短时间内的具体的行动方案，解决的是"如何做"的问题。

（5）宏观决策：又称为战略决策或全局决策，是关系到较大范围的重要决策。这类决策一般由高层领导集体采用定量和定性分析方法相结合而做出。

2. 管理决策程序

（1）识别问题：决策是为了解决问题而做出的决定和采取的行动。管理者可通过调查研究发掘难题和机会。

（2）分析问题，确定目标：需要决策的问题确定后，通过认识问题、分解问题、明确差距、分析变化和寻找原因，根据重要程度、优先顺序等条件确定决策目标。

（3）拟定备选方案：决策者从多角度审视问题，全面分析、归纳信息、用科学方法从不同角度出发设计备选方案。决策方案拟定通常有经验和创造两条途径。

（4）分析和评价备选方案：综合分析、权衡判断，对各种方案排序，确定出以最低的代价、最短的时间、最优的效果来实现既定目标的最佳方案。

（5）选择方案：认真判断分析后做出最后选择，最优化决策应符合全局性、适宜性和经济性。

（6）实施方案：方案应落实到位，建立反馈报告制度，有问题及时调整。

（7）评价方案：综合记录并评价，不断修订方案、对方案作出调整。

3. 集体决策 为实现决策方案的优化可通过集体决策技术。

（1）头脑风暴法：将参与成员集合在一起，在充分开放的氛围下，成员独立思考、广开思路，禁止批评，收集新设想和创造性建议。

（2）德尔菲法：采用匿名发表意见的方式，对专家多轮次调查，经过反复征询、归纳、修改，最后形成专家一致性内容。

（3）专家会议法：选一定数量的专家，按照一定方式组织专家会议，集合集体智能资源，相互交换意见、互相启发。

（4）名义群体法：成员之间互不沟通，独立思考，以投票方式决定。

（5）互动群体法：通过会议方式，互相启发共同决策形成可行方案。

（6）调查研究法：要做好工作决策就要把握好所面临的问题，深入调查研究。

第四节　组　织

一、概　述

组织是指按照一定目的程序和规则组成的一种多层次、多岗位以及具有相应人员隶属关系的权责角色结构，它是职、责、权、利四位一体的机构，最主要有形要素为人。包含了三种含义：组织有共同的目标；组织有不同层次的分工协作；组织有相应的权利和责任。

1. 组织类型

（1）正式组织：为实现组织目标，有目的、有意识地设计和建立的各种关系体系。权力由组织赋予，下级必须服从上级；分工专业化，成员服从组织目标，在组织内积极协作；有明确的信息沟通系统；讲究效率；强调群体或团队，组织成员的工作及职位可以相互替换。

（2）非正式组织：指没有自觉共同目标的人们，根据个人需要自发形成的非正式关系体系。有较强的凝聚力和行为一致性，成员之间自觉进行相互帮助，但容易出现"抱团现象"，而表现出自卫性和排他性；组织内部信息交流和传递具有渠道流畅、传递快的特点，并常带有感情色彩。

2. 组织结构的类型

（1）直线型结构：又称单线型结构，以一条纵向的权力线从最高管理层逐步到基层一线管理者，即职权从组织上层"流向"组织基层，呈直线结构，是最古老、最简单的一种组织结构类型。优点是组织关系简明，各部门目标明确，能为评价各部门或个人对组织目标的贡献提供方便。缺点是组织结构较简单，权力高度集中，不适用于较大规模、业务复杂的组织。

（2）职能型结构：又称多线型结构，为分管某项业务的职能部门或岗位而设立且赋予相应职权的组织结构。

（3）**直线-职能型结构**：是一种下级成员除接受一位直接上级的命令外，又可以接受职能部门管理者指导的组织结构。

（4）**矩阵型结构**：是一种按组织目标管理与专业分工管理相结合的组织结构。

（5）**团队**：是为实现某一目标而由相互协作的个体组成的正式群体。

（6）**委员会**：是由来自不同部门的专业人员和相关人员组成、研究各种管理问题的组织结构。

（7）**网络组织**：是一个由活性结点的网络联结构成的有机的组织系统。

二、组织设计

组织设计是指管理者将组织内各要素进行合理组合，建立和实施一种特定组织结构的过程，即科学整合组织中人力、物力、信息和技术的工作过程。是有效管理的必备手段之一。

1. **组织设计原则**　注意避免机构重叠、头重脚轻、人浮于事；统一组织内的权利应相对集中，实施"一元化管理"；高效应使各部门、各环节、组织成员组合成高效的结构形式。

（1）目标明确原则：组织结构的设计和组织形式的选择必须从组织目标出发，明确组织的发展方向、经营战略。

（2）统一指挥原则：遵循统一指挥原则，建立严格的责任制，有效统一和协调各方面的力量和各部门的活动。

（3）分工协作原则：组织分工时应按照专业化的原则设计部门，分配任务。

（4）层幅适当原则：管理幅度又称管理宽度，也称控制跨度，指在一个组织结构中，管理人员所能直接管理或控制的下属数目。一般情况下，组织越大管理层次越多，但从高层领导到基层领导以2～4个层次为宜。

（5）责权对等原则：职责是指对应岗位应承担的责任。

（6）稳定适应原则：组织内部结构要相对稳定，才能保证日常组织工作的正常运转。

2. **组织设计程序**

（1）确定组织目标。

（2）分解目标，拟定派生目标。

（3）确认和分类为实现目标所必要的各项业务工作。

（4）根据可利用的人、财、物等各项资源状况，采用最佳方法划分各项业务工作。

（5）授予执行业务工作的人员职责和权限，且为组织成员提供适宜的工作环境。

（6）通过职权关系和信息系统，明确各层次、单位之间的分工与协作关系，使组织成员了解自己在组织中的工作关系和所属关系，实现组织高效率。

（7）随着组织的运转、变化进行组织调整，围绕组织目标的实现，形成组织结构。是对组织设计进行审查、评价及修改，并确定正式组织结构及组织运作程序，颁布实施。

3. **组织设计结果**

（1）**组织图**：也称组织树，用图形表示组织的整体结构、职权关系及主要职能。

（2）**职位说明书**：是说明组织内部的某一特定职位的责任、义务、权力及其工作关系的书面文件。

（3）**组织手册**：是职位说明书与组织图的综合，用以说明组织内部各部门的职权、职责及每一个职位的主要职能、职责、职权及相互关系。

三、组织文化

组织文化是指组织全体成员共同接受的价值观念、行为准则、团队意识、思维方式、工作作风、心理预期和团体归属感等群体意识的总称。

1. 组织文化特点

（1）**文化性**：是组织文化区别于组织其他内容的根本点，也是最明显、最重要的特征之一。组织文化是以文化的形式表现的。在一个组织中，以不同的形式展现其活动内容。

（2）**综合性**：组织文化作为一种独特的文化，其内容渗透到组织的各个方面。大部分员工共同的价值观、组织共同的"以人为本"的服务理念是组织文化的一部分。

（3）**整合性**：组织文化具有强大的凝聚力，具有调整员工思想行为的重要作用，使员工认识组织的共同目标和利益，使全体员工行为趋于一致，齐心协力，尽量减少内耗。

（4）**自觉性**：组织文化是管理者、企业家、员工在总结经验教训的基础上提出组织文化理念，并应用于实践，从而培养、升华出高水平的组织文化，它是员工在高度自觉的努力下形成的，也是组织文化具有管理功能的前提条件。

（5）**实践性**：组织文化的形成源于实践又服务于实践，作为一种实践工具而存在；另外，组织文化的内容与实践密不可分，因此，可以说组织文化是一种实践的文化。

2. 护理组织文化　是在一定的社会文化基础上形成的具有护理专业自身特征的一种群体文化。护理哲理是组织的最高层次的文化，护理价值观是组织文化的核心。

3. 护理组织文化建设　是一项系统过程，要求每一位护理人员积极参与，文化应易被护理人员理解、认同和接受，能体现护理专业的个性。

（1）**成立组织**：成立护理组织文化建设与发展委员会。

（2）**调查分析**：全面收集资料，对现有组织文化进行现状分析，自我诊断。

（3）**归纳总结**：在分析诊断基础上，进一步归纳总结，把文化内容加以完善和条理化。

（4）**内容设计**：根据护理组织的特色和实际需求，进行组织文化再设计。

（5）**形象塑造**：将组织文化的内容用视觉形象显现出来。

（6）**倡导强化**：通过各种途径大力提倡新文化，使新观念人人皆知。

（7）**实践提高**：用新的价值观指导实践，把感性认识上升为理性认识，从实践上升到理论。

（8）**巩固维持**：在组织成员中形成鲜明的、刻骨铭心的组织文化特征，全员自觉遵循和坚持。

（9）**适时发展**：根据形势的发展和需要，是组织文化不断更新和塑造优化。

四、临床护理组织方式

1. 个案护理　指一名护理人员负责一个患者的全部护理工作，实施个体化护理的护理工作模式。常用于危重症、多器官功能衰竭、器官移植及大手术后需要特殊护理的患者。

2. 功能制护理　将工作以岗位分工，以各项护理活动为中心的护理模式，每个护士从事相对固定的护理活动。如处理医嘱的主班护士、治疗护士、药疗护士、生活护理护士等。特点为节省人力、经费、设备、时间，护士长便于组织工作；有利于提高护理技能操作的熟练程度，工作效率较高；分工明确，有利于按护士的能力分工。

3. 小组护理　护理人员和患者各分成若干小组，以小组形式负责一组患者的护理模式。组长制订护理计划和措施，小组成员共同合作完成患者的护理。优点是便于小组成员协调合作，相互沟通，工作气氛好；护理工作有计划，有评价，患者得到较全面的护理；充分发挥本组各成员的能力、经验与才智，工作满意度较高。

4. **责任制护理**　是由责任护士和相应辅助护士对患者从入院到出院进行有计划、有目的的整体护理。以患者为中心，以护理计划为内容，根据患者自身特点和个体需要，提供针对性护理，解决存在的健康问题。责任制护理与小组护理相结合，明确分工责任，进行整体护理，是目前倡导的护理工作模式。

5. **综合护理**　综合护理是指由一组护理人员（主管护师、护师、护士等）应用护理程序集小组护理和责任制护理的优点于一体的工作方法，共同完成对一组患者的护理工作。

6. **临床路径**　是指医疗机构中包括医生、护士及医技人员等的一组成员，共同针对某一病种建立一套标准化治疗模式与治疗程序，制订从入院到出院最佳的、时间要求准确、工作顺序严格的整体诊疗计划。主要适用于诊断明确、预期结果相对确定、病情相对单纯的一般常见病及多发病的治疗护理。

第五节　护理人力资源管理

扫码做题

一、人员管理概述

人力资源管理是有效利用人力资源实现组织目标的过程。包括吸引、开发和保持一个高素质的员工队伍，通过高素质的员工实现组织使命和目标。

1. **人员管理意义**　人是最重要的财富和资源，任何组织的发展都离不开对人的管理。人员管理不仅可以发现、选聘、使用和培养最优秀的人才，还可充分调动人的积极性，达到人尽其才、提高工作效率、实现组织目标的目的，同时为组织的发展提供人力资源储备。

2. **人员管理原则**

（1）职务要求明确原则：对设置的职务及相应的职责应有明确要求。

（2）责权利一致原则：为达到工作目标，应使人员的职责、权利和利益（物质和精神上的待遇）相一致。

（3）公平竞争原则：对组织内外人员一视同仁，采取公平竞争，才能得到合适的人选。

（4）用人之长原则：知人善任、用人所长、扬长避短，才能充分发挥人员的才能，取得最佳效果，获得最大效益。

（5）系统管理原则：将人员的选拔、使用、考评和培训作为紧密联系的整体，在使用中加强培训与考评。

二、护理人员编设与排班

1. **人员编设原则**

（1）依法配置原则：以卫生行政主管部门护理人力配置要求为依据，以医院服务任务和目标为基础，配置足够数量的护士以满足患者需求、护士需求和医院发展需要。

（2）基于患者需求动态调配原则：以临床护理服务需求为导向，基于患者需求进行科学、动态、弹性调整。应不断吸引具有新观念、新知识、新技术的护理人员，并在用人的同时加强对护理人员的规范化培训和继续教育，以适应医院发展的需要。

（3）成本效益原则：最终目标是实现效益最大化。管理者结合实际探索人力配置方式，护士能力应对应层级，实现个体与岗位最佳组合，调动工作积极性，高效利用人力资源。

（4）结构合理原则：护理单元群体结构是指科室不同类型护士的配置及其相互关系，群体效率不仅受个体因素影响，还受群体结构影响。应建立优势互补的人力群体，发挥个体和整体价值。

2. 影响编设因素

（1）工作量和工作质量：工作量主要受床位数、床位使用率、床位周转率等因素影响；不同类型与级别的医院、不同护理方式、不同护理级别患者所要求的护理质量标准不同。

（2）人员素质：人员数量的多少与人员的素质密切相关，使用技术、品德、心理素质较高的护理人员，编设可以少而精，且有利于提高工作质量和效率。

（3）人员比例和管理水平：医院内各类人员的比例、护理系统的管理水平以及与其他部门的相互协调，直接影响护理工作的效果和对护理人员的编设。

（4）工作条件：不同地区、不同自然条件的医院，以及医院的建筑、布局、配备和自动化设备等均是影响人员编设的因素。

（5）政策法规：一些政策法规，如公休日、产假、病事假、教育培训等，可影响人员编设。

（6）社会因素：如医院在社会中的地位、医疗保险制度和护理对象的经济状况、社会背景等。

3. 人员编设计算法

（1）比例配置法：按照医院的不同规模，通过床位与护士数量的比例、护士与患者数量的比例来确定护理人力配置的方法，是目前我国常用的人力配置方法之一。卫生主管部门要求一般普通病房实际护床比不低于 0.4：1，每名护士平均负责的患者不超过 8 个，到 2015 年，全国三级综合医院、部分三级专科医院全院护士总数与实际开放床位比不低于 0.8：1，病区护士总数与实际开放床位比不低于 0.6：1。重症监护病房护患比为（2.5～3）：1，新生儿监护病房护患比为（1.5～1.8）：1，门（急）诊、手术室等部门应当根据门（急）诊量、治疗量、手术量等综合因素合理配置护士。根据各医院规模和所担负的任务，将医院分为三类，病床与工作人员之比为：300 张床位以下的医院，按 1：1.3～1：1.4 计算；300～500 张床位的，按 1：1.4～1：1.5 计算；500 张床位以上的，按 1：1.6～1：1.7 计算。卫生技术人员占医院总编设的 70%～72%，其中护理人员占 50%，医师占 25%，其他卫生技术人员占 25%。

（2）工作量配置法

①工时测量法：是国内医院第一种系统测定护理工作量的方法。首先界定护理工作项目，再通过自我记录法或观察法测算护理工作项目所耗费的时间，应用公式计算护理工作量以及人力配置理论值。公式为护士人数＝（定编床位数 × 床位使用率 × 每位患者平均护理工时数／每名护士每天工作时间）× 机动数。

②患者分类法：是国外常见的人力配置方法。根据患者、病种、病情等建立标准护理时间，测量每类患者所需护理时间，得出总的护理需求和工作量，预测人力需求。

a. 原型分类法：将患者分为需完全照顾、部分照顾、自我照顾三类计算工作量，我国现采取特、一、二、三级护理分类，简便易行但分类过于宽泛，难以反映实际需求。

b. 因素型分类法：选择发生频率高、花费时间长的操作项目，测量所需时数，并分配护士。标准时间确定复杂，且时间随操作水平发生变化，但能考虑患者个体化需求。

c. 原型与因素型混合法：各医院、病房可根据自己的工作特点决定影响工作量因素，计算简便，但护士结构固定，影响灵活性。

4. 护理人员的排班

（1）排班原则

①满足需求原则：以患者需要为中心，确保 24 小时连续护理，保证各班次护理人力在质量和数量上能完成当班的所有护理活动。

②结构合理原则：对各班次护士进行科学合理搭配是有效利用人力资源、保证临床护理质量的关键。

③效率原则：是管理的根本，以工作量为基础，对人力进行弹性调配。

④公平原则：受到公平对待是每一个人的基本需求，也是成功管理的关键。

⑤分层使用原则：高职称护士承担专业技术强、难度大、疑难危重患者的护理，低年资护士承担常规和一般患者的护理。

（2）排班类型

①集权式排班：排班者为护理部或科护士长，主要由护理管理者决定排班方案。其优点为管理者掌握全部护理人力，可依各部门工作需要，灵活调配合适人员；缺点是对护理人员的个别需要照顾少，会降低工作满意度。

②分权式排班：排班者为病区护士长。其优点是管理者能根据本部门的人力需求状况进行有效安排，并能照顾护士的个别需要；缺点是无法调派其他病区的人力，且排班花费的时间较多。

③自我排班：由病区护理人员自己排班，可激励护理人员的自主性，提高工作满意度。优点为提高护理人员的积极性；促进团体凝聚力的提高；护士长与护理人员关系融洽；护士长节省排班时间。缺点与分权式排班类似。

（3）影响排班因素

①医院政策：排班与人员编设数量、群体结构组成情况有密切关系，受医院相关政策影响。

②护理人员素质：护理人员的教育层次、工作能力、临床经验等均是排班时需考虑的因素。

③护理分工方式：不同的护理分工方式，人力需求和排班方法也不同。

④部门的特殊需求：监护病房、手术室、急诊等护理单元各有其工作的特殊性，人员需求量和排班方法也与普通病区不同。

⑤工作时段的特点：每天 24 小时的护理工作量不同，白班工作负荷最重，小夜班、大夜班依次减轻，人员安排也由多到少。每天两班制工作时间长可影响效率等。

⑥排班方法：各医院因机构、政策、人力配备、工作目标和管理方式不同，排班方法也不同。

（4）排班方法

①周排班法：是以周为周期的排班方法，有一定灵活性，但排班法费时费力。

②周期性排班法：又称循环排班法，一般以四周为一个排班周期，依次循环。排班省时省力，适用于病房护士结构合理稳定、患者数量和危重程度变化不大的护理单元。

③自我排班法：护士长先确定排班规则，再由护士自行排班，最后由护士长协调确定。体现了以人为本的思想，适用于整体成熟度较高的护理单元。

④功能制护理排班：根据流水作业方式对护士进行分工，如办公室护士、治疗护士等；再将工作时间分为早班、中班等。分工明确，工作效率高，但不利于护士全面掌握患者的整体情况。

⑤整体护理排班：按整体护理工作模式进行排班，保证护理服务的整体性、全面性和连续性。

⑥弹性排班：在周期性排班基础上，根据患者病情特点、护理等级比例、床位使用率进行各班次人力配置。

⑦小时制排班：是国外较普遍的排班法，护理人力在各班次较为均衡。

⑧APN 连续性排班：将一天分为连续不断的 3 各班次，即早班（A）、中班（P）、晚班（N）。

⑨护士排班决策支持系统：以管理学、运筹学、控制论和行为科学为基础，以计算机技术、模拟技术和信息技术为手段进行排班。

三、护理人员的培训与发展

1. 人员培训

（1）培训类型

①岗前培训：包括新护士导向培训和在职护士走上新岗位前的培训教育活动。

②岗上培训：对从事具体护理岗位的护士开展的各种知识、技能和态度的教育培训活动，提高工作效率。

③护理管理人员开发：针对护理管理人员和可能成为管理人员的护理骨干，进行管理技能、管理心态和管理知识理念的培训。

（2）培训形式

①脱产培训：是正规培训，根据护理工作的实际需要选派不同层次有培养前途的护理骨干，集中时间离开工作岗位，到专门学校、研究机构进行培训。

②在职培训：一边工作一边接受指导、教育的学习过程，以学习新理论、新知识、新技术和新方法为主的一种终身制培训形式。

③轮转培训：主要针对新护士，岗位轮转可以使护士积累更多临床护理经验，拓宽专业知识和技能。

（3）培训方法

①讲授法：是一种传统教育培训法，有利于受训人员系统地接受新知识，利于教学人员控制学习进度；但受训人员不能自主选择学习内容，反馈效果差。

②演示法：是借助实物和教具的现场示范，使受训者了解某种工作如何完成。感官性强，能激发学习兴趣，加深对学习内容的理解，但适用范围有效，准备工作费时。

③讨论法：是通过受训人员之间的讨论来加深学员对知识的理解、掌握和应用，解决疑难问题的培训方法。受训者之间能取长补短，但结果受讨论题目的选择和受训者自身水平的直接影响。

④远程教育法：是利用电视会议或卫星教室等方式进行的培训方法。有较大的灵活性、自主性和广泛性，可有效利用培训资源，提高培训效率。

⑤其他方法：多媒体教学、影视培训、角色扮演、案例学习、游戏培训、虚拟培训等教学方法近年来发展快、适应范围广。

2. 人员继续教育
继续护理学教育是继护士的规范化培训之后，以学习新理论、新知识、新技术和新方法为主的一种终生性护理学教育。

（1）学分授予：继续护理学教育实行学分制，分为Ⅰ类学分和Ⅱ类学分。

①Ⅰ类学分项目：国家卫生部审批认可的国家教育项目；省、市审批认可的继续教育项目；卫生部继续教育委员会专项备案的继续教育项目。

②Ⅱ类学分项目：自学项目；其他形式的继续教育项目。

（2）学分制管理继续护理学教育实行学分制，护理技术人员每年参加继续护理学教育的最低学分为25学分。

3. 人才培养
护理人才是指具有系统现代化护理学知识、较强的专业才能和业务优势，并对护理事业作出贡献的护理人员。

（1）护理人才的类型：主要包括护理管理人才、护理教育人才、临床护理专家三种不同类型，分为普通、优秀、杰出三个层次。

（2）护理人才的结构

①个体结构：包括品德结构，即思想品德、伦理道德和心理品质三方面。知识结构，主要为基础

知识、专业知识、哲学知识以及各类知识的相互联系；智能结构，智能是智力和能力的总称。智力结构由观察力、记忆力、想象力、思考力、实践能力五大基本要素构成；能力结构由获取知识的能力、表达能力、实际操作能力、组织管理能力、科学研究能力和创新能力等要素组合而成。

②群体结构：是指某系统内构成群体的诸因素及其相互关系。主要有专业结构，指护理系统内护理人员的比例构成和相互关系。能级结构指护理人员中不同学历和能力级别的比例和相互关系，合理的护理人才能级结构应是由高级人才、中级人才和初级人才按适当比例构成，这个比例应是金字塔型；年龄结构指护理系统内不同年龄护理人才的比例构成；智能结构是人才按智能结构分为再现型、发现型和创造型三类，再现型人才善于积累知识，并能有效再现，发现型人才能在前人经验的基础上有所前进、提高，创造型人才善于有重大突破和创新。

第六节　领　导

一、领导工作概述

领导是指管理者通过影响下属实现组织和集体目标的行为过程。领导效能包括时间效能、用人效能、决策办事效能、组织整体贡献效能。

1. **领导的作用**

（1）指挥引导作用：组织的有效运行离不开指挥和引导。

（2）沟通协调作用：有效的领导能促进成员间的有效沟通，便于协调组织成员的关系和活动。

（3）激励鼓舞作用：组织成员不仅对组织目标感兴趣，还有各自的目标和需求，通过激励手段尽可能满足成员的需要，激发成员积极性和创造性。

2. **领导的权力**

（1）职位权力：包括法定权力、奖罚权力、强制权力、指挥权力、用人权力。

（2）个人权力：包括专家权力、参照权力。

3. **领导的影响力**

（1）权力性影响力：其核心是权力的拥有。通过职位因素、传统因素、资历因素产生影响。对下属的影响具有强迫性，不可抗拒性；下属被动地服从，激励作用有限；不稳定，随地位的变化而改变；靠奖惩等附加条件起作用。

（2）非权力性影响力：通过管理者的品格因素、能力因素、知识因素、感情因素产生影响。影响力持久、可起潜移默化的作用，下属信服、尊敬，激励作用大、比较稳定，不随地位而变化、对下属态度和行为的影响起主导作用。

4. **领导工作原理**

（1）指明目标原理：让全体成员充分理解组织的目标和任务是领导工作的重要组成部分。

（2）协调目标原理：个人目标与组织目标协调一致，人们行为会趋向统一，从而实现组织目标。

（3）命令一致性原理：领导者在实现目标过程中下达的各种命令越一致，个人在执行命令中发生的矛盾就越小，越易于实现组织目标。

（4）直接管理原理：上下级直接接触越多，掌握的各种情况会越准确，使领导工作更加有效。

（5）沟通联络原理：上下级之间应及时、准确、有效地沟通联络，使整个组织成为真正的整体。

（6）激励原理：上级应能够了解下级的需求和愿望并给予合理满足，以调动下级的积极性。

5. 领导理论及应用

（1）领导方式论

①独裁型领导风格：管理者靠权力和强制命令让人服从。管理者倾向于集权管理、独断专行，权力高度集中，管理重心主要在工作任务和技术方面。

②民主型领导风格：指以理服人，权力定位于群体。管理者倾向于分权管理，工作重心在协调人际关系。该法工作效率最高。

③放任型领导风格：是放任自流的领导行为，权力定位于每个成员。该法工作效率最低。

（2）领导行为四分图理论：随着下属由不成熟走向成熟，领导的行为逐步推移为高任务低关系、高任务高关系、低任务高关系、低任务低关系。

二、授　权

授权是在不影响个人原来工作责任的情形下，将某些特定的任务改派给另一个人，并给予执行过程中所需要的权力，能充分利用人才的知识和技能。

1. 授权原则

（1）明确目标：授权者需要向被授权者阐明需要达到的目标，使被授权者能在清晰的目标指引下开展工作。

（2）合理授权：又称为视能授权，是最根本的准则。根据工作任务的性质、难度、下属能力，选择适当的任务和人进行授权。

（3）以信为重：授权是否有效，很大程度上取决于对下属的信任程度。

（4）量力授权：应当依自己的权力范围和下属的能力而定。

（5）带责授权：管理者授权并非卸责，权力下授，并不能减轻管理者的责任。

（6）授中有控：管理者不是完全授权，授权之后，必须进行控制。

（7）宽容失败：应宽容下属的失败，不过分追究下属的责任，并同下属共同承担责任，分析原因，总结教训。

2. 授权程序　包括分析、确定什么工作需要授权；选择授权对象；明确授权的内容；为被授权者排除工作障碍；形成上下沟通渠道；评价授权效果。

（1）确定授权对象：必须考虑授权对象的能力和意愿，保证授权对象有能力和动力做好所授予的工作。

（2）明确授权内容：明确授予的权力范围，根据任务的性质、环境条件和下级的状况而定。

（3）选择授权方式：包括模糊授权、惰性授权、柔性授权。

三、激　励

激励指利用外部诱因调动人的积极性和创造性，引发人的内在动力，朝向所期望的目标前进的心理过程。激励的核心是满足需要。

1. 激励作用

（1）调动护士的工作积极性：激励的过程直接影响护士的个人利益，能激发护士的内在动力。

（2）有利于发挥人的能动作用：最显著的特点是内在驱动。将人的需要作为基本作用力，可提高护士对工作的认识，激发对工作的热情和兴趣。

（3）有利于增强组织的凝聚力：运用多种激励方法，满足多种心理需求，协调人际关系，促进组织协调统一。

（4）有利于形成良好的竞争氛围：科学的激励机制能够促进良好的竞争氛围，形成良性竞争机制。

2. 激励程序

（1）洞察需要：这是激励机制的源头。只有未满足的需要，才能成为激励的切入点。

（2）明确动机：这是激励机制的前提。动机是指推动人们进行各种活动的愿望和理想，是行为的直接原因。

（3）满足需要：这是激励机制的核心。满足人的需要，实际上就是将个人目标和组织目标统一在一起。

（4）激励与反馈、约束相互补充：激励的结果需要在反馈过程中加以明确，从而为领导者的递进式激励提供必要的信息；激励必须与约束相结合，才能有效地发挥其功用。

四、激励理论及应用

1. 需要层次理论　马斯洛认为，在特定的时刻，人的一切需要如果都未能得到满足，那么满足最主要的需要就比满足其他需要更迫切。只有前面的需要得到充分的满足后，后面的需要才显示出激励作用。马斯洛把人的各种需要归纳为五大基本需要。

（1）生理需要：包括人类最原始的基本需要，如衣、食、住、用、性，即人类繁衍的最基本的物质需要。

（2）安全需要：是指对人身安全、就业保障、工作和生活的环境安全、经济保障等的需求。

（3）爱与归属的需要：是指人们希望获得友谊、爱情和归属的需要，希望与他人建立良好的人际关系，希望得到别人的关心和爱护。

（4）尊重需要：即人的自尊、尊重别人和被别人尊重的心理状态。具体地说，这一需要包括自尊心、自信心、威望、荣誉、表扬、地位等。

（5）自我实现的需要：是指促使自己的潜在能力得到最大限度的发挥，使自己的理想、抱负得到实现的需要。马斯洛认为这是人最高层次的需要。

2. 双因素理论　由赫茨伯格提出。

（1）保健因素：又称维持因素，是与工作条件有关的因素，属于外在因素，能使员工不满意或没有不满意。若保健因素处理不好，就会引发员工对工作不满情绪的产生，其本身不会对个体产生激励作用。

（2）激励因素：是指与人们的满意情绪有关的因素，是与工作任务有关的因素，属于内在因素，包括工作上的成就感、对未来的良好期望、职务上的责任感、工作表现机会和工作带来的愉悦等。

3. 行为改造理论

（1）强化理论：强化是一种人为操纵，指伴随于行为之后的、有助于该行为重复出现而进行的奖罚过程。人们为达到某种目的，都会采取一定的行为，这种行为将作用于环境，当行为的结果对他有利时，这种行为就重复出现；当行为的结果对他不利时，这种行为就会减弱或消失。常用强化手段有：正强化（积极强化）、负强化（消极强化）、惩罚、消退等。

（2）归因理论：是对自己或他人的行为原因作出解释和推论的过程。

4. 公平理论　公平是指人们的贡献多少应与其所得报酬相当。又称为社会比较理论。

5. 期望理论　期望是指个体对于特定活动可能导致特定结果的信念。期望理论用公式表示为 $M=V\times E$。式中 M 表示激励力，指调动一个人的积极性、激发出人的内部潜力的强度；V 表示效价，指某项活动成果所能满足个人需要的程度；E 表示期望值，指一个人根据经验判断的某项活动导致某一成果的可能性的大小，即数学上的概率，数值在 0 ～ 1 之间。

五、激励艺术

激励艺术是领导艺术的重点，是激励的执行者在实施奖励和惩罚的过程中，创造性地运用激励理论和方法，为最优化、最经济、最迅速地实现激励目标，所提供的各种技巧和能力。

1. **了解人的真实需要**　需要是激励的起点，是人们行为产生和提高积极性的原动力。人们的需要是多种多样的，在这些需要中总有一种优势需要占主导地位，起支配作用。领导激励的切入点应放在人们的合理需要和优势需要上。

2. **把握激励的最佳时机**　人的情绪具有积极性和消极性，积极情绪可以使人精神振奋，热爱工作；消极情绪会使人精神萎靡，厌倦工作。这两种情绪都具有情境性、短暂性和时效性，要把握激励的最佳时机，积极引导员工将消极情绪转化为积极情绪。

3. **防止激励效应弱化**

（1）激励效应弱化的主要表现和原因有：奖惩过滥，弱化了激励的吸引力和威慑力；奖惩不兑现，弱化了人们对激励的信任度和积极性；激励措施不合理，缺乏科学性和可行性；奖惩凭长官意志，缺乏公平性。

（2）在护理管理中常用的特殊激励方法：努力促成人与人之间的相互信任；让下属发现解决问题的方法；通过密切接触激励下属；用欣赏的眼光观察下属的优点；用适当的沟通进行激励；个性化的管理：领导者应随时关注每一员工的思想变化，用不同的方式满足下属合理的优势需求。

第七节　组织沟通

一、组织沟通概述

沟通是指信息在两个或两个以上人群中传递和理解的过程。

1. **沟通过程**　沟通要素包括信息、信息源、编码、沟通渠道、解码、接受者、反馈。

（1）信息源：指发出信息的人。

（2）编码：发送者将这些信息译成接收者能够理解的一系列符号，如语言、文字、图表、照片、手势等，即信息。

（3）传递信息：通过某种通道（媒介物）将信息传递给接收者。

（4）解码：接收者将通道中加载的信息翻译成他能够理解的形式。解码的过程包括接收、译码和理解三个环节。

（5）反馈：接收者将其理解的信息再返送回发送者，发送者对反馈信息加以核实和做出必要的修正。反馈的过程只是信息沟通的逆过程，也包括了信息沟通过程的几个环节。

2. **组织沟通形式**

（1）按沟通的组织系统分类

①正式沟通：是指通过组织明文规定的渠道进行的与工作相关的信息传递和交流，与组织的结构息息相关。优点是：效果较好，比较严肃，有较强的约束力，易于保密，可以使信息沟通保持权威性。重要和权威的信息都应当采用这种沟通方式。其缺点是：由于依靠组织系统层层传递，速度较慢，

比较刻板，不够灵活。因此，组织为顺利进行工作，必须要依赖非正式沟通以补充正式沟通的不足。包括链式、轮式、Y式、圆周式、全通道式。

②非正式沟通：是以社会关系为基础、在正式沟通渠道之外的信息交流和传递。不受组织的监督，自由选择沟通渠道，如朋友聚会、小道消息等。优点是：沟通方便、内容广泛、方式灵活、速度快，由于在这种沟通中比较容易表露思想、情绪和动机，因而能提供一些正式沟通中难以获得的信息。

（2）按沟通方式分类：分为口头沟通、书面沟通、非语言沟通、电子媒介沟通。

（3）按沟通方向分类：分为上行沟通、下行沟通、平行沟通、斜向沟通。

3. 组织沟通作用

（1）促进正确决策：管理者需根据汇总的信息做出决策，良好的沟通能够帮助管理者及时、有效、全面、真实地做出正确决策。成功的沟通是正确决策的前提和基础。

（2）改善人际关系：沟通使个人思想和情感得到表达，能增进彼此了解，减少冲突，建立良好的工作氛围，满足组织成员社会心理需求。

（3）激发工作积极性：管理者通过沟通下达任务、了解下属需求，从而采取有效的策略指导、协调、激励下属。

（4）创新：沟通是组织创新的重要来源。有效沟通能使管理者发现问题并获得宝贵建议，员工的参与是组织创新的巨大动力。在沟通过程中，沟通者相互启发、相互讨论、共同思考，往往能激发出新的创意。

（5）控制：有效控制的前提是信息的获取，信息沟通为控制提供了基本前提和改善控制的途径。

二、沟通障碍

1. 语言因素　由于年龄、教育程度、文化背景、自然和社会环境的差异，语言表达和含义多样化，信息的传递和理解会存在差异。

2. 信息过滤　信息发出者为达到某种目的，有意、无意增删、选择或丢弃信息，造成信息歪曲，组织的纵向层次越多，信息可能被过滤越多，信息失真可能性大。

3. 选择性知觉　信息接受者会根据自己的需要、动机、经验、背景及其他个人因素有选择的接受信息，即人们知觉反应的不是客观事物的全部，仅有被选择的部分。

4. 信息传递不适时　信息发出者的信息传递过早或过晚，均会影响沟通效果。

5. 沟通渠道因素

（1）信息发出者选择的沟通媒介不合适。

（2）沟通渠道过长，中间环节多，信息在传递过程中可能减损或改变。

（3）受沟通组织系统的影响，正式沟通信息流传慢但失真可能小，非正式沟通信息开放、程序简便、但信息易失真。

6. 情绪因素　情绪本身是信息的重要组成部分，信息传递时，情绪会影响信息发出者及接受者对信息内容的编码和解码。

7. 其他因素　个人因素、环境因素等均可影响信息沟通的准确性。

三、有效沟通

1. 有效沟通的要求

（1）及时：指沟通双方要在尽可能短的时间内进行沟通，并使信息发生效用。在信息传递过程中尽量减少中间环节，用最短的时间传递；接收者接到信息后，应及时反馈，有利于发送者修正信息；双方要及时利用信息，避免信息过期失效。

（2）全面：要求发送者在发出信息时完整全面。

（3）准确：准确的信息，可充分反映发送者的意愿，使接收者正确理解信息。

2. 有效沟通的原则

（1）目的明确并事先计划。

（2）信息明确。

（3）信息传递应及时。

（4）合理使用非正式沟通：管理者可合理利用非正式沟通的正向功能，弥补正式沟通的不足。

（5）组织结构完整性：进行管理沟通时，要注意沟通的完整性。如：上级领导不能越级直接发布命令进行管理，会使中间的管理者处于尴尬境地。

3. 有效沟通的方法

（1）创造良好的沟通环境

①沟通中少用评价、判断性语言，多用描述性语言，既介绍情况，又探询沟通情况。

②沟通表示愿意合作，共同找出问题，一起寻找解决方案，不能企图控制和改造对方。

③坦诚相待，设身处地为对方着想。

④认同对方的问题和处境。

⑤平等待人，谦虚谨慎。

⑥不急于表态和下结论，保持灵活和实事求是的态度，鼓励对方反馈，耐心听取说明和解释。

（2）学会有效聆听

①少讲多听，不要打断对方的讲话。

②交谈轻松、舒适，消除拘谨不安情绪。

③表示有交谈兴趣，不要表现出冷淡或不耐烦。

④尽可能排除外界干扰。

⑤站在对方立场上考虑问题，表现出对对方的同情。

⑥要有耐心，不要经常插话，打断别人的谈话。

⑦要控制情绪，保持冷静。

⑧不要妄加评论和争论。

⑨提出问题，以显示自己充分聆听和求得了解的心境。

（3）强化沟通能力：传达有效信息；上下言行一致；提高组织信任度。

（4）增强语言文字的感染力：管理者应在不断的实践中提高语言及文字表达能力，在沟通过程中应使用通俗易懂的语言，使用接收者最易理解的语言。

（5）韧性沟通：沟通时，往往不能一次沟通就达到目的，需要多次反复地与一个对象进行沟通，即要在沟通中培养韧性。

（6）重视沟通细节处理：沟通细节包括声调、语气、节奏、面部表情、身体姿势和轻微动作等。一方面，管理者应给予对方合适的表情、动作和态度，并与所要传达的信息内容相配合。另一方面，管理者需要给予对方的口头语言和身体语言应灵活机动以满足沟通对象的需要。

4. 有效沟通的策略

（1）使用恰当的沟通方式：面对不同的沟通对象、不同的情形，应该采取不同的沟通方式。

（2）考虑接收者的观点和立场：有效的沟通必须能够感同身受，换位思考，站在接收者的立场，以接收者的观点和视野来考虑问题。

（3）**充分利用反馈机制**：进行沟通时，要避免没有反馈的状况。

（4）**以行动强化语言**：语言上说明意图只是沟通的开始，将语言转化为行动，能提高沟通的效果，达到沟通的目的。

（5）**避免一味说教**：有效沟通是彼此之间的人际交往与心灵交流，与人交往应避免说教方式。

四、沟通在护理管理中的应用

人文关怀是沟通的重要思想基础，是加强与改善人际沟通的桥梁。强调人的价值、人的尊严和人格的完整，特别关心人的精神方面的问题。

1. 有效实施人文关怀的策略

（1）营造充满人性、人情味的工作氛围，是人文管理的前提。

（2）仪表庄重、举止优雅、面带微笑等良好形象，可增加下属对管理者信任感。

（3）在关注和主动倾听的基础上，尽力理解和接受对方的感受和体验，并做出恰当反应。

（4）注重语言沟通和非语言沟通技巧的应用。

（5）既要以坚持原则为前提，体现制度面前人人平等，又要在特殊情况下采取灵活的方式处理，体现人性化。

（6）既要体现对人格与生活的尊重与体贴，又要体现对工作的严格，注意批评和处罚的艺术。

（7）不断完善知识结构，提高人文素养。

2. 沟通方法与技巧

（1）**发布指令**：是最重要、最有效的领导方式，带有强制性，有一般或具体、书面或口头、正式或非正式等类型。

①指令发布前的技巧：发布前广泛听取各方面意见；指令应简洁、清晰、明了；确定好发布对象；新指令应考虑是否需要培训等。

②确保指令有效传达的技巧：发布后让下属复述，确保正确理解指令；或在发布时做出示范；把握指令传达的关键环节，检查是否有遗漏和误解。

③下属对指令不同态度的应对技巧：下属认同时，可适当授权，激励工作积极性；不关心时应了解下属利益重心，引导个人利益与组织目标的结合；反对时应积极沟通训导。

（2）**组织会议**：是进行组织沟通的一种重要方法，进行重大决策时都需要组织会议。

①会议前准备技巧：会前明确会议目的、时间、地点等内容和可能出现的问题；提前通知相关人员做好所需准备；提前准备好会议讨论稿和相关材料；做好必要设备准备。

②组织会议的技巧：创造民主气氛，调动参会者积极性；保持会议连贯性；优先集中解决主要问题；结束时尽量达成结论性意见；会议应做好记录，以便后期查阅。

（3）**个别谈话**：管理者通过正式或非正式方式同下属或同级交谈，是沟通的一个主要形式。

①个别谈话前准备的技巧：选择适宜环境、合适的谈话方式、适当的谈话时机。

②个别谈话的技巧：积极倾听，激发谈话愿望，抓住主要问题，适时反馈，善于把握沉默，保持良好、冷静的情绪。

（4）**护理查房**：是临床为提高护理质量及临床教学水平而采取的一种管理沟通方式。

①护理查房前准备技巧：明确查房目的、时间、地点、人员等，选择合适的患者，做好病历、治疗与护理等准备。

②护理查房技巧：查房应以患者为中心，床边查房时间不宜过长，需要回避的内容应选择合适的地点和时间交接，参与人员不宜过多，查房时主讲人引导讨论、调动积极性，应做好记录并保存。

第八节　冲突与协调

扫码做题

一、冲　突

冲突是指组织中的成员因为各种原因出现的意见分歧、争论或对抗，使彼此的关系出现紧张状态。冲突是普遍存在的，可发生在人与人之间，人与群体之间，群体与群体之间。

1. 冲突的认识发展

（1）传统观点：传统认为冲突对组织有害无益，会对组织造成不利影响，应尽可能避免。

（2）人际关系观点：认为冲突是所有组织中不可避免的自然现象，不一定会给组织带来不利影响，应接受冲突的存在。

（3）相互作用观点：冲突可成为组织内部工作的积极动力，是推动组织发展必不可少的因素。

2. 冲突分类

（1）根据影响分类：分为建设性冲突和破坏性冲突。

（2）根据层次分类

①个人内心冲突：一般发生于组织中个人面临多种选择难以决策时，个人会茫然犹豫不决。

②人际关系冲突：指组织中两个或两个以上的人感觉到他们的态度、行为或目标的对立而发生的冲突。

③团队间的冲突：是组织内团队之间由于各种原因而发生的对立情形。

④组织层次的冲突：指组织在与其生存环境中的其他组织发生关系时，由于目标、利益不一致而发生冲突。

3. 冲突过程

（1）潜在对立阶段：冲突产生的必要条件和引起冲突的原因已具备，但并不一定导致冲突发生。引起冲突的因素包括沟通因素、结构因素和个人因素。

（2）认知和个人介入阶段：各种潜在冲突条件进一步发展，引发个人情绪反应并被人知觉，使冲突产生。

（3）冲突意向阶段：冲突的行为意向指感知到冲突的一方或者双方将会思考如何应对冲突。处理冲突的意向策略包括竞争、合作、妥协、迁就、回避。

（4）冲突行为阶段：冲突表现为外显的对抗形式，表现为不同的激烈程度。

（5）冲突结果阶段：冲突行为的结果显现出来，结果可能为积极的，也可能为消极的。

4. 处理冲突的方法

（1）结构法

①裁决法：管理者通过发出指示，在职权范围内解决冲突，较简单、省力。

②隔离法：管理人员可直接通过组织设计来减少部门之间的依赖性，将各部门资源和获取途径尽可能分开，使其独立，减少冲突发生。

③缓冲法：可分为以储备作缓冲、以联络员作缓冲和以调节部门作缓冲。

（2）对抗法

①谈判：以积极主动、灵活应变的态度谈判，营造和谐气氛，针对问题而不针对人，寻求双方均满意的解决方法，必要时寻求第三方协调。

②咨询第三方：保证每一方都有解决冲突的动机和积极性，维持双方力量平衡，保持公开沟通。

（3）促进法：建设性冲突能够帮助组织成员扩宽思路、激发创造性，促进建设性冲突是解决冲突的一种有效且实际的方法。

二、协　调

协调是指解决各方面的矛盾，使整个组织和谐一致，使每一个部门、单位和组织成员的工作与组织目标一致。领导协调是指领导者为实现领导目标，采取一定的措施和办法，使其所领导的组织同环境、组织内外成员等协同一致，相互配合，高效率地完成任务的行为过程。

1. 协调的作用

（1）减少内耗、增加效益：有效协调可使组织活动的各种相关因素相互补充、相互配合、相互促进，从而减少人力、物力、财力、时间的浪费，提高组织的整体效率，增加效益。

（2）增强组织凝聚力：领导者有效协调人们心理上、权力上、利益上的各种关系，使组织团结统一，相互支持，齐心协力地实现共同的目标。

（3）调动员工积极性：协调的好坏直接关系到组织目标的实现和整个领导活动的效能，做好协调，能使组织成员团结合作，充分发挥成员聪明才智。

2. 协调的原则

（1）目标导向：组织目标是工作关系协调的方向。

（2）勤于沟通：通过经常性的各种有效的信息传递，使组织成员建立密切关系，有利于解决矛盾，消除误会。

（3）利益一致：利益是工作关系协调的基础。共同的利益能使组织成员结合起来，按照组织的需要行动。协调、平衡好利益关系是协调工作的重要基础。

（4）整体优化：协调可使整个组织系统的运行达到整体优化状态。

（5）原则性与灵活性相结合：灵活性是指在不违背原则的前提下，为了实现组织目标而做出的一些让步、牺牲、妥协、折中与变通等。

3. 协调的基本要求

（1）及时协调与连续协调相结合：管理者要及时发现和解决各种矛盾和问题。协调是一个动态的过程，须注意其连续性。

（2）从根本上解决问题：管理者必须深入问题的内部，找出问题根源。

（3）调动当事者积极性：能否调动起当事者的积极性，是协调成功与否的一个检验标准。

（4）公平合理：公平是减少矛盾和解决矛盾的重要条件，合理是各种要素配置达到科学化、最优化的基本要求。

（5）相互尊重：协调的实质是处理人际关系，处理人际关系需要互相尊重，互相关心。

扫码做题

第九节　控制工作

一、控制工作概述

控制是指按照既定目标和标准，对组织活动进行衡量、监督、检查和评价，发现偏差，采取纠正措施，使工作按原定计划进行，或适当地调整计划，实现组织目标的活动过程。

1. 控制的重要性

（1）对执行计划的保障作用：由于目标实现需要时间，在此时间内，组织内部和周围环境会发生变化，使计划执行出现偏差，建立健全控制系统，可以有效控制执行过程。

（2）管理职能中的关键作用：控制工作通过纠正偏差的行动，与计划、组织、领导、协调等职能紧密结合在一起，使管理过程形成一个相对封闭的系统。

2. 控制类型

（1）前馈控制：又称预防控制、基础质量控制。是在实际工作开始前，对输入环节所实施的控制。

（2）过程控制：又称同步控制、现场控制或环节质量控制。是在计划执行过程中对过程环节所实施的控制。

（3）反馈控制：又称事后控制、后馈控制。是在行动结束后，对输出环节进行的控制。

3. 有效控制特征

（1）明确的目的性：控制系统均有明确的目的性，是针对具体任务，根据实际情况由控制者与受控对象共同设计出来。目的是使组织实际活动与计划活动相一致，保证完成组织在计划中提出的任务和目标。

（2）信息的准确性：有效的控制系统依赖于准确的数据和可靠的信息，不准确或不可靠的信息则会导致管理者在采取行动时出现偏差。

（3）反馈的及时性：一个有效的控制系统必须能及时提供反馈信息，以迅速引起管理者的注意，防止因未及时解决问题而给组织或个人造成损失。

（4）经济性：控制系统产生的效益应＞成本，不论是经济效益，还是社会效益。

（5）灵活性：控制系统应具有足够的灵活性以适应各种变化，善于利用各种机会，随时间和条件的变化调整控制方式。

（6）适用性：有效控制系统应是合理、适用的。

（7）标准合理性：控制的标准必须是先进、合理且能达到的。

（8）战略高度：管理层应该控制那些对组织行为有战略性影响的因素，包括组织中关键性的活动和问题。控制的重点应放在容易出现偏差的地方或放在偏差造成的危害很大的地方。

（9）强调例外：管理层不可能控制所有的活动，控制手段应顾及例外情况的发生。

（10）多重标准：多重标准能够更准确地衡量实际工作，如危重患者的护理质量不能用单一生活护理标准来衡量，还应包括专科疾病护理等多重标准来衡量。

（11）纠正措施：有效控制系统不仅可以指出一个显著偏差的发生，还可以建议如何纠正这种偏差。

4. 控制原则

（1）与计划一致原则：控制是对实施计划的活动进行衡量、测量和评价，看其是否按计划、标准和方向运行，如果有偏差，及时采取纠偏措施，以保证实际活动与计划活动一致，顺利实现组织目标。

（2）组织机构健全原则：要实现有效的控制，必须有健全的、强有力的组织机构作保证。

（3）控制关键问题原则：有效的控制是对影响计划实施、影响目标实现的关键问题进行控制。

（4）例外情况原则：客观环境一直在发生变化，控制工作应着重与计划实施时的例外情况。

（5）控制趋势原则：控制变化的趋势比改变现状重要，对管理者来说，重要的是现状所预示的趋势，而不是现状本身。

（6）灵活控制原则：是指控制系统本身能适应主客观条件的变化，持续地发挥作用。

（7）经济控制原则：控制活动应以较少的费用支出来获得较多的收益。

二、控制的基本过程和方法

1. 控制的基本过程

（1）建立控制标准：包括确立控制对象、选择控制关键点、确定控制标准。

（2）衡量偏差信息：包括确定适宜的衡量方式、建立有效的信息反馈系统、检验标准的客观性和有效性。

（3）评价并纠正偏差：包括评价偏差及其严重程度、找出偏差产生的主要原因、明确纠偏措施的实施对象、选择适当的纠偏措施。

2. 控制的基本方法

（1）目标控制：是管理活动中最基本的控制方法之一，将总目标分解成不同层次的分目标，形成一个目标体系。

（2）质量控制：质量是产品、过程或服务满足规定要求的优劣程度，质量标准是对产品、过程或服务质量特性的规定要求，是检查和衡量质量的依据。

（3）人事管理控制：核心是对组织内部人力资源的管理，可分为人事比率控制和人事管理控制。

（4）组织文化与团体控制：组织文化是一个组织在长期发展过程中所形成的价值观、群体意识、道德规范、行为准则、特色、管理风格以及传统习惯的总和。

（5）预算控制：是一种控制技术，是组织中使用最为广泛和有效的控制手段。

（6）审计控制：是对组织中的经营活动和财务记录的准确性和有效性进行检查、检测和审核的方法。包括外部审计和内部审计。

3. 实施控制应注意的问题

（1）建立完整的护理质量：控制系统医疗服务质量就是医疗服务在恢复患者身心健康、令患者满意方面达到的程度。护理服务是医疗服务的重要组成部分，应以生理 - 心理 - 社会医学模式为基础，建立以患者为中心的整体护理质量控制系统。

（2）强调综合、系统地控制，实行全程质量控制：护理质量控制涉及的范围较为广泛，应对影响质量的多方面因素进行综合、系统的控制，对有关质量的相互联系，又相互区别的诸要素进行全面质量控制。同时护理质量是在护理人员操作中形成的，应按照形成规律进行管理。在重视终末质量的同时，也应贯彻预防为主，加强基础质量和环节质量的控制。

（3）质量控制应标准化、数据化：没有数量就没有准确的质量概念。质量控制应注意标准化和数据化，把每个工作环节的质量要求及其检查评定制成量化或定性标准，形成标准化体系管理。

（4）控制方法应具有科学性、实用性：质量控制的方法必须有科学性、实用性。科学性即控制方法要从护理实际出发，符合护理工作规律，反映本质；实用性即指方法要可行，能见实际效果，要避免繁琐，力求简化。

第十节　护理质量管理

一、质量管理概述

1. 质量管理的概念

（1）质量：一方面指度量物体惯性大小的物理质量或物体中所含物质的量，一方面指产品或服务的优劣程度。包括规定质量、要求质量和魅力质量。

（2）质量管理：是组织为使产品、过程或服务满足质量要求，达到患者满意而展开的策划、组织、实施、控制、检查、审核及改进等有关活动的总和，是全面质量管理的中心环节。核心是制定、实施和实现质量方针与目标；主要形式是质量策划、质量控制、质量保证和质量改进。

（3）质量体系：指为保证产品、过程或服务质量满足规定的要求，由组织机构、职责、程序、活动、能力和资源等构成的有机整体。分为质量管理体系和质量保证体系。

（4）质量控制：是对影响服务质量的各环节、各因素制定相应的监控计划和程序，对发现的问题和不合格情况进行及时处理，并采取有效纠正措施的过程。

（5）质量改进：是为了向本组织及其患者提供增值效益，在组织范围内采取措施提高质量效果和效率的活动过程。

2. 全面质量管理

（1）全面质量管理（TQM）：指组织应以患者全面满意为核心，体现在产品整个生命周期中所有用户满意、组织本身满意。涉及组织运行的全部过程，组织全体员工都应具有质量的责任。

①全员参加：要求医院全体员工参与质量管理工作。

②患者至上：全体员工树立患者至上的思想，努力发现患者需要什么，并努力满足患者需要。

③树立标杆：找出其他医院更优秀的方面，加以学习改进。

④不断改进：要求组织所有方面都不断地实施小的、逐步改进的措施。

（2）持续质量改进（CQI）：是全面质量管理的重要组成部分，本质是持续地、渐进地改革。

①强调患者的需要，应以诚信来长期维系医患关系。

②强调全员参与，帮助职工掌握各项技能。

③强调工作指标是动态的、持续性提高的。

④强调质量是制造出来的，不能依赖质检提高质量。

⑤强调对员工尊重、引导、激励、授权。

⑥强调CQI是对质量持续、渐进的提高和改进的过程。

二、护理质量标准

1. 质量标注的概念

（1）标准：为在一定范围内获得最佳秩序，对活动或其结果规定共同的、重复及适用的规则、导则或特性的文件。

（2）标准化：为在一定范围内获得最佳秩序，对实际的或潜在的问题制定共同和重复使用规则的活动，包括制定、发布、实施和改进标准的过程。护理质量管理标准化的表现形式有统一化、规格化、系列化、规范化。规格化是物质性质量标准的主要形式，其实质是将物质技术质量定型化和定量化。

（3）护理质量标准：是根据护理工作内容、特点、流程、管理要求、护理人员及服务对象特点、需求而制订的护理人员应遵守的准则、规定、程序和方法。是护理管理的重要依据，是指导护士工作的指南。

2. 护理质量标准分类

（1）要素质量标准：是指提供护理工作的基础条件质量，是构成护理服务的基本要素。既可包括护理技术操作的要素质量标准，也可包括护理管理的要素质量标准。

（2）环节质量标准：是指各种要素通过组织管理形成的工作能力、服务项目、工作程序和工序质量。主要指护理工作活动过程质量。如执行医嘱、观察病情、护理文件书写、技术操作、心理护理、健康教育等。

（3）终末质量标准：是指患者所得到的护理效果的质量。如技术操作合格率、皮肤压疮发生率、差错发生率、出院满意度等。

3. 制定标准的原则

（1）客观性原则：在制定标准时要通过数据表达，将定性标准尽量转化为可计量的指标。

（2）科学性原则：护理对象是人，制定标准应以科学证据为准绳，在循证的基础上按照质量标准形成的规律结合护理工作特点制定标准。

（3）可行性原则：制定标准时应从临床护理实践出发，考虑医院护理质量水平，制定值应基于事实又略高于事实，即标准应是经过努力才能达到的。

（4）严肃性和相对稳定性原则：标准一经审定，必须严肃认真执行，保持各项标准的相对稳定性，不可朝令夕改。

4. 制定标准的过程

（1）调查研究，收集资料：调查内容包括国内外有关护理质量标准资料、相关科研成果、实践经验、技术数据的统计资料及有关方面的意见和要求等。调查方法应实行收集资料与现场考察相结合，典型调查与普查相结合，本单位与外单位相结合。

（2）拟定标准，进行验证：在调查研究基础上，对资料深入分析、总结，初步形成护理质量管理标准，并讨论验证其科学性和可行性。

（3）审定、公布、实行：根据不同质量标准类别，对拟定标准报告相关卫生行政主管部门或医院进行审批，公布后在一定范围内实行。

（4）标准的修订：随着实践进展，标准应适应新形势要求做出修订或废止，以保证护理质量的不断提升。

三、护理质量管理模式

1. PDCA 循环管理　又称戴明环，包含计划（plan）、实施（do）、检查（check）、处理（action）。是全面质量管理中反映质量管理客观规律和运用反馈原理的系统工程方法。

（1）PDCA 的步骤

①计划：分析质量现状及产生质量问题的原因或影响因素，制订相应的改进计划，并预测实际效果。

②实施：根据预定的质量计划、目标、措施及分工要求，进行具体运作，实现计划中的内容。

③检查：总结执行计划的结果，将实际效果与预计目标进行对比分析，找到计划实施中的问题并加以改进。

④处理：对总结检查的结果进行处理，对成功的经验加以肯定，并进一步标准化；对于失败的教训总结分析，防止不良结果再次发生。没有解决的质量问题或新发现的问题，转入下一个 PDCA 循环中去解决。

（2）PDCA 的特点

①完整性、统一性、连续性：4 个阶段相互联系、缺一不可。如计划不周，实施会有困难。如有实施无检查，结果不能评价，不了了之。

②大环套小环，小环保大环，相互联系，相互促进：整个医院质量管理体系是一个大的 PDCA 循环，各科室、病区、护理单元的质量体系是小循环。整个医院的质量管理取决于各部门、各环节的工作质量，各部门、各环节的工作必须围绕医院的方针目标。

③不断循环，不断提高：4 个阶段不是运行一次就结束，一个循环完了，解决一些问题，未解决的问题进入下一个循环，使护理管理质量呈螺旋式的逐步提高。

2. **QUACERS 模式**　the quality assurance，cost effectiveness，risk management and staff needs，即质量保证、成本效益、危机管理和员工需要模式。重视做好患者照顾的质量保证；有效掌握医疗护理照顾的成本效益；做好患者和工作人员的安全措施；满足工作人员的需求。

3. **ISO9001 质量管理体系**　属于标准化管理。

4. **全面质量管理**　预防医疗事故最有效的是全面质量管理。通过质量教育环节，各级护理管理者和护士已经认真学习并充分了解质量标准的内容，掌握质量标准的要求，应实施全面护理质量管理，促使大家自觉执行标准，保证质量标准的落实，建立监督检查机制，随时纠正偏差，对于质量管理的方法和技术难题、临床突发事件等，开展质量管理的指导工作。

四、护理质量控制内容

1. **基础护理管理**　是对基础护理工作质量进行监督、检查、协调和控制的方法。是医院等级评审的内容之一，是衡量医院管理和护理质量的重要标志之一。

（1）基础护理管理的内容

①一般护理技术管理：包括患者出入院处置、床单位的准备、清洁与卫生护理、生命体征测量、各种注射穿刺技术、无菌技术、给药法、护理文件书写等管理。

②常用抢救技术：主要包括给氧、吸痰、洗胃、止血包扎法、骨折固定、心电监护、胸外按压、人工呼吸机的使用等管理。

（2）基础护理管理的主要措施

①加强教育，提高认识：加强对护理人员的教育，不断提高对基础护理技术重要性的认识。

②规范基础护理工作：制定基础护理操作规程。制定原则：根据每项技术操作的目的、要求、性质和应取得的效果制定；技术操作必须符合人体生理解剖特点，避免增加患者痛苦；严格遵守无菌原则；有利于患者安全；节省人力、物力、时间，符合科学性原则；文字应简单明了，便于护士掌握并在临床上推广。

③加强培训、考核：通过训练和考核使护士熟练掌握每项技术的操作规程，实现操作规范化，提高效率和质量。

④加强检查、监督：建立健全质量监控制度，并组织落实。发现问题及时纠正，提高基础护理效果。

2. **专科护理管理**　是指临床各专科特有的基础护理知识和技术。

（1）专科护理特点

①专业性强：专科护理技术使用范围窄、专业性强，往往仅限于本专科或只限于某一种疾病。

②操作复杂：专科护理多配有仪器设备，技术复杂、操作难度大、要求高，护理人员应掌握专科基础知识、技术、仪器的基本原理和操作程序。

③高新技术：现大量高新技术被用于临床诊断、治疗和护理，要求护理人员不断学习和掌握新的专科知识。

（2）专科护理内容

①疾病护理：包括各种专科疾病护理，如心肌梗死、脑血管疾病、糖尿病等，以及各种手术患者的护理技术。

②专科一般诊疗技术：包括各种功能试验、专项治疗护理技术，如机械通气患者气道护理技术、泪道冲洗技术等。

（3）专科护理管理措施

①疾病护理管理：专科疾病护理技术常规是实施专科疾病护理的依据，也是专科疾病护理技术管理的基础工作。制定原则为：既具有科学性，又能反映当代临床护理的先进技术；既要切合实际，实用可行，又能满足技术发展的要求，具有一定的适应性；应以患者为中心。

②专科诊疗技术管理：重点抓好技术培训和技术规程建设。

a. 专科护理技术培训：是专科护理管理的重点。护理部应切合实际制定专科护理技术培训计划，并保证计划的落实，提高专科护理技术水平。

b. 制定各项专科诊疗技术规程：专科护理技术的专业性强，护理技术规程可由各科室根据专科特点，组织技术骨干制定。

3. 新业务、新技术管理

（1）新业务、新技术的论证：对拟引进和开展的新业务、新技术，开展前应进行查新和系统的论证，详细了解原理、使用范围、效果等，以保证其先进性。

（2）建立审批制度：护理新业务、新技术的开展必须建立一整套严格的审批制度，以利于培训学习和推广应用。

（3）选择应用对象：选择应用的对象应具备开展新业务、新技术的基本条件。

（4）建立资料档案：开展新业务、新技术的资料应及时进行整理并分类存档。

（5）总结经验不断改进：在开展新业务、新技术的过程中，要不断总结经验，反复实践，在实践中创新。

4. 护理信息管理

（1）信息：广义的信息泛指客观世界中反映事物特征及变化的语音、文字、符号等，用于通信等形式表示的知识或消息。狭义信息指经过加工、整理后，对接受者有某种使用价值的数据、信息、情报的总称

（2）护理信息管理的内容

①护理信息的收集：是护理信息管理的基础。收集可以从院内采集，如护理工作的各种报表，其他辅助科室的统计数字等；也可从院外收集，如国内各种护理学情报杂志、各种学术交流会议等。

②护理信息的处理：在收集护理信息的基础上，通过对信息的处理来实现对信息的管理。通过对原始信息进行加工、整理、分析等，做到去粗取精、去伪存真，从而有利于信息的传递、储存和利用。

（3）护理信息管理的措施

①护理部应组织学习护理信息管理的有关知识和制度，加强对护理信息管理重要性的认识，自觉地参与护理信息管理。

②护理部应健全垂直护理信息管理体系，做到分级管理，实行护士 - 护士长 - 科护士长 - 护理部

主任负责制。

③加强护理人员的专业知识、新业务、新技术的学习，提高护理人员对信息的收集、分析、判断和紧急处理的能力。

④各级护理管理人员应及时传递、反馈信息，经常检查和督促信息管理工作。

5. 预防护理缺陷的管理

（1）护理缺陷的概念：是指在护理工作中，由于各种原因导致的一切不符合护理质量标准的现象和结果，使患者产生不满意，或给患者造成危害。

①患者不满意：是指患者感到服务结果小于期望的恰当服务且超出容忍范围所形成的一种心理状态。

②医疗纠纷：是指患者或其家属对医疗护理服务的过程、内容、结果或收费等不满，或者对同一医疗事件的原因、后果、处理方式或其轻重程度产生分歧发生争执。

③医疗事故：是指医疗机构及其医务人员在医疗活动中，违反医疗卫生管理法律、行政法规、部门规章和诊疗护理规范、常规，过失造成患者人身损害的事故。根据对患者人身造成的损害程度，医疗事故分为4级。

一级医疗事故：造成患者死亡、重度残疾的。

二级医疗事故：造成患者中度残疾、器官组织损伤导致严重功能障碍的。

三级医疗事故：造成患者轻度残疾、器官组织损伤导致一般功能障碍的。

四级医疗事故：造成患者明显人身损害的其他后果的。

（2）护理缺陷的原因

①护理服务的基础条件：医院基本设施不完善、病室布局不合理、护理工作量大、医疗护理配合不协调等是发生护理质量缺陷的客观原因。

②护理人员的责任心及技术：护士的责任心不强，有章不循，服务态度生硬是发生护理质量缺陷的主观原因。如没有严格执行操作规程，执行医嘱不正确，观察病情不及时，对患者表现冷漠等。护士医学理论知识不扎实，临床技术不够熟练，如在抢救患者时，由于护理操作技术不熟练，耽误了抢救时间。

③护理人员的质量意识及质量管理：护士的质量意识不强，对护理质量管理的内涵理解不够全面。如护士只注重于完成护理工作量，而忽略护理工作的质量。

④护士和患者的沟通：患者及其家属对护理服务的期望值过高，而临床客观条件难以满足，护患关系缺乏沟通理解，容易导致不满情绪，甚至发生医疗纠纷。

⑤护士和患者的法律意识：随着网络信息发展，患者的医学健康知识增加，维权意识增强，医患和护患之间关系紧张，医疗纠纷增多。而部分护士法律意识淡薄，不注重用法律保护自己。

（3）护理缺陷的预防与处理

①加强护理人员的工作责任心和法律意识：加强护理人员的工作责任心是防止护理质量缺陷的根本。护理管理人员应当经常加强责任心教育、职业道德教育及法制教育，组织学习相关的法律、法规，维护患者和自身的合法权益。

②遵守护理技术操作规程：护理规范是规范护理行为的准则，是确保护理质量和护理安全的重要措施。护理管理人员应加强护士的护理操作培训，加强专科护理和危重患者护理的实际操作能力，实施继续教育和学分登记制度，要求护士执行各项操作时严格按照规程，不可随意简化操作程序。

③改善医疗条件和环境：改善病室布局，调整与创造病区合适的工作环境，建立医院绿色通道，避免干扰因素。加强医疗与护理的配合和协调，加强科室间的交流与合作。对容易造成损伤的护理

措施应当在患者的床头挂警示标志。医疗设备、电线、插座等应定期检查，及时报损并维修。

④重视质量意识及质量管理：强化护士的质量意识，是提高护理质量的关键。充分地调动护士质量管理的主观能动性，使护士自觉地将质量意识贯彻到护理工作中。对护理人员进行相关培训，重视全面的质量管理，降低护理质量缺陷。

⑤加强护患沟通：理解、尊重患者，加强与患者之间的沟通，适当运用沟通技巧，建立信任的护患关系，维护患者的合法权利等是减少护理质量缺陷的基础。

五、护理质量评价

1. 护理质量评价内容
（1）护理人员的质量评价

①基本素质：从政治素质、业务素质、职业素质三个方面综合评定基本素质；从平时医德表现及业务行为看政治素质及职业素质；从技术考核成绩、理论测试等项目来考核业务素质。

②行为过程：考核护士在护理全过程的各个环节是否体现以患者为中心的思想，是否贯彻患者至上的服务宗旨。

③行为结果：结果质量是对护理服务结果的评价。护理人员的质量评价结果多为定性资料。

④综合评价：将多方面的标准综合评价，凡与护理人员工作结果有关的活动都可结合在内。

（2）临床护理活动的质量评价

①基础质量：即要素质量评价，包括组织机构、设施、仪器设备以及护理人员素质等。质量控制组织结构：可根据医院规模，设置二至三级质量管理组织，并能定期进行质量控制活动；护理单元设施按综合医院评审标准评价；器械设备齐全、性能完好，急救物品完好率应达100%；护理人员数量、质量、资格应符合医院分级管理要求；各护理单元环境是否安全、清洁、整齐；各种规章制度制定及执行情况。

②环节质量评价

a. 评价主要内容：心理护理及健康教育数量及质量；执行医嘱准确率、临时医嘱执行是否及时；观察病情及治疗反应，是否动态地修改护理计划，表格记录情况；是否以患者为中心，开展主动护理。

b. 常用评价指标：护理技术操作合格率；基础护理合格率；特护、一级护理合格率；各种护理表格书写合格率；一人一针执行率；常规器械消毒灭菌合格率。

③护理结果评价：是评价护理活动的最终效果，指每个患者或成批患者最后的护理结果质量评价。

2. 护理质量评价方法
（1）以要素质量为导向的评价：是以构成护理服务要素质量基本内容的各个方面为导向所进行的评价。包括与护理活动相关的组织结构、物质设施、资源和仪器设备及护士素质等。评价方法有现场检查、考核、问卷调查、查阅资料等。

（2）以过程质量为导向的评价：以护理流程的设计、实施和改进为导向对护理质量进行评价。评价方法为现场检查、考核和资料分析。

（3）以结果质量为导向的评价：从患者角度进行最终护理效果评价。评价方法为现场检查、考核、问卷调查和资料分析，或通过医院信息系统、新媒体方式获取相关数据。

3. 质量评价统计方法
（1）调查表法：是用于系统收集、整理分析数据的统计表。

（2）排列图法：又称主次因素分析法、帕洛特图法，是找出影响产品质量主要因素的一种简单而有效的图表方法。

（3）**因果图法**：是分析和表示某一结果与其原因之间的一种工具。

（4）**直方图**：又称频数直方图，是用来整理数据，将质量管理中收集的一大部分数据，按一定要求进行处理，逐一构成一个直方图，然后排列找出质量变化规律，是预测质量好坏的一种常用统计方法。

（5）**控制图**：又称管理图，是带有控制界限的图表，用于区分是偶然因素还是系统因素引起的质量波动。

丁震医学教育 010-88453168
www.dzyxedu.com

北京航空航天大学出版社
BEIHANG UNIVERSITY PRESS

参考文献

[1] 中华人民共和国卫生行业标准 WS/T3 11-2009 医院隔离技术规范 . 2009.

[2] 全国护士执业资格考试用书编写专家委员会 . 2016 全国护士执业资格考试指导 . 北京：人民卫生出版社 , 2016.

[3] 李小寒 , 尚少梅 . 基础护理学 . 5 版 . 北京：人民卫生出版社 , 2012.

[4] 李玲 , 蒙雅萍 . 护理学基础 . 3 版 . 北京：人民卫生出版社 , 2015.

[5] 周春美 , 张连辉 . 基础护理学 . 3 版 . 北京：人民卫生出版社 , 2014.

[6] 毕默佳 . 留置导尿患者集尿袋更换时间的 Meta 分析 . 解放军护理杂志 , 2012, 29: 15-18.

[7] 中华医学会心血管病学分会 , 中华心血管病杂志编辑委员会 . 中国心力衰竭诊断与治疗指南 2014. 中华心血管病杂志 , 2014, 42: 98-118.

[8] 中国生物医学工程学会心律分会 , 中华医学会心血管病学分会 , 胺碘酮抗心律失常治疗应用指南工作组 . 胺碘酮抗心律失常治疗应用指南（2008）. 中国心脏起搏与心电生理杂志 , 2008, 22: 377-385.

[9] 中国高血压防治指南修订委员会 . 中国高血压防治指南 2010. 中华高血压杂志 . 2011, 19: 701-743.

[10] 高血压联盟（中国）, 国家心血管病中心 , 中华医学会心血管病学分会 , 中国医师协会高血压专业委员会 . 中国高血压患者教育指南 . 中国医学前沿杂志（电子版）, 2014, 6: 78-110.

[11] 中华医学会心血管病学分会 , 中华心血管病杂志编辑委员会 . 急性 ST 段抬高型心肌梗死诊断和治疗指南 . 中华心血管病杂志 , 2010, 38: 675-690.

[12] 葛均波 , 徐永健 . 内科学 . 8 版 . 北京：人民卫生出版社 , 2013.

[13] 王辰 , 王建安 . 内科学 . 3 版 . 北京：人民卫生出版社 , 2015.

[14] 尤黎明 , 吴瑛 . 内科护理学 . 5 版 . 北京：人民卫生出版社 , 2012.

[15] 李丹 , 冯丽华 . 内科护理学 . 3 版 . 北京：人民卫生出版社 , 2014.

[16] 林梅英 , 朱启华 . 内科护理 . 3 版 . 北京：人民卫生出版社 , 2015.

[17] 高洪泉 . 正常人体结构 . 3 版 . 北京：人民卫生出版社 , 2015.

[18] 丁文龙 , 王海杰 . 系统解剖学 . 3 版 . 北京：人民卫生出版社 , 2015.

[19] 杨宝峰 . 药理学 . 8 版 . 北京：人民卫生出版社 , 2013.

[20] 杨宝峰 , 陈建国 . 药理学 . 3 版 . 北京：人民卫生出版社 , 2015.

[21] 陈新谦 , 金有豫 , 汤光 . 新编药物学 . 17 版 . 北京：人民卫生出版社 , 2011.

[22] 广州医学院第一附属医院急诊科编译 . 2010 年美国心脏病协会心肺复苏和心血管急救指南 . 2010.

[23] 王惠珍 . 急危重症护理学 . 3 版 . 北京：人民卫生出版社 , 2015.

[24] 李和 , 李继承 . 组织学与胚胎学 . 3 版 . 北京：人民卫生出版社 , 2015.

[25] 朱大年 , 王庭槐 . 生理学 . 8 版 . 北京：人民卫生出版社 , 2013.

[26] 白波 . 正常人体功能 . 3 版 . 北京：人民卫生出版社 , 2014.

[27] 王卫平 . 儿科学 . 8 版 . 北京：人民卫生出版社 , 2013.

[28] 桂永浩 , 薛辛东 . 儿科学 . 3 版 . 北京：人民卫生出版社 , 2015.

［29］江载芳，申昆玲，沈颖．诸福棠实用儿科学．8 版．北京：人民卫生出版社，2014.

［30］崔焱．儿科护理学．5 版．北京：人民卫生出版社，2012.

［31］高凤，张宝琴．儿科护理．3 版．北京：人民卫生出版社，2015.

［32］张玉兰．儿科护理学．3 版．北京：人民卫生出版社，2014.

［33］吴孟超，吴在德，吴肇汉．外科学．8 版．北京：人民卫生出版社，2013.

［34］赵玉沛，陈孝平．外科学．3 版．北京：人民卫生出版社，2015.

［35］李勇，俞宝明．外科护理．3 版．北京：人民卫生出版社，2015.

［36］李乐之，乐潜．外科护理学．5 版．北京：人民卫生出版社，2012.

［37］熊云新，叶国英．外科护理学．3 版．北京：人民卫生出版社，2014.

［38］万学红，卢雪峰．诊断学．8 版．北京：人民卫生出版社，2013.

［39］万学红，陈红．临床诊断学．3 版．北京：人民卫生出版社，2015.

［40］刘成玉．健康评估．3 版．北京：人民卫生出版社，2014.

［41］中华医学会消化病学分会胃肠动力学组，中华医学会外科学分会结直肠肛门外科学组．中国慢性便秘诊治指南．胃肠病学，2013(10): 605-612.

［42］中华医学会外科学分会胰腺外科学组．急性胰腺炎诊治指南（2014）．中国实用外科杂志，2015，35(1): 4-7.

［43］中华医学会呼吸病学分会慢性阻塞性肺疾病学组．慢性阻塞性肺疾病诊治指南（2013 年修订版）．中国医学前沿杂志（电子版）2014, 6(2) : 67-80.

［44］中华医学会感染病学分会艾滋病学组．艾滋病诊疗指南．中华传染病杂志，2006, 24(2) : 133-144.

［45］李兰娟，任红．传染病学．8 版．北京：人民卫生出版社，2013.

［46］李兰娟，王宇明．感染病学．3 版．北京：人民卫生出版社，2015.

［47］谢幸，苟文丽．妇产科学．8 版．北京：人民卫生出版社，2013.

［48］沈铿，马丁．妇产科学．3 版．北京：人民卫生出版社，2015.

［49］刘文娜，闫瑞霞．妇产科护理．3 版．北京：人民卫生出版社，2015.

［50］夏海鸥．妇产科护理学．3 版．北京：人民卫生出版社，2014.

［51］郑修霞．妇产科护理学．5 版．北京：人民卫生出版社，2012.

［52］李凌开，陆琳．精神病学．3 版．北京：人民卫生出版社，2015.

［53］郝伟，于欣．精神病学．7 版．北京：人民卫生出版社，2013.

［54］雷慧．精神科护理学．3 版．北京：人民卫生出版社，2014.

［55］杨拔贤，李文志．麻醉学．3 版．北京：人民卫生出版社，2013.

［56］敖小凤，高志红．甲状腺癌流行现状研究进展．中华慢性病预防与控制，2008, 10(2): 217-219.

［57］张兵，李超，孙荣昊．甲状腺癌病因分析及诊治现状．中华临床医师杂志（电子版），2013, 7(12): 5456-5458.

［58］中华医学会内分泌学分会《中国甲状腺疾病诊治指南》编写组．中国甲状腺疾病诊治指南——甲状腺功能亢进症．中华内科杂志，2007, 46(10): 876-882.

［59］中华医学会内分泌学分会《中国甲状腺疾病诊治指南》编写组．甲状腺疾病诊治指南——甲状腺功能减退症．中华内科杂志，2007, 46(11): 967-971.

［60］中华医学会糖尿病学分会．中国 2 型糖尿病防治指南．中国糖尿病杂志，2014, 22(8): 2-42.

［61］中华医学会糖尿病学分会．中国糖尿病药物注射技术指南 2011 版（节选）．柳州医学，2012, 25(3): 207-209.

［62］中华医学会风湿病学分会．原发性痛风诊断和治疗指南．柳州医学，2012, 25(3): 184-188.

[63] 贾建平，陈生弟.神经病学.7版.北京：人民卫生出版社，2013.

[64] 吴江，贾建平.神经病学.3版.北京：人民卫生出版社，2015.

[65] 刘革新.中医护理学.2版.北京：人民卫生出版社，2010.

[66] 高鹏翔.中医学.8版.北京：人民卫生出版社，2013.

[67] 温茂兴.中医护理学.3版.北京：人民卫生出版社，2014.

[68] 汪建荣.卫生法.4版.北京：人民卫生出版社，2013.

[69] 李继平.护理管理学.2版.北京：人民卫生出版社，2010.

[70] 中华人民共和国国务院令（第517号）护士条例，2008.

[71] 中华人民共和国传染病防治法，2004.

[72] 中华人民共和国国务院令（第351号）医疗事故处理条例，2002.

[73] 中华人民共和国侵权责任法，2010.

[74] 中华人民共和国献血法，1998.

[75] 中华人民共和国国务院令（第434号）疫苗流通和预防接种管理条例，2005.

[76] 中华人民共和国国务院令（第457号）艾滋病防治条例，2006.

[77] 中华人民共和国国务院令（第491号）人体器官移植条例，2007.

[78] 李晓松.护理学导论.3版.北京：人民卫生出版社，2014.

[79] 张志钢，刘冬梅.人际沟通.3版.北京：人民卫生出版社，2015.

[80] 冷晓红.人际沟通.北京：人民卫生出版社，2010.

[81] 耿洁.护理礼仪.2版.北京：人民卫生出版社，2010.

[82] 李小寒，尚少梅.基础护理学.6版.北京：人民卫生出版社，2017.

[83] 尤黎明，吴瑛.内科护理学.6版.北京：人民卫生出版社，2017.

[84] 李乐之，路潜.外科护理学.6版.北京：人民卫生出版社，2017.

[85] 安力彬，陆虹.妇产科护理学.6版.北京：人民卫生出版社，2017.

[86] 崔焱，仰曙芬.儿科护理学.6版.北京：人民卫生出版社，2017.

[87] 张波，桂莉.急危重症护理学.4版.北京：人民卫生出版社，2017.

[88] 李小妹，马先琼.护理学导论.4版.北京：人民卫生出版社，2017.

[89] 周芸.临床营养学.4版.北京：人民卫生出版社，2017.

[90] 王卫平，孙锟，常立文.儿科学.9版.北京：人民卫生出版社，2018.

[91] 谢幸，孔北华，段涛.妇产科学.9版.北京：人民卫生出版社，2018.

[92] 陈灏珠，钟南山，陆再英.内科学.9版.北京：人民卫生出版社，2018.

[93] 杨宝峰，陈建国.药理学.9版.北京：人民卫生出版社，2018.

丁震医学教育 系列考试丛书
www.dzyxedu.com

2019

丁震护理学（中级）主管护师急救包

下 模拟试卷

DINGZHEN HULIXUE（ZHONGJI）ZHUGUAN
HUSHIJIJIUBAO MONI SHIJUAN

丁 震 编著

北京航空航天大学出版社
BEIHANG UNIVERSITY PRESS

图书在版编目（CIP）数据

2019 丁震护理学（中级）主管护师急救包 / 丁震编著 . —北京：北京
航空航天大学出版社，2018.9

ISBN 978-7-5124-2779-2

Ⅰ . ① 2… Ⅱ . ①丁… Ⅲ . ①护理学－资格考试－自学参考资料
Ⅳ . ① R47

中国版本图书馆 CIP 数据核字（2018）第 163571 号

版权所有，侵权必究。

2019 丁震护理学（中级）主管护师急救包
丁 震 编 著
责任编辑：张小利　刘海静
*
北京航空航天大学出版社出版发行
北京市海淀区学院路 37 号（邮编 100191）　　http：//www.buaapress.com.cn
发行部电话：(010) 82317024　　传真：(010) 82328026
读者信箱：yxbook@buaacm.com.cn　　邮购电话：(010) 82316936
三河市华骏印务包装有限公司印装　　各地书店经销
*
开本：787×1092　1/16　印张：83　字数：2390 千字
2018 年 9 月第 1 版　　2018 年 9 月第 1 次印刷
ISBN 978-7-5124-2779-2　定价：238.00 元

若本书有倒页、脱页、缺页等印装质量问题，请与本社发行部联系调换。联系电话：010-82317024

模拟试卷一答案与解析

基础知识

1．A。单纯胆囊结石患者当结石嵌顿于胆囊颈部或并发胆囊炎时出现典型症状为胆绞痛，在饱餐、进食油腻食物或睡眠中体位改变时发生右上腹或上腹阵发性绞痛，向右肩背部放射，可伴消化道症状，典型体征为Murphy征阳性（右侧腹直肌外缘与肋弓交接处），该患者表现最可能诊断为胆囊结石，应首选B超检查，可见胆囊增大，胆囊壁增厚，囊内显示强回声，其后有结石声影即可确诊。

2．B。将胎儿及其附属物从宫腔内逼出的力量称为产力。产力包括子宫收缩力（简称宫缩）、腹壁肌及膈肌收缩力（统称腹压）和肛提肌收缩力。其中子宫收缩力是临产后的主要产力，也是第一产程的主要产力，贯穿于整个分娩产程。

3．E。尿道损伤的病理类型有尿道挫伤、尿道裂伤、尿道断裂。尿道壁部分断裂属于尿道裂伤。尿道狭窄是尿道损伤的常见并发症，不属于尿道损伤。

4．C。饥饿初期，体内以糖原供能为主，糖原分解增加；人体的糖原储备在饥饿状态下供能的最长时间是24小时，之后体内储存的脂肪转为主要能源。

5．C。儿童1型糖尿病病因多为遗传易感性多基因遗传病，免疫系统对自身组织的攻击可认为是发生1型糖尿病的病理生理基础，除遗传和自身免疫因素外，尚有外来激发因子作用，如病毒感染（风疹病毒、腮腺炎病毒、柯萨奇病毒等）、化学毒素（如亚硝胺、链尿菌素等）、饮食中某些成分（如牛奶蛋白）、胰腺遭到缺血损伤等因素的触发。不包括垂体功能障碍。

6．B。细菌性肝脓肿最常见的病因为胆囊炎、胆管炎、各种原因引起的胆道系统感染，占21.6%～51.5%，平均41.4%。

7．E。慢性特发性血小板减少性紫癜多见于育龄期妇女。起病缓慢隐匿，出血症状较轻，多为反复发作的皮肤黏膜瘀点、瘀斑，女性患者常以月经过多为主，甚至是唯一症状。

8．E。烷化剂类药物的氮芥基团可作用于DNA、RNA、酶和蛋白质，导致细胞死亡。临床上常用有环磷酰胺、氮芥、卡莫司汀（卡氮芥）和白消安等。

9．C。引起继发性腹膜炎的细菌主要是胃肠道内的常驻菌群，其中以大肠埃希菌最为多见。其次为厌氧拟杆菌、链球菌、变形杆菌等。一般都是混合性感染，因此毒血症状严重。

10．E。妊娠时孕妇心搏出量会增加，使心脏负荷加重。心搏出量约从妊娠10周时开始增加，至妊娠32～34周时达高峰，维持此水平直至分娩，即妊娠期心脏负荷最重时为妊娠32～34周。

11．B。有机磷农药的主要中毒机制是抑制体内胆碱酯酶的活性，有机磷农药能与体内胆碱酯酶迅速结合成稳定的磷酰化胆碱酯酶，使胆碱酯酶丧失分解能力，导致大量乙酰胆碱蓄积，引起毒蕈碱样、烟碱样和中枢神经系统症状和体征，严重者可因呼吸衰竭而死亡。

12．D。嵌顿时间过久，肠管及其系膜受压程度不断加重可使动脉血流减少，甚至完全阻断，疝内容物缺血坏死，导致绞窄性疝。若处理不及时，可发生肠穿孔、腹膜炎等严重并发症。

13．A。血红蛋白浓度是反映贫血最重要的检查指标。在海平面地区，成年男性血红蛋白＜120g/L，女性血红蛋白＜110g/L即可诊断为贫血。

14．B。蜕膜可分为三部分，为底蜕膜、包蜕膜及真蜕膜。与囊胚及滋养层接触的蜕膜为底蜕膜，会发育成胎盘的母体部分。覆盖在胚泡上面的蜕膜为包蜕膜，覆盖子宫腔表面的蜕膜为壁蜕膜，妊娠12周时包蜕膜与壁蜕膜逐渐贴近并融合，子宫腔也随之消失。

15．C。胃十二指肠溃疡常见原因主要为幽门螺杆菌感染；胃酸分泌异常；胃黏膜屏障破坏，长期服用非甾体抗炎药物等；其他因素，包括遗传、吸烟、饮食、应激和心理因素（多愁善感者）等。

16．A。腹腔镜是目前诊断子宫内膜异位症的最佳方法，对不明原因不孕或腹痛者是首选的有效诊断方法。

17．D。将痰吐在纸上用火焚烧是杀灭结核菌最简便有效的处理方法。结核分枝杆菌对热、紫外线和乙醇等较敏感，75%乙醇2分钟、烈日曝晒2小时或煮沸1分钟均可使其灭活，但不是最简单易行的灭活方法。

18．C。网织红细胞数上升是铁剂治疗缺铁性贫血最早出现的有效指征。

19．A。齿状线以下为复层扁平上皮，血供来源于肛门动脉，回流至下腔静脉，淋巴引流至腹股沟浅淋巴结，受躯体神经支配，痛觉敏锐。齿状线以上为单层柱状上皮，血供来源于直肠上、下动脉，回流至肝门静脉，淋巴引流至肠系膜下淋巴结和髂内淋巴结，受内脏神经支配，无疼痛感。

20．E。呕血与黑便是上消化道出血的特征性表现，其中呕血多为棕褐色，呈咖啡渣样。上消化道出血最常见的原因为消化性溃疡，胃镜检查是消化性溃疡最可靠的首选诊断方法，也是最可靠和最有价值的检查方法。胃镜下可直接观察溃疡部位、病变大小、性质，取活组织还可做出病理诊断。

21．C。肝脏是合成白蛋白唯一的场所，在没有蛋白丢失的情况（如蛋白尿）时，血清白蛋白量常能反映肝脏储备功能。肝硬化患者肝功能明显减退，白蛋白合成减少，可下降50%左右。

22．E。小儿原发型肺结核的肺部原发病灶多位于胸膜下，肺上叶底部和下叶的上部，右侧较多见。

23．A。对化疗较敏感但愈后较差的肺癌病理类型是小细胞癌，小细胞癌在各病理类型中对化疗最为敏感，但小细胞癌生长速度快，恶性程度高，侵袭力强，远处转移早，较早出现淋巴和血行转移，在各型肺癌中预后较差。

24．B。新生儿破伤风是因破伤风梭状杆菌经脐部侵入引起的一种急性感染。

25．A。支气管扩张症是继发于急、慢性呼吸道感染和支气管阻塞后，由于反复发作支气管炎症，致使支气管壁结构破坏，引起支气管异常和持久性扩张。感染是引起支气管扩张症的最常见病因，致病菌包括细菌、真菌、分枝杆菌和病毒等，如儿童期的麻疹和百日咳感染。

26．D。龛影是溃疡的直接征象，是诊断溃疡较可靠的依据。肠套叠患者特征性X线表现为杯口状阴影。单纯性肠梗阻X线表现为鱼肋骨刺状阴影。肠梗阻立位腹部X线平片见多个气液平面、气胀肠袢。

27．B。胚胎在第2周开始形成原始心脏，第8周时内脏器官基本形成，B超可见胎心搏动。

28．E。产褥期子宫修复时，胎盘附着处的子宫内膜完全修复需6周，未附着处为3周。

29．E。果酱样便常见于肠套叠、阿米巴痢疾。白陶土色便提示胆管梗阻。白色"米泔水"样便常见于霍乱、副霍乱。黑便提示上消化道出血。

30．D。影响结石形成的因素很多，年龄、性别、种族、遗传、环境因素、饮食习惯和职业等对结石的形成影响很大。身体的代谢异常、尿路梗阻、感染、异物和药物使用是结石形成的常见病因。机体代谢异常包括形成结石的物质增加、尿pH改变、尿中抑制晶体形成物质减少、尿液减少等。局部因素包括尿液淤滞、尿路感染、尿路异物（如长期留置导尿）等。某些药物如磺胺类也可引起尿路结石。

31．B。隐血试验阳性提示溃疡有活动。如胃溃疡患者隐血试验持续阳性，且伴疼痛节律性改变，提示有癌变的可能。溃疡处于缓解期时，大便隐血试验可为阴性。

32．D。风湿热为游走性多关节炎，以膝、踝、肘、腕等大关节为主，局部红肿热痛，活动受限，可完全治愈，不留畸形。儿童类风湿病关节炎呈进行性多发性关节炎，伴关节破坏，可由小关节发展到膝、踝、肘等大关节，先呈游走性，后固定对称，反复发作者关节发生畸形和强直，并常固定于屈曲位置。

33．D。肝脏的血液供应25%～30%来自肝动脉，70%～75%来自门静脉。

34．E。维生素D缺乏性佝偻病中，长期严重维生素D缺乏造成肠道吸收钙、磷减少，血钙水平降低，甲状旁腺分泌增加以动员骨骼释放钙、磷，使血钙浓度维持正常或接近正常。维生素D缺乏性手足搐搦症则是维生素D缺乏时，机体出现甲状旁腺功能低下。

35．B。6个月～6岁小儿贫血的诊断标准是血红蛋白（Hb）＜110g/L。

36．B。T_3 抑制试验是先测基础摄 ^{131}I 率，后口服一定剂量 T_3 再做摄 ^{131}I 率，甲亢时不受抑制，而单纯性甲状腺肿时受抑制。此试验可作为甲亢与单纯性甲状腺肿的鉴别。

37．E。弱酸性溶液灌肠保持大便通畅，可减少氨的吸收。上消化道出血、高蛋白质饮食、大量排钾利尿、感染均可增加氨的产生和吸收，加重病情。

38．E。期前收缩是指由于窦房结以外的异位起搏点兴奋性增高，过早发出冲动引起的心脏搏动，也称为早搏，是临床上最常见的心律失常。

39．C。临床补液时氯化钾浓度不超过0.3%，现将10%、15%氯化钾溶于150ml的溶液中，所需10%（0.1g/ml）、15%（0.15g/ml）氯化钾溶液的体积设为 V_1、V_2，可得出公式：（V_1×0.1g/ml）÷150ml=0.3%，（V_2×0.15g/ml）÷150ml=0.3%，解得 V_1=4.5ml，V_2=3ml，即溶液150ml中最多可加入10%氯化钾4.5ml，15%氯化钾3ml。

40．D。开放性气胸患者由于呼吸时两侧胸膜腔的压力发生变化，可出现吸气时纵隔向健侧移位，呼气时又移回患侧，导致纵隔位置随呼吸而左右摆动，称为纵隔扑动，会影响静脉回心血流，导致循环功能障碍和休克。

41．D。经常性的体育锻炼不会引起原发性高血压，适度体育锻炼可以预防高血压。原发性高血压的病因为多因素，尤其是遗传和环境因素交互

作用的结果。其主要相关因素为遗传、高盐低钾、高蛋白质、饮酒、缺乏叶酸等、精神应激、吸烟、肥胖等。

42．C。艾滋病的传播途径包括：性接触传播为主要的传播途径，血液传播，共用针具静脉吸毒、输入被HIV污染的血制品及介入医疗操作等，母婴传播，通过胎盘、阴道分娩、产后血性分泌物和哺乳等传播。一般的社交活动如握手、共同进餐、礼节性的接吻、昆虫叮咬等不会传播艾滋病。

43．A。Murphy征（墨菲征）阳性是急性胆囊炎的典型体征。该患者右上腹阵发性绞痛伴恶心呕吐5小时，Murphy征阳性，可考虑为急性胆囊炎。B超检查是检查胆道疾病的首选方法，对诊断常见胆道疾病具有较高的敏感性和特异性。

44．E。甲亢患者用药护理是术前用于降低基础代谢率的重要环节，可提高患者对手术的耐受性，预防术后并发症，用药期间应严密观察药物的不良反应与效果。阿托品可引起心率加快，增加心肌耗氧量提高，并有引起室颤的危险，甲亢术前禁用。

45．B。甲胎蛋白（AFP）是简便而确诊率高的定性诊断方法，有助于诊断早期肝癌，广泛用于普查、诊断、判断治疗效果及预测复发。B超检查是肝癌筛查和早期定位的首选检查。肝穿刺针吸细胞学检查是确诊肝癌最可靠的方法。CT和MRI具有较高的分辨率，可提高直径＜1.0cm小肝癌的检出率，是诊断及确定治疗策略的重要手段。

46．D。胎膜早破不属于胎盘早剥的病因。胎盘早剥主要与孕妇子宫胎盘血管病变（妊娠期高血压疾病、慢性高血压、慢性肾疾病或全身血管疾病）、机械因素（外伤特别是腹部受撞击或挤压）、脐带过短、宫腔内压力骤减、子宫静脉压突然升高、高龄多产妇等因素有关。

47．E。慢性肾衰竭的病因在我国以原发性慢性肾小球肾炎最多见。在发达国家，糖尿病肾病、高血压肾小动脉硬化为主要病因。

48．D。胎膜早破时行阴道液pH值测定，正常阴道液pH值为4.5～5.5，羊水pH值为7.0～

7.5，如阴道液 pH 值＞6.5，提示胎膜早破可能性大。行阴道液涂片检查，取阴道后穹窿积液置于干净玻片上，干燥后镜检，显微镜下出现羊齿植物叶状结晶可诊断为羊水。羊膜镜检查可以直视胎儿先露部，看见头发或其他胎儿部分却看不到前羊膜囊即可诊断胎膜早破。超声检查显示羊水量急剧减少可协助诊断胎膜早破。

49．D。急性肾小球肾炎是以急性肾炎综合征为主要临床表现的一组疾病，多见于溶血性链球菌感染后。

50．D。心电图无法反映瓣膜病变，可鉴别各种心律失常，诊断心肌疾病以及反映高钾、低钾血症等。超声心动图是明确诊断瓣膜病最可靠的方法，可评估瓣膜的病理改变和狭窄的严重程度，还可提供房室大小、心室功能、室壁厚度和运动、肺动脉压等方面的信息。

51．B。临床上将细菌侵入血液循环，血培养阳性称为菌血症。血培养检查找到血液中的致病菌，是诊断菌血症最重要、最有价值的实验室方法。

52．E。妊娠 8 周末时胚胎初具人形，头大，约占胎体一半大，能分辨出眼、耳、鼻、口、手指及足趾，各器官正在分化发育，心脏已形成，B 超下可见胎心搏动。妊娠 12 周时胎儿外生殖器已发育，部分可辨出性别。妊娠 20 周时，临床可听到胎心音，出生后有心搏、呼吸、排尿和吞咽动作。28 周末出生后能啼哭及吞咽，但生活力弱。

53．A。糖尿病症状加随机血糖≥11.1mmol/L（典型症状包括多饮、多尿和不明原因的体重下降；随机血糖指不考虑上次用餐时间，一天中任意时间的血糖）或空腹血糖≥7.0mmol/L，（空腹状态指至少 8 小时没有进食热量）或 75g 葡萄糖负荷后 2 小时血糖≥11.1mmol/L。

54．E。输卵管内层为黏膜层，由单层高柱状上皮组成。上皮细胞又分为纤毛细胞、无纤毛细胞、楔状细胞和未分化细胞 4 种；其中纤毛细胞的纤毛向宫腔方向摆动，能协助运送受精卵。输卵管肌肉的收缩和黏膜上皮细胞的形态、分泌及纤毛摆动，均受性激素的影响而有周期性变化。

55．E。抗核抗体，可见于几乎所有的系统性红斑狼疮患者，是系统性红斑狼疮首选的标准筛选检查。抗 Sm 抗体，特异性高达 99%，敏感性低仅 25%，是系统性红斑狼疮的标志抗体之一，与活动性无关，有助于早期和不典型患者的诊断或回顾性诊断。抗双链 DNA 抗体，特异性高达 95%，是系统性红斑狼疮的标志抗体之一，多见于活动期，其滴度与疾病活动性密切相关，与疾病预后有关。

56．A。生理情况下，雌激素使阴道上皮增生变厚并增加细胞内糖原含量，阴道上皮细胞分解糖原为单糖，阴道乳酸杆菌将单糖转化为乳酸，维持阴道正常的酸性环境（pH≤4.5，多在 3.8～4.4），抑制其他病原体生长，称为阴道自净作用。

57．C。急性呼吸窘迫综合征（ARDS）在病理上表现为累及血管内皮和肺泡上皮的弥漫性肺泡损伤。肺泡和肺血管内皮受损后，血管通透性增高，血液成分渗漏，肺间质发生水肿，肺泡 I 型细胞变质，为 II 型细胞代替，II 型细胞受损，表面活性物质减少，继发肺泡萎陷而引起局限性肺不张及氧弥散障碍，肺顺应性降低，通气/血流比例失调。功能残气量是指平静呼气末存留于肺内的气量，功能残气量的生理意义是缓冲呼吸过程中肺泡氧气和二氧化碳分压的变化幅度，在肺泡受损时，肺泡表面活性物质减少、肺泡表面张力增加时，功能残气量降低。

58．C。急性胰腺炎是由多种病因导致胰酶在胰腺内被激活，引起胰腺及其周围组织水肿、出血、甚至坏死等炎性损伤的疾病。其基本病理改变为胰腺水肿、充血、出血及坏死。

59．C。面部危险三角区是由两侧口角至鼻根连线所形成的三角形区域。面部上唇周围和鼻部"危险三角区"的疖肿，如被挤压或挑刺，容易促使感染沿内眦静脉和眼静脉向颅内扩散，引起化脓性海绵状静脉窦炎，出现眼部及其周围组织的进行性红肿和硬结，伴疼痛和压痛，并有头痛、寒战、高热甚至昏迷等症状，严重者可致死亡。

60．C。阑尾管腔阻塞的最常见原因是淋巴滤泡的明显增生，约占 60%，多见于年轻人。肠石也是阻塞的原因之一，约占 35%。异物、炎性狭窄、食物残渣、蛔虫、肿瘤等则是较少见的病因。

61．C。变异型心绞痛发作时心电图显示 ST 段暂时性抬高。ST 段压低常见于稳定型心绞痛。QRS 波形宽大畸形常见于室性心动过速。病理性 Q 波常见于心肌梗死。T 波高尖常见于高钾血症。

62．A。白血病是一类造血干细胞的恶性克隆性疾病，骨髓中大量白血病细胞异常增生，使正常造血受到抑制。临床上常表现有贫血、发热、出血和肝、脾、淋巴结不同程度肿大等。出血主要由血小板减少引起，严重时可出现颅内出血。

63．D。慢性支气管炎发生的病因包括感染、吸烟、大气污染、气候寒冷以及机体内在因素（自主神经功能失调，过敏、年龄、营养、遗传因素等），不包括高热量饮食。

64．E。PaCO2 反映酸碱平衡的呼吸性因素，正常值为 35～45mmHg（4.67～6.0kPa）。PH 值反映血中 H+ 的浓度，正常值为 7.35~7.45；CO2CP 是反映碱储备量的指标。BE（剩余碱）是实测缓冲碱值与缓冲碱正常值之差，正常值在－3～＋3nmol/L 之间。AB（真实碳酸根）反应血中代谢性成分的含量，但其值会受呼吸性因素的影响，正常值为 22～27mmol/L。SB（标准碳酸氢盐）值不受呼吸性因素的影响。如果 AB＞SB，提示 PaCO2＞40mmHg，反之，PaCO2＜40mmHg。

65．E。儿童在生长发育的过程中各器官的发育有先有后、快慢不一，如神经系统发育早于其他系统组织，尤其是脑的发育最为迅速。

66．D。细菌感染者白细胞计数和中性粒细胞比例增高，出现核左移。

67．B。大叶性（肺泡性）肺炎常见病原体为肺炎链球菌，主要表现为肺实质炎症。

68．A。颅底骨折以线性骨折为主，易撕裂硬脑膜，产生脑脊液外漏，为开放性骨折。诊断颅底骨折最可靠的是有脑脊液漏的临床表现。颅盖骨折主要依靠 X 线确诊。

69．B。迷走神经活动增强时心率减慢。交感神经活动增强时心率加快，心肌收缩力增强，周围血管收缩。

70．B。该患者因工作压力大和应酬较多，出现恶心、呕吐、视物模糊、头晕血压增高的表现，

主要的发病机制是高级神经中枢功能紊乱。高级神经中枢功能障碍在高血压发病过程中占主导地位，机制为交感神经系统活动亢进，血浆儿茶酚胺浓度升高，阻力小动脉收缩增强而导致高血压。

71．C。下胸椎及腰椎病变所致的椎旁脓肿穿破骨膜后，积聚在腰大肌鞘内，形成腰大肌脓肿。浅层腰大肌脓肿位于腰大肌前方的筋膜下，向下流动积聚在暗窝内，成为髂窝脓肿。腰大肌脓肿还可以沿腰大肌流注至股骨小转子处，形成腹股沟深部脓肿。

72．E。小儿在 2 个月竖抱或俯卧时能抬头，4 个月时抬头很稳并自由转动，在儿科保健门诊检查时，不能抬头，可认为是发育异常。生后 4～10 个月乳牙开始萌出，且前囟在出生时约 1.5～2.0cm，6 个月后逐渐骨化而变小，最迟于 2 岁闭合。小儿 5～6 个月时主动伸手抓物。拥抱反射会在出生后几个月消失，表现为阴性。

73．D。该小儿最可能的年龄为 2 岁（24 个月）。2 岁小儿的身长为 87cm，头围为 48cm。1～12 岁儿童的体重计算公式为：年龄 ×2＋8（kg），即（12－8）kg÷2=2（岁）。

74．B。神经根型颈椎病常有上肢牵拉试验（臂丛牵拉试验）、压头试验阳性。直腿抬高试验和加强试验阳性见于腰椎间盘突出症患者。闭孔内肌试验阳性提示阑尾位置靠近闭孔内肌。

75．D。心力衰竭以先天性心脏病引起者最常见，也可继发于缺血性心脏病或原发性心肌病变引起的心肌收缩障碍，婴幼儿时期最常见的是由支气管肺炎、毛细支气管炎引起的肺源性心力衰竭，儿童期常见哮喘持续状态。

76．B。卵泡期卵泡不分泌孕激素，排卵后，卵巢黄体开始分泌孕激素，随黄体的发育其分泌量显著增加，排卵后 7～8 天黄体成熟时孕激素分泌量达高峰。雌激素在排卵后会稍减少，随着黄体发育又逐渐增加。

77．B。伸直型肱骨髁上骨折由于近折端向前下移位，极易压迫或刺破肱动脉，加上损伤后的组织反应，局部肿胀严重，均会影响远端肢体血液循环，导致前臂骨筋膜室综合征，如果早期未能做出诊断及正确的治疗，可导致前臂缺血性肌挛

缩，严重影响手的功能及肢体的发育。

78．A。器官移植选择供者时，必须进行相关免疫学检测，主要包括 ABO 血型相容试验，要求供、受者相同或相容；预存抗体的检测，主要包括淋巴细胞毒交叉试验、群体反应性抗体（PRA）检测和人类白细胞抗原（HLA）配型。细胞毒试验常用于检测 T 细胞的效应功能。

79．A。下肢静脉由浅静脉、深静脉、穿通静脉和交通静脉组成，浅静脉有大隐静脉、小隐静脉两条主干。实施浅静脉瓣膜功能试验（曲氏试验）时，令患者平卧，抬高下肢使静脉虚空后，在腹股沟下方缚扎止血带压迫大隐静脉，再嘱患者站立，释放止血带后 10 秒内如静脉曲张自上而下出现，提示大隐静脉瓣膜功能不全。该患者左小腿大隐静脉重度曲张，此时关键的检查是浅静脉瓣膜功能检查。同法，在腘窝处缚扎止血带，可检测小隐静脉瓣膜的功能。深静脉通畅试验为深静脉梗阻患者最有意义的检查。

80．B。小儿断乳一般在 10 ～ 12 个月为宜。若遇夏季炎热或婴儿体弱多病时，可推迟断乳时间，但最迟不宜超过 18 个月。由于冬季寒冷，小儿断奶后会流失母乳中的 SIgA，使得小儿的抵抗力减弱，断奶的最佳季节为春、秋季。

81．D。腹膜受细菌或肠道内容物刺激后，腹腔器官立即发生充血、水肿，引起反射性恶心、呕吐。后期发生麻痹性肠梗阻时可吐出黄绿色胆汁或棕褐色粪便状肠内容物。

82．C。个人史包括询问患者的生活和居住情况、出生地和曾居住地区、个人特殊嗜好、自理程度、生活方式、睡眠、饮食、营养、卫生习惯等。了解与他人、家人的关系，对待职业、工作、退休的满意度，有无烟酒嗜好，有无吸毒史。

83．A。微循环变化可分为 3 期，微循环早期为收缩期，毛细血管前括约肌收缩，后括约肌相对开放，大量真毛细血管网关闭，同时直捷通路和动静脉间短路开放，回心血量增加，血液重新分布，以保证心、脑等重要器官血供。微循环处于"只出不进"的低灌注状态。休克期中期为扩张期，此时动静脉短路和直接通路大量开放，使原有的组织灌注不足更为加重，毛细血管前括约肌舒张，后括约肌收缩，微循环处于"只进不出"的再灌

注状态，血液滞留，进一步减少回心血量。晚期为微循环衰竭期，此时血液浓缩、高凝，形成微血栓，甚至发生 DIC，微循环处于"不进不出"的停滞状态。

84．A。慢性胃炎是由多种病因引起的胃黏膜慢性炎症，主要由幽门螺杆菌感染引起，根据悉尼胃炎新分类系统以及结合我国实际情况将慢性胃炎分为非萎缩性、萎缩性和特殊类型。萎缩性胃炎又分为多灶性和自身免疫性萎缩性胃炎。多灶萎缩性胃炎以胃窦为主，多由幽门螺杆菌感染引起慢性浅表性胃炎发展而来。

85．C。颅内压增高者应取的体位为头高卧位，抬高床头 15°～ 30°，以利于颅内静脉回流，减轻脑水肿。

86．C。人卫社教材外科护理学第 5 版 P17：水中毒患者应严格控制水的摄入量，每天水的入量应控制在 700 ～ 1000ml。人卫外科学第 6 版已删去相关内容，仅述严格控制。两个版本治疗原则中均述水中毒患者一经确诊，立即停止水分摄入，进行脱水治疗。考生应灵活选择。

87．A。肾功能正常时尿液浓缩后可含溶质 1200mmol/L，要排出全部溶质每天至少需排尿 500ml/L。

88．E。正常人体不显性失水为皮肤和呼吸道挥发的水分，一般为 600 ～ 1000ml/d。

89．C。肾后性急性肾衰竭因双侧输尿管或肾的尿液突然受阻所致，多见于双侧输尿管结石、前列腺肥大、盆腔肿瘤压迫输尿管等。大面积烧伤、低血容量性休克和心功能不全均易致肾灌注不足而造成肾前性肾衰竭。

90．B。蛇咬伤可造成肾中毒，引起肾实质损伤，导致肾性肾损伤。肾性肾损伤常见疾病还包括挤压伤，急性间质性肾炎，肾小球或肾微血管疾病，肾大血管疾病，庆大霉素、链霉素等肾毒性药物，蛇毒、鱼胆等生物毒素。

91．B。第二产程又称胎儿娩出期，指从宫口开全至胎儿娩出。初产妇约 1 ～ 2 小时；经产妇一般数分钟即可完成，也有长达 1 小时者。

92．D。第一产程又称宫颈扩张期，指从临产开始至宫口开全。初产妇宫颈口扩张较慢，约 11 ～

12 小时；经产妇宫颈口扩张较快，约 6 ～ 8 小时。

93．A。脊髓灰质炎疫苗，分 3 次接种，分别是在出生后 2、3、4 个月。

94．B。卡介苗初种时间是出生时，在左上臂三角肌外下缘皮内注射，复种是 7 岁时和 12 岁时。

95．B。血清心肌坏死标志物是诊断心肌梗死的敏感指标。肌酸激酶同工酶（CK-MB）在发生急性心肌梗后升高较早（4 ～ 6 小时），恢复也较快（3 ～ 4 天），对判断心肌坏死的临床特异性也较高。肌酸磷酸激酶（CPK）、乳酸脱氢酶、天冬氨酸氨基转移酶等心肌酶的特异性和敏感性均较差，已不用于诊断急性心肌梗死，但近年来考试常考 CPK，将 CPK 作为诊断心肌梗死最有价值的指标，考生应在正确掌握知识的基础上兼顾考试。

96．B。血清心肌坏死标志物是诊断心肌梗死的敏感指标。肌酸激酶同工酶（CK-MB）在发生急性心梗后升高较早（4 ～ 6 小时），恢复也较快（3 ～ 4 天），对判断心肌坏死的临床特异性也较高。

97．D。骨髓为人体最主要的造血器官，受损可致全血细胞减少。

98．E。泌尿系统感染时，尿液中含有大量的脓细胞、红细胞、上皮细胞和细菌，排出的新鲜尿液即呈白色絮状浑浊。

99．C。尿比重测定是判断肾功能最简单的方法，严重者尿比重固定在 1.010 ～ 1.012。蜡样管型对诊断有意义。肾衰竭所有患者必有轻、中度贫血，为正细胞性、正色素性贫血。血常规检查为红细胞计数下降，血红蛋白多在 80g/L 以下，最低达 20g/L，白细胞与血小板正常或偏低。

100．A。肾小球滤过膜屏障功能受损，通透性增加可导致原尿中蛋白含量增多，形成大量蛋白尿（尿蛋白 > 3.5g/d）。

相关专业知识

1．D。基础护理管理的内容为一般护理技术管理、常用抢救技术管理。一般护理技术管理包括患者出、入院处置；各种床单位的准备；患者的清洁与卫生护理；生命体征测量；各种注射的穿刺技术；无菌技术；给药法；护理文件书写等管理。常用抢救技术管理主要包括给氧、吸痰、洗胃、止血包扎法、骨折固定、心电监护、心内注射、胸外心脏按压、人工呼吸机的使用等

2．A。人类行为的主要适应形式有反射、自我控制、调适、顺应、应对和应激。顺应指个体与群体不断接受新的经验、改变自己行为方式，以适应客观环境的变化。

3．C。人类行为的特性有目的性、可塑性、差异性。目的性是人类行为区别于动物行为的重要标志。

4．C。手术器具首选压力蒸汽灭菌。进入人体无菌器官的医疗用品必须选用灭菌法以杀灭一切微生物。耐热、耐湿物品和器材，应首选压力蒸汽灭菌法。用于空气消毒首选紫外线空气消毒器。

5．C。前馈控制是指通过观察情况、收集整理信息、掌握规律、预测趋势，正确预计未来可能出现的问题，提前采取措施，将可能发生的偏差消除在萌芽状态中，为避免在未来不同发展阶段可能出现的问题而事先采取的措施。

6．A。质量管理是对确定和达到质量所必需的全部职能和活动的管理。质量控制是指为达到所规定的质量要求所采取的技术和活动。持续质量改进是全面质量管理的重要组成部分，其本质是持续地、渐进地变革。质量保证是向顾客保证企业能够提供高质量的产品。全面质量管理是一种由顾客需要和期望驱动的管理哲学，其目标是建立组织对持续改进的承诺。

7．E。流行性出血热"三痛"是指头痛、眼眶痛、腰痛。

8．C。这种护理模式是小组护理。小组护理的特点是将护士和患者各分为若干小组，一组护士负责护理一组患者。个案护理的特点是一个护士负责护理一位患者。功能制护理的特点是将工作以岗位划分，如主班护士只负责处理医嘱。责任制护理的特点是患者从入院到出院均由责任护士和辅助护士进行护理，对患者的健康教育等内容主要由责任护士负责，一位责任护士可分管多位患者。临床路径的特点是医生、护士、技术人员组成小组，针对特定的疾病建立的标准化治疗模

式与治疗程序。

9．A。无明确潜伏期的感染，规定入院48小时后发生的感染为医院感染；有明确潜伏期的感染，自入院时起超过平均潜伏期后发生的感染为医院感染。

10．D。促进健康行为的特点包括有利性、规律性、和谐性、一致性、适宜性。

11．C。静脉点滴抗菌药物的溶液，原则上选择生理盐水，除必要时才选择5%葡萄糖盐水或5%葡萄糖溶液，以免溶液pH值对抗菌药物的破坏。

12．A。干烤法是将器械放于干烤箱内进行消毒灭菌。灭菌时箱温在160℃，时间2小时；箱温170℃，时间1小时；箱温180℃，时间30分钟。

13．B。紫外线灯管消毒法主要适用于空气、物品表面和液体的消毒。杀菌作用最强的波段是$250 \sim 270nm$。

14．D。对多重耐药细菌感染的患者应采取接触隔离，医护人员进入病室时应戴口罩、帽子，进行可能喷溅的诊疗操作时穿隔离衣，当接触患者及其血液、体液、分泌物、排泄物等物质时应戴手套。

15．E。健康教育质量的重点在于患者教育的普及率与合格率。

16．B。社会诊断是生物-心理-社会医学模式的具体体现。社会诊断的主要目的是从分析广泛的社会问题入手，了解社会问题与健康问题的相关性，其重点内容包括社会环境和生活质量。

17．C。管理层次是组织结构中纵向管理系统所划分的等级数量。一般情况下，组织越大层次越多，但从高层领导到基层领导以2～4个层次为宜。本题中护理部主任-科护士长-病区护士长，是三级负责制的半垂直管理。

18．D。协调的基本要求包括及时协调与连续协调相结合、从根本上解决问题、调动当事者的积极性、公平合理及相互尊重。

19．A。健康教育的目的包括消除或减轻影响健康的危险因素、预防疾病、促进健康、提高生活质量。

20．A。激励效应弱化的主要原因，一是奖惩过滥，弱化了激励的吸引力和威慑力；二是奖惩不兑现，弱化了人们对激励的信任度和积极性；三是激励措施不合理，缺乏科学性和可行性；四是奖惩凭长官意志，缺乏公平性。因此为防止激励效应弱化应加强激励措施的合理性。

21．C。计划是根据需要解决的问题，经过科学的预测，权衡客观的需要和主观的可能，制定出组织目标，统一指导组织内部各部门及人员的活动，以实现组织的宗旨，是人们对未来的筹划和安排。从本质上讲，制订计划的过程就是一个决策过程，因此管理中计划工作的核心是决策。

22．A。原位失调是指正常菌群虽仍生活在原来部位，亦无外来菌入侵，但发生了数量或结构上的变化。根据失调程度不同，原位菌群可分为3类。一度失调是在外环境因素、宿主患病或所采取的医疗措施的作用下，一部分细菌受到了抑制，而另一部分细菌却得到了过度生长的机会，造成某些部位正常菌群的结构和数量发生暂时性的变动。二度失调是指正常菌群的结构、比例失调呈相持状态，不易恢复。三度失调是原正常菌群大部分被抑制，只有少数菌种占决定性优势。

23．C。组织设计的要求是精简，注意避免机构重叠、头重脚轻、人浮于事；统一，组织内的权利应相对集中，实施"一元化管理"；高效，应使各部门、各环节、组织成员组合成高效的结构形式。

24．E。"知信行模式"将人类的改变分为获取知识、产生信念及形成行为三个过程，即知识-信念-行为，其中知识是基础，信念是动力，行为的产生和改变是目标。

25．E。传播的要素为传播者、信息与讯息、传播媒介、受众、传播效果。其中传播者，是传播行为的引发者，即在传播过程中信息的主动发出者，是控制研究的对象。

26．C。直线组织结构的优点是组织关系简明，各部门目标明确，能为评价各部门或个人对组织目标的贡献提供方便。其缺点是组织结构较简单，不适用于较大规模、业务复杂的组织。

27．C。直线型结构又称单线型结构，它以一条纵向的权力线从最高管理层逐步到基层一线管理者，构成直线结构，是最简单的一种组织结构类型。权利高度集中于最高领导人，有造成掌权者主观专断、滥用权力的倾向。

28．E。健康教育的目的包括消除或减轻影响健康的危险因素、预防疾病、促进健康、提高生活质量。

29．C。非传染患者用过的医疗物品和器材的消毒程序是去污→清洗→消毒或灭菌。

30．C。有效沟通的方法包括创造良好的沟通环境、学会有效地聆听、强化沟通能力、增强语言文字的感染力、"韧"性沟通、重视沟通细节的处理。学会有效聆听的技巧包括少讲多听，不要打断对方的讲话；交谈轻松、舒适，消除拘谨不安情绪；表示有交谈兴趣，不要表现出冷淡或不耐烦；尽可能排除外界干扰；站在对方立场上考虑问题，表现出对对方的同情；要有耐心，不要经常插话，打断别人的谈话；要控制情绪，保持冷静；不要妄加评论和争论；提出问题，以显示自己充分聆听和求得了解的心境。

31．E。医生对患者的健康咨询属于人际传播。常用的人际传播形式有咨询、交谈或个别访谈、劝服及指导四种。

32．A。护理人才个体结构中能力结构由获取知识的能力、表达能力、实际操作能力、组织管理能力、科学研究能力和创新能力等要素组合而成。

33．C。面部表情是一种可完成精细信息沟通的非语言形式，是非语言沟通中最丰富的源泉。目光的接触通常发出的是希望交流的信号，表示尊重对方以及希望听对方讲述，是人际间最传神的非语言表现，主要用于表达感情、控制及建立沟通者之间的关系。与他人沟通时要有意识地控制、调节彼此之间的距离，根据对方的年龄、性别、人格特征、文化教养以及与对方所处的沟通层次，选择合适的人际距离。

34．E。目标管理的特点包括员工参与管理、以自我管理为中心、强调自我评价、重视成果。

35．C。近几年管理思想的转变主要表现在向不同层次、多元化管理转变；从一维分散管理向系统管理转变；从重视硬件管理向重视软件、信息管理转变；从定性或定量管理向定性与定量结合的管理转变；从经验决策向科学决策转变；从短期行为向社会的长期目标转变；从重视监督管理向重视激励因素转变；管理人才从技术型的"硬专家"向"软专家"转变。

36．B。人类行为的主要适应形式有反射、自我控制、调适、顺应、应对和应激。调适指个体与他人之间、群体与群体之间相互配合、相互适应的方式和过程。调适一般发生在协调矛盾、解决冲突的过程中。

37．B。科学性是健康信息的生命，是取得健康传播效果的根本保证，也是健康教育应坚持的最基本原则。

38．A。压力蒸汽灭菌法是物理灭菌法中应用最广、效果最可靠的首选灭菌方法。利用高压高温饱和蒸汽所释放的潜热杀灭所有微生物及其芽胞。适用于耐高温、耐高压、耐潮湿的物品，如各类器械、敷料、搪瓷、玻璃制品、橡胶及溶液的灭菌。止血钳属于耐高温、耐高压、耐潮湿的物品，应首选压力蒸汽灭菌法。煮沸法适用于耐高温、耐潮湿物品，如金属、搪瓷、玻璃、橡胶等，但不能用于外科手术器械的灭菌。浸泡法用于耐湿不耐热物品、器械的消毒，如锐利器械、精密仪器及化学纤维制品。燃烧法常用于破伤风梭菌、气性坏疽杆菌等特殊感染细菌的敷料处理；也适用于无保留价值的物品，如污染纸张、医用垃圾等的处理。

39．A。红霉素应用注射用水溶液溶解后放入盐水中静点，防止水解失效。发现感染时应确定感染类型、明确感染病原、了解患者病理生理状况与药物特点，制订正确的用药方案，尽可能避免使用广谱抗菌药物，防止宿主自身菌群失调。静脉滴注抗菌药物必须注意配伍禁忌，原则上2种抗菌药物不宜置于同一溶液中静注或滴注以免发生相互作用，而致抗菌药物的活力受到影响，或导致溶液变色、混浊、沉淀等。抗菌药物治疗应用剂量足够，疗程够长，取得稳定的疗效后方可停用，中途不可随便减量或停药，以免治疗不彻底造成疾病复发。氨基糖苷类抗菌药不宜静脉推注，也不宜与 β-酰胺类药物同瓶滴注。

40．B。出院教育指医护人员在患者出院时进行的教育。出院教育的内容主要包括医疗效果、病情现状、继续用药、定期复查等注意事项，以帮助患者出院后继续巩固疗效、防止复发。

41．B。健康促进是指运用行政或组织手段，广泛动员和协调社会各相关部门以及社区、家庭和个人，使其履行各自对健康的责任，共同维护和促进健康的一种社会行为和社会战略，属于行动领域。

42．A。健康教育核心是促使个体和群体改变不健康的生活方式。

43．E。医院内耐药菌株的耐药特点为耐药性形成快、细菌耐药谱广、细菌耐药性传播速度快、耐药强度高。

44．E。幼儿处于生长发育阶段，免疫系统发育尚不成熟，对微生物的易感染性较高，尤其是葡萄球菌、克雷伯杆菌、鼠伤寒沙门氏菌、致病性大肠埃希菌和柯萨奇病毒等感染。

45．D。压力蒸汽灭菌时器械包重量不宜超过7kg，敷料包重量不宜超过 5kg。

46．C。健康教育评价的种类分为形成评价、过程评价、结局评价、总结评价。

47．E。中国古代管理思想有社会管理思想、系统管理思想、战略管理、用人思想。社会管理思想如《论语》、《管子》中的"君子不器"；系统管理思想如万里长城、都江堰水利枢纽工程的建筑和管理；战略管理思想如《孙子兵法》；用人思想如"知人善任"等。

48．D。全面质量管理是一种由顾客需要和期望驱动的管理哲学，其目标是建立组织对持续改进的承诺。

49．C。预防手术部位感染的措施包括缩短患者在监护室滞留的时间；严格无菌操作，应用无菌生理盐水冲洗伤口；选用吸附性很强的伤口敷料，敷料一旦被液体渗透要立即更换，以杜绝细菌穿透并清除有利于细菌的渗液和避免皮肤浸渍；尽量采用封闭式重力引流。

50．B。护理管理中各级管理者应将目标层层分解，适当授权，做到权责一致。实施过程中严格控制，层层把关，给予及时的指导和支持。

51．B。隔离是将处于传染期内的患者、可以传染患者和病原携带者同其他患者分开，或将感染者置于不能传染给他人的条件下，肾结石患者不属于隔离对象。

52．B。管理层次是组织结构中纵向管理系统所划分的等级数量。一般情况下，组织越大层次越多，但从高层领导到基层领导以 2～4 个层次为宜。

53．B。目标管理的具体实施分制定目标、实施目标、考核目标三个阶段。该医院就护理质量实施目标管理时，第一阶段由护理部制定总目标使护理服务满意度达到99%，分目标由各科室护士长、病房护士长及全体护士共同商定，根据总目标制定科室和个人目标，明确责任范围。第二阶段护士长组织护理人员自觉地、努力地实现这些目标，并对照目标进行自我检查、自我控制和自我管理。第三阶段成果评定，按考核结果对护理人员进行奖惩；总结考评结果，提出存在的问题，并采取相应对策，再次制定下一轮目标，开始新的循环。

54．B。信息的科学性是健康信息的生命，是取得健康传播效果的根本保证。

55．B。人际传播时，应谈话内容明确，可围绕一个主题，避免涉及内容过广。涉及到重点内容时，可适当重复，以加强对方的理解及记忆。谈话过程中语速适中，可适当停顿，给对方思考、提问的时间。交谈中要注意对方的表情、动作等非语言表达形式，以便及时了解对方的理解程度。

56．C。医院感染发病率是指在一定时间内和一定人群（通常为住院患者）中新发生的医院感染的频率。

57．C。护理人才的群体结构主要有专业结构、能级结构、年龄结构、智能结构。

58．D。组织协调是利用行政方法直接干预组织的各个环节，使整个组织工作保持良好秩序的协调方法。

59．B。组织结构完整性原则指在进行管理沟通时，要注意沟通的完整性。根据统一指挥原则，上级领导不能越级直接发布命令进行管理，否则会使中间的管理者处于尴尬境地。若确实需要越级沟通，应先同下级管理者沟通。该护理部主任在安排培训时直接向某病区护士下发培训任务，是越级沟通违背了组织结构完整性原则。

60．C。人体正常菌群绝大部分是厌氧菌，它们在上皮细胞表面的生长繁殖形成了生物屏障，可妨碍或抑制外来致病菌的定植。

61．E。乡政府为鼓励住院分娩而做出的决定属于行政干预。行政是指除了立法和司法以外的全部国家职能的总称。法规是指国家机关制定的规范性文件。

62．C。隔离衣应无破损，系带领扣齐全，长短以遮住工作服为宜。隔离衣的外面为无菌面，内面及衣领属清洁面。隔离衣挂在半污染区，清洁面朝外；挂在污染区，污染面向外。隔离衣每天更换，如有潮湿或污染，应立即更换。

63．A。危害健康行为的类型有日常危害健康行为（如吸烟、酗酒等）；致病性行为模式（如 A 型行为模式等）；不良疾病行为（如瞒病、恐病、讳疾忌医等）；违规行为（如药物滥用、性乱等）。艾滋病是由人免疫缺陷病毒所引起的以免疫功能严重损害为特征的慢性传染病，多由性接触传播，与不健康的生活方式有关。

64．B。二度失调是指正常菌群的结构、比例失调呈相持状态，菌群内由生理波动转变为病理波动。去除失调因素后菌群仍处于失调状态，不易恢复，多表现为慢性腹泻、肠功能紊乱等，临床上称其为比例失调。

65．C。无明确潜伏期的感染，入院 48 小时后发生的感染属于医院感染。

66．C。出现该类事件，首先应安抚家属情绪，问清缘由，进行事件调查，若调查结果属实，对事件责任人进行处理，对患者及家属进行赔礼道歉，公开事件调查的结果及对事件的处理措施。不可对调查结果及处理情况进行保密，否则可能引发纠纷。医院及护士要吸取教训，在今后的工作中避免类似事件的发生。

67．B。被朊毒体、气性坏疽及原因不明的突发传染性病原体污染的诊疗器械、器具和物品应先消毒，再按常规清洗消毒灭菌。接触皮肤黏膜的器具和用品必须达到消毒水平。手术器具及物品、

各种穿刺针等首选压力蒸汽灭菌干热灭菌适用于耐热、不耐湿、蒸汽或气体不能穿透物品的灭菌，如油类、粉剂等制品的灭菌。2% 戊二醛适用于浸泡不耐热的金属器械和精密仪器，如内镜等。

68．E。防止利器刺伤应禁止将使用后的针头双手回套针帽。

69．C。受者的心理特点有求真、求新、求短、求近、求情厌教。求近心理是信息在生活、地域、情感、认识、知识等方面贴近受者。

70．C。炭疽患者用过的治疗废弃物和有机垃圾应全部焚烧。

71．A。战术性计划是战略计划的实施计划，较战略计划更加具体。一般由中层管理者负责制定，通常按照组织的职能进行制定，设计的范围是指定的职能领域，时间跨度较短。指令性计划易于执行、考核及控制，但缺少灵活性。指导性计划是由上层管理层下达下级单位，按照计划完成任务、目标和指标，对完成计划的具体方法不做强制性规定。

72．A。直接接触每个患者前后都应严格进行洗手和手消毒。

73．B。功能制护理的特点是护士分工明确，任务单一，节省人力，易于管理。此方法的缺点是缺少与患者交流沟通，重复工作机械，护士易疲劳厌烦，忽视整体护理，知识面变窄，不能获得患者的认同与尊重，护理工作满意度下降。

74．D。艾滋病的主要传播途径是性接触传播、血液传播、母婴传播。

75．D。不同患者手术之间、手套破损或手被污染时，应重新进行外科手消毒。

76．C。取用无菌溶液时，应在瓶签处注意开瓶日期和时间，已开启的无菌溶液有效期为 24 小时，余液只可用于清洁操作。任何物品均不可直接伸入无菌溶液瓶中蘸取溶液。已经倒出的溶液不可再倒回瓶内。取用无菌溶液时首先应擦净瓶体灰尘，核对瓶签上的药名、浓度、剂量、有效期，检查瓶盖有无松动、瓶身有无裂缝，确定溶液有无浑浊、变色、沉淀或絮状物。撬开瓶盖，消毒瓶塞，待干后盖无菌纱布，打开瓶塞。注意手不可触及瓶口及瓶塞内面。手握溶液瓶的标签

侧，先倒出少量溶液于弯盘内，冲洗瓶口，再由原处倒出所需溶液于无菌容器中。倒液后立即盖好瓶塞，必要时消毒后盖好。

77．D。医用物品灭菌效果监测合格率必须达到100%。

78．A。预防性用药手术在术前 0.5 ～ 2 小时内给药，或麻醉开始时给药，使手术切口暴露时局部组织中已达到足以杀灭手术过程中入侵切口细菌的药物浓度。

79．C。人际传播的技巧包括谈话技巧、提问技巧、倾听技巧、反馈技巧、非语言技巧。谈话技巧包括内容明确、重点突出、语速适当、注意反馈。提问技巧包括封闭式提问、开放式提问、探索式提问、偏向式提问、复合式提问。倾听技巧包括集中精力、及时反馈。反馈技巧包括肯定性反馈、否定性反馈、模糊性反馈。非语言传播技巧包括动态体语、仪表形象、同类语言、时空语。

80．A。激励理论有需要层次理论、双因素理论、行为改造理论、公平理论、期望理论。

81．E。健康教育是由健康教育的教学者把健康相关信息借以教学活动传达给学习者，从而把人类有关医学或健康科学的知识和技术转化为有益于人们健康的行为，目的在于培养既有健康知识又有健康行为的人。

82．C。人员管理的基本原则包括职务要求明确原则、责权利一致原则、公平竞争原则、用人之长原则、系统管理原则。

83．C。消毒灭菌的原则包括在环境与物体表面，一般情况下先清洁，再消毒；重复使用的诊疗器械、物品，使用后应先清洁再进行消毒或灭菌；耐热、耐湿的手术器械首选压力蒸汽灭菌；当受到患者的血液、体液等污染时，先去除污染物，再清洁消毒；疑似或确诊朊病毒感染的患者应选用一次性诊疗器械、器具和物品。

84．C。在进行化学消毒时，应注意通风及戴手套，消毒器必须加盖，防止环境污染带来的危害。

85．C。卫生部《医院感染管理规范（试行）》中规定医院应对抗感染药物的使用率进行统计，力争控制在 50% 以下。

86．E。健康传播者应遵循准确性、针对性、速度快、经济性原则，其中准确性是指保证信息能准确地传递至受者。

87．A。健康传播者应遵循准确性、针对性、速度快、经济性原则，其中针对性是指针对具体受者、具体情况选择传播途径。

88．A。涂擦消毒法时，用消毒剂依次涂擦双手，即手掌对手掌、手背对手掌、指尖对手掌、两手指缝相对互擦，每个步骤进行 3 次，注意指甲、指缝、拇指、指关节等处。涂擦时间 2 分钟，自然干燥，即达到消毒手的目的。

89．E。洗手是用清洁剂和流动水洗手，去除手部皮肤污垢、皮屑和部分致病菌的过程。洗手时每个部位至少揉搓 10 次，揉搓双手不少于 15 秒。

90．D。保健行为指有效、合理利用卫生资源，维护自身健康的行为，如定期体检、预防接种、患病后及时就医、遵医嘱等行为。

91．A。预警行为指对可能发生的危害健康事件的预防性行为及在事故发生后正确处置的行为，如驾车时使用安全带、事故发生后的自救和他救行为等。

92．D。保健行为指有效、合理利用卫生资源，维护自身健康的行为，如定期体检、预防接种、患病后及时就医、遵医嘱等行为。

93．A。计划是一个创造性的管理活动，创新原则要求充分发挥创造力，提出一些新思路、新方法、新措施。可考核性原则指计划工作必须始终坚持以目标为导向，目标应具体、可测量、可考核。系统性原则指计划工作要从组织系统的整体出发，进行统筹规划。重点原则指计划的制定既要考虑全局，又要分清主次轻重，抓住关键及重点。弹性原则指留有一定调节余地，以预防及减少不确定因素对计划实施可能产生的冲击及影响，以确保计划目标的实现。

94．E。计划的可考核性原则指计划工作必须始终坚持以目标为导向，目标应具体、可测量、可考核，作为计划执行过程和评价过程的标准和尺度。系统性原则指计划工作要从组织系统的整体出发，全面考虑系统中各构成部分的关系以及它们与环境的关系，进行统筹规划。重点原则指计划的制定既要考虑全局，又要分清主次轻重，抓住关键及重点，着力解决影响全局的问题。创新原则指计划是一个创造性的管理活动，要求充分发挥创造力，提出一些新思路、新方法、新措施。弹性原则指留有一定调节余地，以预防及减少不确定因素对计划实施可能产生的冲击及影响，以确保计划目标的实现。

95．D。计划的弹性原则指留有一定调节余地，以预防及减少不确定因素对计划实施可能产生的冲击及影响，以确保计划目标的实现。可考核性原则指计划工作必须始终坚持以目标为导向，目标应具体、可测量、可考核。系统性原则是指计划工作要从组织系统的整体出发，全面考虑系统中各构成部分的关系以及它们与环境的关系，进行统筹规划。重点原则指计划的制定既要考虑全局，又要分清主次轻重，抓住关键及重点，着力解决影响全局的问题。创新原则指计划是一个创造性的管理活动，要求充分发挥创造力，提出一些新思路、新方法、新措施。

96．C。Ⅱ类环境是指普通手术室、产房、婴儿室、早产儿室普通保护性隔离室、供应室无菌区、烧伤病房、重症监护病房。Ⅰ类环境是指层流洁净手术室、层流洁净病房如ICU病房。Ⅲ类环境是指儿科病房、妇产科检查室、注射室、换药室、供应室、清洁区、急诊室、化验室、各类普通病房和诊室。

97．B。Ⅳ类环境是指传染病科及病房。

98．D。领导的奖罚权是指领导者对下属拥有奖励和处罚的权力。该护理部予以经济上的奖励是行使了奖罚权。

99．E。领导的用人权是领导者有权对下属按德、勤、能、绩进行考察，聘任或免去其职务；决策权就是行动的选择权。经济权是指领导者有权支配自己范围内的财物，以求更合理的使用物力、财力，达到开源节流，减少消耗，增加效益的目的。该院护理部主任对院内王护士进行考察，聘任其为护士长是行使了用人权。

100．C。领导的指挥权是领导者在日常工作和突发事件中，有权调度人、财、物、时间和信息，以达到最有效地利用。该院护理部主任在急诊科紧急接收大批中毒患者时从其他科室调护士支援是行使了指挥权。

专业知识

1．C。儿科护理学是以"儿童及其家庭为中心"的全方位整体护理。凡涉及儿童保健和疾病防护的问题都属于儿科护理学研究和实践的范畴，包括儿童生长发育、儿童营养喂养、儿童身心方面的保健、儿童疾病的防治与护理，并与产科学、儿童心理学、社会学、教育学等多门学科有着广泛的联系。

2．C。左半结肠癌主要表现为便血、腹泻、便秘和肠梗阻，因肠腔相对狭小，癌肿多呈浸润生长型，易引起环状缩窄，其临床特点为更容易发生肠梗阻，癌肿破溃时，可有便血。

3．B。流行性脑脊髓膜炎患者治疗不选用庆大霉素。青霉素G为高效、低毒、价廉的杀菌药物，国内尚无明显的耐药报道，目前仍为高度敏感的杀菌药物，是普通型流行性脑脊髓膜炎患者常用药物。氯霉素适用于对青霉素过敏的患者，用药期间注意监测血象，防止出现骨髓抑制。头孢菌素价格较贵，用于病情较重或不能用青霉素G、氯霉素的患者。磺胺类药虽能较好地通过血脑屏障，对敏感株效果好，但由于近年来耐药菌株的普遍增加，且不良反应大，目前已少用或不用。

4．E。下肢深静脉血栓急性期主要表现为突发性单侧肢体肿胀，以左下肢最多见，可有患肢疼痛、压痛和发热，该患者于18天前分娩，结合临床表现最可能诊断为左下肢深静脉血栓形成。

5．B。胰腺破裂患者血尿淀粉酶显著升高。腹部疼痛、腹膜刺激征、血白细胞升高不具特异性，血钙降低多见于急性胰腺炎患者。

6．C。一般产后浆液恶露会持续10天左右，为淡红色，有较多的坏死蜕膜组织、宫颈黏液及细菌。血性恶露持续3天，为鲜红色，有大量红细胞、坏死蜕膜组织和少量胎膜。白色恶露一般持续3周左右，为白色，含有大量白细胞、坏死蜕膜组织、表皮细胞及细菌。

7．B。该患者考虑为外阴阴道假丝酵母菌病。外阴阴道假丝酵母菌病典型阴道分泌物呈白色稠厚凝乳状或豆渣样。滴虫阴道炎多表现为大量稀薄泡沫状的阴道分泌物。子宫颈炎症有症状者表现为阴道分泌物增多，接触性出血。细菌性阴道病有症状者多表现为阴道分泌物增多，伴鱼腥臭味，性交后加重。萎缩性阴道炎多表现为外阴灼热、瘙痒及阴道分泌物增多，阴道分泌物稀薄，淡黄色，严重呈脓血性白带。

8．E。系统性红斑狼疮患者护理措施，急性活动期要卧床休息，病室空气流通，温度18～20℃，湿度50%～60%，保持床单位清洁干燥、皮肤清洁、可用温水冲洗或擦洗，避免使用碱性肥皂和化妆品，防止刺激皮肤，避免阳光直接照射裸露皮肤。

9．E。预防骨髓移植引起移植物抗宿主病，常规于移植前一天开始每天静脉滴注环孢素，持续1个月，以后改为每天口服至6个月。

10．B。确定颈部包块性质最准确最有价值的检查方法是细针穿刺细胞学检查，可明确肿块病理类型。

11．A。血栓闭塞性脉管炎早期表现为患肢苍白、发凉、酸胀无力、麻木、刺痛及烧灼感等，间歇性跛行是本期的典型表现。营养障碍期主要的病理变化是血管壁增厚及血栓形成，特征性表现为出现静息痛，体检患肢皮温明显下降，肢端苍白、潮红或发绀，皮肤干燥、脱屑、脱毛，指甲增厚变形，肌肉萎缩、松弛。患肢动脉搏动消失。组织坏死期者患肢末端出现缺血性溃疡或坏疽，远侧动脉搏动减弱或消失。发病前或发病过程中出现复发性游走性浅静脉炎。

12．D。胃大部切除术是消化性溃疡的主要术式，适用于非手术治疗无效或并发穿孔、出血、幽门梗阻、癌变者。切除范围为胃的远端2/3～3/4并包括幽门和近胃侧部分十二指肠球部。毕Ⅰ式多用于胃溃疡，残胃与十二指肠直接吻合，重建后的结构接近于生理状态，避免胆汁、胰液反流入胃，减少残胃炎和残胃癌的发生。

13．E。肺癌患者肿瘤压迫喉返神经可致声音嘶哑；侵犯或压迫食管引起吞咽困难；侵袭胸膜、胸壁、肋骨易致胸痛；压迫上腔静脉发生上腔静脉压迫综合征。

14．C。脑梗死患者为改善微循环，首选低分子

右旋糖酐扩充血容量，改善微循环。尼莫地平为钙通道阻滞剂，可选择性扩张脑血管，缓解血管痉挛，改善脑部氧供应。丹参可活血祛瘀，通经止痛，清心除烦，凉血消痈。速碧林即低分子肝素钙注射液，预防静脉血栓栓塞性疾病或治疗已形成的深静脉血栓。脑复康即吡拉西坦，对中枢作用选择性高，能显著改善轻、中度阿尔兹海默症患者的认知能力，但对重度患者无效。

15．B。该患者46岁，月经不规律，停经48天，发生阴道大出血，考虑为绝经过渡期无排卵性异常子宫出血。绝经过渡期以止血、调整周期、减少经量、预防子宫内膜病变为原则。首选的止血方法是刮宫术。刮宫术可立即有效止血，并了解子宫内膜病理。

16．A。贫血由于血红蛋白含量减少，血液携氧能力下降，引起全身各组织和器官缺氧与功能障碍。基本表现为皮肤黏膜苍白（无发绀）、乏力、头晕、心悸、气短、食欲下降等。血压降低不属于贫血的基本表现。

17．C。脊髓半切征又名 Brown-Séquard 综合征，为脊髓的半横切损伤，表现为脊髓损伤平面以下同侧肢体的运动及深感觉消失，对侧肢体痛觉和温觉消失。

18．D。尿频、尿急、尿痛是肾结核的典型症状。尿频往往最早出现，常是患者就诊时的主诉。

19．D。微血管病变是糖尿病的特异性并发症，以肾脏和视网膜病变最为严重。糖尿病肾病表现为蛋白尿，眼睑或下肢水肿，高血压，肾功能减退、肾衰竭，血尿素氮和肌酐升高等；糖尿病视网膜病变多见于病程超过10年者，是糖尿病患者失明的主要原因之一。

20．D。由于儿童年龄不同，各器官在基础代谢中所占比例也存在差异，如脑代谢在婴儿时期占全部基础代谢的30%，而成人只占25%。

21．B。月经频发是指月经周期小于21天。

22．D。易感人群是被传染者，传染源包括传染病患者、密切接触者、病原携带者、受感染的动物或人等。

23．D。糖尿病患儿饮食成分的分配为总热量糖类占50%～60%；蛋白质10%～15%，保证优

质蛋白摄入超过 50%；脂肪不超过 30%。

24．B。发热、疼痛、异常恶露是产褥感染的三大主要症状。子宫内膜炎通常在产后 3～4 天出现发热，体温多在 38.5℃ 左右，全身不适，下腹隐痛，检查时子宫复旧延迟，宫底轻度压痛，质软，恶露量多、浑浊，而且有臭味。乳腺肿胀，可及硬结，有压痛是急性乳腺炎的临床表现。尿频、尿痛，一侧肾区叩击痛是上尿路感染的临床表现。

25．B。蛛网膜下腔出血避免诱因不包括深呼吸。要告知患者和家属应避免导致血压和颅内压升高，进而诱发再出血的各种危险因素，如精神紧张、情绪激动、剧烈咳嗽、用力排便、屏气、打喷嚏等，必要时遵医嘱应用镇静药、缓泻药等药物。

26．A。肝动脉插管化疗术后应妥善固定和维护导管，严格遵守无菌原则，注药后用肝素稀释液 2～3ml（25U/ml）冲洗导管以防导管堵塞。

27．A。缓解气胸患者呼吸困难的首选方法是胸腔减压（胸腔穿刺放气）。吸氧、镇静适用于稳定型小量气胸，首次发生的症状较轻的闭合性气胸，应严格卧床休息，酌情予镇静、镇痛等药物。人工呼吸主要运用于心肺复苏，心脏骤停，昏迷患者。气管切开常用于发生支气管痉挛时需解痉治疗、喉头水肿伴有严重呼吸困难的患者，以及呼吸道不通畅，需要建立人工呼吸道的患者。

28．A。狼疮性肾炎是系统性红斑狼疮最常见和最严重的临床表现，是系统性红斑狼疮患者死亡的常见原因，几乎所有患者均有肾损害。

29．C。实质性脏器如肝、脾、胰、肾等或大血管损伤主要为腹腔内（或腹膜后）出血，临床表现包括面色苍白、脉率加快，严重时脉搏微弱，血压不稳，甚至休克。空腔脏器损伤主要表现为腹膜刺激征。

30．C。乳腺囊性增生病（乳腺囊肿）多为内分泌失调所致，主要表现为一侧或双侧乳房胀痛和肿块，增生可发生于腺管周围并伴有大小不等的囊肿形成，或腺管内表现为不同程度的乳头状增生，伴乳管囊性扩张，体检可见一侧或双侧乳房内有大小不一的单个或多个结节。肿块的大小和质地常随月经周期而变化，该患者最可能诊断为乳腺囊性增生病。乳腺癌最常见表现为乳房肿块，早期为无痛、单发的小肿块，表面不光滑，皮肤可有"橘皮征"、"酒窝征"、乳头内陷等。乳腺纤维腺瘤多为单发肿块，表面光滑，易于推动。乳管内乳头状瘤患者典型表现为乳头溢液，可为血性、暗棕色或黄色液体。

31．B。新生足月儿生后 2～3 天出现黄疸，4～5 天达高峰，5～7 天消退，持续 1 周左右，最迟不超过 2 周。指导产妇产后 6 周（42 天）携婴儿进行产后健康检查。6 个月以内婴儿提倡纯母乳喂养。产褥期（6 周）内禁止性生活。哺乳者首次月经来潮前多有排卵，故未见月经来潮，却有受孕的可能，一般哺乳者宜选择工具避孕，不哺乳者可药物避孕。

32．B。糖尿病患儿全天热量分三餐，早、午、晚分别占 1/5、2/5、2/5，对注射胰岛素或口服降糖药且病情有波动的患者，可于两餐中或睡前加餐，但应包括在总热量中。

33．E。儿茶酚胺增多症是嗜铬细胞瘤和肾上腺髓质增生的总称，其共同特点是肿瘤或肾上腺髓质的嗜铬细胞分泌过量的儿茶酚胺，而引起高血压、高代谢、高血糖等临床症状。

34．C。主韧带又称子宫颈横韧带，横行于子宫颈两侧和骨盆侧壁之间，是固定子宫颈位置、防止子宫下垂的主要结构。阔韧带用于维持子宫在盆腔的正中位。圆韧带直接维持子宫前倾位。宫骶韧带向后上方牵引子宫颈，间接维持子宫前倾位。

35．E。肠套叠患者小儿多见，三大典型症状是腹痛、果酱样血便、腊肠形光滑有压痛的腹部肿块。钡灌肠是最有意义的检查，呈"杯口状"或"弹簧状"阴影。该患儿表现首先考虑诊断为肠套叠。粘连性肠梗阻主要表现为阵发性绞痛，无便血。肠扭转主要表现为突然发作的持续性剧烈腹部绞痛，腰背牵涉痛，呕吐频繁，腹胀不对称。幽门梗阻患者主要表现为上腹饱胀，呕吐频繁。

36．C。破伤风发作期典型症状是肌紧张性收缩及阵发性强烈痉挛，以咀嚼肌最先受累，随后依次为面部表情肌、颈、背、腹、四肢肌，最后为膈肌。出现相应的表现如不能咀嚼、张口困难，苦笑面容，颈项强直，角弓反张，尿潴留，累及膈肌可致呼吸困难，甚至呼吸暂停。轻微的刺激（声、光、疼痛、接触、饮水等）均可诱发强烈的阵发性痉挛。发作时患者神志清楚，表情痛苦，可持续数秒至数分钟。一般不伴高热表现。

37．A。术后可尽早下床活动，应保持外阴清洁，保持切口敷料清洁干燥，防止感染。密切观察有无腹痛、内出血及脏器损伤，若有腹痛、内出血等，应立即报告医生。鼓励患者及早排尿。术后休息 3～4 周，1 个月内禁止性生活。

38．D。高血压的用药原则是从小剂量开始，优先选择长效制剂，联合 2 种或 2 种以上药物，个体化治疗，强调终身治疗的重要性。服药剂量必须遵医嘱执行，按时按量，不可随意增减药量或突然撤换药物。老年高血压患者的血压应降至 150/90mmHg 以下。快速降压首选硝普钠静滴。

39．C。该患者男、56 岁，刺激性干咳、痰中带血、伴胸闷、气促、发热，食欲减退，消瘦明显，X 线胸片示右肺门毛刺状阴影，可能的诊断为肺癌。肺癌 40 岁以上男性多见，最早出现的症状为刺激性干咳，为了明确诊断，纤维支气管镜检查是诊断肺癌最可靠的手段。

40．E。胰腺癌患者在病程的早期即可直接浸润门静脉、肠系膜上动静脉、腹腔动脉、肝动脉、下腔静脉及脾动、静脉等腹腔重要血管和胃窦部、十二指肠、胆总管、横结肠及周围腹膜组织和神经丛，也可经血行转移至肝、肺及椎骨等，导致手术切除率低，预后很差。

41．B。类风湿可与遗传、环境潮湿或寒冷、感染、代谢障碍、营养不良及不良心理社会因素有关。关节畸形是本病的结局。

42．C。肛裂直接原因大多是因为长期便秘、粪便干结致排便时损伤肛管皮肤层，好发于青中年人，以肛管后正中线的肛裂最多见。

43．A。风湿病最常侵犯的心脏瓣膜是二尖瓣，其次为主动脉瓣，三尖瓣和肺动脉瓣较少累及。二尖瓣狭窄其特征性的心脏杂音为心尖区舒张中晚期低调的隆隆样杂音，伴舒张期震颤。二尖瓣关闭不全典型体征是心尖部全收缩期吹风样杂音。主动脉瓣狭窄胸骨右缘第 2 肋间（主动脉瓣听诊区）可闻及粗糙、响亮的收缩期吹风样杂音。主动脉关闭不全主动脉瓣第二听诊区（胸骨左缘第 3、4 肋间）可闻及高调叹气样舒张期杂音。

44．A。脑电图显示的是脑细胞群自发而有节律的生物电活动，是皮质锥体细胞群及其树突突触后电位的总和，是癫痫最重要的辅助检查方法，可用于脑缺血缺氧和昏迷患者脑功能监测等。脑电图不是肠切除术后和休克的常规监测手段。患者术前有休克，术后休克好转，应注意观察休克的表现。意识和精神状态可反映脑组织血液灌流情况，是反映休克的敏感指标。皮肤的色泽和温度可反映体表灌流的情况。血压为最常用的休克监测指标，收缩压＜90mmHg、脉压差＜20mmHg，提示休克。尿量是反映组织灌流情况最佳的定量指标，也是判断血容量是否补足简单而有效的指标。脉率增快是休克的早期诊断指标使休克加重后，可出现心肌坏死和心力衰竭，应给予心电监测。

45．B。多数化疗药物骨髓抑制作用最强的时间约为化疗后 7～14 天。白细胞常在用药 1 周左右开始下降，并于停药 8～9 天达到最低点，在最低水平维持 2～3 天即开始回升，7～10 天后可恢复至正常，血小板一般下降稍晚，但下降速度快，同时恢复也快。

46．E。患者近半日临床确诊为急性心肌梗死，入院治疗。1 小时后患者出现呼吸困难、端坐呼吸，两肺布满湿啰音和哮鸣音等肺淤血症状，最可能的诊断是急性左心衰竭。发生的原因是梗死后导致心脏舒缩能力减弱或不协调。多数患者会在发病 1～2 天出现心律失常，尤其是 24 小时内，以室性心律失常最多见。急性肺栓塞典型的症状是呼吸困难、胸痛、咯血。肺源性心脏病典型的表现是呼吸困难、肺淤血症状突然减轻。支气管哮喘典型表现为反复发作性伴哮鸣音的呼气性呼吸困难。

47．D。腹腔镜检查是目前公认的诊断子宫内膜异位症的最佳方法，对不明原因不孕或腹痛者是首选的有效诊断方法。

48．E。早期溶栓是目前脑血栓最重要的恢复血流措施，在发病 6 小时内，采用尿激酶、rt-PA 使血管再通，尽快恢复缺血区的血流灌注，缩小梗死灶。

49．B。小儿出生时头围约 33 ～ 34cm，1 岁时头围为 46cm。生后 4 ～ 10 个月乳牙开始萌出且前囟在出生时约 1.5 ～ 2.0cm，6 个月后逐渐骨化而变小，最迟于 2 岁闭合。3 个月小儿在俯卧时能以肘支起前半身，6 个月小儿可双手向前撑住独坐，可进行换手与敲、捏等探索性动作。俯卧时不能抬胸可视为发育异常。

50．B。该患儿最可能出现了低血钾症。急性肾功能衰竭会导致水、电解质和酸碱平衡失调，以代谢性酸中毒和高血钾症最常见，在恢复期的多尿早期仍可有高血钾症，后期则会出现低钾血症。低血钾症临床表现肌肉无力、呕吐、腹胀、厌食等；高血钾症表现四肢厥冷、动作迟缓、嗜睡、心率减慢等。

51．B。金黄色葡萄球菌肺炎在疾病发展过程中迅速出现肺脓肿，脓气胸和脓胸是本病的特点。白细胞计数明显增高。

52．E。该患者寒战高热伴肝区痛，肝大、黄疸，右季肋区饱满，CT 示右肝后叶高密度灶，边界清，最可能的诊断为细菌性肝脓肿。细菌性肝脓肿是由细菌入侵肝脏而形成的肝内化脓性感染疾病，主要表现为寒战、高热、肝区疼痛和肝大。原发性肝癌也有肝区疼痛、发热肝大等表现，但肝癌边缘不规则。阿米巴性肝脓肿起病缓慢，体温逐渐升高，以弛张热多见，肝穿刺液检查脓液为棕褐色或巧克力色，在脓液中找到阿米巴滋养体或检测出可溶性抗原具有明确诊断的意义。

53．C。第三产程又称胎盘娩出期，从胎儿娩出后至胎盘胎膜娩出，约需 5 ～ 15 分钟，不应超过 30 分钟。

54．E。成人 24 小时尿量＜ 100ml 或 12 小时无尿者为无尿或尿闭。

55．A。原发性恶性骨肿瘤 X 线检查表现为成骨性、溶骨性或混合性骨质破坏，边界不清，肿瘤生长顶起骨外膜，骨膜下产生新骨，表现为三角状骨膜反应阴影，称 Codman 三角。

56．B。硫脲类药物的作用机制是通过抑制甲状腺内过氧化物酶系及碘离子转化为新生态碘或活性碘，抑制酪蛋白的碘化和耦联，使氧化碘不能

与甲状腺球蛋白结合，从而阻断甲状腺激素的合成。

57．B。先兆流产表现为少量阴道流血，子宫大小与停经周数相符，宫颈口未开，胎膜未破，妊娠产物未排出。其中最先出现的症状是阴道出血。

58．A。肾上腺糖皮质激素是治疗肾病综合征的首选药物。

59．C。重度烧伤是指烧伤总面积 31% ～ 50%，或Ⅲ度烧伤面积 11% ～ 20%，或并发休克、复合伤或吸入性烧伤。轻度烧伤为Ⅱ度烧伤面积＜ 10%；中度烧伤为Ⅱ度面积 11% ～ 30%，或有Ⅲ度烧伤但面积＜ 10%；特重烧伤总面积＞ 50%，或Ⅲ度面积＞ 20%，或已有严重并发症。

60．A。帕金森患者步态异常，早期走路拖步，迈步时身体前倾，行走时步距缩短，晚期由坐位、卧位起立困难，有时行走中全身僵住，不能动弹，称为"冻结"现象；有时迈步后碎步、往前冲，越走越快，不能立刻停步，称为"慌张步态"。

61．E。前列腺术后用生理盐水持续冲洗膀胱 3 ～ 5 天，以防止血凝块形成致尿管堵塞。冲洗液温度控制在 25 ～ 30℃，预防膀胱痉挛的发生。冲洗速度可根据尿色而定，色深则快、色浅则慢。保持管路通畅，若血凝块堵塞管道致引流不畅，可采用挤捏尿管、加快冲洗速度、施行高压冲洗、调整导管位置等方法；如无效可用注射器吸取无菌生理盐水进行反复抽吸冲洗，直至引流通畅。准确记录尿量、冲洗量和排出量，尿量＝排出量－冲洗量，同时观察记录引流液的颜色和性状。

62．E。猩红热是由 A 组 β 链球菌引起的急性呼吸道传染病。咽拭子或伤口分泌物涂片免疫荧光法检测可进行快速诊断，咽拭子培养有 A 组 β 型溶血性链球菌生长。

63．A。全程血尿提示出血部位在膀胱或其以上部位。尿道出血是尿道损伤最主要的临床表现，多见于前尿道损伤，即使不排尿也可见尿道外口滴血，为初期血尿。前尿道损伤时出现受损处疼痛，尤以排尿时为甚；后尿道损伤时表现为下腹部痛，局部肌紧张，并有压痛。尿道损伤患者因疼痛而致括约肌痉挛，出现排尿困难，甚至发生

尿潴留。骨盆骨折引起的后尿道损伤，常因合并大出血诱发休克。

64．C。慢性脓胸常有长期低热、食欲减退、消瘦、贫血、低蛋白血症等慢性全身中毒症状，有时可伴有气促、咳嗽、咳脓痰等症状。体征可见胸廓内陷，呼吸运动减弱，壁胸膜变厚所致的肋间肌萎缩、肋间隙变窄，支气管及纵隔偏向患侧。可有杵状指（趾），严重者有脊椎侧凸等体征。听诊呼吸音减弱或消失。

65．D。低体重儿指出生体重＜2500g，其出生3天内全血血糖＜1.1mmol/L（20mg/dl）为低血糖。

66．B。呼吸困难是判断肺炎严重程度的指标，轻度肺炎以呼吸系统症状为主；重度肺炎除呼吸衰竭外，可出现循环、神经、消化系统表现。

67．E。支气管内异物可造成窒息，应尽早取出异物必要时气管切开，但不是机械通气的适应证。机械通气治疗包括预防性机械通气和治疗性机械通气。预防性机械通气适用于长时间休克；严重感染；慢性阻塞性肺疾病患者行胸腹部手术，明显代谢紊乱；酸性物质误吸综合征；恶病质。治疗性机械通气适用于心肺复苏后期治疗；换气功能衰竭；通气功能不全或衰竭；呼吸功能失调或丧失；不能代偿呼吸做功增加的非特异性衰弱患者。

68．E。使用三腔二囊管压迫止血时，先向胃囊内注气150～200ml，向外加压牵引，以压迫胃底。如未能止血，再向食管囊内注气约100ml，为防止黏膜糜烂，气囊充气加压12～24小时应放松牵引，放气15～30分钟，必要时可重复注气压迫。

69．A。蛲虫病患儿家长应每天将患儿内衣裤煮沸消毒或开水浸泡，阳光曝晒，连续10天可彻底杀灭虫卵。

70．E。脊髓灰质炎减毒活疫苗3次分别是在2、3、4个月接种。卡介苗应在出生时接种。麻疹减毒活疫苗初种时间为8个月。A群流脑疫苗初种时间为6～18个月龄，A＋C流脑疫苗在3周岁和6周岁接种。百、白、破类毒素混合制剂3次分别是在3、4、5个月接种。

71．A。该患者考虑发生了胎盘早期剥离。胎盘早剥主要表现为突发性持续性腹部疼痛，伴或不伴阴道出血。先兆临产表现为正式临产前24～48小时，经阴道排出少量血性分泌物，称为见红，并伴有胎儿下降感。正常产程表现为规律性宫缩。前置胎盘典型症状为妊娠晚期或临产时发生无诱因、无痛性反复阴道出血。子宫破裂表现为产妇突然感到下腹部撕裂样疼痛，随后子宫收缩停止，腹痛缓解，继而出现全腹持续性疼痛，伴失血性休克征象。

72．A。胎盘早剥的类型分为轻型和重型，轻型胎盘剥离面积不超过1/3，子宫软，腹部压痛不明显，胎位清，胎心率多正常。重型剥离面积超过1/3，出血量少或无，主要表现为突发持续性腹痛和腰背痛，子宫硬如板状，胎位触不清。该患者为重型胎盘早期剥离。轻型患者如无胎儿宫内窘迫，短时间可结束分娩者，可经阴道分娩；重型患者采用剖宫产。

73．D。川崎病为自限性疾病，多数预后良好，复发见于1%～2%患儿。

74．D。川崎病病理变化为全身性血管炎，以全身性中、小动脉炎性病变为主要病理特征。

75．A。产褥期感染病原体主要有需氧性链球菌属、大肠埃希菌、葡萄球菌、厌氧菌、支原体和衣原体等。其中以β-溶血性链球菌致病性最强，可引起严重感染。

76．E。产褥期感染的炎症主要包括急性外阴、阴道、宫颈炎，子宫感染（急性子宫内膜炎、子宫肌炎），急性盆腔结缔组织炎和急性附件炎，急性盆腔腹膜炎及弥漫性腹膜炎，血栓性静脉炎，脓毒症和菌血症。不包括急性乳腺炎。

77．A。该产妇考虑为急性盆腔结缔组织炎。急性盆腔结缔组织炎产妇表现为高热、寒战、脉速、头痛等全身症状，子宫复旧差，出现单侧或双侧下腹部疼痛和压痛。急性盆腔炎表现为全身中毒症状明显，出现高热、恶心、呕吐、腹胀，查体可见下腹部压痛、反跳痛。子宫肌炎表现为腹痛，恶露量多，呈脓性，子宫压痛明显，子宫复旧不良，可以伴有高热、寒战、头痛、心率增快、白细胞增多等全身感染的症状。急性盆腔结缔组织炎同时累及输卵管时可引起输卵管炎。急性子宫内膜炎表现为子宫内膜充血、坏死，阴道内有大量脓性分泌物，而且有臭味。

78．B。急性盆腔结缔组织炎扩散至子宫浆膜，形成急性盆腔腹膜炎，继而发展为弥漫性腹膜炎，出现全身中毒症状，病情危重。

79．E。浅Ⅱ度烧伤伤及真皮浅层（乳头层），产生大小不一的水疱，疱壁薄，创面红润、潮湿、疼痛明显，该患者表现为浅Ⅱ度烧伤。Ⅰ度烧伤为红斑性烧伤，痛觉过敏，无水疱；深Ⅱ度伤及真皮乳头层以下，痛觉迟钝，有拔毛痛，创面苍白与潮红相间，有水疱，疱壁较厚；Ⅲ度伤及皮肤全层，皮下、肌肉或骨骼痛觉消失，创面无水疱。

80．C。中国新九分法将成人体表面积划分为11个9%的等分法，另加1%，构成100%的总体表面积，头颈部共9%，其中发、面、颈各3%；双上肢共2个9%，其中双手5%、双前臂6%、双上臂7%；躯干占3个9%，其中腹侧13%、背侧13%、会阴1%；双下肢占5个9%＋1%，其中双臀5%、双足7%、双小腿13%、双大腿21%。该患者烫伤右上肢，烧伤面积为9%。

81．A。胃癌早期无明显症状，首发症状多为上腹部不适、食欲减退等非特异性症状，进展期胃癌最早期的临床表现是上腹部隐痛，癌肿破溃或侵犯血管时，可有呕血和黑便，患者可逐渐出现贫血、消瘦，晚期呈恶病质。进展期胃癌的形态与胃癌大体分型基本一致，进展期胃癌X线征象可见胃壁僵硬胃腔狭窄提示为弥漫浸润型胃癌。该患者表现最可能诊断为胃癌。

82．D。该患者最可能诊断为胃癌，手术治疗是首选方法，也是目前治愈胃癌的唯一方法。中、晚期胃癌辅以化疗、放疗及免疫治疗提高疗效。

83．E。心源性休克常见于心肌梗死患者胸痛发作时，并有血压下降体征，但未必是休克。如疼痛缓解后收缩压仍低于80mmHg，同时伴有烦躁不安、面色苍白、皮肤湿冷、脉搏细速、尿量减少，则为休克表现。

84．A。心源性休克的基本机制为心脏泵功能衰竭，心排血量急剧下降。如急性大面积心肌梗死所致休克。

85．A。溶栓再通的判断标准是心电图抬高的ST段于2小时内回降＞50%；胸痛在2小时内

基本缓解；血清心肌酶谱峰值提前出现（14小时内）；2小时内出现再灌注性心律失常。不包括出现窦性心动过速。

86．E。急性心肌梗死发病12小时内绝对卧床休息，如无并发症，可根据病情卧床1～3天，一般第2天可允许使用便器坐在床旁大便，第3天可在病房内活动，第4～5天逐步增加活动，直至每天3次步行100～150m。急性心梗患者需禁食至胸痛消失，然后给予流质、半流质饮食，逐步过渡到普通饮食。给予低钠、低脂、低热量、低胆固醇、清淡、易消化饮食，少量多餐，避免饱餐。按时服用药物，控制好血压水平。避免疾病发作诱因，如情绪激动，劳累，饱餐。定期复查。

87．D。白血病是一类造血干细胞的恶性克隆性疾病，骨髓中大量白血病细胞异常增生，使正常造血受到抑制。临床上常表现有贫血、发热、出血和肝、脾、淋巴结不同程度肿大等。出血最主要的原因是血小板减少，可发生在全身任何部位，以颅内出血最严重，出现头痛、呕吐、瞳孔大小不等，甚至突然死亡。

88．D。严重感染是白血病主要的死亡原因，该患者已发热1周，白细胞$1.5×10^9$/L，护理重点为预防感染。血小板计数$<20×10^9$/L时应警惕颅内出血。尿酸性肾病见于白细胞很高的患者。该患者Hb85g/L，属于中度贫血（60～90g/L）。中枢神经系统白血病多见于儿童、高白血病细胞、急性淋巴细胞白血病（ALL）和急性单核细胞白血病（M_5）患者，临床无症状或出现头痛、恶心、呕吐、颈项强直、抽搐及昏迷等。

89．E。该患儿近2周持续低热、干咳、气促、轻度呼吸困难，精神差，食欲减退，夜间汗多，其爷爷患有肺结核，判断是爷爷通过呼吸道把致病菌传染给患儿，最可能的诊断是原发性肺结核。原发性肺结核临床症状轻重不一，起病缓，可有低热、食欲缺乏、疲乏、盗汗等结核中毒症状。粟粒性肺结核临床表现起病急，婴幼儿多突发高热和严重中毒症状，伴有盗汗、食欲缺乏、咳嗽、面色苍白、气促及发绀，伴全身淋巴结和肝脾肿大；结核性脑膜炎临床特点起病缓慢、高热、惊厥发病，可通过呼吸道传播。

90．B。结核病的护理问题有气体交换受损　与

胸廓运动受限、肺组织破坏、肺萎陷有关；体温过高 与结核感染有关；营养失调 低于机体需要量，与食欲减退、代谢增高有关；活动无耐力 与结核杆菌感染、机体消耗增加有关；潜在并发症 大咯血、窒息、呼吸衰竭、胸腔积液。患儿年龄 1.5 岁，不会出现焦虑。

91．D。急性结石性胆囊炎最终需手术治疗，原则上应争取择期手术,胆囊切除术是急性胆囊炎、胆囊结石治疗的常规术式,有条件者首选腹腔镜胆囊切除术。

92．B。急性梗阻性化脓性胆管炎治疗原则为边抗休克边紧急手术解除胆道梗阻并引流,常选用胆总管切开减压、T 管引流术。

93．D。前庭大腺位于两侧大阴唇下 1/3 深部,发生前庭大腺脓肿时此处疼痛明显。炎症多发于一侧,局部皮肤红肿、灼热,行走不便,有时致大小便困难。

94．B。萎缩性阴道炎多表现为外阴灼热、瘙痒及阴道分泌物增多。阴道分泌物稀薄,淡黄色,严重呈脓血性白带。妇科检查可见阴道黏膜充血伴散在出血点,有时可见浅表溃疡。

95．B。消化系统症状是尿毒症患者最早期和最常见的症状,表现为食欲减退,还可出现恶心、呕吐、腹胀、腹泻、消化道出血,尿毒症晚期因唾液中的尿素被分解成氨,呼气有尿臭味。血液系统表现为贫血,出血倾向。呼吸系统表现为气促、气短,酸中毒时呼吸深而长。

96．D。急性肾炎常表现为血尿、蛋白尿、水肿和高血压,并发高血压脑病时,可出现颅内压增高表现,即头痛、呕吐、视力减退。

97．A。慢性肾衰竭合并心力衰竭是尿毒症患者最常见的死亡原因。其原因与高血压、水钠潴留、尿毒症性心肌病等有关。表现为心率增快,夜间不能平卧。

98．E。该患儿可考虑为惊厥。惊厥多见于婴儿,表现为突然两眼上翻、面肌颤动、四肢抽动、神志不清,发作时间持续数秒至数分钟,发作次数可数天 1 次至 1 天数次,缓解后多入睡,醒后活泼如常。喉痉挛是指喉部肌肉、声门突发痉挛,呼吸困难,有时可突然发生窒息而死亡。面神经

征是指以指尖或叩诊锤骤击患儿颧弓与口角间的面颊部,有眼睑和口角抽动为阳性。陶瑟征是指以血压计袖带包裹上臂,使压力维持在收缩压与舒张压之间,5 分钟之内该手抽搐为阳性。

99．D。该患儿可考虑为手足抽搐。手足抽搐多见于婴幼儿,表现为突然手足痉挛成弓状,手腕屈曲,手指僵直,拇指内收掌心,踝关节僵直,足趾弯曲向下呈"芭蕾足"。

100．A。陶瑟征是指以血压计袖带包裹上臂,使压力维持在收缩压与舒张压之间,5 分钟之内该手抽搐为阳性。

专业实践能力

1．E。继发性闭经中最常见的类型是下丘脑性闭经。下丘脑性闭经指中枢神经系统及下丘脑各种功能和器质性疾病引起的闭经,以功能性原因为主。

2．E。小婴儿吃奶时突然呛奶,面发绀,继而呼吸停止,应迅速轻拍小儿背部,把呛在气管里的奶汁拍出来,保持呼吸道通常,若仍没有呼吸,应立即进行心肺按压。

3．D。小儿在 3～4 个月时头可转向声源,听到悦耳声时会微笑且 4 个月时扶着两手或髋骨时能坐。婴儿 3～4 个月握持反射消失后,适用全手掌抓握物体。

4．E。人绒毛膜促性腺激素由合体滋养细胞分泌,至妊娠第 8～10 周时分泌达高峰,持续 1～2 周后迅速下降,至妊娠中晚期时血清中含量浓度仅为峰值的 10%,一直持续至分娩。

5．C。甲亢是甲状腺激素过多,引起以神经、循环、消化等系统兴奋性增高和代谢亢进为主要表现的一组临床综合征。甲亢患者消瘦主要是因为甲状腺激素过多引起基础代谢率增高所致。

6．D。预防维生素 D 缺乏性佝偻病应按时添加辅食,给予富含维生素 D、钙、磷和蛋白质的食物。

7．E。卵磷脂 / 鞘磷脂（L/S）的比值能够检测胎儿的肺成熟度,比值＞2 时代表胎儿肺成熟,有助于预防新生儿呼吸窘迫综合征。羊水脂肪细胞出现率能够测定胎儿皮肤成熟度。羊水肌酐测

定能够检测胎儿的肾成熟度。羊水胆红素测定能够检测胎儿的肝成熟度。

8. E。腹部闭合性损伤患者观察期间出现以下情况时，应中止观察，及时进行手术探查。腹痛和腹膜刺激征有进行性加重或范围扩大；肠蠕动音逐渐减弱、消失或出现明显腹胀；全身情况有恶化趋势，出现口渴、烦躁、脉率增快或体温及白细胞计数上升；膈下有游离气体表现；红细胞计数进行性下降；血压由稳定转为不稳定甚至下降；腹腔穿刺吸出气体、不凝血、胆汁或胃肠内容物；胃肠出血；积极救治休克而情况不见好转或继续恶化。

9. C。脊髓灰质炎减毒活疫苗初种时间3次分别是在2个月（出生后8周）、3个月、4个月接种，4岁时复种加强，口服三型混合糖丸疫苗。

10. A。哺乳期的主要避孕措施为避孕套避孕。宫内节育器一般在剖宫产术后半年使用，现为剖宫产术后3个月，不宜使用宫内节育器；哺乳期不能使用避孕药，会通过乳汁影响婴儿的健康；安全期避孕与体外排精避孕效果差，一般不选用使用。

11. B。白血病患儿降温忌用安乃近和乙醇拭浴，以免降低白细胞和增加出血倾向。

12. B。某些机械因素如外伤导致腹部直接被撞击或挤压、性交、外倒转术等均可诱发胎盘早剥。该患者妊娠晚期，腹部受撞击后出现持续性腹痛，子宫硬如板状，胎位触不清，考虑发生了重型胎盘早期剥离。胎盘早剥以纠正休克、及时终止妊娠、防治并发症为原则。轻型患者如无胎儿宫内窘迫，短时间可结束分娩者，可经阴道分娩；重型患者采用剖宫产。

13. D。该患儿考虑为新生儿颅内出血。新生儿颅内出血主要因缺氧或产伤引起，是新生儿期严重脑损伤的常见形式，主要临床表现为意识改变、激惹、嗜睡或昏迷，呼吸增快或减慢、不规则、甚至呼吸暂停，颅内压增高、脑性尖叫、前囟隆起，凝视、斜视、眼球震颤，肌张力降低，瞳孔对光反射差、贫血、黄疸等。新生儿窒息是指胎儿娩出后1分钟仅有心搏，无自主呼吸或未建立规律呼吸的缺氧状态。癫痫主要表现为强直性或痉挛性收缩。新生儿低血糖是指全血血糖低于2.2mmol/L，多数患儿无明显症状。破伤风的典型症状为肌紧张性收缩及阵发性强烈痉挛。

14. A。只有老年妇女或闭经者在尿瘘术前半月需给含雌激素的药物，如倍美力，或在阴道局部涂含雌激素的软膏等，能促进阴道上皮增生，有利手术后伤口的愈合。尿瘘术前3～5天每天用1∶5000的高锰酸钾或0.2‰的碘伏液坐浴，外阴部有湿疹者，可在坐浴后行红外线照射，然后涂氧化锌软膏。该手术有可能会发生尿液感染伤口，术前可进行抗感染治疗，预防术后感染。进行尿常规检查，看有无泌尿系统感染。

15. D。胃肠外营养液配置和静脉输注过程中应加强无菌操作，营养液中严禁添加其他治疗用药。输注时注意控制输注速度，输液过程中加强巡视，注意保持输液通畅。静脉管路停止输注时用肝素稀释液，并采用脉冲式正压封管，防止回血凝固致导管堵塞。

16. C。该产妇妊娠36⁺³周，发生胎膜早破，应严密观察产妇的生命体征，及时发现感染征象，胎膜破裂超过12小时遵医嘱应用抗生素。妊娠28～35周胎膜早破且不伴感染者，应行期待疗法。胎膜早破、胎先露未衔接者，绝对卧床休息，取左侧卧位并抬高臀部或头低足高位，防止脐带脱垂引起胎儿缺氧或宫内窘迫。严密观察产妇的生命体征，常规体温测量每天4次。

17. D。人工肛门术后2～3天肠蠕动恢复后开放造瘘口，取左侧卧位（造口侧卧位），并用塑料薄膜隔开腹部切口与造口，防止流出的粪便污染腹部切口。人工肛门的护理措施还包括造口观察；保护造瘘口周围皮肤，造口开放前用凡士林纱布覆盖外翻的肠黏膜，术后3天拆除；保持大便通畅及正确使用人工肛门袋。

18. B。腰椎管狭窄征的典型临床表现是腰腿痛和间歇性跛行，腰腿痛常反复发作，间歇性跛行表现为行走距离增加即出现下肢疼痛、麻木无力，需蹲位或坐位休息数分钟后症状缓解，继续行走则症状再次出现。患者还可出现腰椎前屈正常、背伸受限。

19. A。评估肢体血液循环是石膏固定护理中最重要的内容，患肢抬高，以利静脉回流。出现5P征（疼痛、感觉异常、麻痹、苍白及脉搏消失），应警惕骨筋膜室综合征。一旦出现应立即放平肢体并报告医生，做好切开减压准备。

20．A。类风湿病患儿运动后疼痛加重要卧床休息，限制受累关节活动，保持正确的体位，但不宜绝对卧床。由于服用非甾体类抗炎药有胃肠道反应，对凝血功能、肝、肾和中枢神经系统也有影响，长期用药的患儿应每 2 ～ 3 个月检查血象和肝、肾功能。

21．E。胸腔闭式引流最主要的拔管指征是 X 线显示肺膨胀良好。其他指征包括置管 48 ～ 72 小时后，无气体逸出且引流液颜色变浅，24 小时液量＜ 50ml 或脓液＜ 10ml，患者无呼吸困难。

22．B。系统性红斑狼疮健康教育，维持其良好的心理状态，患者可逐步增加活动，参加社会活动和日常工作，但要注意劳逸结合，避免过度劳累，保持心情愉快，避免一切可能诱发或加重病情的因素，如日晒、化妆、妊娠、分娩、口服避孕药及手术等，保持皮肤清洁及口腔卫生，防止感染，坚持严格按医嘱用药，不可擅自增减剂量或停药，给予高热量、高蛋白、高维生素、低脂肪、易消化的饮食。

23．C。食管憩室按部位分为咽食管憩室、食管中段憩室和膈上憩室。咽食管憩室和膈上憩室为内压性憩室，与食管功能紊乱有关，有吞咽困难症状；食管中段憩室颈大底小，呈漏斗状，大多数患者无明显症状，多在 X 线食管吞钡检查时发现。憩室较大或内有炎症时，可有不同程度的胸痛及吞咽困难。进行性吞咽困难是食管癌的典型症状。吞咽困难是贲门失迟缓症的主要症状。食管化学烧伤会引起食管狭窄，造成吞咽困难。

24．E。急性尿潴留发病突然，膀胱内充满尿液不能排出胀痛难忍，辗转不安，有时从尿道溢出部分尿液，但不能减轻下腹疼痛。体检时耻骨上区常可见到半球形膨隆，用手按压有明显尿意，叩诊为浊音。

25．D。该小儿最可能为 2 岁。2 岁小儿的头围约 48cm，乳牙的数目约为月龄减 4 ～ 6。2 ～ 12 岁儿童身高计算公式为：年龄 ×7 ＋ 75（cm），即（84 － 75）cm÷7≈1.28（岁）。1 ～ 12 岁儿童的体重计算公式为：年龄 ×2 ＋ 8（kg），即（12 － 8）kg÷2=2（岁）。

26．E。尿道损伤后，预防尿道狭窄的有效措施是拔尿管后定期行尿道扩张术。尿道扩张术是将金属探条由细到粗依次插入尿道内，逐渐扩张尿道，使其狭窄段变粗，达到排尿通畅的目的。扩张成功后根据排尿情况选择尿道扩张周期，一般先每周 1 次，持续 1 个月后视情况定期扩张。

27．B。华法林是抗凝药，定期复查凝血功能。密切观察有无出血倾向，如鼻出血、牙龈出血、血尿、柏油样便等。

28．E。该患者饮酒后上腹剧烈疼痛，伴恶心、呕吐。体温 38℃，巩膜黄染，血淀粉酶和尿淀粉酶升高，为急性胰腺炎典型的临床表现。急性胰腺炎治疗的最主要措施就是减少胰液分泌，而减少胰液分泌最主要的措施是禁食、禁水和胃肠减压。

29．D。库存血中血细胞破坏，细胞内钾释放到细胞外，大量输注库存血时，可使血浆钾离子浓度升高，出现高钾血症。

30．E。手术消毒范围包括手术切口周围 15 ～ 20cm 的区域。即上腹部手术消毒范围应包括腹部手术切口周围 15 ～ 20cm 的区域。

31．C。伤寒患者可给予易消化的高热量、高蛋白、高维生素、少渣或无渣的流质或半流饮食，避免刺激性和产气的食物，并观察进食后胃肠道反应，恢复期好转患者可逐渐恢复饮食，但仍可能并发肠道疾病，应节制饮食，密切观察进食后反应。

32．C。梅毒早期主要表现为皮肤黏膜损害，初期可见局部暗红色斑疹、丘疹，即硬下疳，表面可有浅表性溃疡。梅毒螺旋体几乎可累及全身各器官，产生各种症状和体征，晚期还可侵犯心血管、中枢神经系统。一期梅毒（硬下疳）未经治疗可在 3 ～ 8 周内自然消失，不留痕迹，仅留轻度萎缩。未经治疗的患者在感染后 1 年内最具传染性，随病期延长，传染性逐渐减弱，病期超过 4 年者基本无传染性。先天梅毒儿＜ 2 岁发病为早期先天梅毒，晚期先天梅毒多出现在 2 岁以后，病死率及致残率均明显升高。

33．E。急性肾功能衰竭无尿期体内液体不能排出，水分大量蓄积可引起高血压、肺水肿、脑水肿等，应严格限制液体入量，坚持"量出为入，

"宁少勿多"的补液原则。高钾血症是少尿无尿阶段最重要的电解质失调，是急性肾衰竭死亡的常见原因，应严禁含钾食物，如橘子、榨菜、紫菜、菠菜、香蕉、香菇、薯类、山药、坚果等。输入库存血可造成高钾血症，不宜输注。急性肾衰竭患者在少尿期或无尿期应采用无蛋白饮食或低蛋白饮食，供给足量糖类、高维生素的清淡流质或半流质饮食。多尿期蛋白质可增至 0.8g/（kg·d），恢复期恢复到 1.0g/（kg·d），以优质蛋白（肉类、蛋类、奶类）为宜。

34．E。育龄妇女子宫内膜周期性剥脱，是消除宫腔感染的有利条件。盆底肌作用下处于闭合状态的是肛门。自然状态下，阴道口闭合，阴道前、后壁紧贴，可减少外界微生物的侵入。阴道上皮细胞中含有丰富糖原，在阴道乳杆菌的作用下分解为乳酸，维持阴道正常的酸性环境（pH 在 3.8～4.4），使其他病原体的生长受到抑制，称为阴道自净作用。子宫颈内口紧闭，宫颈管黏膜分泌大量黏液，形成胶冻状黏液栓，成为上生殖道感染的机械屏障，阻止病原菌进入。输卵管黏膜上皮细胞的纤毛向子宫腔方向摆动以及输卵管的蠕动，均有利于阻止病原体的侵入。

35．E。直肠肛管疾病患者伤口未愈合者或局部有炎症者坚持便后坐浴，注意保持肛门局部清洁，并指导患者多饮水，多吃水果、蔬菜等粗纤维食物，戒酒，避免刺激性食物，养成每天定时排便的良好习惯；肛门狭窄者坚持行肛门扩张，括约肌松弛者坚持做提肛运动，若出现排便困难，应及时就诊。

36．A。颅内压增高者应取的体位为头高卧位，抬高床头 15°～30°，以利于颅内静脉回流，减轻脑水肿。

37．A。大量饮酒和暴饮暴食均引起胰液分泌增加，并刺激 Oddi 括约肌痉挛，造成胰管内压增高，损伤腺泡细胞，是急性胰腺炎的第二位病因和重要诱因，也是导致其反复发作的主要原因，该患者入院评估收集的资料中与其疾病关系密切的是经常饮酒 25 年。

38．D。急救的目的是挽救生命和稳定伤情，处理复杂伤情时，应优先解除危及患者生命的情况，使伤情得到初步控制，然后再进行后续处理，并尽可能稳定伤情，为转送和后续确定性治疗创造条件。必须优先抢救的急症主要包括心跳、呼吸骤停，窒息、大出血、张力性气胸和休克等。

39．A。新生儿甲低多表现为生理性黄疸消退延迟长达 2 周以上，同时伴反应迟钝、喂养困难、哭声低、腹胀、便秘、声音嘶哑、脐疝、体温低、前囟较大、后囟未闭、末梢循环差、皮肤粗糙、心率缓慢、心音低钝等。

40．A。妊娠合并糖尿病并发症不包括妊娠剧吐。糖尿病患者抵抗力下降，易合并感染，以泌尿生殖系统感染最常见，常见的感染有外阴阴道假丝酵母菌病、肾盂肾炎、无症状菌尿症等。新生儿脱离母体高血糖环境后，高胰岛素血症仍存在，若不及时补充糖，容易发生新生儿低血糖。糖尿病孕妇胎儿长期处于高血糖状态，刺激胎儿胰岛 B 细胞增生，产生大量胰岛素，胰岛素间接活化氨基酸转移系统，促进蛋白、脂肪合成和抑制脂解作用，促进胎儿生长，易产生巨大儿。

41．D。处女膜闭锁及有子宫的先天无阴道者，术后取半卧位，有利于伤口愈合和引流。

42．C。子宫颈癌的癌前病变称为宫颈上皮内瘤样变（CIN），CIN Ⅰ级即轻度异型，上皮下 1/3 层细胞核增大；CIN Ⅱ级即中度异型，上皮下 1/3～2/3 层细胞核明显增大；CIN Ⅲ级包括重度异型和原位癌，病变细胞几乎全部占据上皮全层。

43．C。导管阻塞的处理措施为检查导管是否打折；患儿体位是否恰当；确认导管尖端位置是否正确；用 10ml 注射器缓慢回抽，血凝块是否能抽出（不可用暴力推注清除凝块，以防导管破裂或栓塞）。

44．A。消化性溃疡患者饥饿时胃酸直接损伤胃黏膜，出现不适。消化性溃疡患者宜少量多餐，避免饥饿造成胃酸增多引起的不适。

45．A。产后 2 小时极易发生产后出血、心力衰竭、子痫及羊水栓塞，应密切观察生命体征、阴道出血量、子宫收缩情况、宫底高度、膀胱充盈度及是否有肛门坠胀感，分别于 15、30、60、90、120 分钟各检查一次。

46．C。慢性尿路感染病程多在 6 个月以上。轻者可无明显症状，也可间断出现发热、脓尿或菌尿。反复发作者可有贫血、乏力、腰痛、生长发育迟缓，重症者肾实质损害，出现肾功能不全及高血压。

47．B。甲状腺癌患者表现为甲状腺肿大，早期症状不明显，晚期可压迫气管、食管或神经而出现呼吸困难、吞咽困难、声音嘶哑、Horner综合征（患侧上睑下垂、瞳孔缩小、眼球内陷、额部少汗等）等症状。甲状腺功能亢进主要为交感神经兴奋表现，患者性情急躁、容易激动、失眠、食欲亢进、消瘦、心悸等表现。单纯性甲状腺肿一般无全身症状，基础代谢率正常，甲状腺可有不同程度肿大。

48．A。应用洋地黄类药物前应计1分钟脉搏，若年长儿＜60～70次/分，婴幼儿＜80～90次/分，应暂停用药并通知医生。

49．D。本题采用排除法。有报道肝功能异常的围生儿死亡率高达46%。妊娠早期合并急性病毒性肝炎，可使早孕反应加重。妊娠晚期合并急性病毒性肝炎，可能因醛固酮的灭活能力下降，使妊娠期高血压疾病的发病率增加。分娩时因凝血因子合成功能减退，容易发生产后出血。

50．C。接种水痘-带状疱疹病毒减毒活疫苗可获得持久免疫，无并发症的患儿多在家隔离，至皮疹全部结痂或出疹后14天可解除隔离，有接触史的易患儿应隔离观察21天，保持室内空气新鲜，托幼机构做好晨间检查、空气消毒，至少免疫3周，体弱、易感患儿使用免疫抑制药或免疫缺陷患儿，应在接触后72小时内注射水痘-带状疱疹免疫球蛋白，有助于预防或减轻症状。

51．B。妊娠20周时临床上可听到胎心音，孕妇在监测胎心音时胎心率的正常范围应是110～160次/分。胎心率180次/分时，应及时就诊监测胎儿状况。妊娠18～20周时，孕妇可自觉胎动，平均为3～5次/小时。若12小时内胎动累计数小于10次或逐日下降大于50%而不能恢复者，可能胎儿有宫内缺氧，应及时就诊。

52．B。胎盘功能包括气体交换、营养物质供应、排出胎儿代谢产物等，是母儿之间物质以及液体交换的最主要场所。

53．C。过敏性紫癜患者的健康教育包括告知患者避免接触可致发病的药物或食物，如鱼、虾、蟹等。帮助患者寻找致病因素，急性期卧床休息，本病预后良好，教会患者自我监测出血情况，出现病情复发或加重的征象，应及时就诊。

54．A。胆道蛔虫病是蛔虫病最常见的并发症，表现为突发剧烈腹部绞痛，以剑突下右侧为主，坐卧不安、弯腰、恶心呕吐，可吐出蛔虫或胆汁。

55．D。新生儿低血糖的护理问题包括：营养失调 低于机体需要量；活动无耐力；潜在并发症：呼吸暂停、惊厥。其中最为常见的是营养失调 低于机体需要量。

56．A。清理呼吸道无效 与呼吸道分泌物过多、痰液黏稠、咳嗽无力有关，由于患儿痰液黏稠不易咳出，其首优的护理问题为清理呼吸道无效，以防止呼吸道堵塞引起呼吸衰竭，危及生命。

57．E。中国新九分法将成人体表面积划分为11个9%的等分法，另加1%，构成100%的总体表面积，头颈部共9%，其中发、面、颈各3%；双上肢共2个9%，其中双手5%、双前臂6%、双上臂7%；躯干占3个9%，其中腹侧13%、背侧13%、会阴1%；双下肢占5个9%＋1%，其中双臀5%、双足7%、双小腿13%、双大腿21%。该患者烧伤总面积为2×9%＋3×9%＋5%=50%。浅Ⅱ度烧伤伤及真皮浅层（乳头层），产生大小不一的水疱，疱壁薄，基底潮红，疼痛剧烈。Ⅰ度烧伤为红斑性烧伤，痛觉过敏，无水疱；深Ⅱ度伤及真皮乳头层以下，痛觉迟钝，有拔毛痛，创面苍白与潮红相间，有水疱，疱壁较厚；Ⅲ度烧伤伤及皮肤全层，皮下、肌肉或骨骼痛觉消失，创面无水疱。

58．C。该患者男、56岁，刺激性呛咳、痰中带血、抗感染治疗无效，X线胸片示右肺门附近不规则肿块状阴影，最可能的诊断为肺癌。肺癌40岁以上吸烟男性多见，最早出现的症状为刺激性干咳。X线示中央型肺癌可有不规则的肺门增大阴影。

59．E。受精卵在子宫体腔外着床发育时称为宫外孕，其中以输卵管妊娠最为常见，输卵管妊娠又可分为间质部、峡部、壶腹部和伞部妊娠，以壶腹部妊娠多见，其次为峡部。输卵管妊娠时，滋养细胞可产生hCG维持黄体生长，使甾体激素分泌增加，月经停止来潮，子宫内膜出现蜕膜反应。输卵管妊娠破裂多见于输卵管峡部妊娠，输卵管壶腹部妊娠多发生输卵管妊娠流产，由于输卵管肌层血管丰富，输卵管妊娠破裂所致出血较输卵管妊娠流产严重，短期内即可发生大量腹腔内出血以致休克，亦可反复出血，形成盆腔及腹腔血肿。无内出血、内出血量少、血肿位置较高或子宫直肠陷凹有粘连时，直肠陷凹穿刺可能抽不出血液，但不能排除异位妊娠。

60．D。乳腺炎患者不影响喂养。乳母患HIV、慢性肾炎、活动性肺结核、癌症、糖尿病、恶性肿瘤、精神病、心功能不全等严重疾病时，应停止哺乳。肝炎是由多种肝炎病毒引起的、以肝脏病变为主的一组传染病，不宜进行母乳喂养。乳头皲裂或破损时应暂停哺乳，待痊愈后再行哺乳。

61．D。在妊娠7周内，一般选择药物流产；妊娠7～10周内，优先选择负压吸宫术行人工流产；妊娠10～14周时，优先选择钳刮术；妊娠中期选择依沙吖啶或水囊引产。

62．D。再出血是蛛网膜下腔出血严重的急性并发症，是出血破裂口修复尚未完好而诱因存在所致，病死率约为50%，多见于起病4周内，尤以第2周发生率最高。因蛛网膜下腔和脑室内血凝块阻塞脑脊液循环通路，约15%～20%的患者于出血后1周内发生急性梗阻性脑积水。

63．D。变异减速提示脐带受压；改变体位继续观察，如果出现变异减速伴胎心率基线变异消失，提示可能存在胎儿宫内缺氧。若胎儿发生宫内窘迫，胎儿缺氧或胎盘功能不良，胎心监护应出现晚期减速。

64．B。急性肾盂肾炎患者作中段尿细菌培养，尿细菌定量培养≥10^5/ml为真性菌尿，可确诊尿路感染。抗菌首选对革兰阴性杆菌有效的药物。

65．A。现胎膜未破，胎心正常，胎儿足月且头已入盆，胎儿无缺氧窘迫现象，应选择等待自然分娩。该产妇为经产妇，宫口已开大4cm，一般在初产妇宫口开全、经产妇宫口扩张4cm且宫缩规律有力时，应做好接产准备工作。此时首要措施是立即送产房等待接生。

66．B。病毒性脑膜炎、脑炎,80%为肠道病毒(柯

萨奇病毒、埃可病毒)感染，其次为单纯疱疹病毒、腮腺炎病毒和虫媒病毒等。

67．D。大部分羊水栓塞发生在胎膜破裂以后，羊水可从子宫蜕膜或宫颈管破损的小血管进入母体血液循环中，人工破膜时应避开子宫收缩，防止羊水进入母体循环。羊水栓塞可发生于子宫收缩过强的孕妇。钳刮术时，羊水也可从胎盘附着处血窦进入母体血液循环，发生羊水栓塞。剖宫产或羊膜腔穿刺时羊水可从手术切口或穿刺处进入母体血液循环。

68．E。灌洗液的量一般为500～1000ml，灌洗筒一般距床沿60～70cm，灌洗液温度应调为41～43℃。

69．B。雌激素在代谢方面能够促进体内水钠潴留，降低血循环中胆固醇水平。糖皮质激素能够促进蛋白质分解。孕激素能降低子宫平滑肌兴奋性及其对缩宫素的敏感性，从而抑制子宫收缩；抑制输卵管节律性收缩；促进阴道上皮细胞脱落；对体温调节中枢有兴奋作用，使得正常女性在排卵后基础体温可升高0.3～0.5℃。

70．C。环磷酰胺最典型的不良反应为出血性膀胱炎。阿霉素、紫杉醇等药物可造成心功能损伤。阿糖胞苷最主要不良反应为骨髓抑制。平阳霉素不良反应有发热、胃肠道反应、皮疹、肺功能损伤等。甲氨蝶呤不良反应有骨髓抑制、消化性溃疡、皮疹(严重者可引起剥脱性皮炎)等。

71．B。呼吸衰竭的总体治疗原则是保持呼吸道通畅，迅速纠正缺氧和改善通气，积极治疗原发病，消除病因，纠正酸碱平衡失调及维持重要脏器的功能。维持患者呼吸功能最关键的措施是保持呼吸道通畅。

72．B。II型呼吸衰竭患者给予低浓度(<35%)持续吸氧，不可给予高浓度氧，因高浓度氧可解除缺氧对外周化学感受器的刺激，使呼吸受到抑制，造成通气恶化。

73．D。白血病伴高热患者，禁用乙醇拭浴，乙醇拭浴降温主要是通过刺激皮肤使血管扩张而散热，白血病患者血小板低，有出血的风险。

74．E。急性淋巴细胞白血病患者，体温高达39.8℃，高热常提示有继发感染，引起感染的原

因主要是成熟粒细胞缺乏或功能缺陷。该患者化疗第 7 天出现烦躁不安，血压下降，脉搏细数，为血容量不足表现，考虑并发了感染性休克。颅内出血常表现为恶心、呕吐、视力模糊等。中枢神经系统白血病常表现为头痛、呕吐、颈强直，甚至抽搐、昏迷等。

75．D。造血干细胞移植可使急性白血病患者的无病生存期显著提高，只要有人白细胞抗原（HLA）相合的供髓者，都应在首次缓解期内行造血干细胞移植。

76．D。因高钾血症引起心律失常，有导致心搏骤停的危险，故一经诊断应立即处理。

77．C。尿量是休克时反映组织灌流情况最佳的定量指标，也是判断血容量是否补足简单而有效的指标。尿量减少，若 < 25ml/h，尿比重增高，提示肾血管收缩或血容量不足；若血压正常而尿量仍少且尿比重低，应考虑急性肾衰竭。该患者尿比重低（正常 1.015 ～ 1.025），且尿少，最可能为急性肾功能衰竭。急性肾前性尿少时，尿液浓缩，尿比重增高。

78．E。该产妇有急产史，此次分娩应警惕急产发生。急产是由协调性宫缩过强所导致，宫缩过强接产时来不及消毒可致产褥感染。胎儿娩出后子宫肌纤维缩复不良易发生胎盘滞留或产后出血。宫缩过强、过频影响子宫胎盘的血液循环，胎儿在子宫内缺氧，易发生胎儿窘迫甚至胎死宫内及新生儿窒息。新生儿若坠地，可致新生儿骨折、外伤等。此次妊娠在产程中较不易发生肠胀气和尿潴留。

79．A。宫缩过强时遵医嘱给予宫缩抑制剂，等待异常宫缩自然消失。当子宫收缩恢复正常时，可行阴道助产或等待自然分娩。经上述处理不能缓解，宫口未开全，胎先露较高，或伴有胎儿窘迫征象者，均应行剖宫产。有高危因素或异常分娩史的孕妇在预产期前 1 ～ 2 周不宜外出，以免发生意外，宜提前 2 周住院待产，以防院外分娩，造成损伤和意外。应卧床休息，最好左侧卧位。

80．D。若胎头吸引术失败行产钳术，应排空膀胱，减少膀胱损伤。产妇取截石位或屈膝仰卧位，冲洗消毒外阴，再次阴道检查确认产程情况。评估会阴情况，若会阴体较长或会阴皮肤弹性较差者，

常先行会阴后 - 侧切开术。术后应仔细检查宫颈及阴道有无裂伤，并及时修补。

81．E。行胎头吸引术时牵引负压控制在 280 ～ 350mmHg，牵引时间不超过 20 分钟。

82．B。在胎头牵引过程中负压不足容易滑脱，如有滑脱可重新放置，但一般不超过 2 次。

83．B。急性胰腺炎患者多于暴饮暴食或酗酒后突然发生腹痛，疼痛剧烈而持续，可有阵发性加剧，腹痛多位于中、左上腹，向腰背部呈带状放射，取弯腰屈膝侧卧位可减轻疼痛，进食后疼痛加重，呕吐后腹痛不缓解，可伴恶心、呕吐、发热等症状，该患者表现初步诊断为急性胰腺炎。急性胆管炎主要表现为夏柯三联征，腹痛、高热和寒战、黄疸。急性肠梗阻主要表现为腹痛、呕吐、腹胀和停止排气排便。急性阑尾炎主要表现为转移性右下腹痛。

84．A。该患者初步诊断为急性胰腺炎，淀粉酶测定是胰腺炎早期最常用和最有价值的检查方法，为进一步明确诊断，该患者应行的检查是血、尿淀粉酶的测定。

85．C。急性胰腺炎患者治疗原则为减轻腹痛，减少胰液分泌，防治并发症，治疗措施主要包括禁食、禁水、胃肠减压；诊断明确的情况下给予解痉止痛药；早期应用抗生素抗感染；静脉输液和营养支持；抑制胰酶活性；手术治疗。目前该患者的治疗措施不包括针刺治疗。

86．A。患者颈椎高位骨折伴脱位出现严重呼吸困难，考虑患者可能合并脊髓损伤，肋间神经支配的肋间肌麻痹，急救时为挽救患者生命立即气管切开，保持患者呼吸道通畅。

87．C。患者颈椎高位骨折伴脱位出现严重呼吸困难，考虑患者可能出现脊髓损伤。脊髓损伤后，任何阻碍膈肌活动和呼吸道通畅的原因均可导致呼吸衰竭，出现呼吸困难，如脊髓水肿继续上升至近 C_4 节段、痰液阻塞气管、肠胀气和便秘等。

88．D。该患儿可考虑为支气管肺炎伴心力衰竭。支气管肺炎以 2 岁以下儿童最多见，起病急，常表现为发热、咳嗽、呼吸增快等。重症肺炎可合并心力衰竭，多表现为呼吸困难加重，呼吸突然超过 60 次 / 分，心率突然增快超过 180 次 / 分，

心音低钝，面色苍白或发灰，肝脏迅速增大，尿少或无尿等，X 线检查可见大小不等的点状或斑片状阴影。应置患儿于半卧位或抬高床头，减少活动，保证休息，避免哭闹，各种治疗护理操作集中进行，减少氧的消耗和心脏负荷。

89．D。洋地黄类药物可抑制 Na^+-K^+-ATP 酶，使细胞内 Na^+ 增加，K^+ 减少。细胞内 Na^+ 增加后，启动 Na^+-Ca^{2+} 双向交换机制，使 Ca^{2+} 内流增加，导致心肌收缩力增强。K^+ 可阻止强心苷与心肌细胞膜 Na^+-K^+-ATP 酶结合，减轻强心苷中毒，由于细胞内 K^+ 浓度降低，成为强心苷容易中毒的重要原因。以上机制解释了钙剂不能与强心苷合用的原因，也解释了使用强心苷时应补钾的原因。注意不与普罗帕酮、维拉帕米、钙剂等药物合用，以免降低地高辛经肾排泄率而引起中毒。应用洋地黄类药物前应计 1 分钟脉搏，口服药液时可用 1ml 针管抽取后口服。

90．A。强心苷药物的治疗剂量和中毒剂量接近，不可长期使用，以防中毒。

91．C。小儿"O"型腿是维生素 D 缺乏性佝偻病活动期（激期）的主要表现，多见于 1 岁以后患儿。

92．B。佝偻病初期（激期）多见于 3～6 个月患儿。此期的骨骼改变以颅骨软化为主，重者有压乒乓球样的感觉。

93．B。因不孕症进行诊断性刮宫，应选择月经前或来潮 12 小时内，以判断有无排卵。

94．A。输卵管通畅术一般在月经干净后 3～7 天进行，术前 3 天应禁止性生活。

95．C。子宫有异常出血怀疑癌变时，常表现为不规则阴道流血或有大量出血，可以随时进行刮宫诊断。

96．C。焦虑与病情反复发作、迁延不愈、面容毁损及多脏器功能损害有关。疼痛与自身免疫力有关。潜在并发症慢性肾衰竭。

97．B。系统性红斑狼疮所致血管炎性反应的首优护理问题，皮肤完整性受损与疾病所致的血管炎性反应等因素有关。

98．A。口腔黏膜受损与自身免疫力、长期使用激素等因素有关。

99．D。中央型腰椎间盘突出症患者出现会阴部感觉迟钝、尿频症状表明已压迫马尾神经。非手术治疗无效，巨大或骨化椎间盘、中央型椎间盘压迫马尾神经者，应选择手术治疗。可行腰椎间盘突出物摘除术、人工椎间盘置换术或经皮穿刺髓核摘除术。马尾神经受压为中央型的腰椎间盘突出，由于突出的组织直接作用，使马尾神经受压，表现为双侧大腿、小腿、足跟后侧及会阴部迟钝，大、小便功能障碍。

100．E。脊髓型颈椎病禁用推拿按摩治疗。脊髓型颈椎病是脊髓受到后突的髓核、椎体后缘的骨赘、增生肥厚的黄韧带、钙化的后纵韧带的刺激或压迫所致，推拿按摩可加重神经元损伤。脊髓型颈椎病非手术治疗可使用牵引、理疗、药物治疗和改善不良工作和睡眠姿势。

模拟试卷二答案与解析

基础知识

1．C。肝脓肿向膈下间隙穿破形成膈下脓肿，是肝脓肿患者最常见的并发症。其他并发症包括脓胸、心包积液、急性腹膜炎、上消化道大出血等。

2．E。大肠埃希菌、肺炎链球菌、脑膜炎双球菌、流感嗜血杆菌、金黄色葡萄球菌均可引起化脓性脑膜炎。暴发性脑膜炎的致病菌是脑膜炎双球菌。亚急性化脓性脑膜炎最常见的病原菌是流感嗜血杆菌。

3．A。血清苯丙氨酸浓度测定是苯丙酮尿症诊断的主要依据，正常浓度＜120μmol/dl，典型＞1200μmol/L，中度为360～1200μmol/L，轻度为120～360μmol/L。

4．E。1型糖尿病多于儿童或青少年起病，胰岛B细胞被破坏而导致胰岛素绝对缺乏，具有酮症倾向，需胰岛素终身治疗。

5．B。主韧带又称子宫颈横韧带，横行于子宫颈两侧和骨盆侧壁之间，是固定子宫颈位置、防止子宫下垂的主要结构。阔韧带用于维持子宫在盆腔的正中位。圆韧带直接维持子宫前倾位。宫骶韧带向后上方牵引子宫颈，间接维持子宫前倾位。

6．E。外阴硬化性苔藓可发生于任何年龄，但以40岁左右妇女多见，其次为幼女。

7．A。细菌学检查应在患者寒战、发热时采血，因寒战高热时细菌在血液中大量繁殖，此时进行血培养较易发现致病菌。

8．E。留置导尿如果操作不当，留置时间过长，均可引起不同程度泌尿系感染。该患者入院后给予留置导尿，5天后出现泌尿系感染，高度怀疑其直接因素为留置导尿。

9．E。腰椎管狭窄症先天性椎管狭窄病多因骨发育不良。后天性椎管狭窄常由椎管退行性变所致。

10．B。胆管结石多为胆色素结石，与胆道感染、胆汁淤积、胆管节段性扩张及胆道异物（胆道蛔虫、华支睾吸虫等）有关。最主要的原因为胆道细菌感染。

11．D。1型糖尿病多于儿童或青少年起病，胰岛B细胞被破坏而导致胰岛素绝对缺乏，具有酮症倾向，需胰岛素终身治疗。1型糖尿病病因和发病机制尚未完全阐明，目前认为与遗传因素、环境因素及自身免疫因素均有关。

12．A。出血的第1天为月经周期的开始，两次月经第1天的间隔称为1个月经周期。月经初潮时，中枢对雌激素的正反馈机制尚未成熟，为无排卵性月经。月经周期可分为3期即增生期、分泌期、月经期，其中分泌期与卵巢周期中的黄体期对应，是从下次月经周期前14天开始到下次月经第1天，一般为14天，对月经周期长短无影响。月经血呈暗红色，其中含有前列腺素及来自子宫内膜的大量纤维蛋白溶酶，由于纤维蛋白溶酶对纤维蛋白有溶解作用，故月经血不凝，只有出血多或出血速度过快的情况下出现血凝块。经量为1次月经的总失血量，正常月经量为20～60ml，超过80ml为月经过多。

13．A。儿童反射检查分为两大类，第一类为终身存在的反射，即浅反射和腱反射；第二类为暂时性反射，又称原始反射。角膜反射、咽反射、腹壁反射、提睾反射等属于浅反射，角膜反射出生时即存在，提睾反射到出生4～6个月后才明显。颈肢反射属于原始反射，生后2个月出现，6个月消失。戈登与巴宾斯基征属于病理反射，但2岁以下巴宾斯基征阳性亦可为生理现象。

14．D。纤维结肠镜检查可观察到肠内典型病变，取活组织行病理检查可确诊。X 线钡剂造影具有重要的诊断价值，但不是确诊检查。血沉增加无特异性。

15．B。凡婚后未避孕、有正常性生活、夫妇同居 1 年而未受孕者，称为不孕症；从未妊娠者称为原发不孕，有过妊娠而后不孕者称为继发不孕。该夫妇未避孕 1 年仍未孕称为原发性不孕。

16．A。系统性红斑狼疮最具特征性的皮肤损害是蝶形红斑，抗 Sm 抗体是系统性红斑狼疮的标志抗体之一，特异性高达 99%，有助于早期和不典型患者的诊断或回顾性诊断。

17．E。原发性腹膜炎又称自发性腹膜炎，腹腔内无原发病灶，多为单一细菌感染，致病菌多为溶血性链球菌及肺炎链球菌，少数为大肠埃希菌、克雷伯杆菌和淋球菌。继发性化脓性腹膜炎最常见的致病菌主要是胃肠道内的常驻菌群，其中以大肠埃希菌为多见。

18．E。肠梗阻患者腹腔穿刺抽出血性液体，提示发生了肠管的坏死、穿孔，为诊断绞窄性肠梗阻最有意义的检查。

19．B。慢性失血是成年人缺铁性贫血最常见和最重要的病因，如消化性溃疡出血、痔出血、月经过多、钩虫病等。

20．C。腹壁强度降低和腹内压力增高是腹外疝的两个主要原因。其中腹壁强度降低常见于某些组织穿过腹壁的部位是先天形成的腹壁薄弱点；腹白线发育不全；腹部手术切口愈合不良、腹壁外伤、感染等引起腹壁缺损；老年、久病、过度肥胖导致腹肌萎缩等，是最重要的发病因素。腹内压力增高常见于慢性咳嗽、长期便秘、排尿困难、腹水、妊娠、搬运重物、婴儿经常啼哭等，正常人腹壁强度正常，虽有腹内压增高的情况，但不致发生疝。

21．B。营养不良是由于缺乏热量和（或）蛋白质引起的一种营养缺乏症，常由喂养不当、消化吸收不良、需求量增加所致，其中喂养不当是最主要的病因。

22．A。由外来暴力间接作用于正常关节引起的脱位，是导致脱位最常见的原因，多发生于青壮

年。其他原因还包括胚胎发育异常、关节结核、类风湿关节炎等疾病，破坏骨端，难以维持关节面正常的对合关系、初次脱位治疗不当导致习惯性脱位。

23．C。患者在顺产后自诉外阴有肿物脱出，且腰骶酸痛，考虑为子宫脱垂。子宫脱垂Ⅰ度患者多无自觉症状，Ⅱ度、Ⅲ度患者表现为自感阴道口有一肿物脱出，腰骶部酸痛及下坠感，站立过久或劳累后症状明显，卧床休息以后症状减轻，伴膀胱、尿道膨出的患者易出现排尿困难、尿潴留或压力性尿失禁。

24．E。急腹症患者若诊断不清或需进行观察，暂不能使用止痛药，以免掩盖病情，延误诊断。针对该患者护理措施包括禁食和胃肠减压，置患者于半卧位以降低腹内压，缓解腹痛。给予输液和营养支持，必要时遵医嘱使用抗生素。

25．E。孕妇于妊娠 18～20 周时开始自觉有胎动，胎动随妊娠进展逐渐增强，至妊娠 32～34 周达高峰，妊娠 38 周后逐渐减少。

26．E。膀胱镜下取活组织做病理检查是膀胱肿瘤最直接和重要的检查手段，是最可靠、直接的检查方法。

27．B。血栓闭塞性脉管炎是一种主要累及四肢远端中小动、静脉的慢性、节段性、周期性发作的血管炎性病变，以下肢中、小动脉多见，主要又称 Buerger 病，简称脉管炎。

28．E。正常人门静脉压力为 13～24cmH₂O，平均 18cmH₂O。门静脉高压症时，压力大都增至 30～50cmH₂O。

29．E。急性肾盂肾炎的病原体以革兰阴性杆菌为主，最常见的致病菌为大肠埃希菌。其次为副大肠埃希菌、变形杆菌、葡萄球菌、铜绿假单胞菌、粪链球菌等，偶见厌氧菌、真菌、原虫及病毒等。急性上呼吸道感染最常见的致病菌为溶血性链球菌。

30．D。开放性气胸患侧胸膜腔与外界大气相通，呼吸时两侧胸膜腔的压力发生变化，可出现吸气时纵隔向健侧移位，呼气时又移回患侧，导致纵隔位置随呼吸而左右摆动，称为纵隔扑动，是开放性气胸特有的病理生理变化。

31．E。呼吸衰竭主要的病理是呼吸系统不能有效地在空气-血液间进行氧和二氧化碳的气体交换，最终因缺氧和二氧化碳潴留导致低氧血症和高碳酸血症。

32．E。凝血酶原时间和凝血酶原活动度测定，可以迅速反应肝坏死程度及预后。

33．D。肠外营养供给途径包括经外周静脉和经中心静脉。肠内营养的供给途径包括口服和管饲2种方法，管饲方法包括经鼻胃管、鼻肠管、胃及空肠造瘘管。

34．D。该患者长期咳嗽、咳痰，痰液静置分3层，可诊断为支气管扩张。X线检查可见囊状支气管扩张的气道表现为显著的囊腔，腔内可存在气液平面，典型者可见蜂窝状透亮阴影或沿支气管的卷发状阴影。纵切面可显示"双轨征"，横切面显示"环形阴影"，并可见气道壁增厚。

35．A。股骨颈骨折患者多因在走路时滑倒，身体发生扭转倒地，间接暴力传导致股骨颈发生骨折。

36．D。冠状动脉粥样硬化性心脏病可用冠状动脉造影确诊，可发现冠状动脉系统病变的范围和程度。而心电图检查心绞痛缓解期时，可无任何表现。

37．A。人绒毛膜促性腺激素由合体滋养细胞分泌，在妊娠8～10周时分泌达高峰，持续1～2周后迅速下降，持续至分娩。

38．A。多数急性心肌梗死患者会出现心律失常，多发生在起病1～2周内，而以24小时内最多见，以室性心律失常最多，如频发室早（每分钟5次以上）、成对期前收缩、短阵室速、多源性室早或RonT室早，为室颤的先兆。室颤常是急性心肌梗死早期，特别是入院前患者死亡最主要的原因。

39．C。充盈的膀胱影响妇科检查，手术时易误伤，因此除尿失禁患者外，检查前嘱咐患者排空膀胱，必要时先导尿排空膀胱。行妇科检查时，应关心体贴患者，做到态度严肃，语言亲切，检查前向患者做好解释工作。每检查一人，应更换一块置于臀部下面的垫单，做到一次性使用，以避免感染或交叉感染。男性护士对患者进行妇科检查时，应有一名女性医护人员在场，以减轻患者紧张心理，并可避免发生不必要的误会。

40．C。贫血是指人体外周血红细胞容量减少，低于正常范围下限，不能运输足够的氧至组织而产生的综合征。因红细胞容量减少，血红蛋白减少，组织、器官缺氧，患者表现为心慌、气短、乏力等。故心慌、气短程度是最能评估贫血活动无耐力的指标。

41．D。椎管内麻醉术前应用巴比妥类催眠药物的目的是镇静和增强对局麻药的耐受性。

42．E。胃癌按组织类型分为腺癌（肠型和弥漫型）、乳头状腺癌、管状腺癌、黏液腺癌、印戒细胞癌、腺鳞癌、鳞状细胞癌、小细胞癌、未分化癌、其他类型癌。胃癌绝大部分为腺癌。

43．A。乳腺癌患者分期按照国际抗癌组织制定的TNM分期，T代表原发肿瘤，N代表淋巴结，M为远处转移，再根据肿块大小、浸润程度在字母后标以数字0～4，表示肿瘤的发展程度。1代表小，4代表大，0代表无。有远处转移为M_1，无为M_0。I期乳癌是指$T_1N_0M_0$，T_1是指肿瘤最大直径≤2cm。

44．A。婴儿期脂肪需要量为4g/（kg·d），所提供热量占总热量的35%～50%；年长儿需2.5～3g/（kg·d），占总热量比为25%～30%。

45．C。胎心率的基线摆动包括摆动幅度和摆动频率。正常胎心率基线摆动幅度为6～25次/分，摆动频率为≥6次/分。

46．A。急性炎症性脱髓鞘性多发性神经病典型的脑脊液检查为细胞数正常而蛋白质明显增高，称蛋白-细胞分离现象。

47．E。小儿最常见的先天性心脏病是室间隔缺损。

48．D。二尖瓣狭窄患者出现痰中带血丝与支气管炎、肺部感染、肺充血或肺支气管黏膜血管扩张破裂有关。肺水肿时出现粉红色泡沫痰。肺梗死时咯胶冻状暗红色痰。

49．E。一氧化碳经呼吸道进入血液，与红细胞内血红蛋白结合形成稳定的碳氧血红蛋白（COHb）。由于CO与血红蛋白的亲和力比氧与血红蛋白的亲和力大 240 倍，而碳氧血红蛋白的解离较氧合血红蛋白的解离速度慢 3600 倍，故易造成碳氧血红蛋白在体内的蓄积。COHb 不能携氧，而且还影响氧合血红蛋白正常解离，即氧不易释放到组织，从而导致组织和细胞缺氧。此外，CO 还可抑制细胞色素氧化酶，直接抑制组织细胞内呼吸，这些因素更加重了组织、细胞缺氧。

50．B。抗核抗体，可见于几乎所有的系统性红斑狼疮患者，是系统性红斑狼疮首选的筛选检查。抗 Sm 抗体，特异性高达 99%，敏感性低仅 25%，是系统性红斑狼疮的标志抗体之一，与活动性无关，有助于早期和不典型患者的诊断或回顾性诊断。抗双链 DNA 抗体，特异性高达 95%，是系统性红斑狼疮的标志抗体之一，多见于活动期，其滴度与疾病活动性密切相关，与疾病预后有关。

51．D。颅内压增高时，颅腔内压力分布不均，导致脑组织从高压区向低压区移位，部分脑组织被挤入颅内生理空间或裂隙，当移位超过一定的解剖界限时，产生相应的临床症状，称为脑疝。

52．D。胃十二指肠急性穿孔患者溃疡穿孔后酸性的胃内容物流入腹腔，引起化学性腹膜炎，腹膜受到刺激产生剧烈腹痛和渗出，典型临床表现为突发上腹部"刀割样"剧痛，查体可见全腹压痛，穿孔处最重，腹肌紧张呈"板状腹"，反跳痛明显。

53．D。休克代偿期外周和内脏的微血管平滑肌收缩，大量毛细血管网关闭，同时直捷通路和动 - 静脉短路开放，使回心血量增加，组织灌流量减少，血液在体内重新分布，以保证心、脑等重要脏器的血液供应。

54．A。淀粉酶是胰腺炎早期最常用和最有价值的检查方法，血清淀粉酶于起病后 2～12 小时开始升高，48 小时开始下降，持续 3～5 天。血清脂肪酶于起病后 24～72 小时开始升高，持续 7～10 天。该患者发病 4 天，最有诊断价值的实验室检查时血清脂肪酶测定。

55．B。正常人血皮质醇具明显的昼夜周期波动，以早晨 6～8 时为最高，平均值为 10±2.1μg/dl，下午 4 时平均值为 4.7±1.9μg/dl，至午夜 12 时最低，平均值为 3.5±1.2μg/dl。库欣综合征血皮质醇昼夜节律消失，表现为早晨血皮质醇水平正常或轻度升高，而下午 4 时或晚 12 时不明显低于清晨值，午夜血皮质醇若小于 1.8μg/dl（50nmol/L）基本可排除库欣综合征，若大于 7.5μg/dl，诊断库欣综合征的敏感性和特异性大于 96%。24 小时尿钾测定和 24 小时尿蛋白定量主要用于反映肾脏病变情况，24 小时尿肌酸测定常用于营养不良、皮肤病、骨折、白血病的患者。

56．B。肾挫伤损伤最轻，症状轻微，可自愈；肾实质部分裂伤伴肾包膜破裂及肾周血肿，通常不需手术，可自行愈合，但需绝对卧床；肾全层裂伤症状严重，常有肾周血肿、严重的血尿，需手术治疗；肾蒂损伤较少见但最严重，肾蒂或肾段血管部分或完全撕裂可引起大出血、休克，常来不及就诊即死亡。肾损伤者多有血尿，但血尿与损伤程度不成比例。肾挫伤时可能出现肉眼血尿，而严重的肾裂伤可只有轻微血尿或无血尿。肾损伤后血肿和尿外渗引起组织纤维化，压迫肾盂输尿管交界处可引起肾积水。

57．E。白蛋白和大多数球蛋白主要由肝脏产生，肝病时常引起白蛋白减少，球蛋白增加。

58．D。一氧化碳中毒时，一氧化碳（CO）可与血红蛋白（Hb）结合，形成稳定的碳氧血红蛋白（COHb）。CO 与 Hb 的亲和力比氧与 Hb 亲和力大 240 倍，COHb 不能携氧且不易解离，发生组织和细胞缺氧。此外，CO 还可与肌蛋白结合，抑制细胞色素氧化酶，减少心肌细胞氧供，引起心律失常和心功能失常。大脑对缺氧最敏感，最先受累。

59．D。胃镜检查是消化性溃疡最可靠的首选诊断方法，也是最有价值的检查方法。胃溃疡多见于中壮年男性，好发于胃小弯、胃角或胃窦，腹痛多于进餐后 0.5～1 小时开始，持续 1～2 小时后消失。进食后疼痛加剧，服用抗酸药物疗效不明显。

60．D。宫缩强度会随产程进展逐渐增强，间歇期的宫腔内压力仅为 6～12mmHg，临产初期升至 25～30mmHg，于第一产程末可增至 40～60mmHg，第二产程末可高达 100～150mmHg。

61．B。该患者停经 2.5 个月，阴道流血，子宫为妊娠 12 周大小，质软，双侧附件有直径 3cm

囊性肿物，诊断可能为葡萄胎。大量绒毛膜促性腺激素刺激卵巢卵泡内膜细胞发生黄素化而形成囊肿，常为双侧性，壁薄，表面光滑。停经 8～12 周左右开始不规则阴道流血是葡萄胎最常见的症状，多数患者子宫大于停经月份，质地变软，伴血清 hCG 水平异常升高，血 β-hCG 超过 100kU/L 甚至达 1500～2000kU/L。此时应检查血 hCG 水平，若处于高值范围且持续不降，则应高度怀疑葡萄胎。

62．B。小儿在出生后 1 年（即婴儿期）生长最快，尤其是头 3 个月，出现生后第一个生长高峰；第 2 年生长速度逐渐减慢，至青春期又猛然加快，出现第二个生长高峰。

63．A。心脏机械瓣是我国目前使用量最大的人造心脏瓣膜，耐久性好，其主要缺点是可诱发血栓形成，术后需终身抗凝治疗。

64．D。肺炎链球菌肺炎的病原体是肺炎球菌，健康人鼻咽部可寄居，它不产生内、外毒素，不引起组织坏死或形成空洞，不留纤维瘢痕，其致病性主要是荚膜的侵袭作用。发病前常有受凉、淋雨、疲劳、醉酒、病毒感染史。

65．B。子宫体与子宫颈之间形成的最狭窄的部分，称子宫峡部。其上端因解剖上较狭窄称为解剖学内口，下端宫腔内膜开始转变为宫颈黏膜，称为组织学内口。

66．B。肛裂好于青中年人，以肛管后正中线的肛裂最多见，当患者处于膝胸位，肛裂部位在正上方，即膝胸卧位时的 12 点处。

67．A。引起慢性支气管炎的各种环境因素如吸烟、呼吸道感染、大气污染、职业性粉尘和有害气体的长期吸入等，均可参与阻塞性肺气肿的发病，因此，慢性阻塞性肺气肿最常见的病因是慢性支气管炎。

68．A。一般在产后 3～4 天会出现乳房血管、淋巴管极度充盈，乳房胀大，伴有 37.8～39℃ 发热，称为泌乳热，一般持续 4～16 小时后降至正常。产妇双乳肿胀有硬结，考虑发热原因为乳汁淤积。若会阴部伤口疼痛加重，局部出现红肿、硬结并有分泌物，则考虑会阴伤口感染；恶露有臭味且子宫有压痛时考虑合并感染。产妇从分娩次日起体温持续在 37.5℃，会阴伤口处无红肿，恶心无臭味，排除感染可能。

69．B。夏季腹泻多发生在 5～8 月份气温较高的季节，常见病原为侵袭性大肠埃希菌；秋季腹泻多发生于寒冷季节，主要病原为轮状病毒。

70．E。人一生有两副牙齿，即乳牙（共 20 个）和恒牙（共 28～32 个）。

71．D。在我国，原发性肝癌最常见的病因是病毒性肝炎。乙型、丙型和丁型病毒性肝炎均可发展为肝硬化，以乙型病毒性肝炎最常见。此外饮用水污染、黄曲霉毒素、亚硝胺类物质都可诱发原发性肝癌。

72．D。肝性脑病的常见诱因包括上消化道出血（最常见）、高蛋白饮食、饮酒、便秘、感染、尿毒症、低血糖、严重创伤、外科手术、大量排钾利尿、过多过快放腹水、应用催眠镇静药和麻醉药等。

73．C。丙氨酸氨基转移酶（ALT）在肝功能检测中最为常用，是判断肝细胞损害的重要指标，ALT 增高首先应考虑是肝炎。

74．C。绞窄性肠梗阻发病急骤，发展迅速，腹痛呈持续性剧烈绞痛，有局部隆起的肿块，腹膜刺激征明显，全身有中毒症状及感染性休克，腹部 X 线可见孤立扩大的肠襻。该患者有明显腹膜刺激征，X 线检查显示孤立、胀大的肠襻，可考虑为绞窄性肠梗阻。粪石性肠梗阻由粪石堵塞所致，属于机械性肠梗阻。麻痹性肠梗阻多见于腹部手术、创伤或弥漫性腹膜炎后，全腹腹胀均匀，持续性胀痛，溢出性呕吐，肠鸣音减弱或消失，X 线检查可见气液平面。痉挛性肠梗阻少见，发生于急性肠炎、肠道功能紊乱或慢性铅中毒患者。粘连性肠梗阻可由腹腔内手术、炎症、创伤、出血、异物等引起，该患者尚未发现其他病症，不能诊断为粘连性肠梗阻。

75．E。患者慢性支气管炎并发肺气肿 15 年，剧咳后突感左上胸剧烈刺痛，呼吸困难，提示患者发生了继发性自发性气胸。胸部 X 线检查是诊断气胸的重要方法，可显示肺受压程度，肺内病变情况以及有无胸膜粘连、胸腔积液及纵隔移位等。

76．A。前置胎盘不属于妊娠合并糖尿病的并发症。糖尿病病程长伴微血管病变者易并发妊娠期高血压疾病，并发肾病变时，妊娠期高血压疾病发生率高达50%以上。糖尿病巨大胎儿发生率明显增高，导致肩难产、产道损伤、手术产、产伤及产后出血发生率明显增高。羊水过多发生率较非糖尿病孕妇多10倍，可能与胎儿高血糖、高渗性利尿导致胎尿增多有关。糖尿病患者抵抗力下降，易合并感染，以泌尿生殖系感染最常见，常见的感染有外阴阴道假丝酵母菌病、肾盂肾炎、无症状菌尿症等。

77．E。应激时机体处于高代谢状态，机体释放体内多种激素，如儿茶酚胺、促肾上腺皮质激素、皮质醇、醛固酮、抗利尿激素等。在糖代谢方面，糖原分解和糖异生明显增强，血糖明显升高，甚至可出现糖尿，称为应激性高血糖及应激性糖尿；应激时，脂肪和蛋白质分解增加，酮体和乳酸生成增加，机体呈负氮平衡。应激时机体首先以糖原供能为主，机体内储存的糖原消耗完后，以脂肪供能为主。

78．C。肝硬化水肿和右心衰竭均可表现为踝部水肿、肝大、腹部膨隆、体重增加等。右心衰竭主要表现为体循环静脉淤血，水肿是由于体循环静脉压力增高所致。

79．B。流行性乙型脑炎的主要传染源是猪（仔猪）。

80．D。等渗性脱水是外科患者最常见的缺水类型。常见病因为消化液或体液急性丧失，如大量呕吐、肠瘘、肠梗阻、烧伤等。

81．E。小儿营养性缺铁性贫血的病因包括：先天储铁不足，后天补铁不足，生长发育速度快，铁吸收障碍，铁丢失过多，并不包括凝血因子缺乏。

82．E。3岁小儿正常血压值为86/57mmHg。2岁以后收缩压可按公式计算，收缩压（mmHg）=年龄×2＋80mmHg，收缩压的2/3为舒张压。即3岁小儿的收缩压=3×2＋80mmHg=86（mmHg），舒张压=86mmHg×2/3≈57（mmHg）。

83．E。移植术后急性排斥反应最常见，但是发生时间各版本教材说法不统一。人卫社护理学

（师）应试指导P369的描述为急性排斥反应在移植后1～2周内出现。人卫社临床八年制第3版教材外科学（上册）P231的描述为急性排斥反应多发生于术后5～15天。人卫社护理本科6版教材外科护理学P186的描述为急性排斥反应多发生在术后5天～6个月内。综合几版教材的观点，本题答案选1～2周。

84．B。手部急性化脓性感染包括甲沟炎、脓性指头炎、腱鞘炎、滑囊炎和掌深间隙感染等，致病菌多为金黄色葡萄球菌。

85．A。甲状腺激素能促进机体新陈代谢、增强能量代谢和生长发育，是影响神经系统发育最重要的激素。生长激素的作用主要是促进生长和调节物质代谢。

86．A。全身静脉麻醉常用药为硫喷妥钠，其为超短效巴比妥类药，15～30秒即可使患者入睡，常用于全身麻醉诱导。

87．E。属于麻醉前用药的是阿托品，阿托品能阻断M胆碱能受体，抑制腺体分泌，解除平滑肌痉挛及迷走神经兴奋对心脏的抑制作用。普鲁卡因属于局麻用药。安氟醚（恩氟烷）为吸入性麻醉药，可用于全身麻醉诱导和维持。

88．C。丹毒是皮肤淋巴管网受乙型溶血性链球菌侵袭感染所致的急性非化脓性炎症，好发于下肢与面部，致病菌为乙型溶血性链球菌。

89．D。急性脓胸多为继发性感染，最主要的原发病灶是肺部感染，最常见的致病菌为金黄色葡萄球菌，其他如肺炎链球菌、链球菌、大肠埃希菌、真菌、结核杆菌和厌氧菌等。

90．A。成熟的精子在精液中没有使卵子受精的能力，必须在女性生殖道孵育一段时间获能后才可受精。精子在离开精液后经宫颈管、子宫腔进入输卵管腔，精子顶体表面的糖蛋白被生殖道分泌物中的α、β淀粉酶降解，同时顶体膜结构中的胆固醇与磷脂比率和膜电位发生变化，降低顶体膜稳定性，此过程称为精子获能。获能的主要场所为子宫，其次为输卵管。

91．B。异位妊娠根据受精卵种植部位的不同，可分为输卵管妊娠、卵巢妊娠、腹腔妊娠、阔韧带妊娠及宫颈妊娠，以输卵管妊娠最常见。

92．B。输卵管是受精场所和运送卵子、精子、受精卵的通道。正常受精多发生于输卵管壶腹部。

93．E。室性心动过速是指连续 3 个或以上的室性期前收缩，心室率150～250 次／分，QRS 波群宽大畸形，＞0.12 秒，ST-T 波常与 QRS 波群主波方向相反。心律规则或轻度不规则，P 波与 QRS 波群无固定关系。

94．C。每隔 1 个正常搏动后出现 1 次室性期前收缩，称室早二联律。

95．D。室颤的波形、振幅和频率完全无规则，无法辨认 QRS 波群与 T 波，属最严重的心律失常。

96．B。PR 间期为心房除极并经房室结、希氏束、束支传导至心室开始除极的时间。正常成人 PR 间期为 0.12～0.20 秒。一度房室传导阻滞 PR 间期＞0.20 秒，每个 P 波之后都有 1 个下传的 QRS 波群，无 QRS 波群脱落。

97．D。类风湿关节炎是以慢性侵蚀性、对称性多关节炎为主要表现的异质性、全身性自身免疫性疾病，是导致成年人丧失劳动力及致残的主要病因之一。类风湿因子的滴度与本病活动性和严重性成正比，临床主要检测的类风湿因子的抗体类型为 IgM。

98．C。IgE 黏附在皮肤、声带、支气管黏膜等组织的肥大细胞和嗜酸粒细胞表面，使机体处于致敏状态。当机体再次接触该抗原时，抗原与 IgE 结合，致细胞破裂，释放出组胺等多种血管活性物质，引起平滑肌痉挛、毛细血管扩张及通透性增加、腺体分泌增多等变态反应，导致荨麻疹、哮喘、喉头水肿及休克等表现。

99．B。尿镜检查见红细胞管型是急性肾小球肾炎的重要特征。急性肾小球肾炎的发病机制是绝大多数病例属急性溶血性链球菌感染后引起的免疫复合物性肾小球肾炎，免疫复合物沉积于肾小球基底膜并激活补体系统，导致免疫损伤和炎症，造成肾小球血流量减少，肾小球滤过率降低，肾小球基底膜破坏，出现血尿、蛋白尿、水肿和高血压，并可伴有一过性肾功能不全。

100．A。肾盂肾炎患者尿中可见白细胞管型，对肾盂肾炎有诊断价值，但不会出现大量蛋白尿。

相关专业知识

1．A。人类的本能行为由人的生物性所决定，是人类的最基本行为，如摄食行为、性行为、躲避行为、睡眠等。

2．D。拟定备选方案应考虑到方案与组织目标的相关程度、可预测的投入与效益之比、公众的接受程度、下属的接受程度、时间因素等。例如，护理部的目标是提高护理人员的业务素质，则可行的备选方案是聘请护理专家进行专题讲课、招聘一定数量大学毕业的护理人员、加强护士在职培训、加强护士学历教育等。

3．A。功能制护理在护理人员数量方面的要求相对不太高，在护理人员有限的情况下，便于病房护士长进行病房护理人力的组织安排，人力成本较低。

4．C。倾向因素是指产生某种行为的动机、愿望，或是诱发某行为的因素，包括知识、信念、态度和价值观。

5．D。医院健康教育是指以患者为中心，针对到医院接受医疗保健服务的患者个体及其家属所实施的有目的的、有计划、有系统的健康教育活动，其目的是防治疾病，促进身心康复。

6．A。知信行模式是改变人类健康相关行为的模式之一，它将人类行为的改变分为获取知识、产生信念及形成行为三个过程。"知"为知识、学习，"信"为信念、态度，"行"为行为、行动。根据知信行模式，知识是基础，信念是动力，行为的产生和改变是目标。

7．A。目标管理又称成果管理，是由组织的员工共同参与制定具体的、可行的且能够客观衡量效果的目标，在工作中进行自我控制，努力实现工作目标，并以共同制定的目标为依据来检查和评价目标达到情况的一种管理方法。

8．B。健康教育的研究领域按目标人群分为学校健康教育、职业人群健康教育、医院健康教育、社区健康教育。

9．C。知信行模式是改变人类健康相关行为的模式之一，它将人类行为的改变分为获取知识、产生信念及形成行为三个连续过程，"知"为知识、学习，"信"为信念、态度，"行"为行为、行动。

10．D。由责任护士和相应辅助护士对患者从入院到出院进行有计划、有目的的整体护理称责任制护理。以患者为中心，以护理计划为内容，根据患者自身特点和个体需要，提供针对性护理，解决存在的健康问题。责任制护理与小组护理相结合，明确分工责任，进行整体护理，是目前倡导的护理工作模式。

11．D。预防血管相关性感染的措施包括配置液体及高营养液时应在洁净环境中进行；采用各种导管应有明确指征；操作时应注意选择合适的导管；留置导管的时间不宜过长；在侵入性操作中使用的一次性医疗用品必须有合格证等。

12．C。规格化是物质性质量标准的主要形式，其实质是将物质技术质量定型化和定量化。统一化是对重复性的同类工作和事物规定统一的质量要求，以保证护理服务质量。系列化是同一项工作中各个工作环节同时进行标准化的一种形式。

13．C。压力蒸汽灭菌法是物理灭菌法中应用最广、效果最可靠的首选灭菌方法。利用高压高温饱和蒸汽所释放的潜热杀灭所有微生物及其芽胞。适用于耐高温、耐高压、耐潮湿的物品，如各类器械、敷料、搪瓷、玻璃制品、橡胶及溶液的灭菌。阑尾切除术中急需1把阑尾拉钩，此器械宜采用的灭菌方法是压力蒸汽灭菌法。环氧乙烷熏蒸法适用于穿透性强，广谱杀菌，适用于不耐高温、潮湿的光学仪器、电子诊疗器械、书籍文件的灭菌。紫外线照射的穿透力弱，主要适用于空气、物品表面和液体的消毒。2%戊二醛适用于浸泡不耐热的金属器械和精密仪器如内镜等。乳酸熏蒸法常用于空气消毒。

14．B。传染病患者或可疑传染病患者应安置在单人隔离病室，条件受限的医院，同种传染病患者可安排在一个病室。

15．B。医院感染监测可分为全面综合性监测和目标监测两类。全面综合性监测是连续不断地对所有住院患者和工作人员的医院感染及其有关影响因素（危险因素）进行检测，以及各科室的感染发生率、部位发病率等。

16．D。大肠埃希菌能黏附在泌尿道的上皮细胞

上，从而成为泌尿道感染的主要病原菌。该患者留置导尿后出现了发热、尿检大量白细胞症状，考虑发生了泌尿系统感染，最可能感染的细菌为大肠埃希菌。

17．C。健康教育通过改变目标人群的健康相关行为来实现其目的。效应评价正是对目标人群因健康教育项目所导致的相关行为及其影响因素的变化进行评价。

18．B。血液病病区为有人房间，必须采用对人无毒无害，且可连续消毒的方法，如通风、紫外线照射消毒、安装空气净化消毒装置的集中空调通风系统、达到Ⅱ类环境空气菌落数要求的其他空气消毒产品。

19．A。根据卫生部《医院感染管理规范（试行）》，医院感染监测漏报率应低于20%。

20．D。人类的行为由内因和外因共同决定，即受到遗传、环境及学习因素的影响。

21．B。正式组织的特点包括有规章制度约束成员的行动；经过规划，不是自发形成；有共同的目标；权力由组织赋予，下级必须服从上级；分工专业化，成员服从组织目标，在组织内积极协作；有明确的信息沟通系统；讲究效率；强调群体或团队，不强调成员的独特性，组织成员的工作及职位可以相互替换。

22．E。生物监测通常是将含对热耐受力较强的非致病性嗜热脂肪杆菌芽胞的菌片制成标准生物测试包或生物PCD（灭菌过程挑战装置），或使用一次性标准生物测试包，放入标准实验包的中心部位或待灭菌容器内最难灭菌的部位，并设阳性对照和阴性对照，灭菌后取出培养，如无指示菌生长则表明达到灭菌效果。

23．A。所有的管理者都要执行五项管理职能，即计划、组织、人力资源管理、领导和控制。

24．A。传染源、传播途径和易感人群为传染病流行的3个基本条件，必须同时存在，若切断任何一个环节，流行即可终止。为预防医院感染，应采取综合性预防措施即管理传染源、切断传播途径、保护易感人群。还应定期进行消毒灭菌效果监测。加强预防性用药除外。

25．E。战略决策指与确定组织发展方向和长远

目标有关的重大问题的决策，具有全局性、长期性与战略性，解决的是"干什么"的问题。程序化决策指对经常出现的活动的决策。战术决策解决的是"如何做"的问题。

26．E。环氧乙烷消毒适用于不耐高温、潮湿的光学仪器、电子诊疗器械、化纤织物、书籍文件等，如血压计、手电筒、书籍、毛衣等。家具应用含氯消毒剂擦拭。

27．C。组织结构是指构成组织各要素之间相对稳定的关系模式，表现为组织各部分排列顺序、空间位置、聚散状态、联系方式以及各要素之间相互关系的一种模式，是整个管理系统的框架。组织结构的基本框架设计是组织结构设计的主体阶段。

28．E。人体存在许多正常菌群系统，主要包括口腔鼻咽腔菌群、胃肠道菌群、泌尿生殖道菌群、皮肤菌群四大微生态区系。正常情况下，正常菌群可存留在机体的腔道是肠道。

29．E。下呼吸道感染的病原学诊断可见：经筛选的痰液，连续两次分离到相同病原体；痰细菌定量培养分离病原菌数 $\geq 10^6$CFU/ml；血培养或并发胸腔积液者的胸液分离到病原体；经纤维支气管镜或人工气道吸引采集的下呼吸道分泌物病原菌数 $\geq 10^5$CFU/ml；痰或下呼吸道采样标本中分离到通常非呼吸道定植的细菌或其他特殊病原体等。

30．A。护士在导尿操作过程中发现手套破损或可疑污染，应立即更换。

31．E。护理人员编设的原则有满足患者护理需要原则、合理结构原则、优化组合原则、经济效能原则、动态调整原则。

32．C。影响健康信息传播效果的主要因素包括传播者、信息、传播途径、受者和环境。

33．C。领导者非权力性影响力的影响力持久、可起潜移默化的作用，下属信服、尊敬，激励作用大、比较稳定，不随地位而变化，对下属态度和行为的影响起主导作用。

34．B。沟通是一个复杂的过程，任何沟通都是发送者将信息传递到接受者的过程，可以分解为信息源、编码、传递信息、解码、反馈五个步骤。编码是发送者将这些信息译成接收者能够理解的一系列符号，如语言、文字、图表、照片、手势等，即信息。反馈是确定沟通是否有效的重要环节。传递信息是通过某种通道（媒介物）将信息传递给接收者。正式沟通由于依靠组织系统层层传递，速度较慢，不够灵活，因此组织为顺利进行工作，必须要依赖非正式沟通以补充正式沟通的不足。

35．E。人际关系是指在社会实践中，个体为了满足自身生存与发展的需要，通过一定的交往媒介与他人建立并发展起来、以心理关系为主的一种显性的社会关系。

36．E。系统的特性包括整体性、目的性、相关性、层次性、环境适应性。系统的整体性指系统是由各个要素组成的有机整体。系统的功能不是各个要素简单的叠加，而是大于各个个体的功效之和。系统的目的性指系统的存在就是为了达到一定的目的。系统的相关性指系统内各要素之间是相互联系、相互依存的。系统的层次性指任何系统都有一定的层次结构。系统的环境适应性指一个有生命力的系统，必须不断地与外界环境进行能量、信息的交换，要不断地适应外界环境的变化。

37．D。污染区是指传染病患者和疑似传染病患者接受诊疗的区域，也包括被其血液、体液、分泌物、排泄物污染的物品暂存和处理的场所。包括病室、患者卫生间及浴室、处置室、污物间、外走廊以及患者入院和出院处理室等。

38．B。护理人员的质量评价包括基本素质评价、行为过程评价、行为结果评价、综合评价。

39．C。回归因素是指由于偶然因素个别被测试对象的某特征水平过高或过低，但在以后的测试中可能又恢复到原有的实际水平的现象。在测试中，可采用重复测量的方法以减少回归因素对评价结果正确性的影响。

40．D。医疗事故是指医疗机构及其医务人员在医疗活动中，违反医疗卫生管理法律、行政法规、部门规章和诊疗护理规范、常规，过失造成患者人身损害的事故。该护士虽然将液体输错，但尚未造成不良后果，不属于医疗事故。

41．C。健康教育诊断是指在面对人群健康问题时，通过系统地调查、测量来收集各种有关事实资料，并对这些资料进行分析、归纳、推理、判断，确定或推测与此健康问题有关的行为和行为影响因素，以及获取健康教育资源的过程，从而为确定健康教育干预目标、策略和措施提供基本依据。

42．E。隔离是指将处于传染期内的患者、可疑传染患者和病原携带者同其他患者分开，或将感染者置于不能传染给他人的条件下，多重耐药菌感染的患者应采取隔离。血液 - 体液隔离病房应有防蚊虫措施。同种病原体感染患者可安排在一个病室。保护性隔离患者病房应保持正压通风。严密隔离、呼吸道隔离病室需采用单向负压通风并关闭门窗。

43．A。组织传播是指组织之间、组织内部成员之间的信息交流活动，是有组织、有领导进行的有一定规模的信息传播。现代社会中，组织传播已发展成为一个独立的研究领域，即公共关系学。

44．A。ABC 时间管理法分为 ABC 三个等级，A 级为最重要且必须完成的目标，B 级为较重要很想完成的目标，C 级为不太重要可以暂时搁置的目标。步骤依次为：列出目标，即每天工作前列出"日工作清单"；目标分类即对"日工作清单"分类；排列顺序，即根据工作的重要性、紧急程度确定 ABC 顺序；分配时间，即按 ABC 级别顺序定出工作日程表及时间分配情况；实施，即集中精力完成 A 类工作，效果满意，再转向 B 类工作，对于 C 类工作，在时间精力充沛的情况下，可自己完成，但应大胆减少 C 类工作，尽可能委派他人执行，以节省时间；记录每一事件消耗的时间；总结，即工作结束时评价时间应用情况，以不断提高自己有效利用时间的技能。

45．A。人类的社会行为由人的社会性所决定，其造就机构来自社会环境，如职业行为。摄食行为、性行为、自我防御行为和睡眠行为都属于人类本能行为。

46．D。口头语言沟通的优点是信息传递的范围广、速度快、效果好，是最有效、最有影响力的沟通。

47．B。在治疗感染性疾病时，应考虑病原体对抗菌药物的敏感性。发现感染时应确定感染类型、明确感染病原、了解患者病理生理状况与药物特点，制订正确的用药方案，尽可能避免使用广谱抗菌药物，防止宿主自身菌群失调。两种抗菌药物联合应用可能产生协同、相加、无关与拮抗作用，联合用药并不一定全部取得比单一用药更好的结果。应尽量避免皮肤、黏膜等局部应用抗菌药物，以防止过敏反应和耐药菌的产生。抗菌药物只对各种细菌和真菌感染治疗有效，缺乏细菌感染的证据者均无用药指征。

48．B。群体传播在小群体成员之间进行信息传播，是一种双向性的直接传播。

49．B。医院感染的排除标准为皮肤黏膜开放性伤口只有细菌定植而无炎症表现；新生儿经胎盘获得（出生后 48 小时内发病）的感染；患者原有的慢性感染在医院内急性发作；由于创伤或非生物因子刺激而产生的炎症表现。

50．D。X 理论对人性的假设包括人们生来好逸恶劳，常常逃避工作；人们不求上进，不愿负责任，宁愿听命于人；人生来以自我为中心，淡漠组织需要；人习惯于保守，反对变革，把个人安全看得高于一切；只有少数人才具有解决组织问题所需要的想象力和创造力；人缺乏理性，易于受骗，随时可能被煽动者当作挑拨是非的对象，做出一些不适宜的行为。

51．A。危害健康行为的类型有日常危害健康行为（如吸烟、酗酒等）；致病性行为模式（如 A 型行为模式等）；不良疾病行为（如瞒病、恐病、讳疾忌医等）；违规行为（如药物滥用、不遵守交通规则）。

52．B。当患者健康状况不佳，自身抵抗力下降或免疫功能受损，以及抗菌药物的应用等因素，可导致菌群失调或使原有生态平衡失调，菌群移位（易位），从而引发感染。

53．A。组织结构的模式可以表示为组织图、职位说明书、组织手册。

54．C。用过的布类用品若污染严重，尤其是恶性肿瘤患者手术用过的布类，需先放入专用污物池，用消毒剂浸泡 30 分钟后，再洗涤。

55．B。PDCA 管理循环是按照计划、执行、检查、处理四个阶段来进行质量管理，执行阶段是按照拟定的质量目标、计划、措施具体组织实施和执行的阶段。

56．A。控制按业务范围不同，可分为技术控制、质量控制、资金控制、人力资源控制等。

57．C。被抗原阳性血液污染的针头等锐利器械刺破皮肤或溅污眼部、口腔黏膜者，应立即注射高效免疫球蛋白，以防感染发生。

58．C。输卵管结核占生殖器结核85%～95%。

59．C。低可变性行为包括形成时间已久的行为、深深植根于文化传统或传统生活方式之中的行为、既往无成功改变实例的行为。正处于发展时期的行为、已有成功改变实例的行为及与文化传统无关的行为属于高可变性行为。

60．C。淋球菌对常用消毒剂极敏感，低效消毒剂即可将其杀灭。

61．A。现代护理发展的初期，一切诊疗活动都是以治疗疾病为目的，从而形成了"以疾病为中心"的医学指导思想。此阶段护理教育者和管理者都将护理操作技能作为护理工作质量的关键，护理的中心是治疗及护理住院患者，护士的主要工作场所是医院。由于医学模式的转变，如今以人的健康为中心，护理的服务对象为所有年龄段的健康人及患者，服务场所从医院扩展到了社区、家庭及各种机构，并以护理理论指导护理实践。对护理的定义为：护理服务的对象是整体的人，是协助人们达到其最佳的健康潜能状态。凡是有人的场所，就需要护理服务。

62．B。入院教育指医护人员在患者入院时对患者及家属进行的教育。入院教育的主要内容是医院的有关规章制度，如生活制度、探视制度、卫生制度等，以帮助患者及家属尽快熟悉住院环境，遵守住院制度，配合治疗。

63．C。目标管理是由组织中的管理者和被管理者共同参与目标制订，在工作中由员工实行自我控制并努力完成目标的管理方法，以强调自我管理为核心。

64．A。患者入院后因不适应环境常失眠，出现不满的情绪，质疑护士的工作，此时护士应及时与患者沟通并解释采用窗口查房的目的，是为了减少打扰患者，并针对其失眠的情况制定治疗方案。

65．B。预防下呼吸道感染，湿化瓶及导管要按照卫生部规范严格终末消毒，干燥保存，用时加无菌水，连续使用时每天更换无菌水。

66．A。荚膜是细菌致病重要的毒力因子，具有抗吞噬和黏附作用。鞭毛为细胞的运动器官，可用于细胞的鉴定和分类。细胞壁具有物质交换、保护细菌和维持菌体形态。芽胞抵抗力强。

67．D。干预方案的内容应包括目标人群、干预策略、干预活动的内容、方法、日程及人员培训、评价计划等。

68．D。人际冲突指个人与个人之间发生的冲突，即由于个人之间生活背景、教育、年龄、文化、价值观及态度和行为方式等的差异，或者双方潜在利益的对立，而导致的一种对抗性相互交往方式。

69．B。健康教育的特点是消除或减轻影响健康的危险因素，以达到预防疾病，促进健康，提高生活质量的特点。

70．A。炭疽病患者要采取严密隔离，室内空气、地面及2m以下的墙壁、家具采用喷洒消毒液或紫外线照射消毒。炭疽患者用过的治疗废弃物和有机垃圾应全部焚烧，已确诊为炭疽的家畜应整体焚烧，严禁解剖。

71．A。浸泡在盛有消毒液的消毒容器内的持物镊，消毒液面应浸没无菌持物镊的1/2处，无菌持物镊长25cm，镊子前部浸泡于液面下的部分长度应为12.5cm。

72．C。环境的温度低于24℃、湿度低于70%时，使用纺织品材料包装的无菌物品的有效期为14天；未达到环境标准时，有效期宜为7天。运送无菌物品的器具使用后，应清洁处理，干燥存放。储藏房间应清洁、宽敞、定期消毒、避免扬尘。无菌包或无菌容器外需标明物品名称、灭菌日期。无菌物品必须与非无菌物品分开放置，并且有明确标识。

73．C。干烤法是将物品置于特制的密闭烤箱内灭菌，热力传播主要依靠空气对流和介质传导。适用于高温下不易变质、损坏和蒸发的物品，如粉剂、油剂、玻璃器皿及金属制品的灭菌；灭菌时间160℃，2小时；170℃，1小时；180℃，30分钟。燃烧法常用于破伤风梭菌、气性坏疽杆菌等特殊感染细菌的敷料处理；也适用于无保留价值的物品，如污染纸张、医用垃圾等的处理。煮沸法主要适用于耐高温、耐潮湿物品，如金属、搪瓷、玻璃、橡胶等的消毒。压力蒸汽灭菌法主要适用于各类器械、敷料、搪瓷、玻璃制品、橡胶及溶液的灭菌。熏蒸法常用于手术室、换药室或病室的空气消毒及某些物品消毒。

74．D。环氧乙烷熏蒸法适用于不耐高温、潮湿的光学仪器、电子诊疗器械、化纤织物、书籍文件等。羊绒衫不耐高温，遇高温易使纤维织物扭曲变形，可直接排除压力蒸汽灭菌法和煮沸法。过氧乙酸对纺织品有漂白作用。食醋熏蒸法常适用于空气消毒。

75．B。同期控制又称为过程控制、环节质量控制，其纠正措施是在计划执行的过程中。护理管理者通过现场监督检查、指导和控制下属人员的活动，对执行计划的各个环节质量进行控制，当发现不符合标准的偏差时立即采取纠正措施。

76．A。对有机物污染严重的器具消毒应做到加大消毒剂的使用剂量，延长消毒作用时间。

77．C。近年来新发、再发传染病的流行，很大程度上受到了社会因素的影响。乙型肝炎属于传染病，入住传染科限制患者活动属于社会因素的需要。

78．D。人员管理不仅可以发现、选聘、使用和培养最优秀的人才，还可充分调动人的积极性，达到人尽其才、提高工作效率、实现组织目标的目的，同时为组织的发展提供人力资源储备。

79．B。控制按管理者控制和改进工作的方式不同，可分为间接控制和直接控制。

80．C。排班的结构合理原则是根据患者情况、护理人员的数量、水平等进行有效组合，做到新老搭配、优势互补，保证患者安全，防范护理纠纷。

81．A。当小组讨论出现沉默不语时，主持人可通过播放短小录像片、提出可引发争论的开放式问题，或以个别提问、点名等方式打破僵局。

82．C。护理管理者适当授权可以使管理者从日常事务中解脱出来，专心处理重大问题；可以提高下属的工作积极性，增强其责任心，并增进效率；可以增长下属的才干，有利于后备管理人员的培养；可以充分发挥下属的专长，以弥补管理者自身才能的不足。

83．C。人际传播的谈话技巧的特点，一是内容明确，一次谈话围绕一个主题，避免涉及内容过广；二是重点突出，重点内容应适当重复，以加强对象的理解和记忆；三是语速适当谈话的速度要适中，适当停顿，给对象思考、提问的机会；四是注意反馈交谈中，注意观察对象的表情、动作等非语言表现形式，以及时了解对象的理解程度。

84．C。连续使用的氧气湿化瓶、雾化器、早产儿暖箱应每天消毒，用后终末消毒，干燥保存。

85．E。血液－体液传播是乙型病毒性肝炎的主要传播方式，其次是生活密切接触传播和母婴传播。

86．C。计划的步骤依次为评估形势、确定目标、考虑制定计划的前提条件、发展可选方案、比较各种方案、选定方案、制定辅助计划及编制预算。计划的第二步是确定目标。发展可选方案是根据目标提出备选方案。

87．B。计划的步骤为评估形势、确定目标、考虑制定计划的前提条件、发展可选方案、比较各种方案、选定方案、制定辅助计划及编制预算。

88．D。考虑制订计划的前提条件就是指计划工作的假设条件，即执行计划时的预期环境。计划工作的第三步是确定一些关键性的计划前提条件。组织的外部前提条件指整个社会的政策、法令、经济、技术、人口等；组织的内部前提条件指组织内部的政策、人力、技术力量、物资、经费等。

89．C。促成因素是指使行为动机和意愿得以实现的因素，即实现或形成某行为所必需的技能、资源和社会条件，包括保健设施、医务人员、诊所、医疗费用、交通工具、个人保健技术及相应的政策法规等。

90．A。强化因素是指激励行为维持、发展或减弱的因素。主要来自社会的支持、同伴的影响和

91．B。开放式提问的问题比较笼统，旨在诱发对方说出自己的感觉、认识、态度和想法，适用于了解对方真实的情况。封闭式提问的问题比较具体，对方用简短、确切的语言即可做出回答。开放式提问的问题比较笼统，适用于了解对方真实的情况。探索式提问的问题为探索究竟、追究原因的问题。

92．E。封闭式提问的问题比较具体，对方用简短、确切的语言即可做出回答，如"是"或"不是"，适用于收集简明的事实性资料。此提问具体到"胃溃疡"这种疾病，属于封闭式提问。

93．C。纵向转移表现为从皮肤及黏膜表层的细菌向深层转移，从肠道向腹腔转移，经血循环或淋巴循环向远处转移。

94．B。横向转移表现为从下消化道向上消化道转移，从上呼吸道向下呼吸道转移。

95．A。强化因素是指激励行为维持、发展或减弱的因素。主要来自社会的支持、同伴的影响和领导、亲属以及保健人员的劝告等。

96．E。倾向因素是指产生某种行为的动机、愿望，或是诱发某行为的因素。倾向因素包括知识、信念、态度和价值观。

97．E。压力蒸汽灭菌法是物理灭菌法中应用最广、效果最可靠的首选灭菌方法，利用高压高温饱和蒸汽所释放的潜热杀灭所有微生物及其芽胞，适用于耐高温、耐高压、耐潮湿的物品，如各类器械、敷料、搪瓷、玻璃制品、橡胶及溶液的灭菌。手术刀剪的消毒宜用压力蒸汽灭菌。紫外线照射一般用于空气消毒。戊二醛浸泡法适用于不耐热的金属器械和精密仪器如内镜等。流动蒸汽适用于医疗器械、器具和物品手工清洗后的初步消毒，餐饮具和部分卫生用品等耐热、耐、湿物品的消毒。煮沸法不可用于手术刀剪的消毒，会使其锋刃变钝。

98．E。压力蒸汽灭菌法是物理灭菌法中应用最广、效果最可靠的首选灭菌方法，利用高压高温饱和蒸汽所释放的潜热杀灭所有微生物及其芽胞，适用于耐高温、耐高压、耐潮湿的物品，如各类器械、敷料、搪瓷、玻璃制品、橡胶及溶液的灭菌。手术敷料宜选用压力蒸汽灭菌法消毒。

99．A。处理冲突的传统方法中，妥协是当协商不能解决问题时，寻找仲裁人，仲裁人采取妥协的办法，让每一方都得到部分的满足。作为领导者，首先根据公平的原则，迅速找到双方的共同点，然后找出他们之间最大的可容点和心理接受点，从而使双方都退让一步，达成彼此可以暂时接受的协议。

100．B。处理冲突的传统方法中，压制冲突是建立一定法规，或以上级命令压制冲突，它虽可收效于一时，但并没有消除冲突的根源。

专业知识

1．D。婴儿抚触能够促进胃液、胰岛素等的释放，加快婴儿对食物的消化、吸收；能促进婴儿神经系统的发育；增加和改善婴儿的睡眠；促进婴儿血液循环及皮肤的新陈代谢；促进婴儿免疫系统的完善，提高免疫力；促进母子感情交流。

2．D。慢性肾小球肾炎多表现为晨起眼睑、面部水肿，可伴有双下肢水肿，重者全身水肿，一般无体腔积液。主要由肾小球滤过率降低，引起尿少和水钠潴留所致。

3．E。血红蛋白（Hb）浓度是反映贫血最重要的检查指标，在海平面地区，成年男性Hb＜120g/L，女性Hb＜110g/L，孕妇＜100g/L即可诊断为贫血。

4．E。放射治疗局部皮肤二度反应（湿反应）表现为皮肤高度充血、水肿，水疱形成，有渗出液，糜烂，该患者皮肤反应为二度反应。

5．D。有机磷农药中毒无论表现轻重均有特殊大蒜气味，特征表现为瞳孔缩小针尖样。其他表现：毒蕈碱样症状为平滑肌痉挛，恶心呕吐、腹痛腹泻等，腺体分泌增加；烟碱样症状出现颜面、眼睑、舌肌、四肢和全身肌纤维颤动，甚至强直性痉挛；中枢神经系统症状头痛、头晕、疲乏、共济失调、烦躁不安、谵妄、抽搐、昏迷等表现。

6．E。CO中毒时控制频繁抽搐的首选药物为地西泮。抽搐时给予地西泮10～20mg，静脉注射。抽搐停止后，给予苯妥英钠0.5～1.0g静滴。

7．D。根据咯血量不同，可分为痰中带血、少量咯血（＜100ml/d）、中等量咯血（100ml～500ml/d）、大量咯血（＞500ml/d，或1次＞300ml）。

8．E。偏瘫主要表现为一侧面部和肢体瘫痪，常见于一侧大脑半球病变，如脑梗死等。

9．C。乳房胀痛主要是因为乳汁排空不全，应该按需哺乳，不能减少哺乳次数，在哺乳后将乳房中剩余乳汁挤出排空，以免乳汁淤积。指导正确含接乳头姿势，避免无效哺乳，乳汁仍淤积在乳房里未排出。产后尽早哺乳，在产后半小时内开始哺乳，能促进乳汁畅流。哺乳前热敷乳房，促使乳腺管通畅；两次哺乳间进行冷敷，减少局部肿胀。哺乳前按摩乳房，促进乳腺管通畅。佩戴有支撑性的乳罩。

10．E。通常低渗性脱水补2/3张含钠液，等渗性脱水补1/2张含钠液，高渗性脱水补1/3～1/5张含钠液。

11．D。新生儿肺透明膜病在生后6小时内出现呼吸窘迫，为代偿性潮气量减少而表现为呼吸急促。

12．E。输卵管结扎术一般进行时间为非孕者月经干净后3～7天；剖宫产和非炎症妇科手术时；人工流产或分娩后48小时内；自然流产后1个月；哺乳期或闭经者排除妊娠后行绝育手术。

13．E。T$_3$抑制试验常用于甲亢与单纯性甲状腺肿的鉴别。此试验是先测基础摄^{131}I率，后口服一定剂量T$_3$后再做摄^{131}I率，甲亢时不受抑制，而单纯性甲状腺肿时受抑制。

14．A。男性理想体重（kg）＝身高（cm）－105。女性理想体重（kg）＝身高（cm）－105－2.5。消瘦是指体重低于理想体重的10%～20%。明显消瘦是指体重低于理想体重的20%以上。

15．C。狂犬病又名恐水症，是由狂犬病毒引起的，以侵犯中枢神经系统为主的急性人畜共患传染病，临床表现为特有的恐水、怕风、恐惧不安、流涎和咽肌痉挛、进行性瘫痪等。

16．D。多数慢性子宫颈炎患者无症状。有症状者可表现为阴道分泌物增多，呈乳白色黏液状、淡黄色脓性或血性。

17．B。产后抑郁的症状一般在产后2周发病，至产后4～6周症状明显。

18．D。再生障碍性贫血简称再障，是一种可能由不同病因和机制引起的骨髓造血功能衰竭症。血象呈正细胞正色素性贫血，全血细胞减少，但三系细胞减少的程度不同。网织红细胞绝对值低于正常，白细胞计数减少，以中性粒细胞减少为主，血小板减少。

19．E。心脏骤停发生后，大部分患者将在4～6分钟内开始发生不可逆脑损害。故维持脑组织的灌流是心肺复苏的重点。主要措施包括降温、使用脱水剂、高压氧治疗。通过降温减少脑细胞耗氧量。使用脱水剂降低颅内压，减轻脑水肿。早期高压氧治疗以改善脑缺氧，降低颅内压。

20．A。肾病综合征患儿24小时尿蛋白定量大于0.05～0.1g/kg。

21．B。肾损伤会出现不同程度的血尿，但血尿与损伤程度不成比例；随血液、尿液的外渗可出现患侧腰腹部疼痛或全腹痛，腹膜刺激征，肾绞痛等；血液、尿液渗入肾周围组织可形成腰腹部包块，可有触痛和肌强直；血液、尿液外渗易继发感染，或出现发热并伴全身中毒症状；严重的肾裂伤、肾蒂裂伤时常引起休克，危及生命。

22．A。良性肿瘤的细胞分化程度较高，实质器官的良性肿瘤多呈膨胀性生长，其生长速度较慢，随着体积增大，肿瘤推挤但不侵犯周围组织，与周围组织分界清楚，形状规则，可在肿瘤周围形成完整的纤维性包膜触诊时表面光滑，易推动。良性肿瘤也可发生转移，但并非其特点。恶性肿瘤特点为不同程度分化障碍，甚至未分化，异型性大，常发生转移。

23．A。脑震荡是最轻的脑损伤，患者主要表现为伤后立即出现短暂的意识丧失，持续时间一般不超过半小时，有的仅表现为瞬间意识混乱或恍惚，并无昏迷，意识恢复后，对受伤当时和伤前近期的情况不能记忆，即逆行性遗忘。神经系统检查多无明显阳性体征。判定脑震荡的重要依据为短暂昏迷和逆行性遗忘。

24．B。绝经后阴道流血是子宫内膜癌最典型的症状，通常出血量不多，绝经后患者可表现为持续或间歇性出血。

25．E。该孕妇孕考虑为难免流产。难免流产表现为阴道流血增多，阵发性下腹痛加剧，查体子宫大小与孕周相符或略小，宫颈口已扩张，有时可见胎囊或胚胎组织堵塞于宫颈口内。先兆流产表现为少量阴道出血，伴轻微下腹痛，查体子宫大小与孕周相符，宫颈口未开，胎膜未破。不全流产表现为部分妊娠物已排出宫腔，影响宫缩者可致流血不止。稽留流产由于未自然排出胎盘组织稽留时间过长，易发生凝血机制障碍。习惯性流产指同一性伴侣连续自然流产3次或以上者。

26．B。肝性昏迷又称肝性脑病，为肝癌终末期最严重的并发症，约1/3的患者因此死亡。

27．A。水肿是指人体组织间隙有过多的液体积聚使组织肿胀。甲状腺功能减退症是由于组织间隙亲水物质黏多糖增加而引起的一种特殊类型水肿，称为黏液性水肿。该水肿特点为非凹陷性，水肿不受体位影响，水肿部位皮肤增厚、粗糙、苍白、温度减低。当液体在体内组织间隙呈弥漫性分布时呈全身性水肿（常为凹陷性），心功能不全患者有效循环血量减少、原发性肾病综合征和肾小球肾炎患者肾血流量减少，均导致继发性醛固酮增多引起钠水潴留以及静脉淤血，毛细血管内静水压增高，组织液回收减少而引起水肿，为凹陷性水肿。肝硬化患者因门脉高压症，低蛋白血症、肝淋巴液回流障碍、继发醛固酮增多等因素而形成水肿，为凹陷性水肿。

28．C。该患儿1型糖尿病，注射胰岛素治疗，清晨5～9时血糖和尿糖增高，考虑胰岛素注射量不足。当胰岛素用量不足时可发生清晨现象，患儿不发生低血糖，却在清晨5～9时呈现血糖和尿糖增高，这是因为晚间胰岛素用量不足所致，可加大晚间胰岛素注射剂量或将注射时间稍往后移。

29．B。羊水胎粪污染分度Ⅰ度呈浅绿色，Ⅱ度呈黄绿色且浑浊，Ⅲ度呈棕黄色、稠厚。羊水胎粪污染胎心监护异常时，提示出现胎粪吸入综合征，结局不良。

30．E。该患儿被电击后出现无意识、扪颈动脉无搏动，用耳贴口鼻未听到气流声音，可判定该患儿最可能出现了心跳呼吸骤停。心跳呼吸骤停

的诊断依据，突然昏迷丧失意志、瞳孔扩大、大动脉搏动消失、心音消失、呼吸停止、可见等电位线或心室颤动等。

31．C。胆囊切除、胆总管探查、T管引流术后早期，胆总管处于炎性水肿状态，随着患者恢复，水肿消退，胆总管逐渐恢复通畅，胆汁进入肠道，参与食物消化，这一变化可以通过观察患者排便状况反映出来。如胆道阻塞，患者可出现陶土便。

32．C。蛔虫病可根据临床症状和体征、有排出或呕吐出蛔虫、粪便涂片检查，查到虫卵的即可确诊。

33．C。胎儿先露部指示点与母体骨盆左、右、前、后、横的关系称为胎位。其中枕先露以枕骨、面先露以颏骨、臀先露以骶骨、肩先露以肩胛骨为指示点。

34．E。膀胱镜检查是诊断膀胱癌最直接、重要的方法，可以显示肿瘤的数目、大小、形态和部位。膀胱镜观察到肿瘤后应获取组织做病理检查。

35．D。肝门静脉高压症患者门静脉系压力增高，加之本身无静脉瓣，门静脉血流受阻，血流淤滞，最早出现的病理改变为充血性脾大。长期的充血可引起脾内纤维组织增生和脾组织再生，继而发生不同程度的脾功能亢进。

36．E。脑出血是高血压患者主要的死亡原因。

37．C。该患者出现性生活后出血，有接触性出血，可排除卵巢肿瘤、阴道炎症和宫颈肌瘤。检查发现有宫颈轻度糜烂，宫颈刮片细胞学检查结果为巴氏Ⅳ级，为高度可疑癌，可能诊断为子宫颈癌。

38．E。桡骨远端伸直型骨折（Colles骨折）伤后局部疼痛、肿胀，出现典型畸形姿势，侧面观呈"餐叉样"畸形，正面观呈"枪刺样"畸形。

39．B。自发性气胸的发病机制是在原有肺部疾病基础上形成肺气肿、气肿性肺大泡破裂或直接胸膜损伤所致。临床表现为患侧胸廓饱满、胸痛、气促、叩诊鼓音、呼吸音消失。

40．D。上消化道出血常见的原因包括消化性溃疡、食管 - 胃底静脉曲张、急性糜烂出血性胃炎、胃癌等。其中，最常见的是消化性溃疡。

41．E。骨巨细胞瘤好发部位为长骨干骺端和椎

体，特别是股骨远端和胫骨近端。

42．A。婴幼儿水代谢旺盛，每天水的交换量为细胞外液量的1/2，而成人仅为1/7，对缺水的耐受力差，一旦失水容易发生体液紊乱。

43．E。急性血源性骨髓炎实验室检查可见白细胞及中性粒细胞比值可达0.90（正常0.50～0.70）以上，血沉加快，C反应蛋白增高。局部分层穿刺抽脓可确诊。该患儿胫骨上干骺端穿刺有脓液考虑诊断为左胫骨急性血源性骨髓炎。此病手术治疗宜早，最好在抗生素治疗48～72小时后仍不能控制局部炎症时进行手术。因该患儿已发病2周，此时为引流脓液、减压或减轻毒血症症状，防止急性骨髓炎转变为慢性骨髓炎，应行手术治疗，手术方式分为局部钻孔引流术或开窗减压引流术。

44．A。生长激素缺乏症患儿出生时的身高和体重可正常，1岁以后生长缓慢，身高年增长速度<5cm，随年龄增长，外观小于实际年龄，但比例正常，体型匀称。骨成熟延迟，出牙及囟门闭合延迟，下颌骨发育欠佳，恒牙排列不整，骨化中心发育迟缓，骨龄小于实际年龄2岁以上。

45．E。深静脉血栓主要治疗方法包括抗凝和溶栓治疗。其中抗凝治疗是治疗深静脉血栓形成的基本治疗，是通过药物降低血液的凝固性，预防和治疗血栓闭塞性疾病的方法。

46．C。颅前窝骨折患者骨折多累及眶顶和筛骨，骨折出血可经鼻流出，或进入眶内在眼睑和球结膜下形成瘀斑，称"熊猫眼"，该患者出现球结膜下出血，鼻孔流出血性脑脊液，可能为颅前窝骨折。鼻骨骨折主要表现为外鼻畸形、肿胀、鼻出血、鼻塞等。颅中窝骨折主要表现为鼻漏、耳漏，常发生面神经和听神经损伤。颅后窝骨折主要表现为乳突和枕下部可见皮下淤血，或咽后壁发现黏膜下淤血。

47．E。重症肌无力时面部和口咽肌肉受累出现表情淡漠、连续咀嚼无力、饮水呛咳和发音障碍。眼外肌麻痹，包括上睑下垂、斜视和复视、眼球活动受限甚至固定，但瞳孔不受影响。

48．C。手术创伤使人体处于高分解代谢状态，肝外蛋白质加快分解为氨基酸，经血液循环到达肝脏，然后在肝脏中经糖异生作用生成肝糖原以保证血糖供应。蛋白质是构成生命的重要物质基础，利用蛋白质供能是不经济的，糖原耗尽后，肌肉蛋白分解会增强，对于术前需禁食，一般状况良好，估计很快能恢复进食，术前补糖可减少蛋白质消耗，增加体内氮的潴留。

49．A。支气管扩张症主要指反复的气道感染与炎症所导致的支气管与细支气管的不可逆性扩张。反复气道感染和炎症时，病变部位闻及固定而持久的局限性湿啰音。病情严重尤其是合并慢性缺氧、肺心病、右心衰竭者可出现杵状指（趾）。

50．A。该孕妇流产时突发腹部剧痛，头晕、胸闷、大汗淋漓，脉搏加快，血压过低70/50mmHg，之后左下腹出现包块，可能有出血发生；该孕妇半年前有过剖宫产，此时应立即剖腹探查子宫情况。

51．B。麻疹患者是唯一传染源，出疹前、后5天均有传染性，有并发症者传染性可延至出疹后10天，病毒经呼吸、咳嗽和说话等排出体外，通过呼吸道空气传播，易感人群是未接种过麻疹疫苗的人，以6个月～5岁的小儿多见，病后可获得持续免疫，发病季节以冬、春为主。

52．E。十二指肠溃疡典型的疼痛节律是进餐-餐后缓解-空腹疼痛，常为夜间痛、饥饿痛。

53．A。该患者冠心病心绞痛3年，心绞痛发作时经休息或含服硝酸甘油可以缓解，临床诊断为稳定型心绞痛。稳定型心绞痛的治疗原则是改善冠脉血供和降低心肌耗氧以改善患者症状，提高生活质量，同时治疗冠脉粥样硬化，预防心肌梗死和死亡，以延长生存期。稳定型心绞痛患者缓解期治疗（缓解发作）药物包括改善缺血减轻症状的药物，如β受体拮抗剂（倍他洛克）、硝酸酯类药（消心痛）、钙通道阻滞剂（硝苯地平）；及预防心肌梗死，改善预后的药物（阿司匹林）。氨苯蝶啶为保钾利尿药，主要用于治疗各类水肿，如心力衰竭、肝硬化及慢性肾炎引起的水肿和腹水，以及糖皮质激素治疗过程中发生的水钠潴留。

54．C。漏斗型骨盆的骨盆入口平面各径线正常，两侧骨盆壁向内收，状似漏斗，其特点是中骨盆及骨盆出口平面均明显狭窄，使坐骨棘间径（正常约10cm）和坐骨结节间径（正常约8.5～

9.5cm）缩短，坐骨切迹宽度＜2横指，耻骨弓角度＜90°，坐骨结节间径与出口后矢状径之和小于15cm，常见于男型骨盆。

55．D。该患者有上消化道溃疡史，上腹部剧痛转为满腹疼痛考虑为上消化道溃疡急性穿孔，患者出现四肢冰凉、血压降低、脉搏增快等典型休克表现，此时应建立2条以上静脉通路，迅速补充血容量。

56．A。该患者血压值为165/110mmHg，属于3级高血压。高血压分类水平的梯度记忆可掌握一个基本原则，即收缩压从＜120mmHg的理想血压开始，每增加20mmHg，分级增加1级，分别为＜140mmHg为正常高值，＜160mmHg为1级高血压，＜180mmHg为2级高血压，≥180mmHg为3级高血压。舒张压从＜80mmHg的理想血压开始，每增加10mmHg，分级增加1级，分别为＜90mmHg为正常高值，＜100mmHg为1级高血压，＜110mmHg为2级高血压，≥110mmHg为3级高血压。当收缩压和舒张压分属不同级别时，以较高的分级为准。

57．A。学龄期儿童保健重点包括合理营养、体格锻炼、预防疾病、防止事故、心理卫生。完成计划免疫属于婴儿期保健要点。

58．B。该患者已经确诊为伤寒，突然发生右下腹痛，检查有明显腹部压痛、肠鸣音消失等腹膜炎征象，可诊断为肠伤寒穿孔。阑尾炎典型表现为转移性右下腹痛，右下腹麦氏点固定压痛，可有胃肠道症状。

59．C。细菌性痢疾临床表现分型最为凶险的是混合型兼有上休克型和脑型的表现，病死率很高（90%以上）。该型实质上包括循环系统、呼吸系统及中枢神经系统等多脏器功能损害与衰竭。惊厥、呼吸衰竭和循环衰竭是中毒性痢疾的3种严重表现。一般先出现惊厥，如未能及时抢救，则迅速发展为呼吸衰竭和循环衰竭。

60．B。血友病乙（B）是缺乏凝血因子Ⅸ所致。

61．D。该患者关节肿痛，两肘、掌指关节呈屈曲畸形，并有消瘦、乏力，现状最主要的护理诊断是自理能力下降，与关节功能障碍、疼痛、乏力有关。

62．A。急性粟粒性肺结核，也称急性血行播散性肺结核，是由分枝杆菌经血行播散而引起的肺结核，常是原发综合征发展的后果，起病急，婴幼儿多突发高热和严重中毒症状，伴有盗汗、食欲缺乏、咳嗽、面色苍白、气促及发绀，部分患儿起病时可有脑膜炎征象，偶可闻及细湿啰音。

63．A。急性胰腺炎患者胰酶外溢，脂肪酶在组织内被激活，分解脂肪，并与钙离子结合并形成皂化斑，造成血钙降低，血钙降低的水平提示了疾病的严重程度以及疾病的预后，＜2mmol/L提示病情比较严重，预后不良。

64．D。颅内出血是颅脑手术后当天最危险的并发症，多发生于术后24～48小时内，患者表现为意识清醒后又逐渐嗜睡、反应迟钝甚至昏迷。术后应密切观察，一旦发现有颅内出血征象，应及时报告医师，并做好再次手术止血的准备。

65．B。该产妇考虑发生了羊水栓塞。羊水栓塞常有烦躁不安、恶心、呕吐、气急等先兆症状，随之出现呛咳、呼吸困难、发绀，迅速出现休克或昏迷，严重者可在数分钟内迅速死亡。前置胎盘典型症状为妊娠晚期或临产时发生无诱因、无痛性反复阴道出血。产时子痫表现为抽搐发作，眼球固定，瞳孔放大，头歪向一侧，牙关紧闭，全身肌肉强直。

66．A。肝癌患者约10%死于肝癌结节破裂出血。肝癌结节破裂出血可局限于肝包膜下，表现为局部疼痛。也可破入腹腔引起急性腹膜炎，出现腹痛剧烈，迅速遍及全腹。

67．E。卵巢过度刺激综合征指诱导排卵药物刺激卵巢后，导致多个卵泡发育、雌激素水平过高及颗粒细胞的黄素化，引起全身血流动力学改变的病理情况。引起该综合征的主要原因是应用促排卵药物。

68．E。麻醉前使用的抗胆碱能药的常用药物为东莨菪碱和阿托品，可阻断M胆碱能受体，抑制腺体分泌、解除平滑肌痉挛及迷走神经兴奋对心脏的抑制作用。

69．D。甲胎蛋白（AFP）是诊断肝癌的特异性指标，是肝癌的定性检查，有助于诊断早期肝癌，广泛用于普查、诊断、判断治疗效果及预测复发。

70．E。乳腺癌患者转移途径有直接浸润、淋巴转移和血行转移。淋巴转移为主要的转移方式，最易累及患侧腋窝淋巴结。

71．A。病毒性脑炎80%为肠道病毒（柯萨奇病毒、埃可病毒）感染，其次为单纯疱疹病毒、腮腺炎病毒和虫媒病毒等。

72．E。病毒性脑炎脑脊液检查，压力正常或增高，外观清亮，白细胞总数轻度增多且<（10～500）×10^6/L，早期以中性粒细胞为主，后期以淋巴细胞为主，蛋白质含量正常或稍高，糖和氯化物正常。

73．E。百日咳是由百日咳嗜血杆菌引起的急性呼吸道传染病。血清学检测特异性抗体IgM，有利于早期诊断。鼻咽吸出物或鼻咽拭子常用于细菌学检查。血沉、胸部X线片和喉镜对早期诊断参考价值不大。

74．D。百日咳应用抗生素治疗可减轻或阻断痉咳，首选药物为红霉素，也可用罗红霉素。

75．B。卡他期应用抗生素可减轻或阻断痉咳，缩短病程，可选用红霉素，疗程14～21天。

76．B。急性阑尾炎常见病理类型为急性单纯性阑尾炎、急性化脓性阑尾炎、坏疽性及穿孔性阑尾炎和阑尾周围脓肿。

77．E。急性阑尾炎最常见病因为阑尾管腔阻塞，包括淋巴滤泡的明显增生、粪石阻塞阑尾管腔等；细菌入侵；其他原因包括阑尾先天畸形如阑尾过长、过度扭曲、管腔细小、血运不佳等。

78．E。切口感染是阑尾切除术后最常见的并发症，其他并发症包括出血、腹腔脓肿、粘连性肠梗阻、肠瘘等。

79．C。结直肠癌患者主要表现为排便习惯和粪便形状改变，早期可有持续性隐痛或腹部不适，癌肿破溃者可有便血，该患者腹泻与便秘交替3个月，出现腹部隐痛和便血，考虑为大肠癌，结合直肠指诊未见异常，X线见距肛门约25cm处充盈缺损，近端肠腔扩张，考虑诊断为乙状结肠癌。

80．E。该患者最可能诊断为乙状结肠癌。手术切除是结、直肠的主要首选治疗方法，同时配合

化学治疗、放射治疗等综合治疗可在一定程度上提高疗效。

81．E。当毒物性质不明时，应先抽吸胃内容物送检以明确毒物性质，洗胃溶液可选用温开水或生理盐水，待毒物性质明确后，再采用相应对抗剂洗胃。

82．C。洗胃是否彻底是接下来抢救治疗的基础和关键。

83．D。催吐适用于神志清楚、能合作者，昏迷、惊厥、服腐蚀剂者禁用。该患者昏迷，防止误吸禁用催吐。

84．A。为明确毒物性质，可选取剩余食物、呕吐物、尿和粪便及抽吸胃内容物。

85．C。被狗咬伤后迅速彻底清洗伤口能降低狂犬病的发病率，尽快用20%肥皂水或0.1%新洁尔灭反复冲洗伤口至少30分钟，尽量除去狗涎和污血，清创后应在伤口底部和周围行抗狂犬病免疫球蛋白或抗狂犬病毒免疫血清局部浸润注射，预防接种采用地鼠肾细胞疫苗5针免疫方案，严重咬伤者，疫苗可加至全程10针。

86．E。被狗咬伤后要迅速彻底清洗伤口能降低狂犬病的发病率，尽快用20%肥皂水或0.1%新洁尔灭反复冲洗伤口至少30分钟，尽量除去狗涎和污血。

87．E。子宫脱垂Ⅰ度轻型为宫颈外口距离处女膜缘<4cm，未达处女膜缘；Ⅰ度重型为宫颈外口已达处女膜缘，阴道口可见子宫颈；Ⅱ度轻型为宫颈脱出阴道口，宫体仍在阴道内；Ⅱ度重型为宫颈和部分宫体脱出阴道口；Ⅲ度为宫颈及宫体全部脱出阴道口外。患者宫颈已达到但未超出处女膜缘，属于子宫脱垂Ⅰ度重型。

88．C。患者子宫脱垂为Ⅰ度重型，属于轻度患者，且年龄较大，可能有手术不耐受，可选择保守治疗。

89．C。该患者已停经48天，优先考虑有妊娠可能，平素采取安全期避孕，仍有妊娠可能，曾查体有子宫肌瘤，现查体子宫有妊娠60天大小，可能为子宫肌瘤合并妊娠，使子宫增大。

90．A。患者体重对疾病和妊娠不会产生较大影

响。现患者年龄小，已婚未孕，治疗时要考虑其生育需求，肌瘤的部位、大小及生长速度均可能成为影响妊娠的因素，需注意观察。

91．D。腹股沟斜疝易复性疝主要表现为腹股沟区肿块和胀痛，疝内容物在患者站立、行走、腹内压增高时突出进入疝囊，平卧、休息或用手轻推即可回纳腹腔，该患者表现最可能诊断为腹股沟斜疝。

92．C。股疝患者多在腹股沟韧带下方卵圆窝处有一半球形的突起，多见于40岁以上妇女，妊娠导致的腹内压增高是引起股疝的主要原因，平卧回纳内容物后，疝块可消失或不完全消失。该患者表现最可能诊断为股疝。

93．D。滋养细胞增生分泌大量绒毛膜促性腺激素（hCG），大量hCG刺激卵巢卵泡内膜细胞发生黄素化而形成囊肿，称为卵巢黄素化囊肿。

94．E。葡萄胎镜下为滋养细胞不同程度增生，绒毛间质水肿且体积增大，间质内血管稀少或消失。绒毛膜癌镜下滋养细胞极度不规则增生，绒毛或水泡状结构消失。

95．C。该患者最可能的诊断是蛛网膜下腔出血。蛛网膜下腔出血以中青年多见，起病急骤，持续性剧烈痛，喷射性呕吐，脑膜刺激征是最具特征性的体征，头颅CT是首选的检查方法，蛛网膜下腔显示高密度影像。

96．D。该患者最可能的诊断是脑血栓形成。脑血栓形成临床表现多在休息或睡眠时起病，起病缓慢，有前驱症状，如头痛、头晕、肢体麻木及短暂脑缺血发作，进行性发作如偏瘫、失语、偏深感觉障碍、共济失调等，头颅CT是最常用的检查，早期多无改变，24小时后出现低密度灶脑梗死区。

97．E。该患者有风湿性心脏病10年，突然出现偏瘫、失语、神志清、脑脊液正常、心电图室心房纤颤，最可能的诊断是脑栓塞。脑栓塞多在活动中急骤发病，多无前驱症状，为起病最快的脑血管病，心源性栓子为脑栓塞最常见的病因，其中又以风湿性心瓣膜病患者房颤时附壁血栓脱落最多见；意识障碍较轻且恢复快，脑脊液检查压力一般正常，大面积梗死压力可增高。

98．E。中毒型细菌性痢疾是由痢疾杆菌，属志贺菌属引起的肠道传染病，需进行消化道隔离。

99．C。水痘以呼吸道空气传播为主，也可直接接触传播或通过接触被污染的用具传播。

100．C。麻疹的传播途径，病毒经呼吸道、咳嗽和说话排出体外，通过空气飞沫传播，需要进行呼吸道隔离。

专业实践能力

1．B。骨盆入口平面的入口前后径为11cm、入口横径13cm、入口斜径12.75cm，其中入口前后径最短，其长度不足时对胎先露入盆影响最大，是决定胎先露进入骨盆入口的重要径线。

2．E。月经结束后体内雌激素水平降低，宫颈管分泌的黏液量少，随着雌激素水平不断提高，黏液分泌量增加，质地稀薄、透明，拉丝度可达10cm以上；排卵时雌激素分泌水平达到高峰，作黏液涂片检查可见羊齿植物叶状结晶，这种结晶在月经周期第6～7天开始出现，到排卵期最为清晰。

3．D。速尿可抑制髓袢升支粗段 Na^+-K^+-2Cl^-同向转运体，NaCl的重吸收和 K^+ 的重吸收减少，大剂量的速尿还可以抑制近曲小管的碳酸酐酶活性，使 HCO_3^- 排泄也增加。长期使用速尿可引起低血钾、低血镁及低氯性碱中毒，需口服补钾。静脉补钾时浓度不超过0.3％，500ml液体氯化钾不应超过0.15g。安体舒通和氨苯蝶啶均是保钾利尿药，常与排钾利尿药合用以防止发生低钾血症。

4．C。该产妇双胎妊娠，在第二胎儿娩出后20分钟突然阴道流血200ml，胎盘尚无剥离迹象，此时应观察胎盘剥离迹象，协助胎盘娩出。胎盘已剥离尚未娩出者，可牵拉脐带、按压宫底协助胎盘娩出；胎盘粘连者，可行徒手剥离胎盘后协助娩出。胎盘娩出后出血多时，可经下腹部直接在宫体肌壁内或肌内注射麦角新碱。胎儿娩出后立即出现阴道流血，颜色鲜红时应注意是否有软产道裂伤。

5．C。抗纤溶治疗适用于继发性纤溶亢进为主的DIC晚期。DIC抗凝治疗应在有效治疗原发病的前提下，与补充凝血因子同步进行。肝素是DIC首选的抗凝治疗药物。使用肝素前应测凝血时间，注意患者有无出血倾向的发生。肝素过量可用鱼精蛋白解救。

6．D。异位妊娠时主要症状为腹痛，在未发生破裂或流产前，常表现为一侧下腹隐痛或酸胀感；发生破裂或流产时，会感到一侧下腹部撕裂样疼痛，伴恶心、呕吐。腹痛多为异位妊娠患者就诊的主要原因。

7．E。结核中毒的典型症状为长期午后或傍晚开始低热，次日凌晨降至正常，不规则，伴盗汗、乏力、消瘦、食欲缺乏。

8．A。Ⅱ度轻型子宫脱垂为宫颈脱出阴道口，宫体仍在阴道内；Ⅱ度重型为宫颈和部分宫体脱出阴道口。患者检查宫颈脱出阴道口外，宫体仍在阴道内，应属于Ⅱ度轻型。

9．B。宫颈癌在早期有标志性的接触性阴道出血，在行妇科检查后能及早发现。其他癌症在早期多无明显症状，不易被早期发现。

10．D。早产儿指出生时胎龄满28周，但未满37周，出生体重多不足2500g的活产婴儿，且男婴睾丸未降或未全降，胎毛多四肢肌张力低下。足月儿是指出生时胎龄满37～42周，体重2500～4000g,无任何畸形和疾病的活产新生儿。足月小样儿指胎龄已足月而体重在2500g以下的新生儿。超低体重儿指体重＜1000g。正常体重儿指出生体重为2500～4000g的新生儿。

11．E。由于产妇产后腹壁、盆底肌肉松弛，应避免过早参加体力劳动、负重劳动、蹲位活动，以预防尿失禁、膀胱直肠膨出和子宫脱垂。一般经阴道自然分娩者产后6～12小时可下床轻微活动，产后第2天可在室内随意走动，按时做产后健身操。

12．A。对确诊过期妊娠而无胎儿窘迫、无明显头盆不称等，可考虑引产。宫颈成熟度Bishop评分≥7分者，应予以缩宫素引产。对胎盘功能不良、胎儿体重过大、胎位异常等情况应选择剖宫产。羊水量不影响过期妊娠孕妇选择分娩方式。

13．B。会阴又称会阴体，厚3～4cm，由皮肤、皮下脂肪、筋膜、部分肛提肌和会阴中心腱组成，是阴道口与肛门之间的楔形软组织，由外向内逐渐变窄。其在妊娠后期可变软，有利于分娩。

14．A。晨僵护理最重要的是保持关节功能位，避免病变关节受压，以保持肢体生理功能，鼓励患者早晨起床后行温水浴，或用热水浸泡僵硬的关节，而后活动关节，夜间睡眠戴弹力手套保暖，可减轻晨僵程度。类风湿关节炎活动期患者限制活动。

15．E。青紫型先天性心脏病患儿缺氧发作时，应采取的体位是膝胸卧位，以缓解缺氧症状。

16．D。大咯血时若血块阻塞大呼吸道可引起窒息，咯血窒息是致死的主要原因，护理咯血患者最关键的措施是保持呼吸道通畅。

17．B。该患儿可考虑为急性上呼吸道感染。急性上呼吸道感染简称上感，是指外鼻孔至环状软骨下缘，包括鼻腔、咽或喉部急性炎症的总称。主要表现为喷嚏、鼻塞、流涕、干咳、咽痛或烧灼感，查体可见鼻咽部充血，扁桃体肿大，颌下与颈淋巴结肿大，肺部听诊一般正常。支气管炎先有上呼吸道感染症状，继而出现刺激性干咳、以后有痰，可闻及干啰音和粗、中湿啰音。支气管肺炎以发热、咳嗽、气促、呼吸困难及肺部固定湿啰音为特征。疱疹性咽峡炎表现为急起高热、咽痛、流涎、厌食、呕吐，查体可见咽部充血，咽腭弓、腭垂、软腭等处黏膜上有多个2～4mm大小灰白色的疱疹。急性喉炎多表现为发热、犬吠样咳嗽、声音嘶哑、吸气性喉鸣及呼吸困难、三凹征。

18．E。推算预产期最常用的计算方法为自末次月经第1天起，月份减3或加9，日期加7（农历时日期则为加15）。实际分娩日期与推算的预产期可以相差1～2周。计算其预产期月份为3＋9=12,日期为25＋7=32,12月份为31天，则预产期为1993年1月1日。

19．A。由于要供给胎儿营养，妊娠期孕妇血容量增加。血液中凝血因子Ⅱ、Ⅴ、Ⅶ、Ⅷ、Ⅸ、Ⅹ均增加，使血液处于高凝状态，能使产后胎盘剥离面的血管内迅速形成血栓，有利于预防产后出血。血小板数无明显改变，妊娠期血沉加快，可达100mm/h。

20．B。非甾体类抗炎药常见不良反应有胃肠道反应，对凝血功能、肝、肾和中枢神经系统也有影响，儿童型类风湿患儿长期用药应每2～3个月检查血象和肝、肾功能。

21．B。腹外疝术后患者应逐渐增加活动量，3个月内避免重体力劳动或提举重物等。减少和消除引起腹外疝复发的因素，并注意避免增加腹内压的动作如剧烈咳嗽、用力排便等，便秘者给予通便药物。注意保暖，防止受凉引起咳嗽，导致腹内压增高。定期随访，如疝复发，应及早诊治。

22．C。室颤一旦发生，应立即进行非同步直流电除颤。电除颤是终止室颤最有效的方法。

23．A。该患者考虑为因饮酒诱发急性尿潴留，导尿是解除尿潴留最直接和最有效的方法。如尿潴留时间较长或导出尿液过多，排尿功能一时难以恢复时，应留置导尿管。导尿管插入困难时，可行耻骨上膀胱穿刺造瘘术。

24．D。百日咳的特征性临床表现是阵发性、痉挛性咳嗽，阵咳发作时连续，短促，继而深长的呼吸。

25．C。外周静脉置入中心静脉导管的禁忌证是肘部静脉血管条件差，穿刺部位有感染或损伤，血小板明显减少，有凝血障碍者。

26．E。该患者有功血史，在停经3个月后，阴道持续出血40天，其他均正常，子宫有异常出血，一般首选诊断性刮宫检查子宫内膜或卵巢、黄体功能。

27．A。病情稳定的糖尿病患儿每天适量运动，运动时间在进餐1小时后，2～3小时内为宜，不易空腹时运动，运动后出现低血糖症状时可加餐。

28．D。婴儿3个月左右抬头动作的发育使颈椎前凸形成颈曲，6个月左右会坐时胸椎后凸形成胸曲，1岁左右开始行走，腰椎前凸逐渐形成腰曲，脊柱形成类似于S形的弯曲。

29．C。肠外营养时为预防感染性并发症，中心静脉置管时应严格遵循无菌原则，置管后妥善固定，加强维护，无须预防性应用抗菌药。营养液应现配现用，无菌、无热源。静脉营养导管严禁输入其他液体、药物及血液，也不可在此处采集血标本或测中心静脉压。

30．C。胆总管结石合并感染时，表现为典型的夏柯（Charcot）三联症，即腹痛、寒战与高热、黄疸。

31．C。幽门梗阻患者最典型临床表现为反复呕吐，呕吐物为宿食，有腐败酸臭味，不含胆汁，该患者有多年的溃疡病史，近来出现清晨大量呕吐酸臭的胃内容物，最可能的诊断是溃疡引起的幽门梗阻。

32．C。急性阑尾炎患者如阑尾穿孔已被包裹形成阑尾周围脓肿，病情较稳定，宜应用抗生素治疗或同时联合中药治疗促进脓肿吸收消退，也可在超声引导下穿刺抽脓或置管引流，不必立即急诊手术。

33．E。小儿颅内压增高主要体征为头痛、呕吐和是视乳头水肿。呕吐呈喷射性，与饮食无关，是颅内高压刺激第四脑室底部及延髓呕吐中枢引起。

34．E。服铁剂一般用至血红蛋白达正常水平后2个月左右再停药，以补足铁的贮存量。

35．E。前置胎盘典型症状为妊娠晚期或临产时发生无诱因、无痛性反复阴道出血。腹部检查显示子宫软，无压痛，大小与孕周相符，胎方位清楚，先露高浮，易并发胎位异常，臀先露居多。胎心可正常，也可因为孕妇失血过多导致胎心异常或消失。重型胎盘早期剥离表现为宫体硬如板状，压痛明显。

36．A。肾结核患者肾切除术前抗结核药物治疗至少2周，肾部分切除术前抗结核药物治疗至少4周。肾结核行肾全切除术者建议早期下床活动，行肾部分切除术者常需卧床3～7天，以避免继发性出血或肾下垂。术后注意观察并记录引流液的量、色、性状变化，警惕出血征象。术后准确记录24小时尿量，若手术后6小时仍无尿或24小时尿量较少，可能发生肾衰竭，及时报告医师并协助处理。

37．C。宫颈扩张≥3cm，无头盆不称，胎头已衔接而产程延缓者，可行人工破膜，破膜后先露下降紧贴子宫下段和宫颈内口，引起宫缩加强，加速宫口扩张及产程进展。破膜后仍宫缩乏力可静脉滴注缩宫素。

38．D。胎膜破裂发生在临产前称胎膜早破。发生在妊娠满37周后，称足月胎膜早破，发生率

8%～10%；发生在 37 周前者，称未足月胎膜早破，单胎妊娠胎膜早破发生率为 2%～4%，双胎妊娠胎膜早破发生率为 7%～20%。

39．C。急性脓胸者，为控制感染及改善呼吸，可每天或隔天 1 次行胸腔穿刺，抽脓胸腔穿刺抽吸液体时一般首次不超过 600ml，以后每次不超过 1000ml，以防一次大量迅速抽液后出现复张后肺水肿。

40．E。热射病患者，应用氯丙嗪降温时，因氯丙嗪注射或口服大剂量是可引起体位性低血压，因此用药时应监测血压，用药后应静卧 1～2 小时，血压过低时可静脉滴注去甲肾上腺素或麻黄碱升压。但不可用肾上腺素，以防血压降得更低。

41．A。颈肢反射又称颈强直反射，是指儿童仰卧位，将其头转向一侧 90°，表现为与颜面同侧的上下肢伸直，对侧上下肢屈曲。此反射生后 2 个月即存在，6 个月消失。

42．E。主动或被动吸烟是血栓闭塞性脉管炎发生和发展的重要环节，烟碱可使血管收缩，戒烟有助于改善患者血液循环。肢体保暖、使用扩血管药物均可促进血液循环。伯格运动是使患者平卧，先抬高患肢，再在床边下垂 2～3 分钟，并做足部旋转、伸展活动，可促进患肢循环建立。吗啡或哌替啶可用于疼痛严重的患者，不能改善血液循环。

43．E。该患儿化脓性脑膜炎入院后昏迷，两侧瞳孔不等大等症状，最可能的诊断是化脓性脑膜炎合并脑疝。脑疝是化脓性脑膜炎最严重的临床表现，一般导致小脑幕切迹疝或枕骨大孔疝，出现呼吸不规则，两侧瞳孔大小不等，对光反射减弱或消失等。

44．C。肝动脉栓塞化疗术 1 周后，因肝缺血影响肝糖原储存和蛋白质的合成，应根据医嘱静脉输入白蛋白，适量补充葡萄糖液，并维持水电解质平衡。肝动脉栓塞化疗术后出现栓塞后综合征的护理措施包括腹痛 48 小时内，可根据需要按医嘱注射哌替啶以缓解疼痛。发热与栓塞有关，少数患者于术后 4～8 小时体温升高，持续 1 周左右，应观察体温变化，中、低度发热不需特殊处理，如持续高热应报告医生进行对症处理。

45．E。阴道分泌物增多不属于绒毛膜癌的临床表现。绒毛膜癌可出现不规则阴道流血。由于 hCG 持续作用，在葡萄胎排空、流产或足月产后，卵巢黄素化囊肿可持续存在。一般无腹痛，若肿瘤组织穿破子宫，可引起急性腹痛和腹腔内出血症状。黄素化囊肿发生扭转或破裂时也可出现急性腹痛。肿瘤转移至肺部可出现咳嗽、血痰或反复咯血、胸痛及呼吸困难。

46．D。该患儿可考虑为支气管肺炎伴中毒性脑病。支气管肺炎以 2 岁以下儿童最多见，起病急，常表现为发热，咳嗽，呼吸增快，肺部听诊可闻及固定的中、细湿啰音等。重症肺炎可合并中毒性脑病，主要表现为烦躁、嗜睡，意识障碍，惊厥，前囟隆起，呼吸节律不齐甚至停止，脑膜刺激征，脑脊液检查除压力增高外其他均正常。

47．C。甲亢危象患者服用复方碘正确的方法是首剂 30～60 滴，以后每 6～8 小时 5～10 滴，一般使用 3～7 天后停药。

48．D。硬脑膜外血肿患者伤后原发性脑损伤的意识障碍清醒后，在一段时间后颅内血肿形成，脑组织受压，导致患者再度出现昏迷。临床过程为昏迷 - 中间清醒或好转 - 昏迷。

49．D。心脏恢复跳动是实现复苏处理的首要目标，此外还应保护肾功能，维持呼吸功能，维持脑组织血流，加强基础护理。

50．D。双胎妊娠并发症对孕妇包括流产、妊娠期高血压疾病、羊水过多、妊娠期肝内胆汁淤积症、胎膜早破、胎盘早剥、早产等。对胎儿包括双胎输血综合征、胎儿畸形、双胎中某一胎儿死亡、选择性胎儿生长受限、脐带异常缠绕或扭转、脐带脱垂等。不包括前置胎盘。

51．D。该患者白细胞降低，最主要的护理诊断有感染的危险。其他护理诊断还有活动无耐力与贫血导致组织缺氧有关。血小板降低，可有潜在并发症颅内出血。

52．C。侵蚀性葡萄胎绒毛结构及滋养细胞增生和分化不良，绒毛结构也可退化，仅见绒毛阴影。绒毛膜癌镜下滋养细胞极度不规则增生，绒毛或水泡状结构消失。因此，鉴别标准为镜下是否可见绒毛结构。

53．A。急性蜂窝织炎常见致病菌为溶血性链球菌，为革兰阳性球菌，首选青霉素或磺胺类药物，合并厌氧菌感染用甲硝唑。

54．D。经腹输卵管结扎术操作时不会经阴道，不需做阴道冲洗。术前3天开始肠道准备，术前进行备皮，做好受者的思想工作，进行心理支持，解除其顾虑、与恐惧。详细询问病史，询问月经等情况看手术时间是否合适，进行全身体格检查、妇科检查、白带常规、血常规、尿常规、凝血功能、肝肾功能等检查。

55．A。新生儿肺炎患儿应根据病情和血氧监测情况采用鼻导管、面罩、头罩等方法给氧，使血氧分压维持在60～80mmHg（7.9～10.6kPa）。

56．E。骨折的专有体征为畸形、反常活动（假关节活动）、骨擦音和骨擦感。

57．D。缺铁性贫血口服铁剂治疗时，从小剂量开始，于两餐之间服用。可与维生素C或各种果汁同服，但避免与茶、咖啡、牛奶、植酸盐等同服，以免影响铁吸收。向患者说明服用铁剂可出现黑便；口服液体铁剂使用吸管，服后漱口，避免牙齿染黑。血红蛋白恢复正常后仍需要继续服用铁剂3～6个月，以补充贮存铁。

58．E。染色体是遗传信息的载体。人类细胞具有23对染色体，其中1对性染色体，22对常染色体，互相配对的两条染色体叫作同源染色体，分别来自父亲和母亲。21三体综合征是人类最早认识、最为常见的染色体畸变，在活产婴中发生率为1∶600～1000。

59．E。临床上主要以宫口扩张程度及胎头下降程度来判断产程的进展。其中胎头下降程度为最重要的判断标志。

60．A。该产妇的胎儿为头先露，先露部已达棘下2cm，骨产道正常，宫口已开全1小时，第二产程有延长，此时应行会阴侧切、使用产钳助产。

61．D。女性生殖器官最常见的炎症为慢性宫颈炎。

62．B。转移性肿瘤约占颈部恶性肿瘤的3/4，在颈部肿块中，发病率仅次于慢性淋巴结炎和甲状腺疾病。原发癌灶绝大部分（85%）在头颈部，尤以鼻咽癌和甲状腺癌转移为多见。锁骨上窝转移性淋巴结的原发灶，多在胸腹部（肺、纵隔、乳房等）；胃肠道、胰腺、妇科恶性肿瘤多经胸导管转移至左锁骨上淋巴结。左锁骨上淋巴结转移癌时，首先考虑原发肿瘤的位置在消化道。

63．C。患者恶心、呕吐，且一天未进食，故首先输入5%的葡萄糖盐水溶液，补充能量和血容量同时，预防患者出现低钠血症。

64．A。癫痫患者药物治疗原则，从小剂量开始，单一用药为主，尽量避免联合用药，坚持长期服药，定时服用，不可随意增减药物剂量、停药或换药，停药应遵医嘱缓慢、逐渐减量，不少于1～1.5年，撤换药物时应遵循一增一减的原则，不宜过快，需要有5～10天的过渡期，强直-阵挛性发作完全控制4～5年后再停药，并定期测量血中药物浓度。

65．C。在妊娠10～14周时，优先选择钳刮术；在妊娠7周内，一般选择药物流产；妊娠7～10周内，优先选择负压吸宫术行人工流产。钳刮术不能用于有生殖器官急性炎症；各种急性传染病或慢性传染病急性发作期；严重的全身性疾病或全身状况不良不能耐受者；流产前有发热者。

66．B。分娩过程中膀胱受压，可导致黏膜水肿、充血及肌张力降低，会阴伤口疼痛、不习惯床上排尿等可导致产后极易发生尿潴留。鼓励产妇于产后4～6小时排尿，若产后4小时未排尿或第1次排尿尿量少，易发生尿潴留，并会影响子宫收缩而引起子宫收缩乏力，导致产后出血。

67．E。急性肾小球肾炎是急性溶血性链球菌感染后引起的免疫复合物质性肾小球肾炎，多继发于上呼吸道感染。

68．C。门静脉血流受阻后，首先出现充血性脾大。门静脉高压症典型病理生理变化包括脾大、脾亢，静脉交通支扩张，腹水。脾窦扩张，脾内纤维组织增生，单核-吞噬细胞增生和吞噬红细胞现象。临床上除有脾大外，还有外周血细胞计数减少，最常见的是白细胞和血小板计数减少，称为脾功能亢进。由于肝内门静脉通路受阻，门静脉无静脉瓣，门静脉系和腔静脉系间的4个交通支（胃底、食管下段交通支、直肠下端、肛管交通支、前腹壁交通支和腹膜后交通支）大量开放，扩张，引起消化器官淤血。门静脉压力升高，使门静脉系统毛细血管床的滤过压增加，同时肝硬化引起低蛋白血症,血浆胶体渗透压下降和淋巴液生成增多,促使液体从肝表面、肠浆膜面漏入腹腔形成腹水。

69. D。该患儿可考虑为新生儿硬肿症。新生儿寒冷损伤综合征又称为新生儿硬肿症,是由多种原因引起的皮肤硬肿和低体温,主要表现为拒乳、反应差、哭声低、心音迟钝、体温常低于 35℃、皮肤暗红且发凉硬肿、触之硬如象皮等。新生儿败血症表现为哭声弱、体温异常、精神萎靡、嗜睡、出现病理性黄疸等症状。新生儿破伤风可出现张口困难、牙关紧闭、苦笑面容、全身肌肉强直性痉挛等症状。新生儿窒息是指胎儿娩出后 1 分钟仅有心搏,无自主呼吸或未建立规律呼吸的缺氧状态。新生儿颅内出血主要因缺氧或产伤引起,临床表现为激惹、嗜睡或昏迷,颅内压增高、脑性尖叫、前囟隆起,肌张力降低等。

70. A。与外阴癌发病有关的可能因素是人乳头瘤病毒(HPV)的感染;慢性外阴非上皮内瘤变发展为外阴癌;淋巴肉芽肿、尖锐湿疣、淋病、梅毒等性传播疾病。

71. B。胃癌早期无明显症状,首发症状多为上腹部不适、食欲减退等非特异性症状,进展期胃癌最早期的临床表现是上腹部隐痛,癌肿破溃或侵犯血管时,可有呕血和黑便,患者可逐渐出现贫血、消瘦、晚期呈恶病质。该患者近半年体重减轻 20 余斤,上腹隐痛服用酵母片、苏打片后无缓解,大便隐血试验(+),最可能诊断为胃癌。

72. E。胃癌患者术前护理最重要的是持续胃肠减压,温生理盐水洗胃,可改善肠壁血运,减轻胃组织水肿,利于术后愈合。

73. D。胃癌的转移途径包括直接浸润、淋巴转移、血行转移和腹腔种植 4 种途径。淋巴转移是主要的转移途径,终末期胃癌可经胸导管向左锁骨上淋巴结转移。血行转移多发生在晚期,以肝转移最常见。

74. C。术后 4～6 日发生的出血,常为吻合口黏膜坏死脱落所致。该患者术后 6 天胃管内流出咖啡色胃液 300ml,应密切观察患者体征变化,加强对引流液的观察,并及时报告医师处理,可遵医嘱应用止血药物、用冰生理盐水洗胃或输注新鲜血液等,不宜手术治疗。

75. B。该患者尿液为浓茶色,出现肉眼血尿,血尿常见于急性肾小球肾炎、输尿管结石、泌尿系统肿瘤、结核及感染等。此时尿常规为简便、快速的检查方法,可检出尿中红细胞、白细胞等,患者就诊时应先做尿常规检查。

76. D。肾内小结石活动度大与输尿管结石可引起肾绞痛,临床以输尿管结石引起绞痛多见。表现为疼痛剧烈难忍,位于腰部或上腹部,阵发性发作,辗转不安,大汗,恶心,呕吐。疼痛可向下腹部和会阴部放散。该患者右下腹深压痛,肾结石压痛应位于上腹部,考虑该患者最可能诊断为右输尿管结石。十二指肠溃疡疼痛特点具有"进餐-餐后缓解-空腹疼痛"规律。胆绞痛是急性胆囊炎典型症状,在饱餐、进食油腻食物或睡眠中体位改变时发生右上腹或上腹阵发性绞痛,向右肩背部放射。急性阑尾炎常有腹膜刺激症状。

77. C。泌尿系统 X 线平片能发现 90% 以上的结石。为进一步确诊,应首先做泌尿系统 X 线平片检查。B 超可显示结石的特殊声影,发现 X 线平片不能显示的小结石和透 X 线结石,还能显示肾积水及萎缩。CT 检查虽能显示较小结石,但很少作为首选的诊断方法。

78. E。肾绞痛发作时,患者疼痛剧烈难忍,此时急诊处理的重点是药物解痉止痛。患者应卧床休息,立即解痉、镇痛,可肌内注射阿托品、哌替啶或局部应用利多卡因封闭。

79. A。该患者因股骨颈骨折入院,2 周后出现体温 38.2℃,听诊肺部出现啰音,考虑是长期卧床后免疫功能降低,活动量减少引起的下呼吸道感染。下呼吸道感染临床表现为发热、咳嗽,查体肺部湿啰音。支气管哮喘典型表现为反复发作性伴哮鸣音的呼气性呼吸困难。支气管扩张症的典型症状是慢性咳嗽、咳大量脓痰和反复咯血。肺结核常表现为低热、盗汗、乏力、食欲缺乏、消瘦等。

80. E。不洁饮食常引起消化道症状。下呼吸道感染多与多种病原体感染、理化因素(空调系统污染、雾化器带菌)、免疫功能受损、口腔菌误吸、过敏及药物有关。

81. C。预防下呼吸道感染,不可通过长期服用抗菌药物预防,以免发生菌群失调或耐药。应遵医嘱正确用药,认真洗手、保持室内空气新鲜、加强营养、多饮水、促进排痰。

82．A。该患者消化性溃疡多年，呕血和排黑便多次，先发现神情恍惚、四肢厥冷，考虑是上消化道急性大出血引起的失血性周围循环衰竭。上消化道急性大量出血是指在数小时内失血量超过1000ml或循环血容量的20%。

83．A。该患者首先应考虑的护理诊断是潜在并发症：休克 与大量失血有关。其他护理问题还包括恐惧 与呕血、黑便及出血威胁生命有关。有窒息的危险 与呕血多次有关。

84．A。患者检查右侧附件有肿物，压痛明显，怀疑有卵巢肿物；且患者突发右下腹持续疼痛，伴恶心呕吐，与卵巢肿瘤并发蒂扭转症状相似，患者可能出现了卵巢肿瘤蒂扭转。蒂扭转后易与肠管粘连引起感染，表现为患者发热2小时。

85．B。卵巢肿瘤一旦确诊，应优先选择手术治疗，患者现最重要的处理是剖腹探查术。

86．D。该患儿可考虑为支气管肺炎。支气管肺炎以2岁以下儿童最多见，起病急，常表现为发热、咳嗽、呼吸增快，精神不振等，胸部体征早期不明显或仅呼吸音粗糙，以后可听到较固定的中、细湿啰音等。护理诊断有：清理呼吸道无效；气体交换受损；体温过高；营养失调 低于机体需要量；潜在并发症：心力衰竭、中毒性脑病等；患儿此时体温过高，应及时降温，以防发生高热惊厥，危及生命，最主要的护理诊断为体温过高。

87．B。支气管肺炎的患儿应给予高热量、高蛋白、高维生素、高营养易消化的清淡流食或半流食，少食多餐，以免过饱，影响呼吸。

88．A。严格控制输液量及速度，每小时滴速＜5ml/kg。

89．B。惊厥发作时，要保持安静，避免一切不必要的刺激，就地抢救，立即平卧，头偏向一侧，解开衣领，及时清除口腔分泌物，痰液黏稠者可雾化后吸痰，保持呼吸道通畅，将舌轻轻向外牵拉，防止舌后坠，在患儿上下白齿之间垫牙垫。

90．E。惊厥发生时要在患儿上下白齿之间垫牙垫，防止舌后坠，牙关紧闭时，切勿用力撬开。

该患儿高热惊厥需遵医嘱给予止惊药物，同时进行降温处理，及时清理口腔分泌物以防窒息，加床档防止坠床等。

91．B。前置胎盘典型症状为妊娠晚期或临产时发生无诱因、无痛性反复阴道出血。

92．D。胎盘早期剥离表现为突发性持续性腹部疼痛，伴或不伴阴道出血。

93．D。气道湿化适用于痰液黏稠和排痰困难者。

94．C。机械吸痰法是指利用负压原理，经口、鼻腔或人工气道吸出气道分泌物，以保持呼吸道通畅的方法。适用于痰液黏稠无力咳出、意识不清或建立人工气道者，如年老体弱、新生儿、危重、昏迷、麻醉未清醒等。

95．A。胸部叩击适用于久病体弱、长期卧床、排痰无力者。

96．D。小儿运动功能发育遵循一定的规律，6个月双手向前撑住独坐。

97．A。小儿运动功能发育遵循一定的规律，6个月双手向前撑住独坐。2个月小儿竖抱或俯卧时能抬头；4个月抬头很稳并自由转动；7个月有意识地翻身；12个月可独走；18个月能跑及倒退走，爬台。

98．B。肠梗阻按基本病因可分为机械性肠梗阻、动力性肠梗阻、血运性肠梗阻。机械性肠梗阻是由于机械性因素导致肠腔狭小，肠内容物不能通过所致。动力性肠梗阻是由于神经抑制或毒素刺激引起肠壁肌运动紊乱所致。血运性肠梗阻是由于肠系膜血管栓塞或血栓形成，肠管血供障碍所致。按肠壁血供有无障碍分类可分为单纯性和绞窄性两类，单纯性肠管无血供障碍，而绞窄性伴有血供障碍。肠扭转是一段肠管甚至全部小肠及其系膜沿系膜轴扭转360°～720°，因此，既有肠管的梗阻，更有肠系膜血液循环中断，属于机械性绞窄性肠梗阻。

99．A。麻痹性肠梗阻多见于腹部手术、创伤或弥漫性腹膜炎后，常与低钾血症有关。

100．E。痉挛性肠梗阻少见，可发生于急性肠炎、肠道功能紊乱或慢性铅中毒患者。

模拟试卷三答案与解析

基础知识

1．C。前列腺增生的腺体表面黏膜血管破裂时，可发生不同程度的无痛性肉眼血尿。尿路梗阻是尿路感染、膀胱结石的病因之一，长期梗阻可引起严重肾积水、肾功能损害。长期排尿困难导致腹压增高，还可引起腹股沟疝、内痔或脱肛等。

2．D。系统性红斑狼疮是一种具有多系统、多脏器损害表现，有明显免疫紊乱的慢性自身免疫性结缔组织疾病，血清中存在以抗核抗体为代表的多种致病性自身抗体。

3．D。女性外生殖器由阴阜、大阴唇、小阴唇、阴蒂、阴道前庭组成。

4．B。精子与卵子多相遇于输卵管壶腹部，两者结合形成受精卵的过程称为受精，受精常发生在排卵后12小时内，整个过程约为24小时。之后受精卵在进行有丝分裂的同时，向宫腔方向移动，约在受精后第3天，分裂成16个细胞的实心细胞团，称为桑椹胚。晚期囊胚种植于子宫内膜的过程称受精卵着床。

5．A。颅底骨折以线性骨折为主，易撕裂硬脑膜，产生脑脊液外漏，为开放性骨折。根据骨折部位分为颅前窝骨折、颅中窝骨折和颅后窝骨折。

6．E。房颤的心电图特点是窦性P波消失，代之以小而不规则的基线波动（f波），频率350～600次/分，一般情况下QRS波群形态正常。QRS波群节律不规则，致使RR间期绝对不等。心室率极不规则，通常在100～160次/分。QRS波群节律不规则致使RR间期绝对不等。室颤的心电图表现为QRS波群与T波消失，呈完全无规则的波浪状曲线，形状、频率、振幅高低各异。心房扑动的心电图特点是正常的窦性P波消失，出现以大小、形态相同、节律规则、快速的、连续锯齿样F波。房性期前收缩的心电图表现为P波提早出现，其形态与窦性P波不同，PR间期大于0.12秒，QRS波群形态与正常窦性心律的QRS波群相同，期前收缩后有不完全代偿间歇。室性期前收缩心电图检查表现为QRS波提前出现，T波与QRS波方向相反，随之出现完全代偿间歇。

7．C。子宫肌瘤的治疗方法包括手术治疗、药物治疗和随访观察。患者子宫较大，肌瘤应较大，且希望生育，无其他疾病，可以选择肌瘤剔除术。手术治疗是目前子宫肌瘤的主要治疗方法，适用于肌瘤较大、症状明显或经保守治疗无效时。

8．A。该患者考虑发生了前庭大腺炎。前庭大腺炎炎症多发于一侧，局部皮肤红肿、灼热、压痛明显。可致行走不便，有时会致大小便困难。脓肿形成时，疼痛加剧，可触及波动感。外阴炎表现为外阴皮肤瘙痒、疼痛、烧灼感，于活动、性交、排尿及排便时加重，局部可见抓痕。尿道炎表现为尿痛，排尿困难。外阴白色病变又称外阴白癫，表现为外阴奇痒，局部皮肤黏膜色素减退，常有水肿。

9．B。胃癌早期无明显症状，首发症状多为上腹部不适、食欲减退等非特异性症状，进展期胃癌最早期的临床表现是上腹部隐痛，可有呕血和黑便，患者可逐渐出现贫血、消瘦，晚期呈恶病质。进展期胃癌X线可见龛影，常提示为溃疡型胃癌，该患者表现最可能诊断为胃癌。纤维胃镜检查能够直接观察胃黏膜病变的部位和范围，并可以对可疑病灶钳取小块组织作病理学检查，是诊断胃癌的最可靠、最有价值、最有意义的检查手段。该患者最需要进行的检查为胃镜和细胞学检查进行确诊。

10．C。全血胆碱酯酶活力测定是诊断有机磷农药中毒的特异性指标，对判断中毒程度、疗效和预后极为重要，胆碱酯酶活性降至正常人的70%以下即可诊断。血液COHb测定是诊断一氧化碳中毒的特异性指标，需在脱离中毒现场8小时内采集标本。

11．E。血清心肌坏死标志物的检查是诊断心肌梗死的敏感指标。出、凝血时间检测主要反映血液系统疾病。全血胆碱酯酶活力测定是诊断有机磷农药中毒的特异性指标。

12．E。糖化血红蛋白为血红蛋白两条β链N端的缬氨酸与葡萄糖化合的不可逆性反应物，其浓度与平均血糖呈正相关，糖化血红蛋白在总血红蛋白中所占的比例能反映取血前8～12周的平均血糖水平，与点值血糖相互补充，作为血糖控制的监测指标，并已经成为判断糖尿病控制的金标准。

13．C。腰椎间盘突出症最重要的体征是直腿抬高试验和加强试验阳性。嘱患者平卧，患侧下肢伸直，被动抬高，当抬高至60°以内即出现放射痛，为直腿抬高试验阳性，是由于神经根受压或粘连使移动范围减小或消失，坐骨神经受牵拉所致。如在此基础上，缓慢降低患肢高度，至放射痛消失，再被动背屈踝关节，疼痛再现，为加强试验阳性，同样是坐骨神经受牵拉所致。

14．C。葡萄胎病变局限于宫腔内，不侵袭肌层，无远处转移，镜下为滋养细胞不同程度增生，绒毛间质水肿，间质内血管稀少或消失。绒毛膜癌镜下表现为滋养细胞不形成绒毛或水泡状结构，极度不规则增生，排列紊乱，广泛侵入子宫肌层及血管，周围大片出血、坏死。

15．B。颈椎间盘退行性变是颈椎病发生和发展最基本的原因。其他原因还包括损伤、长期伏案工作或不良睡眠姿势、颈椎先天性椎管狭窄等。

16．A。血流缓慢、血管壁损伤和血液凝血功能异常是引起静脉血栓的三个主要因素。

17．C。血栓闭塞性脉管炎是一种主要累及四肢远端中小动、静脉的慢性、节段性、周期性发作的血管炎性病变，以下肢小动脉多见，又称Buerger病，简称脉管炎，好发于男性青壮年，早期症状为间歇性跛行。

18．A。羊水栓塞时，羊水进入母体血液循环，通过阻塞肺小动脉引起过敏反应和凝血机制异常而导致机体发生一系列复杂而严重的病理生理变化。羊水进入母体血液循环后，其中的有形成分直接形成栓子，经肺动脉进入肺循环，阻塞小血管并刺激血小板和肺间质细胞释放5-羟色胺等血管活性物质，引起肺小血管痉挛。高凝状态是妊娠时母体血液的正常生理改变，血液高凝状态可引起羊水栓塞患者血管内形成大量微血栓，但不属于羊水栓塞的病理生理变化。

19．B。溃疡性结肠炎病变主要位于大肠，多数在直肠和乙状结肠，可扩展到降结肠和横结肠，也可累及全结肠，甚至回肠末端。

20．A。慢性肺源性心脏病的发病机制是疾病造成患者呼吸系统功能和结构的明显改变，发生低氧血症，进而引起肺动脉高压，肺动脉高压使右心室后负荷加重，最终引起右心室扩大、肥厚，甚至发生右心功能衰竭。

21．C。高血压是一种以体循环动脉收缩压和（或）舒张压持续升高为主要表现的临床综合征。血流动力学特征主要是总外周阻力增高，心脏后负荷加重。高血压时，主动脉压升高，致左心室后负荷增加。

22．A。维生素D缺乏性佝偻病的病因有围生期维生素D不足、日照不足、生长速度快、维生素D摄入不足、疾病影响。并不包括出生体重太低。

23．B。纯母乳喂养儿粪便呈黄色或金黄色、糊状，偶有细小乳凝块，或较稀薄、绿色、不臭，呈酸性反应，每天排便2～4次。人工喂养儿粪便呈淡黄色或灰黄色，较稠，为碱性或中性，量多，有臭味，每天1～2次。部分母乳喂养儿粪便与人工喂养儿相似，但较软、黄。添加谷类、蛋、肉及蔬菜等辅食后，粪便性状均接近成人。

24．C。肾病综合征患者尿液检查：尿蛋白定性+++～++++，尿蛋白定量＞3.5g/d，尿中有红细胞、颗粒管型。

25．D。骨盆底由内向外分为三层，内层为盆膈，是骨盆底最坚韧的一层，由肛提肌及其内、外面各覆一层筋膜组成。盆膈能封闭骨盆出口，承托并保持盆腔脏器（如内生殖器、膀胱及直肠等）于正常位置。

26．E。全血血糖＜2.2mmol/L（40mg/dl）可诊断为新生儿低血糖，不考虑胎龄、出生体重和日龄。

27．E。在我国，心脏瓣膜病最常见于风湿性心脏病患者，与A组β型（A族乙型）溶血性链球菌反复感染有关。

28．C。发生在婴儿期的无热惊厥首先考虑手足搐搦症（严重低血钙引起手足搐搦症），发生在年长儿的无热惊厥则考虑为癫痫。

29．B。产后出血的原因包括子宫收缩乏力、胎盘因素、软产道损伤和凝血功能障碍。其中子宫收缩乏力是最常见原因。

30．B。各种病毒和细菌均可引起急性上呼吸道感染，但90%以上为病毒，如鼻病毒、呼吸道合胞病毒、流感病毒等。病毒感染后可继发细菌感染，最常见的致病菌是溶血性链球菌，其次为肺炎链球菌、流感嗜血杆菌。淋雨、受凉、气候突变、过度劳累是重要诱因。

31．B。急性血源性骨髓炎最常见的致病菌是金黄色葡萄球菌，其次为β溶血性链球菌。好发于12岁以下骨骼生长快的儿童，男性居多。好发部位为胫骨、股骨、肱骨等长骨的干骺端，感染途径以血源性播散为主。急性血源性骨髓炎处理的关键是早期诊断与治疗，尽快控制感染，防止发展成慢性。

32．D。脂肪是人体能量的主要贮存形式，体脂是人体最大的能源仓库。

33．D。胆汁的作用包括清除肝代谢产物、乳化脂肪、中和胃酸、刺激肠蠕动、胆盐抑制肠道内致病菌的生长繁殖和内毒素的形成等。

34．D。乙型病毒性肝炎的传播途径主要是血液-体液传播，其次是生活密切接触传播、性传播和母婴传播。

35．D。依据HCO_3^-测定结果，可将酮症酸中毒分为轻、中、重度。轻度酸中毒症状不明显。典型的酸中毒表现为精神萎靡或烦躁不安，呼吸深快，呼气带酮味，面红或口唇樱桃红色，腹痛，

呕吐，腱反射减弱或消失，嗜睡甚至昏迷。

36．B。小儿肺炎常见病原体为细菌、病毒，发展中国家以细菌为主，发达国家以病毒为主，我国最常见的病原体是细菌。

37．C。风湿热病变过程可分为渗出期、增生期和硬化期，基本病理特点为形成特征性风湿小体，是诊断风湿热的病理依据，提示风湿活动。

38．D。将胎儿及其附属物从宫腔内逼出的力量称为产力。产力包括子宫收缩力（简称宫缩）、腹壁肌及膈肌收缩力（统称腹压）和肛提肌收缩力。其中子宫收缩力是临产后的主要产力，贯穿于整个分娩产程。

39．B。二尖瓣狭窄时，舒张期血流流入左心室受阻而导致左心房压力升高，造成肺静脉压和肺毛细血管压增高。导致肺水肿。即最先累及的心腔是左心房。

40．C。断乳在10～12个月为宜，若遇夏季炎热或婴儿体弱多病时，可推迟断乳时间，但最迟不超过18个月。随着婴儿年龄增长，母乳已不能满足婴儿营养与生长需要，因此婴儿应在6个月开始引入半固体食物，并逐渐减少哺乳次数，增加引入食物的量。

41．B。胃破裂患者腹腔穿刺可抽出胃内容物，抽出液为黄色，浑浊，无臭味，可有食物残渣。

42．A。消化性溃疡的发病机制是对胃和十二指肠黏膜有损害作用的侵袭因素与黏膜自身的防御修复因素之间失去平衡。胃溃疡的发生主要是防御修复因素减弱，十二指肠溃疡主要是侵袭因素增强。高浓度胃酸和能水解蛋白质的胃蛋白酶是主要的侵袭因素。粗糙食物除直接损伤黏膜外，还能增加胃酸分泌。反流的胆汁、胰酶对胃黏膜有损伤作用。神经、精神因素通过迷走神经影响胃酸分泌和黏膜血流的调控。幽门螺杆菌感染一方面破坏胃、十二指肠的黏膜屏障，另一方面使胃酸和胃蛋白酶分泌增加，直接损害黏膜。

43．E。CO中毒主要导致细胞水平的氧输送和氧利用障碍。CO吸入体内后，与血液中红细胞的血红蛋白结合，形成稳定的COHb。CO与血红蛋白的亲和力比氧与血红蛋白的亲和力大240倍。吸入较低浓度CO即可产生大量COHb。

COHb 不能携带氧，且不易解离，是氧合血红蛋白解离速度的 1/3600。COHb 还能使血红蛋白氧解离曲线左移，血氧不易释放给组织而造成细胞缺氧。脑组织对缺氧最为敏感，首先出现缺氧损害。

44．C。胚胎后期至出生后，骨髓、胸腺及淋巴结开始造血，骨髓为人体最主要的造血器官。

45．D。支气管哮喘是气道的一种慢性变态反应性炎症性疾病。哮喘主要由接触反应原触发或引起，本质是免疫介导的气道慢性炎症。气道慢性炎症反应是由多种炎症细胞、炎症介质和细胞因子共同参与、相互作用的结果，也是导致哮喘患者气道高反应性和气道弥漫性、可逆性阻塞的病理基础。

46．A。染色体异常是自然流产最常见的原因，在早期自然流产中约有 50% ～ 60% 的妊娠产物存在染色体的异常。引发流产的原因还有母体全身性疾病，母儿双方免疫不适应，生殖器官异常，母儿血型不合，吸烟酗酒，前置胎盘，接触过多有害物质等。

47．E。任何致病菌均可引起泌尿道感染，但绝大多数为革兰阴性杆菌，如大肠埃希菌、变形杆菌、肺炎克雷伯菌、铜绿假单胞菌，少数为肠球菌和葡萄球菌。大肠埃希菌是泌尿道感染中最常见的致病菌，约占 60% ～ 80%。

48．A。急性胰腺炎按病理变化可分为急性水肿型胰腺炎和急性出血坏死型胰腺炎。急性出血坏死型胰腺炎时，过度炎性反应导致胰腺局部出血、坏死、胰腺肿胀、变黑，腹膜后可伴广泛坏死伴有血性渗液，所导致的病理类型以低血容量性休克为主，后期合并感染性休克。

49．C。脑动脉粥样硬化是脑血栓最常见和最基本的病因，常伴有高血压。

50．B。结核病的传播途径以呼吸道传播为主，也可通过消化道传播、母婴传播或经皮肤伤口感染等。

51．D。慢性心功能不全的基本病因包括原发性心肌损害、继发性心肌损害、心脏舒张受限、心脏负荷过重（容量负荷过重，压力负荷过重）。诱因包括感染、过度劳累、心律失常、情绪激动

或药物使用不当等。

52．C。持续胃肠减压患者可因 K^+ 丢失过多导致低钾血症。高钾血症的常见病因有急性肾衰竭、长期使用保钾利尿药，补钾过量、过快、浓度过高，输入大量库存血，严重组织损伤、溶血、缺氧、休克、代谢性酸中毒等使钾向细胞外转移。

53．A。甲胎蛋白是诊断肝癌的特异性指标，有助于早期肝癌的定性检查，广泛用于普查、诊断、判断治疗效果及预测复发。

54．D。非电解质溶液包括 5% 葡萄糖和 10% 葡萄糖。电解质溶液包括氯化钠溶液、碳酸氢钠溶液（1.4% 碳酸氢钠，5% 碳酸氢钠）、乳酸钠溶液、氯化钾溶液。

55．B。胸部 X 线是最基本、最主要、应用最广泛的检查方法，中央型肺癌可有不规则的肺门增大阴影，周围型肺癌可见边缘不清或呈分叶状，配合 CT 检查明确病灶。痰脱落细胞检查是简易有效的普查和早期诊断方法，找到癌细胞即可确诊；纤支镜检查是诊断肺癌最可靠的手段。

56．A。氨基酸是肠外营养的唯一氮源，摄入量一般为 1.0 ～ 1.5g/（kg·d）。

57．E。乳腺癌患者癌细胞累及 Cooper 韧带，使其缩短而致皮肤表面凹陷，出现"酒窝征"是乳腺癌的特征性体征。癌细胞侵入乳管可使之缩短，把乳头牵向癌肿方向，造成乳头内陷。癌细胞阻塞皮下淋巴管，引起皮肤"橘皮样"改变。

58．A。寒冷潮湿为血栓闭塞性脉管炎的发病因素，与原发性静脉曲张无关。原发性下肢静脉曲张又称为单纯性下肢浅静脉曲张，先天性浅静脉壁薄弱和静脉瓣膜结构不良是发病的主要原因，与遗传因素有关。以及长时间站立、重体力劳动、妊娠、慢性咳嗽、习惯性便秘等后天性因素，能使腹腔内压力增高，导致瓣膜关闭不全，产生反流。由于浅静脉管壁肌层薄且周围缺少结缔组织，血液反流使静脉血量超负荷（下肢浅静脉压力升高），可引起静脉增长、增粗，出现静脉曲张。

59．D。急性炎症性脱髓鞘性多发性神经病典型的脑脊液检查为细胞数正常而蛋白质明显增高，称蛋白 - 细胞分离现象。

60．C。妊娠满 24 周时手测子宫底高度在脐上

1横指。满12周时手测子宫底高度为耻骨联合上2～3横指，满16周时在脐与耻骨联合之间，满20周为脐下1横指，满28周时为脐上3横指，满32周时为脐与剑突之间，满36周时为剑突下2横指，满40周时在脐与剑突之间或略高。

61．C。碱性尿中易形成磷酸钙及磷酸镁铵沉淀，酸性尿中易形成尿酸和胱氨酸结晶。通过碱化尿液能预防的结石为尿酸和胱氨酸结石。

62．E。人一生有两副牙齿，即乳牙（共20个）和恒牙（共28～32个）。小儿生后4～10个月乳牙开始萌出，3岁前出齐，若13个月龄后仍未萌牙称为萌牙延迟。6岁左右开始出第1颗恒牙，17～18岁以后出第3恒磨牙（智齿），但也有终生不出智齿者。

63．D。甲胎蛋白是诊断肝癌的特异性指标，是肝癌的定性检查，有助于诊断早期肝癌，广泛用于普查、诊断、判断治疗效果及预测复发。

64．A。癫痫是指多种原因导致的大脑神经元高度同步化异常放电所引起的短暂大脑功能失调的临床综合征。该患者激动后出现四肢抽动，呼之不应，无尿失禁，每次持续2～3分钟，共发作4次，考虑发生了癫痫。脑电图是诊断癫痫最重要的检查方法，对发作性症状的诊断有很大价值，有助于明确癫痫的诊断、分型和确定特殊综合征。

65．B。类风湿关节炎是以慢性侵蚀性、对称性多关节炎为主要表现的异质性、全身性自身免疫性疾病，是导致成年人丧失劳动力及致残的主要病因之一。类风湿因子的滴度与本病活动性和严重性成正比，临床主要检测的类风湿因子的抗体类型为IgM。

66．B。骨盆骨折患者若低血压经快速输血后仍未好转，血压不能维持时，有条件的医院可行急症动脉造影，作单侧或双侧髂内动脉栓塞。

67．A。在脑血管疾病诊断方面CT能够作出早期诊断，准确的鉴别诊断，并能直接显示出病变部位、范围和出血数量。

68．C。肛提肌收缩力可协助胎先露部在骨盆腔进行内旋转；当胎头枕部露于耻骨弓下时，能协助胎头仰伸及娩出；胎儿娩出后，有助于已降至阴道的胎盘娩出。

69．B。单纯胆囊结石患者多无症状，当结石嵌顿于胆囊颈部或并发胆囊炎时出现胆绞痛。胆囊结石主要为胆固醇结石或以胆固醇为主的混合性结石，大的单发结石不易发生嵌顿。结石长期嵌顿于胆囊壶腹但无感染时，胆色素被胆囊黏膜吸收，并分泌黏液性物质，导致胆囊形成透明无色积液，称"白胆汁"。胆囊结石和炎症的反复刺激可诱发胆囊癌变。

70．A。人绒毛膜促性腺激素是在受精卵着床后由合体滋养细胞分泌，在妊娠8～10周时分泌达高峰，持续1～2周后迅速下降，持续至分娩。

71．D。腹腔内空腔脏器穿孔、损伤引起的腹壁或内脏破裂，是急性继发性化脓性腹膜炎最常见的原因，其中以急性阑尾炎坏疽穿孔最为常见，胃、十二指肠溃疡急性穿孔次之。

72．A。5个月小儿的体重最接近出生时的2倍。正常足月儿生后第1个月体重增加可达1～1.7kg，生后3～4个月体重约等于出生时体重的2倍，1岁时约3倍，2岁时约4倍。

73．E。ITP（特发性血小板减少性紫癜）是一种由免疫介导的血小板过度破坏所致的出血性疾病，属于免疫性疾病。

74．D。胸膜腔穿刺抽得不凝血液可确诊血胸。胸腔内积血量在代偿范围内时，由于肺、心包及膈肌运动所起的去纤维蛋白作用，胸腔内积血不凝固。

75．C。糖尿病酮症酸中毒（DKA）为最常见的糖尿病急症。早期三多一少症状加重，酸中毒失代偿后出现疲乏、恶心、呕吐、头痛、嗜睡、呼吸深大（库斯莫呼吸），呼气中有烂苹果味（丙酮味）。该患者有糖尿病病史，血钠140mmol/L，血糖28.9mmol/L，尿酮（++），可考虑发生了酮症酸中毒。

76．D。普鲁卡因属于酯类局麻药，在血浆中被胆碱酯酶分解。利多卡因、布比卡因、依替卡因和罗哌卡因均属于酰胺类局麻药，在肝内被肝微粒体酶系水解。

77．E。胎头围绕骨盆纵轴向前旋转，使矢状缝与中骨盆及骨盆出口前后一致的动作称为内旋转。内旋转动作从中骨平面开始至骨盆出口平面完成，一般在第一产程末完成内旋转动作。

78．C。地方性甲状腺肿的最常见原因是碘缺乏病。多见于山区和远离海洋的地区，碘是甲状腺合成甲状腺激素的重要原料之一，碘缺乏时合成甲状腺激素不足，反馈引起垂体分泌过量的促甲状腺激素，刺激甲状腺增生肥大。

79．E。恶性肿瘤不仅可在原发部位浸润生长、累及邻近器官或组织，而且还可通过多种途径扩散到身体其他部位，这是恶性肿瘤最重要的生物学特性。恶性肿瘤细胞从原发部位侵入淋巴管、血管或体腔，迁徙到其他部位，继续生长，形成同样类型的肿瘤，这个过程称为转移。发生转移是恶性肿瘤的特点，但并非所有恶性肿瘤都会发生转移。

80．D。肝门静脉高压症食管胃底静脉曲张破裂出血由于肝功能损害使凝血酶原合成发生障碍，加上脾功能亢进使血小板减少，以致出血不易自止。患者耐受出血能力远较正常人差，约25%患者在第一次大出血时可直接因失血引起严重休克或因肝组织严重缺氧引起肝功能急性衰竭而死亡。大量失血使脑血流量减少，患者出现烦躁不安、淡漠或意识丧失，出现肝性脑病。

81．A。生长发育所需能量为小儿所特有，与小儿的生长速度成正比。婴儿期体格发育速度最快，需要量相对较多，以后逐渐减低，至青春期又增加。

82．D。过敏性紫癜是一种常见的血管变态反应性出血性疾病，其辅助检查中血小板计数、出血和凝血时间、血块退缩试验和骨髓检查均正常，可有毛细血管脆性实验（束臂试验）阳性。

83．A。肠梗阻按梗阻发生部位分为高位小肠（空肠）梗阻、低位小肠（回肠）梗阻和结肠梗阻。

84．C。急性肾衰竭少尿或无尿期，因尿排钾减少、分解代谢释放钾离子、酸中毒时细胞内钾转移至细胞外等因素常出现高钾血症。高钾血症可致各种心律失常，严重者发生心室颤动或心脏骤停，是最主要的电解质紊乱和最危险的并发症，是少尿期的首位死因。

85．E。腹部手术后胃肠功能受抑制，肠蠕动减慢，肠腔胀气导致腹胀，此外，小肠蠕动减弱，常使

蛋白质、脂肪消化吸收不全易引起腹胀。

86．E。脑出血发病后CT即刻出现边界清楚的高密度影像。

87．C。脑梗死早期CT多无改变，24～48小时后出现低密度灶脑梗死区。

88．D。从胎盘娩出至产妇全身各器官（除乳腺外）恢复或接近正常未孕状态所需的一段时间，称产褥期，一般为6周（42天）。

89．B。在胎盘娩出后，子宫圆而硬，宫底在脐下1指，产后第1天稍上升平脐，以后每天下降1～2cm，产后10天降入骨盆腔内，于耻骨联合上方不可触及。

90．D。病毒性心肌炎以肠道和呼吸道感染的病毒最常见，尤其是柯萨奇病毒B组。

91．E。寒冷季节的婴幼儿腹泻绝大多数由病毒感染引起，主要病原为轮状病毒。细菌感染以大肠埃希菌常见。

92．B。肾小球是肾单位的起始部位，由入球小动脉毛细血管丛、出球小动脉及系膜组织构成。急性肾小球肾炎的发病机制是绝大多数病例属急性溶血性链球菌感染后引起的免疫复合物性肾小球肾炎。临床表现有血尿、蛋白尿、水肿和高血压。其中，血尿是最特征性的尿液改变。

93．E。急性肾盂肾炎多由尿路上行感染所致，革兰阴性杆菌是尿路感染最常见的致病菌，以大肠埃希菌最为常见，尿液最特征性的改变是脓尿。

94．A。慢性肾小球肾炎的临床表现有蛋白质、血尿、水肿、高血压、肾功能损害等，其中，蛋白质是本病必有表现，尿蛋白定量常在1～3g/d。

95．D。肾前性急性肾衰发病机制主要为有效循环血容量减少，肾脏灌注减少，肾缺血。常见尿液改变是少尿或无尿。

96．A。隐性感染，又称亚临床感染，是指病原体侵入人体后，仅诱导机体产生特异性免疫应答，而在临床上无任何症状、体征，只能通过免疫学检查才可发现，例如乙型病毒性肝炎、伤寒等传染病等。清除病原体，病原体进入人体后，被机体非特异性防御能力或已经存在于体内的特异性体液免疫与细胞免疫物质清除。显性感染，病原

体侵入人体后，不但诱发免疫应答，并通过病原体本身的作用或机体的变态反应，导致组织损伤，引起病理改变和临床表现，如麻疹、水痘大多数表现为显性感染。病原携带状态，细菌性痢疾、流行性脑脊髓膜炎、乙型肝炎等病原体感染后，在人体内生长繁殖并不断排出体外，可转变为病原携带状态，成为重要的传染源。潜伏性感染，单纯疱疹、带状疱疹、结核杆菌等病原体感染后，由于机体免疫功能足以将病原体局限化而不引起显性感染，待机体抵抗力下降后转变为显性感染，称为潜伏性感染。

97．C。病原携带状态，细菌性痢疾、流行性脑脊髓膜炎、乙型肝炎等病原体感染后，在人体内生长繁殖并不断排出体外，可转变为病原携带状态，成为重要的传染源。

98．E。胃液丢失过多是外科代谢性碱中毒最常见的原因，如幽门梗阻或高位肠梗阻严重呕吐或长期胃肠减压。其他原因包括大量输注库存血等碱性物质摄入过多情况、低钾血症等。代谢性酸中毒病因包括碱性物质从消化道或肾脏丢失所致，如腹泻、肠瘘等；酸性物质摄入过多；酸性代谢产物堆积，如糖尿病酮症酸中毒。

99．B。严重腹泻者，可因碱性消化液丢失过多，导致血 pH 下降，发生代谢性酸中毒。

100．A。高位幽门梗阻者可因剧烈呕吐导致 H^+ 丢失过多，导致血 pH 上升，发生代谢性碱中毒。

相关专业知识

1．C。促成因素指改变行为所需要的外部条件。促成因素是指使行为动机和意愿得以实现的因素，即实现或形成某行为所必需的技能、资源和社会条件。包括保健设施、医务人员、诊所、医疗费用、交通工具、个人保健技术及相应的政策法规等。

2．C。继续护理学教育实行学分制，护理技术人员每年参加继续护理学教育的最低学分为25学分。

3．B。功能制护理的特点包括节省人力、经费、设备、时间，护士长便于组织工作；有利于提高护理技能操作的熟练程度，工作效率较高；分工

明确，有利于按护士的能力分工。

4．B。护理管理学的综合性指除具有管理学的特点外，还受多种因素的影响。护理管理既要综合利用管理学的理论和方法，又要考虑护理工作的特点和影响因素。

5．A。有效的控制系统必须具有明确的目的，缺乏目的性将会使控制工作陷入一团混乱。目的性是控制系统有效性的一个实质性标志，贯穿于整个管理控制过程的始终。

6．A。不同患者手术之间、手套破损或手被污染时，应重新进行外科手消毒。

7．A。PDCA 循环就是计划、执行、检查、处理四个阶段的循环反复过程，是一种程序化、标准化、科学化的管理方式。PDCA 循环的关键在于"处理阶段"，就是总结经验，肯定成绩，纠正失误，找出差距，避免在下一循环中重犯错误。

8．C。洗手是指用肥皂（皂液）和流动水洗手，去除手部皮肤污垢、碎屑和部分致病菌的过程，是预防医院感染最重要且易行的措施。

9．E。护患沟通过程中，不当的沟通技巧会导致信息传递受阻，甚至产生信息被完全扭曲或沟通无效等现象，从而影响或破坏护患关系。护士应避免的沟通方法有突然改变话题、虚假的或不恰当的保证、主观判断或说教、快速下结论或提供解决问题的方法、调查式或过度提问、表示不赞成、言行不一致。

10．C。有效沟通的策略有使用恰当的沟通方式、考虑接收者的观点和立场、充分利用反馈机制、以行动强化语言、避免一味说教。"条条大道通罗马"说的正是达成目标有多种途径的意思，面对不同的沟通对象，或面临不同的情形，应该采取恰当的沟通方式，这样方能事半功倍，即使用恰当的沟通方式。

11．D。有效沟通的原则包括目的明确和事先计划原则、信息明确的原则、及时的原则、合理使用非正式沟通的原则、组织结构完整性的原则。

12．A。计划目标可分为总体目标和具体目标。总体目标由三个"W"和两个"H"组成，Who 指对象，What 指实现什么变化，When 指实现变化的期限，How much 指变化的程度，How to measure 指测量的方法。

13．C。内源性感染是指各种原因引起的患者在医院内遭受自身固有病原体侵袭而发生的医院感染，病原体来自患者自身，为患者体内或体表的常居菌或暂居菌。

14．D。在治疗感染性疾病时，考虑使用抗菌药物同时要考虑病原体对抗菌药物的敏感性。

15．A。组织设计是指管理者将组织内各要素进行合理组合，建立和实施一种特定组织结构的过程，是有效管理的必备手段之一。

16．A。偏向式提问又称诱导式提问，偏向式提问的问题中包含着提问者的观点，以暗示对方做出提问者想要得到的答案，如"你今天感觉好多了吧？"适用于提示对方注意某事的场合。封闭式提问的问题比较具体，对方用简短、确切的语言即可做出回答。开放式提问的问题比较笼统，旨在诱发对方说出自己的感觉、认识、态度和想法，适用于了解对方真实的情况。偏向式提问的问题中包含着提问者的观点，以暗示对方做出提问者想要得到的答案。复合式提问的问题易使回答者感到困惑，不知如何回答，应避免使用。

17．E。流行性出血热是由汉坦病毒属的各型病毒引起的，以鼠类为主要传染源的一种自然疫源性疾病。

18．D。传播媒介具有决定性原则的是经济原则。媒体的选择要考虑多种因素，如媒介的效应、传播活动覆盖面、受众拥有该种媒介的比例、经费和其他资源情况等，还要考虑是否适合特定信息的表达。选择媒体的原则有效果原则、速度原则、经济原则、针对性原则。在保证准确、有针对性、快速的基础上，考虑经济因素，尽量减少传播者与受者的经济负担。

19．B。细菌只有牢固地黏附在机体的黏膜上皮细胞上，才不会被分泌物、宿主的运动或其器官的蠕动冲击掉，这是细菌能够在人体定植的关键。

20．B。重症监护病房患者的特点包括有多数患者都是因其他危重疾病继发感染后转入；患者多数较长时期使用各类抗菌药物，细菌的耐药性均较强；加强监护所使用的各种侵入性检查、治疗，都可能为细菌侵入机体和正常菌群移位提供条件；患者与护理人员频繁接触会增加发生交叉感染的机会。不包括患者的细菌定植能力下降。

21．A。讨论提纲包括讨论目的、讨论的问题、内容及预期达到的目标。

22．C。应用工时测量法测量护理人力需求，公式为护士人数＝（定编床位数×床位使用率×每位患者平均护理工时数/每名护士每日工作时间）×机动数。所需护士为（50×90%×4/8）×20%＝27人。

23．C。授权是指在不影响个人原来的工作责任的情形下，将自己的某些任务改派给另一个人，并给予执行过程中所需要的职务上的权利。授权者对被授权者有指挥权和监督权。授权是让每个层次的管理者在实际工作中，为了充分利用人才的知识和技能或出现新增业务的情况下，将部分解决问题、处理业务的权利暂时授予下属的行为。授权的原则包括视能授权、合理合法、监督控制、权责对等，其中视能授权是授权最根本的准则。

24．B。护士在健康教育中扮演计划者、教育者的角色。

25．C。专科疾病护理技术常规是实施专科疾病护理的依据，也是专科疾病护理技术管理的基础工作。

26．A。在选择传播途径时，健康传播者应遵循准确性原则、针对性原则、速度快原则、经济性原则。针对性原则是针对具体受者、具体情况，选择传播途径。

27．C。期望理论公式中 E 表示期望值，指一个人根据经验判断的某项活动导致某一成果的可能性的大小，即数学上的概率，数值在 0～1 之间；M 表示激励力，指调动一个人的积极性、激发出人的内部潜力的强度；V 表示效价，指某项活动成果所能满足个人需要的程度。

28．E。医院内感染是指住院患者、医院工作人员在医院内获得的感染，包括患者住院期间发生的感染和在医院内获得而出院后发生感染症状。新生儿经胎盘获得的感染来源于母亲的感染，不属于医院感染的范畴。

29．A。防止手术部位感染最有效的对策是严格无菌操作，应用无菌生理盐水冲洗切口，并对疑有感染的切口做好本标本留取，及时送检。

30．E。人体通过"反射弧"对外界刺激做出反应的方式称反射，最基本的反射与本能行为相联系。如当一个人看到突然飞来的物体，会立即产生躲避行为。反射为人类的适应行为奠定了基础。

31．A。1988年第十三届世界健康教育大会提出健康教育是研究传播保健知识和技能、影响个体和群体行为、预防疾病、消除危险因素、促进健康的一门学科。

32．C。高效灭菌剂包括戊二醛、过氧乙酸、环氧乙烷、甲醛等。含氯化合物属于高、中效消毒剂。碘伏、乙醇属于中效消毒剂。洗必泰（氯己定）属于低效消毒剂。

33．A。ABC时间管理法由美国管理学家莱金（Lakein）提出，他建议为了提高时间的利用率，每个人都需要确定今后五年、今后半年及现阶段要达到的目标。ABC时间管理法分为ABC三个等级，A级为最重要且必须完成的目标，B级为较重要很想完成的目标，C级为不太重要可以暂时搁置的目标。

34．B。全面质量管理的含义包括强烈地关注顾客、持续不断地改进、改进组织中每项工作的质量、精确地度量、向员工授权。

35．E。传播是一种社会性传递信息的行为，是个体之间、集体之间以及个体与集体之间交换、传递新闻、事实、意见的信息过程。

36．A。促进健康的行为有日常健康行为、保健行为、避免有害环境行为、戒除不良嗜好行为、预警行为、求医行为、遵医行为。危害健康的行为有不良生活方式、致病行为模式、不良疾病行为、违规行为。致病行为模式中国内外研究较多的是A型行为模式和C型行为模式。

37．C。各种人造物修补、置换或留置手术应在术前预防性应用抗生素。清洁手术（如甲状腺手术、疝修补术、输卵管结扎术、膝软骨摘除术等）手术野无污染，通常不需预防性应用抗菌药物。

38．C。决策按主体不同分为个人决策与团体决策；按决策条件的确定性分为确定型决策、不确定型决策、风险型决策；按决策的重复性分为程序化决策（常规决策）和非程序化决策（非常规决策）；按决策的重要性分为战略决策和战术决策。

39．A。II类环境包括非洁净手术部（室）、产房、导管室、血液病病区、烧伤病区等保护性隔离病区，重症监护室，新生儿室等，要求空气中的菌落总数≤200CFU/m³，且未检出致病菌。

40．B。水痘以呼吸道空气传播为主，水痘患者是唯一的宿主，其隔离病室不必设置防蚊设施。

41．C。职能型组织结构又称多线型组织结构，是为分管某项业务的职能部门或岗位而设立且赋予相应职权的组织结构。

42．E。费雷德里克·泰勒是美国古典管理学家，科学管理理论的创始人，1911年因出版《科学管理原理》一书，被公认为"科学管理之父"。

43．B。责任制护理是由责任护士和相应辅助护士对患者从入院到出院进行有计划、有目的的整体护理；以患者为中心，以护理计划为内容，根据患者自身特点和个体需要，提供针对性护理，解决存在的健康问题；责任制护理与小组护理相结合，明确分工责任，进行整体护理，是目前倡导的护理工作模式。小组护理是护理人员和患者各分成若干小组，以小组形式负责一组患者的护理模式，组长制定护理计划和措施，小组成员共同合作完成患者的护理。个案护理指一名护理人员负责一个患者的全部护理工作，实施个体化护理的护理工作模式，常用于危重症、多器官功能衰竭、器官移植及大手术后需要特殊护理的患者。综合护理是一种通过有效地利用人力资源，恰当地选择并综合运用上述几种工作方式，为患者提供低成本、高质量、高效率护理服务的工作方式。

44．A。人际关系观点认为对于所有组织来说，冲突都是与生俱来的。由于冲突不可能彻底消除，有时它还会对组织的工作绩效有益，组织应当接纳冲突，使之合理化。

45．B。医院感染监测中相对危险度的值大于1时，其含义是研究的因素与医院感染的发生为正相关，即研究的因素会增加医院感染的发生。

46．B。在制定护理目标时，应注意目标明确、恰当；目标数目不宜太多，但应包括主要的工作特征；目标应数量化或具体化以便于考核；目标应具有挑战性，显示优先性，促进个人和职业上的成长。各级管理者应将目标层层分解，适当授权，做到权责一致，不宜全部交给下级。实施过程中严格控制，层层把关，给予及时的指导和支持。

47．E。1%～3%过氧化氢溶液遇有机物放出新生氧，达到抗菌、除臭的作用。0.02%呋喃西林溶液可清洁口腔，广谱抗菌。2%～3%硼酸溶液属酸性防腐剂，可抑菌。0.1%醋酸溶液主要用于铜绿假单胞菌感染。朵贝尔溶液（复方硼砂）可轻微抑菌，除臭。

48．C。流行病学诊断的主要任务是要客观地确定目标人群的主要健康问题以及引起健康问题的行为因素和环境因素。流行病学诊断要描述人群的躯体健康问题、心理健康问题、社会健康问题以及相对应的各种危险因素的发生率、频率、强度等，以确定健康问题的相对重要性，并揭示健康问题随年龄、性别、种族、生活方式、住房条件和其他环境因素变化而变化的规律。

49．B。结核患者的餐具应煮沸消毒，被褥、书籍曝晒6小时以上。接种卡介苗是预防结核病最有效的措施，应在出生时注射。肺结核患者应使用负压隔离室进行隔离。密切接触患者时应戴口罩，对接触过结核患者的免疫缺陷患者进行追踪随访。

50．D。内源性感染是指患者自身携带病原体引起的感染，又称自身感染。通常情况下，寄居在人体内的正常菌群或条件致病菌是不致病的，只有当人体免疫力低下、健康不佳或正常菌群发生移位时才会导致感染。

51．E。消毒塑料尼龙类的节育器应使用75%乙醇浸泡30分钟。乙醇适用于手、皮肤、物体表面及诊疗器具的消毒。含氯消毒剂适用于物品、物体表面、分泌物、排泄物等的消毒。煮沸消毒适用于耐湿、耐高温的物品，如搪瓷、金属、橡胶类制品等的消毒。压力蒸汽灭菌适用于耐热、耐湿诊疗器械、器具和物品的灭菌，如各类器械、敷料、玻璃制品等的灭菌。

52．B。甲型肝炎属传染性疾病，应采取肠道隔离。经消化道粪-口传播，污染的水和食物可导致流行，日常生活接触多为散发性发病。所以，对患者的钱币应用甲醛熏蒸消毒。甲醛熏蒸法既能保证消毒效果，又适合纸质物品的消毒。钱币是纸质物件不宜采用浸泡擦拭和日光曝晒的方法及喷雾法。压力蒸汽灭菌法适用于耐高温、耐高压、耐潮湿的物品，如各类器械、敷料、搪瓷、玻璃制品、橡胶及溶液的灭菌。

53．B。护理使用呼吸机的患者时应使用声门下分泌物引流；湿化瓶及导管要按照卫生部规范严格终末消毒，干燥保存，用时加无菌水，连续使用时每天更换无菌水；使用中的呼吸机管道系统应及时清除冷凝水防止冷凝水倒流，及时倾倒并认真洗手；呼吸机管道视情况定期更换；做好气道护理及有效的吸痰，拍背等措施。

54．B。测试或观察因素包括测量者因素、测量工具因素、测量对象因素。暗示效应、测量者成熟性、评定错误是影响测量者的因素。

55．A。为保持护理工作的连续性特点，根据各班次工作时间的长短，一般采用每日三班制。将一天24小时分为8小时制（早班、中班、晚班各8小时）、10小时制（每周工作4天，每天工作10小时）、12小时制（白班、夜班各12小时）和24小时制。每天两班制是12小时制，白班、夜班各12小时，工作时间最长。

56．B。苯扎溴铵（新洁尔灭）适用于手、黏膜、环境及物品表面的消毒。过氧乙酸、乙醇、碘酊对黏膜均有刺激性，不用于黏膜的消毒。

57．A。人本管理所对应的管理原则有能级原则、动力原则、参与管理原则。能级原则的基本内容包括建立合理稳定的能级结构；不同的能级主体应授予不同的权力，完成不同的职责；不同能级的主体应给予与之相应的岗位。

58．D。领导的作用有指挥引导作用、沟通协调作用、激励鼓舞作用。不包括计划作用。

59．C。病毒性感染应选择抗病毒药物进行治疗，如利巴韦林等。抗菌药物在外科手术中预防应用、防治感染。对于单一药物难以控制的难治性感染应采用联合用药。根据细菌药敏试验结果及药物代谢动力学特征，严格选药和给药途径。静脉滴注抗菌药物必须注意配伍禁忌，原则上2种抗菌药物不宜置于同一溶液中静注或滴注以免发生相互作用，而致抗菌药物的活力受到影响，或导致溶液变色、混浊、沉淀等。

60．E。计划工作中确定目标的三要素为时间、空间、数量。

61．C。当出现医院感染散发病例时，经治医师应及时向本科室医院感染监控小组负责人报告，并于 24 小时内填表报告医院感染管理科。

62．B。层流洁净手术室、层流洁净病房空气标准是 ≤ 10CFU/cm^3。

63．D。环境因素主要包括生态环境、人文地理、医疗卫生、风俗信仰、教育环境、制度与法规、经济基础、事物发展的规律及意外事件等。

64．B。健康信念模式在采取促进健康行为、放弃危害健康行为的实践中遵循以下步骤，首先充分让人们认识到其危害健康行为的严重性；然后使他们坚信一旦戒除这种危害健康行为、采取相应的促进健康行为会得到有价值的后果，同时也清醒地认识到行为改变过程中可能出现的困难；最后使他们充满改变行为的信心。

65．D。组织文化是指组织在长期的生存和发展中所形成的为组织所特有的，且为组织多数成员共同遵循的最高目标、价值标准、基本信念和行为规范等的总和及其在组织中的反映；是指一个组织在长期发展过程中所形成的价值观、群体意识、道德规范、行为准则、特色、管理风格以及传统习惯的总和，属于管理的软件范围。护理价值观是组织文化的核心。

66．D。0.1% 醋酸溶液用于铜绿假单胞菌感染。1% ～ 3% 过氧化氢溶液遇有机物放出新生氧，达到抗菌、除臭的作用。2% ～ 3% 硼酸溶液属酸性防腐剂，具有抑菌作用。1% ～ 4% 碳酸氢钠溶液为碱性溶液，用于真菌感染。0.02% 呋喃西林溶液可清洁口腔，广谱抗菌。

67．B。人类的传播活动按照传播的规模，可将人类传播活动分为人际传播、群体传播、大众传播、组织传播、自我传播。组织传播是指组织之间、组织内部成员之间的信息交流活动，是有组织、有领导进行的有一定规模的信息传播。现代社会中，组织传播已发展成为一个独立的研究领域，即公共关系学。

68．C。患者后使用头孢噻肟钠和甲硝唑，导致发热 39℃、腹痛、腹泻，大量白色念珠菌生长，考虑为二重感染。二重感染是指原正常菌群大部分被抑制，只有少数菌种占决定性优势。多因广谱抗菌药物的大量应用使大部分正常菌群消失，而代之以暂居菌或外来菌，并大量繁殖而成为该部位的优势菌。急性菌痢以严重毒血症状、休克和中毒性脑病为主要表现。急性肠炎多以反复发作的腹泻和黏液脓血便为主要症状。败血症以小儿多见，表现为精神萎靡、嗜睡、出现病理性黄疸等症状。菌群移位是指正常菌群由原籍生境转移到外籍生境或本来无菌的部位定植或定居。

69．A。控制图即管理图，是画有控制界限的目表，用来检查质量波动是否处于控制状态的一种工具。控制图根据质量特性的数据统计可分为计量数据的控制图和计数数据的控制图两大类。控制图法不是事后检查，它贯穿于护理工作的全过程，能及时发现异常象，对于检查护理工作质量是否稳定有重要作用。

70．E。在临床护理的质量标准中，无菌物品灭菌合格率为 100%。

71．B。健康教育的研究领域按目标人群分为学校健康教育、职业人群健康教育、医院健康教育、社区健康教育。

72．E。化学消毒剂灭菌效果生物监测应每季度 1 次，其细菌含量必须小于 100CFU/ml，且不得检出致病性微生物。

73．A。评估形势的主要内容包括市场、社会需求、社会竞争、服务对象的需求、组织资源、组织内部的优势和劣势。

74．E。对流行性出血热发热期患者的排泄物、分泌物、血、便器、衣物、被褥、餐（饮）具、生活用具、室内空气和污染食物等的消毒，可用含氯消毒剂及过氧乙酸进行消毒处理。

75．A。健康教育是通过信息传播和行为干预，帮助个人和群体掌握卫生保健知识、树立健康观念、充分利用医疗卫生资源、自觉采纳健康生活行为和生活方式的教育活动与过程。

76．D。健康教育处方指在诊疗过程中，以医嘱的形式对患者的行为和生活方式给予指导。

77．B。患者因肺炎入院，经2周的抗生素治疗，病情未见好转，持续高热、咳痰，细菌培养检出白色念珠菌，经抗真菌治疗病情渐渐稳定，考虑为真菌二重感染（医院感染）。有明确潜伏期的感染，自入院起超过平均潜伏期后发生的感染可判定为医院感染。二重感染是指原正常菌群大部分被抑制，只有少数菌种占决定性优势，多因广谱抗菌药物的大量应用使大部分正常菌群消失，而代之以暂居菌或外来菌，并大量繁殖而成为该部位的优势菌。移位菌群失调是指正常菌群由原籍生境转移到外籍生境或本来无菌的部位定植或定居。

78．E。因紫外线灯管的穿透力弱，主要适用于空气、物品表面和液体的消毒。物品表面消毒有效照射距离为25～60cm，消毒时间为20～30分钟。

79．A。日常的行为习惯一般多指人们的生活方式。

80．B。健康相关行为是指人类个体和群体与健康和疾病有关的行为。健康相关行为可分为促进健康行为和危害健康行为两大类。

81．D。促进健康行为的特点包括有利性、规律性、和谐性、一致性、适宜性。

82．A。洗手指征是接触患者周围环境及物品后；穿脱隔离衣前后，脱手套之后；直接接触每个患者前后；从同一个患者身体的污染部位移动到清洁部位时；接触患者黏膜、破损皮肤或伤口前后；接触患者血液、体液、分泌物、排泄物、伤口敷料等之后；进行无菌操作、接触清洁、无菌物品之前；处理药物或配餐前。

83．D。2%碘酊适用于注射、手术、穿刺部位的皮肤消毒，涂搽2次以上，1～3分钟后用75%乙醇脱碘。

84．A。反馈控制又称后馈控制、结果质量控制，这类控制作用发生在行动之后。压疮的发生率是在压疮发生后进行控制的，因此属于反馈控制。

85．E。对于不耐热、不耐湿的物品，宜采用低温灭菌法，如环氧乙烷、过氧化氢低温等离子灭菌或低温甲醛蒸汽灭菌等。

86．A。组织文化的特点包括文化性、综合性、整合性、自觉性、实践性。自觉性是管理者、企业家、员工在总结经验教训的基础上提出组织文化理念，并应用于实践，从而培养、升华出高水平的组织文化，它是员工在高度自觉的努力下形成的，也是组织文化具有管理功能的前提条件。

87．E。组织文化的文化性是组织文化区别于组织其他内容的根本点，也是最明显、最重要的特征之一。

88．E。社会诊断的主要目的是从分析广泛的社会问题入手，了解社会问题与健康问题的相关性，其重点内容包括社会环境和生活质量。流行病学诊断的主要任务是要客观地确定目标人群的主要健康问题以及引起健康问题的行为因素和环境因素。行为诊断的主要目的是确定导致目标人群疾病或健康问题发生的行为危险因素。环境诊断是为确定干预的环境目标奠定基础。教育诊断行为受多种因素的影响，主要包括遗传因素、环境因素和学习因素。管理与政策诊断的核心内容是组织评估和资源评估。

89．A。健康教育诊断主要从社会、流行病学、行为、环境、教育和管理与政策六个方面进行诊断。教育诊断行为受多种因素的影响，主要包括遗传因素、环境因素和学习因素。在格林模式中，将这些因素划分为倾向因素、强化因素和促成因素三类。

90．C。低度危险物品宜采用低水平消毒方法，或做清洁处理。

91．A。高度危险性物品应采用灭菌方法处理。

92．C。金黄色葡萄球菌属于革兰阳性杆菌。白色念珠菌、曲霉菌属于真菌。

93．B。克雷伯杆菌属于革兰阴性杆菌。

94．E。Ⅰ类环境包括层流洁净手术室、层流洁净病房和无菌药物制剂室等。

95．C。Ⅲ类环境包括各类普通住院病区、母婴同室、治疗室、注射室、换药室、消毒供应中心的检查包装灭菌和无菌物品的存放区等。

96．D。Ⅳ类环境包括普通门急诊及其检查、治疗室、感染性疾病科门诊及病区。

97．D。人类行为的主要适应形式有反射、自我控制、调适、顺应、应对和应激。自我控制是当某种行为可导致正负两方面的结果时，个体常常对自己的部分行为进行控制，以达到社会适应。

98．A。调适指个体与他人之间、群体与群体之间相互配合、相互适应的方式和过程。

99．E。科学管理理论的基本出发点是提高劳动生产效率，其主要内容是使工作方法、劳动工具、工作环境标准化；确定合理的工作量；挑选和培训工人使其掌握标准工作方法；实行差别工资制；实行职能工长制。

100．C。行为科学理论强调护理管理者要建立良好的人际关系，采取各种激励措施维持和调动护理人员的积极性。

专业知识

1．E。对放疗高度敏感的肿瘤为淋巴造血系统肿瘤、性腺肿瘤、多发性骨髓瘤；对放疗中度敏感的肿瘤为基底细胞癌、鼻咽癌、乳腺癌、食管癌、肺癌；对放疗低度敏感的肿瘤为胃肠道腺癌、软组织及骨肉瘤。

2．D。乳腺癌患者癌细胞堵塞皮下淋巴管，导致局部淋巴回流障碍，出现真皮水肿，皮肤呈"橘皮样"改变。"酒窝征"是癌细胞累及 Cooper 韧带产生。癌细胞侵入大片皮肤，可出现多个小结节，呈卫星样围绕原发病灶，称"卫星样"结节。晚期结节彼此融合，弥漫成片，延伸至背部和对侧胸壁，使胸壁紧缩，呈铠甲状，限制呼吸，形成"铠甲胸"。

3．B。新生儿复苏时按压通气比为 3∶1，即 90 次/分按压和 30 次/分呼吸，达到每分钟 120 个动作，2 秒内 3 次胸外按压加 1 次正压通气。

4．C。心绞痛常因体力劳动或情绪激动而诱发，疼痛主要位于胸骨体上段或中段之后及心前区，持续 3～5 分钟，很少超过 15 分钟，疼痛特点是压迫、发闷、紧缩感，也可有烧灼感，偶伴濒死、恐惧感，不会有针刺或刀割样锐痛。休息或舌下含服硝酸甘油缓解。

5．B。类风湿关节炎诱因：寒冷潮湿，病理滑膜炎和血管炎，关节痛呈对称分布，有关节畸形，无肾脏损害，皮肤表现类风湿结节。系统性红斑狼疮诱因：阳光直照，病理血管炎，关节痛呈对称分布，无关节畸形，有肾脏损害，皮肤表现蝶形红斑等。这两种病共同的特征是关节疼痛呈对称性。

6．B。风湿热病变主要累及心脏和关节,脑、皮肤、浆膜、血管等，以心脏损害最为严重且多见。

7．E。皮质醇增多症患者由于肥胖、皮肤薄、皮肤弹力纤维断裂等原因，下腹两侧、大腿外侧等处可出现紫红色条纹。

8．C。胎盘娩出后，子宫圆且硬，宫底在脐下 1 指，产后第 1 天稍上升平脐，以后每天下降 1～2cm，产后 10 天降入骨盆腔内，于耻骨联合上方不能扪及。产后 1 周，宫颈内口关闭，宫颈管复原，产后 4 周宫颈恢复至非孕时形态。产后 6 周子宫恢复至正常非妊娠前大小。

9．B。颅底骨折以线性骨折为主，易撕裂硬脑膜，产生脑脊液外漏，为开放性骨折，诊断颅底骨折最可靠的是有脑脊液漏的临床表现。

10．A。癫痫持续状态，新的定义是指一次全面强直 - 阵挛发作持续 5 分钟以上；旧定义是指若发作间歇期仍有意识障碍，或癫痫发作持续 30 分钟以上，或在短时间内频繁大发作；癫痫持续状态是内科常见急症，若治疗不及时可导致永久性脑损害，致残率和病死率均很高。

11．E。多根多处骨折时，可能会造成局部胸壁失去完整肋骨支撑而软化，出现吸气时软化区胸壁内陷，呼气时外突，称为反常活动。

12．A。胎膜破裂后，随着潜伏期延长，羊水细菌培养阳性率增高，破膜超过 24 小时，感染率增加 5～10 倍。

13．B。腹股沟斜疝患者临床表现为站立位时疝内容物经腹股沟管突出，可进阴囊，回纳疝块后压住深环，疝块不再突出，该患者表现考虑为腹股沟斜疝。直疝患者疝内容物由直疝三角突出，不进阴囊，回纳疝块后压住深环疝块仍可突出。股疝是腹内脏器或组织自股环、经股管向股部卵圆窝突出形成的疝，多见于 40 岁以上的妇女。

14．A。患者为老年女性，在跌倒后出现左髋部疼痛，不能站立及行走，首先考虑左股骨颈骨折。

老年女性骨质疏松导致骨质量下降，常在遭受轻微扭转暴力时发生骨折。股骨颈骨折表现为患髋疼痛，患肢活动障碍，患肢呈外旋畸形，测量可发现患肢缩短。

15．B。眩晕为椎动脉型颈椎病最常见的症状，转头和姿势改变时眩晕加重，常伴有头痛，视物模糊，耳鸣，听力下降，发音不清，共济失调，甚至猝倒。

16．A。第三产程胎儿娩出后，可注射缩宫素以减少出血。麦角新碱可使静脉压升高，应避免使用。酚磺乙胺(止血敏)能增加血液中血小板数量，增强其聚集性和黏附性，促使血小板释放活性物质，缩短凝血时间，加速血块收缩，产妇无禁忌。氨甲苯酸（止血芳酸）具有抗纤维蛋白溶解作用而产生止血作用，适用于上消化道出血、妇产科和产后出血等。血凝酶（立止血）是从蛇毒中分离出的一种具有类凝血酶作用的药物，能促进出血部位的血小板凝集，缩短出血时间，减少出血量，产妇无禁忌。

17．E。右心衰竭时，心肌收缩力明显降低、右心室前后负荷突然加重，引起右心室输出量骤降，体循环压力突然升高，周围阻力增加，体循环静脉压增高，出现体循环淤血。食欲缺乏、恶心是胃肠道长期慢性淤血（体循环淤血）所致。水肿是体循环淤血所致。

18．E。实质性脏器如肝、脾、胰、肾等或大血管损伤主要为腹腔内（或腹膜后）出血，临床表现包括面色苍白、脉率加快，严重时脉搏微弱，血压不稳等，甚至休克。

19．D。产后抑郁是一组非精神病性的抑郁综合征，发生率占分娩妇女的 5% ～ 25%。引起产后抑郁的相关因素包括内分泌因素、分娩因素、心理因素、社会因素与遗传因素。孕期发生不良生活事件越多，患产后心理障碍的可能性越大。产妇多表现为心情压抑、沮丧、不愿与人交流，甚至与丈夫也会产生隔阂。自责、自罪、担心自己或婴儿受到伤害。有的产妇有思维障碍、迫害妄想，甚至出现伤婴或自杀行为。

20．A。腹部压痛、腹肌紧张和反跳痛是腹膜炎的标志性体征，该患者 10 小时前突发右上腹痛，伴恶心、呕吐、发热，考虑为继发性腹膜炎，早

期发生呕吐为反射性呕吐，比较轻微，以后因感染中毒反应或继发性麻痹性肠梗阻而趋于频繁。

21．D。早产儿一般出生后 2 ～ 4 小时喂 5% ～ 10% 葡萄糖水，无呕吐者给予母乳喂养，出生体重 < 1500g 或伴青紫者，适当延迟喂养时间。早产儿以母乳喂养最佳，无法母乳喂养者可给予早产儿配方奶。吸吮能力差及吞咽不协调者，可用鼻饲喂养。喂养量根据出生体重和耐受力而定，以不吐、无腹胀及理想的体重增长为原则。

22．A。该患儿可考虑为急性肾炎合并高血压脑病。急性肾炎为急性起病，多有前驱感染，主要表现为水肿、少尿、血尿、蛋白尿、高血压、低热等，尿常规可见蛋白尿（+ ～ +++）。并发高血压脑病时多出现头痛、烦躁不安、恶心、呕吐、一过性失明，严重者突然出现昏迷。尿毒症的主要症状为水肿、恶心呕吐、意识障碍。中毒性脑病多表现为脑膜刺激征、呼吸不规则、惊厥等。蛛网膜下腔出血典型症状为生后第 2 天惊厥，发作间歇正常。

23．B。休克严重、酸中毒明显、经扩容后效果不佳者，需给予碱性药物，常用 5% 碳酸氢钠。

24．E。该患儿智力低下，听力及语言障碍、血清 $T_3 < 2.2nmol/L$，$T_4 < 80nmol/L$，血清促甲状腺素 3.5mu/L，尿 $FeCl_3$ 试验阴性，^{131}I 吸收率增高，可诊断为先天性甲状腺功能低下。左旋甲状腺素钠是治疗先天性甲低的最有效药物。甲状腺片是从动物甲状腺组织中提取，临床上现在已基本不用。

25．C。糖尿病应坚持早期、长期、综合治疗及治疗方法个体化的原则，以适当的饮食治疗和运动锻炼为基础，根据病情结合药物治疗。双胍类主要适应超重或 2 型糖尿病，磺脲类主要适应 MNT 和运动治疗不能使血糖达标的 2 型糖尿病，但不作为一线药物，拜糖平 α- 糖苷酶抑制剂类药物适用餐后血糖升高的人群，胰岛素适应 1 型糖尿病患者及 2 型糖尿病经饮食、运动、口服降糖药物治疗后血糖控制不满意者。

26．D。患者出现室颤，除颤是首选的治疗。直流非同步电复律适用于室颤和室扑。直流同步电复律适用于室颤和室扑以外的快速心律失常，如室上速、持续性房颤等。肾上腺素是心脏复苏的

首选药物，可使心室纤颤由细颤转为粗颤，使电除颤易于生效。当患者的心律失常不适合电除颤时，应尽早给予肾上腺素。利多卡因可抗心律失常，在无法获取胺碘酮时考虑使用。

27．C。先兆早产时主要治疗为抑制宫缩，常使用硫酸镁来抑制宫缩；镁离子可直接作用于肌细胞，使平滑肌松弛，抑制子宫收缩。

28．C。实质性脏器如肝、脾、胰、肾等破裂或大血管损伤主要表现为腹腔内（或腹膜后）出血，临床表现为面色苍白、脉率加快或微弱，血压不稳，甚至休克。若肝、脾受损导致胆管、胰管断裂，胆汁、胰液溢入腹腔，可出现明显的腹痛和腹膜刺激征。出血量大者可有移动性浊音。该患者上腹部汽车撞伤 4 小时，出现休克症状，首先考虑的诊断是肝脾破裂。空腔脏器如胃十二指肠破裂主要表现为腹膜刺激征，消化系统症状如恶心、呕吐、便血等。严重腹壁软组织挫伤患者主要临床表现为伤部肿胀、皮下淤血、深部血肿等。腹膜后血肿患者主要表现为腹胀、腰背疼痛，腹膜后间隙可形成巨大血肿。

29．A。判断心脏骤停最可靠和最迅速的依据是意识丧失及大动脉搏动消失。临床上只要发现患者有此表现，就可以做出心脏骤停的诊断，并立即开始抢救。

30．D。CO_2 是维持和调节呼吸运动最重要的化学因素。血液中维持一定浓度的 CO_2，是呼吸中枢兴奋性保持正常的必要条件。但慢性呼吸功能障碍（如 COPD）的患者血中 CO_2 浓度长期保持在较高水平，使呼吸中枢对 CO_2 刺激作用产生适应，则缺氧就会成为外周化学感受器驱动呼吸运动的主要刺激因素。此时若给予较高浓度 O_2 吸入，会消除缺氧的刺激，反而使通气量降低，CO_2 潴留加重。COPD 患者一般采用鼻导管持续低流量吸氧，氧流量 $1 \sim 2L/min$。

31．A。呼吸系统以环状软骨为界划分为上、下呼吸道。婴幼儿上呼吸道鼻腔相对较短，无鼻毛，后鼻道狭窄，黏膜柔嫩，血管丰富，易于感染，感染后鼻腔易堵塞而致呼吸与吸吮困难。由于婴幼儿鼻泪管短，开口接近于内眦部，且瓣膜发育不全，鼻腔感染易侵入结膜引起炎症。婴幼儿咽鼓管较宽、直、短、'呈水平位，鼻咽炎时易致

中耳炎。

32．C。枸橼酸铋钾服用期间口中可能带有氨味，并可使舌、粪染成黑色，但停药后即消失。

33．E。脑疝患者主要表现为颅内压增高症状，进行性加重的剧烈头痛，躁动不安，喷射性呕吐等；小脑幕切迹疝者患侧瞳孔进行性散大，脑干受压后生命中枢功能紊乱或衰竭等表现，该患者表现最可能发生的为脑疝形成。蛛网膜下腔出血患者主要表现为起病急骤，持续性剧烈头痛，喷射性呕吐，最具特征性的体征为脑膜刺激征。

34．C。与活动有关的疼痛和血尿是上尿路（肾和输尿管）结石主要表现，血尿常发生于疼痛之后。

35．B。该患儿考虑为新生儿肺透明膜病。新生儿肺透明膜病又称新生儿呼吸窘迫综合征，多见于早产儿，是由于缺乏肺表面活性物质所致，主要临床表现为进行性呼吸困难和呼吸衰竭、呼气性呻吟、发绀等，听诊两肺呼吸音降低，X 线检查有散在的细小颗粒和网状阴影，即毛玻璃样改变。肺炎以发热、咳嗽、气促、呼吸困难和肺部固定湿啰音为主要表现。湿肺在生后数小时内出现，表现为呼吸增快，但吃奶佳、哭声响亮及反应好，重者也可有发绀及呻吟等。粟粒性肺结核起病急骤，多突然高热，伴寒战、盗汗、食欲缺乏等症状，X 线可见大小一致、分布均匀的粟粒状阴影。

36．D。急性重症胆管炎又称急性梗阻性化脓性胆管炎，在我国最常见的原因是肝内外胆管结石，其次为胆道寄生虫和胆管狭窄。

37．B。该患儿最可能的诊断是流行性腮腺炎并发的胰腺炎。流行性腮腺炎并发的胰腺炎多在腮腺肿大数天后发生，表现为上腹剧痛，伴发热、寒战、呕吐等。辅助检查血脂肪酶增高。

38．C。$3 \sim 4$ 个月婴儿唾液分泌开始增加，$5 \sim 6$ 个月时明显增多，但由于口底浅，不能及时吞咽所分泌的全部唾液，常可发生生理性流涎。

39．D。急性白血病患者继发感染的主要原因是由于成熟粒细胞减少，其次与人体免疫力降低有关。感染发生的部位以口腔炎、牙龈炎、咽峡炎最常见，也可有肺炎、肠炎、肾盂肾炎、肛周炎、

肛周脓肿。

40．B。原发性支气管肺癌临床表现常为痰中带血或间断血液，癌肿侵犯大血管时可引起大咯血。血源性肺脓肿可出现大量腥臭痰；肺炎链球菌肺炎可出现铁锈色痰；慢性支气管炎可出现透明黏液痰；慢性阻塞性肺气肿多为白色黏液和浆液泡沫状痰，偶可带血。

41．D。正常情况骶耻外径约18～20cm，坐骨棘间径约10cm，坐骨结节间径约8.5～9.5cm。该产妇坐骨棘间径、坐骨结节间径正常，骶耻外径17cm小于正常值，考虑为骨盆入口平面狭窄，应进一步测量对角径，判断狭窄程度。根据骨盆入口平面狭窄程度，分为3级。Ⅰ级临界性狭窄，骶耻外径18cm，对角径11.5cm，入口前后径10.0cm，多数可经阴道分娩；Ⅱ级相对性狭窄，骶耻外径16.5～17.5cm，对角径10.0～11.0cm，入口前后径8.5～9.5cm，需经试产后才能决定是否可以经阴道分娩；Ⅲ级绝对性狭窄，骶耻外径≤16.0cm，对角径≤9.5cm，入口前后径≤8.0cm，必须以剖宫产结束分娩。对角径减去1.5～2cm为入口前后径。

42．A。早期血栓闭塞性脉管炎，又称局部缺血期，Buerger氏征试验阳性，主要的病理变化是血管痉挛，表现为患肢苍白、发凉、酸胀无力、麻木、刺痛及烧灼感等，典型表现为间歇性跛行，少数患者可伴游走性浅静脉炎，表现为小静脉条索状炎性栓塞。干性坏疽为血栓闭塞性脉管炎晚期表现。

43．B。学龄期儿童保健重点包括合理营养、体格锻炼、预防疾病、防止事故、心理卫生。视、听训练属于婴儿期的保健重点。

44．C。溃疡性结肠炎典型症状是反复发作的腹泻、黏液脓血便及腹痛。有疼痛-便意-便后缓解的规律，大多伴有里急后重，为直肠炎症刺激所致。大便的情况可反映病情的轻重。不包括腹泻便秘交替，以便秘为主。

45．B。急性白血病引起感染的原因主要是成熟粒细胞缺乏或功能缺陷。最常见的致病菌为革兰阴性杆菌，如肺炎克雷伯杆菌、铜绿假单胞菌、大肠埃希菌等。疾病后期常伴真菌感染，与长期应用广谱抗生素、激素、化疗药物有关。

46．A。癫痫全面性发作时以意识丧失和全身对称性抽搐为特征，强直期表现为眼球上翻或凝视、口吐白沫，发作后期牙关紧闭，大小便失禁。癫痫患者应长期甚至终身用药，少服或漏服药物是导致癫痫发作、成为难治性癫痫或发生癫痫持续状态的最重要的危险因素。用药期间监测血药浓度并定期复查相关项目，以及时发现肝损伤、神经系统损害、智能和行为改变等严重不良反应。患者应避免劳累、饮酒、便秘、强烈的声光刺激等诱发因素。外出时随身携带写有姓名、年龄、所患疾病、住址、家人联系方式的信息卡。不应从事攀高、游泳、驾驶等在发作时有可能危及自身和他人生命的工作。

47．A。腰椎骨折合并截瘫患者因长期卧床可出现压疮，脊髓损伤后，患者可因长期卧床、呼吸肌无力、呼吸道分泌物排出不畅而并发肺部感染甚至呼吸衰竭。圆锥以上脊髓损伤者由于尿道外括约肌失去高级神经支配，不能自主放松，因而可出现尿潴留；圆锥损伤者则因尿道外括约肌放松，出现尿失禁。由于患者需长期留置导尿管，容易发生泌尿系感染与结石。

48．C。抑制小儿骨骼生长的药物为泼尼松。长期超生理剂量使用糖皮质激素的不良反应包括代谢紊乱，可出现库欣貌、肌肉萎缩无力、骨质疏松等；消化性溃疡和精神欣快感、兴奋甚至癫痫发作，还可发生高凝状态、生长停滞等；易发生感染或诱发结核灶的活动；急性肾上腺皮质功能不全。

49．A。先兆子宫破裂时子宫下段膨隆、压痛明显，可见病理缩复环。

50．E。创伤愈合类型有一期愈合（原发愈合）和二期愈合（瘢痕愈合）。二期愈合见于组织缺损较大、创缘不齐、无法整齐对合或伴有伤口感染的伤口，以纤维组织修复为主，修复较慢，瘢痕明显，愈合后对局部结构和功能有不同程度的影响。一期愈合组织修复以原来细胞为主，仅含少量纤维组织，局部无感染、血肿及坏死组织，组织结构和功能修复良好。

51．E。快速降温是治疗中暑高热的基础和首要治疗措施，迅速降温决定患者的预后，病死率与体温过高及持续时间密切相关，如果降温延迟，死亡率明显增加。

52．C。经颈内静脉肝内门体分流术是采用介入治疗方法，经颈静脉途径在肝内肝静脉与门静脉主要分支间建立通道，置入支架以实现门体分流，能显著地降低门静脉压力，一般可降低至原来压力的一半，能治疗急性出血和预防复发出血，特别对顽固性腹水的消除有较好的效果。

53．C。心肺复苏的有效指征包括扪及大动脉搏搏动、口唇及甲床颜色转红、出现自主呼吸、扩大的瞳孔缩小、心音恢复、对光反射恢复、肌张力恢复。不包括尿量增多。

54．D。判断该患者发生了膀胱癌。血尿是膀胱肿瘤最常见、最早出现的症状，常为间歇性全程无痛肉眼血尿。肿瘤坏死、脱落或并发感染时出现尿频、尿急、尿痛，晚期多见。膀胱镜下取活组织做病理检查是最直接和重要的检查手段，是最可靠的检查方法。

55．B。高渗性脱水的治疗原则是尽早去除原发疾病，防止体液继续丢失，鼓励患者饮水或静脉补液。补液选用 5% 葡萄糖溶液或 0.45% 氧化钠溶液。

56．B。内镜下逆行胰胆管造影检查应于当日禁食、静脉补液，根据病情逐步恢复饮食。术后患者应卧床休息，观察生命体征、腹部体征及有无呕血、黑便等消化道出血症状，术后 3 小时及次日晨检查血常规、血淀粉酶 / 脂肪酶，根据病情应用抗生素；鼻胆管引流者，观察引流液的颜色、性状和量。

57．A。膀胱轻度损伤，如挫伤或膀胱造影仅见少量尿液外渗、症状较轻者，可从尿道插入导尿管，持续引流尿液 7 ～ 10 天，合理使用抗生素预防感染。

58．A。轻度低渗性脱水血清钠浓度＜ 135mmol/L，患者自觉疲乏、头晕、软弱无力。尿量增多，尿比重下降。中度低渗性脱水血清钠浓度＜ 130mmol/L，患者除上述表现外，还伴有恶心、呕吐、脉搏细速、血压不稳或下降、脉压变小、站立性晕倒，尿量减少等表现。重度低渗性脱水血清钠浓度＜ 120mmol/L，患者表现为神志不清、出现抽搐、四肢发凉、腱反射减弱或消失，常发

生休克。该患者为低渗性脱水中度缺钠，如病情进一步发展会出现休克，应在积极治疗原发病同时，静脉输注含盐溶液或高渗盐水以纠正细胞外液的低渗状态及补充血容量。

59．B。患者有肝硬化、食管 - 胃底静脉曲张破裂出血病史 2 年，因突然呕血 800ml，黑便 3 次入院，考虑是再次食管 - 胃底静脉曲张破裂出血，首选的止血药物是血管加压素，其作用机制是使内脏血管收缩，从而减少门静脉血流量，降低门静脉及其侧支循环的压力从而控制出血。雷尼替丁和奥美拉唑常用于消化性溃疡出血的止血。

60．C。该患者因体力劳动诱发胸闷不适，心前区剧痛，头晕，口服硝酸甘油并休息数分钟后疼痛缓解，为稳定型心绞痛典型的临床表现，最可能的诊断是心绞痛发作。心肌梗死突发心前区剧痛后，口服硝酸甘油并休息数分钟后疼痛不缓解。心功能 Ⅱ 级是体力活动轻度受限，休息时无症状，日常活动（一般活动）如平地步行 200 ～ 400m 或以常速上 3 层以上楼梯的高度时，出现气促、乏力和心悸。

61．D。心脏胚胎发育的关键时期是胚胎 2 ～ 8 周，在此期间如受到某些物理、化学和生物因素的影响，则易引起心血管发育畸形。

62．E。乙型肝炎主要传播途径为血液接触、性接触以及母 - 婴传播。乙型肝炎主要经血液、体液等胃肠外途径传播，而非消化道、呼吸道传播。因此通过消化道隔离、消灭蚊蝇、保护水源及粪便管理并不能有效预防乙型肝炎。对于易感人群（即将暴露者或意外暴露的高危人群）可注射乙型肝炎疫苗或乙型肝炎免疫球蛋白。丙种球蛋白主要用于防治甲肝，且发热患者禁用或慎用。

63．E。有排卵型功血多由黄体功能异常引起，好发于育龄期妇女。黄体功能不足表现为月经周期缩短，月经频发；子宫内膜不规则脱落多为月经周期正常，经期延长达 9 ～ 10 天，经量可多可少。

64．D。毒蕈碱样症状是急性有机磷农药中毒最先出现的症状。毒蕈碱样症状是由副交感神经末梢过度兴奋引起，出现最早。主要表现为平滑肌痉挛，如瞳孔缩小、腹痛、腹泻等；腺体分泌增加，如多汗、全身湿冷、流泪和流涎；气道分泌物增多，

如咳嗽、气促、呼吸困难、肺水肿等；括约肌松弛，如大小便失禁。可用阿托品对抗。

65．D。妇科患者常见的临床症状主要表现为下腹部盆腔内及生殖道的症状。常见症状有下腹部不适，子宫、卵巢肿瘤，阴道分泌物异常，不规则阴道流血等。不包括上腹部不适。

66．D。心电图检查是诊断心律失常最重要最简便的一项无创伤性检查技术。

67．A。食欲缺乏和晨起恶心、呕吐是尿毒症（慢性肾衰竭晚期）常见的早期表现。晚期患者胃肠道的任何部位都可出现黏膜糜烂、溃疡，而发生胃肠道出血。

68．B。心包摩擦音是心包炎的典型体征，最具诊断价值。呈抓刮样粗糙音，以胸骨左缘第3、4肋间、胸骨下段及剑突区最为明显。

69．C。轻度子痫前期的临床表现为血压≥140/90mmHg；尿蛋白≥0.3g/24h或（+），尿蛋白/肌酐≥0.3，伴头痛及上腹部不适等症状。该孕妇血压150/98mmHg，24小时尿蛋白0.5g，下肢水肿，可判断为轻度子痫前期。

70．C。蛛网膜下腔出血以中青年多见，起病急骤，持续性剧烈头痛，喷射性呕吐，可出现脑膜刺激征是最具特征性的体征，一般无定位神经系统体征及肢体瘫痪。

71．A。腰椎间盘突出症好发部位主要为脊柱活动大，承重较大或活动较多处，以腰4～5和腰5至骶1最易发生。

72．A。此患者可能受压的神经为腰5。马尾神经受累感觉障碍范围广泛，腰4神经根受累时，表现为大腿内侧和膝内侧感觉障碍，腰5神经根受累时，足背前内方和踇趾第2趾间感觉障碍。S_1神经根受损，足背外侧及小趾感觉障碍。

73．D。腰椎间盘突出症发病后脊柱改变为腰椎侧凸，系腰椎为减轻神经根受压而引起的姿势性代偿畸形。

74．E。腰椎间盘突出症状初次发作绝对卧硬板床3周，以减轻负重和体重对椎间盘的压力，症状缓解后戴腰围逐步下床活动。

75．A。腰椎间盘突出症患者经非手术治疗病情

缓解后3个月内避免弯腰持物。

76．B。该患儿可考虑为血小板减少性紫癜。血小板减少性紫癜是一种由免疫介导的血小板过度破坏所致的出血性疾病，常有呼吸道病毒感染的前驱症状，起病急骤，常伴畏寒、发热，皮肤黏膜出血较重，全身皮肤瘀点、紫癜及大小不等的瘀斑，辅助检查血小板减少，红细胞、血红蛋白下降。急性白血病主要表现为发热、贫血、出血。营养性缺铁性贫血是主要表现为皮肤干燥、萎缩，毛发干枯易脱落，黏膜损害等。再生障碍性贫血临床表现为进行性贫血、出血、反复感染。传染性单核细胞增多症主要表现为发热、咽峡炎、肝脾肿大。

77．C。肾上腺皮质激素可降低毛细血管通透性，抑制血小板抗体的产生，宜早期、大量、短程应用，一般应用时间不超过4周。血小板减少性紫癜的患儿应减少活动，避免外伤和出血。因出血致贫血者，可输注浓缩红细胞。静脉注射免疫球蛋白，减少抗血小板抗体的产生。

78．C。输血和输血小板者，适用于血小板＜$20×10^9$/L，出血严重广泛，疑有或已存在颅内出血者。

79．E。猩红热是由A组β链球菌引起的急性呼吸道传染病。咽拭子或伤口分泌物涂片免疫荧光法检测可进行快速诊断，咽拭子培养有A组β型溶血性链球菌生长。

80．E。猩红热是由A组β溶血性链球菌引起的急性呼吸道传染病。

81．B。该患者考虑为急性盆腔炎。刮宫术、宫腔镜检查等由于手术所致生殖道黏膜损伤、出血、坏死，可导致病原体上行感染，引起急性盆腔炎。常见症状为下腹痛、发热、异常阴道分泌物或异常阴道出血。妇科检查可发现宫颈举痛或宫体压痛或附件区压痛。异位妊娠可出现不规则阴道流血，未破裂前表现为一侧下腹隐痛或酸胀感，破裂时突感下腹撕裂样疼痛。急性宫颈炎表现为阴道分泌物增多，伴接触性出血。急性阑尾炎表现为右下腹麦氏点固定压痛。

82．D。急性盆腔炎患者行血常规检查，白细胞计数增高，血沉快多可确诊。

83．E。该孕妇为素食者，近日感全身无力、面色苍白，头晕眼花，血红蛋白73g/L，最可能的诊断为妊娠期合并中度贫血。血红蛋白＜110g/L及血细胞比容＜0.33为妊娠期贫血，其中血红蛋白≤60g/L为重度贫血。轻度贫血者多无明显症状或只有皮肤、口唇黏膜和睑结膜苍白。出现全身无力、头晕眼花，心悸等症状为中度贫血。

84．D。贫血是妊娠期常见的合并症，以缺铁性贫血最常见。由于妊娠期胎儿生长发育，妊娠期血容量增加对铁的需要量增加，孕妇对铁摄取不足或吸收不良可致贫血。该孕妇长期素食，应考虑为妊娠期缺铁性贫血。行血常规检查呈小细胞低色素性贫血，血红蛋白＜110g/L及血细胞比容＜0.33或红细胞计数＜$3.5×10^{12}$/L，可诊断为妊娠期贫血。血清铁＜6.5μmol/L即可诊断缺铁性贫血。

85．B。该患者为妊娠期中度贫血，不需要输血治疗。妊娠合并重度贫血（血红蛋白≤60g/L），接近预产期或短期内需行剖宫产者，应多次少量输红细胞悬液或全血。非重度者应纠正偏食、挑食等不良习惯，建议摄取铁丰富的食物如动物血、肝脏、瘦肉等，同时多摄入富含维生素C的深色蔬菜、水果以促进铁的吸收和利用；铁剂的补充应首选口服制剂，常给予硫酸亚铁或琥珀酸亚铁口服，避免同时饮用浓茶、咖啡、牛奶，因其影响铁的吸收。

86．A。该患者心脏病史8年，听诊第一心音强弱不等、心律不齐、心率108次/分，最可能的诊断是心房颤动。心房颤动的听诊特点是第一心音强弱不等、心律绝对不规则、脉搏短绌。成人窦性心率＞100次/分，称窦性心动过速。窦性心率，但快慢不规则称窦性心律不齐，一般无重要临床意义。房性早搏和室性早搏均可见于正常人。

87．D。心电图检查常用于诊断心律失常。超声心动图检查常用于诊断心肌病和瓣膜病。X线胸片可以显示心脏形状改变，不能诊断心律失常。

88．E。该患者最可能的诊断是细菌性痢疾。细菌性痢疾普通型临床表现，起病急，高热伴畏寒、寒战，伴头痛、乏力等全身不适，早期有恶心、呕吐，继而出现阵发性腹痛、腹泻和里急后重，排便次数增多，每天十几次至数十次，量少，粪便性状开始为稀便，可迅速转变为黏液脓血便，镜检可见白细胞、脓细胞和少数红细胞。

89．E。喹诺酮类药物，抗菌谱广，有强大的杀菌作用，对耐药菌株亦有较好的效果，口服后可完全吸收，是目前成人菌病首选用药，因影响骨骺发育，故孕妇、儿童及哺乳期妇女慎用。自抗生素广泛应用以来，病疾杆菌耐药不断增加，且呈多重耐药，近年来报道，对氯霉素、磺胺及呋喃唑酮等药的耐药率为70%～90%。

90．C。该患者要给予高热量、高蛋白、高维生素、低脂肪、少渣、少纤维素，易消化清淡流质或半流饮食，避免生冷、多渣、油腻或刺激性食物，少量多餐，可饮糖盐水，病情好转后可由流质半流质饮食逐步过渡至正常饮食。

91．E。胸腔闭式引流一般置管48～72小时后，临床观察引流瓶中无气体溢出且引流液颜色变浅、24小时引流液量＜50ml、脓液＜10ml、胸部X线摄片显示肺复张良好无漏气、患者无呼吸困难或气促，即可考虑拔管。

92．A。留置T管引流的时间通常为2周。若T管引流出的胆汁色泽正常，且引流量逐渐减少，可在术后10～14天，试行夹管1～2天；夹管期间注意观察病情，若无发热、腹痛、黄疸等症状，可经T管作胆道造影，造影后持续引流24小时以上；如胆道通畅无结石或其他病变，再次夹闭T管24～48小时，患者无不适可予拔管。

93．B。直肠癌手术留置骶前引流，留置时间为5～7天。

94．C。在第一产程需加强宫缩时，可通过静脉滴注缩宫素来加快产程，浓度为5%葡萄糖500ml加催产素2.5U静脉滴注。

95．D。若有产后出血史或易发生宫缩乏力的产妇，可在胎儿前肩娩出时静注缩宫素10～20U，也可在胎儿前肩娩出后立即肌内注射缩宫素10U，均能促使胎盘迅速剥离以减少出血。

96．B。符合咳嗽变异性哮喘特点的为咳嗽，反复发作＞1个月，抗生素治疗无效，支气管激发试验阳性。咳嗽变异性哮喘的特点为：咳嗽持续＞4周，常在夜间和（或）清晨发作或加重，以干咳为主；临床上无感染征象，或经较长时间抗生素治疗无效；抗哮喘药物诊断性治疗有效；除外其他原因引起的慢性咳嗽；支气管激发试验阳性和（或）PEF每日变异率≥20%；个人或一、二级亲属特应性疾病史，或变应原检测阳性。

97．D。婴幼儿哮喘指年龄＜3岁者，特点为：喘息发作≥3次；肺部出现哮鸣音，呼气相延长；具有特异性体质，如过敏性湿疹、过敏性鼻炎等；父母有哮喘病史；除外其他引起喘息的疾病。

98．C。小儿哮喘指年龄＞3岁者，特点为：喘息反复发作；发作时双肺闻及呼气相为主的哮鸣音；支气管扩张剂有明显疗效；除外其他引起喘息、胸闷和咳嗽的疾病。

99．A。癫痫持续状态，新的定义是指一次全面强直-阵挛发作持续5分钟以上；旧定义是指若发作间歇期仍有意识障碍，或癫痫发作持续30分钟以上，或在短时间内频繁发作；癫痫持续状态是内科常见急症，若治疗不及时可导致永久性脑损害，致残率和病死率均很高。失神发作，意识短暂丧失，持续3～15秒，无先兆或局部症状，持续时间短，发作后仍继续原有的动作。阵挛性发作以婴幼儿为主，重复阵挛性抽动伴意识丧失为主要特征，表现为双侧对称或某一肢体为主的抽动。强直性发作多见于弥漫性脑损害儿童，睡眠中发作较多，发作持续数秒至数十秒。

100．B。强直-阵挛发作，旧称大发作，为癫痫最常见的发作类型之一，以意识丧失和全身对称性抽搐为特征。早期出现意识丧失、跌倒，发作前可有瞬间疲乏、麻木、恐惧或无意识动作等先兆表现，随后的发作分为强直期（全身骨骼肌持续性收缩）、阵挛期（肌肉交替性收缩与松弛）和发作后期（以面肌和咬肌为主的短暂阵挛）三期。

专业实践能力

1．D。维生素A主要是促进生长发育，维持上皮细胞的完整性，增加皮肤黏膜的抵抗力，为形成视紫红质所必需的成分，促进免疫功能。

2．A。血栓闭塞性脉管炎患者应绝对戒烟，防止受寒，注意保暖但患肢不可局部热敷，一方面可增加组织需氧量，加重病情，另一方面由于患者对热的敏感性降低，患肢热水袋加温易导致烫伤。伯格运动是使患者平卧，先抬高患肢，再在床边下垂2～3分钟，并做足部旋转、伸展活动，可促进患肢循环建立。保持皮肤清洁干燥，防止受伤及感染。腰交感神经封闭术治疗的患者可测皮温，观察疗效。

3．B。第二产程又称胎儿娩出期，指从宫口开全至胎儿娩出。初产妇约需1～2小时；经产妇一般数分钟即可完成，也有长达1小时者。若第二产程时间＞2小时，则称为第二产程延长。

4．C。术前护理包括进行心理指导和手术指导，指导患者学会有效咳嗽、床上使用便器、收缩和放松四肢肌肉的运动等，安排术前合理饮食。术前1天应进行皮肤准备，进行阴道冲洗和脐部清洁护理，进行肠道准备，询问患者有无月经来潮。只有在子宫全切时需要在宫颈和阴道穹窿处涂甲紫来显示位置。

5．A。该患儿智力正常，上课不能静坐在座位上，无法按时完成功课，说话过多，常干扰他人，考虑为注意力缺陷多动症。注意力缺陷多动症常表现为活动过度，学龄期儿童表现上课不能遵守课堂纪律，无目的的动作多，坐立不稳，容易激动，干扰他人学习。癫痫小发作是突然的、短暂的意识丧失，一般不超过30秒，常不跌倒，也无惊厥。脑性瘫痪临床表现，上肢屈曲，拇指内收，手握拳，下肢交叉呈剪刀腿和尖足，肢体不自主、不协调、无效的运动状态，紧张时加重，面部呈鬼脸表情、吞咽困难及流涎，肢体软瘫，腱反射存在，强直型表现肌张力显著增高、僵硬，震颤型表现四肢静止性震颤。

6．D。妊娠合并糖尿病患者分娩后24小时内胰岛素减至原用量的1/2，48小时减少到原用量的1/3。

7．D。子宫内膜功能层受卵巢激素变化的调节，具有周期性增生、分泌和脱落性的变化；基底层在月经后再生修复子宫内膜创面，使创面上能重新形成子宫内膜功能层。月经来潮后，功能层受到雌激素的调节而增生，形成新的子宫内膜。

8．E。手术日晨体温升高者和女性患者月经来潮时应延迟手术。手术日晨准备包括认真检查、确定各项准备工作的落实情况；进入手术室前，指导患者排尽尿液；预计手术时间将持续 4 小时以上及接受下腹部或盆腔内手术者，留置导尿管；胃肠道及上腹部手术者，留置胃管；遵医嘱予以术前用药；拭去指甲油、口红等化妆品，取下活动性义齿、眼镜、发夹、手表、首饰和其他贵重物品；备好手术需要的病历、影像学资料（X 线、CT 等）、特殊用药或物品等，随患者带入手术室；与手术室接诊人员仔细核对患者、手术部位及名称等，做好交接；根据手术类型及麻醉方式准备麻醉床，备好床旁用物，如负压吸引装置、输液架、心电监护仪、吸氧装置等。

9．E。直肠肛管术后注意保持肛门局部清洁，先排便，排便后坐浴，清洁会阴部，最后换药，促进伤口愈合，坐浴可使用 1∶5000 高锰酸钾溶液，水温以 43～46℃为宜，每天 2～3 次，每次持续 20～30 分钟，自觉头晕不适立即停止坐浴。

10．E。使用激素正规治疗 8 周后，尿蛋白仍在（++）以上，说明肾病综合征的患儿对激素耐药。

11．A。休克是烧伤后 48 小时内最大的危险，也是导致患者死亡的最主要原因。大面积烧伤使毛细血管通透性增加，大量血浆外渗至组织间隙及创面，渗出速度以伤后 6～12 小时内最快，持续 24～36 小时，严重烧伤可延至 48 小时以上，引起有效循环血量锐减，而发生低血容量性休克，该患者深Ⅱ度烧伤面积为 30%，心率 120 次/分，血压 80/60mmHg，提示患者发生了低血容量性休克，其 24 小时内护理重点应为补充血容量。

12．A。该孕妇考虑为先兆子宫破裂。子宫收缩药使用不当可引起不协调性宫缩过强，导致强直性子宫收缩，可有先兆子宫破裂征象。先兆子宫破裂时产妇表现为烦躁不安、呼吸、心率加快，下腹剧痛难忍。因宫缩过强、过频，胎儿触不清，胎心率加快或减慢或听不清。若不尽快处理，将发生子宫破裂。子宫破裂表现为产妇突然感到下腹部撕裂样疼痛，随后子宫收缩停止，腹痛缓解，产妇稍觉轻松，很快出现全腹持续性疼痛，伴失血性休克征象。胎盘早剥表现为突发性持续性腹部疼痛，伴或不伴阴道出血。前置胎盘典型症状为妊娠晚期或临产时发生无诱因、无痛性反复阴道出血。羊水栓塞表现为烦躁不安、恶心、呕吐、气急等先兆症状，随之出现呛咳、呼吸困难、发绀，迅速出现休克或昏迷，严重者可在数分钟内迅速死亡。

13．E。系统性红斑狼疮患者应保持皮肤清洁干燥，可用温水冲洗或擦洗，避免过热、过凉、碱性肥皂及化妆品，防止刺激皮肤。外出时注意遮阳，避免阳光直接照射裸露皮肤，必要时穿长袖衣裤，戴遮阳帽、打伞，禁忌日光浴。合理饮食，给予高热量、高蛋白、高维生素、低脂肪、易消化的饮食，少食多餐，避免刺激性食物，避免食用含补骨脂素的食物。急性活动期应卧床休息，慢性期或病情稳定者可逐渐增加活动量，适当参与社会活动和日常工作，注意避免劳累，预防感染。

14．D。慢性肾盂肾炎患者进行药物治疗时，宣教的重点是尿检无脓细胞即可停药，减少药物对肾脏的损害。

15．D。Apgar 评分是以出生后 1 分钟内的心率、呼吸、肌张力、弹足底或插鼻管反应、皮肤颜色 5 项体征为依据进行评分。每项为 0～2 分，满分为 10 分。心率≥100 次/分为 2 分，心率＜100 次/分时为 1 分，心率为 0 时为 0 分。呼吸佳、哭声好为 2 分，呼吸浅慢、且不规则为 1 分，没有呼吸 0 分。四肢屈曲、活动好为 2 分，四肢稍屈曲评为 1 分，四肢松弛、肌张力差为 0 分。有咳嗽、恶心为 2 分，喉反射有些动作评为 1 分，无反射为 0 分。全身粉红为 2 分，身体红、四肢青紫为 1 分，全身苍白为 0 分。该新生儿 Apgar 评分应为 2 分。

16．E。癫痫发作常见的护理问题，有窒息的危险与癫痫发作时意识丧失、喉痉挛、口腔和气道分泌物增多，清理呼吸道无效有关。有受伤的危险与癫痫发作时意识突然丧失、判断力失常有关。知识缺乏与缺乏长期、正确的服药知识有关。潜在并发症，脑水肿、酸中毒、水电解质失衡。

17．E。在 DIC 高凝期即宜早期开始抗凝治疗。肝素是 DIC 首选的抗凝治疗药物。使用肝素前应测凝血时间，使用过程中监测部分凝血活酶时间（APTT），也可检测凝血时间（CT）。出血是应用肝素时最常见的不良反应，肝素过量可缓慢静注鱼精蛋白解救。肝素可引起皮疹、发热等过敏反应（变态反应），应注意加强观察。

18．B。心肌梗死患者溶栓后溶栓成功的指标胸痛2小时内基本消失。心电图的ST段于2小时内回降＞50%。2小时内出现再灌注性心律失常。血清CK-MB峰值提前出现（14小时以内），或根据冠状动脉造影直接判断冠脉是否再通。

19．E。该产妇考虑发生了急性膀胱炎。发生急性膀胱炎时，表现为膀胱刺激征（尿频、尿急及尿痛），下腹部不适，清洁中段尿白细胞增多，也可出现红细胞。肾盂肾炎分为急性与慢性2种，急性起病急骤，突然出现寒战、高热可达40℃以上，伴头痛、周身酸痛、恶心、呕吐等全身症状；慢性肾盂肾炎往往无明显泌尿系统症状。急性子宫内膜炎表现为子宫内膜充血、坏死，阴道内有大量脓性分泌物，而且有臭味。急性盆腔腹膜炎全身中毒症状明显，如高热、恶心、呕吐、腹胀等，检查腹部压痛、反跳痛、肌紧张。

20．C。慢性盆腔炎不可长期服用抗生素，避免发生耐药性。经期性交，使用不洁月经垫等，均可使病原体侵入而引起炎症，应注意经期卫生。疼痛严重时可遵医嘱使用止痛药缓解症状。注意休息，防止受凉，加强身体锻炼，提高抵抗力。

21．C。过期妊娠的最主要护理问题是有新生儿窒息的危险。过期妊娠易引起胎盘功能减退，其合成、代谢、运输等功能明显降低。妊娠42周后，约30%孕妇的羊水量减少300ml以下，胎粪污染率可高达71%。由于胎盘功能减退或羊水胎粪污染，导致胎粪吸入综合征，可引起新生儿窒息。

22．D。门脉高压症患者分流术后给予高热量、高维生素、低脂饮食，分流术后易诱发肝性脑病，应限制蛋白质和肉类的摄入，应为低脂、低蛋白饮食。

23．B。无性细胞癌对放疗最敏感，但由于无性细胞癌的患者多年轻，要求保留生育功能，放疗较少应用。内胚窦瘤也叫卵黄囊瘤，对化疗敏感，多使用手术及联合化疗法；颗粒细胞瘤以手术为主，辅以化疗；未成熟畸胎瘤以手术为主；黏液性囊腺癌以手术为主，辅以化疗、放疗及其他综合治疗。

24．D。肛裂直接原因大多是因为长期便秘、粪便干结致排便时损伤肛管皮肤层，好发于青中年人，以肛管后正中线的肛裂最多见。

25．C。婴儿4～6个月龄后，随着生长发育的逐渐成熟，纯乳类喂养不能满足其需要，故需向固体食物转换，以保障婴儿的健康。

26．A。骨髓是出生后人体唯一的造血场所。

27．E。引流管被小凝血块或破碎的脑组织阻塞，可在严格消毒管口后，用无菌注射器轻轻向外抽吸，切不可注入生理盐水冲洗，以免管内阻塞物被冲至脑室系统，引起脑脊液循环受阻。患者脑室外引流管开口应高于侧脑室平面10～15cm，以维持正常的颅内压。正常脑脊液每天分泌400～500ml，故每天引流量宜不超过500ml。颅内压低于120～150mmH$_2$O，引流管无引流液流出时，可缓慢降低引流瓶至有脑脊液流出。注意观察脑脊液的颜色、量和性状，脑脊液浑浊，呈毛玻璃或有絮状沉淀时，提示有颅内感染。

28．A。人卫社临床医学五年制第8版教材病理学P215和内科学429将单个结节或相邻两个结节之和直径＜3cm者称为早期肝癌（小肝癌）。而人卫社临床医学五年制第8版教材外科学P432将直径≤2cm者划分为微小肝癌，2cm＜直径≤5cm为小肝癌，5cm＜直径≤10cm为大肝癌，直径＞10cm为巨大肝癌。

29．C。肾上腺皮质激素有抗炎、抗过敏和免疫抑制等作用，能及时减轻喉头水肿，缓解喉梗阻，应与抗生素合用。

30．E。6个月以内小儿的体重计算公式为：体重（kg）＝出生体重＋月龄×0.7，即3＋5×0.7=6.5（kg）。

31．E。20岁以上妇女，特别是高危人群每月进行一次乳房自我检查。乳腺癌术后患者也应每月自查一次，以便早期发现复发征象。最好在月经后的7～10天进行，绝经者选择每个月固定的1天检查。

32．A。疼痛评估的客观资料包括生命体征、非语言交流、对患者生活形态的影响、疼痛的测量的工具。患者主诉属于患者的主观资料。

33．D。长时间吸入高流量氧的不良反应包括氧中毒、视网膜病变、肺发育不良、呼吸抑制，不包括耳聋。

34．B。肺气肿患者腹式呼吸的方法是用鼻吸气，经口呼气。取站位，吸气时尽力挺腹，胸部不动；呼气时腹肌收缩，腹部下陷；呼气与吸气时间比为（2～3）：1，呼吸约10次／分，每天训练2次，10～15分钟／次。

35．B。小儿2岁前腹围与胸围大约相等，2岁后腹围较胸围小。

36．C。脊髓腔穿刺后需去枕平卧4～6小时，以免过早抬高头部致使脑脊液自穿刺处渗出至脊膜腔外，造成颅内压过低，牵张颅内静脉窦和脑膜等组织而引起头痛。

37．E。首次产前检查的时间应从确诊妊娠早期开始，主要内容为询问病史、测量体重、血压，常规妇科检查以了解生殖道发育是否异常，进行必要的辅助检查如血、尿常规，肝功能等。中华医学会妇产科分会认为，已有充分的证据表明骨盆外测量并不能预测产时头盆不称，因此，孕期不需要常规进行骨盆外测量。对于阴道分娩者，一般在妊娠晚期进行骨盆出口径线的测定。

38．C。第一产程的活跃期是指宫口扩张3cm至宫口开全时。活跃期宫口扩张速度明显加快，约需4小时，最长时限为8小时。活跃期又分为3个时期，包括加速期即宫口扩张3～4cm，约需1.5小时；最大加速期指宫口扩张4～9cm，约需2小时；减速期指宫口扩张9～10cm，约需30分钟。

39．C。妊娠期高血压使用硫酸镁解痉时，首次剂量为2.5～5g，用10%葡萄糖酸钙注射液20ml稀释后缓慢静脉推注（15～20分钟），以1～2g/h为宜，一般不使用肌内注射，硫酸镁里有金属离子，浓度较大，易引起组织坏死等。使用硫酸镁时必须有膝腱反射存在，呼吸≥16次／分，尿量≥400ml/24h或17ml/h。24小时硫酸镁用量一般为25～30g。硫酸镁中毒时最早出现膝腱反射消失，此时应禁用硫酸镁。若发生硫酸镁中毒，可遵医嘱给予10%的葡萄糖酸钙10ml解救，在5～10分钟内静脉缓慢推注完毕。

40．E。阴道不规则流血是子宫内膜癌最常见症状和就诊的主要原因，典型表现为绝经后出现阴道流血。患者绝经后出现阴道出血，且伴随有子宫增大，可初步判断为子宫内膜癌。

41．C。该患者最可能发生了帕金森。帕金森临床表现常为60岁以后发病，男性稍多，起病缓慢，进行性发展，首发症状多为震颤，静止样震颤典型"搓丸样"，其次为步行障碍和肌强直多从一侧的上肢或下肢近端开始，逐渐蔓延至远端、对侧和全身的肌肉，呈"铅管样强直"、"齿轮样强直"和运动迟缓，面部肌肉僵硬，造成面具脸、"写字过小症"等。

42．E。幼年期是指从出生4周至12岁左右，此期儿童体格生长发育很快。

43．D。外周静脉置入中心静脉导管插管时，贵要静脉、肘正中静脉、头静脉，以及大隐静脉都可作为穿刺静脉，其中贵要静脉一般为最佳选择。

44．C。骨髓穿刺术的护理措施包括术前向患者说明穿刺的目的和过程。根据穿刺部位协助患者选取适宜的体位。棘突穿刺患者取坐位，背部尽量后突。髂前上棘穿刺取仰卧位。髂后上棘穿刺取仰卧位或俯卧位。拔针后局部加压，血小板减少者至少按压3～5分钟，休息20～30分钟，并注意观察穿刺部位无出血后即可活动。

45．E。流行性出血热传播途径不包括输血。流行性出血热经呼吸道传播，被含病毒鼠类排泄物污染后的尘埃在空气中胶粒通过呼吸道传播。消化道传播，被含有病毒的鼠类排泄物污染的食物经口或胃黏膜感染。接触传播，被含有病毒的鼠咬或蚊叮。母婴垂直传播，有孕妇感染本病后通过胎盘传染给胎儿。

46．E。尿瘘术后一般采取使漏孔高于尿液面的体位，发生膀胱阴道瘘、漏孔位于膀胱左侧壁上时，可选择右侧卧位，使漏孔位置高于尿液平面，减少尿液对伤口的刺激。

47．D。治疗肥胖患儿采取饮食控制，适量运动，消除心理障碍，配合药物治疗的综合措施。其中运动疗法是减轻肥胖者体重的重要手段。外科手术并发症严重，不宜用于儿童。

48．A。输精管结扎术后并发阴囊小血肿时的处理是加压包扎、局部冷敷；出血和血肿重者需切开阴囊探查，止血并清除血肿。

49．A。化脓性关节炎引流管引流液清亮，细菌培养阴性后停止灌流，停用抗菌药，再引流数天至无引流液吸出、局部症状和体征消退，即可拔管。

50．D。硝普钠扩张小动脉和小静脉，见光易变质，滴注过程中应避光，黑纸遮挡。保存和应用不超过12小时。使用时应现配现用。

51．A。目前同种异体移植的最大障碍是免疫排斥反应。为防止排斥反应，器官移植选择供者时，必须进行相关免疫学检测，主要包括ABO血型相容试验，要求供、受者相同或相容；预存抗体的检测，主要包括淋巴细胞毒交叉试验、群体反应性抗体（PRA）检测和人类白细胞抗原（HLA）配型。

52．D。麻疹患儿在治疗期间住单人病室，呼吸道隔离至出疹后5天，有并发症者延至出疹后10天，易感的接触者隔离观察21天。

53．D。羊水的量会随着胚胎的发育逐渐增加，妊娠8周时羊水量为5～10ml，妊娠36～38周时达高峰，为1000～1500ml，此后羊水量减少，正常足月妊娠羊水量为800～1000ml。

54．E。肺结核非手术治疗和手术治疗均应给予正规抗结核治疗。肺结核手术治疗主要用于内科治疗无效，长期排菌患者。胸廓成形术应分次进行，每次手术间隔3周。

55．D。使用强心苷时应补钾。洋地黄类药物可抑制 Na^+-K^+-ATP 酶，使细胞内 Na^+ 增加，K^+ 减少。细胞内 Na^+ 增加后，启动 Na^+-Ca^{2+} 双向交换机制，使 Ca^{2+} 内流增加，导致心肌收缩力增强。K^+ 可阻止强心苷与心肌细胞膜 Na^+-K^+-ATP 酶结合，减轻强心苷中毒，由于细胞内 K^+ 浓度降低，成为强心苷容易中毒的重要原因。

56．B。苯丙酮尿症以智能发育落后为主，表情呆滞、行为异常、多动、肌痉挛或癫痫发作，少数呈肌张力增高和腱反射亢进，80%有脑电图异常，生后数月毛发由黑变黄，皮肤和虹膜色泽变浅，皮肤干燥、常有湿疹，尿液、汗液有明显的鼠尿样臭味。

57．A。宫内节育器可引起宫颈局部炎性反应，激活纤溶酶原，炎性反应刺激产生前列腺素，使精子不能获能；改变宫腔内环境，干扰受精卵着床达到避孕的目的。不包括阻止精子和卵子相遇。

58．A。饮食治疗中糖类摄入量通常应占总热量的50%～60%，脂肪的摄入量要严格限制在总热量的20%～30%内，其中饱和脂肪酸＜10%，单不饱和脂肪酸应尽量达到10%～15%，其余由多不饱和脂肪酸补充，蛋白质的摄入量应占总热量的10%～15%。

59．D。缩宫素激惹试验阳性指在宫缩的应激下，子宫动脉血流减少，胎儿发生缺氧反应，说明胎儿宫内储备能力差或已处于缺氧状态。孕妇自测胎动每小时胎动数应不少于3次，12小时内胎动累计数不得小于10次，胎动15次/12小时为正常无缺氧状态。正常胎儿头皮pH为7.25～7.35，pH为7.30处于正常范围，无缺氧发生。胎心监护出现早期减速提示胎儿有缺氧的危险，并非一定存在宫内缺氧。无激惹试验出现胎动时胎心加速说明试验有反应，胎儿无宫内缺氧发生。

60．A。会阴湿热敷的面积一般是病损范围的2倍，湿热敷的温度一般为41～46℃，热敷时间约15～30分钟。

61．A。缩宫素即催产素，有收缩子宫平滑肌、促进乳腺分泌和降压的作用。缩宫素的使用方法为由小剂量开始，2.5U缩宫素以500m15%葡萄糖稀释，滴速为4～5滴/分（1～2mU/min），在确定无过敏后，根据胎心、血压、子宫收缩情况逐渐增加滴速，每次增加4～5滴/分为宜，最快给药速度不超过60滴/分。使用时应密切观察胎心和产妇的生命体征。值得注意的是，人卫社临床8年制第3版妇产科学P79、人卫社使用妇产科学第2版P409缩宫素使用的滴速以8滴/分开始，人卫社临床5年制第8版妇产科学P189、人卫社本科妇产科护理学P216缩宫素使用的滴速以4～5滴/分开始。

62．E。断肢再植术后为防止血管痉挛，应用麻醉药品，以止痛和保持血管扩张，适当应用解痉抗凝药。术后应注意观察皮肤温度及颜色、毛细血管回流试验、指（趾）腹张力和指（趾）端侧方切开出血，警惕血管危象发生，应每1～2小时观察1次。同时应严密观察患者尿量，测定尿比重，详细记录出入水量以便及时发现急性肾衰竭征象。术后应抬高患肢，使之处于略高于心脏水平，以利静脉回流。患者应平卧10～14天，勿侧卧，以防患侧血管受压影响患肢的血流速度。

勿起坐，包括吃饭及大小便时，以免引起患肢血管压力的改变而危及血供。在肢（指）体成活、骨折愈合拆除外固定后，进行主动或被动功能锻炼，并适当辅以物理治疗，促进功能恢复。

63．B。十二指肠残端破裂是毕Ⅱ式胃大部切除术后近期最严重的并发症，临床表现为右上腹突发剧痛、发热、腹膜刺激征，该患者毕Ⅱ式胃大部术后5天，其表现提示发生了十二指肠残端破裂。吻合口梗阻表现为进食后上腹饱胀，溢出性呕吐。输入袢梗阻主要表现为上腹部剧烈腹痛伴频繁呕吐，量少不含胆汁。输出袢梗阻主要表现为上腹饱胀，呕吐物含食物和胆汁。

64．B。先天性甲低在生命早期对神经系统功能损害重，因此早诊断、早治疗，一旦确诊在出生1～2个月内即开始治疗，可避免严重神经系统损害。

65．D。人工授精可分为丈夫精液人工授精（artificial insemination with husband's sperm，AIH）和供精者人工授精（artificial insemination by donor，AID）。

66．D。肾损伤非手术治疗的患者出院后3个月内不宜从事重体力劳动，以防止继发损伤。

67．C。分娩疼痛包括宫颈生理性扩张刺激盆壁神经，引起的后背下部疼痛；宫缩时的子宫移动引起腹部肌肉张力增高；宫缩时子宫血管收缩引起子宫缺氧；胎头压迫引起会阴部被动伸展而致会阴部固定性疼痛；会阴切开或裂伤痛；分娩过程中膀胱、尿道、直肠受压引起的疼痛；产妇紧张、焦虑及恐惧可导致害怕-紧张-疼痛综合征。不包括进食过多胃肠道过于膨胀。

68．A。抗惊厥药首选地西泮，每次0.3～0.5mg/kg，注射速度不超过每分钟2mg，必要时5～10分钟后可重复应用。

69．D。卵巢性闭经可因卵巢分泌的性激素水平低下，子宫内膜不发生周期性变化而引起，常见于卵巢早衰、卵巢功能性肿瘤以及多囊卵巢综合征。子宫性闭经可因感染、创伤导致宫腔粘连而引起。垂体性闭经可因腺垂体器质性病变或功能失调，影响促性腺激素分泌，继而影响卵巢功能而导致。下丘脑性闭经由中枢神经系统及下丘脑

各种功能和器质性疾病引起。

70．A。该患儿病程在48小时以内，应选择灌肠疗法。灌肠疗法适用于病程48小时以内，全身情况良好，无腹胀、明显脱水及电解质紊乱者，包括B超监视下水压灌肠、空气灌肠、钡剂灌肠复位，首选空气灌肠，钡剂灌肠复位目前已很少用。手术疗法适用于灌肠不能复位的失败案例、肠套叠超过48～72小时、疑有坏死或肠穿孔及小肠型肠套叠的病例，包括单纯手法复位、肠切除吻合术或肠造瘘术。

71．C。该患者突然大咯血，大量咯血患者需要静脉给予垂体后叶素，垂体后叶素可收缩血管，特别是收缩毛细血管及小动脉。中、大量咯血应严格卧床，保持呼吸道通畅。

72．B。该患者因肺结核大咯血不止，咯血窒息是致死的主要原因，护士在观察病情时需密切注意。

73．E。该患者风湿性心瓣膜病史多年，1周前感冒后心悸气促明显加重，不能平卧，伴有下肢水肿，颈静脉怒张，肝颈静脉反流征阳性。已并发全心衰竭。患者现端坐呼吸，不能平卧。其心功能为Ⅳ级。Ⅰ级，体力活动不受限，日常活动不引起明显气促、乏力或心悸；Ⅱ级体力活动轻度受限，休息时无症状，日常活动如平地步行200～400m或以常速上3层以上楼梯的高度时，出现气促、乏力和心悸；Ⅲ级体力活动明显受限，稍事活动或轻与日常活动如平底步行100～200m或以常速上3层以下的楼梯的高度时，即引起显著、气促、乏力或心悸；Ⅳ级，体力活动重度受限，休息时也有气促、乏力或心悸，稍有体力活动症状即加重，任何体力活动均会引起不适。

74．A。该患者发生全心衰竭，容量负荷过重，应严格限制水、钠摄入量。取半卧位，双腿下垂以减少静脉回流，降低心脏前负荷。缓解紧张情绪，鼓励床上多活动下肢，预防深部静脉血栓形成。

75．D。行内镜下结肠息肉切除术，对手术最有影响的术前准备是肠道清洁，肠道清洁干净与否，直接影响诊疗效果。其他对手术有影响的术前准备还包括检查前2～3天进少渣饮食，检查前1天进流食或半流食，检查当天空腹或饮少量糖水。

向患者说明手术的目的、方法、注意事项，消除紧张、恐惧心理。术前可适当给予解痉镇静止痛药。术前常规肛门指诊，以扩张肛门并指导进镜。

76．E。行内镜下结肠息肉切除术，术前肠道准备禁用甘露醇，以免发生意外，因甘露醇可在肠道内被细菌分解，产生易燃气体，当进行高频电凝手术时，达到可燃浓度可能引起爆炸。其他如番泻叶、蓖麻油、硫酸镁均可于检查前一晚服用，以清洁肠道。

77．C。术后2小时出现腹痛，护士应主要观察患者生命体征变化，若同时还出现其他表现，如腹胀、面色苍白、脉率及心率增快、血压下降等表现，提示可能并发肠出血、肠穿孔，应及时报告医生，采取紧急处理措施。

78．E。该孕妇妊娠已足月，合并心脏病，出现胸闷、憋气、夜间不能平卧，心率110次/分，考虑发生了心衰。对妊娠晚期患者，应在控制心力衰竭的同时，紧急行剖宫产术取出胎儿，以减轻心脏负担，挽救孕妇的生命。

79．A。妊娠合并心脏病产妇，心功能Ⅰ～Ⅱ级的产妇可以母乳喂养，但应避免过劳；Ⅲ级或以上者，应及时回乳。应合理饮食，保证休息，适当活动，注意劳逸结合，避免劳累和情绪激动。消除心衰诱发因素，预防感染，纠正贫血。应用抗生素预防感染直至产后1周。

80．A。产后24小时绝对卧床，半卧位或左侧卧位。在心脏功能允许的情况下，鼓励早期下床活动。

81．A。局部用药用于治疗宫颈炎和阴道炎，该患者有慢性宫颈炎颗粒型，一般宫颈有糜烂样改变，常选用局部腐蚀性药物，即常用20%～50%硝酸银溶液等。

82．E。该患者使用的是硝酸银溶液，涂药前最好洗手、坐浴，清洁外阴，利于消除炎症。可用长棉棍蘸少许硝酸银药液涂于宫颈的糜烂面，并插入宫颈管内约0.5cm，随后用生理盐水棉球擦去表面残余的药液，最后用干棉球吸干。硝酸银溶液每周用药1次，2～4次为1疗程。

83．B。患儿呈呼气性呼吸困难且咳嗽无力，应首先考虑低效性呼吸型态，以防止病情加重，发生心搏和呼吸骤停，导致窒息甚至死亡。

84．A。供应热量的原则是由少量开始，逐渐增加，食欲恢复后供给值高于机体需要量。

85．A。测定基础代谢须在清晨、空腹和静卧时测定。常用计算公式为基础代谢率（%）=（脉率＋脉压）－111。

86．C。呼吸困难和窒息是甲亢术后最危急的并发症，多发生于术后48小时内。常见原因有切口内出血，喉头水肿，气管塌陷，双侧喉返神经损伤等。喉上神经损伤外支表现为声带松弛、声调降低；损伤内支表现为饮水呛咳或误咽。

87．C。Murphy征（墨菲征）阳性是急性胆囊炎的典型体征。胆囊触诊的部位在右侧腹直肌外缘与肋弓交接处。

88．D。胆绞痛是急性胆囊炎患者的典型症状，在饱餐、进食油腻食物或睡眠中体位改变时发生右上腹或上腹阵发性绞痛，向右肩背部放射，该患者表现考虑诊断为急性胆囊炎，最重要的护理措施为解痉、抗感染治疗。

89．D。尿频、尿急、尿痛的尿路刺激症状是肾结核的典型症状。肾结核其他临床表现包括脓尿、血尿，腰痛，消瘦、低热、盗汗等其他全身症状。

90．A。利福平主要不良反应为胃肠道不适、肝损害（ALT升高和黄疸）、过敏反应；吡嗪酰胺不良反应以药物性肝炎（ALT升高和黄疸）、高尿酸血症常见，皮疹、胃肠道反应少见；链霉素主要不良反应为听力障碍、眩晕、口周麻木、肾损害及过敏反应；异烟肼为周围神经炎、肝损害（ALT升高）；乙胺丁醇为球后视神经炎、胃肠道反应。

91．E。颅前窝骨折合并脑脊液漏的患者应取绝对卧床，取半卧位，头偏向患侧，直至脑脊液漏停止3～5天后改为平卧位，目的是借重力作用使脑组织移向颅底，促进漏口封闭。

92．C。脑挫裂伤意识清醒者宜采取床头抬高15°～30°，以利于颅内静脉回流。昏迷或吞咽功能障碍者取侧卧位或侧俯卧位，以免呕吐物、分泌物误吸。

93．D。肝硬化门静脉高压的临床表现是腹水、侧支循环的建立和开放、脾大、脾功能亢进。

94．A。肝硬化合并糖皮质功能下降时，肾上腺皮质激素减少，常表现为面部和其他暴露部位皮肤色素沉着。肝硬化失代偿期内分泌失调表现为，雌激素增多（肝对雌激素的灭活功能减退）、雄激素减少，男性出现性欲减退、毛发脱落、不育及乳房发育；女性出现月经失调、闭经、不孕等。雌激素增多的突出体征有蜘蛛痣和肝掌。蜘蛛痣主要分布在面颈部、上胸、肩背和上肢等上腔静脉引流区域。肝掌表现为手掌大小鱼际和指端腹侧部位皮肤发红。醛固酮和抗利尿激素增多，导致腹水形成。

95．B。新生儿缺血缺氧性脑病潜在并发症为惊厥，常发生在出生后12～24小时，脑水肿则在36～72小时内最明显。

96．A。新生儿窒息患儿体温过低与缺氧、环境温度低下有关。

97．D。新生儿窒息患儿自主呼吸障碍与羊水、气道分泌物吸入导致低氧血症和高碳酸血症有关。

98．C。胎头继续下降至骨盆底时，肛提肌阻力能使半俯屈状态的胎头进一步俯屈。胎头枕部在到达骨盆底最低位置时，肛提肌收缩力将胎头枕部推向阻力小、部位宽的前方，协助胎儿完成内旋转及仰伸等作用。

99．A。软产道是由子宫下段、宫颈、阴道及骨盆底软组织构成的弯曲通道。其中子宫颈在临产后随着产程的进展被牵拉，变短，使宫颈管消失，宫口扩张，形成产道的一部分。

100．D。妊娠期子宫峡部逐渐伸展变长，妊娠末期可达7～10cm，形成子宫下段，成为软产道的一部分。

模拟试卷四答案与解析

基础知识

1．C。热烧伤病理改变的发生与烧伤严重程度关系密切，面积越大，深度越深者，病理改变越早越严重，烧伤严重程度主要取决于热源温度和受热时间。

2．A。胰腺可分为外分泌腺和内分泌腺两部分，外分泌腺由腺泡和导管构成，分泌含有消化酶（胰蛋白酶、胰淀粉酶、胰脂肪酶等）和碳酸氢盐的胰液，具有很强的消化作用。内分泌腺由胰岛组成，胰岛按形态及所分泌激素的种类可分为 A 细胞、B 细胞、D 细胞、PP 细胞。胰腺 B 细胞分泌胰岛素。胰腺 A 细胞分泌胰高血糖素。胰腺 D 细胞分泌生长抑素。胰腺 PP 细胞分泌胰多肽。

3．D。早期怀疑有肠瘘，但未见有明确的肠液或气体从伤口溢出时，可口服染料（亚甲蓝）或骨炭粉，观察瘘管的分泌物有无染色，口服亚甲盐是最简单有效的首选确诊检查方法。阳性结果能肯定肠瘘的诊断，但阴性结果不能排除肠瘘的存在。

4．D。胎膜早破时行阴道液 pH 值测定，正常阴道液 pH 值为 4.5～5.5，羊水 pH 值为 7.0～7.5，如阴道液 pH 值＞6.5，提示胎膜早破可能性大。

5．B。第三产程又称胎盘娩出期，指从胎儿娩出后至胎盘胎膜娩出，约 5～15 分钟，不应超过 30 分钟。

6．A。创伤性骨折按病因分类可分为直接暴力、间接暴力、疲劳性骨折。间接暴力是指暴力通过传导、杠杆、旋转和肌肉收缩等方式使受力点以外的部位发生骨折，如跌倒时以手掌撑地，致桡骨远端骨折或肱骨髁上骨折。直接暴力指暴力直接作用使受伤部位发生骨折，常伴不同程度的软组织损伤，如小腿受撞击发生胫腓骨骨干骨折。疲劳性骨折指骨质持续受到长期、反复、轻度劳损引起的骨折，如远距离行军致第 2、3 跖骨骨折及腓骨下 1/3 骨干骨折，也称应力性骨折。骨髓炎、骨肿瘤等疾病导致骨质破坏，在轻微外力作用下即发生的骨折，称为病理性骨折。

7．A。主动免疫是指给易感者接种特异性抗原，刺激机体产生特异性免疫抗体，从而产生主动免疫力。被动免疫是指未接受主动免疫的易感者在接触传染源后，被给予相应的抗体而立即获得免疫力。计划免疫是根据小儿的免疫特点和传染病发生的情况订制的免疫程序。

8．C。单纯性甲状腺肿的病因可分为 3 类：甲状腺原料（碘）缺乏、甲状腺素需要量增高及甲状腺素合成和分泌障碍。碘缺乏是引起单纯性甲状腺肿的最主要因素。高原、山区土壤中的碘盐被冲洗流失，以致饮水和食物中含碘量不足，因此，我国多山各省的居民患此病的较多，故又称"地方性甲状腺肿"。青春发育期、妊娠期或绝经期妇女，可因对甲状腺素的需要量暂时性增高而发生轻度的弥漫性甲状腺肿大，又称生理性甲状腺肿。

9．A。嗜铬细胞瘤是起源于肾上腺髓质嗜铬细胞的肿瘤。

10．E。妊娠 10 周后，雌激素主要由胎儿 - 胎盘单位合成，至妊娠末期，游离雌三醇值为非孕时的 1000 倍，雌二醇及雌酮值为非孕时 100 倍，即雌三醇为胎儿胎盘的主要合成激素，尿中雌三醇可密切反应胎儿胎盘功能。胎盘合体滋养细胞还可产生孕激素，但孕激素（孕酮）代谢产物为孕二醇，孕妇尿中应测不出孕酮。

11．C。出生时新生儿的身长平均为 50cm，6 个月时身长约为 65cm, 1 岁时身长约为 75cm, 2 岁时身长约为 87cm, 2～12 岁时身高（长）的估算公式为身高（cm）=年龄 ×7＋75（cm）。

12．D。冠心病是多种因素作用于不同环节所致的冠状动脉粥样硬化，这些因素亦称为危险因素，包括年龄、性别、血脂异常、高血压、吸烟、糖尿病和糖耐量异常、肥胖及家族史。运动不属于冠心病的危险因素。

13．B。小儿惊厥最常见的原因是高热，高热惊厥多由上呼吸道感染引起。

14．E。胰岛素对糖代谢的作用是：促进糖原合成、抑制糖异生、促进葡萄糖的利用和转化。

15．A。骨折的特有体征是畸形、异常活动、骨擦音或骨擦感。

16．B。产后出血指胎儿娩出后 24 小时内失血量超过 500ml，是分娩期严重并发症，在我国居产妇死亡原因的首位。

17．E。痰脱落细胞检查是简易有效的普查和早期诊断方法。纤维支气管镜检查是诊断肺癌最可靠的手段；影像学检查是肺癌最基本、最主要、应用最广泛的检查方法，包括胸部 X 线、CT、PET 等。

18．A。支气管哮喘、过敏性紫癜等变态反应性疾病，血常规检查常见嗜酸性粒细胞增高，并发感染者白细胞计数和中性粒细胞比例增高。

19．A。直肠癌是乙状结肠直肠交界处至齿状线之间的癌，我国患者低位直肠癌所占的比例高，约占直肠癌的 60%～75%，多位于直肠壶腹部，绝大多数肿瘤可在直肠指诊时触及。

20．E。白细胞分类计数正常值为(4～10)×10^9/L，中性粒细胞（包括杆状核及分叶核）数量占白细胞总数的 0.5～0.7。

21．B。胆固醇结石均在胆囊内形成，好发于胆囊，多与胆汁中胆固醇过饱和、胆固醇成核过程异常及胆囊功能异常有关。胆色素结石主要发生在肝内、外胆管内。

22．C。血流动力学的关键在于肺动脉狭窄，决定了法洛四联症的严重程度。

23．E。接种活疫苗、菌苗时，不可使用其他消毒剂消毒，只可用 75% 乙醇消毒皮肤，待干后才可接种，以防消毒液杀死疫苗。

24．E。宫骶韧带起自子宫体和子宫颈交界处后面的上侧方，向两侧绕过直肠到达第 2、3 骶椎前面的筋膜。宫骶韧带短厚有力，同阔韧带互相配合向后向上牵引子宫颈，间接维持子宫前倾位置。

25．D。潜伏期是确定传染病检疫期的重要依据，对一些传染病的诊断也有一定的参考意义。

26．A。鳞状细胞癌（简称鳞癌），常见于老年男性，与吸烟关系密切。腺癌目前已成为肺癌最常见的类型，女性多见。

27．E。肝性脑病常见诱因包括上消化道出血（最常见）、高蛋白饮食、饮酒、便秘、感染、尿毒症、低血糖、严重创伤、外科手术、大量排钾利尿、过多过快放腹水、应用催眠镇静药和麻醉药等。

28．E。学龄前期是指从 3 周岁到 6～7 岁的小儿，此阶段小儿每天的正常尿量为 600～800ml。

29．A。根据肿瘤的形态及肿瘤对机体的影响，即肿瘤的生物学行为，肿瘤可分为良性肿瘤、恶性肿瘤、介于良恶性肿瘤之间的交界性肿瘤。主要鉴别方式是分化程度。细胞的分化程度越高，其预后越好，分化程度越低，恶性程度越重。

30．B。年龄是脑血管疾病危险因素中不可干预的因素。脑血管疾病的危险因素包括血管壁病变，如高血压性动脉硬化和动脉粥样硬化、动脉炎、先天性血管病、血管损伤；血液流变学和血液成分异常，高脂血症、高糖血症、高蛋白血症、白血病、血友病等；心脏病和血流动力学异常，高血压、低血压或血压的急骤波动、心脏功能障碍、心律失常等；其他如颈椎疾病压迫邻近大血管、颅外栓子进入颅内。

31．B。急性穿孔是消化性溃疡常见并发症，部分患者穿孔前有饮食不当，情绪波动，过度疲劳等诱因，典型表现为骤发刀割样剧烈腹痛，持续性或阵发性加重，出现急性腹膜炎的体征。该患者有溃疡病史，饭后突然腹痛，剧如刀割，腹肌紧张，诊断为胃溃疡并发急性穿孔。腹部立位 X 线检查见膈下新月状游离气体影是急性穿孔最重要的诊断依据。

32．C。急性胰腺炎是由多种病因导致胰酶在胰腺内被激活，引起胰腺及其周围组织水肿、出血及坏死等炎性损伤。其胰酶主要有淀粉酶和脂肪酶等化学物质。

33．E。血液缓冲系统最重要的缓冲对是 HCO_3^-／H_2CO_3，正常比值为 20∶1，对于维持细胞外液的 pH 起决定作用。

34．E。有机磷农药能与体内胆碱酯酶迅速结合成稳定的磷酰化胆碱酯酶，使胆碱酯酶丧失分解能力，导致大量乙酰胆碱蓄积，引起毒蕈碱样、烟碱样和中枢神经系统症状和体征，严重者可因呼吸衰竭而死亡。

35．E。患者阴道流血 3 天，下腹呈撕裂样疼痛，有肛门坠胀感，可能为异位妊娠破裂。阴道后穹窿穿刺是检测异位妊娠破裂的一种简单可靠的诊断方法。由于腹腔内血液易积聚于子宫直肠陷凹，即使血量不多，也能经阴道后穹窿穿刺抽出。用长针头自阴道后穹窿穿刺入子宫直肠陷凹，抽出暗红色不凝血为阳性；如抽出血液较红，放置 10 分钟内凝固，表明误入血管。

36．E。患者慢性支气管炎并发肺气肿，存在基础肺部病变，剧咳后突感左上胸剧烈刺痛，呼吸困难，听诊左肺呼吸音明显减弱，提示患者并发了自发性气胸。胸部 X 线检查是诊断气胸的首选检查方法，可显示肺受压程度，肺内病变情况以及有无胸膜粘连、胸腔积液及纵隔移位等。

37．A。代谢性酸中毒时，细胞外液 H^+ 浓度高，通过 H^+-K^+ 交换（每移出 3 个 K^+，即有 2 个 Na^+ 和 1 个 H^+ 移入细胞）使 H^+ 移向细胞内，K^+ 移向细胞外。过快纠正酸中毒时大量 K^+ 从细胞外又移回至细胞内，易引起低钾血症。

38．E。推算预产期最常用的依据是末次月经开始的第 1 天。计算方法为从末次月经第 1 天起，月份减 3 或加 9，日期加 7。如为农历，月份仍减 3 或加 9，但日期加 15。实际分娩日期与推算的预产期可以相差 1～2 周。计算其预产期月份为 5＋9=14，日期为 13＋7=20，则预产期为 2000 年 2 月 20 日。

39．D。对结核性腹膜炎有确诊价值的检查是腹腔镜活组织检查。腹腔镜检查一般适用于有游离腹水的患者，可窥见腹膜、网膜、内脏表面有散在或集聚的灰白色结节，浆膜失去正常光泽，呈浑浊粗糙样，取其活检组织进行病理检查有确诊价值。对结核性腹膜炎有确诊价值的检查是腹腔镜活组织检查。

40．B。营养不良是由于缺乏热量和（或）蛋白质引起的一种营养缺乏症，常由喂养不当、消化吸收不良、需求量增加所致。

41．B。药物超声雾化吸入是稀释痰液、促进痰液排出的快速、有效方法。超声波可破坏液体表面张力，使其成为微细雾滴，药液可随深而慢的呼吸达到肺泡，该方法快速而有效。祛痰药多可刺激呼吸道，使呼吸道分泌增加，达到祛痰作用，但达到药效浓度需一定的时间。翻身拍背等对于痰液黏稠的患者不一定能起到很好的效果。限制水分摄入，会使痰液更加黏稠，不利于排出。

42．D。X 显性遗传，致病基因在 X 染色体上，男性患者后代中女孩发病，男孩正常，女性患者后代中 50% 发病。

43．B。再生障碍性贫血是一种由多种原因引起的骨髓造血功能衰竭征，其典型血象呈正细胞正色素性贫血、全血细胞减少，但三系细胞减少的程度不同，是判断再生障碍性贫血有价值的检查。

44．D。肾盂肾炎发病机制为细菌细菌侵入肾脏，血液循环和肾脏感染局部均可产生抗体，与细菌结合，引起免疫反应，因此主要诱发肾盂肾炎的疾病是机体抵抗力降低，如糖尿病或长期应用免疫抑制药的患者等。

45．E。在精子离开精液经宫颈管、子宫腔进入输卵管腔的过程中精子获能，精子获能的场所主要为子宫，其次为输卵管。成熟卵子排出后，经输卵管伞部进入输卵管内，停留在输卵管壶腹部等待精子；两者相遇时精子头部顶体外膜破裂，释放出顶体酶，溶解卵子外围的放射冠和透明带，称为顶体反应。穿过透明带的精子外膜与卵子胞膜接触并融合，精子进入卵子内。随后卵原核与精原核融合，核膜消失，染色体相互混合，形成二倍体的受精卵，标志着受精过程完成。受精卵多着床于子宫体部，受各种理化因素影响，也可着床于输卵管、子宫底等部位。

46．E。外科感染的分类按致病菌特性分为非特异性感染和特异性感染。特异性感染指由一些特殊的病菌、真菌等引起的感染，可引起较为独特的病变如结核、破伤风、气性坏疽、念珠菌病等。非特异性感染又称化脓性感染，其致病菌有金黄色葡萄球菌、溶血性链球菌、大肠埃希菌、铜绿假单胞菌、变形杆菌等。

47．D。大量蛋白尿是肾病综合征的起病根源，是最根本和最重要的病理生理改变，也是导致其他三大临床表现的基本原因，对机体的影响最大。大量蛋白尿使白蛋白丢失，血液胶体渗透压降低，有效血容量减少。

48．C。肺功能检查是判断气流受限的主要客观指标，对诊断慢性阻塞性肺疾病，评价严重程度、疾病进展、预后及治疗效果等有重要意义。慢性阻塞性肺疾病时，残气容积增加，残气容积／肺总量＞45%。吸入支气管扩张药后的第 1 秒用力呼气量／肺活量（FEV_1/FVC）＜70%、第 1 秒用力呼气容积占预计值百分比（FEV_1 预计值）＜80%，可确定为不能完全可逆的气流受限。

49．A。原发性肝癌常先有肝内转移，再出现肝外转移。原发性肝癌血行肝外转移最多见于肺，其次为骨、脑等。

50．A。血清中存在多种自身抗体是系统性红斑狼疮的重要特征，也是诊断系统性红斑狼疮的主要依据，还可指示疾病活动性及可能累及的脏器。常见的自身抗体为抗核抗体谱、抗磷脂抗体和抗组织细胞抗体，抗核抗体阳性可见于几乎所有的系统性红斑狼疮患者，是系统性红斑狼疮首选的筛选检查。

51．E。在颅内压增高的发生发展过程中，机体通过减少颅内血容量和脑脊液量来代偿。由于脑组织需保持一定的血流量以维持其正常功能，因此以脑脊液量的减少为主要调节颅内压的方式。

52．A。深Ⅱ度伤及真皮乳头层以下，痛觉迟钝，创面苍白与潮红相间，水疱较小，疱壁较厚。Ⅰ度烧伤为红斑性烧伤，痛觉过敏，无水疱；浅Ⅱ烧伤伤及真皮浅层（乳头层），产生大小不一的水疱，疱壁薄，含黄色液体，基底潮红，疼痛剧烈；Ⅲ度伤及皮肤全层，皮下、肌肉或骨骼痛觉消失，创面无水疱。

53．D。腹部闭合性损伤常因坠落、碰撞、挤压、冲击、拳打脚踢、棍棒等钝性暴力所致。开放性损伤常由刀刃、枪弹、弹片等利器所引起。

54．D。双合诊是盆腔检查中最重要的项目。检查者一手的两指或一指放入阴道内，另一手放在腹部配合检查，称为双合诊检查。目的在于检查阴道、宫颈、宫体、输卵管、卵巢及宫旁结缔组织和韧带，以及盆腔内壁情况。不易查清子宫直肠陷凹。

55．E。继发性化脓性腹膜炎最常见的致病菌主要是胃肠道内的常驻菌群，其中以大肠埃希菌最为多见，其次为厌氧杆菌、链球菌、变形杆菌等。

56．D。诊断性刮宫可同时达到止血和明确诊断的目的。多于月经前 3 ～ 7 天或月经来潮 6 小时（不超过 12 小时）内刮宫确定排卵和黄体功能。

57．E。慢性失血是引起缺铁性贫血最常见和最重要的病因。青少年偏食、妇女妊娠或哺乳铁摄入不足、胃大部分切除术铁吸收障碍、食物中供铁不足均可引起贫血，但不是主要原因。

58．E。低位小肠梗阻会有大量碱性消化液丢失，加之组织缺氧，代谢产物积聚，可导致代谢性酸中毒；高位肠梗阻呕吐丢失大量胃酸和氯离子，致代谢性碱中毒。呼吸性碱中毒不是肠梗阻的病理生理变化。肠梗阻发生后，梗阻以上肠蠕动增强，以克服阻塞的障碍，肠腔积气、积液；梗阻以下肠管则塌陷、空虚或仅存少量粪便。急性完全性梗阻时，肠管迅速膨胀，肠壁变薄，肠腔内压力不断升高，使肠壁静脉回流受阻，肠壁充血、水肿，液体外渗；肠壁及毛细血管通透性增加，血性渗出液进入肠腔和腹腔，发生绞窄还可使大量血浆和血液丢失，血容量下降。

59．E。再生障碍性贫血的病因有氯霉素、磺胺药、四环素、链霉素、异烟肼、保泰松、吲哚美辛、阿司匹林、抗惊厥药、抗甲状腺药、抗肿瘤药等。其中，氯霉素最多见，其致病作用与剂量无关，但与个人敏感有关。

60．D。排泄性尿路造影亦称为静脉肾盂造影（IVP），需静脉注射有机碘造影剂，造影前应做碘过敏试验。对离子型造影剂过敏者，可用非离子型造影剂。实验前为获得清晰的显影，在造影前一天口服缓泻剂排空肠道，以免粪块或肠内积气影响显影效果；禁食、禁水 6 ～ 12 小时，使尿液浓缩，增加尿路造影剂浓度，使显影更加清晰。妊娠，甲亢，严重肝、肾、心血管疾病及造影剂过敏为其禁忌证。

61．E。女性第一次月经来潮称月经初潮，是青春期的重要标志。

62．E。巡回护士和器械护士的共同职责是术前、关腹前清点器械。器械护士的职责包括术前访视与准备；与巡回护士清点、核对物品；协助医师消毒皮肤和铺无菌巾；正确传递用物；保持器械和用物整洁；配合抢救；标本管理；协助医师包扎；整理用物。巡回护士的职责包括术前准备用物；核对患者信息；安置体位；与器械护士清点、核对物品；术中配合；术后整理手术间。

63．A。DIC 高凝期凝血系统激活，大量血栓形成，应及时进行抗凝治疗，肝素是 DIC 首选的抗凝治疗药物。

64．A。尿瘘的常见病因为产伤、盆腔手术损伤、外伤、放射治疗后、膀胱结核、子宫托安放不当等。其中最主要原因是产伤，约占 90%。

65．A。炎症性肠病的病因和发病机制尚未明确，已知肠道黏膜免疫系统异常反应所导致的炎症过程在炎症性肠病发病中起重要作用，由多因素相互作用所致，主要包括环境、遗传、感染与肠道菌群和免疫等因素。不包括营养因素。

66．D。肾功能损害呈慢性进行性损害，可出现夜尿增多。感染、劳累、妊娠、血压升高、肾毒性药物、预防接种及高蛋白、高脂或高磷饮食可诱发肾功能急剧恶化，去除诱因后肾功能可有一定程度的缓解。心脏早搏不会加重肾损害。

67．C。该患者刺激性咳嗽并痰中带血，胸片示左肺中央型块影，可能发生了肺癌。纤维支气管镜检查是诊断肺癌最可靠的手段，为进一步明确诊断，应进行纤维支气管镜检查。

68．C。小儿急性肾炎发生心力衰竭的主要原因是由于水钠潴留，血浆容量增加而出现循环充血，导致心力衰竭。

69．D。门静脉系与腔静脉系之间有 4 个主要交通支，胃底 - 食管下段交通支，直肠下端 - 肛管

交通支，前腹壁交通支（附脐静脉）和腹膜后交通支，其中胃底 - 食管下段交通支是最有临床意义的交通支，它离门静脉主干和腔静脉最近，压力差最大，因而经受门静脉高压的影响也最早、最显著，胃底 - 食管下段静脉破裂出血是门静脉高压症最严重的并发症。

70．B。按照蜕膜与囊胚的位置关系，蜕膜能分为三部分。与囊胚及滋养层接触的蜕膜为底蜕膜，会发育成胎盘的母体部分；覆盖在胚泡上面的蜕膜为包蜕膜；覆盖子宫腔表面的蜕膜为壁蜕膜。

71．C。全血胆碱酯酶活力测定是诊断有机磷农药中毒的特异性指标，对判断中毒程度、疗效和预后极为重要。胆碱酯酶活性降至正常人的 70% 以下即可诊断。有机磷农药中毒患者可有毒蕈碱样症状和烟碱样症状，呼吸有特殊大蒜气味。碱性磷酸酶测定不属于诊断有机磷农药中毒依据。

72．C。引起甲亢的病因有 Graves 病、多结节性甲状腺肿伴甲亢、甲状腺自主性高功能腺瘤、碘甲亢等。其中以 Graves 病最为常见，属自身免疫性甲状腺疾病，有遗传倾向。

73．C。新生儿出生数天内，因失水较多和胎粪排出导致体重下降，出生后 3 ～ 4 天最低，但不超过 10%（一般 3% ～ 9%）。产瘤也称先锋头，见于头位产婴儿，是由于先露部位头皮血液及淋巴循环受压所致的软组织水肿。出生时出现边界不清的梭状局部肿胀，数天内自行吸收消失。足月儿生后 2 ～ 3 天出现黄疸，出生后 10 ～ 12 小时开始排出墨绿色胎粪，2 ～ 3 天可排完。新生儿呼吸节律不规则，40 ～ 45 次 / 分，以腹式呼吸为主。

74．C。淀粉酶测定是诊断胰腺炎早期最常用和最有价值的检查方法。血清淀粉酶在发病后数小时开始升高，8 ～ 12 小时标本最有价值，24 小时达高峰，持续 4 ～ 5 天后恢复正常。尿淀粉酶于 24 小时才开始升高，48 小时达高峰后缓慢下降，1 ～ 2 周后逐渐降至正常。该患者腹痛伴呕吐 2 天，此时最有意义的检查为尿淀粉酶。

75．B。觅食反射、拥抱反射、握持反射、吸吮反射及颈肢反射等出生时存在以后逐渐消失。吞咽反射出生时存在且终身不消失。提睾反射、膝腱反射、腹壁反射出生时不存在，出现后永不

消失。

76．C。小儿排便呈灰白色提示胆道梗阻。若大便带血丝多由肛裂、直肠息肉所致。大便呈黑色系肠上部、胃出血或用铁剂药物所致。

77．D。肺炎最易并发的脓胸的病原体是金黄色葡萄球菌。金黄色葡萄球菌肺炎在疾病发展过程中迅速出现肺脓肿，脓气胸和脓胸是本病的特点。

78．C。结核分枝杆菌经血行播散进入肾，主要在双侧肾皮质的肾小球周围毛细血管丛内，形成多发性微小结核病灶。

79．A。早产儿的外观特征有哭声轻弱，颈肌软弱，四肢肌张力低下，皮肤红嫩，胎毛多，指（趾）甲未达到指尖，耳廓软骨发育不好，轮廓不清，足底纹少，足跟光滑等。

80．B。乳腺癌致病因素主要包括遗传因素，有家族聚集的特征；激素分泌紊乱，雌激素（雌酮和雌二醇）对乳腺癌的发病有直接关系；月经婚育史，月经初潮早(＜12岁)、绝经期晚(＞52岁)、不孕或初次足月产迟（＞35岁）均与乳腺癌发病有关；乳腺良性疾病；饮食与营养，营养过剩、肥胖、高脂饮食；环境和生活方式。其中致病因素不包括血型。

81．E。小量气胸肺萎陷在30%以下多无明显症状；中等量气胸指肺萎陷在30%～50%左右；50%以上则为大量气胸，可出现限制性通气障碍。

82．C。慢性肺源性心脏病是由肺组织、肺血管或胸廓的慢性病变引起肺组织结构和（或）功能异常，造成肺血管阻力增加，肺动脉压力增高，继而右心室结构和（或）功能改变的疾病。肺动脉高压形成是慢性肺心病发病的关键环节。

83．A。骨与关节结核好发于儿童和青少年，脊柱结核多见，其次为膝关节结核和髋关节结核。

84．C。宫颈刮片细胞学检查常用于筛查子宫颈癌，是早期发现的宫颈癌主要方法。其结果采用巴氏分级法，Ⅰ级为正常、Ⅱ级为炎症、Ⅲ级可疑癌、Ⅳ级高度可疑癌、Ⅴ级癌细胞阳性。宫颈活组织检查也可以检测出宫颈癌，但不方便，不用于普遍筛查。

85．E。引起心脏骤停的病因包括心脏病（以冠心病最多见）、严重的电解质紊乱和酸碱平衡失调、意外事件、药物中毒或过敏、某些治疗、手术或麻醉意外。

86．A。贫血按红细胞形态分大细胞性贫血、正常细胞性贫血和小细胞低色素性贫血。大细胞性贫血常见疾病有巨幼细胞贫血、骨髓增生异常综合征、肝疾病等。

87．B。营养性缺铁性贫血属于小细胞低色素性贫血。

88．C。同种异体移植指供者和受者属同一种族，如人的组织或器官移植给另一人，是目前临床应用最广泛的移植方法。某人的肾脏移植给另一人，属于同种异体移植。自体移植指以自身的细胞、组织或器官进行移植。异种移植指以不同种族动物的组织进行移植，有强烈的排斥反应。

89．B。同质移植指一卵双生的孪生兄弟、姐妹，其组织器官相互移植，能永久存活而不产生排斥反应。

90．D。婴幼儿肝在右肋下可触及，6～7岁后则不易触及。

91．E。3～4个月婴儿唾液分泌开始增加，5～6个月时明显增多，但由于口底浅，不能及时吞咽所分泌的全部唾液，常可发生生理性流涎。

92．A。一氧化碳(CO)可与血红蛋白(Hb)结合，形成稳定的碳氧血红蛋白（COHb）。CO与Hb的亲和力比氧与Hb亲和力大240倍，COHb不能携氧且不易解离，发生组织和细胞缺氧。大脑对缺氧最敏感，故最先受累。

93．B。有机磷农药能与体内胆碱酯酶迅速结合成稳定的磷酰化胆碱酯酶，使胆碱酯酶丧失分解能力，导致大量乙酰胆碱蓄积，引起毒蕈碱样、烟碱样和中枢神经系统症状和体征，严重者可因呼吸衰竭而死亡。

94．E。蛋白质是构成生命的重要物质基础，机体蛋白质消耗会损伤组织器官的结构并影响其功能。蛋白质的缺乏可以是致命的，如果体内蛋白质丢失超过20%，生命活动就会停止。

95．C。糖原储备有限，在饥饿状态下只能供给24小时，24小时后机体的主要能源为脂肪。

96．B。正常状态下，糖类（碳水化合物）为机体供能的主要物质来源，在机体内储存为肌糖原和肝糖原，饥饿时，肝糖原可分解为机体功能。

97．E。一度反应（干反应）表现为红斑，烧灼和刺痒感，继续照射变为暗红色，有脱屑，应涂0.2%薄荷淀粉或羊毛脂止痒。

98．B。放射治疗患者皮肤反应分为3度。一度反应又称干反应。二度反应（湿反应）皮肤表现为高度充血、水肿，水疱形成，有渗出液，糜烂等，应涂2%甲紫（龙胆紫）或氢化可的松乳膏，不必包扎。有水疱时，涂硼酸软膏，包扎1～2天，待渗出吸收后改用暴露疗法。

99．C。肾小管的功能主要是对小管液的重吸收和排泄分泌，判断肾小管功能的检查是尿量及其比重测定。

100．B。最常用并且可以早期反映肾小球滤过率功能异常的检查是内生肌酐清除率测定，因为机体内生肌酐的清除率接近肾小球滤过率。

相关专业知识

1．E。知信行模式是改变人类健康相关行为的模式之一，它将人类行为的改变分为获取知识、产生信念及形成行为三个连续过程，其中知识是基础，信念是动力，行为的产生和改变是目标。

2．A。主持会议具体要把握紧扣议题、激发思维、引导合作、恪守时间四个要点。

3．E。清洁的程序遵循从洁到污的原则，清扫患者房间时，应先清扫一般患者房间，后清扫感染患者房间。应采用湿抹布、湿拖布清洁，避免尘土飞扬。环境物体表面应以清洁为主，不得检出致病微生物。被患者血液、呕吐和排泄物、病原微生物污染时，根据具体情况选择中水平以上的消毒方法。抹布、拖布（头）等洁具应分区使用，清洗后再浸泡消毒30分钟，冲净消毒液后晾干备用。

4．A。排列图法又称主次因素分析图，是把影响质量的因素进行合理分类，并按影响程度从大到小的顺序排列，做出排列图，以直观的方法表明影响质量的主要因素的一种方法。

5．C。2%戊二醛对皮肤、黏膜有刺激性，对人体有毒性，不宜用于做手消毒剂。

6．B。按照（医院感染管理方法）规定，医疗机构发生5例以上疑似医院感染暴发和（或）3例以上医院感染暴发，需要向有关部门报告。

7．A。手及皮肤消毒时，碘伏溶液含有效碘2000mg～10 000mg/L。

8．B。计划是指工作或行动之前拟定的方案，包括要实现的具体目标、内容、方法和步骤。

9．D。预防血管相关性感染的措施包括配置液体及高营养液时应在洁净环境中进行，做好消毒、隔离，严格的洗手和无菌操作是预防感染最基本的重要措施，操作时应注意选择合适的导管，留置导管的时间不宜过长，在侵入性操作中使用的一次性医疗用品必须有合格证。

10．B。PDCA循环的特点是大环套小环，互相促进以及阶梯式运行，每转动一周就提高一步。

11．A。根据卫生部《医院感染管理规范（试行）》，医院感染监测漏报率应低于20%。

12．E。人类的行为由内因和外因共同决定，即受到遗传、环境及学习因素的影响。

13．B。抗生素联合用药的指征为病因未明的严重污染，单一药物难以控制的严重感染或混合感染和难治性感染。联合用药后可减少某些毒性较强药物的剂量，以减少毒性反应的发生。

14．B。非正式组织的特点包括自然或自发形成的，一般无章程和确定的权利、义务；组织成员之间情趣、爱好等相似，彼此具有情感心理的需要；组织内成员一般都有自己的领袖人物，这种领袖人物虽然不一定具有较高的地位和权力，但具有较强的实际影响力；有不成文的无形规范，规范和约束成员的行为，调整内部关系；有较强的凝聚力和行为一致性，成员之间自觉进行相互帮助，但容易出现"抱团现象"，而表现出自卫性和排他性；组织内部信息交流和传递具有渠道流畅、传递快的特点，并常带有感情色彩。

15．D。领导效能的基本内容包括时间效能、用人效能、决策办事效能、组织整体贡献效能。

16．B。健康行为是指人体在身体、心理、社会各方面都处于良好健康状态下的行为模式，是一种带有明显理想色彩的健康相关行为。

17．B。该患者最可能的诊断是疟疾，疟疾的病原体是疟原虫，疟疾的典型症状是突发性高热、寒战、大量出汗。氯喹药物对红细胞内裂殖体有迅速杀灭作用，属控制发作的药物，口服吸收快，排泄慢，作用持久，为疟疾首选药物。伯氨喹能杀灭配子体和红外期的迟发型子孢子，有病因预防和防止复发的作用，主要用于间日疟及卵形疟控制复发。

18．D。抗菌药物合理应用的原则为诊断为细菌性感染者，方有指征应用抗菌药物；严格掌握抗菌药物使用的适应证、禁忌证，密切观察药物效果和不良反应，合理使用抗菌药物；预防和减少抗菌药物的毒副作用；根据细菌药敏试验结果及药物代谢动力学特征，严格选药和给药途径；适宜的药物、剂量、疗程和给药方法，避免产生耐药菌株。

19．D。医院健康教育的意义包括提高患者依从性、心理治疗、消除致病因素、密切关注医患关系、降低医疗成本。

20．E。苯扎溴铵适用于手、黏膜、环境及物品表面的消毒，1000～2000mg/L 溶液用于黏膜消毒。过氧乙酸、甲醛、碘酊、乙醇对人体有刺激性，一般不用于黏膜的消毒。氯胺又称氯亚明，餐具、水果、蔬菜消毒用 0.05%～0.1% 溶液；饮水消毒用 0.0004%。

21．D。学校健康教育的对象包括学龄前儿童，中、小学生及大学生。

22．A。责任制护理是由责任护士和相应辅助护士对患者从入院到出院进行有计划、有目的的整体护理。以患者为中心，以护理计划为内容，根据患者自身特点和个体需要，提供针对性护理，解决存在的健康问题。责任制护理与小组护理相结合，明确分工责任，进行整体护理，是目前倡导的护理工作模式。

23．A。在制定基础护理操作规程时应遵循的原则有根据每项技术操作目的、要求、性质和应取得的效果来制定；技术操作必须符合人体生理解剖特点，避免增加患者的痛苦；严格遵守无菌的

原则；必须有利于保证患者安全；必须有利于节省人力、物力、时间，使患者舒适，符合科学性原则；文字应简单明了，便于护士掌握并在临床推广。

24．E。根据讨论小组人员的特点及讨论时间的长短选择讨论的时间和地点。讨论时间一般掌握在 1 小时左右，人数以 6～10 人为宜。座位的排列同样是保证小组讨论成功的重要因素。座位应围成圆圈式或马蹄形，以利于参与者面对面地交谈。主持人开场白后，可请每一位与会者进行自我介绍，以增强与会者之间的相互了解，建立和谐、融洽的关系。当出现讨论偏离主题、争论激烈或因某个人健谈而形成"一言堂"时，主持人应及时提醒、婉转引导、礼貌插话等方式控制讨论的局面。

25．A。促成因素是指使行为动机和意愿得以实现的因素，即实现或形成某行为所必需的技能、资源和社会条件。包括保健设施、医务人员、诊所、医疗费用、交通工具、个人保健技术及相应的政策法规等。

26．A。护士配备是否合理直接影响了护士的工作强度、护理质量、医院管理与卫生管理部门要求的一致性以及对患者服务水准。

27．D。健康促进是包括健康教育及能促使行为与环境有益于健康改变的相关政策、法规、组织的综合。

28．D。行为受多种因素的影响，主要包括遗传因素、环境因素和学习因素。在格林模式中，将这些因素划分为倾向因素、强化因素和促成因素三类。强化因素是指激励行为维持、发展或减弱的因素，主要来自社会的支持、同伴的影响和领导、亲属以及保健人员的劝告等。倾向因素是指产生某种行为的动机、愿望，或是诱发某行为的因素。促成因素是指使行为动机和意愿得以实现的因素，即实现或形成某行为所必需的技能、资源和社会条件。

29．A。团体决策的方法包括头脑风暴法、名义集体决策法、德尔菲法、电子会议法。

30．B。潜在污染区也称半污染区，是指位于清洁区与污染区之间，有可能被患者血液、体液和

病原微生物等物质污染的区域，包括医务人员的办公室、治疗室、消毒室、护士站、化验室、患者用后的物品和医疗器械等的处理室、内走廊等。医务人员的更衣室、药房属于清洁区。患者的卫生间、病房属于污染区。

31．D。对于老年患者使用抗菌药物时应根据感染程度、细菌培养和药敏试验结果以及药品不良反应等具体情况，结合老年人的生理特点合理使用，并根据肾功能调整用药剂量及给药时间间隔，以达到安全、有效的用药目的。对住院的老年患者必须特别加强生活护理，做好患者口腔和会阴的卫生。协助患者进行增加肺活量的训练，促进排痰和胃肠功能恢复。用于呼吸道诊疗的各种器械要做到严格消毒。保持室内环境清洁、空气清鲜，严格探视制度及消毒隔离制度。

32．B。压力蒸汽灭菌法是物理灭菌法中应用最广、效果最可靠的首选灭菌方法。利用高压高温饱和蒸汽所释放的潜热杀灭所有微生物及其芽胞。适用于耐高温、耐高压、耐潮湿的物品，如各类器械、敷料、搪瓷、玻璃制品、橡胶及溶液的灭菌。刀剪类不宜应用高压蒸汽灭菌。

33．B。计划的步骤依次为估量机会、确定目标、建立计划工作前提条件、拟定备选的可行方案、评价和比较备选方案、选定方案、制定辅助或派生计划、编制预算。

34．A。白色念珠菌属于真菌。克雷伯杆菌、铜绿假单胞菌属于革兰阴性杆菌。金黄色葡萄球菌属于革兰阳性杆菌。

35．A。模糊性反馈是指当需要暂时回避对方某些敏感问题或难以回答的问题时，可做出无明确态度和立场的反应，如"是吗"、"哦"等。

36．C。卫生知识知晓率的计算公式为（知晓人数/总调查人数）×100%，即分母为该地接受调查的所有新婚妇女数。

37．B。授权的原则包括视能授权、合理合法、监督控制、权责对等。

38．B。编码是接收者将通道中加载的信息翻译成接收者理解的形式。

39．E。病房教育指医护人员在患者住院期间进行的健康教育。病房教育的内容应较系统、深入，主要包括患者所患疾病的病因、发病机制、症状、并发症、治疗原则、生活起居、饮食等知识，以提高患者的依从性。

40．B。人本原理强调以人的管理为核心，以激励人的行为，调动人的积极性为根本。人本原理的前提是人不是单纯的"经济人"，而是具有多种需要的复杂的"社会人"，管理者要注意满足其自我实现的需求。

41．C。人际距离可分为亲密距离、个人距离、社交距离和公共距离四类。亲密距离为0～0.5m，个人距离为0.5～1m，社交距离为1.1～4m，公共距离为＞4m。

42．E。医务人员在执业过程中发生锐器伤后应立即挤血并冲洗伤口，再清创、消毒、包扎、报告和记录、跟踪监测，尽量找到可能感染的病原种类证据，以便根据病原学的特点阻断感染。

43．B。管理的基本特征包括二重性、科学性与艺术性、普遍性与目的性。

44．B。组织设计的要求包括精简，注意避免机构重叠、头重脚轻、人浮于事；统一，组织内的权利应相对集中，实施"一元化管理"；高效，应使各部门、各环节、组织成员组合成高效的结构形式。

45．B。劝服技巧有助于有效沟通。有效沟通是彼此之间的人际交往与心灵交流，说教、轻视、刺激的方式与人交往则违背了这个原则，患者感到护士不理解自己，进而不会再做任何尝试去与护士讨论其所担心的问题，护士与患者的沟通将局限在较低的层次上。

46．D。健康传播的受众是社会人群，他们因不同的生理、心理特点，对健康信息、传播途径的要求也不同。健康传播者在制定传播信息、选择传播途径时，应重点考虑受者的心理特点及动机。

47．E。煮沸法消毒时加入碳酸氢钠达到1%～2%浓度时，水的沸点可达105℃，既可增强杀菌效果，又可去污、防锈。

48．C。健康教育时，进行个别指导是所有教育方法中最有针对性、最受患者欢迎的方法。

49．C。协调的整体优化原则是通过协调可使整个组织系统的运行达到整体优化状态。

50．B。由于诊疗措施激活的潜在性感染，如疱疹病毒、结核杆菌的感染可判定为医院感染，判断该患者由于医院感染引起脓毒血症导致死亡。

51．B。流行性出血热是由汉坦病毒属的各型病毒引起的，以鼠类为主要传染源的一种自然疫源性疾病。

52．A。患者的护理需要，是编设护理人员数量与结构的主要依据，同时还要根据医院的类型、等级、规模、科室设置等实际情况进行综合考虑。

53．C。强化理论是人们为达到某种目的，都会采取一定的行为，这种行为将作用于环境。当行为的结果对他有利时，这种行为就重复出现；当行为的结果对他不利时，这种行为就会减弱或消失。根据强化的目的，强化分为正强化（肯定、表扬、晋升等）和负强化（批评、处分、降级等）两种。该科室护士长每月进行技术操作考核，对考核优秀的护士进行肯定及表扬，对考核不合格的护士进行批评，采用的是强化理论。

54．D。发生三度原位菌群失调的原因常为广谱抗菌药物的大量应用使大部分正常菌群消失，而代之以暂居菌或外来菌，并大量繁殖而成为该部位的优势菌。

55．B。高度危险性物品是指穿过皮肤、黏膜而进入无菌组织或器官内部的器械，或与破损的组织、皮肤、黏膜密切接触的器材或用品。如手术器械、注射器、注射的药物和液体、血液及其制品、脏器移植物、导尿管、膀胱镜等。

56．C。科学管理理论的创始人是泰勒，首次提出了科学管理的概念，1911 年出版《科学管理原理》一书，被公认为"科学管理之父"。

57．A。本次感染直接与上次住院有关属于医院感染。医院感染的排除标准为皮肤黏膜开放性伤口只有细菌定植而无炎症表现；新生儿经胎盘获得（出生后 48 小时内发病）的感染；患者原有的慢性感染在医院内急性发作；由于创伤或非生物因子刺激而产生的炎症表现。

58．A。保护性隔离是以保护易感人群作为制订措施的主要依据而采取的隔离，适用于抵抗力低下或极易感染的患者，如严重烧伤、早产儿、脏器移植、白血病及免疫缺陷等患者。

59．D。健康传播的主要特点包括健康传播传递的是健康信息、健康传播具有明确的目的性、健康传播的过程具有复合性、健康传播对传播者有特殊素质要求。其中健康传播具有明确的目的性是以健康为中心，健康传播力图达到改变个体和群体的知识、态度、行为，使之向有利于健康方向转化的目的。

60．A。健康信念模式认为，人们要采取某种促进健康行为或戒除某种危害健康行为，必须认识到某种疾病或危险因素的威胁及严重性、认识到采取某种行为或戒除某种行为的益处及困难、对自身采取或放弃某种行为能力的自信。

61．A。有些消毒剂易挥发，性质不稳定，使用一定的时限后消毒效力下降，因此消毒药液不是长期有效，需定期更换。待消毒物品必须先洗净、擦干，完全浸泡在溶液里，管腔内注满消毒液，打开器械轴节及容器的盖。对金属有腐蚀作用的药液，不可用来浸泡器械。消毒时器械必须与药液充分接触。消毒后的物品在使用前用无菌生理盐水冲洗干净，以免消毒剂刺激人体组织。

62．B。知觉偏差是导致对信息理解的偏差，指人们在信息交流或人际沟通中，总习惯于以自己为准则，对不利于自己的信息，要么视而不见，要么熟视无睹，甚至颠倒黑白，以达到防御的目的。该护理部主任对护士的描述表示怀疑，是出于自己的行为准则或认知的主观判断，即知觉偏差。

63．B。压力蒸汽灭菌适用于耐热、耐湿诊疗器械、器具和物品的灭菌，如各类器械、敷料、搪瓷、橡胶、玻璃制品等的灭菌。等离子体灭菌适用于不耐热、不耐湿的诊疗器械如电子仪器、光学仪器等的灭菌。电离辐射灭菌适用于不耐热的物品如一次性医用塑料制品、食品等在常温下的灭菌。戊二醛适用于不耐热的诊疗器械、器具与物品的浸泡消毒与灭菌。紫外线消毒适用于室内空气和物体表面的消毒。

64．B。综合护理是指由一组护理人员（主管护师、护师、护士等）应用护理程序集小组护理和责任制护理的优点于一体的工作方法，共同完成对一组患者的护理工作。

65．B。紫外线灯管消毒法主要适用于空气、物品表面和液体的消毒，杀菌作用最强的波段是250～270nm。

66．E。一级预防又称病因预防，是针对病因或病原体所采取的措施，主要措施包括改善环境、增进健康、特殊保护。二级预防是在疾病的临床前期做好早期发现、早期诊断、早期治疗。三级预防是对已患病的患者采取及时、有效的治疗措施，防止疾病恶化、复发和转移等。

67．B。评估教育需求的方法主要包括直接评估和间接评估。直接评估通过与患者的接触、谈话直接获得。间接评估通过阅读患者的病历、分析病史及其健康影响因素获得。

68．E。医院Ⅰ类环境的空气消毒采用的方式是采用层流通风法使空气净化。

69．A。医院护理管理的组织原则包括目标明确原则（任务和目标一致的原则）、分工协作原则（专业化分工与协作的原则）、统一指挥与分权管理相结合的原则（等级和统一指挥的原则和集权分权结合原则）、层幅适当原则（有效管理幅度的原则和管理层次的原则）、责权对等原则（职责与权限一致的原则）、稳定性与适应性相结合原则。

70．E。高度危险性物品是指进入人体无菌组织、器官、脉管系统，或有无菌液体从中流过的物品，或接触破损皮肤、破损黏膜的物品，如手术器械、穿刺针、腹腔镜、活检钳、脏器移植物等。呼吸机管道、胃肠道内镜、气管镜、避孕环等属于中度危险性物品。

71．E。传播是一种社会性传递信息的行为，是个体之间、集体之间以及个体与集体之间交换、传递新闻、事实、意见的信息过程。

72．A。环氧乙烷气体灭菌效果生物监测的时间要求是每月1次。

73．B。人类行为的特性包括目的性、可塑性及差异性，其中差异性是指人类的行为因遗传因素、环境、学习经历的不同而千差万别，丰富多彩，表现出较大的差异性，因此健康教育的措施必须因人而异、因势利导。

74．A。行为是有机体在外界环境刺激下引起的反应，包括内在的生理和心理变化。

75．A。时间管理是指在时间消耗相等的情况下，为提高时间利用率和有效性而进行的一系列活动，故时间管理最重要的是提高工作效率。

76．C。各种人造物修补、置换或留置手术应在术前预防性应用抗生素。清洁手术（如甲状腺手术、疝修补术、输卵管结扎术、胃大部分切除术、胆囊切除术等）手术野无污染，通常不需预防性应用抗菌药物。

77．A。按照卫生部《综合医院组织编制原则试行草案》要求，卫生技术人员占医院总编设的70%～72%，其中护理人员占50%，医师占25%，其他卫生技术人员占25%。

78．A。患者经阴道顺利分娩，产后出院第5天外阴切口裂开并出现脓性分泌物，考虑为外阴切口感染，属于医院感染。表浅手术切口感染属于医院感染，是指切口涉及的皮肤及皮下组织，感染发生于术后30天内，临床诊断为表浅切口有红、肿、热、痛，或有脓性分泌物，临床医师诊断的表浅切口感染。

79．B。发生护理差错后，当事人应立即报告病区护士长及科室相关领导，护士长应在24小时内填写报表上报护理部。

80．A。目标管理中，执行阶段的步骤依次是咨询指导、调节平衡、反馈控制。

81．A。护理质量管理的自我监控中最关键的层次是护士层次。护士的质量意识不强，对护理质量管理的内涵理解不够全面；如护士只注重于完成护理工作量，而忽略护理工作的质量，是护理质量缺陷的原因之一。

82．D。有效控制的特征有明确的目的性、信息的准确性、反馈的及时性、经济性、灵活性、适用性、标准合理性、战略高度、强调例外、多重标准、纠正措施。

83．A。医院感染病例监测包括资料收集、资料整理、资料分析、资料报告，并不包括资料统计。

84．D。对梅毒患者的内衣、内裤、被褥、床单、浴巾、毛巾等的消毒，可用煮沸、含氯消毒剂浸泡（250～500mg/L）方法进行。患者用过的便器用 0.2% 过氧乙酸或 500ml/L 有效率含氯消毒剂溶液擦拭即可。使用 75% 乙醇消毒皮肤及物体表面时要求喷雾或涂搽 2 遍。

85．E。病原体通过手、媒介物直接或间接接触导致的传播是医院感染中最常见也是最重要的传播方式之一，进行一切护理活动时严格洗手是预防外源性感染的最简便有效的措施。

86．C。计划的重点原则指计划的制定既要考虑全局，又要分清主次轻重，抓住关键及重点，着力解决影响全局的问题。弹性原则指留有一定调节余地，以预防及减少不确定因素对计划实施可能产生的冲击及影响，以确保计划目标的实现。

87．B。计划的系统性原则是指计划工作要从组织系统的整体出发，全面考虑系统中各构成部分的关系以及它们与环境的关系，进行统筹规划。创新原则指计划是一个创造性的管理活动，要求充分发挥创造力，提出一些新思路、新方法、新措施。

88．D。健康教育是由健康教育的教学者把健康相关信息借以教学活动传达给学习者，从而把人类有关医学或健康科学的知识和技术转化为有益于人们健康的行为。健康教育是学习后通过理解将知识和技术转化为行为。健康促进为健康教育改变人们行为提供政策和环境的支持。

89．B。健康教育是由健康教育的教学者把健康相关信息借以教学活动传达给学习者，从而把人类有关医学或健康科学的知识和技术转化为有益于人们健康的行为。健康教育是学习后通过理解将知识和技术转化为行为。

90．D。Ⅰ类环境包括层流洁净手术室、层流洁净病房和无菌药物制剂室等。

91．A。Ⅱ类环境包括非洁净手术部（室）、产房、导管室、血液病病区、烧伤病区等保护性隔离病区，重症监护室，新生儿室等。

92．E。Ⅲ类环境包括各类普通住院病区、母婴同室、治疗室、注射室、换药室、血液透析中心等。

93．A。器官（或腔隙）感染是指无植入物手术后 30 天内，有植入物术后 1 年内发生的与手术有关的器官或腔隙感染。

94．B。深部手术切口感染是指无植入物手术后 30 天内，有植入物（如人工心脏瓣膜、人造血管、机械心脏、人工关节等）术后 1 年内发生的与手术有关并涉及切口深部软组织（深筋膜和肌肉）的感染。

95．E。传染病室空气用紫外线照射或消毒液喷雾消毒，每天 1 次。

96．C。患者的传染性分泌物经 3 次培养结果均为阴性或确定已度过隔离期，经医生下达医嘱方可解除隔离。

97．A。在健康教育中，常用的人际传播形式有咨询、交谈或个别访谈、劝服及指导四种。指导是通过向健康教育对象传授相关的知识和技术，使其学习、掌握自我保健的技能。咨询是针对前来咨询者的健康问题，答疑解难，帮助其澄清观念，做出决策。交谈通过与教育对象面对面的直接交流，传递健康信息和健康知识，帮助其改变相关态度。劝服是针对教育对象存在的健康问题，说服其改变不正确的健康态度、信念及行为习惯。

98．B。交谈通过与教育对象面对面的直接交流，传递健康信息和健康知识，帮助其改变相关态度。

99．B。职能型组织结构又称多线型组织结构，其特点是采用按职能分工实行专业化的管理办法代替直线型的全能管理者，各职能部门在分管业务范围内直接指挥下属。直线型组织结构又称单线型组织结构，是最古老、最简单的一种组织结构类型。其特点是组织系统职权从组织上层"流向"组织基层。矩阵型结构是一种按组织目标管理与专业分工管理相结合的组织结构，直线部门管理者有纵向指挥权，按职能分工的管理者有横向指挥权。委员会是由来自不同部门的专业人员和相关人员组成的、研究各种管理问题的组织结构。

100．E。直线型组织结构又称单线型组织结构，是最古老、最简单的一种组织结构类型。其特点是组织系统职权从组织上层"流向"组织基层。

专业知识

1．D。多器官功能障碍综合征患者急性肺功能障碍发生率高达 83%～100%，其次为肝和肾。

2．E。类风湿关节炎患者，关节痛是最早出现的症状，表现为对称性、持续性多关节炎，时轻时重，伴有压痛，常累及小关节，以近端指间关节、掌指关节及腕关节最常见，大关节也可受累。

3．B。白血病是一类造血干细胞的恶性克隆性疾病，骨髓中大量白血病细胞异常增生，使正常造血受到抑制。临床上常表现有贫血、发热、出血和肝、脾、淋巴结不同程度肿大等。贫血的主要原因是正常红细胞生成减少，此外，也与无效性红细胞生成、溶血及失血有关。

4．A。胃肠减压患者使用前检查减压装置；持续胃肠减压 3 ～ 4 天，观察并记录引流液的量、性状及颜色；经常挤压胃管，避免管腔堵塞，胃管不通畅时，给予少量生理盐水冲管并及时回抽，避免胃扩张增加而并发吻合口瘘；妥善固定引流管，胃管脱出后立即通知医生，不应再盲目插入，以免戳穿吻合口；注意观察肠蠕动是否恢复，待肠蠕动恢复、肛门排气后停止胃肠减压，若无腹胀不适可拔除胃管。

5．A。液体复苏有效的指标是成人尿量 30 ～ 50ml/h，小儿不低于 1ml/（kg·h）；患者安静，无烦躁不安；无明显口渴；脉搏、心跳有力，脉率在 120 次 / 分以下，小儿脉率在 140 次 / 分以下；收缩压维持在 90mmHg，脉压在 20mmHg 以上，中心静脉压为 5 ～ 12cmH$_2$O；呼吸平稳。

6．E。伤寒发热呈持续高热，以稽留热型为主，少数呈弛张热型或不规则热型，热程较长，持续约 10 ～ 14 天。

7．B。巨幼细胞性贫血由于叶酸和（或）维生素 B$_{12}$ 缺乏所引起的一类贫血。病因治疗是有效治疗或根治的关键，本病主要的治疗药物是维生素 B$_{12}$、叶酸。硫酸亚铁常用于治疗缺铁性贫血。雄激素常用于治疗再生障碍性贫血。

8．C。不全流产由难免流产发展而来，部分妊娠产物已排出体外，仍有部分残留在宫内，从而影响子宫收缩，使阴道出血持续不止，严重时可引起出血性休克，下腹痛减轻。妇科检查见子宫小于停经周数，宫颈口已扩张，不断有血液自宫颈口内流出，有时尚可见胎盘组织堵塞于宫颈口或部分妊娠产物已排于阴道，而部分仍留在宫腔内，有时宫颈口已关闭。该患者阴道出血量多，宫口已开，见胎囊堵塞于宫口，应为不全流产。先兆流产只有少量流血，宫颈口闭合。难免流产宫颈口已打开，但尚未有组织排出。稽留流产时宫口未打开，胚胎或胎儿已死亡滞留在宫腔内尚未自然排出。连续 3 次及以上自然流产为习惯性流产。

9．A。不协调性宫缩乏力处理原则是调节子宫收缩，恢复正常宫缩的节律性和极性。给予镇静药哌替啶、吗啡肌内注射或地西泮静脉注射，使宫缩恢复为协调性宫缩，严禁使用缩宫素。

10．B。甲状腺功能减退症简称甲减，是由于甲状腺激素（TH）合成和分泌减少或组织利用不足而引起的全身代谢减低综合征。症状主要由代谢率减低和交感神经兴奋性下降引起。最具特征性的临床表现是黏液性水肿，其病理特征是黏多糖在组织和皮肤中堆积所致。其他临床表现为畏寒少汗、乏力少言，关节疼痛、手足肿胀感，记忆力减退、反应迟钝、嗜睡、抑郁、便秘，少食而体重增加。体征可出现表情呆滞、淡漠，面色苍白、颜面和（或）眼睑水肿，唇厚舌大，毛发稀疏，皮肤干燥发凉、粗糙脱屑，呈"假面具样"，脉率缓慢等。

11．A。急性乳腺炎是乳腺的急性化脓性感染，常见于产后哺乳期妇女，以初产妇居多。患侧乳房局部变硬、红肿、发热，有压痛及搏动性疼痛，脓肿形成时，可有波动感，肿胀明显，常伴患侧腋窝淋巴结肿大、压痛，因乳房血管丰富，早期即可见寒战、高热、脉搏加快等全身中毒症状。该患者表现提示发生了急性乳腺炎且已形成脓肿，最有效的治疗方法为及时切开引流，排出积脓以消除感染，应做放射状切口，乳晕下脓肿可沿乳晕边缘做弧形切口，避免损伤乳管引起乳瘘。

12．D。该患儿排茶色尿、眼睑水肿、下肢非凹陷性水肿，血压 130/90mmHg，判断其为急性肾小球肾炎。急性肾小球肾炎起病时几乎都有血尿，呈浓茶色样。水肿是最常见和最早出现的症状，表现为晨起眼睑、面部水肿，可伴有双下肢水肿，重者全身水肿。多数患儿有一过性的轻、中度高血压，学龄前儿童＞ 120/80mmHg，学龄儿童＞ 130/90mmHg。本病为自限性疾病，无特异治疗，主要是休息，控制水钠摄入，对症治疗及防治严重并发症。急性期卧床休息，直至肉眼血尿消失。

13．A。冠脉造影为有创性检查手段，目前是诊断冠心病较准确的方法，可发现狭窄性病变的部位及程度。心电图、运动负荷试验、放射性核素检查对确诊冠心病有参考价值。

14．A。甲状腺功能减退症简称甲减，是由于甲状腺激素（TH）合成和分泌减少或组织利用不足而引起的全身代谢减低综合征。根据下丘脑（TRH）-垂体（TSH）-甲状腺（T_3、T_4）调节轴的负反馈作用，当甲减时，T_3、T_4 降低，反馈性引起 TSH 增高。

15．B。脑挫裂伤是外力造成的原发性脑器质性损伤，可发生于着力部位，也可发生在对冲部位。意识障碍是最突出的症状。伤后立即出现，持续时间长短不一，绝大多数在半小时以上，重症者可长期持续昏迷。

16．E。宫颈棉球上药一般用于子宫颈亚急性或急性炎症伴有出血者，一般在放药 12～24 小时后牵引棉球尾线自行取出棉球。

17．E。铺好备用的无菌桌、无菌盘、采用干燥法保存的无菌持物钳使用有效时限均不应超过 4 小时。

18．C。Apgar 评分是一种简易的临床上评价新生儿窒息程度的方法总共 10 分，8～10 分为正常，4～7 分为轻度窒息，0～3 分为重度窒息。该患儿 Apgar 评分为 5 分，可诊断为轻度窒息。从脐带结扎至生后满 28 天称为新生儿期，期间的小儿称为新生儿。足月儿是指出生时胎龄满 37～42 周，体重 2500～4000g，无任何畸形和疾病的活产新生儿。高位新生儿指已发生或有可能发生危重情况而需要密切观察的新生儿。适于胎龄儿指出生体重在同胎龄儿平均体重的第 10 百分位以下的新生儿。

19．D。出血是颅内动静脉畸形最常见的首发症状，表现为头痛、呕吐、意识障碍等症状。额、颞部动静脉畸形的青年患者多以抽搐为首发症状，可在颅内出血时发生，也可单独出现。半数患者有间断性或迁延性单侧局部头痛或全头痛病史，还可出现进行性神经功能缺损，运动、感觉、视野以及语言功能障碍。

20．B。局限性抽搐不属于预防接种后的反应。

接种反应分为一般反应和异常反应两类，一般反应又分为局部反应和全身反应两类。局部反应表现为接种后数小时至 24 小时，注射部位会出现红、肿、热、痛，有时还伴淋巴结肿大。全身反应是于接种后 24 小时内出现体温升高，多为中低度热，伴头晕、恶心呕吐等反应。异常反应主要有过敏性休克、晕针、晕厥、过敏性皮疹、血管神经性水肿等。

21．B。体外冲击波碎石（ESWL）适用于直径 ≤2cm 的肾结石及输尿管上段结石。

22．A。该患者妊娠已足月，贫血症状严重，红细胞 2.5×10^{12}/L，血红蛋白 56g/L，红细胞压积 26%，考虑为重度缺铁性贫血，治疗应多次少量输红细胞悬液或全血。缺铁性贫血呈小细胞低色素性贫血，血红蛋白＜110g/L，血细胞比容（红细胞压积）＜0.33 或红细胞计数＜3.5×10^{12}/L，可诊断为妊娠期贫血。血清铁＜6.5μmol/L 即可诊断缺铁性贫血。妊娠合并缺铁性贫血者，轻度贫血可调整饮食，补充铁剂，常给予硫酸亚铁或琥珀酸亚铁口服，同服维生素C以促进铁的吸收。如为重度贫血，血红蛋白≤60g/L，在妊娠后期或因严重胃肠道反应不能口服铁剂者，可用右旋糖酐铁或山梨醇铁，深部肌内注射；接近预产期或短期内需行剖宫产者，应多次少量输红细胞悬液或全血。

23．A。急性胃穿孔的腹腔穿刺液为胃内容物，黄色浑浊液体，有食物残渣。

24．D。结、直肠癌患者用纤维结肠镜检查，并在直视下获取活组织行病理学检查，病理检查可确诊，是可定性的诊断方法。

25．D。急性腹膜炎治疗过程中、阑尾穿孔或结直肠手术后，出现体温下降后又升高、典型的直肠或膀胱刺激症状，如里急后重、大便频而量少、有黏液便、尿频、排尿困难等，应考虑盆腔脓肿。膈下脓肿患者脓肿部位可有持续的钝痛，深呼吸时加重，脓肿刺激膈肌可引起呃逆。肠间脓肿可出现化脓感染的症状，并有腹胀、腹痛、腹部压痛及扪及肿块。尿路感染主要表现为尿频、尿急、尿痛及排尿困难等症状。

26．C。牛奶、茶、咖啡及抗酸药等与铁剂同服均会影响铁的吸收，铁剂可与维生素C同服增加铁的吸收。铁剂服用宜从小剂量开始，在两餐之间服用，注意观察疗效与副作用。液体铁剂可使牙齿染黑，可用吸管或滴管服之，服用铁剂后，大便变黑或呈柏油样，停药后恢复。

27．B。切开引流为治疗直肠肛管周围脓肿的主要方法，一旦诊断明确，即应切开引流，手术方式因脓肿的部位不同而异。

28．B。肝硬化患者可建立和开放的侧支循环包括食管下段和胃底静脉曲张、腹壁静脉曲张、痔静脉扩张、脐周静脉曲张、腹膜后吻合支曲张、脾肾分流等。不包括下肢静脉曲张。

29．B。股骨颈骨折多发生于中老年人，表现为患髋疼痛，患肢活动障碍，患肢呈外旋畸形，测量可发现患肢缩短。部分外展嵌插型骨折患者受伤后仍能行走，但数天后髋部疼痛逐渐加重，活动后更疼，甚至完全不能行走，提示可能由受伤时的稳定骨折发展为不稳定骨折。髋关节脱位患者患侧髋关节疼痛，主动活动功能丧失。

30．D。碱性溶液包括碳酸氢钠溶液（1.4% 碳酸氢钠，5% 碳酸氢钠）和乳酸钠溶液。其中 1.4% 碳酸氢钠为等渗液。11.2 乳酸钠为高张液。

31．C。腺病毒肺炎多见于 6 个月～2 岁婴幼儿，多呈稽留热，咳嗽频繁等。

32．E。低钾血症典型的心电图改变为 T 波降低、增宽、双相或倒置，随后出现 ST 段降低、QT 间期延长。如出现 u 波则更有诊断价值。高钾血症心电图会出现 T 波高尖，PR 间期延长，P 波下降或消失，QRS 波群增宽，ST 段升高。

33．D。该产妇考虑发生了急性膀胱炎。发生急性膀胱炎时，表现为膀胱刺激征（尿频、尿急及尿痛），下腹部不适，清洁中段尿白细胞增多，也可出现红细胞。肾盂肾炎分为急性与慢性 2 种，急性起病急骤，突然出现寒战、高热可达 40℃ 以上，伴头痛、周身酸痛、恶心、呕吐等全身症状；慢性肾盂肾炎往往无明显泌尿系统症状。急性子宫内膜炎表现为子宫内膜充血、坏死，阴道内有大量脓性分泌物，而且有臭味。

34．E。大部分肛瘘由直肠肛管周围脓肿引起，脓肿自行破溃或切开引流处形成外口，位于肛周皮肤，瘘外口流出少量脓性、血性、黏液性分泌

物为主要症状，该患者表现最可能诊断为肛瘘。肛周脓肿主要症状为肛周持续性跳动性疼痛，全身感染性症状不明显。盆腔脓肿主要表现为如里急后重、大便频而量少、有黏液便、尿频、排尿困难等。内痔主要表现为无痛性、间歇性便后鲜血和痔块脱出。直肠肿瘤主要表现为排便习惯改变和大便带血。

35．C。心脏骤停发生后，大部分患者将在 4～6 分钟内开始发生不可逆脑损害。其损害基本病理是脑缺氧和脑水肿。心脏骤停后脑组织由于缺氧而发生脑水肿，导致颅内压增高甚至脑疝，若不积极采取措施，则可能因脑组织发生永久性损害而使患者成为植物状态。

36．E。急性胰腺炎指多种病因使胰酶在胰腺内被激活引起胰腺组织自身消化，从而导致水肿、出血甚至坏死的炎症反应。出血坏死型常继发感染、腹膜炎和低血容量性休克等症状。

37．B。骨关节结核绝大部分由肺结核引起，好发于儿童和青少年，脊柱结核多见，其次为膝关节结核和髋关节结核。骨关节结核起病缓慢、隐匿，可无明显全身症状或只有轻微结核中毒症状，表现为午后低热、乏力、盗汗，典型病例还可见消瘦、食欲差、贫血等症状。

38．B。糖尿病患者服用胰岛素促泌剂和注射胰岛素等药物后，通常在没有进餐的情况下，可出现心悸、疲乏、饥饿感、出冷汗、脉速、恶心、呕吐，重者抽搐、昏迷，甚至死亡，发生低血糖反应后，意识清楚者可用白糖以温水冲服或含糖食物，意识障碍者静脉注射 50% 葡萄糖溶液 20～40ml，清醒后再进食，防止再昏迷。

39．B。儿科护士素质要求有思想道德素质、科学文化素质、专业素质、身体心理素质。其中思想道德素质包括热爱护理事业、具有高度的责任感、具有较高的慎独修养、忠于职守、救死扶伤等。科学文化素质要求具备一定的文化素养和自然科学、社会科学、人文科学等多学科知识；掌握一门外语及现代科学发展的新理论、新技术等。专业素质要求具有合理的知识结构及比较系统完整的专业理论知识和较强的实践技能，具有敏锐的观察力和综合分析判断能力等。身体心理素质要求具有健康的心理，乐观、开朗、稳定的情绪；

有健康的身体和良好的言行举止、具有强烈的进取心等。

40．A。根据患儿的临床表现，考虑发生了晕针反应。晕针是由于各种刺激引起反射性周围血管扩张所致的一过性脑缺血。儿童在空腹、疲劳、紧张等情况下，在接种时或几分钟内，出现头晕、心慌、面色苍白、出冷汗、手足发麻冰凉、心率血压变化等症状。

41．A。水肿是肾病综合征患者最常见和最突出的体征，是患者入院后护理最重要的评估内容。

42．A。该患者在喷洒农药的时候出现了恶心呕吐、胸闷，大小便失禁，瞳孔缩小，流涎，面部肌肉抽搐，诊断可能出现了有机磷农药中毒，面部肌肉抽搐说明已经出现了烟碱样症状。胆碱酯酶复能剂常用碘解磷定和氯解磷定，其作用机制是与磷酰化胆碱酯酶中的磷形成结合物，使其与胆碱酯酶酶解部位分离，恢复胆碱酯酶活性，对缓解 N 样（烟碱样）症状作用明显。有机磷农药中毒首选药阿托品能有效解除 M 样症状，对烟碱样症状无明显作用。

43．C。不哺乳产妇通常在产后 6 ～ 10 周月经复潮，在产后 10 周左右恢复排卵。哺乳产妇月经复潮延迟，有的产妇在哺乳期月经一直不来潮，但平均在产后 4 ～ 6 个月都能恢复排卵。产后较晚月经复潮者，首次月经来潮前多有排卵，哺乳产妇月经虽未复潮，却仍有受孕可能，哺乳期应同样避孕。

44．A。主动脉关闭不全，严重主动脉瓣反流患者收缩压升高、舒张压降低、脉压增大，出现周围血管征包括点头征、水冲脉、毛细血管搏动征、股动脉枪击音等。吸停脉常见于心包填塞。

45．B。排钾利尿药最主要的不良反应是低钾血症。心源性水肿患者使用排钾利尿药后应特别监测血钾。应保持身心休息，以减轻心脏负荷。保持皮肤清洁、干燥，防止破损和感染。少食多餐，限制总热量，避免增加心脏负担。进食低盐、低脂、易消化、高维生素、高纤维素、高蛋白质、不胀气的食物，控制输液速度，以免增加心脏负担。

46．B。实质性脏器如肝、脾、胰、肾等破裂或大血管损伤主要为腹腔内（或腹膜后）出血，临

床表现包括面色苍白、脉率加快，严重时脉搏微弱，血压不稳，甚至休克。该患者上腹部撞伤后，出现四肢厥冷，血压下降等失血性休克表现，考虑诊断为肝脾破裂。空腔脏器破裂主要表现为腹膜刺激征。

47．A。该患者年龄 72 岁，出现黄水样阴道分泌物，在排除癌症的情况下应首先考虑萎缩性阴道炎。萎缩性阴道炎多表现为外阴灼热、瘙痒及阴道分泌物增多。阴道分泌物稀薄，淡黄色，严重呈脓血性白带。妇科检查可见阴道黏膜充血伴散在出血点，有时可见浅表溃疡。病理性子宫颈糜烂样改变与宫颈息肉均属于慢性子宫颈炎症，有症状者表现为阴道分泌物增多，接触性出血。无排卵性异常子宫出血主要由于下丘脑 - 垂体 - 卵巢轴功能异常引起，好发于青春期和绝经过渡期。子宫黏膜下肌瘤好发于 30 ～ 50 岁女性，表现为白带增多，经量增多、经期延长。

48．A。前置胎盘按胎盘边缘与宫颈内口的关系可分为 3 类。完全性前置胎盘宫颈内口完全被胎盘组织覆盖，出血时间早，通常在妊娠 28 周左右。部分性前置胎盘，宫颈内口部分被胎盘组织覆盖，出血时间介于两者之间。边缘性前置胎盘的边缘达到但未覆盖宫颈内口，出血时间晚，通常在妊娠 37 ～ 40 周或临产后。

49．D。过敏性紫癜关节型的特点是关节肿痛反复发作，多见于膝、踝、肘等关节，呈游走性，无关节畸形。

50．B。临床上通过测量上部量和下部量，以判断头、脊柱、下肢所占身高的比例。出生时上部＞下量部，中点在脐部。随着下肢长骨增长，中点下移，12 岁时上量部与下量部相等，中点在耻骨联合上缘。

51．D。肝癌患者肝区疼痛是最常见和最主要的症状，也是半数以上患者的首发症状，多为持续性胀痛、钝痛或刺痛，夜间或劳累后加重。癌肿坏死、破裂可致腹腔内出血，表现为突发右上腹剧痛，有腹膜刺激征等急腹症表现。

52．A。产前诊断是指在胎儿期应用各种检测手段，诊断其有无明显畸形、染色体甚至基因病等遗传综合征。产前诊断常用方法包括 B 超、胎儿镜、生化检验、羊水穿刺、经皮脐血穿刺技

术等。CT检查不属于产前诊断的方法。

53．B。氨基糖苷类药如链霉素、卡那霉素、庆大霉素等的不良反应有耳毒性、肾毒性、神经肌肉麻痹、变态反应等，其中耳毒性包括前庭功能障碍和耳蜗听神经损伤。红霉素为大环内酯类抗生素代表药，大剂量给药或肝肾疾病患者、老年患者用药后也可引起耳毒性，主要表现为耳鸣、听力下降、前庭功能亦可受损。青霉素类药物主要不良反应为过敏反应，包括药疹、皮炎、血清病等。氯霉素中毒，可产生"灰婴综合征"。

54．A。心搏骤停临床上具体可表现为意识突然丧失，可伴有全身短暂性抽搐和大小便失禁，随即全身松软；大动脉搏动消失，触摸不到颈动脉搏动；呼吸停止或先呈叹息样呼吸，继而停止；面色苍白或青紫；双侧瞳孔散大。

55．D。急性化脓性腹膜炎患者经非手术治疗6～8小时后（一般不超过12小时），腹膜炎症状及体征不缓解，反而加重者，应及时手术治疗。

56．C。防治休克是腹部损伤患者治疗的最重要环节，已发生休克的内出血患者要积极救治，力争将收缩压维持在90mmHg以上，为手术做好准备。若经积极的抗休克治疗仍无改善，提示腹腔内有进行性大出血，应在抗休克的同时尽快剖腹探查并止血。

57．A。阴道后穹窿为阴道穹窿最深处，其顶端为直肠子宫凹陷，是盆腔最低点。阴道位于真骨盆腔内，上宽下窄；前壁与膀胱和尿道相邻，后壁与直肠贴近；下端开口于阴道前庭后部，上端环绕子宫颈形成阴道穹窿。

58．B。食管癌术前3天患者应进流质饮食，禁食12小时，禁饮8小时，术前2天进食无渣流质，进食后有滞留或反流者，术前1天晚用抗生素生理盐水冲洗食管，以减轻充血水肿，减少术中污染，预防吻合口瘘。吸烟者术前应严格戒烟2周，指导并鼓励患者深呼吸、有效咳嗽以预防术后肺炎和肺不张。

59．B。急性肾盂肾炎的一般治疗包括休息、多饮水、勤排尿，保持每天尿量在2500ml以上。抗菌首选对革兰阴性杆菌有效的药物，如喹诺酮类、头孢菌素类。一般疗程为10～14天。

60．B。胎儿娩出后立即出现阴道流血，颜色鲜红，应注意是否有软产道裂伤。胎盘粘连者，可行徒手剥离胎盘后协助娩出。出现子宫底上升、质软等宫缩乏力的征象时，应加强宫缩，可按摩子宫同时给予宫缩药。对于失血过多，有休克征象的产妇应补充血容量。

61．C。正常3个月小儿体重应为出生时的2倍，约为6kg。该患儿3个月，体重3.8kg，腹部皮下脂肪0.3cm，营养状况属于中度营养不良。临床上根据各种症状的程度将小儿营养不良分为轻、中、重三度。轻度腹部皮褶厚度0.8～0.4cm，肌张力正常，精神状态正常；中度腹部皮褶厚度＜0.4cm，消瘦明显，肌张力明显降低、肌肉松弛，烦躁不安；重度腹部皮褶消失，皮包骨样，肌张力低下，肌肉萎缩，反应低下，抑制与烦躁交替。

62．D。急性肾小球肾炎简称急性肾炎，起病2周内应严格卧床休息。待水肿消退、血压平稳、肉眼血尿消失、尿常规及其他检查基本正常后，可下床轻微活动或户外散步。尿红细胞减少、血沉正常方可上学，但仍需避免体育运动。

63．B。冠心病的主要危险因素包括年龄（＞40岁）、血脂异常、高血压、吸烟、糖尿病或糖耐量异常、肥胖、家族遗传、缺少体力活动者。其他危险因素还包括A型性格、口服避孕药、性别、缺少体力活动（久坐不动）、饮食不当等。

64．C。化脓性脑膜炎使用抗生素疗程，脑膜炎双球菌1周（5岁以上儿童易感），肺炎链球菌和流感嗜血杆菌2周。金黄色葡萄球菌和革兰阴性杆菌3周以上。2～3个月至4岁小儿以流感嗜血杆菌为主。该患儿4岁，使用抗生素应不少于2周，应在2～3周左右。

65．C。脓毒症患者典型临床表现为高热，可伴寒战，热型以弛张热、间歇热多见，体温可高达40℃以上，病程长者可出现转移性脓肿，多发生在腰背部及四肢的皮下或深部软组织内。该患者大腿深部脓肿，切开排脓后引流不畅，近期突发寒战后出现弛张型高热，且出现背部转移性脓肿，最可能诊断为脓毒症。全身性外科感染主要包括脓毒症和菌血症。感染合并有全身炎症反应的表现，如体温、呼吸、循环改变时称脓毒症。临床上将细菌侵入血液循环，血培养阳性，称为菌血症（过去称败血症），一般不出现转移性脓肿。细菌的毒性产物或毒素被吸收入血称为毒血症，同时伴心、肝、肾等实质细胞的变性或坏死，一般不出现转移性脓肿。

66．A。肝肾综合征的主要表现为在难治性腹水基础上出现少尿、无尿及氮质血症，肾脏无明显器质性损害。不包括蛋白尿。

67．A。据患者进食后出现呼吸困难首先考虑发生了吻合口瘘。吻合口瘘多发生在术后5～10天，患者出现吻合口瘘表现为呼吸困难、胸痛、胸腔积液和全身中毒症状，如高热、寒战、甚至休克等；乳糜胸多发生在食管癌术后2～10天，乳糜胸患者表现为胸闷、气急、心悸，甚至血压下降，胸腔闭式引流为淡血性或淡黄色液；术后3～4周再次出现吞咽困难可能为吻合口狭窄。伤口裂开后，伤口局部会出现疼痛，伴有渗血、渗液。

68．E。肾癌可蔓延至肾盏、肾盂、输尿管，并常侵犯肾静脉，易形成静脉癌栓。静脉内柱状的癌栓可延伸至下腔静脉，有下腔静脉癌栓严重阻塞静脉回流者可出现双下肢水肿，左肾肿瘤肾静脉癌栓者可出现不受体位改变而变化的左侧精索静脉曲张。

69．A。当体温过高时，可调节环境温度，打开包被等物理的方法或多喂水来降低温度，新生儿不宜用药物、乙醇拭浴、冷盐水灌肠等刺激性强的降温方法。

70．E。产后出血指胎儿娩出后24小时内失血量超过500ml，是分娩期严重并发症，在我国居产妇死亡原因的首位。

71．B。体格检查时，腹部出现移动性浊音，提示腹水量已超过1000ml。

72．D。腹水是肝硬化失代偿期最突出的临床表现。形成机制主要为门静脉压力增高（为决定性因素）、有效循环血容量不足、低蛋白血症、肝脏对醛固酮和抗利尿激素灭活作用减弱、肝淋巴液生成过多。

73．E。该患者腹部膨隆，叩诊有移动性浊音，提示已形成腹水，应限制钠、水的摄入。

74．E。患者检查右侧附件有肿物，压痛明显，

怀疑有卵巢肿物，且有突发右下腹持续疼痛，伴恶心呕吐，患者可能出现了卵巢肿瘤蒂扭转。若发生肿瘤破裂，原有的肿块会触不到或触及缩小的肿块，还可有腹水征。若发生恶变则会表现为出现双侧肿物。若发生感染，患者还可伴有发热、白细胞计数升高等腹膜炎征象。盆腔炎患者腹部应无包块，并伴有发热等感染征象。

75．A。患者可能为卵巢肿瘤蒂扭转，出现卵巢肿瘤并发症时，属于急腹症，应首选手术治疗。患者现应立即行肿瘤摘除术，由于该患者年龄较小，一般不选择附件切除术，以免对其生育功能造成影响。

76．C。头围-2SD即头围小于均值，常提示有脑发育不良的可能。头围过大或增长过速则提示脑积水。

77．E。正常小儿头围在2岁时约为48cm，即该患儿头围应小于48cm。

78．B。该患儿可考虑为空肠弯曲菌肠炎。空肠弯曲菌肠炎多发生在夏季，起病急，可出现水样便、黏液样或脓血便，有腥臭味，镜检可见大量白细胞和数量不等的红细胞。病毒性肠炎可致水样腹泻。急性胃肠炎轻者仅有腹痛、恶心、呕吐，严重者出现呕血、黑便、脱水等症状。真菌性肠炎为黄色稀便，泡沫较多带黏液，有时可见豆腐渣样细块，大便镜检有真菌孢子和菌丝。致病性大肠埃希菌肠炎多发生在5～8月气温较高季节，大便呈蛋花汤样或水样，混有黏液，可发生水电解质紊乱，脱水、发热等。

79．E。家禽家畜可作为中间宿主传播空肠弯曲菌肠炎，其粪便污染环境可能是该病的主要感染来源，询问病史时，应重点关注人-畜接触史。

80．D。空肠弯曲菌肠炎属于感染性肠炎，首先应控制感染，严格执行消毒隔离。

81．D。该患者为女性，有阴道流血2天伴肛门坠痛，测得血压低，神志不清，该患者应有腹腔内出血伴休克，可能发生异位妊娠破裂等；为鉴别是妊娠原因还是其他病理原因引起的腹痛、出血，应首先询问停经史，判断是否有妊娠。

82．A。若已停经2月，可能诊断为异位妊娠。急性阑尾炎，卵巢囊肿破裂和急性输卵管炎一般

不导致停经。该患者血压下降、肛门坠痛、阴道流血有 2 天，应有大量出血，先兆流产为少量阴道出血且为轻微腹痛。

83．D。患者血压 70/40mmHg，血红蛋白 60g/L，神志不清，呼之不应，属于大量失血性休克，应优先进行输液输血，补充血容量，保证基本生命需求，进行抗休克治疗。

84．A。下肢深静脉血栓形成患者主要表现为全下肢明显肿胀、剧痛，股三角区、腘窝、小腿肌层都可有压痛，常伴有体温升高和脉率加速（股白肿）。如病程继续进展，肢体极度肿胀，对下肢动脉造成压迫以及动脉痉挛，导致下肢动脉血供障碍，出现足背动脉和胫后动脉搏动消失，该患者表现最可能为左下肢深静脉血栓形成。

85．A。下肢深静脉血栓形成患者应抬高患肢，促进下肢静脉回流，减轻水肿和疼痛，禁止按摩，禁止压迫患者，以防血栓脱落引起肺栓塞，可定时翻身。护理期间注意注意输液速度，观察患者呼吸情况，防止患者发生肺栓塞。

86．A。腹壁有一个或多个瘘口，有肠液、胆汁、气体或食物排出是肠外瘘的主要临床表现。手术后肠外瘘可于手术 3～5 天后出现症状，先有腹痛、腹胀及体温升高，继而出现局限性或弥漫性腹膜炎征象或腹内脓肿，术后 1 周左右脓肿向切口或引流口穿破，创口内即可见脓液、消化液和气体流出。该患者最可能的并发症为肠瘘。十二指肠残端破裂多发生于术后 24～48 小时，表现为右上腹突发剧痛、发热、腹膜刺激征，腹腔穿刺可有胆汁样液体。早期倾倒综合征主要表现为进食半小时内出现上腹胀满、腹泻、心悸、大汗、头晕、乏力、面色苍白甚至晕厥等表现。晚期倾倒综合征又称低血糖综合征，多在餐后 2～4 小时出现，表现为患者出现心慌、无力、眩晕、出汗、手颤等。切口感染多表现为术后 2～3 天体温升高，切口红肿、跳痛。

87．A。早期怀疑有瘘，但未见有明确的肠液或气体从伤口溢出时，可口服染料（亚甲蓝）或骨炭粉，观察瘘管的分泌物有无染色，是最简单有效的首选确诊检查方法。阳性结果能肯定肠瘘的诊断，但阴性结果不能排除肠瘘的存在。

88．A。该患者有甲亢 5 年病史，现清晨起床发现四肢不能活动，突眼，甲状腺Ⅱ度肿大，双下肢膝腱反射减退，考虑是甲亢并发低钾血症，低钾血症最早出现的表现是肌无力，先是四肢无力，以后可延及躯干和呼吸肌。常有膝腱反射减弱或消失。为明确诊断，应首选血电解质测定及甲状腺功能测定。

89．C。该患者血钾 2.8mmol/L（血钾正常值 3.5～5.5mmol/L），已存在低血钾，应静脉滴注氯化钾及胰岛素。

90．D。甲亢危象的临床表现是高热（体温＞39℃），大汗，心动过速（140～240 次/分），常有心房颤动或心房扑动，烦躁，焦虑不安，谵妄，恶心、呕吐，腹泻，危重患者可有心力衰竭、休克及昏迷，病死率在 20% 以上。

91．A。早期高血压的治疗以促进身心休息为主，经过数周的生活方式干预后，血压仍≥ 140/90mmHg 时，再开始降压药物治疗。减少钠盐摄入，控制体重，合理膳食，不吸烟，每周进行 3 次以上有氧体育运动，减轻精神压力，保持心理平衡。

92．C。肺源性心脏病肺心功能失代偿期，主要以心力衰竭为主，但心力衰竭一般在控制感染、改善缺氧后才能得到改善。护理时应着重预防呼吸道感染，应指导患者适当体育锻炼和进行呼吸功能锻炼，增强免疫力，预防呼吸道感染。若上述治疗无效，需使用利尿药、正性肌力药或扩血管药物。

93．E。急性心肌梗死患者应立即溶栓，力争在患者入院 10 分钟内完成首份心电图，30 分钟内开始溶栓，90 分钟内完成球囊扩张。尽快恢复心肌的血液灌注，防止梗死扩大。及时处理严重心律失常和各种并发症，防止猝死，使患者度过急性期，尽可能多地保留有功能的心肌，减少病死率。

94．D。室间隔缺损的典型杂音是胸骨左缘第 3～4 肋间可闻及Ⅲ～Ⅳ级粗糙的全收缩期杂音，肺动脉第二心音增强。

95．E。房间隔缺损听诊可在胸骨左缘 2～3 肋间闻及Ⅱ～Ⅲ级收缩期喷射性杂音，肺动脉瓣区第二音增强或亢进，并呈不受呼吸影响的固定分裂。法洛四联症在听诊时可在胸骨左缘第2～4肋间闻及Ⅱ～Ⅲ级喷射性收缩期杂音,肺动脉第二音减弱或消失。动脉导管未闭的典型杂音是胸骨左缘第2～3肋间可闻有粗糙响亮的连续性机器样杂音。主动脉瓣缩窄的患儿出现呼吸困难,两肺啰音,心脏扩大,奔马律及肝脏肿大等心力衰竭症状。

96.E。不全流产由难免流产发展而来,妊娠产物已部分排出体外,仍有部分残留在宫内,从而影响子宫收缩,使阴道出血持续不止,此时宫颈口扩张与外界相通,且有血液等培养基,极易造成感染。

97.A。稽留流产又称过期流产,指胚胎或胎儿已死亡滞留在宫腔内尚未自然排出者。胚胎或胎儿死亡后,子宫不再增大反缩小,早孕反应消失,若已至妊娠中期,孕妇不感腹部增大,胎动消失。妇科检查见子宫小于妊娠数,宫颈口关闭,听诊不能闻及胎心。若死亡胎儿及胎盘组织在宫腔内稽留日久会发生严重的凝血功能障碍及DIC,处理前需做凝血功能检查。

98.E。不全流产由难免流产发展而来,妊娠产物已部分排出体外,仍有部分残留在宫内,从而影响子宫收缩,使阴道出血持续不止,严重时可引起出血性休克,下腹痛减轻。

99.A。颅内压增高是指在病理状态下,颅腔内容物体积增加或颅腔容积减小,超出颅腔可代偿调节的范围,导致颅内压力超过200mmH₂O(2.0kPa),常以头痛、呕吐、视神经乳头水肿为三主征,是颅内多种疾病所共有的临床综合征。

100.E。颅底骨折患者因颅底部的硬脑膜与颅骨贴附紧密,颅底骨折时易撕裂硬脑膜,产生脑脊液外漏而成为开放性骨折。

专业实践能力

1.A。前置胎盘分为完全性前置胎盘、边缘性前置胎盘、部分性前置胎盘。完全性前置胎盘是指宫颈内口完全被胎盘组织覆盖,一般出血时间早,在妊娠28周左右,出血量多可导致休克,出血次数频繁。边缘性前置胎盘是指胎盘边缘达到但未覆盖宫颈内口,出血时间晚,在妊娠37～40周或临产后,出血量少且次数少。部分性前置胎盘是宫颈内口部分被胎盘组织覆盖,出血时间、出血量和出血次数都介于两者之间。

2.A。甲苯达唑是治疗蛔虫病首选药物,能使虫体肌肉麻痹死亡,在杀灭幼虫、抑制虫卵发育方面起作用。噻嘧啶能麻痹虫体安全排出体外,不致引起胆道梗阻;左旋咪唑为广谱驱肠虫药,可抑制虫体肌肉中琥珀酸脱氢酶,使虫体肌肉麻痹随粪便排出;枸橼酸哌嗪是安全有效的抗蛔虫和蛲虫的药物。

3.D。急性脓胸治疗措施包括消除食管吻合口瘘等原发病;选用胸腔穿刺、胸腔闭式引流、早期脓胸廓清术等方法尽早排净脓液,使肺早日复张;根据致病微生物对药物的敏感性,选用有效、足量的抗生素控制感染;补充营养素、注意水和电解质的平衡、纠正贫血等全身支持治疗。胸廓成形术为慢性脓胸的治疗措施。

4.C。该小儿最可能的年龄为2岁(24个月)。2岁小儿的身长为87cm,头围为48cm。1～12岁儿童的体重计算公式为:年龄×2+8(kg),即(12－8)kg÷2=2(岁)。

5.D。法洛四联症患儿血液黏稠度高,发热、出汗、腹泻时,体液量减少,加重血液浓缩可形成血栓。

6.C。患儿于注射后数分钟或0.5～2小时出现烦躁不安、面色苍白、口周青紫、四肢湿冷、呼吸困难、脉搏细速、恶心呕吐、惊厥等症状提示为过敏性休克。晕针是小儿在空腹、疲劳、紧张等情况下,在接种时或几分钟内,出现头晕、心慌、出冷汗、手足发麻冰凉、心率血压变化等症状。全身感染是指有严重原发性免疫缺陷或继发性免疫功能遭受破坏者,接种活菌苗后可扩散为全身感染。全身反应于接种后24小时内出现体温升高,伴头晕、恶心、腹泻等反应。局部反应在接种后数小时至24小时,注射部位会出现红、肿、热、痛,有时还伴淋巴结肿大等。

7.E。初产妇可在宫口开4cm之前灌肠,经产妇因产程进展较快,最好在宫口开大2cm之前灌肠。当出现阴道出血、胎膜早破、胎头未衔接、胎位异常、有剖宫产史、胎儿窘迫、宫缩强估计1小时内分娩及患严重心脏病者禁止灌肠。

8．C。胆囊切除术后患者应少量多餐，进食低脂、高维生素、富含膳食纤维的饮食，忌辛辣刺激性食物，多食新鲜蔬菜和水果，可遵医嘱继续服用消炎利肝药，并定期复查。

9．B。尿瘘可根据漏孔位置，分为膀胱阴道瘘、尿道阴道瘘、膀胱尿道阴道瘘、膀胱宫颈瘘、膀胱宫颈阴道瘘、输尿管阴道瘘及膀胱子宫瘘。其中以膀胱阴道瘘最常见。

10．C。破伤风梭菌具有传染性，应严格执行接触隔离制度，换药用具、用过敷料应消毒或焚毁；患者换下的被服包好送环氧乙烷室灭菌后，再送洗衣房清洗、消毒。破伤风患者轻微的刺激（声、光、疼痛、接触、饮水等）均可诱发强烈的阵发性痉挛。应置于单人病室保持安静避免声光刺激，护理措施应尽量集中进行，以减少对患者的刺激。破伤风患者应设专人护理，每4小时监测并记录患者的生命体征和神志，注意观察抽搐发作的次数、时间和症状。注意保持患者呼吸道通畅，床旁备气管切开包，如发生窒息应及时抢救患者行气管切术。

11．C。颅内压增高患者行冬眠低温治疗的疗程常为3～5天，冬眠治疗时，先物理降温再滴注冬眠药物，治疗结束时先停物理降温，再逐渐停用冬眠药物，任其自然复温。清醒患者应取的体位为仰卧，抬高床头15°～30°，昏迷患者取侧卧位，便于呼吸道分泌物排出。躁动不安者不可强制约束，以免患者挣扎导致颅内压增高。保持呼吸道通畅，避免剧烈咳嗽和用力排便。

12．B。21-三体综合征皮纹特点，手上出现通贯手，轴三角的atd角度一般大于45°，第4、5指桡箕增多，脚踇指球胫侧弓形纹，第5指只有一指褶纹。

13．D。流行性脑脊髓膜炎（流脑）是由脑膜炎奈瑟菌所致的急性化脓性脑膜炎。流脑主要经呼吸道传播，多发于冬春季节，因此对流脑患者的隔离类型为呼吸道隔离。

14．B。该患者肝硬化病史5年，移动性浊音阳性，双下肢水肿，考虑患者目前最主要的护理诊断为体液过多　可能与门静脉高压、低蛋白血症导致的水钠潴留有关。

15．A。乳癌根治术后，预防皮下积液的主要措施是手术部位加压包扎及引流管负压吸引，及时、有效地吸出残腔内的积液、积血，使皮瓣紧贴胸壁，便于皮瓣建立新的血液循环，如出现皮瓣下积液，应及时穿刺或引流，加压包扎。若皮瓣边缘发黑坏死，应及时报告医生将其切除，后期植皮。

16．B。DIC肝素抗凝时，凝血时间短于12分钟，提示肝素剂量不足；若超过30分钟提示过量；凝血时间在20分钟左右表示肝素剂量合适。

17．E。帕金森病（震颤麻痹）应坚持主动运动，如散步、太极拳等，以保持关节运动达到最大范围，防止和推迟关节僵直和肢体挛缩；温水浴、按摩等物理治疗有助于缓解肌肉僵硬，并可预防挛缩。告知迈步困难或木僵者思想放松，目视前方，不要将注意力集中到地面，尽量跨大步，双臂自然摆动，脚抬高，足跟先着地。

18．C。维生素D缺乏性手足搐搦症的治疗要点为立即吸氧，保持呼吸道通畅，随后迅速控制惊厥或喉痉挛；钙剂治疗；维生素D治疗。

19．B。风湿热患儿卧床活动标准为急性症状完全消失，白细胞计数、血沉、C-反应蛋白正常。

20．A。原发性醛固酮增多症出现高血压的原因是由于醛固酮分泌过多使肾脏对钠的重吸收作用加强，水钠潴留使血容量增加，血压增高，出现高血压的一系列症状。

21．E。该患者月经周期正常，但经期延长，子宫病理检查为增生期子宫内膜部分呈分泌反应，考虑为黄体萎缩不全。宫内膜不规则脱落常表现为混合型子宫内膜，即残留的分泌期内膜与出血坏死组织及新增生的内膜混合共存；黄体功能不足子宫内膜形态一般表现为分泌期内膜，腺体分泌不良；无排卵性异常子宫出血子宫内膜受雌激素持续作用而无孕激素拮抗，可发生不同程度的增生性改变。

22．C。痰培养阳性的排菌者是结核病传播的主要来源。纤维空洞型肺结核的特点是病程长，反复进展恶化，肺组织破坏重，结核分枝杆菌长期检查阳性且常耐药，是结核病重要的传染源。

23．A。呼吸困难和窒息是甲状腺大部分切除术后最危急的并发症，常见原因有伤口出血，喉头水肿，气管塌陷，双侧喉返神经损伤等。一侧喉返神经损伤常表现为声音嘶哑。双侧喉上神经内支损伤常表现为饮水呛咳。双侧喉上神经外支损伤常表现为声带松弛、音调降低。甲状腺危象常表现为高热、大汗、心动过速等。

24．B。该患儿口服甲状腺干粉片出现烦躁、多汗、消瘦、腹泻，最可能的原因是甲状腺制剂的不良反应。甲状腺激素过量的不良反应可引起心悸、手震颤、多汗、消瘦、失眠、腹泻等现象，重者可呕吐、发热、脉搏快不规律，甚至心绞痛、心力衰竭。

25．A。80%的足月儿的动脉导管在生后 10～15 小时形成功能性关闭，约 80%的婴儿于生后3 个月、95%的婴儿于生后 1 年内形成解剖性关闭。

26．C。患者完全脊髓损伤后留置尿管，应鼓励患者每天饮水 3000ml 以上，以稀释尿液，预防泌尿系统感染和膀胱萎缩。

27．C。关节畸形是类风湿关节炎的结局，最常见的关节畸形有腕和肘关节强直、手指尺侧偏斜、掌指关节半脱位、天鹅颈样及纽扣花样改变等。病情缓解后，为防止肢体畸形最重要的是鼓励患者及早进行功能锻炼，运动量要适当，循序渐进，由被动运动过渡到主动运动，防止关节僵硬和肌肉萎缩。注意训练手的灵活性和协调性，练习手部抓握、搓揉动作，伸腰、踢腿及其他全身性伸展运动等。

28．E。该产妇分娩后感觉与社会隔绝、失眠、对任何事物失去兴趣，考虑发生了产后抑郁。产后抑郁表现为心情压抑、不愿与人交流，甚至与丈夫也会产生隔阂。自责、自罪、担心自己或婴儿受到伤害，有的产妇有思维障碍、迫害妄想，甚至出现伤婴或自杀行为。产后沮丧表现为情绪不稳定、易哭、情绪低落、感觉孤独、焦虑、疲劳、易忘、失眠等。产后精神病主要表现为行为紊乱、乱语、幻觉、自杀行为、思维散漫、意识障碍、情绪高涨、自罪自责等。

29．E。直肠肛管术后应注意保持肛门局部清洁，先排便，排便后坐浴，清洁会阴部，最后换药，促进伤口愈合，坐浴可使用 1：5000 高锰酸钾溶液。肛管疾病手术后 1～2 天以无渣或少渣流食、半流食为主，术后 3 天应多饮水、多吃水果及适量粗纤维食物，戒烟酒，避免辛辣刺激性食物；病情观察；排便护理，术后 2～3 内通过饮食管理尽量避免排便，3 天后无排便者，可口服缓泻药通便，保持大便通畅，但术后 7～10 天禁止灌肠；预防并发症。

30．D。产后应早接触早吸吮，一般在半小时内开始哺乳，可促进乳汁的分泌。产妇应无定时、按需哺乳，两次哺乳之间最好不加其他食物，以防胎儿拒乳，造成营养不足、乳汁分泌减少等。哺乳前用清水或肥皂水清洗乳头及周围，挤出部分乳汁涂抹在乳头周围，不需常规消毒。哺乳后不需要给婴儿安慰奶头，以免影响婴儿需奶时的判断。

31．D。假丝酵母菌感染的患者阴道 pH 多在4.0～4.7，酸性环境适宜假丝酵母菌生长。可用碱性溶液 2%～4% 碳酸氢钠液冲洗阴道或坐浴。滴虫阴道炎和萎缩性阴道炎应用酸性药液，如 1% 乳酸或 0.1%～0.5% 醋酸溶液冲洗阴道。慢性宫颈炎与细菌性阴道病对溶液酸碱性无特殊要求。

32．E。该产妇现已规律腹痛 6 小时，宫口只开大 1cm，宫缩持续 20 秒、间歇 6～7 分钟，有宫缩乏力，先露 S＝-2，胎儿下降程度差，此时胎心监护出现多次胎心晚期减速，可能有胎儿窘迫的发生，应准备剖宫产。

33．E。妊娠期心搏出量约自妊娠 10 周即开始增加，至妊娠 32～34 周时达高峰。心脏容量从妊娠早期至孕末期约增加 10%，心率每分钟增加约 10～15 次。血容量自妊娠 6～8 周增加，可增加 40%～45%。妊娠期白细胞稍增加，主要为中性粒细胞增加，淋巴细胞增加不多，凝血因子增加，使血液处于高凝状态。

34．B。甲亢手术时甲状旁腺被误伤可引起甲状旁腺功能低下、血钙浓度下降，临床表现为面部、唇部或手足部的针刺感、麻木感或强直感，经 2～3 周后症状可消失。严重者可出现面肌和手足伴有疼痛的持续性痉挛，甚至窒息死亡。喉上神经损伤外支可使环甲肌瘫痪，引起声带松弛、声调降低；若损伤内支，则使喉部黏膜感觉丧失，患者饮水时易发生误咽或呛咳。单侧喉返神经损伤引起声音嘶哑，可由健侧声带向患侧过度内收而代偿；双侧喉返神经损伤可引起两侧声带麻痹、失声或呼吸困难，甚至窒息，需立即行气管切开。

35．C。对颅内出血新生儿护理措施最重要的是绝对静卧、保持安静、头肩抬高 15°～30°，侧卧位头偏向一侧，治疗、护理操作尽可能集中，使用静脉留置针，减少对患儿的移动和刺激，防止加重脑水肿。

36．C。患者超声检查为带器妊娠，应行人工流产，现妊娠有 48 天，即妊娠 7 周内，优先选择药物流产，对子宫伤害相对较小，其处理措施是取出宫内节育器和药物流产。

37．A。抗惊厥首选药，地西泮每次 0.3～0.5mg/kg，注射速度不超过每分钟 2mg，必要时 5～10 分钟后可重复应用，过量可致呼吸抑制，应重点观察呼吸情况。

38．C。子宫肌瘤的症状与肌瘤的生长部位、有无变性有关，尤其是与肌瘤的生长部位关系最密切，与肌瘤的大小、数目关系不大。即月经的异常与肌瘤的生长部位有关，黏膜下肌瘤和肌壁间大肌瘤都有月经异常，浆膜下肌瘤少见有月经异常。

39．D。月经是指伴随卵巢周期性变化而出现的子宫内膜周期性脱落及出血。规律月经的建立是生殖功能成熟的重要标志。

40．D。外阴癌以手术治疗为主，晚期可辅以放射治疗及化学药物综合治疗。

41．B。该患者上呼吸道感染后 2 周，出现四肢进行性对称性肌无力，伴手套、袜套状感觉减退，诊断该患者为急性炎症性脱髓鞘性多发性神经病。住院要严密监测血气，当肺活量降至正常的 25%～30%，血氧饱和度降低，血气分析血氧分压低于 70mmHg 时，一般应先行气管插管，如 1 天以上无好转，则行气管切开，使用呼吸机辅助。

42．B。硫酸镁的治疗剂量与中毒剂量接近，易引起中毒。硫酸镁过量时会降低神经、肌肉的兴奋性，抑制呼吸和心肌收缩，常表现为膝腱反射消失、呼吸肌麻痹，严重者心脏骤停等。若发生硫酸镁中毒，可遵医嘱给予 10% 的葡萄糖酸钙 10ml 解救，在 5～10 分钟内静脉缓慢推注完毕。

43．A。妊娠合并重症肝炎的孕妇临产期间及产后 12 小时内不宜应用肝素，以免发生致命的创面出血。保持肠道清洁，可使用生理盐水，严禁肥皂水灌肠，防治肝性脑病。严密观察患者有无性格改变，行为异常、扑翼样震颤等肝性脑病前驱症状。应于分娩前 1 周开始每天应用维生素 K₁20～40mg，临产后加用 20mg 静脉注射，观察产妇有无出血倾向。严密监测生命体征，准确严格限制入液量，记录出入量。

44．B。营养液现配现用，暂不用时置于 4℃冰箱保存。肠内营养时，患者采用半卧位，有助于防止反流和误吸。经胃进行肠内营养时，每次输注营养液前及连续输注过程中（每隔 4 小时）评估胃内残留量，若超过 100～150ml 时，应减慢或暂停输注。输液浓度应由较低浓度开始，逐渐增加。输注时保持营养液温度接近体温，室温较低时可使用恒温加热器。

45．E。肉类食物血红素铁含量丰富，且吸收率高，可达 25% 甚至更高，在发生缺铁性贫血时饮食护理应注意增加肝类食物。

46．E。骨肿瘤术后抬高患肢，保持关节功能位。膝部术后，膝关节屈曲 5°～10°。髋部术后，髋关节外展中立位。必要时进行固定、制动，避免过度活动。卧床患者定时翻身、叩背，预防压疮。给予患者高蛋白、高热量、高维生素、高纤维素饮食，必要时静脉补充营养。疼痛时根据三阶梯镇痛疗法遵医嘱给药。

47．E。静脉输注葡萄糖时应用输液泵控制速度，并定期检测血糖，及时调整输入速度，防止治疗过程中发生医源性高血糖症。

48．B。结肠癌手术前 3 天口服新霉素或甲硝唑，同时加服维生素 K，给予少渣半流质饮食，每晚口服缓泻药液状石蜡或硫酸镁 15～20g。术前 2 天无渣流质饮食，有肠梗阻者应禁食、补液。术前 1 天禁食，以减少并软化粪便，当晚及术日晨清洁灌肠，灌肠时宜选细肛管，轻柔插入，禁用高压灌肠，以免癌细胞扩散。

49．E。低颅压综合征多因脑体积的减少、脑脊液的减少或脑血容量减少而引起的颅内压降低，引起一系列临床症状。临床表现主要为剧烈头痛、眩晕、呕吐、厌食、脉搏细弱、反应迟钝、血压偏低等，该患者表现可能为颅内低压综合征。

50．E。在卵泡早期，雌激素分泌量很少，随着卵泡的发育分泌量逐渐增高，至排卵前达到高峰，排卵后稍减少。约在排卵后1～2天，黄体开始分泌雌激素，使血液中雌激素又逐渐增加，在排卵后7～8天黄体成熟时，血液中雌激素水平达第二高峰。

51．E。在妊娠期前3个月和后3个月应避免性生活，以防对胎儿、胎膜造成损伤。妊娠期衣服易宽松以免影响血液循环，且妊娠期易发生水肿，以免造成皮肤破溃。妊娠中、晚期提倡淋浴，盆浴时易引发感染。孕妇在妊娠期可适当散步，不宜剧烈运动。定期进行产检，观察胎儿生长发育是否正常，检测是否有妊娠期并发症的产生。

52．B。百日咳的卡他期为第一期，持续约7～10天，此期传染性最强。

53．D。空腔脏器如胃肠道、胆道等破裂的主要临床表现是弥漫性腹膜炎，除胃肠道症状（恶心、呕吐、便血、呕血等）及稍后出现的全身性感染的表现外，最为突出的是腹部腹膜刺激征，其程度因空腔器官内容物不同而异。实质脏器损伤主要表现为腹腔内（或腹膜后）出血。

54．D。患儿入箱前需进行皮肤清洁，禁忌在皮肤上涂粉剂和油剂。入箱时应全身暴露，用尿布遮盖会阴部，男婴注意保护阴囊，戴遮光眼罩，防止光线损伤视网膜。

55．B。急性心肌梗死患者日常生活护理的内容是发病12小时内绝对卧床休息，保持环境安静、谢绝探视，解除焦虑。需禁食至胸痛消失，然后给予流质、半流质饮食，逐步过渡到普通饮食，避免饱餐。间断吸氧。建立静脉通道遵医嘱给药。防治便秘。监测生命体征等。其中最重要的是注意休息，休息可降低心肌耗氧量和交感神经兴奋性。

56．B。患者进行激素测定发现LH/FSH＞3，卵泡刺激素分泌过少，该患者卵巢有排卵功能障碍，其不孕原因可能为卵巢因素。

57．E。确诊小儿遗尿症的年龄为5岁。

58．A。诊断性刮宫术是了解子宫内膜周期性变化的最可靠检查。基础体温、性激素的测定能判断子宫内膜的周期变化，但容易受到各种因素影响而产生误差。宫颈黏液和阴道细胞检查同样会受到炎症、疾病等影响产生变化。

59．A。小儿肾脏在2岁以后始达髂嵴以上。小儿年龄越小，肾相对越大，婴儿期肾位置较低，2岁以下腹部触诊可扪及。婴儿肾脏表面呈分叶状，2～4岁时分叶消失。

60．A。宫颈口产后2～3天恢复至可通过2指，产后1周宫颈内口关闭，产后4周宫颈完全恢复至未孕状态。

61．C。一旦怀疑羊水栓塞，立刻抢救。抗过敏，抗休克，纠正呼吸、循环功能衰竭，改善低氧血症，防止DIC和肾衰竭的发生。保持呼吸道通畅，面罩给氧或气管插管正压给氧，保证供氧以改善肺泡毛细血管缺氧状况。在改善缺氧同时，应立即给予大剂量肾上腺糖皮质激素抗过敏、解痉，稳定溶酶体，保护细胞。抗休克，尽快补充新鲜血和血浆。纠正心衰，常用毛花苷丙或毒毛花苷静脉滴注。病情稳定后迅速结束分娩。

62．D。控制饮食是治疗糖尿病最基本的措施，凡糖尿病患者都需要饮食治疗。饮食治疗应以控制总热量为原则，实行低糖、低脂（以不饱和脂肪酸为主）、适当蛋白质、高纤维素（可延缓血糖吸收）、高维生素饮食。

63．E。风心病二尖瓣狭窄伴心房颤动已10年，1天前发生右半身麻木，活动不灵，可能发生了脑动脉栓塞。血栓栓塞是二尖瓣狭窄常见的并发症，以脑栓塞最常见，约占2/3，亦可发生于四肢、脾、肾和肠系膜等动脉栓塞，栓子多来自扩大的左心房伴房颤者。来源于右心房的栓子可造成肺栓塞。

64．B。异位妊娠时主要症状为腹痛，在未发生破裂或流产前，常表现为一侧下腹隐痛或酸胀感，当发生破裂或流产时，会感到一侧下腹部撕裂样疼痛，还伴恶心、呕吐。多数人在停经6～8周以后会出现不规则阴道流血，色暗红或深褐，量少呈点滴状，一般不超过月经量。该患者停经

40 天，近 2 天来有少量点滴状阴道流血，暗红色，现突发下腹部剧痛，血压过低，面色苍白出冷汗，后穹窿穿刺阳性，下腹可触及软块状物，诊断为输卵管妊娠破裂。

65．A。急性肾盂肾炎是妊娠期最常见的泌尿系统合并症。致病菌以大肠埃希菌最多见，其次为肺炎球菌、变形杆菌、葡萄球菌等。

66．C。患者术后引流液一般不超过 200ml，性状应为淡血性或浆液性，随后引流量逐渐减少，且颜色逐渐变淡，至 24 小时内引流液小于 10ml，体温正常时可拔除引流管。

67．E。该患儿最可能的诊断为支气管肺炎。支气管肺炎以发热、咳嗽、气促、呼吸困难及肺部固定湿啰音为特征，常有食欲减退、精神不振、呼吸增快、鼻翼扇动、三凹征等症状。胸腔闭式引流适用于经反复抽气疗效不佳的气胸或张力性气胸，不适用于支气管肺炎。

68．B。冠状动脉移植选用的自体血管主要有乳内动脉、桡动脉、大隐静脉、小隐静脉和胃网膜右动脉等。

69．B。胎膜早破指在临产前胎膜自然破裂，是常见的分娩期并发症。

70．E。患者体外循环二尖瓣置换术后出现血压低、中心静脉压高，提示患者出现心功能不全或血容量相对过多，患者由于术中失血、凝血功能差、失血量较多且时间长，会出现血容量不足，术后需补液，8 小时输入 1500ml 液体，液体量在正常范围内，结合该患者有心脏原发病，考虑该患者最可能出现了心功能不全。

71．A。硬膜外血肿患者多由颅盖部特别是颞部的直接暴力导致，典型表现为最初短时昏迷，之后中间意识清醒，后因血肿形成继之昏迷。该患者若出现头痛、呕吐，伴意识障碍等表现，最可能诊断为硬脑膜外血肿。脑挫裂伤最突出的表现为伤后立即出现意识障碍，多在半小时以上。急性硬膜下血肿表现为进行性加深的意识障碍，无中间清醒期。慢性硬脑膜下血肿多有轻微或无明显外伤史，其血肿形成完整包膜，缓慢增大，进而出现颅内压增高症状。

72．E。颅中窝骨折患者骨折可累及蝶骨和颞骨，

若骨折线累及颞骨岩部，血液和脑脊液可经中耳和破裂的鼓膜由外耳道流出，形成耳漏，该患者右耳有脑脊液流出，最可能诊断为颅中窝骨折。颅前窝骨折多累及额骨水平部（眶顶）和筛骨，骨折出血可经鼻流出，或进入眶内在眼睑和球结膜下形成瘀斑，俗称"熊猫眼"或"眼镜征"。颅后窝骨折在乳突和枕下部可见皮下淤血，或在咽后壁发现黏膜下淤血。

73．E。颅内血肿一经确诊，应减轻脑水肿，降低颅内压同时准备紧急手术清除血肿，彻底止血。

74．A。该患者发生脑脊液漏，预防因脑脊液逆行导致颅内感染是护理的重点。每天 2 次清洁、消毒口腔、鼻腔或外耳道，注意棉球不可过湿，避免挖鼻、抠耳，禁止堵塞鼻腔和外耳道。禁止经鼻腔或耳道冲洗、滴药，禁止经鼻腔吸痰、放置胃管及鼻导管给氧等护理操作，禁止做腰椎穿刺。避免咳嗽、擤鼻涕、打喷嚏、用力屏气排便等动作，防止颅内压骤升导致气颅或脑脊液逆流。

75．A。检查发现患者会阴刀口正常，恶露无异味，小便正常，无感染征象。患者现处于产后第 3 天，双侧乳房胀满，且体温略高，该患者应属于正常的泌乳热。一般在产后 3～4 天会出现乳房血管、淋巴管极度充盈，乳房胀大，伴有 37.8～39℃发热，多在持续 4～16 小时后降至正常。

76．C。该患者处于产后第 3 天，此时子宫正复旧，会产生正常的产后宫缩痛。患者伤口正常、恶露正常无感染，排除子宫内膜炎；恶露量正常且子宫收缩好，无子宫复旧不良；该患者小便正常，未发生尿潴留；查体发现无压痛，排除卵巢囊肿扭转引起的腹痛。

77．D。该孕妇阴道流水 14 小时，考虑发生了胎膜早破。妊娠已足月出现胎膜早破，羊水胎粪Ⅰ度黄染，应采取措施，尽快结束分娩，避免发生胎儿窘迫。

78．C。羊水胎粪污染Ⅰ度呈浅绿色，Ⅱ度呈黄绿色且浑浊，Ⅲ度呈棕黄色、稠厚。羊水胎粪污染时，若胎心监护异常，可引起胎粪吸入综合征，结局不良。应密切观察胎心变化，监测羊水颜色，避免发生胎粪吸入综合征。该产妇先露在棘上 0.5cm，尚未衔接，胎先露尚未衔接的胎膜早破孕妇应绝对卧床，抬高臀部，预防脐带脱垂。预

防性应用抗生素，能有效延长潜伏期，减少绒毛膜羊膜炎的发生率，降低围生儿发病率和死亡率。

79．B。该患者冠心病、心绞痛病史 10 年，晚餐后出现持续胸骨后压榨性疼痛，放射至左肩、背部，含硝酸甘油无效，心电图 $V_1 \sim V_3$ 导联出现异常 Q 波伴 ST 段弓背向上抬高。最可能的诊断是急性左室前间壁心肌梗死。左前壁心肌梗死时在 $V_3 \sim V_5$ 导联出现异常 Q 波或 QRS 波。左高侧壁心肌梗死时仅在 I、aVF 导联有异常 Q 波。

80．A。心肌梗死的基本病因是冠状动脉粥样硬化，当冠状动脉管腔狭窄部粥样斑块增大、破溃、出血，局部血栓形成、栓塞或出现血管持续痉挛，管腔完全闭塞，侧支循环未完全建立，心肌缺血达 1 小时以上，即可发生心肌梗死。饱餐特别是进食高脂肪餐后血脂增高，血液黏稠度增高，血小板易于集聚而形成血栓，发生心肌梗死。

81．E。该患者心肌梗死，心尖区 2/6 级吹风样收缩期杂音，可能合并有二尖瓣关闭不全。导致左心室容量负荷增大，代偿性左心室扩大，现心肌梗死后 4 周，心电图 ST 段仍持续抬高，考虑可能并发了心室壁瘤。

82．C。急性心梗患者需禁食至胸痛消失，然后给予流质、半流质饮食，逐步过渡到普通饮食。给予低钠、低脂、低热量、低胆固醇、清淡、易消化饮食，少量多餐，避免饱餐。

83．D。全麻后患者出现呼吸困难、鼾声，考虑患者出现上呼吸道梗阻，舌后坠为最常见的原因，应立即使患者头后仰或托起下颌，必要时可置入口咽通气道，使后坠的舌根和咽部软组织撑起，从而解除梗阻。

84．E。患者全麻术后未清醒时应采取去枕平卧位，头转向一侧，以防止误吸。

85．E。全麻完全清醒的可靠指征是能准确地回答问题。

86．B。小儿俯卧位时能抬头 1 ~ 2 秒，3 个月时抬头较稳。6 个月时双手向前撑住独坐；7 个月有意识地翻身；8 个月能爬行、扶站片刻。

87．B。3 ~ 4 个月小儿头眼协调较好，能追寻活动的物体和人。6 ~ 7 个月出现手眼协调动作，追随跌落的物体。8 ~ 9 个月出现视深度感觉，

能看到小物体。2 岁可区别垂直线与横线。6 岁视深度已充分发育视力达 1.0。

88．E。结核菌素（PPD）试验常用于结核感染的流行病学指标，也是卡介苗接种后效果的验证指标，对婴幼儿的诊断价值大于成年人，3 岁以下呈强阳性，提示新近感染的活动性结核病。其他检查血沉增快反映结核病的活动性。

89．A。小儿初次结核杆菌侵入人体 4 ~ 8 周后，机体对结核杆菌及其代谢产物可产生 IV 型（迟发型）变态反应。

90．E。结核杆菌对干燥、冷、酸、碱等抵抗力较强，对湿热和紫外线敏感，湿热 68℃ 20 分钟可灭活。干热 100℃ 20 分钟以上可灭活，在阳光直射下 1 ~ 2 小时死亡，紫外线照射仅需 10 分钟，5% 苯酚或 20% 漂白粉须经 24 小时处理才能被杀灭。

91．E。10 ~ 12 个月龄开始添加的辅食主要为碎食物，引入的食物为稠粥、软饭、面条、馒头、碎肉、碎菜、豆制品、带馅食品等。

92．D。4 ~ 6 个月龄开始添加的辅食主要为泥状食物，引入的食物为含铁配方米粉、配方奶、蛋黄、菜泥、米汤、米糊、鱼泥、动物血、水果泥等。

93．A。7 ~ 9 个月龄开始添加的辅食主要为末状食物，引入的食物为粥、烂面、烤馒头片、饼干、鱼、全蛋、肝泥、肉末等。

94．E。瑞格列奈属于格列奈类胰岛素，其药理作用为刺激胰岛素的早时相分泌而降低餐后血糖。适用于控制餐后高血糖。

95．A。阿卡波糖属于葡萄糖苷酶抑制剂，可抑制小肠 α- 葡萄糖苷酶而延缓糖类的吸收，降低餐后高血糖。

96．C。罗格列酮的药理作用为增强靶组织对胰岛素的敏感性，改善胰岛素抵抗，而降低血糖。适用于肥胖、胰岛素抵抗明显者。

97．B。滴虫阴道炎多表现为大量稀薄泡沫状的阴道分泌物。

98．D。外阴阴道假丝酵母菌病典型阴道分泌物呈白色稠厚凝乳状或豆渣样。

99．C。直肠癌患者主要表现为直肠刺激症状、黏液血便，因肠腔狭窄而引起的粪便变形、变细等症状。直肠肛管周围脓肿主要症状为肛周持续性跳动性疼痛，全身感染性症状不明显，病变处明显红肿，有硬结和压痛，脓肿形成可有波动感，穿刺抽出脓液。

100．D。肛裂是指齿状线以下的肛管皮肤裂伤后所形成的小溃疡。

模拟试卷五答案与解析

基础知识

1．C。导致输卵管妊娠的原因有输卵管炎症、输卵管过长或发育不良、输卵管分泌功能异常、受精卵游走、辅助生殖技术的应用、内分泌失调、神经精神功能紊乱、输卵管手术及子宫内膜异位症等。其中输卵管炎症是引起输卵管妊娠的主要原因。

2．C。每种传染病都是由特异性病原体引起的，其基本特征为：病原体、传染性、流行病学特征（流行性、地方性、季节性）、免疫性。其中最主要的特征是有病原体，临床上检出病原体对诊断具有重要意义。

3．A。胎儿在急性缺氧早期为一过性缺氧，胎儿交感神经兴奋，血压上升，心率加快，体内血流重新分布以维持胎儿重要脏器的血流量正常。

4．C。水肿主要为肾小球滤过率降低，引起尿少和水钠潴留所致。

5．D。慢性肾衰患者并发心衰的原因包括循环负荷过重、严重高血压、贫血、尿毒症性心脏病变、动脉粥样硬化、水钠潴留等。

6．B。慢性肾小球肾炎简称慢性肾炎，是一组以蛋白尿、血尿、高血压和水肿为临床特征的肾小球疾病，尿液检查蛋白尿＋～＋＋＋，镜下可见多形性红细胞和红细胞管型。B超检查双肾缩小，皮质变薄。该患者血压 180/100mmHg，尿蛋白（＋＋），尿红细胞 20 个 /Hp，B 超示双肾体积缩小，可诊断为肾性高血压。急进性肾炎发病前可有上呼吸道感染史，尿液常为肉眼血尿。原发性高血压肾损害可见肾小动脉硬化，晚期出现慢性肾衰竭。恶性高血压除有头痛、视物模糊、眼底出血、渗出和乳头水肿外，还有突出的肾脏损害表现，如持续性蛋白尿、血尿与管型尿。

7．D。两次月经开始的第 1 天之间的间期为月经周期。排卵期多发生在下次月经来潮前 14 天左右；黄体期是排卵日至月经来潮间的时期，一般为 14 天。卵泡期是卵泡生长的最后阶段，约 15 天左右，是月经周期的前 15 天。月经周期为 28～30 天时，第 20 天应是黄体期。

8．C。胸膜腔穿刺抽得不凝血液可确诊血胸。胸腔内积血量在代偿范围内时，由于肺、心包及膈肌运动所起的去纤维蛋白作用，胸腔内积血不凝固。

9．A。小细胞癌生长速度快，恶性程度高，侵袭力强，远处转移早，较早出现淋巴和血行转移，在各型肺癌中预后较差。

10．C。脊柱结核 X 线检查主要表现为骨质破坏和椎间隙狭窄。低热、盗汗、结核菌素试验、全身虚弱、贫血均为结核病的症状，不仅限于脊柱结核。其他表现均为结核病的共有表现。

11．C。在我国慢性肾衰竭的病因以原发性慢性肾小球肾炎最多见。在发达国家，糖尿病肾病、高血压肾小动脉硬化为主要病因。

12．D。鉴别右心衰竭与肝硬化水肿的依据是颈静脉怒张，其他症状均为共有体征。颈静脉充盈、怒张是右心衰竭的最早征象，怒张与静脉压升高程度成正比。右心衰竭消化道症状可出现恶心、呕吐、食欲缺乏。水肿是右心衰竭的典型体征，从足、踝开始，逐渐向上蔓延，呈对称性、凹陷性。心源性肝硬化时可出现腹水，致腹围增加。肝硬化失代偿期最早可出现腹水，是由于门静脉压力增高所致，可导致腹围增大。出现低白蛋白血症，常有下肢水肿出现。肝硬化可出现食欲减退，常伴恶心、呕吐。

13．D。吗啡有兴奋 Oddi 括约肌的作用，可使胆囊内压增高，加重患者症状，因此缓解胆绞痛禁用吗啡。

14．C。呼吸道感染是心力衰竭最常见、最重要的诱因。其他诱发因素还包括心律失常、过度疲劳、高血压、血脂异常、肺栓塞、妊娠和分娩、贫血与出血等。

15．B。尿瘘的常见病因为产伤、盆腔手术损伤、外伤、放射治疗后、膀胱结核、子宫托安放不当等。其中最主要原因是产伤，约占90%。

16．A。根据该患者的临床表现、X线检查，考虑可能发生了胃穿孔。胃、十二指肠溃疡急性穿孔主要表现为突发性上腹部刀割样剧痛，并迅速波及全腹，伴反跳痛和腹肌强直。患者疼痛难忍，有面色苍白、出冷汗、脉搏细速、血压下降、四肢厥冷等表现。常伴恶心、呕吐。80%患者的立位腹部X线检查可见膈下新月状游离气体影。

17．D。早产、缺血、缺氧、产伤、窒息、酸中毒、高渗液体快速输入等均可引起新生儿颅内出血，其中并不包括妊娠早期母患风疹。

18．C。小儿在3～4个月时头眼协调较好，可追物180°，辨别彩色和非彩色物体；6～7个月时目光可随上下移动的物体垂直方向转动，开始认识自己的母亲和常见的物品，如奶瓶。

19．C。该患者有肝硬化病史，其全血细胞减少，导致机体抵抗力下降，中性粒细胞减少，易引发泌尿系统感染。

20．A。丹毒是皮肤及其网状淋巴管的急性炎症，由β溶血性链球菌经体表小伤口或足癣病灶处侵入，好发于下肢和面部。

21．A。孕激素能参与下丘脑－垂体的正负反馈调节，对体温调节中枢有兴奋作用，使得正常女性在排卵后基础体温可升高0.3～0.5℃，可作为判断是否排卵、排卵日期及黄体功能的指标之一。

22．B。浅静脉瓣膜功能试验（曲氏试验）患者平卧，抬高下肢使静脉虚空后，在腹股沟下方缚扎止血带压迫大隐静脉。再嘱患者站立，释放止血带后10秒内如静脉曲张自上而下出现，提示大隐静脉瓣膜功能不全。同法，在腘窝处缚扎止血带，可检测小隐静脉瓣膜的功能。

23．C。泌尿系结石的尿液因素包括形成结石的物质增加，如骨质脱钙、甲状旁腺功能亢进等造成钙、草酸或尿酸排出量增加；尿pH改变，碱性尿中易形成磷酸钙及磷酸镁铵沉淀，酸性尿中易形成尿酸和胱氨酸结晶；尿中抑制晶体形成物质减少；尿液减少使尿中盐类和有机物质的浓度增高。

24．D。淀粉酶测定是胰腺炎早期最常用和最有价值的检查方法。血清淀粉酶在发病后数小时开始升高，8～12小时标本最有价值，24小时达高峰，持续4～5天后恢复正常。血清淀粉酶超过正常值3倍即可诊断。

25．A。在我国，食管癌的发病年龄多在40岁以上，以60～64岁年龄组发病率最高。

26．D。在我国，肝硬化最常见的病因是病毒性肝炎。肝硬化进展的基本特点是肝细胞坏死、再生、肝纤维化和肝内血管增生、循环紊乱。广泛的肝细胞变性坏死，引起正常肝小叶结构破坏。而欧美国家则以慢性酒精中毒多见。

27．B。婴幼儿出生时神经纤维髓鞘不完善，神经活动不稳定，皮下中枢兴奋性高，对外界刺激易于泛化。

28．A。小儿出生时头围相对较大，平均为33～34cm。

29．B。上消化道出血常见的原因包括消化性溃疡、食管－胃底静脉曲张、急性糜烂出血性胃炎、胃癌等。其中，最常见的是消化性溃疡。

30．C。阑尾管腔阻塞是急性阑尾炎最常见的病因，阑尾管腔阻塞的常见原因包括淋巴滤泡的明显增生（约占60%）、肠石阻塞（35%）。其他常见病因包括细菌侵入、阑尾先天畸形等。

31．A。消化道中最膨大的部位是胃。

32．E。脓毒血症是指由感染引起的全身炎症反应综合征，常继发于严重创伤后的感染和各种化脓性感染。严重烧伤患者皮肤屏障作用丧失、组织坏死溶解、白细胞功能减弱、免疫功能下降，患者对病原菌的易感性增加，细菌极易通过创面侵入机体而发生感染，引起脓毒血症。

33．A。乙型肝炎发生肝衰竭称为重型肝炎，系指迅速发生的严重肝功能不全，凝血酶原活动降至 40% 以下，血清总胆红素迅速上升。凝血酶原活动度与凝血酶原时间的意义相同，反映肝细胞受损害的程度，是判断重型肝炎的预后的一项重要指标。血胆红素是临床上判定黄疸和肝功能的重要依据。

34．A。过敏性紫癜为一种常见的血管变态反应性疾病，因机体对某些致敏物质产生变态反应，导致毛细血管脆性及通透性增加，血液外渗，产生紫癜、黏膜及某些器官出血。

35．E。嵌顿性疝常表现为腹内压骤增时，疝块突然增大，并伴有明显疼痛，平卧或用手推送不能使疝块回纳。易复性斜疝腹股沟区有肿块和偶有胀痛，肿块出现后平卧或用手推送可完全回纳而消失。难复性斜疝主要特点为疝块不能完全回纳，但不引起严重症状的疝。

36．D。外阴阴道假丝酵母菌病的诱发因素不包括长期服用维生素 C。常见诱因有妊娠、肥胖、糖尿病、大量应用免疫抑制药及广谱抗生素、大量雌激素治疗、穿紧身化纤内裤等。妊娠时机体免疫力下降，雌激素水平增高，可致阴道组织内糖原增加，酸度增高，有利于假丝酵母菌生长。糖尿病患者机体免疫力下降，阴道内糖原增加，适合假丝酵母菌繁殖。长期应用抗生素，抑制了乳杆菌生长，有利于假丝酵母菌繁殖。

37．E。两次月经开始的第 1 天之间的间期为月经周期。分泌期为月经周期第 15 ~ 28 天，与卵巢周期中的黄体期对应。月经期为月经周期第 1 ~ 4 天，是雌激素、孕激素撤退的最后结果。增生期为月经周期第 5 ~ 14 天，子宫内膜的增生与修复在月经期已开始。

38．C。滋养细胞疾病共同的病理变化特点是滋养细胞呈不同程度的增生。葡萄胎病变局限于宫腔内，不侵袭肌层，无远处转移，镜下为滋养细胞不同程度增生，绒毛间质水肿，间质内血管稀少或消失。绒毛膜癌易早期血行转移，镜下表现为滋养细胞不形成绒毛或水泡状结构，极度不规则增生，排列紊乱，广泛侵入子宫肌层及血管，周围大片出血、坏死。侵蚀性葡萄胎侵入子宫肌层或转移至子宫外，镜下可见水泡状组织，绒毛结构及滋养细胞增生和分化不良，绒毛结构也可

退化，仅见绒毛阴影。

39．D。巨幼红细胞性贫血的血象特征有红细胞数减少比血红蛋白量减少更明显，血涂片可见红细胞大小不等，以大细胞为多，中央淡染区不明显，可见巨幼变的有核红细胞、巨大幼稚粒细胞和中性粒细胞呈分叶过多现象，并不包括多见异性、靶形红细胞。

40．A。2 岁以后收缩压可按公式计算，收缩压（mmHg）= 年龄 ×2 + 80mmHg（年龄 ×0.26 + 10.7kPa）。

41．A。Graves 病属自身免疫性甲状腺疾病，有遗传倾向。在感染、精神创伤等因素作用下诱发体内免疫功能紊乱。未经治疗的 Graves 病患者血中 TSH 受体抗体阳性率可达 75% ~ 96%，有早期诊断意义。

42．A。根据血红蛋白（Hb）降低的程度临床上将贫血分为四度，轻度 Hb > 90g/L，中度 Hb 在 60 ~ 90g/L，重度 Hb 在 30 ~ 59g/L，极重度 < 30g/L。

43．B。卵黄囊是胚胎期最早出现的造血场所，卵黄囊退化后，肝、脾代替其造血，胚胎后期至出生后，骨髓、胸腺及淋巴结开始造血。此后，血细胞几乎都在骨髓内形成。青春期后胸腺逐渐萎缩，淋巴结生成淋巴细胞和浆细胞。骨髓成为成人造血的主要器官。

44．D。急性化脓性阑尾炎阑尾明显肿胀，浆膜高度充血，表面覆以纤维素性渗出，阑尾黏膜溃疡面可深达肌层和浆膜层，腔内有积脓。急性单纯性阑尾炎病变只局限于黏膜和黏膜下层。坏疽性及穿孔性阑尾炎病理改变为阑尾管壁坏死或部分坏死，是急性阑尾炎最严重的类型。急性阑尾炎穿孔进程较慢时，穿孔的阑尾被大网膜及邻近肠管包绕，形成阑尾周围脓肿。

45．E。儿茶酚胺增多症是嗜铬细胞瘤和肾上腺髓质增生的总称，其共同特点是肿瘤或肾上腺髓质的嗜铬细胞分泌过量的儿茶酚胺，而引起高血压、高代谢、高血糖等临床症状。其中嗜铬细胞瘤多见于青壮年，高发年龄为 30 ~ 50 岁。

46．B。卵巢在育龄期大小为 1cm×3cm×4cm，重 5 ~ 6g，绝经后会萎缩变小、变硬。

47．A。吸烟是原发性支气管肺癌最重要的危险因素。烟草中含有苯并芘、尼古丁和亚硝胺等致癌物质，开始吸烟年龄越早，吸烟时间越长，吸烟量越大，肺癌的发病率越高。原发性支气管肺癌发病的诱因还包括遗传因素、病毒感染、真菌感染、某些慢性肺部疾病等。

48．D。对放射线不敏感的肿瘤包括恶性黑色素瘤、成骨肉瘤、纤维肉瘤、脂肪肉瘤、胃肠道高分化癌、胆囊癌、肾上腺癌、肝转移癌等。对放射线高度敏感的肿瘤包括淋巴造血系统肿瘤、性腺肿瘤、多发性骨髓瘤、肾母细胞瘤等低分化肿瘤。对放射线中度敏感的表浅肿瘤和位于生理管道的肿瘤包括鼻咽癌、口腔癌、肛管癌等。

49．E。乳腺癌致病因素主要包括遗传因素，有家族聚集的特征；激素分泌紊乱，雌激素（雌酮和雌二醇）对乳腺癌的发病有直接关系；月经婚育史，月经初潮早（＜12岁）、绝经期晚（＞52岁）、不孕或初次足月产迟（＞35岁）均与乳腺癌发病有关；乳腺良性疾病；饮食与营养，营养过剩、肥胖、高脂饮食；环境和生活方式。

50．E。心绞痛发作期可见 ST 段压低 ≥ 0.1mV，T 波倒置。心肌梗死心电图的特征性改变是在面向透壁心肌坏死区的导联上出现宽而深的 Q 波（病理性 Q 波），ST 段弓背向上抬高，T 波倒置。而在背向梗死区的导联上出现 R 波增高，ST 段压低，T 波直立并增高。多数患者 T 波倒置和病理性 Q 波永久存在。

51．E。痰脱落细胞检查是简易有效的普查和早期诊断方法。纤维支气管镜检查是诊断肺癌最可靠的手段；影像学检查是肺癌最基本、最主要、应用最广泛的检查方法，包括胸部 X 线、CT、PET、磁共振检查等。

52．C。该患者半年来常因过劳，精神压力过大而发生胸骨后紧缩感，休息后缓解。运动实验怀疑心肌缺血，考虑为稳定型心绞痛。冠状动脉造影是目前确诊稳定型心绞痛的主要检查手段。多数稳定型心绞痛患者静息时心电图和超声心动图检查无异常。胸部 X 线检查对稳定型心绞痛并无特异的诊断意义。

53．E。静脉壁损伤、血流缓慢、血液高凝状态是导致深静脉血栓的 3 个主要因素。外科手术后鼓励患者早期活动，卧床期间多做下肢肌肉运动；患肢禁忌输液，勿在一条静脉反复注射高渗液体，以防血液高凝。出现静脉血栓后禁忌局部按摩，以防血栓脱落。

54．E。18 个月的小儿能跑及倒退步，爬台阶，能叠 2 ～ 3 块积木。2 岁小儿能握杯喝水，双脚跳；5 岁小儿能单脚跳。

55．E。先天性宫颈组织结构薄弱、宫颈内口松弛可引起前羊膜囊受压不均而破裂，宫颈内口紧缩不是胎膜破裂的原因。胎膜早破的原因包括生殖道感染、羊膜腔压力增高、胎膜受力不均、营养素缺乏和创伤。机械性刺激如创伤、妊娠晚期性生活频繁等均有可能引起胎膜早破。当宫腔内压力过高如双胎妊娠、羊水过多等，可使覆盖于宫颈内口处的胎膜成为薄弱环节而容易发生破裂。感染是引起胎膜早破的主要原因，70% 胎膜早破有绒毛膜羊膜炎的组织学证据。

56．C。心脏破裂最常见的部位为右心室。心脏损伤可分为钝性心脏损伤和穿透性心脏损伤。穿透性心脏损伤好发的部位依次为右心室、左心室、右心房和左心房；此外，还可导致心房、心室间隔和瓣膜装置损伤。钝性心脏损伤多发生于右心室，严重者甚至可发生心脏破裂。

57．A。三碘甲状腺原氨酸抑制试验（T_3 抑制试验）可用于鉴别单纯性甲状腺肿和甲亢，单纯性甲状腺肿和甲亢患者的 ^{131}I 摄取率增高，但甲亢患者服用 T_3 后 ^{131}I 摄取率不受抑制或抑制率 ＜ 50%，前者 ^{131}I 摄取率明显受抑制，抑制率 ＞ 50%。T_3 抑制试验也可作为抗甲状腺药物治疗甲亢的停药指标。

58．C。儿童在生长发育的过程中各器官的发育有先有后、快慢不一，神经系统发育早于其他系统组织，生后 2 年内发育最快，6 ～ 7 岁基本达成人水平；生殖系统发育较晚，淋巴系统则先快而后回缩，皮下脂肪在发育年幼时较发达，肌肉组织的发育到学龄期才加速。生长发育具有顺序性，一般生长发育遵循由上到下、由近到远、由粗到细、由低级到高级、由简单到复杂的顺序规律。

59．D。根据该患者的临床表现和辅助检查可诊断为支气管扩张症。长期咳嗽和咳大量脓痰是支气管扩张症最主要的症状,多数患者可发生咯血,反复肺感染。肺部 X 线检查可见气道壁增厚。

60．E。各种病因所致的甲状腺功能亢进中,以弥漫性毒性甲状腺肿甲状腺功能亢进症(Graves)最为常见,属自身免疫性甲状腺疾病,血清中存在针对甲状腺细胞 TSH 受体的特异性自身抗体可导致甲状腺细胞增生和甲状腺激素合成、分泌增加,有遗传倾向。此外,细菌感染、性激素、应激、创伤、劳累、精神刺激和锂剂等环境因素对本病有促发作用。

61．C。膀胱癌血尿常为间歇无痛全程肉眼血尿。肾癌为间歇无痛血尿,输尿管癌早期即可出现间歇无痛性肉眼血尿,偶可出现条形样血块,少数为显微镜下血尿。

62．B。B 超检查是肝癌筛查和早期定位的首选检查。具有方便易行、经济、无创等优点。能显示直径为 1cm 以上的肿瘤,可作为高危人群的普查手段。CT 和 MRI 检查具有较高的分辨率,可提高直径< 1.0cm 小肝癌的检出率,是诊断及确定治疗策略的重要手段。肝动脉造影是创伤性检查,必要时才采用,作为肝癌诊断的重要补充手段,常用于小肝癌的诊断。

63．B。骨盆各骨主要为松质骨,邻近又有许多动脉和静脉丛,血液循环丰富。骨盆骨折后大出血可造成失血性休克。其余四种骨折均不易合并大出血。

64．B。胃液丢失过多是外科代谢性碱中毒最常见的原因,如幽门梗阻或高位肠梗阻严重呕吐或长期胃肠减压。其他原因包括大量输注库存血等碱性物质摄入过多情况、低钾血症等。

65．C。系统性红斑狼疮最具特征性的皮肤损害是蝶形红斑,抗 Sm 抗体是系统性红斑狼疮的标志抗体之一,特异性高达 99%,有助于早期和不典型患者的诊断或回顾性诊断。

66．A。静脉肾盂造影和尿路平片可显示尿路形态,有无扩张、推移、受压和充盈缺损等,同时可了解双侧肾功能。B 超可显示肾肿块、结石、积水情况;测定残余尿、测量前列腺体积等;也应用于检查阴囊肿块以判断囊肿或实质性肿块。MRI 适用于肾动脉瘤、肾动脉狭窄、肾静脉血栓形成、肾动 - 静脉瘤、肾癌分期、肾移植术后血管情况等的判定。血肌酐、尿素氮增高的程度与肾实质损害程度成正比,可判断病情和预后。尿常规检查包括尿液的物理检查、化学定性及显微镜检查。

67．E。胃镜检查是消化性溃疡最可靠的首选诊断方法。胃镜下可直接观察溃疡部位、病变大小、性质,取活组织还可作出病理诊断。消化性溃疡出血 24 ～ 48 小时行急诊纤维胃镜检查,可判断溃疡的性质、出血的原因,确定出血部位,还可以在内镜下进行止血治疗。

68．B。蛋白质与各种生命的功能和活动密切相关,食物中的蛋白质可用于机体的生长发育和组织修复。由于婴幼儿生长旺盛,需要足够的能量来保证生长发育的需求,保证蛋白质供给的质与量是非常重要的。

69．A。婴儿的吸吮动作能够刺激下丘脑,促使泌乳相关激素的生成,使乳腺保持不断泌乳。早接触早吸吮可以尽早开乳,尽早使乳汁分泌。哺乳后挤出多余乳汁是排空乳房的方法,注意排空乳房可以预防乳腺炎等。保持产后良好的健康和心理状态可以保证不影响乳汁的分泌。

70．D。门静脉高压症是指门静脉的血流受阻、血液淤滞,引起门静脉系统压力增高,继而造成脾大、脾功能亢进,食管 - 胃底静脉曲张及破裂出血、腹水等一系列临床表现的疾病。在我国,以肝炎后肝硬化导致的肝内型门静脉高压症最常见,肝外门静脉血栓形成(布加综合征)、门静脉先天性畸形、上腹部肿瘤压迫、缩窄性心包炎及严重右心衰竭等也可引起门静脉高压症。

71．B。测定基础代谢率计算公式为基础代谢率 %=(脉率＋脉压)－ 111。正常值为 ±10%;增高至＋ 20% ～ 30% 为轻度甲亢,＋ 30% ～ 60% 为中度,＋ 60% 以上为重度。

72．C。左心室后负荷(压力负荷),即心脏收缩时遇到的大动脉压力。引起大动脉压力增加的主要因素是各种原因(如高血压引起的血管硬化、管腔狭窄等)导致外周血管阻力增加。

73．D。缺氧、高碳酸血症和二氧化碳潴留导致的呼吸性酸中毒使肺血管收缩痉挛,其中缺氧是肺动脉高压形成最重要的因素。缺氧继发红细胞增多，血液黏稠度增加；缺氧可使醛固酮增加，导致水、钠潴留，血容量增多；血液黏稠度增加和血容量增多，进而引起肺动脉高压。部分慢性肺心病急性发作期患者存在肺微小动脉原位血栓，引起肺血管阻力增加，加重肺动脉高压。

74．B。该患者高血压病史14年，口齿不清，口角歪斜，左侧肢体活动障碍3天就诊，最可能的诊断是脑出血，目前最合适的检查是脑血管造影。

75．E。新生儿肺透明膜病的病因是缺乏肺泡表面活性物质导致肺泡萎陷，从而导致进行性呼吸困难、发绀，多发生在早产儿。

76．C。硬脑膜外血肿患者典型的意识障碍是伤后昏迷有"中间清醒期"，即患者伤后原发性脑损伤的意识障碍清醒后，在一段时间后颅内血肿形成，因颅内压增高导致患者再度出现昏迷。

77．C。阴道毛滴虫适宜在温度25～40℃、pH为5.2～6.6的潮湿环境中生长，在pH5.0以下或7.5以上的环境中则不生长。

78．E。小儿咽鼓管相对宽、短、直，呈水平位，鼻咽部感染易致中耳炎。

79．A。新生儿期一般每个月应定期家访2～3次，包括生后5～7天的周访、10～14天的半月访和生后27～28天的满月访。高危儿或者检查发现有异常者应适当增加访视次数。

80．E。该产妇产后出血量似月经量，出现头晕、乏力，血压下降至80/60mmHg，面色苍白，考虑发生了产后出血。产后出血的原因主要包括子宫收缩乏力、胎盘因素、软产道损伤和凝血功能障碍。子宫收缩乏力引起的产后出血表现为宫底升高，子宫质软、轮廓不清。该患者分娩时第二产程延长，产后子宫脐上1横指，最可能的原因是子宫收缩乏力。凝血功能障碍表现为血液不凝，全身多部位出血或有瘀斑。产道裂伤通常发生于急产或巨大胎儿的情况，表现为胎儿娩出后立即出现鲜红的血液。胎盘残留表现为娩出胎盘、胎膜不完整。

81．C。婴儿呼吸中枢发育不完善，尤其是新生儿易出现呼吸节律不齐或暂停。

82．A。新生儿身体各组织和器官的功能发育尚不成熟，对外界环境变化的适应性和调节性差，抵抗力弱，易患各种疾病，且病情变化较快，发病率和死亡率较高。新生儿死亡占5岁以下儿童死亡总数的45%，其中1周内的新生儿的死亡数占新生儿死亡总数的75%左右，而胎龄满28周至出生后7足天称围生期，即在小儿各年龄阶段死亡率最高的是围生期。

83．B。继发性化脓性腹膜炎最常见的致病菌主要是胃肠道内的常驻菌群，其中以大肠埃希菌最为多见，其次为厌氧杆菌、链球菌、变形杆菌等。

84．B。原发性肝癌的病因有病毒性肝炎、黄曲霉毒素、亚硝胺类化合物、饮酒、饮水污染、遗传因素、毒物、寄生虫等。其中最常见的病因是乙型病毒性肝炎。其病程发展常表现为乙型肝炎病毒感染→慢性肝炎→肝硬化→肝癌。

85．E。痛经的月经周期几乎都有排卵。原发性痛经的发生与月经期子宫内膜前列腺素升高有关。生殖器官无器质性病变，好发于青少年期，主要症状是月经期下腹痛，以坠胀痛为主，严重者呈痉挛痛，最早出现于经前12小时，行经第1天最剧烈，持续2～3天后可缓解。应重视精神心理治疗，阐明月经期轻度不适是生理反应，必要时可给予镇痛、镇静、解痉治疗。

86．A。结核分枝杆菌经血行播散入肾后，如果患者免疫力低下，细菌数量大或毒力较强，肾皮质内的病灶不愈合且逐渐扩大，结核分枝杆菌经肾小管到达髓质，由于该处血流缓慢、血液循环差，易发展为肾髓质结核。病变在肾髓质继续发展，穿破肾乳头到达肾盏、肾盂，发生结核性肾盂肾炎，出现临床症状及影像学改变，称为临床肾结核。

87．D。病变由肾蔓延至膀胱，结核结节形成，并相互融合形成溃疡，可累及全膀胱，病变愈合致使膀胱壁广泛纤维化和瘢痕收缩，使膀胱壁失去伸张能力，膀胱容量显著减少（＜50ml），称为膀胱挛缩。

88．C。少数患者全肾广泛钙化时，肾功能完全丧失，输尿管常完全闭塞，含有结核分枝杆菌的尿液不能流入膀胱，膀胱继发性结核病变逐渐好转和愈合，膀胱刺激症状也逐渐缓解甚至消失，尿液检查趋于正常，这种情况称为"肾自截"。

89．B。急性单纯性胃炎的病因包括细菌毒素或微生物污染（沙门菌属、嗜盐菌最常见）的食物、刺激性饮食、长期服用药物或浓茶、普通肠道病毒感染等。

90．C。肝性脑病的常见诱因包括上消化道出血（最常见）、高蛋白饮食、饮酒、便秘、感染、尿毒症、低血糖、严重创伤、外科手术、大量排钾利尿、过多过快放腹水、应用催眠镇静药和麻醉药等。

91．A。食管 - 胃底静脉曲张者应避免食用粗纤维多和坚硬、粗糙的食物，以免引起曲张静脉破裂出血，发生上消化道大出血。

92．B。Ⅰ型呼吸衰竭仅存在缺氧而无二氧化碳潴留，即 $PaO_2 < 60mmHg$，而 $PaCO_2$ 正常或低于正常，$PaCO_2$ 正常值为 $35 \sim 45mmHg$。

93．E。Ⅱ型呼吸衰竭是缺氧伴二氧化碳潴留，即 $PaO_2 < 60mmHg$ 且 $PaCO_2 > 50mmHg$，多由于肺泡通气不足所致，如慢性阻塞性肺疾病。

94．E。嵌顿性疝患者的疝门较小，腹内压突然增高时，疝内容物可强行扩张囊颈而进入疝囊，随后因囊颈的弹性收缩，又将内容物卡住，使其不能回纳，此时可因血流受阻和疝块不能回纳，出现触痛等表现。

95．B。疝内容物在患者站立、行走、腹内压增高时突出进入疝囊，平卧、休息或用手轻推即可回纳腹腔，称为易复性疝。

96．E。巨幼细胞性贫血患者检查血涂片可见红细胞大小不等，以大细胞为多，易见点彩红细胞，中性粒细胞呈分叶过多现象。重型地中海贫血外周血象呈小细胞低色素性贫血，红细胞大小不等，中央浅染区扩大，出现异形、靶形、碎片红细胞和有核红细胞、点彩红细胞；遗传性球形红细胞增多症外周血涂片可见胞体小、染色深、中心浅染区消失的球形红细胞增多；红细胞葡萄糖 -6- 磷酸脱氢酶缺乏症正常滤纸片呈紫蓝色中间型呈淡蓝色，显著缺乏者呈红色。

97．B。缺铁性贫血血象外周血涂片可见红细胞大小不等，以小细胞为多，中央淡染区扩大。

98．B。雌激素能使子宫颈口松弛，宫颈黏液分泌增加、性状变稀薄、易拉丝，有利于精子通过；还能促进和维持子宫发育，增加子宫平滑肌对缩宫素的敏感性，促使阴道上皮增生、角化，促进骨中钙质沉着，促进子宫内膜增生和修复。

99．A。孕激素能使增生期子宫内膜转化为分泌期内膜，有利于受精卵着床；可降低子宫平滑肌兴奋性及其对缩宫素的敏感性，从而抑制子宫收缩，有利于受精卵与胎儿在子宫腔内生长发育；能使子宫颈口闭合，黏液变黏稠，阻止精子及微生物进入；促进乳腺腺泡发育。

100．E。雄激素能促使阴蒂、阴唇和阴阜的发育，促进阴毛、腋毛的生长；雄激素过多会对雌激素产生拮抗作用；还能促进蛋白合成和肌肉生长，刺激骨髓中红细胞的增生。在性成熟期，雄激素能促使长骨骨基质生长和钙的沉积；性成熟后可导致骨骺的关闭，使生长停止；还可促使肾远曲小管对水、钠的重吸收并保留钙。

相关专业知识

1．E。禁止将使用后的针头双手回套针帽是为了纠正引起锐器伤的危险行为，是锐器伤预防措施，而不是根本措施。

2．B。责任制护理是由责任护士和相应辅助护士对患者从入院到出院进行有计划、有目的的整体护理。个案护理指一名护理人员负责一个患者的全部护理工作，实施个体化护理的护理工作模式。功能制护理是将工作以岗位分工，以各项护理活动为中心的护理模式，每个护士从事相对固定的护理活动。小组护理是护理人员和患者各分成若干小组，以小组形式负责一组患者的护理模式。临床路径是指医生、护士及医技人员等的一组成员，共同针对某一病种建立一套标准化治疗模式与治疗程序，制订从入院到出院的整体诊疗计划。

3．B。环境、病床、床头柜的消毒处理原则为湿式清扫，一床一套（巾），一桌一抹布，用后消毒。

4．C。人类行为的发展过程分为被动发展阶段、主动发展阶段、自主发展阶段、巩固发展阶段。

5．E。战略决策指与确定组织发展方向和长远目标有关的重大问题的决策，具有全局性、长期性与战略性，解决的是"干什么"的问题。战术决策解决的是"如何做"的问题。程序化决策指对经常出现的活动的决策。非程序化决策一般指涉及面广、偶然性大、不定因素多、无先例可循、无既定程序可依的决策。

6．D。社会环境诊断指标包括经济指标（人均国民生产总值、人均年收入水平、人均住房面积、人均绿化面积）、文化指标（入学率、文盲率）、卫生服务指标（医疗卫生服务机构的分布、人员的组成）、社会政策（卫生法规、政策的建立、执行情况）、社区资源（健康教育机构的专业人员组成、设备条件）。

7．C。做健康教育调查研究时，内容的理论性不作为重要内容。

8．B。分层法是把收集来的原始质量数据，按照一定的目的和要求加以分类整理，以分析质量问题及其影响因素的一种方法。

9．D。医用物品灭菌效果监测合格率必须达到100%。

10．C。时间管理的基本程序为评估、计划、实施、评价。

11．A。预防ICU医院感染的原则应是提倡非侵入性监护方法，尽量减少侵入性血流动力学监护的使用频率。

12．E。传播者是传播行为的发起者；受传者是信息的接受者和反应者，传播者的作用对象；传播媒介又称传播渠道是信息的载体，也是连接传播者和受传者的纽带。

13．E。Ⅰ类环境包括层流洁净手术室、层流洁净病房和无菌药物制剂室等，采用层流通风法使空气净化。

14．C。有关ICU医院感染的原则是提倡非侵入性监护方法，尽量减少侵入性血流动力学监护的使用频率。

15．B。处理冲突的传统方法中，和平共处是冲突各方采取求同存异，和平共处的方式，避免把意见分歧公开化。这样做虽不能消除分歧，但可

以避免冲突的激化。领导者对于一些无原则的纠纷，可劝导双方大事讲原则小事讲风格。

16．B。健康教育评价的主要目的包括确定健康教育计划的先进性和合理性、确定健康教育计划的执行情况、确定健康教育预期目标的实现及持续性、总结健康教育的成功与不足之处。

17．E。常用的人际传播形式有咨询、交谈或个别访谈、劝服及指导四种。

18．C。卫生宣教是指向人们进行卫生知识宣传教育，目的是让人们了解基本的卫生常识，养成一些基本卫生习惯。

19．C。医院感染是指住院患者在医院内获得的感染，包括在住院期间发生的感染和在医院内获得出院后发生的感染，但不包括入院前已存在或者入院时已处于潜伏期的感染。

20．D。进食被鼠类携带病毒的排泄物所污染的食物可经口腔或胃肠道黏膜感染。流行性出血热是由汉坦病毒属的各型病毒引起的，以鼠类为主要传染源的一种自然疫源性疾病。人普遍易感，但人不是主要传染源，可垂直传播。

21．C。对护理人员进行优化、合理组合，使不同年龄阶段、个性、特长的护理人员充分发挥个人潜能，做到各尽所长、优势互补，体现了人力资源的组合性。

22．A。燃烧法是一种简单、迅速、彻底的灭菌方法，常用于破伤风梭菌、气性坏疽杆菌等特殊感染细菌的敷料处理；也适用于无保留价值的物品，如污染纸张、医用垃圾等的处理。器械可放在火焰上烧灼20秒。

23．E。炭疽杆菌繁殖体在日光下12小时死亡，加热到75℃时，1分钟死亡。

24．E。强化护士的质量意识，是提高护理质量的关键。充分地调动护士质量管理的主观能动性，使护士自觉地将质量意识贯彻到护理工作中，对护理人员进行相关培训，重视全面的质量管理，降低护理质量缺陷。

25．B。属于革兰阴性杆菌的是克雷伯杆菌。曲霉菌和白色念珠菌属于真菌。金黄色葡萄球菌属于革兰阳性杆菌。

26．D。影响人类行为的环境因素指自然环境和社会环境，社会环境是人类行为发展的外在大环境。生态环境、人文地理、医疗卫生、风俗信仰及意外事件等是人类行为发展的外在大环境，对人类行为的影响可以是间接的或潜在的。

27．B。健康相关行为是指人类个体和群体与健康和疾病有关的行为。健康相关行为可分为促进健康行为和危害健康行为两大类。

28．A。戊型肝炎病毒的主要传播方式是血液-体液传播，其次是生活密切接触传播和母婴传播。

29．E。责任制护理是由责任护士和相应辅助护士对患者从入院到出院进行有计划、有目的的整体护理。以患者为中心，以护理计划为内容，根据患者自身特点和个体需要，提供针对性护理，解决存在的健康问题。

30．E。在择期的结直肠手术前24小时开始给予不吸收的口服抗菌药物，共3次。万古霉素不可作为常规的预防性用药。预防性用药手术在术前0.5～2小时内给药，或麻醉开始时给药，使手术切口暴露时局部组织中已达到足以杀灭手术过程中入侵切口细菌的药物浓度。在手术中维持组织和血清内的治疗性水平，至少至手术切口关闭后的几小时。总的预防用药时间一般不超过24小时。

31．C。护理组织文化是在一定的社会文化基础上形成的具有护理专业自身特征的一种群体文化。它是被全体护理人员接受的价值观念和行为准则，也是全体护理人员在实践中创造出来的物质成果和精神成果的集中表现。护理哲理是组织的最高层次的文化，主导、制约着护理文化其他内容的发展方向，护理价值观是组织文化的核心。

32．C。计划的可考核性原则指计划工作必须始终坚持以目标为导向，目标应具体、可测量、可考核，作为计划执行过程和评价过程的标准和尺度。系统性原则指计划工作要从组织系统的整体出发，全面考虑系统中各构成部分的关系以及它们与环境的关系，进行统筹规划。创新原则指计划是一个创造性的管理活动，要求充分发挥创造力，提出一些新思路、新方法、新措施。弹性原则指留有一定调节余地，以预防及减少不确定因素对计划实施可能产生的冲击及影响，以确保计划目标的实现。重点原则指计划的制定既要考虑全局，又要分清主次轻重，抓住关键及重点，着力解决影响全局的问题。

33．C。煮沸消毒时加入碳酸氢钠达到1%～2%浓度时，水的沸点可达105℃，既可增强杀菌效果，又可去污、防锈。

34．B。医院健康教育的意义包括提高患者依从性、心理治疗、消除致病因素、密切关注医患关系、降低医疗成本，消除患者及家属对疾病恐惧等不良情绪。

35．A。根据下属的成熟度，工作行为与领导行为构成了四个阶段即高工作、低关系；高工作、高关系；低工作、高关系；低工作、低关系。其中低工作、低关系是领导者对成熟的下属，采取高度信任、充分授权，提供极少的指导与支持，使下属人尽其才，才尽其用。

36．A。有效训导的方法包括以平等、客观、严肃的态度对待下属；具体指明问题所在；批评对事不对人；允许下属表达自己对问题的看法和理解；控制讨论；对今后如何防范错误提出建议，达成共识；对于反复发生的错误，逐步加重处罚。对于护士反复迟到现象，护士长应逐步加重处罚。

37．D。否定性反馈是当发现对方不正确的言行或存在的问题时，应先肯定对方值得肯定的一面，然后以建议的方式指出问题的所在，使对方保持心理上的平衡，易于接受批评和建议。

38．C。根据拉斯韦尔五因素传播模式，一个基本的传播活动主要由传播者、信息、传播媒体（传播媒介）、受传者和传播效果5个要素构成。

39．C。职位说明书是说明组织内部的某一特定职位的责任、义务、权力及其工作关系的书面文件。

40．D。双因素理论认为引起人们工作动机的因素有保健因素和激励因素。保健因素又称维持因素，是与工作条件有关的因素，能使员工不满意或没有不满意。若保健因素处理不好，就会引发员工对工作不满情绪的产生，因此保健因素又称维持因素，本身不会对个体产生激励作用。激励因素是指与人们的满意情绪有关的因素，是属于工作本身或工作内容方面的，包括工作上的成就感、对未来的良好期望、职务上的责任感、工作表现机会和工作带来的愉悦等。

41．C。常见高效类消毒剂包括过氧化氢、高浓度含氯消毒剂、碘酊等。碘伏、乙醇属于中效消毒剂。季胺盐类、洗必泰（氯己定）属于低效消毒剂。

42．E。化学消毒剂灭菌效果生物监测应每季度1次，其细菌含量必须小于100CFU/ml，且不得检出致病性微生物。

43．E。质量控制即对质量的管理，主要采用数理统计方法将各种统计资料汇总、加工整理，得出有关统计指标、数据，衡量工作进展情况和计划完成情况，找出偏差及其发生的原因，采取措施达到控制、监测的目的。质量管理包括质量方针的制定及所有产品、过程或服务方面的质量保证和质量控制的组织、实施。质量除产品质量外，还包括过程质量和工作质量。质量保证是向顾客保证企业能够提供高质量的产品。质量保证帮助企业建立质量信誉，同时也大大强化了内部质量管理。

44．C。沟通的过程包括信息源、编码、传递信息、解码、反馈。

45．E。直线职能型结构是一种下级成员除接受一位直接上级的命令外，又可以接受职能部门管理者指导的组织结构。该结构的优点是既可以统一指挥，严格责任制，又可根据分工和授权程度，发挥职能人员的作用。该医院设置院长、护理部、医务科、内科、外科，这种组织结构属于直线职能型结构。

46．C。护理质量管理标准化的表现形式有统一化、规格化、系列化、规范化。

47．C。控制按内容的覆盖面不同，可分为专题控制、专项控制和全面控制。

48．A。有效沟通的原则包括目的明确和事先计划原则、信息明确的原则、及时的原则、合理使用非正式沟通的原则、组织结构完整性的原则。

49．B。健康教育是有计划、有组织、有评价的系统干预活动，它以调查研究为前提，以传播健康信息为主要措施，以改善对象的健康相关行为为目标，从而达到预防疾病，促进健康，提高生活质量的最终目的。并不只是传播卫生知识。

50．A。取用无菌溶液时，首先核对瓶签上的药名、浓度、剂量、有效期，检查瓶盖有无松动、瓶身有无裂缝，确定溶液有无浑浊、变色、沉淀或絮状物，无需查看药品说明书。

51．B。护理规范是规范护理行为的准则，是确保护理质量和护理安全的重要措施。护士应准确执行医嘱，不可根据经验自行开药。护理管理人员应加强护士的护理操作培训，加强专科护理和危重患者护理的实际操作能力，实施继续教育和学分登记制度，要求护士执行各项操作时严格按照规程，不可随意简化操作程序。

52．D。预防性抗生素总的预防用药时间一般不超过24小时。

53．A。护理健康教育学的产生，在护理工作中实现的重要突破包括领域、理念、模式、性质。

54．D。对甲型肝炎患者室内地面、墙壁、家具表面、衣物、被褥、排泄物、呕吐物及其容器、餐（饮）具、食物、家用物品、家具和玩具、纸张、书报、运输工具、厕所与垃圾等的消毒，可采用煮沸或流通蒸气消毒30分钟，或250～500mg/L有效氯浸泡30分钟。

55．A。权力性影响力的构成因素有职位因素、传统因素、资历因素。

56．C。浪费时间的主观原因（内在因素）包括授权不足而忙碌被动；工作松懈、拖拉；主次不分、计划不周或缺乏计划；工作目标与方针制定欠缺；不善于拒绝；无计划的随时接待来访者；处理问题犹豫不决，缺乏果断性；文件、物品管理无序；目标不清，盲目决策或缺乏决策能力；个人不良习惯延误。

57．B。糖尿病患者学习注射胰岛素，有很强的主动性，可提高学习效果，增加用药的依从性。

58．B。医院感染的排除标准为皮肤黏膜开放性伤口只有细菌定植而无炎症表现；新生儿经胎盘获得（出生后48小时内发病）的感染；患者原有的慢性感染在医院内急性发作；由于创伤或非生物因子刺激而产生的炎症表现。

59．D。氯己定又称洗必泰，属低效类消毒剂，可杀灭细菌繁殖体、亲脂病毒，不可杀灭细菌芽胞与分枝杆菌。戊二醛属灭菌剂，可杀灭一切微生物。微波消毒法常用于食品、餐具的处理，医疗文件、药品及耐热非金属材料的消毒灭菌，但不能用于金属物品。紫外线灯管消毒法主要适用于空气、物品表面和液体的消毒。煮沸法适用于耐高温、耐潮湿物品，如金属、搪瓷、玻璃、橡胶等，但不能用于外科手术器械的灭菌。

60．C。医务人员在执业过程中发生锐器伤后应立即挤血并冲洗伤口，再清创、消毒、包扎、报告和记录、跟踪监测。

61．C。择期手术患者发生医院感染危险性相对较低。长期住院患儿、新生儿、卧床患者、免疫功能低下患者的免疫力均较低，抵抗力弱，对细菌比较敏感，发生医院感染的危险性相对较高。

62．D。授权的原则有视能授权、合理合法、监督控制、权责对等，其中视能授权是授权最根本的准则。

63．C。当接触患者的血液、体液和分泌物后应先洗手再进行卫生手消毒。

64．A。低可变性行为是形成时间已久的行为，深深植根于文化传统或传统生活方式之中的行为，既往无成功改变实例的行为。

65．A。患者的护理需要是编设护理人员数量与结构的主要依据，同时还要根据医院的类型、等级、规模、科室设置等实际情况进行综合考虑。

66．C。面对瞬息万变的管理对象，管理者要想把握动向，保证不离目标，就必须遵循与动态原理相应的反馈原则和弹性原则。弹性原则是指在动态管理中必须留有充分的余地，以便及时调整，完成预期的目标。现代管理原理包括系统原理、人本原理、系统原理、效益原理。

67．B。"知 - 信 - 行模式"将人类的改变分为获取知识、产生信念及形成行为三个过程，即知识 - 信念 - 行为。

68．C。行为受多种因素的影响，主要包括遗传因素、环境因素和学习因素。在格林模式中，将这些因素划分为倾向因素、强化因素和促成因素三类。倾向因素包括知识、信念、态度和价值观。强化因素是指激励行为维持、发展或减弱的因素，主要来自社会的支持、同伴的影响和领导、亲属以及保健人员的劝告等。促成因素是指使行为动机和意愿得以实现的因素，即实现或形成某行为所必需的技能、资源和社会条件。

69．C。目标管理的特点包括员工参与管理、以自我管理为中心、强调自我评价、重视成果。

70．A。碘酊属高效类消毒剂，可杀灭细菌繁殖体、真菌、病毒，但对细菌芽胞的作用较弱。戊二醛、过氧乙酸、甲醛属灭菌剂，可杀灭一切病原微生物，包括细菌芽胞。

71．A。健康传播具有明确的目的性是以健康为中心，健康传播力图达到改变个体和群体的知识、态度、行为，使之向有利于健康方向转化的目的。

72．B。结核病的传播途径以呼吸道传播为主，也可通过消化道传播、母婴传播或经皮肤伤口感染等。

73．D。健康教育是由健康教育的教学者把健康相关信息借以教学活动传达给学习者，从而把人类有关医学或健康科学的知识和技术转化为有益于人们健康的行为，学习的技能目标是能利用。

74．D。高可变性行为是正处在发展时期或刚刚形成的行为、文化传统或传统的生活方式关系不大的行为、在其他计划中已有成功改变的实例的行为、社会不赞成的行为。

75．D。20世纪30年代梅奥等人在西方电气公司进行了"霍桑实验"，发现决定工作效率最重要的是人际关系和安全感，在1933年提出了人际关系学说，为现代行为科学奠定了基础。

76．B。耐甲氧西林金黄色葡萄球菌的英文简称是 MRSA。

77．B。人际传播是信息在个体与个体之间的传播，其主要形式是面对面的传播。

78．B。内源性感染也称自身感染，引起这类感染的微生物来自患者体内或体表的正常菌群或条件致病菌，包括虽从其他患者或周围环境中来的，但已在该患者身上定植的微生物。

79．E。环节质量标准是指各种要素通过组织管理形成的工作能力、服务项目、工作程序和工序质量。护理环节质量主要指护理工作活动过程质量，如执行医嘱、观察病情、护理文件书写、技术操作、心理护理、健康教育等。

80．A。沟通障碍是指在组织沟通过程中，由于某些原因或因素导致沟通失败或无法实现沟通目的。沟通障碍的原因主要包括3个方面：发送者的障碍、接收者的障碍、沟通通道的障碍。属于接收者的障碍原因有过度加工、知觉偏差、心理障碍、思想观念上的差异。

81．D。战术决策是为完成战略决策所规定的目标而制定的组织在未来一段较短的时间内的具体的行动方案，解决的是"如何做"的问题。战略决策指与确定组织发展方向和长远目标有关的重大问题的决策，具有全局性、长期性与战略性，解决的是"干什么"的问题。程序化决策指对经常出现的活动的决策。非程序化决策一般指涉及面广、偶然性大、不定因素多、无先例可循、无既定程序可依的决策。

82．B。梅毒苍白螺旋体耐寒力极强，但离开人体不易存活，煮沸、干燥、日光、肥皂水和普通消毒剂均可迅速将其杀灭。

83．B。非正式沟通是在正式沟通渠道之外的信息交流和传递，它以社会关系为基础的沟通方式，它不受组织的监督，自由选择沟通渠道，如朋友聚会、小道消息等。正式沟通是一种通过正式的组织程序和组织所规定的正式渠道进行的沟通，是组织沟通的一种主要形式，如组织内的文件传达、定期召开的会议、上下级定期汇报以及组织间的公函来往等。

84．E。置于无菌贮槽中的灭菌物品（棉球、纱布等）一经打开，使用时间最长不得超过24小时。

85．A。克雷伯杆菌易在患者的上呼吸道定植，是ICU最常见的条件致病菌。

86．E。无菌盘铺好后，未使用，可保存的有效期为4小时。

87．D。压力蒸汽灭菌法灭菌的物品是用纺织物包裹的，而使用纺织品材料包装的无菌物品如存放环境符合要求，有效期为14天，否则一般为7天。

88．B。无菌包应定期灭菌，有效期为7天。已开包未被污染的无菌包，包内物品的有效期为24小时。

89．E。人际传播又称亲身传播，是指人与人之间面对面直接的信息交流，是个体之间相互沟通。人际传播是建立人际关系的基础，是共享信息的最基本传播形式。群体传播是指组织以外的小群体（非组织群体）的传播活动。大众传播是指职业性传播机构通过广播、电视、电影、报刊、书籍等大众传播媒介向范围广泛、为数众多的社会人群传递信息的过程。

90．D。自我传播又称人内传播，是指个体接受外界信息后，在头脑中进行信息加工处理的过程。

91．A。组织传播是指组织之间、组织内部成员之间的信息交流活动，是有组织、有领导进行的有一定规模的信息传播。现代社会中，组织传播已发展成为一个独立的研究领域，即公共关系学。

92．B。人类的传播活动按照传播的规模，可将人类传播活动分为人际传播、群体传播、大众传播、组织传播、自我传播。

93．B。艾滋病的主要传播途径是性接触传播、血液传播、母婴传播。

94．E。甲肝的主要传播途径是粪-口传播。

95．C。ABC时间管理法中，A级为最重要且必须完成的目标，B级为较重要很想完成的目标。

96．D。ABC时间管理法中，C级为不太重要可以暂时搁置的目标。

97．C。环氧乙烷熏蒸法适用于不耐高温、潮湿的光学仪器、电子诊疗器械、化纤织物、书籍文件等。

98．C。环氧乙烷适用于不耐高温、潮湿的光学仪器、电子诊疗器械、化纤织物、书籍文件等。肝炎患者的物品消毒需要强效消毒剂，环氧乙烷属灭菌剂，可杀灭包括细菌芽胞在内的一切微生物。

99．A。目标控制是把总目标分解成不同层次的分目标，并确定他们的考核标准，输入被控系统，然后把被控系统的执行结果与预期的目标及标准进行对照检查，以发现问题，采取纠偏措施。质量控制是指为达到所规定的质量要求所采取的技术和活动。预算控制通过制定各项工作的财务支出标准，对照该定量标准进行比较和衡量，并纠正偏差，以确保经营财务目标的实现。反馈控制又称后馈控制、结果质量控制，这类控制作用发生在行动之后。

100．C。进度控制就是对生产和工作的进程在时间上进行控制，使各项生产和作业能够在时间上相互衔接，从而使工作有节奏地进行。

专业知识

1．B。该患者高热、鼻出血、胸骨下疼痛、面色苍白、皮肤瘀斑、肝大，血红蛋白降低，白细胞 $120 \times 10^9/L$，骨髓象示增生活跃，原始和早期幼稚细胞为主，考虑为急性白血病。血友病是遗传性凝血因子缺乏的出血性疾病，检查凝血因子可确诊。慢性淋巴细胞白血病骨髓象为有核细胞增生明显活跃，红系、粒系及巨核细胞生成均减少，淋巴细胞占40%以上，以成熟淋巴细胞为主。缺铁性贫血常表现为血红蛋白降低，白细胞和血小板正常或减低，无胸骨下疼痛和肝大。再生障碍性贫血常表现为三系减少（红细胞、白细胞、血小板）。

2．D。生长发育通常遵循由上到下、由近到远、由粗到细、由低级到高级、由简单到复杂的顺序或一般规律。

3．C。前列腺增生加重尿道梗阻时，过多的残余尿使膀胱逼尿肌收缩力减弱，逐渐发生尿潴留，膀胱过度充盈时，使少量尿液从尿道口溢出，称充溢性尿失禁。梗阻加重后，残余尿量增多，膀胱有效容量减少，尿频更为明显，还可出现反复的低容量不自主排尿的急迫性尿失禁表现。

4．C。低渗性脱水又称慢性脱水或继发性脱水，此时水和钠同时缺失，但失钠多于缺水，故血清钠低于正常范围，细胞外液呈低渗状态，引起抗利尿激素的分泌减少，使水在肾小管内的再吸收减少，尿量排出增多，从而提高细胞外液的渗透压，此时细胞外液量减少更为明显，细胞间液进入血液循环以部分地补偿血容量，细胞内液轻度减少。

5．A。狼疮性肾炎是系统性红斑狼疮最常见和最严重的临床表现，是系统性红斑狼疮患者死亡的常见原因，几乎所有患者均有肾损害。

6．D。使用分娩镇痛法时不能影响产程，使其延长，会增大胎儿发生危险几率。实行药物性分娩镇痛法的原则是对产妇及胎儿不良作用小；药物起效快，作用可靠，给药方法简便；对产程无影响或加速产程；产妇处于清醒状态，可参与分娩过程。

7．B。海洋性贫血也称地中海贫血，是由于一种或几种正常珠蛋白肽链合成障碍而引起的遗传性潜血性疾病。缺铁性贫血是体内储存铁缺乏，导致血红蛋白合成减少而引起的一种小细胞低色素性贫血。再生障碍性贫血是一种可能由不同病因和机制引起的骨髓造血功能衰竭症。巨幼细胞性贫血由于叶酸和（或）维生素 B_{12} 缺乏所引起的一类贫血。

8．D。先兆子宫破裂时产妇表现为烦躁不安、呼吸、心率加快，下腹剧痛难忍。子宫下段膨隆、压痛明显，可见病理缩复环。膀胱受压充血，出现排尿困难及血尿。重型胎盘早剥表现为突发持续性腹痛、腰酸及腰痛，子宫大于孕周，胎位触不清。两种疾病所共有的临床表现为剧烈腹痛。

9．D。染色体核型分析是检测21-三体综合征最具有确诊意义的辅助检查。

10．E。围术期是指从确定手术治疗时起，至与这次手术有关的治疗基本结束为止的一段时间。

11．C。肝是人体内最大的腺体器官。

12．C。化脓性关节炎指发生在关节内的化脓性感染，多见于儿童，好发部位为髋关节和膝关节。

13．D。心绞痛常因体力劳动或情绪激动而诱发，疼痛主要位于胸骨体上段或中段之后及心前区，持续 $3 \sim 5$ 分钟，很少超过15分钟，休息或舌下含服硝酸甘油缓解。急性心肌梗死疼痛的部位和性质与心绞痛相同，但诱因不明显，常发生于安静时，程度更加剧烈，持续时间 $10 \sim 20$ 分钟以上，经休息和含服硝酸甘油不能完全缓解。患者常伴有大汗、呼吸困难、恐惧和濒死感。

14．A。胰岛素样生长因子1（IGF-1）不仅反应灵敏且受其他因素影响较小，是营养不良早期诊断灵敏、可靠的指标。

15．A。急性心肌梗死患者突发呼吸困难，神志不清，脉搏消失，已发生心脏骤停。首选的抢救措施是心肺复苏（胸外心脏按压→开放气道→口对口人工呼吸）。

16．B。腹膜的生理作用包括润滑作用，在正常情况下，腹腔可分泌少量液体润滑腹腔并减少脏器间的摩擦；吸收和渗透作用，腹膜是双向的半透性膜，水电解质、尿素及一些小分子能透过腹膜；防御作用，正常情况下，腹膜向腹腔渗出少量浆液，内含淋巴细胞、巨噬细胞和脱落的上皮细胞；修复和再生作用，渗出液中的纤维沉积在病变周围也可修复受损组织，促进伤口愈合。

17．A。该产妇产后双乳不胀，新生儿吸吮双乳后仍哭闹不安，该产妇乳汁应分泌不足，此时不宜使用吸奶器吸乳，使用吸奶器不能促进乳汁的分泌，仅可用来吸出多余乳汁。该产妇应增加婴儿吸吮次数、调节饮食、保证睡眠或使用催乳饮促进乳汁的分泌。

18．B。急性胰腺炎术后常见并发症主要包括出血、胰瘘、胃肠道瘘，重症急性胰腺炎术后常见并发症为肾衰。

19．B。0～2个月婴儿易患肠道革兰阴性杆菌（常见大肠埃希菌、其次变形杆菌、铜绿假单胞菌或产气杆菌）和金黄色葡萄球菌脑膜炎。3个月到3岁小儿易患流感嗜血杆菌脑膜炎，5岁以上年长儿易患球菌脑膜炎、肺炎链球菌脑膜炎。

20．C。硫脲类抗甲状腺药物的不良反应有粒细胞减少、皮疹、皮肤瘙痒、中毒性肝病和血管炎等。粒细胞缺乏是最严重的不良反应，可发生在服药的任何时间，表现为发热、咽痛、全身不适等，严重者可出现菌血症或脓毒症，甚至死亡。

21．D。该患儿可考虑为急性肠套叠。肠套叠是指部分肠管及其肠系膜套入邻近肠腔内造成的一种绞窄性肠梗阻，临床表现分为急性和慢性两种。急性肠套叠多见于2岁以下婴幼儿，患儿突然发生剧烈的阵发性肠绞痛、哭闹不安、屈膝缩腹、面色苍白、出汗、拒食、持续约数分钟后缓解，间隙10～20分钟又反复发作，呕吐，血便，腹部包块等。肠炎主要表现为急性腹痛、发热，伴呕吐、腹泻等，查体可见脐周或下腹部轻度亢进。先天性巨结肠主要表现为顽固性便秘，腹胀、可见肠型、可闻及肠鸣音。坏死性小肠结炎常以急性腹痛起病，腹痛位于脐周或上腹部，呈持续性钝痛伴阵发性加重，多伴有全身感染中毒症状等。阑尾炎典型症状为转移性右下腹疼痛。

22．A。服铁剂一般用至血红蛋白达正常水平后2个月左右再停药，以补足铁的贮存量。

23．C。异烟肼口服或静脉滴注治疗肺结核，不良反应对肝损害，还会产生周围神经炎和过敏反应，服用异烟肼需每月严密监测肝功能。

24．D。糖尿病酮症酸中毒诱因有急性感染、胰岛素不适当减量或突然中断治疗、饮食不当、严重疾病、创伤、手术、精神刺激等。胰岛素治疗过量易出现低血糖。

25．A。敌百虫（美曲磷酯）中毒时，洗胃溶液应选用1%盐水或清水、1：15 000～1：20 000高锰酸钾；禁忌碳酸氢钠溶液洗胃，以免敌百虫（美曲磷酯）遇碱性药物分解出毒性更强的敌敌畏。

26．A。急性支气管炎大多先有上呼吸道感染症状，之后以咳嗽为主要表现，初为刺激性干咳后有痰。

27．A。子宫Ⅲ度脱垂并发阴道前后壁膨出属于重度患者，首选手术治疗，患者年龄较大且不需要再生育，子宫可以不保留，最有效的治疗是子宫全切术和阴道前后壁修补术。

28．B。宫颈癌患者的治疗一般以手术和放疗为主，化疗为辅。手术治疗适用于ⅠA～ⅡA的早期患者，一般采取宫颈癌根治术加淋巴清扫。放射治疗适用于部分ⅠB2期和ⅡA2期及ⅡB～ⅣA期患者。

29．B。小脑幕切迹疝发生时，移位的脑组织在小脑幕切迹挤压脑干，脑干移位，严重者可有脑干内部出血；同侧的大脑脚受到挤压而造成病变对侧偏瘫，同侧动眼神经受到挤压产生动眼神经麻痹症状。其相应的典型临床表现是进行性意识障碍；病变对侧肢体肌力减弱或瘫痪；患侧瞳孔进行性散大。

30．B。原发性肝癌并发肝癌结节破裂时，如限于包膜下可形成压痛性血肿；也可破入腹腔引起急性腹痛和腹膜刺激征，严重可致出血性休克或死亡。原发性腹膜炎又称自发性细菌性也膜炎，一般具有全身中毒症状重而腹部体征相对较轻的特点。继发性腹膜炎是由腹内脏器炎症、外伤、梗阻、血管栓塞或术后并发症引起。最常见于急性阑尾炎、其次是胃、十二指肠溃疡穿孔。急性梗阻性胆囊炎常表现为右上腹部剧烈绞痛或胀痛，疼痛常放至右肩或右背部，伴恶心呕吐。

31．B。前置胎盘治疗以抑制宫缩、止血、纠正贫血及防治感染为原则。期待疗法的适用指征为妊娠＜34周、胎儿体重＜2000g、胎儿存活、胎肺未成熟、阴道流血量不多及一般情况良好。阴道检查有可能扩大前置胎盘剥离面导致阴道大出血，危及生命，因此期待疗法孕妇应禁止性生活，禁做阴道检查及肛查，减少刺激以免诱发出血。终止妊娠适用于反复发生大量出血甚至休克者；妊娠36周以上者；妊娠34～36周，发生胎儿窘迫者，促胎肺成熟后；胎儿死亡或难以存活。阴道大出血危及孕妇生命安全时，不论胎龄大小均应立即剖宫产。

32．E。肿瘤患者愤怒期表现为患者接受疾病现实，产生恐慌、哭泣，继而愤怒、烦躁、不满，甚至出现冲动性行为，对此期患者，应通过交谈和沟通尽量诱导患者表达自身的感受和想法，纠正其认知错误，教育和引导患者正视现实。震惊否认期常表现为患者初悉病情后，眼神呆滞，不言不语，知觉淡漠甚至晕厥，继之极力否认，甚至辗转多家医院就诊、咨询。

33．C。外阴阴道假丝酵母菌病的诱发因素不包括长期服用孕激素。常见诱因有妊娠、肥胖、糖尿病、大量应用免疫抑制药及广谱抗生素、大量雌激素治疗、穿紧身化纤内裤等。长期应用抗生素，抑制了乳杆菌生长，有利于假丝酵母菌繁殖。糖尿病患者机体免疫力下降，阴道内糖原增加，适合假丝酵母菌繁殖。大量应用免疫抑制药，如皮质类固醇激素（地塞米松等）或免疫缺陷综合征，使机体的抵抗力降低。妊娠时机体免疫力下降，雌激素水平增高，可致阴道组织内糖原增加，酸度增高，有利于假丝酵母菌生长。

34．B。急性胆囊炎患者表现为典型的 Charcot 三联症，即腹痛、寒战与高热、黄疸，还可有全身症状恶心呕吐、腹膜炎等症状，查体可见墨菲征阳性。麦氏点压痛主要见于急性阑尾炎患者。

35．B。新生儿黄疸分为生理性黄疸和病理性黄疸。

其中病理性黄疸多在出生后24小时内出现并迅速加重，血清胆红素＞205.2～256.5μmol/L（12～15mg/dl），黄疸持续时间长（足月儿＞2周，早产儿＞4周），黄疸退而复现。生理性黄疸的特点为新生儿一般情况良好，于生后2～3天即出现黄疸，4～5天最重。

36．E。急性肾炎患儿出现严重循环充血时，应纠正水钠潴留，恢复正常血容量，首选呋塞米注射。

37．B。肺结核取患侧卧位，有利于健侧通气，并防止病灶扩散。

38．C。糖尿病的神经病变以周围神经病变最为常见，呈对称性，下肢较上肢严重，表现为四肢麻木、刺痛感、蚁走感、袜套样感，感觉过敏或消失。

39．B。感染是慢性支气管炎病情加剧发展的重要因素。本病首要的治疗是病因治疗即控制感染，其次是营养支持，吸氧，镇咳，祛痰，平喘，抗过敏等对症治疗。

40．A。发生心力衰竭，安静时心率增快，婴儿＞180次/分，幼儿＞160次/分，不能用发热或缺氧解释；呼吸困难、青紫突然加重，安静时呼吸达60次/分以上；肝大达肋下3cm以上，心音明显低钝或出现奔马律；突然烦躁不安，面色苍白或发灰，而不能用原有疾病解释，尿少伴下肢水肿。

41．D。初始血尿提示病变部位在尿道；终末血尿提示出血部位在后尿道、膀胱颈部或膀胱三角区；全程血尿提示出血部位在膀胱或其以上部位。

42．E。恶性卵巢肿瘤是女性生殖器三大恶性肿瘤之一，可发生于任何年龄，病死率居妇科恶性肿瘤之首。

43．D。该患者患有糖尿病，长期胰岛素治疗，近日运动量加大出现心悸、出汗、头晕、手抖、饥饿感，首先考虑患者出现了低血糖反应。低血糖的诱因是使用外源性胰岛素或胰岛素促泌剂；未按时进食或进食过少；运动量增加；酒精摄入，尤其是空腹饮酒；胰岛素瘤等疾病；胃肠外营养治疗等。

44．B。慢性肾衰竭为各种慢性肾脏病持续进展的共同结局。它是以代谢产物潴留，水、电解质及酸碱代谢失衡和全身各系统症状为表现的一种临床综合征。食欲减退是其最早期和最常见的症状，还可出现恶心、呕吐、腹胀、腹泻、消化道出血。血压升高、呼吸困难、心前区疼痛、头晕心慌是心血管系统表现，主要发生于进入终末期肾病的患者。

45．A。无排卵性异常子宫出血最常见的症状是子宫不规则出血，表现为月经周期紊乱、经期长短不一、流血量时多时少，甚至大量出血。出血期一般无腹痛或不适。出血量多或时间长者常伴有贫血，甚至休克。

46．C。内痔发生于齿状线以上，表面覆盖直肠黏膜，无痛性间歇性便后出鲜血是内痔早期的常见症状。

47．A。测定 E_3 即雌三醇，可反映胎盘功能，属于实验室检查，不作为胎儿窘迫时的护理措施。在胎儿发生宫内窘迫时，可增加孕妇氧气供给，提高胎儿血氧饱和度。指导孕妇左侧卧位，减少子宫收缩频率，降低子宫内压，增加胎儿血氧分压。密切监测胎心、胎动和产程进展。若病情紧迫且缓解措施无效时，应立即行剖宫产，做好新生儿复苏准备。

48．E。小儿惊厥首要治疗为迅速控制惊厥，抗惊厥药物首选地西泮缓慢静脉注射或灌肠。

49．B。生长激素缺乏症的最佳治疗方法是生长激素替代治疗，恶性肿瘤或有潜在肿瘤恶变者及严重糖尿病患者禁用。睾酮替代疗法、康力龙主要针对无睾症或类无睾症的患者、男子性功能低下的患者。性激素促进生殖器官发育，分泌和调节，包括排卵、生精、受精、着床、妊娠等。苯丙酸诺龙作用于低蛋白血症、营养不良、小儿发育不良、手术后及慢性消化性疾病骨折不愈合及严重的骨质疏松等。

50．C。脑血栓起病缓慢，一般有前驱症状，如头晕、头痛、肢体麻木及短暂脑缺血发作等，多在休息或睡眠时发病。

51．A。被犬类咬伤患者可能感染狂犬病毒，应尽快注射狂犬病毒疫苗。破伤风是由破伤风梭菌经皮肤或黏膜伤口侵入人体，在缺氧环境中生长繁殖所导致的特异性感染，常继发于创伤后，尤其是窄而深的伤口，如被生锈的铁钉刺伤者、木头刺伤，伤口深者、开放性骨折及烧伤患者也可因伤口处的缺氧环境造成破伤风梭菌大量繁殖，为预防破伤风，应及时到医院就诊，注射破伤风抗毒素。

52．D。胰头癌最主要的临床表现是梗阻性黄疸，多数是由于胰头癌压迫或浸润胆总管所致，呈进行性加重。

53．A。临床上完整和详尽的病史对癫痫的诊断、分型和鉴别诊断都具有非常重要的意义，脑电图是诊断癫痫最重要的检查方法，对发作性症状的诊断有很大价值，有助于明确癫痫的诊断、分型和确定特殊综合征。

54．A。维生素 D 缺乏性佝偻病的骨骼改变主要有颅骨软化，方颅、鞍形颅、前囟闭合延迟，胸廓畸形，出现肋骨串珠、郝氏沟、鸡胸、漏斗胸、形成"O"形腿或"X"形腿等，并不包括小头畸形。

55．B。该患者首先考虑是蛛网膜下腔出血。蛛网膜下腔出血以中青年多见，起病急骤，持续性剧烈头痛，喷射性呕吐，可出现脑膜刺激征，是最具特征性的体征，一般无定位性神经系统体征及肢体瘫痪，腰椎穿刺是最具诊断价值和特征性的检查，脑脊液呈均匀一致血性，压力增高。

56．C。肌力：0 级，完全瘫痪肌肉无收缩；1 级，肌肉可轻微收缩，但不能产生动作；2 级，肢体能在床面移动，但不能抵抗自身重力，即无力抬起；3 级，肢体能抵抗重力离开床面，但不能抵抗阻力；4 级，肢体能做抗阻力动作，但未达到正常；5 级正常肌力。

57．B。妊娠 20 周时临床上便可听到胎心音，胎心音在靠近胎背侧上方的孕妇腹壁上听得最清楚，孕妇在监测胎心音时胎心率的正常范围应是 110～160 次／分。

58．B。皮牵引多用于四肢牵引。无创、简单易行，但牵引重量小，一般不超过 5kg，牵引时间为 2～4 周。

59．B。成人择期手术前禁食 8～12 小时，禁饮 4 小时，可使胃排空，预防胃内容物反流，是预防全麻术后误吸的重要措施。

60．D。宫内节育器放置时间为月经干净后 3 ～ 7 天，且无性生活；产后 42 天，恶露已净，会阴伤口愈合，子宫恢复正常时；剖宫产后半年；人工流产术后宫腔深度 < 10cm 时；哺乳期且排除早孕者。术前常规测体温，2 次测试超过 37.5℃ 暂不放置。

61．D。毕Ⅱ式术后发生完全性输入段梗阻患者，表现为上腹部剧烈腹痛伴频繁呕吐，量少不含胆汁，呕吐后症状不缓解。输出段梗阻患者呕吐物为食物和胆汁。

62．D。产后泌尿系感染感染多由下泌尿道上行所致，症状通常发生在产后第 2 ～ 3 天，也可发生在产后 3 周。

63．D。特发性血小板减少性紫癜又称原发免疫性血小板减少症，首选药物为糖皮质激素，可减少血小板自身抗体生成及减轻抗原抗体反应，抑制单核 - 吞噬细胞破坏血小板，降低毛细血管通透性和刺激骨髓造血及促进血小板向外周的释放。脾脏切除术适用于糖皮质激素治疗无效或有糖皮质激素使用禁忌证的患者。也可使用免疫抑制药，但一般不作首选。血小板 < 20×10^9/L，出血严重而广泛，疑有或已存在颅内出血者可输血和输血小板。

64．B。股骨颈头下型和经颈型骨折属于关节囊内骨折，骨折后股骨头的血液供应大部分中断，易发生骨折不愈合或股骨头缺血坏死。

65．E。食管癌术后 3 天患者处于禁食状态，禁食和胃肠减压期间，可遵医嘱给予肠内和肠外营养支持，肠内营养可经鼻十二指肠、胃或空肠造瘘管给予。肠内营养禁忌证包括胃肠道梗阻、有活动性出血、严重腹泻及休克患者等。

66．D。漏斗型骨盆的骨盆入口平面各径线正常，两侧骨盆壁向内收，状似漏斗，其特点是中骨盆及骨盆出口平面均明显狭窄，使坐骨棘间径（正常约 10cm）和坐骨结节间径（正常约 8.5 ～ 9.5cm）缩短，坐骨切迹宽度 < 2 横指，耻骨弓角度 < 90°，坐骨结节间径与出口后矢状径之和小于 15cm，常见于男型骨盆。

67．C。成人呼吸窘迫综合征初期表现为呼吸加快，有呼吸窘迫感，普通供氧常不能缓解缺氧。

患者进展期有明显呼吸困难，有全身缺氧表现，需气管插管给予机械通气支持，才能缓解缺氧症状。ARDS 早期体检无明显异常体征，或仅闻少量细湿啰音。后期听诊双肺可有中小水泡音、管状呼吸音。

68．C。乳房肿块为乳腺癌最常见的症状，早期为无痛、单发的小肿块，以乳房外上象限最常见。

69．A。急性乳腺炎常见于产后哺乳期妇女，以初产妇居多。患侧乳房局部变硬、红肿、发热，有压痛及搏动性疼痛。脓肿形成时，可有波动感，肿胀明显。常伴患侧腋窝淋巴结肿大、压痛。全身中毒症状可有寒战、高热、脉搏加快等。该患者表现提示发生了急性乳腺炎且已形成脓肿，最有效的治疗方法为及时切开引流，排出积脓以消除感染。

70．D。该患者心率 126 次 / 分，节律规整，考虑为窦性心动过速。成人窦性心率 > 100 次 / 分，称窦性心动过速。

71．C。消化性溃疡发生的基本机制是对胃和十二指肠黏膜有损害作用的侵袭因素与黏膜自身的防御修复因素之间失去平衡。十二指肠溃疡主要是侵袭因素增强。高浓度胃酸和能水解蛋白质的胃蛋白酶是主要的侵袭因素。十二直肠球部溃疡出血，治疗最为合适的方法是应用抗酸药。

72．E。十二直肠球部溃疡出血患者突然呕血约 1500ml，伴柏油样大便，血压 75/50mmHg，心率 120 次 / 分，已发生失血性休克，目前主要的治疗措施是静脉补液以补充血容量。

73．A。该患者幽门螺杆菌（Hp）阳性，首选的治疗方案是根除 Hp，目前推荐以质子泵抑制剂或胶体铋剂为基础加上两种抗生素的三联治疗方案。如奥美拉唑或枸橼酸铋钾加上克拉霉素和阿莫西林或甲硝唑。疗程 7 ～ 14 天。一般应在治疗后至少 4 周复检 Hp。

74．E。该患者诊断患者出现了严重中暑中的热射病。热射病临床特点主要表现为高热、无汗和意识障碍，出现颜面潮红、皮肤干燥无汗、谵妄、昏迷、抽搐，严重者可有休克、脑水肿、肺水肿、DIC 及多器官功能衰竭等严重并发症，直肠体温 ≥ 41℃。

75．D。该患者体温达到了41℃，首要的护理措施是快速降温，防止高热继发引起蛋白质变性，损伤细胞，并发更严重病症。

76．C。按照T（原发癌瘤）、N（区域淋巴结）、M（远处转移）分期法，T_2为癌瘤长径＞2cm，≤5cm，N_1为同侧Ⅰ、Ⅱ水平腋窝淋巴结转移，M_0为无远处转移的临床或影像学证据；乳腺癌Ⅱ期T_0、$_1N_1M_0$，$T_2N_{0-1}M_0$，$T_3N_0M_0$。该患者目前按临床分期为$T_2N_1M_0$，Ⅱ期。

77．C。该患者行胸部手术，备皮范围为上自锁骨上及肩上，下至脐水平，包括患侧上臂和腋下，胸背均超过中线5cm以上。

78．C。咳嗽是肺癌出现最早的症状，多为刺激性咳嗽，痰中带血。患者还可出现胸痛、胸闷、发热等症状。胸部X线可见块状阴影，边缘不清或呈分叶状，癌肿发展到一定大小，可见肺门阴影。该患者症状最可能诊断为肺癌。肺结核多表现为午后低热、乏力、盗汗、食欲减退、咳嗽、咯血等。肺脓肿发病急骤，可见畏寒、高热。支原体肺炎抗生素治疗有效。

79．E。肺癌表面脱落的癌细胞可随痰咳出，在痰中找到癌细胞即可确诊。患者咳痰时，注意留痰送检。

80．C。肺癌患者如不合并水钠潴留等其他并发症无需控制水量摄入。肺癌急性期可卧床休息，保持病室温湿度适宜，注意做好皮肤和口腔护理，预防交叉感染。

81．E。该患者考虑为妊娠合并重症肝炎。妊娠合并病毒性肝炎表现为食欲减退、恶心、呕吐、肝区痛、乏力等，部分严重有皮肤巩膜黄染、尿色深黄，如病情进行性加重，演变成重症肝炎则黄疸迅速加深。正常时血清总胆红素＜17μmol/L，重型肝炎、淤胆型肝炎均明显增高＞170μmol/L。妊娠期急性脂肪肝表现为以忽然剧烈、持续的呕吐开始，有时伴上腹疼痛及黄疸，实验室检查转氨酶轻度升高。妊娠合并胆汁淤积症黄疸一般为轻度，实验室检查转氨酶轻度增高，血胆红素轻度增加。

82．A。妊娠合并重症肝炎患者因母儿耐受能力较差，过度的体力消耗可加重肝脏负担，甚至导致肝功能衰竭，病死率高，分娩方式以剖宫产为宜。

83．E。该患者考虑诊断为葡萄胎。停经8～12周左右不规则阴道流血是葡萄胎最常见的症状，多数患者子宫大于停经月份，质地变软，伴血清hCG水平异常升高，血β-hCG超过100kU/L甚至达1500～2000kU/L。B超是诊断葡萄胎的可靠和敏感的检查方法，表现为无胎心搏动或妊娠囊，呈落雪状改变。先兆流产表现为停经后有少量阴道出血，子宫大小与孕周相符。侵蚀性葡萄胎与绒癌均应有转移灶表现，由葡萄胎组织侵入子宫肌层或转移至子宫外，或突向宫腔、穿破浆膜所致。异位妊娠表现为不规则阴道流血，未破裂前表现为一侧下腹隐痛或酸胀感；流产或破裂时，突感下腹撕裂样疼痛。

84．C。正常情况下，葡萄胎排空后，血清hCG稳定下降，首次降至正常的平均时间大约为9周，一般最长不超过14周。若葡萄胎排空后hCG持续异常，应考虑妊娠滋养细胞肿瘤。

85．A。完全性葡萄胎发生子宫局部侵犯和（或）远处转移的几率约为15%和4%。葡萄胎恶变的高危因素有：hCG＞100 000U/L、子宫明显大于相应孕周、卵巢黄素化囊肿直径＞6cm、年龄＞40岁和重复葡萄胎。不包括已有阴道流血。

86．C。该患儿可考虑为生理性腹泻。生理性腹泻多见于6个月以内的婴儿，表现为生后不久即出现腹泻，但除大便次数增多外，无其他症状，食欲好，不影响生长发育。重型腹泻胃肠道反应较重，常伴呕吐，腹泻频繁，发热或体温不升，精神烦躁或萎靡等。轻型腹泻表现为食欲缺乏，偶有呕吐等。迁延性腹泻和慢性腹泻表现为腹泻迁延不愈，病情反复，大便次数和性质不稳定。

87．A。生理性腹泻在添加辅食后，大便会渐转为正常，不需要特殊处理。

88．D。患儿臀部局部皮肤发红涂以5%鞣酸软膏或40%氧化锌油并按摩片刻，促进局部血液循环。

89．C。流行性腮腺炎无并发症的患儿在家中隔离治疗，采取呼吸道隔离至腮腺完全消肿，共约3周。

90. B。流行性腮腺炎的病理特征是腺体出现非化脓性炎症，包括间质充血、水肿、点状出血、淋巴细胞浸润和腺泡坏死等。

91. D。肠套叠早期患儿会突然发生剧烈的阵发性肠绞痛，在腹痛后数小时发生呕吐，发生血便、腹部包块等。

92. B。胃溃疡急性穿孔的典型表现为持续性剧痛。初始位于上腹部，很快波及全腹，有时伴肩胛部牵涉痛。

93. D。弥散性血管内凝血（DIC）高凝期凝血系统被激活，大量促凝物质释放入血，血液呈高凝状态，不易抽出，血液凝血时间缩短，血小板黏附性增高。

94. C。DIC 纤溶期由于大量纤溶酶与纤维蛋白（原）降解产物的纤溶和抗纤凝作用，此期血液凝固性更低，出血倾向更为明显，表现为严重出血和渗血、休克等。

95. E。DIC 消耗性低凝期血管内凝血消耗大量的凝血因子和血小板，使血液转入低凝状态。此期以出血为主要表现，全身各个部位均可发生，可出现皮肤、注射部位出血。

96. C。新生儿出生后 2～4 天会体重下降，下降范围一般不超过 10%，4 天后回升，7～10 天恢复到出生时水平，属生理现象。主要和摄入少、经皮肤及肺部排出的水分相对较多有关。

97. D。足月新生儿出生后 2～3 天会出现皮肤、巩膜发黄，称为生理性黄疸，持续 4～10 天消退，最迟不超过 2 周。早产儿黄疸多于生后 3～5 天出现，5～7 天达高峰，7～9 天消退，最长可延迟到 3～4 周。

98. A。Ⅱ度喉梗阻为安静时亦出现喉鸣和吸气性呼吸困难，肺部听诊可闻喉传导音或管状呼吸音，心率增快。

99. C。Ⅲ度喉梗阻安静时有喉鸣和吸气性呼吸困难外，还有烦躁不安、口唇及指趾发绀，双眼圆睁，惊恐万状，多汗，肺部呼吸音明显降低，心音低钝，心率快。

100. B。Ⅳ度喉梗阻渐显衰弱、呈昏睡状，肺部听诊呼吸音几乎消失，仅有气管传导音，心音钝弱，心律不齐。

专业实践能力

1. B。糖尿病患者两种胰岛素合用时，应先抽吸短效胰岛素，再抽吸长效胰岛素，以免长效胰岛素混入短效内，影响其速效性。

2. E。急性肾小球肾炎患者起病 2 周内应严格卧床休息，待水肿消退、血压平稳、肉眼血尿消失、尿常规及其他检查基本正常后，可下床轻微活动或户外散步。尿红细胞减少、血沉正常方可上学，但仍需避免体育运动。1～2 个月应限制活动量，3 个月内避免剧烈活动。

3. A。胰头癌致阻塞性黄疸患者，胰头十二指肠切除术（Whipple）前应遵医嘱保肝治疗，静脉补充维生素 K，改善凝血功能。

4. E。分娩时出现子宫收缩乏力，处理原则为调节使恢复正常的宫缩。协调性宫缩乏力估计能经阴道分娩者，应加强宫缩，人工破膜（宫颈扩张 ≥ 3cm 时），静脉滴注缩宫素。不协调性宫缩乏力处理原则是调节子宫收缩，恢复正常宫缩的节律性和极性。给予镇静药哌替啶、吗啡肌内注射或地西泮静脉注射，使宫缩恢复为协调性宫缩。补充营养、水分、电解质，并保持膀胱和直肠空虚状态。

5. A。在妊娠 7 周内，一般选择药物流产；妊娠 7～10 周内，优先选择负压吸宫术行人工流产；妊娠 10～14 周时，优先选择钳刮术；妊娠中期选择依沙吖啶或水囊引产。

6. A。轻度营养患儿不良开始每天可供给热量 60～80kcal/kg（250～330kJ/kg），以后逐渐递增。

7. B。产后雌、孕激素水平会急剧下降，在产后 1 周时降至未孕水平。产后泌乳素水平较孕前升高，以促进乳汁分泌生成。催乳素水平会受到哺乳影响，若产妇哺乳，催乳素水平于产后下降，但仍高于非孕时水平；若产妇不哺乳，催乳素于产后 2 周降至非孕时水平。

8. B。子宫出现节律性收缩是临产的重要标志。节律性是指每次宫缩会由弱渐强（进行期），维持一定时间（极期），随后由强渐弱（退行期），直至消失进入间歇期，宫缩会如此反复出现，直至分娩全程结束。

9. D。网织红细胞数上升是铁剂治疗缺铁性贫血最早出现的有效指征。

10. B。中骨盆平面为最狭窄平面，呈纵椭圆形，前为耻骨联合下缘两侧为坐骨棘，后为骶骨下部。

11. E。先天性唇裂并不影响小儿按计划免疫程序预防接种的疾病。计划免疫的禁忌证包括目前健康状态及疾病史、过敏史和用药史。健康状态及疾病史又包括急性传染病，如结核病、肝炎等，包括有急性传染病接触史而未过检疫期者；严重慢性病，如风湿热、心脏病、高血压、肝肾疾病等；免疫缺陷疾病或正在接受免疫抑制药治疗期间，如放射治疗、糖皮质激素、抗代谢药物和细胞毒性药物；其他如癫痫、抽搐史者。

12. E。肝性脑病急性期发作首日禁食蛋白质，减少蛋白质分解而产生的氨。每天供给足量的热量和维生素，即无蛋白、高热量饮食，以糖类为主，限制摄入脂肪类食物。禁用维生素 B_6，以免多巴在外周神经处转为多巴胺，影响多巴进入脑组织，减少中枢神经系统正常递质的传导。

13. B。先兆流产表现为少量阴道流血，子宫大小与停经周数相符，宫颈口未开，胎膜未破，妊娠产物未排出。难免流产表现为阴道流血量增多，阵发性腹痛加重，子宫大小与停经周数相符或略小，宫颈口已扩张，但组织尚未排出；晚期难免流产还可有羊水流出或见胚胎组织或胎囊堵于宫口。两者最明显差异是宫颈口是否已开，通过宫颈口是否已开可清楚鉴别两者。

14. E。骨盆外测量时骶耻外径正常值为 18～20cm，坐骨棘间径正常值约 10cm，该初产妇盆骨较小；且胎儿胎头高浮、胎位不正为臀位，自然分娩时困难，容易导致胎儿窘迫，应选择剖宫产术。

15. A。该患儿最可能的诊断是麻疹。麻疹前驱期的临床特点是持续 3～4 天，主要表现发热、咳嗽、流涕、结膜炎、畏光流泪、结膜充血及口腔麻疹黏膜斑，3～4 天出现皮疹，先发于耳后发际，逐渐累积额、面、颈部，自上而下蔓延至躯干、四肢，最后累及手掌、足底，开始为不规则红色斑丘疹，疹间皮肤正常。

16. D。颈脊髓损伤时，肋间肌完全麻痹，胸式呼吸消失，患者能否生存，取决于腹式呼吸。任何阻碍膈肌活动和呼吸道通畅的原因均可导致呼吸衰竭。第 1、2 颈髓损伤，患者常即刻死亡。若损伤接近第 4 颈椎，可因膈神经麻痹导致膈肌运动障碍，腹式呼吸消失，可出现呼吸衰竭。其他节段损伤，也可因脊髓水肿，致呼吸衰竭。

17. E。按肌瘤生长部位可将子宫肌瘤分为子宫体部肌瘤和子宫颈部肌瘤，其中子宫体部肌瘤最常见，约占 90%。

18. C。无排卵性异常子宫出血最常见的症状是子宫不规则出血，表现为月经周期紊乱、经期长短不一、流血量时多时少，甚至大量出血。出血期一般无腹痛或不适。出血量多或时间长者常伴有贫血，甚至休克。

19. A。先天性无阴道可分为阴道下段闭锁和阴道完全闭锁，一般患者第二性征、外阴发育及卵巢均正常，合并有先天性无子宫或只有始基子宫，多无生育能力。少数患者伴有泌尿道发育异常，个别伴有脊椎异常。

20. A。恶性肿瘤患者化疗过程中常见骨髓抑制，应每周查 1 次血常规，如白细胞＜ $3.5 \times 10^9/L$，或血小板＜ $80 \times 10^9/L$ 时，应暂停化疗，预防感染。白细胞＜ $1 \times 10^9/L$，实行保护隔离。血小板＜ $20 \times 10^9/L$，绝对卧床休息，协助做好生活护理。

21. A。子宫内膜癌Ⅲ期是指癌组织有扩散，但未超过真骨盆。子宫内膜癌病理分期可分为：Ⅰ期即肿瘤局限于子宫体，ⅠA 期为肿瘤无浸润或＜ 1/2 肌层浸润，ⅠB 期为≥1/2 肌层浸润；Ⅱ期指癌瘤累及子宫颈间质，但未扩散至宫外；Ⅲ期指癌症有局部扩散，包括ⅢA 期即癌瘤累及子宫体浆膜层和附件，ⅢB 期即阴道和宫旁受累，ⅢC1 期即癌瘤转移至盆腔淋巴结，ⅢC2 期即癌瘤转移至腹主动脉旁淋巴结；Ⅳ期为癌瘤累及膀胱和（或）肠黏膜，或转移远处，ⅣA 期指癌瘤累及膀胱和肠道黏膜，ⅣB 期为癌瘤向远处转移，包括腹腔转移及（或）腹股沟淋巴转移。

22. D。淋病奈瑟菌（淋球菌）的适宜生长条件为 35 ～ 36℃，含 2.5% ～ 5%CO_2 的环境。淋球菌离开人体后不易生长，42℃存活 15 分钟，50℃存活 5 分钟，100℃立即死亡。在完全干燥的条件下 1 ～ 2 小时即死亡。各种消毒剂均能杀死淋球菌。

23．C。全脊麻指全部脊神经受阻滞，是硬膜外阻滞最危险的并发症。原因为穿刺针或导管误入蛛网膜下腔而未被及时发现，将超量局麻药注入而产生异常广泛的神经根阻滞。

24．E。该患者术后出现右下肢胀痛、沿大隐静脉走行皮肤发红，有压痛，触及条索状静脉，考虑为出现下肢深静脉血栓。此时严禁经患肢静脉输液及局部按摩，以防血栓脱落；应抬高患肢、制动，局部 50% 硫酸镁湿敷，配合理疗和全身性抗生素治疗。

25．B。重症急性炎症性脱髓鞘性多发性神经病患者要重点观察监测呼吸频率、节律和深度变化以及动脉血氧饱和度，询问患者有无胸闷、气短、呼吸费力等症状，注意呼吸困难程度和血气分析指标。当出现呼吸费力、出汗、口唇发绀等缺氧症状时应立即报告医生，当肺活量降至正常的 25% ～ 30%，血气分析血氧分压低于 70mmHg 时，一般应先行气管插管，如 1 天以上无好转，则行气管切开，使用呼吸机辅助呼吸。

26．B。骨髓穿刺时根据穿刺部位协助患者选取适宜的体位，髂前上棘取仰卧位。髂后上棘取仰卧位或俯卧位。胸骨取仰卧位。肩下置一垫枕使胸骨抬高。棘突穿刺患者反坐靠背椅双臂伏于椅背上，使背部尽量后突。

27．B。风湿病急性期无心脏炎患儿绝对卧床休息 2 周，有心脏炎者至少 4 周，重者 6 ～ 12 周。无心脏炎者大约 1 个月恢复正常活动，合并心脏炎者需至少 2 ～ 3 个月，心脏炎伴心力衰竭者应卧床 6 个月后逐渐恢复正常活动。

28．C。急性血源性骨髓炎好发部位为胫骨、股骨、肱骨等长骨的干骺端，感染途径以血源性播散为主。

29．C。妊娠合并心脏病与妊娠合并急性病毒性肝炎都可引起围生儿死亡率高。妊娠合并心脏病病变程度严重、有发绀者往往由于缺氧易发生胎

儿生长受限、胎儿窘迫、早产，致围生儿死亡率较高，需早期终止妊娠。有报道肝功能异常的围生儿死亡率高达 46%。妊娠早期合并急性病毒性肝炎，可使早孕反应加重，胎儿畸形发生率约升高 2 倍。妊娠晚期合并急性病毒性肝炎，可能因醛固酮的灭活能力下降，使妊娠期高血压疾病的发病率增加。分娩时因凝血因子合成功能减退，容易发生产后出血。

30．A。肺炎患儿给氧时，一般采用鼻前庭导管给氧，氧流量为 0.5 ～ 1L/min，氧浓度不超过 40%。缺氧明显者用面罩或头罩给氧，氧流量为 2 ～ 4L/min，氧浓度不超过 50% ～ 60%。

31．B。中度卵巢过度刺激综合征表现为明显下腹胀痛、恶心、呕吐或腹泻，有明显腹水，少量胸水，腹围增大，体重增加 ≥ 3kg，双侧卵巢增大、直径为 5 ～ 10cm。

32．D。该患儿可考虑为婴幼儿哮喘。婴幼儿哮喘指年龄 < 3 岁者，诊断标准为：喘息发作 ≥ 3 次；肺部出现哮鸣音，呼气相延长；具有特异性体质，如过敏性湿疹、过敏性鼻炎等；父母有哮喘病史；除外其他引起喘息的疾病。急性喉炎多表现为发热、犬吠样咳嗽、声音嘶哑、吸气性喉鸣及呼吸困难等。小儿肺炎以发热、咳嗽、气促、呼吸困难及肺部固定湿啰音为特征。支气管炎常有发热、呕吐、腹泻等表现，双肺可闻及不固定、散在的干啰音和粗、中啰音。咳嗽变异性哮喘的特点为咳嗽持续 > 4 周，常在夜间和（或）清晨发作或加重，以干咳为主等。

33．B。肾损伤非手术治疗应绝对卧床休息 2 ～ 4 周，向患者强调绝对卧床休息的重要性，即使血尿消失，仍需继续卧床休息至预定时间。过早、过多离床活动，有再度出血的危险。

34．C。氮平衡试验可判断体内蛋白质代谢情况，可反映摄入氮能否满足体内需要及体内蛋白质合成与分解代谢情况，有助于判断治疗效果。肌酐身高指数是测定肌蛋白消耗的指标，可以了解体内骨骼肌含量。血清转铁蛋白可反映起内脏蛋白质的急剧变化和营养治疗后营养状在与免疫功能的恢复率。上臂围可反映营养不良程度。三头肌皮褶厚度可以反映人体皮下脂肪的含量，可用于判断营养状况。

35．B。标准型 21- 三体综合征的再发风险率为 1%，如母方为 D/G 易位，则每一胎都有 10% 的风险率，如父方为 D/G 易位，则风险为 4%。

36．A。皮质醇增多症即皮质醇症，为机体组织长期暴露于异常增高糖皮质激素引起的一系列临床症状和体征，多由肾上腺皮质增生或肿瘤所致。由于皮质醇使脂肪的动员和合成都得到促进，致使脂肪重新分布出现满月脸、水牛背等向心性肥胖表现。皮质醇还可促进蛋白质分解，抑制蛋白质合成，分泌过多时可出现皮肤菲薄，紫纹的蛋白质过度消耗现象。皮质醇症其他临床表现包括糖耐量下降或糖尿病，高血压，低血钾，性腺功能紊乱（女性表现为月经紊乱或继发闭经，男性性功能下降或勃起功能障碍）等。

37．A。上臂围指沿肩峰与鹰嘴连线中点水平绕臂一周的长度，代表骨骼、肌肉、皮下脂肪和皮肤的发育，常用于筛查 1 ～ 5 岁小儿的营养状况。上臂围 > 13.5cm 为营养良好；12.5 ～ 13.5cm 为营养中等；< 12.5cm 为营养不良。

38．A。羊膜镜检查可以直视胎儿先露部，看见头发或其他胎儿部分却看不到前羊膜囊即可诊断胎膜早破。胎膜早破时行阴道液 pH 值测定，正常阴道液 pH 值为 4.5 ～ 5.5，羊水 pH 值为 7.0 ～ 7.5，如阴道液 pH 值 > 6.5，提示胎膜早破可能性大。但阴道液被血、尿、精液及细菌性阴道病所致的大量白带污染，可产生假阳性，因此不能作为确诊依据。取阴道后穹窿积液置于干净玻片上，干燥后镜检，显微镜下出现羊齿植物叶状结晶可诊断为羊水，但精液和宫颈黏液可造成假阳性。

39．A。此题答案不统一。基础护理学肛门坐浴水温 40 ～ 45℃，坐浴时间以 15 ～ 20 分钟为宜。外科护理学中表述为水温以 43 ～ 46℃ 为宜，每天 2 ～ 3 次，每次持续 20 ～ 30 分钟，自觉头晕不适立即停止坐浴。本题为外科题目，以外科护理学数据为准。

40．B。光照疗法原理是光疗可使未结合胆红素光异构化，代谢产物直接经胆汁和尿液排出，一般主张足月儿血清总胆红素 > 205μmol/L 即可给予光疗，降低胆红素。

41．C。腹部损伤非手术治疗患者应密切观察生命体征、腹部症状和体征；补充足够的液体，并遵医嘱使用抗生素，可行血常规、B 超检查以监测病情，明确诊断。血气分析主要用于了解 O_2 的供应及酸碱平衡状况。

42．A。患者妇科腹部术前应学会有效咳嗽、床上使用便器、收缩和放松四肢肌肉的运动等。

43．A。早产儿在暖箱中，箱温应保持适宜中性温度，一般体重在 1501 ～ 2500g，箱温为 32 ～ 33℃；体重 < 1200g，箱温为 34 ～ 35℃。

44．D。胎盘因素引起的产后出血，处理如下：胎盘已剥离尚未娩出者，可牵拉脐带、按压宫底协助胎盘娩出；胎盘粘连者，可行徒手剥离胎盘后协助娩出；胎盘、胎膜残留者，可行钳刮术或刮宫术；胎盘植入者，应及时做好子宫切除术的术前准备。宫缩乏力引起的产后出血应加强宫缩，可按摩子宫和使用缩宫素。凝血功能障碍引起的产后出血应尽快输新鲜全血，补充血小板、纤维蛋白原或凝血酶原复合物、凝血因子等。

45．C。由于头皮静脉分布较广，互相沟通，交错成网，且表浅易见，不易滑动，便于固定，故婴儿静脉输液时常选择头皮静脉，如额上静脉、颞浅静脉、枕静脉、耳后静脉等。

46．D。Ⅰ型呼吸衰竭仅存在缺氧而无二氧化碳潴留，即 PaO_2 < 60mmHg，而 $PaCO_2$ 正常或低于正常。$PaCO_2$ 正常值为 35 ～ 45mmHg。

47．A。静脉补钾时速度不宜过快，成人 30 ～ 40 滴 / 分，严禁直接静脉注射氧化钾溶液，以防造成心搏骤停。静脉补钾时遵循"四不宜"原则，即不宜过早，见尿补钾（尿量 > 40ml/h）；不宜过浓，浓度 < 0.3%；不宜过快，成人 30 ～ 40 滴 / 分；不宜过多，成人每天总量控制在 3 ～ 6g。

48．A。对高血压患者正确的健康教育包括教育患者服药剂量必须遵医嘱执行，按时按量，不可自行停药，强调终身治疗的重要性。定期监测血压。坚持低盐、低脂、低胆固醇、限热量饮食。戒除不良嗜好，戒烟限酒。劳逸结合，控制体重。保证充足睡眠，保持乐观情绪。

49．C。B 超检查探到妊娠囊回声能够确定早期妊娠。早期妊娠时子宫逐渐增大变软，在停经 8 周时为非孕时的 2 倍，停经 12 周时为非孕期的

3 倍；阴道黏膜与宫颈阴道部充血呈紫蓝色。停经 6 周左右出现早孕反应，畏寒、头晕、乏力、嗜睡、食欲减退伴晨起恶心呕吐，这些为早孕症状，但会受子宫器质性病变、消化系统疾病等影响出现类似或相同症状，不能用于准确诊断早期妊娠。妊娠 10 天后检测血或尿中的 hCG 含量能够协助诊断早期妊娠，但仍有假阳性几率，不能用于确诊。

50．E。参照格拉斯哥昏迷计分法（GCS），该患者呼之可睁眼计分 3 分，躲避刺痛反应计分 4 分，回答问题语无伦次（胡言乱语）计分 3 分。该患者 GCS 评分为 3 ＋ 4 ＋ 3＝10 分。

51．C。月经的周期性调节是通过下丘脑、垂体和卵巢的相互调节、相互影响，形成一个完整、协调的神经内分泌系统，称为下丘脑 - 垂体 - 卵巢轴，此轴还受大脑皮层中枢神经系统的影响。与月经调节机制无关的因素是输卵管。

52．A。儿童急性泌尿道感染以发热、寒战、腹痛等全身症状突出，常伴有肾区叩痛或腰痛，尿路刺激症状明显，出现尿频、尿急、尿痛、尿液浑浊，偶见血尿。该患儿症状明显，尿细菌培养及计数是确诊尿路感染的主要依据，清洁中段尿细菌培养，菌落计数超过 $10^5/ml$ 便可确诊为泌尿系统感染。尿常规可做一个初步的首要诊断检查，但是不能完全确诊；泌尿系 B 超主要检查泌尿系有无先天性或获得性畸形，辅助上尿路感染检查；1 小时尿白细胞排泄率测定不作为首选检查。

53．E。血钾的正常值为 3.5 ～ 5.5mmol/L，该患儿中度低渗脱水，并出现肠鸣音减弱，四肢无力，腱反射未引出，血钾 3mmol/L，考虑为低钾血症。脱水患儿出现神经、兴奋性降低如精神萎靡、反应低下、全身无力、腱反射减弱或消失、心音低钝、腹胀、肠鸣音减弱等提示低血钾症。

54．C。胎盘早剥主要与孕妇子宫胎盘血管病变（妊娠期高血压疾病、慢性高血压、慢性肾疾病或全身血管疾病）、机械因素（外伤特别是腹部受撞击或挤压）、脐带过短、宫腔内压力骤减、子宫静脉压突然升高、其他因素（如高龄多产妇、营养不良、不良生活习惯等）等有关。与先天性心脏病无关。

55．B。小儿原发性肺结核典型原发症状呈"双极"病变，一端为原发灶，一端为肿大的肺门淋巴结、纵隔淋巴结，儿童机体处于一个高度敏感状态，病灶周围炎症甚为广泛，起病较缓，可有低热、食欲缺乏、疲乏、盗汗、消瘦等症状，最常见的症状干咳和呼吸困难，部分患儿可出现眼疱疹性结膜炎。

56．D。抗惊厥首选药，地西泮每次 0.3 ～ 0.5mg/kg，注射速度不超过每分钟 2mg，必要时 5 ～ 10 分钟后可重复应用，过量、过速可致呼吸抑制。

57．E。糖尿病患者运动以有氧运动为主，最佳运动时间是餐后 1 小时，运动前后要监测血糖情况，不宜空腹运动和注射胰岛素后运动，防止低血糖。常见的不良反应是低血糖、高血糖、酮症、心血管意外和运动损伤。

58．A。我国儿童体格发育调查结果显示平均男婴出生体重为（3.33±0.39）kg，女婴为（3.24±0.39）kg。

59．D。妊娠期高血压疾病、胎盘早剥、妊娠合并心脏病、妊娠合并贫血等均在孕 20 周以后发生或处于负担最重时期，一般从孕中期开始，尤其是高危妊娠孕妇，要进行筛查妊娠并发症的检查。

60．E。妇科记录需通过盆腔检查，按照解剖部位的先后顺序记录检查结果。顺序为外阴、阴道、子宫颈、子宫、附件。

61．C。输卵管通畅术包括通液术和通气术，通气时速度不宜过快，一般以 60ml/min 为宜，最高气体压力一般不超过 200mmHg，以免输卵管壁受伤或破裂，甚至引起内出血。

62．B。直肠癌根治术后 2 ～ 3 天肠蠕动恢复后开放造瘘口，取左侧卧位（造口侧卧位），并用塑料薄膜隔开腹部切口与造口，防止流出的粪便污染腹部切口。保护造瘘口周围皮肤，造口周围皮肤涂氧化锌软膏保护，造口开放前用凡士林纱布覆盖外翻的肠黏膜，术后 3 天拆除；保持大便通畅及正确使用人工肛门袋。伤口拆线后每天进行肛门扩张 1 次。

63．E。肺炎患者胸痛时应采取患侧卧位，以减轻疼痛，改善健侧通气。

64．D。经皮肝穿刺胆管造影（PTC）是在 X 线或 B 超监视下，经皮肤穿刺将导管送入肝内胆管，注入造影剂使肝内、外胆管迅速显影，可诱发胆汁漏、出血、胆道感染等并发症。该患者行 PTC 术后 3 小时出现头昏、大汗、心率加快、血压下降等失血性休克表现，最可能的并发症为大出血。

65．E。急性一氧化碳中毒迟发脑病指患者神志清醒后，经过一段看似正常的假愈期（多为 2 ～ 3 周）后发生以痴呆、精神症状和锥体外系异常为主的神经系统疾病。患者清醒后应至少休息 2 周，警惕迟发性脑病的发生。

66．C。急救的目的是挽救生命和稳定伤情，处理复杂伤情时，应优先解除危及患者生命的情况，使伤情得到初步控制，然后再进行后续处理，并尽可能稳定伤情，为转送和后续确定性治疗创造条件。必须优先抢救的急症主要包括心跳、呼吸骤停，窒息、大出血、张力性气胸和休克等。开放性气胸患者可见胸壁有明显创口通入胸腔，伤后迅速出现严重呼吸困难、发绀和休克，一经发现，必须立即急救。

67．C。20 岁以上妇女，特别是高危人群每月进行一次乳房自我检查。乳腺癌术后患者也应每月自查一次，以便早期发现复发征象。最好在月经后的 7 ～ 10 天进行，绝经者选择每个月固定的 1 天检查。

68．E。患者症状拟诊断为食管癌，患者进行性吞咽困难半年，病程较长，且查体消瘦，考虑患者存在营养失调：低于机体需要量和体液不足；患者出于对病情及预后的担忧可能会出现焦虑；食管钡餐造影显示食管中段管壁僵硬，有充盈缺损，考虑有潜在并发症：出血、食管气管瘘等。由题干不能得出患者自理能力缺陷。

69．E。婴幼儿先天性甲状腺功能低下临床表现头大、颈短、皮肤苍黄干燥、毛发稀少、面部黏液水肿、眼睑水肿、眼距宽眼裂小、鼻梁宽平、唇厚舌大、舌常伸出口外，身材矮小、四肢短小、出牙迟、脉搏弱、心音钝、心脏扩大、食欲缺乏、腹胀便秘、智力低下、动作发育迟缓、记忆力和注意力降低、表情淡漠呆板。不包括腹部凹陷。

70．E。发生抽搐时应首先保证呼吸道通畅，取侧卧位防止舌后坠堵塞呼吸道，吸氧以防缺氧的发生。用厚纱布垫牙齿以防舌咬伤，加用床档防止患者坠落，保护患者头部防止撞伤，遵医嘱给予镇静解痉药，将患者置于安静、偏暗的单间以减少刺激。

71．B。吻合口瘘常发生于术后 5 ～ 7 天，与吻合口张力过大、缝合技术不当等有关，可出现高热、脉速、腹痛及弥漫性腹膜炎的表现。十二指肠残端破裂多发生于术后 24 ～ 48 小时。

72．A。胃大部切除患者术后如吻合口瘘，出现高热、脉速、腹痛及弥漫性腹膜炎的表现，需立即手术修补。

73．A。急性期下肢深静脉血栓形成患者应绝对卧床休息 1 ～ 2 周，禁止热敷、按摩，避免活动幅度过大，避免用力排便，以防血栓脱落。

74．E。髂股静脉血栓形成的早期病例首选取栓术，手术时机多在发病后 3 ～ 5 天内，手术方法主要采用 Fogarty 导管取栓术。

75．E。食管癌的治疗以手术为主，辅以放疗、化疗等综合治疗。

76．D。食管癌患者病变侵犯喉返神经者可出现声音嘶哑。癌肿压迫上腔静脉可致上腔静脉压迫综合征，表现为面部、颈部、上肢及前胸部静脉怒张。肿瘤侵犯膈神经可引起同侧膈神经麻痹。

77．A。该患者有接触性出血 3 个月，检查宫颈糜烂占宫颈面积的 2/3 以上，病理检查宫颈细胞发现上皮全层极性消失，细胞异型性显著，但异型细胞未突破基底膜，符合子宫颈上皮内瘤变（CIN）Ⅲ级表现。CIN Ⅰ级为轻度不典型增生，宫颈上皮下 1/3 层细胞核增大，核染色稍加深，核分裂象少，细胞极性正常。CIN Ⅱ级为中度不典型增生，上皮下 1/3 ～ 2/3 层细胞核明显增大，核质比例增大，核深染，核分裂象较多，细胞极性尚存在。CIN Ⅲ级为重度不典型增生和原位癌，病变细胞几乎或全部占据上皮全层，细胞核异常增大，核形不规则，核质比例显著增大，染色较深，核分裂象增多，细胞排列紊乱，极性消失，癌细胞仅限于上皮内，基底膜完整，无间质浸润。

78．C。一般从宫颈上皮内病变发展为浸润癌需

10～15年，但约25%患者在5年内能发展为浸润癌。

79. D。所有的CIN Ⅱ级和CIN Ⅲ级均需要治疗。CIN Ⅲ级通常采用子宫锥切术，包括子宫颈环行电切除术和冷刀锥切术。约60%的CIN Ⅰ级会自然消退，若细胞学检查良好者可仅观察随访。

80. D。该患儿可考虑为Ⅱ度喉梗阻。喉梗阻按吸气性呼吸困难的轻重可分为4度。Ⅱ度为安静时亦出现喉鸣和吸气性呼吸困难，肺部听诊可闻喉传导音或管状呼吸音，心率增快。Ⅰ度为活动后出现吸气性喉鸣和吸气性呼吸困难，肺呼吸音清晰，心率无变化。Ⅲ度安静时有喉鸣和吸气性呼吸困难外，还有烦躁不安，口唇及指趾发绀，心音低钝，心率快等。Ⅳ度渐显衰弱、呈昏睡状，由于无力呼吸，三凹征反而不明显，肺部听诊呼吸音几乎消失，仅有气管传导音，心音钝弱，心律不齐。

81. E。烦躁不安者宜用镇静药，异丙嗪有镇静和减轻喉头水肿的作用。氯丙嗪则使喉肌松弛，加重呼吸困难，不宜使用。

82. B。该患儿可考虑为再生障碍性贫血。再生障碍性贫血是由于原发性或因物理、化学、生物等因素使骨髓造血功能受抑制所致，临床表现为进行性贫血、出血、反复感染，肝、脾、淋巴结一般不肿大，实验室检查可见全血细胞减少、红细胞减少。缺铁性贫血主要表现为皮肤干燥、萎缩，黏膜损害等，血常规检查可见血红蛋白降低，呈小细胞低色素性贫血。营养性巨幼红细胞贫血主要表现为烦躁不安，少哭不笑，智力及动作发育落后，甚至倒退等症状。小儿在2～3个月时，红细胞数降至$3.0×10^{12}$/L，血红蛋白量降至100g/L左右，出现轻度贫血，称为"生理性贫血"。白血病主要表现为发热、贫血、出血，肝、脾、淋巴结肿大和骨、关节疼痛等。

83. C。脾切除术适用于病程超过1年，血小板计数持续$<50×10^9$/L，有较严重的出血症状，内科治疗效果不好者。治疗措施为加强营养，防止感染，贫血和出血的护理，去除病因，忌用抑制骨髓的药物。

84. E。该患者有肝硬化病史，现腹胀伴呼吸困难5天，考虑肝硬化并发了腹水，目前患者的评估重点是检查腹部外形及移动性浊音来判断腹水的量。

85. B。该患者肝硬化失代偿，腹水检查阳性，门静脉压升高，白蛋白降低，凝血酶原时间延长，则该患者目前最主要的护理问题是体液过多 与门静脉高压、低蛋白血症导致的水钠潴留有关。其他护理问题还包括营养失调：低于机体需要量、有皮肤完整性受损的危险、有感染的危险，潜在并发症：上消化道出血、肝性脑病等。

86. A。肝硬化失代偿伴严重腹水、肝功能显著损害时，应限制或禁食蛋白质，病情好转后逐渐增加输入量，并以植物蛋白为主。同时限制钠盐1.2～2.0g/d，24小时液体入量<1000ml。

87. D。该患者类风湿关节炎，近2个月加重并出现干咳、气短，活动后呼吸困难，无夜间阵发性呼吸困难，两下肺可闻及Velcro啰音，最可能的诊断是类风湿关节炎并发肺间质病变。类风湿关节炎器官系统受累，肺受累常见，为首发症状，侵犯肺部可能出现胸膜炎、肺间质病变、肺动脉高压等；肺间质病变是最常见肺病变，约30%的患者，主要表现为活动后气短，肺纤维化。胸膜炎临床表现单侧或双侧性的少量胸腔积液，偶为大量胸腔积液。肺类风湿结节表现肺内出现单个或多个结节。

88. A。晨僵是类风湿关节炎最突出的临床表现，往往持续时间超过1小时，活动后可减轻，其时间长短是反映关节滑膜炎症严重的一个指标。

89. D。类风湿结节为类风湿关节炎最常见的特异性皮肤表现，提示本病处于活动期，好发于前臂伸面、肘鹰嘴突附近、枕部、跟腱等关节隆突部及经常受压部位的皮下，大小不等，坚硬如橡皮，无压痛，对称性分布。口腔溃疡、面部蝶形斑、血管炎性皮损是系统性红斑狼疮的临床表现。

90. E。类风湿关节炎患者活动期发热或关节疼痛明显时应卧床休息，限制受累关节活动，保持正确、舒适的体位，但不宜绝对卧床，病变发展至关节强直时，应保持关节功能位，以保持肢体生理功能，避免肢体受压，晨僵患者戴手套保暖，晨起后温水浴或用热水泡手15分钟，加强皮肤护理。

91. A。体外受精-胚胎移植（试管婴儿）及其衍生技术主要适用于输卵管堵塞性不孕症。配子输卵管内移植适用于原因不明的不孕症、男性不育、免疫不育、子宫内膜异位症等。

92．B。丈夫精液人工授精主要用于男性少精、弱精、性功能障碍；宫颈因素不育；生殖道畸形或心理因素不育；免疫因素不育；不明原因不育。

93．D。供精者精液人工授精适用于不可逆的无精子症、严重少精、弱精、畸精；输精管复通失败；射精障碍；男方家族有严重遗传性疾病；母儿血型不合不能得到存活新生儿。

94．E。房间隔缺损约占先天性心脏病发病总数的7%～15%，女孩多见。

95．C。动脉导管未闭约占先天性心脏病发病总数的9%～12%，女多于男。

96．B。室间隔缺损的发病率约占儿童先天性心脏病的30%～50%。

97．A。成年人无痛性肉眼血尿首先考虑的是膀胱癌。血尿是膀胱肿瘤最常见、最早出现的症状。

常为间歇性全程无痛肉眼血尿，终末加重。肾结石特点为与活动有关的疼痛和血尿。前列腺增生典型症状为进行性排尿困难。肾损伤血尿特点因损伤类型不同而各异。

98．B。尿频、尿急、尿痛是肾结核的典型症状，呈进行性加重，出现时间最早，持续时间也最长。肾结核其他临床表现包括脓尿、血尿；腰痛；其他全身症状。肾结核经抗菌药物治疗无效，需经抗结核药物治疗。

99．A。流行性脑脊髓膜炎流行单位的密切接触者及家庭内密切接触的儿童可用药物预防，如复方磺胺甲噁唑。

100．B。由于耐药菌株的出现，应早期、足量应用细菌敏感又能透过血脑屏障的抗菌药物，青霉素G为高效、低毒、价廉的杀菌药物，国内尚无明显的耐药报道，目前仍为高度敏感的杀菌药物，是普通型流行性脑脊髓膜炎患者常用药物。

2019 丁震护理学（中级）

主管护师急救包（下）

模拟试卷一

北京航空航天大学出版社

BEIHANG UNIVERSITY PRESS

基础知识

一、以下每一道考题下面有 A、B、C、D、E 五个备选答案，请从中选择一个最佳答案。并在答题卡上将相应题号的相应字母所属的方框涂黑。

1．患者，女，44岁。阵发性剑突下偏右腹痛6小时，发作时辗转不安，缓解时症状消失。查体：体温37.5℃，脉搏85次/分，腹软，剑突下及右侧轻压痛，为明确诊断首选的检查是
   A．胆囊B超
   B．腹部平片
   C．PTC检查
   D．CT检查
   E．血淀粉酶测定

2．正常分娩过程中第一产程的产力是指
   A．腹肌收缩力
   B．子宫收缩力
   C．肛提肌收缩力
   D．子宫收缩力+腹肌收缩力
   E．膈肌收缩力

3．不属于尿道损伤的类型是
   A．尿道裂伤
   B．尿道挫伤
   C．尿道断裂
   D．尿道壁部分断裂
   E．尿道狭窄

4．饥饿初期的机体代谢变化主要表现为
   A．机体组织此时均利用脂肪氧化供能
   B．机体的代谢率降低
   C．糖原分解加强
   D．蛋白质分解释出的氨基酸经糖异生作用生成葡萄糖
   E．初期蛋白质分解增加，几天后分解减少

5．儿童糖尿病病因不正确的是
   A．化学毒素
   B．遗传易感性
   C．垂体功能障碍
   D．胰腺遭到缺血损伤
   E．病毒感染

6．细菌性肝脓肿最常见的病因是
   A．败血症
   B．胆道感染
   C．膈下脓肿
   D．肝脏开放性损伤
   E．坏疽性阑尾炎

7．慢性特发性血小板减少性紫癜最常见于
   A．青少年
   B．婴幼儿
   C．青年男性
   D．中年人
   E．青年女性

8．属于烷化剂的抗肿瘤药物是
   A．氟尿嘧啶
   B．喜树碱
   C．丝裂霉素
   D．阿霉素
   E．环磷酰胺

9．继发性腹膜炎最常见的致病菌是
   A．拟杆菌
   B．白色念珠菌
   C．大肠埃希菌
   D．铜绿假单胞菌

E. 溶血性链球菌

E. 幽门螺杆菌（H p）

10. 妊娠期母体心脏负荷最重的时间是妊娠
    A. 30～32周
    B. 24～28周
    C. 34～36周
    D. 36～40周
    E. 32～34周

16. 目前诊断子宫内膜异位症的最佳方法是
    A. 腹腔镜检查
    B. B超检查
    C. 分断诊断性刮宫
    D. 子宫输卵管碘油造影
    E. 宫腔镜检查

11. 有机磷杀虫药的中毒机制为
    A. 增强胆碱酯酶的活性
    B. 抑制胆碱酯酶的活性
    C. 减缓乙酰胆碱的生成
    D. 加速乙酰胆碱的分解
    E. 加速乙酰胆碱的生成

17. 最简便易行杀灭结核菌的方法是
    A. 乙醇消毒
    B. 煮沸
    C. 来苏消毒
    D. 焚烧带菌痰纸
    E. 阳光曝晒

12. 疝内容物嵌顿未能及时解除，发生血循环障碍而坏死，称为
    A. 难复性疝
    B. 易复性疝
    C. 嵌顿性疝
    D. 绞窄性疝
    E. 滑动性疝

18. 用铁剂治疗缺铁性贫血，最早出现的有效指征是
    A. 红细胞数上升
    B. 红细胞变大
    C. 网织红细胞数上升
    D. 红细胞中心浅染恢复
    E. 血红蛋白量上升

13. 贫血最重要的指标是
    A. 血红蛋白定量
    B. 红细胞计数
    C. 红细胞沉降率
    D. 红细胞形态
    E. 网织红细胞计数

19. 齿状线以下肛管的解剖生理特点
    A. 痛觉敏感
    B. 覆盖黏膜
    C. 由自主神经支配
    D. 由直肠上、下动脉供血
    E. 血液回流入门静脉

14. 构成胎盘一部分的蜕膜是
    A. 包蜕膜
    B. 底蜕膜
    C. 底蜕膜＋包蜕膜
    D. 包蜕膜＋真蜕膜
    E. 真蜕膜

20. 患者，男，40岁。突然出现头晕、心悸、乏力、脉速、呕吐咖啡样胃内容物，为明确病因首选的检查是
    A. X线钡餐检查
    B. 选择性动脉造影
    C. B超显像
    D. 吞棉线试验
    E. 胃镜检查

15. 胃十二指肠溃疡的常见病因<u>不包括</u>
    A. 胃黏膜屏障受损
    B. 胃酸分泌过多
    C. 慢性胃炎
    D. 多愁善感者

21. 白蛋白显著降低提示
    A. 胰腺炎
    B. 胃溃疡

C. 肝硬化

D. 胃癌

E. 肾癌

22. 小儿原发型肺结核的原发病灶常位于
   A. 两肺底部
   B. 肺尖部,以右侧多见
   C. 肺门处
   D. 右肺上叶尖部
   E. 肺上叶底部和下叶上部

23. 对化疗较敏感但愈后较差的肺癌病理类型是
   A. 小细胞癌
   B. 鳞状细胞癌
   C. 大细胞癌
   D. 柱状细胞癌
   E. 腺癌

24. 新生儿破伤风细菌入侵的最常见途径是
   A. 皮肤破损处
   B. 脐部
   C. 口腔黏膜
   D. 呼吸道
   E. 睑结膜

25. 支气管扩张最常见的病因是
   A. 儿童时期的麻疹、百日咳
   B. 大叶性肺炎
   C. 急性支气管炎
   D. 哮喘持续发作
   E. 肺脓肿

26. 各种肠梗阻患者 X 线检查表现应除外
   A. 鱼肋骨刺状阴影
   B. 杯口状阴影
   C. 气胀肠袢
   D. 龛影
   E. 立位腹部 X 线平片见多个气液平面

27. 胚胎发育中,原始心脏开始形成的时间是
   A. 第 4 周
   B. 第 2 周
   C. 第 8 周

D. 第 10 周

E. 第 6 周

28. 经阴道分娩后的妇女,其胎盘附着处的子宫内膜恢复正常需
   A. 5 周
   B. 4 周
   C. 7 周
   D. 8 周
   E. 6 周

29. 肠套叠患者的粪便呈
   A. 金黄色便
   B. 米泔水样便
   C. 黑色便
   D. 白陶土样便
   E. 果酱样便

30. 尿路结石的形成因素不包括
   A. 职业
   B. 气候
   C. 长期留置尿管
   D. 长期卧床
   E. 尿中抑制晶体形成的物质不足

31. 消化性溃疡患者大便隐血试验(+)提示
   A. 溃疡穿孔
   B. 溃疡出血
   C. 溃疡瘢痕形成
   D. 伴慢性胃炎
   E. 幽门梗阻

32. 风湿热和儿童类风湿病的关节症状主要区别是
   A. 多发性
   B. 游走性
   C. 局部肿痛和功能障碍
   D. 关节畸形和强直
   E. 大关节

33. 门静脉回流的血液,占肝脏全部血液供应的百分率是
   A. 45% ～ 55%

B. 30%～45%

C. 65%～70%

D. 70%～75%

E. 55%～60%

34. 维生素 D 缺乏性手足搐搦症与维生素 D 缺乏性佝偻病发病原因不同点是

 A. 磷吸收代谢障碍

 B. 钙吸收代谢障碍

 C. 神经系统兴奋性降低

 D. 碱性磷酸酶活性升高

 E. 甲状旁腺分泌不足

35. 患儿,7 个月。因甲床、口唇苍白,头发枯黄就诊,经检查后,被诊断为贫血,其血红蛋白低于

 A. 120g/L

 B. 110g/L

 C. 140g/L

 D. 150g/L

 E. 130g/L

36. 可鉴别甲亢与单纯性甲状腺肿的检查是

 A. 甲状腺摄 ^{131}I 率

 B. T_3 抑制试验

 C. 甲状腺自身抗体测定

 D. 血清甲状腺素测定

 E. 促甲状腺素测定

37. 肝性脑病的诱发因素不包括

 A. 高蛋白质饮食

 B. 上消化道出血

 C. 大量排钾利尿

 D. 感染

 E. 弱酸性溶液灌肠

38. 心律失常中, 期前收缩形成的原因是

 A. 房室结传导途径异常

 B. 窦房结发出冲动频率过慢

 C. 窦房结发出冲动频率过快

 D. 左、右束支传导阻滞

 E. 窦房结以外的起搏点激动

39. 腹泻患儿, 补液后排尿, 输液瓶中还有溶

液 150ml, 最多可加入 10% 或 15% 氯化钾多少毫升

 A. 2ml，1.5ml

 B. 1.5ml，1ml

 C. 4.5ml，3ml

 D. 5ml，3.5ml

 E. 3ml，1.5ml

40. 开放性气胸导致循环功能障碍和休克的主要原因是

 A. 出血

 B. 创伤

 C. 反常呼吸

 D. 纵隔扑动

 E. 伤侧肺萎缩

41. 高血压的主要危险因素除外

 A. 吸烟

 B. 高盐饮食

 C. 高血压的 1 级亲属

 D. 经常性的体育锻炼

 E. 高胆固醇血症

42. 患者，男，30 岁。因同事中发现艾滋病,平日与其接触较多,故来院要求检查,其（HIV）结果为阴性。门诊护士向患者讲解艾滋病的传播途径，其中不正确的是

 A. 输血及血制品

 B. 性传播同性恋或性乱交者

 C. 蚊虫叮咬传播

 D. 静脉用毒品及不正规献血

 E. 母婴垂直传播

43. 患者，女，35 岁。右上腹阵发性绞痛伴恶心呕吐 5 小时, Murphy 征阳性,进一步检查应首选

 A. 腹部 B 超

 B. 腹部 CT

 C. 腹部 X 线平片

 D. 经皮肝穿刺造影

 E. 腹部 MRI

44. 甲亢、高热、心动过速患者术前不宜使用的

药物是

    A. 吗啡

    B. 苯巴比妥钠

    C. 地西泮

    D. 哌替啶

    E. 阿托品

45. 对原发性肝癌简便而确诊率高的定性诊断方法是

    A. 血清酶学

    B. 血清甲胎蛋白测定

    C. 肝穿刺针吸细胞学检查

    D. CT 检查

    E. B 超检查

46. 胎盘早剥的病因除外

    A. 外伤

    B. 妊娠期高血压疾病

    C. 母体有血管病变

    D. 胎膜早破

    E. 肾炎

47. 我国慢性肾功能衰竭的第一位病因是

    A. 糖尿病肾病

    B. 慢性肾盂肾炎

    C. 过敏性紫癜肾损害

    D. 高血压肾动脉硬化

    E. 慢性肾小球肾炎

48. 支持胎膜早破诊断的检查结果不包括

    A. 阴道液干燥片检查有羊齿状结晶

    B. 阴道液 pH 值 ≥ 6.5

    C. 超声检查显示羊水量减少

    D. pH 试纸不变色

    E. 羊膜镜检查可直视胎先露，看不见前羊膜囊

49. 急性肾小球肾炎最常见的致病菌为

    A. 金黄色葡萄球菌

    B. 真菌

    C. 寄生虫

    D. 链球菌

    E. 大肠埃希菌

50. 不能通过心电图检查反映的情况是

    A. 心肌供血不足

    B. 心律失常

    C. 束支传导阻滞

    D. 瓣膜病变

    E. 血钾升高

51. 诊断菌血症最可靠的依据是

    A. 皮下出现瘀点

    B. 血培养阳性

    C. 寒战、高热，呈稽留热

    D. 出现休克

    E. 肝、脾肿大及黄疸

52. 用 B 超能看见胎心搏动的最早时期是

    A. 妊娠 20 周

    B. 妊娠 24 周

    C. 妊娠 12 周

    D. 妊娠 28 周

    E. 妊娠 8 周

53. 患者，男，58 岁。体检中发现，空腹血糖 6.3mmol/L，无自觉症状，医生建议做葡萄糖耐量试验，试验结果确诊为糖尿病。糖尿病诊断标准为

    A. 糖负荷 2 小时血糖 ≥ 11.1mmol/L 或空腹血糖 ≥ 7.0mmol/L

    B. 葡萄糖耐量 2 小时 8mmol/L

    C. 空腹血糖 3.6 ～ 6.1mmol/L

    D. 餐后 1 小时 11.1mmol/L

    E. 随机血糖 7.8mmol/L 及空腹血糖 5.6mmol/L

54. 关于输卵管黏膜的描述，正确的是

    A. 有纤毛但不摆动

    B. 无纤毛

    C. 纤毛摆动向伞端方向

    D. 激素对其无影响

    E. 纤毛摆动向宫腔方向

55. 系统性红斑狼疮筛选试验最佳的是

    A. 皮肤狼疮带试验

    B. 狼疮细胞检查

    C. 抗 Sm 抗体测定

D．抗 dsDNA 抗体测定

E．抗核抗体测定

56．可直接影响阴道上皮自净作用的激素是

　　A．雌激素

　　B．孕激素

　　C．卵泡刺激素

　　D．黄体生成素

　　E．催乳素

57．急性呼吸窘迫综合征发生时，肺部的病理生理改变**不正确**的是

　　A．肺泡萎陷

　　B．肺血管通透性增高

　　C．功能残气量增高

　　D．肺内弥散障碍

　　E．肺顺应性降低

58．急性胰腺炎是

　　A．胃酸、胃蛋白酶消化自身组织

　　B．胰腺细菌感染

　　C．胰酶自身消化所致的炎症反应

　　D．蛔虫感染导致胰腺炎症

　　E．胰腺毒菌感染

59．面部危险三角区的部位是

　　A．双脸颊及鼻梁部

　　B．双眼、鼻及口唇

　　C．上唇和鼻部

　　D．眼眶及鼻部

　　E．前额及鼻部

60．引起阑尾腔堵塞的原因主要是

　　A．炎性狭窄

　　B．粪石阻塞

　　C．淋巴滤泡增生

　　D．蛔虫

　　E．食物残渣

61．变异型心绞痛发作时的心电图改变是

　　A．QRS 波形宽大畸形

　　B．ST 段压低

　　C．ST 段抬高

D．T 波高尖

E．出现病理性 Q 波

62．急性白血病出血的主要原因是

　　A．血小板减少

　　B．红细胞减少

　　C．白血病

　　D．弥漫性血管内凝血

　　E．白细胞减少

63．慢性支气管炎发生的病因**不包括**

　　A．吸烟

　　B．天气寒冷

　　C．大气污染

　　D．高热量饮食

　　E．感染

64．反映呼吸性酸碱平衡的最佳指标是

　　A．CO_2CP（二氧化碳结合力）

　　B．pH 值

　　C．SB（标准碳酸氢盐）

　　D．BE（剩余碱）

　　E．$PaCO_2$（二氧化碳分压）

65．小儿各系统器官发育最早的是

　　A．肌肉组织

　　B．生殖系统

　　C．脂肪组织

　　D．淋巴系统

　　E．神经系统

66．查血见白细胞核左移应考虑的是

　　A．病已痊愈

　　B．病情好转

　　C．缺氧严重

　　D．感染严重

　　E．转向白血病

67．患者，男，23 岁。淋雨后出现寒战、高热、咳嗽，咳铁锈色痰，入院后测体温 39.8℃，血常规示白细胞 16×10^9/L，中性粒细胞 0.85，X 线示肺叶出现淡薄、均匀阴影，经诊断为大叶性肺炎。导致大叶性肺炎最常见的病原体是

A．支原体
B．肺炎链球菌
C．冠状病毒
D．肺炎杆菌
E．流感嗜血杆菌

68．颅底骨折诊断的最可靠依据是
A．脑脊液耳、鼻漏
B．颅底X线片
C．颅底骨质凹陷
D．颅神经损伤
E．头颅皮下出血

69．迷走神经兴奋可引起
A．传导加快
B．心率减慢
C．心率增快
D．周围血管收缩
E．心肌收缩力增强

70．患者，男，53岁。体重93kg，因工作压力大和应酬较多，近来经常出现恶心、呕吐、视物模糊、头晕等症状。查体：血压180/95mmHg。护士向其解释导致出现上述状况最主要的发病机制是
A．肥胖
B．高级神经中枢功能紊乱
C．年龄偏大
D．高血压脑病
E．饮酒

71．腰椎结核的寒性脓肿可流注形成
A．背部脓肿
B．咽后壁脓肿
C．腹股沟脓肿
D．椎旁脓肿
E．腰大肌脓肿

72．婴儿，4个月。在儿科保健门诊体格检查，属于发育异常的表现是
A．乳牙未萌出
B．前囟未闭
C．不能伸手取物

D．拥抱反射阴性
E．头不能抬起

73．正常小儿，男，体重12kg，身长85cm，头围48cm，护士判断其年龄约为
A．8个月
B．4个月
C．18个月
D．24个月
E．12个月

74．神经根型颈椎病选用的检查方法是
A．托马斯征
B．臂丛牵拉试验
C．闭孔内肌试验
D．直腿抬高试验
E．束臂试验

75．婴幼儿心力衰竭最常见的诱因是
A．进食过饱
B．贫血
C．水和电解质紊乱
D．支气管肺炎
E．过度劳累

76．排卵后开始增多的激素是
A．雌激素
B．孕激素
C．前列腺素
D．促卵泡素
E．雄激素

77．容易发生缺血性肌挛缩的骨折是
A．尺桡骨骨折
B．肱骨髁上骨折
C．股骨干骨折
D．锁骨骨折
E．股骨颈骨折

78．器官移植前常规的免疫学检查不包括
A．细胞毒试验
B．血型
C．HLA配型

D．抗体测定

E．混合淋巴细胞培养

79．患者，男，40岁。左下肢青筋显露14年渐加重，左小腿大隐静脉重度曲张，胫前凹陷性肿胀，此时关键的检查是

A．浅静脉瓣膜功能检查

B．小隐静脉功能检查

C．深静脉畅通和瓣膜检查

D．静脉曲张并发症检查

E．深浅静脉交通支瓣膜功能检查

80．婴幼儿断奶的最佳季节是

A．夏季

B．春、秋季

C．冬季

D．冬、春季

E．夏、秋季

81．急性化脓性腹膜炎早期呕吐的原因是

A．肠道痉挛

B．胃痉挛

C．肠道麻痹

D．肠道充血水肿

E．肠道梗阻

82．妇科病史中"生活状况和自理程度"属于病史中的

A．现病史

B．主诉

C．个人史

D．一般资料

E．既往史

83．休克期微循环变化的中期改变是

A．扩张期

B．收缩期

C．DIC期

D．痉挛期

E．衰竭期

84．多灶萎缩性胃炎的最主要病因及其最易好发的部位分别是

A．幽门螺杆菌感染，胃窦

B．幽门螺杆菌感染，胃体

C．服用非甾体抗炎药，胃窦

D．自身免疫因素，胃体

E．服用非甾体抗炎药，胃体

85．颅内压增高患者宜采取的体位是

A．俯卧位

B．平卧位

C．床头抬高15°～30°

D．床尾抬高15°～30°

E．侧卧位

二、以下提供若干组考题，每组考题共同在考题前列出的A、B、C、D、E五个备选答案。请从中选择一个与考题关系最密切的答案，并在答题卡上将相应字母所属的方框涂黑。每个备选答案可能被选择一次，多次或不被选择。

（86－88题共用备选答案）

A．500ml

B．300ml

C．1000ml

D．1500ml

E．850ml

86．水中毒患者的入水量，一般每天不超过

87．正常成人每天至少需排出尿量

88．正常人体每天不显性失水量约为

（89－90题共用备选答案）

A．心功能不全

B．蛇咬伤

C．双侧输尿管结石

D．低血容量休克

E．大面积烧伤

89．肾后性急性肾衰竭最可能的原因是

90．肾性急性肾衰竭最可能的原因是

（91－92题共用备选答案）

A．3～4小时

B．1～2小时

C．8～9小时

D．11～12小时

E．5～6 小时

91．初产妇第二产程所需时间约

92．初产妇第一产程所需时间约

（93－94 题共用备选答案）
　A．生后 2 个月
　B．出生时
　C．生后 6 个月
　D．生后 8 个月
　E．生后 3 个月

93．脊髓灰质炎疫苗开始接种的时间是

94．卡介苗开始接种的时间是

（95－96 题共用备选答案）
　A．乳酸脱氢酶
　B．肌酸激酶同工酶

C．丙氨酸氨基转移酶

D．γ－转肽酶

E．门冬氨酸氨基转移酶

95．急性心梗心肌酶出现最早的是

96．急性心梗心肌酶恢复最早的是

（97－100 题共用备选答案）
　A．尿蛋白＞3.5g/d
　B．血糖 11.1mmol/L
　C．尿沉渣大量蜡样管型
　D．全血细胞减少
　E．尿沉渣大量脓细胞

97．骨髓造血功能受损可致

98．尿路上行感染可致

99．肾功能衰竭可致

100．肾小球滤过膜通透性增加可致

相关专业知识

一、以下每一道考题下面有 A、B、C、D、E 五个备选答案，请从中选择一个最佳答案。并在答题卡上将相应题号的相应字母所属的方框涂黑。

1．基础护理管理的内容为
　A．新业务、新技术的论证
　B．护理信息的收集
　C．专科一般诊疗技术
　D．常用抢救技术管理
　E．疾病护理

2．人类不断接受新的经验,并改变自己行为方式,以适应客观环境的变化。此种适应形式为
　A．顺应
　B．调试
　C．应对
　D．应激
　E．自我控制

3．人类行为区别于动物行为的重要标志是
　A．可塑性

B．独立性
C．目的性
D．差异性
E．随意性

4．有关消毒灭菌原则的叙述，最正确的是
　A．室内空气消毒首选自然挥发的甲醛熏箱
　B．耐热、耐湿物品首选化学灭菌法
　C．手术器具首选压力蒸汽灭菌
　D．用于浸泡灭菌物品的容器不需灭菌
　E．进入人体无菌器官的医疗用品必须消毒

5．能反映其在计划实施前就采取预防措施的控制是
　A．资金控制
　B．间接控制
　C．前馈控制
　D．人员控制
　E．定期控制

6．确定和达到质量所必需的全部活动，这种管理为

A. 质量管理

B. 持续质量改进

C. 质量保证

D. 全面质量管理

E. 质量控制

7. 流行性出血热"三痛"是指

　　A. 头痛、腰痛、骨关节疼痛

　　B. 头痛、眼眶痛、骨关节疼痛

　　C. 头痛、眼眶痛、肌痛

　　D. 头痛、腰痛、肌痛

　　E. 头痛、眼眶痛、腰痛

8. 某护理单元将护士分为4组，每组3～5名护士，设1位组长，由组员负责为患者提供护理。这种护理模式

　　A. 功能制护理

　　B. 临床路径

　　C. 小组护理

　　D. 责任制护理

　　E. 个案护理

9. 属于医院感染的是

　　A. 住院期间获得的感染

　　B. 入院前获得，入院后4小时出现临床症状

　　C. 入院前获得，入院后8小时出现临床症状

　　D. 入院时处于潜伏期的感染

　　E. 入院时存在的感染

10. 促进健康行为的特点不包括

　　A. 规律性

　　B. 和谐性

　　C. 一致性

　　D. 灵活性

　　E. 有利性

11. 为避免溶液pH值对抗生素的破坏，静脉点滴抗生素的溶液原则上应选择

　　A. 5%碳酸氢钠

　　B. 5%葡萄糖盐水

　　C. 生理盐水

D. 复方氯化钠溶液

E. 5%葡萄糖

12. 干烤法杀灭芽胞的条件是

　　A. 箱温180℃；时间30分钟

　　B. 箱温140℃；时间1小时

　　C. 箱温160℃；时间30分钟

　　D. 箱温200℃；时间30分钟

　　E. 箱温120℃；时间1小时

13. 紫外线杀菌的最佳波长是

　　A. 354nm

　　B. 254nm

　　C. 285nm

　　D. 384nm

　　E. 184nm

14. 对多重耐药细菌（MRSA、泛耐药鲍曼不动杆菌）感染的患者应采取的措施不包括

　　A. 限制患者的活动范围、减少转运

　　B. 有专用的隔离标识

　　C. 限制探视人员

　　D. 进入室内的工作人员应戴高效防护口罩

　　E. 尽可能安排单人单间

15. 评估健康教育质量的重点是

　　A. 患者知识掌握的程度

　　B. 教学方法是否恰当

　　C. 患者的学习需求是否得到满足

　　D. 患者态度改变与否和行为取向如何

　　E. 患者教育普及率与合格率

16. 健康教育诊断中属于社会诊断的是

　　A. 促成因素

　　B. 生活质量

　　C. 组织评估

　　D. 强化因素

　　E. 资源评估

17. 某二级医院的护理管理架构是护理部主任-科护士长-病区护士长，该医院护理管理的层次数是

　　A. 2级

B. 4 级

C. 3 级

D. 1 级

E. 5 级

18. 协调的基本要求<u>不包括</u>

    A. 公平合理

    B. 调动当事者积极性

    C. 相互尊重

    D. 提高效率

    E. 从根本上解决问题

19. 健康教育的主要目的<u>不包括</u>

    A. 普及一般卫生知识

    B. 预防疾病

    C. 促进健康

    D. 提高生活质量

    E. 消除或减轻健康的危险因素

20. 防止激励效应弱化应

    A. 加强激励的合理性

    B. 加强激励的严肃性

    C. 加强激励的科学性

    D. 加强激励的政策导向性

    E. 加强激励的针对性

21. 管理中计划工作的核心是

    A. 协调

    B. 领导

    C. 决策

    D. 控制

    E. 组织

22. "原正常菌群大部分被抑制,只有少数菌种占决定性优势",这种菌群失调属于

    A. 三度失调

    B. 一度失调

    C. 二度失调

    D. 四度失调

    E. 原位失调

23. 有关组织设计的要求,<u>不正确</u>的是

    A. 避免头重脚轻,人浮于事

    B. 注意避免机构重叠

    C. 组织内的权利应相对均衡

    D. 各部门间应组合成高效的结构形式

    E. 实施"一元化管理"

24. 根据"知信行模式",健康行为形成的基础条件是

    A. 建立相关动机

    B. 掌握相关技能

    C. 树立相关信念

    D. 制定相关目标

    E. 获取相关知识

25. 在"五因素"传播模式中,"控制研究"的研究对象是

    A. 受众

    B. 信息

    C. 媒介渠道

    D. 效果

    E. 传播者

26. 关于直线组织结构的特点,<u>不正确</u>的叙述是

    A. 容易造成最高领导人滥用权力的倾向

    B. 各部门目标清晰

    C. 适用于规模较大的组织

    D. 为评价各部门或个人对组织目标的贡献提供了方便

    E. 组织关系简明

27. 直线组织结构存在的局限性是

    A. 联系便捷

    B. 责权明确

    C. 权力高度集中

    D. 管理成本较低

    E. 结构简单

28. 健康教育的目的<u>不包括</u>

    A. 增进健康

    B. 消除危险因素

    C. 预防疾病

    D. 提高生活质量

    E. 早诊断

29. 非传染患者用过的医疗物品和器材的消毒程序是
    A. 去污→消毒或灭菌→清洗
    B. 清洗→消毒或灭菌→去污
    C. 去污→清洗→消毒或灭菌
    D. 消毒或灭菌→去污→清洗
    E. 清洗→去污→消毒或灭菌

30. 关于有效沟通的措施中，不正确的是
    A. 保持冷静
    B. 排除干扰
    C. 加强评论
    D. 耐心倾听
    E. 注重细节

31. 属于人际传播的是
    A. 在电视上做广告
    B. 出版书籍
    C. 在公共汽车上做广告
    D. 在网络上做广告
    E. 医生对患者的健康咨询

32. 护理人才的能力结构不包括
    A. 沟通能力
    B. 科学研究能力
    C. 组织管理能力
    D. 表达能力
    E. 获取知识的能力

33. 有关非语言沟通技巧的描述正确的是
    A. 护士的身体姿势不会影响沟通的进程
    B. 沟通的距离与沟通无关
    C. 面部表情是沟通交流中最丰富的非语言信息的源泉
    D. 沟通中双方的感受主要来自对方的语言行为
    E. 目光信号所表达的含义比其他体态信号简单

34. 在目标管理的特点中，不正确的是
    A. 强调自我管理
    B. 强调员工参与管理
    C. 强调自我评价
    D. 强调重视成果
    E. 强调目标的唯一性

35. 纵观近几年护理管理学的发展，错误的是
    A. 从短期行为向社会的长期目标转变
    B. 从一维分散管理向系统管理转变
    C. 从重视软件管理向重视硬件管理转变
    D. 从经验决策向科学决策转变
    E. 向不同层次、多元化管理目标转变

36. 人类为协调矛盾、解决冲突，常常采取适应形式中的
    A. 顺应
    B. 调试
    C. 应对
    D. 应激
    E. 自我控制

37. 健康教育应坚持的最基本原则是
    A. 巩固性原则
    B. 科学性原则
    C. 理论联系实际原则
    D. 循序渐进原则
    E. 正面教育原则

38. 患者，男，23岁。腿部外伤后发展为气性坏疽，为其换药用的止血钳消毒灭菌的最佳方法是
    A. 高压蒸汽
    B. 燃烧
    C. 微波
    D. 煮沸
    E. 新洁尔灭浸泡

39. 符合抗感染药物合理用药的做法是
    A. 将红霉素用注射用水溶解后放入生理盐水中静脉滴注
    B. 两种以上抗生素若无配伍禁忌可在同一溶液中静滴
    C. 急性感染症状消失后，立即停用抗生素
    D. 氨基糖苷类抗生素与 β- 酰胺类药物可同瓶滴注
    E. 发现感染首选广谱抗生素

40. 患者，男，37岁。因"胃穿孔、急性腹膜炎"急诊收入院治疗，病情好转准备出院，其出院时的健康教育内容<u>不包括</u>
  - A. 继续用药情况
  - B. 治疗原则
  - C. 治疗效果
  - D. 定期复诊
  - E. 目前病情

41. 健康促进属于
  - A. 资源领域
  - B. 行动领域
  - C. 法制领域
  - D. 理论领域
  - E. 认知领域

42. 健康教育的核心为
  - A. 促进人们的健康行为和生活方式
  - B. 促进人们的住院适应能力
  - C. 促进人们的自我保健能力和行为
  - D. 帮助人们建立健康行为
  - E. 促进人们的自身护理能力和行为

43. 医院内和医院外分离出的同一种多重耐药菌株，其耐药特点为
  - A. 医院外比医院外菌株耐药性更强但不广
  - B. 医院内比医院外菌株耐药性更强但不广
  - C. 医院外比医院内菌株耐药性更强且更广
  - D. 医院内与医院外菌株耐药性基本相同
  - E. 医院内比医院外菌株耐药性更强且更广

44. 最易在新生儿室形成暴发流行的病原微生物是
  - A. 链球菌
  - B. 肺炎链球菌
  - C. 脑膜炎球菌
  - D. 乙肝病毒
  - E. 葡萄球菌

45. 压力蒸汽灭菌时金属包的重量要求<u>不超过</u>
  - A. 8kg
  - B. 5kg
  - C. 6kg
  - D. 7kg
  - E. 4kg

46. 健康教育评价的种类<u>不包括</u>
  - A. 结局评价
  - B. 过程评价
  - C. 效益评价
  - D. 总结评价
  - E. 形成评价

47. "君子不器"体现的管理思想是
  - A. 统筹管理思想
  - B. 系统管理思想
  - C. 战略管理思想
  - D. 用人管理思想
  - E. 社会管理思想

48. 全面质量管理的目标是
  - A. 改进组织中每项工作的质量
  - B. 全面提升整体的质量
  - C. 持续地、渐进地变革
  - D. 建立组织对持续改进的承诺
  - E. 强烈地关注客户

49. 为预防手术切口感染，<u>错误</u>的处理措施是
  - A. 选用吸附性强的伤口敷料
  - B. 用有抗菌能力的水冲洗伤口
  - C. 延长患者入住监护室时间
  - D. 尽量采用封闭式重力吸引
  - E. 严格执行无菌操作技术

50. 有关目标管理的描述，描述正确的是
  - A. 目标管理具有很强的灵活性
  - B. 目标管理促使管理者适当授权
  - C. 目标管理降低了员工的主动性
  - D. 目标管理有利于管理者管理能力的充分发挥
  - E. 目标管理不利于控制

51. <u>不属于</u>隔离对象的是
  - A. 甲肝患者
  - B. 肾结石患者
  - C. 麻疹患者

D．感染性腹泻患者

E．水痘患者

52．根据组织设计原则，从高层领导到基层领导适宜的管理层次是

A．5～6层

B．2～4层

C．4～5层

D．6～7层

E．1～2层

53．某医院护理部就护理质量实施目标管理，**不属于**该目标管理内容的是

A．总结考评结果，提出问题，采取相应对策

B．由护理部制定个人目标，各科护士严格执行

C．护士长组织护理人员自觉地实现这些目标

D．按考核结果对护理人员进行奖惩

E．总目标是使护理服务满意度达到99%

54．是健康信息的生命，也是取得健康传播效果的根本保证的是

A．信息传递针对接受者的特点

B．信息内容科学、准确

C．信息选择针对接受者的需求

D．信息对接受者具有指导意义

E．符号通用、易懂

55．符合亲身传播技巧的是

A．应避免双目注视对象，使其紧张

B．谈话重点内容应适当重复

C．谈话中应避免被对象动作干扰

D．应尽量保持语调、节奏一致，以免分散对象注意力

E．谈话内容应尽量丰富多彩

56．医院感染发生率是指

A．用来统计处于危险人群中新发生医院感染的频率

B．特定部位感染危险人群中新发生该部位医院感染的频率

C．在一定时间和一定人群中新发生的医院感染的频率

D．现况调查或横断面研究

E．观察阶段中每个病房人群所有存在和新发的感染病例

57．护理人才的群体结构包括

A．智力结构

B．能力结构

C．专业结构

D．知识结构

E．品德结构

58．利用行政方法直接干预组织的各个环节，使整个组织工作保持良好秩序的协调方法属于

A．协商协调

B．法纪协调

C．目标协调

D．组织协调

E．经济协调

59．护理部主任在安排医院护士岗位培训时，直接向某病区护士下发培训任务。该护理部主任违背的沟通原则是

A．非正式沟通策略

B．组织结构完整性

C．及时性

D．重视交谈与倾听技巧

E．信息明确

60．人体内正常菌群的描述，正确的是

A．肠道菌群有降低血酯的作用

B．可在肠道内合成维生素维生素A等

C．可在皮肤上形成一层非特异的保护膜，抵抗微生物侵袭

D．是特异性免疫功能的组成部分

E．绝大部分是需氧菌

61．某乡政府为鼓励住院分娩，决定减少住院分娩妇女的丈夫的义务工，这种干预手段属于

A．教育干预

B．法规干预

C．信息干预

D．技能干预

E．行政干预

62．隔离衣的正确使用方法是

A．隔离衣潮湿，晾干后再使用

B．要保持袖口内外面清洁

C．必须完全盖住工作服

D．隔离衣挂在病房应清洁面向外

E．隔日更换 1 次

63．与不健康的生活方式有关的疾病是

A．艾滋病

B．色盲

C．先天愚型

D．血友病

E．白化病

64．临床上的"菌群比例失调"是指

A．移位菌群横向转移

B．原位菌群二度失调

C．原位菌群三度失调

D．移位菌群纵向转移

E．原位菌群一度失调

65．对无明确潜伏期的感染，入院多少小时后发生的感染属于医院感染

A．72 小时

B．36 小时

C．48 小时

D．96 小时

E．24 小时

66．患儿，男，3 岁。因腹泻入院治疗。护士为其静脉输液后忘记松绑止血带，造成患儿半截手臂发黑，并有截肢的可能。患儿家长向医院投诉该护士，医院处理方法不正确的是

A．若调查结果属实则对该护士进行处理

B．公开调查结果和处理情况

C．对调查结果和处理情况进行保密

D．进行事件调查

E．将调查处理情况告知患儿家长

67．不符合消毒灭菌原则的是

A．油、粉、膏等首选干热灭菌

B．感染患者用过的医疗器材，应彻底清洗干净后，再消毒或灭菌

C．手术器具及物品、各种穿刺针等首选压力蒸汽灭菌

D．内镜可选用 2% 戊二醛浸泡灭菌

E．接触皮肤黏膜的器具和用品必须消毒

68．防止利器刺伤的错误做法是

A．污染针头置入防水耐刺穿的容器内

B．不能将针尖指向身体任何部位

C．采用单手"复帽"技术

D．严禁处置前折弯或折断针头

E．用过的针头采用双手"复帽"

69．在健康传播中，希望信息在生活、地域、认识等方面属于自己熟悉的领域，这体现了受者的

A．求短心理

B．求真心理

C．求近心理

D．求广心理

E．求新心理

70．对炭疽患者产生的医疗废物和有机垃圾应

A．过氧乙酸喷洒

B．全部丢弃

C．全部焚烧

D．气溶胶消毒法

E．有效氯浸泡消毒

71．针对组织内部的具体问题，在较小范围内和较短时间内实施的计划属于

A．战术性计划

B．决策性计划

C．战略性计划

D．专项计划

E．指令性计划

72．医务人员在诊查传染患者之后应如何洗手

A．严格洗手与手消毒

B．快速手消毒

C．肥皂彻底洗手

D．认真外科刷手

E. 大量流动水冲洗

73. 功能制护理的优点是
    A. 全面掌握和满足患者需求
    B. 分工明确、效率高、易于组织管理
    C. 便于发挥护理人员的主动性和创造性
    D. 为患者提供生理、心理、社会等全方位护理
    E. 便于发挥不同层次护理人员的作用

74. HIV 的主要传播途径是
    A. 接触传播
    B. 空气传播
    C. 消化道传播
    D. 性传播、血液传播
    E. 呼吸道传播

75. 若需要进行下一台手术时，外科医生的手应
    A. 重新进行卫生手消毒
    B. 用生理盐水进行无菌冲洗
    C. 无须处理，直接进行下一台手术
    D. 重新进行外科手消毒
    E. 换一副无菌手套即可

76. 取用无菌溶液时错误的是
    A. 手不可触及瓶口及盖的内面
    B. 检查溶液有无沉淀、浑浊、变色
    C. 必要时可将无菌棉签伸入瓶内蘸取
    D. 倾倒溶液时，标签朝上
    E. 必须核对瓶签

77. 医院应对消毒、灭菌效果定期进行监测，灭菌合格率必须达到
    A. 0.99
    B. 0.95
    C. 0.98
    D. 1
    E. 0.9

78. 预防手术部位感染，使用预防性抗菌药物的最佳时间是
    A. 术前 30～60 分钟
    B. 术前 3 天
    C. 术前 1 天

D. 术后 1 周内
E. 入住外科病房后

79. 在人际传播活动中，恰当的传播技巧是
    A. 尽量用专业词汇，以显示权威性
    B. 多发表自己的见解
    C. 及时取得反馈
    D. 反复讲解不易被理解的概念
    E. 避免重复

80. 领导理论中，不属于激励理论的是
    A. 行为科学理论
    B. 双因素理论
    C. 公平理论
    D. 期望理论
    E. 需要层次论

81. 患者教育的目的是
    A. 提高自我护理能力
    B. 灌输健康知识
    C. 帮助建立健康行为
    D. 克服不良生活习惯
    E. 培养既有健康知识又有健康行为的人

82. 人员管理的基本原则不包括
    A. 用人之长原则
    B. 责权利一致原则
    C. 重点培养原则
    D. 公平竞争原则
    E. 职务要求明确原则

83. 消毒灭菌的原则不包括
    A. 耐热、耐湿的手术器械首选压力蒸气灭菌
    B. 当受到患者的血液、体液等污染时，先去除污染物，再清洁与消毒
    C. 环境与物体表面，应先消毒再清洁
    D. 疑似或确诊朊病毒感染的患者应选用一次性诊疗器械、器具和物品
    E. 重复使用的器械、物品，应先清洁再进行消毒或灭菌

84. 在进行化学消毒时，正确的防护措施是
    A. 严禁加盖，以利于消毒液挥发

B. 缩短化学消毒时间

C. 注意环境通风及戴手套

D. 减少单次消毒物品量

E. 降低消毒液配置浓度

85. 卫生部《医院感染管理规范（试行）》中规定医院应对抗感染药物的使用率进行统计，力争控制在

A. 60% 以下

B. 40% 以下

C. 50% 以下

D. 70% 以下

E. 30% 以下

二、以下提供若干组考题，每组考题共同在考题前列出的 A、B、C、D、E 五个备选答案。请从中选择一个与考题关系最密切的答案，并在答题卡上将相应字母所属的方框涂黑。每个备选答案可能被选择一次，多次或不被选择。

（86－87 题共用备选答案）

A. 针对性原则

B. 速度性原则

C. 经济性原则

D. 科学性原则

E. 准确性原则

86. 强调保证信息能准确地传递给受者，选择传播途径遵循的原则是

87. 强调针对具体受者、具体情况选择传播途径，遵循的原则是

（88－89 题共用备选答案）

A. 2 分钟

B. 30 秒

C. 1 分钟

D. 3 分钟

E. 15 秒

88. 涂擦消毒手时涂擦的时间<u>不少于</u>

89. 洗手时揉搓的时间<u>不少于</u>

（90－92 题共用备选答案）

A. 预警行为

B. 避开有害环境行为

C. 戒除不良嗜好行为

D. 保健行为

E. 日常健康行为

90. 患病后及时就医属于

91. 驾车时使用安全带属于

92. 预防接种属于

（93－95 题共用备选答案）

A. 创新原则

B. 系统性原则

C. 重点原则

D. 弹性原则

E. 可考核性原则

93. 工作前制订计划时要求充分发挥创造力，提出一些新方法、新措施，这遵循的是

94. 计划工作必须始终坚持以目标为导向，目标应具体、可测量，遵循的是

95. 制定计划时必须留有一定调节余地，以预防及减少不确定因素对计划实施可能产生的冲击，这遵循的是

（96－97 题共用备选答案）

A. 换药室

B. 传染病房

C. 婴儿室

D. 层流病房

E. 注射室

96. 属 II 类环境的是

97. 属 IV 类环境的是

（98－100 题共用备选答案）

A. 经济权

B. 决策权

C. 指挥权

D. 奖罚权

E. 用人权

98. 护理部每年组织评选"优秀护士"，并对其予以经济上的奖励，这一做法行使了

99. 某院护理部主任根据对院内王护士的德、勤、能、绩进行考察，聘任其为护士长，这一做法行使了

100. 某院急诊科紧急接收大批中毒患者，护理部主任立即从其他科室调来 6 名护士支援，这一做法行使了

专业知识

一、以下每一道考题下面有 A、B、C、D、E 五个备选答案，请从中选择一个最佳答案。并在答题卡上将相应题号的相应字母所属的方框涂黑。

1. 关于儿科护理学的范围，<u>不正确</u>的说法是
 A. 是以儿童及其家庭为中心的身心整体护理
 B. 与多门学科有广泛联系
 C. 指对住院患儿整体的护理
 D. 一切涉及小儿时期健康和卫生的问题
 E. 包括正常小儿身心方面的保健和小儿疾病的防治与护理

2. 左半结肠癌的临床特点是
 A. 粪便带血、脓和黏液
 B. 腹部持续性隐痛
 C. 容易出现肠梗阻
 D. 贫血、消瘦
 E. 腹部包块出现早

3. 流行性脑脊髓膜炎病原治疗可选用的药物<u>不包括</u>
 A. 磺胺药
 B. 庆大霉素
 C. 氯霉素
 D. 青霉素 G
 E. 头孢菌素

4. 患者，女，31 岁。因分娩后 18 天，左下肢肿胀伴疼痛 5 天急诊入院。查体：左下肢肿胀明显，双下肢足背动脉搏动能扪及。该患者最可能的诊断为
 A. 肾功能衰竭
 B. 低蛋白血症
 C. 左下肢动脉栓塞
 D. 左下肢大隐静脉曲张
 E. 左下肢深静脉血栓形成

5. 患者，女，23 岁。从二楼摔下，左侧先着地，腹部检查后怀疑胰腺破裂，诊断的主要根据是
 A. 血钙降低
 B. 血尿淀粉酶显著升高
 C. 血白细胞升高
 D. 腹部疼痛
 E. 腹膜刺激征

6. 产褥期浆液性恶露一般持续时间为
 A. 21 天左右
 B. 14 天左右
 C. 10 天左右
 D. 3 天左右
 E. 5 天左右

7. 患者，60 岁。阴道内有大量脓性白色豆渣样分泌物，最有可能的疾病是
 A. 萎缩性阴道炎
 B. 假丝酵母菌病
 C. 细菌性阴道病
 D. 滴虫阴道炎
 E. 子宫颈炎症

8. <u>不符合</u>系统性红斑狼疮患者护理要求的是
 A. 病室内湿度 50%～60%
 B. 病室内温度 18～20℃
 C. 病室空气流通
 D. 床单清洁干燥
 E. 床放置在阳光充足的地方

9. 患者，女，39 岁。诊断为急性白血病，做骨髓移植术。为预防骨髓移植引起移植物抗宿主病，最主要的药物是
 A. 抗淋巴细胞球蛋白
 B. 抗胸腺球蛋白
 C. 肾上腺糖皮质激素
 D. 环磷酰胺
 E. 环孢素 A

10. 确定颈部包块性质最有价值的检查方法是
    A. X 线平片
    B. 细针穿刺细胞学检查
    C. MRI
    D. B 超
    E. CT

11. 血栓闭塞性脉管炎的临床表现不包括
    A. 患肢肿胀
    B. 患肢远端动脉搏动减弱或消失
    C. 患肢出现游走性浅静脉炎
    D. 患肢疼痛
    E. 患肢感觉和皮色改变

12. 胃溃疡最佳的手术方式是
    A. 高选择性迷走神经切断术
    B. 选择性迷走神经切断术加胃窦切除术
    C. 胃空肠吻合术
    D. 毕 I 式胃大部切除术
    E. 毕 II 式胃大部切除术

13. 肺癌患者出现声音嘶哑，声带麻痹。应首先考虑
    A. 肿瘤压迫大支气管
    B. 有纵隔淋巴结转移
    C. 肿瘤侵及喉上神经
    D. 肿瘤侵及声带
    E. 肿瘤压迫喉返神经

14. 患者，男，65 岁。有高血压和糖尿病史近 15 年。晨起时不能言语，右侧肢体活动不灵活，可能的诊断是脑梗死，为改善微循环，首选药物是
    A. 脑复康
    B. 速碧林
    C. 低分子右旋糖酐
    D. 尼莫地平
    E. 丹参

15. 患者，46 岁。近 1 年来月经不规律，现停经 48 天，发生阴道大出血。妇科检查：子宫饱满，稍软，首选的止血方法是
    A. 止血＋补血药
    B. 刮宫

C. 雌激素
D. 雄激素
E. 孕激素

16. 不属于贫血的基本表现的是
    A. 血压降低
    B. 食欲下降
    C. 心悸
    D. 面色苍白
    E. 活动耐力下降

17. 患者，女，30 岁。车祸致脊柱骨折脱位，表现为损伤节段以下痉挛性瘫痪，对侧痛温觉消失，首先应考虑
    A. 脊髓后部损伤
    B. 脊髓前部损伤
    C. 脊髓半侧损伤
    D. 脊髓中央损伤
    E. 脊髓完全损伤

18. 肾结核患者最早出现的症状是
    A. 盗汗
    B. 脓尿
    C. 血尿
    D. 尿频
    E. 尿痛

19. 糖尿病肾病变其病理改变主要是
    A. 毛细血管纤维化
    B. 毛细血管炎
    C. 免疫复合物沉着
    D. 微血管病变
    E. 抗原抗体反应

20. 小儿时期，脑耗氧占基础代谢总耗氧的比例是
    A. 70%
    B. 60%
    C. 50%
    D. 30%
    E. 40%

21. 月经频发是指月经周期小于

A. 18 天
B. 21 天
C. 25 天
D. 30 天
E. 28 天

22. 管理传染源是预防传染病的重要措施之一，下列**不是**传染源的是
    A. 受感染的动物
    B. 病原携带者
    C. 密切接触者
    D. 易感人群
    E. 传染病患者

23. 患儿，女，7 岁。被诊断为糖尿病，饮食成分的分配为
    A. 糖 80% 蛋白质 10% 脂肪 10%
    B. 糖 70% 蛋白质 15% 脂肪 15%
    C. 糖 20% 蛋白质 40% 脂肪 40%
    D. 糖 50% 蛋白质 15% 脂肪 30%
    E. 糖 30% 蛋白质 40% 脂肪 30%

24. 某孕妇，26 岁。孕 39 周。因胎膜早破临产 16 小时，相对性头盆不称，行剖宫产术，术中出血 400ml，术后 4 天连续体温 38～39℃，诊断为产褥感染，支持此诊断的体征是
    A. 伤口红肿有压痛
    B. 宫底平脐有压痛，恶露增多、有臭味
    C. 尿频、尿痛，一侧肾区叩击疼
    D. 咳嗽，双肺可闻及干性啰音
    E. 乳腺肿胀，可及硬结，有压痛

25. 蛛网膜下腔出血的患者应避免的诱发因素**不包括**
    A. 打喷嚏
    B. 深呼吸
    C. 剧烈咳嗽
    D. 情绪激动
    E. 用力屏气

26. 肝动脉插管化疗使用的冲洗液为
    A. 肝素稀释液
    B. 5%葡萄糖

C. 无菌蒸馏水
D. 生理盐水
E. 注射用水

27. 缓解气胸患者呼吸困难的首选方法是
    A. 胸腔穿刺放气
    B. 气管切开
    C. 人工呼吸
    D. 吸氧
    E. 镇静

28. 系统性红斑狼疮常见的死因为
    A. 肾功能衰竭
    B. 上消化道出血
    C. 心力衰竭
    D. 蛛网膜下腔出血
    E. 呼吸功能衰竭

29. 腹部实质性脏器损伤的主要临床表现是
    A. 腹痛
    B. 有气腹
    C. 腹腔内出血
    D. 腹膜刺激征阳性
    E. 呕血、黑便

30. 患者，女，25 岁。每逢月经来潮前数天自觉两侧乳房胀痛，月经期过后减轻，右侧乳房触及边界不清的多个小结节状物。考虑为
    A. 乳房纤维腺瘤
    B. 乳房慢性炎症
    C. 乳房囊性增生病
    D. 乳腺癌
    E. 乳管内乳头状瘤

31. 某产妇，自然分娩后 5 天，今顺利出院。护士对产妇正确的出院指导是
    A. 性生活在产后 4 周恢复
    B. 新生儿生理性黄疸持续 1 周左右
    C. 哺乳期间无需避孕
    D. 产后 64 天复查
    E. 坚持母乳喂养 42 天

32. 糖尿病患儿全天热量分 3 餐，早、中、晚分别占

A. 1/2、1/4、1/4
B. 1/5、2/5、2/5
C. 2/5、2/5、1/5
D. 1/4、1/2、1/4
E. 2/5、1/5、2/5

33. 儿茶酚胺症的主要临床表现是
A. 低血压、低血糖、低代谢
B. 高血压、高血糖、低代谢
C. 高血压、低血糖、高代谢
D. 低血压、高血糖、高代谢
E. 高血压、高血糖、高代谢

34. 与子宫脱垂关系最密切的韧带是
A. 卵巢固有韧带
B. 骨盆漏斗韧带
C. 主韧带
D. 圆韧带
E. 阔韧带

35. 患儿，男，1岁。突发腹痛、呕吐、便血，并可触及腹部包块，应首先考虑的诊断是
A. 肠系膜血栓形成
B. 幽门梗阻
C. 肠扭转
D. 粘连性肠梗阻
E. 肠套叠

36. 破伤风的临床表现，正确的是
A. 一般伴有高热
B. 膀胱括约肌痉挛可引起尿失禁
C. 患者神志始终清楚
D. 肌肉痉挛始于面肌
E. 光线刺激不会诱发肌肉痉挛

37. 关于输卵管结扎术后宣教，不妥的是
A. 术后腹痛属正常反应，不需做任何处理
B. 1个月内禁止盆浴及性生活
C. 保持伤口敷料干燥清洁
D. 保持外阴清洁
E. 术后鼓励早日下床活动

38. 高血压的用药原则是

A. 有烦躁抽搐者禁用地西泮肌注
B. 快速降压首选硝酸甘油静滴
C. 老人降压控制在120～130/80mmHg以下
D. 诊断确立通常需要终身治疗
E. 达到降压目的后逐步减量

39. 患者，男，56岁。刺激性咳嗽6个月，近1个月痰中带血，伴有胸闷、气促、发热，食欲减退，消瘦明显。X线胸片示右肺门毛刺状阴影。为尽快明确诊断，首选的检查的
A. 痰细胞学检查
B. 胸腔镜
C. 支气管镜
D. CT
E. 磁共振

40. 胰腺癌手术切除率低的原因主要是
A. 手术复杂
B. 胰腺癌好发于老年人，不宜手术
C. 手术的危险性高
D. 癌肿的恶性程度高
E. 癌直接浸润和转移

41. 患儿，男，4岁。因发热4个月，伴关节疼痛1周入院。诊断为幼年类风湿全身型。该病诱因不包括
A. 精神因素
B. 关节畸形
C. 潮湿
D. 感染
E. 寒冷

42. 肛裂好发的部位是
A. 骶直肠肌
B. 肛提肌
C. 肛管皮肤
D. 肛门外括约肌
E. 肛门内括约肌

43. 风心病患者，心尖部听诊闻及舒张期隆隆样杂音，首先考虑是
A. 二尖瓣狭窄

B. 主动脉瓣狭窄
C. 肺动脉瓣狭窄
D. 三尖瓣狭窄
E. 三尖瓣关闭不全

44. 患者，女，36岁。肠扭转致广泛小肠坏死、休克，作坏死肠切除，术后休克有好转。对该患者的监护不必要的是
A. 脑电图监护
B. 心电图监护
C. 血压、脉搏、尿量
D. 精神状态
E. 观察皮色、皮温

45. 化学药物治疗后，白细胞下降达最低点是在停药后
A. 10～14天
B. 8～9天
C. 5～7天
D. 1～2天
E. 3～5天

46. 患者，男，71岁。患高血压18年，未规律服降压药治疗，血压在165/100mmHg，近半日心前区持续疼痛、出冷汗伴恶心、呕吐来院急诊，心电图检查确诊为急性心肌梗死，入院治疗。1小时后患者出现呼吸困难、端坐呼吸，两肺布满湿啰音和哮鸣音，心率112次/分，律整，目前患者的病情变化是
A. 支气管哮喘
B. 肺源性心脏病
C. 急性肺栓塞
D. 心律失常
E. 急性左心衰竭

47. 诊断子宫内膜异位症的最佳方法是
A. B超
B. 盆腔CT
C. 剖腹探查
D. 腹腔镜检查
E. X线检查

48. 脑血栓早期溶栓的药物首选

A. 双嘧达莫
B. 阿司匹林
C. 华法林
D. 肝素
E. 尿激酶

49. 婴儿，6个月。在儿科门诊检查，发育异常的表现为
A. 两手不会传递玩具
B. 俯卧时不能抬胸
C. 乳牙未萌出
D. 前囟未闭
E. 头围44cm

50. 患儿，3岁。急性肾功能衰竭，住院16天，每天尿量1200ml，表现为肌肉松软、无力，腹胀，该患儿可能出现
A. 高钾血症
B. 低钾血症
C. 低钙血症
D. 低钠血症
E. 脱水

51. 金黄色葡萄球菌肺炎的主要临床特点是
A. 胸片改变比肺部体征出现早
B. 易并发脓胸、脓气胸
C. 白细胞总数大多正常或降低
D. 发热、咳嗽
E. 刺激性干咳为突出表现

52. 患者，女，45岁。肝区痛伴高热、畏寒3天，巩膜轻度黄染，右季肋区饱满有叩痛，肝右肋下2cm，CT示右肝后叶高密度灶，边界清，6cm×5cm×4cm，可诊断为
A. 肝囊肿
B. 肝包虫病
C. 阿米巴性肝脓肿
D. 原发性肝癌
E. 细菌性肝脓肿

53. 第三产程正常所需时间应为
A. 10～20分钟，不超过45分钟
B. 10～20分钟，不超过40分钟

C. 5～15分钟，不超过30分钟

D. 5～10分钟，不超过15分钟

E. 5～10分钟，不超过25分钟

C. 30%～49%

D. 10%～29%

E. 20%～39%

54. 成人无尿或尿闭患者每24小时排尿量不足

A. 170ml

B. 120ml

C. 110ml

D. 50ml

E. 100ml

55. 原发性恶性骨肿瘤中，最典型的X线片表现是

A. 骨质破坏，边缘不清，骨膜反应明显

B. 骨质破坏，边缘清楚，无骨膜反应

C. 骨质破坏，边缘清楚，有骨膜反应

D. 骨质破坏，边缘不清，有骨膜反应

E. 骨质破坏，边缘不清，无骨膜反应

56. 抗甲状腺药物硫脲类的作用机制是

A. 破坏甲状腺组织

B. 抑制甲状腺素合成

C. 促进肝脏破坏甲状腺素

D. 抑制甲状腺素释放

E. 降低甲状腺素活性

57. 早期先兆流产最先出现的症状是

A. 妊娠试验由阳转阴

B. 少量阴道流血

C. 早孕反应

D. 停经

E. 下腹疼痛

58. 治疗肾病综合征的首选药物是

A. 肾上腺糖皮质激素

B. 苯丙酸氮芥

C. 左旋咪唑

D. 安体舒通

E. 环磷酰胺

59. 重度烧伤是指总烧伤面积达到

A. 50%～69%

B. 40%～59%

60. 帕金森病常见的步态是

A. 慌张步态

B. 共济失调

C. 正常步态

D. 剪刀步态

E. 偏瘫步态

61. 前列腺术后进行膀胱冲洗，不正确的方法是

A. 准确记录冲洗量和排出量

B. 引流不畅时应及时高压冲洗抽吸血块

C. 确保冲洗管道通畅

D. 常规用生理盐水持续冲洗

E. 应保持稳定的冲洗速度

62. 符合猩红热患儿的辅助检查结果是

A. 血清和尿淀粉酶增高

B. 血清特异性抗体IgM增高

C. 鼻咽分泌物可见多核巨细胞

D. 血白细胞增多，以淋巴细胞为主

E. 咽拭子培养可有β型溶血性链球菌

63. 尿道损伤可出现的临床表现不包括

A. 全程血尿

B. 排尿困难

C. 尿道出血

D. 休克

E. 疼痛

64. 慢性脓胸的症状不包括

A. 气促、咳脓痰

B. 壁胸膜变厚

C. 纵隔向健侧移位

D. X线检查可见患侧胸廓肋间隙变窄

E. 低热、消瘦、贫血等表现

65. 新生儿，男，出生体重为2000g，生后出现哭声异常，肌张力低，疑为新生儿低血糖，第2天查血糖，符合诊断标准的结果是

A. 34mg/dl

B. 30mg/dl
C. 26mg/dl
D. 18mg/dl
E. 22mg/dl

66. 判断肺炎严重程度主要依靠
    A. 血压变化
    B. 呼吸困难程度
    C. 体温高低
    D. 肺啰音多少
    E. 咳嗽严重程度

67. 机械通气治疗的适应证不包括
    A. 呼吸功能丧失
    B. 通气功能衰竭
    C. 换气功能衰竭
    D. 心肺复苏后期治疗
    E. 支气管内异物

68. 门静脉高压急性大出血患者使用三腔管压迫止血时，食管气囊注气量为
    A. 300ml
    B. 250ml
    C. 200ml
    D. 50ml
    E. 100ml

69. 对蛲虫病患儿的内衣裤进行煮沸或曝晒的时间是
    A. 10 天
    B. 8 天
    C. 6 天
    D. 2 天
    E. 4 天

70. 婴儿期的预防接种正确的是
    A. 1 岁注射白百破三联疫苗
    B. 8～10 个月注射流脑疫苗
    C. 4～5 个月注射麻疹疫苗
    D. 2～3 个月接种卡介苗
    E. 2 个月开始口服脊髓灰质炎疫苗

二、以下提供若干个案例，每个案例下设

若干个考题。请根据各考题题干所提供的信息，在每题下面的 A、B、C、D、E 五个备选答案中选择一个最佳答案，并在答题卡上将相应字母所属的方框涂黑。

（71－72 题共用题干）

初孕妇，宫内孕 38 周。突然出现腹部持续性疼痛伴阴道流血。血压 90/60mmHg，脉搏 102 次/分。腹部检查：子宫板样硬，压痛明显，无宫缩，宫底剑突下 2 指，胎心不清，骨盆测量正常。

71. 问题 1：该孕妇最可能的诊断是
    A. 胎盘早期剥离
    B. 子宫破裂
    C. 前置胎盘
    D. 先兆临产
    E. 正常产程

72. 问题 2：此时最恰当的处理是
    A. 立即行剖宫产
    B. 静滴催产素
    C. 人工破膜
    D. 期待疗法
    E. 外倒转术

（73－74 题共用题干）

患儿，男，6 个月。因发热 7 天，皮疹 4 天来诊。经检查诊断为川崎病。

73. 问题 1：该病的预后情况多数为
    A. 死于慢性肾功能衰竭
    B. 死于冠状动脉瘤
    C. 死于猝死
    D. 良好
    E. 死于心肌梗死

74. 问题 2：其病理改变为
    A. 全身淋巴管炎
    B. 全身中动脉、中静脉炎
    C. 全身小动脉、小静脉炎
    D. 全身中、小动脉炎
    E. 全身中、小静脉炎

（75－78题共用题干）

某产妇，27岁。经阴自然分娩后11天，因突然腹痛4天入院。产妇呈急性痛苦病容，下腹压痛，体温39.3℃，血压100/70mmHg。妇科检查：子宫如妊娠4个月大，触痛明显，子宫左侧触及拳头大小，有压痛实性包块。

75. 问题1：产褥期感染中致病力最强的病原菌是
    A. β-溶血性链球菌
    B. 葡萄球菌
    C. 肺炎球菌
    D. 厌氧菌
    E. 大肠埃希菌

76. 问题2：产褥期感染的炎症不包括
    A. 急性盆腔腹膜炎
    B. 急性子宫内膜炎
    C. 急性输卵管炎
    D. 急性宫颈炎
    E. 急性乳腺炎

77. 问题3：该产妇属于产褥感染中的
    A. 急性盆腔结缔组织炎
    B. 急性子宫内膜炎
    C. 急性输卵管炎
    D. 急性盆腔炎
    E. 急性子宫肌炎

78. 问题4：该类型的感染进一步发展可导致
    A. 子宫肌炎
    B. 弥漫性腹膜炎
    C. 慢性盆腔炎
    D. 慢性输卵管炎
    E. 慢性子宫内膜炎

（79－80题共用题干）

患者，女，24岁。做饭时不慎被烧开的汤水烫伤右上肢，创面散在水疱，基底潮红湿润，疼痛剧烈。

79. 问题1：烧伤深度为
    A. 重度烧伤

B. Ⅲ度烧伤
C. 深Ⅱ度烧伤
D. Ⅰ度烧伤
E. 浅Ⅱ度烧伤

80. 问题2：该患者烧伤面积为
    A. 13%
    B. 11%
    C. 9%
    D. 5%
    E. 7%

（81－82题共用题干）

患者，女，45岁。上腹隐痛不适5年，近一个多月来逐渐加重，服用制酸剂后有所改善，食欲尚可，粪便隐血（++），胃肠钡餐摄片见胃小弯水平部黏膜纹理紊乱，胃壁僵直不规则。

81. 问题1：应考虑的诊断是
    A. 胃癌
    B. 胃黏膜脱垂
    C. 胃窦炎
    D. 胃溃疡
    E. 慢性萎缩性胃炎

82. 问题2：其治疗原则应该是
    A. 对症治疗
    B. 营养支持
    C. 针灸
    D. 手术
    E. 内科治疗

（83－86题共用题干）

患者，男，59岁。高血压及冠心病史10余年。4小时前发生胸骨后剧烈疼痛，伴大汗淋漓。查体：面色苍白，四肢冰冷。血压80/60mmHg，心率134次/分。心电图示急性广泛前壁心肌梗死。

83. 问题1：该患者血压低的原因是
    A. 舒张期充盈不足
    B. 合并右室梗塞
    C. 疼痛性休克
    D. 血容量不足

E. 心源性休克

84. 问题2：上述情况发生的主要机制是
    A. 心排血量急剧下降
    B. 快速性心律失常
    C. 血容量不足
    D. 迷走神经张力过高
    E. 周围血管扩张

85. 问题3：医生给予患者行尿激酶溶栓治疗，判断溶栓治疗成功的临床指标不包括
    A. 出现窦性心动过速
    B. 出现加速性室性自主心律
    C. 血清心肌酶谱峰值提前出现
    D. 胸痛症状在2小时内基本缓解
    E. 心电图示ST段于溶栓后2小时内回降＞50%

86. 问题4：患者出院指导内容不包括
    A. 避免疾病发作诱因，如情绪激动，劳累，饱餐
    B. 定期复查
    C. 按时服用药物，控制好血压水平
    D. 调整饮食结构，低盐低脂，多吃蔬菜及水果
    E. 在家绝对卧床休息，尽量减少活动量

（87－88题共用题干）

患者，男，33岁。发热1周伴鼻出血、牙龈出血、球结膜出血及注射部位大片瘀斑，大便呈暗红色入院。化验：血红蛋白85/L，白细胞1.5×10⁹/L，血小板53×10⁹/L，骨髓检查有核细胞增生明显活跃，原始加幼稚细胞占0.85（85%），POX强阳性，确诊为急性白血病。

87. 问题1：患者出血的最主要原因是
    A. 白血病细胞释放促凝物质引起DIC
    B. 血中有类肝素抗凝物质
    C. 纤维-蛋白溶解亢进
    D. 血小板减少
    E. 血小板功能异常

88. 问题2：对患者护理应重点预防发生

A. 严重贫血
B. 中枢神经系统白血病
C. 尿酸性肾病
D. 感染
E. 颅内出血

（89－90题共用题干）

患儿，男，1.5岁。未接种过卡介苗，1月前突发高热，但一般情况较好，近2周持续低热，干咳，气稍促，轻度呼吸困难，精神差，食欲减退，体重不增，夜间汗多。其爷爷有结核病。

89. 问题1：该患儿可能患有
    A. 支气管淋巴结结核
    B. 结核性脑膜炎
    C. 急性粟粒型肺结核
    D. 急性肺结核
    E. 原发性肺结核

90. 问题2：该患儿现存的护理问题不包括
    A. 气体交换受损
    B. 焦虑
    C. 活动无耐力
    D. 体温过高
    E. 营养失调：低于机体需要量

三、以下提供若干组考题，每组考题共同在考题前列出的A、B、C、D、E五个备选答案。请从中选择一个与考题关系最密切的答案，并在答题卡上将相应字母所属的方框涂黑。每个备选答案可能被选择一次，多次或不被选择。

（91－92题共用备选答案）
    A. 胆囊造瘘术
    B. 胆总管切开减压引流术
    C. 胆叶切除术
    D. 胆囊切除术
    E. 胆总量探查术
91. 胆囊结石可行
92. 急性梗阻性化脓性胆管炎可行

（93－94题共用备选答案）
    A. 白带增多，呈乳白色黏液状，有腰骶部

B. 外阴瘙痒，白带增多，分泌物多为黄水状。阴道上皮菲薄，表面可见散在的小出血点

C. 外阴、阴道奇痒，阴道分泌物为干酪样或豆渣样

D. 急性期，大阴唇下 1/3 处疼痛、肿胀，严重时走路受限

E. 外阴及阴道口局部灼热、疼痛，阴道黏膜充血，分泌物呈稀薄泡沫状

93. 前庭大腺炎的临床表现为

94. 萎缩性阴道炎的临床表现为

（95－97 题共用备选答案）

A. 心率增快，夜间不能平卧

B. 食欲减退，恶心，呕吐

C. 意识障碍

D. 剧烈头痛，呕吐

E. 全身骨骼疼痛

95. 慢性肾衰竭并发尿毒症的早期表现为

96. 急性肾炎并发高血压脑病的表现为

97. 慢性肾衰竭并发心力衰竭的表现为

（98－100 题共用备选答案）

A. 陶瑟征

B. 面神经征

C. 喉痉挛

D. 手足抽搐

E. 惊厥

98. 多见于婴儿，体温 39℃，发作时突然两眼上翻，面肌抽动，四肢抽动，神志不清，此临床表现为

99. 多见于婴幼儿，表现为突然发生手足肌肉痉挛成弓状，手腕屈曲，手指僵直等表现，此种情况为

100. 以血压计袖带包裹上臂，打气使压力维持在收缩压与舒张压之间，5 分钟之内该手出现抽搐为阳性，此种体征称为

专业实践能力

一、以下每一道考题下面有 A、B、C、D、E 五个备选答案，请从中选择一个最佳答案。并在答题卡上将相应题号的相应字母所属的方框涂黑。

1. 各类闭经中，临床最常见的是

A. 子宫性闭经

B. 垂体性闭经

C. 原发性闭经

D. 卵巢性闭经

E. 下丘脑性闭经

2. 如小婴儿吃奶时突然呛奶，面发绀，继而出现呼吸停止，应首先

A. 立即静脉给予呼吸兴奋剂

B. 口对口人工呼吸

C. 轻拍小儿的背部

D. 胸外心脏按压

E. 清除口、鼻腔乳汁及分泌物

3. 健康小儿，能笑出声，能抓面前物体，手能握持玩具，扶着髋部能坐，其最小年龄可能是

A. 6 个月

B. 2 个月

C. 10 个月

D. 4 个月

E. 8 个月

4. 正常孕妇人绒毛膜促性腺激素（hCG）达高峰时是孕

A. 10～12 周

B. 14～16 周

C. 6～8 周

D. 12～14 周

E. 8～10 周

5. 甲亢患者消瘦主要是由于

A. 发热、多汗

B. 食欲亢进

C. 基础代谢率增高

D. 情绪激动

E. 甲亢性心脏病

6. 预防维生素 D 缺乏性佝偻病的措施**不妥**的是

　　A. 多到户外晒太阳

　　B. 提倡母乳喂养

　　C. 每天口服维生素 D400 ～ 800U

　　D. 婴儿期只服钙剂

　　E. 多食富含维生素 D 的食物

7. 检查胎肺成熟的项目是检查羊水中的

　　A. 脂肪细胞

　　B. 肌酐

　　C. 淀粉酶

　　D. 胆红素

　　E. 卵磷脂 / 鞘磷脂比值

8. 腹部闭合性损伤出现下列情况应及时手术探查，其中**不包括**

　　A. 腹痛和腹膜刺激征加重

　　B. 全身情况恶化

　　C. 经积极抗休克治疗不见好转

　　D. 血压下降

　　E. 红细胞计数稍有下降

9. 初次接种脊髓灰质炎疫苗的时间是

　　A. 出生后 4 周

　　B. 出生后 2 ～ 3 天

　　C. 出生后 8 周

　　D. 出生后 2 周

　　E. 出生后 6 周

10. 产妇剖宫产术后 3 个月，哺乳期，月经未复潮，避孕方法最好采用

　　A. 避孕套

　　B. 宫内节育器

　　C. 体外排精

　　D. 口服避孕药

　　E. 安全期避孕

11. 白血病患儿药物降温**忌用**

　　A. 泰诺林

B. 安乃近

C. 对乙酰氨基酚

D. 布洛芬

E. 吲哚美辛

12. 某孕妇，29 岁。G_1P_0，孕 32 周。上午坐车时腹部受撞击，出现剧烈、持续性腹痛，无阴道出血，送急诊。产科检查，子宫硬如板状，有压痛，胎方位不清，胎心音听不到。其诊断和处理原则是

　　A. 胎盘早剥；立即阴道分娩

　　B. 胎盘早剥；纠正休克，终止妊娠

　　C. 胎盘早剥；纠正休克，阴道分娩

　　D. 前置胎盘；纠正休克，终止妊娠

　　E. 前置胎盘；立即阴道分娩

13. 患儿，5 天。出生时产程较长，有窒息史，生后第 4 天突然呼吸不规则，时有暂停，四肢抽动，哭声尖叫，前囟饱满。最可能的诊断是

　　A. 癫痫

　　B. 窒息

　　C. 破伤风

　　D. 颅内出血

　　E. 低血糖

14. 尿瘘术前常规准备**不包括**

　　A. 术前 1 周使用雌激素

　　B. 坐浴 3 ～ 5 天

　　C. 坐浴常用 1：5000 的高锰酸钾

　　D. 应用抗生素

　　E. 尿常规检查

15. TPN 的护理操作注意事项**不包括**

　　A. 需控制输液速度

　　B. 严格无菌操作

　　C. 保持管道通畅

　　D. 可在营养液中添加胰岛素

　　E. 输注结束时用肝素稀释液封管

16. 初产妇，31 岁，妊娠 36^{+3} 周，因胎膜早破 2 小时收入院。现无宫缩，枕先露，头浮，体温正常。正确的处理方法是

　　A. 立即静脉滴注抗生素

B．终止妊娠

C．破膜时间＞12小时未临产可应用抗生素

D．适当室内活动

E．每天测体温、脉搏1次

17．人工肛门的护理，下列措施中<u>不妥</u>的是

　　A．保护造瘘口周围皮肤

　　B．左侧卧位

　　C．教会患者使用人工肛门袋

　　D．术后1天开放造瘘口

　　E．造瘘口覆盖凡士林纱布

18．腰椎管狭窄症的主要临床表现是

　　A．坐骨神经痛伴间歇性跛行，喜前屈位

　　B．反复发作腰腿痛伴间歇性跛行，喜前屈位

　　C．坐骨神经痛，肌力下降，喜前屈位

　　D．反复发作腰腿痛伴间歇性跛行，前屈受限

　　E．坐骨神经痛伴间歇性跛行，前屈受限

19．石膏固定后，最重要的观察内容是

　　A．局部血循环

　　B．石膏干固状态

　　C．骨折是否移位

　　D．石膏形状

　　E．石膏是否松脱

20．关于类风湿病患儿出院指导，<u>不正确</u>的是

　　A．运动后关节疼痛加重，可继续活动

　　B．遵医嘱按时服药

　　C．口服药物时，注意保护胃黏膜

　　D．关节注意保暖，适当进行活动

　　E．每2～3个月应复查血象、肝、肾功能

21．胸腔闭式引流最主要的拔管指征是

　　A．皮下气肿完全消失

　　B．水柱停止波动

　　C．置管24小时后

　　D．患者无呼吸困难

　　E．X线显示肺膨胀良好

22．患者，女，28岁。患系统性红斑狼疮，现病情稳定，拟于近日出院，对其进行健康教育时，

<u>不正确</u>的是

　　A．注意皮肤护理

　　B．适当锻炼，多晒太阳

　　C．坚持长期遵医嘱服药

　　D．防止感染

　　E．保持愉快情绪

23．可引起吞咽困难的疾病<u>不包括</u>

　　A．食管化学烧伤

　　B．食管癌

　　C．咽食管憩室

　　D．食管中段憩室

　　E．贲门失弛缓症

24．关于急性尿潴留的临床特点，<u>不正确</u>的是

　　A．耻骨上可触及膀胱

　　B．发病急

　　C．患者十分痛苦

　　D．膀胱胀满但无尿滴出

　　E．用手按压无尿意

25．某小儿身长84cm，体重12kg，前囟门已闭合，头围47cm，胸围48cm，乳牙19个。按正常的生长发育，最可能的年龄是

　　A．3岁

　　B．1岁

　　C．5岁

　　D．2岁

　　E．4岁

26．尿道损伤后，预防尿道狭窄的有效措施是

　　A．拔尿管后嘱患者多饮水

　　B．用大号导尿管

　　C．拔尿管后指导患者行肛门括约肌舒缩练习

　　D．延迟拔尿管时间

　　E．拔尿管后定期行尿道扩张术

27．患者，男，34岁。因风湿性心脏病行二尖瓣瓣膜置换术。术后服用华法林，护士指导其用药过程中最重要的是

　　A．每天摄入足量蛋白质

　　B．定期检查凝血功能

C. 按时服药
D. 卧床休息、适当活动
E. 预防感冒

28. 某患者饮酒后出现上腹剧烈疼痛，伴恶心、呕吐。体检：体温 38℃，辗转不安，巩膜轻度黄染，血淀粉酶 256U/L，尿淀粉酶 512U/L，此时首要的护理措施是
    A. 防止坠床
    B. 协助患者翻身
    C. 建立静脉通路
    D. 物理降温
    E. 禁食

29. 大量输入库存血时，易引起
    A. 低钾血症
    B. 低钙血症
    C. 高钙血症
    D. 高钾血症
    E. 低磷血症

30. 上腹部手术消毒范围应包括
    A. 剑突下，腹股沟韧带以上
    B. 剑突下，脐以上
    C. 乳房以下，腹股沟韧带以上
    D. 乳房以下，脐以上
    E. 腹部手术切口周围 15cm 的区域

31. 伤寒患者的饮食护理措施不包括
    A. 恢复期可进软饭
    B. 发热期间给予富含维生素的清淡流质饮食
    C. 患者因饥饿感，可不限制饮食量
    D. 退热期间给予低渣半流质
    E. 以易消化、少纤维、营养丰富、不产生肠胀气的食物为宜

32. 关于梅毒的临床表现，正确的是
    A. 晚期先天梅毒儿 3 岁以后出现症状
    B. 早期可侵犯心血管
    C. 早期主要表现为皮肤黏膜损害
    D. 硬下疳经 10 周后常自行愈合
    E. 三期梅毒孕妇传染性最强

33. 急性肾功能衰竭无尿期护理正确的是
    A. 多吃橘子补充钾离子
    B. 尿量增加时快速补液
    C. 输入库存血纠正贫血
    D. 多进食优质蛋白
    E. 严格限制静脉补液量

34. 有关女性生殖器官自然防御机制的叙述，正确的是
    A. 宫颈黏液可清除病原菌
    B. 由于盆底肌作用，阴道口闭合
    C. 输卵管黏膜细胞吞噬作用可阻止病原菌侵入
    D. 酵母菌分解糖原，维持阴道酸性环境
    E. 子宫内膜周期性剥脱可消除宫内感染

35. 有关直肠肛管疾病健康指导，下列错误的是
    A. 保持肛门清洁
    B. 多饮水，适量粗纤维食物
    C. 坚持适量的体育活动
    D. 保持大便通畅
    E. 有伤口禁止坐浴

36. 颅内压增高患者床头抬高 15°～30° 的主要目的是
    A. 有利于颅内静脉回流
    B. 有利于改善心脏功能
    C. 防止呕吐物误入呼吸道
    D. 有利于改善呼吸功能
    E. 有利于脑室引流

37. 患者，男，45 岁。饱餐后出现上腹持续性疼痛并向左肩、腰背部放射，伴有恶心呕吐，诊断为急性胰腺炎。入院评估收集的资料中与其疾病关系密切的是
    A. 经常饮酒 25 年
    B. 父亲因冠心病去世
    C. 24 小时内做过阑尾炎手术
    D. 平时喜食素食
    E. 休息时喜欢打麻将

38. 现场急救创伤的患者，应优先抢救的伤情是
    A. 腹水

B. 轻度烧伤

C. 头皮撕脱伤

D. 休克

E. 开放性骨折

39. 新生儿散发性甲状腺功能减低症最早出现的症状是

    A. 生理性黄疸时间延长

    B. 黏液性水肿

    C. 痉挛性瘫痪

    D. 贫血、嗜睡

    E. 呼吸、心跳慢

40. 妊娠合并糖尿病并发症<u>不包括</u>

    A. 妊娠剧吐

    B. 真菌性阴道炎

    C. 泌尿系感染

    D. 新生儿低血糖

    E. 巨大胎儿

41. 处女膜闭锁患者术后宜采取的卧位是

    A. 侧卧位

    B. 平卧位

    C. 平卧双膝外展

    D. 半卧位

    E. 俯卧位

42. 宫颈癌癌前病变的病理变化是

    A. 宫颈鳞状上皮化

    B. 宫颈腺囊肿

    C. 宫颈上皮内瘤样病变

    D. 宫颈重度糜烂

    E. 宫颈鳞状上皮化生

43. 外周静脉置入中心静脉导管发生阻塞后,<u>错误</u>的处理方法是

    A. 确认导管尖端位置是否正确

    B. 检查导管是否打折

    C. 用生理盐水用力推注清除凝块

    D. 检查患儿体位是否恰当

    E. 用 10ml 注射器缓慢回抽血凝块

44. 消化性溃疡患者宜少量多餐的意义是

    A. 防止饥饿不适感

    B. 中和胃酸

    C. 增加胃的饥饿性蠕动

    D. 减少胃液分泌

    E. 促进胃窦部扩张

45. 易发生产后出血的时间是产后

    A. 2 小时内

    B. 半小时内

    C. 4 小时内

    D. 1 小时内

    E. 3 小时内

46. 慢性泌尿道感染患儿,病程应在

    A. 4 月以上

    B. 2 月以上

    C. 6 月以上

    D. 3 月以上

    E. 5 月以上

47. 患者,男,58 岁。甲状腺肿大 3 个月,质硬,表面高低不平,声音嘶哑,吞咽困难,心率80 次 / 分,应首先考虑为

    A. 甲状腺腺瘤

    B. 甲状腺癌

    C. 单纯性甲状腺肿

    D. 甲状腺炎

    E. 甲状腺功能亢进

48. 护理服用洋地黄药物的患儿,措施<u>错误</u>的是

    A. 婴儿脉搏大于 140 次 / 分应停药

    B. 服用药物前测脉搏 1 分钟

    C. 注意观察患儿有无中毒症状

    D. 学龄儿童脉搏低于 60 次 / 分应停药

    E. 服用期间进食富含钾的食物

49. 病毒性肝炎对妊娠的影响,<u>错误</u>的是

    A. 分娩期易发生产后出血

    B. 孕早期可加重妊娠反应

    C. 孕晚期使妊娠高血压疾病发生率增加

    D. 孕中期增加糖尿病的发生

    E. 围产儿患病率及死亡率高

50. 下列关于预防水痘传播的护理措施正确的是
    A. 托幼机构中若发现水痘患儿应检疫1周
    B. 水痘患儿均应住院接受治疗
    C. 接种水痘－带状疱疹病毒减毒活疫苗可获得持久免疫
    D. 疱疹全部结痂方可解除隔离
    E. 体弱、免疫缺陷小儿，在接触水痘后即刻接受水痘－带状疱疹免疫球蛋白方可起到预防或减轻症状的作用

51. 某孕妇，孕20周。自我监护胎儿宫内情况时，以下需及时就诊的情况是
    A. 胎心率150次／分
    B. 胎心率180次／分
    C. 胎心率120次／小时
    D. 胎动5次／小时
    E. 胎动30次／12小时

52. 母儿间进行物质交换最重要的组织是
    A. 脐带
    B. 胎盘
    C. 蜕膜
    D. 胎膜
    E. 羊水

53. 对过敏性紫癜患者的健康教育，不正确的是
    A. 本病预后良好
    B. 帮助患者寻找致病因素
    C. 嘱患者进食海产品
    D. 急性期卧床休息
    E. 让患者学会自我观察

54. 蛔虫病最常见的并发症是
    A. 胆道蛔虫病
    B. 蛔虫性肠梗阻
    C. 蛔虫性尿道炎
    D. 蛔虫性阑尾炎
    E. 蛔虫性腹膜炎

55. 新生儿低血糖最常见的护理问题有
    A. 体液不足
    B. 体温过低
    C. 喂养困难

D. 营养失调：低于机体需要量
E. 潜在并发症：呼吸暂停

56. 患儿，男，2岁半。咳嗽、咳痰3天，喘息1天，诊断为哮喘性支气管炎。体检：体温37.5℃，心率100次／分，呼吸46次／分，痰液较黏稠，患儿咳嗽无力。该患儿首优的护理问题是
    A. 清理呼吸道无效
    B. 有体液不足的危险
    C. 营养不足
    D. 体温升高
    E. 心排出量减少

57. 患者，男，25岁。体重60kg。双上肢、躯干及双侧臀部被沸水烫伤，创面可见大水疱，疱壁薄，部分水疱破裂，基底潮红，疼痛剧烈，水肿明显。该患者的烧伤总面积及烧伤程度分别为
    A. 50%；深Ⅱ度
    B. 40%；Ⅰ度
    C. 40%；深Ⅱ度
    D. 39%；浅Ⅱ度
    E. 50%；浅Ⅱ度

58. 患者，男，56岁。有长期吸烟史，近3月来消瘦明显，有刺激性呛咳，咯白色黏痰，痰中有血丝，抗感染治疗无明显效果。X线摄片见右肺肺门附近有不规则肿块状阴影。该患者最可能的诊断是
    A. 大叶性肺炎
    B. 慢性肺脓肿
    C. 原发性支气管肺癌
    D. 原发型肺结核
    E. 支气管扩张症

59. 有关宫外孕的描述，正确的是
    A. 宫外孕发生在卵巢比发生在输卵管多
    B. 宫外孕以输卵管峡部的发生率最高
    C. 子宫直肠陷凹穿刺未能抽出血液，肯定可除外宫外孕
    D. 输卵管壶腹部的破裂症状一般比输卵管峡部的流产严重
    E. 宫外孕时，子宫内膜也发生蜕膜变化

60. 不影响母乳喂养的疾病是
    A. 患肝炎
    B. 乳头皲裂
    C. 患重症心脏病
    D. 乳腺炎
    E. 患结核

61. 人工流产负压吸引术适用于
    A. 妊娠 14 周
    B. 妊娠 5 周
    C. 妊娠 28 周
    D. 妊娠 9 周
    E. 妊娠 20 周

62. 蛛网膜下腔出血的潜在并发症是
    A. 脑缺氧
    B. 脑积水
    C. 癫痫
    D. 再次出血
    E. 脑疝

63. 孕妇临产后查：宫口开大 5cm，胎先露平棘，宫缩持续 50 秒，间隙 2～3 分钟，胎心监护出现变异减速，应考虑
    A. 胎盘功能不良
    B. 胎儿宫内窘迫
    C. 宫缩过强所致
    D. 脐带过短或脐带绕颈
    E. 羊水异常

64. 患者，女，32 岁。已婚。尿频、尿急、尿痛 2 天，高热 39.2℃。检查：双肾区无叩击痛。诊断为急性肾盂肾炎。最恰当的处理措施是
    A. 立即作中段尿细菌培养，待报告后处理
    B. 作中段尿细菌培养后立即给抗革兰阴性杆菌药物
    C. 先给抗革兰阳性球菌药物
    D. 立即给抗革兰阴性杆菌药物
    E. 先作肾 B 超和肾功能检查

65. 经产妇，34 岁。足月妊娠，临产 8 小时，宫口开大 4cm，头先露，已入盆，胎膜未破，胎心好。此时首要的护理措施是

    A. 立即送产房准备接生
    B. 遵医嘱静脉滴注缩宫素
    C. 胎心监护
    D. 人工破膜
    E. 监测宫缩

66. 病毒性脑膜炎、脑炎常见的病毒是
    A. 疱疹病毒
    B. 埃可病毒
    C. 流感病毒
    D. 腮腺病毒
    E. 合胞病毒

67. 预防羊水栓塞，正确的是
    A. 钳刮术时应先注射催产素后破水方钳刮
    B. 羊水栓塞多发生在子宫收缩过弱孕妇
    C. 中期妊娠羊膜腔穿刺引产术不会发生羊水栓塞
    D. 人工破膜时应避开子宫收缩
    E. 宫缩过程，不应给予减弱子宫收缩药物以免影响产程进度

68. 阴道灌洗液的最佳温度是
    A. 37～40℃
    B. 30～33℃
    C. 45～48℃
    D. 33～36℃
    E. 41～44℃

69. 属于雌激素生理功能的是
    A. 使子宫肌松弛
    B. 促进水、钠潴留
    C. 使阴道上皮脱落加快
    D. 促进蛋白分解
    E. 使排卵后体温升高

70. 易引起出血性膀胱炎的妇科恶性肿瘤化疗药是
    A. 平阳霉素
    B. 紫杉醇
    C. 环磷酰胺
    D. 阿糖胞苷
    E. 甲氨蝶呤

二、以下提供若干个案例，每个案例下设若干个考题。请根据各考题题干所提供的信息，在每题下面的A、B、C、D、E五个备选答案中选择一个最佳答案，并在答题卡上将相应字母所属的方框涂黑。

（71～72题共用题干）

患者，女，63岁。有慢性阻塞性肺病史10年。近1周咳嗽加重，痰多，为黏稠脓痰。3天来精神恍惚，嗜睡；血气分析示：PH7.28，$PaCO_2$82mmHg，$PaO_2$50mmHg。诊断为Ⅱ型呼吸衰竭。

71. 问题1：维持患者呼吸功能最关键的是
    A. 控制呼吸道感染
    B. 保持呼吸道通畅
    C. 纠正酸碱平衡紊乱
    D. 吸氧
    E. 使用呼吸兴奋剂

72. 问题2：适宜的吸氧浓度为
    A. 45%～50%
    B. 25%～30%
    C. 60%
    D. 35%～40%
    E. 55%～60%

（73～75题共用题干）

患者，男，45岁。患急性淋巴细胞白血病。化疗后第6天出现肛周感染，体温最高达39.8℃，第7天出现烦躁不安，血压下降，脉搏细数。血常规示白细胞$30×10^9/L$，血红蛋白65g/L，血小板$40×10^9/L$。

73. 问题1：对该患者的降温措施，错误的是
    A. 头颈部放置冰袋
    B. 温水拭浴
    C. 大动脉降温
    D. 乙醇拭浴
    E. 应用解热镇痛药

74. 问题2：最可能的并发症是
    A. 化疗性脑膜炎

B. 颅内出血
C. 心功能衰竭
D. 中枢神经系统白血病
E. 感染性休克

75. 问题3：造血干细胞移植，最宜选择的时期是
    A. 首次复发期
    B. 首次发病期
    C. 第二次复发期
    D. 首次缓解期
    E. 第二次缓解期

（76～77题共用题干）

患者，男，27岁。因外伤造成失血性休克，出现尿少（10ml/h），尿比重为1.013。

76. 问题1：需紧急处理的严重水、电解质失调是
    A. 低钠血症
    B. 水中毒
    C. 低钙血症
    D. 高钾血症
    E. 高镁血症

77. 问题2：患者出现尿少，最可能的原因是
    A. 血容量不足，肾小球灌注不足
    B. 抗利尿激素分泌增加
    C. 急性肾功能衰竭
    D. 醛固酮分泌增加
    E. 急性肾前性尿少

（78～79题共用题干）

某孕妇，G_2P_1，孕35周。前次分娩因急产胎儿坠地，新生儿死亡。

78. 问题1：此次妊娠在产程中较不易发生的是
    A. 新生儿外伤
    B. 产后出血
    C. 产褥感染
    D. 胎儿窘迫
    E. 肠胀气、尿潴留

79. 问题2：处理要点<u>不正确</u>的是
   A. 急产阴道分娩无需做手术准备
   B. 应提前2周住院待产
   C. 产后应观察出血量
   D. 卧床休息时最好左侧卧位
   E. 如急产发生，新生儿按医嘱给止血剂

（80－82题共用题干）

患者，28岁。宫缩乏力，第二产程3小时。顶先露，宫口已开全，胎儿双顶径达坐骨棘水平以下，胎头骨质部分已达盆底。拟行胎头吸引术。

80. 问题1：胎头吸引术因阻力较大而失败时，可行产钳术。产钳胎头牵引时，处理<u>错误</u>的是
   A. 阴道检查
   B. 取截石位
   C. 术后仔细检查宫颈和阴道有无撕裂
   D. 牵引前要求膀胱充盈
   E. 会阴切开多采取后-侧切开术

81. 问题2：胎头牵引时间不宜过长，最长<u>不超过</u>
   A. 10分钟
   B. 3分钟
   C. 30分钟
   D. 5分钟
   E. 20分钟

82. 问题3：吸引器脱落如果是吸引器本身原因所致，可重新放置吸引器，但<u>不宜超过</u>
   A. 4次
   B. 2次
   C. 6次
   D. 3次
   E. 5次

（83－85题共用题干）

患者，男，32岁。暴饮暴食后突发上腹持续性疼痛并向两侧腰背部放射，恶心、呕吐为食物。查体：体温38.6℃，脉搏100次/分，脐周压痛，反跳痛，肌紧张不明显，无移动性浊音，肠鸣音减弱，血白细胞$12.2×10^9$/L，中性88%。

83. 问题1：该患者的初步诊断

   A. 急性胃肠炎
   B. 急性胰腺炎
   C. 急性阑尾炎
   D. 急性胆管炎
   E. 急性肠梗阻

84. 问题2：为进一步明确诊断，该患者应行的检查是
   A. 血、尿淀粉酶
   B. 腹部立位X线平片
   C. 腹部CT
   D. 腹部B超
   E. ERCP

85. 问题3：目前该患者的治疗措施<u>不包括</u>
   A. 解痉止痛
   B. 禁食和胃肠减压
   C. 针刺治疗
   D. 补液
   E. 抗菌药

（86－87题共用题干）

患者，女，21岁。颈椎高位骨折伴脱位，出现严重呼吸困难。

86. 问题1：对该患者进行急救时，应最先采取的措施是
   A. 气管切开
   B. 手法复位
   C. 行MRI检查，明确损伤位置及程度
   D. 吸氧
   E. 手术切开复位

87. 问题2：该患者出现呼吸困难的可能原因<u>错误</u>的是
   A. 脊髓水肿压迫呼吸中枢
   B. 腹胀引起膈肌上移
   C. 腕部骨折
   D. 呼吸肌麻痹
   E. 痰液阻塞气道

（88－90题共用题干）

患儿，6个月。发热5天，伴频繁咳嗽，喘

憋。查体：体温 38.4℃，嗜睡，面色发灰，呼吸 80 次 / 分，心率 188 次 / 分，心音低钝，肝肋下 3cm，胸片：双下肺大小不等片状阴影。

88．问题 1：该措施错误的是
  A．密切观察生命体征
  B．卧床休息，床头抬高 15°～20°
  C．输液时速度宜慢，不超过每小时 5ml/kg
  D．经常翻身和拍背
  E．详细记录出入量

89．问题 2：患儿用强心苷药物时护理措施不妥的是
  A．注射时不与其他药物混合
  B．多给患儿补充含钾食物
  C．每次注射前测患儿脉搏 1 分钟
  D．多给患儿补充钙剂
  E．抽取药液时用 1ml 注射器

90．问题 3：对患儿家长进行健康指导错误的是
  A．说明患儿需长期服用强心苷药物
  B．介绍本病病因和预防再发的常识
  C．出院时针对原发病进行健康指导
  D．示范日常护理操作
  E．向家长讲明心衰的常见诱因

三、以下提供若干组考题，每组考题共同在考题前列出的 A、B、C、D、E 五个备选答案。请从中选择一个与考题关系最密切的答案，并在答题卡上将相应字母所属的方框涂黑。每个备选答案可能被选择一次，多次或不被选择。

（91－92 题共用备选答案）
  A．8～9 个月
  B．3～6 个月
  C．1 岁以后
  D．7～8 个月
  E．9～10 个月
91．维生素 D 缺乏性佝偻病 "O" 型腿常见于
92．维生素 D 缺乏性佝偻病颅骨软化常见于

（93－95 题共用备选答案）
  A．月经干净后 3～7 天
  B．月经来潮 12 小时内
  C．随时可进行
  D．月经来潮第 5 天
  E．排卵期
93．不孕症患者进行诊断性刮宫应在
94．行输卵管通畅术应在
95．子宫异常出血怀疑癌变者进行诊断性刮宫应在

（96－98 题共用备选答案）
  A．口腔黏膜改变
  B．皮肤完整性受损
  C．焦虑
  D．疼痛：关节痛
  E．潜在并发症：慢性肾衰竭
96．系统性红斑狼疮患者病情反复发作，迁延不愈，可能导致的护理问题是
97．系统性红斑狼疮所致血管炎性反应的主要护理问题是
98．长期使用激素可能导致的护理问题是

（99－100 题共用备选答案）
  A．针灸
  B．持续牵引
  C．口服中药
  D．手术治疗
  E．推拿按摩
99．对于已出现会阴部感觉迟钝、尿频症状的中央型腰椎间盘突出症患者，应采取的治疗方法是
100．不适用于脊髓型颈椎病的治疗方法是

2019 丁震护理学（中级）

主管护师急救包（下）

模拟试卷二

北京航空航天大学出版社
BEIHANG UNIVERSITY PRESS

基础知识

一、以下每一道考题下面有 A、B、C、D、E 五个备选答案，请从中选择一个最佳答案。并在答题卡上将相应题号的相应字母所属的方框涂黑。

1. 肝脓肿最常见的并发症为
   A. 急性胆管炎
   B. 胆道大出血
   C. 膈下脓肿
   D. 应激性溃疡
   E. 急性心包积液

2. 引起暴发型化脓性脑膜炎常见的病原菌是
   A. 肺炎链球菌
   B. 大肠埃希菌
   C. 流感嗜血杆菌
   D. 金黄色葡萄球菌
   E. 脑膜炎双球菌

3. 诊断苯丙酮尿症的主要依据是
   A. 血清苯丙氨酸浓度明显升高
   B. 智力偏低
   C. 尿有鼠臭味
   D. 尿三氯化铁试验阳性
   E. 阴性家族史

4. 1 型糖尿病的发病机制是
   A. 摄糖过多，短期内无法排除
   B. 肾小球葡萄糖滤过减少
   C. 肝糖原快速分解释放大量糖入血
   D. 肾小管葡萄糖重吸收增多
   E. 胰岛素 B 细胞破坏引起胰岛素缺乏

5. 能固定子宫颈位置使子宫不脱垂的重要韧带是
   A. 阔韧带
   B. 主韧带
   C. 宫骶韧带
   D. 骶结节韧带
   E. 圆韧带

6. 外阴硬化性苔藓多见于
   A. 30 岁妇女
   B. 20 岁妇女
   C. 50 岁妇女
   D. 60 岁妇女
   E. 40 岁妇女

7. 全身性感染患者行血液细菌培养的最佳时间是
   A. 寒战高热时
   B. 寒战高热前
   C. 应用抗生素时
   D. 应用退热药前
   E. 寒战高热后

8. 患者，男，89 岁。因排尿困难入院，诊断为前列腺增生，入院后给予留置导尿，5 天后患者出现泌尿系感染。你认为该患者泌尿系感染最直接的因素是
   A. 年龄
   B. 性别
   C. 卧床
   D. 前列腺增生
   E. 留置导尿

9. 腰椎管狭窄症的后天发病因素中，最多见的是
   A. 妊娠
   B. 损伤

C. 腰棘韧带炎
D. 先天性颈椎管狭窄
E. 椎管退行性变

10. 引起胆管结石的主要原因是
A. 胆管畸形
B. 细菌感染
C. 胰液反流
D. 胆囊萎缩
E. 胆管梗阻

11. 1 型糖尿病的发病机制是
A. 摄糖过多
B. 细菌感染
C. 供血不足
D. 自身免疫
E. 代谢不良

12. 有关月经的描述，正确的是
A. 两次月经第 1 天的间隔时间为一个月经周期
B. 初潮时多是有排卵型月经
C. 正常月经失血量不少于 80ml
D. 月经血是凝固的，至少有小血块
E. 月经周期的长短主要取决于分泌期的长短

13. 出生时已存在，终身不消失的是
A. 角膜反射
B. 提睾反射
C. 巴宾斯基征
D. 颈肢反射
E. 戈登征

14. 对诊断肠结核最有价值的是
A. D 结核菌素试验
B. 血沉增加
C. X 线钡剂灌肠
D. 纤维结肠镜活检
E. X 线钡剂造影

15. 某夫妇被诊断为原发不孕，其诊断标准是指夫妇婚后同居，未采用避孕措施而未能怀孕至

少达
A. 2 年
B. 1 年
C. 4 年
D. 5 年
E. 3 年

16. 系统性红斑狼疮患者血液中的标志性抗体是
A. 抗 Sm 抗体
B. 核抗体
C. 抗核抗体（ANA）
D. 类风湿因子（RF）
E. 抗双链 DNA 抗体

17. 原发性腹膜炎的常见致病菌是
A. 金黄色葡萄球菌
B. 类杆菌
C. 大肠埃希菌
D. 变形杆菌
E. 肺炎球菌

18. 对绞窄性肠梗阻的诊断最有意义的检查是
A. 腹平片可见多个液气平面
B. 血白细胞明显升高，中性分类 90%
C. 血气分析示血氧分压降低
D. 血生化检查示电解质紊乱
E. 腹腔穿刺抽出血性液体

19. 患者，女，32 岁。消化性溃疡 3 年。血象：血红蛋白 90g/L，红细胞 $3.8×10^{12}/L$，确诊为缺铁性贫血，此病的原因是
A. 蛋白丢失
B. 慢性失血
C. 营养不良
D. 基因缺陷
E. 缺维生素 B_{12}

20. 腹外疝最重要的发病因素是
A. 长期便秘
B. 慢性咳嗽
C. 腹壁有薄弱点或缺损
D. 重体力劳动
E. 排尿困难

21. 婴儿营养不良最常见的病因是
    A. 先天不足
    B. 喂养不当
    C. 免疫缺陷
    D. 缺乏锻炼
    E. 人工喂养

22. 脱位的常见病因是
    A. 外界暴力
    B. 胚胎发育异常
    C. 初次脱位治疗不当
    D. 骨肿瘤
    E. 骨关节结核

23. 患者，32岁。顺产后1年自诉外阴"肿物"脱出，行动不便，腰骶酸痛。首选应考虑的诊断是
    A. 外阴创伤
    B. 外阴癌
    C. 子宫脱垂
    D. 尿瘘
    E. 前庭大腺囊肿

24. 急腹症诊断不明时，错误的是
    A. 观察腹痛及腹部体征变化
    B. 禁用泻药
    C. 禁饮食
    D. 禁灌肠
    E. 使用止痛药

25. 孕妇自觉胎动时间约为
    A. 孕16～17周末
    B. 孕7～8周末
    C. 孕21～23周末
    D. 孕14～25周末
    E. 孕18～20周末

26. 对确诊膀胱肿瘤最有意义的检查方法是
    A. 磁共振
    B. B超
    C. 膀胱肿瘤抗原测定
    D. 尿流动力学测定
    E. 膀胱镜检查

27. 血栓闭塞性脉管炎的病变部位在
    A. 上肢中小动静脉
    B. 下肢中小动静脉
    C. 上腔静脉
    D. 下腔静脉
    E. 髂-股深静脉

28. 正常肝门静脉压力范围是
    A. 1～2.35kPa（10.2～24cmH$_2$O）
    B. 0.6～1kPa（6.13～10.2cmH$_2$O）
    C. 2.5～3kPa（25.5～30.64cmH$_2$O）
    D. 3.6～4.5kPa（36.73～45.92cmH$_2$O）
    E. 1.27～2.35kPa（13～24cmH$_2$O）

29. 急性肾盂肾炎最常见的致病菌是
    A. 革兰阴性杆菌
    B. 金黄色葡萄球菌
    C. 克雷伯杆菌
    D. 溶血性链球菌
    E. 大肠埃希菌

30. 在三种损伤性气胸中，开放性气胸特有的病理生理变化是
    A. 回心血量减少
    B. 伤侧胸腔负压消失
    C. 健侧肺受压
    D. 纵隔扑动
    E. 伤侧肺萎缩

31. 急性呼吸衰竭时主要的病理变化是
    A. 代谢性酸中毒
    B. 呼吸性酸中毒
    C. 脑水肿
    D. 循环衰竭
    E. 缺氧和二氧化碳潴留

32. 患儿，女，7岁。患急性黄疸型肝炎，2周来症状不见减轻，判断其病情严重程度，最有意义的检查是
    A. 血清乳酸脱氢酶活性
    B. 血清丙氨酸转氨酶活性
    C. 血清胆红素较上次升高
    D. 血清胆固醇明显降低

E. 凝血酶原时间及活动度

33．肠内营养的供给途径**不包括**
   A．经鼻肠管
   B．经鼻胃管
   C．经空肠造瘘
   D．经中心静脉
   E．经口摄入

34．患者，女，38岁。咳嗽、咳痰5年余。近1个月来咳嗽、咳痰加重，伴有多次咯血，咳嗽在晨起或夜间卧床时加重，痰量多时可达400ml，静置后可分为3层。该患者典型的X线表现为
   A．肺纹理增多、紊乱
   B．两肺透亮度增加
   C．肺段或肺叶淡薄、均匀阴影
   D．不规则蜂窝状透亮阴影或沿支气管的卷发状阴影
   E．边界毛糙的结节状阴影

35．导致股骨颈骨折的原因主要是
   A．间接暴力
   B．直接暴力
   C．累积应力
   D．骨质疏松
   E．肌肉牵拉

36．冠状动脉粥样硬化性心脏病确诊的依据是
   A．心脏彩超
   B．心电图
   C．动态心电图
   D．冠状动脉造影
   E．X线检查

37．正常妊娠期绒毛促性腺激素分泌最高峰为
   A．孕8～10周
   B．孕5～6周
   C．孕22周
   D．孕24周
   E．孕20周

38．心肌梗死患者24小时内死亡的主要原因
   A．室性心律失常
   B．心源性休克
   C．急性心力衰竭
   D．室间隔穿孔
   E．心脏破裂

39．有关妇科检查的准备和注意事项，叙述**错误**的是
   A．检查者要态度严肃认真
   B．检查时应一人一垫
   C．检查前需导尿排空膀胱
   D．可以边检查边与患者交谈
   E．男医生进行检查必须有女医务人员在场

40．最能评估贫血患者"活动无耐力"的指标是
   A．血压情况
   B．皮肤、黏膜的苍白程度
   C．心慌、气短程度
   D．血红蛋白水平
   E．头晕程度

41．椎管内麻醉前用苯巴比妥钠的目的是
   A．减少呼吸道腺体分泌
   B．预防呕吐
   C．减轻内脏牵引痛
   D．镇静
   E．降低基础代谢率

42．胃癌按组织病理学分类，临床最常见的是
   A．黏液癌
   B．鳞癌
   C．低分化癌
   D．未分化癌
   E．腺癌

43．Ⅰ期乳腺癌肿块的最大直径**不超过**
   A．2cm
   B．1.5cm
   C．4.5cm
   D．5cm
   E．3.5cm

44．婴儿期饮食以乳类为主，脂肪所提供的能量占每天总能量的

A. 45%
B. 60%
C. 25%
D. 15%
E. 30%

价铁相结合，直接抑制细胞内呼吸
D. CO与血红蛋白结合,形成碳氧血红蛋白,使血红蛋白失去携带氧气的能力
E. CO与血红蛋白亲和力比O_2与血红蛋白亲和力大3600倍

45. 一般情况下，正常基线胎儿心率波动频率
A. ≥4次/分
B. ≥3次/分
C. ≥6次/分
D. ≥7次/分
E. ≥5次/分

46. 对诊断急性感染性多发性神经炎最具有意义的是
A. 脑脊液蛋白细胞分离
B. 流行病学资料
C. 双侧面瘫在成年患者中多见
D. 呈对称性弛缓性瘫痪
E. 有发热感冒史

47. 最常见的先天性心脏病是
A. 房间隔缺损
B. 法洛四联症
C. 动脉导管未闭
D. 肺动脉狭窄
E. 室间隔缺损

48. 二尖瓣狭窄患者常出现痰中带血丝，最有可能的原因是
A. 肺水肿
B. 肺动脉高压
C. 合并肺部感染
D. 支气管黏膜血管扩张破裂
E. 肺梗死

49. 关于一氧化碳中毒引起缺氧的机制，描述错误的是
A. 碳氧血红蛋白的存在抑制氧合血红蛋白的解离，阻抑氧的释放和传递
B. CO与血红蛋白亲和力比O_2与血红蛋白亲和力大240倍
C. 高浓度的CO与细胞色素氧化酶中的二

50. 系统性红斑狼疮（SLE）标准筛选试验是
A. 抗双链DNA检查
B. 抗核抗体检查
C. 抗内因子抗体检查
D. 抗磷脂抗体
E. 抗SM抗体检查

51. 脑疝形成的主要原因是
A. 脑脊液生理调节作用减退
B. 脑组织水肿
C. 颅内占位性病变
D. 颅腔内压力分布不均
E. 脑血流量的调节失调

52. 胃、十二指肠溃疡急性穿孔时腹部触诊的特点是
A. 腹肌轻度紧张
B. 腹软
C. 腹肌极度紧张，无反跳痛
D. 板状腹、压痛、反跳痛
E. 腹肌紧张、无压痛

53. 休克代偿期微循环变化的特点不包括
A. 动静脉短路开放
B. 微动脉、微静脉收缩
C. 组织灌流减少
D. 静脉回心血量减少
E. 直接通道开放

54. 对于疑似急性胰腺炎且发病4天的就医患者，其最具诊断价值的实验室检查是
A. 血清脂肪酶测定
B. 血清淀粉酶测定
C. 肌酸激酶测定
D. 血糖测定
E. C反应蛋白测定

55. 患者，女，28 岁。因肥胖 1 年而就诊。体检：面呈满月，皮肤痤疮增多，口唇有小须，背部毳毛多见，项部脂肪垫肥厚，血压 150/100mmHg，疑为库欣综合征，为了进一步明确诊断，下列检查必不可少的是
    A. 24 小时尿钾测定
    B. 血浆皮质醇测定
    C. 24 小时尿肌酸测定
    D. 血清醛固酮测定
    E. 24 小时尿蛋白测定

56. 有关肾损伤的叙述正确的是
    A. 肾积水和肾损伤无关
    B. 肾挫伤为最轻的损伤
    C. 肾蒂损伤为最多见
    D. 血尿与肾损伤程度成正比
    E. 肾全层裂伤可自行愈合

57. 当患者肝硬化晚期时，其血清中常出现
    A. 白蛋白减少，球蛋白不变
    B. 白蛋白增加，球蛋白增加
    C. 白蛋白增加，球蛋白不变
    D. 白蛋白／球蛋白比值增大
    E. 白蛋白减少，球蛋白增大

58. 一氧化碳经呼吸道进入血液中，最先受累的脏器是
    A. 脑和肺
    B. 肺和心肌
    C. 脑和肾
    D. 脑和心肌
    E. 脑和肝

59. 符合胃溃疡的特点是
    A. 好发于胃大弯
    B. 多见于老年男性
    C. 疼痛发作没有规律
    D. 胃镜检查可确诊
    E. 疼痛多在饭后 3 ～ 4 小时发生

60. 分娩过程中，子宫腔内压力在第二产程期间最高可达
    A. 25 ～ 30mmHg
    B. 6 ～ 12mmHg
    C. 80 ～ 100mmHg
    D. 100 ～ 150mmHg
    E. 40 ～ 60mmHg

61. 患者，39 岁。停经 2.5 个月，阴道流血 3 天。妇科检查：子宫为妊娠 12 周大小，且质软，双侧附件有直径 3cm 囊性肿物。此时急需进行的检查是
    A. 血 CA125 测定
    B. 血 hCG 测定
    C. 血 FSH 测定
    D. 血 LH 测定
    E. 血 AFP 测定

62. 小儿生长发育的第一高峰期是
    A. 幼儿期
    B. 婴儿期
    C. 学龄期
    D. 青春期
    E. 学龄前期

63. 目前临床上应用的心脏机械瓣膜，其主要缺点是
    A. 需终生抗凝
    B. 易并发感染
    C. 组织相容性差
    D. 耐久性差，易发生退行性变而需再次手术
    E. 血栓栓塞率高

64. 关于肺炎链球菌肺炎的病因和发病机制叙述，错误的是
    A. 致病菌在健康人鼻咽部可寄殖
    B. 致病菌为肺炎球菌
    C. 炎症消散后肺组织结构可不留瘢痕
    D. 肺炎球菌可产生细菌毒素
    E. 受凉、淋雨、过劳等因素易致肺部感染

65. 子宫峡部下界为
    A. 组织学外口
    B. 组织学内口
    C. 解剖学外口

D．移行带区

E．解剖学内口

66．肛裂好发生于膝胸位时的

A．8点处

B．12点处

C．4点处

D．3点和6点处

E．10点处

67．慢性阻塞性肺气肿最常见的病因是

A．慢性支气管炎

B．支气管哮喘

C．肺纤维化

D．肺尘埃沉着症

E．支气管扩张症

68．初产妇，从分娩次日起持续3天体温在37.5℃左右，子宫收缩好，无压痛，会阴伤口无红肿、无疼痛，恶露鲜红色，无臭味，双乳肿胀，有硬结。发热的原因最可能是

A．乳汁淤积

B．过度疲劳

C．上呼吸道感染

D．宫腔有胎膜残留

E．会阴伤口感染

69．常在5～8月份导致腹泻流行的病原体是

A．柯萨奇病毒

B．大肠埃希菌

C．轮状病毒

D．金黄色葡萄球菌

E．空肠弯曲菌

70．小儿乳牙总数目为

A．18个

B．16个

C．22个

D．24个

E．20个

71．与原发性肝癌的病因最有关的是

A．黄曲霉素

B．饮用水污染

C．硒缺乏

D．乙型肝炎、肝硬化

E．亚硝胺类物质

72．肝性脑病的诱发因素不包括

A．上消化道出血

B．大量排钾利尿

C．感染

D．多次灌肠或导泻

E．麻醉药物的使用

73．丙氨酸氨基转移酶增高者首先考虑是

A．肝硬化

B．心肌炎

C．肝炎

D．胆结石

E．肝癌

74．患者，男，30岁。因急性肠梗阻入院，现患者出现明显腹膜刺激征。X线检查显示孤立、胀大的肠襻，且不受体位和时间的影响。应首先考虑诊断是

A．麻痹性肠梗阻

B．粪石性肠梗阻

C．绞窄性肠梗阻

D．粘连性肠梗阻

E．痉挛性肠梗阻

75．患者，男，72岁。慢性支气管炎并发肺气肿15年，于一阵剧咳后突感左上胸剧烈刺痛，出现明显的呼吸困难，不能平卧，听诊左肺呼吸音明显减弱，为明确诊断需作的检查是

A．心肌酶

B．心电图

C．超声心动图

D．CT检查

E．胸部X线拍片

76．糖尿病患者怀孕后，对母体的影响不包括

A．易出现前置胎盘

B．妊娠期高血压疾病发生率高

C．羊水过多发生率增高

D．易发生泌尿系统感染

E．易导致产后出血

77．关于应激状态下机体代谢变化的叙述正确的是

A．机体组织仅利用脂肪氧化供能

B．血糖降低

C．糖类分解减少

D．机体代谢率减低

E．蛋白质分解增加

78．与肝硬化水肿相比，右心衰竭的特点是

A．腹部膨隆

B．踝部水肿

C．静脉压增高

D．肝大

E．体重增加

79．流行性乙型脑炎最主要的传染源是

A．蚊虫

B．猪

C．隐性感染者

D．患者

E．跳蚤

80．外科患者最常发生的脱水是

A．继发性脱水

B．原发性脱水

C．低渗性脱水

D．等渗性脱水

E．高渗性脱水

81．小儿营养性缺铁性贫血的病因不包括

A．铁摄入不足

B．生长发育快

C．铁丢失过多

D．先天性储铁不足

E．凝血因子缺乏

82．小儿，女，3岁。其正常血压为

A．60/30mmHg

B．40/20mmHg

C．100/70mmHg

D．120/90mmHg

E．86/57mmHg

83．移植术后的急性排斥反应多发生在

A．1周内

B．24小时内

C．6个月内

D．1年内

E．1~2周

84．引起手部急性化脓性感染的主要致病菌是

A．表皮葡萄球菌

B．金黄色葡萄球菌

C．真菌

D．溶血性链球菌

E．大肠埃希菌

85．调节能量代谢，促进糖、蛋白、脂肪代谢，促进生长发育的激素是

A．甲状腺激素

B．生长激素

C．醛固酮

D．胰岛素

E．皮质醇

二、以下提供若干组考题，每组考题共同在考题前列出的A、B、C、D、E五个备选答案。请从中选择一个与考题关系最密切的答案，并在答题卡上将相应字母所属的方框涂黑。每个备选答案可能被选择一次，多次或不被选择。

（86－87题共用备选答案）

A．硫喷妥钠

B．安氟醚

C．肾上腺素

D．普鲁卡因

E．阿托品

86．全身静脉麻醉常用药

87．属于麻醉前用药的是

（88－89题共用备选答案）

A．肺炎球菌

B．厌氧菌

C. 溶血性链球菌

D. 金黄色葡萄球菌

E. 大肠埃希菌

88. 丹毒的致病菌为

89. 急性脓胸最主要的致病菌为

（90－92 题共用备选答案）

A. 子宫

B. 输卵管

C. 宫颈

D. 阴道

E. 卵巢

90. 精子获能的部位是

91. 异位妊娠最容易发生的部位

92. 正常受精的部位是

（93－96 题共用备选答案）

A. PR 间期＞0.20 秒，有 QRS 波群脱落

B. PR 间期＞0.20 秒，无 QRS 波群脱落

C. 正常心搏后紧接一个室性期前收缩

D. QRS-T 波消失，呈快慢不一、强弱不等振幅

E. 连续 3 个或以上成串的室性期前收缩

93. 室性心动过速的心电图特点是

94. 室早二联律的心电图特点是

95. 心室颤动的心电图特点是

96. 一度房室传导阻滞的心电图特点是

（97－98 题共用备选答案）

A. IgB

B. IgA

C. IgE

D. IgM

E. IgD

97. 与类风湿关节炎的发生关系密切的抗体是

98. 与支气管哮喘发生关系密切的抗体是

（99－100 题共用备选答案）

A. 白细胞管型

B. 红细胞管型

C. 透明管型

D. 宽而短的管型

E. 上皮细胞管型

99. 急性肾小球肾炎尿镜检查可见

100. 急性肾盂肾炎尿镜检查可见

相关专业知识

一、以下每一道考题下面有 A、B、C、D、E 五个备选答案，请从中选择一个最佳答案。并在答题卡上将相应题号的相应字母所属的方框涂黑。

1. 不属于人类本能行为的是

A. 学习

B. 性行为

C. 躲避

D. 睡眠

E. 摄食

2. 某科室的目标是提高护理人员的业务素质，可行的备选方案有

A. 注重护士的心理素质培养

B. 增加科室护士人数

C. 加强护理文化建设

D. 聘请护理专家进行专题讲课

E. 加强护士的职业道德教育

3. 功能制护理的特点是

A. 对护理人员数量的要求相对不高

B. 适用于 ICU 护理单元

C. 以服务对象为中心

D. 核心是用护理程序的方法解决问题

E. 人力成本较高

4. 具有"肥胖危害人体健康"这种信念是行为改变的

A. 遗传因素

B. 强化因素

C. 倾向因素

D. 决定因素

E. 促成因素

5. 医院健康教育的目的是

    A. 增强信心，促进身心康复

    B. 传授知识，促进身心康复

    C. 传授技能，提高生活质量

    D. 防治疾病，促进身心康复

    E. 传播信息，提高技能

6. 关于健康相关行为改变知-信-行模式的描述，错误的是

    A. "信"是基础

    B. "信"指信念、态度

    C. "行"指行为、行动

    D. "行"是目标

    E. "知"指知识、学习

7. 用已经制订的目标为依据来检查和评价目标完成情况的管理方法称为

    A. 目标管理

    B. 人员管理

    C. 统筹管理

    D. 时间管理

    E. 过程管理

8. 健康教育研究领域按场所分类不包括

    A. 社区健康教育

    B. 环境保护健康教育

    C. 医院健康教育

    D. 职业人群健康教育

    E. 学校健康教育

9. 在知信行模式中，"信"的含义是

    A. 行为

    B. 信任

    C. 态度

    D. 信心

    E. 学习

10. 由责任护士和其辅助护士负责一定数量患者

从入院到出院期间各种治疗，基础护理、专科护理、护理病例书写、病情观察、用药治疗及健康教育的护理方式属于

    A. 小组护理

    B. 功能制护理

    C. 个案护理

    D. 责任制护理

    E. 临床路径

11. 预防血管相关性感染的措施不当的是

    A. 使用合格的一次性医疗用品

    B. 操作时严格遵守无菌操作原则

    C. 留置导管的时间不宜过长

    D. 配制的溶液可在冰箱内保存1周

    E. 使用各种导管应有明确指征

12. 标准是衡量事物的准则，将物质技术质量定型化和定量化称为

    A. 整体化

    B. 系列化

    C. 规格化

    D. 系统化

    E. 统一化

13. 阑尾切除术中急需1把阑尾拉钩，此器械宜采用的灭菌方法是

    A. 乳酸熏蒸法

    B. 紫外线照射法

    C. 压力蒸汽灭菌法

    D. 戊二醛浸泡法

    E. 环氧乙烷熏蒸法

14. 关于隔离技术的叙述，不正确的是

    A. 不将病历带进隔离室

    B. 凡具有传染性的患者应集中一个房间便于管理

    C. 被传染的敷料进行焚烧处理

    D. 为患者抽血时戴手套

    E. 检验标本应放在有盖的容器内运送

15. 不属于全面综合性监测的类型是

    A. 医院感染暴发流行的监测

    B. 目标监测

C. 医院感染部位发病率的监测

D. 医院感染高危科室的监测

E. 医院感染危险因素的监测

16. 患者，男，52岁。脊髓外伤导致尿失禁，留置导尿7天，近日出现发热，尿液检出大量白细胞，患者最可能出现泌尿系

    A. 溶血性链球菌感染

    B. 肺炎克雷伯杆菌感染

    C. 铜绿假单胞菌感染

    D. 大肠埃希菌感染

    E. 金葡菌感染

17. 对目标人群因健康教育项目所导致的相关行为及其影响因素的变化进行评价，属于健康教育评价中的

    A. 结局评价

    B. 过程评价

    C. 效应评价

    D. 总结评价

    E. 形成评价

18. 不适宜血液病病区采用的空气净化方法是

    A. 空气消毒器

    B. 化学消毒

    C. 自然通风

    D. 集中空调通风系统

    E. 紫外线灯照射消毒

19. 根据有关规定，医院感染的漏报率不应超过

    A. 20%

    B. 10%

    C. 15%

    D. 30%

    E. 5%

20. 影响人的行为发展的因素是

    A. 环境因素、遗传因素、年龄因素

    B. 遗传因素、年龄因素、社会因素

    C. 年龄因素、社会因素、学习因素

    D. 环境因素、学习因素、遗传因素

    E. 遗传因素、学习因素、年龄因素

21. 正式组织的特点是

    A. 比较灵活

    B. 较强的约束力

    C. 组织内个人的职位不可以替代

    D. 沟通方便，内容广泛

    E. 自发形成

22. 压力蒸汽灭菌的生物监测指标菌为

    A. 枯草杆菌芽胞

    B. 耐热的嗜热脂肪芽胞杆菌

    C. 耐热的嗜热脂肪杆菌

    D. 短小杆菌芽胞

    E. 耐热的嗜热脂肪杆菌芽胞

23. 关于管理的职能，正确的是

    A. 计划、组织、人员管理、领导、控制

    B. 计划、指导、人员管理、领导、控制

    C. 评估、计划、组织、领导、控制

    D. 计划、组织、人员管理、领导、评价

    E. 评估、计划、指导、领导、控制

24. 预防医院感染的关键措施不包括

    A. 加强预防性用药

    B. 切断传播途径

    C. 保护易感人群

    D. 定期进行消毒灭菌效果监测

    E. 隔离传染病

25. 确定组织发展方向和长远目标等重大问题的决策属于

    A. 确定型决策

    B. 程序化决策

    C. 战术决策

    D. 风险型决策

    E. 战略决策

26. 不适合用环氧乙烷消毒的物品是

    A. 书本

    B. 血压计

    C. 手电筒

    D. 毛衣

    E. 家具

27. 组织结构设计的主体阶段是
 A. 确定职责和权限
 B. 划分业务工作
 C. 组织结构的基本框架设计
 D. 组织运作方式设计
 E. 确立组织目标

28. 正常情况下，正常菌群可存留在机体的腔道是
 A. 颅腔
 B. 胸腔
 C. 腹腔
 D. 关节腔
 E. 肠道

29. 有关下呼吸道感染的病原学诊断，错误的是
 A. 经纤维支气管镜或人工气道吸引采集的下呼吸道分泌物病原菌数≥10^5CFU/ml
 B. 痰细菌定量培养分离病原菌数≥10^6CFU/ml
 C. 血培养或并发胸腔积液者的胸液分离到病原体
 D. 痰或下呼吸道采样标本中分离到通常非呼吸道定植的细菌或其他特殊病原体
 E. 经筛选的痰液，分离到致病菌

30. 护士在导尿过程中发现手套破损，此时应
 A. 立即更换手套
 B. 用胶布粘贴破损处
 C. 加戴一副手套
 D. 更换护士继续操作
 E. 无需处理

31. 不属于护理人员编设原则的是
 A. 优化组合原则
 B. 动态调整原则
 C. 合理结构原则
 D. 满足患者护理需要原则
 E. 公平竞争原则

32. 影响传播效果的因素包括
 A. 传播者、信息、媒介、受众、反馈
 B. 自然环境、传播者、信息、媒介、受众

 C. 环境、传播者、信息、媒介、受众
 D. 传播者、信息、媒介、受众、效果
 E. 社会环境、传播者、信息、媒介、受众

33. 领导者非权力性影响力的特点是
 A. 随职位升高而增强
 B. 下属表现出被动服从
 C. 影响力广泛而持久
 D. 激励作用受到限制
 E. 对下属具有强迫性

34. 关于沟通的描述，不正确的是
 A. 反馈在沟通过程也很重要
 B. 组织中应避免出现非正式沟通
 C. 手势和符号也是信息的表达方式
 D. 信息传递需要相应的渠道
 E. 沟通的核心是信息传递和理解

35. 人际关系是指人与人通过交往而产生
 A. 沟通上的关系
 B. 社会上的关系
 C. 生理上的关系
 D. 角色上的关系
 E. 心理上的关系

36. 系统的功能大于各个个体的功效之和。这反映了系统特性的
 A. 目的性
 B. 相关性
 C. 层次性
 D. 环境适应性
 E. 整体性

37. 属于污染区的是
 A. 医生更衣室
 B. 医护人员办公室
 C. 治疗室
 D. 患者入院接待处
 E. 医务人员值班室

38. 护理人员个人的质量评价内容不包括
 A. 行为结果评价
 B. 全面质量评价

C．行为过程评价
D．综合评价
E．基本素质评价

39．在健康教育的评价过程中，由于偶然因素，测试对象的某种特征水平过高，但在以后的测试中又恢复到原有水平的现象，属于偏倚的因素的是
A．选择因素
B．信息因素
C．回归因素
D．暴露因素
E．时间因素

40．护士在工作时未认真核对，将患者液体输错，但及时发现未造成不良后果，属于
A．四级医疗事故
B．二级医疗事故
C．三级医疗事故
D．不属于医疗事故
E．一级医疗事故

41．健康教育诊断的目的主要是
A．了解社会问题
B．归纳、分析资料
C．确定影响健康问题的因素
D．分析环境因素
E．收集资料有关资料

42．有关隔离室的设置，正确的是
A．保护性隔离患者房间应保持负压
B．空气传播疾病患者房间应注意灭蚊
C．如无单独房间，传染患者也可住同一房间，但床距应保持 1m 以上
D．室内空气应直接排出室外
E．可适用于多重耐药菌感染的患者

43．现代社会中，组织传播已发展成为一个独立的研究领域，即
A．公共关系学
B．社会关系学
C．公共传媒学
D．沟通交流学

E．社会传媒学

44．有关 ABC 时间管理法的描述，错误的是
A．同时兼顾 C 类工作，不应减少
B．对"日工作清单"进行分类
C．集中精力完成 A 类工作
D．工作结束时评价时间应用情况
E．每天工作前列出"日工作清单"

45．受人的社会学属性决定的行为是
A．职业行为
B．性行为
C．自我防御行为
D．睡眠行为
E．摄食行为

46．最有效、最富影响力的沟通形式是
A．触摸
B．目光交流
C．身体姿势
D．口头沟通
E．面部表情

47．抗菌药物的应用方法正确的是
A．抗菌药物可用作消毒剂，对皮肤伤口消毒
B．在治疗感染性疾病时，考虑病原体对抗菌药物的敏感性
C．联合用药比单一用药要好
D．发热患者都因感染，均可用抗菌药物治愈
E．发生感染时应尽早使用高效广谱抗菌药物

48．属于群体传播特点的是
A．降低医疗成本
B．是双向性的直接传播
C．受传者行为的可塑性
D．能及时反馈
E．传播过程具有复杂性

49．不属于医院感染的是
A．患者本次感染直接与上次住院有关

B. 患者原有的慢性感染在医院内急性发作
C. 医务人员在医院工作期间获得的感染
D. 住院患者在原有感染基础上出现其他部位新的感染（除外脓毒血症迁徙灶）
E. 新生儿经母体产道时获得的感染

50. 属于 X 理论描述"人性的观点"的是
    A. 人们愿意接受责任
    B. 个人目标和组织目标可以统一
    C. 人们具有相当高的想象力
    D. 人是懒惰的，不喜欢工作
    E. 人难以自我控制和管理

51. 属于不健康行为的是
    A. 不遵守交通规则
    B. 预防接种
    C. 求医行为
    D. 主动回避
    E. 合理营养

52. 针对具有内源性感染危险因素的患者，预防原则不正确的是
    A. 对感染危险指数高的人，采取保护性隔离措施
    B. 尽量使用广谱抗生素
    C. 仔细检查和明确患者的潜在病灶
    D. 对感染危险指数高的人，采取选择性去污染等措施
    E. 避免扰乱和破坏患者的正常防疫机制

53. 可以表示组织结构的模式的方法是
    A. 组织图、组织手册、职位说明书
    B. 职位报告、审核报告、组织说明书
    C. 组织手册、组织图、组织表格
    D. 组织图、审核报告、职位说明书
    E. 职位报告、职位说明书、组织图

54. 恶性肿瘤患者手术用过的布类，需先放入专用污物池，用消毒剂浸泡
    A. 40 分钟
    B. 20 分钟
    C. 30 分钟
    D. 50 分钟

E. 10 分钟

55. 在 PDCA 循环中，按照拟定的质量计划、目标、措施及分工要求付诸行动的阶段称为
    A. 反馈阶段
    B. 执行阶段
    C. 检查阶段
    D. 提高阶段
    E. 计划阶段

56. 控制按照业务范围划分不包括
    A. 日常控制
    B. 质量控制
    C. 资金控制
    D. 人力资源控制
    E. 技术控制

57. 被抗原阳性血液污染的针头等锐器刺破皮肤者应立即注射
    A. 广谱抗生素
    B. 相应的疫苗
    C. 高效免疫球蛋白
    D. 敏感性抗生素
    E. 生理盐水

58. 占生殖器结核 85% ~ 95% 的是
    A. 盆腔腹膜结核
    B. 子宫颈结核
    C. 输卵管结核
    D. 子宫内膜结核
    E. 卵巢结核

59. 属于低可变行为的是
    A. 已有成功改变实例的行为
    B. 正处于发展时期的行为
    C. 源于传统生活方式的行为
    D. 与文化传统无关的行为
    E. 受到全社会谴责的行为

60. 淋球菌对外界抵抗力特点是
    A. 对抗生素不敏感
    B. 对干燥不敏感
    C. 对消毒剂敏感

D. 离开人体后正常生长
E. 对热不敏感

61. 不属于现代护理活动扩展的内容的是
    A. 由护理技能向医疗管理方向扩展
    B. 由疾病护理向预防、保健、康复扩展
    C. 由躯体护理向心理、精神方面扩展
    D. 由医院向社会、家庭扩展
    E. 由"疾病为中心"到"人的健康为中心"

62. 医护人员对患者进行有关医院规章制度的教育属于
    A. 病房教育
    B. 入院教育
    C. 出院教育
    D. 健康教育处方
    E. 候诊教育

63. 目标管理的核心内容是
    A. 重视成果
    B. 强调有效地反馈
    C. 以自我管理为中心
    D. 强调自我评价
    E. 员工参与管理

64. 某医院对恢复中病情轻微的患者，为保证其睡眠质量，夜间查房采用窗口查房方式，患者入院后因不适应病房环境而常失眠。由此发现有时夜间护士不查房，遂向护士长投诉护士偷懒。护士应做出的回应是
    A. 及时与该患者沟通交流，解释在何种情况下为减少打扰患者夜间不入户查房，并针对患者的失眠问题提出解决方法
    B. 直接让该患者服用安定片
    C. 夜里象征性地打开门看一眼
    D. 再次夜间查房时，即使该患者睡着也将其叫醒，嘘寒问暖
    E. 认为该患者事多，不予理睬

65. 为预防下呼吸道感染，连续使用的氧气湿化瓶，更换湿化液的要求是
    A. 隔日更换，加无菌水
    B. 每天更换，加无菌水

C. 隔日更换，加冷开水
D. 每周更换，加冷开水
E. 每天更换，加冷开水

66. 具有抗吞噬作用的细菌结构是
    A. 荚膜
    B. 菌毛
    C. 细胞壁
    D. 芽胞
    E. 鞭毛

67. 健康教育干预方案的内容不包括干预活动的
    A. 策略
    B. 方法
    C. 日程
    D. 评价效果
    E. 内容

68. 某病房护士小李在给患者进行输液治疗，由于时间紧张，工作内容多，小李扎输液干净、麻利、快。但患者直喊疼，小李说"扎针哪有不疼的"。于是收拾完用物去给下一位患者操作了。患者特别不满，导致了一场小纠纷。根据产生冲突的范围划分，此案例描述的是
    A. 群体冲突
    B. 破坏性冲突
    C. 程序冲突
    D. 人际冲突
    E. 认知冲突

69. 关于健康教育特点的描述，正确的是
    A. 以增加医疗卫生经费投入来达到预防疾病、促进健康为特点
    B. 以消除或减少不健康的行为因素来达到预防疾病、促进健康为特点
    C. 以改善卫生服务因素来达到预防疾病、促进健康为特点
    D. 以加强对目标人群的技能培训来达到预防疾病、促进健康为特点
    E. 以改善生活和工作环境条件因素来达到预防疾病、促进健康为特点

70. 对炭疽病采取的消毒方法不包括

A．对患者居室地面，墙壁及家具可用乙醇
反复擦拭消毒

B．炭疽患者产生的医疗废物要焚烧

C．病畜应整体焚烧，严禁解剖

D．炭疽病患者要采取严密隔离

E．肺炭疽患者家要进行空气消毒

71．把长 25cm 的持物镊浸泡在消毒液中，镊子
前部浸泡于液面下的部分长度应为

A．12.5cm

B．7.5cm

C．10cm

D．15cm

E．5cm

72．无菌物品的保存方法不当的是

A．储藏房间要保持湿式清扫，避免扬尘

B．无菌物品应有合格标志，并标明灭菌
日期

C．快速压力蒸汽灭菌物品不论是否潮湿，
均可保存 7～14 大

D．无菌物品应与未灭菌物品分开存放

E．储物架及运送车要保持干净

73．为粉剂、油剂、玻璃器皿选择最适宜的灭菌
方法是

A．熏蒸法

B．煮沸法

C．干烤法

D．压力灭菌法

E．燃烧法

74．患者，男，39 岁。因细菌性痢疾住院治疗，
其羊绒衫最适合的消毒方法是

A．食醋熏蒸法

B．过氧乙酸浸泡法

C．煮沸法

D．环氧乙烷熏蒸

E．压力蒸汽灭菌法

75．在护理工作中，每天查对医嘱及时纠正，或
护士在履行每天职责时发现有错误及时纠正等控
制措施属于

A．间接控制

B．同期控制

C．前馈控制

D．反馈控制

E．定期控制

76．对有机物污染严重的器具消毒应做到

A．加大消毒剂的使用剂量，延长消毒作用
时间

B．减少消毒药剂的使用剂量

C．给予一般消毒的使用剂量

D．加大消毒剂的使用剂量，缩短作用时间

E．加大消毒药剂的使用剂量

77．患者，女，30 岁。因乙型肝炎入传染科住
院隔离治疗，限制其活动，该患者活动受限是
属于

A．治疗措施需要

B．运动系统功能受损

C．社会因素的需要

D．疾病影响机体活动

E．焦虑造成活动无力

78．对人员管理的意义描述不恰当的是

A．可提供人力资源储备

B．可达到人尽其才的目的

C．可充分调动人员积极性

D．可以杜绝人员犯错误

E．可以选聘、使用优秀人才

79．按照管理者控制和改进工作的不同方式，控
制可分为

A．专项控制和全面控制

B．间接控制和直接控制

C．日常控制和定期控制

D．技术控制和人员控制

E．质量控制和资金控制

80．护士长根据患者数量、病情配备数量适当、
优势互补的护理人员，体现了护理排班的

A．满足需要原则

B．公平公正原则

C．合理结构原则

D. 经济效能原则

E. 以患者为中心原则

81. 当小组讨论出现沉默不语时，主持人应

A. 个别提问

B. 暂时休会

C. 保持沉默

D. 点名批评

E. 马上结束讨论

82. 授权对于领导的意义在于

A. 发挥自身才干，增强责任感、义务感和成就感

B. 有利于寻求一个合适的管理幅度，提高管理效率

C. 减轻工作负担，使其能集中精力解决组织的重大问题

D. 使沟通渠道缩短且通畅，提高工作效率

E. 拥有完成工作的自主权、决策权

83. 人际传播中，<u>不恰当</u>的谈话技巧是

A. 注意观察对方非语言信息

B. 重点突出，适当重复重要内容

C. 谈话速度适中，注意避免停顿

D. 及时反馈对方信息

E. 围绕一个主题，避免内容过多

84. 连续使用的氧气湿化瓶、雾化器、早产儿暖箱应

A. 每周 1 次消毒，用后终末消毒，干燥保存

B. 每天进行清洁，用后再消毒，干燥保存

C. 每天消毒，用后终末消毒，干燥保存

D. 专人专用，用后才进行终末消毒

E. 每周 2 次消毒，用后终末消毒，干燥保存

85. 患者，男，52 岁。近日因厌食、腹胀、轻度皮肤黄染，经检查诊断为乙型病毒性肝炎。该疾病的主要传播途径是

A. 接触传播

B. 呼吸道传播

C. 消化道传播

D. 昆虫传播

E. 血液 - 体液传播

二、以下提供若干组考题，每组考题共同在考题前列出的 A、B、C、D、E 五个备选答案。请从中选择一个与考题关系最密切的答案，并在答题卡上将相应字母所属的方框涂黑。每个备选答案可能被选择一次，多次或不被选择。

（86 - 88 题共用备选答案）

A. 编制预算

B. 发展可选方案

C. 确定目标

D. 考虑制定计划的前提条件

E. 比较各种方案

86. 计划工作的第二步是

87. 计划中的"根据目标提出备选方案"是

88. 计划中的"考虑整个社会的政策、法令等"是

（89 - 90 题共用备选答案）

A. 亲属的劝告

B. 信念

C. 保健设施

D. 相应的政策法规

E. 知识

89. 在格林模式中，属于影响行为的促成因素是

90. 在格林模式中，属于影响行为的强化因素是

（91 - 92 题共用备选答案）

A. 诱导式提问

B. 开放式提问

C. 探索式提问

D. 特定式提问

E. 封闭式提问

91. "能和我说说您对这个治疗方案的看法吗？"此提问属于

92. "您知道什么是胃溃疡吗？"此提问属于

（93 - 94 题共用备选答案）

A. 种植转移

B. 横向转移

C. 纵向转移

D. 淋巴转移

E. 深层转移

93. 皮肤及黏膜表层的细菌向深层转移属于

94. 下消化道细菌向上消化道转移属于

（95－96 题共用备选答案）

A. 家庭、单位及社会的支持

B. 保健设施、诊所及医务人员

C. 医疗费用及交通工具

D. 个人保健技术及相关政策法规

E. 知识、信念、态度和价值观

95. 对影响健康行为的强化因素的评价内容包括

96. 对影响健康行为的倾向因素的评价内容包括

（97－98 题共用备选答案）

A. 流动蒸汽

B. 煮沸

C. 紫外线照射

D. 戊二醛浸泡

E. 压力蒸汽灭菌

97. 手术刀剪的消毒宜用

98. 手术敷料的消毒宜用

（99－100 题共用备选答案）

A. 妥协

B. 压制

C. 拖延

D. 折中

E. 协商

99. 处理冲突的方式中，双方都得到部分满足的是

100. 处理冲突的方式中，通过上级命令解决冲突的是

专业知识

一、以下每一道考题下面有 A、B、C、D、E 五个备选答案，请从中选择一个最佳答案。并在答题卡上将相应题号的相应字母所属的方框涂黑。

1. 婴儿抚触可刺激释放

A. 甲状腺激素

B. 生长激素

C. 皮质醇

D. 胰岛素

E. 醛固酮

2. 患者，女，28 岁。诉水肿独自来院就诊，尿液检查蛋白（++），红细胞 5～10/HP，颗粒管型 0～2/HP，拟诊慢性肾小球肾炎。体检时最可能发现水肿的部位是

A. 全身水肿

B. 臀部和会阴部

C. 胸腔和腹壁

D. 眼睑和颜面

E. 腰骶部

3. 贫血的诊断标准是

A. 男性血红蛋白＜70g/L，女性血红蛋白＜60g/L

B. 男性血红蛋白＜80g/L，女性血红蛋白＜70g/L

C. 男性血红蛋白＜90g/L，女性血红蛋白＜90g/L

D. 男性血红蛋白＜150g/L，女性血红蛋白＜140g/L

E. 男性血红蛋白＜120g/L，女性血红蛋白＜110g/L

4. 患者，女，58 岁。放射治疗后局部皮肤出现高度充血、水肿，水疱形成，有渗出、糜烂。该皮肤反应为

A. 干反应

B. 四度反应

C. 三度反应

D. 一度反应

E. 二度反应

5. 有机磷中毒特征性的临床表现是
   A. 流涎
   B. 昏迷
   C. 恶心、呕吐、腹痛
   D. 瞳孔缩小针尖大
   E. 全身肌纤维颤动

6. CO 中毒频繁抽搐者，首选的治疗药物是
   A. 异戊巴比妥钠
   B. 水合氯醛
   C. 鲁米那
   D. 吗啡
   E. 地西泮

7. 肺结核患者小量咯血是指 24 小时咯血量少于
   A. 300ml
   B. 250ml
   C. 200ml
   D. 100ml
   E. 150ml

8. 单侧面部和肢体瘫痪为
   A. 软瘫
   B. 交叉性瘫痪
   C. 局部性瘫痪
   D. 单瘫
   E. 偏瘫

9. 关于乳房胀痛的护理措施，错误的是
   A. 哺乳后将多余乳汁挤出
   B. 指导正确含接乳头
   C. 减少哺乳次数
   D. 按需哺乳
   E. 产后早吸吮

10. 在出现低渗性脱水时，应选择的输液张力为
    A. 3/4 张
    B. 1/3 张
    C. 1/4 张
    D. 等张
    E. 2/3 张

11. 新生儿肺透明膜病，呼吸困难发生在生后

A. 35 ～ 40 小时
B. 25 ～ 30 小时
C. 12 ～ 24 小时
D. 2 ～ 6 小时
E. 7 ～ 10 小时

12. 行经腹输卵管结扎术最好选择在月经干净后的
    A. 9 ～ 10 天
    B. 7 ～ 8 天
    C. 15 ～ 20 天
    D. 1 ～ 2 天
    E. 3 ～ 4 天

13. 甲亢与单纯性甲状腺肿的鉴别指标是
    A. 垂体 TSH 测定
    B. 甲状腺摄 ^{131}I 率
    C. 血清总甲状腺素测定
    D. 血清游离甲状腺素测定
    E. T_3 抑制试验

14. 消瘦是指体重低于理想体重的
    A. 10% 以上
    B. 10% 以下
    C. 8% 以下
    D. 5% 以下
    E. 7% 以下

15. 狂犬病的临床特征性表现是
    A. 呼吸困难
    B. 抽搐
    C. "恐水症"
    D. "牛肉舌"
    E. "异食癖"

16. 慢性子宫颈炎的典型临床症状为
    A. 外阴湿疹
    B. 外阴灼热感
    C. 外阴疼痛
    D. 白带增多
    E. 外阴瘙痒

17. 产后抑郁最常见的发病时间一般为产后

A. 6 周
B. 2 周
C. 7 天
D. 24 小时内
E. 3 天

18. 再生障碍性贫血的典型血象特点是
   A. 形态学上属于大细胞性贫血
   B. 嗜多色性红细胞比例增多
   C. 网织红细胞 < 1.5%
   D. 全血细胞减少
   E. 淋巴细胞比例减少

19. 心脏骤停脑复苏的主要治疗措施不包括
   A. 早期进行高压氧治疗
   B. 降温
   C. 降低颅内压，减轻脑水肿
   D. 维持脑组织灌注
   E. 给升压药维持血压

20. 肾病综合征患儿 24 小时尿蛋白定量大于
   A. 0.05 ～ 0.10g/kg
   B. 0.04 ～ 0.05g/kg
   C. 0.03 ～ 0.04g/kg
   D. 0.01 ～ 0.02g/kg
   E. 0.02 ～ 0.03g/kg

21. 肾损伤的临床表现不包括
   A. 腰部胀痛
   B. 尿痛
   C. 体温升高
   D. 出血与血尿
   E. 休克

22. 关于良性肿瘤的特点，下列错误的是
   A. 发生转移
   B. 细胞分化程度较高
   C. 表面光滑，易推动
   D. 生长缓慢
   E. 多呈膨胀性生长

23. 判断脑震荡的重要依据是
   A. 短暂昏迷和逆行性遗忘

B. 各生理反射消失
C. 生命体征改变
D. 颅内压增高
E. 颅底骨折

24. 子宫内膜癌患者绝经后出血的特点是
   A. 持续的少量阴道出血
   B. 持续或间歇性出血，出血量不多
   C. 出血量时多时少，时有时无
   D. 持续的大量阴道出血
   E. 间断的大量阴道出血

25. 某孕妇，30 岁。孕 12 周。阵发性腹痛 1 小时，阴道出血较月经量多。入院后妇科检查提示宫口可容 1 指，胎囊堵塞于宫口。该患者 2 年前曾有"稽留流产"史，该患者最可能出现了
   A. 习惯性流产
   B. 稽留流产
   C. 不全流产
   D. 先兆流产
   E. 难免流产

26. 患者，男，42 岁。体检发现肝大，有触痛。B 超证实肝内有 3cm×5cm 肿块，甲胎蛋白 400μg/L，诊断为肝癌。如不积极治疗，最危险的并发症是
   A. 大量腹水形成
   B. 肝性昏迷
   C. 肺转移
   D. 肝癌继发感染
   E. 肝癌破裂出血

27. 皮肤水肿呈非凹陷性的是
   A. 甲状腺功能减退症
   B. 肾小球肾炎
   C. 原发性肾病综合征
   D. 心功能不全
   E. 肝硬化

28. 患儿，男，11 岁。被诊断为 1 型糖尿病，应用胰岛素治疗，近日出现清晨 5 ～ 9 时血糖和尿糖增高，应调整治疗为
   A. 加大运动量

B．减少晚间胰岛素用量

C．加大晚间胰岛素用量

D．加大早晨胰岛素用量

E．减少早晨胰岛素用量

29．分娩过程中胎膜破裂，羊水呈黄绿色，提示

    A．羊水Ⅲ度污染

    B．羊水Ⅱ度污染

    C．羊水Ⅰ度污染

    D．羊水正常

    E．胎儿畸形

30．患儿，男，8 岁。在变压器旁玩耍被电击后出现呼之不应，扪颈动脉无搏动，用耳贴口鼻未听到气流声音。可判定该患儿最可能出现了

    A．死亡

    B．窒息

    C．休克

    D．昏迷

    E．心跳呼吸骤停

31．患者，女，48 岁。急性右上腹阵发性绞痛，伴寒战高热，黄疸，急诊行胆囊切除、胆总管探查、T 管引流术，术后观察患者排便情况的最主要目的是

    A．及时发现患者有无胃肠道出血

    B．判断患者术后饮食是否合适

    C．判断患者胆总管通畅情况

    D．判断患者对脂肪消化和吸收的能力

    E．判断患者肠道功能恢复情况

32．确诊蛔虫病的检查是

    A．腹部平片

    B．胸部 X 线

    C．大便查虫卵

    D．血常规

    E．尿常规

33．胎先露与指示点的对应关系不正确的是

    A．面先露→颏骨

    B．肩先露→肩胛骨

    C．臀先露→臀部

    D．额先露→额骨

E．枕先露→枕骨

34．确诊膀胱癌首选的方法是

    A．尿液脱落细胞学检查

    B．直肠指诊

    C．膀胱造影

    D．B 超

    E．膀胱镜

35．门脉高压症形成后，最先出现的病理变化是

    A．黄疸

    B．腹水

    C．交通支扩张

    D．脾肿大

    E．脾功能亢进

36．高血压患者的主要死亡原因是

    A．多器官功能衰竭

    B．药物不良反应

    C．癫痫发作

    D．缺血性脑卒中

    E．脑出血

37．患者，38 岁。既往月经周期正常，婚后生育一女。近 2 个月发现性生活后出血，并见血性白带。妇科检查：宫颈轻度糜烂，质中；子宫大小正常，无压痛；两侧附件阴性。宫颈刮片细胞学报告巴氏Ⅳ级。其最可能的诊断是

    A．阴道炎症

    B．卵巢肿瘤

    C．子宫颈癌

    D．宫颈重度糜烂

    E．子宫颈肌瘤

38．患者，男，28 岁。诊断为 Colles 骨折，患者可出现的典型畸形是

    A．缩短畸形

    B．成角畸形

    C．侧面观"鹰爪样"畸形

    D．正面观"餐叉样"畸形

    E．正面观"枪刺样"畸形

39．关于自发性气胸的临床表现不包括

A. 患侧呼吸音消失

B. 患侧叩诊浊音

C. 患侧胸廓饱满

D. 胸痛

E. 气促

40. 引起上消化道出血的疾病中，最为常见的是

A. 肝硬化

B. 白血病

C. 脑血管意外

D. 消化性溃疡

E. 胃癌

41. 骨巨细胞瘤最常见的部位是

A. 尺骨近端

B. 腓骨近端

C. 桡骨近端

D. 股骨上端

E. 胫骨上端

42. 小儿腹泻易发生脱水的主要原因是

A. 水代谢旺盛

B. 血中 IgM 较低

C. 机体抵抗力弱

D. 肠液分泌过多

E. 消化酶分泌较少

43. 患儿，女，8 岁。发热 2 周，左膝痛，查体：左膝关节浮髌试验（－），胫骨上部肿胀，压痛明显，血白细胞 20×10^9/L，中性粒细胞 0.9×10^9/L，胫骨上干骺端穿刺有脓液。正确的处理是

A. 膝关节内抗菌药物连续冲洗

B. 病灶清除，植骨

C. 病灶冲洗，搔刮脓腔

D. 大剂量抗菌药物静脉输入

E. 开窗减压术

44. 生长激素缺乏症患儿骨龄小于实际年龄

A. 2 岁以上

B. 1 岁半

C. 1 岁

D. 3 个月

E. 半岁

45. 目前治疗下肢深静脉血栓形成最主要的方法是

A. 手术切开取栓

B. 使用弹力绷带包扎

C. 溶栓治疗

D. 卧床休息

E. 抗凝治疗

46. 患者，男，45 岁。因头部受撞击后，出现球结膜下出血，鼻孔流出血性脑脊液，可能为

A. 颅后窝骨折

B. 颅中窝骨折

C. 颅前窝骨折

D. 鼻骨骨折

E. 颅盖骨骨折

47. 重症肌无力患者出现面部皱纹减少和表情动作无力说明

A. 颈肌受累

B. 咽喉肌受累

C. 咀嚼肌受累

D. 眼外肌受累

E. 面肌受累

48. 术前准备需禁食的患者，一般情况良好，估计很快能恢复进食，一般不给静脉高营养，只给 100g 左右的葡萄糖和适当水分，此时补糖的目的是

A. 减少糖原消耗

B. 保护肝功能

C. 减少蛋白质消耗

D. 提供基本能量需要

E. 患者处于低代谢状不需多补

49. 支气管扩张症患者最典型的体征为

A. 病变部位持续湿啰音

B. 桶状胸

C. 贫血

D. 消瘦

E. 杵状指（趾）

50. 某孕妇，28 岁。孕 2 个月行人工流产负压吸引术，突感左下腹剧痛，头晕、胸闷、大汗淋漓，脉搏 110 次 / 分，血压 70/50mmHg，立即停止手术，观察半小时，发现左下腹出现包块。患者半年前有剖宫产史，该患者恰当的处理是
    A. 立即剖腹探查
    B. 立即静脉滴注阿托品
    C. 施行头高足低位
    D. 肌注镇静药
    E. 立即肌注维生素 K

51. 关于麻疹的流行病学叙述，错误的是
    A. 合并肺炎，传染期可延长至出疹后 10 天
    B. 自出疹前 4 天至出疹 4 天，均具有传染性
    C. 好发年龄是 6 个月至 5 岁
    D. 冬春季多见
    E. 主要由飞沫传播

52. 十二指肠球部溃疡的疼痛规律为
    A. 疼痛 - 进食 - 疼痛
    B. 进食 - 疼痛 - 疼痛
    C. 进食 - 疼痛 - 缓解
    D. 与进食无任何关系
    E. 疼痛 - 进食 - 缓解

53. 患者，女，70 岁。冠心病心绞痛 3 年，心绞痛发作时经休息或含服硝酸甘油可以缓解，预防发作的药物不包括
    A. 氨苯蝶啶
    B. 阿司匹林
    C. 硝苯地平
    D. 消心痛
    E. 倍他洛克

54. 漏斗骨盆是指
    A. 入口后矢状径短
    B. 中骨盆后矢状径短
    C. 中骨盆及出口平面狭窄
    D. 骨盆入口平面狭窄
    E. 耻骨弓狭小

55. 患者，女，30 岁。有十二指肠球部溃疡史 5

年，突感上腹部剧痛 2 小时，继之满腹疼痛、大汗淋漓、出冷汗、四肢冰冷。血压 75/45mmHg，脉搏 120 次 / 分。此时应最先进行的处理是
    A. 吸氧
    B. 给予止痛药
    C. 制酸药静脉滴注
    D. 补充血容量
    E. 抗生素静脉滴注

56. 血压值为 165/110mmHg 属于
    A. 3 级高血压
    B. 2 级高血压
    C. 1 级高血压
    D. 正常血压
    E. 正常高值

57. 学龄期儿童保健的重点不包括
    A. 完成计划免疫
    B. 加强学校卫生指导
    C. 培养良好的品格
    D. 加强体格锻炼
    E. 培养良好的生活习惯

58. 患者，男，32 岁。持续高热伴食欲差、腹胀 10 天入院，确诊为伤寒，已遵医嘱应用喹诺酮类抗菌药，昨晚饭后突然发生右下腹剧痛。查体：腹部压痛，反跳痛明显。患者出现的情况是
    A. 肠系膜炎症
    B. 肠穿孔
    C. 便秘所致
    D. 阑尾炎
    E. 肠炎

59. 细菌性痢疾临床表现分型最为凶险的是
    A. 抽搐型
    B. 高热型
    C. 混合型（休克及脑型）
    D. 休克型
    E. 脑型

60. 血友病乙是缺乏凝血因子
    A. 因子XI
    B. 因子IX

C. 因子Ⅷ
D. 因子Ⅲ
E. 因子Ⅵ

61. 患者，女，51岁。患类风湿关节炎8年，现关节肿痛已减轻，但两肘、掌指关节呈屈曲畸形，并有消瘦、乏力，最主要的护理诊断是
A. 活动无耐力
B. 睡眠形态紊乱
C. 自我形象紊乱
D. 自理能力下降
E. 慢性疼痛

62. 对急性粟粒型肺结核的描述，错误的是
A. 肺部体征明显，满布湿啰音
B. 咳嗽、气促、发绀
C. 急性起病，高热伴结核中毒症状
D. 是原发综合征恶化的结果
E. 可同时伴发结核性脑膜炎

63. 急性胰腺炎的临床表现不包括
A. 血钙升高
B. 高热
C. 腹胀
D. 腹痛
E. 淀粉酶升高

64. 患者，女，45岁。头痛3个月，多见清晨，癫痫发作3次，经检查诊断为颅内占位性病变、颅内压增高，行开颅手术。该患者开颅术后当天最危险的并发症是
A. 尿崩症
B. 癫痫发作
C. 中枢性高热
D. 出血
E. 感染

65. 某产妇足月顺产一女婴，胎盘娩出后，突然呛咳、气急、烦躁、发绀、抽搐、昏迷，血压50/30mmHg。该产妇可能发生
A. 软产道损伤
B. 羊水栓塞
C. 产时子痫

D. 前置胎盘
E. 胎盘残留

66. 肝癌结节破裂出血可引起
A. 腹痛剧烈，可遍及全腹
B. 大量黑便
C. 腹部包块
D. 黄疸加深
E. 高热

67. 引起卵巢过度刺激综合征的主要原因是
A. 妊娠
B. 有过敏史
C. 年龄大于35岁
D. 患有多囊卵巢综合征
E. 应用促排卵药物

68. 麻醉前使用的抗胆碱能药是
A. 芬太尼
B. 吗啡
C. 异丙嗪
D. 地西泮
E. 东莨菪碱

69. 普查原发性肝癌的常用方法是
A. 放射性核素断层扫描
B. 腹腔镜检查
C. 肝穿刺活检
D. 血清甲胎蛋白测定
E. B超检查

70. 乳腺癌的主要转移途径是
A. 对侧转移
B. 种植转移
C. 浸润转移
D. 血行转移
E. 淋巴转移

二、以下提供若干个案例，每个案例下设若干个考题。请根据各考题题干所提供的信息，在每题下面的A、B、C、D、E五个备选答案中选择一个最佳答案，并在答题卡上将相应字母所属的方框涂黑。

（71－72题共用题干）

患儿，男，9岁。因发热3天伴头痛入院。查体：体温39.5℃，脉搏120次/分，呼吸48次/分，血压105/60mmHg，心肺无异常，腹软，布鲁津斯基征阳性，凯尔尼格征阳性。脑电图出现弥漫性异常慢波背景活动。诊断为病毒性脑炎。

71. 问题1：最常见的病毒是
    A. 柯萨奇病毒
    B. 乙脑病毒
    C. 流感病毒
    D. 疱疹病毒
    E. 腮腺炎病毒

72. 问题2：其脑脊液特点不包括
    A. 蛋白轻度升高
    B. 后期以淋巴细胞为主
    C. 早期以中性粒细胞为主
    D. 外观清亮
    E. 白细胞总数明显增多

（73－75题共用题干）

患儿，女，4岁。咳嗽，流涕10天，尤以夜间为重，阵咳终末出现鸡鸣样吼声，自服止咳冲剂，效果欠佳。听诊心肺无异常，体温不高。血常规示白细胞 $40×10^9$/L，淋巴细胞60%。初步诊断为百日咳。

73. 问题1：可作为早期诊断依据的检查是
    A. 鼻咽拭子细菌学检查
    B. 喉镜
    C. 血沉
    D. 胸部X线片
    E. 血清学检测特异性抗体IgM

74. 问题2：首选的抗生素是
    A. 先锋霉素
    B. 三代头孢菌素
    C. 链霉素
    D. 红霉素
    E. 青霉素

75. 问题3：其抗生素治疗疗程为

A. 21～28天
B. 14～21天
C. 10～15天
D. 5天
E. 7～10天

（76－78题共用题干）

患者，女，28岁。上腹部疼痛7小时后，转移至右下腹。体温38.4℃，白细胞 $1.6×10^9$/L，中性粒细胞84%。临床诊断是急性阑尾炎。

76. 问题1：常见的病理类型不包括
    A. 阑尾周围脓肿
    B. 急性外伤性阑尾炎
    C. 坏疽性及穿孔性阑尾炎
    D. 急性单纯性阑尾炎
    E. 急性化脓性阑尾炎

77. 问题2：常见的致病原因不包括
    A. 粪石阻塞阑尾管腔
    B. 细菌入侵
    C. 阑尾管腔细，开口狭小
    D. 淋巴组织明显增生至阑尾管腔阻塞
    E. 暴饮暴食

78. 问题3：阑尾切除术后最常见的并发症是
    A. 门静脉炎
    B. 粪瘘
    C. 粘连性肠梗阻
    D. 出血
    E. 切口感染

（79－80题共用题干）

患者，男，37岁。腹泻与便秘交替3个月，腹部隐痛3个月，便大量鲜血2天。直肠指诊和腹部触诊未见异常，X线钡透检查见，距肛门约25cm处肠腔有约4.0cm，充盈缺损，近端肠腔有扩张。

79. 问题1：该患者最可能的诊断是
    A. 降结肠结核
    B. 溃疡性结肠炎
    C. 乙状结肠癌

D. 直肠壶腹癌

E. 升结肠结核

80. 问题2：其治疗手段应首选

A. 饮食疗法

B. 常规抗炎治疗

C. 小量保留灌肠

D. 抗结核治疗

E. 手术

（81－84 题共用题干）

患者，女，26岁。因情绪不稳定服用不明药物，中毒昏迷，被他人送来急诊。

81. 问题1：对这种不明原因的中毒，宜采取的洗胃液是

A. 2% 碳酸氢钠

B. 1：5000 高锰酸钾

C. 茶叶水

D. 冰水

E. 生理盐水

82. 问题2：该患者抢救是否成功，关键在于

A. 解毒药剂量大小

B. 休克纠正与否

C. 洗胃是否彻底

D. 呼吸道是否通畅

E. 导泻是否及时

83. 问题3：抢救该患者不宜采取

A. 药物解毒

B. 利尿

C. 导泻

D. 催吐

E. 洗胃

84. 问题4：为明确诊断需采取患者标本，一般不作为提供毒物鉴定的标本是

A. 脑脊液

B. 尿与粪

C. 剩余食物

D. 呕吐物

E. 胃液

（85－86 题共用题干）

患者，女，20岁。20分钟前被狗咬伤而就诊。查体：患者左小腿后侧有一长约4cm的不规则伤口。

85. 问题1：处理措施不妥的是

A. 接种地鼠肾疫苗

B. 注射抗狂犬病球蛋白

C. 伤口彻底清创后及时给予缝合包扎

D. 20% 肥皂水充分清洗伤口

E. 伤口底部注入免疫血清

86. 问题2：该患者首要的处理措施是

A. 抗病毒药物

B. 注射抗狂犬病球蛋白

C. 接种地鼠肾疫苗

D. 捕杀该犬

E. 及时有效地处理伤口

（87－88 题共用题干）

患者，80岁。妇科检查：宫颈已达到但未超出处女膜缘，检查时在阴道口见到宫颈。

87. 问题1：该患者属于子宫脱垂

A. Ⅲ度

B. Ⅱ度重型

C. Ⅱ度轻型

D. Ⅰ度轻型

E. Ⅰ度重型

88. 问题2：该患者最适宜的治疗措施是

A. 绝对卧床休息

B. 放射治疗

C. 保守治疗

D. 药物治疗

E. 手术治疗

（89－90 题共用题干）

患者，26岁。已婚未孕，因停经48天就诊。3年前查体发现子宫肌瘤，每半年复查，子宫肌瘤无明显增大。平素月经规律，量中等，采取安全期避孕。血红蛋白130g/L。妇科检查：子宫如60天妊娠大小。

89. 问题1：最可能的诊断是
   A．卵巢肿瘤
   B．子宫内膜增生
   C．子宫肌瘤合并妊娠
   D．子宫腺肌瘤
   E．子宫肌瘤肉瘤变

90. 问题2：对该患者的处理，无需考虑的因素是
   A．患者体重
   B．肌瘤的增长速度
   C．肌瘤的大小
   D．生育要求
   E．肌瘤的部位

三、以下提供若干组考题，每组考题共同在考题前列出的A、B、C、D、E五个备选答案。请从中选择一个与考题关系最密切的答案，并在答题卡上将相应字母所属的方框涂黑。每个备选答案可能被选择一次，多次或不被选择。

（91-92题共用备选答案）
   A．隐睾
   B．睾丸鞘膜积液
   C．股疝
   D．腹股沟斜疝
   E．腹股沟直疝

91. 患者，男，25岁。腹股沟内侧肿块，下降至阴囊，平卧后消失。可能是

92. 患者，女，45岁。腹股沟内下方突然出现包块，疼痛不能回纳。可能是

（93-94题共用备选答案）
   A．巧克力囊肿
   B．卵巢黄体囊肿

   C．绒毛膜癌
   D．卵巢黄素化囊肿
   E．葡萄胎

93. 卵巢颗粒细胞及卵泡膜细胞在大量绒毛膜促性腺激素刺激下形成

94. 滋养细胞水泡状增生见于

（95-97题共用备选答案）
   A．短暂性脑缺血发作
   B．脑出血
   C．蛛网膜下腔出血
   D．脑血栓形成
   E．脑栓塞

95. 患者，男，45岁。排便时突感头痛、颈部僵硬。CT示脑池内高密度影。最可能的诊断是

96. 患者，男，65岁。晨起后出现言语不清，右侧上下肢活动不灵，右偏身感觉减退，次日症状加重。CT左侧内囊低密度影。最可能的诊断是

97. 患者，女，40岁。突然出现偏瘫，失语。有风湿性心脏病病史10余年。检查：神志清，脑脊液正常，心电图示心房纤颤。最可能的诊断是

（98-100题共用备选答案）
   A．脓汁/分泌物隔离
   B．血液/体液隔离
   C．呼吸道隔离
   D．严密隔离
   E．消化道隔离

98. 中毒型细菌性痢疾患儿需采取的隔离种类是

99. 水痘患儿需采取的主要隔离种类是

100. 麻疹患儿需采取的隔离种类是

专业实践能力

一、以下每一道考题下面有A、B、C、D、E五个备选答案，请从中选择一个最佳答案。并在答题卡上将相应题号的相应字母所属的方框涂黑。

1. 胎先露进入骨盆入口的最重要径线是
   A．入口斜径
   B．入口前后径
   C．中骨盆前后径

D．入口横径

E．中骨盆横径

2．排卵前，宫颈黏液最典型的变化是

    A．黏液延展性差，拉丝易断裂

    B．黏液分泌量减少

    C．黏液涂片检查未见羊齿植物叶状结晶

    D．黏液中氯化钠含量低

    E．黏液呈稀薄、透明似蛋清状

3．使用利尿药时，下列说法正确的是

    A．需静脉补钾时，500ml 液体氯化钾含量不超过 2.0g

    B．长期使用速尿会引起高血糖、高血钾、高尿酸血症

    C．肾功能不全和低血钾患者禁用安体舒通利尿药

    D．需口服补钾时，应在饭后或与果汁同服

    E．氨苯蝶啶利尿药长期使用会引起低血钾和胃肠道反应

4．某产妇，26 岁。孕 38 周，双胎。第 1 胎儿臀位，行臀位牵引娩出，第 2 胎儿头位娩出，产后 20 分钟突然阴道流血 200ml，胎盘尚无剥离迹象。正确的处理措施是

    A．徒手剥离胎盘预防产后出血

    B．输液，静脉注射麦角新碱

    C．观察胎盘剥离迹象，协助胎盘娩出

    D．牵引脐带、按压宫底，迫使胎盘娩出

    E．使用阴道拉钩检查宫颈是否撕裂

5．关于弥散性血管内凝血（DIC）患者的治疗和护理，错误的是

    A．肝素使用过量时可用鱼精蛋白拮抗

    B．使用肝素前先测定凝血时间

    C．DIC 后期不必使用抗纤维蛋白溶解药

    D．使用肝素时注意有无出血倾向的发生

    E．在低凝血期，肝素与补充凝血因子需同时进行

6．异位妊娠患者就诊的主要症状为

    A．腹部包块

    B．停经

C．阴道不规则出血

D．腹痛

E．晕厥与休克

7．结核中毒的典型症状是指

    A．恶心、呕吐、消瘦、盗汗、乏力

    B．持续低热、消瘦、盗汗、乏力

    C．食欲缺乏、盗汗、进行性消瘦

    D．消化不良、消瘦、盗汗、乏力

    E．不规则低热、消瘦、盗汗、乏力

8．患者，35 岁。因阴道肿物脱出来诊，取平卧位向下屏气用力时见宫颈脱出阴道口外，宫体仍在阴道内，其子宫脱垂临床分度为

    A．Ⅱ度轻型

    B．Ⅰ度轻型

    C．Ⅲ度

    D．Ⅰ度重型

    E．Ⅱ度重型

9．妇科恶性肿瘤在普查中最早被发现的是

    A．子宫内膜癌

    B．子宫颈癌

    C．阴道癌

    D．外阴癌

    E．卵巢癌

10．男婴，胎龄 35 周，体重 1600g，生后 1 天，吸吮欠佳，睾丸未降，皮肤毳毛多，应考虑为

    A．足月小样儿

    B．足月儿

    C．正常出生体重儿

    D．早产儿

    E．超低出生体重儿

11．产褥期过早参加体力劳动，容易导致的并发症是

    A．产褥期感染

    B．伤口裂开

    C．子宫复旧不良

    D．阴道血肿

    E．阴道壁膨出

12. 过期妊娠时分娩方式的选择依据除外
    A. 羊水量
    B. 胎盘功能
    C. 宫颈成熟度
    D. 胎方位
    E. 胎儿大小

13. 关于会阴的特点,不正确的是
    A. 由外向内逐渐变窄
    B. 会阴体厚 5 ~ 6cm
    C. 妊娠期会阴组织变软
    D. 包括皮肤、肌肉和筋膜
    E. 内层为会阴中心腱

14. 类风湿关节炎患者晨僵的护理措施不妥的是
    A. 限制患者进行日常活动
    B. 睡眠时使用弹力手套保暖
    C. 起床后应活动关节
    D. 晨起时进行温水浴浸泡僵硬关节
    E. 经常活动关节

15. 青紫型先天性心脏病患儿缺氧发作时,应采取的体位是
    A. 仰卧位
    B. 半卧位
    C. 头低足高位
    D. 端坐位
    E. 膝胸卧位

16. 护理咯血患者的关键措施是
    A. 减少活动,卧床休息
    B. 消除心理不良因素
    C. 镇静、镇咳等对症处理
    D. 保持呼吸道通畅
    E. 准备好急救药品和器械

17. 患儿,3 岁。发热、流涕、干咳 3 天。体检:体温 39℃,浅表淋巴结肿大,口咽红,双肺呼吸音粗,无啰音,呼吸 30 次 / 分。心率 128 次 / 分,白细胞 7.5×10^9/L,中性粒细胞 72%。该患儿最可能的诊断是
    A. 支气管肺炎
    B. 上呼吸道感染

C. 急性喉炎
D. 支气管炎
E. 疱疹性咽峡炎

18. 某孕妇,30 岁。月经规律,末次月经是 1992 年 3 月 25 日,护士推算其预产期是
    A. 1992 年 12 月 18 日
    B. 1993 年 1 月 19 日
    C. 1993 年 2 月 1 日
    D. 1992 年 12 月 31 日
    E. 1993 年 1 月 1 日

19. 有关孕期血液及循环系统改变,不正确的是
    A. 血胆固醇降低
    B. 血沉增加
    C. 血小板数无明显改变
    D. 血容量增加
    E. 血液呈高凝状态

20. 为预防非甾体类抗炎药的不良反应,儿童型类风湿患儿需要定期监测
    A. 肝功能、肾功能、肺功能
    B. 血常规、肝功能、肾功能
    C. 肺功能、尿常规、肾功能
    D. 尿常规、肝功能、肾功能
    E. 肾功能、肺功能、尿常规

21. 腹外疝术后,出院指导内容错误的是
    A. 便秘者给予通便药物
    B. 6 个月内避免重体力劳动
    C. 逐渐增加活动量
    D. 防止受凉
    E. 咳嗽时用手掌按压切口部位

22. 心脏骤停的患者,在心电监护中显示处于心室颤动状态,应立即给予
    A. 心内注射肾上腺素
    B. 胸骨中下段捶击
    C. 非同步电击除颤
    D. 心脏按压
    E. 静脉注射利多卡因

23. 患者,男,65 岁,既往有前列腺增生史。

因饮酒后尿胀、排尿困难4小时入院。应采取的首要处理措施是
- A．导尿
- B．前列腺膀胱电切术
- C．膀胱造瘘
- D．针灸
- E．膀胱穿刺

24．百日咳痉咳期特征性的临床表现是
- A．颜面水肿
- B．发热
- C．舌系带溃疡
- D．痉挛性咳嗽
- E．球结膜下出血

25．外周静脉置入中心静脉导管的禁忌证是
- A．长期静脉输液的患儿
- B．早产儿
- C．血小板明显减少者
- D．胃肠外营养
- E．输刺激外周静脉的药物

26．患者，28岁。已婚，有功血史，停经3个月后，阴道持续出血40天。妇科检查：子宫正常大小，双附件（一），血hCG正常。应采用的处理方法是
- A．孕激素药物刮宫
- B．后穹窿穿刺
- C．口服避孕药
- D．给予止血药物
- E．诊断性刮宫

27．糖尿病患儿的运动锻炼原则，错误的是
- A．运动时间以进餐2～3小时以后为宜
- B．不在空腹时运动
- C．经胰岛素和饮食治疗，糖尿病被控制的情况下进行
- D．原则上不限制运动
- E．运动后有低血糖症状时可加餐

28．正常小儿脊柱生理弯曲出现的时间依次是
- A．4个月、6个月、8个月
- B．2个月、4个月、8个月

- C．6个月、10个月、14个月
- D．3个月、6个月、12个月
- E．5个月、7个月、8个月

29．关于预防肠外营养感染性并发症的措施，不包括
- A．加强导管护理
- B．置管应严格无菌技术
- C．预防性应用抗菌药
- D．营养液无菌环境中配制
- E．避免中心静脉导管的多用途性

30．典型夏科（Charcot）三联症是指
- A．突发上腹阵发性绞痛、呕吐、畏寒发热
- B．腹痛、发热、呕吐
- C．突发剑突下偏右阵发性绞痛、寒战高热、黄疸
- D．突发上腹部束带状剧痛、轻度黄疸、低血压
- E．肝区持续性闷胀痛、寒战高热、低血压

31．患者有多年的溃疡病史，近来出现清晨大量呕吐酸臭的胃内容物，最可能的诊断是
- A．十二指肠球部溃疡
- B．十二指肠淤滞症
- C．幽门梗阻
- D．十二指肠肿瘤
- E．胃窦癌

32．不必立刻急诊手术的是
- A．硬脑膜外血肿
- B．急性阑尾炎穿孔
- C．急性阑尾炎脓肿形成
- D．绞窄疝
- E．急性化脓性胆管炎

33．小儿颅内压增高最典型的呕吐为
- A．恶心伴呕吐
- B．溢奶
- C．非喷射状呕吐
- D．呛奶
- E．喷射状呕吐

34. 缺铁性贫血患儿补充铁剂一般在血红蛋白恢复正常后还需要继续用药
   A. 4～6 周
   B. 1～2 周
   C. 8～10 周
   D. 2～4 周
   E. 6～8 周

35. 符合前置胎盘诊断的临床特点是
   A. 阴道流血伴有疼痛感
   B. 子宫大于妊娠月份
   C. 宫体硬如板状
   D. 胎方位不易摸清
   E. 合并胎位异常

36. 关于肾结核的护理, 不正确的是
   A. 保留肾组织的患者, 术后应尽早下床活动
   B. 术前多饮水
   C. 观察并记录引流液的量、色、性状变化
   D. 术前进行必要的抗结核治疗
   E. 术后严密观察尿量

37. 足月妊娠, 临产后协调性宫缩乏力, 宫口开大 5cm, S+2, 胎膜未破。处理适宜的是
   A. 等待自然分娩
   B. 剖宫产
   C. 人工破膜后催产素静脉滴注
   D. 剥膜引产
   E. 催产素静脉滴注

38. 妊娠满 37 周后胎膜早破发生率约为
   A. 15%
   B. 5%
   C. 25%
   D. 10%
   E. 20%

39. 急性脓胸穿刺抽脓, 每天抽脓量不得超过
   A. 500ml
   B. 200ml
   C. 1000ml
   D. 300ml

E. 700ml

40. 热射病患者使用氯丙嗪降温时, 护士应密切观察
   A. 呼吸
   B. 心率
   C. 意识
   D. 心律
   E. 血压

41. 人体正常颈肢反射消失的时间是
   A. 5～6 个月
   B. 1～2 个月
   C. 10～12 个月
   D. 3～4 个月
   E. 7～8 个月

42. 改善血栓闭塞性脉管炎患者肢体血液循环的措施不包括
   A. 伯格运动
   B. 禁忌吸烟
   C. 使用扩血管药物
   D. 肢体保暖
   E. 肌内注射吗啡

43. 患儿, 3 个月。因化脓性脑膜炎入院, 现出现昏迷, 两侧瞳孔不等大, 呼吸不规则, 肌张力增高, 该患儿最可能的病变是
   A. 发生呼吸衰竭
   B. 脑实质损伤
   C. 发生循环衰竭
   D. 颅神经受损
   E. 出现脑疝

44. 肝动脉栓塞化疗术后出现栓塞后综合征的护理措施不妥的是
   A. 持续高热应采取对症处理
   B. 腹痛可按医嘱注射哌替啶缓解疼痛
   C. 为维持水电解质平衡限制葡萄糖溶液使用
   D. 出现中、低度发热不需要特殊处理
   E. 应根据医嘱输入白蛋白

45. 关于绒毛膜癌临床表现的描述，错误的是
    A. 不规则阴道出血
    B. 黄素化囊肿
    C. 咯血
    D. 腹痛
    E. 阴道分泌物增多

46. 患儿，8个月。发热咳喘7天，惊厥昏迷1天，前囟膨隆，左肺有细湿啰音，胸片左下肺小点状和大片融合性阴影，脑脊液除颅压升高外无其他变化，该患儿可能的诊断是
    A. 粟粒性肺结核合并结脑
    B. 肺炎合并高热惊厥
    C. 肺炎合并佝偻病性低钙惊厥
    D. 肺炎合并中毒性脑病
    E. 肺炎合并化脓性脑炎

47. 甲亢危象时，应用复方碘口服液的正确方法是
    A. 首剂30～60滴，以后每3～4小时5～10滴，一般使用1～3天后停药
    B. 首剂10～20滴，以后每3～4小时1～5滴，一般使用1～3天后停药
    C. 首剂30～60滴，以后每6～8小时5～10滴，一般使用3～7天后停药
    D. 首剂20～30滴，以后每6～8小时1～5滴，一般使用3～7天后停药
    E. 首剂30～60滴，以后每6～8小时5～10滴，一般使用1～3天后停药

48. 急性硬脑膜外血肿的典型意识改变特点是
    A. 伤后无昏迷
    B. 持续昏迷状态
    C. 伤后昏迷 - 清醒后不再昏迷
    D. 伤后昏迷 - 清醒 - 昏迷
    E. 昏迷时浅时深

49. 复苏处理首先应实现的目标是
    A. 恢复呼吸功能
    B. 恢复脑血液供应
    C. 保护肾功能
    D. 心脏恢复跳动
    E. 减轻酸中毒

50. 双胎妊娠的并发症不包括
    A. 胎盘早剥
    B. 流产
    C. 妊娠期高血压疾病
    D. 前置胎盘
    E. 脐带脱垂

51. 患者，男，30岁。血常规结果示血红蛋白75g/L，白细胞$1.5×10^9$/L，血小板$80×10^9$/L。诊断为再生障碍性贫血。该患者目前最主要的护理诊断是
    A. 潜在的并发症颅内出血
    B. 营养失调低于机体需要量
    C. 活动无耐力
    D. 有感染的危险
    E. 有损伤的危险出血

52. 关于侵蚀葡萄胎与绒毛膜癌的鉴别标准是
    A. 症状的严重程度
    B. 有无转移
    C. 镜下是否可见绒毛结构
    D. 血hCG值的高低
    E. 子宫肌层是否有病灶

53. 治疗下肢急性蜂窝织炎应首选
    A. 青霉素
    B. 红霉素
    C. 庆大霉素
    D. 四环素
    E. 氨苄青霉素

54. 经腹输卵管结扎术前护理不包括
    A. 询问是否符合手术时间
    B. 生命体征检测
    C. 心理支持
    D. 阴道冲洗3天
    E. 准备腹部备皮

55. 新生儿肺炎患儿，应当将血氧分压维持在
    A. 60～80mmHg
    B. 40～50mmHg
    C. 90～100mmHg
    D. 50～60mmHg

E. 80～90mmHg

56. 患者，男，30岁。右大腿被汽车撞伤后骨折，典型的体征为
    A. 下肢不能主动活动
    B. 局部明显疼痛和压痛
    C. 明显跛行
    D. 局部高度肿胀和瘀斑
    E. 假关节活动

57. 指导缺铁性贫血患者服用铁剂治疗时，错误的是
    A. 避免与牛奶同服
    B. 从小剂量开始
    C. 血红蛋白恢复正常后仍需用药
    D. 在餐前服药
    E. 告知患者服药后有黑便

58. 有关染色体的描述，错误的是
    A. 互相配对的两条染色体叫做同源染色体
    B. 染色体是遗传信息的载体
    C. 21三体综合征属于染色体异常疾病
    D. 人类细胞具有23对染色体
    E. 染色体异常发生率约占所有妊娠的0.4‰

59. 判断产程进展的重要标志是
    A. 子宫颈管消失
    B. 见红
    C. 有规律性的子宫收缩
    D. 胎膜破裂
    E. 胎头下降的程度

60. 初产妇，28岁。临产16小时，肛查宫口开全1小时，先露头已达棘下2cm，骨产道正常，枕后位，胎心120次/分，此时最恰当的分娩方式为
    A. 行会阴侧切术，产钳助产
    B. 即刻行剖宫产术
    C. 等待胎头自然旋转后阴道分娩
    D. 静脉点静催产素
    E. 给予镇静后等待阴道分娩

61. 女性生殖器官最常见的炎症是

A. 萎缩性阴道炎
B. 慢性盆腔炎
C. 生殖器结核
D. 慢性宫颈炎
E. 急性盆腔炎

62. 左锁骨上淋巴结转移癌时，首先考虑原发肿瘤的位置在
    A. 子宫及附件
    B. 消化道
    C. 泌尿道
    D. 乳腺
    E. 甲状腺

63. 患者，男，35岁。恶心、呕吐，一天未进食，医嘱静脉给予下列液体输注，作为其责任护士，你考虑首先给其输入
    A. 10%葡萄糖溶液
    B. 生理盐水
    C. 5%葡萄糖盐水溶液
    D. 5%葡萄糖溶液
    E. 5%碳酸氢钠溶液

64. 患者，女，12岁。因发作性意识丧失，全身强直-痉挛样发作性抽搐，诊断为原发性癫痫，医嘱服用抗癫痫药物。家属询问药物治疗的注意事项，不正确的是
    A. 抽搐症状控制后可停药观察
    B. 药物剂量由小到大
    C. 避免常规的同时使用多种药物
    D. 用血液浓度监测有效剂量
    E. 停药必需缓慢减量

65. 可以选择钳刮术终止妊娠的情况是
    A. 妊娠剧吐酸中毒
    B. 妊娠16周
    C. 妊娠11周并呕吐
    D. 急性阴道炎
    E. 术前2次体温≥37.5℃

66. 正常产妇首次排尿时间应在产后
    A. 8小时内
    B. 6小时内

C．10 小时内
D．7 小时内
E．9 小时内

67．链球菌引起的上呼吸道感染可诱发
A．肺脓肿
B．肠炎
C．泌尿系感染
D．脑膜炎
E．急性肾炎

68．不属于门脉高压症典型病理生理变化的是
A．消化器官淤血
B．脾脏淤血肿大
C．肝细胞坏死
D．脾组织增生，脾功能亢进
E．门静脉系毛细血管滤过压增加

69．女婴，胎龄 36 周。体重 2000g，生后 5 天出现反应差，哭声低，皮肤发凉，查体：体温 35℃、脉搏 120 次／分、第一心音低钝、小腿皮肤暗红、按之如硬橡皮状，最可能的诊断为
A．新生儿破伤风
B．新生儿败血症
C．新生儿颅内出血
D．新生儿硬肿症
E．新生儿窒息

70．外阴癌发病的相关因素除外
A．雌激素
B．人乳头瘤病毒
C．慢性溃疡
D．巨细胞病毒
E．尖锐湿疣

二、以下提供若干个案例，每个案例下设若干个考题。请根据各考题题干所提供的信息，在每题下面的 A、B、C、D、E 五个备选答案中选择一个最佳答案，并在答题卡上将相应字母所属的方框涂黑。

（71－72 题共用题干）
患者，女，59 岁。上腹隐痛、胀满、食欲减退近 40 天。服酵母片、苏打片等均无效。无胃病史，近日只能吃少量流质饮食，近半年体重减轻 20 余斤。查体：腹部无阳性体征。实验室检查：大便隐血试验（+），血红蛋白 100g/L。

71．问题 1：该患者最可能的诊断是
A．胃息肉
B．胃癌
C．十二指肠溃疡
D．胃溃疡
E．慢性胃炎

72．问题 2：术前护理最重要的是
A．口服抗生素
B．绝对卧床休息
C．灌肠
D．静脉营养
E．持续胃肠减压，温生理盐水洗胃

（73－74 题共用题干）
患者，男，82 岁。胃痛十余年，近半年症状加重伴持续上腹痛。患者尚能进食，右上腹部可扪及 5cm×6cm 肿块，移动浊音呈阳性，肛诊检查，直肠前壁触及质坚硬节，胃镜检查确诊为胃癌。

73．问题 1：该疾病最常见的转移途径是
A．种植转移
B．血行转移
C．沿肠道转移
D．淋巴转移
E．直接浸润

74．问题 2：最恰当的治疗应该是
A．胃癌姑息性切除术
B．胃癌根治术
C．不宜手术
D．胃大部切除术
E．胃空肠吻合术

（75－78 题共用题干）
患者，男，32 岁。运动后突然出现右上腹部剧痛，疼痛放射至右侧中下腹部，伴恶心、呕

吐,尿液呈浓茶色。查体:腹软,右下腹部深压痛,右肾区叩击痛。

75. 问题1:患者就诊时,应首先做的检查是
    A. 肝功能
    B. 尿常规
    C. 腹部B超
    D. 血常规
    E. 肾功能

76. 问题2:该患者最可能的诊断是
    A. 急性胆囊炎
    B. 十二指肠溃疡
    C. 右肾结石
    D. 右输尿管结石
    E. 急性阑尾炎

77. 问题3:为了进一步确诊,应做的检查是
    A. B超
    B. 尿常规
    C. 泌尿系X线平片
    D. 血常规
    E. CT

78. 问题4:急诊处理的重点是
    A. 立即手术
    B. 胃肠减压
    C. 应用抗菌药
    D. 体外碎石
    E. 药物解痉止痛

(79-81题共用题干)
患者,女,53岁。因股骨颈骨折入院,2周后出现体温38.2℃,听诊肺部出现啰音。

79. 问题1:临床诊断正确的是
    A. 下呼吸道感染
    B. 脑膜炎
    C. 支气管哮喘
    D. 肺结核
    E. 支气管扩张症

80. 问题2:与该诊断常见因素无关的是

A. 雾化器带菌
B. 免疫功能受损
C. 口腔菌误吸
D. 空调系统污染
E. 不洁食物

81. 问题3:预防措施不当的是
    A. 保持室内空气新鲜
    B. 加强营养
    C. 应用抗菌药物预防
    D. 促进排痰
    E. 认真洗手

(82-83题共用题干)
患者,男,30岁。患有消化性溃疡多年。昨夜呕血和排黑便多次,今晨家人发现其神情恍惚、四肢厥冷,遂急送医院救治。

82. 问题1:依据该患者的临床表现,其出血量估计至少为
    A. 1000ml
    B. 250ml
    C. 2000ml
    D. 500ml
    E. 1500ml

83. 问题2:以下与该患者相关的护理问题中,首先应考虑的是
    A. 潜在并发症:休克
    B. 急性意识障碍
    C. 恐惧
    D. 组织灌注量改变
    E. 有窒息的危险

(84-85题共用题干)
患者,16岁。突发性右下腹部疼痛,伴恶心、呕吐8小时,发热2小时。肛-腹诊检查:子宫前位,正常大小,右附件区扪及6cm×5cm×4cm大小的囊实性包块,边界清楚,压痛明显。

84. 问题1:最可能的诊断是
    A. 卵巢肿瘤蒂扭转

B．卵巢黄体破裂

C．急性阑尾炎

D．异位妊娠破裂

E．浆膜下子宫肌瘤

85．问题2：该患者最重要的处理是

A．止痛

B．剖腹探查术

C．止血

D．抗炎

E．镇静

（86－88题共用题干）

患儿，5个月。因咳嗽，咳痰2天，加重1天入院。体检：体温39℃，心率150次／分，呼吸50次／分，面色灰白，精神萎靡，两肺有细湿啰音。

86．问题1：该患儿最主要的护理诊断是

A．气体交换受损

B．清理呼吸道无效

C．营养失调低于机体需要量

D．体温过高

E．体液不足

87．问题2：该患儿饮食护理中不妥的是

A．哺喂过程中可间断休息

B．给予低营养的半流质饮食

C．进食后患儿侧卧位并抬高肩部

D．少量多餐避免过饱

E．必要时边吸氧边喂哺

88．问题3：对该患儿的输液速度应控制在每小时

A．5ml/kg

B．1ml/kg

C．10ml/kg

D．2.5ml/kg

E．7.5ml/kg

（89－90题共用题干）

患儿，2岁。因为毛细支气管炎住院，今晨高热体温39.5℃，突然发生双上肢强制性抽动，

牙关紧闭，双眼凝视。

89．问题1：下列保持该患儿呼吸道通畅的方法错误的是

A．垫以牙垫，并将舌头轻轻向外拉出

B．头低足高位

C．痰液黏稠者可雾化后吸痰

D．松解患儿衣服领口

E．及时清除口鼻分泌物

90．问题2：护理该患儿时，下列哪项措施是错误的

A．加床档防止坠床

B．遵医嘱给予止惊药物

C．降温

D．及时清出口鼻部分泌物

E．用力撬开上下牙，垫以牙垫防止舌咬伤

三、以下提供若干组考题，每组考题共同在考题前列出的A、B、C、D、E五个备选答案。请从中选择一个与考题关系最密切的答案，并在答题卡上将相应字母所属的方框涂黑。每个备选答案可能被选择一次，多次或不被选择。

（91－92题共用备选答案）

A．停经8～12周，轻微下腹痛，伴少量阴道流血

B．妊娠晚期或临产时，发生无诱因、无痛性反复阴道流血

C．不规律宫缩，伴有阴道血性分泌物或出血

D．妊娠晚期突然发生的腹部持续性疼痛，伴或不伴有阴道流血

E．停经6～8周出现不规则流血，伴有下腹撕裂性疼痛，随后遍及全腹

91．前置胎盘的主要症状是

92．胎盘早剥的临床特点是

（93－95题共用备选答案）

A．胸部叩击

B．有效咳嗽、咳痰

C．机械吸痰

D．湿化和雾化

E．体位引流

93．痰液黏稠而不易咳出的慢性支气管炎肺气肿患者保持呼吸道通畅的护理措施首选

94．痰液黏稠而无力咳出的慢性支气管炎肺气肿患者保持呼吸道通畅的护理措施首选

95．长期卧床，排痰无力的慢性支气管炎肺气肿患者保持呼吸道通畅的护理措施首选

（96－97题共用备选答案）

A．7个月

B．3个月

C．1岁半

D．6个月

E．1岁

96．按照小儿运动发展规律，能独坐的小儿年龄为

97．按照小儿运动发展规律，会翻身的小儿年龄为

（98－100题共用备选答案）

A．麻痹性肠梗阻

B．机械性绞窄性肠梗阻

C．血运性肠梗阻

D．机械性单纯性肠梗阻

E．痉挛性肠梗阻

98．肠扭转引起的肠梗阻属于

99．腹膜炎引起的肠梗阻属于

100．铅中毒引起的肠梗阻属于

2019 丁震护理学（中级）

主管护师急救包（下）

模拟试卷三

北京航空航天大学出版社
BEIHANG UNIVERSITY PRESS

基础知识

一、以下每一道考题下面有 A、B、C、D、E 五个备选答案，请从中选择一个最佳答案。并在答题卡上将相应题号的相应字母所属的方框涂黑。

1. 前列腺增生导致尿路梗阻<u>不会</u>引起
   A. 膀胱结石
   B. 尿路感染
   C. 血尿
   D. 肾功能损害
   E. 肾积水

2. 系统性红斑狼疮可累及多个系统和脏器，其最主要的发病机制是
   A. 家族遗传
   B. 环境因素
   C. 感染因素
   D. 自身免疫
   E. 过敏因素

3. 女性外生殖器的组成部分<u>不包括</u>
   A. 大阴唇
   B. 阴阜
   C. 阴蒂和阴道前庭
   D. 会阴
   E. 小阴唇

4. 关于受精的描述，<u>错误</u>的有
   A. 受精后 3 天，受精卵分裂成桑椹胚
   B. 精子与卵子相遇即为受精
   C. 晚期囊胚侵入到子宫内膜的过程，称受精卵着床
   D. 受精通常发生在卵子排出后 12 小时内
   E. 受精部位多在输卵管壶腹部

5. 颅底骨折属于
   A. 开放性骨折
   B. 闭合性骨折
   C. 青枝骨折
   D. 凹陷性骨折
   E. 不稳定性骨折

6. 关于心房颤动心电图的典型表现，描述正确的是
   A. 正常的窦性 P 波消失，出现以大小、形态相同、节律规则、快速的、连续锯齿样 F 波
   B. QRS 波群与 T 波消失，呈完全无规则的波浪状曲线，形状、频率、振幅高低各异
   C. P 波提早出现，其形态与窦性 P 波不同，PR 间期大于 0.12 秒，QRS 波群形态与正常窦性心律的 QRS 波群相同，期前收缩后有不完全代偿间歇
   D. QRS 波提前出现，T 波与 QRS 波方向相反，随之出现完全代偿间歇
   E. 大小形态及规律不一的 f 波替代窦性 P 波，QRS 波形态正常，RR 间隔不等

7. 患者，30 岁。患子宫肌瘤，子宫如孕 8 周大小，无子宫及宫颈癌前病变，希望生育，最适宜的治疗方法是
   A. 激素治疗
   B. 保守治疗
   C. 肌瘤剔除术
   D. 中医中药治疗
   E. 化疗

8. 患者，32 岁。几天来自觉外阴疼痛、肿胀，走路困难。检查：外阴部有一包块，触及疼痛，

有波动感。可能的原因是

    A．前庭大腺炎

    B．外阴炎

    C．外阴白癜

    D．外阴瘙痒

    E．尿道炎

9．患者，男，62岁。患胃溃疡多年，近年来上腹痛发作频繁，无规律，体重减轻，营养不良。胃钡餐透视见有龛影。该患者最需要进行的检查为

    A．胃酸测定

    B．胃镜和细胞学检查

    C．腹部 B 超

    D．ERCP（逆行胰胆管造影）

    E．粪便隐血实验

10．胆碱酯酶活性检测用于诊断

    A．亚硝酸盐中毒

    B．一氧化碳中毒

    C．有机磷杀虫药中毒

    D．甲醇中毒

    E．阿托品类中毒

11．患者，男，70岁。持续心前疼痛6小时入院，除心电图检查外，对急性心肌梗死诊断有价值的其他检查是

    A．出、凝血时间

    B．血常规

    C．胆碱酯酶

    D．碱性磷酸酶

    E．心肌酶

12．有助于判断糖尿病控制程度的是

    A．胰岛细胞抗体测定

    B．尿糖定量测定

    C．口服葡萄糖耐量试验

    D．胰岛素释放试验

    E．糖化血红蛋白测定

13．腰椎间盘突出症最重要的体征是

    A．脊柱变形

    B．脊柱活动受限

    C．直腿抬高试验和加强试验阳性

    D．感觉减退、肌力下降、腱反射减弱

    E．压痛并引起下肢放射痛

14．属于葡萄胎病理改变特征的是

    A．绒毛结构被完全破坏

    B．滋养细胞侵入血管

    C．滋养细胞呈不同程度的增生

    D．增生的滋养细胞有坏死及出血

    E．滋养细胞侵入子宫肌层

15．颈椎病常见的病因是

    A．急性损伤使椎间盘加速退变

    B．颈椎间盘退行性变

    C．颈椎骨折脱位压迫脊髓

    D．颈椎骨折脱位压迫神经

    E．慢性损伤使椎间盘损害加重

16．下肢深静脉血栓形成的病因除外

    A．门静脉高压

    B．静脉血流迟缓

    C．血液高凝状态

    D．因烧伤、创伤和手术后引起的血液高凝状态

    E．静脉内膜损伤

17．有关血栓闭塞性脉管炎，错误的是

    A．好发于青壮年男性

    B．慢性、持续性、进行性疾病

    C．主要侵及大动脉

    D．早期症状为间歇性跛行

    E．病变多发生于下肢血管

18．羊水栓塞的主要病理生理变化是

    A．血栓阻塞肺小血管

    B．全身小动脉痉挛

    C．高凝状态

    D．羊水污染

    E．肾动脉扩张

19．溃疡性结肠炎病变常见的累及部位是

    A．回盲部

    B．直肠和结肠

C. 空肠
D. 十二指肠
E. 回肠末端

20. 慢性肺源性心脏病的发病机制是
   A. 右心室后负荷加重
   B. 右心室前负荷加重
   C. 左心室后负荷加重
   D. 两心室前负荷加重
   E. 左心室前负荷加重

21. 高血压病导致心脏负荷增加的类型是
   A. 左心室前负荷
   B. 全心负荷
   C. 左心室后负荷
   D. 右心室后负荷
   E. 右心室前负荷

22. 维生素 D 缺乏性佝偻病的病因不包括
   A. 出生体重太低
   B. 日光照射不足
   C. 生长过速
   D. 疾病与药物的影响
   E. 维生素 D 摄入不足

23. 纯母乳喂养小儿粪便的特点是
   A. 淡黄色硬膏状有酸味
   B. 金黄色糊状有酸味
   C. 金黄色膏状为碱性或中性
   D. 暗褐色粪便多为碱性或中性
   E. 淡黄色膏状多为碱性或中性

24. 诊断肾病综合征时,尿液检查肯定存在的是
   A. 肉眼血尿
   B. 脓尿
   C. 24 小时尿蛋白定量＞3.5g
   D. 镜下血尿
   E. 管型尿

25. 支持骨盆底部最主要、最坚韧的组织是
   A. 会阴浅横肌及筋膜组织
   B. 球海绵体肌及筋膜组织
   C. 尿道括约肌及筋膜组织

D. 肛提肌及筋膜组织
E. 肛门外括约肌及筋膜组织

26. 临床诊断新生儿低血糖的血糖标准是小于
   A. 1.67mmol/L
   B. 1.2mmol/L
   C. 3.2mmol/L
   D. 3.67mmol/L
   E. 2.2mmol/L

27. 对大部分瓣膜病患者进行评估时,护士能从患者的健康史了解到其童年时患过
   A. 脊髓灰质炎
   B. 猩红热
   C. 肺热
   D. 百日咳
   E. 风湿热

28. 婴儿期引起无热惊厥最常见的病因是
   A. 消化道感染
   B. 呼吸道感染
   C. 低钙血症
   D. 皮肤化脓感染
   E. 中毒性痢疾

29. 产后出血的主要原因是
   A. 宫颈撕裂伤
   B. 子宫收缩乏力
   C. 凝血功能障碍
   D. 会阴III度裂伤
   E. 胎盘、胎膜不全

30. 急性上呼吸道感染最常见的致病菌是
   A. 细菌
   B. 病毒
   C. 真菌
   D. 支原体
   E. 衣原体

31. 急性血源性骨髓炎的疾病特点说法正确的是
   A. 多可自愈
   B. 常见的致病菌是金黄色葡萄球菌
   C. 好发于短骨干骺端

D. 早期形成骨性死腔

E. 多见于老年人

32. 人体最大的能源仓库是
    A. 肌肉
    B. 肝脏
    C. 蛋白质
    D. 体脂
    E. 糖原

33. 胆汁的功能，叙述错误的是
    A. 乳化脂肪
    B. 促进脂溶性维生素吸收
    C. 抑制肠道若干细菌繁殖
    D. 抑制肠蠕动
    E. 促进肠道吸收铁和钙

34. 乙型肝炎的传播途径不包括
    A. 母婴途径传播
    B. 血液、注射途径传播
    C. 性传播
    D. 虫媒传播
    E. 生活密切接触传播

35. 对衡量酮症酸中毒严重程度较有意义的检查是
    A. 血糖值
    B. 尿酮体
    C. 血酮体
    D. 重碳酸氢钠值
    E. 血钾

36. 我国小儿肺炎最常见的病原体是
    A. 真菌
    B. 细菌
    C. 支原体
    D. 衣原体
    E. 病毒

37. 风湿热最具有特征性的病理改变是
    A. 纤维组织增生
    B. 皮下小结
    C. 炎症和"风湿小体"

D. 基质水肿伴淋巴组织浸润

E. 结缔组织渗出性炎症

38. 贯穿于整个分娩过程中的最主要产力为
    A. 膈肌收缩力
    B. 腹肌收缩力
    C. 骨骼肌收缩力
    D. 子宫收缩力
    E. 肛提肌收缩力

39. 二尖瓣狭窄时，最先累及的心腔是
    A. 右心房
    B. 左心房
    C. 右心室
    D. 右心房和左心室
    E. 左心室

40. 关于婴儿喂养，说法正确的是
    A. 纯母乳喂养儿不需添加辅食
    B. 只要有母乳就应该坚持母乳喂养
    C. 婴儿患病时应延迟断奶
    D. 夏季炎热时宜断奶
    E. 断奶时间一般在生后 1 ～ 2 岁

41. 胃破裂的腹穿抽出液是
    A. 不凝固的暗红色血液
    B. 黄色，浑浊，无臭味，可有食物残渣
    C. 棕黄色浑浊炎性液
    D. 血性，胰淀粉酶含量增高
    E. 黄色稀便样，臭味明显

42. 消化性溃疡的发病机制中损伤因素主要指
    A. 胃酸、胃蛋白酶的消化作用
    B. 粗糙食物的损害作用
    C. 神经、精神因素的刺激作用
    D. 幽门螺杆菌感染
    E. 反流的胆汁、胰酶的侵袭作用

43. 急性一氧化碳中毒最先受累的器官为
    A. 肺脏
    B. 心脏
    C. 肾脏
    D. 肝脏

E. 脑组织

E. 房颤

44. 生后人体的主要造血器官是
    A. 肝脏
    B. 脾脏
    C. 骨髓
    D. 造血细胞
    E. 淋巴结

50. 结核病最主要的传播途径是
    A. 尘埃
    B. 飞沫
    C. 皮肤接触
    D. 毛巾或餐具
    E. 食物和水

45. 支气管哮喘反复发作的因素是
    A. 感染
    B. 缺氧
    C. 精神紧张
    D. 气道变应性炎症
    E. 免疫缺陷

51. 有关慢性心功能不全的基本病因，不正确的是
    A. 心室前负荷过量（容量负荷）
    B. 原发性心肌损害导致心肌收缩力下降
    C. 心室舒张充盈受限
    D. 感染、过劳等使左心室负荷加重
    E. 心室后负荷过量（压力负荷）

46. 自然流产最常见的病因是
    A. 基因异常
    B. 受精卵发育异常
    C. 黄体功能不足
    D. 甲状腺功能低下
    E. 母体生殖器官发育异常

52. 高血钾症的常见原因中，错误的是
    A. 急性肾功能衰竭
    B. 静脉补钾过量过快
    C. 持续胃肠减压
    D. 代谢性酸中毒
    E. 输入大量库存血

47. 导致尿路感染最常见的致病菌为
    A. 铜绿假单胞菌
    B. 真菌变形杆菌
    C. 副大肠埃希菌
    D. 葡萄球菌
    E. 大肠埃希菌

53. 对肝癌诊断具有较强特异性的血清学项目是
    A. 甲胎蛋白
    B. γ-谷氨酰转肽酶
    C. 酸性同功铁蛋白
    D. α_1-抗胰蛋白酶
    E. 碱性磷酸酶

48. 急性出血性坏死型胰腺炎所导致的休克类型是
    A. 低血容量性休克
    B. 中毒性休克
    C. 感染性休克
    D. 创伤性休克
    E. 过敏性休克

54. 属于非电解质溶液的是
    A. 0.9% 氯化钠溶液
    B. 1.4% 碳酸氢钠溶液
    C. 3：2：1 溶液
    D. 5% 葡萄糖溶液
    E. 2：1 溶液

49. 脑血栓形成的最常见原因是
    A. 脑动脉瘤
    B. 高血压
    C. 脑动脉粥样硬化
    D. 脑血管畸形

55. 诊断肺癌最常用方法是
    A. 胸部 CT
    B. 胸部 X 线检查
    C. 纤支镜检查
    D. 癌胚抗原检查

E. 痰脱落细胞检查

56. 每人每天需要氨基酸的量是
    A. 1.0～1.5g/（kg·d）
    B. 0.6～1.0g/（kg·d）
    C. 2.0～2.5g/（kg·d）
    D. 2.6～3.0g/（kg·d）
    E. 1.3～1.8g/（kg·d）

57. 乳癌患者出现皮肤凹陷提示癌肿侵犯了
    A. 胸筋膜
    B. 大乳管
    C. 胸大肌
    D. 皮内淋巴管
    E. Cooper 韧带

58. 患者，男，52 岁。从事搬运工作 28 年，双下肢内侧出现隆起、纡曲、扩张的静脉，部分呈团块状，足靴区出现淤滞性皮炎，诊断为原发性静脉曲张。原发性静脉曲张的发病原因不包括
    A. 在湿冷的坏境卜工作
    B. 先天性的静脉壁薄弱
    C. 静脉瓣膜发育不良
    D. 从事负重工作使腹压增高
    E. 下肢静脉压力增高

59. 急性炎症性脱髓鞘性多发性神经病患者典型的检查结果是
    A. 血清免疫球蛋白增高
    B. 血沉加快
    C. 血淋巴细胞增高
    D. 脑脊液的蛋白细胞分离
    E. 血清免疫球蛋白低

60. 妊娠 24 周末手测子宫底高度约在
    A. 脐下 1 指
    B. 脐耻之间
    C. 脐上 1 指
    D. 脐上 2 指
    E. 脐平

61. 通过碱化尿液可以预防的结石是
    A. 草酸钙、尿酸
    B. 草酸钙、磷酸钙
    C. 尿酸、胱氨酸
    D. 草酸钙、胱氨酸
    E. 磷酸镁胺、尿酸

62. 有关儿童牙齿的发育，正确的说法是
    A. 乳牙最晚于 1.5 岁出齐
    B. 6 个月婴儿尚未出牙视为异常
    C. 青春期初期开始出第 3 磨牙
    D. 出齐时，所有人有乳牙 20 个，恒牙 32 个
    E. 6 岁左右开始出第 1 颗恒牙

63. 对诊断原发性肝癌具有较高特异性的检查是
    A. B 超
    B. 放射性核素肝扫描
    C. CT
    D. 血清甲胎蛋白测定
    E. 选择性肝动脉造影术

64. 患者，女，22 岁。因反复激动后出现四肢抽动，呼之不应而就诊。患者每次发作时无尿失禁，无咬伤史，每次持续 2～3 分钟，共发作 4 次。神经系统检查未见异常，为明确诊断首要的辅助检查是
    A. 脑电图检查
    B. 脑磁共振成像检查
    C. 脑 CT 检查
    D. 脑血流图检查
    E. 神经肌电图检查

65. 类风湿关节炎引起自身免疫反应的因子是
    A. 外源性抗体
    B. 自身抗体 IgM
    C. 胶原蛋白
    D. Ⅱ型胶原抗体
    E. 自身抗体 IgA 胶原蛋白

66. 患者因骨盆骨折大量出血难以控制，需紧急手术，必要时可考虑结扎
    A. 髂外动脉
    B. 髂内动脉
    C. 髂内静脉

D. 髂外静脉

E. 髂总动脉

67. 脑血管病首选的检查是
    A. CT
    B. MRI
    C. X 线
    D. 血清学检查
    E. B 超

68. 肛提肌在分娩过程中的作用是
    A. 协助胎先露俯屈及仰伸
    B. 协助胎先露俯屈及内旋转
    C. 协助胎先露内旋转及仰伸
    D. 协助胎先露俯屈及下降
    E. 协助胎先露仰伸及外旋转

69. 关于胆囊结石的描述，错误的是
    A. 主要为胆固醇性结石或以胆固醇为主的
       混合性结石
    B. 胆囊结石均有临床症状
    C. 结石长期嵌顿于胆囊壶腹但无感染时，
       可产生"白胆汁"
    D. 结石和炎症的反复刺激可诱发胆囊癌变
    E. 大的单发结石不易发生嵌顿

70. 绒毛膜促性腺激素（hCG）是由
    A. 合体滋养细胞分泌
    B. 细胞滋养细胞分泌
    C. 绒毛膜上皮细胞分泌
    D. 羊膜上皮细胞分泌
    E. 蜕膜上皮细胞分泌

71. 引起急性继发性化脓性腹膜炎最常见的原
    因是
    A. 急性胆囊炎
    B. 溃疡性结肠炎
    C. 急性肠炎
    D. 急性阑尾炎
    E. 急性胃炎

72. 正常 5 个月小儿的体重是出生体重的
    A. 2 倍

B. 1.5 倍

C. 3.5 倍

D. 5 倍

E. 3 倍

73. ITP 属于的疾病类型为
    A. 结缔组织病
    B. 感染性疾病
    C. 遗传性疾病
    D. 内分泌性疾病
    E. 免疫性疾病

74. 判断损伤性血胸的主要依据是
    A. 脉速、血压下降
    B. 胸部外伤史
    C. 气管移位
    D. 胸穿抽出血液
    E. 气促，呼吸困难

75. 患者，男，68 岁。糖尿病。服二甲双胍治疗，
    血糖控制在 8 ～ 10mmol/L，血压 160/95mmHg。
    近 3 天内受凉后出现咳嗽、咳痰。昨天神志不
    清，血压 90/60mmHg，血糖 28.9mmol/L，血钠
    140mmol/L，尿酮（++），诊断为
    A. 非酮症高渗性昏迷
    B. 乳酸酸中毒
    C. 酮症酸中毒
    D. 脑血管意外
    E. 低血糖昏迷

76. 根据化学结构，属于酯类局麻药的是
    A. 布比卡因
    B. 利多卡因
    C. 罗哌卡因
    D. 普鲁卡因
    E. 依替卡因

77. 胎头内旋转完成的时间是在
    A. 第一产程中
    B. 产程开始
    C. 第二产程中
    D. 第二产程末
    E. 第一产程末

78. 引起地方性甲状腺肿最主要的原因是缺乏
    A. 钾
    B. 锌
    C. 碘
    D. 镁
    E. 铁

79. 恶性肿瘤最具特征的变化是
    A. 浸润生长
    B. 出血坏死
    C. 生长迅速
    D. 全身症状
    E. 转移

80. 肝门静脉高压症食管胃底静脉曲张破裂出血造成死亡的主要原因是
    A. 失血性休克
    B. 多器官衰竭
    C. 感染
    D. 肝功能衰竭
    E. 腹水

81. 小儿的能量需要与成人最主要不同之处是
    A. 生长发育所需的能量
    B. 基础代谢所需的能量
    C. 活动所需的能量
    D. 排泄物中能量损失
    E. 食物特殊动力作用所需的能量

82. 过敏性紫癜的辅助检查表现为
    A. 出血时间延长
    B. 血小板减少
    C. 血块退缩试验阳性
    D. 毛细血管脆性试验阳性
    E. 凝血时间延长

83. 高位性肠梗阻其梗阻发生的部位在
    A. 空肠以上
    B. 十二指肠以上
    C. 结肠中段以上
    D. 结肠中段以下
    E. 回肠末端以上

84. 急性肾衰竭少尿或无尿期引起患者死亡的最常见原因
    A. 代谢性酸中毒
    B. 水中毒
    C. 高钾血症
    D. 低钙血症
    E. 尿毒症

85. 腹部手术后肠胀气基本原因是
    A. 血液内的气体弥散到肠腔内
    B. 肠内细菌代谢产生的气体过多
    C. 肠内容物代谢产生的气体
    D. 经口吞咽下气体过多
    E. 胃肠功能受抑制

二、以下提供若干组考题，每组考题共同在考题前列出的 A、B、C、D、E 五个备选答案。请从中选择一个与考题关系最密切的答案，并在答题卡上将相应字母所属的方框涂黑。每个备选答案可能被选择一次，多次或不被选择。

（86－87 题共用备选答案）
    A. 发病后即可见低密度影
    B. 发病后即见脑室扩大
    C. 发病 24～48 小时后见低密度影
    D. 发病 24～48 小时后见高密度影
    E. 发病后即可见高密度影

86. 脑出血后，最早显示的典型 CT 图像和时间是

87. 脑梗死后，最早显示的典型 CT 图像和时间是

（88－89 题共用备选答案）
    A. 产后 3 周
    B. 产后 10 天
    C. 产后 4～6 周
    D. 产后 6 周
    E. 产后 3～4 周

88. 正常产褥期的时间是

89. 子宫降至盆腔，在腹部摸不到宫底的时间是

（90－91 题共用备选答案）
    A. 合胞病毒

B. 腺病毒

C. 支原体

D. 柯萨奇病毒

E. 轮状病毒

90. 病毒性心肌炎常见的病毒是

91. 秋季腹泻常见的病毒是

（92-95题共用备选答案）

A. 蛋白尿

B. 血尿

C. 多尿

D. 少尿或无尿

E. 脓尿

92. 急性肾小球肾炎最特征性的尿改变是

93. 急性肾盂肾炎最特征性的尿改变是

94. 慢性肾小球肾炎最特征性的尿改变是

95. 肾前性急性肾衰常见的尿改变是

（96-97题共用备选答案）

A. 隐性感染

B. 病原体被清除

C. 病原携带状态

D. 潜伏期感染

E. 显性感染

96. 病原体进入人体后，仅引起机体特异性免疫应答。发生轻微的病例变化，不产生任何临床症状，但通过免疫学检查被发现属于

97. 病原体进入人体后，在人体内生长繁殖并不断排除体外，成为重要的传染源，而人体不出现任何症状属于

（98-100题共用备选答案）

A. 代谢性碱中毒

B. 代谢性酸中毒

C. 呼吸性碱中毒

D. 呼吸性酸中毒合并代谢性酸中毒

E. 代谢性碱中毒

98. 高位肠梗阻易发生的酸碱失衡是

99. 严重腹泻者可发生

100. 幽门梗阻者可发生

相关专业知识

一、以下每一道考题下面有 A、B、C、D、E 五个备选答案，请从中选择一个最佳答案。并在答题卡上将相应题号的相应字母所属的方框涂黑。

1. 促成因素指改变行为所需要的

A. 态度与信念

B. 同伴支持

C. 外部条件

D. 家庭支持

E. 技术与能力

2. 护理技术人员每年参加继续护理学教育的最低学分为

A. 28 分

B. 22 分

C. 25 分

D. 30 分

E. 18 分

3. 有关功能制护理的特点，<u>不正确</u>的是

A. 易忽视患者的心理、社会状况

B. 分工不明确，不利于按护士能力分工

C. 有利于提高护士技能操作熟练程度

D. 护患之间缺乏沟通和理解

E. 节省人力、时间，便于组织工作

4. 护理管理学受多种因素的影响，涉及多个学科领域，体现了护理管理学的

A. 广泛性

B. 综合性

C. 整体性

D. 科学性

E. 独特性

5. 有效控制的首要特征是

A. 明确的目的性
B. 信息的准确性
C. 反馈的及时性
D. 标准的合理性
E. 方法的适用性

6. 护士在处置传染患者时，手消毒处理<u>不正确</u>的是
    A. 连续处置患者时，应在全部患者处置结束后一次性洗手及消毒
    B. 戴手套为不同患者操作时，每接触一个患者应更换手套
    C. 用手直接为患者处置后，先用消毒液搓擦双手 2 分钟再洗手
    D. 双手被感染性材料污染后，应先用消毒剂搓擦 2 分钟后再洗手
    E. 戴手套为患者处置结束后，应先脱去手套后再彻底洗净双手

7. PDCA 循环管理的关键在于
    A. 处理阶段
    B. 执行阶段
    C. 检查阶段
    D. 反馈阶段
    E. 计划阶段

8. 预防医院感染最重要且易行的措施是
    A. 隔离感染患者
    B. 环境消毒
    C. 洗手
    D. 手消毒
    E. 注意使用预防性抗生素

9. 人际沟通时的<u>不恰当</u>反应是
    A. 澄清
    B. 沉默
    C. 复述
    D. 同感
    E. 反复保证

10. "条条大道通罗马"，说明达成目标有多种途径，而这句话对于沟通的启示是
    A. 强化沟通能力

B. 充分利用反馈机制
C. 使用恰当的沟通方式
D. 学会有效聆听
E. 创造良好的沟通环境

11. 有效沟通的原则<u>不包括</u>
    A. 信息明确的原则
    B. 目的明确和事先计划原则
    C. 组织结构完整性的原则
    D. 快速的原则
    E. 合理使用非正式沟通的原则

12. 对患者健康教育目标陈述错误的是
    A. How much 是指有多少对象发生行为变化
    B. What 是指实现什么变化
    C. When 是指在多长期限内实现这种变化
    D. How to measure 是指如何测量这种变化
    E. Who 是指对谁

13. 在医院感染中，属于内源性感染的是
    A. 病原体来源于探视者
    B. 病原体来源于消毒不合格的医疗用品
    C. 病原体来源于自身口腔
    D. 病原体来源于其他患者
    E. 病原体来源于护士污染的手

14. 正确选用抗生素治疗感染时应强调
    A. 抗生素可确保感染患者治疗效果
    B. 病毒感染应预防性使用抗生素
    C. 使用广谱抗生素不必考虑病原学
    D. 应考虑病原菌对抗生素的敏感性
    E. 应尽早使用广谱抗生素

15. 管理者将组织内各要素进行合理组合，建立和实施特定组织结构的过程称为
    A. 组织设计
    B. 组织变革
    C. 组织规划
    D. 组织建设
    E. 组织调整

16. 某社区护士在与李先生交谈时问道："您今

天头疼好多了吧？"此提问方式属于
- A．偏向式提问
- B．开放式提问
- C．探究式提问
- D．复合式提问
- E．封闭式提问

17．我国流行性出血热的主要病原体是
- A．腺病毒
- B．克雷伯杆菌
- C．柯萨奇病毒
- D．大肠埃希菌
- E．汉坦病毒

18．传播媒介的选择原则最具有决定性的是
- A．可及性原则
- B．针对性原则
- C．速度快原则
- D．经济性原则
- E．保证效果原则

19．细菌在人体定植，除有适宜的环境、相当的细菌数量以外还应具备的条件是
- A．生物屏防
- B．细菌具有黏附力
- C．适宜的 pH 值
- D．细菌易位
- E．移位途径

20．重症监护病房患者的特点一般不包括
- A．细菌容易有更多的途径侵入机体
- B．患者的细菌定植能力下降
- C．患者体内细菌的耐药性较强
- D．护患间交叉感染机会较多
- E．多数患者是因其他危重疾病继发感染后转入

21．不属于小组讨论提纲内容的是
- A．讨论时间和地点
- B．讨论题目
- C．讨论内容
- D．讨论的预期目标
- E．讨论目的

22．病房有 50 张床位，使用率为 90%，平均护理时数为 4 小时，每名护士每天工作 8 小时，机动编制数占 20%，应配备护士数为
- A．30 人
- B．24 人
- C．27 人
- D．35 人
- E．20 人

23．关于授权的解释，正确的是
- A．授权者将自身的部分监督职能授予下属
- B．授权是将自身的权力授予下属
- C．授权者自身有监督权和最终责任
- D．授权最根本的准则是合理合法
- E．授权是让别人去做原本属于自己的事情

24．护士在健康教育中的角色是
- A．计划者、学习者
- B．计划者、教育者
- C．宣传者、学习者
- D．参与者、教育者
- E．宣传者、接受者

25．专科疾病护理技术管理的基础工作是
- A．专科护理技术审批制度的建立
- B．专科护理技术论证
- C．专科疾病护理技术常规的制定
- D．专科护理技术操作考核评比
- E．专科护理技术培训

26．强调针对具体受者、具体情况选择传播途径，遵循的原则是
- A．针对性原则
- B．速度性原则
- C．经济性原则
- D．科学性原则
- E．准确性原则

27．期望理论公式"$M=V \times E$"中，E 表示
- A．效价，指某项活动成果所能满足个人需要的程度
- B．期望值，指调动一个人的积极性的强度
- C．期望值，指一个人判断某一成果的可能

性的大小

   D. 效价，指一个人判断某一成果的可能性的大小

   E. 激励力，指调动一个人的积极性的强度

28. 医院感染<u>不包括</u>
 A. 患者住院第10天后出现上呼吸道感染
 B. 护理"非典"患者时护士获得的感染
 C. 新生儿脐带发炎
 D. 住院患者导尿后发生泌尿系感染
 E. 新生儿经胎盘获得的感染

29. 防止手术部位感染最有效的对策是
 A. 严格无菌操作
 B. 选用吸附力很强的伤口敷料
 C. 缩短患者在监护室的滞留时间
 D. 保持室内空气清洁
 E. 更换敷料前洗手

30. 人的躲避行为与人类行为适应形式密切相关，特别是
 A. 应对
 B. 顺应
 C. 调试
 D. 自我控制
 E. 反射

31.《健康教育》被世界健康教育大会确认为学科是在
 A. 1988年
 B. 1970年
 C. 1978年
 D. 1995年
 E. 1966年

32. 属于高效灭菌剂的是
 A. 乙醇
 B. 碘伏
 C. 戊二醛
 D. 洗必泰
 E. 含氯化合物

33. 美国管理学家莱金建议：为了提高时间的利用率，每个人都需要确定今后5年、今后半年及现阶段要达到的目标，并确定目标的优先次序，这种时间管理方法是
 A. ABC时间管理法
 B. 记录统计法
 C. 区域管理法
 D. 拟定时间进度表
 E. 四象限时间管理法

34. 全面质量管理的含义<u>不包括</u>
 A. 精确地度量
 B. 满足员工需求
 C. 向员工授权
 D. 持续不断地改进
 E. 强烈地关注顾客

35. 健康信息传播是一种传递信息的
 A. 部门行为
 B. 个人行为
 C. 群体行为
 D. 团体行为
 E. 社会行为

36. 属于促进健康的行为是
 A. 求医行为
 B. C型行为
 C. 不良生活方式
 D. 不良疾病行为
 E. A型行为

37. 需术前预防性应用抗生素的为
 A. 输卵管结扎术
 B. 腹股沟疝修补术
 C. 人造血管移植术
 D. 膝软骨摘除术
 E. 甲状腺手术

38. 根据决策的主体不同决策可划分为
 A. 战略决策与战术决策
 B. 常规决策与非常规决策
 C. 个人决策与团体决策
 D. 程序化决策与非程序化决策
 E. 确定型决策及不确定型决策

39. 医院Ⅱ类区域空气消毒合格的细菌总数标准为
    A. ≤ 200CFU/m³
    B. ≤ 400CFU/m³
    C. ≤ 300CFU/m³
    D. ≤ 100CFU/m³
    E. ≤ 500CFU/m³

40. 关于隔离法描述不正确的是
    A. 消化道隔离病室应有防蝇设施
    B. 水痘患者隔离病室应有防蚊设施
    C. 接触多重耐药病菌感染的患者不可直接接触下一个患者
    D. 接触飞沫传播疾病的患者时，需戴口罩
    E. 严密隔离的患者禁忌走出隔离室

41. 属于多线型组织结构的为
    A. 主导型
    B. 直线 - 参谋型
    C. 职能型
    D. 综合型
    E. 直线型

42. 科学管理理论的创始人是
    A. 梅奥
    B. 法约尔
    C. 韦伯
    D. 麦格雷戈
    E. 泰勒

43. 某病区护理人员的工作方式是：一位责任护士对其所管患者从入院到出院提供连续、全面、整体的护理。该种工作方式是
    A. 小组护理
    B. 责任制护理
    C. 经验护理
    D. 综合护理
    E. 个案护理

44. "冲突是与生俱来的，组织应当接纳冲突，使之合理化"，这一观点来自于
    A. 人际关系观点
    B. 传统观点

    C. 动态观点
    D. 相互作用观点
    E. 现代观点

45. 医院感染监测中相对危险度的值大于1时，其含义是
    A. 研究的因素与医院感染的发生为负相关，即研究的因素会增加医院感染的发生
    B. 研究的因素与医院感染的发生为正相关，即研究的因素会增加医院感染的发生
    C. 研究的因素与医院感染的发生为正相关，即研究的因素会减少医院感染的发生
    D. 研究的因素与医院感染的发生为负相关，即研究的因素会减少医院感染的发生
    E. 研究的因素与医院感染的发生为零相关，即研究的因素与医院感染无联系

46. 应用目标管理的过程中正确的是
    A. 目标数目越少越好
    B. 目标应明确、恰当
    C. 全部交给下级完成
    D. 未实现目标应严惩
    E. 目标数目越多越好

47. 遇有机物时放出新生氧气，能抗菌除臭的漱口溶液是
    A. 0.02% 呋喃西林
    B. 2% ～ 3% 硼酸
    C. 0.1% 醋酸
    D. 复方硼砂
    E. 1% ～ 3% 过氧化氢

48. 根据格林模式，确定疾病在人群、时间、地点方面的特点，属于
    A. 管理与政策诊断
    B. 行为诊断
    C. 流行病学诊断
    D. 教育诊断
    E. 社会诊断

49. 对于结核病的描述不正确的是
    A. 密切接触患者时应戴口罩
    B. 结核患者的餐具，生活用品等的消毒应

采用低水平消毒

C. 肺结核患者应使用负压隔离室

D. 应对接触过结核患者的免疫缺陷患者进行追踪随访

E. 出生时即应注射卡介苗

50. 医院内源性感染是指
   A. 患者与医护人员之间的感染
   B. 通过医疗器械引起的感染
   C. 患者与患者之间的感染
   D. 自身携带病原体引起的感染
   E. 饮食不当引起的感染

51. 消毒塑料尼龙类的节育器应使用
   A. 煮沸消毒
   B. 含氯消毒水浸泡 30 分钟
   C. 无菌纱布擦拭
   D. 高压灭菌
   E. 75% 乙醇浸泡 30 分钟

52. 患者，男，36 岁。因发热、食欲减退、巩膜黄染、肝功能异常，疑为甲肝而入院。对其身份证、工作证、笔记本、钱币等的消毒方法是
   A. 浸泡法
   B. 熏蒸法
   C. 喷雾法
   D. 压力蒸汽灭菌法
   E. 擦拭法

53. 护理使用呼吸机的患者时，措施不当的是
   A. 做好气道护理
   B. 呼吸机的湿化器用冷开水
   C. 定期更换呼吸机管道
   D. 有效的吸痰、拍背
   E. 使用声门下分泌物引流

54. 由于暗示效应导致对健康教育目标人群的评价效果出现偏倚。此偏倚因素为
   A. 选择因素
   B. 观察因素
   C. 回归因素
   D. 信息因素
   E. 暴露因素

55. 工作时间最长的排班方法是
   A. 每天两班制
   B. 双人三班制
   C. 每天三班制
   D. 每天四班制
   E. 单人双班制

56. 常用于黏膜的消毒溶液是
   A. 乙醇
   B. 苯扎溴铵
   C. 氯胺
   D. 碘酊
   E. 过氧乙酸

57. 人本原理所对应的原则是
   A. 能级原则
   B. 反馈原则
   C. 动态原则
   D. 价值原则
   E. 弹性原则

58. 领导的作用不包括
   A. 沟通作用
   B. 协调作用
   C. 激励作用
   D. 计划作用
   E. 指挥作用

59. 不属于合理应用抗菌药物的是
   A. 注意给药途径、给药次数
   B. 联合用药治疗顽固性感染
   C. 病毒性感染使用抗生素
   D. 两种抗生素不宜置于同一溶液中
   E. 外科预防用药

60. 计划工作中确定目标的三要素包括
   A. 空间、价值、数量
   B. 时间、空间、价值
   C. 时间、内容、数量
   D. 空间、价值、内容
   E. 时间、空间、数量

61. 发现医院感染散发病例时，报告医院感染管

理科的时间是

    A．6 小时内

    B．12 小时内

    C．24 小时内

    D．48 小时内

    E．2 小时内

62．层流洁净手术室的空气标准为

    A．$\leq 50CFU/cm^3$

    B．$\leq 10CFU/cm^3$

    C．$\leq 30CFU/cm^3$

    D．$\leq 15CFU/cm^3$

    E．$\leq 5CFU/cm^3$

63．属于环境因素的是

    A．社会位置

    B．人生观

    C．世界观

    D．经济基础

    E．先天遗传因素

64．根据健康信念模式，若要促使人们采取促进健康行为、戒除危害健康行为，则首先应使其

    A．认识到其采纳某种健康行为过程中可能出现的困难

    B．认识到其危害健康行为的严重性

    C．认识到其采纳某种健康行为的有效性

    D．相信自己有能力克服困难改变不健康行为

    E．了解其对某种疾病的易感性

65．关于组织文化的描述错误的是

    A．是价值观、群体意识、道德规范、行为准则、特色、管理风格以及传统习惯的总和

    B．组织文化的核心是价值观

    C．是一种隐藏的价值因素和精神源泉

    D．是组织经营活动和文化活动的总和

    E．是组织在长期发展过程中形成的

66．口腔护理时用于治疗铜绿假单胞菌感染的常用漱口溶液是

    A．0.02% 呋喃西林溶液

    B．2% 硼酸溶液

    C．4% 碳酸氢钠溶液

    D．0.1% 醋酸溶液

    E．1% 过氧化氢溶液

67．关于组织传播，描述错误的是

    A．是组织内部成员之间的信息交流活动

    B．又称群体传播

    C．是组织之间的信息交流活动

    D．传播活动可分为五种类型

    E．又称公共关系学

68．患者，女，60 岁。因胃癌住院，术后使用头孢噻肟钠和甲硝唑预防感染，第 5 天出现发热39℃、腹痛、腹泻，大便培养：大量白色念珠菌生长。此种情况最可能的诊断

    A．败血症

    B．急性肠炎

    C．二重感染

    D．菌群移位

    E．急性菌痢

69．关于控制图的叙述，错误的是

    A．控制图又称树枝图、鱼刺图

    B．控制图是画有控制界限的目表

    C．不同的控制图有其不同的适用范围

    D．是用来检查质量波动是否处于控制状态的工具

    E．控制图又称管理图

70．临床护理质量标准中规定：无菌物品的合格率应为

    A．95%

    B．99%

    C．98%

    D．90%

    E．100%

71．健康教育的研究领域按目标人群划分不包括

    A．医院健康教育

    B．孕产妇健康教育

    C．职业人群的健康教育

    D．社区健康教育

E．学校健康教育

72．使用中的消毒剂应每季度进行生物学监测，其细菌含量必须是
    A．250CFU/ml，不得检出致病性微生物
    B．100CFU/ml，不得检出任何微生物
    C．200CFU/ml，不得检出致病性微生物
    D．500CFU/ml，不得检出致病性微生物
    E．100CFU/ml，不得检出致病性微生物

73．计划工作中，评估形势的主要内容包括
    A．社会需求、社会竞争、组织资源、服务对象的需求
    B．社会需求、社会竞争、组织资源、社会经济的需求
    C．社会竞争、社会关系、社会需求、服务对象的需求
    D．社会需求、社会关系、社会竞争、组织资源的需求
    E．社会关系、社会经济、社会竞争、服务对象的需求

74．对被血源性传播疾病病原体污染的病床及床旁桌进行消毒处理时，可使用
    A．2% 的戊二醛
    B．70% 的乙醇
    C．2% 的碘酊
    D．95% 的乙醇
    E．0.5% 的含氯消毒液

75．健康教育的实质是
    A．行为干预
    B．树立信念
    C．培养技能
    D．改变现状
    E．知识传播

76．在诊疗过程中，医生以医嘱形式对患者给予健康生活方式指导。此教育属于
    A．随诊教育
    B．候诊教育
    C．咨询教育
    D．健康教育处方

E．住院教育

77．患者，男，64 岁。因肺炎入院，痰培养为金黄色葡萄球菌感染。经 2 周的抗生素治疗，病情未见好转，持续高热，咳痰，由黄痰渐变为白痰。细菌培养检出白色念珠菌，经抗真菌治疗病情渐渐稳定，诊断为
    A．合并症
    B．真菌二重感染（医院感染）
    C．菌群失调
    D．药物不良反应
    E．真菌二重感染（非医院感染）

78．紫外线灯消毒物品时其有效距离和消毒时间分别是
    A．25 ～ 60mm、10 ～ 20 分钟
    B．25 ～ 60cm、10 ～ 20 分钟
    C．25 ～ 60mm、20 ～ 30 分钟
    D．25 ～ 60mm、5 ～ 10 分钟
    E．25 ～ 60cm、20 ～ 30 分钟

79．人们的生活方式实际上是人们
    A．日常的行为习惯
    B．在特殊场合下的行为表现
    C．埋藏在心底的自我意识
    D．外显的某些行为
    E．在一般场合下的行为表现

80．对"健康相关行为"的描述，正确的是
    A．指个体或团体的危害健康的行为
    B．指个体或团体与健康和疾病有关的行为
    C．指个体或团体的有利于健康的行为
    D．指个体或团体与环境和谐的行为
    E．指人在生理、心理、社会各方面都处于良好状态的行为

81．属于促进健康行为特点的是
    A．牢固性
    B．持续性
    C．差异性
    D．一致性
    E．稳定性

82. 洗手行为错误的是
    A. 操作完毕脱去手套后无须洗手
    B. 护理两个患者之间应洗手
    C. 护理同一患者的不同部位需洗手
    D. 进行无菌操作前后需洗手
    E. 接触患者分泌物后及时洗手

83. 2% 碘酊消毒皮肤后，再用 75% 乙醇脱碘需间隔的时间是
    A. 5 秒
    B. 20 秒
    C. 10 秒
    D. 60 秒
    E. 30 秒

84. "压疮的发生率"属于控制中的
    A. 反馈控制
    B. 同期控制
    C. 过程控制
    D. 全面质量控制
    E. 前馈控制

85. 对不耐热，不耐湿物品进行消毒时可选用
    A. 消毒液浸泡消毒
    B. 紫外线消毒
    C. 高压蒸汽灭菌
    D. 电离辐射灭菌
    E. 环氧乙烷气体灭菌

二、以下提供若干组考题，每组考题共同在考题前列出的 A、B、C、D、E 五个备选答案。请从中选择一个与考题关系最密切的答案，并在答题卡上将相应字母所属的方框涂黑。每个备选答案可能被选择一次，多次或不被选择。

（86－87 题共用备选答案）
    A. 自觉性
    B. 综合性
    C. 整合性
    D. 实践性
    E. 文化性
86. 组织文化具有管理功能的前提条件为
87. 组织文化区别于组织其他内容的根本点为

（88－89 题共用备选答案）
    A. 教育与组织诊断
    B. 流行病学诊断
    C. 行为与环境诊断
    D. 管理与政策诊断
    E. 社会诊断
88. 从目标人群的生活质量入手，评估社区的需求和健康问题是
89. 确定影响健康行为的倾向因素、促成因素和强化因素是

（90－91 题共用备选答案）
    A. 灭菌法
    B. 中效消毒法
    C. 低效消毒法
    D. 浸泡消毒法
    E. 高效消毒法
90. 属于低度危险性的医用物品污染后的处理可选用
91. 属于高度危险性的医用物品污染后的处理应选用

（92－93 题共用备选答案）
    A. 白色念珠菌
    B. 克雷伯杆菌
    C. 金黄色葡萄球菌
    D. 曲霉菌
    E. 病毒
92. 属于革兰阳性球菌的是
93. 属于革兰阴性杆菌的是

（94－96 题共用备选答案）
    A. 普通保护性隔离病房
    B. 普通手术室
    C. 供应室清洁区
    D. 传染科及病房
    E. 层流洁净手术室
94. 属于Ⅰ类环境的是
95. 属于Ⅲ类环境的是
96. 属于Ⅳ类环境的是

（97－98 题共用备选答案）
    A. 调适

B. 应激
C. 顺应
D. 自我控制
E. 反射

97. 当某种行为可导致两方面的结果时，个体对自己的行为进行控制以适应社会属于

98. 个体与他人之间、群体与群体之间相互配合、相互适应属于

（99－100 题共用备选答案）
A. 体现公平的分配制度
B. 实行科学化管理
C. 调动人的积极性
D. 建立健全的管理系统
E. 提高劳动生产率

99. 科学管理理论的基本出发点为

100. 人际关系管理理论的核心为

专业知识

一、以下每一道考题下面有 A、B、C、D、E 五个备选答案，请从中选择一个最佳答案。并在答题卡上将相应题号的相应字母所属的方框涂黑。

1. 对放射治疗中度敏感的肿瘤是
   A. 淋巴系统肿瘤
   B. 多发性骨肿瘤
   C. 造血系统肿瘤
   D. 性腺肿瘤
   E. 食管癌

2. 乳腺癌侵犯淋巴管最常见的皮肤改变是
   A. "铠甲胸"
   B. "菜花状"新生物
   C. "卫星样"结节
   D. "橘皮样"变化
   E. "酒窝样"变化

3. 新生儿气管插管加压给氧时，一般维持呼吸为
   A. 35 次 / 分
   B. 30 次 / 分
   C. 25 次 / 分
   D. 15 次 / 分
   E. 20 次 / 分

4. 最符合典型心绞痛发作的表现是
   A. 上腹部疼痛，口含硝酸甘油 30 分钟缓解
   B. 胸骨后紧缩感持续 1 小时

C. 劳累时诱发胸骨后疼痛，休息可缓解
D. 休息时发生心前区不适
E. 心尖部一过性刺痛

5. 类风湿关节炎与系统性红斑狼疮关节损害的共同特征是
   A. 游走性
   B. 多为对称性
   C. 有关节畸形
   D. 以小关节为主
   E. 有红肿

6. 风湿热患儿临床表现的轻重取决于
   A. 患儿生活环境的卫生状况
   B. 病变侵犯的部位和程度
   C. 发病时气候的冷暖
   D. 发病年龄的大小
   E. 疾病诊断的早晚

7. 皮质醇增多症患者出现紫纹的主要原因是
   A. 毛细血管脆性增加
   B. 蛋白质合成减弱
   C. 脂肪分解代谢增强
   D. 蛋白质分解代谢增强
   E. 皮下脂肪堆积，弹力纤维断裂

8. 产后子宫复旧，描述正确的是
   A. 产后 30 天，子宫体恢复到未孕状态
   B. 产后 2 周，子宫颈恢复正常
   C. 产后 10 天，子宫降至盆腔内

D. 产后 1 天，子宫底位于脐上 2 指

E. 产后 4 天，宫颈内口关闭

9. 判断存在颅底骨折的主要依据是

　　A. 鼻孔出血

　　B. 脑脊液漏

　　C. 意识不清

　　D. 眼眶淤血

　　E. 听力下降

10. 癫痫持续状态是指患者

　　A. 频繁大发作且间隙期内持续昏迷

　　B. 全面性强直-阵挛发作

　　C. 复杂部分性发作伴意识障碍

　　D. 多处骨骼肌同时反复抽搐

　　E. 发作时神志丧失，全身骨骼肌痉挛

11. 胸部损伤后伤者出现反常呼吸运动，提示为

　　A. 张力性气胸

　　B. 闭合性气胸

　　C. 开放性气胸

　　D. 单根肋骨骨折

　　E. 多根、多处肋骨骨折

12. 胎膜早破易造成上行感染，感染率增加 5 ～ 10 倍时间是破膜超过

　　A. 24 小时

　　B. 20 小时

　　C. 16 小时

　　D. 8 小时

　　E. 12 小时

13. 患者，男，70 岁。站位疝内容物可突出并下降至阴囊处，平卧后回纳疝块并压迫内环，嘱患者咳嗽疝块不再出现。诊断应考虑为

　　A. 腹股沟直疝

　　B. 腹股沟斜疝

　　C. 白线疝

　　D. 脐疝

　　E. 股疝

14. 患者，女，75 岁。跌倒后感觉左髋部疼痛，不能站立及行走。首先考虑的诊断是

　　A. 左股骨颈骨折

　　B. 左股骨干骨折

　　C. 左髋关节脱位

　　D. 骨盆骨折

　　E. 左髋臼骨折

15. 以头晕为主要表现的颈椎病类型是

　　A. 混合型

　　B. 椎动脉型

　　C. 交感型

　　D. 神经根型

　　E. 脊髓型

16. 妊娠合并心脏病的产妇产后禁用的止血药物是

　　A. 麦角新碱

　　B. 立止血

　　C. 止血芳酸

　　D. 催产素

　　E. 止血敏

17. 右心衰竭患者常有食欲缺乏、恶心，水肿等症状是由于

　　A. 肺循环淤血

　　B. 左房增大

　　C. 右心室扩大

　　D. 左心室扩大

　　E. 体循环淤血

18. 肝、脾破裂最主要的临床表现是

　　A. 高热

　　B. 胃肠道症状

　　C. 肠麻痹

　　D. 腹膜刺激症

　　E. 内出血

19. 关于产后抑郁的描述，错误的有

　　A. 约占分娩妇女的 5% ～ 25%

　　B. 孕期发生不良生活事件越多，患病的可能性越大

　　C. 可表现出自责、自罪、自我伤害的行为

　　D. 是一组精神病性的抑郁综合征

　　E. 产后抑郁与遗传因素有关

20．患者，女，36岁，10小时前突发右上腹痛，伴恶心、呕吐、发热。查体：右下腹明显压痛、反跳痛、肌紧张，血常规白细胞 $17×10^9$/L，中性粒细胞 0.88，尿常规无异常。该患者呕吐的原因是

A．反射性呕吐
B．神经性呕吐
C．肠痉挛
D．肠麻痹
E．肠梗阻

21．关于早产儿的喂养，不正确的是

A．喂奶量及间隔时间与胎龄和出生体重有关
B．无吸吮能力及吞咽功能差者可滴管或鼻饲喂养
C．喂奶量以不发生胃内潴留及呕吐为原则
D．出生体重 1500g 以上无青紫者生后 2～4 小时可开奶
E．最好母乳喂养

22．患儿，男，7岁。发热，眼睑水肿 3 天伴尿少，尿色深。尿常规：蛋白（＋），红细胞（＋＋），白细胞少许。2 小时前诉头痛，吐吐 2 次，视物不清。体检：体温 37.2℃，血压 21.4/14.6kPa，神志不清，四肢小抽动，瞳孔等大，全身有轻度非凹陷性水肿，心率 80 次／分，双肺无啰音，病理反射阴性，首先考虑的诊断是

A．急性肾炎合并高血压脑病
B．低钠性脑水肿
C．蛛网膜下腔出血
D．尿毒症
E．中毒性脑病

23．治疗休克时常用的碱性药物是

A．3% 碳酸氢钠
B．5% 碳酸氢钠
C．10% 碳酸氢钠
D．20% 碳酸氢钠
E．15% 碳酸氢钠

24．患儿，男，2.5岁。因智力低下，听力及语言障碍来诊。化验检查：血清 T_3 < 2.2nmol/L，

T_4 < 80nmol/L，血清促甲状腺素 3.5mU/L，尿 $FeCl_3$ 试验阴性，^{131}I 吸收率增高。首选的治疗方法是

A．胞二磷胆碱注射
B．能量合剂口服
C．苯丙胺片口服
D．甲状腺片口服
E．甲状腺素钠口服

25．2 型糖尿病肥胖患者的首选药物是

A．糖适平
B．胰岛素
C．二甲双胍
D．达美康
E．拜糖平

26．患者，男，70 岁。冠脉搭桥术后 2 天，ICU 监护，出现室颤，血压降低，此时最需要采取的措施是

A．静推心三联
B．静推肾上腺素
C．静推利多卡因
D．非同步电复律
E．同步电复位律

27．先兆早产时常用抑制子宫收缩的药物为

A．缩宫素
B．抗生素
C．硫酸镁
D．安定
E．氯化钙

28．患者，男，30 岁。上腹部汽车撞伤 4 小时，面色苍白，四肢厥冷，血压 75/45mmHg，脉搏 130 次／分，全腹轻度压痛、反跳痛与肌紧张，移动性浊音（＋），首先考虑的诊断是

A．腹膜后血肿
B．严重腹壁软组织挫伤
C．肝脾破裂
D．胃破裂
E．十二指肠破裂

29．心脏骤停最可靠最迅速的判断依据是

A．大动脉搏动消失
B．心音消失
C．呼吸停止
D．先兆症状
E．皮肤苍白

30．高浓度吸氧可致呼吸抑制的疾病是
A．一氧化碳中毒
B．ARDS
C．心功能不全
D．COPD
E．肺水肿

31．婴幼儿上呼吸道感染易并发中耳炎的主要原因是
A．耳咽管较宽、短、呈水平位
B．耳咽管缺乏弹力组织
C．耳咽管易充血水肿
D．耳咽管较窄、长、呈斜位
E．耳咽管淋巴组织丰富

32．治疗消化性溃疡的药物中可引起黑便的是
A．阿莫西林
B．甲硝唑
C．枸橼酸铋钾
D．西咪替丁
E．氢氧化铝凝胶

33．患者，男，72岁。高血压病史多年，血压控制不理想，晨起患者频繁呕吐、头痛入院，查体：脉搏呼吸减慢，双侧瞳孔不等大，护士应考虑患者出现的情况是
A．蛛网膜下腔出血
B．脑血栓形成
C．高血压危象
D．癫病发作
E．脑疝形成

34．上尿路结石的临床特点是
A．无痛性血尿
B．血尿后疼痛
C．绞痛后血尿
D．排尿困难及血尿

E．进行性全血尿

35．34周孕产新生儿，出生后5小时出现呼吸困难、呻吟。查体：双肺呼吸音低，未闻及干湿啰音。X线示双肺均匀细小的颗粒及网状阴影，患儿最可能的诊断是
A．粟粒性肺结核
B．新生儿肺透明膜病
C．湿肺
D．感染性肺炎
E．吸入性肺炎

36．重症胆管炎最常见的原因是
A．肿大胆囊压迫胆总管
B．胆道蛔虫
C．胆总管狭窄
D．胆总管结石
E．胆总管肿瘤梗阻

37．患儿，男，8岁。发热4天，发现双侧腮腺肿大2天，今日高热、呕吐2次，自诉上腹痛、有压痛，血淀粉酶和脂肪酶升高。临床诊断是
A．流行性腮腺炎合并睾丸炎
B．流行性腮腺炎合并胰腺炎
C．流行性腮腺炎合并脑膜脑炎
D．流行性腮腺炎
E．化脓性腮腺炎

38．婴儿生理性流涎的月龄是
A．9～10个月
B．7～8个月
C．5～6个月
D．1～2个月
E．3～4个月

39．急性白血病患者最常见的感染部位是
A．皮肤
B．泌尿系统
C．肛周
D．口腔
E．肺部

40．患者持续痰中带血最可能的疾病是

A．慢性阻塞性肺气肿

B．原发性支气管肺癌

C．慢性支气管炎

D．血源性肺脓肿

E．肺炎链球菌肺炎

41．孕妇，足月妊娠，规律宫缩 3 小时入院。孕期未进行规律孕检。阴道检查：头先露，S－2，宫口开大 2cm，估计胎儿体重 3500g。骨盆测量：骶耻外径 17cm，坐骨棘间径 10cm，坐骨结节间径 8.5cm。进一步检查的是

A．粗隆间径

B．髂嵴间径

C．耻骨弓角度

D．对角径

E．骨盆出口后矢状径

42．血栓闭塞性脉管炎早期临床表现不包括

A．干性坏疽

B．Buerger 氏征试验阳性

C．游走性浅静脉炎

D．皮肤温度低于正常

E．间歇性跛行

43．学龄期儿童保健的特点不包括

A．培养良好的生活习惯

B．视、听能力训练

C．防止意外事故

D．预防疾病

E．加强体格锻炼

44．溃疡性结肠炎患者排便特点不包括

A．大便的情况可反映病情的轻重

B．排便后腹痛可减轻

C．腹泻便秘交替，以便秘为主

D．黏液、脓血便

E．伴里急后重感

45．急性白血病合并感染时最常见的病原菌是

A．真菌

B．革兰阴性杆菌

C．革兰阳性杆菌

D．革兰阳性球菌

E．革兰阴性球菌

46．患者，男，29 岁。因突然发作性全身抽搐，口吐白沫，大小便失禁入院，现意识清醒。既往有过类似发作。若对其进行健康指导，不正确的内容是

A．停止发作 3 个月后可考虑停药

B．随身携带个人信息卡

C．服药期间定期复查血常规、肝肾功能

D．注意减少精神和感觉刺激

E．禁止从事攀高、游泳、驾驶等职业

47．腰椎骨折合并截瘫常见的并发症不包括

A．高血压

B．呼吸衰竭

C．肺部感染

D．压疮

E．泌尿系感染

48．长期应用可抑制小儿骨骼生长的药物是

A．地西泮

B．氨苄西林

C．泼尼松

D．吡拉西坦

E．胰岛素

49．子宫病理性缩复环最常见于

A．先兆子宫破裂

B．胎盘早期剥离

C．羊水过多

D．巨大儿

E．双胎妊娠

50．伤口愈合时，伤口由肉芽组织填充并有瘢痕增生，此类愈合属

A．延迟愈合

B．原发愈合

C．三期愈合

D．一期愈合

E．二期愈合

51．中暑高热的首要治疗措施是

A．治疗脑水肿

B. 纠正水、电解质紊乱
C. 抗休克
D. 吸氧
E. 降温

52. 能降低门静脉压的手术是
    A. 肝移植
    B. 脾切除术
    C. 门 - 腔静脉分流术
    D. 贲门周围血管离断术
    E. 腹腔 - 静脉转流术

53. 心肺复苏成功的标志**不包括**
    A. 口唇甲床颜色转红
    B. 瞳孔收缩
    C. 尿量增加
    D. 扪到颈、肱、股动脉搏动
    E. 听到心音

54. 患者，女，56岁。间歇性出现肉眼血尿1个月，抗生素治疗无效。近日出现尿频、尿急和尿痛。首选的检查手段是
    A. MRI 检查
    B. CT 检查
    C. B 型超声检查
    D. 膀胱镜检查
    E. X 线检查

55. 高渗性脱水的治疗原则是
    A. 给予脱水利尿治疗
    B. 能饮水的患者尽量饮水，不能饮水的患者静脉滴注 5% 葡萄糖液
    C. 能饮水的患者尽量饮水，不能饮水的患者静脉滴注生理盐水
    D. 尽早滴注生理盐水
    E. 尽早使用高渗盐水

56. 患者，男。行内镜下逆行胰胆管造影术，术后 4 小时诉腹部胀痛，查体：生命体征平稳，上腹部轻压痛。下列处理错误的是
    A. 静脉应用抗生素
    B. 嘱患者进全流食
    C. 观察腹部体征变化

D. 患者卧床休息
E. 查血，尿淀粉酶

57. 患者，女，33 岁。轻微车祸后发生膀胱挫伤，行非手术治疗，给予留置导尿管，需保留的时间为
    A. 7 ～ 10 天
    B. 4 ～ 5 天
    C. 3 ～ 4 天
    D. 5 天
    E. 2 ～ 3 天

58. 患者，女，24 岁。因肠梗阻住院，血压 90/60mmHg，血钠 124mmol/L，血钾 3.2mmol/L，CO_2CP 13.5mmol/L，尿 25ml/h，尿比重 1.020，首先应采取的治疗是
    A. 补充血容量
    B. 急诊手术接除肠梗阻
    C. 补钾
    D. 纠正酸中毒
    E. 输血

59. 患者，男，60 岁。曾有肝硬化、食管 - 胃底静脉曲张破裂出血病史 2 年，因突然呕血 800ml，黑便 3 次而入院，首选的止血药物是
    A. 维生素 K
    B. 血管加压素
    C. 奥美拉唑
    D. 止血芳酸
    E. 雷尼替丁

60. 患者，男，60 岁。高血压病史 10 余年。1 小时前参加植树时突感胸闷不适，心前区剧痛，头晕，立即口含硝酸甘油，原地坐下休息，数分钟后疼痛缓解，考虑患者可能为
    A. 心功能不全 II 级
    B. 一过性脑缺血
    C. 心绞痛发作
    D. 心肌梗死
    E. 高血压脑血管痉挛

61. 心脏在胚胎发育过程中的关键期是
    A. 第 14 ～ 16 周

B．第 12～14 周
C．第 10～12 周
D．第 2～8 周
E．第 8～10 周

62．患者，男，30 岁。因低热、食欲减退、肝区隐痛半个月就诊。查体：肝肋下 2 指轻压痛，检查血清转氨酶升高，HbsAg 阳性，确诊为乙型肝炎。家属询问预防乙型肝炎最佳措施是什么，正确的回答是
　　A．注射丙种球蛋白
　　B．保护水源及粪便管理
　　C．消灭蚊蝇
　　D．消化道隔离
　　E．家人应接种乙肝疫苗

63．关于黄体功能不足导致的异常子宫出血的临床表现，正确的是
　　A．子宫内膜不规则脱落
　　B．月经量增多
　　C．经期多延长
　　D．多见于围绝经期妇女
　　E．月经周期缩短

64．急性有机磷农药中毒最先出现的症状是
　　A．肺水肿
　　B．肢体瘫痪
　　C．中间综合征
　　D．毒蕈碱样症状
　　E．烟碱样症状

65．妇科患者常见的临床症状不包括
　　A．腹部包块
　　B．白带异常
　　C．阴道流血
　　D．上腹部不适
　　E．下腹部不适

66．诊断心律失常最简便的方法是
　　A．多普勒超声检查
　　B．CT 检查
　　C．心向量图
　　D．心电图
　　E．心尖搏动图

67．慢性肾衰竭最早出现的症状是
　　A．胃肠道症状
　　B．神经精神系统症状
　　C．呼吸系统症状
　　D．心血管系统症状
　　E．血液系统症状

68．心包炎的典型体征是
　　A．心尖搏动减弱或消失
　　B．心包摩擦音
　　C．声音嘶哑，吞咽困难
　　D．胸骨后闷痛或尖锐性疼痛
　　E．端坐呼吸、烦躁不安

69．某孕妇，34 岁。妊娠 35 周，血压 150/98mmHg，24 小时尿蛋白 0.5g，下肢水肿。该孕妇最可能的情况是
　　A．急性肾盂肾炎
　　B．慢性高血压并发子痫前期
　　C．轻度子痫前期
　　D．妊娠水肿
　　E．肾病综合征

70．蛛网膜下腔出血最具特征性的体征是
　　A．Murphy's 征阳性
　　B．意识障碍
　　C．脑膜刺激征
　　D．浅反射消失
　　E．深反射消失

　　二、以下提供若干个案例，每个案例下设若干个考题。请根据各考题题干所提供的信息，在每题下面的 A、B、C、D、E 五个备选答案中选择一个最佳答案，并在答题卡上将相应字母所属的方框涂黑。

（71－75 题共用题干）
　　患者，男，45 岁。搬抬重物后出现腰痛伴右下肢放射痛 3 天来院就诊，诊断为腰椎间盘突出症，检查时发现患者小腿外侧及踇趾的针刺觉减退。

71. 问题1：腰椎间盘突出症多发生于
    A. 腰4～5
    B. 腰3～4
    C. 腰2～3
    D. 胸12腰1
    E. 腰1～2

72. 问题2：此患者可能受压的神经根是
    A. 腰5
    B. 腰4
    C. 腰3
    D. 腰1
    E. 腰2

73. 问题3：此患者临床检查时可发现的有价值的体征是
    A. 腰椎生理弯曲消失
    B. 脊柱"S"形畸形
    C. 腰椎后凸畸形
    D. 腰椎侧凸畸形
    E. 腰椎前凸畸形

74. 问题4：此患者目前首选的治疗方法是
    A. 髓核化学融合法
    B. 局部封闭
    C. 手术摘除髓核
    D. 理疗推拿
    E. 绝对卧床休息

75. 问题5：此患者不可做弯腰运动的时间是伤后
    A. 3个月
    B. 2个月
    C. 1个月
    D. 1周
    E. 2周

（76－78题共用题干）
    患儿，男，4岁。因发热2天，鼻衄1次来诊。查体：体温38.6℃，全身皮肤黏膜散在针尖大小出血点，心肺无异常，腹软，肝肋下1cm，脾肋下0.5cm，血常规示血小板40×10^9/L，红细胞4×10^{12}/L，白细胞8×10^9/L。

76. 问题1：最可能的诊断是
    A. 传染性单核细胞增多症
    B. 血小板减少性紫癜
    C. 再生障碍性贫血
    D. 急性白血病
    E. 缺铁性贫血

77. 问题2：治疗措施错误的是
    A. 静脉注射免疫球蛋白
    B. 贫血明显时可输注红细胞
    C. 肾上腺皮质激素应用时间不少于8周
    D. 限制活动，避免外伤
    E. 酌情使用抗生素

78. 问题3：考虑给患儿输注浓缩血小板，说明其血小板已低于
    A. 30×10^9/L
    B. 25×10^9/L
    C. 20×10^9/L
    D. 10×10^9/L
    E. 15×10^9/L

（79－80题共用题干）
    患儿，男，5岁。因发热、头痛、咽痛5天，皮疹2天来诊。经检查初步诊断为猩红热。

79. 问题1：为明确诊断，应做的检查是
    A. 类风湿因子
    B. 细胞免疫
    C. 体液免疫
    D. 血培养
    E. 咽拭子培养

80. 问题2：其病原体为
    A. 红疹病毒
    B. 猩红热病毒
    C. 红毒素病毒
    D. B组β溶血性链球菌
    E. A组β溶血性链球菌

（81－82题共用题干）
    患者，27岁。人工流产后2天，突发下腹痛，

查体：体温 38.9℃，宫颈口有脓性分泌物，宫颈举痛，子宫压痛，B 超示：盆腔积液。

81. 问题 1：最可能的诊断为
    A. 急性宫颈炎
    B. 急性盆腔炎
    C. 肠梗阻
    D. 异位妊娠
    E. 急性阑尾炎

82. 问题 2：为明确诊断，应进一步做何检查
    A. 腹腔镜
    B. 宫腔镜
    C. 盆腔 X 线片
    D. 血常规
    E. 尿常规

（83 - 85 题共用题干）

某孕妇，25 岁。素食者，现孕 30 周，近日感全身无力、面色苍白，头晕眼花，活动后心悸、气短，无黄染无皮肤瘙痒。

83. 问题 1：孕妇血常规示：血红蛋白 73g/L，首选的诊断是
    A. 正常范围
    B. 极重度贫血
    C. 重度贫血
    D. 轻度贫血
    E. 中度贫血

84. 问题 2：该孕妇首选的检查是
    A. 心电图
    B. NST
    C. B 超
    D. 血常规
    E. 肝功

85. 问题 3：处理原则错误的是
    A. 补充维生素 C
    B. 输血
    C. 禁饮浓茶
    D. 多摄食动物肝脏
    E. 硫酸亚铁口服

（86 - 87 题共用题干）

患者，女，39 岁。有心脏病病史 8 年，最近感到心悸。听诊发现心率108次／分，节律不齐，第一心音强弱不等，心尖部有舒张期隆隆样杂音。

86. 问题 1：该患者最可能的诊断是
    A. 心房颤动
    B. 室性早搏
    C. 房性早搏
    D. 窦性心动过速
    E. 窦性心律不齐

87. 问题 2：为进一步明确心律失常的性质，首选的检查是
    A. 嘱患者屏气后再听诊
    B. 嘱患者左侧卧位再听诊
    C. X 线胸片
    D. 心电图检查
    E. 超声心动图

（88 - 90 题共用题干）

患者，男，16 岁。2 天前在街边进食后出现发热、腹痛、以左下腹甚，腹泻伴明显里急后重，大便次数每天 10 余次，初为稀便，继之为黏液脓血便。大便常规镜检可见大量脓细胞、红细胞。

88. 问题 1：最可能的诊断是
    A. 艾滋病
    B. 霍乱
    C. 伤寒
    D. 食物中毒
    E. 细菌性痢疾

89. 问题 2：首选的抗生素是
    A. 呋喃唑酮
    B. 庆大霉素
    C. 氯霉素
    D. 四环素
    E. 喹诺酮类

90. 问题 3：饮食护理不恰当的是
    A. 忌食刺激性食物
    B. 忌食生冷

C. 高蛋白、高脂肪饮食补充能量

D. 少量多餐

E. 少纤维饮食

三、以下提供若干组考题，每组考题共同在考题前列出的 A、B、C、D、E 五个备选答案。请从中选择一个与考题关系最密切的答案，并在答题卡上将相应字母所属的方框涂黑。每个备选答案可能被选择一次，多次或不被选择。

（91－93 题共用备选答案）

A. 2 周

B. 5～7 天

C. 4 天

D. 1 天

E. 2～3 天

91. 留置胸腔闭式引流的时间通常为

92. 留置 T 管引流的时间通常为

93. 留置骶部引流时间通常为

（94－95 题共用备选答案）

A. 直接穴位注射催产素 0.5U

B. 5% 葡萄糖 500ml 加催产素 5～10U 静脉滴注

C. 5% 葡萄糖 500ml 加催产素 2.5U 静脉滴注

D. 肌内注射催产素 10U

E. 鼻黏膜吸入催产素 1U

94. 第一产程无头盆不称，胎心好，宫缩协调需加强宫缩，应

95. 第二产程娩出胎头和胎肩后，应

（96－98 题共用备选答案）

A. 咳嗽、胸闷、呼吸困难，发作时呈呼气性呼吸困难

B. 咳嗽，反复发作＞1 个月，抗生素治疗无效，支气管激发试验阳性

C. 年龄＞3 岁，喘息反复发作，发作时双肺有哮鸣音，支气管扩张剂有效

D. 年龄＜3 岁，喘憋≥3 次，肺部出现哮鸣音

E. 喘息发作 2 次，肺部出现哮鸣音

96. 符合咳嗽变异性哮喘特点的是

97. 符合婴幼儿哮喘特点的是

98. 符合小儿哮喘特点的是

（99－100 题共用备选答案）

A. 癫痫持续状态

B. 强直 - 阵挛发作

C. 强直性发作

D. 失神发作

E. 肌阵挛发作

99. 癫痫大发作频繁出现，间歇期仍意识不清，称为

100. 癫痫发作以全身对称性抽搐和意识丧失为特征称为

专业实践能力

一、以下每一道考题下面有 A、B、C、D、E 五个备选答案，请从中选择一个最佳答案。并在答题卡上将相应题号的相应字母所属的方框涂黑。

1. 维生素 A 的主要生理作用为

A. 参与细胞增殖

B. 参与人体钙、磷的代谢

C. 参与人体骨骼生长发育

D. 参与人体视紫质的合成

E. 参与人体神经组织的代谢

2. 关于血栓闭塞性脉管炎的护理，不正确的是

A. 患肢用热水袋加温

B. 绝对戒烟

C. 测皮温，观察疗效

D. 指导 Buerger 运动

E. 保持患肢干燥

3. 判断初产妇第二产程延长的标准是

A. 宫口开全后产程无进展＞2小时

B. 从宫口开全到胎儿娩出时间＞2小时

C. 从胎儿娩出到胎盘娩出时间＞1小时

D. 从宫口开全到胎儿娩出时间＞1小时

E. 宫口开全后产程无进展＞1小时

4. 妇科腹部手术患者的术前护理措施，<u>不正确</u>的是

A. 术前晚应询问患者有无月经来潮

B. 术前教会患者有效咳嗽

C. 术前常规在宫颈及阴道穹窿涂甲紫

D. 术前应彻底清洁脐部

E. 术前1天进行阴道冲洗以清洁阴道

5. 患儿，男，8岁。智力正常，上课不能静坐于座位上，无法按时完成功课，说话过多，常干扰他人，最可能的诊断是

A. 注意力缺陷多动症

B. 癫痫小发作

C. 精神分裂症

D. 共济失调型脑性瘫痪

E. 精神发育迟缓

6. 妊娠合并糖尿病，产后48小时胰岛素必须减量，减少到原用量的

A. 1/4

B. 1/2

C. 3/4

D. 1/3

E. 2/3

7. 月经来潮后，子宫内膜再生来自于

A. 致密层

B. 肌层

C. 基底层

D. 功能层

E. 海绵层

8. 手术日晨的准备中错误的是

A. 嘱患者排尽尿液

B. 询问女患者是否月经来潮

C. 准备手术需要的资料和物品带入手术室

D. 如有义齿者应取下

E. 体温升高者给予退热药

9. 有关术后肛门坐浴，下列<u>错误</u>的是

A. 水温43～46℃

B. 盆具需消毒

C. 2～3次／天，便后应追加一次

D. 0.02% 高锰酸钾溶液浸泡

E. 时间1小时

10. 患儿，8岁。诊断为肾炎性肾病，应用泼尼松治疗，14天尿量增加，水肿逐渐消退，尿蛋白（+++），持续用药8周，尿蛋白（+++），此病例属于

A. 激素低敏感

B. 激素高度敏感

C. 激素依赖

D. 激素敏感

E. 激素耐药

11. 患者，男，29岁。汽油烧伤5小时。深Ⅱ度烧伤面积为30%，心率120次／分，血压80/60mmHg。24小时内护理的重点是

A. 补充血容量

B. 处理创面

C. 心理护理

D. 止痛、镇静

E. 应用抗生素

12. 某产妇，28岁。G_1P_0，孕40周。临产后子宫收缩乏力，给予缩宫素加强子宫收缩。1小时后产妇突然表现出烦躁不安、呼吸急促、表情痛苦，主诉腹部强烈疼痛。产科检查子宫收缩力较强，胎心180次／分。该产妇最可能诊断为

A. 先兆子宫破裂

B. 胎盘早剥

C. 羊水栓塞

D. 前置胎盘

E. 子宫破裂

13. 对系统性红斑狼疮患者护理措施<u>不包括</u>

A. 避免过劳

B. 避免日晒

C. 避免受凉

D. 合理饮食

E. 肥皂洗脸

14. 慢性肾盂肾炎患者进行药物治疗时，宣教的重点是

　　A. 尿培养阴性即可停药

　　B. 经常更换药物，避免产生耐药性

　　C. 正规应用抗生素，坚持完成疗程

　　D. 尿检无脓细胞即可停药，减少药物对肾脏的损害

　　E. 症状消失即可停药

15. 某孕妇，孕 38 周，因胎儿宫内窘迫行剖宫产。新生儿出生后 1 分钟心率 80 次 / 分，呼吸浅慢不规则，肌张力松弛，无喉反射，皮肤颜色苍白，口唇青紫，Apgar 评分应为

　　A. 3 分

　　B. 1 分

　　C. 5 分

　　D. 2 分

　　E. 4 分

16. 与癫痫发作有关的护理问题不包括

　　A. 有意外受伤的危险

　　B. 清理呼吸道无效

　　C. 知识缺乏

　　D. 有窒息的危险

　　E. 生活自理能力下降

17. DIC 患者抗凝疗法的治疗和护理，错误的是

　　A. 肝素过量可用等量鱼精蛋白拮抗

　　B. 使用肝素前测凝血时间

　　C. 注意变态反应的发生

　　D. 高凝期，肝素使用越早效果越好

　　E. 快速输入鱼精蛋白

18. 判断急性心肌梗死患者溶栓治疗成功的指标不包括

　　A. 血清 CK-MB 峰值提前出现（14 小时以内）

　　B. 胸痛 6 小时基本消失

　　C. 心电图抬高的 ST 段于 2 小时内回降＞50%

　　D. 2 小时内出现再灌注性心律失常

　　E. 冠状动脉造影显示血管再通

19. 某产妇，27 岁。自然分娩后第 3 天，体温 38.2℃，诉下腹胀痛，排尿困难，有尿痛和尿烧灼感，尿常规检查可见白细胞。首先应考虑的诊断为

　　A. 急性子宫内膜炎

　　B. 急性阴道炎

　　C. 急性盆腔腹膜炎

　　D. 肾盂肾炎

　　E. 膀胱炎

20. 患者，30 岁。婚后 4 年未孕。常感下腹胀痛，检查初步诊断为慢性盆腔炎，下述护理措施中错误的是

　　A. 必要时用止痛药缓解症状

　　B. 注意经期卫生

　　C. 可长期服用抗生素

　　D. 注意休息防止受凉

　　E. 坚持适宜体育锻炼

21. 过期妊娠的主要护理问题是

　　A. 有产后出血的危险

　　B. 营养失调

　　C. 有新生儿窒息的危险

　　D. 有滞产的危险

　　E. 有产后感染的危险

22. 患者，男，47 岁。因门静脉高压症行门 - 腔静脉分流术后 3 天，其饮食要求

　　A. 高脂、高蛋白、低糖、高维生素

　　B. 低脂、高蛋白、高糖、高维生素

　　C. 高脂、高蛋白、高糖、高维生素

　　D. 低脂、低蛋白、高糖、高维生素

　　E. 低脂、低蛋白、低糖、高维生素

23. 对放疗最敏感的卵巢肿瘤是

　　A. 颗粒细胞瘤

　　B. 无性细胞瘤

　　C. 黏液性囊腺癌

　　D. 内胚窦瘤

　　E. 未成熟畸胎瘤

24. 肛裂常发生于肛管的
    A. 左侧
    B. 前正中位
    C. 左后位
    D. 后正中位
    E. 右前位

25. 婴儿喂养中添加辅食正确的是
    A. 母乳喂养时可延至 1 岁开始
    B. 应在小儿出牙后开始
    C. 应从 4 ～ 6 个月开始逐渐添加辅食
    D. 配方奶喂养时可延至 1 岁开始
    E. 母乳量不足时应尽快添加辅食

26. 出生后人体唯一的造血场所是
    A. 骨髓
    B. 肝
    C. 骨髓外造血
    D. 卵黄囊
    E. 脾

27. 关于脑室外引流的护理错误的是
    A. 脑脊液浑浊可能提示感染
    B. 引流管开口高于侧脑室 10 ～ 15cm
    C. 若无引流液流出可适当降低引流瓶
    D. 每天引流量不超过 500ml
    E. 引流管阻塞时，可用无菌生理盐水冲洗

28. "小肝癌"的诊断标准指直径小于
    A. 3cm
    B. 1cm
    C. 5cm
    D. 2cm
    E. 4cm

29. 治疗急性感染性喉炎时，为减轻症状，除控制感染外，还应同时应用的药物是
    A. 止咳剂
    B. 镇静剂
    C. 肾上腺皮质激素
    D. 甘露醇
    E. 呋喃苯胺酸

30. 某小儿出生体重为 3kg，按照公式推算 5 个月时体重应是
    A. 6kg
    B. 5kg
    C. 7kg
    D. 5.5kg
    E. 6.5kg

31. 乳房自我检查的最佳时间是
    A. 月经前 10 ～ 15 天
    B. 月经前 3 ～ 5 天
    C. 月经后 10 ～ 15 天
    D. 月经前 7 ～ 10 天
    E. 月经后 7 ～ 10 天

32. 不属于对疼痛患者客观资料评估的是
    A. 患者主诉
    B. 生命体征
    C. 疼痛测量工具
    D. 非语言交流
    E. 对患者生活型态的影响

33. 新生儿肺透明膜病用氧疗时应特别注意用氧的浓度，长时间吸入高流量氧的不良反应不包括
    A. 视网膜病变
    B. 氧中毒
    C. 呼吸抑制
    D. 耳聋
    E. 肺发育不良

34. 指导肺气肿患者腹式呼吸锻炼，不正确的方法是
    A. 取站位，吸气时尽力挺腹，胸部不动
    B. 吸与呼时间比为 2：1 或 3：1
    C. 每日锻炼 2 次，每次 10 ～ 20 分钟
    D. 呼气时腹部内陷，尽量将气呼出
    E. 用鼻吸气，用口呼气，要求深吸缓呼，不可用力

35. 小儿腹围和胸围大约相等的年龄是
    A. 4 岁
    B. 1 岁
    C. 8 岁

D. 2 岁

E. 6 岁

36. 患儿，8 岁。诊断为结核性脑膜炎，进行腰椎穿刺后，要求去枕平卧 4～6 小时的主要目的是

A. 防止出血

B. 保持呼吸通畅

C. 减轻疼痛

D. 防止脑疝

E. 减少压迫

37. 首次产前检查的内容<u>不包括</u>

A. 常规妇科检查

B. 测量基础血压

C. 血尿常规检查

D. 心肺检查

E. 骨盆内测量

38. 第一产程活跃期的减速期，是指宫口扩张至

A. 7cm

B. 5cm

C. 9～10cm

D. 6cm

E. 8cm

39. 应用硫酸镁治疗妊娠期高血压疾病时，护理措施<u>不正确</u>的是

A. 中毒时用 10% 葡萄糖酸钙治疗

B. 膝反射消失时禁用

C. 按一般肌内注射要求进行硫酸镁注射

D. 尿量少于 17ml/h 时停用

E. 24 小时硫酸镁总量不得超过 30g

40. 患者，51 岁。绝经 1 年，突然出现阴道出血。盆腔检查：子宫轻度增大，宫体稍软而均匀。该患者最可能的情况是

A. 子宫肌瘤

B. 绒毛膜癌

C. 功能性子宫出血

D. 宫颈癌

E. 子宫内膜癌

41. 患者，男，64 岁。近 1 年来右手出现有规律的拇指对掌屈曲的不自主震颤，如同"搓丸"样动作，最可能发生了

A. 脑血栓形成

B. 癫痫症

C. 帕金森病

D. 脑出血

E. 重症肌无力

42. 女性幼年期是从生后 4 周到

A. 10 岁

B. 6 岁

C. 14 岁

D. 8 岁

E. 12 岁

43. 在为患儿进行 PICC 插管时，穿刺静脉首选

A. 头静脉

B. 正中静脉

C. 锁骨下静脉

D. 贵要静脉

E. 腋静脉

44. 骨髓穿刺术的护理措施<u>不妥</u>的是

A. 髂前上棘穿刺取仰卧位

B. 术前向患者说明穿刺的目的和过程

C. 血小板减少者至少按压 1 分钟

D. 棘突穿刺患者取坐位，背部尽量后突

E. 髂后上棘穿刺取仰卧位或俯卧位

45. 流行性出血热的传播途径<u>不包括</u>

A. 鼠咬或蚊叮咬

B. 污染食物和饮水，经消化道传播

C. 垂直传播

D. 污染空气，经呼吸道传播

E. 输血

46. 瘘孔在膀胱左侧壁上的尿瘘患者术后体位宜采取

A. 半卧位

B. 平卧位

C. 左侧卧位

D. 俯卧位

E. 右侧卧位

47. 单纯性肥胖症患儿的治疗方法是
    A. 药物疗法
    B. 心理疗法
    C. 基因疗法
    D. 运动疗法
    E. 外科手术治疗

48. 输精管结扎术后并发阴囊小血肿时的处理是
    A. 局部冷敷、加压包扎
    B. 托起阴囊
    C. 手术探查止血
    D. 局部热敷
    E. 血肿切开引流

49. 化脓性关节炎引流管拔管时间为
    A. 停用抗菌药滴注后几天内无引流液
    B. 引流液清澈后
    C. 停用抗菌药滴注的同时
    D. 引流液细菌培养阴性后
    E. 关节红肿消退后

50. 用于急性肺水肿治疗的药物中，使用时宜现用现配的是
    A. 酚妥拉明
    B. 硝酸甘油
    C. 呋塞米
    D. 硝普钠
    E. 氨茶碱

51. 器官移植手术前必须检查的指标不包括
    A. 便常规
    B. 血型
    C. 混合淋巴细胞培养
    D. 人类白细胞抗原的血清学测定
    E. 交叉配型

52. 麻疹并发肺炎应采取呼吸道隔离至
    A. 出疹后 3 周
    B. 出疹后 5 天
    C. 肺炎痊愈
    D. 出疹后 10 天
    E. 出疹后 2 周

53. 孕足月时羊水量约为
    A. 600 ～ 700ml
    B. 600ml
    C. 1200ml 以下
    D. 800 ～ 1000ml
    E. 1100 ～ 1200ml

54. 关于肺结核的描述错误的是
    A. 手术治疗主要用于内科治疗后长期排菌者
    B. 抗结核治疗必不可少
    C. 胸廓成形术应分次进行
    D. 营养支持
    E. 手术主要用于青少年患者

55. 先天性心脏病患儿服用强心苷后应注意补充
    A. 硫酸镁
    B. 氯化钠
    C. 氯化钙
    D. 氯化钾
    E. 硫酸锌

56. 典型的苯丙酮尿症（PKU）的临床表现是
    A. O 型腿
    B. 智力低下
    C. 四肢短、肌张力降低
    D. 发育基本正常
    E. 尿液、汗液有烂苹果味

57. 宫内节育器的避孕原理不包括
    A. 阻止精子和卵子相遇
    B. 宫颈黏液变稠
    C. 改变子宫内膜依锌酶的活性
    D. 影响精子获能
    E. 改变输卵管蠕动速度

58. 糖尿病饮食治疗不正确的是
    A. 糖类占热卡的 30%
    B. 饮食控制是基本治疗
    C. 饮食中可增加可溶性纤维素
    D. 饮食控制的目的是使患者接近标准体重
    E. 三餐热量应正确分配

59. 提示有胎儿宫内缺氧的检查结果是
    A. 胎儿头皮血 pH 值为 7.30
    B. 胎动 15 次 /12 小时
    C. 无激惹试验出现胎动时胎心加速
    D. 缩宫素激惹试验（+）
    E. 胎心监护出现胎心早期减速

60. 会阴热敷时，热敷面积一般为病损范围的
    A. 2 倍
    B. 1 倍
    C. 3 倍
    D. 1.5 倍
    E. 2.5 倍

61. 缩宫素滴注引产，一般 500ml 液体内加入缩宫素
    A. 2.5 ～ 5U
    B. 0.5 ～ 1U
    C. 7 ～ 8U
    D. 1 ～ 2U
    E. 5 ～ 6U

62. 关于断肢再植术后的护理，错误的是
    A. 观察再植肢体的皮肤颜色、肿胀、毛细血管回流情况
    B. 抬高患肢至略高于心脏水平
    C. 指导患者进行患肢功能锻炼
    D. 每天测量局部皮肤温度
    E. 遵医嘱应用抗凝药但避免使用血管扩张剂

63. 患者，女，50 岁。胃大部毕Ⅱ式术后 5 天，突发右上腹剧痛，伴有腹膜刺激征，应考虑
    A. 吻合口梗阻
    B. 十二指肠残端破裂
    C. 输出袢梗阻
    D. 术后胃出血
    E. 输入袢梗阻

64. 先天性甲状腺功能减低症患儿，用甲状腺素制剂开始治疗的时间是
    A. 生后 4 个月
    B. 生后 2 个月内
    C. 生后 6 个月
    D. 生后 3 个月
    E. 生后 5 个月

65. 使用丈夫精液进行人工授精可简写为
    A. GIUT
    B. AID
    C. IVF-ET
    D. AIH
    E. GIFT

66. 肾损伤后出院后多久应避免重体力活动
    A. 1 个月内
    B. 1 年内
    C. 2 年内
    D. 3 个月内
    E. 4 个月以内

67. 影响分娩疼痛的因素不包括
    A. 宫缩时子宫血管收缩引起子宫缺氧
    B. 宫颈生理性扩张刺激盆壁神经
    C. 进食过多胃肠道过于膨胀
    D. 宫缩时引起腹部肌肉张力增高
    E. 分娩过程膀胱、尿道、直肠受压

68. 为高热惊厥患儿静脉推注地西泮的速度不宜超过
    A. 1 ～ 2mg/min
    B. 0.1 ～ 0.4mg/min
    C. 5 ～ 6mg/min
    D. 0.5 ～ 0.6mg/min
    E. 3 ～ 4mg/min

69. 卵巢发育不全导致的子宫内膜不能发生周期性变化和脱落，属于
    A. 垂体性闭经
    B. 子宫性闭经
    C. 继发性闭经
    D. 卵巢性闭经
    E. 下丘脑性闭经

70. 某患儿，因阵发性哭闹伴呕吐 16 小时来院急诊，查体：右上腹可扪及一腊肠样肿块，余未

发现异常，疑为肠套叠。根据目前情况，最主要的处理措施是

  A．空气灌肠复位

  B．禁食

  C．手术复位

  D．胃肠减压

  E．手法复位

二、以下提供若干个案例，每个案例下设若干个考题。请根据各考题题干所提供的信息，在每题下面的A、B、C、D、E五个备选答案中选择一个最佳答案，并在答题卡上将相应字母所属的方框涂黑。

（71－72题共用题干）

患者，女，19岁。为右上肺浸润型肺结核空洞患者，3小时前突然大咯血不止。

71．问题1：其治疗措施应为

  A．高浓度吸氧

  B．输血、输液

  C．应用垂体后叶素

  D．呼吸兴奋剂

  E．镇静剂

72．问题2：护士观察指标中最重要的是

  A．营养状况

  B．窒息

  C．咯血的颜色

  D．生命体征

  E．皮肤黏膜颜色

（73－74题共用题干）

患者，女，32岁。有风湿性心瓣膜病史多年，近2年反复出现活动后心悸气促、下肢水肿。因1周前感冒后心悸、气促明显加重，不能平卧，伴有下肢水肿而入院。查体：脉搏110次/分，呼吸28次/分，神情疲倦，端坐呼吸；颈静脉怒张，肝颈静脉反流征阳性；下肢膝以下凹陷性水肿。

73．问题1：依据患者的临床表现，其心功能为

  A．Ⅲ级

  B．Ⅰ级

  C．Ⅴ级

  D．Ⅱ级

  E．Ⅳ级

74．问题2：针对患者采取的护理措施，错误的是

  A．鼓励多饮水

  B．半卧位

  C．鼓励床上多活动下肢

  D．限制钠盐摄入

  E．缓解紧张情绪

（75－77题共用题干）

患者，男，25岁。因患结肠息肉入院治疗，明天行内镜下结肠息肉切除术。

75．问题1：对手术最有影响的术前准备是

  A．消除患者紧张、恐惧心理

  B．进流食

  C．常规肛门指诊

  D．肠道清洁

  E．是否用镇静药

76．问题2：该患者术前肠道准备，用药错误的是

  A．蓖麻油

  B．番泻叶

  C．乙二醇平衡液

  D．硫酸镁

  E．甘露醇

77．问题3：术后2小时患者出现腹痛，护士应主要观察患者

  A．血、尿淀粉酶监测

  B．液体静滴速度

  C．生命体征变化

  D．24小时出入量

  E．小便颜色变化

（78－80题共用题干）

某孕妇，32岁。39周妊娠，有风心病史，无心衰史。近2天出现胸闷、憋气、夜间不能平卧收入院。体格检查：体温36.8℃，呼吸19次/分，

心率 110 次 / 分，血压 110/70mmHg。听诊示：心界向左侧扩大，心尖区有Ⅱ级收缩期杂音。产科检查：宫高 36cm，腹围 100cm，胎位 LOA，胎心 130 次 / 分，宫口开大 2cm，先露平棘，骨盆正常。

78．问题 1：首选的处理方式是
　　A．静滴缩宫素引产
　　B．等待自然分娩
　　C．等待宫口开全后产钳助产
　　D．立即剖宫产
　　E．控制心衰后行剖宫产术

79．问题 2：关于该产妇的护理描述，错误的是
　　A．心功能Ⅲ级仍可喂奶
　　B．合理饮食，保证休息
　　C．应用抗生素至产后 1 周
　　D．积极防治贫血和感染
　　E．适当活动，劳逸结合

80．问题 3：该患者产后应绝对卧床休息
　　A．24 小时
　　B．8 小时
　　C．72 小时
　　D．12 小时
　　E．48 小时

（81 - 82 题共用题干）
　　患者，28 岁。慢性宫颈炎颗粒型，行宫颈上药治疗。

81．问题 1：最适宜的药物是
　　A．50% 硝酸银溶液
　　B．4% 碳酸氢钠
　　C．新霉素软膏
　　D．3% 过氧化氢
　　E．0.2% 甲硝唑溶液

82．问题 2：涂药方法不正确的是
　　A．用长棉签蘸少许药液涂于宫颈糜烂面
　　B．涂药前坐浴
　　C．每周 1 次，2～4 次为 1 疗程
　　D．涂药前洗手
　　E．插入宫颈管内 2cm

（83 - 84 题共用题干）
　　患儿，2 岁。因咳嗽、咳痰 2 天，喘息半天入院，体检：体温 38.4℃，脉搏 96 次 / 分，呼吸 45 次 / 分，呈呼气性呼吸困难，听诊两肺满布哮鸣音及粗湿啰音，患儿咳嗽无力，诊断为哮喘性支气管炎。

83．问题 1：该患儿现存的首要护理诊断问题是
　　A．焦虑
　　B．低效性呼吸型态
　　C．知识缺乏
　　D．体温升高
　　E．营养不足

84．问题 2：治疗时每天供应热量的原则是
　　A．由少量开始，逐渐增加。食欲恢复后供给值高于机体需要量
　　B．由少逐渐增至正常每千克体重需要量
　　C．开始即达正常水平每千克体重需要量
　　D．由少迅速增至正常每千克体重需要量
　　E．由少逐渐增至稍低于正常每千克体重需要量

（85 - 86 题共用题干）
　　患者，女，30 岁。发现颈前肿块两年。易怒，多汗，双眼球突出，脉快有力，脉率常在 100 次以上，饮食量大，消瘦，易疲劳。初步诊断为甲亢。

85．问题 1：测定基础代谢率的条件是
　　A．清晨空腹静卧时
　　B．清晨洗漱后再平卧 30 分钟
　　C．晚间临睡前静卧 30 分钟
　　D．早餐后静卧 30 分钟
　　E．晚餐后静卧 30 分钟

86．问题 2：甲亢术后出现呼吸困难或窒息的常见原因，错误的是
　　A．气管软化塌陷
　　B．切口内出血压迫气管
　　C．喉上神经损伤
　　D．喉头水肿
　　E．双侧喉返神经损伤

（87－88题共用题干）

患者，女，34岁。因进食油腻食物后出现剑突下疼痛3小时入院，患者既往有慢性胃炎病史。

87．问题1：可提示患者为急性胆囊炎的体征为
A．右上腹肌紧张
B．右上腹压痛
C．墨菲征阳性
D．右上腹反跳痛
E．麦氏点压痛

88．问题2：目前该患者护理措施中最重要的是
A．手术治疗
B．饮食护理
C．中药治疗
D．解痉、抗感染治疗
E．心理护理

（89－90题共用题干）

患者，女，39岁。因尿中发现白细胞和少量结核杆菌，以肾结核收入院。

89．问题1：患者泌尿系统的主要症状是
A．排尿困难
B．排尿次数正常，偶伴疼痛
C．排尿次数增多，伴血尿
D．尿路刺激症状，伴血尿、脓尿
E．排尿次数增多，以夜尿为主

90．问题2：患者入院后服用利福平，常见的不良反应是
A．肝功能损伤
B．听神经损伤
C．嗅神经损伤
D．末梢神经炎
E．血小板下降

三、以下提供若干组考题，每组考题共同在考题前列出的A、B、C、D、E五个备选答案。请从中选择一个与考题关系最密切的答案，并在答题卡上将相应字母所属的方框涂黑。每个备选答案可能被选择一次，多次或不被选择。

（91－92题共用备选答案）
A．头低脚高位
B．健侧卧位
C．侧卧位
D．平卧位
E．半坐位

91．颅前窝骨折合并脑脊液漏的患者，首选的体位是

92．脑挫裂伤的昏迷患者，应取的体位是

（93－94题共用备选答案）
A．皮肤色素沉着
B．蜘蛛痣
C．出血倾向
D．脾肿大
E．扑翼样震颤

93．肝硬化出现门静脉高压时会出现

94．门静脉性肝硬化合并糖皮质功能下降时会出现

（95－97题共用备选答案）
A．体温过低
B．脑水肿
C．清理呼吸道无效
D．不能维持自主呼吸
E．有窒息的危险

95．新生儿缺氧缺血性脑病的潜在并发症是

96．新生儿窒息患儿与缺氧、环境温度过低有关的护理问题是

97．新生儿窒息患儿与羊水、气道分泌物导致低氧血症和高碳酸血症有关的护理问题是

（98－100题共用备选答案）
A．子宫颈
B．子宫上段
C．肛提肌
D．子宫下段
E．阴道

98．分娩时，能协助胎先露内旋转和仰伸的是

99．临产后，被动牵拉，变短，扩张，成为产道一部分的是

100．晚期妊娠到临产时，由子宫峡部形成的是

丁震医学教育
www.dzyxedu.com

2019 丁震护理学（中级）

主管护师急救包（下）

模拟试卷四

北京航空航天大学出版社
BEIHANG UNIVERSITY PRESS

基础知识

一、以下每一道考题下面有 A、B、C、D、E 五个备选答案，请从中选择一个最佳答案。并在答题卡上将相应题号的相应字母所属的方框涂黑。

1. 热烧伤的病理改变主要取决于
   A. 热源温度及受伤部位
   B. 热源类型及受热时间
   C. 热源温度及受热时间
   D. 热源温度及受伤面积
   E. 受热时间及受伤面积

2. 胰腺 B 细胞分泌的物质是
   A. 胰岛素
   B. 胰高血糖素
   C. 胰淀粉酶
   D. 胰脂肪酶
   E. 胰蛋白酶

3. 确诊肠瘘的首选检查是
   A. B 超
   B. 大便常规
   C. 钡剂
   D. 口服亚甲蓝
   E. 磁共振检查

4. 提示胎膜早破发生的阴道 pH 值结果是
   A. 5.7
   B. 5.2
   C. 6.4
   D. 7.2
   E. 6.2

5. 初产妇第三产程的时间一般不超过
   A. 50 分钟

   B. 30 分钟
   C. 1.5 小时
   D. 2 小时
   E. 1 小时

6. 患者，女，50 岁。跌倒时手掌着地致肱骨髁上骨折。导致骨折的原因是
   A. 间接暴力
   B. 直接暴力
   C. 疲劳性骨折
   D. 病理性骨折
   E. 肌拉力

7. 易感者接种特异性抗原所产生的免疫力为
   A. 主动免疫
   B. 被动免疫
   C. 自身免疫
   D. 生物免疫
   E. 计划免疫

8. 引起单纯性甲状腺肿最主要的病因是
   A. 甲状腺素分泌增加
   B. 甲状腺素合成障碍
   C. 甲状腺原料（碘）缺乏
   D. 长期服用甲状腺药物
   E. 甲状腺素需要量增高

9. 嗜铬细胞瘤大多数发生在
   A. 肾上腺髓质
   B. 肾上腺皮质
   C. 胰腺
   D. 肾脏
   E. 腹膜后

10. 反映胎儿胎盘功能可通过检测孕妇的尿

A. hCG

B. 雌二醇

C. 孕黄体酮

D. 酮体

E. 雌三醇

11. 年龄 ×7 + 75（cm）的身高计算公式适用的小儿年龄是

A. 1～6岁

B. 0～3岁

C. 2～12岁

D. 2～14岁

E. 1～12岁

12. 患者，男，61岁。吸烟30余年，原发性高血压10余年，伴血脂异常和糖耐量异常2年。近3个月来常于劳累后出现胸区疼痛，持续3～5分钟，休息后可缓解。初步诊断为冠心病，稳定型劳力性心绞痛。该患者存在冠心病的危险因素不包括

A. 糖耐量异常

B. 吸烟

C. 年龄

D. 运动

E. 血脂异常

13. 引起小儿高热惊厥最常见的疾病是

A. 消化道感染

B. 急性上呼吸道感染

C. 急性泌尿道感染

D. 败血症

E. 中毒性菌痢

14. 胰岛素的生理作用应除外

A. 促进葡萄糖的转化

B. 促进葡萄糖的利用

C. 促进糖原合成

D. 抑制糖异生

E. 促进生长发育

15. 肋骨骨折的特殊体征是

A. 按压时有骨擦感

B. 局部疼痛难忍

C. 局部有淤血和血肿

D. 呼吸、咳嗽时疼痛加剧

E. 局部压痛明显

16. 导致我国产妇死亡的首要原因是

A. 产后感染

B. 产后出血

C. 胎盘早期剥离

D. 妊娠期高血压疾病

E. 妊娠合并心脏病

17. 在普查和诊断肺癌时，占重要地位的检查是

A. 胸部X线摄片检查

B. 肺功能检查

C. 纤维支气管镜检查

D. 胸腔积液检查

E. 痰细胞学检查

18. 符合过敏性疾病血常规改变的是

A. 嗜酸性粒细胞升高

B. 嗜碱性粒细胞升高

C. 巨噬细胞增高

D. 白细胞增高

E. 红细胞增高

19. 直肠癌的好发部位是

A. 直肠壶腹部

B. 直肠与乙状结肠交界处

C. 齿状线附近

D. 直肠上 1/4 部分

E. 腹膜反折平面以上

20. 血常规检查，中性粒细胞（包括杆状核及分叶核）正常范围是

A. （6～8）×10^9/L，0.03～0.08

B. （3～6）×10^9/L，0.005～0.01

C. （8～15）×10^9/L，0.2～0.4

D. （10～12）×10^9/L，0.7～0.85

E. （4～10）×10^9/L，0.5～0.70

21. 胆固醇结石好发于

A. 胆囊管

B. 胆囊

C．肝内胆管

D．胆总管

E．肝总管

22．决定法洛四联症病情轻重程度的病变是

A．主动脉骑跨

B．室间隔缺损

C．肺动脉狭窄

D．房间隔缺损

E．右心室肥大

23．接种活疫苗、菌苗时，应选择的皮肤消毒液是

A．0.5% 碘伏

B．2% 碘酊

C．3% 双氧水

D．2.5% 碘酊

E．75% 乙醇

24．与子宫阔韧带互相配合，维持子宫正常前倾前屈位置的韧带是

A．主韧带

B．圆韧带

C．骶棘韧带

D．骶结节韧带

E．宫骶韧带

25．认识各种传染病的潜伏期，最重要的意义是

A．有助于诊断

B．预测疫情

C．有助观察预后

D．确定检疫期

E．估测病情变化

26．与吸烟关系最密切的原发支气管肺癌组织学类型是

A．鳞癌

B．腺癌

C．大细胞癌

D．上皮细胞癌

E．小细胞癌

27．护士在为肝炎、肝硬化患者进行健康宣讲，

关于诱发肝性脑病最主要的因素，正确的是

A．限制蛋白摄入

B．吃富含维生素 C 的新鲜水果

C．保持排便通畅

D．饮食应细软

E．上消化道出血

28．小儿，4 岁。每天正常尿量是

A．500 ～ 600ml

B．400 ～ 500ml

C．800 ～ 1400ml

D．1400 ～ 2000ml

E．600 ～ 800ml

29．良性、恶性肿瘤的根本区别是

A．细胞分化程度

B．活动度

C．表面光滑程度

D．有无外包膜

E．肿块大小

30．脑血管疾病的危险因素中<u>不可</u>干预的是

A．心脏病

B．年龄

C．高脂血症

D．白血病

E．高血压

31．患者，男，30 岁。上腹部隐痛 4 年，突发上腹部剧痛半小时。体检：上腹部压痛、反跳痛，腹肌紧张。应做的检查是

A．胃肠钡餐造影

B．腹部立位 X 线平片

C．急查血淀粉酶

D．腹部 B 超

E．腹腔穿刺

32．急性胰腺炎的病因是

A．病毒感染

B．细菌感染

C．化学性炎症

D．变态反应炎症

E．自身免疫异常

33. 正常人血液缓冲系统中 HCO_3^- 和 H_2CO_3 之比为
    A. 15：1
    B. 10：1
    C. 25：1
    D. 30：1
    E. 20：1

34. 有机磷农药中毒的机制为
    A. 使胆碱酯酶活性增加
    B. 直接抑制呼吸中枢
    C. 间接抑制血红素合成酶
    D. 抑制延脑中枢引起呼吸循环衰竭
    E. 使乙酰胆碱在体内蓄积

35. 患者，25 岁。平素月经规律，现停经 42 天，阴道流血 3 天，量少。今晨起床后突然感觉下腹呈撕裂样疼痛，有肛门坠胀感。实验室检查，血 hCG（+），初步考虑为异位妊娠。为迅速明确诊断，应采用较可靠的诊断方法是
    A. B 超检查
    B. 盆腔检查
    C. 诊断性刮宫
    D. 盆腔 CT 扫描
    E. 后穹窿穿刺

36. 慢性支气管炎并发肺气肿患者，于一阵剧咳后突感左上胸剧烈刺痛，出现明显的呼吸困难，不能平卧，听诊左肺呼吸音明显减弱，为明确诊断应做的检查是
    A. 心肌酶
    B. 心电图
    C. 超声心动图
    D. Holter
    E. 胸片

37. 纠正代谢性酸中毒时，容易引起相关离子浓度下降的是
    A. K^+
    B. Na^+
    C. H^+
    D. HCO_3^-
    E. Cl^-

38. 患者，27 岁。停经 45 天，尿 hCG（+），诊为早孕，其末次月经 1999 年 5 月 13 日，预产期约在
    A. 2000 年 2 月 28 日
    B. 2000 年 3 月 1 日
    C. 2000 年 1 月 25 日
    D. 2000 年 1 月 5 日
    E. 2000 年 2 月 20 日

39. 对诊断结核性腹膜炎最有价值的指标是
    A. 血沉加快
    B. 结核菌素试验强阳性
    C. 腹部 B 超发现中等量腹水
    D. 腹腔镜活组织检查发现结核杆菌
    E. 腹部平片见散在钙化影

40. 小儿营养不良主要病因是
    A. 维生素 A 缺乏
    B. 热量及蛋白质缺乏
    C. 铁合成不足
    D. 钙吸收障碍
    E. 维生素 D 缺乏

41. 稀释痰液，促进痰液排出的快速、有效方法是
    A. 痰黏稠可使用祛痰药
    B. 药物超声雾化吸入
    C. 限制水分摄入，以免痰液生成过多
    D. 翻身、拍背或导管插入吸痰
    E. 使用有效的抗生素

42. 丈夫为 X 连锁显性遗传病患者，妻子正常，如生一女儿，其发病几率为
    A. 20%
    B. 10%
    C. 50%
    D. 100%
    E. 25%

43. 判断再生障碍性贫血有价值的检查结果是
    A. 骨髓增生活跃
    B. 全血细胞减少
    C. 肝、脾、淋巴结肿大

D. 出现小细胞低色素性贫血

E. 网织红细胞增多

E. 肾

44. 主要诱发肾盂肾炎的疾病是

A. 肺炎球菌性肺炎

B. 心力衰竭

C. 缺铁性贫血

D. 糖尿病

E. 慢性消耗性疾病

45. 对受精的描述正确的是

A. 精子获能的主要部位是阴道

B. 正常受精部位为输卵管峡部

C. 精子与卵子相遇，标志受精过程已完成

D. 受精卵着床于子宫体部

E. 精子与卵子相遇时发生顶体反应

46. 属于特异性感染的是

A. 大肠埃希菌感染

B. 铜绿假单胞菌感染

C. 变形杆菌感染

D. 链球菌感染

E. 结核杆菌感染

47. 发生肝肾综合征最主要的原因是

A. 肾小管坏死

B. 肾前列腺素合成减少

C. 肾单位纤维化

D. 有效血容量减少

E. 白三烯产生增加

48. 慢性阻塞性肺气肿的肺功能检查结果是

A. 肺活量增加

B. 潮气量增加

C. 残气量增加

D. 第 1 秒用力呼气量增加

E. 肺总量减少

49. 原发性肝癌肝外血行转移最常见的部位是

A. 肺

B. 脑

C. 肾上腺

D. 骨

50. 目前最佳的 SLE（系统性红斑狼疮）筛选试验是

A. 抗核抗体检查

B. 狼疮细胞检查

C. 血清补体测定

D. 毛细血管镜检查

E. 皮肤狼疮带试验

51. 颅内压增高时颅内压的调节主要通过

A. 脑静脉血被排挤到颅腔外

B. 脑组织从高压区向低压区部分移位

C. 脑血管的自动调节

D. 脑组织被压缩

E. 颅腔内脑脊液量的减少

52. 属于深 II 度烧伤的是

A. 伤及真皮层，小水疱，感觉迟钝，皮温降低

B. 伤及表皮浅层，皮肤红斑，局部温度高

C. 伤及皮肤全层，达到皮下、肌肉、无水疱

D. 伤及表皮生发层，有水疱，疱壁较薄，含黄色液体

E. 伤及真皮层，大小不一水疱，感觉过敏，皮温增高

53. 腹部闭合性损伤常见致伤因素是

A. 利器作用

B. 化学物质刺激

C. 微生物作用

D. 挤压或碰撞作用

E. 火器作用

54. 双合诊不易查清的部位是

A. 宫颈

B. 阴道

C. 宫旁组织

D. 子宫直肠陷凹

E. 子宫

55. 继发性腹膜炎最常见的致病菌是

A. 铜绿假单胞菌
B. 肺炎链球菌
C. 金黄色葡萄球菌
D. 链球菌
E. 大肠埃希菌

56. 对于无排卵性功血妇女，刮取子宫内膜应在月经来潮
    A. 12 小时内
    B. 14 小时内
    C. 8 小时内
    D. 6 小时内
    E. 10 小时内

57. 引起缺铁性贫血的主要原因是
    A. 妇女妊娠或哺乳
    B. 青少年生长发育
    C. 胃大部切除术
    D. 食物中供铁不足
    E. 慢性失血

58. 肠梗阻的病理生理变化应除外
    A. 梗阻以下肠管空虚、瘪陷
    B. 肠管壁充血水肿、血供障碍
    C. 代谢性酸中毒
    D. 血容量减少、血液浓缩
    E. 呼吸性碱中毒

59. 引起再生障碍性贫血最多见的药物是
    A. 柔红霉素
    B. 阿司匹林
    C. 保泰松
    D. 环磷酰胺
    E. 氯霉素

60. 患者，男，50 岁。经常发生肾绞痛、血尿，疑为肾结石，需作静脉肾盂造影。造影前准备工作正确的是
    A. 两天前禁食
    B. 全胃肠灌洗
    C. 鼓励饮水
    D. 碘过敏试验
    E. 检查前憋尿

61. 女性青春期开始的一个重要标志是
    A. 音调变高
    B. 乳房丰满
    C. 出现阴毛及腋毛
    D. 皮下脂肪增多
    E. 月经初潮

62. 巡回护士和器械护士的共同职责是
    A. 术前洗手穿无菌手术衣
    B. 热情接待患者并仔细核对
    C. 术中正确传递器械
    D. 术毕协助医生包扎伤口
    E. 术前、关腹前清点器械

63. 急性 DIC 高凝期需及时应用的药物是
    A. 肝素
    B. 阿司匹林
    C. 凝血因子
    D. 止血敏
    E. 抗纤溶药

64. 尿瘘发生的主要原因是
    A. 产伤
    B. 挤压伤
    C. 妇科手术损伤
    D. 腐蚀性灼伤
    E. 肿瘤浸润

65. 与溃疡性结肠炎发病无关的因素是
    A. 营养因素
    B. 免疫因素
    C. 感染因素
    D. 环境因素
    E. 遗传因素

66. 患者，女，38 岁。患慢性肾小球肾炎，可加重肾损害的因素不包括
    A. 劳累
    B. 妊娠
    C. 预防接种
    D. 心脏早搏
    E. 感染

67. 患者，男，58 岁。20 年吸烟史。刺激性咳嗽并痰中带血丝 6 个月。胸片示左肺中央型块影，右肺上叶不张，左胸腔中量积液，右纵隔阴影增宽，轮廓呈波浪形。为确诊，进一步检查首选
    A. 剖胸探查
    B. 胸部 CT
    C. 支气管镜检查
    D. 经胸壁穿刺活组织检查
    E. 胸腔镜检查

68. 小儿急性肾炎发生心力衰竭的主要原因是
    A. 血压增高因素
    B. 心肌炎
    C. 血容量增加
    D. 心肌间质水肿
    E. 贫血缺氧

69. 门静脉与腔静脉交通支最有临床意义的是
    A. 腹膜后交通支
    B. 腹壁交通支
    C. 直肠下端，肛管交通支
    D. 食管下端，胃底交通支
    E. 肝脏被膜交通支

70. 可发育成胎盘一部分的蜕膜是
    A. 包蜕膜
    B. 底蜕膜
    C. 壁蜕膜
    D. 滑蜕膜
    E. 真蜕膜

71. 诊断有机磷农药中毒依据不包括
    A. 典型症状和体征
    B. 有接触史
    C. 碱性磷酸酶测定
    D. 胆碱酯酶活力测定
    E. 呼气有大蒜气味

72. 引起甲亢最常见的病因是
    A. 垂体性甲亢
    B. 甲状腺炎
    C. 弥漫性甲状腺肿（Graves 病）
    D. 高功能性甲状腺瘤
    E. 多结节性甲状腺肿

73. 关于正常新生儿的描述，正确的是
    A. 胎便排泄可继续到生后 5 天
    B. 产瘤多在生后 48 小时出现
    C. 生理性体重下降不超过出生时体重的 10%
    D. 生后 24 小时的呼吸次数 20 次 / 分左右
    E. 生理性黄疸多在生后 24 小时内出现

74. 患者，女，58 岁。腹痛伴呕吐 2 天，怀疑为急性胰腺炎，最有意义的检查是
    A. 血清钾
    B. 血象
    C. 尿淀粉酶
    D. 血清淀粉酶
    E. 血清钙

75. 小儿生后逐渐消失的先天性反射是
    A. 腹壁反射
    B. 吮吸反射
    C. 提睾反射
    D. 腱反射
    E. 吞咽反射

76. 小儿排便呈灰白色，最可能的诊断是
    A. 肛裂
    B. 病理性腹泻
    C. 胆道梗阻
    D. 胃部出血
    E. 直肠息肉

77. 肺炎最易并发的脓胸的病原体是
    A. 铜绿假单胞菌
    B. 链球菌
    C. 肺炎链球菌
    D. 金黄色葡萄球菌
    E. 大肠埃希菌

78. 肾结核的主要感染途径是
    A. 消化道
    B. 呼吸道
    C. 血循环

D. 淋巴管

E. 直接蔓延

79. 符合早产儿外观特征的描述是

A. 肌张力低

B. 胎毛少

C. 指甲长过指端

D. 耳廓发育良好

E. 足底纹理多

80. 与乳癌致病因素无关的是

A. 体内雌酮含量增高

B. 血型

C. 乳房良性病变

D. 月经初潮早于 12 岁、绝经迟于 50 岁、40 岁以上未孕

E. 高脂饮食

81. 大量气胸肺萎缩为

A. 30%～50%

B. ≥30%

C. ≥60%

D. ≥80%

E. ≥50%

82. 慢性肺心病发病的关键环节是

A. 肺泡膨大

B. 气管阻塞

C. 肺动脉高压

D. 右房肥大

E. 右室肥大

83. 骨与关节结核最好发的部位是

A. 脊柱

B. 指关节

C. 腕关节

D. 骶髂关节

E. 踝关节

84. 普查宫颈癌常用的方法是

A. 白带检查

B. 妇科检查

C. 宫颈刮片检查

D. 宫颈活组织检查

E. 阴道镜检查

85. 引起心脏骤停的最多见病因是

A. 药物中毒或过敏

B. 意外事件如电击

C. 麻醉意外

D. 心脏介入性治疗

E. 冠心病

二、以下提供若干组考题，每组考题共同在考题前列出的 A、B、C、D、E 五个备选答案。请从中选择一个与考题关系最密切的答案，并在答题卡上将相应字母所属的方框涂黑。每个备选答案可能被选择一次，多次或不被选择。

（86－87 题共用备选答案）

A. 大细胞性贫血

B. 小细胞低色素性贫血

C. 正细胞高色素性贫血

D. 小细胞高色素性贫血

E. 正细胞低色素性贫血

86. 巨幼细胞贫血属于

87. 营养性缺铁性贫血属于

（88－89 题共用备选答案）

A. 自体移植

B. 同质移植

C. 同种异体移植

D. 异种异体移植

E. 异体移植

88. 某人的肾脏移植给另一人，属于

89. 一卵双生的孪生兄弟或孪生姐妹，其组织器官相互移植，属于

（90－91 题共用备选答案）

A. 1～3 个月小儿

B. 新生儿

C. 1 岁小儿

D. 6 岁小儿

E. 5～6 个月小儿

90. 肋缘下未触及肝脏的是

91. 生理性流涎常常出现在

（92－93 题共用备选答案）

A. 碳氧血红蛋白在体内蓄积

B. 胆碱酯酶活性受抑制

C. 交感神经过度兴奋

D. 迷走神经过度兴奋

E. 高铁血红蛋白在体内蓄积

92. CO 中毒的机制是

93. 有机磷农药中毒的机制是

（94－96 题共用备选答案）

A. 电解质

B. 糖类

C. 脂肪

D. 维生素

E. 蛋白质

94. 构成体内组织器官，一旦消耗必定损伤组织器官的结构并影响功能的是

95. 禁食 24 小时后，机体的主要能源是

96. 有储备，一般情况下为机体供能量的是

（97－98 题共用备选答案）

A. 热敷

B. 涂 2% 龙胆紫

C. 涂硼酸软膏

D. 涂碘酒

E. 涂薄荷淀粉

97. 放射治疗后，患者皮肤出现干反应，应如何处理

98. 放射治疗后，患者皮肤出现湿反应，应如何处理

（99－100 题共用备选答案）

A. 血尿素氮测定

B. 内生肌酐清除率测定

C. 尿量及其比重测定

D. 血清补体成分测定

E. 血肌酐测定

99. 用于判断肾小管功能的检查是

100. 最常用并且可以早期反映肾小球滤过率功能异常的检查是

相关专业知识

一、以下每一道考题下面有 A、B、C、D、E 五个备选答案，请从中选择一个最佳答案。并在答题卡上将相应题号的相应字母所属的方框涂黑。

1. 个体的行为取向一般是以

A. 态度为基础

B. 技能为基础

C. 信心为基础

D. 价值观为基础

E. 认知为基础

2. 主持会议应把握的要点不包括

A. 维持秩序

B. 激发思维

C. 引导合作

D. 恪守时间

E. 紧扣议题

3. 不符合环境清洁消毒原则和方法的是

A. 特殊的环境可选用消毒剂消毒

B. 采用湿式拖把清洁，避免灰尘飞扬

C. 一般的环境以清洁为主

D. 所有卫生用具应用后要消毒、洗净、晾干

E. 清洁的程序遵循从污到洁的原则

4. 把影响质量的因素进行合理分类，并按影响程度从大到小的顺序排列的质量评价统计方法为

A. 排列图法

B. 调查表法

C. 控制图

D. 因果分析图

E. 分层法

5. 不宜使用的手消毒剂是

A. PVP-I（吡洛烷酮 - 碘）

B. 0.5% 碘伏

C. 2% 戊二醛

D. 75% 乙醇

E. 0.5% 洗必泰醇

6. 按照（医院感染管理方法）规定，医疗机构发生哪种情况，需要向有关部门报告医院感染暴发

   A. 由于医疗责任事故导致患者死亡

   B. 由于医院感染导致暴发 3 人以上人身损害后果

   C. 由于医院感染导致 3 人以下人身损害

   D. 由于医院感染暴发直接导致患者死亡

   E. 由于医院感染导致患者人身损害后果

7. 用于手的消毒时碘伏溶液含有效碘

   A. 5000mg/L

   B. 200mg/L

   C. 500mg/L

   D. 50mg/L

   E. 100mg/L

8. 计划是指

   A. 拟定、论证和实施方案的整个活动过程

   B. 工作或行动之前拟定的方案

   C. 一种多层次、多岗位的权责角色结构

   D. 为提高时间利用率而进行的一系列活动

   E. 确定目标和实现目标的途径

9. 关于预防血管相关性感染的描述不正确的是

   A. 使用合格的一次性医疗用品

   B. 熟练的穿刺、插管技术

   C. 留置导管的时间不宜过长

   D. 配制的溶液可在冰箱内保存 1 周

   E. 严格洗手，严格无菌操作

10. PDCA 循环的特点是

    A. 满足工作人员的需求

    B. 大环套小环，互相促进

    C. 有效掌握医疗护理照顾的成本效益

    D. 落实患者和工作人员的安全措施

    E. 做好患者照顾的质量保证

11. 根据卫生部《医院感染管理规范（试行）》，医院感染监测漏报率应低于

    A. 20%

    B. 10%

    C. 15%

    D. 25%

    E. 5%

12. 影响行为发展的因素有

    A. 生物因素、社会因素、信息因素

    B. 先天因素、后天因素、信息因素

    C. 生物因素、社会因素、环境因素

    D. 心理因素、生物因素、社会因素

    E. 遗传因素、环境因素、学习因素

13. 抗生素联合用药的指征不包括

    A. 联合用药可显著增强抗菌作用的感染

    B. 病因明确的严重感染

    C. 感染部位一般抗生素不易渗入的感染

    D. 长期应用抗生素，防止真菌二重感染

    E. 单一药物难以控制的感染

14. 属于非正式组织特点的是

    A. 不强调工作人员工作的独特性

    B. 较强的内聚力

    C. 讲究效率

    D. 建立职权，下级服从上级

    E. 具有明确的章程

15. 领导效能的内容不包括

    A. 组织整体贡献效能

    B. 用人效能

    C. 决策办事效能

    D. 结构效能

    E. 时间效能

16. 健康行为是一种

    A. 心理处于良好状态的行为

    B. 处于理想健康状态下的行为

    C. 身体处于良好状态的行为

    D. 社会适应处于良好状态的行为

    E. 健康相关行为

17. 患者，男，33岁。野外工作人员，因寒战，高热，大汗淋漓，每三日发作一次而去医院就诊，查血液涂片，找到疟原虫。该患者应首选的药物是
    A. 结婚前应去医院咨询
    B. 氯喹
    C. 吡喹酮
    D. 可用阿司匹林治疗
    E. 伯氨喹啉

18. 关于合理使用抗菌药物的叙述，错误的是
    A. 采用适宜的药物、剂量、疗程和给药方法，避免耐药性发生
    B. 预防和减少抗菌药物的毒副作用
    C. 根据细菌药敏试验结果及药物代谢动力学指证严格选择药物和给药途径
    D. 对于感染高风险人群可及早给予抗菌药物，预防感染发生
    E. 严格掌握抗菌药物使用的适应证和禁忌证

19. 积极开展医院健康教育的意义不包括
    A. 增强患者战胜疾病信心
    B. 密切关注医患关系
    C. 降低医疗成本
    D. 缓解疾病痛苦
    E. 提高患者依从性

20. 可用于黏膜消毒的溶液是
    A. 70%乙醇
    B. 2%戊二醛
    C. 0.1%氯胺
    D. 0.5%碘酊
    E. 1000～2000mg/L 苯扎溴铵

21. 学校健康教育的对象不包括
    A. 学龄前儿童
    B. 中学生
    C. 小学生
    D. 婴幼儿
    E. 大学生

22. 以患者为中心，以护理计划为内容，有计划、

有目的的护理工作模式为
    A. 责任制护理
    B. 小组护理
    C. 功能制护理
    D. 临床路径
    E. 个案护理

23. 基础护理操作规程的制定原则不包括
    A. 必须保证操作快速、便利
    B. 技术操作必须符合人体生理解剖特点
    C. 必须有利于节省人力、物力、时间
    D. 必须有利于保证患者安全
    E. 根据每项操作的目的、要求制定

24. 组织小组讨论时，不妥的是
    A. 开始讨论前成员彼此先做自我介绍
    B. 讨论时间一般控制在1小时左右
    C. 最好采用圆圈或马蹄形座位
    D. 出现"一言堂"现象时应及时礼貌控制局面
    E. 小组人数控制在最小范围内

25. 教目标人群掌握"粗粮细作"的技术，以促进他们改变只吃细粮不爱吃粗粮的习惯，是影响行为改变的
    A. 促成因素
    B. 环境因素
    C. 倾向因素
    D. 强化因素
    E. 知识因素

26. 护士配备是否合理并不影响
    A. 医院的经济效益
    B. 护理质量
    C. 医院管理与卫生管理部门要求的一致性
    D. 对患者的服务水准
    E. 护士的工作强度

27. 健康促进的策略属于
    A. 专业性的策略
    B. 社会性的策略
    C. 职能性的策略
    D. 综合性的策略

E．独立性的策略

28．根据格林模式，亲属的鼓励和支持将成为影响个体行为的
   A．促成因素
   B．环境因素
   C．倾向因素
   D．强化因素
   E．遗传因素

29．不属于团体决策方法的是
   A．权威决策法
   B．名义集体决策法
   C．德尔菲法
   D．电子会议法
   E．头脑风暴法

30．在传染病区内属于半污染区的是
   A．病室
   B．病区内走廊
   C．值班室
   D．更衣室
   E．库房

31．预防老年患者医院感染，不正确的措施是
   A．保持病房环境清洁，空气清新
   B．协助患者进行增加肺活量的训练
   C．严格执行探视制度和消毒隔离制度
   D．长期服用小剂量抗生素以预防感染发生
   E．加强生活护理，保持口腔和会阴的清洁

32．不宜应用高压蒸汽灭菌的是
   A．玻璃类
   B．刀剪类
   C．敷料类
   D．瓷类
   E．金属器械

33．有关计划的步骤，排序正确的是
   A．确定目标—评估形势—比较方案—发展可选方案—选定方案—编制预算
   B．评估形势—确定目标—发展可选方案—比较方案—选定方案—编制预算

C．确定目标—评估形势—发展可选方案—比较方案—选定方案—编制预算
   D．确定目标—评估形势—比较方案—发展可选方案—编制预算—选定方案
   E．评估形势—确定目标—比较方案—发展可选方案—选定方案—编制预算

34．属于真菌的是
   A．白色念珠菌
   B．克雷伯杆菌
   C．金黄色葡萄球菌
   D．铜绿假单胞菌
   E．病毒

35．在交谈中，当对方说出某些敏感问题或难以回答的问题时，比较恰当的做法是
   A．做出无明确态度和立场的反应
   B．保持沉默
   C．提醒对方不要提此类问题
   D．顾左右而言他，回避问题
   E．当作没听到，继续自己的话题

36．计算某年某地新婚妇女某项卫生知识的知晓率，分母为
   A．该地 18 岁以上的所有妇女数
   B．该地所有育龄妇女数
   C．该地接受调查的所有新婚妇女数
   D．该地平均人口数
   E．该地所有妇女数

37．不属于授权原则的是
   A．监督控制
   B．公平竞争
   C．合理合法
   D．权责对等
   E．视能授权

38．将信息译成接收者能够理解的一系列符号的步骤是
   A．反馈
   B．编码
   C．解码
   D．信息源

E．传递信息

39．病房健康教育内容**不包括**
  A．治疗原则
  B．病因、发病机制
  C．症状、并发症
  D．生活起居、饮食知识
  E．探视及陪伴制度

40．人本原理管理思想的根本是
  A．重视员工的发展需要
  B．调动员工的积极性
  C．建立公平的分配制度
  D．营造良好的工作氛围
  E．提高组织管理效益

41．护患交往中，个人距离应为
  A．120 ～ 400cm
  B．40 ～ 50cm
  C．50 ～ 100cm
  D．400cm 以外
  E．10 ～ 30cm

42．医务人员在执业过程中发生锐器伤后的正确处理程序是
  A．立即报告和记录，再挤血、清创、消毒、包扎、跟踪监测
  B．立即冲洗伤口后挤血，再清创、消毒、包扎、报告和记录，跟踪监测
  C．立即清创、消毒、包扎、报告和记录，跟踪监测
  D．立即查看锐器情况，评估伤情的严重性程度，再做妥善处理
  E．立即挤血并冲洗伤口，再清创、消毒、包扎、报告和记录、跟踪监测

43．管理基本特征**不包括**
  A．管理的艺术性
  B．管理的实效性
  C．管理的科学性
  D．管理的目的性
  E．管理的二重性

44．组织内的权利相对集中，实施一元化管理，符合组织设计的
  A．高效要求
  B．统一要求
  C．协作要求
  D．分工要求
  E．精简要求

45．有助于有效交流的行为技巧是
  A．轻视
  B．劝服
  C．劝告
  D．刺激
  E．说教

46．健康传播者在制定传播信息、选择传播途径时，应重点考虑受者的
  A．文化背景
  B．健康状况
  C．经济状况
  D．寻求信息的动机
  E．文化程度

47．煮沸法消毒时，加入 1% ～ 2% 碳酸氢钠，可提高沸点至
  A．112℃
  B．108℃
  C．110℃
  D．115℃
  E．105℃

48．健康教育时，最有针对性的教学方法是
  A．集体指导
  B．媒介传播
  C．个别指导
  D．行为指导
  E．专题讲座

49．管理者通过分析影响因素及个体优化组合后达到理想的整体效益，体现协调的原则是
  A．勤于沟通原则
  B．利益一致原则
  C．整体优化原则

D. 目标导向原则
E. 原则性与灵活性相结合原则

50. 患者，男，32 岁。因单纯十二指肠溃疡入院，入院后做胃大部切除术，术后死于脓毒血症。说法正确的是
    A. 死亡原因与手术大小有关
    B. 医院感染是直接死亡原因
    C. 该患者不是医院感染
    D. 死亡原因与麻醉有关
    E. 患者死因与医院感染无关

51. 流行性出血热病毒属于
    A. 单纯疱疹病毒
    B. 汉坦病毒属
    C. 副黏病毒属
    D. 黄热病毒属
    E. 肠道病毒属

52. 护理人员数量与结构设置的主要依据是
    A. 满足患者护理需要原则
    B. 最大优化组合原则
    C. 提升经济效能原则
    D. 动态调整原则
    E. 合理结构原则

53. 科室护士长为了提高护理人员的技术操作水平，每月对护士进行技术操作考核，对考核优秀的护士进行肯定及表扬，对考核不合格的护士进行批评，该科室护士长所采用的主要激励理论是
    A. 双因素理论
    B. 归因理论
    C. 强化理论
    D. 公平理论
    E. 需要层次理论

54. 造成三度原位菌群失调最常见的原因是
    A. 环境污染
    B. 中心静脉置管
    C. 导尿管
    D. 大量使用广谱抗生素
    E. 气管插管

55. 按医院用品危险性分类属于高危险性物品的是
    A. 被服
    B. 注射器
    C. 输液器
    D. 口罩
    E. 体温计

56. 首次提出科学管理概念，被公认为"科学管理之父"的是
    A. 梅奥
    B. 法约尔
    C. 泰勒
    D. 麦格雷戈
    E. 韦伯

57. 属于医院感染的是
    A. 本次感染直接与上次住院有关
    B. 非生物性因子刺激而产生的炎症表现
    C. 新生儿经胎盘获得的感染
    D. 患者原有的慢性感染在医院内发作
    E. 皮肤黏膜开放伤口只有细菌定植而无炎症表现

58. 肾移植术后患者应采取的隔离种类是
    A. 保护性隔离
    B. 接触隔离
    C. 消化道隔离
    D. 呼吸道隔离
    E. 严密隔离

59. 健康传播具有明确的目的性，表现为
    A. 以生活方式为中心
    B. 以患者为中心
    C. 以社区为中心
    D. 以健康为中心
    E. 以疾病为中心

60. 以健康信念模式为理论基础的健康教育为
    A. 了解酗酒的危害→了解戒酒的益处和可能遇到的困难→产生戒酒信心和/或行为
    B. 了解酗酒的危害→形成戒酒的积极态度

→产生戒酒信心和 / 或行为

C. 了解酗酒的危害→了解戒酒的益处→产生戒酒信心和 / 或行为

D. 了解酗酒的危害和戒酒的益处→了解戒酒可能遇到的困难→产生戒酒信心和 / 或行为

E. 了解酗酒的危害→形成酗酒有害健康的观念→产生戒酒信心和 / 或行为

61. 化学消毒注意事项中，错误的是
   A. 消毒药液长期有效
   B. 器械必须与药液充分接触
   C. 浸泡后的器械，使用前用无菌生理盐水冲洗
   D. 对金属有腐蚀作用的药液，不可用来浸泡器械
   E. 器械必须洗净擦干后浸泡

62. 某护士在下班路上遇见了医院的护理部主任，便将病房最近发生的一起差错向主任进行了描述。但护理部主任对护士所描述的情况表示怀疑，发生沟通障碍的最可能原因是
   A. 渠道不当
   B. 知觉偏差
   C. 方式不妥
   D. 选择失误
   E. 目的不明

63. 对手术器械进行消毒灭菌时首选
   A. 2% 戊二醛浸泡灭菌
   B. 压力蒸汽灭菌
   C. 电离辐射灭菌
   D. 紫外线照射消毒
   E. 等离子体灭菌

64. 由一组护理人员应用护理程序的工作方法，共同完成对一组患者的护理工作，属于
   A. 责任制护理
   B. 综合护理
   C. 功能制护理
   D. 循证护理
   E. 个案护理

65. 消毒使用的是紫外线灯管，杀菌作用最强的波段是
   A. 230 ～ 250nm
   B. 250 ～ 270nm
   C. 230 ～ 250mm
   D. 270 ～ 290nm
   E. 250 ～ 270mm

66. 通过倡导健康生活方式来预防疾病属于
   A. 四级预防
   B. 二级预防
   C. 三级预防
   D. 五级预防
   E. 一级预防

67. 通过阅读患者的病历、分析病史及其健康影响因素来评估患者健康需求的方法是
   A. 非语言评估法
   B. 间接评估法
   C. 病历评估法
   D. 语言评估法
   E. 直接评估法

68. 医院 I 类环境的空气消毒采用的方式是
   A. 静电吸附式空气消毒器
   B. 臭氧消毒
   C. 紫外线消毒
   D. 循环风紫外线空气消毒器
   E. 层流通风

69. 医院护理管理的组织原则不包括
   A. 分权和一票否决的原则
   B. 职责与权限一致的原则
   C. 任务和目标一致的原则
   D. 等级和统一指挥的原则
   E. 专业化分工与协作的原则

70. 属于高度危险物品的是
   A. 呼吸机管道
   B. 胃镜
   C. 气管镜
   D. 子宫帽
   E. 活体组织检查钳

71. 对传播概念的描述，正确的是
    A. 是交流思想感情的过程
    B. 是收集反馈信息的活动与过程
    C. 是发送信息的活动与过程
    D. 是为行为改变提供帮助的过程
    E. 是传递、散布、交流信息的行为和过程

72. 环氧乙烷气体灭菌效果生物监测的时间要求是
    A. 每月
    B. 隔日
    C. 每周
    D. 每季度
    E. 每天

73. 健康教育要求因人而异、因势利导，以适应行为特点的
    A. 自发性
    B. 差异性
    C. 目的性
    D. 偶然性
    E. 可塑性

74. 对行为的描述正确的是
    A. 行为是机体在外界环境刺激下所引起的内在反应
    B. 行为是自发产生的，与外界刺激无关
    C. 行为是内心活动的外在表现
    D. 行为是机体在内在因素的刺激下所引起的反应
    E. 行为是内心活动的内在表现，不易被觉察

75. 时间管理最重要的意义是
    A. 提高工作效率
    B. 激励员工的事业心
    C. 有利于监督检查
    D. 提高管理能力
    E. 及时处理突发事件

76. 术前应预防性应用抗生素的手术是
    A. 胆囊切除术
    B. 胃大部分切除术
    C. 各种人造物置换术
    D. 甲状腺手术
    E. 输卵管结扎术

77. 根据相关要求，卫生技术人员需占医院人员总数的
    A. 0.7
    B. 0.5
    C. 0.3
    D. 0.9
    E. 0.1

78. 患者，女，30岁。经阴道顺利分娩一婴，于产后第4天出院，回家后（产后第5天）产妇外阴切口裂开并出现脓性分泌物，临床诊断为
    A. 外阴切口感染属于医院感染
    B. 会阴裂伤感染
    C. 不属于医院感染
    D. 手术部位感染
    E. 外阴切口感染

79. 新护士小李第一天值班，由于欠缺工作经验而发生了护理差错，她立即向病区护士长作了报告。该护士长上报护理部的时间要求是
    A. 不超过3天
    B. 1天内
    C. 2天内
    D. 1周内
    E. 一班内，即8小时内

80. 目标管理中，执行阶段的步骤依次是
    A. 咨询指导、调节平衡、反馈控制
    B. 确定目标、调节平衡、总结经验
    C. 制定目标、调节平衡、反馈控制
    D. 咨询指导、考评成果、奖惩兑现
    E. 制定目标、职责分工、协议授权

81. 护理质量管理的自我监控中最关键的层次是
    A. 护士层次
    B. 总护士长层次
    C. 护理部层次
    D. 护士组长层次
    E. 病区护士长层次

82. 控制工作的特征**不包括**
    A. 具有一行的灵活性
    B. 具有明确的目的
    C. 有准确的信息
    D. 有明确可衡量的标准
    E. 反馈及时

83. 医院感染病例监测的具体方法**不包括**
    A. 资料的统计
    B. 资料的整理
    C. 资料的分析
    D. 资料的报告
    E. 资料的收集

84. 患者，男，45岁。确诊为二期梅毒，消毒方法**不正确**的是
    A. 家具表面可用75%乙醇擦拭
    B. 床单、被褥用250～500mg/L有效氯浸泡
    C. 便器用0.2%过氧乙酸擦拭
    D. 性生活时可向生殖器官上喷涂消毒剂
    E. 内衣裤、毛巾进行煮沸消毒

85. 预防外源性感染的最简便有效的措施是
    A. 限制探视和陪伴
    B. 合理使用抗生素
    C. 控制内源性感染
    D. 有效的隔离
    E. 进行一切护理活动时严格洗手

二、以下提供若干组考题，每组考题共同在考题前列出的A、B、C、D、E五个备选答案。请从中选择一个与考题关系最密切的答案，并在答题卡上将相应字母所属的方框涂黑。每个备选答案可能被选择一次，多次或不被选择。

（86-87题共用备选答案）
    A. 有效性原则
    B. 系统性原则
    C. 重点原则
    D. 弹性原则
    E. 合理性原则

86. 制订计划时要分清主次轻重，着力解决影响

全局的问题。遵循的是

87. 制订计划要全面考虑系统中各构成部分的关系以及他们与环境的关系，进行统筹规划。遵循的是

（88-89题共用备选答案）
    A. 知识普及＋宣传鼓动＋行为改变
    B. 知识学习＋信念理解＋行为改变
    C. 知识学习＋信念理解＋社会环境支持
    D. 知识学习＋信念理解＋行为改变＋社会环境支持
    E. 知识普及＋宣传鼓动＋社会环境支持

88. 健康促进包括

89. 健康教育包括

（90-92题共用备选答案）
    A. 普通手术室
    B. 杂用室
    C. 病房
    D. 洁净手术室
    E. 治疗室

90. 属于Ⅰ类环境的是

91. 属于Ⅱ类环境的是

92. 属于Ⅲ类环境的是

（93-94题共用备选答案）
    A. 无植入物手术后30天内，有植入物术后1年内发生的与手术有关的器官或腔隙感染
    B. 无植入物手术后30天内，有植入物术后1年内发生的与手术有关并涉及切口深部软组织的感染
    C. 无植入物手术后30天内，发生的与手术有关并涉及切口深部软组织的感染
    D. 无植入物手术后30天内，发生的与手术有关的器官或腔隙感染
    E. 无植入物手术后30天内，仅限切口涉及的皮肤和皮下组织的感染

93. 器官（或腔隙）感染是指

94. 深部手术切口感染是指

（95-96题共用备选答案）
    A. 4次

B. 2 次

C. 3 次

D. 5 次

E. 1 次

95. 传染病房进行空气消毒每天<u>至少</u>

96. 解除隔离时，传染性介质培养结果需为阴性的次数是

（97－98 题共用备选答案）

A. 指导

B. 个别访谈

C. 劝服

D. 反馈

E. 咨询

97. 通过健康教育使服务对象掌握自我保健知识和技能的人际传播形式称为

98. 与服务对象面对面地直接交流，传递健康信息和知识，帮助其改变相关态度的人际传播形式称为

（99－100 题共用备选答案）

A. 直线 - 职能参谋型组织结构

B. 职能型组织结构

C. 矩阵型组织结构

D. 委员会组织结构

E. 直线型组织结构

99. 按职能分工实行专业化管理，各职能部门在分管业务范围内直接指挥下属的组织结构称为

100. 组织系统职权从上层直接"流向"基层，组织内部不设参谋部的组织结构称为

专业知识

一、以下每一道考题下面有 A、B、C、D、E 五个备选答案，请从中选择一个最佳答案。并在答题卡上将相应题号的相应字母所属的方框涂黑。

1. 发生多器官功能障碍综合征最常见的器官是

A. 脑

B. 肾脏

C. 心脏

D. 肺脏

E. 肝脏

2. 风湿性关节炎的表现特点是

A. 以关节功能减低为主

B. 以关节肿胀为主

C. 以侵犯小关节为主

D. 易发生关节强直

E. 呈持续性多关节炎

3. 急性白血病患者发生贫血的主要原因是

A. 促红细胞生成素分泌不足

B. 正常红细胞生成减少

C. 红细胞寿命缩短

D. 异常红细胞生成

E. 红细胞破坏增加

4. 胃肠减压的护理要点<u>不包括</u>

A. 每 2 小时夹管 10 分钟

B. 注意肠蠕动是否恢复

C. 注意观察引流液的色、质、量

D. 保持胃肠减压通畅

E. 妥善固定引流管

5. 液体疗法有效的评估标准，<u>错误</u>的是

A. 尿量成人 10ml/h

B. 中心静脉压 6 ～ 12cmH$_2$O

C. 脉率＜ 100 次 / 分

D. 神志清醒

E. 收缩压＞ 90 ～ 100mmHg

6. 伤寒所致的发热热型多为

A. 不规则热

B. 回归热

C. 间日热

D. 弛张热

E. 稽留热

7. 巨幼细胞性贫血主要治疗药物是
   A. 糖皮质激素
   B. 叶酸、维生素 B_{12}
   C. 雄激素
   D. 硫酸亚铁
   E. 肝素

8. 某孕妇，30 岁。孕 12 周。阵发性腹痛 1 小时，阴道出血较月经量多。入院后妇科检查提示宫口可容 1 指，胎囊堵塞于宫口。该患者 2 年前曾有"稽留流产"史。该患者最可能出现了
   A. 习惯性流产
   B. 稽留流产
   C. 不全流产
   D. 先兆流产
   E. 难免流产

9. 不协调性宫缩乏力的处理原则是
   A. 镇静、休息、恢复其节律性
   B. 观察血压、脉搏等生命体征
   C. 禁食、纠酸、静脉补液
   D. 导尿及皮肤准备
   E. 加强宫缩，缩短产程

10. 甲状腺功能减退症最具特征性的临床表现为
    A. 记忆力减退
    B. 胫骨前黏液性水肿
    C. 心动过缓
    D. 畏寒、体温低于正常
    E. 皮肤苍白、干燥

11. 患者，女，27 岁。产后哺乳 3 周，感觉左乳胀痛 1 周，局部胀痛性肿块，中心有波动感，伴寒战、高热。患侧腋窝淋巴结肿大，白细胞计数明显增多。最有效的治疗方法是
    A. 及时切开引流
    B. 及时排空乳汁
    C. 应用大剂量抗生素
    D. 停止哺乳
    E. 局部热敷

12. 患儿，女，6 岁。2 天前晨起发现排茶色尿，并伴有眼睑水肿，1 天前出现头痛。查体：体温

36.8℃，脉搏 96 次 / 分，血压 130/90mmHg，发育正常，营养中等，双眼睑水肿，双下肢非凹陷性水肿。此时最重要的护理措施是
   A. 加强皮肤管理
   B. 预防感染
   C. 限制水的摄入
   D. 卧床休息
   E. 无盐饮食

13. 冠心病具有诊断价值的检查手段是
    A. 冠状动脉造影
    B. 放射性核素检查
    C. 运动负荷试验
    D. 心电图
    E. 超声心动图

14. 原发性甲状腺功能减退症表现为
    A. 血 TSH 增高
    B. 血游离皮质醇升高，分泌节律消失
    C. 抗肾上腺抗体阳性，尿游离皮质醇降低
    D. 血浆皮质醇分泌节律保持正常，可被小剂量地塞米松抑制
    E. 甲状腺自身抗体 TRAb 阳性

15. 脑挫裂伤典型的临床表现是
    A. 腰穿为血性脑脊液
    B. 意识障碍时间长，超过 30 分钟
    C. 逆行性遗忘
    D. 生命体征无变化
    E. 有偏瘫、锥体束征

16. 宫颈棉球上药后棉球取出时间为
    A. 48～72 小时
    B. 36～48 小时
    C. 24～36 小时
    D. 8～10 小时
    E. 12～24 小时

17. 手术室内铺好备用的无菌桌使用时限为
    A. 12 小时
    B. 8 小时
    C. 6 小时
    D. 2 小时

E. 4 小时

18. 某婴儿，40^{+2} 周，脐带绕颈，剖宫产，出生体重 3600g，生后 1 分钟 Apgar 评分 5 分。该患儿应诊断为
    A. 适于胎龄儿
    B. 高危新生儿
    C. 新生儿窒息
    D. 正常新生儿
    E. 足月新生儿

19. 颅内动静脉畸形的临床特点不包括
    A. 神经功能缺损
    B. 意识障碍
    C. 抽搐
    D. 突眼
    E. 头痛

20. 预防接种后的反应不包括
    A. 过敏性皮疹
    B. 局限性抽搐
    C. 过敏性休克
    D. 晕针
    E. 局部反应

21. 体外冲击波碎石最适宜的结石大小是
    A. ≤ 2.5cm
    B. ≤ 2cm
    C. ≤ 1.5cm
    D. ＜ 0.5cm
    E. ＜ 1cm

22. 初产妇，26 岁。孕 39 周。因近期来头晕就诊，面色苍白，皮肤黏膜无出血点，无宫缩，胎心率 148 次／分，胎儿估计 2300g。查：血压 90/60mmHg，心率齐，110 次／分，血常规检查血红蛋白 56g/L，红细胞 2.5×10^{12}/L，红细胞压积 26%，红细胞形态较正常，大小不等。对此患者首先采取的治疗是
    A. 输红细胞
    B. 维生素 C
    C. 维生素 B_{12}
    D. 硫酸亚铁

E. 叶酸

23. 急性胃穿孔的腹腔穿刺液性质为
    A. 黄色浑浊液体，有食物残渣
    B. 棕褐色脓液，无臭味
    C. 稀薄白色脓性液
    D. 不凝固血液
    E. 有粪臭味的血性渗液

24. 直肠癌的定性诊断方法是
    A. X 光检查
    B. 乙状结肠镜检
    C. 肛门镜检
    D. 病理检查
    E. 肛门指诊

25. 化脓性阑尾炎术后第 5 天，出现发热、下腹坠胀不适、大便次数增多、里急后重、尿频，可能的并发症是
    A. 尿路感染
    B. 髂窝脓肿
    C. 肠间脓肿
    D. 盆腔脓肿
    E. 膈下脓肿

26. 患儿，1 岁半。诊断为"营养性缺铁性贫血"，需口服铁剂治疗。护士对家长进行应用铁剂的指导，不正确的是
    A. 大便呈黑色在停药后恢复正常
    B. 可用吸管服药，以减轻牙齿染黑
    C. 可与牛奶同时服用，利于铁的吸收
    D. 观察药物反应，有无恶心、排便异常
    E. 两餐之间服药，减少对胃肠道的刺激

27. 肛周脓肿的主要治疗方法是
    A. 药物外敷
    B. 切开引流
    C. 局部理疗
    D. 高锰酸钾坐浴
    E. 应用抗生素

28. 肝硬化患者可建立和开放的侧支循环不包括
    A. 痔静脉扩张

B. 下肢静脉曲张

C. 脐周静脉曲张

D. 食管下段和胃底静脉曲张

E. 腹壁静脉曲张

29. 患者，男，80岁，走路时被绊倒，髋部疼痛，仍能行走，后疼痛加重，查体示髋部叩击痛（+），患肢呈外旋畸形，最可能的诊断是

A. 髋骨翼骨折

B. 股骨颈骨折

C. 髋臼骨折

D. 髋关节挫伤

E. 髋关节脱位

30. 属于碱性等渗溶液的是

A. 2：1液

B. 3：2：1液

C. 4：3：2液

D. 1.4%碳酸氢钠

E. 11.2%乳酸钠

31. 腺病毒肺炎患儿的发病年龄多见于

A. 3～4岁

B. 2～3岁

C. 6个月～2岁

D. 2～4个月

E. 4～5个月

32. 低钾血症的心电图表现不包括

A. u波出现

B. Q-T时间延长

C. S-T段降低

D. T波低平或倒置

E. T波高耸而基底较窄

33. 某产妇，27岁。自然分娩后第3天，体温38℃，下腹部胀痛，排尿困难，有尿急、尿痛、烧灼感，中段尿培养细菌数≥10^5/ml。此患者最可能的诊断是

A. 急性子宫内膜炎

B. 急性阴道炎

C. 急性外阴炎

D. 膀胱炎

E. 肾盂肾炎

34. 患者，男，45岁。肛门附近皮肤反复出现破溃溢脓2年，体检发现右侧距肛门4cm处有一乳头状突起，挤压后有少许脓液，可能的诊断是

A. 直肠肿瘤

B. 盆腔脓肿

C. 内痔

D. 肛周脓肿

E. 肛瘘

35. 心肺复苏后，最容易出现的继发性病理改变是

A. 肾小管坏死

B. 肝小叶中心坏死

C. 脑缺氧性损伤

D. 心肌缺氧性损伤

E. 肺水肿

36. 出血坏死型胰腺炎所发生的休克属于

A. 神经源性休克

B. 心源性休克

C. 过敏性休克

D. 中毒性休克

E. 低血容量性休克

37. 关于骨结核陈述错误的是

A. 患者常食欲缺乏

B. 患者常出现高热

C. 患者常出现乏力

D. 90%继发于肺结核

E. 脊柱结核发生率最高

38. 糖尿病低血糖反应的急救措施是

A. 加大饭量

B. 立即食糖果或含糖饮料

C. 立即输入氯化钠

D. 减少胰岛素用量

E. 就地休息

39. 儿科护士必须具备的素质不包括

A. 高度的责任感

B. 会多种语言

C. 良好的忍耐力及自我控制力

D. 开朗的性格

E. 较高的慎独修养

40. 患儿，男，8岁。晨空腹注射乙脑疫苗，5分钟后出现头晕、心慌、面色苍白、出冷汗、心搏加快，应考虑

A. 晕针

B. 局部反应

C. 局部弱反应

D. 变态反应

E. 不适反应

41. 肾病综合征患儿最常见的临床症状是

A. 水肿

B. 感染

C. 血栓

D. 高血压

E. 血尿

42. 患者，男，38岁。在喷洒农药时出现恶心、呕吐、胸闷，大小便失禁，瞳孔缩小，流涎，面部肌肉抽搐。缓解面部肌肉抽搐的治疗措施是

A. 解磷定

B. 补钙

C. 吸氧

D. 阿托品

E. 针灸

43. 关于产褥期出院指导的内容，不妥的是

A. 鼓励适当的活动

B. 安排适当的营养

C. 哺乳期可不避孕

D. 产后42天需复查

E. 保证充足的睡眠

44. 主动脉关闭不全时周围血管征不包括

A. 吸停脉

B. 股动脉枪击音

C. 点头运动

D. 水冲脉

E. 毛细血管搏动征

45. 心源性水肿患者护理措施不正确的是

A. 老年人患者尤其注意控制输液速度，不可太快

B. 使用排钾利尿药后特别观察血压的变化

C. 保持皮肤清洁、干燥，防止破损和感染

D. 嘱患者应保持身心休息，以减轻心脏负荷

E. 限制钠盐的摄入

46. 患者，男，23岁。上腹部撞伤2小时，面色苍白，四肢厥冷，血压60/40mmHg，心率140次／分，全腹轻压痛、反跳痛、肌紧张，肠鸣音减弱，应首先考虑

A. 胰、十二指肠破裂

B. 肝、脾破裂

C. 严重腹壁软组织挫伤

D. 胆囊破裂

E. 小肠破裂

47. 患者，72岁。近日出现黄水样阴道分泌物，已排除癌症。最可能的诊断是

A. 萎缩性阴道炎

B. 子宫黏膜下肌瘤

C. 无排卵性功血

D. 子宫颈糜烂样改变

E. 宫颈息肉

48. 边缘性前置胎盘初次出血，多发生在妊娠

A. 37～40周

B. 33～36周

C. 29～32周

D. 20～24周

E. 25～28周

49. 过敏性紫癜"关节型"的特点为

A. 关节肿痛多出现在紫癜出现前3～5天

B. 很少累及膝、踝关节

C. 关节疼痛及肿胀常固定在1个或2个关节

D. 多个大关节的损害，呈游走性

E. 多有积液并留下畸形

50. 小儿身体上部量与下部量相等的年龄大约在

A. 13 岁
B. 12 岁
C. 11 岁
D. 9 岁
E. 10 岁

51. 肝癌引起的肝区疼痛的特点是
   A. 剧烈的绞痛
   B. 空腹时烧灼痛
   C. 饭后半小时刺痛
   D. 持续性钝痛或胀痛
   E. 间歇性隐隐作痛

52. 产前诊断的方法不包括
   A. CT 检查
   B. 羊水检查
   C. 母血生化检查
   D. B 超
   E. 染色体检查

53. 易引起听神经损害的药物是
   A. 先锋霉素
   B. 链霉素
   C. 氯霉素
   D. 红霉素
   E. 青霉素

54. 诊断心搏骤停的依据除外
   A. 口唇发绀
   B. 双侧瞳孔散大,对光反射消失
   C. 摸不到大动脉搏动
   D. 皮肤苍白或青紫
   E. 神志突然丧失

55. 急性化脓性腹膜炎行非手术治疗的时间一般不超过
   A. 72 小时
   B. 48 小时
   C. 36 小时
   D. 12 小时
   E. 24 小时

56. 腹部损伤治疗中,最重要的措施是

A. 术前准备
B. 禁用镇痛剂
C. 预防休克
D. 禁食
E. 使用抗生素

57. 未孕妇女,32 岁,妇科检查阴道正常,对其解剖的叙述,正确的是
   A. 阴道后穹窿顶端为子宫直肠陷凹
   B. 开口于阴道前庭前半部
   C. 位于膀胱和尿道之间
   D. 阴道腔上窄下宽
   E. 前穹窿顶端为腹腔最低处

58. 对食管癌术前患者的健康教育错误的是
   A. 术前 1 天晚行清洁灌肠或全肠道灌洗
   B. 术前一周进食流质,术前 3 天禁食
   C. 鼓励患者深呼吸
   D. 戒烟
   E. 避免感冒

59. 治疗急性肾盂肾炎的正确方法是
   A. 用庆大霉素时应加服维生素 C
   B. 鼓励患者多饮水
   C. 尿痛者给服安乃近
   D. 细菌培养之前,首选药为青霉素
   E. 退热后即停用抗菌药物

60. 胎儿娩出后,随即阴道大量出血,颜色鲜红,最佳的处理办法是
   A. 立即输液
   B. 检查软产道有无裂伤
   C. 立即配血,做好输血准备
   D. 立即徒手剥离胎盘
   E. 立即应用宫缩药

61. 患儿,3 个月。体重 3.8kg,腹部皮下脂肪 0.3cm,肌肉松弛,烦躁不安。其营养状况为
   A. 肥胖
   B. 重度营养不良
   C. 中度营养不良
   D. 正常
   E. 轻度营养不良

62. 急性肾炎患儿恢复日常活动的指标是
   A. 尿蛋白消失
   B. ASO 滴度正常
   C. 血沉正常
   D. 血尿消失
   E. 血压正常

63. 冠心病患病的危险因素<u>不包括</u>
   A. 高钠饮食
   B. 体力劳动
   C. 吸烟
   D. 血脂异常
   E. 高血压

64. 患儿，女，4 岁。以化脓性脑膜炎收入院，抗生素治疗疗程至少
   A. 4～5 周
   B. 1 月
   C. 2～3 周
   D. 1 周
   E. 10 天

65. 患者，男，20 岁。大腿深部脓肿，切开排脓后引流不畅，病程持续 1 个月，近期突然出现寒战，继以弛张型高热，近日后背部及腹壁出现波动性肿块，轻压痛。最可能的诊断是
   A. 脓血症
   B. 菌血症
   C. 脓毒症
   D. 毒血症
   E. 败血症

66. 肝肾综合征的临床表现<u>不包括</u>
   A. 蛋白尿
   B. 无尿
   C. 少尿
   D. 腹水
   E. 氮质血症

67. 患者，女，62 岁。食管癌切除术后 10 天，进少量食物后出现胸痛，呼吸困难，最可能的并发症是
   A. 吻合口瘘
   B. 伤口裂开
   C. 食物反流
   D. 乳糜胸
   E. 吻合口狭窄

68. 易形成静脉癌栓的肿瘤是
   A. 前列腺癌
   B. 膀胱癌
   C. 肾母细胞瘤
   D. 肾盂癌
   E. 肾癌

69. 新生儿败血症体温过高时，首选的护理措施是
   A. 松开包被
   B. 乙醇拭浴
   C. 冷盐水灌肠
   D. 按医嘱用退烧药
   E. 冰块敷大血管处

70. 产后出血是指胎儿娩出后 24 小时内，阴道出血量超过
   A. 1000ml
   B. 800ml
   C. 700ml
   D. 400ml
   E. 500ml

二、以下提供若干个案例，每个案例下设若干个考题。请根据各考题题干所提供的信息，在每题下面的 A、B、C、D、E 五个备选答案中选择一个最佳答案，并在答题卡上将相应字母所属的方框涂黑。

（71－73 题共用题干）
患者，女，50 岁。慢性迁延性肝炎 20 余年，近 1 个月来感全身明显乏力，食欲缺乏，腹胀，腹泻而入院。入院时查体：面色晦暗，体形消瘦，皮肤巩膜轻度黄染，腹部膨隆，叩诊有移动性浊音。

71. 问题1：患者腹部出现移动性浊音，提示
   A. 腹水＜1000ml

B. 腹水＞1000ml

C. 肠梗阻

D. 肝脾肿大

E. 卵巢囊肿

72. 问题2：经确诊该患者已处于肝硬化失代偿期。其腹水形成的最主要的原因是

A. 抗利尿激素减少

B. 肾小球滤过率增加

C. 肝淋巴液生成过少

D. 门静脉高压

E. 血浆白蛋白升高

73. 问题3：该患者饮食上应限制摄入的是

A. 镁

B. 磷

C. 钙

D. 钾

E. 钠

（74－75题共用题干）

患者，26岁。早晨突然起床，感到右下腹持续性疼痛，伴恶心呕吐。到医院就诊，妇科检查：右侧附件肿块压痛明显。

74. 问题1：患者最可能出现的情况是

A. 急性盆腔炎

B. 卵巢肿瘤感染

C. 卵巢肿瘤恶变

D. 卵巢肿瘤破裂

E. 卵巢肿瘤蒂扭转

75. 问题2：正确的处理方法是

A. 立即行肿瘤摘除术

B. 立即进行右侧附件切除术

C. 应用止痛药物

D. 静脉应用抗生素

E. 继续观察

（76－77题共用题干）

患儿，男，2岁。体重10kg，身高82cm，头围-2SD。

76. 问题1：该患儿可能患有

A. 佝偻病

B. 脑肿瘤

C. 脑发育不良

D. 脑积水

E. 脑炎

77. 问题2：该患儿的头围约为

A. ＜54cm

B. ＜52cm

C. ＜50cm

D. ＜46cm

E. ＜48cm

（78－80题共用题干）

患儿，女，6个月。夏季发病，腹泻伴呕吐1天，大便呈黏液样，有腥臭味。大便常规示白细胞（+++），红细胞（+），无明显脱水症状。

78. 问题1：最可能的诊断是

A. 致病性大肠埃希菌肠炎

B. 空肠弯曲菌肠炎

C. 真菌性肠炎

D. 病毒性肠炎

E. 急性胃肠炎

79. 问题2：询问病史时，重点关注的是

A. 食物过敏史

B. 抗生素使用史

C. 喂养史

D. 不洁饮食史

E. 人-畜接触史

80. 问题3：首要的治疗措施是

A. 预防并发症

B. 纠正酸中毒

C. 纠正水、电解质紊乱

D. 控制感染

E. 调整饮食

（81－83题共用题干）

患者，22岁。平诉月经规律，腹痛、阴道流血2天伴肛门坠痛就诊，查体：体温36.8℃，

脉搏 100 次／分，血压 70/40mmHg，血红蛋白 60g/L。神志不清，呼之不应。

81. 问题 1：该患者首先询问的病史是
    A. 疼痛的具体性质
    B. 疼痛的具体部位
    C. 有无转移性腹痛
    D. 停经史
    E. 以前有无类似病史

82. 问题 2：如该患者已停经 2 月，最可能的诊断是
    A. 异位妊娠
    B. 急性输卵管炎
    C. 先兆流产
    D. 急性阑尾炎
    E. 卵巢囊肿破裂

83. 问题 3：对该患者首选的处理方法是
    A. 期待治疗
    B. 保守治疗
    C. 腹腔镜手术
    D. 输血输液
    E. 剖腹探查

（84－85 题共用题干）

患者，女，76 岁。因"左下肢肿胀 5 天"入院，患者左下肢肿胀明显，以大腿部为甚，左足背动脉搏动较右侧弱，可扪及。患者既往有心脏病病史，心功能二级。

84. 问题 1：引起该患者左下肢肿胀最可能的原因为
    A. 左下肢深静脉血栓形成
    B. 肾功能衰竭
    C. 水电解质紊乱
    D. 心源性水肿
    E. 低蛋白水肿

85. 问题 2：下列护理措施中不正确的是
    A. 按摩患肢
    B. 定时翻身
    C. 抬高患肢

D. 观察患者呼吸情况
E. 注意输液速度

（86－87 题共用题干）

患者，男，72 岁。行十二指肠手术后 7 天，已进食，但腹部切口处持续有类似消化液样的液体和气体渗出。切口周围皮肤潮红、水肿明显。

86. 问题 1：该患者最可能的术后并发症是
    A. 肠瘘
    B. 切口感染
    C. 倾倒综合征
    D. 切口脂肪液化
    E. 十二指肠残端破裂

87. 问题 2：为明确该诊断，最简便有效的方法是
    A. 口服亚甲蓝
    B. 取样作培养分析
    C. 腹部 CT
    D. X 片
    E. B 超

（88－90 题共用题干）

患者，男，43 岁。清晨起床时，发现四肢不能活动，既往甲亢病史 5 年。查体：突眼，眼及眼球活动自如，甲状腺Ⅱ度肿大，双下肢膝腱反射减退，无感觉障碍及肌萎缩。

88. 问题 1：为明确诊断，应首先进行的检查项目是
    A. 血电解质测定及甲状腺功能测定
    B. 血气分析及血电解质测定
    C. 胸部 CT 及血抗乙酰胆碱受体抗体测定
    D. 头颅 CT、血糖测定
    E. 肌电图及血电解质测定

89. 问题 2：化验显示血钾 2.8mmol/L，此患者的急诊处理是
    A. 脱水降颅压治疗
    B. 吡啶斯的明和皮质激素治疗
    C. 静脉滴注氯化钾及胰岛素
    D. 螺内酯（安体舒通）治疗

E．纠正电解质紊乱

90．问题3：经治疗后患者四肢活动正常。2年后，患者因车祸外伤收入院。提示可能发生甲亢危象的临床表现是

    A．食欲亢进，大便次数增多

    B．怕热，多汗，常有消瘦

    C．情绪不稳，多言好动

    D．高热，体温＞39℃，心率增快140～240次/分

    E．甲状腺弥漫性，对称性肿大

三、以下提供若干组考题，每组考题共同在考题前列出的A、B、C、D、E五个备选答案。请从中选择一个与考题关系最密切的答案，并在答题卡上将相应字母所属的方框涂黑。每个备选答案可能被选择一次，多次或不被选择。

（91－93题共用备选答案）

    A．减轻体重适当运动及休息

    B．改善心肌营养

    C．抗肺部感染

    D．抗心律失常

    E．溶栓

91．原发性高血压早期治疗原则

92．慢性肺心病右心衰治疗原则

93．冠心病急性心肌梗死患者应立即

（94－95题共用备选答案）

    A．主动脉瓣缩窄

    B．动脉导管未闭

    C．法洛四联症

    D．室间隔缺损

    E．房间隔缺损

94．先心病患儿，若胸骨左缘第3～4肋间闻及Ⅲ～Ⅳ级粗糙的全收缩期杂音，P_2稍增强。最可能是

95．先心病患儿，若胸骨左缘2～3肋间闻及Ⅱ～Ⅲ级收缩期喷射性杂音，P_2亢进伴分裂。最可能是

（96－98题共用备选答案）

    A．稽留流产

    B．完全流产

    C．难免流产

    D．先兆流产

    E．不全流产

96．最容易诱发感染的流产是

97．最容易发生凝血功能障碍的流产是

98．最容易引起出血性休克的流产是

（99－100题共用备选答案）

    A．头痛、呕吐、视乳头水肿

    B．一侧瞳孔散大固定

    C．双侧瞳孔不等大

    D．意识障碍

    E．脑脊液漏

99．颅内压增高患者主要表现是

100．颅底骨折可能出现

专业实践能力

一、以下每一道考题下面有A、B、C、D、E五个备选答案，请从中选择一个最佳答案。并在答题卡上将相应题号的相应字母所属的方框涂黑。

1．完全性前置胎盘的阴道出血一般发生于妊娠

    A．28周左右

    B．20周左右

    C．36周左右

    D．24周左右

    E．32周左右

2．治疗小儿蛔虫病首选的驱虫药是

    A．甲苯达唑

    B．噻嘧啶

    C．枸橼酸哌嗪

D. 甲硝唑

E. 左旋咪唑

3. 急性脓胸的治疗措施应除外
   A. 积极处理原发病
   B. 补充营养，维持水、电解质平衡
   C. 彻底排尽脓液
   D. 胸廓成形术
   E. 抗生素控制感染

4. 小儿身长 89cm，体重 12kg，头围 48cm，最可能的年龄是
   A. 20 个月
   B. 10 个月
   C. 24 个月
   D. 14 个月
   E. 22 个月

5. 患儿，3 岁。法洛四联症。现发热、腹泻 5 天。1 天来，自述头晕，呕吐 3 次，该患儿可能并发了
   A. 中毒性脑病
   B. 癫痫
   C. 中枢神经系统感染
   D. 脑血栓
   E. 结核性脑膜炎

6. 患儿，男，7 岁。复种麻疹疫苗，2 分钟后突然出现烦躁不安，面色苍白，口周青紫，四肢湿冷，呼吸困难，脉细弱，应考虑是
   A. 接种后全身反应
   B. 晕针
   C. 接种后过敏性休克
   D. 全身感染
   E. 接种后强局部反应

7. 产妇临产灌肠适应于
   A. 胎儿窘迫
   B. 早产
   C. 阴道出血
   D. 胎位异常
   E. 初产妇，宫口开大 2cm

8. 患者，男，35 岁。行胆囊切除术，出院指导中不恰当的是
   A. 继续服用消炎利肝药
   B. 低脂饮食
   C. 避免体力劳动
   D. 定期复查
   E. 避免暴饮暴食

9. 最常见的尿瘘为
   A. 尿道阴道瘘
   B. 膀胱阴道瘘
   C. 膀胱宫颈阴道瘘
   D. 膀胱宫颈瘘
   E. 膀胱尿道阴道瘘

10. 破伤风护理措施中错误的是
    A. 床旁备气管切开包
    B. 接触隔离
    C. 患者用过的大单应清洗后再消毒灭菌
    D. 各项护理操作尽量集中
    E. 设专人护理

11. 颅内压增高患者的护理，以下正确的是
    A. 长期卧床患者应定时翻身拍背，鼓励咳嗽咳痰
    B. 昏迷患者仰卧，床头抬高 15°～30°
    C. 复温时先停物理降温再停冬眠药物
    D. 昏迷患者出现躁动予以约束，避免意外受伤
    E. 冬眠治疗时，先物理降温再滴注冬眠药物

12. 21- 三体综合征患儿的皮纹特征不包括
    A. atd 角增大
    B. 手掌粗大
    C. 尾指只有一指褶纹
    D. 通贯手
    E. 胫侧弓形纹

13. 对流行性脑脊髓膜炎患者的隔离类型为
    A. 严密隔离
    B. 消化道隔离
    C. 接触隔离

D. 呼吸道隔离

E. 虫媒隔离

14. 患者，女，57岁。肝硬化病史5年。近1周出现腹胀，尿量减少。查体：神情精神尚好；心肺（一），腹部饱满，移动性浊音阳性，双下肢水肿。该患者目前最主要的护理诊断为

    A. 焦虑

    B. 体液过多

    C. 有感染的危险

    D. 潜在并发症

    E. 活动无耐力

15. 乳癌根治术后预防皮瓣坏死的措施是

    A. 引流管负压吸引

    B. 抬高患侧上肢

    C. 禁止在患侧上肢静脉抽血

    D. 患肢负重不宜过大、过久

    E. 24小时活动肩关节

16. 患者，男，39岁。因严重创伤发生DIC，给予肝素抗凝2小时，测得凝血时间为7分钟。提示

    A. 肝素剂量过量

    B. 肝素剂量不足

    C. 要与基础值比较

    D. 肝素剂量合适

    E. 不能说明问题

17. 震颤麻痹患者的康复指导，应除外

    A. 躺卧时不垫枕头

    B. 做关节的全范围运动

    C. 步行时手臂自然摆动

    D. 温水浴

    E. 步行时足尖着地，提起足跟

18. 维生素D缺乏性手足搐搦症在惊厥发作时，应立即采取的处理是

    A. 立即给予抗生素治疗

    B. 迅速推注甘露醇

    C. 保持安静及通畅呼吸道

    D. 肌内注射维生素D

    E. 静脉注射呼吸兴奋剂

19. 风湿热患儿下床活动的标准是

    A. 全身乏力消失，抗"O"正常

    B. 急性症状完全消失，血沉接近正常

    C. 无关节疼痛，血沉正常

    D. 皮肤环形红斑消失，血常规正常

    E. 体温恢复正常，血常规正常

20. 原发性醛固酮增多症出现高血压的原因是

    A. 血容量增加

    B. 血管收缩

    C. 烦渴大量饮水所致

    D. 心肌收缩力增强

    E. 钠摄入过多

21. 患者，30岁。已婚，月经周期正常，但经期延长，长达9～10天。于月经来潮第5天行诊断性刮宫术，病理检查报告为增生期子宫内膜部分呈分泌反应，其诊断应为

    A. 黄体功能不足

    B. 有排卵性功能失调性子宫出血

    C. 黏膜下子宫肌瘤

    D. 无排卵性功能失调性子宫出血

    E. 黄体萎缩不全

22. 构成结核病重要传染源的肺结核类型是

    A. 血行播散型肺结核

    B. 陈旧性肺结核

    C. 慢性纤维空洞型肺结核

    D. 急性粟粒型肺结核

    E. 浸润型肺结核

23. 甲亢患者在甲状腺大部分切除术后出现呼吸困难的常见原因是

    A. 伤口内出血或喉头水肿

    B. 一侧喉返神经损伤

    C. 甲状腺危象

    D. 双侧喉上神经内支损伤

    E. 双侧喉上神经外支损伤

24. 患儿，男，8个月。新生儿期确诊为先天性甲状腺功能低下症，即开始口服甲状腺干粉片治疗。最近发现患儿烦躁、多汗、消瘦、腹泻，其原因可能是

A. 原发病的表现减轻
B. 甲状腺制剂的不良反应
C. 出现新的并发症
D. 原发病的表现加重
E. 喂养不当引起

25. 正常新生儿动脉导管永久关闭时间是在出生后
A. 3个月
B. 1个月
C. 5个月
D. 2个月
E. 4个月

26. 患者，女，45岁。因从三楼坠落造成完全性脊髓损伤入院，留置尿管，为预防泌尿系统感染和膀胱萎缩，护士鼓励其每天饮水至少应
A. 2500ml
B. 1000ml
C. 3000ml
D. 1200ml
E. 2600ml

27. 防止类风湿关节炎肢体畸形最重要的措施是
A. 卧床休息
B. 坚持服药
C. 正确的肢体活动和关节功能锻炼
D. 定期复查
E. 温水浴或热水浸泡肢体和关节

28. 某产妇，26岁。其外祖母有精神病史。3周前顺娩一女婴，近1周开始感觉与社会隔绝、失眠、对任何事物失去兴趣，面对孩子的啼哭感到自己有罪恶感。根据该临床表现首先考虑为
A. 产后精神焦虑
B. 产后沮丧
C. 精神分裂症
D. 产后精神病
E. 产后抑郁

29. 肛管疾病手术后护理错误的是
A. 1周内不灌肠
B. 进少渣饮食

C. 防止伤口受压
D. 不限制排便
E. 排便后换药，再坐浴

30. 正确指导母乳喂养的方法是
A. 两次哺乳之间加喂糖水
B. 坚定时哺乳
C. 哺乳后可给婴儿使用安慰奶头
D. 产后半小时内开始哺乳
E. 哺乳前常规消毒乳头

31. 女性生殖器炎症用酸性溶液进行阴道灌洗的不包括
A. 萎缩性阴道炎
B. 滴虫阴道炎
C. 细菌性阴道病
D. 阴道假丝酵母菌病
E. 慢性宫颈炎

32. 初产妇，妊娠39周。规律腹痛6小时入院。查体：胎心130次/分，胎位LOA，胎膜未破，宫缩持续20秒、间歇6～7分钟，宫口开大1cm，先露S＝-2，胎心监护多次出现胎心晚期减速。此时首要的处理方式是
A. 静推安定缓解其宫缩
B. 休息后期待自然分娩
C. 静滴硫酸镁抑制宫缩
D. 静滴缩宫素加强宫缩
E. 立即术前准备行剖宫产

33. 关于妊娠期母体血液、循环系统改变，正确的是
A. 循环血容量约增加20%
B. 心率无变化
C. 白细胞总数增高，中性粒细胞减少
D. 凝血因子减少
E. 心排出量自孕10周开始增加

34. 患者，女，30岁。患原发性甲状腺功能亢进2年，经内科规则治疗无效转入外科治疗，并在全麻下行甲状腺大部分切除术。术后第1天，患者诉面部、唇部和手足部针刺样麻木感，考虑可能是手术损伤了

A. 喉上神经外侧支

B. 甲状旁腺

C. 双侧喉返神经

D. 喉上神经内侧支

E. 单侧喉返神经

35. 对于颅内出血新生儿，首要的护理措施为

A. 维持呼吸

B. 保暖

C. 绝对静卧，少刺激

D. 积极复温

E. 做好皮肤护理

36. 患者，32 岁。剖宫产术后 6 个月，未哺乳。采取宫内节育器避孕。节育器放置 1 年后出现早孕反应，超声检查显示节育器移位、宫内妊娠 48 天。适宜的处理措施是

A. 取出宫内节育器

B. 负压吸宫术

C. 取出宫内节育器＋药物流产

D. 药物流产

E. 取出宫内节育器＋负压吸宫术

37. 为患儿静脉推注地西泮时，护士要重点观察

A. 呼吸

B. 体温

C. 尿量

D. 心率

E. 血压

38. 子宫肌瘤月经过多的决定因素是

A. 肌瘤数目

B. 肌瘤是否变性

C. 肌瘤生长部位

D. 肌瘤大小

E. 患者年龄

39. 代表生殖功能成熟的重要标志是

A. 子宫体增大明显

B. 月经初潮

C. 女性第二性征发育明显

D. 规律的月经

E. 卵巢开始发育增大

40. 外阴癌的主要治疗手段是

A. 冷冻治疗

B. 激光治疗

C. 化学治疗

D. 手术治疗

E. 放射治疗

41. 患者，男，66 岁。上呼吸道感染后 2 周，出现四肢进行性对称性肌无力，伴手套、袜套状感觉减退，住院期间应严密监测的指标是

A. 呼吸型态

B. 血气

C. 血氧饱和度

D. 肺活量

E. 二氧化碳结合力

42. 妊娠期高血压疾病患者在治疗中发生硫酸镁中毒，首选的解毒药物是

A. 5% 碳酸氢钾

B. 10% 葡萄糖酸钙

C. 10% 氯化钾

D. 10% 葡萄糖酸钠

E. 5% 碳酸氢钠

43. 妊娠合并重症肝炎患者，围生期护理措施，不正确的是

A. 产前及产后 24 小时内遵医嘱使用肝素

B. 生理盐水灌肠以保持肠道清洁

C. 严密监测生命体征并记尿量

D. 严密观察性格改变与行为异常

E. 临产时加用维生素 K

44. 关于肠内营养的护理，不正确的是

A. 胃内残余液量＞ 150ml 时应暂停输注

B. 配置好的营养液应在常温下保存

C. 营养液的温度一般控制在 36℃ 左右

D. 输注营养液时患者取半卧位

E. 输入营养液的浓度从低到高逐渐递增

45. 婴儿发生缺铁性贫血时饮食护理应注意增加

A. 海带

B. 鸡汤

C. 水果

D. 青菜

E. 肝类

46. 关于骨肿瘤护理叙述错误的是
　　A. 膝部手术后膝关节轻度屈曲
　　B. 术前给予高蛋白饮食
　　C. 早期功能锻炼
　　D. 疼痛剧烈时及时给予吗啡止痛
　　E. 髋关节手术后患肢内收外旋位

47. 低血糖的新生儿在葡萄糖静脉输注中，需定期监测血糖，防止发生
　　A. 酮症酸中毒
　　B. 充血性心衰
　　C. 心跳呼吸骤停
　　D. 低血糖休克
　　E. 医源性高血糖

48. 患者，男，45岁。以升结肠癌收入院。拟行手术切除，术前2～3天肠道准备的措施是
　　A. 不限饮食，口服肠道抗生素和泻剂
　　B. 流质饮食，口服肠道抗生素和泻剂
　　C. 不限饮食，术前一日禁食和灌肠
　　D. 禁食，输液，口服肠道抗生素
　　E. 不限饮食，术前一日禁食

49. 患者，女，56岁。颅前窝骨折伴耳漏，出现头痛、呕吐、厌食，反应迟钝，脉搏细弱，血压偏低，可能出现了
　　A. 颅内出血
　　B. 颅内感染
　　C. 脑疝
　　D. 颅内压增高
　　E. 颅内低压综合征

50. 正常妇女雌激素出现第二高峰的时间是在月经周期的
　　A. 排卵当天
　　B. 排卵前7～8天
　　C. 排卵后5～6天
　　D. 排卵前5～6天
　　E. 排卵后7～8天

51. 关于孕期保健指导中叙述，错误的是
　　A. 散步是孕妇最好的运动方法
　　B. 妊娠期衣服应以宽松为宜
　　C. 定期进行产前检查
　　D. 妊娠中、晚期提倡淋浴
　　E. 妊娠期间严禁性生活

52. 百日咳患儿传染性最强的时间是
　　A. 发病的第3周
　　B. 发病的第1周
　　C. 发病的第5周
　　D. 发病的第2周
　　E. 发病的第4周

53. 空腔脏器破裂的主要临床表现是
　　A. 肠鸣音亢进
　　B. 腹腔内出血
　　C. 腹腔穿刺为不凝血
　　D. 腹膜炎
　　E. 血尿淀粉酶数值升高

54. 患儿在接受光照疗法前，护士应为患儿做的准备不包括
　　A. 系好尿布
　　B. 洗澡，清洁皮肤
　　C. 剪指甲
　　D. 穿一件单衣即可
　　E. 戴好眼罩

55. 护理急性心肌梗死患者日常生活非常重要的内容是
　　A. 预防便秘
　　B. 注意休息
　　C. 环境安静
　　D. 调配饮食
　　E. 间断吸氧

56. 患者，28岁。结婚4年未孕，女性激素测定 LH/FSH ＞ 3。其不孕的因素为
　　A. 子宫因素
　　B. 卵巢因素
　　C. 阴道因素
　　D. 输卵管因素

E．宫颈因素

57．确诊小儿遗尿症的年龄为
A．4 岁
B．2～3 岁
C．6 岁
D．3 岁
E．5 岁

58．了解子宫内膜周期变化实用可靠的检查方
法是
A．诊断性刮宫
B．基础体温测定
C．阴道脱落细胞检查
D．性激素测定
E．宫颈黏液检查

59．关于小儿肾脏的解剖特点，正确的是
A．2 岁以后肾达髂嵴以上
B．年龄越小，肾相对越小
C．4 岁以后肾脏表面呈分叶状
D．婴儿期肾位置较高
E．3 岁以后腹部触诊时容易扪及肾

60．正常产后子宫颈完全恢复正常状态的时间是
产后
A．4 周
B．2 周
C．6 周
D．3 周
E．5 周

61．在第一产程中发生羊水栓塞时的处理原则是
A．防止肾功能衰竭
B．应用催产素加速分娩
C．吸氧、解痉挛、抗过敏、抗休克、防止
心衰，再处理分娩
D．剖宫产结束分娩
E．立即切除子宫，阻断羊水内容物进入母
体循环

62．糖尿病患者基本治疗方法是
A．口服降糖药物

B．运动治疗
C．保持稳定心态
D．饮食治疗
E．胰岛素治疗

63．患者，女，42 岁。风心病二尖瓣狭窄伴心
房颤动已 10 年，因 1 天前发生右半身麻木，活
动不灵急诊入院，医师认为是栓塞，其栓塞部位
可能是
A．胫后动脉
B．肺动脉
C．肠系膜上动脉
D．股动脉
E．脑动脉

64．患者，35 岁。停经 40 天，2 天来有少量
点滴状阴道流血，暗红色，因突然下腹部剧烈
疼痛急诊入院。检查：面色苍白，出冷汗，血
压 60/40mmHg，下腹一侧触及软性块物，约
6cm×5cm×4cm 大小，有压痛，阴道后穹窿穿
刺阳性。诊断为
A．子宫角妊娠
B．输卵管妊娠破裂
C．不全流产
D．继发性腹腔妊娠
E．难免流产

65．孕妇患肾盂肾炎最多见的致病菌是
A．大肠埃希菌
B．葡萄球菌
C．厌氧性链球菌
D．变形杆菌
E．肺炎球菌

66．妇科腹部手术患者可以拔除引流管的条件是
A．术后 24 小时引流液小于 50ml，体温
正常
B．术后 12 小时引流液小于 100ml，脉搏
正常
C．24 小时内引流液小于 10ml，体温正常
D．术后 12 小时引流液小于 50ml，血压
正常
E．24 小时内引流液小于 50ml，血压正常

67. 患儿，男，8岁。1天前突然出现咳嗽、持续性胸痛、憋气，体温正常，查体呼吸急促，左侧肋间隙饱满，叩诊呈鼓音，呼吸音消失，措施中错误的是
    A. 拍背吸痰
    B. 吸氧
    C. 胸片检查
    D. 镇静
    E. 胸腔闭式引流

68. 患者，女，62岁。因冠状动脉粥样硬化、心肌缺血拟行冠状动脉搭桥术。目前选用的冠状动脉移植材料不包括
    A. 桡动脉
    B. 胸廓内静脉
    C. 小隐静脉
    D. 胃网膜右动脉
    E. 大隐静脉

69. 胎膜早破是指
    A. 胎膜在第　产程自然破裂
    B. 胎膜在临产前自然破裂
    C. 胎膜在胎儿娩出前自然破裂
    D. 胎膜在宫缩开始自然破裂
    E. 胎膜在第二产程自然破裂

70. 患者，女，45岁。体外循环二尖瓣置换术后第1天，血压80/40mmHg，心率128次／分，测中心静脉压18cmH₂O，8小时输入液体总量1500ml。此时最可能的情况是
    A. 输入液体过多
    B. 血容量不足
    C. ARDS
    D. 静脉回流受阻
    E. 右心功能不全

二、以下提供若干个案例，每个案例下设若干个考题。请根据各考题题干所提供的信息，在每题下面的A、B、C、D、E五个备选答案中选择一个最佳答案，并在答题卡上将相应字母所属的方框涂黑。

（71-74题共用题干）
患者，男，38岁。右侧头部着地摔伤，曾出现意识丧失。无头痛、呕吐。查体：血压120/70mmHg，脉搏80次／分，呼吸20次／分。神志清醒，对答切题。右耳有血性液体流出。

71. 问题1：若出现头痛、呕吐，伴意识障碍，最可能的诊断是
    A. 硬脑膜外血肿
    B. 脑震荡
    C. 慢性硬脑膜下血肿
    D. 脑挫裂伤
    E. 急性硬脑膜下血肿

72. 问题2：此患者最有可能的诊断为
    A. 颅前窝骨折
    B. 颅内压增高
    C. 颅后窝骨折
    D. 颅盖骨折
    E. 颅中窝骨折

73. 问题3：此时治疗护理中最重要的是
    A. 给予适当的营养支持
    B. 严密观察病情
    C. 预防压疮及躁动时意外损伤
    D. 保持呼吸道通畅
    E. 减轻脑水肿，降低颅内压

74. 问题4：护理措施不正确的是
    A. 可用棉球阻塞耳道
    B. 保持外耳道清洁
    C. 避免用力咳嗽、打喷嚏、擤鼻涕
    D. 保持大便通畅
    E. 严禁经耳部滴药、冲洗

（75-76题共用题干）
某产妇，24岁。会阴侧切顺产，产后第3天开始发热。查体：体温37.8℃，双侧乳房胀满，无明显压痛，子宫收缩好，无压痛，会阴刀口无肿胀及压痛，恶露正常无异味，小便正常，伴有阵发性下腹痛。血常规：白细胞1.0×10⁹/L，余均正常。

75. 问题1：该产妇发热的原因可能是
    A. 泌乳热
    B. 会阴伤口感染
    C. 上呼吸道感染
    D. 乳腺管不通
    E. 产褥感染

76. 问题2：该产妇腹痛的原因是
    A. 产后尿潴留
    B. 产后子宫内膜炎
    C. 产后宫缩痛
    D. 子宫复旧不良
    E. 卵巢囊肿扭转

（77-78题共用题干）

初产妇，孕40周。阴道流水14小时，无宫缩，胎位LOA，胎心148次/分，羊水I度黄染，先露在棘上0.5cm。

77. 问题1：正确的处理原则是
    A. 产后给抗生素预防感染发生
    B. 抬高臀部，避免肛诊和阴道检查
    C. 等待其自然分娩
    D. 采取措施，尽快结束分娩
    E. 给予地塞米松滴注，促胎肺成熟

78. 问题2：对该产妇的主要护理措施不包括
    A. 禁止下床活动
    B. 密切观察胎心变化
    C. 监测羊水量
    D. 监测羊水颜色
    E. 预防感染

（79-82题共用题干）

患者，男，70岁。冠心病、心绞痛病史10年。晚餐后出现持续胸骨后压榨性疼痛，并放射至左肩、背部，含服硝酸甘油无效。体检：心率102次/分，律规整，心尖区2/6级吹风样收缩期杂音。血压90/60mmHg。心电图检查：窦性心律，心电轴左偏-30°，$V_1 \sim V_3$出现异常Q波伴ST段弓背向上抬高。

79. 问题1：该患者梗死部位最可能在

A. 左室隔面
B. 左室前间壁
C. 左室高侧壁
D. 左室前壁
E. 左室前侧壁

80. 问题2：患者在饱餐后发生心肌梗死，其机制为
    A. 血小板易于集聚而形成血栓
    B. 进餐后心肌耗氧量增加
    C. 冠状动脉易发生痉挛
    D. 饱餐后腹胀，膈肌升高压迫心脏
    E. 交感神经过度活动

81. 问题3：该患者在心肌梗死后4周，心电图ST段仍持续升高，未回到等电位线，应考虑的并发症是
    A. 急性心包炎
    B. 再发心肌梗死
    C. 梗死后再发心肌缺血
    D. 梗死面积扩大
    E. 室壁瘤形成

82. 问题4：该患者在疾病急性期的饮食原则是
    A. 低热量、低盐、高胆固醇
    B. 高热量、低胆固醇、低盐
    C. 低热量、低胆固醇、低盐
    D. 高热量、低蛋白质
    E. 低胆固醇、低盐饮食

（83-85题共用题干）

患者，男，48岁。因肺癌在全麻下行肺叶切除手术后，术中顺利，术毕回到麻醉恢复室。

83. 问题1：若患者出现呼吸困难并有鼾声，首先采取的措施是
    A. 气管插管
    B. 吸痰
    C. 环甲膜穿刺
    D. 托起下颌
    E. 气管切开

84. 问题2：患者目前宜采取的体位是

A. 垫枕平卧位
B. 半卧位
C. 头高脚低位
D. 仰卧中凹位
E. 去枕平卧位头转向一侧

85. 问题3：判断此患者完全清醒的依据是
A. 肌张力恢复
B. 呻吟
C. 角膜反射恢复
D. 主动睁眼
E. 正确回答问题

（86－87题共用题干）

患儿，女，3个半月。来儿童保健门诊做健康检查。病史资料：小儿母乳喂养，神经心理发育正常，体重5.5kg。

86. 问题1：该小儿的大动作发育应会
A. 爬行
B. 抬头
C. 扶站
D. 独坐
E. 翻身

87. 问题2：该小儿的视感知发育状况是
A. 眼、手协调好
B. 头、眼协调好
C. 可注视远距离的物体
D. 有视深度的感觉
E. 可区别垂直线和横线

（88－90题共用题干）

患儿，男，5岁。因低热，食欲缺乏，消瘦1月来诊。查体：体温37.9℃，两侧颈部淋巴结肿大，双肺呼吸音粗。末梢血白细胞$6×10^9$/L。X线胸片示右肺中野可见密集增深阴影，右肺门有团块状阴影。初步诊断为原发性肺结核。

88. 问题1：为明确诊断，首选的检查是
A. 淋巴结活检
B. 胸部CT
C. 体液免疫

D. 血沉
E. 结核菌素试验

89. 问题2：小儿初次感染结核菌至机体产生变态反应的时间是
A. 4～8周
B. 1周之内
C. 3～4个月
D. 2～3周
E. 10～12周

90. 问题3：对结核杆菌正确的消灭方法是
A. 干热80℃20分钟
B. 84消毒液浸泡12小时
C. 冰冻5周
D. 5%漂白粉浸泡12小时
E. 湿热68℃30分钟

三、以下提供若干组考题，每组考题共同在考题前列出的A、B、C、D、E五个备选答案。请从中选择一个与考题关系最密切的答案，并在答题卡上将相应字母所属的方框涂黑。每个备选答案可能被选择一次，多次或不被选择。

（91－93题共用备选答案）
A. 肝泥、烂面
B. 鱼肝油
C. 菜汁、水果汁
D. 蛋黄、米糊
E. 软饭、碎菜、碎肉
91. 生后10～12个月开始添加的辅食为
92. 生后4～6个月开始添加的辅食为
93. 生后7～9个月开始添加的辅食为

（94－96题共用备选答案）
A. 阿卡波糖
B. 格列美脲
C. 罗格列酮
D. 二甲双胍
E. 瑞格列奈
94. 属于非磺脲类胰岛素促分泌剂的是
95. 属于葡萄糖苷酶抑制剂的是
96. 属于胰岛素增敏剂的是

（97-98题共用备选答案）

A. 淘米汤样

B. 稀薄泡沫状

C. 乳白色黏液状或淡黄色脓性

D. 干酪样或豆渣样

E. 灰白色薄而均质

97. 滴虫阴道炎阴道分泌物的典型特点是

98. 外阴阴道假丝酵母菌病阴道分泌物的典型特点是

（99-100题共用备选答案）

A. 外痔

B. 内痔

C. 直肠癌

D. 肛裂

E. 直肠肛管周围脓肿

99. 大便变形、变细、表面带血，直肠指检扪及包块

100. 肛管皮肤全层裂伤后形成的慢性溃疡

2019 丁震护理学（中级）

主管护师急救包（下）

模拟试卷五

北京航空航天大学出版社
BEIHANG UNIVERSITY PRESS

基础知识

一、以下每一道考题下面有 A、B、C、D、E 五个备选答案，请从中选择一个最佳答案。并在答题卡上将相应题号的相应字母所属的方框涂黑。

1. 导致输卵管妊娠最常见的原因是
 A. 输卵管手术后
 B. 输卵管过长
 C. 输卵管慢性炎症
 D. 输卵管发育不良
 E. 输卵管功能障碍

2. 传染病最主要的特征是
 A. 有季节性
 B. 有传染性
 C. 有病原体
 D. 有免疫性
 E. 有地方性

3. 胎儿急性缺氧早期胎心率的变化是
 A. 加快
 B. 正常
 C. 减弱
 D. 消失
 E. 减慢

4. 急性肾小球肾炎引起水肿的最主要机制是
 A. 大量蛋白尿引起的低蛋白血症
 B. 急性高血压引起的急性心力衰竭
 C. 肾小球滤过率下降引起的水钠潴留
 D. 肾小球基底膜通透性增加
 E. 醛固酮增多症引起的水钠潴留

5. 慢性肾衰竭可出现心血管系统并发症，包括高血压、心力衰竭、心包炎等，其中慢性肾衰竭伴发心力衰竭的原因不包括
 A. 高血压
 B. 水钠潴留
 C. 尿毒症性心肌病变
 D. 甲状腺功能减低
 E. 严重贫血

6. 患者，男，31 岁。头痛、乏力 5 个月，视物模糊 5 天。查体：血压 180/100mmHg，尿蛋白（++），尿红细胞 20 个 /Hp，眼底视网膜动脉痉挛，黄斑部有渗出与出血，视乳头无水肿。B 超示双肾体积缩小。最可能的诊断是
 A. 肾动脉狭窄
 B. 肾性高血压
 C. 原发性高血压肾损害
 D. 恶性高血压肾损害
 E. 急进性肾炎

7. 患者，22 岁。平素月经周期一般为 28～30 天。今天是月经周期的第 20 天，该妇女的卵巢周期应处于
 A. 发育卵泡期
 B. 卵泡期
 C. 排卵期
 D. 黄体期
 E. 成熟卵泡期

8. 患者，女，31 岁。因车祸导致胸部受伤，医师怀疑患者出现血胸，对诊断最有意义的检查方法是
 A. 血常规检查
 B. 触诊气管移位
 C. 胸穿抽出不凝血
 D. 叩诊伤侧为浊音、呼吸音减弱
 E. 胸部 X 线检查示胸膜腔积液

9. 肺癌中预后最差的是
    A. 小细胞癌
    B. 鳞癌
    C. 腺癌
    D. 中央型肺癌
    E. 大细胞癌

10. 患者，女，21岁。诊断脊柱结核，最可靠的依据是
    A. 血沉快
    B. 有低热、盗汗史
    C. X线摄片示椎间隙狭窄，相邻椎体边缘模糊
    D. 全身虚弱、贫血
    E. 结核菌素试验（+）

11. 我国慢性肾衰竭的病因最多见的是
    A. 慢性肾盂肾炎
    B. 糖尿病肾病
    C. 慢性肾小球肾炎
    D. 过敏性紫癜
    E. 慢性尿路结石

12. 鉴别右心衰竭与肝硬化水肿的依据是
    A. 腹水形成
    B. 下肢水肿
    C. 恶心、呕吐
    D. 颈静脉怒张
    E. 腹围增大

13. 治疗胆绞痛不单独使用吗啡类药物的原因是
    A. 止痛效果不好
    B. 避免成瘾
    C. 疼痛缓解后可使病情恶化
    D. 避免Oddi括约肌痉挛加重病情
    E. 药物来源困难

14. 心力衰竭最重要的诱发因素是
    A. 高血压
    B. 血脂异常
    C. 感染
    D. 过度疲劳
    E. 心律失常

15. 导致泌尿生殖瘘的最主要原因是
    A. 膀胱癌
    B. 产伤
    C. 妇科手术损伤
    D. 长期放置子宫托
    E. 膀胱结石

16. 患者，男，50岁。持续性剧烈腹痛2小时，伴恶心呕吐。触诊腹部有压痛、反跳痛和腹肌紧张。患者有脉率增快、呼吸急促等表现，腹部立位平片显示膈下新月形阴影。该患者可能发生了
    A. 胃穿孔
    B. 脾破裂
    C. 肝破裂
    D. 胰腺损伤
    E. 膀胱破裂

17. 引起新生儿颅内出血的病因除外
    A. 臀位产
    B. 产伤
    C. 新生儿窒息
    D. 妊娠早期母患风疹
    E. 滴注高渗性溶液

18. 小儿开始认母亲的时间为
    A. 4～5个月
    B. 2～3个月
    C. 6～7个月
    D. 7个月以上
    E. 5～6个月

19. 患者，女，65岁。患肝硬化已3年，近日发现牙龈出血，皮肤有许多出血点，且有尿频、尿急、腰痛，经检查后确认为肝硬化、脾功能亢进、全血细胞减少，伴泌尿系统感染。泌尿系感染是由于
    A. 血小板减少
    B. 血红蛋白减少
    C. 嗜中性粒细胞减少
    D. 嗜碱性粒细胞减少
    E. 嗜酸性粒细胞减少

20. 引起丹毒的最常见致病菌是

A. A 组 β 溶血性链球菌
B. 金黄色葡萄球菌
C. 大肠埃希菌
D. 脆弱拟杆菌
E. 变形杆菌

21. 能够兴奋体温调节中枢，有升高体温作用的激素是
    A. 孕激素
    B. 雌激素
    C. 泌乳素
    D. 促卵泡素
    E. 雄激素

22. 在大腿上 1/3 处扎止血带后患者站立 20 秒，下肢曲张静脉无明显充盈，松开止血带后迅速充盈，表示
    A. 下肢深静脉通畅
    B. 小隐静脉瓣膜功能不全
    C. 下肢深静脉有阻塞
    D. 下肢浅静脉通畅
    E. 交通静脉瓣膜功能不全

23. 泌尿系结石的尿液因素不包括
    A. 尿量减少
    B. 形成结石的物质排出过多
    C. 尿蛋白增高
    D. 尿中抑制晶体形成的物质含量减少
    E. 尿 PH 改变

24. 急性胰腺炎患者血清淀粉酶最有诊断价值的时间为起病后
    A. 24 小时以后
    B. 1～2 小时
    C. 12 小时以内
    D. 8～12 小时
    E. 3～4 小时

25. 食管癌是我国的常见肿瘤，男多于女，发病年龄多在
    A. 40 岁以上
    B. 35 岁以上
    C. 50 岁以上

D. 55 岁以上
E. 45 岁以上

26. 肝硬化在中国人群中最常见的原因是
    A. 酒精中毒
    B. 胆汁淤积
    C. 肝脏寄生虫病
    D. 病毒性肝炎
    E. 长期食用腌制食物

27. 婴幼儿受外界刺激而出现泛化现象的原因是
    A. 大脑表面沟回浅
    B. 神经髓鞘发育不完善
    C. 新纹状体发育不成熟
    D. 灰、白质分界不清
    E. 大脑皮层发育不成熟

28. 小儿出生时头围的平均值是
    A. 33～34cm
    B. 31～32cm
    C. 37～38cm
    D. 39～40cm
    E. 35～36cm

29. 引起上消化道出血最常见的疾病是
    A. 胃癌
    B. 消化性溃疡
    C. 慢性胃炎
    D. 十二指肠炎
    E. 急性胃炎

30. 急性阑尾炎最常见的病因是
    A. 胃肠道功能紊乱
    B. 免疫力低下
    C. 阑尾管腔阻塞
    D. 粪石压迫阑尾
    E. 淋巴小结增生

31. 消化道中最膨大的部位是
    A. 胃
    B. 食管
    C. 十二指肠
    D. 结肠

E. 小肠

32. 烧伤后发生脓毒血症的原因**不包括**
    A. 组织坏死溶解
    B. 皮肤屏障作用丧失
    C. 白细胞功能减弱
    D. 免疫功能下降
    E. 缺氧

33. 对重型肝炎临床诊断及预后判断有重要意义的是
    A. 凝血酶原活动度明显下降
    B. 血胆红素增高明显
    C. 白蛋白明显下降
    D. 天门冬氨酸氨基转移酶明显升高
    E. 尿胆红素升高

34. 过敏性紫癜的病理基础是
    A. 毛细血管变态反应性炎症
    B. 变态反应性全身小血管炎
    C. 大量液体丢失
    D. 黏膜水肿
    E. 关节的慢性非化脓性炎症

35. 腹股沟斜疝患者用力排便时疝块增大，有明显疼痛，用手推挤疝块不能回纳，其类型属于
    A. 难复性疝
    B. 易复性疝
    C. 绞窄性疝
    D. 滑动性疝
    E. 嵌顿性疝

36. 外阴阴道假丝酵母菌病的诱发因素**不包括**
    A. 大量雌激素治疗
    B. 妊娠
    C. 长期服用抗生素
    D. 长期服用维生素 C
    E. 糖尿病

37. 患者，25 岁。平素月经正常规律，现为月经周期第 18 天。其子宫内膜的周期性变化正处于
    A. 增殖期
    B. 增生期
    C. 分泌后期
    D. 月经期
    E. 分泌期

38. 滋养细胞疾病共同的病理变化特点是
    A. 以血行转移为主
    B. 侵蚀子宫肌层
    C. 滋养细胞呈不同程度的增生
    D. 保持完整的绒毛结构
    E. 病变局限在宫腔内

39. 巨幼红细胞性贫血的血象特征**没有**的是
    A. 红细胞胞体变大
    B. 红细胞数减少比血红蛋白量减少更明显
    C. 可见巨大幼稚粒细胞
    D. 多见异性、靶形红细胞
    E. 中央淡染区不明显

40. 2 岁以后，小儿收缩压的推算公式是
    A. 年龄 $\times 2 + 80$mmHg
    B. 年龄 $\times 2 + 75$mmHg
    C. 年龄 $\times 5 + 75$mmHg
    D. 年龄 $\times 5 + 80$mmHg
    E. 年龄 $\times 2 + 85$mmHg

41. Graves 病的病因及发病机制错误的是
    A. 下丘脑 - 垂体 - 甲状腺轴功能异常是病因之一
    B. 研究证明 Graves 为自身免疫疾病
    C. Graves 病有家族性倾向，与 HLA 类型有关
    D. 精神创伤等应激因素是常见的病因
    E. TSH 受体抗体阳性率达 95%

42. 被界定为中度贫血的指标是
    A. $Hb < 90$g/L
    B. $Hb < 110$g/L
    C. $Hb < 45$g/L
    D. $Hb < 30$g/L
    E. $Hb < 60$g/L

43. 正常成人血细胞主要来自

A. 脾脏
B. 骨髓
C. 淋巴结
D. 胸腺
E. 肝脏

44. 急性化脓性阑尾炎最主要的病理改变是
    A. 炎症局限于黏膜下层
    B. 炎症局限于黏膜层
    C. 腹腔内有脓性液体
    D. 阑尾腔内有积脓
    E. 炎症局限于浆膜层

45. 关于儿茶酚胺症描述正确的是
    A. 女性多于男性
    B. 以 10 ～ 20 岁多见
    C. 由肾上腺皮质增生所致
    D. 由于醛固酮分泌过多所致
    E. 以高血压、高代谢、高血糖为主要表现

46. 正常成年女性的卵巢大小约
    A. 1cm×2cm×4cm
    B. 1cm×3cm×4cm
    C. 2cm×3cm×4cm
    D. 2cm×2cm×4cm
    E. 2cm×2cm×3cm

47. 与肺癌发病关系最密切的因素是
    A. 长期吸烟
    B. 大气污染
    C. 慢性肺部疾病
    D. 生活不规律
    E. 特异性感染

48. 对放疗最不敏感的肿瘤是
    A. 精原细胞瘤
    B. 霍奇金病
    C. 鼻咽癌
    D. 黑色素瘤
    E. 乳癌

49. 乳腺癌的易发因素不包括
    A. 月经初潮早于 12 岁者

B. 有乳腺癌家族史者
C. 40 岁以上未孕者
D. 营养过剩、肥胖者
E. 绝经期在 40 ～ 50 岁之间者

50. 心电图检查鉴别急性心肌梗死与心绞痛最有意义的改变是
    A. ST 段降低
    B. ST 段弓背向下抬高
    C. T 波高尖
    D. T 波倒置
    E. ST 段弓背向上抬高，病理性 Q 波

51. 对肺癌的普查和诊断有重要作用的检查是
    A. 磁共振检查
    B. PET
    C. 纤维支气管镜检查
    D. 肺穿刺检查
    E. 痰细胞学检查

52. 患者，男，38 岁。某公司总经理，半年来多在过劳、精神压力过大时发生胸骨后紧缩感，持续 1 ～ 2 分钟，休息后缓解。来院检查心电图正常，作运动试验怀疑心肌缺血，为明确诊断，具有确诊价值的检查是
    A. 超声心动图
    B. 心电图
    C. 冠状动脉造影
    D. 血清心肌酶
    E. 胸部 X 线

53. 外科手术后，关于预防血栓性静脉炎的措施，不正确的是
    A. 卧床期间多做下肢肌肉运动
    B. 术后鼓励患者早期活动
    C. 勿在一条静脉反复注射高渗液体
    D. 避免使用下肢静脉输液
    E. 出现静脉血栓后应局部按摩

54. 18 个月健康小儿来院进行常规体检，该小儿应达到的粗细动作发育水平是
    A. 能穿脱衣服
    B. 能握杯喝水

C. 能并足蹦
D. 能单足跳
E. 能爬上台阶

55. 与导致胎膜早破无关的是
　　A. 羊膜腔内压力增高
　　B. 妊娠后期性交
　　C. 胎膜菲薄脆弱
　　D. 下生殖道感染
　　E. 宫颈内口紧缩

56. 心脏破裂最常见的部位是
　　A. 右心房
　　B. 左心房
　　C. 右心室
　　D. 心包内大血管
　　E. 左心室

57. 可作为甲亢与单纯性甲状腺肿鉴别的检查是
　　A. T_3 抑制试验
　　B. 血清总 T_3
　　C. 甲状腺自身抗体
　　D. 促甲状腺激素检查
　　E. ^{131}I 的摄取率

58. 对小儿各系统的发育特点的描述，错误的是
　　A. 生殖系统的发育较晚
　　B. 运动系统发育具有规律和顺序性
　　C. 神经系统的发育是先慢后快
　　D. 年幼时皮下脂肪发达，肌肉组织到学龄前发育加速
　　E. 淋巴系统的发育是先快而后回缩

59. 患者，女，40 岁。咳嗽 10 余年，经常于感冒后加重，咳大量脓痰，3 天前突然咯血 150ml，查体：心肺无明显阳性体征，X 线胸片示双肺下野肺纹理增多。最可能的诊断是
　　A. 慢性肺脓肿
　　B. 慢性支气管炎
　　C. 支气管内膜结核
　　D. 支气管扩张症
　　E. 支气管肺癌

60. Graves 病最主要的病因是
　　A. 应激因素
　　B. 遗传因素
　　C. 病毒感染
　　D. 环境因素
　　E. 自身免疫

61. 出现无痛间歇全程肉眼血尿的疾病是
　　A. 输尿管癌
　　B. 肾癌
　　C. 膀胱癌
　　D. 前列腺癌
　　E. 肾母细胞瘤

62. 肝癌早期定位检查的方法，首选
　　A. ERCP
　　B. B 型超声波
　　C. MRI
　　D. 肝动脉造影
　　E. CT

63. 最易发生失血性休克的骨折是
　　A. 肱骨髁上骨折
　　B. 骨盆骨折
　　C. 胫腓骨骨折
　　D. Colles 骨折
　　E. 尺骨鹰嘴骨折

64. 外科疾病中引起代谢性碱中毒最常见的是
　　A. 肠瘘
　　B. 瘢痕性幽门梗阻
　　C. 肾功能不全
　　D. 胰瘘
　　E. 小肠扭转

65. 患者，女，21 岁。发热，多处关节炎，面部有蝶形红斑，诊断为系统性红斑狼疮。查血化验最具特征性的发现是
　　A. 类风湿因子（+）
　　B. 红细胞花环形成
　　C. 抗 Sm 抗体（+）
　　D. 血沉快
　　E. 抗核抗体（+）

66. 可以用于判断双肾功能的检查是
    A. 尿路平片＋静脉肾盂造影
    B. 尿常规
    C. B 超检查
    D. 血肌酐、尿素氮检测
    E. MRI 检查

67. 可直接观察溃疡的部位、病变大小的检查是
    A. 超声检查
    B. X 线钡剂检查
    C. 胃部 MRI
    D. 胃部 CT
    E. 胃镜检查

68. 婴儿对蛋白质需求量较成人多，是因为
    A. 婴儿利用蛋白质的能力差
    B. 婴儿生长发育速度快
    C. 婴儿以乳类食品为主要食品
    D. 氨基酸在其体内并非全部吸收
    E. 婴儿对蛋白质消化吸收功能差

69. 保持产妇乳腺不断泌乳的关键措施为
    A. 增加婴儿吸吮
    B. 早接触早吸吮
    C. 产妇良好的健康状况
    D. 产妇良好的心理状态
    E. 哺乳后挤出多余的乳汁

70. 门静脉高压症的发病原因不包括
    A. 肝炎后肝硬化
    B. 布加综合征
    C. 门静脉主干先天畸形
    D. 肝良性肿瘤
    E. 肝外门静脉栓塞

71. 基础代谢率的正常值是
    A. ±15%
    B. ±10%
    C. ±30%
    D. ±40%
    E. ±20%

72. 引起左心室后负荷增加的主要因素是
    A. 静脉回流增加
    B. 二尖瓣狭窄
    C. 外周血管阻力增加
    D. 动脉血容量增加
    E. 相对性主动脉瓣狭窄

73. 肺源性心脏病肺动脉高压形成的最主要因素是
    A. 血液黏稠度增加
    B. 继发性红细胞增多
    C. 肺部毛细血管微小栓子形成
    D. 缺氧及二氧化碳潴留引起肺小血管收缩痉挛
    E. 血容量增加

74. 患者，女，56 岁。高血压病史 14 年，口齿不清，口角歪斜，左侧肢体活动障碍 3 天就诊。目前最合适的检查是
    A. 脑电图检查
    B. 脑血管造影
    C. 腰穿脑脊液检查
    D. 脑超声波检查
    E. 头部 CT 扫描

75. 新生儿肺透明膜病的病理基础是
    A. 胎盘老化
    B. 窒息
    C. 肺发育不良
    D. 缺乏棕色脂肪
    E. 缺乏肺泡表面活性物质

76. 硬脑膜外血肿的典型意识改变是
    A. 谵妄
    B. 嗜睡
    C. 有中间清醒期
    D. 持续性深昏迷
    E. 昏迷不超过 30 分钟

77. 适宜阴道毛滴虫生长繁殖的温度为
    A. 12 ～ 18℃
    B. 5 ～ 10℃
    C. 25 ～ 40℃
    D. 45 ～ 55℃

E. 20～24℃

78. 小儿上感易并发中耳炎的原因是
    A. 耳咽管易充血水肿
    B. 耳咽管较窄、长，呈斜位
    C. 耳咽管淋巴组织丰富
    D. 小儿免疫力低下
    E. 咽鼓管较宽、短，呈水平位

79. 新生儿期1个月内定期家庭访视的次数为
    A. 2～3次
    B. 1次
    C. 5～6次
    D. 6次以上
    E. 4～5次

80. 初产妇，26岁。第二产程延长行胎头吸引器助产后12小时，阴道出血量似月经量，自感头晕、乏力、心慌。血压80/60mmHg，脉率108次／分，面色苍白，子宫脐上1横指。最可能的原因是
    A. 产道裂伤
    B. 凝血功能障碍
    C. 产后虚脱
    D. 胎盘残留
    E. 宫缩乏力

81. 婴幼儿易发生呼吸不规则的原因是
    A. 呼吸肌发育不完善
    B. 肺弹力组织发育不完善
    C. 呼吸中枢发育不完善
    D. 呼吸功能储备能力差
    E. 呼吸器官发育不完善

82. 在小儿各年龄阶段死亡率最高的是
    A. 围生期
    B. 新生儿期
    C. 婴儿期
    D. 幼儿期
    E. 学龄前期

83. 引起继发性腹膜炎最常见的致病菌是
    A. 肺炎球菌
    B. 大肠埃希菌
    C. 金黄色葡萄球菌
    D. 厌氧杆菌
    E. 溶血性链球菌

84. 引起原发性肝癌最常见的原因是
    A. 食物中致癌物质
    B. 乙型病毒性肝炎
    C. 寄生虫感染
    D. 长期接触工业毒物
    E. 亚硝胺类化合物

85. 关于痛经的描述，不正确的是
    A. 继发性痛经生殖器官有器质性病变
    B. 原发性痛经生殖器官无器质性病变
    C. 痛经常于行经前数小时开始
    D. 痛经者可用解痉药
    E. 多发于无排卵型功血

二、以下提供若干组考题，每组考题共同在考题前列出的A、B、C、D、E五个备选答案。请从中选择一个与考题关系最密切的答案，并在答题卡上将相应字母所属的方框涂黑。每个备选答案可能被选择一次，多次或不被选择。

（86－88题共用备选答案）
    A. 临床肾结核
    B. 病理性肾结核
    C. 自截肾
    D. 膀胱挛缩
    E. 结核性脓肾

86. 患者免疫力低下，肾皮质结核发展为肾髓质结核，应诊断为

87. 膀胱广泛纤维化，膀胱容量缩小，称为

88. 输尿管完全闭合，含菌尿液不能进入膀胱，膀胱症状缓解，应诊断为

（89－91题共用备选答案）
    A. 上消化道大出血
    B. 急性胃肠炎
    C. 肝性脑病
    D. 肾小球肾炎
    E. 肾病综合征

89. 不洁食物会诱发
90. 高蛋白饮食可以诱发
91. 坚硬食物可以诱发

（92－93题共用备选答案）
A. $PaCO_2$ 50mmHg，PaO_2 正常
B. $PaCO_2$ 正常，PaO_2 60mmHg
C. $PaCO_2$ 50mmHg，PaO_2 60mmHg
D. $PaCO_2$ 50mmHg，PaO_2 80mmHg
E. $PaCO_2$ 50mmHg，PaO_2 60mmHg
92. Ⅰ型呼吸衰竭的血气分析是
93. Ⅱ型呼吸衰竭的血气分析是

（94－95题共用备选答案）
A. 难复性疝
B. 易复性疝
C. 绞窄性疝
D. 滑动疝
E. 嵌顿性疝
94. 当腹压骤增时，疝块突然增大，伴有明显疼痛，平卧或用手推送不能使之还纳，肿块紧张且硬，有明显触痛，此疝属于
95. 腹股沟有肿块，在站立、行走或咳嗽时出现，若平卧休息或用手将肿块向腹腔推送，肿块可向腹腔回纳而消失，此疝属于

（96－97题共用备选答案）
A. 地中海贫血
B. 缺铁性贫血
C. 遗传性球形红细胞增多症
D. 红细胞葡萄糖-6-磷酸脱氢酶缺乏症
E. 巨幼细胞性贫血
96. 血象显示红细胞大小不等，大的偏多，中央淡染区不明显见于
97. 血象显示红细胞较小，染色浅，中央淡染区扩大的是

（98－100题共用备选答案）
A. 孕激素
B. 雌激素
C. 催乳素
D. 前列腺素
E. 雄激素
98. 使宫颈黏液分泌量增加、稀薄、透明、易拉成丝的激素是
99. 使增生期子宫内膜转化为分泌期子宫内膜的激素是
100. 维持女性第二性征，促进阴毛和腋毛生长的激素是

相关专业知识

一、以下每一道考题下面有A、B、C、D、E五个备选答案，请从中选择一个最佳答案。并在答题卡上将相应题号的相应字母所属的方框涂黑。

1. 对于预防针刺伤发生的错误描述是
A. 用后的针头直接放入防穿透的容器内
B. 手术中用托盘传递锐器是防止手术室刺伤的安全措施
C. 用后的锐器放入防穿透的容器内
D. 在工作人员中加强防止针刺伤的教育和培训
E. 不再回套针头帽，就可以完全防止针刺伤的发生

2. 以护理计划为内容，每名护士负责一定数量的患者，对患者实施有计划的、系统的护理，包括入院教育、各种治疗、基础护理和专科护理、护理病历书写、观察病情变化、心理护理、健康教育、出院指导。这种护理工作模式称为
A. 临床路径
B. 责任制护理
C. 功能制护理
D. 小组护理
E. 个案护理

3．环境、病床、床头柜的消毒处理原则为
    A．干式清扫，一床一套（巾），一桌一抹布，用后清洗
    B．湿式清扫，一床一套（巾），一桌一抹布，用后消毒
    C．干式清扫，一床一套（巾），一桌一抹布，用后消毒
    D．湿式清扫，同一患者用同一毛巾，先床后桌，用后清洗
    E．湿式清扫，一床一套（巾），一桌一抹布，用后清洗

4．行为的形成和发展阶段不包括
    A．自主发展阶段
    B．巩固发展阶段
    C．模仿发展阶段
    D．被动发展阶段
    E．主动发展阶段

5．解决"干什么"的问题是
    A．非程序化决策
    B．战术决策
    C．程序化决策
    D．确定型决策
    E．战略决策

6．健康教育诊断中，社会环境诊断指标不包括
    A．医疗卫生服务机构专业人员组成及设备条件
    B．人均年收入水平及人均住房面积
    C．卫生法规、政策的建立和执行情况
    D．目标人群生活环境的物理、经济、文化和疾病状况
    E．入学率、文盲率

7．做健康教育的调查研究时，不重要的是
    A．结果要有属实性
    B．问题要有易答性
    C．内容要有理论性
    D．抽样要有科学性
    E．内容要有针对性

8．把收集来的原始质量数据，按照一定的目的和要求加以分类整理，以分析质量问题及其影响因素的方法，称为
    A．控制图
    B．分层法
    C．排列图法
    D．因果分析图
    E．调查表法

9．医院对消毒、灭菌效果进行定期监测，灭菌合格率必须达到
    A．0.9
    B．0.999
    C．0.99
    D．1
    E．0.9999

10．时间管理的基本程序不包括
    A．实施
    B．计划
    C．监督
    D．评价
    E．评估

11．ICU的感染管理原则中不正确的是
    A．尽量采用介入性血流动力学监测
    B．限制家属探视及陪住
    C．拔除有创导管后做细菌培养
    D．严重创伤、感染及应用免疫抑制药的患者避免安排在同一房间
    E．病室定期消毒

12．建立传播关系需要的三个基本条件是
    A．契约关系、反馈和渠道
    B．传播者、受传者和反馈
    C．传播者、受传者和共同经验范围
    D．共同经验范围、反馈和契约关系
    E．传播者、渠道和受传者

13．洁净手术室应采用的最佳空气消毒方法是
    A．循环风紫外线空气消毒
    B．臭氧消毒
    C．紫外线消毒
    D．静电吸附式空气消毒

E．层流通风

14．有关 ICU 的感染管理，**错误**的是
    A．根据细菌培养和药敏试验选择抗生素
    B．限制家属探视和陪护
    C．提倡介入性监护方法
    D．严重创伤、感染的患者避免安排在同一房间
    E．病室定期消毒

15．为避免冲突激化，采取求同存异的处理方法称
    A．第三方仲裁
    B．和平共处
    C．转移目标
    D．妥协退让
    E．压制冲突

16．健康教育评价的目的**不包括**
    A．确定健康教育预期目标的实现
    B．确定健康教育计划的科学性和创新性
    C．确定健康教育计划的执行情况
    D．总结健康教育的成功与不足
    E．确定健康教育计划的先进性和合理性

17．咨询属于
    A．组织传播
    B．自我传播
    C．群体传播
    D．大众传播
    E．人际传播

18．卫生宣传的目标是
    A．提高保健技能
    B．协调相关部门单位，实现协调和协作
    C．向群众传播健康相关信息
    D．帮助人们建立健康的行为和生活方式
    E．解决社会动员、社会倡导问题

19．**不属于**医院感染的是
    A．在医院内获得出院后发生的感染
    B．新生儿经产道分娩时获得的感染
    C．入院时已处于潜伏期的感染

D．手术后输血造成的病毒感染
E．医院工作人员在医院内获得的感染

20．关于流行性出血热的叙述，最正确的是
    A．不可垂直传播
    B．人类和鼠类感染后易发病
    C．具有单一宿主性
    D．可通过食入被感染动物排泄物污染的食物感染
    E．主要病原体为柯萨奇病毒

21．两个人员协同工作发挥的作用可以达到 1 + 1 ＞ 2 的效果，体现了
    A．人力资源的流动性
    B．人力资源的可塑性
    C．人力资源的组合性
    D．人力资源闲置过程中的消耗性
    E．人的主观能动性

22．使用燃烧法对无菌持物钳进行消毒灭菌需要的时间是
    A．20 秒
    B．10 秒
    C．15 秒
    D．60 秒
    E．5 秒

23．对炭疽杆菌的繁殖体加热到 75℃，多长时间可死亡
    A．10 分钟
    B．2 分钟
    C．5 分钟
    D．15 分钟
    E．1 分钟

24．医院为提高医疗护理服务质量，
    A．积极化解工作中出现的医患矛盾
    B．学习不良事件报告制度和流程
    C．通过各种方式加强与患者的有效沟通
    D．为医务人员投保医疗保险
    E．教育员工加强工作责任心

25．属于革兰阴性杆菌的是

A. 白色念珠菌
B. 克雷伯杆菌
C. 金黄色葡萄球菌
D. 病毒
E. 曲霉菌

26. 人文地理、教育环境属于影响行为的
    A. 自然因素
    B. 基础因素
    C. 卫生服务因素
    D. 社会环境因素
    E. 遗传因素

27. 健康相关行为的最佳解释是
    A. 危害健康的行为
    B. 与健康和疾病有关的行为
    C. 促进健康的行为
    D. 与健康相关的行为
    E. 与疾病有关的行为

28. 戊型肝炎病毒的传播途径是
    A. 体液传播
    B. 接触传播
    C. 蚊叮咬传播
    D. 呼吸道传播
    E. 粪 - 口传播

29. 强调以患者为中心，由一位护士运用护理程序的工作方法，对其所管的患者从入院到出院提供连续的、全面的、整体的护理，这种护理组织方式属于
    A. 功能制护理
    B. 小组护理
    C. 个案护理
    D. 综合护理
    E. 责任制护理

30. 患者，男，55岁。直肠癌，行 Mile's 手术，预防抗生素使用正确的是
    A. 术中连续给予抗生素，以维持适当的血药浓度
    B. 术前应用万古霉素作为预防性用药
    C. 术前48小时静脉给予一次足量抗生素

D. 术后预防抗生素使用应大于72小时
E. 术前24小时给予不吸收的口服抗生素

31. 护理组织中最高层次的文化是
    A. 护理道德规范
    B. 护理专业形象
    C. 护理哲理
    D. 护理制度
    E. 护理环境

32. "计划工作必须始终坚持以目标为导向"，强调的是计划的
    A. 弹性原则
    B. 创新原则
    C. 可考核性原则
    D. 重点原则
    E. 系统性原则

33. 煮沸消毒时加入既能防锈又能提高沸点的药物是
    A. 亚硝酸钠
    B. 乳酸钠
    C. 碳酸氢钠
    D. 氢氧化钠
    E. 碳酸钠

34. 医院健康教育的意义不包括
    A. 降低医疗成本
    B. 减轻病痛
    C. 密切关注医患关系
    D. 消除患者及家属对疾病恐惧等不良情绪
    E. 提高患者医疗依从性

35. 某护士护理学院毕业十年，责任心及业务能力强。按照生命周期领导理论的观点，护士长对她的领导方式最好是
    A. 低工作、低关系
    B. 高工作、高关系
    C. 中工作、中关系
    D. 低工作、高关系
    E. 高工作、低关系

36. 某科室有些护士上班总是迟到，护士长为了

尊重自己的员工,一直采用不点名批评或个人谈话来强化科室的规章制度,但迟到的现象还是存在,该护士长应注意采取的有效训导方法是

    A. 对于反复发生的错误,要逐步加重处罚

    B. 对反复发生的错误要进行严厉批评

    C. 对于反复发生的错误要对事不对人

    D. 对于反复发生的错误处理要平等、客观

    E. 对于反复发生的错误要具体指明问题所在

37. 当发现对方不正确的言行或存在的问题时,最佳的否定性反馈技巧是

    A. 先肯定正确的方面,再直接指出存在问题或错误言行

    B. 肯定正确的言行,回避错误言行或问题

    C. 先直接指出存在问题或错误言行,再肯定正确的方面

    D. 先肯定正确的方面,再以建议的方式指出存在问题或错误言行

    E. 直接指出存在的问题或错误言行

38. 传播学家拉斯韦尔于1948年提出的"五因素传播模式"是

    A. 传播者、信息、传播媒介、受传者、反馈

    B. 传播者、受传者、信息、传播媒介、效果

    C. 传播者、信息、传播媒介、受传者、效果

    D. 传播者、受传者、信息、传播媒介、反馈

    E. 传播者、信息、受传者、效果、传播媒介

39. 在组织设计过程中,需要用职位说明书表达的是

    A. 人员配备

    B. 组织框架

    C. 工作关系

    D. 业务分工

    E. 组织目标

40. 关于双因素激励理论的描述,正确的是

    A. 员工的发展期望属于保健因素

    B. 激励因素又称为维持因素

    C. 缺乏激励就会引起员工不满

    D. 激励因素与员工的工作本身有关

    E. 保健因素对员工也有激励作用

41. 属于高效消毒剂的是

    A. 乙醇

    B. 碘伏

    C. 过氧化氢

    D. 洗必泰

    E. 季胺盐类

42. 化学消毒剂灭菌效果生物监测应每季度1次,其细菌含量必须小于

    A. 400CFU/ml

    B. 200CFU/ml

    C. 300CFU/ml

    D. 500CFU/ml

    E. 100CFU/ml

43. 关于质量与质量管理的相关描述,正确的是

    A. 质量保证侧重于内部管理

    B. 质量管理的职责是制定质量方针

    C. 质量主要是指过程质量

    D. 质量管理是管理者的职责

    E. 质量控制注重质量监测

44. 沟通的过程不包括

    A. 解码

    B. 传递信息

    C. 接收

    D. 反馈

    E. 编码

45. 某医院设置了院长、护理部、医务科、内科、外科等,该医院的组织结构属于

    A. 矩阵结构

    B. 分部型结构

    C. 职能型结构

    D. 直线型结构

    E. 直线职能型结构

46. 护理质量管理标准化的表现形式**不包括**
    A. 系列化
    B. 规格化
    C. 目标化
    D. 规范化
    E. 统一化

47. 属于根据控制内容的覆盖面不同采取的控制措施的是
    A. 直接控制
    B. 过程控制
    C. 专题控制
    D. 预防控制
    E. 质量控制

48. 有效沟通原则**不包括**
    A. 避免使用非正式沟通的原则
    B. 信息明确原则
    C. 及时的原则
    D. 组织结构完整性的原则
    E. 目的明确和事先计划原则

49. 关于健康教育的叙述**不正确**的是
    A. 健康教育是一门知识，也是一门技术，更是一门科学
    B. 健康教育的工作重点是传播卫生知识
    C. 健康教育是健康知识与健康行为之间的桥梁
    D. 健康教育与卫生宣传有着重要区别
    E. 健康教育的工作目标是行为改变

50. 取用无菌溶液时，**不必要**的检查是
    A. 检查药品说明书
    B. 检查瓶盖有无松动
    C. 检查有效期
    D. 检查溶液质量
    E. 检查药名、浓度

51. **违反**护理操作工作制度及操作规程的做法是
    A. 严格执行交接班制度
    B. 值班医生不在，护士根据经验自行开药
    C. 严格执行查对制度
    D. 严格执行无菌操作

E. 加压输液时守护患者

52. 关于抗菌药物的管理，**错误**的是
    A. 病因未明的严重感染可联合使用抗生素
    B. 合理使用抗感染药物
    C. 有针对性地选择一种抗生素治疗感染，避免无指征的联合用药
    D. 预防性抗生素的应用应为 72 小时
    E. 实行分级管理

53. 护理健康教育学的产生，在护理工作中实现的四个重要突破**不包括**
    A. 护理程序
    B. 护理领域
    C. 护理模式
    D. 护理工作性质
    E. 护理理念

54. 用 25 ～ 500mg/L 有效氯浸泡消毒甲肝患者衣物、餐具等物品，正确的浸泡时间是
    A. 20 分钟
    B. 10 分钟
    C. 15 分钟
    D. 30 分钟
    E. 5 分钟

55. 属于权力性影响力的是
    A. 职务
    B. 知识
    C. 感情
    D. 能力
    E. 人格

56. 有关浪费时间的原因，属于内在因素的是
    A. 无效沟通
    B. 信息不够丰富
    C. 未能恰当授权
    D. 过多的社交活动
    E. 缺乏反馈

57. 糖尿病患者在学习胰岛素注射技术过程中，多采用
    A. 正性强化

B．有意模仿

C．强迫模仿

D．负性强化

E．无意模仿

58．不属于医院感染的是

　　A．新生儿经母体产道时获得的感染

　　B．皮肤黏膜开放性伤口，虽无炎症表现，但存在细菌定植

　　C．医务人员在医院工作时获得的感染

　　D．由于诊疗措施激活的潜在性感染

　　E．无明确潜伏期，入院48小时后发生的感染

59．不能达到高效消毒效果的是

　　A．戊二醛

　　B．紫外线

　　C．微波炉

　　D．氯己定

　　E．煮沸

60．某护士在传染病房工作，自我防护措施不正确的是

　　A．为患者进行特殊口腔护理时佩戴护目镜

　　B．避免直接接触患者体液

　　C．若被针头刺伤，首选用大量清水冲洗伤口

　　D．定期进行身体检查

　　E．操作前后洗手

61．发生医院感染危险性相对最低的人群是

　　A．免疫功能低下的患者

　　B．新生儿

　　C．择期手术的患者

　　D．卧床患者

　　E．长期住院患者

62．授权最根本的准则是

　　A．公平竞争

　　B．监督控制

　　C．权责对等

　　D．视能授权

　　E．合理合法

63．当手被传染病患者的体液污染时应采用的洗手方法是

　　A．先将手用消毒剂搓洗2分钟，再洗手

　　B．用肥皂水浸泡双手

　　C．先洗手，再用消毒剂搓洗2分钟

　　D．外科洗手消毒法

　　E．反复洗手

64．属于低可变性行为的是

　　A．深深植根于传统生活方式中的行为

　　B．与文化传统关系不大的行为

　　C．社会不赞成的行为

　　D．已有成功改变实例的行为

　　E．正处在发展时期或刚形成的行为

65．护理人员数量与结构设置的主要依据是

　　A．满足患者护理需要原则

　　B．优化组合原则

　　C．经济效能原则

　　D．动态调整原则

　　E．合理结构原则

66．弹性原则主要反映了现代管理原理中的

　　A．效益原理

　　B．人本原理

　　C．动态原理

　　D．平衡原理

　　E．系统原理

67．对"知信行"模式最佳的解释为

　　A．更新知识、转换信念、产生行为

　　B．获取知识、产生信念、形成行为

　　C．积累知识、改变信念、转变行为

　　D．扩展知识、更新信念、规范行为

　　E．强化知识、转变信念、改变行为

68．根据格林模式，一个人的知识、信念及价值观属于影响行为的

　　A．促成因素

　　B．环境因素

　　C．倾向因素

　　D．强化因素

　　E．遗传因素

69. <u>不属于</u>目标管理特点的是
   A. 强调自我评价
   B. 强调重视成果
   C. 强调知识更新
   D. 强调员工参与
   E. 强调自我管理

70. <u>不能杀灭细菌芽胞</u>的化学消毒剂是
   A. 碘酊
   B. 过氧乙酸
   C. 戊二醛
   D. 甲醛
   E. 环氧乙烷

71. 健康传播的目的是受传者在接受信息后能发生系列改变，这些改变<u>不包括</u>
   A. 情感
   B. 态度
   C. 行为
   D. 知识
   E. 群体的知识

72. 除呼吸道传播外，结核病常见的传播途径还有
   A. 性传播
   B. 消化道传播
   C. 皮肤接触传播
   D. 血液传播
   E. 泌尿传播

73. 健康教育中，患者学习的技能目标是
   A. 能确定
   B. 能讨论
   C. 能证明
   D. 能利用
   E. 能鉴别

74. 根据健康教育诊断，<u>不属于</u>高可变性行为的是
   A. 与生活传统不相关的行为
   B. 正处在发展时期的行为
   C. 与文化传统不相关的行为
   D. 与生活方式及风俗习惯不密切的行为

   E. 社会不赞成的行为

75. 人际关系学说的提出者是
   A. 法约尔
   B. 韦伯
   C. 库尔特·卢因
   D. 梅奥
   E. 麦格雷戈

76. 耐甲氧西林金黄色葡萄球菌的英文简称是
   A. ESBL
   B. MRSA
   C. MRSE
   D. AmpC
   E. VRE

77. 人际传播的主要形式是
   A. 交叉型的传播
   B. 面对面的传播
   C. 循环型的传播
   D. 多元型的传播
   E. 直线型的传播

78. 引起内源性感染的病原体是来自
   A. 由探视人员带到院内的病菌
   B. 患者体内或体表的正常菌群或条件致病菌
   C. 医院内工作人员携带的病菌
   D. 感染部位分离出的致病菌
   E. 医院自身环境中存在的致病菌

79. 体现护理质量标准结构中，环节质量的内容是
   A. 环境质量
   B. 压疮发生率
   C. 规章制度
   D. 人员配备
   E. 执行医嘱

80. 属于沟通的接收者原因导致沟通障碍的是
   A. 过度加工
   B. 言行不当
   C. 目的不明

D. 口齿不清

E. 表达模糊

81. 为完成组织目标而制定的具体行动方案称为
    A. 战略决策
    B. 非程序化决策
    C. 确定型决策
    D. 战术决策
    E. 程序化决策

82. 梅毒苍白螺旋体的抵抗力特点正确的是
    A. 对干燥不敏感
    B. 对寒冷抵抗力较强
    C. 对消毒剂不敏感
    D. 对热不敏感
    E. 对外界环境抵抗力强

83. 以社会关系为基础，不受组织的监督，自由选择沟通渠道的沟通方式为
    A. 正式沟通
    B. 非正式沟通
    C. 横向沟通
    D. 全通道式沟通
    E. 垂直沟通

84. 置于无菌贮槽中的灭菌物品（棉球、纱布等）一经打开，使用时间最长不得超过
    A. 4 天
    B. 48 小时
    C. 72 小时
    D. 7 天
    E. 24 小时

85. 医院感染常见的细菌中，在 ICU 最常见的条件致病菌的是
    A. 克雷伯杆菌
    B. 铜绿假单胞菌
    C. 大肠埃希菌
    D. 肺炎链球菌
    E. 金黄色葡萄球菌

二、以下提供若干组考题，每组考题共同在考题前列出的 A、B、C、D、E 五个备选答案。

请从中选择一个与考题关系最密切的答案，并在答题卡上将相应字母所属的方框涂黑。每个备选答案可能被选择一次，多次或不被选择。

（86－88 题共用备选答案）
    A. 7 天
    B. 24 小时
    C. 3 天
    D. 14 天
    E. 4 小时

86. 无菌盘铺好后，未使用，可保存的有效期为
87. 压力蒸汽灭菌后的无菌物品，其有效保存期是
88. 已打开过的无菌治疗巾包，无污染，可继续使用的有效期为

（89－92 题共用备选答案）
    A. 组织传播
    B. 社区传播
    C. 大众传播
    D. 自我传播
    E. 人际传播

89. 个体之间相互沟通的传播活动称为
90. 人内传播又称
91. 已发展成为一个独立研究领域，即公共关系学的传播活动是
92. 按照传播规模，不属于人类传播活动的是

（93－94 题共用备选答案）
    A. 鼠咬或蚊虫叮咬
    B. 血液传播
    C. 呼吸道传播
    D. 共用浴具
    E. 粪 - 口传播

93. 艾滋病的传播途径有
94. 甲肝的主要传播途径有

（95－96 题共用备选答案）
    A. 必须完成的目标
    B. 最重要的目标
    C. 较重要的目标
    D. 很想完成的目标
    E. 不太重要的目标

95. 管理学家莱金提出的 ABC 时间管理方法中，B 级目标是

96. 美国管理学家莱金提出的 ABC 时间管理方法中，C 级目标是指

（97-98 题共用备选答案）
    A. 紫外线消毒
    B. 过氧化氢溶液熏蒸
    C. 环氧乙烷灭菌
    D. 氯胺溶液浸泡
    E. 过氧乙酸溶液浸泡

97. 光学仪器的消毒灭菌最好用

98. 毛织品被肝炎患者用后最好用

（99-100 题共用备选答案）
    A. 目标控制
    B. 预算控制
    C. 进度控制
    D. 反馈控制
    E. 质量控制

99. 把被控系统的执行结果与预期的目标及标准进行对照检查，从而发现问题，采取纠偏措施。此方法属于

100. 对工作在时间上进行控制，使各项工作能有节奏地进行是

专业知识

一、以下每一道考题下面有 A、B、C、D、E 五个备选答案，请从中选择一个最佳答案。并在答题卡上将相应题号的相应字母所属的方框涂黑。

1. 患者，男，36 岁。因反复不明原因的高热，鼻出血，胸骨下疼痛 1 周而急诊入院。检查：面色苍白，皮肤多处瘀斑，肝肋下 3 指；白细胞 $120 \times 10^9/L$，血红蛋白 90g/L，骨髓象增生活跃，主要为原始和早期幼稚细胞。该患者最可能的判断是
    A. 慢性淋巴细胞性白血病
    B. 急性白血病
    C. 再生障碍性贫血
    D. 血友病
    E. 缺铁性贫血

2. 小儿生长发育遵循的规律是
    A. 由近到远，由高级到低级
    B. 由远到近，由高级到低级
    C. 由下到上，由细到粗
    D. 由上到下，由粗到细
    E. 由下到上，由粗到细

3. 前列腺增生尿潴留后，尿液从尿道口溢出，称为
    A. 痉挛性尿失禁
    B. 神经性尿失禁
    C. 充溢性尿失禁
    D. 松弛性尿失禁
    E. 压力性尿失禁

4. 低渗性脱水时，体液的容量变化特点为
    A. 细胞外液、内液按比例减少
    B. 细胞外液轻度减少，细胞内液显著减少
    C. 细胞外液显著减少，细胞内液轻度减少
    D. 细胞外液正常，细胞内液减少
    E. 细胞外液轻度减少，细胞内液正常

5. 系统性红斑狼疮最易受累的内脏器官为
    A. 肾
    B. 心
    C. 肺
    D. 肝
    E. 脾

6. 关于理想的分娩镇痛要求，错误的是
    A. 易于给药、起效快，满足整个产程镇痛需求
    B. 避免运动阻滞，不影响宫缩

C. 产妇清醒，能协作

D. 产程延长

E. 对母婴影响小

7. 由于遗传因素所致的贫血性疾病是

    A. 巨幼细胞性贫血

    B. 海洋性贫血

    C. 再生障碍性贫血

    D. 缺铁性贫血

    E. 溶血性贫血

8. 先兆子宫破裂与重型胎盘早剥所共有的临床表现是

    A. 子宫大于妊娠周数

    B. 排尿困难

    C. 脐部有环状凹陷

    D. 剧烈腹痛

    E. 大量阴道出血

9. 患儿，男，生后 2 天。因眼距宽，耳廓小等特殊面容及肌张力低，疑为 21- 三体综合征，为明确诊断，有诊断价值的辅助检查是

    A. 骨龄测定

    B. 核磁共振

    C. 胸部 X 线

    D. 染色体分析

    E. 多普勒超声

10. 围手术期是指

    A. 从手术结束到手术后痊愈出院

    B. 从手术开始到手术后痊愈出院

    C. 从患者进入外科病房到手术结束

    D. 从手术开始到手术结束

    E. 从确定手术治疗起到与手术有关的治疗结束

11. 人体最大实质性器官是

    A. 脾

    B. 肾

    C. 肝

    D. 脑

    E. 肺

12. 化脓性关节炎好发部位为

    A. 膝关节和踝关节

    B. 髋关节和踝关节

    C. 髋关节和膝关节

    D. 肘关节和腕关节

    E. 肩关节和肘关节

13. 急性心肌梗死发生时，与心绞痛发作相同的表现是

    A. 疼痛发生时的伴随表现

    B. 缓解疼痛的方法

    C. 疼痛的诱因

    D. 疼痛的部位

    E. 疼痛的持续时间

14. 诊断小儿营养不良，有意义的辅助检查是

    A. 胰岛素样生长因子 1（IGF-1）水平下降

    B. 各种电解质、维生素及微量元素缺乏

    C. 多种血清酶活性降低

    D. 生长激素分泌增多

    E. 血浆胆固醇水平降低

15. 急性心肌梗死患者突然发生面部青紫，呼吸困难，神志不清，脉搏消失，应首选的抢救措施是

    A. 体外心脏按压、人工呼吸

    B. 肌注肾上腺素

    C. 气管插管

    D. 心电监护

    E. 静脉注射西地兰

16. 腹膜的功能<u>不包括</u>

    A. 吸收

    B. 增生

    C. 修复

    D. 润滑

    E. 防御

17. 初产妇剖宫产后第 10 天，母乳喂养，双乳不胀，新生儿吸吮双乳后仍哭闹不安而加代乳品，对该产妇的处理，错误的是

    A. 用吸奶器吸乳

    B. 增加新生儿吸吮次数

C．增加睡眠时间
D．催乳饮催乳
E．调节饮食

18．不属于急性胰腺炎术后常见的并发症
A．急性肾衰
B．脾肿大
C．肠瘘
D．出血
E．胰瘘

19．新生儿化脓性脑膜炎最常见的致病菌是
A．链球菌
B．大肠埃希菌
C．流感嗜血杆菌
D．脑膜炎双球菌
E．肺炎链球菌

20．甲状腺功能亢进症患者服用抗甲状腺药物出现发热、咽痛等症状，应警惕患者可能发生
A．肾脏损害
B．肝脏损害
C．粒细胞缺乏
D．药物过敏
E．药物热

21．患儿，8个月。突然剧烈哭闹不安，屈膝缩腹，面色苍白。出汗、拒食，持续约数分钟后安静，间隙10～20分钟又反复发作。该患儿可能是
A．阑尾炎
B．坏死性小肠结肠炎
C．先天性巨结肠
D．急性肠套叠
E．肠炎

22．营养性缺铁性贫铁剂治疗需应用至
A．血红蛋白量恢复正常后再继续用药2月
B．血红蛋白量恢复正常后再继续用药1月
C．网织红细胞上升
D．症状消失
E．血红蛋白量恢复正常

23．一患儿，诊断为肺结核，服用异烟肼药物治

疗，应每月检查的项目是
A．血尿酸
B．视力、视野
C．肝功能
D．前庭和听力功能
E．血尿素氮

24．糖尿病酮症酸中毒的常见诱因不包括
A．精神刺激
B．手术
C．外伤
D．胰岛素治疗过量
E．感染

25．护士行洗胃治疗时，禁用于敌百虫中毒患者的溶液是
A．碳酸氢钠溶液
B．高锰酸钾液
C．温开水
D．1%盐水
E．硫酸铜溶液

26．急性支气管炎主要的临床表现是
A．咳嗽为主，初为干咳，后有痰
B．听诊有固定的细湿啰音
C．肺部叩诊呈实音
D．气促和发绀
E．吸气性呼吸困难

27．年龄较大不需要再生育的妇女，发生子宫Ⅲ度脱垂并发阴道前后壁膨出，最有效的治疗方法是
A．经阴道全子宫切除术＋阴道前后壁修补术
B．宫颈切除术＋前后壁修补术
C．经阴道全子宫切除术
D．应用子宫托
E．阴道前后壁修补术

28．ⅠB～ⅡA期的宫颈癌患者，宜采用的手术方法是
A．全宫加双附件切除术加盆腔淋巴结清扫术

B. 宫颈癌根治术加盆腔淋巴结清扫术
C. 全宫加单侧附件切除术
D. 宫颈锥切术
E. 宫颈癌根治术

29. 患者,男,67岁。高血压脑出血,颅内压增高,提示患者存在小脑幕切迹疝的表现是
A. 四肢瘫痪
B. 病变对侧肢体瘫痪
C. 病变同侧肢体瘫痪、对侧瞳孔变化
D. 病变对侧上肢瘫痪同侧下肢瘫痪
E. 病变同侧瞳孔变化和双下肢瘫痪

30. 原发性肝癌患者突然出现腹部剧痛、休克、腹膜刺激征,最可能并发了
A. 急性梗阻性胆囊炎
B. 肝癌结节破裂
C. 门静脉血栓形成
D. 原发性腹膜炎
E. 继发性腹膜炎

31. 前置胎盘的正确处理方法是
A. 妊娠不足36周,胎儿体重小于2300g,阴道流血量多,采用期待疗法
B. 有出血性休克,立即终止妊娠
C. 阴道检查了解宫口开大情况
D. 有阴道出血立即终止妊娠
E. 肛查了解宫口开大情况

32. 患者承认自己患癌后,表现出恐慌、哭泣、悲哀、愤怒和不满等情绪,该患者心理反应处于
A. 接受期
B. 抑郁期
C. 磋商期
D. 震惊否认期
E. 愤怒期

33. 外阴阴道假丝酵母菌病好发的人群,不包括
A. 孕妇
B. 长期使用地塞米松者
C. 长期服用孕激素者
D. 长期应用广谱抗生素者
E. 糖尿病患者

34. 急性胆囊炎患者不可能出现
A. 畏寒、发热
B. 麦氏点压痛
C. 墨菲征阳性
D. 右上腹压痛
E. 右上腹腹肌紧张

35. 关于新生儿病理性黄疸的特点,正确的说法是
A. 足月儿黄疸持续时间不超过2周
B. 足月儿血清结合胆红素＞15mg/dl
C. 患儿一般情况良好
D. 生后2～3天出现
E. 生后5～7天最明显

36. 急性肾炎患儿出现严重循环充血,首选的治疗药物是
A. 卡托普利
B. 链霉素
C. 利血平
D. 地塞米松
E. 呋塞米

37. 肺结核患者的呼吸道护理中,不正确的是
A. 出现咯血时,应绝对卧床休息,并预防窒息
B. 鼓励健侧卧位,促进愈合
C. 痰液多者,采用体位引流
D. 指导深呼吸,有效咳嗽、咳痰
E. 痰液黏稠者,予以雾化吸入

38. 糖尿病最常见的神经病变是
A. 颅神经病变
B. 脊髓病变
C. 周围神经病变
D. 植物神经病变
E. 神经根病变

39. 慢性支气管炎急性发作患者最首要的治疗是
A. 抗过敏
B. 抗感染
C. 平喘
D. 镇咳

E．祛痰

40．心力衰竭的主要表现**不包括**
  A．心脏杂音
  B．尿少、水肿
  C．肝脏短时间内增大
  D．心率明显加快
  E．烦躁不安、呼吸困难、青紫突然加重

41．初始血尿提示出血部位在
  A．膀胱以上
  B．膀胱
  C．输尿管
  D．尿道
  E．肾脏

42．女性生殖系统恶性肿瘤中死亡率最高的是
  A．子宫内膜癌
  B．输卵管癌
  C．宫颈癌
  D．外阴癌
  E．卵巢癌

43．患者，女，17岁。患1型糖尿病5年，长期使用胰岛素治疗。近日学校体能测试，加大了运动量，患者出现心悸、出汗、头晕、手抖、饥饿感。首先应考虑患者是
  A．过度劳累
  B．饮食不足
  C．心源性晕厥
  D．低血糖反应
  E．运动过量

44．慢性肾功能衰竭患者早期常出现
  A．头晕、心慌
  B．食欲缺乏、恶心、呕吐
  C．心前区疼痛
  D．血压升高
  E．呼吸困难

45．无排卵性异常子宫出血最常见的症状是
  A．不规则子宫出血
  B．周期缩短

C．贫血
D．腹痛
E．不孕

46．内痔的早期症状是
  A．黏液便
  B．便后疼痛
  C．无痛性鲜血便
  D．痔块脱出
  E．便秘

47．关于胎儿宫内窘迫的护理，**不正确**的是
  A．连续测定 E_3
  B．适时终止妊娠
  C．密切胎心监护
  D．吸氧
  E．孕妇取左侧卧位

48．小儿惊厥首要的治疗原则是
  A．针刺疗法
  B．对症治疗
  C．支持疗法
  D．钙剂治疗
  E．控制惊厥

49．生长激素缺乏症替代治疗的药物是
  A．苯丙酸诺龙
  B．生长激素
  C．性激素
  D．睾酮
  E．康力龙

50．脑血栓形成的前驱症状有
  A．耳鸣
  B．胸闷
  C．头痛、头晕、肢体麻木
  D．视力减退
  E．平衡失调

51．需及时到医院就诊，注射破伤风抗毒素的**不包括**
  A．被犬类咬伤
  B．木头刺伤，但伤口深

C. 烧伤

D. 生锈的铁钉刺伤

E. 开放性骨折

52. 胰头癌的突出临床表现是

A. 腹水

B. 上腹固定肿块

C. 胆囊肿大

D. 梗阻性黄疸

E. 上腹部不适

53. 诊断癫痫的主要依据是

A. 病史和脑电图

B. 脑脊液检查

C. 脑 CT、MRI

D. 体格检查

E. 头颅 X 线摄片

54. 维生素 D 缺乏性佝偻病的骨骼改变不包括

A. 小头畸形

B. 方颅或鞍形颅

C. 胸骨突出

D. 颅骨软化

E. 前囟闭合延迟

55. 患者，男，40 岁。突感剧烈头痛，呕吐。神志清，血压为 140/90mmHg，脑膜刺激征阳性，脑脊液呈均匀血性。首先考虑

A. 短暂性脑缺血发作

B. 蛛网膜下腔出血

C. 动脉硬化性脑栓塞

D. 高血压性脑出血

E. 脑栓塞

56. 肌肉收缩可引起关节活动，但不能抬起，属哪级肌力

A. 4 级

B. 3 级

C. 2 级

D. 0 级

E. 1 级

57. 某产妇，G_1P_0，孕 20 周，产前检查时询问

胎心的正常值范围，护士告知正确的范围应是

A. 160 ~ 180 次 / 分

B. 110 ~ 160 次 / 分

C. 110 ~ 140 次 / 分

D. 80 ~ 100 次 / 分

E. 100 ~ 110 次 / 分

58. 皮肤牵引重量一般不能大于

A. 5 ~ 6kg

B. 4 ~ 5kg

C. 3 ~ 4kg

D. 1 ~ 2kg

E. 2 ~ 3kg

59. 预防全身麻醉后误吸的重要措施是

A. 术前放置胃管

B. 术前 12 小时禁食，4 小时禁水

C. 选择静脉麻醉

D. 手术日清晨进流食

E. 手术前用药选择氯丙嗪

60. 宫内节育器正确的放置时间不包括

A. 哺乳期排除早孕者

B. 人工流产术后宫颈长度小于 10cm 者

C. 产后 42 天

D. 月经干净后第 1 天

E. 剖宫产术后半年

61. 与 Billroth Ⅱ式术后完全性输入袢梗阻的典型症状不相符的是

A. 呕吐后症状不缓解

B. 呕吐量少

C. 频繁呕吐

D. 呕吐物为食物和胆汁

E. 突发上腹部剧痛

62. 产后肾盂肾炎感染途径主要是

A. 直接蔓延

B. 血循环播散

C. 淋巴系统蔓延

D. 上行性感染

E. 邻近器官蔓延

63. 特发性血小板减少性紫癜首选的治疗方法为
    A. 应用免疫抑制药
    B. 应用止血药
    C. 定期输注浓缩的血小板悬液
    D. 应用肾上腺糖皮质激素
    E. 行脾脏切除手术

64. 影响血运的股骨颈骨折为
    A. 经颈型和基底型
    B. 头下型和经颈型
    C. 基底型
    D. 头下型
    E. 经颈型

65. 不属于肠内营养禁忌证的是
    A. 严重肠道炎症
    B. 休克
    C. 胃肠道有活动性出血
    D. 肠道梗阻
    E. 食管癌术后 3 天

66. 漏斗骨盆特点不包括
    A. 耻骨弓角度小于 90°
    B. 坐骨结节间径小于 8cm
    C. 坐骨棘间径小于 10cm
    D. 入口平面各径线缩短
    E. 中骨盆及出口平面狭窄

67. 成人呼吸窘迫综合征初期的主要表现是
    A. 呼吸音明显减弱
    B. 肺部满布管状啰音
    C. 呼吸加快、呼吸有窘迫感
    D. 意识障碍
    E. 皮肤明显发绀

68. 乳腺癌最常见的部位是
    A. 外下象限
    B. 内上象限
    C. 外上象限
    D. 乳头及乳晕
    E. 内下象限

69. 患者，女，27 岁。产后哺乳 3 周，感觉左

乳胀痛 1 周，局部胀痛性水肿块，中心有波动感，伴寒战、高热；患侧腋窝淋巴结肿大，白细胞计数明显增多，最有效的治疗方法是
    A. 及时切开引流
    B. 及时排空乳汁
    C. 应用大剂量抗生素
    D. 停止哺乳
    E. 局部热敷

70. 患者，女，31 岁。发热后伴随心悸，自数脉率为 126 次／分，节律规整。此时患者最可能发生的心律失常是
    A. 病态窦房结综合征
    B. 心房颤动
    C. 室性期前收缩
    D. 窦性心动过速
    E. 阵发性心动过速

二、以下提供若干个案例，每个案例下设若干个考题。请根据各考题题干所提供的信息，在每题下面的 A、B、C、D、E 五个备选答案中选择一个最佳答案，并在答题卡上将相应字母所属的方框涂黑。

（71－73 题共用题干）

患者，男，38 岁。黑色软便 2 天，上腹隐痛伴反酸就诊。查体：心率 86 次／分，血压正常，腹部轻压痛，无反跳痛。经胃镜检查，诊断为十二指肠球部溃疡出血。

71. 问题 1：治疗出血最为合适的方法是
    A. 减轻工作
    B. 补充营养
    C. 抗酸药
    D. 控制饮食
    E. 止血药

72. 问题 2：治疗过程中，患者突然呕血约 1500ml，伴柏油样大便，查体：血压 75/50mmHg，心率 120 次／分，此时主要的治疗措施是
    A. 保护胃黏膜药
    B. 继续服用抗酸药

C. 应用止血药物

D. 补充电解质

E. 补充血容量

73. 问题3：经积极治疗后失血性休克被纠正，患者幽门螺杆菌阳性，进一步的治疗是

A. 以质子泵抑制剂为基础的三联疗法

B. 继续补液对症治疗

C. 促进胃肠蠕动

D. 应用消化酶

E. 抑制胃酸分泌

（74－75题共用题干）

患者，男，40岁。在炼钢炉前工作2小时后，突然感到头痛，全身乏力，发热但无汗，继而神志模糊，呼之无应答，测体温为41℃。

74. 问题1：患者中暑的类型属于

A. 热衰竭

B. 热痉挛

C. 日射病

D. 轻度中暑

E. 热射病

75. 问题2：首要的护理措施是

A. 纠正酸中毒

B. 给含盐饮料

C. 注射氯丙嗪

D. 降温

E. 补液

（76－77题共用题干）

患者，女，48岁。左侧乳房出现无痛性肿块，边界不清，质地硬，直径为4cm，同侧腋窝2个淋巴结肿大，诊断为乳癌。

76. 问题1：患者目前按临床分期，应为

A. Ⅳ期

B. Ⅲ期

C. Ⅱ期

D. 0期

E. Ⅰ期

77. 问题2：患者拟行手术治疗，术前需备皮的范围是

A. 胸部，双上臂

B. 胸部，双侧腋下

C. 胸部，同侧腋下及上臂

D. 胸部，同侧腋下及颈部

E. 胸部，同侧腋下

（78－80题共用题干）

患者，男，60岁。痰中带血丝3个月，渐消瘦，体弱。胸片示右肺门阴影增大及右肺中叶模糊阴影，抗生素疗效差。

78. 问题1：最可能的诊断是

A. 肺脓肿

B. 浸润性肺结核

C. 肺癌

D. 肺门淋巴结结核

E. 支原体肺炎

79. 问题2：当患者咳嗽，咯痰时，要特别注意

A. 痰的量

B. 痰的颜色

C. 痰的气味

D. 痰的性质

E. 留痰送检

80. 问题3：对该患者的护理，错误的是

A. 预防交叉感染

B. 保持口腔清洁

C. 控制水量摄入

D. 保持室内湿度

E. 急性期卧床休息

（81－82题共用题干）

某孕妇，27岁。妊娠37周，半月前自觉疲乏无力，继之发现全身皮肤发黄，日渐加重，皮肤微痒，胎动正常。查体：血压160/100mmHg，尿蛋白（++），血胆红素175μmol/L，ALT 290U，血小板80×10^9/L。胎位、胎心正常。

81. 问题1：该患者最可能的诊断是

A. 妊娠期高血压疾病肝损害

B. 妊娠合并胆汁淤积症

C. 妊娠期急性脂肪肝

D. 急性黄疸性肝炎

E. 重症肝炎

82. 问题2：最恰当的处理措施是

A. 剖宫产

B. 静滴缩宫素，加速产程

C. 人工破膜，加速产程进展

D. 静滴硫酸镁，抑制宫缩

E. 严密观察产程，期待自然分娩

（83－85题共用题干）

患者，42岁。停经10周，阴道流血2天。子宫如13周妊娠大小。β-HCG＞100 000U/L。超声检查示：宫腔内为落雪状回声，卵巢囊肿12cm。

83. 问题1：最可能的诊断是

A. 异位妊娠

B. 绒癌

C. 侵蚀性葡萄胎

D. 先兆流产

E. 葡萄胎

84. 问题2：该病清宫后，血β-HCG稳定下降，首次降至正常的平均时间为

A. 15周

B. 12周

C. 9周

D. 3周

E. 6周

85. 问题3：该病恶变的高危因素<u>不包括</u>

A. 已有阴道流血

B. 卵巢黄素化囊肿大于6cm

C. 年龄大于40岁

D. β-hCG＞100 000U/L

E. 子宫明显大于孕周

（86－88题共用题干）

患儿，男，3月。体重5.5kg，精神好，食欲正常，出生后不久开始腹泻，每天4～6次。

86. 问题1：该患儿可能的诊断是

A. 慢性腹泻

B. 迁延性腹泻

C. 生理性腹泻

D. 重型腹泻

E. 轻型腹泻

87. 问题2：对患儿的正确处理是

A. 不需作任何特殊处理

B. 静脉补液

C. 口服补液

D. 给予抗生素治疗

E. 给抗病毒治疗

88. 问题3：因多日腹泻，患儿臀部皮肤开始出现潮红，局部清洁后应涂抹

A. 爽身粉

B. 百多邦抗生素软膏

C. 1% 龙胆紫

D. 鞣酸软膏

E. 碘伏

（89－90题共用题干）

患儿，女，6岁。因高热，头痛1天，呕吐2次，伴左侧腮部胀痛来诊。就诊当天右侧腮部也开始胀痛，肿胀中心位于耳垂，咀嚼时加重。诊断为流行性腮腺炎。

89. 问题1：关于其传染期描述，正确的是

A. 自腮腺肿大前24小时至消肿后5天

B. 自腮腺肿大前24小时至消肿后2天

C. 自腮腺肿大前24小时至完全消肿

D. 自腮腺肿大前12小时至消肿后2天

E. 自腮腺肿大前12小时至消肿后3天

90. 问题2：关于其病理变化，<u>错误</u>的是

A. 腺泡坏死

B. 化脓性炎症

C. 淋巴细胞浸润

D. 间质水肿

E. 点状出血

三、以下提供若干组考题，每组考题共同

在考题前列出的 A、B、C、D、E 五个备选答案。请从中选择一个与考题关系最密切的答案，并在答题卡上将相应字母所属的方框涂黑。每个备选答案可能被选择一次，多次或不被选择。

（91－92 题共用备选答案）

    A．搏动性疼痛

    B．持续性剧痛

    C．持续性疼痛阵发性加剧

    D．阵发性疼痛

    E．持续性隐痛

91．肠套叠早期的腹痛性质是

92．胃溃疡急性穿孔的疼痛性质是

（93－95 题共用备选答案）

    A．呼吸困难

    B．心电图示 T 波高尖

    C．严重出血、渗血、休克

    D．血液不易抽出，血液易凝固

    E．皮肤、注射部位出血

93．DIC 高凝期出现

94．DIC 纤溶期出现

95．DIC 消耗性低凝期出现

（96－97 题共用备选答案）

    A．出生后 2～3 周

    B．出生后 10～14 天

    C．出生后 7～10 天

    D．出生后 2～3 天

    E．出生后 3～7 天

96．新生儿恢复到出生时体重的时间为

97．新生儿生理性黄疸开始出现的时间为

（98－100 题共用备选答案）

    A．安静时有喉鸣及呼吸困难，听诊可闻及喉传导音，心率 120～140 次/分

    B．昏睡，衰竭状态，面色苍白，肺部呼吸音几乎消失，心律不齐

    C．除安静时有喉鸣及呼吸困难外，伴烦躁，发绀，心音低钝，心率 140～160 次/分

    D．有发热、咽部充血，声音嘶哑，犬吠样咳嗽

    E．仅活动后出现吸气性喉鸣和呼吸困难，心率无改变

98．属于 II 度喉梗阻的是

99．属于 III 度喉梗阻的是

100．属于 IV 度喉梗阻的是

专业实践能力

一、以下每一道考题下面有 A、B、C、D、E 五个备选答案，请从中选择一个最佳答案。并在答题卡上将相应题号的相应字母所属的方框涂黑。

1．长、短效胰岛素混合使用时，必须先抽取短效胰岛素，为防止

    A．降低中效胰岛素的效价

    B．丧失短效胰岛素的速效特性

    C．发生不良反应

    D．发生中和反应

    E．加速胰岛素降解

2．急性肾小球肾炎患者可做一些轻体力活动的指征不包括

    A．肉眼血尿消失

    B．水肿消退

    C．尿常规基本正常

    D．血压平稳

    E．血红蛋白正常

3．患者，女，50 岁。因胰头癌致阻塞性黄疸，皮肤瘙痒，肝功能异常，准备行 Whipple 术，术前应注射

    A．维生素 K

    B．抗生素

    C．微量元素

    D．抑酸剂

E. 维生素 B

4. 初产妇，27 岁。孕 39^{+5} 周，已临产，宫口开大 4cm，胎头已衔接。现子宫收缩乏力，排除头盆不称、胎位异常和骨盆狭窄，无胎儿窘迫。处理措施**不正确**的是
   A. 补充营养和水分
   B. 催产素静脉滴注
   C. 鼓励排便、排尿
   D. 人工破膜
   E. 做好剖宫产术前准备

5. 吸宫术适用于妊娠的周数是
   A. 10 周内
   B. 8 周内
   C. 12 周内
   D. 9 周内
   E. 11 周内

6. 对于轻度营养不良的患儿，开始每天可以供给能量
   A. 250 ～ 330kJ/kg
   B. 100 ～ 130kJ/kg
   C. 450 ～ 530kJ/kg
   D. 150 ～ 230kJ/kg
   E. 350 ～ 430kJ/kg

7. 对于产褥早期激素变化的描述，正确的是
   A. 高雌激素，高泌乳素
   B. 低雌激素，高泌乳素
   C. 高雌激素，高催产素
   D. 低雌激素，低泌乳素
   E. 高雌激素，低泌乳素

8. 判断临产的重要标志之一是
   A. 子宫收缩的极性
   B. 子宫收缩的节律性
   C. 子宫收缩的持续时间
   D. 子宫收缩的对称性
   E. 子宫收缩的强度

9. 缺铁性贫血铁剂治疗时最早显示疗效的是
   A. 血红蛋白增加

B. 血清铁增加
C. 乏力减轻
D. 网织红细胞增多
E. 红细胞增加

10. 对正常中骨盆平面形态的描述，正确的是
    A. 近圆形
    B. 纵椭圆形
    C. 倒三角形
    D. 横椭圆形
    E. 正三角形

11. **不影响**小儿按计划免疫程序预防接种的疾病是
    A. 急性传染病
    B. 结核病
    C. 自身免疫性疾病
    D. 急性肝炎
    E. 先天性唇裂

12. 肝性脑病患者正确的饮食是
    A. 大量补充维生素 B_6
    B. 增加水钠的摄入
    C. 为延缓胃的排空增加脂肪的摄入
    D. 食用足够的动物蛋白
    E. 以糖类为主供给热量

13. 先兆流产与难免流产的主要鉴别点是
    A. 下腹疼痛程度
    B. 宫颈口是否已开
    C. 妊娠试验阴性或阳性
    D. 阴道流血发生时间
    E. 妊娠反应轻重

14. 某产妇，24 岁。第 1 胎足月妊娠，胎儿估计 3700g，胎头高浮，胎心 140 次／分，骶耻外径 18cm，内诊查：坐骨棘间径 9cm，恰当的分娩方式为
    A. 试产
    B. 阴道自然分娩
    C. 待宫口开全胎头吸引器助娩
    D. 产钳助产
    E. 剖宫产术

15. 患儿，女，2岁。高热 3～4 天后全身出现淡红色充血性斑丘疹，疹间皮肤正常，精神食欲差，伴畏光流涕，咳嗽明显，最可能的诊断是
    A. 麻疹
    B. 水痘
    C. 幼儿急疹
    D. 风疹
    E. 猩红热

16. 颈椎骨折脱位合并颈髓横断伤，早期可能出现
    A. 瘫痪肢体肌肉萎缩
    B. 心动过速
    C. 呼吸骤停
    D. 呼吸运动减弱
    E. 脂肪栓塞

17. 子宫体肌瘤的发病率占子宫肌瘤总数的
    A. 85%
    B. 75%
    C. 95%
    D. 80%
    E. 90%

18. 无排卵性异常子宫出血最常见的出血特点是
    A. 阴道出血伴腹痛
    B. 经量增多
    C. 月经周期紊乱，经期长短不一，不易自止
    D. 经间期出血
    E. 经前、经后点滴出血

19. 关于先天性无阴道患者的临床表现，错误的是
    A. 外阴发育多异常
    B. 可有子宫但发育不良
    C. 多无生育能力
    D. 第二性征发育正常
    E. 可伴泌尿道异常

20. 恶性肿瘤患者化疗过程中，若白细胞下降到 $3×10^9/L$ 以下，首先采取的措施是
    A. 暂时停药
    B. 服用利血生
    C. 中药治疗
    D. 输入成分血
    E. 保护性隔离

21. 子宫内膜腺癌，癌组织扩散至子宫以外，但未超过真骨盆，其分期为
    A. Ⅲ期
    B. ⅠB期
    C. ⅣB期
    D. Ⅱ期
    E. ⅣA期

22. 淋病奈瑟菌离体后在干燥的情况下能存活
    A. 2～3 小时
    B. 0.5～1 小时
    C. 4～5 小时
    D. 1～2 小时
    E. 3～4 小时

23. 硬膜外麻醉中出现全脊麻的原因是
    A. 麻醉药注入过快
    B. 麻醉药过量
    C. 麻醉药进入蛛网膜下腔
    D. 麻醉药过敏
    E. 穿刺针损伤脊髓

24. 患者，女，45岁。肠梗阻术后第 7 天，出现右下肢胀痛，沿大隐静脉走行皮肤发红，有压痛，触及条索状静脉，护理措施错误的是
    A. 患肢制动
    B. 局部硫酸镁湿敷
    C. 理疗
    D. 患肢抬高
    E. 局部按摩

25. 急性炎症性脱髓鞘性多发性神经病综合征病情观察最重要的是
    A. 血压情况
    B. 呼吸情况
    C. 活动情况
    D. 脉搏情况
    E. 体温情况

26. 血液病患者欲取髂前上棘作为骨髓穿刺部位，此时最适宜的体位是
    A. 俯卧位
    B. 仰卧位
    C. 膝胸位
    D. 侧卧位
    E. 坐位

27. 风湿病急性期无心脏炎患儿卧床的时间是
    A. 6 周
    B. 2 周
    C. 10 周
    D. 4 周
    E. 8 周

28. 急性血源性骨髓炎的好发部位是
    A. 骨端
    B. 骨骺
    C. 干骺端
    D. 骨干
    E. 软组织

29. 妊娠合并心脏病与妊娠合并急性病毒性肝炎都可以引起
    A. 出血
    B. 早孕反应重
    C. 围生儿死亡率高
    D. 妊娠期高血压疾病
    E. 胎儿畸形

30. 小儿肺炎的护理，错误的是
    A. 鼻导管给氧时，流量 4L/min，浓度 60%
    B. 保持室温 18～22℃，湿度 60%
    C. 应流质、半流质饮食
    D. 经常更换体位，叩拍背部协助排痰
    E. 高热者给予物理降温

31. 中度卵巢过度刺激综合征表现为
    A. 月经过多
    B. 腹水
    C. 一侧卵巢增大
    D. 子宫萎缩
    E. 肝脏增大

32. 患儿，女，2 岁。喘息发作 3 次，肺部布满哮鸣音，即往有过敏性湿疹，父母有哮喘病史。最可能的诊断是
    A. 小儿肺炎
    B. 急性喉炎
    C. 咳嗽变异性哮喘
    D. 婴幼儿哮喘
    E. 支气管炎

33. 患者，男，42 岁。车祸导致肾挫伤，行非手术治疗，护士嘱其绝对卧床休息的时间至少为
    A. 4～6 周
    B. 2～4 周
    C. 血尿转清后，继续卧床 14 天
    D. 5～7 周
    E. 8～10 天

34. 判定患者营养摄入充分与否和分解代谢演变的指标是
    A. 肌酐／身高指数
    B. 三头肌皮褶厚度
    C. 氮平衡试验
    D. 上臂中部周长
    E. 血清转铁蛋白量

35. 孕妇，40 岁。第一胎为先天愚型，核型分析母方为 D/G 易位，父亲正常。第二胎患有先天愚型的几率为
    A. 30%
    B. 10%
    C. 50%
    D. 20%
    E. 40%

36. 关于皮质醇症叙述，正确的是
    A. 蛋白分解代谢大于合成代谢
    B. 由肾上腺髓质增生所致
    C. 多出现高钾血症
    D. 由盐皮质激素分泌过多所致
    E. 大多数患者血压低

37. 4 岁小儿，测量其上臂围为 13cm，初步判断其营养状况是

A. 营养中等
B. 营养过剩
C. 严重营养不良
D. 营养良好
E. 营养不良

38. 可确诊胎膜早破的是
    A. 羊膜镜下见胎先露部，看不到羊膜囊
    B. 孕妇突感有较多液体自阴道流出
    C. 阴道液干燥片检查见羊齿状结晶
    D. 行肛诊检查时触不到羊水囊
    E. 阴道液 pH 试纸值 6.5 ~ 7.5

39. 肛门坐浴的水温一般为
    A. 43 ~ 46℃
    B. 20 ~ 29℃
    C. 60 ~ 79℃
    D. 30 ~ 39℃
    E. 50 ~ 59℃

40. 新生儿胆红素升高，血清总胆红素大于 205μmol/L。最常见的治疗方式是
    A. 激素治疗
    B. 光照疗法
    C. 继续加强观察
    D. 吸氧治疗
    E. 换血疗法

41. 关于腹部损伤非手术治疗病情观察，不包括
    A. 血常规
    B. 生命体征
    C. 血气分析
    D. 腹部症状和体征
    E. B 超检查

42. 妇科腹部手术患者术前准备内容包括
    A. 床上大、小便练习
    B. 以腹式呼吸为主
    C. 举着输液瓶入厕练习
    D. 床间搬运练习
    E. 多休息，不要过多起床

43. 患儿，男，生后 1 小时。孕 34 周早产，出生体重 1.5kg。查体：一般情况及反应欠佳，呼吸浅促，心音低钝，体温不升，四肢肌张力正常。把该患儿置于暖箱内，暖箱的温度应为
    A. 32℃
    B. 30℃
    C. 35℃
    D. 31℃
    E. 34℃

44. 导致产后出血的病因中，需手术切除子宫的是
    A. 凝血功能障碍
    B. 宫缩乏力
    C. 胎盘剥离不全
    D. 胎盘植入
    E. 胎盘部分残留

45. 婴儿静脉输液时，常采用的静脉不包括
    A. 颞浅静脉
    B. 额上静脉
    C. 正中静脉
    D. 耳后静脉
    E. 枕静脉

46. Ⅰ型呼吸衰竭定义为
    A. PaO_2 80mmHg 伴 $PaCO_2$ 50mmHg
    B. PaO_2 60mmHg 伴 $PaCO_2$ 50mmHg
    C. PaO_2 80mmHg 伴 $PaCO_2$ 60mmHg
    D. PaO_2 60mmHg 不伴 $PaCO_2$ 50mmHg
    E. PaO_2 80mmHg 不伴 $PaCO_2$ 50mmHg

47. 静脉补钾的滴速一般为
    A. 30 ~ 40 滴 / 分
    B. 10 ~ 20 滴 / 分
    C. 50 ~ 60 滴 / 分
    D. 20 ~ 30 滴 / 分
    E. 40 ~ 50 滴 / 分

48. 对高血压患者正确的健康教育不包括
    A. 适量吸烟
    B. 注意劳逸结合
    C. 肥胖者控制体重
    D. 保证充分睡眠

E. 坚持低盐低脂饮食

49. 可以准确诊断早期妊娠是
    A. 停经伴晨起恶心
    B. 子宫增大
    C. B超探及子宫内有妊娠囊回声
    D. 宫颈充血呈紫蓝色
    E. 尿妊娠试验阳性

50. 患者，女，38岁。外伤致颅脑损伤，唤之睁眼，语无伦次，躲避刺痛，其格拉斯哥昏迷计分为
    A. 11
    B. 15
    C. 5
    D. 12
    E. 10

51. 与月经调节机制无关的因素是
    A. 垂体前叶
    B. 大脑皮层
    C. 输卵管
    D. 丘脑下部
    E. 卵巢

52. 患儿，女，7岁。尿频、尿急5天，伴寒战。体温39.0℃，双肾区扣击痛，为明确诊断首选的辅助检查是
    A. 尿培养
    B. 尿常规
    C. 1小时尿白细胞排泄率测定
    D. 血培养
    E. 双肾B超

53. 患儿，7个月。Ⅱ度营养不良，腹泻1个月入院。查体：皮肤弹性差，腹胀，肠鸣音减弱，四肢无力，腱反射未引出。化验：血钠120mmol/L，血钾3mmol/L，应考虑患儿为中度低渗脱水同时合并有
    A. 低血镁
    B. 低血糖
    C. 低血磷
    D. 低血钙
    E. 低血钾

54. 胎盘早剥的病因不包括
    A. 机械性因素
    B. 妊娠期高血压疾病
    C. 先天性心脏病
    D. 营养不良
    E. 子宫静脉压突然升高

55. 小儿原发性肺结核的临床表现，不符合的是
    A. 对结核菌高度过敏
    B. 上肺叶有空洞形成
    C. 可见疱疹性结膜炎
    D. 肺门淋巴结肿大
    E. 消瘦、盗汗和食欲减退

56. 护士为高热惊厥患儿静脉注射地西泮速度要慢，是由于
    A. 地西泮生效缓慢
    B. 地西泮对静脉刺激性强
    C. 地西泮使心率减慢
    D. 地西泮对呼吸有抑制作用
    E. 地西泮使血压升高

57. 糖尿病患者运动治疗正确的叙述是
    A. 空腹运动效果较好
    B. 餐后立即进行运动可达到良好的降糖效果
    C. 1型糖尿病患者运动前需少量补充胰岛素用量
    D. 有氧运动与无氧运动相结合
    E. 常见的不良反应是低血糖、高血糖、酮症、心血管意外和运动损伤

58. 我国1995年九市城区调查结果显示男孩平均出生体重为
    A. 3.3 ± 0.4 kg
    B. 3.1 ± 0.6 kg
    C. 3.5 ± 0.2 kg
    D. 3.2 ± 0.5 kg
    E. 3.4 ± 0.3 kg

59. 对高危妊娠的孕妇孕中期监护的重点是
    A. 评估胎儿生长发育
    B. 做好产前诊断

C. 评估胎儿成熟度

D. 筛查妊娠合并症

E. 监测胎盘功能

60. 妇科检查和记录的顺序是

    A. 子宫、附件、外阴、阴道、子宫颈

    B. 子宫、阴道、子宫颈、附件、外阴

    C. 子宫、附件、子宫颈、外阴、阴道

    D. 子宫、子宫颈、附件、阴道、外阴

    E. 外阴、阴道、子宫颈、子宫、附件

61. 输卵管通畅术过程中，通气时速度和最高压力的描述，正确的是

    A. 速度以 40ml/min 为宜，压力不能超过 200mmHg

    B. 速度以 30ml/min 为宜，压力不能超过 200mmHg

    C. 速度以 60ml/min 为宜，压力不能超过 200mmHg

    D. 速度以 40ml/min 为宜，压力不能超过 100mmHg

    E. 速度以 60ml/min 为宜，压力不能超过 100mmHg

62. 直肠癌根治术后结肠造口的护理，<u>不正确</u>的是

    A. 以凡士林纱布覆盖外翻的肠黏膜

    B. 造口开放后取右侧卧位

    C. 伤口拆线后每天进行肛门扩张 1 次

    D. 造口周围皮肤涂氧化锌软膏保护

    E. 用塑料薄膜将腹部切口与造瘘口隔开

63. 肺炎患者减轻胸痛的最常用体位是

    A. 俯卧位

    B. 坐位

    C. 健侧卧位

    D. 仰卧位

    E. 患侧卧位

64. 患者，女，36 岁。肝胆管结石行 PTC 检查术后 3 小时，出现头昏、大汗。查体：体温 37℃，心率 123 次/分，血压 82/51mmHg，上腹压痛及轻度肌紧张。最可能出现的并发症是

A. 疼痛性休克

B. 胆汁瘘

C. 急性化脓性胆管炎

D. 大出血

E. 过敏性休克

65. 急性一氧化碳中毒患者从昏迷清醒后应休息观察

    A. 1 周

    B. 3 天

    C. 4 周

    D. 5 天

    E. 2 周

66. 损伤患者必须立即处理的危急病情<u>不包括</u>

    A. 大出血

    B. 心搏骤停

    C. 开放性骨折

    D. 窒息

    E. 开放性气胸

67. 乳房自查最好的时间是

    A. 月经期间

    B. 月经前 7 天

    C. 月经后 7 天

    D. 月经前 3 天

    E. 月经后 3 天

68. 患者，男，59 岁。进行性吞咽困难半年，伴胸背疼痛，查体：消瘦，左锁骨上淋巴结肿大，如蚕豆大小，质硬，食管钡餐造影显示食管中段管壁僵硬，有充盈缺损，该患者的主要护理问题<u>不包括</u>

    A. 焦虑

    B. 营养失调：低于机体需要量

    C. 潜在并发症：出血、食管气管瘘等

    D. 体液不足

    E. 自理缺陷

69. 散发性甲低患儿体态的特点<u>不包括</u>

    A. 四肢相对短

    B. 头大

    C. 身材矮小

D. 颈短

E. 腹部凹陷

70. 妊娠期高血压疾病患者发生抽搐时，首要的护理措施是

A. 观察病情，详细记录

B. 加床档

C. 置于安静、暗光的单人病室

D. 取头低侧卧位

E. 保持呼吸道通畅

二、以下提供若干个案例，每个案例下设若干个考题。请根据各考题题干所提供的信息，在每题下面的 A、B、C、D、E 五个备选答案中选择一个最佳答案，并在答题卡上将相应字母所属的方框涂黑。

（71-72 题共用题干）

患者，女，52 岁。十二指肠溃疡病行毕 Ⅱ 式胃大部切除术后 4 天，突然右上腹剧烈疼痛，腹膜炎，病情严重。

71. 问题 1：可能的诊断是

A. 输入段肠襻不完全梗阻

B. 吻合口瘘

C. 吻合口出血

D. 十二指肠残端破裂

E. 输出段肠襻不完全梗阻

72. 问题 2：应采取的措施是

A. 手术探查

B. 重新置入胃肠减压

C. 抗感染

D. 禁饮食

E. 止血剂

（73-74 题共用题干）

患者，女，41 岁。突发左下肢疼痛、肿胀23 小时。经检查诊断为原发性右髂股静脉血栓形成。

73. 问题 1：若保守治疗时，急性期应绝对卧床休息

A. 10～14 天

B. 3～6 天

C. 18～21 天

D. 7～9 天

E. 15～17 天

74. 问题 2：首选的处理方法是

A. 溶栓疗法

B. 祛聚疗法

C. 卧床休息，抬高患肢

D. 抗凝疗法

E. Fogarty 导管取栓术

（75-76 题共用题干）

患者，男，60 岁。消瘦、贫血、声音嘶哑、进行性吞咽困难。诊断为食管癌。

75. 问题 1：该患者首选的治疗方法是

A. 中医中药

B. 化疗

C. 免疫疗法

D. 放疗

E. 手术治疗

76. 问题 2：若患者出现声音嘶哑，其主要是原因可能是

A. 肿瘤压迫了上腔静脉

B. 肿瘤侵犯了膈神经

C. 肿瘤转移到喉部

D. 肿瘤侵犯了喉返神经

E. 肿瘤压迫副交感神经

（77-79 题共用题干）

患者，29 岁。已婚，0-0-10-0。接触性出血3 个月。妇科检查：宫颈糜烂占宫颈面积的 2/3以上。巴氏分级Ⅲ级。病理检查：上皮全层极性消失，核大，深染，有核分裂相，细胞异型性显著，异型细胞未突破基底膜。

77. 问题 1：最可能的诊断是

A. CIN Ⅲ

B. CIN Ⅰ

C. 浸润癌

D. CIN Ⅱ

E. 微小浸润癌

78. 问题2：一般情况下，由 CIN 转为浸润癌，大约需要的时间是

A. 6 年

B. 2 年

C. 10 年

D. 4 年

E. 8 年

79. 问题3：该患者恰当的治疗措施是

A. 激光治疗

B. 行全子宫切除术

C. 微波治疗

D. 行宫颈锥切术

E. 冷冻治疗

（80－81 题共用题干）

患儿，男，3岁。发热、声音嘶哑，犬吠样咳嗽，安静时有吸气性喉鸣和三凹征，体温38.4℃，心率120～140次/分，呼吸30次/分，肺部听诊可闻及管状呼吸音。诊断为急性感染性喉炎。

80. 问题1：目前该患儿为

A. Ⅲ度喉梗阻

B. Ⅰ度喉梗阻

C. 无喉梗阻

D. Ⅱ度喉梗阻

E. Ⅳ度喉梗阻

81. 问题2：对该患儿的护理措施，不妥的是

A. 补充足量的水分和营养

B. 保持患儿安静，避免哭闹

C. 观察病情变化，正确判断缺氧程度

D. 保持呼吸道通畅，必要时吸氧

E. 患儿烦躁时，可用氯丙嗪镇静

（82－83 题共用题干）

患儿，女，6岁。因反复出现鼻出血、四肢皮下瘀点来诊。查体：体温正常，面色苍白，口腔黏膜溃疡，肝、脾、淋巴结未触及肿大。血常规：红细胞 2.80×10^{12}/L，白细胞 2.5×10^9/L，血

小板 30×10^9/L，网织红细胞 0.02%。

82. 问题1：可能的诊断是

A. 营养性巨幼红细胞贫血

B. 再生障碍性贫血

C. 白血病

D. 缺铁性贫血

E. 生理性贫血

83. 问题2：治疗措施不正确的是

A. 应用免疫制剂

B. 防治感染、出血及输血

C. 脾切除

D. 应用雄激素刺激骨髓造血

E. 骨髓移植

（84－86 题共用题干）

患者，女，45岁。丧偶。3年前确诊患有肝硬化，此后长期由独生女照顾其生活起居。今天该患者因腹胀伴呼吸困难5天被女儿送入院。查体示：明显消瘦、精神不振；全身散在皮肤紫癜。

84. 问题1：目前该患者的评估重点是

A. 询问腹胀的性质和部位

B. 询问既往肺部疾病史

C. 行肝脏触诊

D. 询问吸烟史

E. 检查腹部外形及移动性浊音

85. 问题2：若该患者已确诊为肝硬化失代偿；腹水检查阳性；门静脉压力330mmH$_2$O；实验室检查示：白蛋白28g/L，凝血酶原时间13秒。则该患者目前最主要的护理问题是

A. 有出血的危险

B. 体液过多

C. 有感染的危险

D. 营养失调：低于机体需要量

E. 有皮肤完整性受损的危险

86. 问题3：若该患者确诊为肝硬化失代偿伴严重腹水；门静脉压力350mmH$_2$O；实验室检查示：白蛋白28g/L，凝血酶原时间15秒，血氨正常，

血清胆红素升高明显。则该患者目前最合理的饮食是

A．限制蛋白质的摄入，以植物蛋白为主
B．高热量、高蛋白质、易消化的饮食
C．进食时细嚼慢咽，补充足够粗纤维
D．低盐饮食，且钠摄入量 4g/d
E．饮水量应控制在 2000ml/d

（87－90题共用题干）

患者，男，51岁。双手小关节肿痛伴晨僵6年。查体：梭形指，双手掌指关节、腕关节肿胀、压痛，双手握力下降，双肘部发现无痛性皮下结节。经检查诊断为类风湿关节炎。

87．问题1：[假设信息]患者近2个月症状加重，并出现干咳、气短，活动后呼吸困难，无夜间阵发性呼吸困难。两下肺可闻及 Velcro 啰音。患者最可能的诊断是

A．类风湿关节炎、肺脓肿
B．类风湿关节炎、胸膜炎
C．类风湿关节炎、肺血管炎
D．类风湿关节炎、肺间质病变
E．类风湿关节炎、肺类风湿结节

88．问题2：类风湿关节炎突出的临床表现是
A．晨僵
B．关节疼痛
C．肌力下降
D．关节肿胀
E．关节畸形

89．问题3：类风湿关节炎特异的皮肤表现是
A．面部蝶形红斑
B．口腔溃疡
C．眶周紫红色水肿斑疹
D．类风湿结节
E．血管炎性皮损

90．问题4：患者护理措施错误的是
A．关节肿痛时卧床休息
B．保持肢体温暖
C．给予舒适卧位
D．避免肢体受压

E．促进受累关节活动

三、以下提供若干组考题，每组考题共同在考题前列出的 A、B、C、D、E 五个备选答案。请从中选择一个与考题关系最密切的答案，并在答题卡上将相应字母所属的方框涂黑。每个备选答案可能被选择一次，多次或不被选择。

（91－93题共用备选答案）

A．体外受精－胚胎移植
B．丈夫精液人工授精
C．配子宫腔内移植
D．供精者精液人工授精
E．配子输卵管内移植

91．男方正常，女方不可逆性输卵管损害，建议其采取的辅助生殖技术是
92．男方正常，女方宫颈黏液存在抗精子抗体，建议其采取的辅助生殖技术是
93．女方正常，男方无精症，建议其采取的辅助生殖技术是

（94－96题共用备选答案）

A．肺动脉瓣狭窄
B．室间隔缺损
C．动脉导管未闭
D．法洛四联征
E．房间隔缺损

94．女孩多见，占先天性心脏病 7%～15% 的是
95．女孩多见，占先天性心脏病 9%～12% 的是
96．占先天性心脏病 30%～50% 的是

（97－98题共用备选答案）

A．膀胱癌
B．肾结核
C．前列腺增生
D．肾结石
E．肾损伤

97．成年人无痛性肉眼血尿首先考虑的是
98．以尿急、尿痛、脓尿和血尿为主要临床特点，经抗生素治疗无效。首选应考虑

（99－100 题共用备选答案）

A．磺胺药

B．青霉素

C．糖皮质激素

D．红霉素

E．庆大霉素

99．流行性脑脊髓膜炎预防用药最常选用

100．普通型流行性脑脊髓膜炎治疗常首选

丁震医学教育 www.dzyxedu.com 系列考试丛书

2019

丁震护理学（中级）主管护师急救包

中 章节练习

DINGZHEN HULIXUE（ZHONGJI）ZHUGUAN
HUSHIJIJIUBAO ZHANGJIE LIANXI

丁 震 编著

北京航空航天大学出版社
BEIHANG UNIVERSITY PRESS

图书在版编目（CIP）数据

2019 丁震护理学（中级）主管护师急救包 / 丁震编著. —北京：北京航空航天大学出版社，2018.9

ISBN 978-7-5124-2779-2

Ⅰ．①2… Ⅱ．①丁… Ⅲ．①护理学—资格考试—自学参考资料 Ⅳ．① R47

中国版本图书馆 CIP 数据核字（2018）第 163571 号

版权所有，侵权必究。

2019 丁震护理学（中级）主管护师急救包

丁 震 编 著

责任编辑：张小利 刘海静

＊

北京航空航天大学出版社出版发行

北京市海淀区学院路 37 号（邮编 100191）　　http://www.buaapress.com.cn

发行部电话：（010）82317024　　传真：（010）82328026

读者信箱：yxbook@buaacm.com.cn　　邮购电话：（010）82316936

三河市华骏印务包装有限公司印装　　各地书店经销

＊

开本：787×1092　　1/16　　印张：83　　字数：2390 千字

2018 年 9 月第 1 版　　2018 年 9 月第 1 次印刷

ISBN 978-7-5124-2779-2　　定价：238.00 元

若本书有倒页、脱页、缺页等印装质量问题，请与本社发行部联系调换。联系电话：010-82317024

答案与解析

第一章　内科护理学

第一节　呼吸系统疾病

1. 正常成人的潮气量为
   - A. 400～600ml
   - B. 700～800ml
   - C. 1100～1200ml
   - D. 200～300ml
   - E. 900～1000ml

2. 肺结核患者小量咯血是指24小时咯血量少于
   - A. 150ml
   - B. 200ml
   - C. 300ml
   - D. 100ml
   - E. 250ml

3. 正确的胸部叩击顺序是
   - A. 由下而上，由内向外
   - B. 由上而下，由外向内
   - C. 由下而上，由上而下
   - D. 由下而上，由外向内
   - E. 由上而下，由内向外

4. 急性上呼吸道感染最常见的病原菌是
   - A. 肺炎衣原体
   - B. 溶血性链球菌
   - C. 金黄色葡萄球菌
   - D. 肺炎支原体
   - E. 流感嗜血杆菌

5. 患者，男，28岁。平素体健，现因受凉后出现咳嗽，发热及咳少量黏痰，对其护理措施<u>不包括</u>
   - A. 咽痛可用淡盐水漱口
   - B. 有痰时可吸痰
   - C. 合理应用祛痰药
   - D. 应适当休息，多饮水

   - E. 发热者可服用退热药

6. 关于急性上呼吸道感染的描述，<u>错误</u>的是
   - A. 普通感冒主要表现为咽干、喉痒、打喷嚏、流鼻涕、鼻塞，一般肺部无干、湿性啰音
   - B. 急性细菌性扁桃体炎患者可有高热、咽部明显充血，扁桃体肿大、充血、表面常有黄色点状渗出物
   - C. 受凉、过度疲劳是急性上呼吸道感染的诱因
   - D. 成人普通感冒多由细菌感染引起
   - E. 感冒患者如出现耳痛、耳鸣、听力减退、外耳道流脓等常提示并发中耳炎

7. 复查血象见白细胞核左移，应考虑是
   - A. 病已痊愈
   - B. 急性粒细胞白血病
   - C. 炎症严重
   - D. 正常表现
   - E. 缺氧严重

8. 患者，男，60岁。吸烟40年，胃大部切除术后2天，出现痰多，无力咳出，烦躁不安，呼吸急促。查体：体温38.5℃，脉搏96次/分，呼吸26次/分，右下肺叩诊实音，呼吸音消失，应首先考虑
   - A. 肺不张
   - B. 胸腔积液
   - C. 脓胸
   - D. 支气管炎
   - E. 气胸

9. 慢性阻塞性肺气肿最常见的病因是
   - A. 慢性支气管炎
   - B. 支气管扩张症
   - C. 肺尘埃沉着症

D. 支气管哮喘

E. 肺纤维化

10. 指导肺气肿患者腹式呼吸锻炼，<u>不正确</u>的方法是

　　A. 呼气时腹部内陷，尽量将气呼出

　　B. 取站位，吸气时尽力挺腹，胸部不动

　　C. 每日锻炼 2 次，每次 10～20 分钟

　　D. 吸与呼时间比为 2：1 或 3：1

　　E. 用鼻吸气，用口呼气，要求深吸缓呼，不可用力

11. 对于慢性阻塞性肺气肿患者的护理，<u>不妥</u>的是

　　A. 鼓励患者采用腹式呼吸

　　B. 给予高浓度吸氧

　　C. 预防和治疗呼吸道感染

　　D. 保持室内空气流通

　　E. 慎用镇静药

12. 缓解支气管痉挛的药物中，其作用机制为兴奋 β_2 肾上腺素能受体的是

　　A. 沙丁胺醇

　　B. 异丙托溴铵

　　C. 甲泼尼龙

　　D. 氨茶碱

　　E. 色甘酸钠

13. 有关哮喘急性发作的护理措施，<u>不妥</u>的是

　　A. 取坐位

　　B. 禁食过敏食物

　　C. 观察血气变化

　　D. 氧疗

　　E. 限制水的摄入

14. 符合过敏性疾病血常规改变的是

　　A. 嗜酸性粒细胞升高

　　B. 红细胞增高

　　C. 白细胞增高

　　D. 嗜碱性粒细胞升高

　　E. 巨噬细胞增高

15. 肺源性心脏病肺动脉高压形成的最主要因素是

　　A. 血液黏稠度增加

　　B. 血容量增加

　　C. 缺氧及二氧化碳潴留引起肺小血管收缩

　　　　痉挛

　　D. 继发性红细胞增多

　　E. 肺部毛细血管微小栓子形成

16. 慢性肺源性心脏病的发病机制是

　　A. 右心室后负荷加重

　　B. 左心室前负荷加重

　　C. 两心室前负荷加重

　　D. 右心室前负荷加重

　　E. 左心室后负荷加重

17. 早期诊断慢性肺心病的辅助检查是

　　A. 血气分析

　　B. 心电图

　　C. 肺功能测定

　　D. 血常规

　　E. 胸部 X 线检查

18. 确诊支气管扩张症最主要的检查手段是

　　A. 胸部 CT

　　B. 纤维支气管镜

　　C. 支气管造影

　　D. 胸部 X 线

　　E. 胸部磁共振

19. 支气管扩张症患者最典型的体征为

　　A. 杵状指（趾）

　　B. 贫血

　　C. 病变部位持续湿啰音

　　D. 消瘦

　　E. 桶状胸

20. 支气管扩张最常见的病因是

　　A. 儿童时期的麻疹、百日咳

　　B. 肺脓肿

　　C. 哮喘持续发作

　　D. 大叶性肺炎

　　E. 急性支气管炎

21. 对肺炎链球菌肺炎的诊断最有意义的检查是

　　A. 痰培养肺炎球菌阳性

　　B. 出现咳嗽及血痰

　　C. 高热

　　D. 白细胞总数、中性粒细胞均增高

　　E. X 线片见大片状密度均匀阴影，呈肺叶或肺段分布

22．肺实变可出现
　　A．气过水声
　　B．过清音
　　C．胸廓塌陷
　　D．鼓音
　　E．语颤增强

23．肺炎患儿发生严重腹胀、肠鸣音消失是因为
　　A．低钠血症
　　B．坏死性小肠炎
　　C．中毒性肠麻痹
　　D．低钾血症
　　E．消化功能紊乱

24．决定肺结核发生与转归的因素不包括
　　A．入侵的结核菌毒力
　　B．感染部位
　　C．免疫状态
　　D．入侵的结核菌数量
　　E．变态反应的能力

25．人体感染结核菌后，发病因素不包括
　　A．入侵细菌的毒力
　　B．机体的免疫力
　　C．人的年龄
　　D．入侵细菌的数量
　　E．机体的过敏反应

26．对社会人群危害最大，后果严重的肺结核类型是
　　A．急性粟粒型肺结核
　　B．亚急性及慢性血行播散型肺结核
　　C．慢性纤维空洞型肺结核
　　D．原发型肺结核
　　E．浸润型肺结核

27．患者，女，55 岁。近 2 个月来轻度咳嗽，咳白色黏痰，内带血丝；午后低热，面颊潮红，疲乏无力，常有心悸、盗汗，较前消瘦。X 线检查示右上肺第 2 前肋部位有云雾状淡薄阴影，无透光区。痰菌 3 次检验阴性。护理措施中不正确的是
　　A．给予高热量、高维生素、高蛋白饮食
　　B．按医嘱给予抗结核药物治疗
　　C．做好保健指导
　　D．住院隔离

E．定期复查肝、肾功能等，监测药物不良反应

28．成人结核最常见的类型是
　　A．血行播散型肺结核
　　B．继发型肺结核
　　C．肺外结核
　　D．原发型肺结核
　　E．结核性胸膜炎

29．为患者行结核菌素试验，72 小时后观察注射局部发红、硬结，平均直径 21mm，并出现水疱、坏死。护士判断其结果为
　　A．弱阳性
　　B．中阳性
　　C．极强阳性
　　D．阴性
　　E．强阳性

30．诊断肺结核的方法中，最可靠的是
　　A．胸部 X 线片
　　B．结核菌素试验
　　C．痰结核菌检查
　　D．胃液分析
　　E．红细胞沉降率检查

31．吸入性肺脓肿的致病菌多属于
　　A．支原体
　　B．肺炎球菌
　　C．金黄色葡萄球菌
　　D．厌氧菌
　　E．链球菌

32．肺结核可咯出
　　A．大量脓痰
　　B．胶冻样痰
　　C．血痰
　　D．白色泡沫状痰
　　E．粉红色泡沫痰

33．肺脓肿患者，住院治疗 4 个月余仍有反复咯血，其最佳治疗方案是
　　A．痰培养选用敏感抗生素
　　B．超声雾化吸入药物
　　C．肺叶切除
　　D．祛痰及体位引流
　　E．气管滴入药物

34．肺癌的组织起源于
    A．肺小动脉
    B．肺小静脉
    C．支气管软骨
    D．肺毛细血管
    E．支气管黏膜上皮

35．肺癌患者出现声音嘶哑，声带麻痹。应首先考虑
    A．肿瘤压迫喉返神经
    B．肿瘤侵及喉上神经
    C．肿瘤压迫大支气管
    D．肿瘤侵及声带
    E．有纵隔淋巴结转移

36．患者，男，56岁。有长期吸烟史，近3个月来消瘦明显，有刺激性呛咳，咯白色黏痰，痰中有血丝，抗感染治疗无明显效果。X线摄片见右肺肺门附近有不规则肿块状阴影。该患者最可能的诊断是
    A．原发型肺结核
    B．大叶性肺炎
    C．原发性支气管肺癌
    D．慢性肺脓肿
    E．支气管扩张症

37．恶性度最高的肺癌是
    A．小细胞癌
    B．大细胞癌
    C．腺鳞癌
    D．鳞癌
    E．腺癌

38．导致呼吸衰竭的最常见诱因
    A．输液过快
    B．肺部感染
    C．应用麻醉药
    D．脑外伤
    E．甲状腺功能亢进症

39．慢性支气管炎并发肺气肿患者，于一阵剧咳后突感左上胸剧烈刺痛，出现明显的呼吸困难，不能平卧，听诊左肺呼吸音明显减弱，为明确诊断应做的检查是
    A．心肌酶
    B．胸片

    C．Holter
    D．心电图
    E．超声心动图

40．关于自发性气胸的临床表现不包括
    A．气促
    B．患侧胸廓饱满
    C．患侧呼吸音消失
    D．胸痛
    E．患侧叩诊浊音

41．缓解气胸患者呼吸困难的首选方法是
    A．镇静
    B．人工呼吸
    C．胸腔穿刺放气
    D．吸氧
    E．气管切开

42．关于胸腔闭式引流的护理措施不妥的是
    A．插管、引流排气和伤口处理时注意无菌操作
    B．根据病情定期挤压引流管
    C．记录引流液外观和数量，及时更换引流瓶
    D．引流瓶位置必须低于胸腔
    E．引流瓶内注入适量乙醇

43．患者，男，67岁。慢性咳嗽、咳痰20余年。进行性气急加重5年。1周前因感冒后病情恶化入院。血气分析：pH7.30，$PaCO_2$65mmHg，$PaO_2$48mmHg。当即给予低流量（浓度）持续氧疗。对该患者强调低流量（浓度）氧疗是为了避免
    A．肺不张
    B．CO_2潴留加重
    C．肺气肿
    D．氧中毒
    E．氧气浪费

44．判断机体低氧血症最敏感的指标是
    A．PaO_2（动脉血氧分压）
    B．SaO_2（动脉血氧饱和度）
    C．弥散功能测定
    D．发绀
    E．动脉血氧含量

45．呼吸衰竭患者最早、最突出的表现是
    A．呼吸困难

B. 皮肤湿冷
C. 肝肾功能损害
D. 视物模糊
E. 血压升高

46. 患者，男，68岁。有吸烟史30余年，出现慢性咳嗽、咳痰已20多年，近5年来明显加剧，伴有喘息和呼吸困难，以冬春季更甚。3天前因受凉感冒而致发热、剧咳、咳多量黄脓痰、气急、发绀，今晨起出现神志模糊、躁动不安，送医院急诊测血气分析为PaO₂55mmHg，PaCO₂60mmHg。此患者目前最确切的医疗诊断是
A. 慢性支气管炎
B. 慢支肺气肿合并呼吸衰竭
C. 支气管哮喘
D. 肺炎
E. 上呼吸道感染

47. Ⅰ型呼吸衰竭定义为
A. $PaO_2$60mmHg 不伴 $PaCO_2$50mmHg
B. $PaO_2$80mmHg 伴 $PaCO_2$50mmHg
C. $PaO_2$80mmHg 伴 $PaCO_2$60mmHg
D. $PaO_2$60mmHg 伴 $PaCO_2$50mmHg
E. $PaO_2$80mmHg 不伴 $PaCO_2$50mmHg

48. 纤维支气管镜检查的适应证，不包括
A. 不明原因的咯血
B. 中心性肺占位
C. 主支气管狭窄
D. 中心性肺癌
E. 肺周边性占位

49. 胸腔穿刺术的适应证不包括
A. 放胸水以减压
B. 气胸放气
C. 胸膜活检
D. 胸水检查
E. 纵隔气肿放气

（50－52题共用题干）
患者，男，68岁。有吸烟史20年，近2年来反复出现咳嗽、咳痰，每年咳嗽时间超过3个月，冬春季加剧，并常有白色黏痰。近日因受凉后发热，咳嗽、喘息加重并咳脓痰。

50. 问题1：最可能的诊断是

A. 支气管哮喘
B. 支气管肺癌
C. 慢性支气管炎急性发作
D. 急性肺脓肿
E. 阻塞性肺气肿

51. 问题2：最可能已出现的并发症是
A. 自发性气胸
B. 慢性肺脓肿
C. 慢性阻塞性肺气肿
D. 支气管肺癌
E. 支气管扩张症

52. 问题3：应采用的首要治疗方法为
A. 解痉、平喘
B. 积极控制感染
C. 雾化吸入
D. 止咳、祛痰
E. 面罩吸氧

（53－56题共用题干）
患者，女，32岁。患支气管扩张症多年，常反复咯血，来医院就诊时又因剧烈咳嗽而致大咯血。

53. 问题1：此时应禁忌的检查是
A. 心电图
B. 血液生化检查
C. 支气管碘油造影
D. 外周血象
E. 胸部平片

54. 问题2：患者突然出现咯血中止，表情恐怖，张口瞪眼，两手乱抓，应考虑发生了
A. 肺梗死
B. 呼吸衰竭
C. 休克
D. 窒息
E. 心力衰竭

55. 问题3：护理人员应立即采取的抢救措施是
A. 行气管插管人工呼吸
B. 立即输液，输血，注射止血药物
C. 加压吸氧
D. 应用呼吸兴奋剂
E. 用负压吸痰导管吸除血块，保持呼吸道通畅

56. 问题4：经救治后患者咯血稍减轻，护理措施**不妥当**的是
    A. 可随便走动，以利恢复
    B. 保持大便通畅
    C. 仍需加强观察，防止病情复发
    D. 给予温或凉的流质饮食
    E. 积极配合治疗原发疾病

（57－59题共用题干）

患者，男，25岁。因突然畏寒，发热伴右胸痛1天入院。X线检查右中肺有大片致密阴影。住院后经用青霉素肌注，3天后体温已接近正常，患者的一般情况也有明显好转。

57. 问题1：最可能的诊断是
    A. 肺炎支原体肺炎
    B. 肺炎克雷伯杆菌肺炎
    C. 肺结核
    D. 肺炎链球菌肺炎
    E. 金黄色葡萄球菌肺炎

58. 问题2：最主要的治疗方案是
    A. 氧气吸入
    B. 应用解热镇痛药
    C. 选用敏感抗生素
    D. 卧床休息，补液
    E. 应用祛痰止咳药

59. 问题3：**不符合**该患者发热特点的症状是
    A. 体温骤然升高
    B. 呈稽留热型
    C. 呼吸增快与体温升高成正比
    D. 发热时多有寒战
    E. 伴有头痛和全身肌肉酸痛

（60－61题共用题干）

患者，男，48岁。患肺结核病10年。今晨起剧烈干咳后突然反复多次咯血，累计约350ml，伴呼吸困难、发绀来院急诊。查体左侧肺有干湿啰音，胸部X线显示左肺有一个厚壁空洞，右肺呈代偿性肺气肿。

60. 问题1：咯血时，护士应指导患者采取的体位是
    A. 俯卧位
    B. 端坐位
    C. 右侧卧位
    D. 仰卧位
    E. 左侧卧位

61. 问题2：对此患者的病情观察，尤其要密切注意
    A. 体温变化
    B. 窒息先兆
    C. 休克早期表现
    D. 意识变化
    E. 肺功能

（62－63题共用题干）

患者，男，59岁。既往有慢性支气管炎并发慢性阻塞性肺气肿病史。今晨于一阵剧咳后突感一侧胸痛，气急加剧就诊。查体发现疼痛侧胸部叩诊呈鼓音，听诊呼吸音消失。

62. 问题1：最可能的诊断是
    A. 自发性气胸
    B. 急性左心衰竭
    C. 肺不张
    D. 肺栓塞
    E. 急性心肌梗死

63. 问题2：首要的处理措施是
    A. 开放静脉通道
    B. 静点氨茶碱
    C. 使用糖皮质激素
    D. 给予高浓度吸氧
    E. 立即排气减压，以解除气急，使肺复张

（64－66题共用备选答案）
    A. 砖红色胶冻状痰
    B. 粉红色泡沫样痰
    C. 脓臭痰
    D. 透明黏液痰
    E. 铁锈色痰

64. 肺炎克雷伯杆菌感染患者咳
65. 急性左心衰竭患者咳
66. 慢性支气管炎患者咳

（67－68题共用备选答案）
    A. 实音
    B. 鼓音
    C. 过清音
    D. 浊音
    E. 清音

67. 慢性阻塞性肺气肿合并自发性气胸时胸部叩诊音为

68. 慢性阻塞性肺气肿患者胸部叩诊音为

（69－71题共用备选答案）
    A. 阿奇霉素
    B. 头孢噻肟钠
    C. 肾上腺皮质激素
    D. 青霉素
    E. 利巴韦林

69. 喘憋性肺炎合并感染性休克治疗可短期应用的药物是

70. 腺病毒肺炎首选治疗药物是

71. 支原体肺炎抗感染治疗首选药物是

（72－73题共用备选答案）
    A. 利福平
    B. 链霉素
    C. 对氨基水杨酸钠
    D. 异烟肼
    E. 乙胺丁醇

72. 引起视神经损害的药物是

73. 引起听神经损害的药物是

第二节　循环系统疾病

1. 不属于心脏传导系统的是
    A. 房室结
    B. 冠状窦
    C. 房室束
    D. 窦房结
    E. 希氏束

2. 迷走神经兴奋可引起
    A. 传导加快
    B. 心肌收缩力增强
    C. 周围血管收缩
    D. 心率减慢
    E. 心率增快

3. 心源性水肿患者护理措施不正确的是
    A. 限制钠盐的摄入
    B. 保持皮肤清洁、干燥，防止破损和感染
    C. 老年人患者尤其注意控制输液速度，不可太快

D. 嘱患者应保持身心休息，以减轻心脏负荷

E. 使用排钾利尿药后特别观察血压的变化

4. 心力衰竭最重要的诱发因素是
    A. 高血压
    B. 心律失常
    C. 过度疲劳
    D. 血脂异常
    E. 感染

5. 与肝硬化水肿相比，右心衰竭的特点是
    A. 腹部膨隆
    B. 体重增加
    C. 肝大
    D. 踝部水肿
    E. 静脉压增高

6. 不符合急性肺水肿处理原则的是
    A. 静脉注射吗啡
    B. 低流量吸氧
    C. 静脉注射氨茶碱
    D. 双腿下垂坐位
    E. 快速利尿

7. 夜间阵发性呼吸困难最常见于
    A. 肺炎
    B. 左心功能不全
    C. 气管痉挛
    D. 右心功能不全
    E. 呼吸衰竭

8. 反映心脏后负荷的监测指标是
    A. 心率
    B. 中心静脉压
    C. 脉压差
    D. 血压
    E. 肺动脉楔压

9. 引起心脏后负荷过重的疾病是
    A. 甲亢
    B. 心力衰竭
    C. 主动脉或肺动脉狭窄
    D. 贫血
    E. 心脏瓣膜关闭不全

10. 有关慢性心功能不全的基本病因，不正确

的是
  A．心室前负荷过量（容量负荷）
  B．心室后负荷过量（压力负荷）
  C．感染、过劳等使左心室负荷加重
  D．原发性心肌损害导致心肌收缩力下降
  E．心室舒张充盈受限

11．可同时扩张小动脉和静脉的药物是
  A．酚妥拉明
  B．心得安
  C．硝普钠
  D．硝酸甘油
  E．潘生丁

12．应用血管扩张剂治疗心力衰竭易发生的不良反应是
  A．血压降低
  B．低血钾、低血钠
  C．心率缓慢
  D．心率加快
  E．呼吸抑制

13．关于心房颤动心电图的典型表现，描述正确的是
  A．正常的窦性P波消失，出现以大小、形态相同、节律规则、快速的、连续锯齿样F波
  B．大小形态及规律不一的f波替代窦性P波，QRS波形态正常，RR间隔不等
  C．QRS波提前出现，T波与QRS波方向相反，随之出现完全代偿间歇
  D．QRS波群与T波消失，呈完全无规则的波浪状曲线，形状、频率、振幅高低各异
  E．P波提早出现，其形态与窦性P波不同，PR间期大于0.12秒，QRS波群形态与正常窦性心律的QRS波群相同，期前收缩后有不完全代偿间歇

14．治疗心室扑动措施中最有效的是
  A．心脏按压
  B．心腔内注射肾上腺素
  C．非同步电击复律
  D．溴苄铵
  E．静脉注射利多卡因

15．心律失常中，期前收缩形成的原因是
  A．房室结传导途径异常
  B．窦房结以外的起搏点激动
  C．左、右束支传导阻滞
  D．窦房结发出冲动频率过慢
  E．窦房结发出冲动频率过快

16．药物治疗不能满意控制心室率的心房颤动，选用
  A．非同步直流电复律
  B．临时起搏器安置术
  C．射频消融术
  D．同步直流电复律
  E．永久起搏器安置术

17．患者，女，31岁。发热后伴随心悸，自数脉率为126次/分，节律规整。此时患者最可能发生的心律失常是
  A．阵发性心动过速
  B．室性期前收缩
  C．病态窦房结综合征
  D．窦性心动过速
  E．心房颤动

18．诊断心律失常最简便的方法是
  A．心尖搏动图
  B．心向量图
  C．多普勒超声检查
  D．心电图
  E．CT检查

19．心排血量突然下降出现的晕厥被称为
  A．脑梗死
  B．急性心肌梗死
  C．低血糖综合征
  D．心脏骤停
  E．阿-斯综合征

20．胺碘酮最严重的不良反应是
  A．甲状腺功能亢进或减退
  B．胃肠道反应
  C．心律失常
  D．转氨酶升高
  E．肺纤维化

21．婴儿，女，8个月。近2天发热，鼻塞。今天起烦躁不安，拒食，面色苍白。查体发现心率

220 次 / 分，心电图结果提示阵发性室上性心动过速。终止室上速发作，最适宜的方法是
　　A. 深吸气屏住呼吸
　　B. 刺激咽部，使作呕
　　C. 压迫一侧眼球
　　D. 冰水毛巾敷面部
　　E. 压迫一侧颈动脉窦

22. 心律失常最严重类型是
　　A. 房性早搏
　　B. 心房颤动
　　C. 室上性心动过速
　　D. 室性早搏
　　E. 三度房室传导阻滞

23. 二尖瓣狭窄产生肺水肿的原因为
　　A. 左房压增高，肺静脉压和肺毛细血管压增高
　　B. 肺动脉压增加
　　C. 血容量过多
　　D. 肺毛细血管渗透压升高
　　E. 血浆胶体渗透压降低

24. 二尖瓣狭窄患者常出现痰中带血丝，最有可能的原因是
　　A. 肺水肿
　　B. 肺梗死
　　C. 支气管黏膜血管扩张破裂
　　D. 肺动脉高压
　　E. 合并肺部感染

25. 二尖瓣狭窄时，最先累及的心腔是
　　A. 右心房
　　B. 左心室
　　C. 右心房和左心室
　　D. 左心房
　　E. 右心室

26. 患者，女，36 岁。因胸闷，气短前来就诊。查体：患者面颊与口唇轻度发绀；心前区可扪到收缩期抬举性搏动，心尖区扪到舒张期震颤，心尖区可听到第一心音亢进和舒张中期隆隆样杂音。该患者最可能的诊断是
　　A. 二尖瓣狭窄伴肺动脉高压
　　B. 二尖瓣狭窄
　　C. 二尖瓣狭窄伴右心室肥大

　　D. 二尖瓣关闭不全
　　E. 三尖瓣狭窄

27. 心脏瓣膜病最常见的病因是
　　A. 退行性改变
　　B. 缺血性坏死
　　C. 感染性心内膜炎
　　D. 先天性畸形
　　E. 风湿热

28. 引起主动脉瓣关闭不全最常见的原因是
　　A. 先天性心脏病
　　B. 感染性心内膜炎
　　C. 主动脉瓣脱垂
　　D. 风湿性心脏病
　　E. 马方综合征

29. 主动脉关闭不全时周围血管征不包括
　　A. 毛细血管搏动征
　　B. 点头运动
　　C. 吸停脉
　　D. 水冲脉
　　E. 股动脉枪击音

30. 洋地黄中毒表现不包括
　　A. 心律失常
　　B. 恶心、呕吐
　　C. 激惹、惊厥
　　D. 心动过缓
　　E. 头晕、嗜睡

31. 患者，男，34 岁。因风湿性心脏病行二尖瓣瓣膜置换术。术后服用华法林，护士指导其用药过程中最重要的是
　　A. 卧床休息、适当活动
　　B. 每天摄入足量蛋白质
　　C. 按时服药
　　D. 定期检查凝血功能
　　E. 预防感冒

32. 患者，女，42 岁。风心病二尖瓣狭窄伴心房颤动已 10 年，因 1 天前发生右半身麻木，活动不灵急诊入院，医师认为是栓塞，其栓塞部位可能是
　　A. 股动脉
　　B. 胫后动脉
　　C. 肠系膜上动脉

D. 肺动脉

E. 脑动脉

33. 心瓣膜病变最常见的合并症及其死因是
   A. 充血性心力衰竭
   B. 感染性心内膜炎
   C. 脑栓塞
   D. 心律失常
   E. 呼吸道感染

34. 风湿活动仍可反复发作并加重导致心瓣膜损害，引起风湿性心脏瓣膜病，最常见的导致风湿性心脏瓣膜病的细菌是
   A. 金黄色葡萄球菌
   B. A 组 β 溶血性链球菌
   C. 草绿色链球菌
   D. 脑膜炎双球菌
   E. 念珠菌

35. 患者，男，25 岁。体温 39.5 ～ 39.9℃ 1 周，脉搏 102 次 / 分，呼吸 28 次 / 分，怀疑为败血症，需做血培养，其目的是
   A. 查找致病菌
   B. 测定非蛋白氮含量
   C. 测定肝功能
   D. 测定血清酶
   E. 测定电解质

36. 冠状动脉粥样硬化性心脏病确诊的依据是
   A. 心脏彩超
   B. X 线检查
   C. 冠状动脉造影
   D. 心电图
   E. 动态心电图

37. 冠状动脉粥样硬化性心脏病产生心绞痛是由于
   A. 一过性心肌缺血
   B. 神经功能失调
   C. 心肌酶的活性增高
   D. 血容量减少
   E. 坏死心肌刺激

38. 心肌耗氧的指标一般计算方式
   A. 收缩压与舒张压的乘积
   B. 心率与舒张压的乘积
   C. 舒张压与平均压的乘积

D. 心率与收缩压的乘积

E. 心率与平均压的乘积

39. 最符合典型心绞痛发作的表现是
   A. 心尖部一过性刺痛
   B. 劳累时诱发胸骨后疼痛，休息可缓解
   C. 上腹部疼痛，口含硝酸甘油 30 分钟缓解
   D. 休息时发生心前区不适
   E. 胸骨后紧缩感持续 1 小时

40. 患者，女，70 岁。冠心病心绞痛 3 年，心绞痛发作时经休息或含服硝酸甘油可以缓解，预防发作的药物不包括
   A. 倍他洛克
   B. 硝苯地平
   C. 氨苯蝶啶
   D. 消心痛
   E. 阿司匹林

41. 缓解急性心肌梗死疼痛的最佳药物是
   A. 亚硝酸异戊酯
   B. 消心痛
   C. 吗啡
   D. 硝酸甘油
   E. 罂粟碱

42. 患者，男，58 岁。高血压病史多年。平素有心前区不适，持续 3 ～ 5 分钟，含服硝酸甘油可缓解。今晨患者出现心前区疼痛，持续 2 小时不缓解，为明确诊断首选的检查是
   A. 胸片
   B. 运动试验
   C. 超声心动图检查
   D. 心电图＋心肌酶学检查
   E. Holter

43. 患者，男，70 岁。持续心前疼痛 6 小时入院，除心电图检查外，对急性心肌梗死诊断有价值的其他检查是
   A. 出、凝血时间
   B. 心肌酶
   C. 碱性磷酸酶
   D. 血常规
   E. 胆碱酯酶

44. 诊断急性心肌梗死最具特异性的检验项目是

A．血清天门冬氨酸氨基转移酶（AST）

B．血清乳酸脱氢酶（LDH）

C．血清丙氨酸氨基转移酶（ALT）

D．血清肌酸激酶（CK）

E．血清肌酸激酶同工酶（CK-MB）

45．急性心肌梗死患者发生休克是因为

A．疼痛应激

B．心脏前负荷加重

C．左心室排血量下降

D．心房颤动

E．心脏后负荷加重

46．变异型心绞痛的最佳治疗选择是

A．钙通道阻滞剂

B．硝酸酯制剂

C．阿司匹林

D．β受体阻滞剂

E．丹参

47．急性前壁心肌梗死早期进行链激酶治疗的作用是

A．抑制血小板聚集

B．溶解冠状动脉内的血栓

C．抑制冠状动脉内的血栓形成

D．促进血液流动

E．扩张冠状动脉

48．判断心脏骤停的指标不包括

A．血压测不到

B．瞳孔缩小

C．意识丧失或抽搐

D．心音消失

E．大动脉搏动消失

49．心脏骤停早期最常见的心电图类型是

A．室性心动过速

B．室颤

C．房性早搏

D．室性早搏

E．房颤

50．引起心脏骤停的最多见病因是

A．药物中毒或过敏

B．冠心病

C．心脏介入性治疗

D．意外事件如电击

E．麻醉意外

51．急性心肌梗死患者突然发生面部青紫，呼吸困难，神志不清，脉搏消失，应首选的抢救措施是

A．静脉注射西地兰

B．气管插管

C．体外心脏按压、人工呼吸

D．心电监护

E．肌注肾上腺素

52．心脏骤停脑复苏的主要治疗措施不包括

A．给升压药维持血压

B．降低颅内压，减轻脑水肿

C．早期进行高压氧治疗

D．维持脑组织灌注

E．降温

53．心脏骤停复苏后处理措施不当的是

A．监测尿量和尿比重

B．血压能维持在 80 ～ 90/50 ～ 60mmHg，而尿量少于 30ml/h，可用速尿

C．保证患者摄入足够的热量和营养，每日摄入热量不低于 1200kcal

D．严格做好心电监测，维持循环功能

E．血气分析结果正常就可认为患者呼吸功能正常

54．高血压病发病的可能相关因素中不妥的是

A．摄盐过多

B．精神紧张

C．自身免疫损伤

D．遗传因素

E．情绪创伤

55．血管紧张素转换酶抑制剂降低高血压的机制是

A．减少左心室输出量

B．增加水分由肾排出

C．抑制血管紧张素Ⅱ形成

D．直接扩张血管

E．使小动脉平滑肌松弛

56．高血压危象的处理原则最主要的是

A．心电监护

B．肌注安定

C．增加心肌供血

D. 吸氧
E. 立即降低血压

57. 患者，女，60岁。高血压10年，间断服降压药，一般血压维持在140/100mmHg，近1年头晕头痛加重，血压常在170/100mmHg，胸片示左心室增大，医生诊断高血压靶器官轻度受累，责任护士对患者进行健康教育，**不妥**的是
    A. 保持情绪稳定
    B. 低盐低脂饮食，防止体重超重
    C. 定期门诊复查血压及靶器官损害情况
    D. 注意休息，适量运动，保证充足睡眠
    E. 坚持服降压药，至血压正常后停药

58. 血压值为165/110mmHg属于
    A. 正常高值
    B. 1级高血压
    C. 3级高血压
    D. 正常血压
    E. 2级高血压

59. 高血压的用药原则是
    A. 达到降压目的后逐步减量
    B. 老人降压控制在120～130/80mmHg以下
    C. 有烦躁抽搐者禁用地西泮肌注
    D. 诊断确立通常需要终身治疗
    E. 快速降压首选硝酸甘油静滴

60. 高血压患者**不宜**食用的是
    A. 牛奶
    B. 猪肝
    C. 香菇
    D. 豆浆
    E. 菠菜

61. 高血压病导致心脏负荷增加的类型是
    A. 左心室前负荷
    B. 右心室前负荷
    C. 右心室后负荷
    D. 全心负荷
    E. 左心室后负荷

62. 高血压的主要危险因素**除外**
    A. 吸烟
    B. 高胆固醇血症
    C. 经常性的体育锻炼

D. 高盐饮食
E. 高血压的1级亲属

63. 病毒性心肌炎的主要病理改变是
    A. 心肌间质的特异性细胞浸润
    B. 心肌间质的广泛纤维化
    C. 过敏或变态反应所致
    D. 非特异性心肌间质炎症
    E. 感染性疾病病程中发生

64. 患者，男，24岁。劳力时呼吸困难，胸痛6个月。体查：心脏轻度增大，胸骨左缘第3、4肋间听到较粗糙的收缩期喷射性杂音，心尖区听到第四心音。含服硝酸甘油后胸痛稍加重。确诊本病最重要的检查是
    A. 胸片
    B. 心脏B超
    C. 血清病毒中和抗体滴度
    D. 心电图
    E. 动态心电图

65. 引起病毒性心肌炎最常见的病毒是
    A. 流感病毒
    B. 合胞病毒
    C. 单纯疱疹病毒
    D. 腺病毒
    E. 柯萨奇B组

66. 病毒性心肌炎最常见并发症是
    A. 心力衰竭
    B. 心源性休克
    C. 感染性心内膜炎
    D. 心律失常
    E. 感染性关节炎

67. 心包炎的典型体征是
    A. 端坐呼吸、烦躁不安
    B. 声音嘶哑，吞咽困难
    C. 心尖搏动减弱或消失
    D. 胸骨后闷痛或尖锐性疼痛
    E. 心包摩擦音

68. 患儿，男，8岁。2周前曾发热3天，伴咳嗽流涕。近3天来感觉胸闷，心前区不适。查体：在左第5肋间锁骨中线外1cm心音低钝，心率120次/分，每分钟可闻及5～6次早搏。最可能的诊断是

A. 风湿性心脏病
B. 肥厚型心肌病
C. 病毒性心肌炎
D. 先天性心脏病
E. 川崎病

69. 需要安装人工心脏起搏器的是
A. 右束支传导阻滞
B. 一度房室传导阻滞
C. 二度Ⅱ型房室传导阻滞
D. 左束支传导阻滞
E. 二度Ⅰ型房室传导阻滞

70. 安装人工心脏起搏器的患者应远离的家电是
A. 微波炉
B. 电脑
C. 洗衣机
D. 电风扇
E. 电话

71. 电复律治疗术后错误的做法是
A. 按时服用抗心律失常药
B. 卧床休息
C. 术后应立即下床活动
D. 持续24小时心电监护
E. 禁食至清醒后2小时

72. 慢性心房颤动患者电复律治疗最易并发脑梗死的时间是术后
A. 4小时
B. 24～48小时
C. 96小时
D. 2小时
E. 72小时

73. 组成直流电复律的装置不包括的是
A. 心电示波
B. 脉冲发生器
C. 同步触发装置
D. 电源
E. 电极

74. 动脉粥样硬化性心脏病手术治疗的适应证除外
A. 成形术后狭窄复发
B. 左冠状动脉回旋支狭窄
C. 心绞痛不明显，但冠状动脉的前降支

狭窄
D. 3支管腔狭窄＜50%
E. 心绞痛不明显，但右冠状动脉的两个分支狭窄

75. 主要扩张小动脉的药物是
A. 米力农
B. 硝苯地平
C. 氢氯噻嗪
D. 氨茶碱
E. 硝酸甘油

（76－79题共用题干）
患者，男，67岁。风湿性心脏瓣膜病、二尖瓣狭窄10余年。3天前受凉后出现咳嗽，咳黄色黏痰，伴发热，体温最高为38.3℃，伴胸闷、心悸气短，上5层楼梯需中间休息5分钟。自服药物后未见改善，以"风湿性心脏瓣膜病、心衰、肺部感染"收入院。

76. 问题1：该患者发生心衰的基本病因是
A. 继发性心肌代谢障碍
B. 心室后负荷过重
C. 原发性的心肌损害
D. 心室舒张充盈受限
E. 心室前负荷过重

77. 问题2：发生心衰的主要诱因是
A. 肺部感染
B. 过度劳累
C. 心律失常
D. 用药不当
E. 气候变化

78. 问题3：患者目前的心功能分级属于
A. 心功能Ⅱ级
B. 心功能Ⅲ级
C. 心功能代偿期
D. 心功能Ⅰ级
E. 心功能Ⅳ级

79. 问题4：患者护理措施不妥的是
A. 给予鼻导管间歇吸氧
B. 取平卧位，头偏向一侧
C. 遵医嘱给予心电血压监护
D. 注意保暖，避免受凉
E. 记录24小时尿量

（80－83题共用题干）

患者，女，31岁。有风湿性心脏病史2年，经常出现呼吸困难、咳嗽等症状。听诊：心尖部可闻及舒张中晚期隆隆样杂音。

80. 问题1：最符合的诊断是
    A. 主动脉瓣狭窄
    B. 二尖瓣关闭不全
    C. 三尖瓣狭窄
    D. 二尖瓣狭窄
    E. 主动脉瓣关闭不全

81. 问题2：明确诊断最可靠的辅助检查是
    A. 心电图检查
    B. 超声心动图检查
    C. 运动负荷试验检查
    D. X线检查
    E. 动态心电图检查

82. 问题3：如果患者属于单纯瓣膜病变，首选的治疗方法是
    A. 闭式分离术
    B. 直视分离术
    C. 瓣膜修复术
    D. 经皮穿刺球囊成形术
    E. 人工瓣膜置换术

83. 问题4：该患者脉率83次/分，心率112次/分，心律不齐，第一心音强弱不等。最可能的心律失常是
    A. 窦性心动过速
    B. 房性早搏
    C. 心房颤动
    D. 窦性心律不齐
    E. 室性早搏

（84－88题共用题干）

患者，男，73岁。心绞痛发作持续3小时，含硝酸甘油无效。心电图示Ⅱ、Ⅲ、aVF导联呈弓背抬高3mm，$V_1 \sim V_3$导联ST-T段压低2mm，偶发室性早搏1次，诊断为急性心肌梗死。

84. 问题1：目前最主要的护理诊断是
    A. 活动无耐力
    B. 焦虑
    C. 潜在并发症
    D. 疼痛、胸痛
    E. 知识缺乏

85. 问题2：2小时后随访心电图Ⅱ、Ⅲ、aVF导联出现病理性Q波，其心肌梗死部位可能在
    A. 前臂
    B. 下壁
    C. 室间隔
    D. 后壁
    E. 右侧壁

86. 问题3：该患者需要绝对卧床休息，家属不予配合，护士应给予正确解释，绝对卧床休息
    A. 可增加心肌收缩力
    B. 可降低心肌耗氧量
    C. 更加方便治疗
    D. 可减少进食量
    E. 家属容易护理

87. 问题4：如果患者出现心悸，躁动，抽搐，血压偏低，心电图示：室颤。护士发现后首要做的是
    A. 继续观察
    B. 静脉推肾上腺素
    C. 静脉滴注心律平
    D. 迅速通知医生，除颤
    E. 临时心脏起博

88. 问题5：对该患者的护理，错误的是
    A. 密切观察生命体征
    B. 观察疼痛缓解情况
    C. 保持情绪稳定
    D. 绝对卧床休息
    E. 饮食无特殊规定

（89－93题共用题干）

患者，女，37岁。扩张型心肌病5年，因心力衰竭入院。清晨漱洗时突然跌倒，呼之不应，面色苍白，口唇发绀，颈动脉搏动消失，血压为0。

89. 问题1：最短时间判断心脏骤停的可靠依据是
    A. 大动脉搏动消失
    B. 测量不到血压
    C. 呼吸停止
    D. 大声呼叫患者不应
    E. 瞳孔散大

90. 问题2：护士首先采取的措施是
    A. 呼叫值班医生
    B. 静脉穿刺输液
    C. 立即将患者转移至抢救室
    D. 连接心电监护
    E. 胸外按压

91. 问题3：心肺复苏技术操作要点<u>不包括</u>
    A. 按压频率为 60 ~ 100 次 / 分
    B. 胸外按压:人工呼吸为 30 : 2
    C. 手指不触及胸壁,手臂与胸骨水平垂直
    D. 按压部位在胸骨体中下 1/3 交界处
    E. 按压力量应使胸骨下陷4cm ~ 5cm(成人)

92. 问题4：按压有效的指征<u>不包括</u>
    A. 呼吸改善或出现自主呼吸
    B. 血氧饱和度达到 90% 以上
    C. 发绀减退,面部及口唇色泽转红
    D. 可扪及颈动脉、股动脉搏动
    E. 测上肢血压为 60mmHg 以上

93. 问题5：抢救由上述机制引起的心脏骤停时,最有效的方法是
    A. 静脉注射肾上腺素
    B. 植入临时起搏器
    C. 同步电击复律
    D. 静脉注射利多卡因
    E. 非同步电击复律

（94 - 97 题共用题干）
    患者,女,43 岁。因快速房颤收住院。风心病病史 18 年。心电图示:心房颤动,心室率 130 次 / 分。

94. 问题1：该患者关键性治疗原则是
    A. 静注利尿药,减轻心脏负荷
    B. 静注利多卡因,消除心律失常
    C. 持续高流量吸氧,改善心肌供氧
    D. 尽快有效控制房颤的心室率
    E. 静滴硝普钠,减轻心脏负荷

95. 问题2：患者病情未得到有效控制,欲行电击复律术。术前护理措施<u>不包括</u>
    A. 术前记录 12 导联心电图
    B. 指导患者复律前禁食,排空膀胱
    C. 准备好抢救药物和设备
    D. 向患者及家属简述电复律的过程,解除

顾虑
    E. 负责签署知情同意书

96. 问题3：电击复律时,发放电流应在心动周期的
    A. 除极期
    B. 相对不应期
    C. 超常期
    D. 绝对不应期
    E. 复极期

97. 问题4：护理人员配合操作时,<u>不正确</u>的是
    A. 选择同步功能,遵医嘱选择电功率
    B. 在麻醉过程中,注意患者有无呼吸抑制现象
    C. 在放电时用手约束好患者,防止因抽搐而坠床
    D. 安置患者仰卧于硬板床上
    E. 电极板涂布导电糊

（98 - 100 题共用备选答案）
    A. 中流量持续给氧
    B. 高流量持续给氧
    C. 低流量间歇给氧
    D. 高流量乙醇湿化给氧
    E. 低流量持续给氧

98. 急性肺水肿宜采用的吸氧方式为
99. 急性心肌梗死宜采用的吸氧方式为
100. 慢性肺心病宜采用的吸氧方式为

（101 - 104 题共用备选答案）
    A. PR 间期 > 0.20 秒,有 QRS 波群脱落
    B. 连续 3 个或以上成串的室性期前收缩
    C. QRS-T 波消失,呈快慢不一、强弱不等振幅
    D. PR 间期 > 0.20 秒,无 QRS 波群脱落
    E. 正常心搏后紧接一个室性期前收缩

101. 室性心动过速的心电图特点是
102. 室早二联律的心电图特点是
103. 心室颤动的心电图特点是
104. 一度房室传导阻滞的心电图特点是

第三节 消化系统疾病

1. 消化道中最膨大的部位是

A. 胃
B. 小肠
C. 结肠
D. 食管
E. 十二指肠

2. 胰腺 B 细胞分泌的物质是
   A. 胰岛素
   B. 胰蛋白酶
   C. 胰脂肪酶
   D. 胰高血糖素
   E. 胰淀粉酶

3. G 细胞分泌
   A. 盐酸
   B. 内因子
   C. 促胃液素
   D. 胃蛋白酶原
   E. 碱性黏液

4. 人体最大实质性器官是
   A. 肺
   B. 肝
   C. 脾
   D. 脑
   E. 肾

5. 肠套叠患者的粪便呈
   A. 金黄色便
   B. 果酱样便
   C. 白陶土样便
   D. 米泔水样便
   E. 黑色便

6. 导致急性应激胃炎的病因不包括
   A. 大手术
   B. 大面积烧伤
   C. 应用非甾体抗炎药
   D. 重要脏器衰竭
   E. 休克

7. 多灶萎缩性胃炎的最主要病因及其最易好发的部位分别是
   A. 幽门螺杆菌感染，胃窦
   B. 服用非甾体抗炎药，胃体
   C. 自身免疫因素，胃体
   D. 幽门螺杆菌感染，胃体

E. 服用非甾体抗炎药，胃窦

8. 胃黏膜萎缩时，导致维生素 B_{12} 缺失的细胞是
   A. 壁细胞
   B. 黏液细胞
   C. 腺细胞
   D. 主细胞
   E. G 细胞

9. 患儿，女，5 岁。因发热、扁桃体化脓口服抗生素和阿司匹林 1 周，突然呕吐深咖啡色液体 50ml，潜血阳性，既往无胃肠病史及胃肠病家族史，该患儿最有可能的诊断是
   A. 过敏性紫癜
   B. 十二指肠球部溃疡出血
   C. 食管炎
   D. 药物性胃炎
   E. 上消化道血管畸形

10. 患者，女，39 岁。因黑色稀便 3 天入院。3 天来，每天排黑色稀便 2 次，每次约 200g，病前有多年上腹部隐痛史，常有夜间痛、饥饿痛，进食可缓解。查体：贫血貌，皮肤无黄染，肝脾肋下未触及。入院后为了明确诊断，首先要进行的检查应是
    A. 胃镜检查
    B. 胃黏膜活检
    C. 幽门螺杆菌（Hp）检测
    D. X 线钡剂检查
    E. 选择性动脉造影

11. 可直接观察溃疡的部位、病变大小的检查是
    A. 超声检查
    B. 胃镜检查
    C. 胃部 CT
    D. X 线钡剂检查
    E. 胃部 MRI

12. 消化性溃疡形成最直接的原因是
    A. 胃酸过多
    B. 胃蛋白酶过多
    C. 幽门螺杆菌
    D. 吸烟
    E. 非甾体抗炎药

13. 对消化性溃疡出血不适用的是

A. 三腔二囊管压迫

B. 冰盐水洗胃

C. 纤维胃镜下高频电灼

D. 应用 H^+-K^+-ATP 酶泵抑制剂

E. 甲氰咪胍静脉注射

14. 患者，女，48岁。间歇性上腹痛4年，加重伴呕吐2天，呕吐物量多，呈酸腐味。查体：上腹部有胃型，可闻及震水音。患者最可能的诊断是

A. 消化性溃疡合并幽门梗阻

B. 胃黏膜脱垂症

C. 胃下垂

D. 良性十二指肠淤滞症

E. 胃癌

15. 幽门梗阻呕吐的表现不包括

A. 呕吐多在下午或夜间发生，量大，一次可达 1000～2000ml

B. 呕吐物腐败酸臭味

C. 呕吐物不含胆汁

D. 腹痛与呕吐为主要表现

E. 呕吐出粪臭味样物质

16. 治疗消化性溃疡的药物中可引起黑便的是

A. 氢氧化铝凝胶

B. 枸橼酸铋钾

C. 阿莫西林

D. 西咪替丁

E. 甲硝唑

17. 患者，男，38岁，黑色软便2天，上腹隐痛伴反酸就诊。查体：心率86次/分，血压正常，腹部轻压痛，无反跳痛。经胃镜检查：诊断为十二指肠球部溃疡伴出血。此时最首要治疗措施是

A. 给予抗酸药

B. 补充血容量

C. 应用止痛药物

D. 观察出血量的多少

E. 消除紧张情绪

18. 关于消化性溃疡的饮食护理，错误的是

A. 急性期应少量多餐

B. 急性期以牛奶、面条等偏碱性食物为宜

C. 可食用生冷、油炸食物以促进食欲

D. 宜选用营养丰富、清淡、易消化饮食

E. 忌食辛辣刺激食物

19. 患者，女，51岁。消化性溃疡，拟行手术治疗，术后病情观察的重点是

A. 体温

B. 呼吸

C. 血压

D. 中心静脉压

E. 脉搏

20. 符合胃溃疡的特点是

A. 好发于胃大弯

B. 疼痛多在饭后3～4小时发生

C. 胃镜检查可确诊

D. 多见于老年男性

E. 疼痛发作没有规律

21. 当患者肝硬化晚期时，其血清中常出现

A. 白蛋白减少，球蛋白不变

B. 白蛋白减少，球蛋白增加

C. 白蛋白/球蛋白比值增大

D. 白蛋白增加，球蛋白增加

E. 白蛋白增加，球蛋白不变

22. 发生肝肾综合征最主要的原因是

A. 肾小管坏死

B. 白三烯产生增加

C. 有效血容量减少

D. 肾前列腺素合成减少

E. 肾单位纤维化

23. 肝硬化腹水的性质是

A. 漏出液

B. 乳糜液

C. 血性液

D. 渗出液

E. 黏液性

24. 患者，男，65岁。有肝硬化病史5年。近1周食欲明显减退，伴呕吐腹泻。2天前出现尿量明显减少，每天200ml左右，血生化示：尿素氮11mmol/L，则最可能的诊断是

A. 肝肾综合征

B. 原发性肝癌

C. 门静脉血栓形成

D. 感染

E. 肝肺综合征

25. 常用于治疗肝硬化腹水的利尿药是
    A. 氢氯噻嗪
    B. 利尿酸钠
    C. 螺内酯
    D. 呋塞米
    E. 甘露醇

26. 肝硬化患者可建立和开放的侧支循环不包括
    A. 腹壁静脉曲张
    B. 脐周静脉曲张
    C. 痔静脉扩张
    D. 食管下段和胃底静脉曲张
    E. 下肢静脉曲张

27. 肝硬化患者内分泌紊乱症状不包括
    A. 男性乳房发育、睾丸萎缩
    B. 肾上腺皮质激素增多
    C. 抗利尿激素增多
    D. 雌激素灭活减少，相对增多
    E. 醛固酮增多

28. 与蜘蛛痣形成有关的因素是
    A. 血小板减少
    B. 凝血机制障碍
    C. 毛细血管脆性增加
    D. 严重感染
    E. 血中雌激素增加

29. 患者，男，46岁。肝硬化病史8年，近来自觉全身乏力，食欲缺乏，黄染明显，皮肤瘙痒明显。目前最应注意观察的是
    A. 肝性脑病
    B. 上消化道出血
    C. 肺部感染
    D. 抓破皮肤
    E. 电解质紊乱

30. 肝硬化在中国人群中最常见的原因是
    A. 酒精中毒
    B. 长期食用腌制食物
    C. 病毒性肝炎
    D. 胆汁淤积
    E. 肝脏寄生虫病

31. 鉴别右心衰竭与肝硬化水肿的依据是

A. 腹水形成
B. 腹围增大
C. 颈静脉怒张
D. 下肢水肿
E. 恶心、呕吐

32. 对肝硬化具有确诊价值的检查是
    A. 肝功能检查
    B. 免疫学检查
    C. 血生化检查
    D. X线检查
    E. 肝穿刺活检

33. 对肝癌诊断具有较强特异性的血清学项目是
    A. 甲胎蛋白
    B. 碱性磷酸酶
    C. α_1-抗胰蛋白酶
    D. γ-谷氨酰转肽酶
    E. 酸性同功铁蛋白

34. 对原发性肝癌简便而确诊率高的定性诊断方法是
    A. 血清酶学
    B. B超检查
    C. CT检查
    D. 血清甲胎蛋白测定
    E. 肝穿刺针吸细胞学检查

35. 可致肝癌的微生物污染的食物是
    A. 乳酸杆菌
    B. 黄曲霉菌
    C. 放线菌
    D. 真菌
    E. 白色念珠菌

36. 原发性肝癌最主要的转移部位是
    A. 腹腔内种植
    B. 肝内
    C. 骨
    D. 左锁骨上淋巴结
    E. 肺

37. 肝癌结节破裂出血可引起
    A. 高热
    B. 腹部包块
    C. 腹痛剧烈，可遍及全腹
    D. 黄疸加深

E. 大量黑便

38. 肝癌引起的肝区疼痛的特点是
   A. 间歇性隐隐作痛
   B. 饭后半小时刺痛
   C. 剧烈的绞痛
   D. 持续性钝痛或胀痛
   E. 空腹时烧灼痛

39. 直径＜1cm小肝癌的最佳定位方法是
   A. CT
   B. AFP测定
   C. 肝穿刺针吸细胞血检查
   D. B超
   E. 选择性腹腔动脉造影

40. 患者，男，50岁。肝癌，做肝动脉栓塞化疗。术后出现腹痛，发热，恶心，呕吐。检查发现转氨酶升高，血清白蛋白降低。患者术后1周，应特别注意补充的是
   A. 维生素
   B. 电解质
   C. 水分
   D. 白蛋白
   E. 脂肪乳

41. 肝癌患者肝动脉栓塞化疗术后护理<u>不正确</u>的是
   A. 穿刺侧肢体伸直至少2天
   B. 观察穿刺部位有无血肿及渗血
   C. 必要时吸氧
   D. 术后禁食2～3天
   E. 鼓励患者深呼吸、排痰

42. 患者，女，45岁。肝硬化8年。近1个月来肝大、持续肝区疼痛、明显消瘦。查体：腹部膨隆，移动性浊音（＋），肝大、质硬，表面凹凸不平。患者最可能并发了
   A. 电解质紊乱和酸中毒
   B. 原发性肝癌
   C. 胆管阻塞并腹水
   D. 上消化道出血
   E. 胆管感染

43. 与原发性肝癌的病因最有关的是
   A. 黄曲霉素
   B. 亚硝胺类物质

C. 乙型肝炎、肝硬化
D. 饮用水污染
E. 硒缺乏

44. 氨中毒学说认为肝性脑病的主要发病机制是
   A. 氨导致脑的脂类代谢紊乱
   B. 氨导致脑的胆色素代谢紊乱
   C. 氨促进假性神经递质生成
   D. 氨引起神经传导抑制
   E. 氨导致脑的能量代谢紊乱

45. 符合肝性脑病前驱期临床表现的是
   A. 定向力减退
   B. 幻觉躁狂
   C. 腱反射亢进
   D. 意识错乱
   E. 欣快和淡漠少言

46. 肝性脑病综合治疗原则<u>错误</u>的是
   A. 患者躁动不安时可采用巴比妥类药物
   B. 注意纠正低钾和代谢性碱中毒
   C. 口服乳果糖的目的是减少肠内氨的生成和吸收
   D. 去除诱发因素是肝性脑病治疗的基本原则
   E. 上消化道出血患者应给予灌肠或导泻

47. 肝性脑病患者正确的饮食是
   A. 食用足够的动物蛋白
   B. 大量补充维生素 B_6
   C. 为延缓胃的排空增加脂肪的摄入
   D. 增加水钠的摄入
   E. 以糖类为主供给热量

48. 患者，男，50岁。行肝癌切除术后7天，出现精神错乱、幻觉，扑翼样震颤。此时患者可能为
   A. 癔症
   B. 脑血管意外
   C. 感染性休克
   D. 肝性脑病
   E. 癫痫发作

49. 肝性脑病的诱发因素<u>不包括</u>
   A. 上消化道出血
   B. 麻醉药物的使用
   C. 多次灌肠或导泻

丁震医学教育 010-88453168 www.dzyxedu.com　北京航空航天大学出版社 BEIHANG UNIVERSITY PRESS

D. 大量排钾利尿

E. 感染

50. 护士在为肝炎、肝硬化患者进行健康宣讲，关于诱发肝性脑病最主要的因素，正确的是
    A. 限制蛋白摄入
    B. 上消化道出血
    C. 饮食应细软
    D. 吃富含维生素 C 的新鲜水果
    E. 保持排便通畅

51. 对于疑似急性胰腺炎且发病 4 天的就医患者，其最具诊断价值的实验室检查是
    A. 血清脂肪酶测定
    B. C 反应蛋白测定
    C. 血糖测定
    D. 血清淀粉酶测定
    E. 肌酸激酶测定

52. 患者，男，45 岁。饱餐酗酒后 2 小时，上腹部持续性剧痛并向腰背部放射，伴恶心呕吐，12 小时后来院急诊。目前首选的检查是
    A. 腹腔穿刺
    B. 血、尿淀粉酶
    C. 腹部 B 超检查
    D. 血常规
    E. 胸、腹部平片

53. 患者，男，50 岁。因饱餐后突发上腹痛，伴恶心，呕吐 4 小时住院，经检查后被诊断为急性水肿型胰腺炎。处理措施错误的是
    A. 手术引流胰周渗出液
    B. 补充液体
    C. 应用抗生素
    D. 禁食、胃肠减压
    E. 解痉、止痛

54. 急性胰腺炎的病因是
    A. 病毒感染
    B. 自身免疫异常
    C. 变态反应炎症
    D. 细菌感染
    E. 化学性炎症

55. 急性胰腺炎时，淀粉酶的改变正确的是
    A. 尿淀粉酶下降较血清淀粉酶晚
    B. 尿淀粉酶测定值如＞128U（温氏法）

有诊断意义
    C. 尿淀粉酶的高低与病变轻重成正比
    D. 尿淀粉酶增高早于血清淀粉酶
    E. 坏死性胰腺炎，尿淀粉酶一定增高

56. 在国内引起急性胰腺炎的最常见的病因是
    A. 大量饮酒
    B. 胆道疾病
    C. 胰管阻塞
    D. 十二指肠乳头病变
    E. 暴饮暴食

57. 出血坏死型胰腺炎所发生的休克属于
    A. 低血容量性休克
    B. 过敏性休克
    C. 神经源性休克
    D. 中毒性休克
    E. 心源性休克

58. 急性阑尾炎的腹痛特点是
    A. 间歇性疼痛
    B. 持续性疼痛
    C. 疼痛不明显
    D. 阵发性疼痛
    E. 转移性疼痛

59. 患者在外出聚餐回家后突然发生上腹部持续剧烈疼痛，拟诊为"急性胰腺炎"入院。检查对确诊病情最有意义的是
    A. 血脂肪酶测定
    B. 血肌酸激酶测定
    C. 血蛋白酶测定
    D. 血淀粉酶测定
    E. 血乳酸脱氢酶测定

60. 某患者饮酒后出现上腹剧烈疼痛，伴恶心、呕吐。体检：体温 38℃，辗转不安，巩膜轻度黄染，血淀粉酶 256U/L，尿淀粉酶 512U/L，此时首要的护理措施是
    A. 物理降温
    B. 防止坠床
    C. 建立静脉通路
    D. 协助患者翻身
    E. 禁食

61. 患者，男，43 岁。朋友聚会饮大量白酒，餐后上腹剧烈疼痛，恶心、呕吐，确诊为急性胰

腺炎。本病的基本病理改变是
   A. 免疫性抗体引起的变态反应
   B. 内分泌失调引起的胰岛功能紊乱
   C. 自体消化引起的化学性炎症
   D. 大肠埃希菌引起的感染性炎症
   E. 胆汁反流引起的胰胆管阻塞

62. 患者，男，32 岁。胆总管结石病史 5 年。昨晚饱餐后突发上腹部持续剧烈疼痛，并向腰背部放射，伴恶心呕吐，呕吐物为胃内容物，吐后腹痛不缓解，来医院就诊。实验室检查：血清淀粉酶 650U/L。该患者最可能的病因是
   A. 酗酒和暴饮暴食
   B. 胰管结石
   C. 急性胆囊炎
   D. 胆管结石
   E. 十二指肠液反流

63. 血淀粉酶显著增高见于
   A. 肠结核
   B. 肝性脑病
   C. 心肌梗死
   D. 胰腺炎
   E. 肝炎

64. 导致上消化道大出血最常见的疾病是
   A. 胃癌
   B. 消化性溃疡
   C. 食管癌
   D. 萎缩性胃炎
   E. 胆道结石

65. 患者，男，50 岁。以餐后腹部烧灼痛，黑便 2 天入院。对其诊断最有价值的辅助检查是
   A. 血常规检查
   B. 选择性动脉造影
   C. 胃液分析检查
   D. 胃镜检查
   E. X 线检查

66. 确定上消化道出血病因的首选检查方法是
   A. X 线钡餐
   B. 选择性动脉造影
   C. 核素扫描
   D. 纤维胃镜检查
   E. 吞棉线试验

67. 上消化道出血患者出血控制理想的指标是
   A. 网织红细胞计数增高
   B. 血尿素氮持续升高
   C. 血红蛋白下降
   D. 呕出的血液转为暗红色
   E. 血压稳定

68. 上消化道大出血患者护理最主要的观察项目是
   A. 呕血量
   B. 黑便的颜色和量
   C. 血红蛋白的测定
   D. 周围循环衰竭状况
   E. 红细胞压积测定

69. 用于上消化道出血止血治疗的药物不包括
   A. 去甲肾上腺素
   B. H$_2$ 受体拮抗剂
   C. 血管加压素
   D. 肾上腺素
   E. 质子泵抑制剂

70. 对估计上消化道大出血最有价值的表现是
   A. 血细胞比容
   B. 呕血与黑便的频度与量
   C. 周围循环衰竭的临床表现
   D. 血红蛋白浓度
   E. 网织红细胞测定

71. 患者，女，60 岁。上午进食 2 小时后出现呕吐红色胃内容物，含有血凝块，量不详，排暗红色便数次，并出现淡漠。4 年前明确诊断为肝硬化失代偿期。查体：面色苍白，呼吸急促，皮肤湿冷，呈灰白色。考虑出血量为循环血容量的
   A. 25%
   B. 20%
   C. 10%
   D. 30%
   E. 15%

72. 门静脉高压急性大出血患者使用三腔管压迫止血时，食管气囊注气量为
   A. 100ml
   B. 200ml
   C. 300ml
   D. 50ml

E. 250ml

73. 肝硬化门静脉高压上消化道出血合并肝昏迷，最适用于消除肠内积血、减少氨形成的方法是
   A. 生理盐水灌肠
   B. 使用缓泻药
   C. 静脉注射谷氨酸制剂
   D. 弱酸性液灌肠
   E. 肥皂液灌肠

74. 肠结核的最主要病变部位在回盲部，其原因描述最正确的是
   A. 此处的血液循环较丰富，致病菌易从此处入血
   B. 此处肠蠕动较弱，不利于致病菌的排出
   C. 此处的 pH 环境利于致病菌生存繁殖
   D. 致病菌在此处停留时间较长，易侵犯此处淋巴
   E. 此处位于较低位置，致病菌易聚集于此

75. 对诊断肠结核最有价值的是
   A. D 结核菌素试验
   B. X 线钡剂造影
   C. 纤维结肠镜活检
   D. 血沉增加
   E. X 线钡剂灌肠

76. 患者，女，20 岁。低热、腹痛 2 个月，偶有便秘。胃肠钡餐造影：盲肠和升结肠增生性狭窄、缩短变形。拟诊为肠结核。护理查体中最可能出现的体征是
   A. 右下腹腹部肿块，比较固定，质地中等，轻压痛
   B. 肠型
   C. 蠕动波
   D. 肠鸣音亢进
   E. 腹肌紧张

77. 患者，女，35 岁。因腹痛、腹泻，伴乏力、低热 3 个月就诊，确诊为肠结核，目前关键的治疗是
   A. 营养
   B. 抗结核化疗
   C. 手术治疗
   D. 休息
   E. 对症治疗

78. 患者，女，32 岁。反复脓血便 2 年，伴腹痛，有疼痛 - 便意 - 便后缓解的规律，每天腹泻 4 ～ 5 次。查体左下腹有压痛。多次大便细菌培养阴性。经检查确诊为溃疡性结肠炎，其好发部位是
   A. 横结肠
   B. 降结肠
   C. 全结肠
   D. 回盲部
   E. 直肠和乙状结肠

79. 确诊溃疡性结肠炎最有价值的检查是
   A. 粪便致病菌培养
   B. 结肠镜检查
   C. X 线钡剂灌肠检查
   D. 血液致病菌培养
   E. X 线钡餐造影

80. 溃疡性结肠炎患者排便特点不包括
   A. 伴里急后重感
   B. 腹泻便秘交替，以便秘为主
   C. 大便的情况可反映病情的轻重
   D. 黏液、脓血便
   E. 排便后腹痛可减轻

81. 轻、中度溃疡性结肠炎治疗首选药物是
   A. 柳氮磺吡啶
   B. 药物灌肠
   C. 免疫抑制药
   D. 肾上腺皮质激素
   E. 饮食调理

82. 与溃疡性结肠炎发病无关的因素是
   A. 营养因素
   B. 遗传因素
   C. 环境因素
   D. 免疫因素
   E. 感染因素

83. 肝穿刺活检时，穿刺针刺入肝内前应嘱患者
   A. 自然吸气末屏住呼吸
   B. 自然呼气末屏住呼吸
   C. 先深吸气，然后于深呼气末屏住呼吸
   D. 自然呼吸
   E. 先深呼气，然后于深吸气末屏住呼吸

84. 一般患者行胃、肠镜检查时采取的体位是
   A. 右侧卧位

B．平卧位
C．头低脚高位
D．左侧卧位
E．半卧位

85．纤维结肠镜检查时患者的体位一般取
A．左侧卧位，双腿伸直
B．右侧卧位，双腿屈曲
C．俯卧位
D．右侧卧位，双腿伸直
E．左侧卧位，双腿屈曲

86．肝穿刺活检穿刺点一般在
A．右侧腋前线4～5肋间
B．左侧腋中线8～9肋间
C．右侧腋后线8～9肋间
D．左侧腋前线4～5肋间
E．右侧腋中线8～9肋间

87．不需做造影剂过敏试验的检查是
A．静脉肾盂造影
B．胃肠钡餐造影
C．支气管造影
D．静脉胆道造影
E．心血管造影

88．对诊断结核性腹膜炎最有价值的指标是
A．血沉加快
B．腹部平片见散在钙化影
C．腹腔镜活组织检查发现结核杆菌
D．结核菌素试验强阳性
E．腹部B超发现中等量腹水

（89－90题共用题干）
患者，男，45岁。间断上腹痛2年，加重1个月。胃镜检查：胃角切迹溃疡，幽门螺杆菌阳性。

89．问题1：其治疗方案首选
A．黏膜保护剂治疗，6周后复查胃镜
B．质子泵抑制剂、黏膜保护剂治疗，4周后复查胃镜
C．抗幽门螺杆菌、质子泵抑制剂治疗，6周后复查胃镜
D．H_2受体拮抗剂治疗
E．抗幽门螺杆菌治疗，2周后复查胃镜

90．问题2：消化性溃疡最常见的并发症是
A．穿孔
B．幽门梗阻
C．感染
D．出血
E．癌变

（91－94题共用题干）
患者，男，50岁。10年前曾患乙型肝炎，1年前因乏力、腹胀、水肿而入院检查，B超示肝硬化。2天前有黑便，今晨因呈嗜睡状态而入院。查体：嗜睡，可唤醒，醒时尚可回答简单问题，双手有扑翼样震颤，肌张力增高，腱反射亢进。

91．问题1：根据患者意识障碍的程度和神经系统表现，可确定其已发生肝性脑病，目前处于
A．昏迷前期
B．昏睡期
C．昏迷晚期
D．前驱期
E．昏迷期

92．问题2：该患者每天饮食中蛋白质的含量应限制在
A．15g以内
B．20g以内
C．30g以内
D．10g以内
E．25g以内

93．问题3：该患者经治疗后意识转清，可逐步增加蛋白质饮食，但短期内每天饮食中蛋白质不应超过
A．30～40g
B．40～50g
C．60～70g
D．20～30g
E．50～60g

94．问题4：患者完全恢复后，为维持其基本的氮平衡，蛋白质可增加到每天每千克体重
A．0.6～0.8g
B．0.7～0.9g
C．0.9～1.1g
D．0.5～0.7g
E．0.8～1.0g

（95－96题共用题干）

患者，男，56岁。大量呕血、黑便伴心慌2小时。既往有肝硬化病史。立即给予输血、补液及相应的止血措施。

95．问题1：早期判断出血量最有价值的指标是
    A．呕血量
    B．黑便的颜色和量
    C．血红蛋白的测定
    D．血容量减少所致的周围循环衰竭的临床表现
    E．红细胞压积测定

96．问题2：晚期肝硬化的最严重并发症和最常见的死亡原因是
    A．电解质紊乱
    B．感染
    C．肝肾综合征
    D．上消化道出血
    E．肝性脑病

（97－98题共用题干）

患者，男，32岁。腹泻5年，每天2～3次，伴里急后重感，偶有脓血便，无发热。既往有青光眼病史。大便细菌培养阴性。为明确诊断，行全结肠镜检查。

97．问题1：结肠镜检查护理措施错误的是
    A．检查前半小时肌内注射阿托品0.5mg、安定10mg
    B．检查开始取左侧卧位，双腿屈曲
    C．怀疑有穿孔、严重心肺功能不全者不宜做结肠镜检查
    D．检查前3天进少渣饮食，术前1天进流食，检查前1天晚服缓泻剂，检查当天禁食
    E．插管时嘱患者全身放松，深呼吸

98．问题2：肠镜检查示乙状结肠血管纹理不清，黏膜颗粒状，轻触易出血。应采取的治疗措施是
    A．静脉高营养
    B．免疫抑制药
    C．氨基水杨酸制剂
    D．禁食
    E．肾上腺皮质激素

（99－101题共用题干）

患者，男，25岁。因患结肠息肉入院治疗，明天行内镜下结肠息肉切除术。

99．问题1：对手术最有影响的术前准备是
    A．肠道清洁
    B．消除患者紧张、恐惧心理
    C．常规肛门指诊
    D．进流食
    E．是否用镇静药

100．问题2：该患者术前肠道准备，用药错误的是
    A．硫酸镁
    B．蓖麻油
    C．乙二醇平衡液
    D．番泻叶
    E．甘露醇

101．问题3：术后2小时患者出现腹痛，护士应主要观察患者
    A．24小时出入量
    B．血、尿淀粉酶监测
    C．生命体征变化
    D．液体静滴速度
    E．小便颜色变化

第四节　泌尿系统疾病

1．能早期反映肾小球滤过功能受损的检查项目是
    A．血尿素氮测定
    B．内生肌酐清除率测定
    C．尿渗透压测定
    D．血肌酐测定
    E．血尿酸测定

2．尿的正常pH值为
    A．2～4
    B．3～5
    C．8～10
    D．1～2
    E．5～7

3．肾小管的功能不包括
    A．重吸收功能
    B．分泌和排泄功能

C. 稀释功能

D. 生成原尿

E. 浓缩功能

4. 肾脏结构和功能的基本单位是指

A. 肾小体和肾小球

B. 肾小管和肾小囊

C. 肾小管和肾小体

D. 肾小球和肾小管

E. 肾小球和肾小囊

5. 镜下血尿是指沉淀尿液镜检，每高倍镜下红细胞数多于

A. 3 个

B. 4 个

C. 6 个

D. 2 个

E. 5 个

6. 夜尿量超过白天尿量或夜尿持续超过多少称为夜尿增多，提示肾浓缩功能减退

A. 550ml

B. 650ml

C. 850ml

D. 450ml

E. 750ml

7. 关于急性肾小球肾炎的叙述，正确的是

A. 病变主要累及肾小管

B. 血尿、水肿、高血压是主要症状

C. 尿频、尿痛、尿急是主要症状

D. 由细菌引起的感染性疾病

E. 常见的致病菌是葡萄球菌

8. 急性肾小球肾炎患儿出现呼吸、心率增快，肝脏增大、颈静脉怒张、两肺满布湿啰音、心脏扩大等症状的主要原因是

A. 心脏泵衰竭

B. 感染加重

C. 水肿加重

D. 严重循环充血

E. 胸水、腹水

9. 患儿，女，6岁。2天前晨起发现排茶色尿，并伴有眼睑水肿，1天前出现头痛。查体：体温 36.8℃，脉搏 96 次／分，血压 130/90mmHg，发育正常，营养中等，双眼睑水肿，双下肢非凹陷

性水肿。此时最重要的护理措施是

A. 无盐饮食

B. 限制水的摄入

C. 加强皮肤管理

D. 卧床休息

E. 预防感染

10. 急性肾小球肾炎患儿，下床轻微活动的临床指征是

A. 镜下血尿消失

B. Addis 计数正常

C. 水肿消退、血压正常、肉眼血尿消失

D. 血沉正常

E. 没有严重循环充血症状出现

11. 血尿指 1L 尿液红细胞计数超过

A. 10 万

B. 15 万

C. 25 万

D. 5 万

E. 20 万

12. 患者，女，28 岁。诉水肿独自来院就诊，尿液检查蛋白（++），红细胞 5 ～ 10/HP，颗粒管型 0 ～ 2/HP，拟诊慢性肾小球肾炎。体检时最可能发现水肿的部位是

A. 腰骶部

B. 胸腔和腹壁

C. 全身水肿

D. 眼睑和颜面

E. 臀部和会阴部

13. 慢性肾小球肾炎最典型的临床表现是

A. 蛋白尿

B. 水肿

C. 肾功能损害

D. 血尿

E. 高血压

14. 患者，男，45 岁。慢性肾炎病史 7 年，血尿素氮增高 2 年，一直坚持低蛋白低磷饮食治疗。此治疗的目的是

A. 预防高钠血症

B. 预防高钙血症

C. 减轻肾小球高灌注、高滤过状态

D. 控制高血压

E. 减轻肾性水肿

15. 慢性肾小球肾炎尿量较少时使用血管紧张素转换酶抑制剂时，应特别注意观察有无
    A. 血尿酸升高
    B. 血钾升高
    C. 血二氧化碳升高
    D. 血尿素氮升高
    E. 血肌酐升高

16. 慢性肾小球肾炎肾功能恶化的重要因素是
    A. 水钠潴留
    B. 血钾升高
    C. 氮质血症
    D. 血钠过高
    E. 高血压

17. 患者，女，38岁。患慢性肾小球肾炎，可加重肾损害的因素不包括
    A. 劳累
    B. 感染
    C. 心脏早搏
    D. 妊娠
    E. 预防接种

18. 原发性肾病综合征患者最易出现血栓的部位是
    A. 肾静脉
    B. 脑动脉
    C. 肺动脉
    D. 下肢深静脉
    E. 冠状动脉

19. 单纯性肾病综合征的临床特征除外
    A. 低蛋白血症
    B. 高度水肿
    C. 高血压
    D. 大量蛋白尿
    E. 高脂血症

20. 原发性肾病综合征患儿的饮食原则不包括
    A. 高维生素
    B. 低脂肪
    C. 补充钠盐
    D. 优质蛋白
    E. 补充钙剂

21. 肾病综合征患儿给予激素治疗，护理措施错误的是
    A. 准确记录24小时液体出入量
    B. 臀部可垫上橡皮圈或棉圈
    C. 出院时应指导正常饮食
    D. 卧床休息，勤翻身
    E. 激素治疗期间注意每日血压、尿量、尿蛋白、血浆蛋白的变化情况

22. 诊断肾病综合征时，尿液检查肯定存在的是
    A. 肉眼血尿
    B. 管型尿
    C. 镜下血尿
    D. 脓尿
    E. 24小时尿蛋白定量＞3.5g

23. 肾病综合征复发的主要原因是
    A. 感染
    B. 动脉粥样硬化
    C. 血液高凝状态
    D. 血栓
    E. 肾功能不全

24. 患者，男，89岁。因排尿困难入院，诊断为前列腺增生，入院后给予留置导尿，5天后患者出现泌尿系感染。你认为该患者泌尿系感染最直接的因素是
    A. 年龄
    B. 留置导尿
    C. 前列腺增生
    D. 性别
    E. 卧床

25. 治疗急性肾盂肾炎的正确方法是
    A. 退热后即停用抗菌药物
    B. 尿痛者给服安乃近
    C. 用庆大霉素时应加服维生素C
    D. 细菌培养之前，首选药为青霉素
    E. 鼓励患者多饮水

26. 肾盂肾炎最常见的感染途径是
    A. 直接感染
    B. 淋巴管感染
    C. 下行感染
    D. 血行感染
    E. 上行感染

27. 急性肾盂肾炎最常见的致病菌是
    A. 革兰阴性杆菌
    B. 大肠埃希菌
    C. 溶血性链球菌
    D. 金黄色葡萄球菌
    E. 克雷伯杆菌

28. 主要诱发肾盂肾炎的疾病是
    A. 肺炎球菌性肺炎
    B. 慢性消耗性疾病
    C. 糖尿病
    D. 心力衰竭
    E. 缺铁性贫血

29. 出现大量管型尿的疾病是
    A. 膀胱炎
    B. 输尿管炎
    C. 肾结核
    D. 肾病综合征
    E. 肾盂肾炎

30. 患者，女，37 岁。因发热、腰痛、尿频、尿急、尿痛就医。其尿化验的特点是
    A. 大量红细胞
    B. 蜡样管型
    C. 尿白细胞 > 5 个 /HP
    D. 颗粒管型（++）
    E. 蛋白（++）

31. 急性肾盂肾炎可出现的实验检查结果<u>不包括</u>
    A. 可有脓尿
    B. 可有管型尿
    C. 血沉加快
    D. 可有肉眼血尿
    E. 大量蛋白尿

32. 患者，女，27 岁。因高热、腰痛、尿频、尿急来医院门诊，其尿常规检查可能是
    A. 低比重尿
    B. 红细胞管型
    C. 脓尿
    D. 蛋白尿
    E. 镜下血尿

33. 指导患者采集清洁中段尿培养标本，正确的是
    A. 留取标本时要严格无菌操作，消毒外阴、尿道口
    B. 标本留好后不能放置时间太长，最好在 2 小时内做细菌培养
    C. 最好取在体内保留 6 ～ 8 小时的晨尿做标本
    D. 可以在使用抗菌药物前或停用抗菌药物 3 天后收集尿标本
    E. 不能立即送检的尿标本可以放在阴凉处

34. 急性肾衰竭少尿或无尿期引起患者死亡的最常见原因
    A. 代谢性酸中毒
    B. 尿毒症
    C. 低钙血症
    D. 水中毒
    E. 高钾血症

35. 慢性肾功能衰竭常伴明显贫血，发生原因是<u>不包括</u>
    A. 代谢毒素抑制骨髓造血
    B. 毒素使红血细胞寿命缩短
    C. 甲状旁腺功能亢进
    D. 肾脏促红细胞生成素减少
    E. 铁、叶酸缺乏

36. 我国慢性肾功能衰竭的第一位病因是
    A. 糖尿病肾病
    B. 慢性肾小球肾炎
    C. 高血压肾动脉硬化
    D. 慢性肾盂肾炎
    E. 过敏性紫癜肾损害

37. 慢性肾功能衰竭患者早期常出现
    A. 呼吸困难
    B. 心前区疼痛
    C. 头晕、心慌
    D. 血压升高
    E. 食欲缺乏、恶心、呕吐

38. 尿毒症患者的低钙性抽搐最常发生在
    A. 血尿素氮较高
    B. 酸中毒严重
    C. 口服呋塞米
    D. 血压急剧升高
    E. 静脉注射 5% 碳酸氢钠

39. 慢性肾衰竭可出现心血管系统并发症，包括

高血压、心力衰竭、心包炎等，其中慢性肾衰竭伴发心力衰竭的原因<u>不包括</u>
- A．高血压
- B．严重贫血
- C．甲状腺功能减低
- D．水钠潴留
- E．尿毒症性心肌病变

40．肾衰伴发心力衰竭的原因一般<u>不包括</u>
- A．高血压
- B．严重贫血
- C．尿毒症性心肌病变
- D．水钠潴留
- E．消化道出血

41．慢性肾衰竭辅助检查中最突出的改变是
- A．血清三酰甘油过高
- B．代谢产物蓄积
- C．血清铁过高
- D．血清钙过高
- E．血糖过高

42．患者，女，35岁。慢性肾小球肾炎6年。实验室检查：内生肌酐清除率20ml/min，血肌酐470μmol/L，血尿素氮25mmol/L。此患者目前的肾功能状况属于
- A．肾功能代偿期
- B．肾衰竭期
- C．尿毒症晚期
- D．肾功能正常
- E．尿毒症期

43．腹膜透析最常见的并发症是
- A．高脂血症
- B．高渗血症
- C．心律紊乱
- D．腹腔感染
- E．肺部感染

44．关于腹透患者饮食要点<u>错误</u>的是
- A．蛋白质的摄入量为每天1.2～1.5g/kg
- B．应选用高效价蛋白质，即动物蛋白为主
- C．避免含胆固醇高的食物
- D．饮食应保证足够的营养
- E．食物中尽量多选择含单糖高的食物

（45－46题共用题干）

患者，男，55岁。恶心呕吐、皮肤瘙痒1年，加重伴乏力1周。查体：血压170/110mmHg，皮肤黏膜苍白。血红蛋白78g/L，血尿素氮14.1mmol/L，血肌酐867μmol/L。肾脏B超示双肾缩小，皮质变薄。

45．问题1：护理查体时发现患者口中可有
- A．尿味
- B．烂苹果味
- C．大蒜味
- D．腥臭味
- E．氨味

46．问题2：患者皮肤瘙痒的原因是
- A．钙盐在皮肤及神经末梢沉积
- B．血中磷酸盐水平升高
- C．血尿酸升高
- D．身心反应
- E．血氨升高

（47－49题共用题干）

患者，男，36岁。发热、咽痛半月，乏力、恶心、呕吐、少尿5天。查体：血压168/100mmHg，贫血貌，双下肢水肿，呼吸深长。实验室检查：血红蛋白60g/L，尿蛋白（++），血尿素氮41mmol/L，肌酐1002μmol/L，血钙1.56mmol/L，血磷3.2mmol/L，血钾6.0mmol/L，血钠122mmol/L，血氯89mmol/L，血清白蛋白28g/L，动脉血气pH7.18，HCO_3^- 10mmol/L。

47．问题1：患者最可能的诊断是
- A．急性肾衰竭，少尿期
- B．恶性高血压
- C．链球菌感染后肾小球肾炎（重型）
- D．急进性肾小球肾炎
- E．慢性肾衰竭晚期

48．问题2：最具有诊断意义的酸碱平衡与电解质紊乱结果是
- A．代谢性酸中毒，低钠血症
- B．代谢性酸中毒，高磷血症与低钙血症
- C．高钾血症，低钠血症，高磷血症
- D．代谢性酸中毒，高钾血症
- E．代谢性酸中毒合并呼吸性碱中毒

49．问题3：患者贫血最主要的原因是

A．红细胞生存时间缩短

B．肾脏产生红细胞生成素（EPO）减少

C．失血

D．铁摄入不足

E．体内叶酸、蛋白质缺乏

第五节　血液及造血系统疾病

1．被界定为中度贫血的指标是

A．Hb＜90g/L

B．Hb＜60g/L

C．Hb＜30g/L

D．Hb＜110g/L

E．Hb＜45g/L

2．正常成人血细胞主要来自

A．脾脏

B．肝脏

C．胸腺

D．骨髓

E．淋巴结

3．观察发绀主要的常见部位是

A．双上肢

B．腹部

C．胸部

D．双下肢

E．口唇、甲床

4．血常规检查，中性粒细胞（包括杆状核及分叶核）正常范围是

A．（6～8）×10^9/L，0.03～0.08

B．（4～10）×10^9/L，0.5～0.70

C．（10～12）×10^9/L，0.7～0.85

D．（3～6）×10^9/L，0.005～0.01

E．（8～15）×10^9/L，0.2～0.4

5．患者，男，36岁。突发高热，严重贫血及皮肤广泛瘀斑，最有助于确诊的检查是

A．CT

B．尿化验

C．B超

D．大便潜血

E．骨髓象

6．贫血最重要的指标是

A．血红蛋白定量

B．网织红细胞计数

C．红细胞形态

D．红细胞计数

E．红细胞沉降率

7．成人缺铁性贫血最常见的病因是

A．肠道功能紊乱

B．胃大部切除后

C．慢性失血

D．偏食

E．小肠黏膜病变

8．患者，女，20岁。月经初潮16岁。近期内自觉乏力，头晕，耳鸣，眼花。查体：面色苍白，血象为小细胞低色素性贫血，血清铁蛋白低于正常。诊断为缺铁性贫血。其原因是

A．对铁的需要增多

B．铁的摄入不足

C．三价铁增多

D．损失铁过多

E．铁的吸收不良

9．临床营养性缺铁性贫血最常见的年龄阶段是

A．3个月内

B．5个月内

C．青春期

D．2个月内

E．6个月至2岁

10．最能评估贫血患者"活动无耐力"的指标是

A．血压情况

B．头晕程度

C．血红蛋白水平

D．皮肤、黏膜的苍白程度

E．心慌、气短程度

11．吞咽时感觉食物黏附在咽部是

A．食管炎的特殊表现

B．食管癌的特殊表现

C．CO中毒的特殊表现

D．缺铁的特殊表现

E．铅中毒的特殊表现

12．抑制铁吸收的食物是

A．豆腐

B．牛奶

C．牛羊肉

D．猪血

E．水果

13．缺铁性贫血患者注射铁剂时的方法**不包括**

A．为达药量首剂加倍

B．深部肌肉注射

C．不在皮肤暴露部位注射

D．准确计算注射铁的总量

E．注射部位交替

14．小细胞低色素贫血见于

A．缺铁性贫血

B．溶血性贫血

C．白血病

D．巨幼红细胞贫血

E．失血性贫血

15．缺铁性贫血中增高的是

A．血红蛋白

B．总铁结合力

C．血清铁

D．铁粒幼细胞

E．铁蛋白

16．营养性巨幼细胞性贫血，缺乏最多的物质是

A．蛋白质

B．铁剂

C．叶酸

D．内因子

E．维生素 B_{12}

17．可出现"牛肉舌"的贫血是

A．营养性巨幼细胞贫血

B．再生障碍性贫血

C．失血性贫血

D．缺铁性贫血

E．溶血性贫血

18．判断再生障碍性贫血有价值的检查结果是

A．骨髓增生活跃

B．网织红细胞增多

C．出现小细胞低色素性贫血

D．全血细胞减少

E．肝、脾、淋巴结肿大

19．最容易导致再生障碍性贫血的药物是

A．氯霉素

B．磺胺

C．异烟肼

D．抗癌药

E．保泰松

20．对确诊再生障碍性贫血有意义的检查是

A．血常规

B．血清铁的检查

C．骨髓象检查

D．总铁结合力测定

E．血清铁蛋白测定

21．患者，女，20 岁。近 3 个月反复牙龈出血，贫血加重来诊，经血象、骨髓象检查后确诊为慢性再生障碍性贫血，该患者首选的治疗药物是

A．抗淋巴细胞球蛋白

B．胎肝细胞输注

C．糖皮质激素

D．抗胸腺细胞球蛋白

E．雄激素

22．急性再生障碍性贫血最常见的死亡原因是

A．颅内出血

B．恶性贫血

C．肾病综合征

D．败血症

E．重度感染

23．患者，男，30 岁。血常规结果示血红蛋白 75g/L，白细胞 1.5×10^9/L，血小板 80×10^9/L。诊断为再生障碍性贫血。该患者目前最主要的护理诊断是

A．有感染的危险

B．潜在的并发症颅内出血

C．活动无耐力

D．营养失调低于机体需要量

E．有损伤的危险出血

24．患者，女，46 岁。2 周前因胃溃疡行胃大部切除术，现患者出现头晕、乏力、口唇黏膜苍白。查血红蛋白 75g/L，其贫血的原因是

A．铁吸收不良

B．储存铁减少

C．铁供给不足

D. 铁转运障碍

E. 铁排泄增加

25. 治疗慢性特发性血小板减少性紫癜的首选方案是

A. 脾区 X 线照射

B. 使用止血药

C. 使用糖皮质激素

D. 输新鲜血或浓缩血小板

E. 作脾切除

26. 过敏性紫癜的皮下出血与特发性血小板减少性紫癜的区别点是

A. 局部有疼痛

B. 对称性分布

C. 面积较大

D. 按压不退色

E. 不隆起于皮肤

27. 急性特发性血小板减少性紫癜患者的血小板计数一般<u>不高于</u>

A. 40×10^9/L

B. 30×10^9/L

C. 10×10^9/L

D. 50×10^9/L

E. 20×10^9/L

28. 过敏性紫癜与特发性血小板减少性紫癜鉴别的关键点是

A. 紫癜的部位、性质与特点不同

B. 合并症不同

C. 血小板计数结果不同

D. 发病年龄与性别不同

E. 出、凝血的功能状态不同

29. 破坏血小板的器官是

A. 肝脏

B. 脾脏

C. 骨髓

D. 心脏

E. 肺脏

30. 特发性血小板减少性紫癜出血部位最常见的是

A. 生殖道

B. 消化道

C. 泌尿道

D. 广泛皮肤，黏膜

E. 颅内

31. 慢性特发性血小板减少性紫癜最常见于

A. 青少年

B. 青年女性

C. 中年人

D. 婴幼儿

E. 青年男性

32. 过敏性紫癜的辅助检查表现为

A. 出血时间延长

B. 凝血时间延长

C. 毛细血管脆性试验阳性

D. 血小板减少

E. 血块退缩试验阳性

33. 预后较差的过敏性紫癜临床表现类型是

A. 肾型

B. 腹型

C. 紫癜型与关节型并存

D. 紫癜型

E. 关节型

34. 对过敏性紫癜患者的健康教育，<u>不正确</u>的是

A. 急性期卧床休息

B. 本病预后良好

C. 嘱患者进食海产品

D. 帮助患者寻找致病因素

E. 让患者学会自我观察

35. 急性白血病患者容易发生感染的主要原因是

A. 营养不良

B. 长期贫血

C. 白细胞增多

D. 化疗药不良反应

E. 成熟粒细胞缺乏

36. 诊断急性白血病最主要的依据是

A. 肝、脾、淋巴结肿大

B. 白血病细胞浸润表现

C. 骨髓涂片可见较多的原始细胞和早幼白细胞

D. 发热、贫血、出血

E. 白细胞异常，红细胞减少

37. 急、慢性白血病的根本区别是

A. 贫血程度

B. 出血程度

C. 白血病细胞的分化程度

D. 病程长短

E. 白血病细胞的数量

38. 对于有皮疹或出血点的高热患者，在实施物理降温时**不能**使用

A. 皮肤乙醇拭浴

B. 降低室温

C. 头部放置凉毛巾

D. 于大动脉处放置冰袋

E. 温水擦身

39. 急性白血病患者最常见的感染部位是

A. 肺部

B. 肛周

C. 皮肤

D. 口腔

E. 泌尿系统

40. 护理白血病患者应特别注意

A. 中枢神经系统白血病

B. 药物反应

C. 有无发热

D. 颅内出血

E. 口腔溃疡

41. 慢性粒细胞白血病慢性期的治疗应首选的药物是

A. 羟基脲

B. 靛玉红

C. 干扰素

D. 白消安

E. 环磷酰胺

42. 骨髓穿刺术每次抽取骨髓液的量是

A. 0.2～0.4ml

B. 1～2ml

C. 0.5～1ml

D. 0.1～0.2ml

E. 0.3～0.6ml

43. 血液病患者欲取髂前上棘作为骨髓穿刺部位，此时最适宜的体位是

A. 侧卧位

B. 俯卧位

C. 膝胸位

D. 仰卧位

E. 坐位

（44－47题共用题干）

患者，女，25岁。无明显诱因出现发热。体检：显著贫血貌，无特殊阳性体征。实验室检查：外周血象全血细胞减少，网织红细胞明显减少。骨髓象提示骨髓增生低下。

44. 问题1：该患者最可能的诊断是

A. 再生障碍性贫血

B. 缺铁性贫血

C. 巨幼细胞性贫血

D. 白血病

E. 脾功能亢进

45. 问题2：患者入院第2天，体温升高达39.5℃，首选的降温措施是

A. 冰水灌肠

B. 乙醇拭浴

C. 头部置冰袋

D. 温水拭浴

E. 口服退热药

46. 问题3：患者口腔内出现一无痛性血泡，提示血小板至少**低于**

A. $40×10^9/L$

B. $30×10^9/L$

C. $10×10^9/L$

D. $50×10^9/L$

E. $20×10^9/L$

47. 问题4：入院第4天，患者突然出现头痛、呕吐、视力模糊，疑为颅内出血，护士首先采取的护理措施是

A. 低流量吸氧

B. 头低脚高位

C. 鼻饲流质饮食

D. 头部置冰袋

E. 保持口腔清洁

第六节 内分泌与代谢性疾病

1. 患者，女，34岁。经检查诊断为甲状腺功能

减退症，其诊断最敏感的指标是

  A. FT_3 降低

  B. TSH 升高

  C. T_3、T_4 降低

  D. FT_4 降低

  E. ^{131}I 摄取率降低

2. Graves 病最主要的病因是

  A. 应激因素

  B. 自身免疫

  C. 环境因素

  D. 遗传因素

  E. 病毒感染

3. 弥漫性甲状腺肿的诱发因素不包括

  A. 创伤

  B. 贫血

  C. 劳累

  D. 感染

  E. 精神刺激

4. ^{131}I 摄取率增高的甲状腺疾病是

  A. 甲状腺功能减退症

  B. 亚急性甲状腺炎

  C. 皮质醇增多症

  D. 甲状腺功能亢进

  E. 地方性甲状腺肿

5. 确诊甲状腺功能亢进的化验是

  A. 三碘甲状腺原氨酸增高

  B. β_1 微球蛋白增高

  C. 谷丙转氨酶减少

  D. 甘油三酯增高

  E. 磷酸肌酸激酶减少

6. 甲状腺功能亢进症（甲亢）与单纯性甲状腺肿进行鉴别诊断时可选择的最佳指标是

  A. 血清游离 T_4 测定

  B. T_3 抑制试验

  C. 甲状腺自身抗体测定

  D. 血清总 T_3 测定

  E. 血清总 T_4 测定

7. 1 型糖尿病的发病机制是

  A. 摄糖过多

  B. 代谢不良

  C. 自身免疫

  D. 细菌感染

  E. 供血不足

8. 对衡量酮症酸中毒严重程度较有意义的检查是

  A. 血糖值

  B. 血钾

  C. 血碳酸氢钠值

  D. 尿酮体

  E. 血酮体

9. HbA1c 测定可反映患者近期的血糖水平，这段时间是取血前

  A. 4～5 周

  B. 6～7 周

  C. 13～17 周

  D. 2～3 周

  E. 8～12 周

10. 患者，男，68 岁。糖尿病。服二甲双胍治疗，血糖控制在 8～10mmol/L，血压 160/95mmHg。近 3 天内受凉后出现咳嗽、咳痰。昨天神志不清，血压 90/60mmHg，血糖 28.9mmol/L，血钠 140mmol/L，尿酮（++），诊断为

  A. 非酮症高渗性昏迷

  B. 低血糖昏迷

  C. 脑血管意外

  D. 乳酸酸中毒

  E. 酮症酸中毒

11. 生长激素及生长激素释放因子缺乏，成年后的特征性表现是

  A. 骨龄正常

  B. 身高＜130cm

  C. 第二性征存在

  D. 智力减退

  E. 身体比例不适当

12. 在中国，肥胖是指成人的 BMI 至少达到或超过

  A. 23.00

  B. 25.00

  C. 31.00

  D. 21.00

  E. 28.00

13. 不属于甲亢危象诱因的是

A. 低血糖症

B. 口服过量 TH 制剂

C. 低血钾症

D. 放射性碘治疗早期

E. 精神刺激

14. 一侧喉返神经损伤出现的症状是

A. 呼吸困难

B. 声音嘶哑

C. 误咽呛咳

D. 吞咽困难

E. 音调降低

15. 抗甲状腺药物硫脲类、咪唑类的主要副作用是

A. 粒细胞减少

B. 肝功能受损

C. 胃肠道反应

D. 血小板减少

E. 过敏反应

16. 患者，女，28 岁。甲状腺功能亢进症病史 1 年，因感染出现意识模糊，查体温 39.2℃，心率 180 次／分，诊为甲亢危象入院。该患者治疗首选

A. 丙基硫氧嘧啶

B. 卡比马唑

C. 放射性 ^{131}I

D. 甲巯咪唑

E. 普萘洛尔

17. 患者，女，45 岁。患甲亢 3 个月，近 1 个月双眼球突出明显，常出现复视，经检查确诊为浸润性突眼。责任护士为患者制定护理措施中不妥的是

A. 睡眠时应低枕平卧

B. 常点眼药，防止干燥

C. 做眼球运动时严防向上凝视

D. 嘱患者白天戴墨镜

E. 睡眠时眼睑不能闭合时需覆盖纱布或眼罩

18. 皮质醇增多症又可称为

A. 库欣综合征

B. 梅尼埃综合征

C. 艾迪生病

D. sheehan 综合征

E. Graves 病

19. 皮质醇增多症患者出现紫纹的主要原因是

A. 皮下脂肪堆积，弹力纤维断裂

B. 脂肪分解代谢增强

C. 毛细血管脆性增加

D. 蛋白质分解代谢增强

E. 蛋白质合成减弱

20. 不属于库欣病表现的是

A. 脉压增大

B. 脉搏慢而有力

C. 呼吸深而慢

D. 血压升高

E. 反应迟钝和呆滞

21. 对糖尿病患者的健康教育内容中，最重要的是

A. 体育锻炼

B. 监测血糖

C. 预防皮肤及呼吸道感染

D. 限制水果的种类

E. 控制饮食

22. 2 型糖尿病肥胖患者的首选药物是

A. 拜糖平

B. 二甲双胍

C. 糖适平

D. 达美康

E. 胰岛素

23. 磺脲类口服降糖药物的主要作用机制是

A. 刺激胰岛素的分泌

B. 增加葡萄糖的酵解

C. 抑制肌糖原的分解

D. 减少葡萄糖在肠道的吸收

E. 促进肝糖原的合成

24. 糖尿病肾病变其病理改变主要是

A. 抗原抗体反应

B. 免疫复合物沉着

C. 毛细血管纤维化

D. 微血管病变

E. 毛细血管炎

25. 注射过量的胰岛素可能引起

A. 高渗性昏迷

B. 低血糖反应
C. 乳酸性酸中毒
D. 高胰岛素血症
E. 酮症酸中毒

26. 患者，男，49 岁。患有糖尿病酮症酸中毒，尿糖阳性，患者呼吸气味呈
    A. 氨臭味
    B. 大蒜味
    C. 腐臭味
    D. 芳香味
    E. 烂苹果味

27. 糖尿病与甲亢的共有临床表现是
    A. 怕热
    B. 消瘦
    C. 多饮、多尿
    D. 皮肤瘙痒
    E. 易激动

28. 糖尿病低血糖反应的急救措施是
    A. 就地休息
    B. 立即输入氯化钠
    C. 加大饭量
    D. 减少胰岛素用量
    E. 立即食糖果或含糖饮料

29. 糖尿病患者极易感染，其机体最常受累部位是
    A. 胸膜
    B. 胃肠道
    C. 副鼻窦及脑部
    D. 肺实质
    E. 皮肤

30. 患者，男，17 岁。1 型糖尿病史多年，平时饮食控制，普通胰岛素皮下注射。两天前感冒，发热、食欲减退、恶心、呕吐。查血糖 30mmol/L，尿酮体（++），给予补液和小剂量速效胰岛素持续静脉滴注。补液治疗措施错误的是
    A. 首先补给生理盐水
    B. 当血糖降至 13.9mmol/L 时改输 5% 葡萄糖盐水或葡萄糖液
    C. 为纠正酸中毒尽快静滴碳酸氢钠
    D. 补液总量可按原体重的 10% 估计
    E. 患者清醒，鼓励饮水

31. 糖尿病饮食治疗错误的是
    A. 提倡食用粗制米、面
    B. 以动物蛋白为主
    C. 忌食含葡萄糖、蔗糖食品
    D. 三餐热量分配 1/3，1/3，1/3
    E. 少食动物脂肪

（32－33 题共用题干）
患者，女，63 岁。糖尿病 4 年，一直口服降糖药，但血糖控制不理想。目前空腹血糖 11.1mmol/L，餐后 2 小时血糖 18.0mmol/L 入院，医生医嘱注射胰岛素治疗。

32. 问题 1：用强化胰岛素治疗后最常见的不良反应是
    A. 过敏反应
    B. 轻度水肿
    C. 视力改变
    D. 局部脂肪萎缩
    E. 低血糖

33. 问题 2：短效胰岛素皮下注射时间在
    A. 餐前半小时
    B. 进餐时
    C. 餐后 1 小时
    D. 餐前 1 小时
    E. 餐后半小时

第七节 风湿性疾病

1. 风湿性疾病指的是
    A. 过敏性疾病
    B. 嗜酸粒细胞增多的一类疾病
    C. 血尿酸增高的一组疾病
    D. 累及关节及周围软组织的一大类疾病
    E. 病毒感染的一类疾病

2. 肢体长时间固定，缺乏功能训练，可导致的并发症是
    A. 创伤性关节炎
    B. 骨筋膜室综合征
    C. 关节僵硬
    D. 钙血性肌挛缩
    E. 急性骨萎缩

3. 系统性红斑狼疮多发生于
   A. 青少年
   B. 青年女性
   C. 老年人
   D. 儿童
   E. 青年男性

4. 系统性红斑狼疮筛选试验最佳的是
   A. 皮肤狼疮带试验
   B. 抗核抗体测定
   C. 抗 dsDNA 抗体测定
   D. 狼疮细胞检查
   E. 抗 Sm 抗体测定

5. 与系统性红斑狼疮病因无关的因素是
   A. 催乳素
   B. 病毒感染
   C. 关节活动
   D. 遗传因素
   E. 理化因素

6. 系统性红斑狼疮常见的死因为
   A. 呼吸功能衰竭
   B. 心力衰竭
   C. 肾功能衰竭
   D. 蛛网膜下腔出血
   E. 上消化道出血

7. 系统性红斑狼疮可累及全身各处的黏膜，但多发生在
   A. 鼻腔黏膜
   B. 食管黏膜
   C. 呼吸道黏膜
   D. 口腔及唇部
   E. 胃黏膜

8. 系统性红斑狼疮最易发生无菌性缺血性骨坏死的部位是
   A. 肱骨头
   B. 胫骨头
   C. 趾骨头
   D. 股骨头
   E. 腓骨头

9. 系统性红斑狼疮发病机制是
   A. 烈日曝晒
   B. 烟酒过多
   C. 药物过敏
   D. 自身免疫
   E. 劳累过度

10. 类风湿关节炎有诊断价值的检查是
    A. 白细胞计数
    B. 血沉测定
    C. X 线摄片
    D. 红细胞计数
    E. 抗"O"测定

11. 类风湿关节炎最有诊断价值的 X 线摄片部位是
    A. 肩关节
    B. 腕关节
    C. 足关节
    D. 髋关节
    E. 膝关节

12. 患者，女，42 岁。双掌指关节、腕关节肿痛伴晨僵1月。查体：双手腕关节，掌指关节肿胀，压痛，双手握力下降，双肘部发现无痛性皮下结节。诊断为类风湿关节炎。给予非甾体抗炎药和慢作用抗风湿药治疗。非甾体抗炎药物不良反应不包括
    A. 胃穿孔
    B. 肾间质性损害
    C. 胃溃疡
    D. 胃出血
    E. 肌肉溶解

13. 患者，女，51 岁。患类风湿关节炎 8 年，现关节肿痛已减轻，但两肘、掌指关节呈屈曲畸形，并有消瘦、乏力，最主要的护理诊断是
    A. 慢性疼痛
    B. 自我形象紊乱
    C. 活动无耐力
    D. 自理能力下降
    E. 睡眠形态紊乱

14. 类风湿关节炎患者手指变化畸形常表现为
    A. 杵状指
    B. 爪形手
    C. 猿掌
    D. 匙状指
    E. 梭状指

15. 类风湿结节的浅表结节多位于
    A. 心包
    B. 躯干
    C. 胸膜
    D. 关节隆突和受压部位
    E. 四肢屈倒

16. 风湿性关节炎的表现特点是
    A. 呈持续性多关节炎
    B. 以侵犯小关节为主
    C. 以关节功能减低为主
    D. 易发生关节强直
    E. 以关节肿胀为主

17. 类风湿关节炎患者晨僵的护理措施不妥的是
    A. 晨起时进行温水浴浸泡僵硬关节
    B. 限制患者进行日常活动
    C. 起床后应活动关节
    D. 睡眠时使用弹力手套保暖
    E. 经常活动关节

18. 类风湿关节炎最基本的病理改变是
    A. 软骨炎症
    B. 滑膜炎
    C. 关节畸形
    D. 血管炎
    E. 类风湿结节

19. X线显示手指关节间隙变窄或半脱位，可确诊为
    A. 风湿性关节炎
    B. 类风湿关节炎
    C. 先天性关节畸形
    D. 退行性骨关节病
    E. 系统性红斑狼疮

（20－23题共用题干）

患者，女，26岁。已婚未孕。面部蝶形红斑、多关节痛、口腔溃疡2个月，发热伴面部水肿1周。经检查诊断为系统性红斑狼疮。

20. 问题1：治疗方案是
    A. 泼尼松 2mg/kg 以上
    B. 泼尼松 1mg/kg ＋免疫抑制药
    C. 泼尼松 1mg/kg ＋非甾体抗炎药＋抗生素
    D. 泼尼松 1mg/kg ＋非甾体抗炎药
    E. 泼尼松 1mg/kg ＋非甾体抗炎药＋免疫抑制药

21. 问题2：该患者主要的护理问题是
    A. 自理缺陷
    B. 皮肤黏膜完整性受损
    C. 有关节畸形的危险
    D. 营养失调
    E. 躯体移动障碍

22. 问题3：护理措施不妥的是
    A. 限制钠盐摄入
    B. 忌食芹菜、辛辣等刺激食物
    C. 要限制蛋白质摄入量
    D. 安置背阳的病室，卧床休息
    E. 面部红斑用清水洗脸

23. 问题4：健康教育的内容不恰当的是
    A. 按医嘱服药，不擅自停药
    B. 可化淡妆
    C. 高维生素饮食
    D. 外出戴遮阳帽
    E. 坚持避孕，避免妊娠

（24－27题共用题干）

患者，男，51岁。双手小关节肿痛伴晨僵6年。查体：梭形指，双手掌指关节、腕关节肿胀、压痛，双手握力下降，双肘部发现无痛性皮下结节。经检查诊断为类风湿关节炎。

24. 问题1：[假设信息] 患者近2个月症状加重，并出现干咳，气短，活动后呼吸困难，无夜间阵发性呼吸困难。两下肺可闻及 Velcro 啰音。患者最可能的诊断是
    A. 类风湿关节炎、肺间质病变
    B. 类风湿关节炎、肺脓肿
    C. 类风湿关节炎、肺血管炎
    D. 类风湿关节炎、胸膜炎
    E. 类风湿关节炎、肺类风湿结节

25. 问题2：类风湿关节炎突出的临床表现是
    A. 关节肿胀
    B. 晨僵
    C. 肌力下降
    D. 关节疼痛
    E. 关节畸形

26. 问题3：类风湿关节炎特异的皮肤表现是
    A. 类风湿结节
    B. 面部蝶形红斑
    C. 眶周紫红色水肿斑疹
    D. 口腔溃疡
    E. 血管炎性皮损

27. 问题4：患者护理措施错误的是
    A. 避免肢体受压
    B. 关节肿痛时卧床休息
    C. 给予舒适卧位
    D. 保持肢体温暖
    E. 促进受累关节活动

（28－29题共用备选答案）
    A. IgB
    B. IgD
    C. IgM
    D. IgA
    E. IgE
28. 与类风湿关节炎的发生关系密切的抗体是
29. 与支气管哮喘发生关系密切的抗体是

第八节　理化因素所致疾病

1. 消化道中毒后洗胃，每次注入洗胃液的量宜控制在
    A. 500～1000ml
    B. 1500ml
    C. 300～500ml
    D. 500～600ml
    E. 800～1200ml

2. 解除亚硝酸盐中毒的特效解毒药是
    A. 亚甲蓝
    B. 解磷定
    C. 碳酸氢钠
    D. 阿托品
    E. 维生素E

3. 胆碱酯酶活性检测用于诊断
    A. 亚硝酸盐中毒
    B. 阿托品类中毒
    C. 甲醇中毒
    D. 一氧化碳中毒
    E. 有机磷杀虫药中毒

4. 应用阿托品治疗有机磷中毒患者时，阿托品化的指标不包括
    A. 口干、皮肤干燥
    B. 心率加快
    C. 肺部湿啰音消失
    D. 颜面潮红
    E. 瞳孔缩小

5. 有机磷杀虫药的中毒机制为
    A. 增强胆碱酯酶的活性
    B. 加速乙酰胆碱的生成
    C. 加速乙酰胆碱的分解
    D. 抑制胆碱酯酶的活性
    E. 减缓乙酰胆碱的生成

6. 有机磷烟碱样中毒的特效解毒剂是
    A. 纳洛酮
    B. 维生素 K_1
    C. 巯基络和剂
    D. 乙酰胺注射液
    E. 胆碱酯酶复能剂

7. 胆碱酯酶复能剂用于治疗急性有机磷农药中毒患者时，应遵循的原则是
    A. 应该尽早使用
    B. 少量使用
    C. 只用于中度以上中毒
    D. 不与阿托品合用
    E. 不能反复使用

8. 急性有机磷中毒症状消失后发生的迟发性神经病，其主要临床表现是
    A. 四肢肌肉萎缩
    B. 下肢疼痛
    C. 意识模糊
    D. 四肢瘫痪
    E. 肌束震颤

9. 急性有机磷农药中毒，出现"中间综合征"的时间多在发病后
    A. 1～4天
    B. 5～7天
    C. 10天以后
    D. 1天以内
    E. 8～10天

10. 急性有机磷农药中毒最先出现的症状是
    A. 烟碱样症状
    B. 中间综合征
    C. 肺水肿
    D. 毒蕈碱样症状
    E. 肢体瘫痪

11. 口服有机磷农药急性中毒，其中毒症状出现的时间为
    A. 2 小时后
    B. 6 小时后
    C. 24 小时后
    D. 10 分钟～2 小时
    E. 12 小时后

12. 有机磷杀虫剂中毒最常见的死因是
    A. 肾衰竭
    B. 呼吸衰竭
    C. 心力衰竭
    D. 休克
    E. 脑水肿

13. 有机磷肥厂工人应定期测定
    A. 血糖
    B. 血脂
    C. 血清电解质浓度
    D. 血常规
    E. 全血胆碱酯酶活力

14. 清除农药中毒患者皮肤上残留农药时忌用温开水的原因是
    A. 无法清除毒物
    B. 防皮肤血管扩张，促进毒物吸收
    C. 抑制呼吸中枢
    D. 防止农药溶解在水中进一步吸收
    E. 防止毒物对热发生反应

15. 重症有机磷农药中毒患者，血清胆碱酯酶活力小于
    A. 40%
    B. 50%
    C. 75%
    D. 30%
    E. 55%

16. 关于一氧化碳中毒引起缺氧的机制，描述错误的是

    A. 碳氧血红蛋白的存在抑制氧合血红蛋白的解离，阻抑氧的释放和传递
    B. CO 与血红蛋白亲和力比 O_2 与血红蛋白亲和力大 3600 倍
    C. CO 与血红蛋白结合，形成碳氧血红蛋白，使血红蛋白失去携带氧气的能力
    D. CO 与血红蛋白亲和力比 O_2 与血红蛋白亲和力大 240 倍
    E. 高浓度的 CO 与细胞色素氧化酶中的二价铁相结合，直接抑制细胞内呼吸

17. 严重 CO 中毒的患者最好的给氧方式是
    A. 持续低流量吸氧
    B. 高压氧舱
    C. 间断吸氧
    D. 小剂量吸氧
    E. 高浓度吸氧

18. 与一氧化碳中毒程度呈正关系的血液检查指标是
    A. 碳氧血红蛋白浓度
    B. 碳氧血红蛋白解离速度
    C. 氧合血红蛋白解离速度
    D. 氧合血红蛋白浓度
    E. 血红蛋白浓度

19. 重度 CO 中毒患者血液 COHb 的浓度可高于
    A. 20%
    B. 30%
    C. 50%
    D. 10%
    E. 40%

20. 对 CO 中毒有诊断价值的检查是
    A. 胆碱酯酶活力测定
    B. 淀粉酶测定
    C. 碱性磷酸酶测定
    D. 碳氧血红蛋白测定
    E. 心肌酶测定

21. 患者，男，68 岁。独居，煤炉取暖，今晨发现其神志不清，面色潮红，口唇呈樱桃红色，大汗。现场首要的处理措施是
    A. 就地抢救
    B. 静脉补液
    C. 人工呼吸

D．迅速脱离中毒环境

E．吸氧

22．急性CO中毒昏迷患者清醒后2周出现幻听、幻视，可能是发生了
　　A．锥体系神经损害
　　B．大脑局灶性功能障碍
　　C．中间综合征
　　D．锥体外系神经障碍
　　E．迟发性脑病

23．CO中毒频繁抽搐者，首选的治疗药物是
　　A．地西泮
　　B．鲁米那
　　C．异戊巴比妥钠
　　D．吗啡
　　E．水合氯醛

24．急性一氧化碳中毒者口唇颜色的特征性变化是
　　A．苍白
　　B．发绀
　　C．潮红
　　D．呈樱桃红色
　　E．呈粉红色

25．一氧化碳经呼吸道进入血液中，最先受累的脏器是
　　A．脑和肺
　　B．脑和肝
　　C．脑和心肌
　　D．肺和心肌
　　E．脑和肾

26．当人体体温高达42℃时，对机体的影响是
　　A．肾血流量减少
　　B．肾小球滤过率下降
　　C．细胞死亡
　　D．心排出量下降
　　E．蛋白质变性

27．热射病的主要治疗措施是
　　A．脱水
　　B．补充血容量
　　C．补钾
　　D．降温
　　E．解痉

28．中暑引起高热的首要治疗措施是
　　A．降温
　　B．抗休克
　　C．治疗脑水肿
　　D．吸氧
　　E．纠正水、电解质紊乱

29．高温劳动时大量饮用不含盐分的纯水，患者可能发生
　　A．水中毒
　　B．热射病
　　C．高血压
　　D．热衰竭
　　E．热痉挛

30．热射病患者使用氯丙嗪降温时，护士应密切观察
　　A．心律
　　B．呼吸
　　C．意识
　　D．心率
　　E．血压

31．热衰竭的发生机制是
　　A．大量出汗致血容量不足
　　B．散热不足致体内热蓄积
　　C．大量出汗后饮水过多而盐补充不足
　　D．体温调节功能障碍
　　E．烈日曝晒致脑组织充血水肿

32．导致中暑的原因不包括
　　A．环境温度超过35℃
　　B．湿度超过60%
　　C．空气流通不畅
　　D．对高温的耐受性降低者
　　E．大量出汗

（33－36题共用题干）
　　患者，女，26岁。因情绪不稳定服用不明药物，中毒昏迷，被他人送来急诊。

33．问题1：对这种不明原因的中毒，宜采取的洗胃液是
　　A．生理盐水
　　B．茶叶水
　　C．2%碳酸氢钠
　　D．冰水

E. 1：5000 高锰酸钾

34. 问题 2：该患者抢救是否成功，关键在于
    A. 导泻是否及时
    B. 洗胃是否彻底
    C. 解毒药剂量大小
    D. 呼吸道是否通畅
    E. 休克纠正与否

35. 问题 3：抢救该患者不宜采取
    A. 洗胃
    B. 导泻
    C. 药物解毒
    D. 催吐
    E. 利尿

36. 问题 4：为明确诊断需采取患者标本，一般不作为提供毒物鉴定的标本是
    A. 胃液
    B. 剩余食物
    C. 脑脊液
    D. 呕吐物
    E. 尿与粪

（37－40 题共用题干）
    患者，男，36 岁。酒后口服乐果后即出现恶心、呕吐、多汗、腹痛、全身肌肉抽搐，继之昏迷，送医院就诊。诊断为重度有机磷农药中毒，给予阿托品和解磷定治疗。

37. 问题 1：病情观察的重点为
    A. 有无继发感染
    B. 肌肉抽搐频度
    C. 家属对中毒事件的反应
    D. 呼吸的频率、节律和深度
    E. 意识障碍程度

38. 问题 2：判断阿托品化的指标错误的是
    A. 颜面潮红
    B. 口干、皮肤干燥
    C. 肺部湿啰音减少或消失
    D. 瞳孔极度扩大
    E. 心率加快

39. 问题 3：患者突然出现意识模糊、躁动、抽搐，体温高达 39.5℃，应考虑
    A. 脑水肿

B. 颅内高压
C. 阿托品中毒
D. 阿托品量不足，中毒症状加重
E. 解磷定中毒

40. 问题 4：患者抢救无效死亡，死亡原因是
    A. 循环功能衰竭
    B. 肝功能衰竭
    C. 继发感染
    D. 呼吸功能衰竭
    E. 肾功能衰竭

（41－44 题共用题干）
    患者，男，65 岁。因一氧化碳中毒 1 天入院。查体：深昏迷，呼吸尚规则，余无异常。

41. 问题 1：该患者经检查确诊为一氧化碳重度中毒，其血红蛋白 CO 浓度为
    A. 10%～20%
    B. 20%～30%
    C. ＞50%
    D. 5%～10%
    E. 30%～40%

42. 问题 2：抢救患者最有效的方法是高压氧舱吸氧，因条件限制给予鼻导管吸氧，其浓度至少要达到
    A. 55%
    B. 60%
    C. 70%
    D. 50%
    E. 65%

43. 问题 3：鼻导管高浓度吸氧，其流量为
    A. 5～6L/min
    B. 6～7L/min
    C. 8～10L/min
    D. 4～5L/min
    E. 7～8L/min

44. 问题 4：为预防迟发性脑病，建议患者清醒后仍要休息的时间至少是
    A. 5 天
    B. 7 天
    C. 14 天
    D. 3 天
    E. 10 天

（45－46题共用题干）

患者，男，40岁。在炼钢炉前工作2小时后，突然感到头痛，全身乏力，发热但无汗，继而神志模糊，呼之无应答，测体温为41℃。

45. 问题1：患者中暑的类型属于
    A. 热射病
    B. 日射病
    C. 热衰竭
    D. 轻度中暑
    E. 热痉挛

46. 问题2：首要的护理措施是
    A. 补液
    B. 注射氯丙嗪
    C. 纠正酸中毒
    D. 降温
    E. 给含盐饮料

（47－48题共用备选答案）
    A. 用乙醇拭浴
    B. 纠正血容量不足
    C. 静脉滴注氯内嗪
    D. 头部用冰袋
    E. 给予含盐饮料
47. 热痉挛的处理是
48. 热衰竭的处理是

第九节 传染病

1. 传染病的流行病学特征是
    A. 有传染性、有季节性、有免疫性
    B. 有病原体、有传染性、有免疫性
    C. 有流行性、有季节性、有免疫性
    D. 有传染源、有传播途径、有易感人群
    E. 有流行性、有地方性、有季节性

2. 传染病最主要的特征是
    A. 有季节性
    B. 有地方性
    C. 有免疫性
    D. 有传染性
    E. 有病原体

3. 肝炎患者的治疗原则不包括

    A. 足够的休息营养
    B. 适当的药物
    C. 避免饮酒
    D. 加强血源管理
    E. 不用损害肝脏的药物

4. 严密隔离的要求除外
    A. 禁止随意开放病室门窗
    B. 患者不得离开病室
    C. 病室每日消毒
    D. 相同患者可同住一室
    E. 禁止探视和陪住

5. 掌握各种传染病的潜伏期，其最主要意义是
    A. 有助疾病诊断
    B. 评估病情轻重
    C. 可对疫情进行预测
    D. 有助前驱期判断
    E. 确定传染病检疫期

6. 同一类传染病患者住同一病房，床距应保持在
    A. 0.8m 以上
    B. 1.5m 以上
    C. 2.5m 以上
    D. 1m 以上
    E. 2m 以上

7. 患者，男，38岁。常规体格检查时作了肝炎病毒标记物的普查，发现抗 HBe、抗 HBc IgG 二项指标升高。此化验结果表示
    A. 乙型肝炎急性期
    B. 慢性乙型肝炎的急性发作
    C. 乙型肝炎最敏感、最特异的标志
    D. 以往曾经感染过乙型肝炎
    E. 传染性强的标志

8. 乙型肝炎的传播途径不包括
    A. 母婴途径传播
    B. 生活密切接触传播
    C. 虫媒传播
    D. 血液、注射途径传播
    E. 性传播

9. 流行性乙型脑炎最主要的传染源是
    A. 蚊虫
    B. 跳蚤

C. 患者

D. 猪

E. 隐性感染者

10. 艾滋病的病原体是
   A. 立克次体
   B. 螺旋体
   C. 真菌
   D. 细菌
   E. 病毒

11. 目前艾滋病传播途径不包括
   A. 静脉滥用毒品传播
   B. 昆虫叮咬传播
   C. 母婴垂直传播
   D. 性传播
   E. 输血及血制品

12. 艾滋病患者服用齐多夫定时，应定期检查
   A. 肾功能
   B. 血清蛋白
   C. 血压
   D. 肝功能
   E. 血常规

13. 对艾滋病患者进行健康教育的内容不包括
   A. 预防机会性感染
   B. 严禁献血
   C. 无症状携带者至少每个月做1次检查
   D. 性道德教育
   E. 育龄女性避免妊娠

14. 狂犬病病程一般不超过
   A. 4天
   B. 5天
   C. 7天
   D. 3天
   E. 6天

15. 狂犬病的临床特征性表现是
   A. "异食癖"
   B. "恐水症"
   C. 呼吸困难
   D. "牛肉舌"
   E. 抽搐

16. 狂犬病最有意义的早期症状是

A. 恐惧

B. 伤口附近皮肤有异样感觉

C. 发热

D. 喉头紧缩感

E. 高度兴奋

17. 我国流行性出血热的主要传染源是
   A. 鼠
   B. 恙螨
   C. 患者
   D. 家兔
   E. 猪

18. 流行性出血热发热期的"三痛"为
   A. 头痛、腰痛、眼眶痛
   B. 头痛、腰痛、腓肠肌痛
   C. 腹痛、头痛、全身肌痛
   D. 腰痛、腿痛、头痛
   E. 腰痛、腿痛、眼眶痛

19. 流行性出血热的传播途径不包括
   A. 污染空气，经呼吸道传播
   B. 鼠咬或蚊叮咬
   C. 垂直传播
   D. 污染食物和饮水，经消化道传播
   E. 输血

20. 伤寒病变导致的肠穿孔最常发生于
   A. 空肠上段
   B. 十二指肠
   C. 乙状结肠
   D. 回肠末段
   E. 升结肠

21. 伤寒的主要致病因素是
   A. 伤寒杆菌菌体"O"抗原
   B. 伤寒杆菌表面抗原
   C. 伤寒杆菌内毒素
   D. 伤寒杆菌
   E. 伤寒杆菌外毒素

22. 伤寒肠道病变的好发部位是
   A. 回肠上段
   B. 回肠末段
   C. 直肠
   D. 十二指肠、空肠上段
   E. 乙状结肠

23. 伤寒所致的发热热型多为
    A. 稽留热
    B. 间日热
    C. 不规则热
    D. 弛张热
    E. 回归热

24. 伤寒极期的特征性表现，不包括
    A. 玫瑰皮疹
    B. 相对缓脉
    C. 左下腹疼痛
    D. 高热
    E. 肝脾肿大

25. 治疗伤寒的首选抗生素是
    A. 青霉素
    B. 磺胺类
    C. 喹诺酮类
    D. 氯霉素
    E. 头孢霉素类

26. 细菌性痢疾临床表现分型最为凶险的是
    A. 脑型
    B. 混合型（休克及脑型）
    C. 抽搐型
    D. 休克型
    E. 高热型

27. 中毒型菌痢多见于
    A. 儿童
    B. 青少年
    C. 老人
    D. 新生儿
    E. 成人

28. 关于流行性脑脊髓膜炎流行病学特点的叙述错误的是
    A. 经呼吸道传播
    B. 人群对流脑普遍易感
    C. 流行期间人群带菌率高
    D. 隐性感染率高
    E. 病后产生一过性免疫力，可再次患病

29. 流行性脑脊髓膜炎病原治疗可选用的药物不包括
    A. 头孢菌素
    B. 氯霉素

C. 磺胺药
D. 青霉素 G
E. 庆大霉素

30. 对流行性脑脊髓膜炎患者的隔离类型为
    A. 呼吸道隔离
    B. 严密隔离
    C. 接触隔离
    D. 消化道隔离
    E. 虫媒隔离

31. 流行性脑脊髓膜炎患者，高热，体温 39.3℃，血压 150/90mmHg，出现剧烈头痛、有喷射性呕吐，瞳孔一大一小，患者处于浅昏迷状态，提示患者发生
    A. 颅内高压
    B. 脑疝
    C. 中枢性呼吸衰竭
    D. 循环衰竭
    E. 脑水肿

（32－33 题共用备选答案）
    A. 隐性感染
    B. 显性感染
    C. 潜伏期感染
    D. 病原体被清除
    E. 病原携带状态

32. 病原体进入人体后，仅引起机体特异性免疫应答。发生轻微的病例变化，不产生任何临床症状，但通过免疫学检查被发现属于

33. 病原体进入人体后，在人体内生长繁殖并不断排出体外，成为重要的传染源，而人体不出现任何症状属于

（34－36 题共用备选答案）
    A. 化脓性脑膜炎
    B. 病毒性脑炎
    C. 结核性脑膜炎
    D. 流行性脑脊髓膜炎
    E. 乙型脑炎

34. 患儿，5 岁。于夏季发热 2～3 天，2 小时前抽搐 1 次。家居农村。体温 39℃，嗜睡，颈有抵抗，心、肺无异常，血白细胞 $20×10^9$/L，中性粒细胞 0.69。腹壁反射迟钝

35. 患儿，男，10 岁。发热，头痛半天，伴呕吐。体温 39℃，神萎，面色苍白，全身皮肤可见散

在瘀点、瘀斑，颈抵抗可疑，心率每分钟 120 次，心音低钝，呼吸音清晰，腹软，凯尔尼格征（Kernig 征）阳性。血白细胞数 $21×10^9$/L，血小板数 $20×10^9$/L

36. 婴儿，6 个月。因发热、咳嗽、气促 2 天，诊断为支气管肺炎入院。于病程第 3 天体温更高，抽搐 2 次，嗜睡进而昏迷。前囟稍隆起，巴宾斯基征（Babinski 征）阳性

第十节　神经系统疾病

1. 发音含糊不清，但用词正确的语言障碍属于
   A. 失读性
   B. 听觉性
   C. 命名性
   D. 表达性
   E. 构音性

2. 患者出现两乳头线水平以下的运动和感觉障碍，脊髓病变的定位是
   A. 胸 4
   B. 胸 6
   C. 胸 10
   D. 胸 2
   E. 胸 8

3. 某患者，肢体能在床上移动，但不能抵抗自身重力，不能抬起。此患者肌力属于
   A. 2 级
   B. 3 级
   C. 5 级
   D. 1 级
   E. 4 级

4. 属于人体深感觉的是
   A. 位置觉
   B. 重量觉
   C. 图形觉
   D. 两点辨别觉
   E. 实体觉

5. 对别人的言语和书写的文字可以理解，但读出来比较困难的语言障碍是
   A. 失读
   B. 命名性失语

C. 感觉性失语
D. 失写
E. 运动性失语

6. 一侧面部和肢体瘫痪属于
   A. 偏瘫
   B. 截瘫
   C. 局限性瘫痪
   D. 单瘫
   E. 四肢瘫

7. 患者，男，66 岁。上呼吸道感染后 2 周，出现四肢进行性对称性肌无力，伴手套、袜套状感觉减退，住院期间应严密监测的指标是
   A. 肺活量
   B. 呼吸型态
   C. 血氧饱和度
   D. 血气
   E. 二氧化碳结合力

8. 急性炎症性脱髓鞘性多发性神经病患者肺活量明显下降，动脉氧分压低于 70mmHg 时，宜及早
   A. 给予高流量吸氧
   B. 给予高压氧治疗
   C. 使用免疫抑制药
   D. 给予低流量吸氧
   E. 使用呼吸机

9. 急性炎症性脱髓鞘性多发性神经病综合征病情观察最重要的是
   A. 脉搏情况
   B. 血压情况
   C. 活动情况
   D. 呼吸情况
   E. 体温情况

10. 对诊断急性感染性多发性神经炎最具有意义的是
    A. 脑脊液蛋白细胞分离
    B. 有发热感冒史
    C. 呈对称性弛缓性瘫痪
    D. 流行病学资料
    E. 双侧面瘫在成年患者中多见

11. 急性炎症性脱髓鞘性多发性神经病患者典型的检查结果是

A. 血沉加快
B. 血淋巴细胞增高
C. 血清免疫球蛋白低
D. 血清免疫球蛋白增高
E. 脑脊液的蛋白细胞分离

12. 抗癫痫药物的使用原则，错误的是
A. 多以单种药物治疗
B. 应掌握药物的剂量
C. 发作控制后即停药
D. 严格按照癫痫发作类型选药
E. 注意用药的个体差异

13. 癫痫持续状态是指患者
A. 发作时神志丧失，全身骨骼肌痉挛
B. 复杂部分性发作伴意识障碍
C. 频繁大发作且间隙期内持续昏迷
D. 多处骨骼肌同时反复抽搐
E. 全面性强直-阵挛发作

14. 治疗癫痫持续状态的首选药物是
A. 苯妥英钠
B. 地西泮
C. 异戊巴比妥钠
D. 苯巴比妥
E. 水合氯醛

15. 癫痫持续状态的首要护理措施是
A. 遵医嘱补液
B. 经鼻饲管给予高热量流食
C. 观察瞳孔和生命体征
D. 给氧、防护的同时立即遵医嘱使用药物控制发作
E. 及时清除污物

16. 对癫痫最有诊断价值的辅助检查是
A. 脑 MRI 检查
B. 脑电图检查
C. 脑脊液化验
D. 脑 CT 检查
E. 脑血流图检查

17. 帕金森病常见的步态是
A. 偏瘫步态
B. 正常步态
C. 慌张步态
D. 剪刀步态

E. 共济失调

18. 治疗震颤麻痹，首选的药物是
A. 强的松
B. 左旋多巴
C. 低分子右旋糖酐
D. 新斯的明
E. 苯妥英钠

19. 帕金森病最重要的护理措施是
A. 药物治疗护理
B. 安全护理
C. 心理护理
D. 营养的供给
E. 康复护理

20. 最易引起胸腺肥大的自身免疫性疾病是
A. 类风湿关节炎
B. 重症肌无力
C. 癫痫
D. 系统性红斑狼疮
E. 帕金森病

21. 重症肌无力患者出现面部皱纹减少和表情动作无力说明
A. 面肌受累
B. 咀嚼肌受累
C. 颈肌受累
D. 眼外肌受累
E. 咽喉肌受累

22. 关于重症肌无力药物护理，不妥当的是
A. 从小剂量开始
B. 餐前 30 分钟口服
C. 观察不良反应
D. 按时服药
E. 禁用糖皮质激素

23. 对椎-基底动脉系统病变最有效的影像学检查是
A. 颅脑 MRI
B. 脑血管造影
C. 椎动脉造影
D. 头颅 CT
E. 颈动脉造影

24. 腰椎穿刺术后易出现的问题是

A．脑出血

B．脑脊液漏

C．穿刺点感染

D．脑炎

E．低颅压头痛

25．可用于治疗抽动秽语综合征患者的药物<u>不包括</u>

A．泼尼松

B．哌咪清

C．可乐定

D．氟哌啶醇

E．泰必利

（26－27题共用题干）

患者，男，66岁。高血压脑出血3小时，对痛刺激肢体无运动反应，痛时能睁眼，语言无反应。现给予心电监护，吸氧，呼吸机辅助呼吸。

26．问题1：请根据Glasgow昏迷评分法给予评分为

A．4分

B．5分

C．10分

D．3分

E．8分

27．问题2：患者自己不能运动，进行护理评估时应特别注意评估

A．呼吸

B．脉搏

C．血压

D．体温

E．皮肤完整性

（28－29题共用备选答案）

A．起病后即可见低密度影

B．起病后即可见高密度影

C．起病24～48小时后见高密度影

D．起病后即见脑室扩大

E．起病24～48小时后见低密度影

28．脑出血后最早显示典型CT图像和时间是

29．脑梗死后最早显示典型CT图像和时间是

第二章　外科护理学

1. 反映呼吸性酸碱平衡的最佳指标是
   A. CO_2CP（二氧化碳结合力）
   B. $PaCO_2$（二氧化碳分压）
   C. BE（剩余碱）
   D. pH 值
   E. SB（标准碳酸氢盐）

2. 成年男性体液量约占体重的
   A. 45%
   B. 50%
   C. 65%
   D. 35%
   E. 60%

3. 成年男性细胞外液占体重的
   A. 15%
   B. 20%
   C. 60%
   D. 5%
   E. 40%

4. 血液中最重要的一对缓冲物质是
   A. HCO_3^-/H_2CO_3
   B. SO_4^{2-}/H_2SO_4
   C. Cl^-/HCl
   D. $HPO_4^{2-}/H_2PO_4^-$
   E. NO_3^-/HNO_3

5. 正常成人若要将体内固体代谢产物排出体外，每天至少需要排尿
   A. 300 ～ 400ml
   B. 500 ～ 600ml
   C. 1000 ～ 1500ml
   D. 100 ～ 200ml
   E. 800 ～ 900ml

6. 正常人血液缓冲系统中 HCO_3^- 和 H_2CO_3 之比为
   A. 15 ： 1
   B. 20 ： 1
   C. 30 ： 1
   D. 10 ： 1
   E. 25 ： 1

7. 参与机体酸碱平衡调节的主要组织器官是
   A. 脾脏
   B. 肝脏
   C. 肾脏
   D. 皮肤
   E. 心脏

8. 测体温时，发现患者的体温过低，其可能的体液改变是
   A. K^+ 低
   B. Na^+ 高
   C. Na^+ 高 K^+ 低
   D. Na^+ 低
   E. K^+ 高

9. 低渗性脱水时，体液的容量变化特点为
   A. 细胞外液轻度减少，细胞内液正常
   B. 细胞外液显著减少，细胞内液轻度减少
   C. 细胞外液、内液按比例减少
   D. 细胞外液正常，细胞内液减少
   E. 细胞外液轻度减少，细胞内液显著减少

10. 关于高渗性脱水的临床表现，说法正确的是
    A. 中度脱水，缺水量约为体重的 7% ～ 9%
    B. 轻度脱水，即出现口渴
    C. 中度脱水，可出现躁动幻觉
    D. 轻度脱水，缺水量约为体重的 4% ～ 6%
    E. 重度脱水，缺水量约为体重的 9% 以上

11. 高渗性脱水患者尿液的变化特点是
    A. 尿量减少、尿比重增高
    B. 尿量增多、尿比重降低

丁震医学教育 010-88453168 www.dzyxedu.com　北京航空航天大学出版社 BEIHANG UNIVERSITY PRESS

C. 尿量减少、血红蛋白尿
D. 尿量减少、尿比重降低
E. 尿量增多、尿比重增高

12. 患者，女，35 岁。因高热 2 日未能进食，自述口渴、口干、尿少色黄。查体：口唇、舌干燥，皮肤弹性差，眼窝凹陷。实验室检查：尿比重 1.028，血清钠浓度为 155mmol/L。该患者可能出现
    A. 轻度低渗性脱水
    B. 中度低渗性脱水
    C. 中度高渗性脱水
    D. 等渗性脱水
    E. 轻度高渗性脱水

13. 有关等渗性脱水的叙述<u>不正确</u>的是
    A. 常见原因有急性腹膜炎、大量呕吐等
    B. 补液首选平衡盐溶液
    C. 常伴发代谢性碱中毒
    D. 细胞外液量减少为主
    E. 严重者可出现休克

14. 在出现低渗性脱水时，应选择的输液张力为
    A. 2/3 张
    B. 1/4 张
    C. 3/4 张
    D. 等张
    E. 1/3 张

15. 当低渗性脱水患者出现精神神经症状，抽搐、昏迷、休克时，其血清钠的水平处于
    A. 130 ～ 135mmol/L
    B. 125 ～ 130mmol/L
    C. < 120mmol/L
    D. 135 ～ 145mmol/L
    E. 120 ～ 125mmol/L

16. 静脉补钾时，尿量要达到的指标为
    A. 20ml/ 小时
    B. 30ml/ 小时
    C. 50ml/ 小时
    D. 10ml/ 小时
    E. 40ml/ 小时

17. 患者，女，31 岁。双大腿被汽车挤压。入院后测得血清钾 6.2mmol/L，脉搏 48 次 / 分，并有心律失常。首选措施应是立即注射

A. 10% 葡萄糖酸钙溶液
B. 25% 葡萄糖溶液 + 胰岛素
C. 等渗盐水
D. 5% 碳酸氢钠溶液
E. 5% 葡萄糖盐溶液

18. 患儿腹泻输液过程中出现腹胀、心音低钝、肌张力下降考虑为
    A. 低钾血症
    B. 肠梗阻
    C. 低钠血症
    D. 中毒性肠麻痹
    E. 低磷血症

19. 高钾血症时，静脉注射 10% 葡萄糖酸钙目的是
    A. 纠正酸中毒
    B. 使钾离子移向细胞内
    C. 对抗钾离子抑制心肌的作用
    D. 改善肾功能
    E. 增强神经肌肉应激性

20. 纠正代谢性酸中毒时，容易引起相关离子浓度下降的是
    A. K^+
    B. Cl^-
    C. HCO_3^-
    D. Na^+
    E. H^+

21. 任何原因致血液中的 HCO_3^- 下降时，最易发生
    A. 呼吸性碱中毒
    B. 代谢性酸中毒
    C. 混合性碱中毒
    D. 呼吸性酸中毒
    E. 代谢性碱中毒

22. 外科疾病中引起代谢性碱中毒最常见的是
    A. 肠瘘
    B. 小肠扭转
    C. 胰瘘
    D. 瘢痕性幽门梗阻
    E. 肾功能不全

23. 患者，男，60 岁。慢性支气管炎 20 年，活动后心悸气急。3 天前受凉后病情加重，神

志恍惚。血气分析：pH7.43，PaCO$_2$80mmHg，PaO$_2$45mmHg，剩余碱 +20mmol/L。该患者出现了

  A．代谢性碱中毒
  B．代谢性酸中毒
  C．呼吸性碱中毒
  D．呼吸性碱中毒合并代谢性碱中毒
  E．呼吸性酸中毒合并代谢性碱中毒

24．休克时激素分泌减少的是
  A．胰岛素
  B．血管升压素
  C．促肾上腺皮质激素
  D．儿茶酚胺
  E．醛固酮

25．感染性休克常继发于何种细菌引起的感染
  A．革兰阳性球菌
  B．革兰阴性杆菌
  C．真菌
  D．革兰阳性杆菌
  E．革兰阴性球菌

26．患者，男，49 岁。因急性腹膜炎手术治疗后第 2 天，血压 80/56mmHg，心率 130 次／分，血 pH7.33，此时的治疗首选
  A．应用强心药
  B．快速大量补液
  C．快速补充全血或血浆
  D．纠正酸中毒
  E．应用缩血管药物

27．休克代偿期的临床表现为
  A．血压稍降低，脉搏、脉压正常
  B．血压稍升高，脉搏快、脉压无变化
  C．血压稍降低，脉搏快、脉压缩小
  D．血压稍升高，脉搏、脉压正常
  E．血压稍升高，脉搏快、脉压缩小

28．休克的早期表现是
  A．肢端厥冷
  B．脉搏细速
  C．尿量减少
  D．意识模糊
  E．脉压缩小

29．休克的治疗原则首先应

  A．及时应用血管收缩剂
  B．增强心肌收缩力
  C．尽快恢复有效血容量
  D．尽早去除休克的原因
  E．纠正微循环障碍

30．治疗和抢救休克最基本和首要的措施是
  A．维持呼吸道通畅
  B．调节体温
  C．应用血管活性药物
  D．积极纠正酸中毒
  E．迅速补充血容量

31．休克患者经处理后，临床上微循环改善的最重要指标是
  A．血压回升
  B．脉搏减慢
  C．肢端温度上升
  D．神志恢复清楚
  E．尿量增多

32．患者，男，因车祸致多发性骨折合并创伤性休克，正在快速补液。现测得脉搏 120 次／分，呼吸 26 次／分，血压 80/50mmHg，尿量 30ml/h，中心静脉压 17cmH$_2$O，正确的处理方法是
  A．按原输液速度
  B．按原输液速度，加利尿药
  C．减慢输液速度
  D．加快补液速度
  E．减慢输液速度，用强心药

33．患者，男，20 岁。因外伤入住监护室。监测结果显示：血压 85/55mmHg，中心静脉压 8cmH$_2$O，遵医嘱在 10 分钟内静脉快速输入等渗盐水 250ml 后，血压为 95/60mmHg，中心静脉压为 8cmH$_2$O，此结果提示患者存在
  A．血容量不足
  B．血容量相对过多
  C．血管过度扩张
  D．心功能不全
  E．血管过度收缩

34．患者，女，36 岁。肠扭转致广泛小肠坏死、休克，作坏死肠切除，术后休克有好转。对该患者的监护不必要的是
  A．观察皮色、皮温

B. 血压、脉搏、尿量

C. 脑电图监护

D. 精神状态

E. 心电图监护

35. 患者, 女, 30 岁。十二指肠球部溃疡病史 5 年, 突感上腹部剧痛两小时, 继之满腹疼痛、大汗淋漓、出冷汗、四肢冰冷。体检血压 75/45mmHg, 脉搏 120 次/分, 全腹压痛及反跳痛, 临床疑有溃疡穿孔可能, 此时护士应首先采取的措施为

A. 抗生素静滴

B. 制酸药静滴

C. 尽快手术治疗

D. 开放静脉补充血容量

E. 继续保守治疗

36. 休克患者的体位是

A. 侧卧位

B. 头低足高位

C. 中凹位

D. 半卧位

E. 头高足低位

37. 休克指数是指

A. 脉率/收缩压

B. 舒张压/收缩压

C. 舒张压/脉率

D. 脉率/舒张压

E. 收缩压/舒张压

38. 成人呼吸窘迫综合征初期的主要表现是

A. 皮肤明显发绀

B. 呼吸加快、呼吸有窘迫感

C. 呼吸音明显减弱

D. 意识障碍

E. 肺部满布管状啰音

39. 引起肾后性急性肾衰竭的原因是

A. 心功能衰竭

B. 毒蛇咬伤

C. 挤压伤

D. 长时间休克

E. 双肾结石

40. 肾衰患者血液透析治疗时, 护理上应注意的事项除外

A. 避免内瘘肢体侧测血压

B. 严格控制透析期间体重增加

C. 置管处每周换药

D. 无菌操作

E. 穿刺部位压迫止血

41. 肾衰竭少尿期, 错误的是

A. 禁用含钾药物

B. 不输库存血

C. 观察有无心律失常

D. 严禁含钾食物

E. 摄入高蛋白食物

42. DIC 患者低凝血期应用药物治疗包括

A. 止血药

B. 补充凝血因子

C. 肝素与补充凝血因子同时进行

D. 肝素

E. 肝素与止血药同时使用

43. 患者出现弥散性血管内凝血的最早的征兆是

A. 便血

B. 口鼻易出血

C. 血液不易抽出, 容易凝固

D. 咯血

E. 皮肤出现出血点

44. DIC 患者使用肝素抗凝正确的是

A. 肝素过量时凝血时间大于 30 分钟

B. 肝素过量时快速输注鱼精蛋白

C. 在 DIC 高凝期不宜使用肝素

D. 肝素剂量不足时凝血时间小于 18 分钟

E. DIC 后期单独使用肝素

45. DIC 患者在使用肝素过程中, 凝血时间检查结果提示肝素用量过多的是

A. 15 分钟

B. 18 分钟

C. 30 分钟

D. 5 分钟

E. 20 分钟

46. 对抗肝素过量使用鱼精蛋白治疗时, 推注速度过快引起的反应中, 不正确的是

A. 面部潮红

B. 心动过缓

C. 呼吸困难

D. 血压下降

E. 心动过速

47. 关于 DIC 常见病因错误的是
   A. 创伤
   B. 恶性肿瘤
   C. 休克晚期
   D. 感染
   E. 电解质紊乱

48. 麻醉前使用异丙嗪的目的是
   A. 催眠
   B. 镇痛
   C. 抗组胺
   D. 镇静
   E. 抗胆碱能

49. 麻醉前禁食水最主要的目的是
   A. 避免术中污染手术野
   B. 便于术中操作
   C. 预防术中呕吐误吸
   D. 预防术后腹胀
   E. 预防术后尿潴留

50. 麻醉前使用的抗胆碱能药是
   A. 东莨菪碱
   B. 异丙嗪
   C. 芬太尼
   D. 地西泮
   E. 吗啡

51. 患者，女，43岁，局麻下行乳房肿块切除，注射局麻药物后不久患者出现面色苍白、心悸气短、多语和烦躁不安等表现，首先应考虑其出现了
   A. 疼痛阈值低
   B. 精神过度紧张
   C. 原有疾病病情变化
   D. 低血糖
   E. 局麻药毒性反应

52. 患者，男，27岁。局部麻醉过程中出现呼吸困难、心率增快、血压升高、恶心、呕吐、谵妄、肌肉抽搐。考虑其主要原因是
   A. 局麻药过敏反应
   B. 局麻药毒性反应
   C. 麻醉前准备不充分
   D. 患者精神高度紧张

E. 局麻药用量不足

53. 椎管内麻醉前用苯巴比妥钠的目的是
   A. 减少呼吸道腺体分泌
   B. 降低基础代谢率
   C. 镇静
   D. 预防呕吐
   E. 减轻内脏牵引痛

54. 蛛网膜下腔阻滞麻醉术后患者发生头痛的主要原因是
   A. 迷走神经兴奋性增高
   B. 麻药用量过大
   C. 腰椎穿刺时刺破硬脊膜致脑脊液外流
   D. 交感神经被抑制
   E. 术中应用血管扩张剂

55. 蛛网膜下腔阻滞麻醉手术后最常见的并发症为
   A. 恶心、呕吐
   B. 呼吸抑制
   C. 尿潴留
   D. 低血压
   E. 头痛

56. 属于全身麻醉的是
   A. 局部浸润麻醉
   B. 吸入麻醉
   C. 区域阻滞麻醉
   D. 表面麻醉
   E. 神经阻滞麻醉

57. 全身麻醉患者清醒前最重要的护理是
   A. 保持安静
   B. 保持呼吸道通畅
   C. 观察生命体征
   D. 防止意外损伤
   E. 去枕平卧

58. 心脏复苏的首选药物是
   A. 阿托品
   B. 肾上腺素
   C. 碳酸氢钠
   D. 利多卡因
   E. 去甲肾上腺素

59. 判断口对口呼吸有效的指标是

A. 口唇发绀是否改善
B. 瞳孔是否缩小
C. 吹气时阻力减小
D. 胸廓是否升起
E. 心跳是否恢复

60. 心跳、呼吸骤停的初期复苏内容是
    A. 采用各种复苏药物
    B. 人工呼吸和心脏按压
    C. 头部用冰袋降温
    D. 补充血容量
    E. 用机械支持循环和呼吸

61. 为避免大脑遭受不可逆损害，心肺复苏最佳开始的时间最好不要超过
    A. 8～10 分钟
    B. 12 分钟
    C. 20 分钟
    D. 4～6 分钟
    E. 15 分钟

62. 能较好反映左心房平均压及左心室舒张末期压的血流动力学指标是
    A. 肺动脉楔压（PAWP）
    B. 肺毛细血管楔压（PCWP）
    C. 左室做功指数（LVSWI）
    D. 中心静脉压（CVP）
    E. 心排出量（CO）

63. 指导临床液体治疗的常用监测项目是
    A. 中心静脉压、肺毛细血管楔压
    B. 平均动脉压、监测气道峰值压
    C. 平均动脉压、肺毛细血管楔压
    D. 中心静脉压、平均动脉压
    E. 中心静脉压、监测气道峰值压

64. 机械通气患者气道峰压增高见于
    A. 呼吸机管道漏气
    B. 呼吸机管道脱落
    C. 呼吸机管道堵塞
    D. 导管套囊充气不足
    E. 小潮气量

65. 腹部急诊手术的术前准备不包括
    A. 麻药过敏试验
    B. 灌肠
    C. 备皮

D. 禁食、留置胃管
E. 配血

66. 急性心肌梗死发病后，选择择期手术的时间至少应
    A. 3 个月
    B. 4 个月
    C. 6 个月
    D. 2 个月
    E. 5 个月

67. 一般择期手术患者的术前呼吸道准备措施是
    A. 应用抗生素
    B. 应用支气管扩张剂
    C. 吸烟患者戒烟 2 周
    D. 进行体位引流
    E. 口服地塞米松

68. 属清洁手术，且需要预防性使用抗生素，错误的是
    A. 心脏瓣膜病或已植入人工心脏瓣膜
    B. 器官移植术
    C. 甲状腺切除术
    D. 有人造物置换或留置
    E. 涉及大血管的手术

69. 择期手术患者的术前检查结果中，需要纠正的项目是
    A. 血钾 4.5mmol/L
    B. 血清蛋白 26g/L
    C. 血红蛋白 120g/L
    D. 清晨空腹血糖 5.5mmol/L
    E. 血压 145/85mmHg

70. 骨科患者术前准备中重要的是
    A. 禁食水
    B. 皮肤准备
    C. 功能锻炼
    D. 灌肠
    E. 心理准备

71. 患者，男，71 岁。膀胱肿瘤，体重 50kg。患病以来食欲差，术前检查空腹血糖 6.9mmol/L，血清白蛋白 28g/L，血压 155/95mmHg，患者首先需要纠正
    A. 缓解焦虑
    B. 纠正低蛋白血症

C. 调整血糖

D. 调整血压

E. 调整睡眠

72. 与患者手术切口感染的无关因素是

　　A. 营养状况

　　B. 年龄大小

　　C. 从事脑力劳动者

　　D. 切口局部的坏死组织

　　E. 手术时间的长短

73. 手术室划为限制区的有

　　A. 护士办公室

　　B. 手术间及刷手间

　　C. 敷料准备间

　　D. 休息室

　　E. 值班室

74. 手术人员刷手的范围是

　　A. 从指尖至肘关节

　　B. 从指尖至肘上 6cm

　　C. 从指尖至肩关节

　　D. 从指尖至腕关节

　　E. 从指尖至肘上 10cm

75. 外科手术热一般不超过

　　A. 38℃

　　B. 38.5℃

　　C. 39.5℃

　　D. 37.8℃

　　E. 39℃

76. 评估儿童疼痛的工具宜采取

　　A. 数字评分法

　　B. 模拟评分法

　　C. Prince-Henry 评分法

　　D. 口述分级评分法

　　E. 表情测量法

77. 躯体性疼痛的特点是

　　A. 定位正确，感觉敏锐

　　B. 过程缓慢而持久

　　C. 对张力、压力性刺激敏感

　　D. 痛觉迟钝，痛感弥散

　　E. 伴有焦虑不安

78. 目前术后镇痛最好的方法是

A. 肌内注射

B. 皮下注射

C. 患者自控止痛法

D. 舌下含服

E. 神经阻滞

79. 不属于对疼痛患者客观资料评估的是

A. 非语言交流

B. 患者主诉

C. 疼痛测量工具

D. 生命体征

E. 对患者生活型态的影响

80. 外科患者疼痛的护理，错误的是

A. 鼓励患者用毅力战胜疼痛

B. 认真观察疼痛的规律

C. 根据个体差异采取止痛措施

D. 相信疼痛存在的事实

E. 患者可以要求免除疼痛

81. 消瘦型营养不良的主要特点是

A. 脂肪缺乏为主

B. 糖缺乏为主

C. 蛋白质和能量缺乏为主

D. 蛋白质缺乏为主

E. 能量缺乏为主

82. 严重创伤应激后营养代谢的特点不包括

A. 血糖降低

B. 呈负氮平衡

C. 脂肪分解增强

D. 三大营养素分解代谢加强，合成减少

E. 易出现水电解质酸碱平衡失调

83. 中度营养不良患者的白蛋白含量是

A. 20 ～ 25g/L

B. 21 ～ 30g/L

C. ＞ 35g/L

D. ＜ 21g/L

E. 30 ～ 35g/L

84. 患者，女，59 岁。胸部大手术后行肠内营养，最常见的并发症是

A. 恶心、呕吐

B. 误吸

C. 腹泻

D. 鼻咽部黏膜损伤

E. 高血糖及电解质紊乱

85. 关于肠外营养的描述，正确的是
   A. 不要用给营养液的中心静脉导管给药、输血和取血
   B. 怀疑导管脓毒症时，立即应用大剂量抗生素
   C. 无 3L 袋时，可将葡萄糖、氨基酸和脂肪乳剂依次单独输入
   D. 肠外营养时，应首选中心静脉营养
   E. 肠外营养时，监测尿糖，以阴性为最佳

86. 可以增强免疫功能的氨基酸是
   A. 亮氨酸
   B. 精氨酸
   C. 苯丙氨酸
   D. 色氨酸
   E. 谷氨酰胺

87. 肠外营养时葡萄糖的输注速度是
   A. 6mg/（kg·min）
   B. 7mg/（kg·min）
   C. 9mg/（kg·min）
   D. 5mg/（kg·min）
   E. 8mg/（kg·min）

88. 患者，男，55 岁。食管癌晚期。无法手术也无法经口进食。应建立营养支持最适应的是
   A. 深静脉置管进行长期全营养混合液输注
   B. 胃造瘘管进行长期管饲
   C. 外周静脉进行短期营养液输注
   D. 鼻胃管进行短暂管饲
   E. 鼻肠管进行长期管饲

89. 急性胰腺炎患者手术后 2 周内适宜的营养支持方法是
   A. 经空肠造瘘灌注要素饮食
   B. 经空肠造瘘灌注混合奶
   C. 经口普食
   D. 完全胃肠外营养
   E. 经口进流食

90. 有关肠内营养支持营养液的叙述正确的是
   A. 要素饮食是有渣饮食
   B. 匀浆膳是人工合成的营养液
   C. 肝性脑病患者首选高支链氨基酸配方营养液

D. 特殊配方制剂仅含有一种营养物质
E. 首选大分子聚合物营养液

91. 静脉营养输注的护理，正确的是
   A. 周围静脉营养输注时，血管的选择应尽量从小血管选起
   B. 营养液中严禁添加其他治疗用药
   C. 营养液在常温下，应在 48 小时内输完
   D. 周围静脉营养输注一般不能超过 3 周
   E. 中心静脉输注营养液，可以使用较长时间，并发症少

92. 蜂窝织炎的主要致病菌为
   A. 金黄色葡萄球菌
   B. 铜绿假单胞菌
   C. 大肠埃希菌
   D. 溶血性链球菌
   E. 厌氧菌

93. 外科感染的主要病原体是
   A. 细菌
   B. 真菌
   C. 螺旋体
   D. 病毒
   E. 寄生虫

94. 患者，男，78 岁。5 个月前曾行左髋关节置换术，现出现左髋关节疼痛。查体：体温 38.3℃，局部有压痛，从深部切口处穿刺抽出 10ml 脓性液体。细菌培养显示阳性。该患者考虑为
   A. 关节腔隙感染，属医院感染
   B. 深部手术切口感染，不属于医院感染
   C. 切口感染，属医院感染
   D. 深部手术切口感染，属医院感染
   E. 关节腔隙感染，不属医院感染

95. 治疗下肢急性丹毒首选的抗生素为
   A. 红霉素
   B. 庆大霉素
   C. 链霉素
   D. 青霉素
   E. 四环素

96. 属于感染患者全身治疗内容的是
   A. 物理治疗
   B. 手术治疗
   C. 局部用药

D. 患部制动

E. 支持治疗

97. 确诊菌血症的可靠证据是

A. 神志淡漠、嗜睡

B. 出现黄疸、皮下淤血

C. 血细菌培养阳性

D. 表现脉搏、呼吸快，体温高

E. 肝、脾大

98. 全身性感染应用抗生素不当的是

A. 根据细菌培养及药物敏感试验结果选择抗生素

B. 联合、足量、广谱、全程使用抗生素

C. 真菌性脓毒症应全身应用抗真菌药物

D. 未获得培养结果前应联合、足量

E. 真菌性脓毒症应使用有效、针对性强的抗生素

99. 属于革兰阴性菌的是

A. 肠球菌

B. 铜绿假单胞菌

C. 新型隐球菌

D. 金黄色葡萄球菌

E. 白色念珠菌

100. 1500U TAT 脱敏注射法是

A. 用等渗盐水稀释成 10ml 分 4 次肌注

B. 将 1ml 抗毒素分成 0.1ml、0.2ml、0.3ml、0.4ml，以生理盐水分别稀释至 1ml 分 4 次肌注

C. 用注射用水稀释成 10ml 分 3 次肌注

D. 用等渗盐水稀释成 10 倍分 4 次肌注

E. 用注射用水稀释成 10ml 分 4 次肌注

101. 关于破伤风护理，不正确的是

A. 观察镇静、解痉药疗效

B. 呼吸道隔离

C. 保护性约束，防止外伤

D. 保持环境安静

E. 保持呼吸道通畅

102. 破伤风发病的直接病因是

A. 破伤风梭菌在体内迅速繁殖

B. 破伤风梭菌的菌体蛋白作用

C. 全身缺乏免疫力

D. 破伤风梭菌侵入机体

E. 破伤风梭菌产生的外毒素作用

103. 破伤风伤口冲洗液宜选用

A. NS

B. 安尔碘液

C. 注射用水

D. 3%H$_2$O$_2$

E. 洗必泰液

104. 破伤风患者的最初症状是

A. 四肢抽搐

B. 张口困难

C. 神志改变

D. 角弓反张

E. 呼吸急促

105. 破伤风患者注射大量破伤风抗毒素，作用是

A. 控制和解除痉挛

B. 抑制破伤风梭菌的生长

C. 中和游离毒素

D. 中和游离与结合的毒素

E. 预防肺内并发症

106. 破伤风患者，频发全身肌肉抽搐，呼吸困难，发绀。最重要的护理措施是

A. 应用破伤风抗毒素

B. 及时处理伤口

C. 预防感染

D. 解除肌肉痉挛

E. 避免损伤

107. 引起手部急性化脓性感染的主要致病菌是

A. 表皮葡萄球菌

B. 大肠埃希菌

C. 溶血性链球菌

D. 金黄色葡萄球菌

E. 真菌

108. 挫伤的表现为

A. 局部肿胀、触痛或皮肤红、青紫

B. 伤口深浅、长度不一。可能有异物

C. 致伤器具经皮肤穿过深层组织

D. 表皮和部分真皮被不规则地刮伤

E. 伤口不规则，浅表和深部组织撕脱

109. 关于多发性损伤，正确的是

A. 由一种致伤因子同时引发多部位或脏器的损伤

B. 两种以上致伤因子对多个个体造成的伤害

C. 一种致伤因子对多个个体造成的伤害

D. 由多种致伤因子同时引发多部位或脏器的损伤

E. 两种以上致伤因子对同一个体造成的伤害

110. 影响创伤愈合的因素<u>不包括</u>
   A. 年龄
   B. 伤口特点
   C. 营养状况
   D. 性别
   E. 感染和异物

111. 患者,男,22 岁。双下肢挤压伤,血压正常,血清钾 5.6mmol/L。治疗原则中<u>错误</u>的是
   A. 积极防治心律失常
   B. 静脉输注 5% 碳酸氢钠溶液 60ml ～ 100ml
   C. 补充血容量
   D. 不给一切带钾的药物或溶液
   E. 恢复肾脏功能

112. 现场急救创伤的患者,应优先抢救的伤情是
   A. 休克
   B. 腹水
   C. 头皮撕脱伤
   D. 轻度烧伤
   E. 开放性骨折

113. 大面积烧伤 48 小时内最重要的全身改变是
   A. 低血容量性休克
   B. 毒血症
   C. 急性肾功能衰竭
   D. 创伤性休克
   E. 创面脓毒症

114. 暴露疗法要求室温
   A. 16 ～ 20℃
   B. 20 ～ 24℃
   C. 24 ～ 28℃
   D. 28 ～ 32℃

E. 32 ～ 36℃

115. 热烧伤的病理改变主要取决于
   A. 热源温度及受伤部位
   B. 受热时间及受伤面积
   C. 热源温度及受伤面积
   D. 热源类型及受热时间
   E. 热源温度及受热时间

116. 烧伤早期发生休克的最主要原因是
   A. 脓毒症
   B. 败血症
   C. 使用广谱抗生素后发生真菌感染
   D. 大量血浆从血管内渗出
   E. 大量红细胞溶解破坏

117. 烧伤现场救护最重要的是
   A. 保持呼吸道通畅
   B. 保护创面
   C. 迅速脱离热源
   D. 抢救生命
   E. 保暖

118. 重度烧伤是指总烧伤面积达到
   A. 20% ～ 39%
   B. 30% ～ 49%
   C. 50% ～ 69%
   D. 10% ～ 29%
   E. 40% ～ 59%

119. 患者,男,25 岁。体重 60kg。双上肢、躯干及双侧臀部被沸水烫伤,创面可见大水疱,疱壁薄,部分水疱破裂,基底潮红,疼痛剧烈,水肿明显。估计该患者的烧伤总面积及烧伤程度为
   A. 39%,浅Ⅱ度
   B. 50%,深Ⅱ度
   C. 40%,深Ⅱ度
   D. 40%,Ⅰ度
   E. 50%,浅Ⅱ度

120. 患者,男,21 岁。小腿皮肤深度烧伤,拟行皮肤移植,同基因移植应<u>除外</u>
   A. 单卵双胎异体移植
   B. 自体干细胞移植
   C. 自体骨移植
   D. 自体输血
   E. 异体皮肤移植

121. 烧伤后的体液渗出达到高峰的时间是
    A. 8 小时
    B. 12 小时
    C. 36 小时
    D. 2 小时
    E. 24 小时

122. 患者，男，34 岁。接受其孪生兄长捐赠行肝移植手术，此类手术属于
    A. 异种异体移植
    B. 自体移植
    C. 同质移植
    D. 同种异体移植
    E. 细胞移植

123. 器官移植前常规的免疫学检查不包括
    A. 细胞毒试验
    B. 混合淋巴细胞培养
    C. 抗体测定
    D. 血型
    E. HLA 配型

124. 肾移植术后患者死亡的主要原因是
    A. 感染
    B. 尿瘘
    C. 骨髓抑制
    D. 出血或血肿
    E. 消化道应激性溃疡

125. 肾移植术后患者体位正确的是
    A. 平卧位，肾移植侧下肢屈曲 30°～45°
    B. 患侧卧位
    C. 半卧位
    D. 平卧位，肾移植侧下肢屈曲 15°～25°
    E. 健侧卧位

126. 肝、肾移植手术的病室要求，错误的是
    A. 有空气层流设备
    B. 室内的物品不必消毒
    C. 必备药品和医疗器材
    D. 单人的隔离病室
    E. 配备完善的监护系统

127. 关于肾移植措施，正确的是
    A. 术前肥皂水灌肠
    B. 术后多尿期应根据尿量控制补液
    C. 术后出现感染时可停用免疫抑制药

    D. 术前增加蛋白质摄入
    E. 术后鼓励患者早期活动

128. 患者，男，50 岁。行肾移植，急性排斥反应多见于移植后
    A. 3～4 周内
    B. 1～2 周内
    C. 48 小时内
    D. 1～2 个月
    E. 10 天内

129. 致癌因素不包括
    A. 遗传因素
    B. 大气污染
    C. 癌前病变
    D. 大量吸烟、饮酒
    E. 紫外线

130. 关于恶性肿瘤的特性，不正确的是
    A. 生长快
    B. 浸润性生长
    C. 转移
    D. 分化成熟
    E. 无规律持续增长

131. 实体肿瘤最有效的治疗方法是
    A. 化学药物
    B. 放射治疗
    C. 内分泌治疗
    D. 手术切除
    E. 生物治疗

132. 放疗局部皮肤干反应的正确护理是
    A. 涂碘酒每天 3 次
    B. 热敷每天 2 次
    C. 阳光直射
    D. 多用肥皂擦拭
    E. 涂薄荷淀粉

133. 关于放射治疗的全身反应，正确的是
    A. 大面积照射反应小
    B. 反应轻重与照射剂量有关
    C. 不出现骨髓抑制
    D. 反应轻重与照射部位无关
    E. 照射后立即活动有助于预防全身反应

134. 一般肿瘤患者的心理特点，第一期是

A. 抑郁期
B. 否认期
C. 接受期
D. 愤怒期
E. 磋商期

135. 肿瘤患者化疗期间，最主要的观察项目是
A. 进食情况
B. 肠道功能
C. 血常规
D. 脱发程度
E. 皮肤损害

136. 有关甲状腺的解剖描述，错误的是
A. 甲状腺背面一般附有 4 个甲状旁腺
B. 甲状腺有三条主要动脉，即甲状腺上、中、下动脉
C. 喉返神经来自迷走神经，支配声带运动
D. 甲状腺分左、右两叶，中间以峡部相连
E. 甲状腺有三条主要静脉，即甲状腺上、中、下静脉

137. 基础代谢率的正常值是
A. ±15%
B. ±20%
C. ±40%
D. ±10%
E. ±30%

138. 引起单纯性甲状腺肿最主要的病因是
A. 甲状腺素分泌增加
B. 甲状腺素需要量增高
C. 长期服用甲状腺药物
D. 甲状腺素合成障碍
E. 甲状腺原料（碘）缺乏

139. 关于甲亢的主要临床表现，错误的是
A. 食欲亢进
B. 脉率＞100 次 / 分
C. 消瘦
D. 甲状腺肿大
E. 脉压缩小

140. 甲状腺手术患者术前应练习的体位是
A. 头颈过伸位

B. 侧卧位
C. 侧俯卧位
D. 仰卧位
E. 膀胱截石位

141. 患者，女，18 岁。甲状腺大部切除术后第 3 天，饮水时发生呛咳、误咽，可能的原因是
A. 双侧喉返神经损伤
B. 喉上神经内支损伤
C. 喉头水肿
D. 一侧喉返神经损伤
E. 喉上神经外支损伤

142. 患者，女，21 岁。双侧甲状腺肿大，清晨起床前测得血压 140/70mmHg，脉率为 100 次 / 分，该患者的甲状腺功能应属于
A. 功能正常
B. 轻度甲亢
C. 重度甲亢
D. 功能低下
E. 中度甲亢

143. 基础代谢率的常用计算公式为
A. 脉率＋脉压－ 111
B. 脉率－脉压－ 111
C.（脉率－脉压）×111
D. 脉率 × 脉压－ 111
E. 111 －脉压＋脉率

144. 甲亢术前患者使用碘剂的目的不包括
A. 减少甲状腺球蛋白的分解
B. 减少甲状腺血流量
C. 抑制甲状腺素的合成
D. 抑制蛋白水解酶
E. 使腺体缩小变硬

145. 与甲状腺有关的肿瘤特点是
A. 具有对称性
B. 常多囊性
C. 随吞咽上下移动
D. 位于顶部
E. 局部胀痛

146. 患者，男，58 岁。甲状腺肿大 3 个月，质硬，表面高低不平，声音嘶哑，吞咽困难，心率 80 次 / 分，应首先考虑为
A. 甲状腺炎

B. 甲状腺腺瘤

C. 单纯性甲状腺肿

D. 甲状腺癌

E. 甲状腺功能亢进

147. <u>不属于</u>乳腺癌高危人群的是

　　A. 40 岁以上未孕者

　　B. 初产时间迟于 35 岁者

　　C. 营养不良者

　　D. 月经初潮早于 12 岁者

　　E. 绝经期晚于 55 岁者

148. 第 I 期乳腺癌患者，肿瘤最大直径<u>不超过</u>

　　A. 2cm

　　B. 3cm

　　C. 5cm

　　D. 1cm

　　E. 4cm

149. 患者，女，52 岁。3 个月前无意发现左乳房一肿块，体检左乳房外上象限可见局限性皮肤凹陷，触及一 2cm×3cm 大小肿块，此处皮肤凹陷的原因是

　　A. 癌细胞阻塞皮下、皮内淋巴管

　　B. 癌细胞浸润皮肤

　　C. 癌细胞阻塞腋窝淋巴管

　　D. 癌肿侵入 Cooper 韧带

　　E. 癌细胞侵入乳管

150. 乳腺癌的早期表现是

　　A. 酒窝征

　　B. 橘皮样变

　　C. 皮肤溃疡

　　D. 无痛性乳房肿块

　　E. 卫星结节

151. 乳腺癌早期的临床表现是

　　A. 皮肤"橘皮样"改变

　　B. 无痛性肿块

　　C. 皮肤溃疡、出血

　　D. 乳头内陷

　　E. 酒窝征

152. 患者，女，26 岁。于 2002 年 10 月 19 日无意间发现右侧乳腺有一质地坚韧、光滑、活动好的肿块，该患者于 10 月 18 日月经来潮，其最佳的就诊时间是

　　A. 10 月 22 日～10 月 23 日

　　B. 10 月 24 日～10 月 27 日

　　C. 11 月 1 日～11 月 3 日

　　D. 10 月 19 日～10 月 21 日

　　E. 10 月 28 日～10 月 30 日

153. 患者，女，46 岁。来医院检查，发现其右乳头内陷，并可触及一 3cm×2.5cm 的肿块，最可能诊断是

　　A. 乳腺囊肿

　　B. 乳管内乳头状瘤

　　C. 急性乳腺炎

　　D. 乳腺纤维腺瘤

　　E. 乳腺癌

154. 乳癌根治术后，预防皮下积液的主要措施是

　　A. 患肢制动

　　B. 胸带加压包扎

　　C. 皮瓣下置管引流

　　D. 半卧位

　　E. 切口用沙袋压迫

155. 乳腺癌的术后护理措施，<u>错误</u>的是

　　A. 患侧上肢垫枕抬高 10°～15°

　　B. 患侧肢体肘关节屈曲

　　C. 患者肢体肿胀者可戴弹力袖

　　D. 在健侧上肢测血压

　　E. 术后 24 小时内指导患者活动肩关节

156. 乳房自查最好的时间是

　　A. 月经前 3 天

　　B. 月经期间

　　C. 月经后 7 天

　　D. 月经前 7 天

　　E. 月经后 3 天

157. I 期乳腺癌肿块的最大直径不超过

　　A. 1.5cm

　　B. 2cm

　　C. 3.5cm

　　D. 4.5cm

　　E. 5cm

158. 患者，女，45 岁。乳腺癌化疗期间，白细胞计数是 $2.5×10^9/L$，采取的措施是

　　A. 减少用药量

B. 暂停化疗药
C. 服生血药
D. 加强营养
E. 少量输血

159. 乳癌改良根治术后患侧上肢功能锻炼的理想目标是
A. 手触及头顶
B. 手越过头顶触摸到对侧耳廓
C. 手经胸前摸到对侧肩膀
D. 手触及同侧耳廓
E. 肘能屈伸

160. 乳癌根治术后的护理，错误的是
A. 观察患侧上肢远端血液循环情况
B. 取半卧位
C. 皮瓣愈合后指导患者进行肩部活动
D. 伤口用胸带加压包扎
E. 术后 24 小时指导患者活动肘部

161. 乳癌根治术后预防皮瓣坏死的措施是
A. 患肢负重不宜过大、过久
B. 引流管负压吸引
C. 禁止在患侧上肢静脉抽血
D. 抬高患侧上肢
E. 24 小时活动肩关节

162. 急性乳腺炎的早期表现中错误的是
A. 压痛性肿块
B. 高热、寒战
C. 疼痛局部有波动感
D. 乳房肿胀
E. 局部皮肤红、热

163. 乳房纤维腺瘤常好发于
A. 乳腺内上象限
B. 乳晕区
C. 乳腺下方
D. 乳腺外上象限
E. 乳腺内下象限

164. 乳管内乳头状瘤的主要表现是
A. 乳头溢液
B. 乳房胀痛
C. 乳头内陷
D. 乳房肿块
E. 乳头抬高

165. 有周期性疼痛的是
A. 急性乳腺炎
B. 乳房囊性增生病
C. 乳腺癌
D. 乳腺纤维腺瘤
E. 乳管内乳头状瘤

166. 乳腺纤维瘤的主要治疗方法是
A. 放射治疗
B. 激素治疗
C. 化学治疗
D. 手术治疗
E. 中药治疗

167. 疝内容物嵌顿未能及时解除，发生血循环障碍而坏死，称为
A. 难复性疝
B. 滑动性疝
C. 绞窄性疝
D. 易复性疝
E. 嵌顿性疝

168. 绞窄疝与嵌顿疝的主要区别在于
A. 疝内容物能否回纳
B. 有无肠梗阻表现
C. 疝内容物有无血运障碍
D. 疝块的大小
E. 疝块有无压痛

169. 腹外疝术后当天应采取的体位是
A. 平卧位，腘窝下垫一小枕
B. 头低脚高位，腘窝下垫一小枕
C. 侧卧位，腘窝下垫一小枕
D. 头高脚低位，腘窝下垫一小枕
E. 半坐位，腘窝下垫一小枕

170. 腹外疝术后防止阴囊血肿的有效措施是
A. 保持敷料干燥
B. 丁字带托起阴囊
C. 不可过早下床活动
D. 仰卧位
E. 应用抗生素

171. 人体最大的体腔是
A. 腹膜腔
B. 盆腔
C. 肠腔

D. 胸膜腔

E. 纵隔

172. 腹膜的功能<u>不包括</u>

    A. 防御

    B. 修复

    C. 吸收

    D. 润滑

    E. 增生

173. 急性化脓性腹膜炎常见的并发症为

    A. 盆腔脓肿

    B. 肺炎

    C. 肠间脓肿

    D. 膈下脓肿

    E. 切口感染

174. 急性化脓性腹膜炎行非手术治疗的时间一般<u>不超过</u>

    A. 24 小时

    B. 36 小时

    C. 72 小时

    D. 12 小时

    E. 48 小时

175. 关于腹膜炎术后取半坐卧位目的，<u>不正确</u>的是

    A. 有利于脓肿局限于盆腔

    B. 防止膈下感染

    C. 减轻疼痛

    D. 减低伤口张力

    E. 利于肠蠕动恢复

176. 急性腹膜炎未确诊前，暂不用

    A. 抗菌药

    B. 止痛药

    C. 营养制剂

    D. 激素

    E. 全血

177. 患者，女，30 岁。因阑尾炎穿孔致继发性腹膜炎，其非手术治疗体位是

    A. 俯卧位

    B. 侧卧位

    C. 自由体位

    D. 平卧位

    E. 半卧位

178. 诊断盆腔脓肿最可靠的依据是

    A. 下腹压痛

    B. 直肠刺激征

    C. 全身中毒症状

    D. 直肠前壁穿刺有脓

    E. 膀胱刺激征

179. 盆腔脓肿的临床表现，<u>错误</u>的是

    A. 膀胱刺激症状

    B. 直肠刺激症状

    C. 直肠指诊可触及肿块

    D. 体温升高

    E. 腹部触及肿块

180. 急性化脓性腹膜炎术后患者，预防肠粘连的护理措施是

    A. 采取半卧位以利引流

    B. 疼痛者尽早使用镇痛剂

    C. 胃肠减压

    D. 禁食

    E. 鼓励早期床上活动

181. 对腹膜刺激性最强的内容物是

    A. 血液

    B. 脓液

    C. 炎性渗出液

    D. 胃十二指肠液

    E. 肠液

182. 腹部闭合性损伤常见致伤因素是

    A. 利器作用

    B. 火器作用

    C. 挤压或碰撞作用

    D. 化学物质刺激

    E. 微生物作用

183. 腹部损伤治疗中，最重要的措施是

    A. 使用抗生素

    B. 预防休克

    C. 术前准备

    D. 禁食

    E. 禁用镇痛剂

184. 患者，男，32 岁。持续高热伴食欲差、腹胀 10 天入院，确诊为伤寒，已遵医嘱应用喹诺酮类抗菌药，昨晚饭后突然发生右下腹剧痛。查体：腹部压痛，反跳痛明显。患者出现的情况是

A．肠炎
B．便秘所致
C．肠系膜炎症
D．阑尾炎
E．肠穿孔

185．患者，男，29 岁。因车祸伤 2 小时收入，患者右上腹压痛，反跳痛，B 超示腹腔积液，血压为 90/45mmHg，心率为 110 次 / 分，患者首先考虑
A．肝破裂
B．胃肠穿孔
C．阑尾炎穿孔
D．脾破裂
E．胰腺破裂

186．患者，女，35 岁。上腹部被方向盘挤压伤，剑突下疼痛，呕吐血性液体 100ml，最可能出现的体征是
A．肝区叩痛
B．腹膜刺激征
C．局限性上腹压痛
D．腹壁点片淤血
E．皮下气肿

187．胃肠减压期间需口服药物时，应
A．经口服入
B．经胃管注入后夹管 30 分钟
C．拔除胃管后口服
D．由胃管注入后接通胃肠减压
E．暂不服药

188．胃十二指肠溃疡大出血的主要表现是
A．持续性上腹剧痛
B．头晕、心悸、出冷汗
C．呕血和柏油样大便
D．恶心、呕吐
E．全腹腹膜刺激征

189．幽门梗阻的典型临床表现是
A．上腹胀痛
B．消瘦
C．胃型及蠕动波
D．呕吐宿食
E．上腹膨隆

190．瘢痕性幽门梗阻患者术前 3 天开始每晚用

A．冰生理盐水洗胃
B．温盐水洗胃
C．温抗生素盐水洗胃
D．冰盐水洗胃
E．温生理盐水洗胃

191．患者，女，50 岁。胃大部毕Ⅱ式术后 5 天，突发右上腹剧痛，伴有腹膜刺激征，应考虑
A．术后胃出血
B．吻合口梗阻
C．输出段梗阻
D．十二指肠残端破裂
E．输入段梗阻

192．有关胃大部切除术的术后护理，错误的是
A．术后禁食，待肠功能恢复后改为普食
B．遵医嘱补液、纠正水电解质失衡
C．持续胃肠减压
D．血压平稳后取半卧位
E．鼓励患者早期下床活动

193．胃癌的好发部位是
A．幽门部
B．胃大弯
C．胃窦部
D．贲门部
E．胃小弯

194．患者，女，67 岁。因胃部癌肿导致幽门梗阻，每天睡前大量呕吐，有宿食。此患者的术前准备中最重要的护理措施是
A．皮肤准备
B．补碱性药
C．备血、皮试
D．心理护理
E．每晚温盐水洗胃

195．患者，女，30 岁。脐周疼痛 5 小时，伴恶心、呕吐，体温 38.5℃，右下腹有压痛和肌紧张，白细胞为 $15×10^9/L$，应考虑为
A．胃十二指肠溃疡穿孔
B．输尿管结石
C．胆结石
D．急性化脓性阑尾炎
E．急性胆囊炎

196．老年人急性阑尾炎的临床特点是

A．白细胞显著增高

B．消化道症状明显

C．常在胃炎后发生

D．常出现高热

E．腹痛轻，体征不典型

197．肠梗阻时，肠腔积液的主要来源是

A．梗阻近端的胃肠分泌液

B．肠腔渗出液

C．炎症渗出液

D．经口腔饮入

E．腹腔液体经肠壁渗入

198．引起肠梗阻最常见的原因是

A．粘连

B．炎症

C．肠系膜血管栓塞

D．肿瘤

E．蛔虫

199．患儿，男，1岁。突发腹痛、呕吐、便血，并可触及腹部包块，应首先考虑的诊断是

A．肠套叠

B．肠扭转

C．肠系膜血栓形成

D．粘连性肠梗阻

E．幽门梗阻

200．机械性肠梗阻的重要腹部体征是

A．腹式呼吸减弱

B．腹部膨隆，并有肠型及蠕动波

C．移动性浊音

D．腹部压痛

E．腹肌紧张和反跳痛

201．诊断肠梗阻的最主要依据是

A．腹胀

B．呕吐

C．排便排气停止

D．腹痛

E．X线检查结果

202．确诊肠瘘的首选检查是

A．B超

B．磁共振检查

C．口服亚甲蓝

D．大便常规

E．钡剂

203．肠瘘的处理原则，不正确的是

A．营养支持

B．纠正体液失衡

C．及早手术关闭瘘口

D．控制感染

E．防治瘘口出血

204．患者，男，42岁。行结肠癌根治术后7天，已进流质，进食后诉腹痛，腹腔引流管引流出少量粪渣样物体。体温升至39.5℃。查血常规示：白细胞及中性粒细胞比例均有升高。嘱患者口服亚甲蓝2ml后，腹腔引流管内液体变为蓝色。该患者的并发症考虑为

A．肠瘘

B．盆腔炎

C．肠梗阻

D．泌尿系统感染

E．吻合口狭窄

205．证明肠瘘存在的简便的检查方法是

A．X线

B．CT

C．口服或胃管滴入美蓝

D．BUS

E．MRI

206．具有预测直肠癌预后及监测复发作用的指标是

A．癌胚抗原（CEA）测定

B．T谷氨酸转肽酶（GGT）测定

C．癌抗原-50（CA-50）测定

D．神经元特异性烯醇化酶（NSE）测定

E．鳞状细胞癌抗原（SCC）测定

207．直肠癌的最主要诊断方法是

A．X线钡餐胃肠检查

B．大便检测

C．活组织病理检查

D．直肠指诊

E．直肠镜检

208．人工肛门术后为防止粪便污染腹部切口，患者宜取

A．左侧卧位

B．平卧位

C. 屈膝仰卧位
D. 右侧卧位
E. 低半坐位

209. 右半结肠癌的主要表现**不包括**
A. 消瘦
B. 贫血
C. 肠梗阻
D. 腹痛
E. 腹部肿块

210. 患者，男，45岁。以升结肠癌收入院。拟行手术切除，术前2～3天肠道准备的措施是
A. 禁食，输液，口服肠道抗生素
B. 不限饮食，口服肠道抗生素和泻剂
C. 不限饮食，术前一日禁食和灌肠
D. 流质饮食，口服肠道抗生素和泻剂
E. 不限饮食，术前一日禁食

211. 结肠癌最早出现的症状是
A. 大便习惯改变
B. 腹部包块
C. 消瘦、贫血
D. 腹痛
E. 肠梗阻症状

212. 人工肛门的护理，措施中**不妥**的是
A. 术后1天开放造瘘口
B. 保护造瘘口周围皮肤
C. 教会患者使用人工肛门袋
D. 左侧卧位
E. 造瘘口覆盖凡士林纱布

213. 结肠癌术前肠道准备正确的是
A. 术前3天每晚肥皂水灌肠
B. 术前3天口服肠道抗菌药
C. 术前1天口服硫酸镁
D. 术前3天禁食
E. 术前3日晚清洁灌肠

214. 直肠癌行结肠造口术患者，出院后饮食指导为是
A. 喝牛奶
B. 服泻药
C. 增加结肠灌洗次数
D. 吃豆类食品
E. 多食新鲜水果、蔬菜

215. 直肠癌简单有效的检查方法是
A. 肛门镜
B. 乙状结肠镜
C. 纤维结肠镜
D. 直肠镜
E. 直肠指诊

216. 有关肛管齿状线解剖意义的描述，**错误**的是
A. 齿状线以上发生的痔是内痔，以下发生的痔是外痔
B. 齿状线以上的组织由直肠上、下动脉供血，以下由肛管动脉供血
C. 齿状线以上由自主神经支配，以下由阴部内神经支配
D. 齿状线以上的管腔是黏膜，以下是皮肤
E. 齿状线以上静脉血回流入上腔静脉，齿状线以下静脉血回流入下腔静脉

217. 肛周脓肿的主要治疗方法是
A. 应用抗生素
B. 局部理疗
C. 药物外敷
D. 高锰酸钾坐浴
E. 切开引流

218. 直肠周围脓肿早期，治疗措施是
A. 高锰酸钾液坐浴
B. 切开引流
C. 理疗
D. 应用抗生素
E. 药物外敷

219. 肛裂的临床特点是
A. 经常有稀便
B. 肛门有脓性分泌物
C. 肛门部有下坠感
D. 无痛性便血
E. 疼痛性便血

220. 患者，男，45岁。反复排便时无痛性出血、痔块脱出，行痔切除。术后护理正确的是
A. 术后进普食，增加食物纤维，预防便秘
B. 术后24小时内，每4～6小时排尿

1 次

C. 术后 24 小时予扩肛，防止肛门狭窄

D. 术后当天即应尽早下床活动

E. 术后便秘者应立即灌肠

221. 大便带血，便时便后剧痛，应考虑

    A. 肛裂

    B. 肛瘘

    C. 直肠肛周脓肿

    D. 内痔

    E. 血栓性外痔

222. 关于人工肛门的护理措施，不妥的是

    A. 术后 1 天开放造瘘口

    B. 护理造瘘口周围皮肤

    C. 教会患者使用人工肛门袋

    D. 取左侧卧位

    E. 造瘘口覆盖凡士林纱布

223. 肝门静脉压力增高时，病理变化最早出现的是

    A. 充血性脾大

    B. 上消化道出血

    C. 腹壁静脉怒张

    D. 腹水

    E. 食管胃底静脉曲张

224. 门静脉提供的血液占肝脏全部血液供应量的

    A. 56% ～ 60%

    B. 60% ～ 65%

    C. 70% ～ 75%

    D. 50% ～ 55%

    E. 66% ～ 70%

225. 门静脉压力的正常值范围为

    A. 12 ～ 23cmH$_2$O

    B. 13 ～ 24cmH$_2$O

    C. 15 ～ 26cmH$_2$O

    D. 11 ～ 22cmH$_2$O

    E. 14 ～ 25cmH$_2$O

226. 门静脉与腔静脉交通支最有临床意义的是

    A. 腹膜后交通支

    B. 肝脏被膜交通支

    C. 食管下端，胃底交通支

    D. 腹壁交通支

    E. 直肠下端，肛管交通支

227. 血吸虫病所致的门静脉高压症的主要阻塞部位在

    A. 肝内窦内

    B. 肝内窦后

    C. 肝后

    D. 肝内窦前

    E. 肝前

228. 不符合门静脉高压症病理改变的是

    A. 脾功能亢进

    B. 胃底食管下段静脉曲张

    C. 前腹壁静脉曲张

    D. 腹水形成

    E. 中心静脉压增高

229. 门静脉高压症的门静脉压力超过

    A. 25cmH$_2$O

    B. 30cmH$_2$O

    C. 40cmH$_2$O

    D. 20cmH$_2$O

    E. 35cmH$_2$O

230. 门 - 腔静脉分流术前肠道准备要求

    A. 术前 1 天口服肠道抗菌药

    B. 术前 2 天口服缓泻剂

    C. 术前 1 天改进流质

    D. 术前 3 天口服肠道抗菌药

    E. 术前 3 天清洁灌肠

231. 关于肝脏的解剖特点，描述错误的是

    A. 右肝的下缘可在剑突下扪到

    B. 肝是享受双重血液供应的器官

    C. 门静脉的血供占肝总血流量的 70% ～ 75%

    D. 肝脏是人体内最大的实质性脏器

    E. 门静脉主干由肠系膜上、下静脉和脾静脉汇合而成

232. 对诊断原发性肝癌具有较高特异性的检查是

    A. B 超

    B. 选择性肝动脉造影术

    C. 血清甲胎蛋白测定

    D. 放射性核素肝扫描

    E. CT

233. 诊断中央型肺癌病理类型的检查方法是
    A. 纤维支气管镜检查
    B. 胸部 CT 检查
    C. 核磁共振
    D. 痰脱落细胞检查
    E. 胸部 X 线检查

234. 原发性肝癌最常见、最早出现的症状是
    A. 发热
    B. 肝大
    C. 黄疸
    D. 食欲缺乏
    E. 肝区疼痛

235. 患者，男，25 岁。右上腹疼痛不适，无畏寒、发热、黄疸，AFP 阳性，诊断为肝癌，此患者首选的治疗方法是
    A. 化疗
    B. 放疗
    C. 肝移植
    D. 手术切除
    E. 免疫治疗

236. 肝癌切除术后的护理措施不正确的是
    A. 饮食以高蛋白、高热量、维生素和膳食纤维为原则
    B. 鼓励患者早期下床活动
    C. 记录 24 小时出入水量
    D. 半肝以上切除者术后间歇给氧 3 ～ 4 天
    E. 腹水者，严格控制水和钠盐的摄入

237. 患者，男，65 岁。肝癌肝叶切除术后第 1 天，患者感腹痛、心慌、气促、出冷汗，血压 90/60mmHg，首先应考虑为
    A. 肠梗阻
    B. 肝断面出血
    C. 阑尾炎
    D. 胆汁性腹膜炎
    E. 膈下脓肿

238. 肝脓肿最常见的并发症为
    A. 急性胆管炎
    B. 急性心包积液
    C. 应激性溃疡
    D. 胆道大出血
    E. 膈下脓肿

239. 怀疑肝脓肿的患者，首选的检查是
    A. 肝区超声波检查
    B. 内窥镜下胆道逆行造影检查
    C. 诊断性肝脏试验穿刺
    D. 腹部透视
    E. 肝动脉插管

240. 胆汁成分里，比例最大的是
    A. 胆汁酸盐
    B. 胆固醇
    C. 无机盐
    D. 水分
    E. 脂肪酸

241. 患者，女，44 岁。阵发性剑突下偏右腹痛 6 小时，发作时辗转不安，缓解时症状消失。查体：体温 37.5℃，脉搏 85 次 / 分，腹软，剑突下及右侧轻压痛，为明确诊断首选的检查是
    A. 胆囊 B 超
    B. 血淀粉酶测定
    C. CT 检查
    D. 腹部平片
    E. PTC 检查

242. 可能诱发急性胰腺炎的检查是
    A. 口服胆囊造影
    B. 静脉胆管造影
    C. 内镜逆行胰胆管造影术
    D. B 超
    E. 经皮肝穿刺胆管造影

243. 治疗胆绞痛不单独使用吗啡类药物的原因是
    A. 止痛效果不好
    B. 药物来源困难
    C. 避免 Oddi 括约肌痉挛加重病情
    D. 避免成瘾
    E. 疼痛缓解后可使病情恶化

244. 胆总管探查术后，T 管一般留置的时间是
    A. 7 天
    B. 14 天
    C. 30 天
    D. 3 天
    E. 20 天

245. 临床上患者右上腹痛伴有黄疸、寒战、发热，常提示
    A. 胆囊积水
    B. 高胆固醇血症
    C. 急性胰腺炎
    D. 胆总管结石
    E. 病毒性肝炎

246. 下列疾病中，具有 Charcot 三联症典型症状的是
    A. 急性胆管炎
    B. 急性胃炎
    C. 急性肝炎
    D. 急性胰腺炎
    E. 急性胆囊炎

247. 急性胆囊炎的临床表现不包括
    A. 恶心呕吐
    B. 低热
    C. 肌紧张
    D. 右上腹阵发性绞痛
    E. 右上腹压痛

248. 引起急性梗阻性化脓性胆管炎最常见的细菌为
    A. 白色葡萄球菌
    B. 大肠埃希菌
    C. 铜绿假单胞菌
    D. 金黄色葡萄球菌
    E. 变形杆菌

249. 经皮肝穿刺胆管造影前注射维生素 K 的主要目的是
    A. 防治胆汁瘘
    B. 预防出血
    C. 预防腹膜炎
    D. 防治胆绞痛
    E. 预防感染

250. 患者，男，35 岁。行胆囊切除术，出院指导中不恰当的是
    A. 定期复查
    B. 继续服用消炎利肝药
    C. 避免体力劳动
    D. 低脂饮食
    E. 避免暴饮暴食

251. 胆囊癌最常见的组织学类型为
    A. 腺癌
    B. 导管细胞癌
    C. 乳头状癌
    D. 黏液癌
    E. 鳞状上皮癌

252. 患者，男，50 岁。皮肤轻度黄染，食欲减退 1 个月，不发热，粪便呈淡黄色。检查：肝右肋缘下 2cm，质韧，胆囊可触及，血胆红素 86 μmol/L（5mg/dl）。可能为
    A. 壶腹周围癌
    B. 慢性胰腺炎
    C. 慢性肝炎
    D. 胆总管结石
    E. 狭窄性胆管炎

253. 胰腺的外分泌功能不包括
    A. 分泌胰酶
    B. 分泌脂肪酶
    C. 分泌胰岛素
    D. 产生胰液
    E. 分泌胰蛋白酶

254. 对急性胰腺炎有诊断价值的检查是
    A. 胆碱酯酶活力测定
    B. 血淀粉酶测定
    C. 碱性磷酸酶测定
    D. 碳氧血红蛋白测定
    E. 心肌酶测定

255. 急性胰腺炎病因和发病机制的叙述，错误的是
    A. 在国内以胆石症引起胰腺炎最常见
    B. 大量饮酒可使 Oddi 括约肌痉挛，胰液排出受阻，导致胰腺炎
    C. 治疗急性胰腺炎最重要的措施是减少胰液分泌
    D. 多种病因导致的胰酶在胰腺内被激活后引起胰腺组织自身消化的化学性炎症
    E. 口渴时少量喝水，做好术前准备

256. 患者，女，32 岁。内镜下逆行胰胆管造影术后，患者出现持续性腹痛，对病情判断最有价值的实验室检查是

A. 血、尿淀粉酶测定
B. 血清胆红素测定
C. 血红蛋白测定
D. 白细胞计数
E. 血清胰岛素测定

257. 急性胰腺炎患者出现低钙反应的主要原因是
A. 摄入不足
B. 钙磷代谢紊乱
C. 腹腔脂肪组织消化后与钙结合
D. 禁食
E. 排泄过多

258. 急性胰腺炎最有价值的检查为
A. 血清淀粉酶
B. 空腹血糖
C. 腹部 CT
D. 白细胞计数及分类
E. 血清脂肪酶

259. 可抑制胰液分泌的药物是
A. 阿托品
B. 哌替啶
C. 地塞米松
D. 吗啡
E. 地西泮

260. 急性坏死性胰腺炎所发生的休克属于
A. 低血容量性
B. 过敏性
C. 创伤性
D. 中毒性
E. 心源性

261. 急性胰腺炎患者尿淀粉酶与血清淀粉酶描述正确的是
A. 尿淀粉酶先增高
B. 血清淀粉酶先增高
C. 尿淀粉酶持续增高
D. 两者同时增高
E. 尿淀粉酶不增高

262. 有胆绞痛伴黄疸的是
A. 胆总管结石
B. 壶腹部癌
C. 急性胆囊炎

D. 胰头癌
E. 急性胰腺炎

263. 患者，男，60 岁。因胰头癌行胰、十二指肠切除术，术后第 5 天突然出现上腹疼痛，腹腔引流管流出含胆汁的液体。患者最可能出现
A. 急性腹膜炎
B. 嵌顿性内疝
C. 胰空肠吻合口瘘
D. 膈下脓肿
E. 胆囊穿孔

264. 胰头癌的根治性手术，首选
A. 胰体胰尾切除术
B. 胆肠转流术
C. 保留幽门的胰十二指肠切除术
D. 全胰切除术
E. 胰头十二指肠切除术

265. 胰头癌的突出临床表现是
A. 上腹部不适
B. 胆囊肿大
C. 腹水
D. 梗阻性黄疸
E. 上腹固定肿块

266. 胰头癌根治性切除术的术前护理，不正确的是
A. 应用胰岛素控制血糖在 7.2 ～ 8.9mmol/L 范围
B. 补充维生素 K
C. 指导患者行深呼吸训练
D. 高热量、高蛋白、高维生素、高脂肪饮食
E. 预防性使用抗生素

267. 胰腺癌并发糖尿病，术前尿糖控制在
A. ＋～－
B. ＋～＋＋
C. ＋＋＋～＋＋＋＋
D. －
E. ＋＋～＋＋＋

268. 诊断胰岛素瘤的实验室检查，首选
A. 癌胚抗原（ECA）
B. 血碱性磷酸酶
C. CA19-19

D. 血淀粉酶

E. 血糖

269. 患者，男，30岁。因车祸伤致脾破裂，失血性休克，准备急诊手术。抗休克措施中，**不当**的是

    A. 双通道补液

    B. 热水袋保温

    C. 监测中心静脉压

    D. 吸氧

    E. 监测小时尿量

270. 患者，男，40岁。左下肢青筋显露14年渐加重，左小腿大隐静脉重度曲张，胫前凹陷性肿胀，此时关键的检查是

    A. 浅静脉瓣膜功能检查

    B. 深浅静脉交通支瓣膜功能检查

    C. 静脉曲张并发症检查

    D. 小隐静脉功能检查

    E. 深静脉畅通和瓣膜检查

271. 下肢深静脉血栓脱落容易栓塞的部位是

    A. 脑

    B. 肝

    C. 心

    D. 肾

    E. 肺

272. 下肢静脉曲张最典型的早期表现是

    A. 下肢静脉血栓

    B. 曲张血管破裂出血

    C. 下肢沉重感

    D. 下肢溃疡形成

    E. 下肢静脉炎

273. 深静脉血栓形成者需紧急手术治疗出现的情况是

    A. 患肢明显肿胀

    B. 患肢皮温高于健侧

    C. 股白肿

    D. 患肢剧痛

    E. 股青肿

274. **不属于**下肢深静脉血栓形成的危险因素的是

    A. 外科手术

    B. 妊娠分娩

C. 吸烟

D. 长期卧床

E. 服用避孕药物

275. 深静脉血栓形成患者的**错误**护理措施是

    A. 患肢抬高

    B. 避免在膝下垫硬枕

    C. 长期输液者，上下肢静脉交替使用

    D. 长期卧床患者定时翻身

    E. 穿弹力袜或应用弹力绷带

276. 下肢静脉手术后，及早活动下肢的目的是

    A. 防止皮肤压疮

    B. 防止下肢肌萎缩

    C. 防止泌尿系并发症

    D. 防止肺部并发症

    E. 防止深静脉血栓形成

277. 预防深静脉血栓形成的有效措施是

    A. 减少静脉输液次数

    B. 增强机体抵抗力

    C. 避免穿过于宽松的衣服

    D. 及早应用溶栓药

    E. 增加活动

278. 患者，男，52岁。从事搬运工作28年，双下肢内侧出现隆起、纡曲、扩张的静脉，部分呈团块状，足靴区出现淤滞性皮炎，诊断为原发性静脉曲张。原发性静脉曲张的发病原因**不包括**

    A. 在湿冷的环境下工作

    B. 下肢静脉压力增高

    C. 从事负重工作使腹压增高

    D. 先天性的静脉壁薄弱

    E. 静脉瓣膜发育不良

279. 血栓闭塞性脉管炎的病变部位在

    A. 上肢中小动静脉

    B. 髂 - 股深静脉

    C. 下腔静脉

    D. 下肢中小动静脉

    E. 上腔静脉

280. 病变以浅静脉为主的疾病是

    A. 静脉血栓形成

    B. 血栓闭塞性脉管炎

    C. 末端动脉痉挛症

    D. 下肢静脉曲张

E. 闭塞性动脉硬化症

281. 血栓闭塞性脉管炎患者，**不当**的治疗措施是
    A. 防止外伤
    B. 使用红外线治疗仪保暖
    C. 使用改善血循环的药物
    D. 严禁患者吸烟
    E. 有效镇痛

282. 早期血栓闭塞性脉管炎的典型临床表现是
    A. 患肢剧痛
    B. 间歇性跛行
    C. 足背动脉搏动消失
    D. 患肢发冷
    E. 静息痛

283. 早期血栓闭塞性脉管炎的临床表现是
    A. 患肢剧痛
    B. 间歇性跛行
    C. 足背动脉搏动消失
    D. 趾甲增厚、变形
    E. 静息痛

284. 急性颅内压增高患者的主要死因是
    A. 心搏骤停
    B. 意识障碍导致外伤
    C. 发生脑疝
    D. 生命体征紊乱
    E. 脑组织缺血缺氧

285. 颅内压增高的重要客观体征是
    A. 呼吸深而慢
    B. 脉搏缓慢而有力
    C. 外展神经麻痹
    D. 血压增高
    E. 视神经乳头水肿

286. 颅内压增高引起的头痛特点是
    A. 闪电样头痛
    B. 持续性头痛
    C. 搏动性头痛
    D. 断续性头痛
    E. 夜间、清晨加重

287. 防止颅内压骤然升高的护理措施，**不包括**
    A. 保持呼吸道通畅

B. 避免腹内压增高的因素
    C. 躁动者应强制约束
    D. 卧床休息
    E. 控制癫痫发作

288. 护理颅内压增高患者，诱发脑疝形成的措施是
    A. 避免剧烈咳嗽
    B. 限制输液速度
    C. 便秘者用缓泻药
    D. 保持呼吸道通畅
    E. 躁动者强制约束

289. 患者，男，65岁。肺癌脑转移，有头痛、喷射性呕吐，眼底检查可见视乳头水肿，测量颅内压为3.5kPa。护理措施**不正确**的是
    A. 稳定患者情绪
    B. 保持呼吸道通畅
    C. 鼓励患者多食富含纤维素的食物
    D. 保持病室安静
    E. 鼓励尽量咳痰

290. 患者，女，45岁。颅内血肿未行手术治疗，测量颅内压值为4kPa，与病情相关的观察内容**不包括**
    A. 生命体征
    B. 瞳孔
    C. 肢体活动
    D. 意识
    E. 皮肤

291. 急性颅内压增高早期患者的生命体征变化**不包括**
    A. 反应迟钝和呆滞
    B. 脉压增大
    C. 脉搏慢而有力
    D. 血压升高
    E. 呼吸深而慢

292. 颅内压增高患者，易诱发脑疝形成的是
    A. 避免剧烈咳嗽
    B. 限制输液速度
    C. 便秘者用缓泻药
    D. 保持呼吸道通畅
    E. 躁动者强制约束

293. 患者，男，72岁。高血压病史多年，血压

控制不理想,晨起患者频繁呕吐、头痛入院,查体:脉搏呼吸减慢,双侧瞳孔不等大,护士应考虑患者出现的情况是
- A. 脑疝形成
- B. 高血压危象
- C. 蛛网膜下腔出血
- D. 癫痫发作
- E. 脑血栓形成

294. 小脑幕上急性硬脑膜外血肿出现钩回疝时,有定位意义的瞳孔变化是
- A. 患侧瞳孔先缩小再逐渐散大
- B. 双侧瞳孔缩小
- C. 双侧瞳孔大小不变
- D. 患侧瞳孔逐渐缩小
- E. 双侧瞳孔散大

295. 小脑幕切迹疝的典型临床表现是
- A. 频繁呕吐、颈项强直
- B. 意识障碍、呼吸抑制
- C. 意识障碍、一侧瞳孔散大、对侧偏瘫
- D. 剧烈头痛
- E. 意识障碍、一侧瞳孔明显缩小

296. 诱发脑疝的原因是
- A. 冬眠疗法
- B. 脱水疗法
- C. 吸氧
- D. 腰穿
- E. 应用抗生素

297. 急性脑疝的急救时禁忌
- A. 氧气吸入
- B. 腰椎穿刺抽液
- C. 手术减压
- D. 应用激素
- E. 甘露醇快速静脉滴注

298. 小脑幕切迹疝时肢体活动障碍的特点是
- A. 病变对侧上肢瘫痪
- B. 病变同侧肢体瘫痪
- C. 病变对侧肢体瘫痪
- D. 病变时上肢瘫痪
- E. 病变时下肢瘫痪

299. 颅中窝骨折的患者皮下淤血的部位是
- A. 眼结膜下
- B. 耳后乳突区
- C. 枕下部
- D. 眼睑
- E. 耳后

300. 患者,男,45岁。因头部受撞击后,出现球结膜下出血,鼻孔流出血性脑脊液,可能为
- A. 颅盖骨骨折
- B. 颅前窝骨折
- C. 颅后窝骨折
- D. 鼻骨骨折
- E. 颅中窝骨折

301. 易出现中间清醒期的是
- A. 脑挫裂伤
- B. 颅底骨折
- C. 硬脑膜下血肿
- D. 脑震荡
- E. 硬脑膜外血肿

302. 急性硬脑膜外血肿患者中间清醒期的长短取决于
- A. 出血的来源
- B. 血肿的部位
- C. 血肿量的大小
- D. 原发性脑损伤的轻重
- E. 血肿形成的速度

303. 硬膜外血肿出现继发性昏迷的主要原因是
- A. 脑脊液循环障碍
- B. 脑血管痉挛
- C. 血肿增大,脑组织受压
- D. 脑水肿
- E. 休克

304. 颅脑损伤昏迷患者的卧位,叙述正确的是
- A. 床头抬高 15～30cm
- B. 侧卧位
- C. 去枕侧卧位
- D. 去枕平卧位
- E. 床头和床尾各抬高 19～30cm

305. 颅内动静脉畸形的叙述不正确的是
- A. 多发病于老年人
- B. 男性发病率高于女性
- C. 脑血管造影是确诊该病的必需手段
- D. 先天性脑血管发育异常性疾病

E．癫痫是较为常见的症状

306．颅内动静脉畸形最常见的首发症状是
A．癫痫
B．失语
C．运动障碍
D．头痛、呕吐
E．视力障碍

307．闭合性多根多处肋骨骨折患者出现呼吸衰竭的主要原因是
A．明显反常呼吸
B．失血性休克
C．肺不张
D．剧痛不敢呼吸
E．肺淤血、肺水肿

308．开放性气胸产生纵隔摆动的主要原因是
A．健侧肺膨胀不全
B．纵隔移向健侧
C．伤侧胸膜腔内压力超过大气压
D．伤侧肺萎缩
E．吸气与呼气时两侧胸膜腔内的压力改变

309．判断开放性胸外伤的主要依据是
A．肺破裂伴气胸
B．食管破裂
C．胸壁有创口与胸膜腔相通
D．肋骨骨折刺破胸膜
E．胸壁有开放性伤口

310．给张力性气胸患者行紧急胸腔穿刺排气时，穿刺部位选择在
A．伤侧第2肋骨间腋中线处
B．伤侧第2肋骨间腋后线处
C．伤侧第3肋骨间腋后线处
D．伤侧第2肋骨间锁骨中线处
E．伤侧第3肋骨间锁骨中线处

311．开放性气胸的急救，首先是
A．迅速输液输血
B．立即抽气减压
C．立即剖胸探查
D．紧急封闭伤口
E．氧气吸入

312．心脏破裂最常见的部位是
A．右心房
B．左心室
C．心包内大血管
D．左心房
E．右心室

313．关于胸膜腔闭式引流装置，错误的是
A．短玻璃管下端以穿出瓶塞为度
B．胸腔引流管与短玻管上端相接
C．水封瓶内放入定量的无菌盐水
D．长玻璃管插入液面下3cm
E．水封瓶低于胸腔出口60cm

314．胸膜腔闭式引流管的作用应除外
A．维持纵隔的正常位置
B．促进患侧复张
C．引流胸腔积血、积液
D．防止感染
E．确定伤口引流的类型

315．急性脓胸的治疗措施应除外
A．胸廓成形术
B．积极处理原发病
C．彻底排尽脓液
D．补充营养，维持水、电解质平衡
E．抗生素控制感染

316．关于慢性脓胸患者胸廓成形术后的护理措施，错误的是
A．用厚棉垫、胸带加压包扎胸部
B．用沙袋1～3kg压迫胸部伤口
C．鼓励患者进食高蛋白、高热量、高维生素食物
D．取健侧卧位
E．胸腔引流管口周围皮肤涂氧化锌软膏

317．保持肺结核患者呼吸道通畅的护理措施不当的是
A．痰液黏稠者，可采用雾化吸入
B．痰液多者，可采用体位引流法
C．咯血时绝对卧床休息，预防窒息
D．指导深呼吸，有效咳嗽
E．健侧卧位，减少患侧的压迫

318．关于肺结核的描述错误的是
A．营养支持

B. 手术治疗主要用于内科治疗后长期排菌者

C. 胸廓成形术应分次进行

D. 抗结核治疗必不可少

E. 手术主要用于青少年患者

319. 对化疗较敏感但愈后较差的肺癌病理类型是

A. 小细胞癌

B. 腺癌

C. 柱状细胞癌

D. 鳞状细胞癌

E. 大细胞癌

320. 肺癌中预后最差的是

A. 小细胞癌

B. 大细胞癌

C. 中央型肺癌

D. 鳞癌

E. 腺癌

321. 可确诊食管癌的检查方法是

A. 磁共振

B. 食管镜

C. 核素扫描

D. X线钡剂检查

E. 食管拉网脱落细胞学检查

322. 食管癌是我国的常见肿瘤，男多于女，发病年龄多在

A. 40岁以上

B. 45岁以上

C. 55岁以上

D. 35岁以上

E. 50岁以上

323. 食管癌典型的临床表现是

A. 进行性吞咽困难

B. 呕血

C. 胸前区烧灼感

D. 进食时呛咳

E. 营养不良

324. 一患者吞咽困难2个月余，首选的辅助检查项目是

A. 纤维结肠镜

B. 核素扫描

C. 磁共振

D. 腹腔穿刺

E. 纤维食管镜

325. 心脏传导系统中电流传导的正确顺序是

A. 窦房结→房室束→房室结→左右束支→浦肯野纤维

B. 窦房结→房室结→左右束支→房室束→浦肯野纤维

C. 窦房结→左右束支→房室束→房室结→浦肯野纤维

D. 窦房结→房室结→房室束→左右束支→浦肯野纤维

E. 窦房结→左右束支→房室结→房室束→浦肯野纤维

326. 各项心内检查常见并发症不包括

A. 室上性心动过速

B. 房颤

C. 休克

D. 心动过缓

E. 房扑

327. 脊髓休克早期出现尿液外流可能为

A. 压力性尿失禁

B. 充溢性尿失禁

C. 麻痹性尿失禁

D. 真性尿失禁

E. 急迫性尿失禁

328. 下尿路感染的主要症状是

A. 尿路刺激征

B. 直肠刺激症状

C. 会阴部疼痛

D. 全身症状加肾绞痛

E. 血尿和脓尿

329. 患者，男，25岁。因车祸致右腰部外伤，2小时后入院。神志清，血压130/80mmHg，CT示右肾粉碎伤。拟予手术切除右肾，此时应着重注意观察

A. 腰部肿块变化

B. 血压变化

C. 患侧肾功能

D. 血尿情况

E. 对侧肾功能

330．患者，男，25 岁。因车祸致右腰部外伤，腰部疼痛伴肉眼血尿，血压 130/80mmHg，初步诊断右肾挫伤。非手术治疗期间，了解出血状况的观察重点是

　　A．腰部肿块
　　B．中心静脉压
　　C．腹膜刺激征
　　D．血压、尿色
　　E．意识及面色

331．肾损伤非手术治疗卧床的时间为

　　A．10 天
　　B．12 天
　　C．血尿转清后即可下床
　　D．8 天
　　E．14 天

332．患者，男，23 岁。下腹部撞伤后出现腹痛和腹膜刺激症状，有尿意但不能排尿。经导尿流出少量血尿。可能的临床诊断是

　　A．膀胱挫伤
　　B．膀胱破裂
　　C．后尿道损伤
　　D．肾裂伤
　　E．前尿道损伤

333．球部尿道损伤的常见原因是

　　A．会阴部骑跨伤
　　B．锐器伤
　　C．医源性损伤
　　D．骨盆骨折
　　E．暴力击打下腹部

334．患者，男，40 岁。夜间走路不慎，一条腿滑入阴沟中，会阴部骑跨伤后，尿道口流血，导尿失败，诊为尿道损伤，其部位是

　　A．尿道膜部
　　B．尿道球部
　　C．尿道外口
　　D．前列腺部
　　E．阴茎体部

335．前尿道裂伤常出现

　　A．终末血尿
　　B．尿道口流血
　　C．盆腔腹膜外血肿

　　D．全程血尿
　　E．无血尿

336．患者，女，30 岁。尿频、尿痛伴全程血尿 3 天，体温 37℃，尿中有大量红细胞及脓细胞，首先应考虑

　　A．急性膀胱炎
　　B．膀胱肿瘤
　　C．肾结核
　　D．急性肾盂肾炎
　　E．输尿管结石

337．上尿路结石中最多见

　　A．尿酸结石
　　B．磷酸盐结石
　　C．草酸钙结石
　　D．胱氨酸结石
　　E．黄嘌呤结石

338．输尿管结石梗阻时会出现

　　A．排尿困难
　　B．膀胱刺激症状
　　C．肾绞痛
　　D．尿流突然中断
　　E．镜下血尿

339．患者，男，28 岁。运动后突发左肾区刀割样疼痛，放射到左下腹，不能忍受，镜下血尿（++）。下一步首先考虑的辅助检查是

　　A．尿生化检查
　　B．排泄性尿路造影
　　C．肾图
　　D．X 线平片
　　E．逆行肾盂造影

340．行肾实质切开取石术后，患者应绝对卧床休息至

　　A．10 天
　　B．2 周
　　C．5 周
　　D．2 天
　　E．3 周

341．尿酸结石患者应禁食的是

　　A．莴笋
　　B．动物内脏
　　C．菠菜

D. 牛奶

E. 豆制品

342. 患者，男，24岁。因右肾结石行右肾实质切开取石术，其术后绝对卧床的时间是

A. 2周

B. 3周

C. 5周

D. 1周

E. 4周

343. 患者，男，38岁。X线检查发现右肾结石约0.4cm。此患者较适宜的治疗方法是

A. 体外冲击波碎石

B. 输尿管肾镜取石

C. 经皮肾镜取石

D. 保守治疗

E. 输尿管切开取石

344. 患者，女，35岁。反复尿频、尿急、尿痛半年，尿常规发现脓血尿，多次尿细菌培养阴性。应用多种抗生素治疗无效。泌尿系统B超检查未见明显异常，最可能的诊断是

A. 肾癌

B. 肾积水

C. 肾结核

D. 肾结石

E. 肾小球肾炎

345. 良性前列腺增生的最初症状是

A. 进行性排尿困难

B. 夜尿次数增多

C. 反复尿潴留

D. 尿急、尿痛

E. 血尿

346. 前列腺增生所致尿路梗阻，与严重程度有关的因素是

A. 前列腺肥大程度

B. 是否伴有膀胱结石

C. 是否伴有感染

D. 年龄

E. 前列腺增生部分的位置

347. 易形成静脉癌栓的肿瘤是

A. 肾癌

B. 肾母细胞瘤

C. 前列腺癌

D. 肾盂癌

E. 膀胱癌

348. 肾癌患者的常见临床表现是

A. 尿失禁

B. 脓尿

C. 无痛性血尿

D. 尿频

E. 尿道分泌物增多

349. 肾部分切除术后患者卧床1～2周的目的是

A. 防止出血

B. 增强抵抗力

C. 防止胸膜破裂

D. 减轻伤口疼痛

E. 利于监测肾功能

350. 泌尿系统最常见的肿瘤是

A. 膀胱癌

B. 肾癌

C. 阴茎癌

D. 前列腺癌

E. 输尿管肿瘤

351. 对膀胱内药物灌注治疗患者进行健康教育的内容不包括

A. 术后近期每周灌注1次

B. 灌注时应先排空膀胱

C. 膀胱灌注需要持续1个月

D. 其目的是预防或推迟肿瘤复发

E. 灌注后每15分钟改变体位

352. 进行性排尿困难，前列腺增大，坚硬，表面不光滑，最可能的诊断是

A. 前列腺肉瘤

B. 前列腺癌

C. 慢性前列腺炎

D. 前列腺增生

E. 前列腺结核

353. 男性性功能障碍临床表现不包括

A. 勃起功能障碍

B. 射精功能障碍

C. 不育

D. 性欲改变

E. 早泄

354. 关于男性输精管结扎术后护理，正确的是
    A. 术后 3 天内不能骑自行车
    B. 术后 3 天内避免激烈活动和性交
    C. 告知结扎术后不可能导致再孕
    D. 术后留院观察 24 小时
    E. 术后观察阴囊有无出血和血肿

355. 使用避孕套节育的目的是
    A. 阻断精子的输出通道
    B. 阻止精子与卵子相遇
    C. 产生精子抗体
    D. 干扰男性的性激素调节
    E. 直接杀灭排出体外的精子

356. 库欣综合征发病主要是
    A. 脑垂体前叶功能亢进
    B. 甲状旁腺功能亢进
    C. 肾上腺髓质功能亢进
    D. 脑垂体后叶功能亢进
    E. 肾上腺皮质功能亢进

357. 原发性醛固酮增多症出现的代谢紊乱是
    A. 尿钾排出增加
    B. 低血钠
    C. 血醛固酮水平降低
    D. 高血钾
    E. 血浆肾素水平增加

358. 原发性醛固酮增多症患者常发生的电解质紊乱是
    A. 低钠
    B. 低钾
    C. 低镁
    D. 高钙
    E. 低氯

359. 儿茶酚胺是指
    A. 去甲肾上腺素、组胺
    B. 肾素、多巴胺
    C. 肾上腺素、去甲肾上腺素、多巴胺
    D. 肾上腺素
    E. 组胺

360. 关于骨牵引的说法正确的是
    A. 时间不持久，效果不确实

    B. 对于青壮年，肌力强大处及不稳定骨折等，收效不好
    C. 牵引重量一般为体重的 1/10 ～ 1/7
    D. 操作简便，使患者痛苦少，对肢体损伤小
    E. 适用于儿童、年老体弱者或肌肉不发达者

361. 皮肤牵引重量一般<u>不能</u>大于
    A. 2 ～ 3kg
    B. 3 ～ 4kg
    C. 5 ～ 6kg
    D. 1 ～ 2kg
    E. 4 ～ 5kg

362. 骨科患者实施牵引的主要目的是
    A. 促进愈合
    B. 防止肌肉萎缩
    C. 促进损伤神经恢复
    D. 减少伤口出血
    E. 整复和维持复位

363. 骨盆带牵引适用于
    A. 颈椎骨折、脱位
    B. 腰椎管狭窄症
    C. 骨盆骨折
    D. 颈椎间盘突出症
    E. 腰椎间盘突出症

364. 闭合性骨折石膏固定后最常见的并发症是
    A. 神经损伤
    B. 关节僵硬
    C. 缺血性肌挛缩
    D. 血管损伤
    E. 骨化性肌炎

365. 骨折患者石膏固定拆除后，关节僵硬的主要原因是
    A. 合并神经损伤
    B. 合并血管损伤
    C. 软组织嵌入骨折处
    D. 关节面骨折
    E. 缺少功能锻炼

366. 有活动能力的患者功能锻炼的主要方法是
    A. 主动运动
    B. 助力运动

C. 主动、被动运动结合
D. 被动运动
E. 手法治疗

367. 最易造成骨折不愈合的因素是
A. 糖尿病
B. 骨折部位血肿
C. 畸形位置固定
D. 高龄
E. 骨折间软组织嵌入

368. 骨折早期并发症<u>不包括</u>
A. 血管损伤
B. 关节僵硬
C. 骨筋膜室综合征
D. 神经损伤
E. 脂肪栓塞

369. 有关骨折的病因叙述正确的是
A. 跌倒时手掌撑地致桡骨骨折是间接暴力骨折
B. 长途行军时第2跖骨骨折是间接暴力骨折
C. 股骨骨肉瘤处受撞击致骨折称为疲劳性骨折
D. 踢球时股直肌收缩致髌骨骨折称为直接暴力骨折
E. 慢性骨髓炎致局部骨折称为肌牵拉性骨折

370. 肱骨中下段骨折最易损伤的神经是
A. 正中神经
B. 尺神经
C. 肌皮神经
D. 腋神经
E. 桡神经

371. 成人各类型股骨干骨折适于
A. 兜带牵引
B. 骨牵引
C. 手术切开复位内固定
D. 胶布牵引
E. 手法复位外固定

372. 患者，女，55岁。桡骨远端粉碎性骨折，石膏固定4周后拆除，发现右手各手指屈曲功能受限，主要原因是

A. 骨折时合并右手屈伸肌腱损伤
B. 石膏压迫引起右手缺血挛缩
C. 骨折时合并右手诸关节的损伤
D. 骨折时合并正中神经、尺神经损伤
E. 石膏固定，造成右手关节僵硬

373. 患者，女，21岁。右手腕刀割伤，在臂丛麻醉下行右手清创缝合术，屈肌腱探查修复术，石膏托外固定术。针对该患者，叙述正确的是
A. 术后1～2天，可被动伸指间关节
B. 石膏维持腕20°～30°屈曲位
C. 石膏维持腕30°～40°屈曲位
D. 术后1～2天，不可被动屈指间关节
E. 石膏维持腕30°～40°伸直位

374. 患者，男，40岁。从高处跌下头部着地，颈4脊髓平面以下感觉、运动完全丧失，尿潴留，体温38℃，为了防止致死性并发症，最重要的措施是
A. 留置导尿
B. 高蛋白饮食
C. 气管切开
D. 勤翻身，按摩骶部
E. 物理降温

375. 患者，女，30岁。车祸致脊柱骨折脱位，表现为损伤节段以下痉挛性瘫痪，对侧痛温觉消失，首先应考虑
A. 脊髓完全损伤
B. 脊髓半侧损伤
C. 脊髓后部损伤
D. 脊髓中央损伤
E. 脊髓前部损伤

376. 患者因骨盆骨折大量出血难以控制，需紧急手术，必要时可考虑结扎
A. 髂外动脉
B. 髂总动脉
C. 髂外静脉
D. 髂内动脉
E. 髂内静脉

377. 最易发生失血性休克的骨折是
A. 肱骨髁上骨折
B. 尺骨鹰嘴骨折
C. Colles 骨折

D. 骨盆骨折

E. 胫腓骨骨折

378. 脱位特有的体征是

A. 功能障碍

B. 肿胀

C. 骨擦音或骨擦感

D. 疼痛

E. 弹性固定

379. 确诊为关节脱位的依据是

A. 肿胀

B. 功能障碍

C. 关节盂空虚

D. 疼痛

E. 瘀斑

380. 关节脱位复位后固定时间一般是

A. 2～3 周

B. 3～4 周

C. 6 周

D. 1 周

E. 4～5 周

381. 断肢的正确保存方法是

A. 用生理盐水浸泡保存

B. 用 75% 乙醇初步消毒

C. 用无菌敷料包裹断肢套入塑料袋，放入 4℃ 的有盖容器中

D. 用生理盐水充分冲洗

E. 将冰块直接放置于断肢周围

382. 再植肢体出现动脉危象的表现不包括

A. 动脉搏动减弱或消失

B. 皮肤温度下降

C. 毛细血管充盈时间缩短＜1 秒

D. 指腹塌陷

E. 毛细血管充盈时间延长＞2 秒

383. 急性骨髓炎常见于小儿长骨干骺端的原因是

A. 干骺端血流丰富而缓慢

B. 外伤后此处淋巴液易渗出

C. 干骺端有丰富的毛细血管网

D. 干骺端有丰富的淋巴网

E. 外伤后此处毛细血管网易出血

384. 急性血源性骨髓炎最常见的致病菌是

A. 乙型溶血性链球菌

B. 金黄色葡萄球菌

C. 肺炎链球菌

D. 白色葡萄球菌

E. 大肠埃希菌

385. 化脓性关节炎适用于关节腔灌洗的情况是

A. 表浅的小关节

B. 深在的小关节

C. 深在的大关节

D. 无临床症状者

E. 表浅的大关节

386. 急性血源性骨髓炎的好发部位是

A. 骨干

B. 骨端

C. 干骺端

D. 骨骺

E. 软组织

387. 骨关节结核的处理不正确的是

A. 局部注入抗结核药

B. 患肢制动

C. 早期行关节融合术

D. 2～3 种抗结核药联合应用

E. 合并寒性脓肿者及时行切开排脓

388. 患者，男，40 岁。2 天前腰部扭伤后疼痛加剧并向左下肢放射。直腿抬高试验阳性。首选的处理方法是

A. 理疗

B. 骨盆牵引

C. 使用止痛药

D. 手术

E. 卧硬板床

389. 腰椎间盘突出症多见于

A. 妇女

B. 老年男性

C. 无年龄分别

D. 儿童

E. 青壮年

390. 腰椎间盘突出症的病因不包括

A. 骨质疏松

B. 妊娠

C. 遗传因素

D. 腰椎间盘退行性变

E. 损伤

391. 腰椎间盘突出症最重要的体征是

A. 脊柱变形

B. 压痛并引起下肢放射痛

C. 感觉减退、肌力下降、腱反射减弱

D. 脊柱活动受限

E. 直腿抬高试验和加强试验阳性

392. 腰椎管狭窄征的典型临床表现是

A. 压痛明显

B. 弯腰时疼痛加剧

C. 直腿抬高征阳性

D. 腰肌痉挛

E. 间歇性跛行

393. 关于椎动脉型颈椎病患者猝倒的描述正确的是

A. 多在突然转头后发生猝倒

B. 因一过性失明，遇障碍物后倒地

C. 发病前后患者始终有双下肢无力感

D. 猝倒后意识丧失

E. 由于血栓栓塞椎 - 基底动脉引起

394. 以头晕为主要表现的颈椎病类型是

A. 脊髓型

B. 交感型

C. 混合型

D. 神经根型

E. 椎动脉型

395. 患者，男，40 岁。双下肢发紧、无力 3 个月，继而行走困难，双手持物力弱。查体：肌张力增高，肌力弱，有不规则感觉减弱区，Hoffiman 征（＋），可能是

A. 脊髓型颈椎病

B. 椎动脉型颈椎病

C. 脊髓空洞症

D. 神经根型颈椎病

E. 脊髓肿瘤

396. 颈椎病前路手术出现呼吸困难，多发生在

A. 术后 24 小时内

B. 术后 48 小时内

C. 术后 3 天后

D. 术中

E. 术后 1～3 天内

397. 颈椎前路手术后最严重的并发症是

A. 喉头水肿

B. 声音嘶哑

C. 植骨块脱出

D. 呼吸困难

E. 伤口出血

398. 代表良性肿瘤的是

A. G_2

B. T_1

C. M_0

D. G_0

E. T_2

399. 骨肿瘤临床表现不正确的是

A. 肿块和肿胀

B. 功能障碍

C. 偶见病理性骨折

D. 疼痛和压痛

E. 压迫症状

400. 骨巨细胞瘤最常见的部位是

A. 胫骨上端

B. 桡骨近端

C. 尺骨近端

D. 股骨上端

E. 腓骨近端

401. 骨肉瘤的局部表现不正确的是

A. 可长期无症状

B. 皮温高、静脉怒张

C. 病理性骨折

D. 疼痛逐渐加重

E. 关节功能障碍

402. 原发性恶性骨肿瘤中，最典型的 X 线片表现是

A. 骨质破坏，边缘不清，无骨膜反应

B. 骨质破坏，边缘清楚，有骨膜反应

C. 骨质破坏，边缘不清，骨膜反应明显

D. 骨质破坏，边缘不清，有骨膜反应

E. 骨质破坏，边缘清楚，无骨膜反应

403. 良性肿瘤的 X 线表现特点是

A．边缘清楚，无骨膜反应

B．可见 Codman 三角

C．呈多处虫蛀状破坏

D．骨质破坏

E．边缘不清楚，有骨膜反应

（404－406 题共用题干）

患者，男，30 岁。因急性完全性小肠梗阻，阵发性绞痛、呕吐频繁入院。检查生命体征正常，腹胀明显，可见肠型及蠕动波，脐周压痛，肠鸣音亢进。

404．问题1：患者尿量减少，但无口渴。实验室检查:血红蛋白及红细胞压积增加,血钠、氯正常,尿比重增高，其代谢失调属于

A．等渗性脱水

B．高渗性脱水

C．离子代谢异常

D．低渗性脱水

E．水过多

405．问题2：患者应首选输注的液体是

A．等渗盐水

B．胶体溶液

C．5% 葡萄糖溶液

D．平衡液

E．0.3% 氯化钠溶液

406．问题3：若发生绞窄性肠梗阻，表现相符的是

A．腹胀减轻

B．腹膜刺激征阳性

C．肠鸣音呈金属音

D．呕吐含胆汁的消化液

E．腹痛间隔时间延长

（407－410 题共用题干）

患者，男，53 岁。肝癌术后 2 小时。体温 37.5 ℃、脉搏 128 次 / 分、呼吸 30 次 / 分，血压 86/62mmHg，中心静脉压 0.4kPa，尿量 25ml。烦躁不安、面色苍白、肢体冰凉。查体:上腹部膨隆、叩浊（＋）。实验室检查:红细胞 3.2×10^{12}/L、血红蛋白 73g/L、白细胞 9×10^{12}/L。

407．问题1：此时正确的处理措施是

A．快速大量补充液体

B．应用扩血管药物

C．限制输液量和速度

D．应用强心剂及扩血管药

E．应用缩血管药物

408．问题2：目前引起患者血压降低的原因是

A．失液过多

B．血管扩张

C．容量负荷过重

D．失血过多

E．心功能不全

409．问题3：此时首要的处理措施是

A．应用强心剂

B．应用缩血管药物

C．控制输液量和速度

D．立即手术止血

E．快速大量输液

410．问题4：患者出现心慌、胸闷、血压 78/56mmHg，脉搏 132 次 / 分，中心静脉压 1.8kPa，则提示患者出现

A．血容量严重不足

B．容量血管过度扩张

C．血容量相对过多或心功能不全

D．心功能不全

E．容量血管过度收缩

（411－413 题共用题干）

患者，女，28 岁。吸入毒气后给予呼吸机纯氧治疗 2 天，病情不见好转。诊断为急性呼吸窘迫综合征（ARDS）。

411．问题1：ARDS 主要特征性的临床表现为

A．肺部湿啰音

B．胸部 X 线改变

C．进行性呼吸困难

D．呼吸音减弱

E．动脉氧分压下降

412．问题2：对病情判断最有意义的检查是

A．X 线检查

B．心电图检测

C．血流动力学监测

D．血气分析

E．呼吸功能监测

413．问题3：最关键的治疗和护理措施是

A. 营养支持

B. 维持有效循环

C. 纠正低氧血症

D. 抗感染

E. 积极治疗原发疾病

（414－416题共用题干）

患者，女，32岁。双下肢挤压伤后28小时入院。查体：神智清楚，双下肢挤压伤，肢体肿胀，颜色青紫。主诉双下肢疼痛，无尿。抽血检查示：K^+ 5.7mmol/L，肌酐475μmol/L，尿素氮25mmol/L。

414. 问题1：根据肾衰竭的原因，该患者属于

A. 肾性肾衰竭

B. 肾后性肾衰竭

C. 慢性肾衰竭

D. 肾前性肾衰竭

E. 急性肾衰竭

415. 问题2：引起该患者肾衰竭的原因是

A. 肌红蛋白大量释放引起肾小管阻塞坏死

B. 高钾血症

C. 血红蛋白大量释放引起肾小管阻塞坏死

D. 挤压伤出血致肾血流量减少

E. 休克

416. 问题3：对高钾血症的处理，错误的是

A. 严密监测心电图

B. 禁用含钾食物和药物

C. 使用葡萄糖＋胰岛素

D. 血液滤过治疗

E. 使用库存血

（417－419题共用题干）

患者，男，48岁。因肺癌在全麻下行肺叶切除手术后，术中顺利，术毕回到麻醉恢复室。

417. 问题1：若患者出现呼吸困难并有鼾声，首先采取的措施是

A. 托起下颌

B. 气管插管

C. 环甲膜穿刺

D. 吸痰

E. 气管切开

418. 问题2：患者目前宜采取的体位是

A. 仰卧中凹位

B. 垫枕平卧位

C. 头高脚低位

D. 半卧位

E. 去枕平卧位头转向一侧

419. 问题3：判断此患者完全清醒的依据是

A. 主动睁眼

B. 肌张力恢复

C. 角膜反射恢复

D. 呻吟

E. 正确回答问题

（420－421题共用题干）

患者，男，70岁。肾癌根治术后10天，有冠心病史10年，在病房行走中突然摔倒，呼吸心跳停止，颈动脉搏动消失。

420. 问题1：最可能的原因是

A. 脑出血

B. 心脏骤停

C. 伤口大出血

D. 脑梗死

E. 脑血栓

421. 问题2：首选的抢救措施是

A. 立即胸外心脏按压

B. 静脉输液

C. 呼唤患者，舌下含服硝酸甘油

D. 立即注射肾上腺素

E. 应用强心剂

（422－424题共用题干）

患者，男，62岁。拟择期在全麻下行疝修补术。护士进行的术前准备包括呼吸道准备、胃肠道准备和手术区皮肤准备等。

422. 问题1：关于该患者手术区皮肤准备，正确的是

A. 主要目的是清除皮肤上的微生物，预防切口感染

B. 重点是术野皮肤

C. 范围为会阴部

D. 主要目的是便于暴露手术区域

E. 范围不超过切口大小

423. 问题2：呼吸道准备时护士告诉患者戒烟和深呼吸锻炼的目的是
    A. 防止术后肺不张、肺部感染
    B. 提高手术耐受力
    C. 减少麻醉用药
    D. 避免术中呕吐
    E. 降低麻醉药的不良反应

424. 问题3：关于该患者的胃肠道准备，正确的是
    A. 术前6小时禁食，4小时禁饮
    B. 术晨灌肠1次
    C. 术前12小时禁食，4小时禁饮
    D. 目的是避免术后肠胀气
    E. 术晨安置胃肠减压

（425－427题共用题干）

患者，男，30岁。诊断为外伤性休克，怀疑脾破裂需立即手术，由门诊直接送入手术室。

425. 问题1：手术过程中清点核对器械、敷料的时间是
    A. 手术进行中
    B. 手术开始前
    C. 手术完毕后
    D. 手术开始前和准备关体腔前
    E. 开始缝合皮肤前

426. 问题2：在医师和麻醉师看患者的同时，护士应首先处理的是
    A. 手术区备皮
    B. 输液，抽血配血
    C. 摆好患者体位
    D. 给患者吸氧
    E. 准备手术器械

427. 问题3：器械护士已穿好无菌手术衣，戴无菌手套，手术未开始，双手应置于
    A. 腹前部
    B. 双肩前
    C. 夹于腋下
    D. 胸前部
    E. 双手下垂

（428－429题共用题干）

患儿，男，5岁。因龋齿牙痛，按疼痛部位分类为浅表痛。

428. 问题1：其感受疼痛存在的神经中枢是大脑皮层，其传入神经纤维是
    A. β纤维
    B. C纤维
    C. $A_δ$纤维
    D. α纤维
    E. Aγ纤维

429. 问题2：对于儿童的疼痛，常用的评定方法是
    A. 行为疼痛评分法
    B. 口述分级评分法
    C. 视觉模拟评分法
    D. 数字评分法
    E. 面部表情测量法

（430－433题共用题干）

患者，男，32岁。暴饮暴食后突发腹痛，疼痛呈持续性并阵发加重，伴呕吐，体温升高，被诊为急性坏死性胰腺炎，急行手术治疗。

430. 问题1：该患者术后第2天营养供给应采取的方式是
    A. 管饲流食
    B. 要素饮食
    C. 完全胃肠外营养
    D. 均浆膳
    E. 部分胃肠外营养

431. 问题2：术后第4天，患者体温降至正常后又升高至39.5℃，精神不振，寒战，无腹痛腹胀，首先考虑的并发症是
    A. 泌尿系感染
    B. 切口感染
    C. 急性胰腺炎复发
    D. 呼吸道感染
    E. 导管败血症

432. 问题3：给此患者静脉输注20%脂肪乳剂250ml，需要滴注的时间是
    A. 2～2.5小时
    B. 3～3.5小时
    C. 6小时以上
    D. 1～1.5小时
    E. 4～5小时

433. 问题4：反映患者身体脂肪量的指标是

A. 臂肌围
B. 体质指数
C. 肱三头肌皮褶厚度
D. 体重
E. 肌酐身高指数

（434－436题共用题干）

患者，男，42岁。左小腿刺伤后出现乏力、头疼、打哈欠，继而出现张口困难、蹙眉和苦笑面容等表现，全身肌肉阵发性痉挛，但神志清醒。诊断为破伤风。

434. 问题1：该病潜伏期一般为
    A. 7～8天
    B. 13～19天
    C. 1个月以上
    D. 1～5天
    E. 20～29天

435. 问题2：破伤风感染发作最主要的条件是
    A. 多种细菌感染
    B. 人体抵抗力低下
    C. 细菌直接侵入伤口
    D. 伤口深
    E. 创口内无氧环境

436. 问题3：痉挛严重发作时，应特别注意观察的是
    A. 窒息
    B. 心衰
    C. 呼吸性酸中毒
    D. 脱水
    E. 肌肉损伤

（437－438题共用题干）

患者，男，29岁。因自发性心肌病行心脏移植术，供体是其发生车祸的弟弟。

437. 问题1：手术切取后，快速灌洗供体器官的灌洗液温度范围在
    A. -4～0℃
    B. 0～4℃
    C. 8～12℃
    D. -8～-4℃
    E. 4～8℃

438. 问题2：该患者器官移植属于

A. 原位移植
B. 异位移植
C. 支架移植
D. 原位旁移植
E. 结构移植

（439－442题共用题干）

患者，女，82岁。1月前自己发现右锁骨上有一包块，近期发现包块增大而入院。

439. 问题1：该患者最可能的诊断是
    A. 甲状腺瘤
    B. 肺癌
    C. 肺炎
    D. 肺结核
    E. 肺气肿

440. 问题2：为明确诊断，应采取的检查是
    A. 尿常规
    B. 胸部 X 线、CT 检查
    C. 大便常规
    D. 血常规
    E. B超检查

441. 问题3：若该患者被确诊为肺癌后，患者感到吃惊，无语，继而极力认为不可能，希望诊断有误，要求复查。该患者心理反应处于
    A. 抑郁期
    B. 磋商期
    C. 震惊否认期
    D. 接受期
    E. 愤怒期

442. 问题4：在治疗过程中，需对患者进行化疗，化疗常见的毒性反应不包括
    A. 恶心呕吐
    B. 白细胞降低
    C. 口腔溃疡
    D. 血栓性静脉炎
    E. 皮肤湿反应

（443－444题共用题干）

患者，女，39岁。双侧眼球突出2个月。性情急躁，易怒，诊断为甲亢。

443. 问题1：患者重度甲亢时，基础代谢率可达
    A. +20%～30%

B. +30%～40%

C. +60% 以上

D. +10%～20%

E. +40%～60%

444. 问题2：术前药物护理错误的是

A. 复方碘化钾溶液的用法是：10 滴，Tid，服用 2 周，或 3 滴 Tid，逐日每次增加一滴至 16 滴至手术

B. 用普萘洛尔做准备时，最后一次服药应在术前 1～2 小时

C. 用药期间应严密观察药物的不良反应与效果

D. 服用碘剂注意稀释

E. 术前应用苯巴比妥钠和阿托品

（445－446 题共用题干）

患者，女，48 岁。左侧乳房出现无痛性肿块，边界不清，质地硬，直径为 4cm，同侧腋窝 2 个淋巴结肿大，诊断为乳癌。

445. 问题1：患者目前按临床分期，应为

A. Ⅰ期

B. Ⅱ期

C. Ⅳ期

D. 0 期

E. Ⅲ期

446. 问题2：患者拟行手术治疗，术前需备皮的范围是

A. 胸部，同侧腋下

B. 胸部，同侧腋下及上臂

C. 胸部，双上臂

D. 胸部，同侧腋下及颈部

E. 胸部，双侧腋下

（447－448 题共用题干）

患者，女，37 岁。已婚，2 年来感下腹隐痛不适。12 小时前突起转移性右下腹痛，伴恶心、呕吐，发热。查体：右下腹压痛明显，有反跳痛，肌紧张，血常规白细胞 $17×10^9/L$，中性粒细胞 0.88，尿常规无异常。

447. 问题1：最可能的诊断是

A. 急性输卵管炎

B. 泌尿系统感染

C. 急性阑尾炎并发腹膜炎

D. 急性盆腔炎

E. 胃十二指肠破裂穿孔并发腹膜炎

448. 问题2：为该患者行急诊手术，术后 4 天，患者诉下腹坠胀不适，便次增多，里急后重，排尿困难，应考虑

A. 盆腔脓肿

B. 切口感染

C. 直肠癌

D. 泌尿系统感染

E. 盆腔炎

（449－451 题共用题干）

患者，男，56 岁。腹部外伤后 1 小时。持续性腹痛，面色苍白，心率 116 次/分，血压 90/55mmHg。

449. 问题1：患者术后血压平稳，采取的正确体位是

A. 平卧位

B. 坐位

C. 侧卧位

D. 半卧位

E. 中凹位

450. 问题2：在闭合性损伤中最易受伤的器官是

A. 肾

B. 肠系膜

C. 胰

D. 脾

E. 小肠

451. 问题3：观察期间处理措施错误的是

A. 密切观察生命体征变化

B. 流质饮食

C. 给予胃肠减压

D. 不随便搬动患者

E. 输液、输血

（452－453 题共用题干）

患者，男，45 岁。胃大部切除术后 2 周，进食后 20 分钟突然上腹饱胀不适、恶心呕吐、全身无力、头晕、面色苍白、心悸。

452. 问题1：此时该患者最可能发生的并发症是

A. 胃潴留

B. 倾倒综合征

C. 吻合口梗阻

D. 胃小弯坏死穿孔

E. 残胃蠕动无力

453. 问题2：为避免该并发症的发生，给患者行饮食指导，错误的是

A. 进餐后平卧10～20分钟

B. 避免过咸饮食

C. 多进甜食

D. 少食多餐

E. 进高蛋白饮食

（454－455题共用题干）

患者，男，39岁。既往有胃溃疡病史。饱食后突然出现腹部剧烈疼痛并迅速波及全腹。查体：腹肌紧张，全腹压痛、反跳痛明显，以剑突下最重。X线示膈下游离气体。

454. 问题1：该患者可减少毒素吸收的体位是

A. 半卧位

B. 左侧卧位

C. 俯卧位

D. 平卧位

E. 右侧卧位

455. 问题2：患者安置胃肠减压后行急诊手术，术后拔除胃管的指征是

A. 胃管阻塞

B. 食欲恢复

C. 伤口拆线

D. 体温正常

E. 肛门排气

（456－457题共用题干）

患者，男，62岁。近三个月出现上腹部不适，逐渐加重，进食后饱胀、嗳气明显，纤维胃镜发现大弯侧胃壁上有1cm×1cm大小块状肿物，与周围组织界限不清，病检结果为恶性。

456. 问题1：患者入院明确诊断后行手术治疗，术后第6天，胃管内流出咖啡色胃液300ml，最可能是因为

A. 吻合口瘘

B. 术后正常出血

C. 术中止血不确切

D. 吻合口感染

E. 吻合口部分黏膜坏死脱落

457. 问题2：该疾病的治疗关键在于

A. 彻底清除淋巴结

B. 设法保留胃底

C. 术后坚持化疗

D. 早诊早治

E. 切除肿瘤周围3～5cm

（458－460题共用题干）

患者，女，28岁。上腹部疼痛7小时后，转移至右下腹。体温38.4℃，白细胞$1.6×10^9$/L，中性粒细胞84%。临床诊断是急性阑尾炎。

458. 问题1：常见的病理类型不包括

A. 急性化脓性阑尾炎

B. 坏疽性及穿孔性阑尾炎

C. 阑尾周围脓肿

D. 急性单纯性阑尾炎

E. 急性外伤性阑尾炎

459. 问题2：常见的致病原因不包括

A. 暴饮暴食

B. 阑尾管腔细，开口狭小

C. 粪石阻塞阑尾管腔

D. 淋巴组织明显增生至阑尾管腔阻塞

E. 细菌入侵

460. 问题3：阑尾切除术后最常见的并发症是

A. 切口感染

B. 粘连性肠梗阻

C. 门静脉炎

D. 出血

E. 粪瘘

（461－463题共用题干）

患者，男，66岁。直肠癌术后5天，腹痛，体温39.2℃，腹腔引流管引流液变浑浊，刀口处敷料有渗出，呈淡黄色，有臭味，拆除缝线后发现，在减张线下的结肠有一裂口。诊断为肠瘘。

461. 问题1：最常见的病理生理改变是

A. 肾功能衰竭

B. 肝功能衰竭

C. 水、电解质紊乱

D. 腹水

E. 呼吸功能衰竭

462. 问题2：瘘口周围皮肤护理措施正确的是

A. 及时清除溢出肠液，用复方氧化锌软膏保护瘘口周围皮肤

B. 及时清除溢出肠液，用无菌棉垫覆盖

C. 瘘口周围皮肤用敷料覆盖，每天更换敷料1次

D. 瘘口皮肤发红时可用硫酸镁湿敷

E. 瘘口皮肤发红时可用爽身粉涂抹，保护皮肤

463. 问题3：促进肠瘘愈合的措施最重要的是
A. 控制感染
B. 加强瘘口护理
C. 早期给予 TPN 支持
D. 纠正内稳态失衡
E. 心理支持

（464－466题共用题干）

患者，女，52岁。腹部阵发性胀痛伴呕吐1天，呕吐为胃内容物，近3个月来有时腹胀，大便带黏液无脓血，查体，血压 130/90mmHg，脉搏 86次/分，腹胀，未见肠型，右下腹触及一斜行肿块，质韧压痛，腹部透视见一个气液平面，白细胞 11×10^9/L，血红蛋白 87g/L。

464. 问题1：该患者最可能的诊断是
A. 肠套叠
B. 回盲部结核
C. 卵巢囊肿
D. 阑尾周围脓肿
E. 结肠癌

465. 问题2：为明确诊断，对该患者进行进一步检查意义最大的是
A. 钡餐
B. 直肠指检
C. 腹腔穿刺
D. 腹部 B 超
E. 肠镜

466. 问题3：对该患者采取的治疗措施最恰当的是
A. B 超引导下穿刺
B. 手术
C. 对症支持疗法
D. 中医治疗
E. 结肠充气复位

（467－468题共用题干）

患者，男，52岁。肛周伤口反复破溃伴少量溢液，偶有气体溢出，直肠指诊可触及一较硬的条索状管道。

467. 问题1：该患者最可能的诊断是
A. 肛裂
B. 内痔III度
C. 直肠癌
D. 肛瘘
E. 混合痔

468. 问题2：在该疾病前，该患者很可能患有
A. 血栓性外痔
B. 直肠肛管周围脓肿
C. 慢性肛裂
D. 内痔II度
E. 坐骨肛管间隙脓肿

（469－470题共用题干）

患者，男，35岁。因反复呕血半年入院，患者皮肤巩膜中度黄染，贫血貌，消瘦。B 超示：脾肿大，少量腹水。患者既往有乙肝病史20余年。

469. 问题1：为确诊该患者是否存在门脉高压，最有意义的检查是
A. 骨髓检查
B. 食管钡餐检查
C. 经皮脾静脉造影
D. 脐周有无静脉曲张
E. 直肠镜检查

470. 问题2：若该患者确诊为门脉高压症，其典型的临床表现**不包括**
A. 食欲下降，腻油
B. 呕血或黑便
C. 脾功能亢进
D. 脾肿大
E. 腹水

（471－473题共用题干）

患者，男，56岁。右上腹胀痛3个月，伴黄疸半月余。体检：肝肋下3cm，剑突下4cm，质硬，移动性浊音（＋）。CT 示：肝内占位性病变。诊断为原发性肝癌。

471. 问题1：预防患者肝性脑病的护理措施，**错**

误的是
- A. 限制蛋白质的摄入
- B. 便秘者可用肥皂水灌肠
- C. 便秘者可口服乳果糖，促使肠内氨排出
- D. 给予富含支链氨基酸的制剂或溶液
- E. 避免感染、便秘

472. 问题2：原发性肝癌最容易发生
- A. 胰腺转移
- B. 淋巴转移
- C. 种植转移
- D. 肝内转移
- E. 血性转移

473. 问题3：手术适应证不包括
- A. 癌肿局限于一个肝叶
- B. 肿块小于半肝
- C. 肿瘤侵及肝门
- D. 肝功能A级
- E. 小肝癌

（474-475题共用题干）

患者，女，39岁。肝区疼痛，肝肿大，寒战高热。诊断为肝脓肿。

474. 问题1：细菌性肝脓肿常见的并发症，不包括
- A. 脓胸
- B. 心包积液
- C. 脓肿穿破胃壁，形成胃穿孔
- D. 膈下脓肿
- E. 急性腹膜炎

475. 问题2：为患者采取的物理降温措施，错误的是
- A. 乙醇拭浴
- B. 用10℃生理盐水灌肠
- C. 将冰袋置于腋下及腹股沟的大血管走行处
- D. 头枕冰袋
- E. 温水拭浴

（476-478题共用题干）

患者，男，32岁。暴饮暴食后突发上腹持续性疼痛并向两侧腰背部放射，恶心、呕吐为食物。查体：体温38.6℃，脉搏100次/分，脐周压痛，反跳痛，肌紧张不明显，无移动性浊音，肠鸣音减弱，血白细胞$12.2×10^9$/L，中性粒细胞0.88。

476. 问题1：该患者的初步诊断
- A. 急性胆管炎
- B. 急性胃肠炎
- C. 急性阑尾炎
- D. 急性胰腺炎
- E. 急性肠梗阻

477. 问题2：为进一步明确诊断，该患者应行的检查是
- A. 腹部B超
- B. 血、尿淀粉酶
- C. 腹部CT
- D. 腹部立位X线平片
- E. ERCP

478. 问题3：目前该患者的治疗措施不包括
- A. 补液
- B. 解痉止痛
- C. 针刺治疗
- D. 禁食和胃肠减压
- E. 抗菌药

（479-481题共用题干）

患者，男，70岁。主诉上腹部疼痛3个月并逐渐加重来诊，近来疼痛以夜间为重，坐起前倾位疼痛可以减轻，食欲缺乏，伴腹泻，脂肪餐后腹泻加重。两个月来体重减轻7.5kg，曾行胃镜检查诊为"慢性重度萎缩性胃炎"，上消化道钡餐检查无阳性发现，化验发现血糖增高。

479. 问题1：首先应考虑的诊断为
- A. 萎缩性胃炎
- B. 胰体癌
- C. 胃癌
- D. 胃溃疡
- E. 十二指肠球后溃疡

480. 问题2：能尽早提供诊断线索的首选检查方法是
- A. 十二指肠低张造影
- B. 选择性腹腔动脉造影
- C. 腹部平片
- D. B超

E. CT

481．问题 3：血糖增高的可能原因是
    A．胰高血糖素增高
    B．腺癌累及胰岛所致
    C．合并胰岛细胞瘤
    D．合并慢性胰腺炎
    E．并发糖尿病

（482－483 题共用题干）

患者，男，20 岁。因踢球造成左胫骨骨折，行石膏固定复位。

482．问题 1：关于骨折后功能锻炼的目的，<u>不正确</u>的是
    A．促进局部血运循环
    B．维持和恢复关节功能
    C．预防骨折并发症
    D．改善全身功能情况
    E．增强肌肉力量，利于骨折部位的固定

483．问题 2：该患者的功能锻炼开始时间为
    A．石膏固定后 3 天
    B．石膏固定后 1 周
    C．石膏固定后 1 月
    D．石膏固定后当天
    E．石膏固定后 2 周

（484－488 题共用题干）

患者，男，45 岁。搬抬重物后出现腰痛伴右下肢放射痛 3 天来院就诊，诊断为腰椎间盘突出症，检查时发现患者小腿外侧及踇趾的针刺觉减退。

484．问题 1：腰椎间盘突出症多发生于
    A．腰 1～2
    B．腰～3
    C．腰 4～5
    D．胸 12 腰 1
    E．腰 3～4

485．问题 2：此患者可能受压的神经根是
    A．腰 2
    B．腰 3
    C．腰 5
    D．腰 1
    E．腰 4

486．问题 3：此患者临床检查时可发现的有价值的体征是
    A．腰椎前凸畸形
    B．腰椎后凸畸形
    C．腰椎生理弯曲消失
    D．腰椎侧凸畸形
    E．脊柱"S"形畸形

487．问题 4：此患者目前首选的治疗方法是
    A．绝对卧床休息
    B．手术摘除髓核
    C．髓核化学融合法
    D．理疗推拿
    E．局部封闭

488．问题 5：此患者不可做弯腰运动的时间是伤后
    A．2 周
    B．1 个月
    C．3 个月
    D．1 周
    E．2 个月

（489－490 题共用备选答案）
    A．中心静脉压
    B．肺动脉压
    C．肺毛细血管楔压
    D．平均动脉压
    E．心排血量

489．反映腔静脉及右心房压力的是
490．监测左心功能的最重要指标是

（491－492 题共用备选答案）
    A．托马斯征（Thomas 征）阳性
    B．易发生骨折不愈合
    C．易合并正中神经损伤
    D．"餐叉样"畸形
    E．肘后三点关系不正常

491．肱骨髁上骨折
492．股骨颈骨折

（493－494 题共用备选答案）
    A．支架移植
    B．同质移植
    C．同种异体移植
    D．自体移植

E. 异种移植

493. 断指再植属于

494. 同卵双生间异体移植属于

（495－496 题共用备选答案）

　　A. 饮水呛咳

　　B. 声调降低

　　C. 高热、脉细速、呕吐

　　D. 手足抽搐

　　E. 呼吸困难

495. 双侧喉返神经损伤，出现的症状是

496. 损伤喉上神经内支，出现的症状是

（497－500 题共用备选答案）

　　A. 疝囊

　　B. 疝外被盖

　　C. 疝门

　　D. 疝环

　　E. 疝内容物

497. 壁层腹膜构成

498. 腹外疝的组成<u>不包括</u>

499. 皮肤构成

500. 小肠可构成

（501－502 题共用备选答案）

　　A. 肠鸣音亢进，有气过水声

　　B. 腹胀不对称，肠鸣音减弱或消失

　　C. 腹胀不明显，腹膜刺激征阳性

　　D. 腹胀均匀，肠鸣音减弱或消失

　　E. 肠鸣音消失，腹部有移动性浊音

501. 单纯性机械性肠梗阻可见

502. 麻痹性肠梗阻可见

（503－504 题共用备选答案）

　　A. 了解胆囊切除术后胆道情况

　　B. 明确梗阻性黄疸的原因和部位

　　C. 同时显示胆道和胰管情况

　　D. 了解胆囊脓液和收缩功能

　　E. 明确肝内病变的范围和性质

503. 经皮肝穿刺胆管造影术（PTC）目的是

504. 内镜逆行胰胆管造影（ERCP）目的是

（505－507 题共用备选答案）

　　A. 脊髓型颈椎病

　　B. 交感神经型颈椎病

　　C. 神经根型颈椎病

　　D. 椎动脉型颈椎病

　　E. 颈椎间盘突出症

505. 颈椎病中发病最高的是

506. 以眩晕和头痛为主要症状的是

507. 枕颌带牵引<u>不适用于</u>

（508－510 题共用备选答案）

　　A. 恶性肿瘤

　　B. 潜在恶性肿瘤

　　C. 继发性肿瘤

　　D. 良性肿瘤

　　E. 肿瘤样病变

508. 骨巨细胞瘤属于

509. 骨瘤属于

510. 骨肉瘤属于

第三章　妇产科护理学

1. 女性外生殖器的组成部分不包括
   A. 阴阜
   B. 大阴唇
   C. 小阴唇
   D. 阴蒂和阴道前庭
   E. 会阴

2. 关于输卵管黏膜的描述，正确的是
   A. 无纤毛
   B. 有纤毛但不摆动
   C. 纤毛摆动向宫腔方向
   D. 纤毛摆动向伞端方向
   E. 激素对其无影响

3. 与真假骨盆分界有关的是
   A. 坐骨结节
   B. 坐骨棘
   C. 骶岬上缘
   D. 骶髂关节
   E. 髂嵴

4. 关于内外生殖器官的神经支配，不正确的是
   A. 外生殖器神经主要为躯体神经
   B. 阴部神经由第Ⅱ、Ⅲ、Ⅳ骶神经的分支组成
   C. 阴部神经分布于肛门、阴蒂、阴唇和会阴
   D. 卵巢受交感神经支配
   E. 子宫不受副交感神经支配

5. 分娩时损伤会阴及部分肛门括约肌，其临床分度为裂伤
   A. Ⅰ度
   B. Ⅱ度
   C. 中度
   D. Ⅳ度
   E. Ⅲ度

6. 关于女性各阶段生理特点的描述，正确的是
   A. 受母体激素影响，新生儿乳房肿大短期内不会消失
   B. 月经初潮开始至生殖器官发育成熟时期称青春期
   C. 10～19岁青春期间，第二性征发育可不明显
   D. 性成熟期生育活动最旺盛，18岁左右开始持续40年
   E. 绝经前期常表现为排卵性月经周期与经期的改变

7. 孕激素的生理作用正确的是
   A. 使增生期子宫内膜转化为分泌期
   B. 促进卵泡及子宫发育
   C. 使阴道上皮增生、角化
   D. 促进骨中钙质沉着
   E. 促使水钠潴留

8. 月经期保健指导不包括
   A. 要用干净的月经带或卫生巾
   B. 避免重体力劳动
   C. 防止寒冷刺激
   D. 保持外阴清洁
   E. 保持卧床休息

9. 用来判断胎儿肾成熟度的羊水检查是
   A. 淀粉酶值测定
   B. 脂肪细胞出现率
   C. 卵磷脂/鞘磷脂比值
   D. 肌酐值测定
   E. 胆红素类物质含量测定

10. 妇女怀孕早期有不同程度的恶心现象，少数有呕吐，一般常发生于
    A. 晨起
    B. 进餐后

C. 睡前

D. 睡眠不足时

E. 下床活动时

11. 关于妊娠期母体的生理变化，叙述错误的是

A. 子宫腔在妊娠足月时容量可达 5000ml

B. 妊娠后期白细胞可增加至（10～15）×10⁹/L

C. 妊娠期约 15% 的孕妇可出现尿糖

D. 卵巢在妊娠期可稍增大，但无排卵

E. 妊娠期孕妇血液呈低凝状态

12. 妊娠期母体心脏负荷最重的时间是妊娠

A. 24～28 周

B. 30～32 周

C. 32～34 周

D. 34～36 周

E. 36～40 周

13. 患者，25 岁。已婚妇女。平素月经规律，现停 54 天，黄体酮试验无出血，最可能的诊断是

A. 继发性闭经

B. 子宫内膜结核

C. 早期妊娠

D. 卵巢早衰

E. 垂体性闭经

14. 某孕妇现在孕 32 周，手测子宫底高度为

A. 脐上 3 横指

B. 脐下 1 横指

C. 脐上 1 横指

D. 脐与剑突之间

E. 剑突下 2 横指

15. 最常见的头先露为

A. 面先露

B. 枕先露

C. 额先露

D. 顶先露

E. 前囟先露

16. 枕右前位，胎儿枕骨在母体骨盆的

A. 左前方

B. 右前方

C. 左后方

D. 右后方

E. 侧位

17. 骨盆外测量的径线<u>不包括</u>

A. 出口横径

B. 髂嵴间径

C. 骶耻外径

D. 髂棘间径

E. 坐骨棘间径

18. 孕产妇出现仰卧位低血压综合征时，最简单有效的治疗方法是

A. 吸氧

B. 输血输液

C. 左侧卧位

D. 使用升压药

E. 急行剖宫产术

19. 孕妇缺钙最常见的表现是

A. 腓肠肌痉挛

B. 肌肉酸痛

C. 尿频

D. 下肢水肿

E. 妊娠纹

20. 某产妇，宫口已开全，先露＋3，护士在指导产妇用力时，应告知产妇现在的产力包括

A. 子宫收缩力＋腹肌收缩力＋肛提肌收缩力

B. 子宫收缩力＋膈肌收缩力＋肛提肌收缩力

C. 子宫收缩力＋膈肌收缩力＋腰大肌收缩力＋肛提肌收缩力

D. 子宫收缩力＋腹肌收缩力＋膈肌收缩力＋臀大肌收缩力

E. 子宫收缩力＋腹肌收缩力＋膈肌收缩力＋肛提肌收缩力

21. <u>不属于</u>软产道组成部分的是

A. 子宫颈

B. 阴道

C. 骨盆底组织

D. 子宫下段

E. 尿道

22. 枕左前位胎儿分娩过程中，当胎头下降至阴道口仰伸时，胎儿双肩径进入

A. 骨盆入口左斜径

B．骨盆入口横径
C．骨盆入口前后径
D．中骨盆前后径
E．中骨盆横径

23．总产程超过 24 小时称为
A．潜伏期延长
B．活跃期延长
C．胎盘滞留
D．滞产
E．第二产程延长

24．胎盘剥离的征象是
A．子宫底下降
B．脐带自行延长
C．子宫底软且无形
D．子宫收缩力加强
E．轻压子宫下段脐带有回缩

25．胎头的最小前后径线是
A．枕下前囟径
B．枕下鼻根径
C．双顶径
D．枕额径
E．枕颏径

26．预示分娩即将开始的比较可靠的征兆是
A．见红
B．破水
C．胎动增加
D．不规律宫缩
E．阴道分泌物增多

27．某经产妇临产后自诉“腹部持续剧烈疼痛，无喘息之机”，护士首要的处理措施是
A．明确疼痛原因
B．转移产妇注意力
C．帮助产妇处于舒适体位
D．使用镇痛药
E．给予宫缩抑制剂

28．影响分娩疼痛的因素不包括
A．宫颈生理性扩张刺激盆壁神经
B．宫缩时引起腹部肌肉张力增高
C．宫缩时子宫血管收缩引起子宫缺氧
D．分娩过程膀胱、尿道、直肠受压
E．进食过多胃肠道过于膨胀

29．经阴道分娩后的妇女，其胎盘附着处的子宫内膜恢复正常需
A．4 周
B．5 周
C．6 周
D．7 周
E．8 周

30．正常产褥期的表现是
A．产后 24 小时体温超过 38℃
B．哺乳时可加重产后宫缩痛
C．产后 24 小时白细胞恢复至正常范围
D．产后产妇脉搏加快，呼吸深慢
E．产后产妇尿量减少，不易发生尿潴留

31．预防急性乳腺炎不正确的是
A．避免乳汁淤积
B．防止乳头损伤
C．纠正乳头凹陷
D．保持乳头清洁
E．预防性使用抗生素

32．正常血性恶露的主要成分是
A．血液
B．细菌
C．白细胞
D．表皮细胞
E．宫腔渗出液

33．产后会阴侧切伤口愈合欠佳，坐浴治疗的适宜时间是产后
A．1～24 小时
B．2～4 天
C．7～10 天
D．11～20 天
E．42 天后

34．产褥期异常的临床表现是
A．产后 12 小时体温 37.8℃
B．产后 2 天，下腹阵痛
C．产后 3 天，双侧乳房胀痛明显
D．产后 3 天，仍为血性恶露
E．产后 2 周，宫底于耻上 1 指可触及

35．如会阴切口处疼痛剧烈并有肛门坠胀感应怀疑
A．会阴部伤口血肿

B. 会阴部伤口水肿
C. 产后出血
D. 胎盘残留
E. 体位不妥

36. 某产妇，24岁。分娩后5小时，检查发现子宫底脐上1指，子宫收缩欠佳，阴道流血200ml，生命体征正常，小便未解。应采取的首要护理措施是
　　A. 立即配血
　　B. 遵医嘱给予宫缩剂
　　C. 协助产妇立即排尿
　　D. 按摩子宫，继续观察
　　E. 鼓励产妇继续多饮水

37. 导致产妇乳头皲裂的最主要原因是
　　A. 穿紧身内衣
　　B. 营养不良
　　C. 孕期未进行乳房护理
　　D. 未进行早开奶
　　E. 婴儿含接姿势不正确

38. 哺乳期禁用的药物是
　　A. 苯巴比妥
　　B. 地西泮
　　C. 阿托品
　　D. 红霉素
　　E. 甲状腺素片

39. 正常新生儿胃容量是
　　A. 10～20ml
　　B. 20～30ml
　　C. 30～40ml
　　D. 40～60ml
　　E. 50～70ml

40. 新生儿生理性体重下降，一般出现在出生后2～4天，其体重下降值一般不超过
　　A. 4%
　　B. 6%
　　C. 8%
　　D. 10%
　　E. 12%

41. 正常新生儿动脉导管功能性关闭是在产后
　　A. 5小时内
　　B. 10小时内
　　C. 15小时内
　　D. 20小时内
　　E. 25小时内

42. 婴儿抚触可刺激释放
　　A. 胰岛素
　　B. 醛固酮
　　C. 皮质醇
　　D. 生长激素
　　E. 甲状腺激素

43. 有关婴儿抚触注意事项，错误的是
　　A. 婴儿抚触一般在出生后24小时开始
　　B. 每次抚触应安排在沐浴后进行
　　C. 抚触时调节抚触室温度在28℃以上
　　D. 抚触过程要与婴儿进行语言交流
　　E. 抚触时出现频繁呕吐属正常现象

44. 反映胎儿胎盘功能可通过检测孕妇的尿
　　A. 雌二醇
　　B. hCG
　　C. 雌三醇
　　D. 孕黄体酮
　　E. 酮体

45. 属于高危妊娠范畴的因素不包括
　　A. 孕妇年龄23～32岁
　　B. 既往有剖宫产史
　　C. 双胎妊娠
　　D. 糖尿病
　　E. 家族中有遗传病

46. 一般情况下，正常基线胎儿心率波动频率
　　A. ≥3次/分
　　B. ≥4次/分
　　C. ≥5次/分
　　D. ≥6次/分
　　E. ≥7次/分

47. 某孕妇，妊娠32周。昨天早、中、晚各测1小时的胎动数分别是1、0、1次，提示胎儿最大可能是
　　A. 已死亡
　　B. 宫内缺氧
　　C. 睡眠状态
　　D. 低血糖
　　E. 正常状态

48. 高危妊娠的产科处理措施中，正确的是
    A. 静脉滴注葡萄糖加维生素 B
    B. 预防早产，可按医嘱用催产素抑制宫缩
    C. 严密观察胎心，尽量少用麻醉镇静药物
    D. 持续给产妇吸氧，以增加胎儿氧供
    E. 可于妊娠前用盐皮质激素防止新生儿呼吸窘迫综合征

49. 分娩过程中胎膜破裂，羊水呈黄绿色，提示
    A. 羊水正常
    B. 胎儿畸形
    C. 羊水Ⅰ度污染
    D. 羊水Ⅱ度污染
    E. 羊水Ⅲ度污染

50. 关于胎儿宫内窘迫的处理，错误的是
    A. 嘱孕产妇取左侧卧位
    B. 给予孕产妇氧气吸入
    C. 继续静脉滴注催产素
    D. 严密监测胎心音变化
    E. 做好新生儿抢救和复苏准备

51. 有关胎儿窘迫的临床表现，错误的是
    A. 胎心 160～180 次/分
    B. 缺氧早期胎动频繁
    C. 胎儿头皮血气分析 pH＜7.20
    D. 可出现羊水胎粪污染
    E. 羊水量为 1200ml

52. 新生儿气管插管加压给氧时，一般维持呼吸为
    A. 15 次/分
    B. 20 次/分
    C. 25 次/分
    D. 30 次/分
    E. 35 次/分

53. 新生儿出生后 1 分钟，查：心率 110 次/分，呼吸不规则，四肢活动佳，口周青紫，吸痰时有咳嗽反应。该新生儿阿普加评分是
    A. 6 分
    B. 7 分
    C. 8 分
    D. 9 分
    E. 10 分

54. 自然流产最常见的病因是
    A. 受精卵发育异常
    B. 基因异常
    C. 母体生殖器官发育异常
    D. 黄体功能不足
    E. 甲状腺功能低下

55. 异位妊娠的临床表现不包括
    A. 腹痛
    B. 阴道流血
    C. 停经
    D. 肛门坠胀感
    E. 阴道分泌物增多

56. 妊娠期高血压疾病患者发生抽搐时，首要的护理措施是
    A. 使患者取头低侧卧位
    B. 加床档，防止受伤
    C. 观察病情，详细记录
    D. 用舌钳固定舌头，防止舌咬伤及舌后坠，保持呼吸道通畅
    E. 置患者于安静、暗光的单人病室

57. 如胎盘边缘到达子宫颈内口为
    A. 胎盘位于子宫前壁
    B. 完全性前置胎盘
    C. 部分性前置胎盘
    D. 边缘性前置胎盘
    E. 低置胎盘

58. 某孕妇，孕 35 周。行外倒转术后，腹痛伴少量阴道流血，查血压 130/90mmHg，水肿（＋），腹部压痛不明显，胎心 160 次/分。最可能的诊断是
    A. 早产临产
    B. 前置胎盘
    C. 轻度子痫前期
    D. 先兆子宫破裂
    E. 胎盘早期剥离

59. 先兆早产孕妇在保胎过程中为了促胎肺成熟，可应用
    A. 硫酸镁
    B. 孕激素
    C. 地西泮
    D. 地塞米松
    E. 前列腺素

60. 过期妊娠选择剖宫产的指征，<u>不包括</u>
    A. 并发子痫
    B. NST 无反应型
    C. OCT 阴性
    D. 胎儿双顶径＞10cm
    E. 羊膜镜下羊水浑浊

61. 关于慢性羊水过多的临床表现的描述，<u>错误</u>的是
    A. 多发生于妊娠中期
    B. 产科检查子宫大于妊娠月份
    C. 胎位常扪不清楚
    D. 容易伴发胎盘早剥
    E. 容易引起产后出血

62. 双胎妊娠好发人群的特点是
    A. 与遗传无关
    B. 白种人发生率较高
    C. 与使用促排卵药物有关
    D. 发生率随孕妇年龄增加而降低
    E. 孕妇胎次与发生双胎的机会成反比

63. 形成双羊膜囊双绒毛膜的单卵双胎，其受精卵分裂发生在受精后
    A. 0～3 天
    B. 4～6 天
    C. 7～8 天
    D. 9～13 天
    E. 14～21 天

64. 心脏病患者可以妊娠的情况是
    A. 心功能Ⅰ～Ⅱ级
    B. 心力衰竭史
    C. 肺动脉高压史
    D. 围生期心肌病遗留心脏肥大
    E. 风湿热活动期

65. 妊娠合并心脏病的产妇产后<u>禁用</u>的止血药物是
    A. 催产素
    B. 止血敏
    C. 止血芳酸
    D. 立止血
    E. 麦角新碱

66. 病毒性肝炎对妊娠的影响，<u>错误</u>的是
    A. 孕早期可加重妊娠反应
    B. 孕中期增加糖尿病的发生
    C. 分娩期易发生产后出血
    D. 围产儿患病率及死亡率高
    E. 孕晚期使妊娠高血压疾病发生率增加

67. 判断妊娠合并糖尿病孕妇治疗效果的依据是
    A. 尿糖定量测定
    B. 血糖测定
    C. 尿酮体定性测定
    D. 50g 葡萄糖筛查试验
    E. 75g 葡萄糖耐量试验

68. 糖尿病患者怀孕后，对母体的影响<u>不包括</u>
    A. 妊娠期高血压疾病发生率高
    B. 易出现前置胎盘
    C. 易导致产后出血
    D. 羊水过多发生率增高
    E. 易发生泌尿系统感染

69. 对妊娠合并急性肾盂肾炎患者的处理措施中，最重要的是
    A. 嘱平卧位休息
    B. 每天监测尿量
    C. 严格控制入量
    D. 长期应用广谱抗生素
    E. 治疗后 2 天复查尿培养

70. 关于急性肾盂肾炎与妊娠的相互影响，正确的是
    A. 妊娠后激素水平的升高会促进输尿管的蠕动
    B. 妊娠后增大的子宫压迫容易造成排尿不畅
    C. 妊娠后激素水平的升高会加强膀胱对张力的敏感性
    D. 妊娠期引起肾盂肾炎常见的致病菌为葡萄球菌
    E. 妊娠期发生急性肾盂肾炎常出现血尿

71. 关于妊娠期孕妇病理性贫血的诊断标准，正确的是
    A. 血红蛋白 110g/L，血细胞比容 0.33
    B. 红细胞 $40×10^{12}$/L，血细胞比容 0.35
    C. 血红蛋白 110g/L，血细胞比容 0.30
    D. 血红蛋白 100g/L，血细胞比容 0.35
    E. 红细胞 $35×10^{12}$/L，血细胞比容 0.35

72. 妊娠合并巨幼细胞贫血的孕妇主要治疗为
    A. 加强营养，多吃水果蔬菜
    B. 补充维生素
    C. 补充铁剂
    D. 补充叶酸或维生素 B_{12}
    E. 补充白蛋白

73. 滞产是指总产程超过
    A. 12 小时
    B. 20 小时
    C. 24 小时
    D. 30 小时
    E. 36 小时

74. 子宫收缩乏力的病因不包括
    A. 胎位异常
    B. 子宫畸形
    C. 头盆不称
    D. 孕妇精神紧张
    E. 产程加速期使用镇静止痛药

75. 宫口开大 4cm 后 10 小时宫口尚未开全则为
    A. 第二产程延长
    B. 第一产程停滞
    C. 活跃期延长
    D. 潜伏期延长
    E. 滞产

76. 初产妇,28 岁。产前骨盆检查时中骨盆狭窄。目前宫口已开全 1 小时，宫缩 50 秒 /2 ～ 3 分钟，胎头双顶径在坐骨棘下 1cm，胎心正常，恰当的处理方式是
    A. 等待自然分娩
    B. 准备胎头吸引器助产
    C. 做好剖宫产术前准备
    D. 催产素点滴引产
    E. 立即进行胎心监护

77. 初产妇，28 岁。孕 39 周。骨盆外测量：髂前上棘间径 21cm，髂嵴间径 23cm，骶耻外径 16cm，坐骨结节间径 6.5cm，应诊断为
    A. 均小骨盆
    B. 畸形骨盆
    C. 扁平骨盆
    D. 漏斗骨盆
    E. 类人猿型骨盆

78. 某孕妇，骨盆外测量：髂前上棘间径 25cm，髂嵴间径 28cm，骶耻外径 17cm，坐骨结节间径 8.5cm，其骨盆类型是
    A. 均小骨盆
    B. 漏斗骨盆
    C. 单纯扁平骨盆
    D. 类人猿型骨盆
    E. 畸形骨盆

79. 符合外倒转术的条件是
    A. 子宫不敏感并有足够羊水时
    B. 胎儿较大
    C. 胎膜已破
    D. 骨盆明显狭窄
    E. 羊水过少

80. 关于持续性枕后位的临床表现，正确的是
    A. 孕妇常感觉肋下或上腹不适
    B. 临产中自觉肛门坠胀及排便感
    C. 易发生胎膜早破、脐带脱垂
    D. 自觉腹部及肋两侧胀痛
    E. 胎头跨耻征阳性

81. 妊娠期臀位纠正胎位的时间是
    A. 妊娠 16 周后
    B. 妊娠 20 周后
    C. 妊娠 24 周后
    D. 妊娠 28 周后
    E. 妊娠 30 周后

82. 支持胎膜早破诊断的检查结果不包括
    A. 阴道液 pH 值 ≥ 6.5
    B. 阴道液干燥片检查有羊齿状结晶
    C. 羊膜镜检查可直视胎先露，看不见前羊膜囊
    D. 超声检查显示羊水量减少
    E. pH 试纸不变色

83. 胎膜早破是指
    A. 胎膜在临产前自然破裂
    B. 胎膜在宫缩开始自然破裂
    C. 胎膜在第一产程自然破裂
    D. 胎膜在第二产程自然破裂
    E. 胎膜在胎儿娩出前自然破裂

84. 产后出血的主要原因是
    A. 子宫收缩乏力

B. 宫颈撕裂伤
C. 胎盘、胎膜不全
D. 凝血功能障碍
E. 会阴Ⅲ度裂伤

85. 导致我国产妇死亡的首要原因是
    A. 产后出血
    B. 产后感染
    C. 妊娠合并心脏病
    D. 胎盘早期剥离
    E. 妊娠期高血压疾病

86. 不易导致子宫破裂的是
    A. 前次剖宫产史
    B. 头盆不称
    C. 宫缩乏力
    D. 子宫壁病变
    E. 宫缩剂使用不当

87. 头盆不称引起的子宫破裂常见的原因是
    A. 子宫本身病变
    B. 手术损伤
    C. 子宫收缩药使用不当
    D. 先露下降受阻
    E. 尿潴留

88. 子宫病理性缩复环最常见于
    A. 巨大儿
    B. 双胎妊娠
    C. 羊水过多
    D. 胎盘早期剥离
    E. 先兆子宫破裂

89. 羊水栓塞的主要病理生理变化是
    A. 全身小动脉痉挛
    B. 血栓阻塞肺小血管
    C. 肾动脉扩张
    D. 高凝状态
    E. 羊水污染

90. 发生羊水栓塞时，最初阶段的主要治疗措施是
    A. 抗过敏
    B. 纠正酸中毒
    C. 抗凝
    D. 解除痉挛
    E. 加压吸氧

91. 羊水栓塞典型的临床阶段是
    A. 休克期→出血期→急性肾衰竭期
    B. 休克期→急性肾衰竭期→出血期
    C. 出血期→急性肾衰竭期→休克期
    D. 出血期→休克期→急性肾衰竭期
    E. 急性肾衰竭期→休克期→出血期

92. 影响产褥病率的主要因素是
    A. 手术切口感染
    B. 乳腺炎
    C. 上呼吸道感染
    D. 泌尿系感染
    E. 产褥感染

93. 晚期产后出血的定义是指
    A. 产后2小时至产褥期内的阴道大量出血
    B. 产后12小时至产褥期内的阴道大量出血
    C. 产后24小时至产褥期内的阴道大量出血
    D. 产后48小时至产褥期内的阴道大量出血
    E. 产褥期后的阴道大量出血

94. 关于晚期产后出血的治疗原则，不正确的是
    A. 应用抗生素预防感染
    B. 出血量少时，给予子宫收缩药
    C. 怀疑胎膜残留时，应行刮宫术
    D. 出血量较多时，应行刮宫术止血
    E. 剖宫产术后大量阴道流血，刮宫术应慎重

95. 产后肾盂肾炎感染途径主要是
    A. 上行性感染
    B. 邻近器官蔓延
    C. 淋巴系统蔓延
    D. 血循环播散
    E. 直接蔓延

96. 某产妇，27岁。自然分娩后第3天，体温38℃，下腹部胀痛，排尿困难，有尿急、尿痛、烧灼感，中段尿培养细菌数≥10^5/ml。此患者最可能的诊断是
    A. 膀胱炎
    B. 肾盂肾炎
    C. 急性外阴炎

D. 急性阴道炎

E. 急性子宫内膜炎

97. 关于产后抑郁的描述，错误的有

A. 是一组精神病性的抑郁综合征

B. 产后抑郁与遗传因素有关

C. 可表现出自责、自罪、自我伤害的行为

D. 孕期发生不良生活事件越多，患病的可能性越大

E. 约占分娩妇女的 5%～25%

98. 某产妇，31 岁。经剖宫产产下 1 健康足月男婴。产后第 3 天开始其表情淡漠，对新生儿漠不关心，经常一个人流泪，有时彻夜不眠，精神紧张，胃食欲缺乏。曾吐露过消极念头。该产妇出院后 1 周曾企图自杀，被家人发现及时阻止。该产妇最可能的诊断为

A. 产后适应不良

B. 产后沮丧

C. 产后焦虑

D. 产后抑郁

E. 产后精神病

99. 常染色体显性遗传病的叙述，正确的是

A. 男性受累机会大于女性

B. 女性受累机会大于男性

C. 患者子代中健康者也可发病

D. 双亲均患者，子代中发病概率则上升为 100%

E. 双亲中有一患者，则子代中发病概率为 50%

100. 某 X 连锁显性疾病的男性与正常女性婚配，其子代患该病的可能性是

A. 女婴发病概率 100%，男婴发病概率为 0

B. 女婴发病概率 75%，男婴发病概率 50%

C. 男女发病概率均为 50%

D. 女婴发病概率 50%，男婴发病概率 75%

E. 女婴发病概率为 0，男婴发病概率 100%

101. 有关染色体的描述，错误的是

A. 染色体是遗传信息的载体

B. 人类细胞具有 23 对染色体

C. 互相配对的两条染色体叫同源染色体

D. 染色体异常发生率约占所有妊娠的 0.4‰

E. 21 三体综合征属于染色体异常疾病

102. 引起出生缺陷的环境因素包括自然环境和人文环境，致畸因子作用于胚胎和胎儿，可导致的结局不包括

A. 胚胎死亡

B. 胎儿畸形

C. 胎儿生长发育迟缓

D. 新生儿锁骨骨折

E. 新生儿生理功能缺陷和行为异常

103. 感染性疾病的产前诊断方法中不包括

A. 细胞检查

B. 血红蛋白测定

C. 核酸分子杂交技术

D. 病毒分离

E. 血清学特异抗体检测

104. 必须进行遗传咨询产前诊断的情况是

A. 孕早期曾患过牙疼

B. 孕妇配偶的年龄≥35 岁

C. 孕早期有过少量阴道出血

D. 孕第 3 周有过上呼吸道感染

E. 有过不明原因的死胎、死产

105. 患者，32 岁。患子宫肌瘤，为行手术入院治疗。责任护士询问病史，病史中"疾病的伴随症状"属于

A. 主诉

B. 现病史

C. 既往史

D. 个人史

E. 一般资料

106. 有关妇科检查的准备和注意事项，叙述错误的是

A. 检查时应一人一垫

B. 检查者要态度严肃认真

C. 男医生进行检查必须有女医务人员在场

D. 检查前需导尿排空膀胱

E. 可以边检查边与患者交谈

107. 做妇科检查时，错误的是

A. 嘱排空膀胱

B. 取膀胱截石位

C. 使用消毒器具

D. 对所用患者均应做阴道检查

E. 月经期一般不做内诊

108. 关于生殖器结核的叙述，正确的是

A. 30～50 岁为多发人群

B. 主要是通过淋巴系统直接蔓延至生殖器

C. 以子宫内膜结核为主

D. 是原发不孕患者的主要原因之一

E. 卵巢结核约占生殖器结核的 30%～40%

109. 外阴炎的病因不包括

A. 炎症分泌物刺激

B. 大、小便污染

C. 外阴不洁

D. 外阴局部透气性差

E. 大量使用抗生素

110. 关于前庭大腺脓肿的描述，正确的是

A. 多两侧同时发生

B. 急性期大阴唇上 1/3 处疼痛明显

C. 局部皮肤可有红肿热痛表现

D. 多选择药物外敷治疗

E. 老年妇女多见

111. 滴虫阴道炎的典型白带表现为

A. 稠厚豆渣样

B. 稀薄泡沫状

C. 浓稠干酪样

D. 脓血性

E. 洗肉水样

112. 慢性宫颈炎患者行物理治疗的时间应选择在

A. 患者确诊时

B. 月经来潮前 7 天

C. 两次月经中间

D. 月经来潮后 3 天

E. 月经干净后 3～7 天

113. 有关急性盆腔炎的治疗措施，错误的是

A. 体温过高时，给予物理降温

B. 卧床休息，左侧卧位

C. 给予高热量，半流质饮食

D. 遵医嘱给予抗生素

E. 观察腹部体征

114. 关于外阴尖锐湿疣的临床特点，错误的是

A. 白带增多，外阴瘙痒

B. 性交时外阴灼痛

C. 表现为散在的乳头状突起，质硬

D. 分泌物浑浊为浆液或脓性

E. 疣可增大并相互融合

115. 淋病治疗时，首选抗生素是

A. 头孢曲松

B. 链霉素

C. 庆大霉素

D. 卡那霉素

E. 万古霉素

116. 梅毒最主要的传播途径是

A. 污染衣物传播

B. 母婴垂直传播

C. 医源性传播

D. 血制品传播

E. 性交传播

117. 关于获得性免疫缺陷综合征的母婴垂直传播途径，错误的是

A. 亲吻婴儿传播

B. 宫内感染传播

C. 通过胎盘传播

D. 经产道传播

E. 母乳喂养传播

118. 对于无排卵性功血妇女，刮取子宫内膜应在月经来潮

A. 14 小时内

B. 12 小时内

C. 10 小时内

D. 8 小时内

E. 6 小时内

119. 患者，30 岁。婚后 3 年不孕。为其作卵巢功能检查，连续 3 个月每天清晨测得基础体温呈一规则水平线，说明其卵巢

A. 有排卵

B. 无排卵

C. 黄体萎缩不全

D. 卵巢发育不良

E. 黄体功能不全

120. 排卵型功血中，导致子宫内膜分泌反应不

良的原因是
- A. 雌激素分泌增加
- B. 孕激素分泌增加
- C. 黄体萎缩不全
- D. 雌激素分泌减少
- E. 黄体衰退过早

121. 常用的卵巢功能检查方法**不包括**
- A. 阴道脱落细胞检查
- B. 卵巢兴奋试验
- C. 腹腔镜检查
- D. 宫颈黏液检查
- E. B超监测

122. 各类闭经中，临床最常见的是
- A. 垂体性闭经
- B. 卵巢性闭经
- C. 子宫性闭经
- D. 下丘脑性闭经
- E. 原发性闭经

123. 关于痛经的描述，**不正确**的是
- A. 原发性痛经生殖器官无器质性病变
- B. 继发性痛经生殖器官有器质性病变
- C. 多发于无排卵型功血
- D. 痛经常于行经前数小时开始
- E. 痛经者可用解痉药

124. 与原发性痛经有关的主要原因是
- A. 促性腺激素释放增加
- B. 孕激素分泌增加
- C. 雌激素分泌增加
- D. 前列腺素分泌增加
- E. 促黄体生成素分泌增加

125. 痛经治疗的原则是
- A. 以心理治疗为主
- B. 以对症治疗为主
- C. 以促进排卵为主
- D. 以促进子宫内膜生长为主
- E. 以促进前列腺素释放为主

126. 葡萄胎患者随访时必须进行的检查是
- A. 妇科检查
- B. hCG 值测定
- C. B 型超声检查
- D. 多普勒超声检查

- E. 阴道脱落细胞涂片检查

127. 滋养细胞疾病共同的病理变化特点是
- A. 侵蚀子宫肌层
- B. 以血行转移为主
- C. 病变局限在宫腔内
- D. 滋养细胞呈不同程度的增生
- E. 保持完整的绒毛结构

128. 葡萄胎患者清宫术后首选的避孕方法是
- A. 阴茎套
- B. 针剂避孕药
- C. 埋入法避孕
- D. 口服避孕药
- E. 宫内节育器

129. 葡萄胎一旦诊断明确，首选的处理方法是
- A. 化疗
- B. 止血
- C. 清宫术
- D. 控制感染
- E. 全子宫切除术

130. 患者，28 岁。侵蚀性葡萄胎阴道转移大出血后行阴道填塞止血。护理措施中错误的是
- A. 每天冲洗阴道，防止感染发生
- B. 填塞纱条每 24～48 小时更换 1 次
- C. 卧床休息
- D. 尽快开始化学治疗
- E. 保持大便通畅，必要时用缓泻药

131. 患者，33 岁。足月产后 4 个月，阴道持续不规则出血，镜检示滋养细胞极度不规则增生，绒毛结构消失，其最可能的医疗诊断是
- A. 葡萄胎
- B. 侵蚀性葡萄胎
- C. 绒毛膜癌
- D. 宫腔感染
- E. 子宫内膜癌

132. 绒毛膜癌的子宫病灶组织学改变**不包括**
- A. 病变侵入子宫内膜和肌层
- B. 出血坏死组织
- C. 偶有胎盘结构
- D. 滋养细胞极度不规则增生
- E. 失去绒毛结构

133. 有关绒癌脑转移患者腰椎穿刺的护理，正确的是
    A. 腰穿一般选择第 5～6 腰椎间隙
    B. 留取脑脊液标本时，一次不可超过 2ml
    C. 腰穿后患者应取头高脚低位 6 小时
    D. 腰穿后患者卧床休息以防止低颅压性头痛
    E. 患者出现颅压高时应马上行腰椎穿刺

134. 化疗药物常见的不良反应不包括
    A. 头痛
    B. 腹痛
    C. 皮疹
    D. 便血
    E. 血尿

135. 妇科腹部手术患者的术前护理措施，不正确的是
    A. 术前教会患者有效咳嗽
    B. 术前应彻底清洁脐部
    C. 术前晚应询问患者有无月经来潮
    D. 术前 1 天进行阴道冲洗以清洁阴道
    E. 术前常规在宫颈及阴道穹窿涂甲紫

136. 妇科腹部手术患者可以拔除引流管的条件是
    A. 术后 12 小时引流液小于 100ml，脉搏正常
    B. 术后 12 小时引流液小于 50ml，血压正常
    C. 术后 24 小时引流液小于 50ml，体温正常
    D. 24 小时内引流液小于 50ml，血压正常
    E. 24 小时内引流液小于 10ml，体温正常

137. 确定子宫颈癌前病变和宫颈癌的最可靠的方法是
    A. 碘试验
    B. 淋巴造影
    C. 宫颈刮片细胞学检查
    D. 宫颈和宫颈管活组织检查
    E. 氮激光肿瘤固有荧光诊断法

138. 子宫颈癌的好发部位是
    A. 宫颈阴道部
    B. 宫颈鳞-柱状上皮交界处
    C. 子宫颈管内
    D. 子宫峡部
    E. 子宫颈外口

139. 肌壁间肌瘤的特点是
    A. 容易发生扭转
    B. 位于子宫肌层
    C. 约占子宫肌瘤的 20%
    D. 肌瘤表面由黏膜层覆盖
    E. 基底部位可形成较细的蒂

140. 妊娠合并子宫肌瘤，孕妇突感腹部疼痛剧烈，体温升高，可能是肌瘤发生
    A. 钙化
    B. 红色变
    C. 肉瘤变
    D. 囊性变
    E. 玻璃样变

141. 应用黄体生成激素释放激素类药物治疗子宫肌瘤的原理是
    A. 对抗雌激素
    B. 使子宫内膜萎缩
    C. 抑制前列腺素释放
    D. 抑制垂体、卵巢功能
    E. 直接作用于子宫平滑肌，减少出血

142. 患者，35 岁。已婚 6 年未育，月经量较多，近 2 个月有脓性白带，量多，体温 38℃。妇科检查：子宫稍大，宫颈光，宫颈口垂有鸡蛋大小肿物突出，表面被有黄苔，分泌物恶臭，应考虑的疾病是
    A. 子宫颈黏膜息肉
    B. 子宫颈癌
    C. 子宫黏膜下肌瘤继发感染
    D. 子宫结核
    E. 宫颈妊娠

143. 子宫内膜癌患者绝经后出血的特点是
    A. 持续的大量阴道出血
    B. 间断的大量阴道出血
    C. 出血量时多时少，时有时无
    D. 持续或间歇性出血，出血量不多
    E. 持续的少量阴道出血

144. 子宫内膜癌最常见的类型是
    A. 腺癌

B. 鳞腺癌

C. 角化癌

D. 浆液性癌

E. 透明细胞癌

145. 与雌激素有关的疾病**不包括**

A. 子宫内膜癌

B. 子宫内膜增殖症

C. 卵巢颗粒细胞瘤

D. 卵巢卵泡膜细胞瘤

E. 阴道闭锁

146. 有关卵巢黄素囊肿，**错误**的是

A. 一般不产生症状

B. 偶尔发生急性扭转

C. 随 hCG 水平下降而自趋消退

D. 卵巢往往呈单发性囊肿改变

E. 一般不需手术治疗

147. 目前诊断子宫内膜异位症的最佳方法是

A. B 超检查

B. 腹腔镜检查

C. 宫腔镜检查

D. 分断诊断性刮宫

E. 子宫输卵管碘油造影

148. 子宫内膜异位症患者不孕的主要原因是

A. 多囊卵巢综合征

B. 黄体分泌功能不足

C. 继发性进行性痛经

D. 前列腺素升高刺激宫缩

E. 盆腔内器官和组织广泛粘连

149. 关于外阴及阴道手术与相应术后体位，**不正确**的是

A. 处女膜闭锁切开术，半卧位

B. 先天性无阴道成形术，半卧位

C. 阴道横隔切开术，半卧位

D. 阴道前后壁修补术，半卧位

E. 外阴癌根治术，平卧位

150. 外阴脂肪瘤的特征是

A. 单个肿块，多发生于阴唇

B. 生长缓慢、质软，位于皮下组织内，呈圆形分叶状

C. 多见于大阴唇，肿瘤表面可有溃疡和坏死

D. 生长缓慢，肿瘤包膜完整，与表皮不粘连

E. 肿物有蒂或突出于皮肤表面、质硬、光滑

151. 关于外阴癌，**错误**的是

A. 外阴癌的患者常并发外阴色素减退疾病

B. 外阴的长期的慢性刺激也可发生癌变

C. 外阴癌不会与宫颈癌、阴道癌合并存在

D. HPV 感染、巨细胞病毒与外阴癌的发生有关

E. 5% ～ 10% 的外阴不典型增生可发展为外阴癌

152. 有关外阴阴道损伤，**不正确**的是

A. 分娩是外阴阴道损伤的主要原因

B. 外阴阴道损伤时可出现疼痛性休克

C. 创伤后可形成外阴及阴道血肿

D. 组织受到损伤可出现外出血

E. 外阴血肿形成时压痛明显，但不会出现巨大阴道盆腔血肿

153. 阴道成形术后，模具放置不当的后果是

A. 引起疼痛

B. 造成伤口感染

C. 引起外阴水肿

D. 局部组织压迫出现缺血坏死

E. 阴道变窄、变浅，影响手术效果

154. 在胚胎发育过程中，双侧副中肾管融合后，未能再向尾端伸展所致的女性生殖器官发育异常是

A. 无子宫

B. 无阴道

C. 双子宫

D. 单角子宫

E. 输卵管发育异常

155. 导致子宫脱垂最主要的原因是

A. 营养不良

B. 分娩损伤

C. 雌激素不足

D. 长期腹压增加

E. 盆底组织发育不良

156. 平卧用力向下屏气时，宫颈脱出阴道口，宫体仍在阴道内，此时的临床分度为
    A. Ⅰ度轻型
    B. Ⅰ度重型
    C. Ⅱ度轻型
    D. Ⅱ度重型
    E. Ⅲ度

157. 某夫妇被诊断为原发不孕，其诊断标准是指夫妇婚后同居，未采用避孕措施而未能怀孕至少达
    A. 1 年
    B. 2 年
    C. 3 年
    D. 4 年
    E. 5 年

158. 患者，29 岁。有正常性生活，婚后 3 年未孕，既往体健，月经规律，量中等，妇科盆腔检查正常，男方检查未发现异常。为确定不孕的原因，首先应进行的检查是
    A. 基础体温测定
    B. 输卵管通液术
    C. 宫腔镜检查
    D. 经前期取子宫内膜行组织学检查
    E. 子宫输卵管碘油造影

159. 有关不孕症的叙述，正确的是
    A. 女性因素约占 70%
    B. 子宫因素是引起不孕症的最常见原因
    C. 正常男性精液量约 7 ～ 8ml
    D. 不孕症指婚后有正常的性生活、未避孕、同居 1 年未曾妊娠者
    E. 有正常性生活者婚后 1 年的初孕率约为 80%

160. 辅助生殖技术不包括
    A. 人工授精
    B. 体外受精及胚胎移植
    C. 配子输卵管内移植
    D. 体外受精输卵管移植
    E. 配子宫腔内移植

161. 试管婴儿的主要适应证是
    A. 无排卵
    B. 子宫发育不良

    C. 免疫性不孕
    D. 输卵管阻塞
    E. 子宫黏膜下肌瘤

162. 辅助生殖技术所致中重度卵巢过度刺激综合征，最重要治疗措施是
    A. 静脉滴注白蛋白
    B. 记 24 小时尿量
    C. 尽早终止妊娠
    D. 每周测体重腹围
    E. 每半小时测生命征一次

163. 育龄妇女绝育手术时间最好选择在
    A. 月经干净后 1 ～ 2 天
    B. 月经干净后 3 ～ 4 天
    C. 月经来潮前 7 ～ 10 天
    D. 月经来潮前 5 天
    E. 避开排卵期即可

164. 计划生育的内容包括
    A. 晚婚、晚育
    B. 晚育、优生优育
    C. 晚婚、晚育、绝育
    D. 晚婚、晚育、优生优育、绝育
    E. 晚婚、晚育、节育、优生优育

165. 患者，32 岁。剖宫产术后 4 个月，哺乳期，首选的避孕方法是
    A. 避孕套
    B. 紧急避孕
    C. 安全期避孕
    D. 宫内节育器
    E. 口服避孕药

166. 自然产后，放置宫内节育器的时间是产后
    A. 立即放置
    B. 3 ～ 7 天
    C. 42 天
    D. 半年
    E. 2 年

167. 应用药物避孕的妇女，如希望妊娠须停药
    A. 3 个月后再受孕为宜
    B. 6 个月后再受孕为宜
    C. 9 个月后再受孕为宜
    D. 12 个月后再受孕为宜
    E. 15 个月后再受孕为宜

168．有关含有孕激素宫内节育器的避孕原理，**不正确**的是
  A．释放的孕酮使子宫内膜腺体萎缩
  B．抑制下丘脑 - 垂体 - 卵巢轴的作用
  C．宫颈黏液变稠妨碍精子运行
  D．影响精子的代谢
  E．孕酮使子宫内膜间质蜕膜化不利于受精卵着床

169．患者，30 岁。平时月经正常。5 年前曾生育一男孩，产后放置金属单环宫内节育器，去年因"带环妊娠"而人工流产 1 次。现要求放置带铜 V 型宫内节育器（V 型环）。此种宫内节育器带铜后的作用是
  A．提高避孕效果
  B．减少出血
  C．降低脱落率
  D．防止宫内节育器嵌顿
  E．防止感染

170．在无保护性性生活后服用紧急避孕药物最迟时间**不应晚于**
  A．24 小时
  B．36 小时
  C．48 小时
  D．60 小时
  E．72 小时

171．某孕妇，28 岁。停经 9 周，查尿 hCG 阳性，准备终止妊娠。此时该孕妇最适宜的处理是行
  A．人工流产钳刮术
  B．人工流产负压吸宫术
  C．药物引产
  D．水囊引产
  E．利凡诺引产

172．关于妇女保健工作，正确的是
  A．青春期保健以三级预防为主
  B．老年期保健的主要手段是心理疏导
  C．哺乳期保健的主要目的是促进家庭结构的完善
  D．生育期保健指导的主要目的是进行计划生育指导
  E．围绝经期保健的主要目的是提高自我保健意识和生活质量

173．孕前期保健的首要内容是
  A．选择最佳的受孕时机
  B．指导使用口服避孕药
  C．进行普通常规的健康指导
  D．无不良孕产史的产前咨询
  E．作好孕前准备，杜绝高危妊娠

174．**不属于**孕期妇女劳动保护内容的是
  A．妊娠满 7 个月后不得安排夜班劳动
  B．孕期不得加班、加点工作
  C．单胎哺乳时间为 30 分钟
  D．未满 4 个月流产者有 15 天产假
  E．工作中单人负重不超过 25kg

175．某社区共有 10 万人，2002 年该区内产妇为 480 例，活产婴儿数 500 例，出生后 28 天内由于各种原因死亡者 15 例，则计算该社区 2002 年新生儿死亡率为
  A．0.15‰
  B．15.25‰
  C．30.00‰
  D．31.25‰
  E．97.00‰

176．**不属于**孕产期保健质量指标的是
  A．孕产妇系统管理率
  B．围生儿死亡率
  C．孕产妇死亡率
  D．产后访视率
  E．婚检率

177．某产妇，28 岁。行会阴侧切后，自然分娩一女婴。现产后第 1 天，护士为产妇行会阴擦洗，操作**错误**的是
  A．第 1 遍由外向内
  B．冲洗时应堵住阴道口
  C．擦洗应自上而下
  D．1 个棉球限用 1 次
  E．第 2 遍由内向外，最后擦洗伤口

178．阴道灌洗的适应证**不包括**
  A．外阴癌术后
  B．慢性子宫颈炎
  C．阴道手术前准备
  D．阴道炎的治疗
  E．子宫切除术前

179. 会阴水肿湿热敷最常用的药液是
    A. 50% 硫酸镁
    B. 0.5% 醋酸
    C. 75% 乙醇
    D. 4% 碳酸氢钠
    E. 1：5000 高锰酸钾

180. 宫颈棉球上药后棉球取出时间为
    A. 8～10 小时
    B. 12～24 小时
    C. 24～36 小时
    D. 36～48 小时
    E. 48～72 小时

181. 患者，28岁。G_2P_1，近1周来阴道分泌物增多，黄色无臭味。妇科检查：宫颈轻度糜烂，宫体正常大小，两侧附件未触及。阴道分泌物找滴虫及真菌均为阴性。宫颈刮片细胞学检查为巴氏Ⅱ级。提示为
    A. 正常
    B. 炎症
    C. 可疑癌症
    D. 高度可疑癌症
    E. 癌症

182. 患者，48岁。1年来阴道不规则出血，分泌物有异味，宫颈呈菜花样，左侧宫旁组织增厚，但未达盆壁，阴道累积达下1/3。为确诊应行
    A. 阴道脱落细胞检查
    B. 宫颈碘试验
    C. 阴道镜检查
    D. 宫颈活体组织检查
    E. 宫腔镜检查

183. 疑结核性子宫内膜炎进行诊断性刮宫时，应重点刮取子宫内膜组织的部位是
    A. 子宫底部
    B. 子宫角部
    C. 子宫颈部
    D. 子宫侧壁
    E. 子宫后壁

184. 患者，25岁。月经正常，人工流产后2年不孕。妇科检查：输卵管条索状增粗，轻压痛。首先考虑采用的诊疗方法是
    A. 诊断性刮宫术

B. 剖腹探查术
C. 阴道镜检查术
D. 宫颈诊刮术
E. 输卵管通畅术

185. 关于后穹窿穿刺，错误的是
    A. 穿刺时注意进针的方向，一般进针5cm
    B. 抽出物为血液，放置5分钟不凝固为腹腔内出血
    C. 抽出液为浅红色稀薄液，多为盆腔炎症渗出液
    D. 盆腔积脓者抽取脓液后可注入抗生素
    E. 可以协助诊断异位妊娠引起的内出血

186. 腹腔镜检查时，需先向腹腔充入气体，此气体为
    A. 氧气
    B. 空气
    C. 氮气
    D. 二氧化碳
    E. 氦气

187. 关于会阴侧切缝合术的描述，不正确的是
    A. 预防早产儿颅内出血可行会阴切开术
    B. 麻醉的方法有局部浸润麻醉和会阴部神经阻滞麻醉
    C. 在会阴后联合向左后方与正中线成45°，在宫缩时剪开会阴全层
    D. 缝合应在切口的顶端间断或连续缝合阴道黏膜
    E. 术后保持会阴清洁、干燥

188. 胎头吸引术的禁忌证是
    A. 瘢痕子宫
    B. 头盆不称
    C. 妊娠合并心脏病
    D. 第二产程延长
    E. 妊娠期高血压疾病

189. 必须立即行人工剥离胎盘术的情况是
    A. 胎儿娩出后20分钟胎盘仍未剥离
    B. 胎儿娩出后胎盘娩出前有活动性出血
    C. 胎儿娩出后胎盘部分剥离引起少量出血
    D. 前置胎盘，胎儿娩出后有少量出血
    E. 胎盘早剥，胎儿娩出后无活动性出血

190. 产钳术的适用条件**不包括**
    A. 头盆不称
    B. 宫口已开全
    C. 顶先露
    D. 臀位产时胎头娩出困难者
    E. 胎儿双顶径达坐骨棘水平以下，胎头骨质部分已达盆底

191. 绝对头盆不称者宜行
    A. 产钳助产术
    B. 胎头吸引术
    C. 会阴侧切术
    D. 剖宫产术
    E. 利凡诺引产术

192. 剖宫产术前准备**不包括**
    A. 做好心理护理
    B. 常规导尿，备皮
    C. 腹部消毒前复查胎心
    D. 做常规药物过敏试验
    E. 常规催产素静点

（193－196题共用题干）

某孕妇，孕32周。血压140/90mmHg、尿蛋白微量，水肿（++）。

193. 问题1：可能的诊断是
    A. 轻度子痫前期
    B. 妊娠期高血压
    C. 重度子痫前期
    D. 慢性高血压并发子痫前期
    E. 子痫

194. 问题2：目前首选的治疗为
    A. 利尿
    B. 休息
    C. 解痉
    D. 降压
    E. 终止妊娠

195. 问题3：如该患者血压持续升高至170/115mmHg、尿蛋白（++）、水肿（+++）并伴有头痛、头晕，其诊断为
    A. 轻度子痫前期
    B. 妊娠期高血压
    C. 重度子痫前期
    D. 慢性高血压并发子痫前期

    E. 子痫

196. 问题4：如该患者此时应用硫酸镁治疗，应检查的内容是
    A. 血压、水肿、蛋白尿
    B. 血压、尿量、腱反射
    C. 水肿、尿量、腱反应
    D. 血压、呼吸、尿量
    E. 呼吸、尿量、腱反应

（197－199题共用题干）

某孕妇，25岁。素食者，现孕30周，近日感全身无力、面色苍白、头晕眼花，活动后心悸、气短，无黄染无皮肤瘙痒。

197. 问题1：孕妇血常规示：血红蛋白73g/L，首选的诊断是
    A. 轻度贫血
    B. 中度贫血
    C. 重度贫血
    D. 极重度贫血
    E. 正常范围

198. 问题2：该孕妇首选的检查是
    A. 血常规
    B. 肝功
    C. B超
    D. NST
    E. 心电图

199. 问题3：处理原则**错误**的是
    A. 多摄食动物肝脏
    B. 硫酸亚铁口服
    C. 禁饮浓茶
    D. 输血
    E. 补充维生素C

（200－202题共用题干）

某孕妇，27岁。38周妊娠，规律性腹痛3小时入院。胎方位为单臀位，估计胎儿体重3000g，骨盆外测量正常。

200. 问题1：对该孕妇的处理原则**错误**的是
    A. 可阴道分娩
    B. 注意胎儿双手上举
    C. 注意后出胎头的娩出
    D. 胎方位为单臀位的初产妇一律行剖宫

产术

E. 胎膜自破，羊水混有胎粪，给予继续观察

201. 问题2：臀位最易发生的并发症是
A. 胎儿窘迫
B. 产褥感染
C. 胎足拖出
D. 产后出血
E. 胎膜早破，脐带脱垂

202. 问题3：若孕妇经阴道分娩，处理错误的是
A. 持续胎心监护
B. 严密观察产程进展
C. 防止胎膜早破，禁做肛门检查
D. 脐部娩出后，胎儿娩出最长不能超过8分钟
E. 宫口开全，阴道口见胎臀时，需要用手掌堵住阴道口，待软产道充分扩张后才分娩

（203－204题共用题干）

患者，35岁。G_3P_2。自愿要求输卵管结扎术。

203. 问题1：结扎前，应排除的情况是
A. 子宫肌瘤
B. 严重的神经官能症
C. 子宫腺肌症
D. 外阴白斑
E. 严重遗传病

204. 问题2：手术中注意事项正确的是
A. 切口越小对患者越有利
B. 为避免患者紧张，尽量在台上多讲笑话
C. 寻找输卵管必须追溯到伞端，以免误扎
D. 在输卵管结扎线的上方剪去2cm长的输卵管
E. 结扎术和阑尾切除术应同时进行

（205－206题共用题干）

患者，34岁。G_4P_2。在局部麻醉下行输卵管结扎术。

205. 问题1：护理措施错误的是
A. 休息1个月

B. 禁止性生活3个月
C. 鼓励早期下床活动
D. 保持切口和会阴部清洁、干燥
E. 心理护理

206. 问题2：术后并发症不包括
A. 出血、血肿
B. 感染
C. 脏器损伤
D. 坠积性肺炎
E. 绝育失败

（207－210题共用备选答案）
A. 月经期的第1～4天
B. 月经周期的第1～14天
C. 月经周期的第5～14天
D. 月经周期的第15～28天
E. 月经周期的第24～28天

207. 分泌期晚期是
208. 分泌期为
209. 月经期为
210. 增生期为

（211－212题共用备选答案）
A. 保护、改善心功能状况
B. 预防产后出血
C. 隔离护理
D. 择期剖宫产
E. 产后母婴同室

211. 妊娠合并急性病毒性肝炎患者应
212. 妊娠合并心脏病孕妇处理原则是

（213－216题共用备选答案）
A. 子宫出现病理缩复环，血尿
B. 产后宫底逐渐升高，随后大量血液自阴道流出
C. 产妇突然感到下腹部剧痛，随即子宫收缩停止
D. 产后突然发生寒战，呼吸困难，发绀
E. 胎儿娩出后，阴道间歇性流出暗红色血液，胎盘娩出延迟

213. 产后出血的临床表现为
214. 先兆子宫破裂
215. 子宫破裂
216. 羊水栓塞的临床表现为

（217－219题共用备选答案）

　　A．窥阴器检查

　　B．双合诊

　　C．三合诊

　　D．阴道检查

　　E．肛腹诊

217．临产妇女适宜的检查是

218．未婚妇女适宜的妇科检查是

219．阴道闭锁患者适宜的妇科检查是

（220－221题共用备选答案）

　　A．卡铂

　　B．长春新碱

　　C．多柔比星（阿霉素）

　　D．环磷酰胺

　　E．氟尿嘧啶

220．化疗药物中属抗生素类的是

221．以上化疗药物中属烷化剂的是

（222－224题共用备选答案）

　　A．肾脏毒性

　　B．心脏毒性

　　C．肺纤维化

　　D．骨髓抑制

　　E．消化道反应

222．患者应用阿霉素化疗时，应特别注意

223．患者应用博来霉素化疗时，应特别注意

224．患者应用顺铂化疗时，应特别注意

（225－266题共用备选答案）

　　A．异位妊娠

　　B．盆腔感染

　　C．流产不全

　　D．再次妊娠

　　E．功血

225．患者，23岁。负压吸宫术后50天未见月经来潮，尿妊娠试验（+）。吸宫时见到绒毛组织，吸宫术后5天阴道流血停止。最可能的诊断是

226．患者，32岁。药物流产后20天，阴道流血多于月经量，尿妊娠试验（+），最可能的诊断是

第四章　儿科护理学

1. 儿科护理学所涉及的范围除外
   A. 专科护理学
   B. 生理学
   C. 运动学
   D. 社会学
   E. 营养学

2. 儿科护士最重要的角色是
   A. 护理活动执行者
   B. 健康协调者
   C. 健康咨询者
   D. 患儿代言人
   E. 护理研究者

3. 与儿童生长发育描述不符的是
   A. 生长发育是连续的过程
   B. 儿童神经系统发育相对较晚
   C. 动作发育依次为抬头、坐、走
   D. 有个体差异
   E. 婴儿期前半年发育速度最快

4. 新生儿期是指
   A. 生后 7 天
   B. 生后 14 天
   C. 生后 30 天
   D. 生后脐带结扎至满 28 天
   E. 生后脐带结扎至满 30 天

5. 正常 5 个月小儿的体重是出生体重的
   A. 1.5 倍
   B. 2 倍
   C. 3 倍
   D. 3.5 倍
   E. 5 倍

6. 乳牙出齐的年龄一般在
   A. 10～12 个月
   B. 12～18 个月
   C. 20～24 个月
   D. 2～2.5 岁
   E. 3～3.5 岁

7. 计算 1～6 个月小儿体重的公式是
   A. 出生体重（kg）＋月龄 ×0.7（kg）
   B. 月龄 ×2（kg）＋6（kg）
   C. 出生体重（kg）＋7×0.6（kg）＋（月龄－6）×0.4（kg）
   D. 出生体重（kg）＋6×0.7（kg）＋（月龄－6）×0.3（kg）
   E. 出生体重（kg）＋6×0.6kg＋（月龄－6）×0.5（kg）

8. 前囟的正确测量方法是
   A. 对角连线
   B. 对边中点连线
   C. 邻边中点连线
   D. 邻角连线
   E. 测周径长度

9. 小儿开始认母亲的时间为
   A. 2～3 个月
   B. 4～5 个月
   C. 5～6 个月
   D. 6～7 个月
   E. 7 个月以上

10. 正常小儿能够听懂自己名字的月龄是
    A. 5 个月
    B. 6 个月
    C. 8 个月
    D. 9 个月
    E. 12 个月

11. 根据 Erikon 的心理社会发展理论：勤奋 - 自卑期所代表的小儿生长发育的阶段是
    A. 幼儿期

B. 学龄前期

C. 学龄期

D. 青春前期

E. 青春期

12. 正常小儿脊柱生理弯曲出现的时间依次是

A. 2个月、4个月、8个月

B. 3个月、6个月、12个月

C. 4个月、6个月、8个月

D. 5个月、7个月、8个月

E. 6个月、10个月、14个月

13. 婴儿期保健要求的内容不包括

A. 加强保暖

B. 提倡母乳喂养，合理添加辅食

C. 定期做健康检查和体格测量

D. 预防疾病、防止意外

E. 定期基础计划免疫

14. 免疫制剂中，属于被动免疫制剂的是

A. 卡介苗

B. 乙脑疫苗

C. 丙种球蛋白

D. 白喉类毒素

E. 脊髓灰质炎疫苗

15. 为小儿注射疫苗正确的是

A. 注射所有疫苗常规使用碘酊及乙醇消毒皮肤

B. 注射疫苗最好在饭前进行

C. 安瓿内剩余药可用无菌纱布覆盖保存4小时

D. 注射活疫苗时只用乙醇消毒皮肤

E. 小儿低热不影响注射疫苗

16. 卡介苗接种次数是

A. 出生时注射1次

B. 每周1次注射2次

C. 每周1次注射3次

D. 每月1次注射2次

E. 每月1次注射3次

17. 小儿预防接种操作，错误的是

A. 做到每人1副注射器

B. 打开的药液室温下存放不超过4小时

C. 接种后剩余的药液应废弃

D. 剩余的活疫苗应焚烧

E. 最好在饭后进行接种

18. 脂溶性维生素不包括

A. 维生素A

B. 维生素C

C. 维生素D

D. 维生素E

E. 维生素K

19. 1岁以内小儿生长发育每天每千克体重所需能量为

A. 10~20kcal

B. 30~40kcal

C. 50~60kcal

D. 70~80kcal

E. 80kcal以上

20. 维生素A的主要生理作用为

A. 参与人体钙、磷的代谢

B. 参与人体视紫质的合成

C. 参与细胞增殖

D. 参与人体神经组织的代谢

E. 参与人体骨骼生长发育

21. 母乳喂养有利于预防佝偻病，是因为母乳中

A. 乳白蛋白含量多

B. 不饱和脂肪酸多

C. 糖含量高

D. 抗体较多

E. 钙、磷比例合适

22. 小儿辅食添加的原则应除外

A. 从少量开始

B. 从细到粗

C. 小儿患病期间不添加新品种的辅食

D. 由稠到稀

E. 由一种到多种

23. 每100ml牛奶所产生的能量为

A. 55kcal

B. 67kcal

C. 77kcal

D. 88kcal

E. 90kcal

24. 早产儿，生后15天，母乳喂养，首先应添加

A．米汤

B．菜汤

C．鱼肝油

D．水果汁

E．蛋黄

25．可导致新生儿出现"灰婴综合征"的药物是

A．青霉素

B．氯霉素

C．红霉素

D．庆大霉素

E．卡那霉素

26．新生儿适合做脐静脉插管的是

A．脐炎

B．腹膜炎

C．坏死性小肠结肠炎

D．ABO 溶血或 Rh 溶血

E．下肢或臀部有局部血供障碍时

27．患儿，男，生后 1 小时。孕 34 周早产，出生体重 1.5kg。查体：一般情况及反应欠佳，呼吸浅促，心音低钝，体温不升，四肢肌张力正常。把该患儿置于暖箱内，暖箱的温度应为

A．30℃

B．31℃

C．32℃

D．34℃

E．35℃

28．正常足月新生儿解剖特点是

A．胎毛多而长

B．耳壳软

C．哭声轻

D．指甲达到或超过指端

E．足底纹少

29．正常新生儿动脉导管永久关闭时间是在出生后

A．1 个月

B．2 个月

C．3 个月

D．4 个月

E．5 个月

30．关于早产儿的喂养，不正确的是

A．出生体重 1500g 以上无青紫者生后 2 ～

4 小时可开奶

B．最好母乳喂养

C．喂奶量以不发生胃内潴留及呕吐为原则

D．无吸吮能力及吞咽功能差者可滴管或鼻饲喂养

E．喂奶量及间隔时间与胎龄和出生体重有关

31．早产儿不易出现的病症是

A．低血糖

B．呼吸暂停

C．肺透明膜病

D．发热

E．出血

32．一出生体重为 1300g 的早产儿初次喂奶量为

A．1 ～ 2ml

B．3 ～ 4ml

C．5 ～ 10ml

D．11 ～ 15ml

E．16 ～ 20ml

33．新生儿窒息复苏的第一步是

A．复温

B．建立呼吸

C．药物治疗

D．建立有效循环

E．保持呼吸道通畅

34．新生儿缺氧缺血性脑病的治疗原则，不正确的是

A．生命复苏、减少刺激

B．减少致病因素

C．控制惊厥症状

D．治疗脑水肿

E．及早喂哺

35．新生儿颅内出血的病因不包括

A．孕母患有心力衰竭

B．产程延长

C．高位产钳助产

D．孕 3 月前母亲患有风疹

E．生后快速滴注高渗性溶液

36．重症新生儿颅内出血，脑脊液糖含量降低最明显的时间是生后

A．1 ～ 2 天

B. 2 ~ 4 天

C. 5 ~ 10 天

D. 15 ~ 20 天

E. 20 ~ 25 天

37. 关于母儿血型不合，不正确的解释是

    A. 母儿 Rh 血型不合时，第 1 胎时便可发生新生儿溶血症

    B. 母血型为 B，一般不会发生新生儿 ABO 溶血

    C. 母儿 ABO 血型不合时，第 1 胎可发生新生儿溶血症

    D. 母血型为 O，父血型为 A 或 B 时，可能发生新生儿溶血

    E. 母血型为 A，一般不会发生新生儿 ABO 溶血

38. 患儿，女，足月顺产 6 天。母乳喂养，吃奶好，皮肤黄染，血清胆红素 153 μmol/L，应采取的措施是

    A. 蓝光照射

    B. 输白蛋白

    C. 输血浆

    D. 换血治疗

    E. 不需处理

39. 新生儿肺透明膜病的主要病因是

    A. 出生时突然缺氧

    B. 缺乏肺泡表面活性物质

    C. 胎儿肺内结构异常

    D. 胎儿抗体形成不足

    E. 体温过低

40. 新生儿肺透明膜病用氧疗时应特别注意用氧的浓度，长时间吸入高流量氧的不良反应不包括

    A. 氧中毒

    B. 耳聋

    C. 视网膜病变

    D. 肺发育不良

    E. 呼吸抑制

41. 孕 34 周，早产儿，生后 8 小时出现呼吸困难，进行性加重，呼气时呻吟，时而发生呼吸暂停，两肺呼吸音低，未闻湿啰音。最可能的诊断是

    A. 新生儿湿肺

    B. 肺部细菌感染

    C. 羊水吸入综合征

    D. 新生儿肺透明膜病

    E. 持续肺动脉高压症

42. 新生儿肺炎患儿，应当将血氧分压维持在

    A. 40 ~ 50mmHg

    B. 50 ~ 60mmHg

    C. 60 ~ 80mmHg

    D. 80 ~ 90mmHg

    E. 90 ~ 100mmHg

43. 不符合胎粪吸入性肺炎的临床表现的是

    A. 有宫内窘迫史

    B. 两肺无干湿性啰音

    C. 出生后患儿呼吸急促

    D. 病情往往较重

    E. 严重者可出现神经系统症状

44. 最易导致新生儿败血症的感染途径为

    A. 产道

    B. 口腔

    C. 血液

    D. 脐部

    E. 泌尿道

45. 患儿，男，8 天。其母孕 36 周早产。患儿因皮肤发黄、反应差 1 天而入院。入院后患儿拒食，体温 32℃，皮肤明显黄染，左下肢外侧发硬、凉、肿，血胆红素 221mol/L，首优的护理诊断是

    A. 潜在并发症：胆红素脑病

    B. 体温过低

    C. 潜在并发症：弥散性血管内凝血

    D. 有感染的危险

    E. 知识缺乏

46. 早产儿，生后 2 天。拒乳，反应差，哭声低，体温 34.5℃，下肢出现硬肿，皮肤发凉，心音低钝，心率 100 次/分。最优先考虑的治疗和护理措施是

    A. 合理用药

    B. 对症处理

    C. 合理喂养

    D. 预防感染

    E. 复温

47. 临床诊断新生儿低血糖的血糖标准是小于

A. 1.2mmol/L
B. 1.67mmol/L
C. 2.2mmol/L
D. 3.2mmol/L
E. 3.67mmol/L

48. 新生儿，男，出生体重为2000g，生后出现哭声异常，肌张力低，疑为新生儿低血糖，第2天查血糖，符合诊断标准的结果是
    A. 18mg/dl
    B. 22mg/dl
    C. 26mg/dl
    D. 30mg/dl
    E. 34mg/dl

49. 与营养不良无关的指标是
    A. 肌酐身高指数
    B. 血清蛋白
    C. 氮平衡
    D. 整体蛋白更新率
    E. 肌酐清除率

50. 营养不良婴儿首先的临床表现是
    A. 体重不增
    B. 身长低于正常
    C. 皮下脂肪减少
    D. 精神萎靡、反应差
    E. 皮肤干燥、苍白、弹性差

51. 预防佝偻病应特别强调的是
    A. 合理喂养
    B. 经常晒太阳
    C. 经常口服钙片
    D. 经常口服鱼肝油
    E. 多吃含维生素D的食品

52. 为了预防维生素D缺乏性佝偻病，新生儿开始补充维生素D的时间应在生后
    A. 2周
    B. 3周
    C. 4周
    D. 6周
    E. 8周

53. 佝偻病患儿肋骨畸形的表现是
    A. "O"形或"X"形腿
    B. 漏斗胸

C. 方颅
D. 手镯
E. 脚镯

54. 维生素D缺乏性佝偻病患儿出现"O"形腿或"X"形腿的月龄是
    A. 4个月
    B. 6个月
    C. 9个月
    D. 10个月
    E. 12个月

55. 维生素D缺乏性手足搐搦症与维生素D缺乏性佝偻病发病原因不同点是
    A. 钙吸收代谢障碍
    B. 磷吸收代谢障碍
    C. 甲状旁腺分泌不足
    D. 神经系统兴奋性降低
    E. 碱性磷酸酶活性升高

56. 维生素D缺乏性手足搐搦症严重危及生命的症状是
    A. 惊厥
    B. 低血钙
    C. 低血镁
    D. 喉痉挛
    E. 手足搐搦

57. 腹泻患儿，补液后排尿，输液瓶中还有溶液150ml，最多可加入10%或15%氯化钾多少毫升
    A. 1.5ml，1ml
    B. 2ml，1.5ml
    C. 3ml，1.5ml
    D. 4.5ml，3ml
    E. 5ml，3.5ml

58. 对于出现明显循环衰竭的腹泻患儿，早期扩容宜选用
    A. 2∶1等张含钠 20ml/kg
    B. 3∶1等张含钠液 20ml/kg
    C. 2∶1∶1液 20ml/kg
    D. 4∶3∶2液 20ml/kg
    E. 1∶2液 20ml/kg

59. 患儿，男，8个月。阵发性哭闹，进食后呕吐，曾有果酱样便一次，中上腹明显紧张，可触

及 3cm 左右的压痛性包块，应考虑为

    A．急性肠炎

    B．腹腔肿瘤

    C．肠扭转

    D．肠套叠

    E．消化道出血

60．新生儿在轻度脱水时，液体丢失量和体重的比例在

    A．5% 以下

    B．5%～10%

    C．10%～13%

    D．13%～15%

    E．> 15%

61．低渗性脱水的病理生理特点是

    A．失钠>失水

    B．失水>失钠

    C．失水>失钾

    D．失钾>失水

    E．失钾>失钠

62．1 岁以内小儿，呼吸频率为

    A．16～20 次/分

    B．21～25 次/分

    C．30～40 次/分

    D．41～45 次/分

    E．50 次/分

63．小儿急性上呼吸道感染最常见的病原体是

    A．细菌

    B．病毒

    C．支原体

    D．衣原体

    E．真菌

64．小儿急性呼吸道感染与成人最重要的不同点是

    A．有发热

    B．鼻塞较重

    C．咽充血明显

    D．并发症较多

    E．颌下淋巴结肿大明显

65．小儿急性感染性喉炎咳嗽的特点为

    A．干咳

    B．湿性咳嗽

    C．犬吠样咳嗽

    D．刺激性咳嗽

    E．痉挛性咳嗽

66．患儿，女。发热 2 天，突然声音嘶哑，犬吠样咳嗽，烦躁不安，有吸气性喉鸣及三凹症，体温 38.3℃，咽充血，肺部无湿啰音，该患儿最可能的诊断是

    A．上呼吸道感染

    B．急性咽炎

    C．急性喉炎

    D．急性支气管炎

    E．急性支气管哮喘

67．小儿哮喘性支气管炎发作时主要表现是

    A．呼吸急促

    B．痉挛性咳嗽

    C．呼气性呼吸困难

    D．吸气性呼吸困难

    E．两肺满布湿性啰音

68．患儿，男，5 个月，咳嗽、咳痰 2 天，加重 1 天，体温 39.5℃，呼吸 50 次/分，心率 150 次/分，精神萎靡，胸部 X 线肺纹理增粗，诊断为支气管炎。该患儿首优的护理问题是

    A．清理呼吸道无效

    B．体温过高

    C．气体交换受损

    D．体液不足

    E．潜在并发症：心力衰竭

69．我国小儿肺炎最常见的病原体是

    A．细菌

    B．真菌

    C．病毒

    D．支原体

    E．衣原体

70．肺炎严重程度的判断标准是

    A．咳嗽程度

    B．缺氧程度

    C．体温高低

    D．肺部体征

    E．年龄大小

71．患儿，1 岁。发热咳嗽 7 天，突然气促、呻吟、发绀 1 天，精神弱，皮肤见猩红热样皮疹，右肺

叩诊浊音，右下肺呼吸音低，右上闻及细湿啰音，中性白细胞增高，最可能的诊断是

- A. 腺病毒肺炎合并胸腔积液
- B. 支原体肺炎合并胸腔积液
- C. 肺结核合并结核性胸膜炎
- D. 金黄色葡萄球菌肺炎合并脓胸
- E. 呼吸道合胞病毒合并胸腔积液

72. 支气管哮喘发作，最重要的诱发因素是

- A. 气候变化
- B. 过度兴奋
- C. 呼吸道感染
- D. 剧烈运动
- E. 非特异性刺激物

73. 新生儿动、静脉内径比

- A. 1：1
- B. 1：2
- C. 1：3
- D. 2：1
- E. 2：2

74. 法洛四联症患儿突然昏厥抽搐，最可能的原因是

- A. 长期脑缺氧
- B. 合并脑血栓
- C. 合并脑脓肿
- D. 合并脑膜炎
- E. 肺动脉漏斗部肌肉痉挛

75. 无分流型的先天性心脏病是

- A. 房间隔缺损
- B. 室间隔缺损
- C. 动脉导管未闭
- D. 法洛四联症
- E. 主动脉缩窄

76. 先天性心脏病发病率为活产婴儿

- A. 1‰～2‰
- B. 3‰～4‰
- C. 5‰～6‰
- D. 7‰～8‰
- E. 9‰～10‰

77. 患儿，3岁。法洛四联症。现发热、腹泻5天。1天来，自述头晕，呕吐3次，该患儿可能并发了

- A. 癫痫
- B. 脑血栓
- C. 中毒性脑病
- D. 结核性脑膜炎
- E. 中枢神经系统感染

78. 患儿，8岁。病毒性心肌炎，恢复期限制其活动时间不少于

- A. 1个月
- B. 3个月
- C. 4个月
- D. 5个月
- E. 6个月

79. 终生制造淋巴细胞的器官是

- A. 肝脏
- B. 脾
- C. 骨髓
- D. 卵黄囊
- E. 中胚叶

80. 小细胞低色素性贫血常见于

- A. 地中海贫血
- B. 再生障碍性贫血
- C. 缺铁性贫血
- D. 巨幼细胞性贫血
- E. 溶血性贫血

81. 引起营养性巨幼细胞贫血原因是

- A. 铁摄入不足
- B. 叶酸缺乏
- C. 维生素 C 不足
- D. 维生素 B_6 不足
- E. 维生素 B_1 不足

82. 缺铁性贫血患儿用铁剂治疗的疗程是

- A. 血红蛋白正常后即可停药
- B. 红细胞计数正常后即可停药
- C. 红细胞正常后继续用药 4～6 周
- D. 血红蛋白正常后继续用药 6～8 周
- E. 网织红细胞正常后继续用药 6～8 周

83. 原发性血小板减少性紫癜患儿发生鼻出血时，应首先采取的措施是

- A. 大量输注血小板
- B. 头低位卧床休息
- C. 立即用冰袋冷敷鼻部

D．用干燥的纱布压迫止血

E．用浸麻黄素的纱条压迫止血

84．儿童急性白血病的主要治疗方法为

    A．化学治疗

    B．造血干细胞移植

    C．免疫治疗

    D．支持治疗

    E．对症治疗

85．急性白血病患儿出现高热时正确的护理是

    A．乙醇拭浴

    B．冰袋冷敷

    C．安乃近滴鼻

    D．服阿司匹林

    E．多喝冰镇牛奶

86．引起急性肾小球肾炎发生免疫复合物损伤的常见细菌是

    A．大肠埃希菌

    B．金黄色葡萄球菌

    C．A组β溶血性链球菌

    D．革兰阳性杆菌

    E．变性杆菌

87．急性肾小球肾炎起病较急，其主要临床表现为

    A．血尿、少尿、水肿

    B．少尿、水肿、高血压

    C．血尿、水肿、高血压

    D．高血压、肾功能衰竭

    E．水肿、蛋白尿、高血压

88．单纯性肾病综合征与肾炎性肾病综合征的区别点是

    A．尿蛋白量是否减少

    B．血浆蛋白高低

    C．水肿程度

    D．血沉是否增快

    E．有无高血压、血尿

89．新生儿泌尿道感染的临床表现<u>不包括</u>

    A．体温不升

    B．体重不增

    C．肾区扣痛

    D．尿频、尿急、尿痛

    E．全身症状为主

90．小儿急性泌尿感染最常见的致病菌是

    A．克雷白杆菌

    B．真菌

    C．变形杆菌

    D．大肠埃希菌

    E．副大肠埃希菌

91．慢性泌尿道感染患儿，病程应在

    A．2月以上

    B．3月以上

    C．4月以上

    D．5月以上

    E．6月以上

92．生长激素缺乏导致小儿身高在同龄健康儿童生长曲线上低于

    A．第3.0百分位

    B．第2.5百分位

    C．第2.0百分位

    D．第1.5百分位

    E．第1.0百分位

93．患儿，女，7岁。其外观明显小于实际年龄，身体各部比例正常，体型匀称，手足较小，智力正常。最可能的临床诊断是

    A．糖尿病

    B．营养不良

    C．生长激素缺乏症

    D．维生素D缺乏性佝偻病

    E．先天性甲状腺功能减低症

94．先天性甲状腺功能减低症患儿服用甲状腺素的正确方法是

    A．长期固定剂量用药

    B．尽早开始，终身服用

    C．用药剂量不随体重改变

    D．临床症状消失后停药

    E．用药时每3～4周增加1次剂量

95．患儿，男，2.5岁。因智力低下，听力及语言障碍来诊。化验检查：血清 $T_3 < 2.2nmol/L$，$T_4 < 80nmol/L$，血清促甲状腺素 3.5mu/L，尿 $FeCl_3$ 试验阴性，^{131}I 吸收率增高。首选的治疗方法是

    A．甲状腺片口服

    B．甲状腺素钠口服

C. 苯丙胺片口服

D. 能量合剂口服

E. 胞二磷胆碱注射

96. 酮症酸中毒是儿童糖尿病常见的并发症，首次就诊表现为酮症酸中毒的患儿比例是

A. 20%

B. 30%

C. 40%

D. 50%

E. 60%

97. 儿童糖尿病酮症酸中毒时的表现为

A. 头痛、头晕

B. 大汗淋淋

C. 脉搏减缓

D. 呼吸深长

E. 血压升高

98. 糖尿病患儿的运动锻炼原则，错误的是

A. 不在空腹时运动

B. 原则上不限制运动

C. 运动时间以进餐 2～3 小时以后为宜

D. 运动后有低血糖症状时可加餐

E. 经胰岛素和饮食治疗，糖尿病被控制的情况下进行

99. 小儿出生时存在，以后逐渐消失的反射是

A. 角膜反射

B. 提睾反射

C. 膝腱反射

D. 握持反射

E. 腹壁反射

100. 出生时存在，以后永不消失的反射是

A. 瞳孔对光反射

B. 觅食反射

C. 腹壁反射

D. 提睾反射

E. 吸吮反射

101. 化脓性脑膜炎患儿脑脊液外观表现特点为

A. 清晰透明

B. 毛玻璃样

C. 呈脓性浑浊

D. 呈血性浑浊

E. 静置 24 小时有网状薄膜形成

102. 化脓性脑膜炎患儿最危险的临床表现是

A. 高热

B. 惊厥

C. 意识障碍

D. 脑疝

E. 脑水肿

103. 病毒性脑膜炎、脑炎常见的病毒是

A. 埃可病毒

B. 腮腺病毒

C. 疱疹病毒

D. 合胞病毒

E. 流感病毒

104. 急性炎症性脱髓鞘性多发性神经病显著增高的血清免疫球蛋白是

A. IgA

B. IgM

C. IgG

D. IgE

E. IgD

105. 在急性炎症性脱髓鞘性多发性神经病病程中，严重时可迅速危及生命的是

A. 四肢瘫痪加重

B. 颅神经损伤

C. 呼吸肌麻痹

D. 营养障碍

E. 褥疮

106. 急性炎症性脱髓鞘性多发性神经病临床特征是

A. 非对称性僵硬性肢体瘫痪

B. 急性非对称性弛缓性肢体瘫痪

C. 急性对称性弛缓性肢体瘫痪

D. 慢性对称性弛缓性肢体瘫痪

E. 慢性非对称性弛缓性肢体瘫痪

107. 小儿脑性瘫痪，不正确的是

A. 功能训练和理疗是重要的治疗方法

B. 常有不同程度的脑皮质萎缩和脑室扩大

C. 主要病因为早产、产伤、围生期窒息等

D. 病情呈进行性进展

E. 常合并有精神发育异常

108. 除心理治疗和教育以外，对注意力缺陷多动障碍唯一有效的药物为
    A. 镇静剂
    B. 催眠剂
    C. 强安定剂
    D. 神经兴奋剂
    E. 脑代谢功能改善剂

109. 与患风湿性瓣膜病有密切关系的是
    A. 有过严重外伤
    B. 曾有输血经历
    C. 行扁桃体切除术
    D. 感染过 A 组溶血性链球菌
    E. 缺乏疫苗接种

110. 风湿热关节炎措施错误的是
    A. 移动患儿肢体要轻柔
    B. 避免受损关节受压
    C. 长期服用止痛药以减轻症状
    D. 保持肢体处于舒适体位
    E. 适当减少肢体活动

111. 不符合幼年型类风湿病临床表现的是
    A. 全身症状轻微
    B. 发热呈弛张热
    C. 全身一过性多形性皮疹
    D. 肝、脾、淋巴结肿大
    E. 后期伴多发性大关节炎症状

112. 风湿热治疗使用泼尼松的常见不良反应不包括
    A. 消化道溃疡
    B. 精神症状
    C. 电解质紊乱
    D. 心律不齐
    E. 肾上腺皮质功能不全

113. 患儿，5 岁。因皮肤紫癜，伴关节肿痛入院，诊断为过敏性紫癜。为防止消化道出血，应选择的饮食是
    A. 少渣饮食
    B. 低盐饮食
    C. 高蛋白饮食
    D. 高纤维饮食
    E. 普食

114. 皮肤黏膜淋巴结综合征的主要死亡原因是

    A. 淋巴结损害
    B. 肾脏损害
    C. 皮肤损害
    D. 黏膜损害
    E. 心脏损害

115. 患儿，男，1 岁。至今不认识父母，不能独坐，可见特殊面容，通贯手。染色体核型为：47XY ＋21。该患儿最可能的情况是
    A. 呆小症
    B. 21- 三体综合征
    C. 癫痫
    D. 脑瘫
    E. 苯丙酮尿症

116. 患儿，男，6 个月。眼距宽、眼裂小，鼻根低平，舌大外伸，流涎，身材矮小，关节可过度屈伸，有通贯手。其母 35 岁，近亲结婚，患儿系 2 胎 1 产。最可能的诊断是
    A. 糖原累积病
    B. 猫叫综合征
    C. 唐氏综合征
    D. 苯丙酮尿症
    E. 肝豆状核变性

117. 典型的苯丙酮尿症（PKU）的临床表现是
    A. 智力低下
    B. 发育基本正常
    C. O 型腿
    D. 尿液、汗液有烂苹果味
    E. 四肢短、肌张力降低

118. 糖原累积病的病因主要是缺乏
    A. 胰淀粉酶
    B. 谷丙转氨酶
    C. 谷草转氨酶
    D. 葡萄糖 -6- 磷酸酶
    E. 苯丙氨酸 -4- 羟化酶

119. 麻疹病毒的特点，应除外
    A. 为 DNA 病毒
    B. 仅有一个血清型
    C. 对一般消毒剂敏感
    D. 在日光下 30 分钟失去活力
    E. 0° 可存活一个月左右

120. 麻疹传染性最强的时期为

A. 潜伏期

B. 前驱期

C. 出疹期

D. 恢复期

E. 有并发症时

121. 不属于小儿麻疹常见的护理问题是

A. 焦虑

B. 体温过高

C. 营养不足

D. 有感染的危险

E. 皮肤完整性受损

122. 水痘的病原体是

A. 水痘病毒

B. 水痘-带状疱疹病毒

C. 柯萨奇病毒

D. 带状疱疹病毒

E. 肠道病毒

123. 抗水痘病毒的首选药物是

A. 病毒灵

B. 干扰素

C. 阿昔洛韦

D. 金刚烷胺

E. 三氮唑核苷

124. 患儿，男，5 岁。因出现红斑疹和丘疹来院就诊，查体发现皮疹主要分布在躯干，四肢少有。皮疹性状不一。门诊诊断为水痘。家长询问水痘痊愈时间，正确的回答是

A. 14 天左右自愈

B. 10 天左右自愈

C. 7 天左右自愈

D. 5 天左右自愈

E. 3 天左右自愈

125. 猩红热措施正确的是

A. 卧床休息至病愈

B. 可用冷敷或乙醇物理降温

C. 急性期给以高蛋白、富含维生素饮食

D. 每天以肥皂水等洗澡保持皮肤清洁

E. 剪短指甲，叮嘱患儿及家长勿撕脱皮

126. 患儿，6 岁。2 天前发热 39℃，今晨发现耳后有皮疹迅速波及颈、胸、背、腹及上下肢。皮疹为弥漫性充血性、均匀分布的针尖大小的丘

疹，压之退色，疹间无正常皮肤，有痒感。皮肤折叠处有帕氏线，口周有苍白圈，可见杨梅舌。最可能的诊断是

A. 风疹

B. 幼儿急疹

C. 猩红热

D. 上呼吸道感染

E. 麻疹

127. 百日咳的易感人群多见于

A. 5 岁以下儿童

B. 5～6 岁儿童

C. 6～7 岁儿童

D. 7～8 岁儿童

E. 8～9 岁儿童

128. 流行腮腺炎患儿应隔离至

A. 发病后 3 周

B. 发病后 2～3 天

C. 腮肿完全消退

D. 腮肿完全消退后 7 天

E. 退热后

129. 流行性腮腺炎患儿的护理措施正确的是

A. 鼓励患儿多饮果汁

B. 腮腺局部冷敷以减轻疼痛

C. 患儿隔离到体温正常为止

D. 可多吃水果以增加维生素 C

E. 多进食固体食物以锻炼咀嚼能力

130. 患儿，男，8 岁。盛夏时节因高热、精神萎靡就诊，经查诊断为急性中毒型细菌性痢疾。不正确的护理措施是

A. 密切观察生命体征

B. 卧床休息监测体温

C. 提供易消化流质饮食

D. 便后及时冲洗防止臀红

E. 隔离至 1 次便培养阴性

131. 结核菌素试验假阴性反应，应除外

A. 1 岁以内婴儿

B. 机体免疫功能低下

C. 重症结核病

D. 初次感染结核 4～8 周

E. 结核菌素试剂失效

132. 小儿，1 岁半。在出生时接种过卡介苗，

经常低热，盗汗，做结核菌素试验，硬结直径16mm，临床意义是

 A. 有过结核感染

 B. 接种卡介苗后反应

 C. 无结核感染

 D. 分枝杆菌交叉变态反应

 E. 活动性肺结核

133. 原发性肺结核的年长儿，主要的护理诊断中不包括

 A. 活动无耐力：与结核杆菌感染有关

 B. 营养失调低于机体需要量：与进食少和消耗多有关

 C. 低效性呼吸形态：与肺部感染有关

 D. 体温升高：与结核感染中毒有关

 E. 知识缺乏：与父母缺乏信息来源有关

134. 结核性脑膜炎早期表现不包括

 A. 发热

 B. 头痛

 C. 少言

 D. 性情改变

 E. 面神经瘫痪

135. 蛔虫病患儿成虫所致症状最常见的是

 A. 腹痛

 B. 夜惊

 C. 肛周瘙痒

 D. 食欲增加

 E. 体温低热

136. 蛲虫病最常见的症状是

 A. 焦虑不安

 B. 夜间肛门疼痛

 C. 夜间肛门瘙痒

 D. 局部继发感染

 E. 食欲减退，恶心呕吐

137. 小儿惊厥首要的治疗原则是

 A. 钙剂治疗

 B. 控制惊厥

 C. 支持疗法

 D. 对症治疗

 E. 针刺疗法

138. 患儿，男，1岁2个月。高热来院就诊中突然出现惊厥，抗惊厥首选

 A. 氯丙嗪肌注

 B. 地西泮肌注

 C. 地西泮静注

 D. 苯巴比妥肌注

 E. 10% 水合氯醛灌肠

139. 新生儿化脓性脑膜炎，颅压增高的体征是

 A. 面色苍白

 B. 早期头痛明显

 C. 频繁喷射性呕吐

 D. 前囟紧张隆起

 E. 眼球运动障碍

140. 急性呼吸衰竭的患儿，一般给氧的原则是

 A. 高浓度，高流量，持续给氧

 B. 低浓度，低流量，持续给氧

 C. 高浓度，低流量，持续给氧

 D. 低浓度，高流量，持续给氧

 E. 高浓度，高流量，间断给氧

141. 婴幼儿心力衰竭最常见的诱因是

 A. 贫血

 B. 进食过饱

 C. 过度劳累

 D. 水和电解质紊乱

 E. 支气管肺炎

142. 心力衰竭患儿输液速度应控制在

 A. 5ml/（kg·h）

 B. 6ml/（kg·h）

 C. 8ml/（kg·h）

 D. 10ml/（kg·h）

 E. 20ml/（kg·h）

143. 心功能III级的患儿，其休息活动计划为

 A. 活动如正常儿童

 B. 增加休息时间，在室内做轻微活动

 C. 限制活动，增加卧床时间

 D. 应绝对卧床休息

 E. 绝对卧床休息并吸氧

144. 患儿，5岁，肺炎合并左心衰竭，患儿应采取的卧位为

 A. 平卧位

 B. 半卧位

 C. 头低脚高位

 D. 膝胸卧位

E. 左侧卧位

145. 感染性休克的治疗不包括
    A. 选用抗生素控制感染
    B. 补充有效循环血量
    C. 调整微血管舒缩功能
    D. 维持重要脏器功能
    E. 静脉输注凝血因子

146. 在心肺复苏过程中为纠正酸中毒，常使用的药物是
    A. 5% 葡萄糖
    B. 10% 葡萄糖酸钙
    C. 5% 碳酸氢钠
    D. 20% 甘露醇
    E. 2.5% 硫酸镁

147. 心脏复苏时最佳给药途径是
    A. 心内注射
    B. 皮下注射
    C. 静脉注射
    D. 皮内注射
    E. 肌内注射

（148－150 题共用题干）

患儿，女，6 岁。身高 122cm，发现双乳房增大月余，无特殊饮食史。查体：发育良好，乳房 Tunner II 期，乳晕色泽正常，外阴少许分泌物，腹部无包块。骨龄相当 8～9 岁。

148. 问题 1：最可能的诊断是
    A. 乳房肿块
    B. 单纯乳房早发育
    C. 特发性性早熟
    D. 正常女童
    E. 外源性雌激素影响

149. 问题 2：若诊断有困难时，最应选择的检查项目是
    A. TRH 兴奋试验
    B. GnRH 兴奋试验
    C. GHRH 兴奋试验
    D. CRH 兴奋试验
    E. hCG 刺激试验

150. 问题 3：最适宜的治疗是
    A. 黄体生成激素释放激素类似物

B. 甲孕酮
    C. 环丙孕酮
    D. 康立龙
    E. 不需特殊治疗

（151－152 题共用题干）

3 岁小儿因怀疑有智能迟缓来院检查。

151. 问题 1：先作筛查性检查，考虑应采用
    A. 发育筛查检测
    B. 绘人测试
    C. 图片词汇测试
    D. Gesell 发育量表
    E. Bayley 婴儿发育量表

152. 问题 2：经筛查测试结果为异常，需作诊断性测试应采用
    A. 绘人测试
    B. Gesell 发育量表
    C. 发育筛查检测
    D. Bayley 婴儿发育量表
    E. 图片词汇测试

（153－155 题共用题干）

患儿，生后 4 天。出现不哭、少动、嗜睡、不吃奶。体温 36℃，精神差，皮肤稍硬脐部有分泌物，两肺听诊无明显异常。

153. 问题 1：该患儿是
    A. 新生儿肺炎
    B. 新生儿黄疸
    C. 新生儿败血症
    D. 新生儿破伤风
    E. 新生儿寒冷损伤综合征

154. 问题 2：该患儿的感染病原体可能是
    A. 产前感染
    B. 产时感染
    C. 产后感染
    D. 宫内感染
    E. 皮肤感染

155. 问题 3：该患儿的感染的病原体可能为
    A. 金黄色葡萄球菌
    B. 肺炎链球菌
    C. 铜绿假单胞菌
    D. 肺炎支原体

丁震医学教育 010-88453168 www.dzyxedu.com 北京航空航天大学出版社 BEIHANG UNIVERSITY PRESS

E. 脑膜炎双球菌

（156－157 题共用题干）

患儿，11 个月。母乳喂养，未添加辅食。体重 6.5kg，身长 70cm，烦躁不安，皮肤弹性差，腹部皮褶厚度 0.3cm，肌肉松弛，肌张力明显降低。

156. 问题 1：该患儿可能的诊断是
    A. Ⅰ度营养不良
    B. Ⅱ度营养不良
    C. Ⅲ度营养不良
    D. 中度脱水
    E. 轻度脱水

157. 问题 2：对该患儿制定最初的饮食方案是
    A. 高热量饮食
    B. 高蛋白饮食
    C. 高脂肪饮食
    D. 维持原膳食
    E. 逐步增加热能和营养物质

（158－161 题共用题干）

患儿，男，8 个月。因夜间睡眠不安、多汗、易激惹就诊。体检可见方颅、肋膈沟，手镯、足镯。

158. 问题 1：患儿应诊断为
    A. 营养不良
    B. 骨软化病
    C. 佝偻病初期
    D. 佝偻病激期
    E. 佝偻病后遗症期

159. 问题 2：患儿口服维生素 D 治疗的剂量和疗程为
    A. 500～1000U/d，1 个月
    B. 5000～10 000U/d，1 个月
    C. 2000～4000U/d，1 个月
    D. 1000～2000U/d，3 个月
    E. 20 000U/d，1 个月

160. 问题 3：该患儿首优护理诊断是
    A. 营养不足
    B. 成长发育改变
    C. 有感染的危险
    D. 有受伤的危险
    E. 潜在并发症：低钙惊厥

161. 问题 4：对该患儿护理操作时重点应强调
    A. 预防感染
    B. 动作要轻柔
    C. 动作要快
    D. 操作集中进行
    E. 注射部位要准确

（162－164 题共用题干）

患儿，8 个月，近 2 天出现低热，轻咳，惊厥 4～5 次，发作后意识清，枕部压之乒乓球感，肺部少量湿啰音，面神经征阳性。

162. 问题 1：惊厥的原因是
    A. 癫痫
    B. 低血糖
    C. 低氧血症
    D. 维生素 D 缺乏性佝偻病
    E. 维生素 D 缺乏性手足搐搦症

163. 问题 2：该病的治疗原则是
    A. 钙→止痉→补维生素 D
    B. 钙→补维生素 D→止痉
    C. 止痉→补维生素 D→补钙
    D. 侧卧位
    E. 头低卧位

164. 问题 3：该患儿用氯化钙治疗正确的是
    A. 10%CaCl$_2$ 肌内注射
    B. 口服 10%CaCl$_2$ 前用生理盐水稀释
    C. 10%CaCl$_2$ 快速静脉推入
    D. 连续服用 3～5 天后改为葡萄糖酸钙口服
    E. 与牛奶同服以减少对胃的刺激

（165－166 题共用题干）

患儿，男，7 个月，腹泻 2 天，每天 10 余次黄色稀水便。体重 6kg。精神萎靡，皮肤弹性极差，前囟及眼窝明显凹陷，肢冷，血压偏低，口渴不明显，尿量极少。血清钠 125mmol/L。

165. 问题 1：该患儿第 1 天补液首选的液体种类及量应是
    A. 2/3 张含钠液 120～150ml/kg
    B. 2∶1 等张含钠液 20ml/kg
    C. 2∶1 等张含钠液 180ml/kg
    D. 2/3 张含钠液 20ml/kg
    E. 1/2 张含钠液 120～150ml/kg

166. 问题2：对该患儿采取的护理措施，<u>错误</u>的做法是
    A. 记录排便次数、量及性状
    B. 记录24小时出入液量
    C. 记录第一次排尿时间
    D. 补液速度为每小时5～8ml/kg
    E. 观察尿量及脱水是否纠正

（167－169题共用题干）

患儿，6个月。发热5天，伴频繁咳嗽，喘憋。查体：体温38.4℃，嗜睡，面色发灰，呼吸80次/分，心率188次/分，心音低钝，肝肋下3cm，胸片：双下肺大小不等片状阴影。

167. 问题1：该措施<u>错误</u>的是
    A. 卧床休息，床头抬高15°～20°
    B. 经常翻身和拍背
    C. 密切观察生命体征
    D. 详细记录出入量
    E. 输液时速度宜慢，不超过每小时5ml/kg

168. 问题2：患儿用强心苷药物时护理措施<u>不妥</u>的是
    A. 多给患儿补充含钾食物
    B. 多给患儿补充钙剂
    C. 注射时不与其他药物混合
    D. 抽取药液时用1ml注射器
    E. 每次注射前测患儿脉搏1分钟

169. 问题3：对患儿家长进行健康指导<u>错误</u>的是
    A. 介绍本病病因和预防再发的常识
    B. 示范日常护理操作
    C. 说明患儿需长期服用强心苷药物
    D. 向家长讲明心衰的常见诱因
    E. 出院时针对原发病进行健康指导

（170－172题共用题干）

患儿，3个月。因咳嗽，咳痰2天，加重1天入院。体检：体温39℃，心率150次/分，呼吸65次/分，面色灰白，精神萎靡，两肺有细湿啰音。

170. 问题1：最可能的诊断是
    A. 毛细支气管炎
    B. 支原体肺炎
    C. 支气管肺炎
    D. 哮喘性支气管炎
    E. 肺结核

171. 问题2：该患儿首优的护理诊断是
    A. 清理呼吸道无效
    B. 体温过高
    C. 气体交换受损
    D. 体液不足
    E. 营养失调：低于机体需要量

172. 问题3：对该患儿的输液速度应控制在每小时
    A. 1ml/kg
    B. 2.5ml/kg
    C. 5ml/kg
    D. 7.5ml/kg
    E. 10ml/kg

（173－175题共用题干）

患儿，男，4岁。因病毒性心肌炎入院。治疗2天后出现呼吸困难，安静时呼吸＞60次/分，心率170次/分，心音低钝，肝肋下2cm，尿少。

173. 问题1：该患儿可能合并了
    A. 肺水肿
    B. 心源性休克
    C. 心力衰竭
    D. 重症肺炎
    E. 急性肾小球肾炎

174. 问题2：遵医嘱给予洋地黄类药物，停用指征是
    A. 婴幼儿＜90次/分，年长儿＜70次/分
    B. 婴幼儿＜120次/分，年长儿＜80次/分
    C. 婴幼儿＜100次/分，年长儿＜60次/分
    D. 婴幼儿＜100次/分，年长儿＜80次/分
    E. 婴幼儿＜90次/分，年长儿＜50次/分

175. 问题3：若患儿吐粉红色泡沫痰，氧气湿化瓶中加入乙醇的浓度是
    A. 10%
    B. 15%
    C. 30%
    D. 40%
    E. 50%

（176－177题共用题干）

患儿，女，9个月。因腹泻、乏力入院。查体：

面色苍黄，表情呆滞，反应迟钝，不能独坐，头发稀黄，头部、手、足震颤。诊断为营养性巨幼细胞贫血。

176. 问题 1：该患儿的血象特点应除外
    A. 红细胞数较血红蛋白下降明显
    B. 红细胞体积大，血红蛋白充盈较好。
    C. 粒细胞体积大，核分叶过多。
    D. 粒细胞可见核左移
    E. 血小板数减少

177. 问题 2：处理欠妥的是
    A. 绝对卧床休息
    B. 重度贫血者可输血
    C. 维生素 B_{12} 和叶酸治疗致血象恢复正常
    D. 可应用镇静剂
    E. 予以肠道微生态药物

（178－181 题共用题干）

患儿，男，10 岁。因头痛，喷射性呕吐，少尿 2 天来诊。查体：体温 36.9℃，血压 180/120mmHg。咽充血，双侧扁桃体Ⅰ度肿大，双下肢轻度凹陷性水肿。初步诊断为急性肾小球肾炎。

178. 问题 1：治疗高血压首选
    A. 硝普钠
    B. 卡托普利
    C. 尼莫地平
    D. 硝苯地平
    E. 双嘧达莫

179. 问题 2：患儿呕吐的根本原因是
    A. 颅内压增高
    B. 扁桃体肿大
    C. 血压升高
    D. 水肿
    E. 严重循环充血

180. 问题 3：该病的常见致病菌是
    A. A 组 β 溶血性链球菌
    B. 金黄色葡萄球菌
    C. 大肠埃希菌
    D. B 组 β 溶血性链球菌
    E. 草绿色链球菌

181. 问题 4：该患儿恢复上学的指标是

    A. 尿量正常
    B. 血压正常
    C. 血沉正常
    D. ASO 滴度正常
    E. 尿蛋白消失

（182－184 题共用题干）

患儿，4 岁。全身明显水肿 1 个月，尿蛋白（+++），红细胞 3 个 /HP，血浆白蛋白 2.2g/L，血胆固醇 8.1mmol/L。

182. 问题 1：最有可能的诊断是
    A. 急性肾炎
    B. 单纯性肾病
    C. 先天性肾病
    D. 肾炎性肾病
    E. 继发性肾病

183. 问题 2：目前治疗该患儿的首选药物是
    A. 肾上腺糖皮质激素
    B. 肾上腺素
    C. 环磷酰胺
    D. 维生素 C
    E. 抗生素

184. 问题 3：易出现的并发症是
    A. 生长延迟
    B. 消瘦
    C. 智力低下
    D. 视力障碍
    E. 听觉异常

（185－187 题共用题干）

患儿，女，10 岁。尿频，尿急、尿痛 2 天。查体：体温 37℃，眼睑无水肿，咽部无充血，双侧扁桃体无肿大，心肺无异常。初步诊断为泌尿系感染。

185. 问题 1：最常见的致病菌是
    A. 粪肠球菌
    B. 大肠埃希菌
    C. 葡萄球菌
    D. 变形杆菌
    E. 真菌

186. 问题 2：首选的检查是
    A. 尿常规

B. 尿涂片找细菌

C. 尿细菌培养

D. 血细菌培养

E. 泌尿系 B 超

187. 问题3：首选的抗生素是

A. 阿奇霉素

B. 庆大霉素

C. 氨苄西林

D. 磺胺药

E. 第三代头孢菌素

（188 - 190 题共用题干）

患儿，女，1 岁。发热、咳嗽、流涕 3 天入院。入院后体温持续不退，达 40℃ 左右，呕吐、嗜睡，抽搐 2 次。体检：胸、腹部及四肢皮肤有瘀斑，前囟隆起，双肺呼吸音粗糙，可闻及少许干啰音，腹软，脑脊液外观浑浊。

188. 问题1：该患儿可能发生的疾病是

A. 败血症

B. 高热惊厥

C. 支气管肺炎

D. 上呼吸道感染

E. 化脓性脑膜炎

189. 问题2：为明确病原菌，首选的检查是

A. 血常规检查

B. CT 断层摄片

C. 胸部 X 线片

D. 脑电图检查

E. 皮肤瘀斑涂片找细菌

190. 问题3：此时护理重点是

A. 皮肤护理

B. 降温护理

C. 饮食护理

D. 心理护理

E. 口腔护理

（191 - 194 题共用题干）

患儿，女，8 岁。因双下肢紫癜 14 小时入院，发病前 2 天吃过带鱼及河虾。诊断为过敏性紫癜。

191. 问题1：应用肾上腺皮质激素的目的是

A. 阻止紫癜发展

B. 缓解腹痛和关节痛

C. 减轻肾脏损害

D. 改善血管通透性

E. 预防紫癜性肾炎

192. 问题2：血清免疫学检查可见

A. IgA 升高

B. IgM 升高

C. IgG 升高

D. IgD 升高

E. IgE 升高

193. 问题3：该病较少累及的脏器是

A. 关节

B. 皮肤

C. 肾脏

D. 胃肠

E. 心脏

194. 问题4：该患儿可能的过敏原是

A. 细菌

B. 抗生素

C. 花粉

D. 食物

E. 蚊虫

（195 - 199 题共用题干）

患儿，男，6 个月。发热、呕吐、吞咽困难 1 周，尿液和汗液有鼠尿味。查体：体温 37.8℃，毛发变黄，皮肤变白，智力发育明显落后于正常儿，心肺（－），其母 35 岁。第 1 胎 1 产，近亲结婚，既往史：3 个月前患儿会笑、会坐，未发现异常表现。

195. 问题1：最可能的诊断是

A. 21- 三体综合征

B. 苯丙酮尿症

C. 糖原累积病

D. 白化病

E. 肝豆状核变性

196. 问题2：为明确诊断首先需做的检查是

A. 血常规检查

B. 尿三氯化铁实验

C. 血糖浓度测定

D. 糖化血红蛋白测定

E. 血清苯丙氨酸浓度测定

197. 问题3：目前主要的治疗原则是
    A. 预防感染
    B. 加强营养
    C. 加强生活护理
    D. 低苯丙氨酸蛋白饮食
    E. 及时补液，纠正酸中毒

198. 问题4：该患儿突然全身抽搐，四肢肌张力增强，持续1分钟，无大小便失禁，抽后神志清，应立即采取的措施是
    A. 注射维生素 D_3
    B. 静脉推注葡萄糖酸钙
    C. 给予降温处理
    D. 给予镇静止痉药
    E. 给予抗生素控制感染

199. 问题5：该措施不正确的是
    A. 应在出生后3个月开始饮食控制
    B. 保持皮肤清洁，防止皮肤受损
    C. 禁止母乳喂养，可用牛奶替代
    D. 青春期后可放松对饮食的控制
    E. 以年龄选用淀粉、蔬菜等低蛋白饮食

（200－202题共用题干）

患儿，男，8岁。发热、头痛、右耳下疼痛3天，体温39℃，右腮腺肿胀，有明显触痛，血白细胞 $8×10^9$/L，中性粒细胞0.65，淋巴细胞0.35。

200. 问题1：该患儿可能的诊断是
    A. 麻疹
    B. 水痘
    C. 猩红热
    D. 流行性腮腺炎
    E. 流行性脑脊髓膜炎

201. 问题2：患儿诉上腹部疼痛，有压痛，腹软，无反跳痛，呕吐。可能发生的并发症是
    A. 脑膜炎
    B. 胰腺炎
    C. 睾丸炎
    D. 心肌炎
    E. 肾炎

202. 问题3：需进一步做的检查是
    A. 三大常规
    B. 血脂肪酶
    C. 血淀粉酶

    D. 腮腺B超
    E. 脑脊液检查

（203－205题共用题干）

患儿，女，2个月。因患心衰收入院。每次哺乳量<75ml，呼吸70次/分，心率200次/分，有奔马律，肝肋下3.5cm，末梢循环差。

203. 问题1：其心功能分级为
    A. 0级
    B. I级
    C. II级
    D. III级
    E. IV级

204. 问题2：该患儿体重为6kg，其首次洋地黄用量为
    A. 0.1mg
    B. 0.15mg
    C. 0.2mg
    D. 0.25mg
    E. 0.3mg

205. 问题3：该患儿每天的输液总量，最多不超过
    A. 300ml
    B. 360ml
    C. 450ml
    D. 480ml
    E. 540ml

（206－208题共用题干）

患儿，男，6个月。因小儿肺炎住院3天，患儿出现喘憋加重，呼吸急促，心率190次/分，心音低钝。

206. 问题1：有助于病因诊断和指导洋地黄应用的检查是
    A. 胸部X线检查
    B. 心电图
    C. 超声心动图
    D. 心肌酶谱
    E. 血生化

207. 问题2：如合并充血性心力衰竭，患儿的输液速度应控制在
    A. 每小时<5ml/kg

B. 每小时＜7ml/kg

C. 每小时＜10ml/kg

D. 每小时＜12ml/kg

E. 每小时＜15ml/kg

208. 问题3：应用强心苷药物前后4小时，**不应**使用的药物是

A. 10% 氯化钾

B. 10% 葡萄糖酸钙

C. 5% 碳酸氢钠

D. 速尿

E. 酚妥拉明

（209－210题共用题干）

患儿，男，3个月。生后1周开始出现非喷射性呕吐，吐物有乳凝块无胆汁。

209. 问题1：最可能的诊断

A. 吞入羊水

B. 喂养不当

C. 先天性肥厚性幽门狭窄

D. 先天性食管闭锁

E. 幽门痉挛

210. 问题2：最佳的治疗方案

A. 手术治疗

B. 奶前20分钟从口腔滴入1：5000阿托品制剂

C. 插胃管

D. 胃肠减压

E. 补液

（211－212题共用备选答案）

A. 新生儿黄疸

B. 胎粪吸入综合征

C. 新生儿感染性肺炎

D. 新生儿缺氧缺血性脑病

E. 新生儿呼吸窘迫综合征

211. 过期产儿，出生时窒息，复苏后呼吸仍急促，皮肤黄，羊水黄绿色，双肺闻及啰音。最可能是

212. 早产儿，生后第5天出现口吐白沫、呼吸浅促、体温不升、双肺呼吸音粗。最可能是

（213－215题共用备选答案）

A. 120～140次/分

B. 110～130次/分

C. 100～120次/分

D. 80～100次/分

E. 70～90次/分

213. 1岁内小儿正常心率是

214. 2～3岁小儿正常心率

215. 新生儿正常心率

（216－218题共用备选答案）

A. 生理性贫血

B. 新生儿溶血病

C. 营养性缺铁性贫血

D. 营养性巨幼细胞贫血

E. 雅克什贫血

216. 白细胞和血小板降低

217. 网织红细胞计数增多

218. 中性粒细胞分叶过多

（219－220题共用备选答案）

A. 白血病

B. 血小板病

C. 血友病甲

D. 过敏性紫癜

E. 原发性血小板减少性紫癜

219. 属于凝血因子缺乏的疾病是

220. 属于血管壁异常的疾病是

（221－224题共用备选答案）

A. 卡托普利

B. 硝普钠

C. 枸橼酸合剂

D. 呋塞米（速尿）

E. 泼尼松

221. 急性肾小球肾炎严重循环充血治疗选择

222. 急性肾炎高血压脑病治疗选择

223. 急性肾炎少尿选择

224. 肾小管性酸中毒治疗选择

（225－227题共用备选答案）

A. 肝脏损害

B. 骨髓抑制

C. 听神经损害

D. 球后神经炎

E. 胃肠道反应

225. 利福平的主要不良反应是

226. 链霉素的主要不良反应是

227. 乙胺丁醇的主要不良反应是

第五章　社区护理学

（请用手机扫描《2019 丁震护理学（中级）主管护师急救包》上册应试指导教材 P549 第五章社区护理学所附二维码，在线答题）

第六章　护理健康教育学

1. 对患者健康教育目标陈述错误的是
   A. Who 是指对谁
   B. What 是指实现什么变化
   C. When 是指在多长期限内实现这种变化
   D. How much 是指有多少对象发生行为变化
   E. How to measure 是指如何测量这种变化

2. 属于促进健康的行为是
   A. A 型行为
   B. C 型行为
   C. 不良生活方式
   D. 求医行为
   E. 不良疾病行为

3. 积极开展医院健康教育的意义不包括
   A. 提高患者依从性
   B. 密切关注医患关系
   C. 降低医疗成本
   D. 增强患者战胜疾病信心
   E. 缓解疾病痛苦

4. 学校健康教育的对象不包括
   A. 大学生
   B. 中学生
   C. 小学生
   D. 学龄前儿童
   E. 婴幼儿

5. 通过倡导健康生活方式来预防疾病属于
   A. 一级预防
   B. 二级预防
   C. 三级预防
   D. 四级预防
   E. 五级预防

6. 健康教育的主要措施是
   A. 传播健康信息
   B. 开展健康调查
   C. 制定健康政策
   D. 创造健康环境
   E. 提供健康服务

7. 健康教育的学习目标是
   A. 认知目标
   B. 入院教育目标
   C. 住院教育目标
   D. 手术教育目标
   E. 出院前教育目标

8. 健康教育需求中的学习态度评估重点是
   A. 健康价值观
   B. 阅读能力
   C. 记忆力
   D. 反应速度
   E. 文化程度

9. 静脉采血符合要求的是
   A. 一人一针一管
   B. 一人一针一管一巾
   C. 一人一针一管一巾一带
   D. 一人一针一巾
   E. 一人一针一带

10. 健康教育所使用的手段是
    A. 宣传、行政、法规
    B. 行政、法规、技能
    C. 传播、行政、技能
    D. 传播、教育、干预
    E. 法规、传播、干预

11. 卫生宣教往往是指卫生知识的
    A. 立体传播
    B. 多向传播
    C. 三维传播
    D. 双向传播
    E. 单向传播

丁震医学教育 010-88453168
www.dzyxedu.com

北京航空航天大学出版社
BEIHANG UNIVERSITY PRESS

12. 做健康教育的调查研究时，<u>不重要</u>的是
    A. 内容要有针对性
    B. 问题要有易答性
    C. 内容要有理论性
    D. 结果要有属实性
    E. 抽样要有科学性

13. 健康教育的最终目标使患者
    A. 有健康知识
    B. 有健康行为
    C. 有自我保健能力
    D. 有防病能力
    E. 既有健康知识，又有健康行为

14. 健康教育学相关基础理论学科<u>不包括</u>
    A. 行为科学理论
    B. 传播学理论
    C. 医学科学理论
    D. 管理科学理论
    E. 伦理学理论

15. 健康教育中最常用的体语是
    A. 手语
    B. 身体运动
    C. 姿势
    D. 面部表情
    E. 眼睛运动

16. 认识健康与疾病的关系，对健康教育者的意义在于
    A. 明确教育对象、教育目的和教育任务
    B. 明确健康概念
    C. 掌握健康教育模式
    D. 了解疾病过程
    E. 做好疾病预防

17. 健康教育的核心问题是
    A. 宣传健康知识
    B. 进行完整、系统的教育活动
    C. 开展爱国卫生运动
    D. 促进个体或群体改变不健康的行为与生活方式
    E. 治疗慢性疾病

18. 健康教育程序的第一步是
    A. 调查研究
    B. 传播健康信息

    C. 预防疾病
    D. 促进健康
    E. 提高生活质量

19. 健康教育的作用在于
    A. 用健康知识来武装人们的头脑
    B. 帮助人们认识健康的重要性
    C. 帮助人们改变信念
    D. 帮助人们形成健康意识
    E. 帮助人们形成健康行为

20. 健康教育要提供人们行为改变所必需的
    A. 医疗技术
    B. 诊断技术
    C. 生化检测技术
    D. 知识、技术与服务
    E. 救护技术

21. 在影响人类健康和死亡的五类因素中，健康教育最能影响
    A. 遗传因素
    B. 生物因素
    C. 生活方式因素
    D. 社会环境因素
    E. 自然环境因素

22. 健康促进属于
    A. 认知领域
    B. 行动领域
    C. 法制领域
    D. 资源领域
    E. 理论领域

23. 健康促进的目的是改变
    A. 人类生存环境
    B. 个体不健康行为
    C. 群体不健康行为
    D. 不良生活方式
    E. 政府行为

24. "提供安全舒适的生活和工作条件"是健康促进五大行动领域中的
    A. 制定促进健康的公共政策
    B. 创造支持性环境
    C. 发展个人技能
    D. 强化社区行动
    E. 调整卫生服务方向

25. 健康促进对行为可提供的环境支持主要指
    A. 人际环境
    B. 事物环境
    C. 政策开发
    D. 心理环境
    E. 卫生服务

26. 人类不断接受新的经验，并改变自己行为方式，以适应客观环境的变化。此种适应形式为
    A. 自我控制
    B. 调试
    C. 应对
    D. 顺应
    E. 应激

27. 人类行为区别于动物行为的重要标志是
    A. 随意性
    B. 独立性
    C. 目的性
    D. 可塑性
    E. 差异性

28. 不属于人类本能行为的是
    A. 摄食
    B. 性行为
    C. 躲避
    D. 学习
    E. 睡眠

29. 受人的社会学属性决定的行为是
    A. 摄食行为
    B. 性行为
    C. 自我防御行为
    D. 职业行为
    E. 睡眠行为

30. 人的躲避行为与人类行为适应形式密切相关，特别是
    A. 反射
    B. 顺应
    C. 调试
    D. 应对
    E. 自我控制

31. 人们的生活方式实际上是人们
    A. 在一般场合下的行为表现
    B. 在特殊场合下的行为表现

    C. 埋藏在心底的自我意识
    D. 日常的行为习惯
    E. 外显的某些行为

32. 对行为的描述正确的是
    A. 行为是内心活动的内在表现，不易被觉察
    B. 行为是自发产生的，与外界刺激无关
    C. 行为是内心活动的外在表现
    D. 行为是机体在外界环境刺激下所引起的内在反应
    E. 行为是机体在内在因素的刺激下所引起的反应

33. 人类行为的构成要素不包括
    A. 行为主体
    B. 行为客体
    C. 行为环境
    D. 行为目标
    E. 行为结果

34. 某小儿，女，6岁。爱探究、好攻击、喜欢表现自我。此表现属于行为发展过程中的
    A. 被动发展阶段
    B. 主动发展阶段
    C. 自主发展阶段
    D. 巩固发展阶段
    E. 综合发展阶段

35. 一个健康教育项目效果评价的重点是
    A. 知识增长
    B. 态度转变
    C. 患病率下降
    D. 行为的改变
    E. 健康状况改善

36. 人类的行为在 0～3 岁之间一般经历的发展阶段是
    A. 自主发展阶段
    B. 被动发展阶段
    C. 主动发展阶段
    D. 调整发展阶段
    E. 巩固发展阶段

37. 属于"高可变性行为"的是
    A. 植根于文化传统的行为
    B. 尚无成功改变实证的行为

C. 与传统生活方式关系密切的行为
D. 形成时间已久的行为
E. 正处于发展时期的行为

38. 18岁高中生，能通过综合认识自己、他人、环境和社会，调整自己的行为，此时，其已进入行为的
    A. 主动发展阶段
    B. 自主发展阶段
    C. 巩固发展阶段
    D. 被动发展阶段
    E. 独立发展阶段

39. 男，25岁。能根据自己所处的工作环境、社会发展和个人状况的变化，不断调整、完善和充实自己的行为，提示其已进入行为的
    A. 主动发展阶段
    B. 被动发展阶段
    C. 自主发展阶段
    D. 巩固发展阶段
    E. 独立发展阶段

40. 属于环境因素的是
    A. 先天遗传因素
    B. 人生观
    C. 世界观
    D. 社会位置
    E. 经济基础

41. 要改变人们的行为除了注意促进目标人群知识、态度、价值观、技能改变外，还要注意改变
    A. 环境
    B. 性别
    C. 年龄
    D. 文化
    E. 民族

42. 人文地理、教育环境属于影响行为的
    A. 遗传因素
    B. 基础因素
    C. 卫生服务因素
    D. 自然因素
    E. 社会环境因素

43. 糖尿病患者在学习胰岛素注射技术过程中，多采用
    A. 无意模仿

B. 有意模仿
C. 强迫模仿
D. 正性强化
E. 负性强化

44. 患者，男，61岁。有43年吸烟和饮酒史，患"高血压"15年，需长期服药控制血压，但平时经常不按医嘱定时到医院复查，也不能按时服药，甚至有时还会自行停止服药，其危害健康行为属于
    A. 日常危害健康行为＋不良疾病行为
    B. 日常危害健康行为＋致病性行为模式
    C. 日常危害健康行为＋违规行为
    D. 致病性行为模式＋不良疾病行为
    E. 致病性行为模式＋违规行为

45. 促进健康行为的特点不包括
    A. 有利性
    B. 和谐性
    C. 一致性
    D. 规律性
    E. 灵活性

46. 与不健康的生活方式有关的疾病是
    A. 白化病
    B. 色盲
    C. 先天愚型
    D. 艾滋病
    E. 血友病

47. 属于低可变行为的是
    A. 受到全社会谴责的行为
    B. 正处于发展时期的行为
    C. 源于传统生活方式的行为
    D. 已有成功改变实例的行为
    E. 与文化传统无关的行为

48. 对"健康相关行为"的描述，正确的是
    A. 指人在生理、心理、社会各方面都处于良好状态的行为
    B. 指个体或团体与健康和疾病有关的行为
    C. 指个体或团体的有利于健康的行为
    D. 指个体或团体的危害健康的行为
    E. 指个体或团体与环境和谐的行为

49. 健康行为是一种
    A. 健康相关行为

B．处于理想健康状态下的行为

C．身体处于良好状态的行为

D．心理处于良好状态的行为

E．社会适应处于良好状态的行为

50．以健康信念模式为理论基础的健康教育为

A．了解酗酒的危害→形成酗酒有害健康的观念→产生戒酒信心和／或行为

B．了解酗酒的危害→形成戒酒的积极态度→产生戒酒信心和／或行为

C．了解酗酒的危害→了解戒酒的益处→产生戒酒信心和／或行为

D．了解酗酒的危害→了解戒酒的益处和可能遇到的困难→产生戒酒信心和／或行为

E．了解酗酒的危害和戒酒的益处→了解戒酒可能遇到的困难→产生戒酒信心和／或行为

51．健康促进行为不包括

A．适量运动

B．合理营养

C．定期体检

D．讳病忌医

E．充足睡眠

52．某人性情急躁、雄心勃勃、时间紧迫感强，他的行为模式属于

A．A 型

B．B 型

C．C 型

D．AB 型

E．O 型

53．远离污染环境、积极应对各种紧张生活事件属于

A．日常健康行为

B．预警行为

C．保健行为

D．戒除不良嗜好行为

E．避开有害环境行为

54．患者，女，54 岁。患糖尿病后，及时就医并严格执行医嘱。此行为属于

A．日常健康行为

B．避开有害环境行为

C．保健行为

D．预警行为

E．戒除不良嗜好行为

55．吸烟、酗酒、缺乏体育锻炼属于危害健康行为中的

A．日常危害健康行为

B．致病性行为模式

C．不良疾病行为

D．违规行为

E．有害环境行为

56．对危害健康行为的特点，描述不正确的是

A．稳定性

B．明显性

C．有害性

D．规律性

E．习得性

57．在事故发生后采取正确处置的行为，属于促进健康行为中的

A．日常健康行为

B．避开有害环境行为

C．戒除不良嗜好行为

D．预警行为

E．保健行为

58．危害健康行为的特点之一是

A．规律性

B．和谐性

C．一致性

D．适宜性

E．稳定性

59．根据"知信行模式"，健康行为形成的基础条件是

A．获取相关知识

B．掌握相关技能

C．树立相关信念

D．建立相关动机

E．制定相关目标

60．根据健康信念模式，若要促使人们采取促进健康行为、戒除危害健康行为，则首先应使其

A．了解其对某种疾病的易感性

B．认识到其危害健康行为的严重性

C．认识到其采纳某种健康行为的有效性

D. 认识到其采纳某种健康行为过程中可能出现的困难

E. 相信自己有能力克服困难改变不健康行为

61. 健康教育内容分类中，健康生活方式知识属于

A. 心理卫生知识

B. 疾病防治知识

C. 就诊知识

D. 卫生常识

E. 行为训练知识

62. 符合亲身传播技巧的是

A. 谈话内容应尽量丰富多彩

B. 谈话重点内容应适当重复

C. 谈话中应避免被对象动作干扰

D. 应避免双目注视对象，使其紧张

E. 应尽量保持语调、节奏一致，以免分散对象注意力

63. 现代社会中，组织传播已发展成为一个独立的研究领域，即

A. 社会传媒学

B. 社会关系学

C. 公共传媒学

D. 公共关系学

E. 沟通交流学

64. 关于组织传播，描述错误的是

A. 又称公共关系学

B. 又称群体传播

C. 是组织之间的信息交流活动

D. 是组织内部成员之间的信息交流活动

E. 传播活动可分为五种类型

65. 健康传播具有明确的目的性，表现为

A. 以疾病为中心

B. 以患者为中心

C. 以社区为中心

D. 以生活方式为中心

E. 以健康为中心

66. 对传播概念的描述，正确的是

A. 是传递、散布、交流信息的行为和过程

B. 是收集反馈信息的活动与过程

C. 是发送信息的活动与过程

D. 是交流思想感情的过程

E. 是为行为改变提供帮助的过程

67. 大众传播大多属于

A. 单向传播

B. 双向传播

C. 组织传播

D. 直接性传播

E. 社会传播

68. 建立传播关系需要的三个基本条件是

A. 传播者、渠道和受传者

B. 传播者、受传者和反馈

C. 传播者、受传者和共同经验范围

D. 契约关系、反馈和渠道

E. 共同经验范围、反馈和契约关系

69. 在社区生活方式健康教育活动中，信息传播形式不应该是

A. 娱乐性的

B. 情感性的

C. 理性的

D. 指令性的

E. 权威性的

70. 不属于拉斯韦尔模式的是

A. 传播者

B. 信息

C. 反馈

D. 效果

E. 媒介

71. 传播的两种主要类型是

A. 媒介传播和网络传播

B. 人际传播和大众传播

C. 自我传播和交互传播

D. 组织传播和社会传播

E. 单向传播和双向传播

72. 完整的现代传播的内涵包括三个层次，即

A. 传播观念、传播技术、传播效果

B. 传播观念、传播事业、传播技术

C. 传播观念、传播机制、传播功能

D. 传播观念、传播事业、传播模式

E. 传播事业、传播技术、传播效果

73. 在选择传播媒介时不必考虑

A. 传播效果

B. 传播者的喜好

C. 经费

D. 受众的喜好

E. 可及性

74. 人际传播中，<u>不恰当</u>的谈话技巧是

A. 围绕一个主题，避免内容过多

B. 重点突出，适当重复重要内容

C. 谈话速度适中，注意避免停顿

D. 注意观察对方非语言信息

E. 及时反馈对方信息

75. 某社区护士在与李先生交谈时问道："您今天头疼好多了吧？"此提问方式属于

A. 封闭式提问

B. 开放式提问

C. 探究式提问

D. 偏向式提问

E. 复合式提问

76. 在交谈中，当对方说出某些敏感问题或难以回答的问题时，比较恰当的做法是

A. 当作没听到，继续自己的话题

B. 保持沉默

C. 提醒对方不要提此类问题

D. 做出无明确态度和立场的反应

E. 顾左右而言他，回避问题

77. 护患交往中，个人距离应为

A. 10～30cm

B. 40～50cm

C. 50～100cm

D. 120～400cm

E. 400cm 以外

78. 针对社区居民的健康问题，常用于答疑解难、帮助其澄清观念的人际传播形式是

A. 咨询

B. 交谈

C. 劝服

D. 指导

E. 教育

79. 人际传播过程中，占重要地位的信息交流是

A. 语言信息

B. 文字信息

C. 体语信息

D. 情感信息

E. 声像信息

80. 针对教育对象存在的健康问题，说服其改变不正确的健康态度、信念及健康习惯。此种人际传播方式为

A. 咨询

B. 劝服

C. 交谈

D. 指导

E. 反馈

81. 属于封闭式提问的问题是

A. 经过这么多天的治疗，您感觉怎样

B. 您是糖尿病患者吗

C. 您为什么不愿意选择手术治疗呢

D. 您的血液检查结果如何

E. 您手术后感觉怎么样

82. 在交流中，可使用的动态体语是

A. 眼神

B. 服饰

C. 姿势

D. 语调

E. 设施

83. 当发现对方不正确的言行或存在的问题时，最佳的否定性反馈技巧是

A. 直接指出存在的问题或错误言行

B. 肯定正确的言行，回避错误言行或问题

C. 先直接指出存在问题或错误言行，再肯定正确的方面

D. 先肯定正确的方面，再直接指出存在问题或错误言行

E. 先肯定正确的方面，再以建议的方式指出存在问题或错误言行

84. 人际传播以

A. 群体化信息为主

B. 特殊群体化信息为主

C. 家庭化信息为主

D. 特殊家庭化信息为主

E. 个体化信息为主

85. 在提问的技巧中，容易使回答者感到困惑、应<u>避免</u>使用的提问是

A. 封闭式提问
B. 开放式提问
C. 探索式提问
D. 偏向式提问
E. 复合式提问

86. 当有人向你进行保健品咨询时，你按照自己了解的情况如实进行了介绍，并针对他的身体情况做了分析，最后你应该
A. 强调不要吃保健品
B. 建议他根据介绍自己选择
C. 告诉他自己从不吃保健品
D. 告诉他花钱买保健品不值得
E. 建议他买某一种保健品

87. 属于群体传播特点的是
A. 传播过程具有复合性
B. 是双向性的直接传播
C. 受传者行为的可塑性
D. 降低医疗成本
E. 能及时反馈

88. 当小组讨论出现沉默不语时，主持人应
A. 马上结束讨论
B. 暂时休会
C. 保持沉默
D. 个别提问
E. 点名批评

89. 传播媒介的选择原则最具有决定性的是
A. 保证效果原则
B. 针对性原则
C. 速度快原则
D. 可及性原则
E. 经济性原则

90. 不属于小组讨论提纲内容的是
A. 讨论目的
B. 讨论题目
C. 讨论内容
D. 讨论时间和地点
E. 讨论的预期目标

91. 群体传播时"舆论领袖"对人们的认知和行为改变具有
A. 领导作用
B. 引导作用
C. 主导作用
D. 辅助作用
E. 主要作用

92. 在某一社区护士正在进行以"冬季老年人保健"为主题的讨论会。在组织讨论过程中，护士方法不恰当的是
A. 对每位参与者表示欢迎
B. 请每位参与者自我介绍
C. 对发言者给予肯定性反馈
D. 提出可引发争论的开放式问题以打破僵局
E. 因某发言者健谈而形成"一言堂"时，出于礼貌，不予打断

93. 组织小组讨论时座位的排列一般采用
A. 一字形
B. 马蹄形
C. 随意形
D. 三角形
E. 两两配对式

94. 根据讨论的主题,选择相关的人员组成小组,小组讨论的人数一般为
A. 3～5人
B. 4～6人
C. 5～8人
D. 6～10人
E. 10～15人

95. 群体传播是
A. 共享信息的最基本传播形式
B. 组织以外的小群体的传播活动
C. 媒体组织采用现代机器设备，通过大批复制并迅速地传播信息，从而影响庞杂的受众的过程
D. 有组织、有领导进行的有一定规模的信息传播
E. 个体接受外界信息后，在头脑中进行信息加工处理的过程

96. 在群体传播过程中，一般切入点置于
A. 热点问题
B. 病死率高的疾病
C. 发病率高的疾病
D. 知晓率高的健康问题

E. 舆论领袖

97. 健康传播者在制定传播信息、选择传播途径时，应重点考虑受者的
- A. 文化程度
- B. 健康状况
- C. 经济状况
- D. 文化背景
- E. 寻求信息的动机

98. 常用的健康传播途径中，图片、标本、食物、模型等属于
- A. 口头传播
- B. 文字传播
- C. 形象传播
- D. 音像传播
- E. 电子媒介传播

99. 属于形象传播的是
- A. 咨询、演讲
- B. 报刊、杂志
- C. 标本、模型
- D. 电影、电视
- E. 书籍

100. 健康传播效果中的最低层次为
- A. 知晓健康信息
- B. 态度转变
- C. 采纳健康行为
- D. 健康信念认同
- E. 采纳健康的生活方式

101. 健康传播者在制定传播信息、选择传播途径时，应重点考虑受者的
- A. 生理特点和状况
- B. 心理特点及动机
- C. 文化程度
- D. 经济状况
- E. 兴趣爱好

102. 使用文字进行健康教育的首要条件是
- A. 内容实用
- B. 文字通俗易懂
- C. 图文并茂
- D. 学习者必须有阅读能力
- E. 有适宜的场所

103. 根据受传者对信息的选择性，受传者更容易接受或记住的信息是
- A. 与自己观念一致的信息
- B. 与自己无关的信息
- C. 令自己费解的信息
- D. 令自己反感的信息
- E. 令自己气愤的信息

104. 选择传播途径的原则不包括
- A. 准确性原则
- B. 按时性原则
- C. 针对性原则
- D. 速度快原则
- E. 经济性原则

105. 在少数民族基层社区发放只有汉字的宣传折页，这是
- A. 信息设计不妥当
- B. 媒介选择错误
- C. 受者选择错误
- D. 科学性不强
- E. 传播者文化素养不高

106. 健康教育诊断中属于社会诊断的是
- A. 资源评估
- B. 生活质量
- C. 组织评估
- D. 促成因素
- E. 强化因素

107. 具有"肥胖危害人体健康"这种信念是行为改变的
- A. 促成因素
- B. 强化因素
- C. 倾向因素
- D. 遗传因素
- E. 决定因素

108. 健康教育诊断的目的主要是
- A. 收集资料有关资料
- B. 归纳、分析资料
- C. 确定影响健康问题的因素
- D. 了解社会问题
- E. 分析环境因素

109. 根据格林模式，确定疾病在人群、时间、地点方面的特点，属于

A. 社会诊断
B. 行为诊断
C. 流行病学诊断
D. 管理与政策诊断
E. 教育诊断

110. 根据格林模式，亲属的鼓励和支持将成为影响个体行为的
A. 遗传因素
B. 环境因素
C. 倾向因素
D. 促成因素
E. 强化因素

111. 高可变行为的特点是
A. 形成时间较长
B. 与文化传统密切相关
C. 属于传统生活方式
D. 正处于发展时期
E. 尚无成功改变实例

112. 生活质量诊断指标是
A. 目标人群生活满意度
B. 人均国民生产总值
C. 人均绿化面积
D. 目标人群人均住房面积
E. 目标人群人均年收入水平

113. 促使一个人的健康相关行为发生改变的决定因素是
A. 强化因素
B. 倾向因素
C. 促成因素
D. 信念（态度）因素
E. 知识因素

114. 护理健康教育学的产生，在护理工作中实现的四个重要突破不包括
A. 护理理念
B. 护理领域
C. 护理模式
D. 护理程序
E. 护理工作性质

115. 健康教育计划目标的特点是
A. 用符号描述
B. 可测量性
C. 用文字表述
D. 具远期性
E. 宏观性

116. 年轻夫妇实现"优生优育"的强化因素是
A. 对新婚夫妇进行优生优育的指导
B. 认为一对夫妇只生一个孩子好
C. 实行计划生育奖惩制度
D. 愿意生育一个孩子
E. 积极开展优生优育宣传活动

117. 教目标人群掌握"粗粮细作"的技术，以促进他们改变只吃细粮不爱吃粗粮的习惯，是影响行为改变的
A. 知识因素
B. 环境因素
C. 倾向因素
D. 促成因素
E. 强化因素

118. 健康教育干预方案的内容不包括干预活动的
A. 内容
B. 方法
C. 日程
D. 策略
E. 评价效果

119. 健康教育的实质是
A. 知识传播
B. 树立信念
C. 培养技能
D. 行为干预
E. 改变现状

120. 计算某年某地新婚妇女某项卫生知识的知晓率，分母为
A. 该地所有妇女数
B. 该地所有育龄妇女数
C. 该地接受调查的所有新婚妇女数
D. 该地 18 岁以上的所有妇女数
E. 该地平均人口数

121. "三年内，社区 16～26 岁青少年吸烟率降低 25%"，这属于健康教育的
A. 计划目的
B. 健康目标

C. 行为目标
D. 计划目标
E. 教育目标

122. 在确定优先健康教育项目时，优先考虑对人群健康威胁严重、对经济社会发展影响较大的问题，遵循的是
A. 有效性原则
B. 重要性原则
C. 合理性原则
D. 先进性原则
E. 整体性原则

123. "某社区 55 岁以上的老年人高血压的控制率在三年内提高 30%"，此描述属于健康教育的计划
A. 目的
B. 目标
C. 原则
D. 结果
E. 体现

124. 健康教育计划中目标与目的区别在于
A. 目的是目标的具体体现
B. 目标是目的的具体体现
C. 目标是预期达到的最终结果
D. 目的一般用指标描述
E. 目标一般具有宏观性

125. 在干预对象开始尝试健康行为时应该采取的干预策略是
A. 传播、咨询
B. 教育、鼓励
C. 咨询、鼓励
D. 传播、支持
E. 指导、支持

126. 某乡政府为鼓励住院分娩，决定减少住院分娩妇女的丈夫的义务工，这种干预手段属于
A. 行政干预
B. 法规干预
C. 信息干预
D. 教育干预
E. 技能干预

127. "规划实施两年后，企业职工中 10% 的吸烟者戒烟"这一目标属于

A. 总目标
B. 行为目标
C. 技能目标
D. 知识目标
E. 态度目标

128. 对目标人群因健康教育项目所导致的相关行为及其影响因素的变化进行评价，属于健康教育评价中的
A. 形成评价
B. 过程评价
C. 效应评价
D. 结局评价
E. 总结评价

129. 由于暗示效应导致对健康教育目标人群的评价效果出现偏倚。此偏倚因素为
A. 暴露因素
B. 观察因素
C. 回归因素
D. 选择因素
E. 信息因素

130. 健康教育时，最有针对性的教学方法是
A. 专题讲座
B. 媒介传播
C. 个别指导
D. 集体指导
E. 行为指导

131. 在健康教育评价过程中，目标人群因得知自己正在被观察而表现出行为异常从而影响了评价效果。此现象称为
A. 时间效应
B. 霍桑效应
C. 暗示效应
D. 回归效应
E. 偶然效应

132. 健康教育的最终目的是
A. 传播健康信息
B. 帮助个人和群体掌握卫生保健知识
C. 改善教育对象的健康相关行为
D. 减轻影响健康的危险因素
E. 预防疾病，促进健康，提高生活质量

133. 健康教育形成评价和过程评价共同的评价

方法是
- A. 专家咨询
- B. 现场观察
- C. 目标人群调查
- D. 查阅档案资料
- E. 专家小组讨论

134. 减少偶然因素对评价效果的影响,可采用
- A. 重复测量
- B. 随机抽样
- C. 随机配对
- D. 检验测量工具
- E. 培训测量人员

135. 某社区对吸烟人群实施戒烟的健康教育计划评价,属于总结评价内容的是
- A. 目标人群的各种基本特征
- B. 在项目中运用的干预策略和活动
- C. 目标人群对各种干预措施的看法
- D. 干预行为获得社会支持的情况
- E. 目标人群吸烟行为的改变程度

136. 通过查阅档案资料、目标人群调查和现场观察等方法完成的健康教育评价属于
- A. 形成评价
- B. 过程评价
- C. 效应评价
- D. 结局评价
- E. 总结评价

137. 在某项健康教育的评价过程中,由于突发地震,从而影响评价效果。地震灾害属于偏倚因素中的
- A. 时间因素
- B. 测试因素
- C. 回归因素
- D. 选择因素
- E. 失访

138. 医院健康教育的目的不包括
- A. 提高患者依从性
- B. 心理治疗
- C. 提高管理水平
- D. 密切医患关系
- E. 降低医疗成本

139. 医护人员对患者进行有关医院规章制度的

教育属于
- A. 候诊教育
- B. 入院教育
- C. 出院教育
- D. 病房教育
- E. 健康教育处方

140. 护士在健康教育中的角色是
- A. 宣传者、接受者
- B. 计划者、教育者
- C. 宣传者、学习者
- D. 计划者、学习者
- E. 参与者、教育者

141. 在诊疗过程中,医生以医嘱形式对患者给予健康生活方式指导。此教育属于
- A. 住院教育
- B. 候诊教育
- C. 咨询教育
- D. 随诊教育
- E. 健康教育处方

142. 病房健康教育内容不包括
- A. 探视及陪伴制度
- B. 病因、发病机制
- C. 症状、并发症
- D. 治疗原则
- E. 生活起居、饮食知识

143. 通过阅读患者的病历、分析病史及其健康影响因素来评估患者健康需求的方法是
- A. 直接评估法
- B. 间接评估法
- C. 病历评估法
- D. 非语言评估法
- E. 语言评估法

144. 健康教育处方的形式属于
- A. 咨询
- B. 口头教育
- C. 医嘱
- D. 书面资料
- E. 书面指导

145. "医护人员在检查、诊疗过程中,对患者及家属进行面对面的口头教育"属于
- A. 候诊教育

B. 随诊教育
C. 门诊咨询教育
D. 入院教育
E. 病房教育

146. 不属于健康教育计划内容的是
    A. 教育人员
    B. 教育内容
    C. 教育时间与场所
    D. 教育方法与工具
    E. 教育经费

147. 住院教育包括
    A. 门诊健康教育
    B. 术前健康教育
    C. 术后健康教育
    D. 技能健康教育
    E. 出院健康教育

148. 护患沟通的主要反馈机制是
    A. 提问
    B. 倾听
    C. 重复
    D. 使用附加语
    E. 澄清

149. 评估患者健康教育需求的内容不包括
    A. 对疾病或健康问题的知识水平
    B. 对健康教育的态度
    C. 文化水平
    D. 学习条件
    E. 生活方式

150. 患者，男，37岁。因"胃穿孔、急性腹膜炎"急诊收入院治疗，病情好转准备出院，其出院时的健康教育内容不包括
    A. 目前病情
    B. 治疗原则
    C. 治疗效果
    D. 继续用药情况
    E. 定期复诊

151. 某产妇，26岁。护士通过与其交谈，了解到年轻母亲缺乏婴儿喂养的知识和技能。这是健康教育程序的
    A. 评估需求阶段
    B. 确定目标阶段
    C. 制定计划阶段
    D. 实施计划阶段
    E. 评价效果阶段

第七章 医院感染护理学

1. 属于医院感染的是
   A. 入院时存在的感染
   B. 入院前获得，入院后4小时出现临床症状
   C. 入院前获得，入院后8小时出现临床症状
   D. 住院期间获得的感染
   E. 入院时处于潜伏期的感染

2. 不属于医院感染的是
   A. 新生儿经母体产道时获得的感染
   B. 患者原有的慢性感染在医院内急性发作
   C. 医务人员在医院工作期间获得的感染
   D. 患者本次感染直接与上次住院有关
   E. 住院患者在原有感染基础上出现其他部位新的感染（除外脓毒血症迁徙灶）

3. 患者，男，32岁。因单纯十二指肠溃疡入院，入院后做胃大部分切除术，术后死于脓毒血症。说法正确的是
   A. 患者死因与医院感染无关
   B. 医院感染是直接死亡原因
   C. 该患者不是医院感染
   D. 死亡原因与手术大小有关
   E. 死亡原因与麻醉有关

4. 医院感染的主要研究对象是
   A. 门诊患者
   B. 来医院的探视者
   C. 住院患者的陪护者
   D. 住院患者的家属
   E. 住院患者与医院职工

5. 医院感染控制的关键环节不包括
   A. 控制传染源
   B. 加强预防性用药
   C. 保护易感人群

D. 切断传播途径
E. 严格消毒灭菌和无菌操作技术

6. 发生医院感染危险性相对最低的人群是
   A. 长期住院患者
   B. 新生儿
   C. 择期手术的患者
   D. 免疫功能低下的患者
   E. 卧床患者

7. 属于传染病的是
   A. 高血压
   B. 肥胖
   C. 痢疾
   D. 恶性肿瘤
   E. 糖尿病

8. 属于慢性非传染性疾病的是
   A. 性病
   B. 乙型肝炎
   C. 痢疾
   D. 恶性肿瘤
   E. 艾滋病

9. 预防医院感染的关键措施不包括
   A. 隔离传染病
   B. 切断传播途径
   C. 保护易感人群
   D. 加强预防性用药
   E. 定期进行消毒灭菌效果监测

10. 针对具有内源性感染危险因素的患者，预防原则不正确的是
    A. 避免扰乱和破坏患者的正常防疫机制
    B. 尽量使用广谱抗生素
    C. 仔细检查和明确患者的潜在病灶
    D. 对感染危险指数高的人，采取保护性隔离措施

E. 对感染危险指数高的人，采取选择性去污染等措施

11. 在医院感染中，属于内源性感染的是
   A. 病原体来源于护士污染的手
   B. 病原体来源于消毒不合格的医疗用品
   C. 病原体来源于自身口腔
   D. 病原体来源于探视者
   E. 病原体来源于其他患者

12. 导致医院感染高度危险性的物品是
   A. 呼吸机管道
   B. 麻醉机管道
   C. 胃镜
   D. 喉镜
   E. 手术用止血钳

13. 属于清洁手术，但术前仍需预防性使用抗生素的是
   A. 人造关节置换术
   B. 甲状腺手术
   C. 疝修补术
   D. 经阴道子宫切除术
   E. 膝软骨摘除术

14. 人体内正常菌群的描述，正确的是
   A. 绝大部分是需氧菌
   B. 可在肠道内合成维生素维生素 A 等
   C. 可在皮肤上形成一层非特异的保护膜，抵抗微生物侵袭
   D. 肠道菌群有降低血酯的作用
   E. 是特异性免疫功能的组成部分

15. 正常情况下，正常菌群可存留在机体的腔道是
   A. 肠道
   B. 胸腔
   C. 腹腔
   D. 颅腔
   E. 关节腔

16. 通过争夺营养物质和空间位置，产生代谢产物等来杀伤侵入的有害细菌，这是人体正常菌群的
   A. 营养作用
   B. 免疫调节作用
   C. 定植抵抗力作用

D. 生物屏障作用
E. 抗衰老作用

17. 能够为判断医院感染提供有利证据的是
   A. 抗生素的应用
   B. 体温升高
   C. 有临床症状，细菌学检查查出致病菌
   D. 污染的伤口
   E. 年龄大于 65 岁

18. 肠道正常菌群参与合成叶酸，体现的是其
   A. 营养作用
   B. 免疫调节作用
   C. 定植抵抗力作用
   D. 生物屏障作用
   E. 抗衰老作用

19. 正常菌群在医院感染学上的意义主要是
   A. 拮抗病原菌
   B. 营养作用
   C. 代谢作用
   D. 免疫作用
   E. 生长与衰老

20. 医院清洁、消毒、灭菌措施的叙述，错误的是
   A. 清洁是用清水等清除物品表面的污垢、尘埃
   B. 清洁常常是物品消毒、灭菌的前期步骤
   C. 清洁可达到杀灭少量病原微生物的效果
   D. 消毒是指用物理或化学方法杀灭除芽胞以外的所有病原微生物
   E. 灭菌是指用物理或化学方法杀灭一切微生物包括芽胞

21. "原正常菌群大部分被抑制，只有少数菌种占决定性优势"，这种菌群失调属于
   A. 原位失调
   B. 一度失调
   C. 二度失调
   D. 三度失调
   E. 四度失调

22. 造成三度原位菌群失调最常见的原因是
   A. 气管插管
   B. 中心静脉置管
   C. 导尿管

D．环境污染

E．大量使用广谱抗生素

23．移位菌群失调中横向转移是指菌群

    A．从下消化道向上消化道转移

    B．从皮肤及黏膜表层向深层转移

    C．从肠腔向腹腔转移

    D．经血循环向远处转移

    E．经淋巴循环向远处转移

24．二度菌群失调时，正常菌群比例失调处于相持状态，不易恢复，不属于此类失调的临床表现是

    A．大叶性肺炎

    B．慢性腹泻

    C．慢性咽喉炎

    D．慢性阴道炎

    E．肠功能紊乱

25．因抗生素使用不当，大肠中的埃希菌转移到泌尿道定居，这种现象称

    A．植入

    B．移居

    C．定植

    D．定居

    E．移位菌群失调

26．患者，女，60岁。因胃癌住院，术后使用头孢噻肟钠和甲硝唑预防感染，第5天出现发热39℃、腹痛、腹泻，大便培养：大量白色念珠菌生长。此种情况最可能的诊断

    A．急性菌痢

    B．急性肠炎

    C．二重感染

    D．败血症

    E．菌群移位

27．细菌在人体定植，除有适宜的环境、相当的细菌数量以外还应具备的条件是

    A．移位途径

    B．细菌具有黏附力

    C．适宜的 pH 值

    D．生物屏防

    E．细菌易位

28．不符合送检标准的痰标本是

    A．清晨深咳出的痰

B．支气管灌洗液

C．支气管刷出物

D．肺吸出物

E．24 小时痰的上层泡沫

29．人为地将机体的正常菌群或已定植的细菌部分或全部去除，以防止感染的措施称为

    A．去污染

    B．消毒

    C．灭菌

    D．消炎

    E．隔离

30．医院内和医院外分离出的同一种多重耐药菌株，其耐药特点为

    A．医院内比医院外菌株耐药性更强且更广

    B．医院内比医院外菌株耐药性更强但不广

    C．医院外比医院内菌株耐药性更强且更广

    D．医院外比医院外菌株耐药性更强但不广

    E．医院内与医院外菌株耐药性基本相同

31．具有抗吞噬作用的细菌结构是

    A．鞭毛

    B．菌毛

    C．细胞壁

    D．荚膜

    E．芽胞

32．患者，男，33岁。野外工作人员，因寒战，高热，大汗淋漓，每三天发作一次而去医院就诊，查血液涂片，找到疟原虫。该患者应首选的药物是

    A．伯氨喹啉

    B．氯喹

    C．吡喹酮

    D．结婚前应去医院咨询

    E．可用阿司匹林治疗

33．属于真菌的是

    A．病毒

    B．克雷伯杆菌

    C．金黄色葡萄球菌

    D．白色念珠菌

    E．铜绿假单胞菌

34．引起医院感染的病原微生物主要是

    A．条件致病菌

B. 致病菌

C. 自然界的一切微生物

D. 空气中的微生物

E. 环境中的微生物

35. 属于特异性感染的细菌是

    A. 金黄色葡萄球菌

    B. 变形杆菌

    C. 铜绿假单胞菌

    D. 链球菌

    E. 破伤风梭菌

36. 卫生部《医院感染管理规范（试行）》中规定医院应对抗感染药物的使用率进行统计，力争控制在

    A. 30% 以下

    B. 40% 以下

    C. 50% 以下

    D. 60% 以下

    E. 70% 以下

37. 不属于全面综合性监测的类型是

    A. 医院感染危险因素的监测

    B. 目标监测

    C. 医院感染部位发病率的监测

    D. 医院感染暴发流行的监测

    E. 医院感染高危科室的监测

38. 发现医院感染散发病例时，报告医院感染管理科的时间是

    A. 2 小时内

    B. 12 小时内

    C. 24 小时内

    D. 6 小时内

    E. 48 小时内

39. 根据卫生部《医院感染管理规范（试行）》，医院感染监测漏报率应低于

    A. 5%

    B. 10%

    C. 15%

    D. 20%

    E. 25%

40. 医院对重点项目进行目标监测的期限不应

    A. < 6 个月

    B. < 1 年

C. < 2 年

D. < 3 年

E. < 1.5 年

41. 出现医院感染流行时，医院报告当地卫生行政部门的时间是

    A. 2 小时内

    B. 12 小时内

    C. 24 小时内

    D. 36 小时内

    E. 48 小时内

42. 医院感染目标监测的最佳方法是

    A. 医院实验室细菌培养阳性病例回顾

    B. 临床医师填报的病例

    C. 专职人员到病室前瞻性调查

    D. 病室监控护士报告病例

    E. 到病案室从出院病历中查阅病例

43. 医院感染病例监测的具体方法不包括

    A. 资料的收集

    B. 资料的整理

    C. 资料的分析

    D. 资料的统计

    E. 资料的报告

44. 临床科室出现医院感染流行或暴发时，措施不当的是

    A. 查找感染源

    B. 对感染患者和周围人群进行详细的流行病学调查

    C. 必要时隔离患者甚至暂停接收患者

    D. 对病室进行彻底的空气消毒

    E. 总结经验，制定防范措施

45. 医院儿科 10 天内共收住患儿 40 例，其中新生儿病房 10 例，有 2 例发生轮状病毒感染，则新生儿轮状病毒感染的罹患率为

    A. 5%

    B. 10%

    C. 15%

    D. 20%

    E. 25%

46. 医院感染监测，查阅病历的重点不应放在

    A. 细菌及真菌培养阳性的患者

    B. 首次使用抗生素的患者

C. 器官移植的患者

D. 昏迷的患者

E. 早产儿

47. 某医院2006年7月共收治住院患者2500人，本月有250人存在医院感染，其中新发100人，新发感染例次数为150次。同期住院患者中共有500人接受了外科手术30人存在术后切口感染，其中新发20人。这所医院在2005年6月的医院感染患病率和术后切口感染发生率分别为

A. 4%，4%

B. 6%，4%

C. 6%，6%

D. 10%，4%

E. 10%，6%

48. 医院感染暴发中流行病学处理的基本步骤，前三步是

A. 证实流行或暴发→查找感染源→查找引起感染的因素

B. 证实流行或暴发→组织落实有效的控制措施→写出调查报告

C. 查找感染源→证实流行或暴发→查找引起感染的因素

D. 查找感染源→证实流行或暴发→证实流行或暴发

E. 查找感染源→查找引起感染的因素→证实流行或暴发

49. 调查医院感染暴发流行的基本原则和主要手段是

A. 制定有效的控制措施先查找感染源

B. 首先采取措施再调查

C. 边调查边采取措施

D. 先调查再采取措施

E. 先进行病原学检查

50. 某医院、某科室的住院患者中，短时间内突然发生许多医院感染病例的现象是

A. 医院感染散发

B. 医院感染播散

C. 医院感染流行

D. 医院感染暴发

E. 医院感染罹患

51. 非传染患者用过的医疗物品和器材的消毒程序是

A. 清洗→去污→消毒或灭菌

B. 清洗→消毒或灭菌→去污

C. 去污→清洗→消毒或灭菌

D. 去污→消毒或灭菌→清洗

E. 消毒或灭菌→去污→清洗

52. 不适合用环氧乙烷消毒的物品是

A. 家具

B. 血压计

C. 手电筒

D. 书本

E. 毛衣

53. 遇有机物时放出新生氧气，能抗菌除臭的漱口溶液是

A. 1% ～ 3% 过氧化氢

B. 2% ～ 3% 硼酸

C. 0.1% 醋酸

D. 0.02% 呋喃西林

E. 复方硼砂

54. 使用微波消毒灭菌时正确的叙述是

A. 微波的频率是30MHz ～ 300MHz

B. 微波的波长在0.1m ～ 10m 左右

C. 对人体有伤害只能小剂量长期接触

D. 可使用金属物品盛装需要消毒物品

E. 用湿布包裹物品可提高消毒效果

55. 灭菌是指

A. 杀灭或清除外环境中传播媒介物上的病原微生物及有害微生物

B. 杀灭外环境的传播媒介上的所有活的微生物

C. 用物理或化学方法杀灭芽胞以外的病原微生物及其他微生物

D. 用物理方法清除污染物表面的有机物和污迹尘埃

E. 用物理方法清除或杀灭全部活的微生物

56. 取用无菌溶液时错误的是

A. 必须核对瓶签

B. 检查溶液有无沉淀、浑浊、变色

C. 必要时可将无菌棉签伸入瓶内蘸取

D. 手不可触及瓶口及盖的内面

E. 倾倒溶液时，标签朝上

57. 常用于黏膜的消毒溶液是
    A. 过氧乙酸
    B. 苯扎溴铵
    C. 氯胺
    D. 乙醇
    E. 碘酊

58. 煮沸法消毒时，加入 1% ～ 2% 碳酸氢钠，可提高沸点至
    A. 105℃
    B. 108℃
    C. 110℃
    D. 112℃
    E. 115℃

59. 属于高度危险物品的是
    A. 活体组织检查钳
    B. 胃镜
    C. 气管镜
    D. 呼吸机管道
    E. 子宫帽

60. 压力蒸汽灭菌时物品包的体积要求<u>不超过</u>
    A. 30m×30cm×40cm
    B. 20cm×30cm×25cm
    C. 30cm×30cm×25cm
    D. 30cm×25cm×25cm
    E. 30cm×30cm×20cm

61. 关于化学消毒剂的使用，<u>不正确</u>的是
    A. 体温计可用 75% 乙醇浸泡 30 分钟消毒
    B. 新洁尔灭不能与肥皂合用
    C. 环氧乙烷应置于无火源、阴凉处，最好存入冰箱中
    D. 皮肤过敏者禁用碘酊
    E. 过氧化氢溶液可除掉陈旧血迹

62. 医疗用品按其污染后造成危害的程度，可分为
    A. 1 类
    B. 2 类
    C. 3 类
    D. 4 类
    E. 5 类

63. 关于消毒灭菌原则，<u>错误</u>的是
    A. 接触人体组织的器具必须消毒

    B. 消毒应首选物理方法，其次再考虑选择化学消毒方法
    C. 根据物品的性能选用物理或化学方法进行消毒灭菌
    D. 更换灭菌剂时，必须对用于浸泡灭菌物品的容器进行灭菌处理
    E. 氧气湿化瓶内的湿化液应用灭菌水

64. 煮沸消毒时加入既能防锈又能提高沸点的药物是
    A. 碳酸钠
    B. 乳酸钠
    C. 碳酸氢钠
    D. 亚硝酸钠
    E. 氢氧化钠

65. 感染了虱子的头发被剪下后最佳处理方法是
    A. 包入纸内扔掉
    B. 用纸包裹后焚烧
    C. 在消毒液中浸泡
    D. 进行高压灭菌处理
    E. 用开水煮沸

66. <u>不宜</u>使用燃烧法灭菌的物品是
    A. 手术刀
    B. 陶瓷换药碗
    C. 避污纸
    D. 破伤风感染伤口的敷料
    E. 病理标本

67. 用 40% 甲醛进行气化消毒时，需加入的氧化剂是
    A. 乳酸钙
    B. 碳酸钠
    C. 氯化钾
    D. 亚硝酸钠
    E. 高锰酸钾

68. 预防交叉感染的措施是
    A. 无菌物品与非无菌物品分开存放
    B. 无菌物品应放在清洁、干燥、固定的地方
    C. 一份无菌物品只供一位患者使用
    D. 定期检查有效期
    E. 用无菌持物钳夹取无菌物品

69. 属于中度危险性的医用物品是

A. 手术器械

B. 穿刺针

C. 腹腔镜

D. 听诊器

E. 气管镜

70. 压力蒸汽灭菌的生物监测指标菌为

A. 耐热的嗜热脂肪杆菌芽胞

B. 耐热的嗜热脂肪芽胞杆菌

C. 耐热的嗜热脂肪杆菌

D. 枯草杆菌芽胞

E. 短小杆菌芽胞

71. 环氧乙烷气体灭菌效果生物监测的时间要求是

A. 每天

B. 隔日

C. 每周

D. 每月

E. 每季度

72. 高压蒸汽灭菌效果监测最可靠的方法是

A. 化学指示胶带

B. 程序监测

C. 生物监测

D. 化学指示卡

E. 温度计

73. 压力蒸汽灭菌中化学指示卡和指示带的监测要求是

A. 每包

B. 每锅

C. 每天

D. 每周

E. 每月

74. 护士在导尿过程中发现手套破损,此时应

A. 无需处理

B. 用胶布粘贴破损处

C. 加戴一副手套

D. 立即更换手套

E. 更换护士继续操作

75. 不宜使用的手消毒剂是

A. 0.5% 洗必泰醇

B. 0.5% 碘伏

C. 2% 戊二醛

D. PVP-I(吡洛烷酮 - 碘)

E. 75% 乙醇

76. 关于手的消毒,错误的是

A. 接触被病原微生物污染的物品后只需要进行卫生洗手

B. 实施侵入性操作前应进行手的消毒

C. 护理免疫力低下的新生儿前应进行手的消毒

D. 接触血液、体液和分泌物后应进行手的消毒

E. 接触传染患者后应进行手的消毒

77. 医院感染最简单有效的预防措施是

A. 洗手

B. 戴手套

C. 环境消毒

D. 隔离传染患者

E. 合理应用抗生素

78. 洗手指征不包括

A. 接触患者前

B. 进行无菌技术操作前

C. 接触血液、体液和被污染物品前

D. 戴口罩和穿脱隔离衣前

E. 脱手套后

79. 不需要用消毒剂搓洗手的是

A. 接触污染物品后

B. 接触传染病患者后

C. 接触同一患者不同部位

D. 接触特殊感染的病原体后

E. 在微生物实验室操作后

80. 控制医院感染最简单、最有效、最方便、最经济的方法是

A. 手卫生

B. 环境卫生

C. 抗菌药物的合理使用

D. 传染病的防控

E. 消毒与灭菌

81. 关于洗手设备的叙述,不正确的是

A. 临床科室应设有流动水设施

B. 洗手设施的开关最好采用手动式

C. 洗手最好选用液体皂液

D. 选用肥皂洗手时,肥皂应保持清洁、

干燥

E. 选用擦手毛巾时，毛巾应保持清洁、干燥

82. 护士在护理感染患者后，其洗手操作正确的是
   A. 洗手前取下手上饰物及手表卷袖过腕
   B. 湿润双手后取洗手液或肥皂涂抹双手
   C. 揉搓双手各面包括手腕及肘上 10cm
   D. 揉搓时间持续 10 秒注意指甲指缝等处
   E. 洗手完毕后可用手直接关闭水龙头

83. 不属于常用的手消毒剂是
   A. 液体皂液
   B. 含醇类复配的手消毒液
   C. 5000mg/L 碘伏溶液
   D. 75% 乙醇溶液
   E. 氧化电位水

84. 肠道传染病病原体污染手和皮肤，用于擦拭的碘伏浓度为
   A. 200mg/L
   B. 500mg/L
   C. 1000mg/L
   D. 2000mg/L
   E. 5000mg/L

85. 用过氧化氢液进行口腔和咽部消毒，其浓度为
   A. 0.05%
   B. 0.10%
   C. 0.50%
   D. 1%
   E. 2%

86. 在进行穿刺前，以穿刺点为中心，消毒皮肤面积至少应为
   A. 2cm×2cm
   B. 3cm×3cm
   C. 4cm×4cm
   D. 5cm×5cm
   E. 6cm×6cm

87. 属于 I 类环境的是
   A. 新生儿室
   B. 儿科病房
   C. 透析室

D. 层流洁净病房
E. ICU 病房

88. 护士长在护理查房时，提问实习护士关于医疗垃圾处理问题时，实习护士回答错误的是
   A. 医疗垃圾应焚烧
   B. 使用后的一次性注射器、输液器针头及必须置于锐器盒内
   C. 医用垃圾使用棕色塑料袋
   D. 医用垃圾使用污染专梯专人回收
   E. 医疗垃圾处理时做好自我防护

89. 不适宜血液病病区采用的空气净化方法是
   A. 紫外线灯照射消毒
   B. 化学消毒
   C. 自然通风
   D. 空气消毒器
   E. 集中空调通风系统

90. 医院 II 类区域空气消毒合格的细菌总数标准为
   A. ≤ 500CFU/m³
   B. ≤ 400CFU/m³
   C. ≤ 300CFU/m³
   D. ≤ 200CFU/m³
   E. ≤ 100CFU/m³

91. 不符合环境清洁消毒原则和方法的是
   A. 清洁的程序遵循从污到洁的原则
   B. 采用湿式拖把清洁，避免灰尘飞扬
   C. 一般的环境以清洁为主
   D. 特殊的环境可选用消毒剂消毒
   E. 所有卫生用具应用后要消毒、洗净、晾干

92. 对被血液与体液污染的环境消毒时应首选
   A. 灭菌剂
   B. 清洁剂
   C. 洗涤剂
   D. 低水平（低效）消毒剂
   E. 中、高水平（中、高效）消毒剂

93. 关于环境清洁消毒的方法和原则中，不正确的是
   A. 环境应定期清扫
   B. 医院一般环境应使用消毒剂清洁
   C. 清洁的程序遵循从洁到污的原则

D. 采用湿布拖把清洁

E. 患者房间家具清洁做到一人一桌一巾

94. 空气消毒采用的方法中应**除外**
   A. 紫外线照射
   B. 臭氧消毒
   C. 甲醛熏蒸消毒
   D. 过氧乙酸熏蒸消毒
   E. 过氧化氢喷雾消毒

95. 普通病房治疗室空气培养细菌总数的卫生学标准为
   A. ≤10CFU/m³
   B. ≤50CFU/m³
   C. ≤100CFU/m³
   D. ≤200CFU/m³
   E. ≤500CFU/m³

96. **不属于**隔离对象的是
   A. 水痘患者
   B. 肾结石患者
   C. 麻疹患者
   D. 甲肝患者
   E. 感染性腹泻患者

97. 属于污染区的是
   A. 医务人员值班室
   B. 医护人员办公室
   C. 治疗室
   D. 医生更衣室
   E. 患者入院接待处

98. 洗手行为**错误**的是
   A. 接触患者分泌物后及时洗手
   B. 护理两个患者之间应洗手
   C. 护理同一患者的不同部位需洗手
   D. 操作完毕脱去手套后无须洗手
   E. 进行无菌操作前后需洗手

99. 在传染病区内属于半污染区的是
   A. 库房
   B. 病区内走廊
   C. 值班室
   D. 病室
   E. 更衣室

100. 肾移植术后患者应采取的隔离种类是

A. 严密隔离
B. 接触隔离
C. 消化道隔离
D. 保护性隔离
E. 呼吸道隔离

101. 隔离室患者用后的体温计用于其他患者时，需要做的处理是
   A. 清水冲洗
   B. 肥皂水清洁
   C. 低水平消毒
   D. 中水平消毒
   E. 高水平消毒

102. 隔离衣使用的叙述，**错误**的是
   A. 隔离衣需全部遮盖工作服
   B. 衣领的内面为清洁面
   C. 隔离衣挂在病房里时应内面向外
   D. 隔离衣应每天更换一次
   E. 隔离衣潮湿后应立即更换

103. 感染链的组成是
   A. 传染源、传播途径、感染症状
   B. 传播途径、易感人群、感染部位
   C. 易感人群、传染源、病原体毒力
   D. 宿主的免疫力、传染源、病原体毒力
   E. 传染源、传播途径及易感人群

104. 隔离室物体表面终末消毒的最有效方法是
   A. 甲醛熏蒸
   B. 紫外线照射
   C. 来苏液擦拭
   D. 乳酸熏蒸
   E. 含氯消毒液擦拭

105. 呼吸道隔离的主要原则**不包括**
   A. 同一病菌感染者可同住一室
   B. 接近患者需戴口罩
   C. 接触患者污染的物品要洗手
   D. 必须穿隔离衣、戴手套
   E. 有患者在时房间应保持关闭

106. 戴无菌手套的操作方法正确的是
   A. 打开无菌手套袋后检查号码及灭菌日期
   B. 手套带的系带缠好后放在手套带的内面

C. 用戴好手套的手捏住另一只手套的内面

D. 戴好手套的手保持在腰以上水平视线范围

E. 脱手套时双手分别捏住手套外面翻转脱下

107. 不需要洗手的情况是
A. 护理两个患者之间
B. 脱手套后
C. 给同一个患者输液后，准备导尿前
D. 进行护理操作时，接触了污染的器械
E. 与患者交谈后

108. 控制感染最简单、直接、有效的手段是
A. 加强抗感染教育
B. 控制或消灭感染源
C. 切断传播途径
D. 保护易感宿主
E. 有效药物治疗

109. 属于清洁区的是
A. 医护办公室
B. 分诊处
C. 检验室
D. 走廊
E. 消毒间

110. 标准预防的原则是
A. 把所有患者的血液、体液、分泌物、排泄物均视为具有传染性进行隔离预防
B. 把所有患者的血液、体液视为具有传染性进行隔离预防
C. 把所有患者的分泌物、排泄物视为具有传染性进行隔离预防
D. 把传染患者的分泌物、排泄物视为具有传染性进行隔离预防
E. 把传染患者的血液、体液、分泌物、排泄物视为具有传染性进行隔离预防

111. 关于隔离技术不正确的描述是
A. 同一类传染患者可住同一房间，床距应保持 1m 以上
B. 空气传播疾病的患者应使用有负压装置的隔离病房

C. 护理有切口感染的患者时需戴手套

D. HIV 感染患者出院后，病房的所有被服应焚烧处理

E. 血压计、听诊器应与其他患者分开使用

112. 对多重耐药细菌（MRSA、泛耐药鲍曼不动杆菌）感染的患者应采取的措施不包括
A. 尽可能安排单人单间
B. 有专用的隔离标识
C. 限制探视人员
D. 限制患者的活动范围、减少转运
E. 进入室内的工作人员应戴高效防护口罩

113. 为传染病患者吸痰时做法错误的是
A. 痰液黏稠可叩拍背部
B. 吸痰前穿隔离衣戴手套
C. 一次吸痰时间不超过 15 秒
D. 痰液滴落地面应立即清洁处理
E. 一次性吸痰管放入高危品袋中焚烧

114. 无需呼吸道隔离的疾病是
A. 肺结核
B. 化脓性脑膜炎
C. 流感
D. 流行性腮腺炎
E. 风疹

115. 飞沫传播属于
A. 共同媒介传播
B. 空气传播
C. 接触传播
D. 生物媒介传播
E. 体液传播

116. 控制医院感染最简单、直接而有效的方法是
A. 消灭感染源
B. 利用消毒、隔离技术来阻断传播途径
C. 改善宿主状况
D. 保护易感宿主
E. 合理应用抗生素以减少耐药菌的产生

117. 患者，男，28 岁。因食用了苍蝇叮咬过的食物，1 周后出现全身不适、体温 39.0～40.0℃ 呈稽留热、脉搏 60～70 次/分、表情淡漠。病

程第 2 周出现玫瑰疹。对患者采取的隔离种类是

  A．严密隔离

  B．接触隔离

  C．昆虫隔离

  D．肠道隔离

  E．保护性隔离

118．急性细菌感染评价抗菌药物的治疗效果应在

  A．6 ～ 12 小时后

  B．12 ～ 24 小时后

  C．1 ～ 2 天后

  D．2 ～ 3 天后

  E．3 ～ 5 天后

119．细菌在缺少某种结构成分时仍可生存，那么缺少的是

  A．细胞壁

  B．细胞膜

  C．细胞浆

  D．核质

  E．胞质颗粒

120．关于抗菌药物的作用机制，错误的叙述是

  A．干扰细胞壁的合成

  B．抑制细菌芽胞生成

  C．抑制细菌核酸合成

  D．影响细菌蛋白质的合成

  E．损伤细胞膜

121．为避免溶液 pH 值对抗生素的破坏，静脉点滴抗生素的溶液原则上应选择

  A．5% 葡萄糖

  B．5% 葡萄糖盐水

  C．生理盐水

  D．5% 碳酸氢钠

  E．复方氯化钠溶液

122．符合抗感染药物合理用药的做法是

  A．发现感染首选广谱抗生素

  B．两种以上抗生素若无配伍禁忌可在同一溶液中静滴

  C．急性感染症状消失后，立即停用抗生素

  D．将红霉素用注射用水溶解后放入生理盐水中静脉滴注

  E．氨基糖苷类抗生素与 β- 酰胺类药物可同瓶滴注

123．抗菌药物的应用方法正确的是

  A．发生感染时应尽早使用高效广谱抗菌药物

  B．在治疗感染性疾病时，考虑病原体对抗菌药物的敏感性

  C．联合用药比单一用药要好

  D．抗菌药物可用作消毒剂，对皮肤伤口消毒

  E．发热患者都因感染，均可用抗菌药物治愈

124．不属于合理应用抗菌药物的是

  A．外科预防用药

  B．联合用药治疗顽固性感染

  C．病毒性感染使用抗生素

  D．注意给药途径、给药次数

  E．两种抗生素不宜置于同一溶液中

125．导致抗生素毒性增加的联合使用药物为

  A．庆大霉素＋卡那霉素

  B．青霉素＋甲硝唑

  C．庆大霉素＋红霉素

  D．红霉素＋磺胺类

  E．庆大霉素＋先锋霉素

126．败血症患者使用抗生素后病情好转，体温恢复正常可停药的时间是

  A．1 ～ 2 天

  B．3 ～ 4 天

  C．5 ～ 6 天

  D．7 ～ 10 天

  E．10 天以上

127．关于抗生素的配伍禁忌和合理给药的描述，错误的是

  A．β- 内酰胺类抗生素静脉滴注时，可采用连续给药方案

  B．大环内酯类抗生素可采用连续给药方案，避免毒性反应

  C．氨基糖苷类抗生素采用间歇式给药方案，不宜静脉推注

  D．原则上选用生理盐水作为静脉滴注抗生素的溶液

E. 两种抗生素不宜同时静脉滴注

128. 抗生素应用疗程不正确的是
  A. 预防性用药手术结束后 3 小时内使用
  B. 急性感染症状消失后续用 2～3 天
  C. 败血症体温正常后 7～10 天再停药
  D. 术前 1 小时静脉给予 1 次足量抗生素
  E. 严重感染疗程可达 4～8 周

129. 需术前预防性应用抗生素的为
  A. 甲状腺手术
  B. 腹股沟疝修补术
  C. 人造血管移植术
  D. 输卵管结扎术
  E. 膝软骨摘除术

130. 应用抗菌药物指征的手术除外
  A. 开放性骨关节损伤
  B. 动物咬伤
  C. 脏器移植
  D. 人工关节置换
  E. 膝软骨摘除

131. 在围手术期，预防性抗生素的合理使用时间是
  A. 入住外科病房后
  B. 手术前 3 天
  C. 手术前 24 小时
  D. 麻醉诱导期，即术前 0.5～1 小时
  E. 手术结束后 1 周内

132. 患者，男，55 岁。直肠癌，行 Mile's 手术，预防抗生素使用正确的是
  A. 术前 24 小时给予不吸收的口服抗生素
  B. 术前应用万古霉素作为预防性用药
  C. 术前 48 小时静脉给予一次足量抗生素
  D. 术中连续给予抗生素，以维持适当的血药浓度
  E. 术后预防抗生素使用应大于 72 小时

133. 术前无需预防性应用抗生素的是
  A. 甲状腺手术
  B. 开放性骨关节伤
  C. 严重烧伤
  D. 经阴道子宫切除术
  E. 人工心脏瓣膜置换手术

134. 为预防手术切口感染，错误的处理措施是
  A. 严格执行无菌操作技术
  B. 用有抗菌能力的水冲洗伤口
  C. 延长患者入住监护室时间
  D. 选用吸附性强的伤口敷料
  E. 尽量采用封闭式重力吸引

135. 预防手术部位感染，使用预防性抗菌药物的最佳时间是
  A. 入住外科病房后
  B. 术前 3 天
  C. 术前 1 天
  D. 术前 30～60 分钟
  E. 术后 1 周内

136. 有关下呼吸道感染的病原学诊断，错误的是
  A. 经筛选的痰液，分离到致病菌
  B. 痰细菌定量培养分离病原菌数 ≥ 10^6CFU/ml
  C. 血培养或并发胸腔积液者的胸液分离到病原体
  D. 经纤维支气管镜或人工气道吸引采集的下呼吸道分泌物病原菌数 ≥ 10^5CFU/ml
  E. 痰或下呼吸道采样标本中分离到通常非呼吸道定植的细菌或其他特殊病原体

137. 防止手术部位感染最有效的对策是
  A. 更换敷料前洗手
  B. 选用吸附力很强的伤口敷料
  C. 缩短患者在监护室的滞留时间
  D. 严格无菌操作
  E. 保持室内空气清洁

138. 护理使用呼吸机的患者时，措施不当的是
  A. 使用声门下分泌物引流
  B. 呼吸机的湿化器用冷开水
  C. 定期更换呼吸机管道
  D. 做好气道护理
  E. 有效的吸痰、拍背

139. 患者，女，30 岁。经阴道顺利分娩一婴，于产后第 4 天出院，回家后（产后第 5 天）产妇外阴切口裂开并出现脓性分泌物，临床诊断为

A. 外阴切口感染

B. 会阴裂伤感染

C. 不属于医院感染

D. 外阴切口感染属于医院感染

E. 手术部位感染

140. 在综合性教学医院，不属于最常见最主要的医院感染是

A. 软组织感染

B. 泌尿道感染

C. 手术部位切口感染

D. 呼吸机相关性感染

E. 血管相关性感染

141. 患者，男，65岁。因肺炎入院治疗，使用抗生素治疗7天后，出现了发热、腹痛、腹泻，大便为水样便，查血常规有白细胞增高，结肠镜检查发现肠壁充血、水肿，见到5mm灰白色假膜，该患者最有可能的诊断是

A. 急性细菌性痢疾

B. 急性胃肠道感染

C. 抗菌药物相关性腹泻

D. 病毒性腹泻

E. 胃肠功能紊乱引起的腹泻

142. ICU的感染管理原则中不正确的是

A. 病室定期消毒

B. 限制家属探视及陪住

C. 拔除有创导管后做细菌培养

D. 尽量采用介入性血流动力学监测

E. 严重创伤、感染及应用免疫抑制药的患者避免安排在同一房间

143. 血管内导致相关性感染的主要影响因素不包括

A. 导管的类型

B. 导管留置的时间

C. 对导管的日常护理

D. 置管时的无菌操作

E. 置管人的年资

144. 呼吸机相关性肺炎最重要的预防措施是

A. 声门下分泌物引流

B. 呼吸机的湿化器用无菌水

C. 定期更换管道

D. 做好气道护理

E. 采取综合措施

145. 血管相关性感染的预防，不正确的是

A. 严格无菌操作

B. 尽早拔除血管导管

C. 导管入口选用透明敷料，以便随时观察

D. 发现导管局部红肿，脓液渗出，应立即用药，密切观察

E. 发生全身感染征象立即拔管

146. 为预防血管相关性感染，介入性治疗的指针和留置时间要求是

A. 提倡非介入性治疗方法，尽可能缩短留置时间

B. 为减少血管的反复穿刺，保护血管，提倡深静脉置管

C. 为保持导管通畅，尽可能选择大口径的导管

D. 为减少更换的痛苦，一次性留置导管的时间尽可能长

E. 一旦发现置管局部感染应加强抗感染，继续留置导管

147. 易导致泌尿系统感染的操作是

A. 尽量采用一次性的密闭式集尿系统

B. 进行导尿操作时，必须执行无菌操作

C. 每周应至少进行膀胱冲洗1次

D. 留置尿管应固定牢固

E. 对留置尿管的患者，应每天进行会阴部护理

148. 最易在新生儿室形成暴发流行的病原微生物是

A. 葡萄球菌

B. 肺炎链球菌

C. 脑膜炎球菌

D. 链球菌

E. 乙肝病毒

149. 重症监护病房患者的特点一般不包括

A. 多数患者是因其他危重疾病继发感染后转入

B. 患者的细菌定植能力下降

C. 患者体内细菌的耐药性较强

D. 细菌容易有更多的途径侵入机体

E. 护患间交叉感染机会较多

150. 预防老年患者医院感染，<u>不正确</u>的措施是
    A. 加强生活护理，保持口腔和会阴的清洁
    B. 协助患者进行增加肺活量的训练
    C. 严格执行探视制度和消毒隔离制度
    D. 保持病房环境清洁，空气清新
    E. 长期服用小剂量抗生素以预防感染发生

151. 长期卧床的老年人最易发生的肺炎类型是
    A. 吸入性肺炎
    B. 坠积性肺炎
    C. 支原体肺炎
    D. 革兰阴性杆菌肺炎
    E. 终末期肺炎

152. <u>不易</u>在新生儿室形成爆发流行的感染为
    A. 葡萄球菌
    B. 克雷伯杆菌
    C. 鼠伤寒沙门氏菌
    D. 铜绿假单胞菌
    E. 柯萨奇病毒

153. 防止利器刺伤的<u>错误</u>做法是
    A. 用过的针头采用双手"复帽"
    B. 不能将针尖指向身体任何部位
    C. 采用单手"复帽"技术
    D. 污染针头置入防水耐刺穿的容器内
    E. 严禁处置前折弯或折断针头

154. 在进行化学消毒时，正确的防护措施是
    A. 降低消毒液配置浓度
    B. 缩短化学消毒时间
    C. 注意环境通风及戴手套
    D. 严禁加盖，以利于消毒液挥发
    E. 减少单次消毒物品量

155. 被抗原阳性血液污染的针头等锐器刺破皮肤者应立即注射
    A. 生理盐水
    B. 相应的疫苗
    C. 高效免疫球蛋白
    D. 广谱抗生素
    E. 敏感性抗生素

156. 医务人员在执业过程中发生锐器伤后的正确处理程序是
    A. 立即挤血并冲洗伤口，再清创、消毒、包扎、报告和记录、跟踪监测
    B. 立即冲洗伤口后挤血，再清创、消毒、包扎、报告和记录，跟踪监测
    C. 立即清创、消毒、包扎、报告和记录，跟踪监测
    D. 立即报告和记录，再挤血、清创、消毒、包扎、跟踪监测
    E. 立即查看锐器情况，评估伤情的严重性程度，再做妥善处理

157. 对于宣传感染控制的理论最有效的方法是
    A. 研究表明通过行政干预的方法是最有效的
    B. 海报主要对那些拥护政策的人有效
    C. 良好的卫生习惯及基本操作技术培训
    D. 成人学习最好选取他们知道的题目
    E. 说服工作

158. 某护士在传染病房工作，自我防护措施<u>不正确</u>的是
    A. 操作前后洗手
    B. 避免直接接触患者体液
    C. 若被针头刺伤，首选用大量清水冲洗伤口
    D. 为患者进行特殊口腔护理时佩戴护目镜
    E. 定期进行身体检查

159. 主要经粪-口途径传播的肝炎病毒为
    A. 甲型肝炎病毒、丙型肝炎病毒
    B. 甲型肝炎病毒、戊型肝炎病毒
    C. 乙型肝炎病毒、丙型肝炎病毒
    D. 乙型肝炎病毒、戊型肝炎病毒
    E. 甲型肝炎病毒、乙型肝炎病毒

160. 对甲型肝炎患者的消毒措施，<u>不正确</u>的是
    A. 患者的餐具可用 250～500mg/L 有效氯浸泡 30 分钟
    B. 甲肝患者居住的房间可用过氧乙酸熏蒸，浓度为 0.1g/m³
    C. 废弃物应焚烧处理
    D. 接触患者前后可用 0.5% 碘伏消毒双手
    E. 不耐热的衣物可以用环氧乙烷消毒

161. 主要经血液传播的肝炎病毒为
    A. HAV、HBV、HCV
    B. HAV、HBV、HDV
    C. HCV、HDV
    D. HBV、HCV、HDV
    E. HAV、HBV

162. 患者，女，30岁。因乙型肝炎入传染科住院隔离治疗，限制其活动，该患者活动受限是属于
    A. 焦虑造成活动无力
    B. 运动系统功能受损
    C. 社会因素的需要
    D. 治疗措施需要
    E. 疾病影响机体活动

163. 关于艾滋病的描述，不正确的是
    A. 艾滋患者、HIV 携带者是 HIV 的主要传染源
    B. HIV 急性感染期中，患者不具备传染性，无任何症状
    C. 用于杀灭乙肝病毒的消毒剂完全可以杀灭艾滋病病毒
    D. 艾滋病防治工作的方针为预防为主，防治结合
    E. 确诊 HIV 感染要通过 HIV 抗体确证试验的验证

164. 艾滋病病毒传播途径不包括
    A. 性接触
    B. 输血
    C. 共用静脉注射器
    D. 拥抱
    E. 哺乳

165. 对艾滋患者流出的血液、分泌物等，正确的处理方法是
    A. 就地先清洁，再消毒，用有效氯 1000mg/L 的消毒液作用 5～10 分钟消毒
    B. 就地先清洁，再消毒，用有效氯 500mg/L 的消毒液作用 15～30 分钟消毒
    C. 就地先消毒，再清洁，用有效氯 1000mg/L 的消毒液作用 15～30 分钟消毒

    D. 就地先消毒，再清洁，用有效氯 500mg/L 的消毒液作用 5～10 分钟消毒
    E. 就地先消毒，再清洁，用有效氯 1000mg/L 的消毒液作用 5～10 分钟消毒

166. 对被血源性传播疾病病原体污染的病床及床旁桌进行消毒处理时，可使用
    A. 0.5% 的含氯消毒液
    B. 70% 的乙醇
    C. 2% 的碘酊
    D. 2% 的戊二醛
    E. 95% 的乙醇

167. 淋病和梅毒主要的传播途径是
    A. 日常生活接触传播
    B. 血液传播
    C. 呼吸道传播
    D. 粪 - 口传播
    E. 性行为传播

168. 流行性出血热"三痛"是指
    A. 头痛、眼眶痛、腰痛
    B. 头痛、眼眶痛、骨关节疼痛
    C. 头痛、眼眶痛、肌痛
    D. 头痛、腰痛、骨关节疼痛
    E. 头痛、腰痛、肌痛

169. 我国流行性出血热的主要病原体是
    A. 汉坦病毒
    B. 克雷伯杆菌
    C. 柯萨奇病毒
    D. 腺病毒
    E. 大肠埃希菌

170. 对流行性出血热发热期患者的便器、衣物等生活用品进行消毒应使用
    A. 75% 乙醇
    B. 0.5% 碘伏
    C. 0.5% 醋酸氯己定
    D. 0.5% 过氧乙酸
    E. 1% 过氧化氢

171. 对已确诊为炭疽的家畜应
    A. 整体深埋
    B. 整体焚烧

C. 解剖后焚烧

D. 消毒后深埋

E. 解剖后深埋

172. 有关炭疽的叙述正确的是
    A. 传染源是蚊蝇
    B. 炭疽芽胞能耐受煮沸 5 分钟
    C. 炭疽杆菌繁殖体对热不敏感
    D. 炭疽芽胞在泥土中可生存 10 年以上
    E. 患有炭疽的家畜允许解剖

173. 炭疽杆菌繁殖体在日光下多长时间死亡
    A. 2 小时
    B. 4 小时
    C. 8 小时
    D. 10 小时
    E. 12 小时

174. 占生殖器结核 85%～95% 的是
    A. 卵巢结核
    B. 子宫颈结核
    C. 输卵管结核
    D. 盆腔腹膜结核
    E. 子宫内膜结核

175. 对于结核病的描述不正确的是
    A. 出生时即应注射卡介苗
    B. 结核患者的餐具，生活用品等的消毒应采用低水平消毒
    C. 肺结核患者应使用负压隔离室
    D. 密切接触患者时应戴口罩
    E. 应对接触过结核患者的免疫缺陷患者进行追踪随访

176. 结核分枝杆菌对外界环境的适应性强，但不耐热。可杀灭结核分枝杆菌的是
    A. 30℃，15 分钟
    B. 40℃，10 分钟
    C. 50℃，15 分钟
    D. 60℃，10 分钟
    E. 60℃，15 分钟

177. 诊断子宫内膜结核，最可靠的依据是
    A. 盆腔 X 线平片
    B. 腹腔镜检查
    C. 子宫输卵管碘油造影
    D. 子宫内膜病理检查
    E. 宫腔镜检查

第八章　护理管理学

1. 管理基本特征<u>不包括</u>
   A. 管理的二重性
   B. 管理的实效性
   C. 管理的科学性
   D. 管理的艺术性
   E. 管理的目的性

2. 管理的核心是
   A. 人
   B. 财
   C. 物
   D. 信息
   E. 时间

3. 管理的职能包括
   A. 决策、组织、人员管理、领导、控制
   B. 决策、计划、人员管理、领导、控制
   C. 领导、计划、组织、决策、控制
   D. 计划、组织、人员管理、领导、决策
   E. 计划、组织、人员管理、领导、控制

4. 在一定生产关系下进行的管理，反映了管理的
   A. 科学属性
   B. 艺术属性
   C. 实践属性
   D. 社会属性
   E. 自然属性

5. 纵观近几年护理管理学的发展，<u>错误</u>的是
   A. 向不同层次、多元化管理目标转变
   B. 从一维分散管理向系统管理转变
   C. 从重视软件管理向重视硬件管理转变
   D. 从短期行为向社会的长期目标转变
   E. 从经验决策向科学决策转变

6. 护理管理学受多种因素的影响，涉及多个学科领域，体现了护理管理学的

   A. 独特性
   B. 综合性
   C. 整体性
   D. 广泛性
   E. 科学性

7. "君子不器"体现的管理思想是
   A. 社会管理思想
   B. 系统管理思想
   C. 战略管理思想
   D. 统筹管理思想
   E. 用人管理思想

8. 属于 X 理论描述"人性的观点"的是
   A. 人难以自我控制和管理
   B. 个人目标和组织目标可以统一
   C. 人们具有相当高的想象力
   D. 人们愿意接受责任
   E. 人是懒惰的，不喜欢工作

9. 科学管理理论的创始人是
   A. 泰勒
   B. 法约尔
   C. 韦伯
   D. 梅奥
   E. 麦格雷戈

10. 关于行为学家麦格雷戈的 X-Y 理论（人性理论）的描述，<u>错误</u>的是
    A. X 理论认为人不愿负责任，宁愿被人领导
    B. X 理论认为人是懒惰的
    C. Y 理论认为人对工作是负责任的，能够自我控制
    D. Y 理论认为人不愿负责任，人是懒惰的
    E. Y 理论认为人是喜欢工作的

11. 人际关系学说的提出者是

A. 麦格雷戈
B. 韦伯
C. 库尔特·卢因
D. 法约尔
E. 梅奥

12. 健康教育主要的基础理论是
A. 行为科学理论
B. 传播学理论
C. 预防医学理论
D. 教育学理论
E. 伦理学理论

13. 著名的"霍桑试验"对管理理论的主要贡献是证明了
A. 人的从众心理
B. 人是"经济人"
C. 人是"社会人"
D. 人具有二重性
E. 人是"自然人"

14. 护士在病房注射时不慎将 10 床患者的维生素 B$_{12}$ 给 11 床的患者注射。该护士注射完毕后立即发现了错误，该护士应该直接将此事汇报给
A. 主管医生
B. 科护士长
C. 病房护士长
D. 护理部主任
E. 医院值班室

15. 系统的功能大于各个个体的功效之和。这反映了系统特性的
A. 整体性
B. 相关性
C. 层次性
D. 目的性
E. 环境适应性

16. 弹性原则主要反映了现代管理原理中的
A. 系统原理
B. 人本原理
C. 动态原理
D. 效益原理
E. 平衡原理

17. 人本管理所对应的管理原则有
A. 反馈原则

B. 弹性原则
C. 整分合原则
D. 价值原则
E. 能级原则

18. 计划是指
A. 确定目标和实现目标的途径
B. 工作或行动之前拟定的方案
C. 一种多层次、多岗位的权责角色结构
D. 拟定、论证和实施方案的整个活动过程
E. 为提高时间利用率而进行的一系列活动

19. 对组织内部具体工作问题，在较小范围内和较短时间内实施的计划称为
A. 指令性计划
B. 指导性计划
C. 战略性计划
D. 战术性计划
E. 基础性计划

20. 从组织的整体出发，全面考虑、统筹规划，体现了计划工作的
A. 弹性原则
B. 考核原则
C. 重点原则
D. 系统原则
E. 创新原则

21. 组织为全面实现目标而对整体行动进行布置的总纲称为
A. 宗旨
B. 计划
C. 目标
D. 规程
E. 策略

22. 某科室的目标是提高护理人员的业务素质，可行的备选方案有
A. 加强护士的职业道德教育
B. 增加科室护士人数
C. 加强护理文化建设
D. 注重护士的心理素质培养
E. 聘请护理专家进行专题讲课

23. 计划工作中确定目标的三要素包括
A. 时间、空间、数量
B. 时间、空间、价值

C. 时间、内容、数量

D. 空间、价值、数量

E. 空间、价值、内容

24. 计划工作中，评估形势的主要内容包括

A. 社会关系、社会经济、社会竞争、服务对象的需求

B. 社会需求、社会竞争、组织资源、社会经济的需求

C. 社会竞争、社会关系、社会需求、服务对象的需求

D. 社会需求、社会竞争、组织资源、服务对象的需求

E. 社会需求、社会关系、社会竞争、组织资源的需求

25. 选定方案，即实质性决策是制订计划的

A. 第二个步骤

B. 第三个步骤

C. 第四个步骤

D. 第五个步骤

E. 第六个步骤

26. "计划工作必须始终坚持以目标为导向"，强调的是计划的

A. 系统性原则

B. 创新原则

C. 可考核性原则

D. 弹性原则

E. 重点原则

27. 计划步骤中 "发展可选方案" 考虑的因素不包括

A. 确定计划工作的目标

B. 可预测的投入与效益之比

C. 公众的接受程度

D. 下属的接受程度

E. 时间因素

28. 某医院护理部计划发展社区护理服务项目，需要对医院的前提条件进行评估分析，属于医院外部前提条件的是

A. 有一批经验丰富的护理人员

B. 医院医疗设备较先进

C. 建立社区服务中心的场所落实

D. 医院所处地区开展社区护理服务机构

数量

E. 医院建立社区服务中心的经费

29. 在目标管理的特点中，不正确的是

A. 强调目标的唯一性

B. 强调员工参与管理

C. 强调自我评价

D. 强调自我管理

E. 强调重视成果

30. 有关目标管理的描述，描述正确的是

A. 目标管理不利于控制

B. 目标管理促使管理者适当授权

C. 目标管理降低了员工的主动性

D. 目标管理具有很强的灵活性

E. 目标管理有利于管理者管理能力的充分发挥

31. 用已经制定的目标为依据来检查和评价目标完成情况的管理方法称为

A. 过程管理

B. 人员管理

C. 统筹管理

D. 目标管理

E. 时间管理

32. 应用目标管理的过程中正确的是

A. 目标数目越多越好

B. 目标应明确、恰当

C. 全部交给下级完成

D. 目标数目越少越好

E. 未实现目标应严惩

33. 目标管理中，执行阶段的步骤依次是

A. 制定目标、职责分工、协议授权

B. 确定目标、调节平衡、总结经验

C. 制定目标、调节平衡、反馈控制

D. 咨询指导、调节平衡、反馈控制

E. 咨询指导、考评成果、奖惩兑现

34. 目标管理的第一步是

A. 找出管理中的问题

B. 建立信息反馈制度

C. 制定组织整体目标

D. 协议授权

E. 咨询指导

35. 在进行目标管理的过程中，制定下级和个人分目标时，原则不正确的是
    A. 目标方向正确
    B. 目标值恰当
    C. 便于测量考核
    D. 利益最大化
    E. 有时间规定

36. 在目标管理中，对目标的正确描述是
    A. 目标数目越多越好
    B. 目标应明确、恰当
    C. 全部交给下级完成
    D. 设定目标后不需定期评价
    E. 目标的设定关键在于意义，而不是可考核性

37. 有关 ABC 时间管理法的描述，错误的是
    A. 每天工作前列出"日工作清单"
    B. 对"日工作清单"进行分类
    C. 集中精力完成 A 类工作
    D. 同时兼顾 C 类工作，不应减少
    E. 工作结束时评价时间应用情况

38. 时间管理最重要的意义是
    A. 及时处理突发事件
    B. 激励员工的事业心
    C. 有利于监督检查
    D. 提高工作效率
    E. 提高管理能力

39. 有关浪费时间的原因，属于内在因素的是
    A. 缺乏反馈
    B. 信息不够丰富
    C. 未能恰当授权
    D. 无效沟通
    E. 过多的社交活动

40. 有关时间管理的策略，不正确的是
    A. 减少使用助手
    B. 充分利用最佳工作时间
    C. 保持时间利用的连续性
    D. 学会授权
    E. 学会拒绝

41. 确定组织发展方向和长远目标等重大问题的决策属于
    A. 战略决策

B. 程序化决策
    C. 战术决策
    D. 确定型决策
    E. 风险型决策

42. 决策方案的拟定通常有两条途径是
    A. 评估与比较
    B. 评估与创造
    C. 咨询与创造
    D. 经验与比较
    E. 经验与创造

43. 某医院就 5 年发展目标进行决策，最合适的决策方法是
    A. 高层领导集体决策
    B. 高层领导个人决策
    C. 中层领导集体决策
    D. 高层和中层领导集体决策
    E. 高、中、基层领导集体决策

44. 在团体决策中，为了克服障碍，鼓励一切有创见的思想，禁止任何批评，从而产生创造性方案的一种简单办法，称为
    A. 头脑风暴法
    B. 名义集体决策法
    C. 德尔菲法
    D. 专家意见法
    E. 电子会议法

45. 不属于团体决策的方法的是
    A. 德尔菲法
    B. 名义集体决策法
    C. 记录统计法
    D. 电子会议法
    E. 头脑风暴法

46. 正式组织的特点是
    A. 自发形成
    B. 较强的约束力
    C. 组织内个人的职位不可以替代
    D. 比较灵活
    E. 沟通方便，内容广泛

47. 管理学中"组织"的概念不包含
    A. 组织相应人员与隶属关系
    B. 组织有共同的目标
    C. 组织有不同层次的分工协作

D．组织结构应满足个人需要

E．组织有相应的权力和责任

48．组织有形要素中最主要的是

A．人力

B．物力

C．财力

D．信息

E．时间

49．某医院设置了院长、护理部、医务科、内科、外科等，该医院的组织结构属于

A．直线职能型结构

B．分部型结构

C．职能型结构

D．矩阵结构

E．直线型结构

50．我国护理组织的最高行政职能机构是

A．国务院

B．各省省政府

C．中华护理学会

D．国家人社部

E．国家卫生计生委

51．属于非正式组织的特征是

A．有一个明确的组织目标

B．有固定的组织结构编制

C．组织成员有明确的职责

D．具有协作关系，形成组织成员之间的关系层次

E．由组织成员之间共同的兴趣爱好自发形成

52．有关组织设计的要求，不正确的是

A．实施"一元化管理"

B．注意避免机构重叠

C．组织内的权利应相对均衡

D．避免头重脚轻，人浮于事

E．各部门间应组合成高效的结构形式

53．组织结构设计的主体阶段是

A．确立组织目标

B．划分业务工作

C．组织结构的基本框架设计

D．确定职责和权限

E．组织运作方式设计

54．可以表示组织结构的模式的方法是

A．职位报告、职位说明书、组织图

B．职位报告、审核报告、组织说明书

C．组织手册、组织图、组织表格

D．组织图、组织手册、职位说明书

E．组织图、审核报告、职位说明书

55．管理者将组织内各要素进行合理组合，建立和实施特定组织结构的过程称为

A．组织调整

B．组织变革

C．组织规划

D．组织设计

E．组织建设

56．医院护理管理的组织原则不包括

A．专业化分工与协作的原则

B．职责与权限一致的原则

C．任务和目标一致的原则

D．分权和一票否决的原则

E．等级和统一指挥的原则

57．组织中每个部门或个人的贡献越是有利实现组织目标，组织结构就越是合理有效，这是组织工作中的

A．集权与分权相结合的原则

B．责权一致原则

C．目标统一原则

D．有效管理幅度原则

E．分工协作原则

58．有关管理幅度的说法，正确的是

A．组织内沟通渠道畅通，管理幅度不宜放宽

B．较大的管理幅度意味着较多的管理层次

C．下属工作地点分散，管理幅度相对较大

D．管理者善于授权，管理幅度可适当增大

E．管理幅度是指一个管理者所管理的下属人员数

59．根据组织设计原则，从高层领导到基层领导适宜的管理层次是

A．1～3层

B．2～4层

C．3～5层

D．4～6层

E. 5～7 层

60. 关于组织文化的描述错误的是
    A. 是组织在长期发展过程中形成的
    B. 组织文化的核心是价值观
    C. 是一种隐藏的价值因素和精神源泉
    D. 是价值观、群体意识、道德规范、行为准则、特色、管理风格以及传统习惯的总和
    E. 是组织经营活动和文化活动的总和

61. 组织内的权利相对集中，实施一元化管理，符合组织设计的
    A. 精简要求
    B. 统一要求
    C. 协作要求
    D. 高效要求
    E. 分工要求

62. 有关护理组织文化建设，不恰当的是
    A. 必须从社会全局出发，具有广泛性
    B. 容易被护理人员理解、认同和接受
    C. 要求每一位护理人员积极参与
    D. 护理文化建设是一项系统工程
    E. 能够体现护理专业的个性

63. 组织文化的特点不包括
    A. 文化性
    B. 综合性
    C. 整体性
    D. 自觉性
    E. 实践性

64. 功能制护理的优点是
    A. 便于发挥不同层次护理人员的作用
    B. 分工明确、效率高、易于组织管理
    C. 便于发挥护理人员的主动性和创造性
    D. 全面掌握和满足患者需求
    E. 为患者提供生理、心理、社会等全方位护理

65. 由责任护士和其辅助护士负责一定数量患者从入院到出院期间各种治疗，基础护理、专科护理、护理病例书写、病情观察、用药治疗及健康教育的护理方式属于
    A. 临床路径
    B. 功能制护理

C. 个案护理
D. 小组护理
E. 责任制护理

66. 属于群众性卫生组织的是
    A. 卫生部医政司
    B. 中国红十字会
    C. 计划生育门诊部
    D. 某大学护理学院
    E. 护理研究院

67. 不属于护理工作组织方式的是
    A. 小组护理
    B. 责任制护理
    C. 循证护理
    D. 功能制护理
    E. 个案护理

68. 个案护理的主要优点是
    A. 分工明确，节省人力
    B. 24 小时负责制，文字书写任务过重
    C. 护士间容易沟通，护理系统性、连续性好
    D. 对患者观察全面，护患关系融洽
    E. 有利于实施整体护理，对护士能力要求较高

69. 对人员管理的意义描述不恰当的是
    A. 可以选聘、使用优秀人才
    B. 可达到人尽其才的目的
    C. 可充分调动人员积极性
    D. 可提供人力资源储备
    E. 可以杜绝人员犯错误

70. "知人善任，扬长避短"体现了人员管理的
    A. 职务明确原则
    B. 责权一致原则
    C. 用人之长原则
    D. 系统管理原则
    E. 公平竞争原则

71. 负责管理护士考核工作的部门是
    A. 国家卫生部
    B. 预防机构
    C. 医学专业组织
    D. 县级以上人民政府卫生行政部门
    E. 县级以上医疗机构评审委员会

72. 属于间接护理项目的是
    A. 晨间护理
    B. 测量体温
    C. 请领物品
    D. 肌内注射
    E. 静脉输液

73. 对组织内外人员一视同仁的公平竞争，才能得到合适的人选，这遵循的是人员管理的
    A. 职务要求明确原则
    B. 责权利一致原则
    C. 公平竞争原则
    D. 系统管理原则
    E. 用人之长原则

74. 人力资源管理的内容不包括
    A. 人员的选拔
    B. 人员的联系
    C. 人员的培训
    D. 人员的聘用
    E. 人员的考评

75. 某二级医院的护理管理架构是护理部主任 - 科护士长 - 病区护士长，该医院护理管理的层次数是
    A. 5 级
    B. 4 级
    C. 3 级
    D. 2 级
    E. 1 级

76. 护理人才的群体结构包括
    A. 品德结构
    B. 能力结构
    C. 专业结构
    D. 智力结构
    E. 知识结构

77. 功能制护理的特点是
    A. 人力成本较高
    B. 适用于 ICU 护理单元
    C. 以服务对象为中心
    D. 对护理人员数量的要求相对不高
    E. 核心是用护理程序的方法解决问题

78. 不属于护理人员编设原则的是
    A. 公平竞争原则
    B. 动态调整原则
    C. 合理结构原则
    D. 优化组合原则
    E. 满足患者护理需要原则

79. 病房有 50 张床位，使用率为 90%，平均护理时数为 4 小时，每名护士每天工作 8 小时，机动编制数占 20%，应配备护士数为
    A. 20 人
    B. 24 人
    C. 27 人
    D. 30 人
    E. 35 人

80. 工作时间最长的排班方法是
    A. 单人双班制
    B. 双人三班制
    C. 每天三班制
    D. 每天两班制
    E. 每天四班制

81. 护理人员数量与结构设置的主要依据是
    A. 合理结构原则
    B. 最大优化组合原则
    C. 提升经济效能原则
    D. 满足患者护理需要原则
    E. 动态调整原则

82. 护士长根据患者情况、及护理人员的数量、水平等进行有效组合，体现了护理排班的
    A. 按职上岗原则
    B. 公平原则
    C. 合理结构原则
    D. 满足需要原则
    E. 效率原则

83. 有关分权式排班的优点，正确的是
    A. 提高了护理人员的主观积极性
    B. 管理者能充分了解所在部门的人力需求状况
    C. 促进人际关系，提高护理团队凝聚力
    D. 有利于护理人员的工作稳定性
    E. 管理者可根据工作需要灵活调配人力

84. 影响护理人员编设的因素不包括
    A. 政策法规
    B. 护士薪酬

C. 社会因素

D. 管理水平

E. 工作量

85. 两个人员协同工作发挥的作用可以达到 1 + 1 > 2 的效果，体现了

    A. 人的主观能动性

    B. 人力资源的可塑性

    C. 人力资源的组合性

    D. 人力资源的流动性

    E. 人力资源闲置过程中的消耗性

86. 护理人才的结构中，属于个体结构的是

    A. 学历结构

    B. 品德结构

    C. 专业结构

    D. 能级结构

    E. 年龄结构

87. 集权式排班的主要优点是

    A. 节省排班时间

    B. 提高工作满意度

    C. 人员关系融洽

    D. 灵活调配护士

    E. 较多照顾护士需要

88. 某三甲医院护理管理人员设置护理岗位时，设计的层次为：护理部主任（1 人）- 各病房护士长（20 人）- 护士（1000 人），这种设计中存在的缺点不包括

    A. 护理部主任不易决策

    B. 病房护士长管理的护士较多

    C. 护士长的管理可能失控

    D. 护理部主任负担过重

    E. 管理费用较高

89. 护理人才的能力结构不包括

    A. 获取知识的能力

    B. 科学研究能力

    C. 组织管理能力

    D. 沟通能力

    E. 表达能力

90. 护理技术人员每年参加继续护理学教育的最低学分为

    A. 18 分

    B. 22 分

C. 25 分

D. 28 分

E. 30 分

91. 在进行新护士规范化培训时，可以选择的院外培训方式为

    A. 临床实践

    B. 专题讲座

    C. 读书报告会

    D. 短期培训班

    E. 自学高考

92. 根据组织设计原则，从高层领导到基层领导适宜的管理层次是

    A. 1～2 层

    B. 2～4 层

    C. 4～5 层

    D. 5～6 层

    E. 6～7 层

93. 领导的作用不包括

    A. 指挥作用

    B. 协调作用

    C. 激励作用

    D. 沟通作用

    E. 计划作用

94. 根据领导生命周期理论，随着下属从不成熟走向成熟，领导方式的变化顺序是

    A. 高工作低关系→高工作高关系→低工作高关系→低工作低关系

    B. 高工作高关系→高工作低关系→低工作高关系→低工作低关系

    C. 低工作低关系→高工作低关系→低工作高关系→高工作高关系

    D. 低工作高关系→高工作低关系→低工作低关系→高工作高关系

    E. 高工作低关系→低工作低关系→低工作高关系→高工作高关系

95. 权力性影响力的特点不包括

    A. 靠奖惩等附加条件起作用

    B. 对下属的影响具有强迫性

    C. 不稳定，随地位的变化而改变

    D. 下属被动地服从，激励作用有限

    E. 影响力持久，可起潜移默化的作用

96. 某护士护理学院毕业十年，责任心及业务能力强。按照生命周期领导理论的观点，护士长对她的领导方式最好是
    A. 高工作、低关系
    B. 高工作、高关系
    C. 中工作、中关系
    D. 低工作、低关系
    E. 低工作、高关系

97. "大权集中，小权分散"遵循的是授权原则是
    A. 量力授权
    B. 带责授权
    C. 权责对等
    D. 监督控制
    E. 合理合法

98. 关于授权原则，不正确的是
    A. 视能授权
    B. 公平竞争
    C. 合法合理
    D. 监督控制
    E. 权责对等

99. 某护士长到心胸外科做护士长3个月，他善于揣摩护士的感觉和需要，鼓励护士自己做决策并承担责任，将新护士培训交给高年资护士去做，让高年资护士制定出培训计划，讨论后执行。该护士长的这种做法属于
    A. 目标授权法
    B. 充分授权法
    C. 不充分授权法
    D. 弹性授权法
    E. 引导授权法

100. 患者，男，56岁。因突发意识障碍，喷射性呕吐，剧烈头痛，眼睑下垂，急诊入院，自发性蛛网膜下腔出血，积极行术前抢救，参与抢救室两名新上岗的护士，护士长对这类情形的管理要点是
    A. 授权
    B. 委托
    C. 请别人做
    D. 培训
    E. 高年资护士代替

101. 防止激励效应弱化应
    A. 加强激励的针对性
    B. 加强激励的严肃性
    C. 加强激励的科学性
    D. 加强激励的合理性
    E. 加强激励的政策导向性

102. 领导理论中，不属于激励理论的是
    A. 需要层次论
    B. 双因素理论
    C. 公平理论
    D. 行为科学理论
    E. 期望理论

103. 关于期望理论，正确的是
    A. 应将效价与期望概率进行优化组合
    B. 同一个人在不同时期的效价一样
    C. 效价的高低是激励是否有效的关键
    D. 效价与期望概率之间互不影响
    E. 期望概率的高低是激励是否有效的关键

104. 关于双因素激励理论的描述，正确的是
    A. 保健因素对员工也有激励作用
    B. 激励因素又称为维持因素
    C. 缺乏激励就会引起员工不满
    D. 员工的发展期望属于保健因素
    E. 激励因素与员工的工作本身有关

105. 激励机制的核心是
    A. 洞察需要
    B. 明确动机
    C. 满足需要
    D. 及时反馈
    E. 适当约束

106. 期望理论公式"M=V×E"中，E表示
    A. 激励力，指调动一个人的积极性的强度
    B. 期望值，指调动一个人的积极性的强度
    C. 期望值，指一个人判断某一成果的可能性的大小
    D. 效价，指某项活动成果所能满足个人需要的程度
    E. 效价，指一个人判断某一成果的可能

性的大小

107. 赫兹伯格提出的双因素理论中所指的两类因素是
    A. 主观因素和客观因素
    B. 保健因素和激励因素
    C. 激励因素和客观因素
    D. 积极因素和消极因素
    E. 客观因素和保健因素

108. 公平理论又称为
    A. 社会比较理论
    B. 期望论
    C. 行为改造型理论
    D. 权变理论
    E. 双因素论

109. 患者，女，28岁。面部烧伤恢复期，面部留有瘢痕，患者极度自卑，不愿见人。护士在护理该患者时，应特别注意满足其
    A. 生理需要
    B. 安全需要
    C. 爱与归属的需要
    D. 尊重需要
    E. 自我实现的需要

110. 有关非语言沟通技巧的描述正确的是
    A. 目光信号所表达的含义比其他体态信号简单
    B. 沟通的距离与沟通无关
    C. 面部表情是沟通交流中最丰富的非语言信息的源泉
    D. 护士的身体姿势不会影响沟通的进程
    E. 沟通中双方的感受主要来自对方的语言行为

111. 关于沟通的描述，不正确的是
    A. 沟通的核心是信息传递和理解
    B. 组织中应避免出现非正式沟通
    C. 手势和符号也是信息的表达方式
    D. 反馈在沟通过程也很重要
    E. 信息传递需要相应的渠道

112. 人际关系是指人与人通过交往而产生
    A. 心理上的关系
    B. 社会上的关系
    C. 生理上的关系

D. 沟通上的关系
    E. 角色上的关系

113. 最有效、最富影响力的沟通形式是
    A. 面部表情
    B. 目光交流
    C. 身体姿势
    D. 触摸
    E. 口头沟通

114. 组织沟通的作用不包括
    A. 改善人际关系
    B. 联系与协调
    C. 完成任务
    D. 激励
    E. 控制

115. 不属于非正式沟通重要作用的是
    A. 可以满足员工情感方面的需要
    B. 可以了解员工真实的心理倾向
    C. 可以有较强的约束力，易于保密
    D. 可以防止管理者滥用正式通道
    E. 可以减轻管理者的沟通压力

116. 沟通的过程不包括
    A. 编码
    B. 传递信息
    C. 接收
    D. 解码
    E. 反馈

117. 有关人际沟通特点的描述，正确的是
    A. 人际沟通的发生通常是随人的意志而转移的
    B. 沟通过程中沟通者需保持内容与关系的统一
    C. 人际沟通就是使信息完整、顺利地传输
    D. 人际沟通一般不能实现整体信息的交流
    E. 在治疗性护理沟通中患者是沟通的客体

118. 不属于常用的沟通技巧的是
    A. 触摸
    B. 澄清
    C. 沉默

D. 倾听

E. 同感

119. 属于沟通的接收者原因导致沟通障碍的是
   A. 表达模糊
   B. 言行不当
   C. 目的不明
   D. 过度加工
   E. 口齿不清

120. 信息沟通的三个关键环节是
   A. 发送者、信息渠道、接收者
   B. 传递者、接收者、信息内容
   C. 发送者、传递者、信息渠道
   D. 接收者、信息、信息渠道
   E. 发送者、信息、信息渠道

121. 某护士在下班路上遇见了医院的护理部主任,便将病房最近发生的一起差错向主任进行了描述。但护理部主任对护士所描述的情况表示怀疑,发生沟通障碍的最可能原因是
   A. 目的不明
   B. 知觉偏差
   C. 方式不妥
   D. 渠道不当
   E. 选择失误

122. 某护士在下班路上遇见了医院的护理部主任,便将病房最近发生的一起差错告诉主任。第二天上班后,护理部主任找该病房护士长了解情况,护士长告之护理部主任当时的情形,但护理部主任发现护士长和护士所描述的情景出入较大,她应该作何打算
   A. 再次私下找该护士了解情况
   B. 再次找护士长核实情况
   C. 找发生差错的当事人了解情况
   D. 找病房的其他护士了解情况
   E. 通知护士长将事情的经过以书面形式报告给她

123. 护理部主任在安排医院护士岗位培训时,直接向某病区护士下发培训任务。该护理部主任违背的沟通原则是
   A. 信息明确
   B. 组织结构完整性
   C. 及时性

D. 非正式沟通策略

E. 重视交谈与倾听技巧

124. 有助于有效交流的行为技巧是
   A. 说教
   B. 劝服
   C. 劝告
   D. 轻视
   E. 刺激

125. 有效沟通原则不包括
   A. 目的明确和事先计划原则
   B. 信息明确原则
   C. 及时的原则
   D. 避免使用非正式沟通的原则
   E. 组织结构完整性的原则

126. 有效沟通的要求包括
   A. 目的明确、沟通及时、信息明确
   B. 信息完整、沟通及时、目的明确
   C. 目的明确、沟通及时、信息灵活
   D. 目的明确、信息完整、信息灵活
   E. 沟通及时、信息准确、信息完整

127. 不属于创造良好沟通环境的方法是
   A. 少用评价性语言
   B. 加强评论和表态
   C. 多用描述性语言
   D. 耐心听取对方的说明
   E. 认同对方的问题和处境

128. 主持会议应把握的要点不包括
   A. 紧扣议题
   B. 激发思维
   C. 引导合作
   D. 维持秩序
   E. 恪守时间

129. 为强化组织规章,规范下属的态度、语言和行为而进行的教育活动是
   A. 教导
   B. 教训
   C. 训导
   D. 教育
   E. 启发

130. 医院为提高医疗护理服务质量

A. 教育员工加强工作责任心
B. 学习不良事件报告制度和流程
C. 通过各种方式加强与患者的有效沟通
D. 积极化解工作中出现的医患矛盾
E. 为医务人员投保医疗保险

131. 管理者激发下属谈话愿望的关键措施是
A. 充分了解谈话对象的性格
B. 注意多采用开放性问题
C. 安排合适的时间和地点
D. 针对下属特点选择谈话方式
E. 首先要确定谈话的主题

132. 某医院对恢复中病情轻微的患者，为保证其睡眠质量，夜间查房采用窗口查房方式，患者入院后因不适应病房环境而常失眠。由此发现有时夜间护士不查房，遂向护士长投诉护士偷懒。护士应做出的回应是
A. 认为该患者事多，不予理睬
B. 直接让该患者服用安定片
C. 夜里象征性地打开门看一眼
D. 及时与该患者沟通交流，解释在何种情况下为减少打扰患者夜间不入户查房，并针对患者的失眠问题提出解决方法
E. 再次夜间查房时，即使该患者睡着也将其叫醒，嘘寒问暖

133. 某科室有些护士上班总是迟到，护士长为了尊重自己的员工，一直采用不点名批评或个人谈话来强化科室的规章制度，但迟到的现象还是存在，该护士长应注意采取的有效训导方法是
A. 对于反复发生的错误要具体指明问题所在
B. 对反复发生的错误要进行严厉批评
C. 对于反复发生的错误要对事不对人
D. 对于反复发生的错误，要逐步加重处罚
E. 对于反复发生的错误处理要平等、客观

134. "冲突是与生俱来的，组织应当接纳冲突，使之合理化"，这一观点来自于
A. 现代观点
B. 传统观点
C. 动态观点
D. 人际关系观点

E. 相互作用观点

135. 为避免冲突激化，采取求同存异的处理方法称
A. 压制冲突
B. 和平共处
C. 转移目标
D. 第三方仲裁
E. 妥协退让

136. 双方目标一致，由于手段或认识不同而产生的冲突，对组织效率有积极作用，这种冲突属于
A. 认知冲突
B. 建设性冲突
C. 组织间冲突
D. 程序冲突
E. 破坏性冲突

137. 协调的基本要求不包括
A. 从根本上解决问题
B. 调动当事者积极性
C. 相互尊重
D. 公平合理
E. 提高效率

138. 协调工作的重要基础是
A. 勤于沟通
B. 目标导向
C. 整体优化
D. 利益一致
E. 灵活处理

139. "通过经常性的各种有效信息的传递，使组织成员建立密切关系"，体现了协调的
A. 灵活变通原则
B. 利益一致原则
C. 勤于沟通原则
D. 目标导向原则
E. 整体优化原则

140. 在护理工作中，每天查对医嘱及时纠正，或护士在履行每天职责时发现有错误及时纠正等控制措施属于
A. 定期控制
B. 同期控制
C. 前馈控制

D. 间接控制
E. 反馈控制

141. 按照管理者控制和改进工作的不同方式，控制可分为
    A. 质量控制和资金控制
    B. 间接控制和直接控制
    C. 日常控制和定期控制
    D. 专项控制和全面控制
    E. 技术控制和人员控制

142. 有效控制的首要特征是
    A. 方法的适用性
    B. 信息的准确性
    C. 反馈的及时性
    D. 明确的目的性
    E. 标准的合理性

143. "压疮的发生率"属于控制中的
    A. 前馈控制
    B. 同期控制
    C. 过程控制
    D. 反馈控制
    E. 全面质量控制

144. 控制工作的特征不包括
    A. 反馈及时
    B. 具有明确的目的
    C. 有准确的信息
    D. 具有一行的灵活性
    E. 有明确可衡量的标准

145. 护理质量管理中，属于前馈控制指标的是
    A. 急救物品完好率
    B. 差错事故发生率
    C. 基础护理合格率
    D. 压疮发生率
    E. 院内感染率

146. 关于控制的阐述，不包括
    A. 监视各项活动
    B. 纠正各种偏差
    C. 按既定计划运行
    D. 提高经济效益
    E. 保证目标的实现

147. 控制按照业务范围划分不包括

A. 技术控制
B. 质量控制
C. 资金控制
D. 日常控制
E. 人力资源控制

148. 对预期取得的收入和支出所进行的计划工作是
    A. 质量控制
    B. 预算控制
    C. 进度控制
    D. 目标控制
    E. 反馈控制

149. 确定和达到质量所必需的全部活动，这种管理为
    A. 质量控制
    B. 持续质量改进
    C. 质量保证
    D. 质量管理
    E. 全面质量管理

150. 护理质量管理的自我监控中最关键的层次是
    A. 病区护士长层次
    B. 总护士长层次
    C. 护理部层次
    D. 护士层次
    E. 护士组长层次

151. 全面质量管理的重要组成部分是
    A. 强烈地关注顾客
    B. 精确地度量
    C. 持续质量改进
    D. 向员工授权
    E. 组织成员的质量培训

152. 医院的管理环境着重强调的是
    A. 医院的基本设施
    B. 医院的建筑设计
    C. 医院的规章制度
    D. 医院的医疗技术水平
    E. 医院的噪声污染

153. 标准是衡量事物的准则，将物质技术质量定型化和定量化称为
    A. 统一化

B. 系列化

C. 规格化

D. 整体化

E. 系统化

154. 临床护理质量标准中规定：无菌物品的合格率应为

A. 100%

B. 99%

C. 98%

D. 95%

E. 90%

155. 体现护理质量标准结构中，环节质量的内容是

A. 执行医嘱

B. 压疮发生率

C. 规章制度

D. 环境质量

E. 人员配备

156. 病房发生护理差错后，护士长应及时上报护理部，上报时间不超过

A. 24 小时

B. 6 小时

C. 48 小时

D. 2 小时

E. 12 小时

157. 患者对护理工作的满意度属于

A. 护理服务质量评价指导

B. 终末质量评价指标

C. 主观感受度评价指标

D. 要素质量评价指标

E. 环节质量评价指标

158. 建立标准时，应明确标准的类型、标准的水平，是否具备实行标准的条件等，体现了制定标准的

A. 预防为主原则

B. 标准明确原则

C. 统一化原则

D. 用数据说话原则

E. 所属人员参与原则

159. PDCA 循环中，"将成功的经验形成标准，将失败的教训进行总结"的阶段是

A. 计划阶段

B. 执行阶段

C. 反馈阶段

D. 检查阶段

E. 处理阶段

160. PDCA 循环是进行质量管理的方法，其特点不包括

A. 不断循环，不断提高

B. 大环套小环，互相促进

C. 完整性、统一性、连续性

D. 标准化运行，具有稳定性

E. 周而复始运转，阶梯式提高

161. 不属于 PDCA 循环管理中计划阶段的步骤是

A. 调查分析质量现状，找出问题

B. 按照拟定的质量目标组织实施

C. 针对主要原因拟定对策和措施

D. 调查分析产生质量问题的原因

E. 找出影响质量的主要因素

162. 基础护理管理的内容为

A. 疾病护理

B. 护理信息的收集

C. 专科一般诊疗技术

D. 新业务、新技术的论证

E. 常用抢救技术管理

163. 护士在工作时未认真核对,将患者液体输错,但及时发现未造成不良后果,属于

A. 一级医疗事故

B. 二级医疗事故

C. 三级医疗事故

D. 四级医疗事故

E. 不属于医疗事故

164. 专科疾病护理技术管理的基础工作是

A. 专科护理技术培训

B. 专科护理技术论证

C. 专科疾病护理技术常规的制定

D. 专科护理技术审批制度的建立

E. 专科护理技术操作考核评比

165. 日常护理工作中常有突发事件，有时无规律可言，反映护理信息特点的为

A. 随机性大

B．来源广泛
C．可靠性要求高
D．内容繁杂
E．质量要求高

166．评判护理质量缺陷的主要依据是
A．主任不满意
B．护士长不满意
C．患者不满意
D．护士不满意
E．医生不满意

167．某护士上夜班巡视，发现1位二级护理的患者倒在床旁，此时夜班值班室人员只有她1人，针对患者发生的坠床情况，护士应首先采取的措施是
A．向患者解释和道歉
B．马上通知医生到病房
C．初步检查判定患者伤情
D．上报该不良事件
E．通知护士长

168．违反护理操作工作制度及操作规程的做法是
A．加压输液时守护患者
B．值班医生不在，护士根据经验自行开药
C．严格执行查对制度
D．严格执行交接班制度
E．严格执行无菌操作

169．属于专科护理管理的内容是
A．静脉输液技术
B．铺麻醉床
C．阑尾炎手术患者护理
D．氧气吸入技术
E．测量患者生命体征

170．属于三级医疗事故的是
A．造成患者明显人身损害的其他后果的
B．造成患者中度残疾的
C．造成患者轻度残疾、器官组织损伤导致一般功能障碍的
D．造成患者死亡、重度残疾的
E．造成患者中度残疾、器官组织损伤导致严重功能障碍的

171．病房发生护理差错后，护士长应及时上报护理部，上报的时间不超过
A．2小时
B．12小时
C．6小时
D．24小时
E．48小时

172．"在患者及家属面前说话不考虑后果"属于的护理缺陷类型为
A．执行医嘱不当
B．违反护理管理制度
C．工作不认真，缺乏责任感
D．护理管理不善造成缺陷
E．疏于对护士的业务培训

173．基础护理管理中，一般护理技术管理的内容不包括
A．患者出、入院处置
B．肌内注射
C．心电监护
D．无菌技术操作
E．护理文件书写

174．患儿，男，3岁。因腹泻入院治疗。护士为其静脉输液后忘记松绑止血带，造成患儿半截手臂发黑，并有截肢的可能。患儿家长向医院投诉该护士，医院处理方法不正确的是
A．将调查处理情况告知患儿家长
B．公开调查结果和处理情况
C．对调查结果和处理情况进行保密
D．若调查结果属实则对该护士进行处理
E．进行事件调查

175．关于控制图的叙述，错误的是
A．控制图又称管理图
B．控制图是画有控制界限的目表
C．不同的控制图有其不同的适用范围
D．控制图又称树枝图、鱼刺图
E．是用来检查质量波动是否处于控制状态的工具

176．把影响质量的因素进行合理分类，并按影响程度从大到小的顺序排列的质量评价统计方法为
A．分层法

B. 调查表法

C. 控制图

D. 排列图法

E. 因果分析图

177. 对护士素质的叙述，不正确的是

A. 护士素质是护理工作所需要具备的身心素质

B. 评判性思维是护士应具备的专业素质

C. 护士素质的提高是终身学习的过程

D. 护士素质具有可塑性和不稳定性

E. 自控力、忍耐力属于护士的心理素质

178. 环节质量评价内容不包括

A. 开展整体护理情况

B. 护理表格记录情况

C. 患者健康教育情况

D. 医嘱执行情况

E. 质量控制组织结构情况

179. 不属于护理质量评价定性分析法的是

A. 分层法

B. 调查表法

C. 排列图法

D. 因果分析图

E. 头脑风暴法

答案与解析

第一章　内科护理学

第一节　呼吸系统疾病

1．A。潮气量是指每次呼吸时吸入或呼出的气体量，正常成年人平静呼吸时潮气量为 400 ～ 600ml，平均为 500ml。

2．D。根据咯血量不同，可分为痰中带血、少量咯血（< 100ml/d）、中等量咯血（100ml ～ 500ml/d）、大量咯血（> 500ml/d，或 1 次 > 300ml）。

3．D。胸部叩击排痰时患者取侧卧位或坐位，护士五指并拢，向掌心微弯曲呈空心掌状或握杯状，自下而上，由外向内，迅速而有节律地叩击患者胸壁。

4．B。急性上呼吸道感染是由各种病毒和细菌引起，但 70% ～ 80% 以上为病毒，病毒感染后可继发细菌感染，最常见的致病菌是溶血性链球菌，其次为肺炎链球菌、流感嗜血杆菌。

5．B。青壮年患者，平素体健，现受凉后出现咳少量黏痰，护士应鼓励患者自行咳嗽以促进分泌物排出，对于痰液黏稠不易咳出者，可遵医嘱给予雾化吸入、祛痰药等稀化痰液，促进肺部炎症吸收，必要时再给予吸痰。其余护理措施还包括适当休息，多饮水，咽痛可用淡盐水漱口，退热，祛痰，止咳等。

6．D。各种病毒和细菌均可引起急性上呼吸道感染，但 70% ～ 80% 为病毒。成年人、年长儿以鼻部症状为主，喷嚏、鼻塞、流涕、干咳、咽痛或烧灼感，查体可见鼻咽部充血，扁桃体肿大，颌下与颈淋巴结肿大，肺部听诊一般正常。急性咽 - 扁桃体炎的病原体主要是溶血性链球菌，起病急，咽痛明显，伴畏寒、发热，体温可达 39℃以上，查体可见咽部明显充血，扁桃体肿大、

充血，表面有黄色脓性分泌物，颌下淋巴结肿大伴压痛。如出现耳痛、耳鸣、听力减退、外耳道流脓等常提示并发中耳炎，婴幼儿常见。淋雨、受凉、气候突变、过度劳累是急性上呼吸道感染的重要诱因。

7．C。细菌感染者白细胞计数和中性粒细胞比例增高，出现核左移。

8．A。该患者胃大部切除术后 2 天，痰多无力咳出，烦躁不安，呼吸急促，查体右下肺叩诊实音，呼吸音消失，考虑发生了肺不张。肺不张叩诊是实音。胸腔积液、脓胸叩诊浊音。气胸叩诊是鼓音。

9．A。引起慢性支气管炎的各种环境因素如吸烟、呼吸道感染、大气污染、职业性粉尘和有害气体的长期吸入等，均可参与阻塞性肺气肿的发病，因此，慢性阻塞性肺气肿最常见的病因是慢性支气管炎。

10．D。肺气肿患者腹式呼吸的方法是用鼻吸气，经口呼气。取站位，吸气时尽力挺腹，胸部不动；呼气时腹肌收缩，腹部下陷；呼气与吸气时间比为（2 ～ 3）：1，呼吸约 10 次 / 分，每天训练 2 次，10 ～ 15 分钟 / 次。

11．B。慢性阻塞性肺气肿患者的护理措施有保持室内空气新鲜，经常通风；合理氧疗，纠正低氧血症，采用低浓度、低流量持续给氧，氧流量 1 ～ 2L/min，吸入氧浓度 28% ～ 30%；鼓励患者进行腹式呼吸功能锻炼，能有效加强膈肌运动，提高通气量，减少耗氧量；慎用镇静药，以免抑制呼吸，影响咳嗽反射，诱发肺性脑病；预防和治疗呼吸道感染。

12．A。沙丁胺醇属 β_2 肾上腺素受体激动剂，药理机制是减少肥大细胞等释放颗粒和介质，缓解支气管痉挛症状。氨茶碱属茶碱类药物，其药理

机制是舒张支气管平滑肌，强心，利尿等。异丙托溴铵属抗胆碱药，药理机制是与气道平滑肌上的 M_3 受体结合，舒张支气管。色甘酸钠是抗变态反应药，药理机制是稳定肥大细胞膜，抑制过敏反应介质释放。甲泼尼龙属糖皮质激素，药理机制是抑制气道变应性炎症，降低气道的高反应性。

13．E。哮喘患者应鼓励患者多饮水，每天饮水 2500ml 以上，以稀释痰液。哮喘发作时，协助患者取端坐位或半坐位，并给予氧疗，缓解呼吸困难。过敏源为哮喘重要的诱发因素，在发作时应尽快使患者脱离变应原，禁食过敏食物。哮喘可有不同程度的低氧血症，重症哮喘气道严重阻塞，可有 PaO_2 降低而 $PaCO_2$ 增高，应严密观察血气变化。

14．A。支气管哮喘、过敏性紫癜等变态反应性疾病，血常规检查常见嗜酸性粒细胞增高，并发感染者白细胞计数和中性粒细胞比例增高。

15．C。缺氧、高碳酸血症和二氧化碳潴留导致的呼吸性酸中毒使肺血管收缩痉挛，其中缺氧是肺动脉高压形成最重要的因素。缺氧继发红细胞增多，血液黏稠度增加；缺氧可使醛固酮增加，导致水、钠潴留，血容量增多；血液黏稠度增加和血容量增多，进而引起肺动脉高压。部分慢性肺心病急性发作期患者存在肺微小动脉原位血栓，引起肺血管阻力增加，加重肺动脉高压。

16．A。慢性肺源性心脏病的发病机制是疾病造成患者呼吸系统功能和结构的明显改变，发生低氧血症，进而引起肺动脉高压，肺动脉高压使右心室后负荷加重，最终引起右心室扩大、肥厚，甚至发生右心功能衰竭。

17．E。胸部 X 线检查示除肺、胸基础疾病及急性肺部感染的特征外，尚有肺动脉高压征象。可早期诊断慢性肺心病。血常规、肺功能检查对诊断慢性肺心病无特异性意义。血气分析常用于诊断呼吸衰竭。心电图检查常用于诊断心律失常。

18．A。胸部 CT 是确诊支气管扩张症的主要检查，可显示扩张的征象，明确病变部位、范围及性质。纤维支气管镜检查有助于发现患者的出血部位或阻塞原因。胸部 X 线有助于显示病变范围。支气管造影是确诊支气管扩张症的影像学检查，因其为创伤性检查，现已被高分辨率 CT 取代。

19．C。支气管扩张症主要指反复的气道感染与炎症所导致的支气管与细支气管的不可逆性扩张。反复气道感染和炎症时，病变部位闻及固定而持久的局限性湿啰音。病情严重尤其是合并慢性缺氧、肺心病、右心衰竭者可出现杵状指（趾）。

20．A。支气管扩张症是继发于急、慢性呼吸道感染和支气管阻塞后，由于反复发作支气管炎症，致使支气管壁结构破坏，引起支气管异常和持久性扩张。感染是引起支气管扩张的最常见病因，致病菌包括细菌、真菌、分枝杆菌和病毒等，如儿童期的麻疹和百日咳感染。

21．A。肺炎链球菌肺炎患者痰培养发现肺炎链球菌即可明确诊断。高热、咳嗽、血痰，白细胞总数、中性粒细胞增高，X 线片见大片状密度均匀阴影，呈肺叶或肺段分布均有助于诊断。

22．E。肺实变常见于大叶性肺炎的病理改变，当大量肺泡或肺腺泡充满炎性渗出物变得密实无气时，整个肺叶实变。出现语音震颤增强，叩诊呈实音。过清音常见于肺气肿。气过水声为腹部听诊音。鼓音正常情况下可见于胃泡区和腹部，病理状态下可见于肺内空洞、气胸、气腹等。

23．C。小儿重症肺炎消化系统可出现频繁呕吐、严重腹泻、肠鸣音消失等中毒性肠麻痹症状。循环系统出现呼吸困难、呼吸加快、心率增快、心音低钝、奔马律。神经系统表现烦躁、嗜睡、球结膜水肿、对光反应迟钝或消失，脑膜刺激征等。

24．B。结核菌入侵宿主体内，从感染、发病到转归均与多数细菌性疾病有显著不同，宿主反应具有特殊意义。入侵呼吸道的结核菌被肺泡巨噬细胞吞噬，因菌量、毒力和巨噬细胞非特异性杀菌能力的不同，被吞噬结核菌的命运各异。由 T 细胞介导的细胞免疫和迟发型过敏反应（即变态反应）于 T 细胞反应期形成，从而对结核病发病、演变及转归产生决定性影响。感染部位不属于决定肺结核发生与转归的因素。

25．C。结核菌入侵宿主体内，从感染、发病到转归均与多数细菌性疾病有显著不同，宿主反应具有特殊意义。入侵呼吸道的结核菌被肺泡巨噬细胞吞噬，因菌量、毒力和巨噬细胞非特异性杀菌能力的不同，被吞噬结核菌的命运各异。由 T 细胞介导的细胞免疫和迟发型过敏反应（即变态反应）于 T 细胞反应期形成，从而对结核病发病、演变及转归产生决定性影响。人体感染结核菌后是否发病与年龄因素无关。

26．C。对社会人群危害最大，后果严重的肺结核类型是慢性纤维空洞型肺结核，该型病程最长，由于肺结核未及时发现或治疗不当，空洞壁增厚，空洞长期不愈，病灶出现广泛纤维化；随机体免疫力的高低起伏，病灶修复、吸收与进展、恶化交替发生。

27．D。该患者午后低热盗汗，咳嗽，咳痰，痰中带血，消瘦，X 线检查示右上肺有云雾状淡薄阴影，无透光区。最可能的诊断是肺结核，肺结核是由结核分枝杆菌通过飞沫核排到空气中传播，当被人吸入后即可引起感染，感染途径为呼吸道感染，应进行呼吸道隔离。给予高热量、高蛋白、高维生素的易消化饮食，多饮水。按医嘱给予抗结核药物治疗。定期复查 X 线胸片、肝、肾功能及密切观察药物不良反应。餐具煮沸消毒，被褥、书籍曝晒 6 小时以上。对患者做好预防、疾病知识、用药、复查指导。

28．B。结核病可分为 5 型。原发性肺结核属 I 型肺结核。血行播散型肺结核属于 II 型肺结核；继发型肺结核属于 III 型肺结核；结核性胸膜炎属于 IV 型肺结核；肺外结核属于 V 型。其中，继发型肺结核为成人结核最常见的类型。原发型肺结核为小儿肺结核的主要类型。

29．C。结核菌素（PPD）试验常在左前臂屈侧中部皮内注射 0.1ml（5U）的结核菌素。48 ～ 72 小时测量皮肤硬结直径，直径＜ 5mm 阴性（－）；5 ～ 9mm 为阳性（＋）；10 ～ 19mm 为中度阳性（＋＋）提示有结核菌感染；≥ 20mm 为强阳性（＋＋＋）提示有活动性结核病的可能；除硬结外，还有水疱、破溃、淋巴管炎及双圈反应的为极强阳性（＋＋＋＋）。

30．C。痰结核杆菌检查在痰中找到结核杆菌是确诊肺结核最特异的方法，也是制订化疗方案和判断化疗效果的重要依据，以直接涂片镜检最常用。

31．D。吸入性肺脓肿是临床上最常见的类型，多由吸入口、鼻、咽部病原菌（主要是厌氧菌）引起。

32．C。约 1/3 ～ 1/2 结核病患者在不同病期有咯血，结核性炎症使毛细血管通透性增高，常表现血痰；病变损伤小血管则血量增加；若空洞壁的动脉瘤破裂则引起大咯血。胶冻样痰常见于肺炎克雷伯杆菌肺炎。粉红色泡沫痰常见于急性左心衰竭引起的肺水肿。

33．C。肺脓肿患者，住院治疗 4 个月余仍有反复咯血，应该手术治疗。手术治疗的适应证是肺脓肿病程超过 3 个月，经内科治疗脓腔不缩小，或脓腔过大（5cm 以上）不易吸收者；大咯血内科治疗无效或危及生命者；并发支气管胸膜瘘或脓胸经抽吸、冲洗治疗效果不佳者；怀疑肿瘤阻塞支气管。

34．E。肺癌为起源于支气管黏膜或腺体的恶性肿瘤。

35．A。肺癌患者肿瘤压迫喉返神经可致声音嘶哑；侵犯或压迫食管引起吞咽困难；侵袭胸膜、胸壁、肋骨易致胸痛；压迫上腔静脉发生上腔静脉压迫综合征。

36．C。该患者男刺激性呛咳、痰中带血、抗感染治疗无效，X 线胸片示右肺门附近不规则肿块状阴影，最可能的诊断为肺癌。肺癌 40 岁以上吸烟男性多见，最早出现的症状为刺激性干咳。X 线示中央型肺癌可有不规则的肺门增大阴影。

37．A。小细胞癌的恶性程度最高，生长较快，较早的出现淋巴和血行转移，在各类型肺癌中预后最差。

38．B。各种累及肺泡和肺间质的病变，如肺部感染均可使有效呼吸面积减少、肺顺应性降低、通气/血流比例失调，加重缺氧和二氧化碳潴留，最终导致呼吸衰竭。

39．B。患者慢性支气管炎并发肺气肿，存在基础肺部病变，剧咳后突感左上胸剧烈刺痛，呼吸困难，听诊左肺呼吸音明显减弱，提示患者并发了自发性气胸。胸部 X 线检查是诊断气胸的首选检查方法，可显示肺受压程度，肺内病变情况以及有无胸膜粘连、胸腔积液及纵隔移位等。

40．E。自发性气胸的发病机制是在原有肺部疾病基础上形成肺气肿、气肿性肺大泡破裂或直接胸膜损伤所致。临床表现为患侧胸廓饱满、胸痛、气促、叩诊鼓音、呼吸音消失。

41．C。缓解气胸患者呼吸困难的首选方法是胸腔减压（胸腔穿刺放气）。吸氧、镇静适用于稳定型小量气胸，首次发生的症状较轻的闭合性气胸，应严格卧床休息，酌情予镇静、镇痛等药物。人工呼吸主要运用于心肺复苏，心脏骤停，昏迷患者。气管切开常用于发生支气管痉挛时需解痉治疗、喉头水肿伴有严重呼吸困难的患者，以及呼吸道不通畅，需要建立人工呼吸道的患者。

42．E。胸腔闭式引流的护理措施包括插管、引流排气和伤口处理时注意无菌操作（定时更换引流瓶、每日更换伤口敷料）。保证引流瓶直立，低于胸部，定时挤捏引流管，防止阻塞、扭曲和受压，但切不可冲洗，记录引流液的颜色、性质和量。

43．B。该患者血气分析结果 $PaO_2$48mmHg ＜ 60mmHg 且 $PaCO_2$65mmHg ＞ 50mmHg，已发生 II 型呼吸衰竭。II 型呼衰患者给予低浓度（＜ 35%）持续吸氧，不可给予高浓度氧，因高浓度氧可解除缺氧对外周化学感受器的刺激，加重二氧化碳潴留，使呼吸受到抑制，造成通气恶化。

44．A。判断机体低氧血症最敏感的指标是 PaO_2

45．A。呼吸衰竭是各种原因引起的肺通气和（或）换气功能严重障碍，使静息状态下亦不能维持足够的气体交换，导致低氧血症伴（或不伴）高碳酸血症，进而引起一系列的病理生理改变和相应的临床表现的综合征，呼吸困难是呼吸衰竭最早、最突出的症状。

46．B。该患者有吸烟史 30 余年，慢性咳嗽、咳痰已 20 余年，考虑为慢性阻塞性肺疾病。慢性阻塞性肺疾病典型症状为慢性咳嗽、咳痰多年。今晨起出现神志模糊，躁动不安，$PaO_2$55mmHg ＜ 60mmHg 且 $PaCO_2$ ＞ 50mmHg，考虑该患者并发了 II 型呼吸衰竭。

47．A。I 型呼吸衰竭仅存在缺氧而无二氧化碳潴留，即 PaO_2 ＜ 60mmHg，而 $PaCO_2$ 正常或低于正常。$PaCO_2$ 正常值为 35 ～ 45mmHg。

48．E。肺周边性占位首选经胸壁针吸细胞学或

组织学检查。纤维支气管镜能够弯曲自如、深入到亚段支气管，用于明确诊断和治疗，具体包括直视病变，取活检、异物，吸痰和止血等。中心性肺癌、不明原因的咯血、中心性肺占位、主支气管狭窄均可用纤维支气管镜诊断和治疗。

49．E。胸腔穿刺术的适应证包括：胸水检查；胸腔内大量积液或积气者，排出积液或积气；脓胸抽脓灌洗治疗，或恶性胸腔积液需胸腔内注入药物者。不包括纵隔气肿放气。

50．C。该患者吸烟史 20 年，近 2 年反复咳嗽、咳痰，每年咳嗽时间超过 3 个月，近日病情加重并咳脓痰，最可能的诊断是慢性支气管炎急性发作。慢性支气管炎临床上以咳嗽、咳痰为主要症状，或有喘息，每年发病持续 3 个月或更长时间，连续 2 年或 2 年以上，并排除具有咳嗽、咳痰、喘息症状的其他疾病。慢性支气管炎急性发作期指在 1 周内出现脓性或黏液脓性痰，痰量明显增加，或伴有发热、白细胞计数增高等炎症表现，或 1 周内咳嗽、咳痰、喘息中任何一项症状明显加剧。

51．C。引起慢支的各种环境因素均可参与慢性阻塞性肺气肿的发病，吸烟是最重要的环境因素。早期可无明显症状。典型症状是劳力性气促，多在原有咳嗽、咳痰等慢支症状的基础上出现逐渐加重的呼吸困难。支气管肺癌患者最早出现的症状是咳嗽，中央型肺癌常为痰中带血或间断血痰。癌肿侵犯大血管时可引起大咯血。自发性气胸典型临床表现为突发一侧胸痛伴呼吸困难。支气管扩张症的典型症状是慢性咳嗽、咳大量脓痰和反复咯血。

52．B。慢性支气管炎的治疗包括病因治疗和对症治疗，最主要的治疗是病因治疗即控制感染，其次是营养支持，吸氧，镇咳、祛痰，雾化吸入等对症治疗。

53．C。支气管碘油造影前应进行充分的支气管引流使痰液尽量排出，否则会因为造影剂充盈不全而造成错误结论。有大咯血者，必须在停止咯血 2 周以上，才考虑支气管造影术。该患者正在大咯血，应禁忌支气管碘油造影检查。

54．D。该患者支气管扩张症多年，突然出现咯血中止，表情恐怖，张口瞪眼，两手乱抓，考虑

大咯血阻塞呼吸道，并发了窒息。呼吸衰竭最早、最突出的症状是呼吸困难。心力衰竭常表现为肺循环和（或）体循环静脉淤血，主要表现为呼吸困难及液体潴留的一组临床综合征。休克常表现为面色苍白、脉搏细速、血压下降等。肺梗死常表现为呼吸困难、胸痛、咯血等。

55．E。一旦患者出现窒息征象，应立即取头低脚高45°俯卧位，面向一侧，轻拍背部，迅速排出在气道和口咽部的血块，或直接刺激咽部以咳出血块，用吸痰管进行负压吸引，保持呼吸道通畅，并给予高浓度吸氧。大咯血者遵医嘱使用血管加压素，迅速清除口喉部血块，必要时行气管切开或气管插管。

56．A。支气管扩张症大咯血患者要绝对卧床休息，取患侧卧位。大量咯血者应禁食，多饮水，多食富含纤维素食物，以保持排便通畅，避免排便时腹压增加而引起再度咯血。积极治疗原发病，密切病情观察。

57．D。该患者青壮年，突然畏寒，发热伴疼痛，X线示肺有大片致密阴影，青霉素肌注3天后体温已接近正常，最可能的诊断是肺炎链球菌肺炎。肺炎支原体肺炎以刺激性干咳为主要临床表现，X线示间质性改变，显示肺部可有多种形态的浸润影，节段性分布，以肺下野多见。肺炎克雷伯杆菌肺炎X线示肺叶实变和脓肿形成，尤其是右上肺实变伴叶间隙下坠。肺结核X线示病变多在肺尖或锁骨上下，密度不均，消散缓慢，且可形成空洞或肺内播散。

58．C。肺炎链球菌肺炎最主要的治疗是选择敏感抗生素控制感染。其次是卧床休息，增加营养，高热患者给予物理降温，低氧血症患者给予吸氧，胸痛患者给予少量镇痛药等。

59．C。肺炎链球菌肺炎患者体温升高前可有寒战，随之高热达到39～40℃，体温高峰在下午或傍晚，呈稽留热型，伴头痛和全身肌肉酸痛。早期呼吸无明显变化，肺实变时表现为患侧呼吸运动减弱。

60．E。咯血时禁止屏气，取患侧卧位，该患者左侧有一个厚壁空洞，应左侧卧位，有利于健侧通气，并防止病灶扩散。咯血量多时采取患侧半卧位，保持气道通畅。

61．B。该患者因肺结核反复多次咯血，咯血窒息是致死的主要原因，需密切注意窒息先兆。

62．A。该患者有慢性支气管炎并发慢性阻塞性肺气肿病史。一阵剧咳后突感一侧胸痛，气急加剧，叩诊呈鼓音，听诊呼吸音消失。最可能的诊断是自发性气胸。自发性气胸典型的临床表现是突感一侧胸痛，继之出现胸闷、气促、干咳、呼吸困难等，常继发于慢性阻塞性肺疾病、肺结核、支气管哮喘等肺部基础疾病。肺栓塞典型的症状是呼吸困难、胸痛、咯血。急性左心衰典型的症状是咳粉红色泡沫痰。急性心肌梗死最早出现和最突出的症状是心前区剧烈疼痛。

63．E。自发性气胸首要的处理措施是立即排气减压，以解除气急，使肺复张。其次卧床休息，适当吸氧。根据患者病情给予镇静、镇痛、镇咳、扩张支气管等处理。

64．A。肺炎克雷伯杆菌感染的患者痰液为砖红色胶冻状样。透明黏液痰常见于支气管炎、支气管哮喘患者。粉红色泡沫痰常见于急性左心衰。铁锈色痰常见于肺炎链球菌肺炎。脓臭痰常见于厌氧菌感染。

65．B。急性左心衰患者常咳粉红色泡沫样痰，是急性肺水肿的表现，由于血浆渗入肺泡所致。

66．D。透明黏液痰常见于支气管炎、支气管哮喘患者。

67．B。叩诊音的不同取决于被叩击部位组织或器官的致密度、弹性、含气量及与体表的间距；根据音响的频率、振幅和是否乐音，临床上将叩诊音分为清音、鼓音、过清音、浊音、实音五种；鼓音正常情况下可见于胃泡区和腹部，病理状态下可见于肺内空洞、气胸、气腹等。

68．C。正常情况下儿童因胸壁薄可叩出相对过清音，慢性阻塞性肺气肿患者由于肺组织含气量增多、弹性减弱，胸部叩诊音为过清音。

69．C。呼吸道合胞病毒肺炎以喘憋为突出症状，又称喘憋性肺炎。合并感染性休克时可短期加用肾上腺糖皮质激素。

70．E。腺病毒肺炎药物治疗首选抗病毒药物，如利巴韦林。

71．A。支原体肺炎首选大环内酯类抗菌药物，如红霉素、阿奇霉素。

72．E。乙胺丁醇对几乎所有类型的结核分枝杆菌均具有高度抗菌活性，抗菌机制可能是与 Mg^{2+} 结合，干扰菌体 RNA 的合成，球后视神经炎是最严重的毒性反应。异烟肼药物过量时常引起中枢神经系统兴奋症状、周围神经炎，偶可见肝功能损害。链霉素主要的不良发应是听力障碍、眩晕、肾功能损害。利福平的主要不良发应是肝功能损害和过敏反应。对氨基水杨酸钠最常见的不良反应胃肠功能障碍。

73．B。链霉素主要的不良发应是听力障碍、眩晕、肾功能损害。

第二节 循环系统疾病

1．B。心脏传导系统包括窦房结、房室结、房室束和浦肯野纤维。不包括冠状窦。

2．D。迷走神经活动增强时心率减慢。交感神经活动增强时心率加快，心肌收缩力增强，周围血管收缩。

3．E。排钾利尿药最主要的不良反应是低钾血症。心源性水肿患者使用排钾利尿药后应特别监测血钾。应保持身心休息，以减轻心脏负荷。保持皮肤清洁、干燥，防止破损和感染。少食多餐，限制总热量，避免增加心脏负担。进食低盐、低脂、易消化、高维生素、高纤维素、高蛋白质、不胀气的食物，控制输液速度，以免增加心脏负担。

4．E。呼吸道感染是心力衰竭最常见、最重要的诱因。其他诱发因素还包括心律失常、过度疲劳、高血压、血脂异常、肺栓塞、妊娠和分娩、贫血与出血等。

5．E。肝硬化水肿和右心衰竭均可表现为踝部水肿、肝大、腹部膨隆、体重增加等。右心衰竭主要表现为体循环静脉淤血，水肿是由于体循环静脉压力增高所致。

6．B。急性肺水肿应高流量乙醇湿化给氧，使氧饱和度≥95%，高流量氧气吸入，氧流量为 6～8L/min，使肺泡内压力增高，减少肺泡内毛细血管渗出液产生；因乙醇能减低肺泡内泡沫的表面张力，使泡沫破裂消散，从而改善肺泡通气，迅速缓解缺氧症状。双腿下垂坐位可减少静脉回心血量，减轻肺淤血。利尿药通过排钠、排水，减轻液体潴留，可显著减轻肺淤血。吗啡是治疗急性肺水肿极为有效的药物，通过降低呼吸中枢和咳嗽中枢兴奋性，减慢呼吸和镇咳，松弛支气管平滑肌，改善通气功能。氨茶碱可松弛支气管平滑肌，改善通气功能。

7．B。左心功能不全主要表现为肺循环淤血和心排血量降低；不同程度的呼吸困难是左心衰竭最主要的症状；随着病情加重逐渐出现劳力性呼吸困难→夜间阵发性呼吸困难→端坐呼吸→急性肺水肿。其中夜间阵发性呼吸困难是左心功能不全的典型表现。

8．D。心室收缩时，必须克服大动脉血压，才能将血液射入动脉内，大动脉血压是心室收缩时所遇到的后负荷，反映心脏后负荷的检测指标即为血压。

9．C。后负荷过重是左、右心室收缩期射血阻力增加的疾病。左心室后负荷增加的疾病有原发性高血压、主动脉瓣狭窄等。右心室后负荷增加的疾病有肺动脉高压、肺动脉瓣狭窄等。

10．C。慢性心功能不全的基本病因包括原发性心肌损害、继发性心肌损害、心脏舒张受限、心脏负荷过重（容量负荷过重，压力负荷过重）。诱因包括感染、过度劳累、心律失常、情绪激动或药物使用不当等。

11．C。硝普钠直接扩张静脉和动脉。硝酸甘油扩张静脉和选择性扩张冠状动脉与大动脉。酚妥拉明可引起血管扩张和血压降低，以小动脉为主，静脉次之。潘生丁（双嘧达莫）对冠状血管有较强扩张作用。心得安（普萘洛尔）主要作用是降低窦房结、心房和浦肯野纤维自律性，减少儿茶酚胺所致的迟后除极发生减慢房室结传导，延长房室交界细胞的有效不应期。

12．A。血管扩张药治疗心衰时最常见的不良反应是血压降低。该药通过降低心室充盈压和全身血管阻力，减轻心脏负荷。扩张容量血管（小静脉）可减轻心脏前负荷，扩张外周阻力血管（小动脉）可减轻心脏后负荷。

13．B。房颤的心电图特点是窦性 P 波消失，代之以小而不规则的基线波动（f 波），频率 350～600 次／分，一般情况下 QRS 波群形态正常。QRS 波群节律不规则，致使 RR 间期绝对不等。心室率极不规则，通常在 100～160 次／分。QRS 波群节律不规则致使 RR 间期绝对不等。室颤的心电图表现为 QRS 波群与 T 波消失，呈完全无规则的波浪状曲线，形状、频率、振幅高低各异。心房扑动的心电图特点是正常的窦性 P 波消失，出现以大小、形态相同、节律规则、快速的、连续锯齿样 F 波。房性期前收缩的心电图表现为 P 波提早出现，其形态与窦性 P 波不同，PR 间期大于 0.12 秒，QRS 波群形态与正常窦性心律的 QRS 波群相同，期前收缩后有不完全代偿间歇。室性期前收缩心电图检查表现为 QRS 波提前出现，T 波与 QRS 波方向相反，随之出现完全代偿间歇。

14．C。心室扑动与颤动常见于缺血性心脏病。心室扑动与颤动为致命性心律失常。一旦发生，应尽快采用非同步直流电除颤复律。

15．B。期前收缩是指由于窦房结以外的异位起搏点兴奋性增高，过早发出冲动引起的心脏搏动，也称为早搏，是临床上最常见的心律失常。

16．C。对于快速心室率的心房颤动，药物治疗无效者，可选用射频消融术。

17．D。该患者心率 126 次／分，节律规整，考虑为窦性心动过速。成人窦性心率＞100 次／分，称窦性心动过速。

18．D。心电图检查是诊断心律失常最重要最简便的一项无创伤性检查技术。

19．E。由于心脏结构、节律及收缩力改变使心排血量突然减少或心脏停搏，导致脑组织缺氧而发生晕厥为心源性晕厥。最严重的为阿 - 斯综合征，在心搏停止 5～10 秒钟可出现晕厥。

20．E。胺碘酮化学结构与甲状腺素相似，其作用和不良反应与甲状腺素受体有关。可抑制多种离子通道，主要用于抗心律失常。最严重的不良反应是肺纤维化，长期使用可致死亡，应严密监测呼吸功能，及早发现肺损伤。常见的不良反应有窦性心动过缓、房室传导阻滞，静脉给药时低血压常见。少数患者可出现甲状腺功能亢进或减退。胃肠道反应有恶心、呕吐、便秘等。长期应用还可发生角膜色素沉积，停药可恢复，不影响视力。

21．D。该患儿心电图提示为阵发性室上性心动过速，终止室上速发作，首先采取兴奋迷走神经的方法，如冰水毛巾敷面部、刺激咽部引起呕吐反射、按摩颈动脉窦、做 Valsalva 动作等，可终止发作。其中首选的方法是冰水毛巾敷面部。

22．E。三度房室传导阻滞又称为完全性房室传导阻滞。症状的严重程度取决于心室率的快慢，常见的症状有疲倦、乏力、头晕、晕厥、心绞痛、心衰等。因心室率过慢或出现长停搏，可引起阿 - 斯综合征，容易发生猝死。室性早搏或室早，是最常见的一种心律失常，大多数患者无症状，可有心悸、失重感或代偿间歇后心脏有力的搏动感。听诊室性期前收缩后出现较长的停歇，脉搏减弱或不能触及。房性早搏或房早正常人 24 小时心电检测多数有发生。房颤是心脏瓣膜病最常见的心律失常。室上速常见于无器质性心脏病的正常人。

23．A。急性肺水肿为重度二尖瓣狭窄的严重并发症。发生肺水肿的主要原因是由于舒张期血流流入左心室受阻而导致左心房压力升高，造成肺静脉压和肺毛细血管压增高，导致肺水肿。

24．C。二尖瓣狭窄患者出现痰中带血丝与支气管炎、肺部感染、肺充血或肺支气管黏膜血管扩张破裂有关。肺水肿时出现粉红色泡沫痰。肺梗死时咯胶冻状暗红色痰。

25．D。二尖瓣狭窄时，舒张期血流流入左心室受阻而导致左心房压力升高，造成肺静脉压和肺毛细血管压增高。导致肺水肿。即最先累及的心腔是左心房。

26．B。该患者胸闷、气短，发绀，心尖区可听到第一心音亢进和舒张中期隆隆样杂音，并可扪到舒张期震颤，最可能的诊断是二尖瓣狭窄。二尖瓣狭窄特征性的心脏杂音为心尖区舒张中晚期低调的隆隆样杂音。二尖瓣关闭不全的典型体征是心尖部全收缩期吹风样杂音。三尖瓣狭窄胸骨左缘第 4、5 肋间或剑突附近有紧随开瓣音后舒张期隆隆样杂音。

27．E。风湿炎症导致的瓣膜损害称为风湿性心脏病，简称风心病。随着生活及医疗条件的改善，风湿性心脏病的人群患病率正在降低，但我国瓣膜性心脏病仍以风湿性心脏病最为常见。

28．D。主动脉瓣关闭不全的病因有风湿性心脏病、感染性心内膜炎、先天性畸形、主动脉瓣脱垂、马方综合征、梅毒性主动脉炎、创伤、主动脉夹层等。其中最常见的是风湿性心脏病。

29．C。主动脉关闭不全，严重主动脉瓣反流患者收缩压升高、舒张压降低、脉压增大，出现周围血管征包括点头征、水冲脉、毛细血管搏动征、股动脉枪击音等。吸停脉常见于心包填塞。

30．C。洋地黄中毒表现为心脏毒性反应、胃肠道反应和神经系统反应。心脏毒性反应是洋地黄类药物较严重的毒性反应，主要表现为房室传导阻滞或窦性心动过缓，心率或脉搏＜60 次／分。消化道反应出现食欲缺乏、恶心、呕吐等表现。神经系统反应主要表现为头痛、头晕、视物模糊、黄绿视。

31．D。华法林是抗凝药，定期复查凝血功能。密切观察有无出血倾向，如鼻出血、牙龈出血、血尿、柏油样便等。

32．E。风心病二尖瓣狭窄伴心房颤动已 10 年，1 天前发生右半身麻木，活动不灵，可能发生了脑动脉栓塞。血栓栓塞是二尖瓣狭窄常见的并发症，以脑栓塞最常见，约占 2/3，亦可发生于四肢、脾、肾和肠系膜等动脉栓塞，栓子多来自扩大的左心房伴房颤者。来源于右心房的栓子可造成肺栓塞。

33．D。心瓣膜病变最常见的合并症及死因是心律失常，以房颤最为常见。房颤时心房收缩功能丧失，左心室充盈减少，使心排血量减少 20%～25%，常致心衰加重，最终因心力衰竭死亡。

34．B。在我国，风湿性心脏瓣膜病以风湿性心脏病最为常见，与 A 组 β（A 族乙型）溶血性链球菌反复感染有关。二尖瓣最常受累，其次为主动脉瓣。

35．A。血培养标本使用血培养瓶，主要是检测血液中的病原体。

36．C。冠状动脉粥样硬化性心脏病可用冠状动脉造影确诊，可发现冠状动脉系统病变的范围和程度。而心电图检查心绞痛缓解期时，可无任何表现。

37．A。正常情况下心肌的需氧和冠状动脉的供氧两者保持着动态平衡。当冠状动脉粥样硬化时，冠脉血管狭窄，安静时尚能代偿，而运动、心动过速、情绪激动等心肌需氧量增加，冠脉狭窄失代偿引起一过性心肌缺血，心绞痛发作。

38．D。心肌耗氧的多少主要由心肌张力、心肌收缩力和心率所决定，故常用心率与收缩压的乘积作为估计心肌耗氧的指标。

39．B。心绞痛常因体力劳动或情绪激动而诱发，疼痛主要位于胸骨体上段或中段之后及心前区，持续 3～5 分钟，很少超过 15 分钟，疼痛特点是压迫、发闷、紧缩感，也可有烧灼感，偶伴濒死、恐惧感，不会有针刺或刀割样锐痛。休息或舌下含服硝酸甘油缓解。

40．C。该患者冠心病心绞痛 3 年，心绞痛发作时经休息或含服硝酸甘油可以缓解，临床诊断为稳定型心绞痛。稳定型心绞痛的治疗原则是改善冠脉血供和降低心肌耗氧以改善患者症状，提高生活质量，同时治疗冠脉粥样硬化，预防心肌梗死和死亡，以延长生存期。稳定型心绞痛患者缓解期治疗（缓解发作）药物包括改善缺血减轻症状的药物，如 β 受体拮抗剂（倍他洛克）、硝酸酯类药（消心痛）、钙通道阻滞剂（硝苯地平）；及预防心肌梗死，改善预后的药物（阿司匹林）。氨苯蝶啶为保钾利尿药，主要用于治疗各类水肿，如心力衰竭、肝硬化及慢性肾炎引起的水肿和腹水，以及糖皮质激素治疗过程中发生的水钠潴留。

41．C。吗啡可减轻患者交感神经过度兴奋和濒死感。常作为急性心梗解除疼痛的首选药物。硝酸酯类药物（硝酸甘油、亚硝酸异戊酯、消心痛）通过扩张冠状动脉及外周静脉，增加冠状动脉血流量以及增加静脉容量，而降低心室前负荷。罂粟碱常用于脑血栓形成、脑栓塞、肺栓塞、肢端动脉痉挛及动脉栓塞性疼痛，心绞痛、新近心梗或卒中、胃肠道蠕动缓慢或麻痹性肠梗阻、肝肾功能不全者慎用。

42．D。该患者高血压病史多年。平素有心前区不适，持续 3～5 分钟，含服硝酸甘油可缓解，考虑患者之前患有稳定型心绞痛。今晨患者出现心前区疼痛，持续 2 小时不缓解，最可能的诊断是急性心肌梗死，确诊急性心肌梗死首选心电图和心肌酶学检查。心电图特征性改变表现为在面向透壁心肌坏死区的导联上出现宽而深的 Q 波（病理性 Q 波），ST 段弓背向上抬高，T 波倒置。而在背向梗死区的导联上出现 R 波增高，ST 段压低，T 波直立并增高。心肌酶学检查是诊断心肌梗死的敏感指标。

43．B。血清心肌坏死标志物的检查是诊断心肌梗死的敏感指标。出、凝血时间检测主要反映血液系统疾病。全血胆碱酯酶活力测定是诊断有机磷农药中毒的特异性指标。

44．E。发生急性心梗后，血清肌酸激酶同工酶（CK-MB）升高较早（4～6 小时），恢复也较快（3～4 天），对判断心肌坏死的临床特异性较高。肌酸磷酸激酶（CPK）、乳酸脱氢酶（LDH）、天冬氨酸氨基转移酶（AST）等特异性和敏感性均较差，已不用于诊断急性心梗。

45．C。急性心肌梗死是指在冠状动脉病变的基础上，因冠状动脉供血急剧减少或中断，使相应的心肌严重而持久地缺血导致心肌坏死使心脏收缩力持续减弱，左心室心排血量持久下降可致患者发生休克。

46．A。变异型心绞痛首选钙通道阻滞剂，能抑制钙离子流入细胞内，从而抑制心肌收缩，减少心肌氧耗；扩张冠状动脉，解除冠状动脉痉挛，改善心内膜下心肌的供血；扩张周围血管，降低动脉压，减轻心脏负荷；降低血液黏稠度，抗血小板聚集，改善心肌的微循环。

47．B。急性心肌梗死在发病 3 小时内行溶栓治疗，梗死血管的开通率增高，病死率明显降低。常用药物有链激酶、尿激酶、人重组组织型纤溶酶原激活剂等。

48．B。判断心脏骤停的指标包括突然倒地，意识丧失；大动脉搏动消失；呼吸停止或呈叹息样呼吸；双侧瞳孔散大，对光反射消失；听诊心音消失、血压测不出、脉搏摸不到。

49．B。心脏骤停早期最常见的心电图类型是室颤

50．B。引起心脏骤停的病因包括心脏病（以冠心病最多见）、严重的电解质紊乱和酸碱平衡失调、意外事件、药物中毒或过敏、某些治疗、手术或麻醉意外。

51．C。急性心肌梗死患者突发呼吸困难，神志不清，脉搏消失，已发生心脏骤停。首选的抢救措施是心肺复苏（胸外心脏按压→开放气道→口对口人工呼吸）。

52．A。心脏骤停发生后，大部分患者将在 4～6 分钟内开始发生不可逆脑损害。故维持脑组织的灌流是心肺复苏的重点。主要措施包括降温、使用脱水剂、高压氧治疗。通过降温减少脑细胞耗氧量。使用脱水剂降低颅内压，减轻脑水肿。早期高压氧治疗以改善脑缺氧，降低颅内压。

53．C。心脏骤停复苏后的处理措施是严格作好心电监测，维持循环功能，以便及时发现心脏骤停的再次发生。心脏骤停时间较长或复苏后持续低血压，易发生急性肾衰竭，应监测尿量和尿比重；血压维持在 80～90/50～60mmHg，而尿量少于 30ml/h，可用速尿。只要血气分析结果正常，即可认为患者呼吸功能正常。保证患者摄入足够的热量和营养，每日热量供给不低于 2000kcal。

54．C。高血压病发病的可能相关因素包括遗传（基因显性遗传和多基因关联遗传两种方式）、饮食（高盐低钾、高蛋白质、高饱和脂肪酸、饮酒、缺乏叶酸等）、精神应激、吸烟、肥胖、药物（口服避孕药、糖皮质激素、非甾体抗炎药）、睡眠呼吸暂停低通气综合征等。

55．C。血管紧张素转换酶抑制剂主要作用于肾素 - 血管紧张素 - 醛固酮系统，抑制血管紧张素 I 转化为血管紧张素 II，进而抑制血管紧张素 II 收缩血管、醛固酮释放减少，使血压降低。

56．E。高血压危象包括高血压急症和亚急症，处理原则最主要的是降低血压。高血压急症和亚急症降压治疗的紧迫程度不同，前者需要迅速降低血压，采用静脉途径给药；后者需要在 24～48 小时内降低血压，可使用快速起效的口服降压药。

57．E。护士对高血压患者正确的健康教育包括

教育患者服药剂量必须遵医嘱执行，按时按量，不可自行停药，强调终身治疗的重要性。定期监测血压。坚持低盐、低脂、低胆固醇、限热量饮食。戒除不良嗜好，戒烟限酒。劳逸结合，控制体重。保证充足睡眠，保持乐观情绪。

58．C。该患者血压值为165/110mmHg，属于3级高血压。高血压分类水平的梯度记忆可掌握一个基本原则，即收缩压从＜120mmHg的理想血压开始，每增加20mmHg，分级增加1级，分别为＜140mmHg为正常高值，＜160mmHg为1级高血压，＜180mmHg为2级高血压，≥180mmHg为3级高血压。舒张压从＜80mmHg的理想血压开始，每增加10mmHg，分级增加1级，分别为＜90mmHg为正常高值，＜100mmHg为1级高血压，＜110mmHg为2级高血压，≥110mmHg为3级高血压。当收缩压和舒张压分属不同级别时，以较高的分级为准。

59．D。高血压的用药原则是从小剂量开始，优先选择长效制剂，联合2种或2种以上药物，个体化治疗，强调终身治疗的重要性。服药剂量必须遵医嘱执行，按时按量，不可随意增减药量或突然撤换药物。老年高血压患者的血压应降至150/90mmHg以下。快速降压首选硝普钠静滴。

60．B。高血压患者应给予低盐、低脂、低胆固醇饮食，限制动物脂肪、内脏（猪肝）、甲壳类食物的摄入，补充适量蛋白质，多吃新鲜蔬菜、水果。多食含钾丰富的蔬菜（油菜、香菇、红枣等）、水果（柑橘、香蕉等），防止便秘。

61．E。高血压是一种以体循环动脉收缩压和（或）舒张压持续升高为主要表现的临床综合征。血流动力学特征主要是总外周阻力增高，心脏后负荷加重。高血压时，主动脉压升高，致左心室后负荷增加。

62．C。经常性的体育锻炼不会引起原发性高血压，适度体育锻炼可以预防高血压。原发性高血压的病因为多因素，尤其是遗传和环境因素交互作用的结果。其主要相关因素为遗传、高盐低钾、高蛋白质、饮酒、缺乏叶酸等、精神应激、吸烟、肥胖等。

63．D。病毒性心肌炎的主要病理改变是非特异性心肌间质炎症，显微镜下表现为心肌纤维之间

与血管四周的结缔组织中单核细胞浸润。心肌细胞可有变性、溶解或坏死。

64．C。该患者劳力时呼吸困难，胸痛6个月，心脏轻度增大，胸骨左缘第3、4肋间听到较粗糙的收缩期喷射性杂音，心尖区听到第四心音，含服硝酸甘油后胸痛稍加重，最可能的诊断是病毒性心肌炎。最有价值的确诊检查是病毒中和抗体效价（抗体滴度）测定恢复期较急性期增高4倍。心电图、动态心电图、胸片均有助于诊断，但确诊价值不大。

65．E。病毒性心肌炎以肠道和呼吸道感染病毒最常见，尤其是柯萨奇病毒B组，占发病的半数以上，其次为埃可病毒、脊髓灰质炎病毒、腺病毒、轮状病毒等。

66．D。病毒性心肌炎绝大部分是以心律失常为主诉或首见症状，以房性与室性期前收缩及房室传导阻滞最为多见。

67．E。心包摩擦音是心包炎的典型体征，最具诊断价值。呈抓刮样粗糙音，以胸骨左缘第3、4肋间、胸骨下段及剑突区最为明显。

68．C。该患儿2周前有病毒感染前驱症状（发热，伴咳嗽流涕），随后胸闷、心前区不适、每分钟可闻及5～6次早搏，最可能的诊断是病毒性心肌炎。先天性心脏病典型表现为青紫，杵状指（趾），缺氧等。风湿性心脏病是A组β溶血性链球菌感染后反复发作的炎症，累及心脏时以心肌炎和心内膜炎多见。肥厚型心肌病最常见的症状是劳力性呼吸困难和乏力。川崎病为全身性血管炎，临床多表现为发热、球结合膜充血、草莓舌、口唇充血、手足硬性水肿和掌拓红斑。

69．C。二度Ⅱ型及三度房室传导阻滞，无论有无临床症状，均应植入永久性心脏起搏器。

70．A。安装人工心脏起搏器的患者应远离的家电是微波炉。

71．C。电复律治疗术后卧床休息24小时，清醒后2小时内避免进食，以免恶心、呕吐。持续心电监护24小时。遵医嘱按时服用抗心律失常药。

72．B。慢性心房颤动患者电复律治疗最易并发脑梗死的时间是术后24～48小时。

73．B。直流电复律的组成装置不包括脉冲发生器。

74．D。狭窄程度小于50%或仅有痉挛者是动脉粥样硬化性心脏病手术治疗的禁忌证。适应证包括稳定型心绞痛（左主干病变直径狭窄＞50%；前降支近段狭窄≥70%；伴左心室功能减低的2支或3支病变等）。成形术后狭窄复发。不稳定型心绞痛、非ST段抬高型心肌梗死、急性ST段抬高型心肌梗死。

75．B。硝苯地平属二氢吡啶类钙通道阻滞剂，其药理作用的主要机制是阻止Ca^{2+}由细胞外流入细胞内，达到舒张血管的作用，主要舒张动脉，达到降低血压的作用。扩张外周阻力血管，可用于治疗高血压，还可扩张冠状动脉，用于缓解心绞痛；扩张脑血管，可治疗高血压脑病及脑血管栓塞、痉挛等疾病；扩张外周血管，治疗周围血管痉挛性疾病。

76．D。该患者风湿性心脏瓣膜病、二尖瓣狭窄10余年。二尖瓣狭窄血流动力学改变是舒张期血流流入左心室受阻而导致左心室舒张充盈受限，左心房压力升高，导致左心房衰竭。

77．A。心力衰竭的诱发因素有感染、过度劳累、心律失常、用药不当、气候变化、肺栓塞、妊娠和分娩、贫血和出血等。其中主要的诱因是呼吸道感染。

78．A。该患者上5层楼梯需中间休息5分钟，并有胸闷、心悸气短。目前心功能分级属于心功能Ⅱ级。根据美国纽约心脏病协会（NYHA）心功能分级：Ⅰ级是体力活动不受限，日常活动（一般活动）不引起明显的气促、乏力或心悸。Ⅱ级是体力活动轻度受限，休息时无症状，日常活动（一般活动）如平地步行200～400m或以常速上3层以上楼梯的高度时，出现气促、乏力和心悸。Ⅲ级是体力活动明显受限，稍事活动或轻于日常活动（一般活动）如平地步行100～200m或以常速上3层以下楼梯的高度时，即引起显著气促、乏力或心悸。Ⅳ级是体力活动重度受限，休息时也有气促、乏力或心悸，稍有体力活动症状即加重，任何体力活动均会引起不适。

79．B。心力衰竭患者的护理措施是失代偿期需卧床休息，多做被动运动以预防深部静脉血栓形成。病情缓解或稳定后，鼓励适当活动，防止肌肉废用性萎缩。注意保暖，避免受凉。给予鼻导管间歇吸氧，使氧饱和度≥95%。每天测体重，准确记录液体出入量。遵医嘱给予心电血压监护。不包括取平卧位，头偏向一侧。

80．D。该患者风湿性心脏病史2年，现呼吸困难，咳嗽，听诊心尖部可闻及舒张中晚期隆隆样杂音，最可能的诊断是二尖瓣狭窄。二尖瓣狭窄最常见于风湿性心脏病患者；呼吸困难是最常见也是最早期的症状；特征性的心脏杂音为心尖区舒张中晚期低调的隆隆样杂音。主动脉瓣狭窄最主要的体征是主动脉瓣听诊区（胸骨右缘第2肋间）可闻及粗糙、响亮的收缩期吹风样杂音。二尖瓣关闭不全的典型体征是心尖部全收缩期吹风样杂音。主动脉瓣关闭不全的特征性体征为主动脉瓣第二听诊区（胸骨左缘第3、4肋间）可闻及高调叹气样舒张期杂音。三尖瓣狭窄的特征性体征是胸骨左缘第4、5肋间或剑突附近有紧随开瓣音后舒张期隆隆样杂音。

81．B。超声心动图是明确诊断瓣膜病最可靠的方法，可评估二尖瓣的病理改变和狭窄的严重程度，还可提供房室大小、心室功能、室壁厚度和运动、肺动脉压等方面的信息。X线检查和心电图检查有助于诊断二尖瓣狭窄，但不是最可靠的辅助检查。

82．D。外科手术或介入手术是治疗心脏瓣膜病的根本性措施，单纯二尖瓣狭窄首选经皮穿刺球囊成形术。直视分离术适用于适用于伴有中、重度二尖瓣关闭不全。人工瓣膜置换术是对严重的二尖瓣狭窄不适合行瓣膜切开术和球囊扩张术的患者，可以进行二尖瓣置换术。

83．C。该患者第一心音强弱不等、心律不整、脉率小于心率，最可能的心律失常是心房颤动。心房颤动的听诊特点是第一心音强弱不等、心律绝对不规则、脉搏短绌。成人窦性心率＞100次/分，称窦性心动过速。窦性心率，但快慢不规则称窦性心律不齐，一般无重要临床意义。房性早搏和室性早搏均可见于正常人。

84．D。该患者为心肌梗死患者，其目前最主要的护理诊断为疼痛　主要与心肌缺血、缺氧有关。

85．B。心电图Ⅱ、Ⅲ、aVF导联有异常Q波，提示心肌梗死发生在下壁。后壁心肌梗死时，$V_7 \sim V_9$ 导联出现异常 Q 波或 QS 波。前壁心肌梗死时，$V_3 \sim V_5$ 导联出现异常 Q 波或 QS 波。

86．B。心肌梗死患者发病 12 小时内绝对卧床休息，保持环境安静，谢绝探视，解除焦虑。休息可降低心肌耗氧量和交感神经兴奋性。

87．D。发生室颤时，护士应迅速通知医生，尽快采用非同步直流电除颤。

88．E。急性心梗患者需禁食，胸痛消失后给予流质、半流质饮食，逐步过渡到普通饮食。给予低钠、低脂、低热量、低胆固醇、清淡、易消化饮食，少量多餐，避免饱餐。还应嘱咐患者绝对卧床休息。保持情绪稳定。吸氧。建立静脉通道遵医嘱给药。密切观察生命体征。观察疼痛缓解情况。

89．A。最短时间判断心脏骤停的可靠依据是大动脉搏动消失。

90．E。该患者扩张型心肌病 5 年，突然跌倒，呼之不应，面色苍白，口唇发绀，颈动脉搏动消失，已发生心脏骤停。首先采取的措施是心肺复苏（胸外心脏按压→开放气道→口对口人工呼吸）。

91．A。心肺复苏的操作要点包括将患者放置于仰卧位，平躺在坚实平面上。按压胸骨下 1/3 处，乳头连线与胸骨交界处。手指不触及胸壁，手臂与胸骨水平垂直。按压频率 100 ～ 120 次 / 分，使胸骨下陷 5 ～ 6cm。按压和放松时间比例为 1 : 1。胸外按压：人工呼吸为 30 : 2。

92．B。心肺复苏按压有效的指征包括神志恢复，面色及口唇由发绀转为红润，大动脉搏动，瞳孔缩小，自主呼吸恢复。测上肢血压为 60mmHg 以上。不包括血氧饱和度达到 90% 以上。

93．E。室颤一旦发生，应立即进行非同步直流电除颤。电除颤是终止室颤最有效的方法。

94．D。该患者发生房颤，心室率 130 次 / 分。心室率不快时可无症状，心室率 > 150 次 / 分，可发生心绞痛与充血性心衰。房颤时心房有效收缩消失，心排出量比窦性心律时减少 ≥ 25%，关键性治疗原则是尽快有效控制房颤的心室率。

95．E。与患者及家属签署知情同意书是医生术前谈话的内容。电击复律术前护理措施包括向患者介绍电复律的目的和必要性、大致过程、可能出现的不适和并发症，取得其合作。术前遵医嘱做术前检查、记录 12 导联心电图。禁食 6 小时，排空膀胱。准备好物品、抢救药物及设备等。

96．D。同步直流电复律是放电时电流正好与 R 波同步，即电流刺激落在心室肌的绝对不应期，从而避免在心室的易损期放电导致室速或室颤。是终止房扑最有效的方法。

97．C。电击复律时，将患者平卧于绝缘的硬板床上，松开衣领，有义齿者取下，开放静脉通路，给予氧气吸入。麻醉过程中严密观察患者的呼吸。充分暴露患者前胸，将两电极板上均匀涂满导电糊，分别置于胸骨右缘第 2 ～ 3 肋间和心尖部，选择同步功能。遵医嘱选择电功率，嘱任何人避免接触患者及病床，两电极板同时放电，此时患者身体和四肢会抽动一下，通过心电示波器观察患者的心律是否转为窦性。

98．D。急性肺水肿宜高流量乙醇湿化给氧，使氧饱和度 ≥ 95%，高流量氧气吸入，氧流量为 6 ～ 8L/min，使肺泡内压力增高，减少肺泡内毛细血管渗出液产生；因乙醇能减低肺泡内泡沫的表面张力，使泡沫破裂消散，从而改善肺泡通气，迅速缓解缺氧症状。

99．A。急性心肌梗死患者宜采用的吸氧方式是中流量持续给氧（氧流量 4 ～ 6L/min），以改善心肌供氧，减轻缺血和疼痛。

100．E。慢性肺源性心脏病患者应合理氧疗，采用低浓度、低流量持续给氧，氧流量为 1 ～ 2L/min，24 小时持续不间断地吸氧。

101．B。室性心动过速是指连续 3 个或以上的室性期前收缩，心室率 150 ～ 250 次 / 分，QRS 波群宽大畸形，> 0.12 秒，ST-T 波常与 QRS 波群主波方向相反。心律规则或轻度不规则，P 波与 QRS 波群无固定关系。

102．E。每隔 1 个正常搏动后出现 1 次室性期前收缩，称室早二联律。

103．C。室颤的波形、振幅和频率完全无规则，无法辨认 QRS 波群与 T 波，属最严重的心律失常。

104．D。PR 间期为心房除极并经房室结、希氏束、束支传导至心室开始除极的时间。正常成人 PR 间期为 0.12～0.20 秒。一度房室传导阻滞 PR 间期＞0.20 秒，每个 P 波之后都有 1 个下传的 QRS 波群，无 QRS 波群脱落。

第三节 消化系统疾病

1．A。消化道中最膨大的部位是胃。

2．A。胰腺可分为外分泌腺和内分泌腺两部分，外分泌腺由腺泡和导管构成，分泌含有消化酶（胰蛋白酶、胰淀粉酶、胰脂肪酶等）和碳酸氢盐的胰液，具有很强的消化作用。内分泌腺由胰岛组成，胰岛按形态及所分泌激素的种类可分为 A 细胞、B 细胞、D 细胞、PP 细胞。胰腺 B 细胞分泌胰岛素。胰腺 A 细胞分泌胰高血糖素。胰腺 D 细胞分泌生长抑素。胰腺 PP 细胞分泌胰多肽。

3．C。G 细胞分泌促胃液素。主细胞分泌大量胃蛋白酶原。壁细胞分泌盐酸和内因子。

4．B。肝是人体内最大的腺体器官。

5．B。果酱样便常见于肠套叠、阿米巴痢疾。白陶土色便提示胆管梗阻。白色"米泔水"样便常见于霍乱、副霍乱。黑便提示上消化道出血。

6．C。急性应激胃炎的病因包括严重创伤、大手术、大面积烧伤、脑血管意外和重要脏器功能衰竭、休克、败血症等。非甾体抗炎药是急性化学性损伤胃炎的病因。

7．A。慢性胃炎是由多种病因引起的胃黏膜慢性炎症，主要由幽门螺杆菌感染引起，根据悉尼胃炎新分类系统以及结合我国实际情况将慢性胃炎分为非萎缩性、萎缩性和特殊类型。萎缩性胃炎又分为多灶性和自身免疫性萎缩性胃炎。多灶萎缩性胃炎以胃窦为主，多由幽门螺杆菌感染引起慢性浅表性胃炎发展而来。

8．A。正常情况下维生素 B_{12} 进入胃内与壁细胞分泌的内因子结合，形成内因子-维生素 B_{12} 复合物，可保护维生素 B_{12} 免遭肠内水解酶破坏。运行至远侧回肠后吸收。发生慢性萎缩性胃炎时，壁细胞分泌内因子减少，维生素 B_{12} 吸收障碍，从而影响红细胞的生成，造成恶性贫血。

9．D。该患儿因扁桃体化脓服用阿司匹林 1 周，突然呕吐深咖啡色液体 50ml，潜血阳性，最可能的诊断是药物性胃炎。阿司匹林可抑制环氧合酶的作用而抑制前列腺素的产生，使前列腺素保护胃黏膜的作用减弱，从而发生药物性胃炎。

10．A。该患者多年上腹部隐痛史，现黑便 3 天，常有夜间痛、饥饿痛，进食可缓解，最可能的诊断是十二指肠溃疡。十二指肠溃疡典型的疼痛节律是进餐-餐后缓解-空腹疼痛，常为夜间痛、饥饿痛。胃镜检查是消化性溃疡最可靠的首选诊断方法，也是最可靠和最有价值的检查方法。X 线钡剂检查见龛影是溃疡的直接征象，也是诊断溃疡较可靠的依据。胃黏膜活检常用于诊断胃癌。

11．B。胃镜检查是消化性溃疡最可靠的首选诊断方法。胃镜下可直接观察溃疡部位、病变大小、性质，取活组织还可作出病理诊断。消化性溃疡出血 24～48 小时行急诊纤维胃镜检查，可判断溃疡的性质、出血的原因，确定出血部位，还可以在内镜下进行止血治疗。

12．A。消化性溃疡的发病机制是对胃和十二指肠黏膜有损害作用的侵袭因素与黏膜自身的防御修复因素之间失去平衡。胃溃疡的发生主要是防御修复因素减弱，十二指肠溃疡主要是侵袭因素增强。高浓度胃酸和能水解蛋白质的胃蛋白酶是主要的侵袭因素。胃蛋白酶的活性又受胃酸制约，故胃酸是消化性溃疡发生的决定性因素。

13．A。三腔二囊管压迫止血在药物治疗无效的大出血时暂时使用，因患者痛苦、并发症多、早期再出血率高，不可长期使用，不推荐为首选措施。消化性溃疡出血常用质子泵抑制剂、H_2 受体拮抗剂止血。冰盐水洗胃可收缩胃黏膜血管，减少血流。纤维胃镜常用于消化性溃疡出血的诊断同时用高频电灼止血。

14．A。该患者间歇性上腹痛 4 年，加重伴呕吐 2 天，呕吐物量多呈酸腐味，有胃型，可闻及震水音，最可能的诊断是消化性溃疡合并幽门梗阻。消化性溃疡合并幽门梗阻患者呕吐物为发酵隔夜食物，且量很大，有大量黏液，不含胆汁，有腐败酸臭味。典型体征为上腹可见胃型及自左肋下向右腹的蠕动波、晃动上腹部时可闻及振水声。良性十二指肠淤滞症是有反复发作呕吐胆汁与胃内容物的患者，改变体位症状可减轻。胃癌疼痛节律可变为无规律性，大便隐血试验持续阳性。

15．E。幽门梗阻最突出的症状是呕吐，呕吐物为发酵隔夜食物，且量很大，有大量黏液，不含胆汁，有腐败酸臭味，呕吐后自觉腹胀明显缓解。

16．B。枸橼酸铋钾服用期间口中可能带有氨味，并可使舌、粪染成黑色，但停药后即消失。

17．A。该患者上腹隐痛伴反酸，生命体征正常，诊断为十二指肠球部溃疡伴出血，此时最主要的措施为给予抗酸药。胃酸是消化性溃疡发生的决定性因素，通过抗酸治疗可有效减轻疼痛。此时仅有黑色软便，无呕血，血压正常，说明为轻度出血，无需补充血容量。

18．C。消化性溃疡患者应规律进食，定时定量，少量多餐，细嚼慢咽，每天进餐 4～5 次，以中和胃酸。避免餐间零食，避免急食及过饱，以减少胃酸分泌。避免食用过咸、过甜、过硬、生冷、刺激性食物（如辣椒）或饮料（如浓茶、咖啡）、粗纤维食物（如芹菜、韭菜）和油炸食品。溃疡活动期以清淡、营养丰富、无刺激的饮食为主。缓解期给予高热量、高蛋白、高维生素、易消化的饮食。症状较重者以面食为主，因面食柔软易消化，且含碱，可有效中和胃酸。

19．C。胃出血为胃大部切除术后常见的近期并发症，术后 3 天最重要的措施是密切观察胃管引流液和血压的变化。同时还需观察体温、呼吸、脉搏以及液体出入量等。

20．C。胃镜检查是消化性溃疡最可靠的首选诊断方法，也是最有价值的检查方法。胃溃疡多见于中壮年男性，好发于胃小弯、胃角或胃窦，腹痛多于进餐后 0.5～1 小时开始，持续 1～2 小时后消失。进食后疼痛加剧，服用抗酸药物疗效不明显。

21．B。白蛋白和大多数球蛋白主要由肝脏产生，肝病时常引起白蛋白减少，球蛋白增加。

22．C。大量蛋白尿是肾病综合征的起病根源，是最根本和最重要的病理生理改变，也是导致其他三大临床表现的基本原因，对机体的影响最大。

大量蛋白尿使白蛋白丢失，血液胶体渗透压降低，有效血容量减少。

23．A。肝硬化腹水形成的机制主要为门静脉压力增高、低蛋白血症、有效循环血容量不足、肝脏对醛固酮和抗利尿激素灭活作用减弱、肝淋巴液生成过多。主要是门静脉压力增高、低蛋白血症使组织液回吸收减少而漏入腹腔，其性质是漏出液。

24．A。该患者肝硬化病史 5 年，2 天前尿量明显减少，每天 200ml 左右，尿素氮升高（成人血尿素氮正常值 1.8～7.1mmol/L），最可能的诊断是肝肾综合征。感染常见于抵抗力降低、门 - 腔静脉侧支循环开放等。原发性肝癌最常见和最主要的症状是肝区疼痛。肝肺综合征表现为呼吸困难、发绀和杵状指；门静脉血栓患者，血栓缓慢形成多无明显症状；急性或亚急性发展时，表现为腹胀、剧烈腹痛、脾大、顽固性腹水、呕血、便血。

25．C。利尿药是目前临床应用最广泛的治疗腹水方法。首选醛固酮受体拮抗剂螺内酯，因肝硬化患者醛固酮浓度升高，使肾小管对钠的重吸收增加。

26．E。肝硬化患者可建立和开放的侧支循环包括食管下段和胃底静脉曲张、腹壁静脉曲张、痔静脉扩张、脐周静脉曲张、腹膜后吻合支曲张、脾肾分流等。不包括下肢静脉曲张。

27．B。肝硬化患者内分泌紊乱症状包括雌激素增多（肝对雌激素的灭活功能减退）、雄激素减少，男性出现性欲减退、不育、乳房发育及睾丸萎缩；女性出现月经失调、闭经、不孕等。雌激素增多的突出体征有蜘蛛痣和肝掌。肾上腺皮质激素减少，常表现为面部和其他暴露部位皮肤色素沉着。醛固酮和抗利尿激素增多，导致腹水形成。

28．E。肝脏功能正常情况下，血液中各种激素都保持一定含量，多余的激素经肝脏处理而被灭活。当患肝病时，可出现雌激素灭活障碍，导致雌激素增多，雄激素相对减少。男性出现性欲减退、毛发脱落、不育及乳房发育；女性出现月经失调、闭经、不孕等。雌激素增多的突出体征有蜘蛛痣和肝掌。

29．D。该患者肝硬化病史8年，乏力、食欲缺乏、皮肤瘙痒明显，与肝功能受损导致血清胆红素增高有关，目前最应注意观察的是抓破皮肤。

30．C。在我国，肝硬化最常见的病因是病毒性肝炎。肝硬化进展的基本特点是肝细胞坏死、再生、肝纤维化和肝内血管增生、循环紊乱。广泛的肝细胞变性坏死，引起正常肝小叶结构破坏。而欧美国家则以慢性酒精中毒多见。

31．C。鉴别右心衰竭与肝硬化水肿的依据是颈静脉怒张，其他症状均为共有体征。颈静脉充盈、怒张是右心衰竭的最早征象，怒张与静脉压升高程度成正比。右心衰竭消化道症状可出现恶心、呕吐、食欲缺乏。水肿是右心衰竭的典型体征，从足、踝开始，逐渐向上蔓延，呈对称性、凹陷性。心源性肝硬化时可出现腹水，致腹围增加。肝硬化失代偿期最早可出现腹水，是由于门静脉压力增高所致，可导致腹围增大。出现低白蛋白血症，常有下肢水肿出现。肝硬化可出现食欲减退，常伴恶心、呕吐。

32．E。肝穿刺对肝硬化，特别是早期肝硬化确诊和明确病因有重要价值。凝血酶原时间延长及有腹水者可经颈静脉、肝静脉做活检，安全、并发症少。

33．A。甲胎蛋白是诊断肝癌的特异性指标，有助于早期肝癌的定性检查，广泛用于普查、诊断、判断治疗效果及预测复发。

34．D。甲胎蛋白（AFP）是简便而确诊率高的定性诊断方法，有助于诊断早期肝癌，广泛用于普查、诊断、判断治疗效果及预测复发。B超检查是肝癌筛查和早期定位的首选检查。肝穿刺针吸细胞学检查是确诊肝癌最可靠的方法。CT和MRI具有较高的分辨率，可提高直径＜1.0cm小肝癌的检出率，是诊断及确定治疗策略的重要手段。

35．B。原发性肝癌的病因有病毒性肝炎、黄曲霉毒素、亚硝胺类化合物、饮酒、饮水污染、遗传因素、毒物、寄生虫等。其中污染食物导致肝癌的是黄曲霉菌，主要来源于霉变的玉米和花生等。

36．B。原发性肝癌常先有肝内转移，再出现肝

外转移。经门静脉系统的肝内转移是最主要的途径。肝外血行转移常见于肺，其次为骨、脑等。左锁骨上淋巴结转移常见于胃癌。

37．C。肝癌患者约10%死于肝癌结节破裂出血。肝癌结节破裂出血可局限于肝包膜下，表现为局部疼痛。也可破入腹腔引起急性腹膜炎，出现腹痛剧烈，迅速遍及全腹。

38．D。肝癌患者肝区疼痛是最常见和最主要的症状，也是半数以上患者的首发症状，多为持续性胀痛、钝痛或刺痛，夜间或劳累后加重。癌肿坏死、破裂可致腹腔内出血，表现为突发右上腹剧痛，有腹膜刺激征等急腹症表现。

39．A。CT和MRI具有较高的分辨率，可提高直径＜1.0cm小肝癌的检出率，是诊断及确定治疗策略的重要手段。B超检查是肝癌筛查和早期定位的首选检查。AFP测定是肝癌的定性检查，有助于诊断早期肝癌。肝穿刺针吸细胞血检查是确诊肝癌最可靠的方法。选择性腹腔动脉造影常用于出血部位的检查。

40．D。白蛋白主要由肝脏产生，该患者肝癌，做肝动脉栓塞化疗，转氨酶升高，血清白蛋白降低，术后1周，应特别注意补充的是白蛋白，以防血浆渗透压降低，引起水肿。

41．A。肝癌患者肝动脉栓塞化疗术后护理包括穿刺部位压迫止血15分钟，再加压包扎，沙袋压迫6小时，保持穿刺侧肢体伸直24小时，并观察穿刺部位有无血肿及渗血。术后禁食2～3天，鼓励患者深呼吸、排痰，预防肺部感染，必要时吸氧，提高氧分压，有利于肝细胞的代谢。

42．B。该患者肝硬化病史，近1个月来持续肝区疼痛、明显消瘦，移动性浊音阳性，肝大、质硬，表面凹凸不平，最可能并发了原发性肝癌。肝癌患者常有乙型肝炎病毒感染→慢性肝炎→肝硬化→肝癌的病史。肝癌的体征为肝进行性肿大，质地坚硬，边缘不规则，表面凹凸不平，有明显结节，可伴有压痛。

43．C。在我国，原发性肝癌最常见的病因是病毒性肝炎。乙型、丙型和丁型病毒性肝炎均可发展为肝硬化，以乙型病毒性肝炎最常见。此外饮用水污染、黄曲霉毒素、亚硝胺类物质都可诱发

原发性肝癌。

44．E。氨中毒学说认为肝性脑病的主要发病机制是氨导致脑的能量代谢紊乱。肝脏功能正常时，可将氨转变为尿素和谷氨酰胺排出体外，使之极少进入血液。肝脏病变时，肝脏对氨的代谢能力减退，血氨增高。游离的 NH_3 有毒性，且能透过血脑屏障，影响大脑的能量代谢，引起肝性脑病。

45．E。肝性脑病前驱期表现为无意识障碍，轻度性格改变和行为异常，如欣快激动或淡漠少言、衣冠不整、随地大小便等，有扑翼样震颤，脑电图正常。意识错乱、定向力减退、幻觉躁狂以及腱反射亢进是肝性脑病昏迷前期的主要表现。

46．A。肝性脑病综合治疗原则正确的是及早识别和去除诱因，即纠正电解质和酸碱平衡紊乱；止血和清除肠道积血；避免使用镇静药及损害肝功能的药物，出现烦躁不安或抽搐时，禁用吗啡、水合氯醛、哌替啶及巴比妥类药物，可用地西泮、氯苯那敏等。减少肠内毒物的生成和吸收，即口服乳果糖可减少肠内氨的生成和吸收。

47．E。肝性脑病急性期发作首日禁食蛋白质，减少蛋白质分解而产生的氨。每天供给足量的热量和维生素，即无蛋白、高热量饮食，以糖类为主，限制摄入脂肪类食物。禁用维生素 B_6，以免多巴在外周神经处转为多巴胺，影响多巴进入脑组织，减少中枢神经系统正常递质的传导。

48．D。患者肝癌切除术后 7 天，出现精神错乱、幻觉，扑翼样震颤，最可能的诊断是肝性脑病昏迷前期。

49．C。肝性脑病的常见诱因包括上消化道出血（最常见）、高蛋白饮食、饮酒、便秘、感染、尿毒症、低血糖、严重创伤、外科手术、大量排钾利尿、过多过快放腹水、应用催眠镇静药和麻醉药等。

50．B。肝性脑病常见诱因包括上消化道出血（最常见）、高蛋白饮食、饮酒、便秘、感染、尿毒症、低血糖、严重创伤、外科手术、大量排钾利尿、过多过快放腹水、应用催眠镇静药和麻醉药等。

51．A。淀粉酶是胰腺炎早期最常用和最有价值的检查方法，血清淀粉酶于起病后 2～12 小时开始升高，48 小时开始下降，持续 3～5 天。血清脂肪酶于起病后 24～72 小时开始升高，持续 7～10 天。该患者发病 4 天，最有诊断价值的实验室检查时血清脂肪酶测定。

52．B。患者因饱餐酗酒后 2 小时，发生上腹部持续性剧痛并向腰背部放射，伴恶心呕吐，考虑为急性胰腺炎，淀粉酶测定是胰腺炎早期最常用和最有价值的首选检查方法。

53．A。急性胰腺炎的治疗原则是为减轻腹痛，减少胰液分泌，防治并发症。具体措施是禁食、禁水、胃肠减压减少胰液分泌，解痉止痛药减轻腹痛，应用抗生素抗感染，静脉输液和营养支持等。水肿型胰腺炎胰周渗出液可自行吸收，不需要手术引流。

54．E。急性胰腺炎是由多种病因导致胰酶在胰腺内被激活，引起胰腺及其周围组织水肿、出血及坏死等炎性损伤。其胰酶主要有淀粉酶和脂肪酶等化学物质。

55．A。淀粉酶是胰腺炎早期最常用和最有价值的检查方法，血清淀粉酶于起病后 2～12 小时开始升高，48 小时开始下降，持续 3～5 天。尿淀粉酶于 24 小时才开始升高，48 小时达高峰后缓慢下降，1～2 周后逐渐降至正常。淀粉酶升高的幅度和病情严重程度不成正比。

56．B。急性胰腺炎的病因包括胆道疾病（胆道梗阻）、酗酒和暴饮暴食、胰管阻塞、十二指肠液反流、手术创伤、内分泌与代谢障碍（高脂血症）、药物、感染等。其中，在我国急性胰腺炎的最常见病因是胆道疾病。西方国家多由大量饮酒导致。

57．A。急性胰腺炎指多种病因使胰酶在胰腺内被激活引起胰腺组织自身消化，从而导致水肿、出血甚至坏死的炎症反应。出血坏死型常继发感染、腹膜炎和低血容量性休克等症状。

58．E。急性阑尾炎的腹痛特点是转移性右下腹痛，腹痛始发于上腹部，逐渐转移至脐周，2 小时～1 天后转移并局限于右下腹，右下腹麦氏点固定压痛。

59．D。血淀粉酶测定是胰腺炎早期最常用和最有价值的首选检查方法。血清淀粉酶于起病后 2～12 小时开始升高，48 小时开始下降，持续 3～5 天。血清脂肪酶于起病后 24～72 小时开始升高，持续 7～10 天。该患者发作时间在数小时之内，血淀粉酶测定对确诊病情最有意义。

60．E。该患者饮酒后上腹剧烈疼痛，伴恶心、呕吐。体温 38℃，巩膜黄染，血淀粉酶和尿淀粉酶升高，为急性胰腺炎典型的临床表现。急性胰腺炎治疗的最主要措施就是减少胰液分泌，而减少胰液分泌最主要的措施是禁食、禁水和胃肠减压。

61．C。急性胰腺炎是由多种病因导致胰酶在胰腺内被激活，引起胰腺组织自身消化，导致水肿、出血、甚至坏死等炎性损伤，是一种化学炎症。

62．D。胆石症、胆道感染或胆道蛔虫是急性胰腺炎的主要病因，其中以胆石症最多见。该患者饱餐后突发上腹部持续剧烈疼痛，并向腰背部放射，且有胆总管结石病史，判断该患者最可能的病因是胆管结石。

63．D。淀粉酶测定是胰腺炎早期最常用和最有价值的检查方法。血清淀粉酶在发病后数小时开始升高，8～12 小时标本最有价值，24 小时达高峰，持续 4～5 天后恢复正常，血清淀粉酶超过正常值 3 倍即可诊断。

64．B。消化性溃疡、食管-胃底静脉曲张、急性糜烂出血性胃炎、胃癌等是上消化道出血最常见的病因。

65．D。呕血与黑便是上消化道出血的特征性表现。该患者黑便 2 天，可知发生了上消化道出血。内镜检查是诊断上消化道出血病因、部位和出血情况的首选检查方法。一般在上消化道出血后 24～48 小时进行胃镜或结肠镜检查，可直接观察病灶情况，明确病因，并进行紧急止血治疗。血常规检查显示出血 3～4 小时后出现贫血。选择性血管造影适用于内镜未能发现病灶、估计有消化道动脉性出血者。X 线检查适用于有胃镜检查禁忌证或不愿进行胃镜检查者。上消化道大出血者一般不做胃液分析检查。

66．D。纤维胃镜检查是上消化道出血病因诊断的首选方法。一般在上消化道出血后 24～48 小

时内进行紧急内镜检查，可以直接观察到出血部位，获得病因诊断，同时可经内镜对出血灶进行紧急的止血治疗。

67．E。上消化道出血患者出血控制理想的指标是血压稳定，反复呕血或黑便次数增多，血红蛋白浓度、血细胞比容继续下降，网织红细胞计数增高，血尿素氮持续或再次增高均说明还存在活动性出血。

68．D。上消化道急性大出血是指在数小时内失血量超过 1000ml 或循环血容量的 20%，表现为周围循环衰竭，早期出现头晕、心悸、乏力、口渴、晕厥等组织缺血的表现。处理不及时可发展为休克状态，表现为面色苍白、血压下降、脉搏细速、呼吸急促、四肢湿冷、尿量减少等。上消化道大出血患者护理最主要的观察项目是周围循环衰竭状况。

69．D。上消化道出血止血治疗的药物有去甲肾上腺素，可使局部血管收缩而止血，H_2 受体拮抗剂和质子泵抑制剂可抑制胃酸分泌止血，血管加压素通过减少门静脉血流量，降低门静脉压而控制出血。

70．C。上消化道急性大出血是指在数小时内失血量超过 1000ml 或循环血容量的 20%，表现为周围循环衰竭，早期出现头晕、心悸、乏力、口渴、晕厥等组织缺血的表现。处理不及时可发展为休克状态，表现为面色苍白、血压下降、脉搏细速、呼吸急促、四肢湿冷、尿量减少等。反复呕血或黑便次数增多，血红蛋白浓度、血细胞比容继续下降，网织红细胞计数增高只能判断有活动性出血，但不能说明是大出血。

71．B。该患者肝硬化失代偿期，呕血、黑便，并出现淡漠，查体面色苍白，皮肤湿冷，判断其为上消化道大出血。急性大量失血由于循环血容量迅速减少而导致周围循环衰竭，多见于短时间内出血量＞1000ml 或循环血容量 20% 者，一般表现为头晕、心悸、乏力，平卧突然起立时发生晕厥、肢体冷感、心率加快、血压偏低等，严重者呈休克状态。

72．A。使用三腔二囊管压迫止血时，先向胃囊内注气 150～200ml，向外加压牵引，以压迫胃底。如未能止血，再向食管囊内注气约 100ml，为防

止黏膜糜烂，气囊充气加压 12 ～ 24 小时应放松牵引，放气15 ～ 30分钟，必要时可重复注气压迫。

73．D。患者上消化道出血合并肝昏迷，最宜使用弱酸性溶液，酸性环境可以减少肠内氮源性毒物的生成和吸收，同时灌肠可以消除肠内积血。肥皂水灌肠可使氨生成和吸收增多，加重病情。

74．D。肠结核最主要的病变部位在回盲部，因为回盲部淋巴丰富，且结核分枝杆菌停留时间长，故为好发部位。

75．C。纤维结肠镜检查可观察到肠内典型病变，取活组织行病理检查可确诊。X 线钡剂造影具有重要的诊断价值，但不是确诊检查。血沉增加无特异性。

76．A。肠结核是结核分枝杆菌侵犯肠管所引起的慢性特异性感染。回盲部淋巴丰富，且结核分枝杆菌停留时间长，为好发部位。体征为右下腹肿块，较固定，质地中等，可伴有轻、中度压痛。

77．B。肠结核治疗目的是消除症状、改善全身情况、促使病灶愈合及防治并发症。强调早期治疗，因肠结核早期病变是可逆的。目前关键的治疗是抗结核化疗。

78．E。溃疡性结肠炎病变主要位于大肠，呈连续性、弥漫性分布，多数在直肠和乙状结肠，可扩展到降结肠和横结肠，也可累及全结肠，甚至回肠末端。

79．B。结肠镜检查是溃疡性结肠炎诊断和鉴别诊断最重要的检查，可直接观察病变黏膜并取组织活检行病理学检查。血液致病菌培养、粪便致病菌培养、X 线钡餐造影均为辅助检查，但特异性不高。

80．B。溃疡性结肠炎典型症状是反复发作的腹泻、黏液脓血便及腹痛。有疼痛 - 便意 - 便后缓解的规律，大多伴有里急后重，为直肠炎症刺激所致。大便的情况可反映病情的轻重。不包括腹泻便秘交替，以便秘为主。

81．A。柳氮磺吡啶在肠道可分解成磺胺嘧啶和5- 氨基水杨酸盐，起到抗菌、抗炎和免疫抑制的作用，是治疗溃疡性结肠炎的首选，适用于轻型、中型或经糖皮质激素治疗已缓解的重型患者。肾上腺皮质激素适用于氨基水杨酸制剂疗效不佳

的轻、中型患者。免疫抑制药适用于对激素治疗效果不佳或对激素依赖的慢性持续型病例。

82．A。溃疡性肠炎的病因和发病机制尚未明确，已知肠道黏膜免疫系统异常反应所导致的炎症过程在炎症性肠病发病中起重要作用，由多因素相互作用所致，主要包括环境、遗传、感染与肠道菌群和免疫等因素。不包括营养因素。

83．C。肝穿刺活检时，穿刺针刺入肝内前应嘱患者先深吸气，然后于深呼气末屏住呼吸。

84．D。行胃、肠镜检查时采取的体位是左侧卧位。

85．E。纤维结肠镜检查时患者的体位一般取左侧卧位、双腿屈曲。

86．E。肝穿刺活检，确定穿刺点，一般取右侧腋中线 8 ～ 9 肋间肝实音处穿刺。

87．B。胃肠钡剂造影检查不需要做造影剂过敏试验。因造影剂可通过胃肠道直接代谢，其办法为多饮水将其排出。为预防过敏性休克，静脉造影、心血管造影、支气管造影都要做造影剂过敏试验。

88．C。对结核性腹膜炎有确诊价值的检查是腹腔镜活组织检查。腹腔镜检查一般适用于有游离腹水的患者，可窥见腹膜、网膜、内脏表面有散在或集聚的灰白色结节，浆膜失去正常光泽，呈浑浊粗糙样，取其活检组织进行病理检查有确诊价值。对结核性腹膜炎有确诊价值的检查是腹腔镜活组织检查。

89．C。胃溃疡患者，幽门螺杆菌（Hp）阳性，首选的治疗方案根除 Hp，目前推荐以质子泵抑制剂或胶体铋剂为基础加上两种抗生素的三联治疗方案。如奥美拉唑或枸橼酸铋钾加上克拉霉素和阿莫西林或甲硝唑。上述剂量每天分 2 次服，疗程 7 ～ 14 天。一般应在治疗后至少 4 周复检Hp。6 周后复查胃镜。

90．D。消化性溃疡最常见的并发症是出血，由溃疡侵蚀基底血管有关。其他并发症还包括穿孔、幽门梗阻、癌变。

91．A。该患者已确诊肝性脑病，嗜睡，肌张力增高，腱反射亢进，有扑翼样震颤。应处于昏迷前期。肝性脑病昏迷前期表现为嗜睡，行为异常、

言语不清、书写障碍、定向力障碍、腱反射亢进，有扑翼样震颤，脑电图异常。前驱期表现为无意识障碍，心理或智力测试轻微异常，无扑翼样震颤，脑电图正常。昏睡期表现为昏睡，精神错乱，神经体征持续存在或加重，有扑翼样震颤，脑电图异常；昏迷期表现为昏迷，浅昏迷肌张力、腱反射亢进；深昏迷降低或消失，无法引出扑翼样震颤，脑电图明显异常。

92．B。肝性脑病的发病机制主要是肝脏功能受损时，对氨的代谢能力降低，游离的 NH_3 有毒性，且能透过血 - 脑屏障，阻碍脑细胞的三羧酸循环，使大脑细胞能量供应不足，导致代谢紊乱出现一系列中枢神经系统异常表现。因此饮食中应限制蛋白质的含量，前驱期和昏迷前期患者开始数天应限制蛋白质在每天 20g 以内。

93．B。肝性脑病患者神志清楚后，可逐渐增加蛋白质摄入，但短期内每天饮食中蛋白质不应超过 40 ～ 50g。

94．E。肝性脑病患者完全恢复后，为维持其基本的氮平衡，蛋白质可增加到每天每千克体重 0.8 ～ 1.0g。

95．D。肝硬化并发上消化道急性大出血是指在数小时内失血量超过 1000ml 或循环血容量的 20%，表现为周围循环衰竭，早期出现头晕、心悸、乏力、口渴、晕厥等组织缺血的表现。处理不及时可发展为休克状态，表现为面色苍白、血压下降、脉搏细速、呼吸急促、四肢湿冷、尿量减少等。反复呕血或黑便次数增多，血红蛋白浓度、血细胞比容继续下降，网织红细胞计数增高只能判断有活动性出血，但不能判断出血量。

96．E。肝性脑病是晚期肝硬化最严重并发症，是最常见的死亡原因。其他并发症还包括上消化道出血多由食管 - 胃底静脉曲张破裂出血所致，是最常见的并发症。感染常见于抵抗力降低、门 - 腔静脉侧支循环开放等易导致细菌感染。肝肾综合征主要表现为在难治性腹水基础上出现少尿、无尿及氮质血症，肾脏无明显器质性损害。

97．A。青光眼或前列腺肥大者禁用阿托品。该患者既往有青光眼病史。

98．C。该患者腹泻 5 年，伴里急后重感，偶有脓血便，无发热，肠镜检查示乙状结肠血管纹理不清，黏膜颗粒状，最可能的诊断是溃疡性结肠炎。氨基水杨酸制剂有抗菌、抗炎和免疫抑制的作用，是治疗溃疡性结肠炎的首选药。急性期应卧床休息，给流质饮食，需禁食者，给予静脉营养。腹痛时给予解痉止痛药。肾上腺皮质激素适用于氨基水杨酸制剂疗效不佳的轻、中型患者。免疫抑制药适用于对激素治疗效果不佳或对激素依赖的慢性持续型病例。

99．A。行内镜下结肠息肉切除术，对手术最有影响的术前准备是肠道清洁，肠道清洁干净与否，直接影响诊疗效果。其他对手术有影响的术前准备还包括检查前 2 ～ 3 天进少渣饮食，检查前 1 天进流食或半流食，检查当天空腹或饮少量糖水。向患者说明手术的目的、方法、注意事项，消除紧张、恐惧心理。术前可适当给予解痉镇静止痛药。术前常规肛门指诊，以扩张肛门并指导进镜。

100．E。行内镜下结肠息肉切除术，术前肠道准备禁用甘露醇，以免发生意外，因甘露醇可在肠道内被细菌分解，产生易燃气体，当进行高频电凝手术时，达到可燃浓度可能引起爆炸。其他如番泻叶、蓖麻油、硫酸镁均可于检查前一晚服用，以清洁肠道。

101．C。术后 2 小时出现腹痛，护士应主要观察患者生命体征变化，若同时还出现其他表现，如腹胀、面色苍白、脉率及心率增快、血压下降等表现，提示可能并发肠出血、肠穿孔，应及时报告医生，采取紧急处理措施。

第四节　泌尿系统疾病

1．B。能早期反映肾小球滤过功能受损的检查项目是内生肌酐清除率测定，因为机体内生肌酐的清除率接近肾小球滤过率。

2．E。成人 1 天尿的比重为 1.015 ～ 1.025，尿的 pH 值正常为 4.5 ～ 7.5，平均 pH 值为 6，呈弱酸性。气味来自尿中的挥发性酸。

3．D。生成原尿是肾小球的功能。肾小管的功能包括重吸收，分泌，排泄，尿液的浓缩和稀释。

4．C。肾单位是肾结构和功能的基本单位，由肾小体和肾小管组成，肾小体由肾小球和肾小囊两部分组成。

5．A。新鲜尿沉渣每高倍视野红细胞＞3个或1小时尿红细胞计数＞10万个，称镜下血尿。尿液外观为洗肉水样或血样即为肉眼血尿，提示1L尿液中含有1ml以上血液。

6．E。夜尿量超过白天尿量或夜尿持续＞750ml称为夜尿持续增多，其尿比重低而固定，提示肾小管浓缩功能减退。

7．B。急性肾小球肾炎是以急性肾炎综合征为主要临床表现的一组疾病。其特点为急性起病，多有前驱感染，出现血尿、蛋白尿、水肿和高血压，并可伴有一过性肾功能不全。多见于溶血性链球菌感染后。

8．D。严重循环充血由于水钠潴留，血浆容量增加而出现循环充血。轻者仅有轻度呼吸增快，肝大；严重者表现明显气急、端坐呼吸、咳嗽、咳粉红色泡沫痰，两肺布满湿啰音，心脏扩大，心率增快，有时可出现奔马律等症状。

9．D。该患儿排茶色尿、眼睑水肿、下肢非凹陷性水肿，血压130/90mmHg，判断其为急性肾小球肾炎。急性肾小球肾炎起病时几乎都有血尿，呈浓茶色样。水肿是最常见和最早出现的症状，表现为晨起眼睑、面部水肿，可伴有双下肢水肿，重者全身水肿。多数患儿有一过性的轻、中度高血压，学龄前儿童＞120/80mmHg，学龄儿童＞130/90mmHg。本病为自限性疾病，无特异治疗，主要是休息，控制水钠摄入，对症治疗及防治严重并发症。急性期卧床休息，直至肉眼血尿消失。

10．C。急性肾小球肾炎患者急性期应卧床休息，待肉眼血尿消失、水肿消退及血压恢复正常后逐步增加活动量。急性期应予低盐（每天3g以下）饮食。肾功能正常者不需限制蛋白质入量，但肾功能不全时可考虑限制蛋白质摄入，并以优质动物蛋白为主。明显少尿者应注意控制液体入量。

11．A。新鲜尿沉渣每高倍视野红细胞＞3个或1L尿红细胞计数＞10万个，称镜下血尿。尿液外观为洗肉水样或血样即为肉眼血尿，提示1L尿液中含有1ml以上血液。

12．D。慢性肾小球肾炎多表现为晨起眼睑、面部水肿，可伴有双下肢水肿，重者全身水肿，一般无体腔积液。主要由肾小球滤过率降低，引起尿少和水钠潴留所致。

13．A。慢性肾小球肾炎起病缓慢、隐匿，蛋白尿、血尿、高血压和水肿为基本表现。其中，蛋白尿是最典型的临床表现。

14．C。慢性肾小球肾炎氮质血症的患者应予优质低蛋白、低磷饮食，并辅以 α-酮酸和必需氨基酸来治疗，低蛋白及低磷饮食可减轻肾小球内高压、高灌注及高滤过状态，延缓肾小球的硬化。

15．B。血管紧张素转换酶抑制剂主要作用于肾素-血管紧张素-醛固酮系统，抑制血管紧张素Ⅰ转化为血管紧张素Ⅱ，进而抑制血管紧张素Ⅱ收缩血管、醛固酮释放减少，从而降血压。醛固酮的作用是保钠保水排钾，醛固酮减少，应特别注意观察有无血钾升高。

16．E。控制高血压和减少尿蛋白是治疗慢性肾小球肾炎两个重要的环节，因高血压和蛋白尿可加速肾小球硬化，是促进肾功能恶化的重要因素。

17．C。肾功能损害呈慢性进行性损害，可出现夜尿增多。感染、劳累、妊娠、血压升高、肾毒性药物、预防接种及高蛋白、高脂或高磷饮食可诱发肾功能急剧恶化，去除诱因后肾功能可有一定程度的缓解。心脏早搏不会加重肾损害。

18．A。肾病综合征患者血液呈高凝状态，加之高脂血症、血液黏稠度增加等因素易并发血栓形成和栓塞，以肾静脉血栓最为多见（发生率为10%～50%，其中3/4病例无临床症状）。此外，下肢深静脉血栓、肺血管血栓、栓塞、脑血管血栓、冠状血管血栓也不少见。

19．C。肾病综合征的典型表现是大量蛋白尿（尿蛋白＞3.5g/d）、低白蛋白血症（血浆白蛋白＜30g/L）、水肿、高脂血症。不包括高血压。

20．C。原发性肾病综合征患者饮食护理，一般给予正常量优质蛋白，足够热量，少量脂肪，高纤维素，注意补充维生素、铁、钙，给予低盐饮食。

21．C。原发性肾病综合征患者要低盐饮食，每天＜3g，减轻水肿，告诉患者优质蛋白、高热量、低脂、高膳食纤维和低盐饮食的重要性，卧床休息，勤翻身，以免发生肢体血栓等并发症。绝对卧床休息患者要在臀部可垫上橡皮圈或棉圈，长期使用糖皮质激素应注意有无消化道溃疡、继发感染、骨质疏松、高血压、糖尿病、满月脸及向心性肥胖等不良反应，激素治疗期间注意每日血压、尿量、尿蛋白、血浆蛋白的变化情况，准确记录 24 小时出入量。

22．E。肾病综合征患者尿液检查：尿蛋白定性＋＋＋～＋＋＋＋，尿蛋白定量＞ 3.5g/d，尿中有红细胞、颗粒管型。

23．A。感染是原发性肾病综合征常见的并发症和致死原因，也是导致肾病综合征复发及疗效不佳的主要原因，其发生与蛋白质营养不良、免疫功能紊乱及应用糖皮质激素等有关。

24．B。留置导尿如果操作不当，留置时间过长，均可引起不同程度泌尿系感染。该患者入院后给予留置导尿，5 天后出现泌尿系感染，高度怀疑其直接因素为留置导尿。

25．E。急性肾盂肾炎的一般治疗包括休息、多饮水、勤排尿，保持每天尿量在 2500ml 以上。抗菌首选对革兰阴性杆菌有效的药物，如喹诺酮类、头孢菌素类。一般疗程为 10 ～ 14 天。

26．E。肾盂肾炎最常见的感染途径是上行感染，致病菌多为大肠埃希菌，经尿道进入膀胱，甚至沿输尿管播散至肾脏。而血行感染较少见，多为体内感染灶的致病菌侵入血液循环后累及泌尿系统，致病菌多为金黄色葡萄球菌。

27．B。急性肾盂肾炎的病原体以革兰阴性杆菌为主，最常见的致病菌为大肠埃希菌。其次为副大肠埃希菌、变形杆菌、葡萄球菌、铜绿假单胞菌、粪链球菌等，偶见厌氧菌、真菌、原虫及病毒等。急性上呼吸道感染最常见的致病菌为溶血性链球菌。

28．C。肾盂肾炎发病机制为细菌细菌侵入肾脏，血液循环和肾脏感染局部均可产生抗体，与细菌结合，引起免疫反应，因此主要诱发肾盂肾炎的疾病是机体抵抗力降低，如糖尿病或长期应用免疫抑制药的患者等。

29．E。肾盂肾炎患者尿常规检查可见白细胞管型，对肾盂肾炎有诊断价值，但不会出现大量蛋白尿。

30．C。该患者发热、腰痛、尿频、尿急、尿痛，考虑发生了急性肾盂肾炎。急性肾盂肾炎患者尿常规和尿细胞计数检查可有尿蛋白少量，尿沉渣白细胞、红细胞增多，其中以白细胞最常见。新鲜离心尿液每高倍视野白细胞＞ 5 个，或新鲜尿液白细胞计数＞ 40 万个，称为白细胞尿或脓尿。

31．E。肾盂肾炎患者尿常规和尿细胞计数检查表现为尿蛋白少量，尿沉渣白细胞、红细胞增多（脓尿）和血尿。血常规表现为急性期血白细胞计数增高并可见中性粒细胞核左移，血沉增快。

32．C。急性肾盂肾炎最典型的症状为突发高热和膀胱刺激征，合并全身中毒症状，可有单侧或双侧腰痛、肾区叩击痛及脊肋角压痛。该患者现发生高热、腰痛、尿频、尿急，考虑发生了急性肾盂肾炎。肾盂肾炎患者可见白细胞尿或脓尿，即新鲜离心尿液每高倍视野白细胞＞ 5 个，或新鲜尿液白细胞计数＞ 40 万个。

33．A。为患者留取中段尿时要严格无菌操作，充分清洁外阴，消毒尿道口。采集清洁中段尿培养标本时宜在使用抗菌药物前或停药后 5 天收集标本。排出一段尿后开始采集中段尿 30ml 于无菌容器，之后的尿可直接排出，并在 1 小时内送检，若不能立即送检，应加防腐剂并冷藏保存。留取清晨第 1 次清洁、新鲜中段尿液。

34．E。急性肾衰竭少尿或无尿期，因尿排钾减少、分解代谢释放钾离子、酸中毒时细胞内钾转移至细胞外等因素常出现高钾血症。高钾血症可致各种心律失常，严重者发生心室颤动或心脏骤停，是最主要的电解质紊乱和最危险的并发症，是少尿期的首位死因。

35．C。甲状旁腺分泌甲状旁腺激素，其主要作用是升高血钙和降低血磷。促红细胞生成素主要由肾脏合成，慢性肾功能衰竭时，肾脏促红细胞生成素减少、代谢毒素抑制骨髓造血、毒素使红血细胞寿命缩短、铁和叶酸缺乏均可引起贫血。

36．B。慢性肾衰竭的病因在我国以原发性慢性肾小球肾炎最多见。在发达国家，糖尿病肾病、高血压肾小动脉硬化为主要病因。

37．E。慢性肾衰竭为各种慢性肾脏病持续进展的共同结局。它是以代谢产物潴留，水、电解质及酸碱代谢失衡和全身各系统症状为表现的一种临床综合征。食欲减退是其最早和最常见的症状，还可出现恶心、呕吐、腹胀、腹泻、消化道出血。血压升高、呼吸困难、心前区疼痛、头晕心慌是心血管系统表现，主要发生于进入终末期肾病的患者。

38．E。尿毒症患者静脉注射 5% 碳酸氢钠以纠正酸中毒时，血浆中与血浆蛋白结合的钙增加，而游离钙浓度降低，引起抽搐。但此时总钙并不降低，所以检测时显示血钙正常。此外，酮症酸中毒时常伴低血镁或补磷治疗时引起血磷升高，低镁血症和高血磷都能引起低钙血症。

39．C。慢性肾衰患者并发心衰的原因包括循环负荷过重、严重高血压、贫血、尿毒症性心脏病变、动脉粥样硬化、水钠潴留等。

40．E。慢性肾衰患者并发心衰的原因包括循环负荷过重、严重高血压、贫血、尿毒症性心脏病变、动脉粥样硬化等，不包括消化道出血。

41．B。慢性肾衰竭可表现为代谢紊乱，即出现糖耐量异常、高三酰甘油血症、高胆固醇血症和血浆白蛋白水平降低等。代谢产物蓄积导致机体尿浓缩功能障碍，临床上可根据血肌酐和肌酐清除率值反映代谢产物蓄积程度。

42．B。内生肌酐清除率是评价肾小球滤过功能最常用的方法，24 小时内生肌酐清除率正常为 80 ～ 120ml/min，50 ～ 80ml/min 提示肾功能代偿期，25 ～ 50ml/min 提示肾功能失代偿期，10 ～ 25ml/min 提示肾衰竭期，< 10ml/min 提示尿毒症期。该患者内生肌酐清除率 20ml/min，考虑为肾衰竭期。

43．D。腹膜炎是腹膜透析最主要的并发症。多由于在腹膜透析操作时接触污染、胃肠道炎症、腹透管出口处或皮下隧道感染引起，常见病原体为革兰阳性球菌。临床表现为腹痛、发热、腹部压痛、反跳痛、腹透透出液浑浊等。

44．E。腹透时从透析液中吸收了大量的葡萄糖，食物中应尽量避免含单糖高的食品，如糖果、饼干、汽水等。

45．A。该患者血肌酐 867μmol/L（≥ 707μmol/L），贫血，肾脏 B 超双肾缩小，皮质变薄，应诊断

为慢性肾功能尿毒症期。尿毒症晚期因唾液中的尿素被分解成氨，呼气有尿臭味。

46．A。皮肤瘙痒是慢性肾衰竭最常见症状之一，与钙沉着于皮肤有关。

47．E。该患者血肌酐 1002μmol/L（≥ 707μmol/L），贫血，低钙血症、高磷血症、低钠血症、代谢性酸中毒，判断为慢性肾衰竭尿毒症期。慢性肾衰竭尿毒症期血肌酐≥ 707μmol/L，临床表现为明显贫血，消化道症状，水、电解质和酸碱平衡紊乱，神经系统症状。

48．B。该患者 pH7.18，提示有酸中毒，HCO_3^- 为判断酸碱失衡的代谢性指标，HCO_3^- 正常值为 22 ～ 27mmol/L，HCO_3^- < 22mmol/L 为代谢性酸中毒，HCO_3^- > 27mmol/L 为代谢性碱中毒，该患者 HCO_3^- 10mmol/L，应诊断为代谢性酸中毒。高磷血症（正常血磷浓度 0.96 ～ 1.62mmol/L）。低钙血症（正常血钙浓度 2.25 ～ 2.75mmol/L）。低钠血症（正常血钠浓度 135 ～ 145mmol/L）。

49．B。促红细胞生成素主要由肾脏合成，慢性肾功能衰竭时，肾脏促红细胞生成素减少是引起贫血的主要原因，其他因素，如铁摄入不足、红细胞生存时间缩短、体内叶酸、蛋白质缺乏、失血也可引起贫血。

第五节　血液及造血系统疾病

1．A。根据血红蛋白（Hb）降低的程度临床上将贫血分为四度，轻度 Hb > 90g/L，中度 Hb 在 60 ～ 90g/L，重度 Hb 在 30 ～ 59g/L，极重度 < 30g/L。

2．D。卵黄囊是胚胎期最早出现的造血场所，卵黄囊退化后，肝、脾代替其造血，胚胎后期至出生后，骨髓、胸腺及淋巴结开始造血。此后，血细胞几乎都在骨髓内形成。青春期后胸腺逐渐萎缩，淋巴结生成淋巴细胞和浆细胞，骨髓成为成人造血的主要器官。

3．E。发绀是指血液中还原血红蛋白超过 50g/L 而引起皮肤、黏膜出现青紫色的现象。多发生于皮肤较薄、色素较少和毛细血管丰富的部位，如舌、口唇、鼻尖、耳垂、颊部及指（趾）甲床等

处最为明显。

4．B。白细胞分类计数正常值为$(4\sim10)\times10^9/L$，中性粒细胞（包括杆状核及分叶核）数量占白细胞总数的$0.5\sim0.7$。

5．E。骨髓象检测可作为某些贫血疾病的确诊性实验，多在诊断困难时进行。

6．A。血红蛋白浓度是反映贫血最重要的检查指标。在海平面地区，成年男性血红蛋白$<120g/L$，女性血红蛋白$<110g/L$即可诊断为贫血。

7．C。慢性失血是成年人缺铁性贫血最常见和最重要的病因，如消化性溃疡出血、痔出血、月经过多等。

8．D。该患者缺铁性贫血的病因可能是月经初潮早，铁丢失过多引起。铁的摄入不足是妇女、小儿缺铁性贫血的主要原因。铁的吸收不良由胃酸分泌不足或肠道功能紊乱影响铁的吸收。常见于胃大部切除、慢性胃肠道疾病等。

9．E。临床营养性缺铁性贫血最常见的年龄阶段是6个月～2岁。

10．E。贫血是指人体外周血红细胞容量减少，低于正常范围下限，不能运输足够的氧至组织而产生的综合征。因红细胞容量减少，血红蛋白减少，组织、器官缺氧，患者表现为心慌、气短、乏力等。故心慌、气短程度是最能评估贫血活动无耐力的指标。

11．D。缺铁性贫血由于缺血、缺氧和含铁酶及铁依赖酶的活性降低，常引起黏膜损害，表现为舌炎、舌乳头萎缩、口角炎、胃酸缺乏及胃功能紊乱，约1/3患者有慢性萎缩性胃炎。严重者引起吞咽困难，其特点为吞咽时感觉食物黏附在咽部，是缺铁的特殊表现之一。

12．B。牛奶会改变胃内的酸性环境，从而抑制铁的吸收。

13．A。缺铁性贫血患者注射铁剂时的方法包括需深层肌内注射并经常更换注射部位，减少疼痛与硬结形成。注射时应注意不要在皮肤暴露部位注射。抽取药液后，更换针头注射。注射前必须计算补铁总量，以免剂量过大导致铁中毒。

14．A。缺铁性贫血是体内储存铁缺乏，导致血红蛋白合成减少而引起的一种小细胞低色素性贫血，是最常见的贫血。

15．B。贮存铁缺乏时，血清铁降低，转铁蛋白饱和度降低，总铁结合力升高，铁粒幼细胞少于50%，血象可见血红蛋白减少。

16．C。营养性巨幼细胞性贫血由于叶酸和（或）维生素B_{12}缺乏所引起的一类贫血。体内维生素B_{12}全部由食物供给，维生素B_{12}通过与胃体壁细胞分泌的内因子结合，在回肠末端吸收，体内贮存可供机体应用约3～6年。B_{12}缺乏原因多为内因子缺乏所致。叶酸易被光照、煮沸分解破坏，人体叶酸全部从食物中获得，体内贮存仅供1～4个月使用，故缺乏叶酸多见。

17．A。巨幼细胞性贫血由于叶酸和（或）维生素B_{12}缺乏所引起的一类贫血。表现为一般贫血症状外，尚有食欲减退、腹胀、腹泻、舌炎"牛肉舌"。维生素B_{12}缺乏者可出现末梢神经炎、共济失调等。

18．D。再生障碍性贫血是一种由多种原因引起的骨髓造血功能衰竭征，其典型血象呈正细胞正色素性贫血、全血细胞减少，但三系细胞减少的程度不同，是判断再生障碍性贫血有价值的检查。

19．A。再生障碍性贫血的病因有氯霉素、磺胺药、四环素、链霉素、异烟肼、保泰松、吲哚美辛、阿司匹林、抗惊厥药、抗甲状腺药、抗肿瘤药等。其中，氯霉素最多见，其致病作用与剂量无关，但与个人敏感有关。

20．C。骨髓象为确诊再生障碍性贫血的最主要依据，骨髓颗粒极少，脂肪滴增多。血清铁的检查、血清铁蛋白测定、总铁结合力测定是检查缺铁性贫血的指标。血常规检查并无特异性。

21．E。再生障碍性贫血是由于多种原因导致的骨髓造血功能衰竭。治疗首选雄激素，作用机制是刺激肾产生促红细胞生成素，对骨髓有直接刺激红细胞生成的作用。

22．A。再生障碍性贫血简称再障，是一种可由不同病因和机制引起的骨髓造血功能衰竭症。主要表现为骨髓造血功能低下、全血细胞减少。血小板减少，凝血功能降低，约1/2患者可发生颅内出血，是本病死亡的主要原因。皮肤、黏膜及肺部反复感染多合并败血症，感染不易控制。如不经治疗，多在 6～12 个月内死亡。

23．A。该患者白细胞降低，最主要的护理诊断有感染的危险。其他护理诊断还有活动无耐力与贫血导致组织缺氧有关。血小板降低，可有潜在并发症颅内出血。

24．A。缺铁性贫血是体内储存铁缺乏，导致血红蛋白合成减少而引起的一种小细胞低色素性贫血，是最常见的贫血。临床表现为皮肤黏膜苍白（无发绀）、乏力、头晕、心悸、气短等。该患者由于胃大部切除后胃酸分泌不足、肠道功能紊乱，导致机体铁吸收不良，因此出现贫血。

25．C。糖皮质激素是特发性血小板减少性紫癜的首选药物，其作用机制是抑制单核 - 巨噬细胞系统对血小板的破坏；减少自身抗体生成及减轻抗原抗体反应；改善毛细血管通透性；刺激骨髓造血及血小板向外周血的释放等。

26．B。过敏性紫癜的皮肤紫癜常见于下肢和臀部，呈对称分布，严重者累及上肢、躯干，面部少见。特发性血小板减少性紫癜是各种原因引起血小板减少的出血性疾病。表现为全身广泛性出血，皮肤黏膜淤点、瘀斑，甚至出现血肿、血泡。

27．E。特发性血小板减少性紫癜是一种由免疫介导的血小板过度破坏所致的出血性疾病。急性型血小板多低于 $20\times10^9/L$。

28．C。过敏性紫癜是一种常见的血管变态反应性出血性疾病。血小板计数、凝血时间均正常。特发性血小板减少性紫癜是各种原因引起血小板减少的出血性疾病。

29．B。血小板进入血液后，其寿命为 7～14 天，但它只在最初两天具有生理功能。血小板的破坏随血小板的日龄增高而增多。衰老的血小板在脾、肝和肺组织中被吞噬破坏。脾脏为破坏血小板最主要的器官。

30．D。特发性血小板减少性紫癜是一种由免疫介导的血小板过度破坏所致的出血性疾病。急性期常表现为全身皮肤出现瘀点、紫癜及大小不等的瘀斑，好发于四肢，以下肢为多见。

31．B。慢性特发性血小板减少性紫癜多见于育龄期妇女。起病缓慢隐匿，出血症状较轻，多为

反复发作的皮肤黏膜瘀点、瘀斑，女性患者常以月经过多为主，甚至是唯一症状。

32．C。过敏性紫癜是一种常见的血管变态反应性出血性疾病，其辅助检查中血小板计数、出血和凝血时间、血块退缩试验和骨髓检查均正常，可有毛细血管脆性实验（束臂试验）阳性。

33．A。过敏性紫癜是一种常见的血管变态反应性出血性疾病。根据受累部位及临床表现可分为 5 种类型，肾型一般多在紫癜发生后 1 周，出现蛋白尿、血尿或管型尿。多数患者在数周内恢复，少数患者可迁延数月，发展为慢性肾炎或肾病综合征，甚至尿毒症，预后较差。

34．C。过敏性紫癜患者的健康教育包括告知患者避免接触可致发病的药物或食物，如鱼、虾、蟹等。帮助患者寻找致病因素，急性期卧床休息，本病预后良好，教会患者自我监测出血情况，出现病情复发或加重的征象，应及时就诊。

35．E。急性白血病患者容易发生感染的主要原因是由于成熟粒细胞减少，其次与人体免疫力降低有关。

36．C。骨髓检查是确诊白血病的主要依据和必做检查。对临床分型、指导治疗、疗效判断和预后评估等意义重大。多数患者骨髓象增生明显活跃或极度活跃，以原始细胞和幼稚细胞为主，正常较成熟的细胞显著减少。白血病是一类造血干细胞的恶性克隆性疾病，骨髓中大量白血病细胞异常增生，使正常造血受到抑制。临床上常表现有贫血、发热、出血和肝、脾、淋巴结不同程度肿大等。

37．C。急、慢性白血病的根本区别是白血病细胞的分化程度。根据病程和白血病细胞成熟程度，可分为急性和慢性两类。急性白血病起病急，进展快，病程短，仅为数月，以原始细胞及早期幼稚细胞为主。慢性白血病起病缓，进展慢，病程长，可达数年，以较成熟的幼稚细胞和成熟细胞为主。

38．A。对于有皮疹或出血点的高热患者，在实施物理降温时忌用安乃近和乙醇拭浴，以免降低白细胞和增加出血倾向。

39．D。急性白血病患者继发感染的主要原因是

由于成熟粒细胞减少，其次与人体免疫力降低有关。感染发生的部位以口腔炎、牙龈炎、咽峡炎最常见，也可有肺炎、肠炎、肾盂肾炎、肛周炎、肛周脓肿。

40．D。白血病是一类造血干细胞的恶性克隆性疾病，骨髓中大量白血病细胞异常增生，使正常造血受到抑制。临床上常表现有贫血、发热、出血和肝、脾、淋巴结不同程度肿大等。出血主要由血小板减少引起，可发生在全身任何部位，以颅内出血最严重，出现头痛、呕吐，甚至突然死亡。

41．A。慢性粒细胞白血病慢性期的治疗应首选的药物是羟基脲。羟基脲是一种核糖核酸还原酶抑制剂，较白消安药效作用迅速，但持续时间短，用药后 2 ～ 3 天白细胞数下降，停药后很快回升，需长期维持巩固。存活期较白消安长，不良反应小，且急变率低，是目前治疗慢粒白血病的首选药物。

42．D。做骨髓穿刺术时，抽取骨髓液 0.1 ～ 0.2ml 滴于载玻片上，迅速做有核细胞计数及涂片做形态学及细胞化学染色检查。

43．D。骨髓穿刺时根据穿刺部位协助患者选取适宜的体位，髓前上棘取仰卧位。髂后上棘取仰卧位或俯卧位。胸骨取仰卧位。肩下置一垫枕使胸骨抬高。棘突穿刺患者反坐靠背椅双臂伏于椅背上，使背部尽量后突。

44．A。该患者无明显诱因出现发热，贫血貌，外周血象全血细胞减少，网织红细胞明显减少。骨髓象提示骨髓增生低下。考虑为再生障碍性贫血。白血病多数患者骨髓象增生明显活跃或极度活跃，以原始细胞和幼稚细胞为主。缺铁性贫血骨髓象增生活跃或明显活跃，以中、晚幼红细胞为主。巨幼细胞性贫血骨髓象增生活跃，红系增生明显。

45．C。再生障碍性贫血发生高热（39.1 ～ 41℃）时，可物理降温（冰袋置于前额或头顶，冰囊可置于体表大血管分布处）或遵医嘱给予药物降温。血小板明显降低者忌用乙醇拭浴，以免刺激皮肤血管扩张，引起或加重出血。

46．E。再生障碍性贫血患者血小板＜20×10⁹/L 时，口腔可出现无痛性血泡，并有内脏出血和颅内出

血的风险，可采用成分输血，输注浓缩血小板。

47．D。再生障碍性贫血并发颅内出血时，护士应立即报告医生作好抢救准备。并去枕平卧，头偏向一侧，保持呼吸道通畅，立即吸氧，但并非低流量，以改善脑组织细胞缺血缺氧，头部置冰袋或冰帽，降低脑细胞的耗氧量。迅速建立静脉通路。按医嘱应用脱水利尿药以降低颅内压，合理使用止血、止痛、镇静药物，并做好基础护理；观察生命体征、神志及瞳孔大小情况，并做好记录。

第六节　内分泌与代谢性疾病

1．B。诊断甲状腺功能减退症最敏感的指标是 TSH 升高。甲状腺功能减退症患者 T_3、T_4 降低，TSH 升高，亚临床甲状腺功能减退症患者 T_3、T_4 正常，TSH 升高。

2．B。各种病因所致的甲状腺功能亢进症中，以弥漫性毒性甲状腺肿甲状腺功能亢进症（Graves）最为常见，属自身免疫性甲状腺疾病，血清中存在针对甲状腺细胞 TSH 受体的特异性自身抗体，可导致甲状腺细胞增生和甲状腺激素合成、分泌增加，有遗传倾向。此外，细菌感染、性激素、应激、创伤、劳累、精神刺激和锂剂等环境因素对本病有促发作用。

3．B。细菌感染、性激素、应激、创伤、劳累、精神刺激和锂剂等环境因素对甲状腺功能亢进症有促发作用。贫血除外。

4．D。甲状腺 ¹³¹I 摄取率是诊断甲状腺功能亢进症的传统方法，甲状腺功能亢进时可见甲状腺 ¹³¹I 总摄取量增加，摄取高峰前移。

5．A。三碘甲状腺原氨酸（T_3）抑制试验用于鉴别单纯性甲状腺肿和甲亢，甲亢患者在试验中甲状腺 ¹³¹I 摄取率不能被抑制，也有学者提出本试验可作为抗甲状腺药物治疗甲亢的停药指标。

6．B。三碘甲状腺原氨酸抑制试验（T_3 抑制试验）用于鉴别单纯性甲状腺肿和甲亢；也可作为抗甲状腺药物治疗甲亢的停药指标。

7．C。1 型糖尿病多于儿童或青少年起病，胰岛

B 细胞被破坏而导致胰岛素绝对缺乏，具有酮症倾向，需胰岛素终身治疗。1 型糖尿病病因和发病机制尚未完全阐明，目前认为与遗传因素、环境因素及自身免疫因素均有关。

8．C。依据 HCO_3^- 测定结果，可将酮症酸中毒分为轻、中、重度。轻度酸中毒症状不明显。典型的酸中毒表现为精神萎靡或烦躁不安，呼吸深快，呼气带酮味，面红或口唇樱桃红色，腹痛，呕吐，腱反射减弱或消失，嗜睡甚至昏迷。

9．E。糖化血红蛋白（HbA1c）测定可反映取血前 8 ～ 12 周血糖的总水平，可稳定而可靠地反映患者的预后。HbA1c ≥ 6.5% 可作为诊断糖尿病的参考。

10．E。糖尿病酮症酸中毒（DKA）为最常见的糖尿病急症。早期"三多一少"症状加重，酸中毒失代偿后出现疲乏、恶心、呕吐、头痛、嗜睡、呼吸深大（库斯莫呼吸），呼气中有烂苹果味（丙酮味）。该患者有糖尿病病史，血钠 140mmol/L，血糖 28.9mmol/L，尿酮（++），可考虑发生了酮症酸中毒。

11．B。生长激素的生理作用是促进除神经组织以外的所有其他组织生长，促进机体蛋白质合成代谢，刺激骨关节软骨和骨骺软骨生长等，故当生长激素缺乏时会影响身高。

12．E。体重指数（BMI）＝体重（kg）/［身高（m）] ^{2}，BMI 在 18.5 ～ 23.9 为正常，＜ 18.5 为消瘦，24 ～ 27.9 为超重，≥ 28 为肥胖。

13．C。甲亢危象的诱因有应激状态（感染、手术、放射性碘治疗等），严重躯体疾病（低血糖症、充血性心力衰竭、败血症等），口服过量 TH 制剂，严重精神创伤，手术中过度挤压甲状腺等。不包括低钾血症。

14．B。单侧喉返神经损伤引起声音嘶哑，可由健侧声带向患侧过度内收而代偿。双侧喉返神经损伤可引起两侧声带麻痹、失声或呼吸困难，甚至窒息，需立即行气管切开。呼吸困难和窒息是甲亢术后最危急的并发症，切口内出血，常见原因有喉头水肿，气管塌陷，双侧喉返神经损伤等。音调降低常因喉上神经外支损伤所致。误咽呛咳常因喉上神经内支损伤所致。

15．A。抗甲状腺药可分为硫脲类和咪唑类。抗甲状腺药物的不良反应有粒细胞减少、皮疹、皮肤瘙痒、中毒性肝病和血管炎等。粒细胞缺乏是最严重的不良反应，可发生在服药的任何时间，表现为发热、咽痛、全身不适等，严重者可出现菌血症或脓毒症，甚至死亡。

16．A。甲亢危象患者首选的药物是丙基硫氧嘧啶，其作用机制是迅速减少甲状腺激素合成及外周组织中 T_4 转化为 T_3。

17．A。浸润性突眼应高枕卧位和限制钠盐摄入可减轻球后水肿，改善眼部症状。外出戴深色眼镜，减少光线、灰尘和异物的侵害。常点眼药，防止干燥。睡前涂抗生素眼膏，并覆盖纱布或眼罩。眼睛勿向上凝视，以免加剧眼球突出和诱发斜视。

18．A。皮质醇增多症，也称 Cushing 综合征，音译为库欣综合征。

19．A。皮质醇增多症患者由于肥胖、皮肤薄、皮肤弹力纤维断裂等原因，下腹两侧、大腿外侧等处可出现紫红色条纹。

20．E。库欣病心血管病变以高血压常见，脉搏慢而有力，脉压增大，伴有动脉硬化（可表现为脉压增大）和肾小球动脉硬化。感染多因长期皮质醇分泌增多使免疫功能减弱，肺部感染多见，易受某些化脓性细菌、真菌和病毒感染。代谢障碍如血糖升高、葡萄糖耐量减低、部分患者出现继发性糖尿病，可出现呼吸深而慢的表现。库欣病表现不包括反应迟钝和呆滞。

21．E。糖尿病健康教育是重要的基础管理措施，是决定糖尿病管理成败的关键。其中控制饮食是治疗糖尿病最基本的措施，凡糖尿病患者都需要饮食治疗。饮食治疗应以控制总热量为原则，实行低糖、低脂（以不饱和脂肪酸为主）、适当蛋白质、高纤维素（可延缓血糖吸收）、高维生素饮食。

22．B。糖尿病应坚持早期、长期、综合治疗及治疗方法个体化的原则，以适当的饮食治疗和运动锻炼为基础，根据病情结合药物治疗。双胍类主要适应超重或 2 型糖尿病，磺脲类主要适应 MNT 和运动治疗不能使血糖达标的 2 型糖尿病，但不作为一线药物，拜糖平 α- 糖苷酶抑制剂类药物适用餐后血糖升高的人群，胰岛素适应 1 型糖尿病患者及 2 型糖尿病经饮食、运动、口服降糖药物治疗后血糖控制不满意者。

23．A。磺脲类药物主要是刺激胰岛 β 细胞分泌胰岛素。α- 葡萄糖苷酶抑制剂主要抑制葡萄糖异生；双胍类药物减少肝糖异生及肝糖输出。

24．D。微血管病变是糖尿病的特异性并发症，以肾脏和视网膜病变最为严重。糖尿病肾病表现为蛋白尿，眼睑或下肢水肿，高血压，肾功能减退、肾衰竭、血尿素氮和肌酐升高等；糖尿病视网膜病变多见于病程超过 10 年者，是糖尿病患者失明的主要原因之一。

25．B。糖尿病患者过量应用胰岛素会使血糖降低，可出现心悸、疲乏、饥饿感、出汗、恶心、呕吐昏迷、甚至死亡的低血糖反应。发生低血糖反应后，意识清楚者可用白糖以温水冲服，意识障碍者静脉注射 50% 葡萄糖溶液 20 ～ 40ml，清醒后再进食，防止再昏迷。

26．E。糖尿病酮症酸中毒患者呼吸深快并伴有烂苹果气味。

27．B。糖尿病主要临床表现是多饮、多食、多尿、消瘦，"三多一少"；甲亢临床表现心悸、乏力、怕热、多汗、消瘦、食欲亢进等。糖尿病和甲亢的共有临床表现为消瘦。

28．E。糖尿病患者服用胰岛素促泌剂和注射胰岛素等药物后，通常在没有进餐的情况下，可出现心悸、疲乏、饥饿感、出冷汗、脉速、恶心、呕吐，重者抽搐、昏迷，甚至死亡，发生低血糖反应后，意识清楚者可用白糖以温水冲服或含糖食物，意识障碍者静脉注射 50% 葡萄糖溶液 20 ～ 40ml，清醒后再进食，防止再昏迷。

29．E。糖尿病患者代谢紊乱，导致机体各种防御功能缺陷，对入侵微生物的反应能力减弱，因而极易感染，且常较严重，同时血糖过高和血糖控制不佳，有利于致病菌的繁殖，尤其是呼吸道、泌尿道、皮肤和女性患者外阴部，足癣、体癣等皮肤真菌感染较常见。

30．C。糖尿病酮症酸中毒患者，当 pH ≤ 6.9 的严重酸中毒者应采用等渗碳酸氢钠溶液静脉输

入，一般仅给 1 ～ 2 次且不宜过快，以避免诱发或加重脑水肿。补液是抢救糖尿病酮症酸中毒的首要和关键措施，开始补液速度要快，常先补给生理盐水，补液总量可按发病前体重的 10% 估计，在第一阶段 2 小时内输入生理盐水 1000 ～ 2000ml，第二阶段当血糖降至 13.9mmol/L 时补充 5% 葡萄糖液或葡萄糖盐液，患者清醒后鼓励饮水（或盐水）。

31．C。糖尿病饮食治疗的食物组成，总热量糖类占 50% ～ 60%，蛋白质占 10% ～ 15%，要保证优质蛋白摄入量超过 50%，胆固醇摄入量＜ 300mg/d，少食动物脂肪，每天三餐分配一般为 1/5，2/5，2/5 或各 1/3 分配。以防低血糖要随身携带甜点心。

32．E。采用强化治疗方案后，导致"黎明现象"或"Somogyi 效应"，"Somogyi 效应"是指夜间低血糖未发现，导致体内胰岛素拮抗激素分泌增加，进而发生低血糖后反跳性短时间高血糖，出现"Somogyi 效应"后减少胰岛素用量或睡前适量加餐即可缓解。

33．A。速效和短效胰岛素主要控制一餐后高血糖，常在餐前半小时注射。

第七节　风湿性疾病

1．D。风湿性疾病是指一大类由多种病因所致的累及关节及其周围组织的疾病。

2．C。患肢经长时间固定或未行功能锻炼，静脉血和淋巴液回流不畅，患肢组织中有浆液纤维性渗出物和纤维蛋白沉积，可使关节内、外组织发生纤维粘连。同时由于关节囊及周围肌肉的挛缩，关节活动可有不同程度的障碍，称关节僵硬。

3．B。系统性红斑狼疮是一种具有多系统损害表现的慢性自身免疫病，多见于女性，患病年龄以 20 ～ 40 岁最多。

4．B。抗核抗体，可见于几乎所有的系统性红斑狼疮患者，是系统性红斑狼疮首选的标准筛选检查。抗 Sm 抗体，特异性高达 99%，敏感性低仅 25%，是系统性红斑狼疮的标志抗体之一，与活动性无关，有助于早期和不典型患者的诊断

或回顾性诊断。抗双链 DNA 抗体，特异性高达 95%，是系统性红斑狼疮的标志抗体之一，多见于活动期，其滴度与疾病活动性密切相关，与疾病预后有关。

5. C。关节活动与系统性红斑狼疮病因无关。系统性红斑狼疮的诱因可能与遗传、雌激素、理化因素、日光、食物、过度疲劳、药物（氯丙嗪、普鲁卡因胺、异烟肼、青霉胺、甲基多巴等）、病原微生物感染和精神刺激等因素有关。

6. C。狼疮性肾炎是系统性红斑狼疮最常见和最严重的临床表现，是系统性红斑狼疮患者死亡的常见原因，几乎所有患者均有肾损害。

7. D。多数系统性红斑狼疮患者出现皮肤黏膜损害，活动期可见口腔和鼻黏膜的痛性溃疡。常见口腔溃疡。

8. D。关节痛是系统性红斑狼疮常见症状之一，多为对称性外周多关节肿痛、晨僵，以指、腕、膝关节最多见，10% 的患者因关节周围肌腱受损而出现 Jaccoud 关节病，5% ~ 10% 出现肌炎，有小部分患者在病程中出现股骨头坏死和骨梗死。

9. D。系统性红斑狼疮是一种具有多系统、多脏器损害表现，有明显免疫紊乱的慢性自身免疫性结缔组织疾病，血清中存在以抗核抗体为代表的多种致病性自身抗体。

10. C。X 线检查有助于诊断类风湿关节炎、监测疾病进展和判断疾病分期，以手指及腕关节的 X 线平片最有价值。

11. B。X 线检查有助于诊断类风湿关节炎、监测疾病进展和判断疾病分期，以手指及腕关节的 X 线平片最有价值。

12. E。非甾体抗炎药物主要通过抑制环氧化酶活性，减少前列腺素合成而具有抗炎、止痛、退热作用，是临床常用的类风湿关节炎治疗药物，其主要不良反应包括胃肠道、肝和肾功能损害，以及可能增加心血管不良事件，在用药期间要定期检测血常规和肝肾功能。不包括肌肉溶解。

13. D。该患者关节肿痛，两肘、掌指关节呈屈曲畸形，并有消瘦、乏力，现状最主要的护理诊断是自理能力下降，与关节功能障碍、疼痛、乏力有关。

14. E。近端指间呈梭状肿胀是类风湿关节炎的特征性表现。匙状指常见于缺铁性贫血，偶见于风湿热。杵状指常见于重症肺结核、严重支气管扩张、慢性肺脓肿、慢性脓胸、慢性支气管炎及肺气肿等。爪形手常见尺神经损伤时。猿掌和正中神经受损有关。

15. D。类风湿结节的浅表结节多位于关节隆突部及受压部位的皮下，呈对称分布；深部结节见于心包、肺、胸膜等。

16. A。类风湿关节炎患者，关节痛是最早出现的症状，表现为对称性、持续性多关节炎，时轻时重，伴有压痛，常累及小关节，以近端指间关节、掌指关节及腕关节最常见，大关节也可受累。

17. B。晨僵护理最重要的是保持关节功能位，避免病变关节受压，以保持肢体生理功能，鼓励患者早晨起床后行温水浴，或用热水浸泡僵硬的关节，而后活动关节，夜间睡眠戴弹力手套保暖，可减轻晨僵程度。类风湿关节炎活动期患者限制活动。

18. B。类风湿关节炎是以慢性侵蚀性、对称性多关节炎为主要表现的异质性、全身性自身免疫性疾病。其基本病理改变是滑膜炎和血管炎，滑膜炎是关节表现的基础，血管炎是关节外表现的基础，炎症破坏软骨和骨质，最终可致关节畸形和功能丧失。

19. B。早期类风湿关节炎 X 线检查可见关节周围软组织肿胀、骨质稀疏，关节间隙增宽，以后可出现关节间隙狭窄，关节边缘不规则破坏，关节面下有不规则透亮影；晚期可见关节明显狭窄、普遍性骨质疏松，甚至发生关节脱位和强直。

20. B。该患者口腔溃疡 2 个月，面部蝶形红斑，多关节痛，提示在活动期，糖皮质激素是目前治疗重症系统性红斑狼疮的首选药，具有显著抑制炎症反应和抗免疫作用，一般给予泼尼松规律用药 1mg/kg，病情稳定后 2 周或疗程 6 周内，缓慢减量；加用免疫抑制药有利于更好地控制系统性红斑狼疮活动，保护脏器功能，减少复发，以及减少激素的剂量和不良反应。症状轻微，无重要脏器损害、发热及关节痛者可用非甾体抗炎药。

21．B。系统性红斑狼疮患者的首优护理问题，皮肤完整性受损与疾病所致的血管炎性反应等因素有关。其次是焦虑与病情反复发作、迁延不愈、面容毁损及多脏器功能损害有关。疼痛、慢性关节痛与自身免疫力有关。口腔黏膜受损与自身免疫力、长期使用激素等因素有关。潜在并发症慢性肾衰竭。

22．C。系统性红斑狼疮患者出院后护理措施，急性活动期要卧床休息，皮肤护理保持皮肤清洁、可用温水冲洗或擦洗，避免使用碱性肥皂和化妆品，防止刺激皮肤，外出时注意遮阳，避免阳光直接照射裸露皮肤，必要时穿长袖衣裤，戴遮阳帽、打伞，禁忌日光浴；饮食护理给予高热量、高蛋白、高维生素、低脂肪、易消化的饮食，少食多餐，避免刺激性食物，避免食用含补骨脂素的食物，如芹菜、香菜、蘑菇、无花果等，肾功能不全者给予低盐、优质低蛋白饮食，限制水钠摄入，意识障碍者予以鼻饲流质饮食。

23．B。系统性红斑狼疮健康教育，维持其良好的心理状态，患者可逐步增加活动，参加社会活动和日常工作，但要注意劳逸结合，避免过度劳累，避免一切可能诱发或加重病情的因素，如日晒、化妆、妊娠、分娩、口服避孕药及手术等，出门戴帽子、穿长衣长裤，坚持严格按医嘱用药，不可擅自增减剂量或停药，给予高热量、高蛋白、高维生素、低脂肪、易消化的饮食。

24．A。该患者类风湿关节炎，近2个月加重并出现干咳、气短，活动后呼吸困难，无夜间阵发性呼吸困难，两下肺可闻及Velcro啰音，最可能的诊断是类风湿关节炎并发肺间质病变。类风湿关节炎器官系统受累，肺受累常见，为首发症状，侵犯肺部可能出现胸膜炎、肺间质病变、肺动脉高压等；肺间质病变是最常见肺病变，约30%的患者，主要表现为活动后气短，肺纤维化。胸膜炎临床表现单侧或双侧性的少量胸腔积液，偶为大量胸腔积液。肺类风湿结节表现肺内出现单个或多个结节。

25．B。晨僵是类风湿关节炎最突出的临床表现，往往持续时间超过1小时，活动后可减轻，其时间长短是反映关节滑膜炎症严重的一个指标。

26．A。类风湿结节为类风湿关节炎最常见的特异性皮肤表现，提示本病处于活动期，好发于前臂伸面、肘鹰嘴突附近、枕部、跟腱等关节隆突部及经常受压部位的皮下，大小不等，坚硬如橡皮，无压痛，对称性分布。口腔溃疡、面部蝶形斑、血管炎性皮损是系统性红斑狼疮的临床表现。

27．E。类风湿关节炎患者活动期发热或关节疼痛明显时应卧床休息，限制受累关节活动，保持正确、舒适的体位，但不宜绝对卧床，病变发展至关节强直时，应保持关节功能位，以保持肢体生理功能，避免肢体受压，晨僵患者戴手套保暖，晨起后温水浴或用热水泡手15分钟，加强皮肤护理。

28．C。类风湿关节炎是以慢性侵蚀性、对称性多关节炎为主要表现的异质性、全身性自身免疫性疾病，是导致成年人丧失劳动力及致残的主要病因之一。类风湿因子的滴度与本病活动性和严重性成正比，临床主要检测的类风湿因子的抗体类型为IgM。

29．E。IgE黏附在皮肤、声带、支气管黏膜等组织的肥大细胞和嗜酸粒细胞表面，使机体处于致敏状态。当机体再次接触该抗原时，抗原与IgE结合，致细胞破裂，释放出组胺等多种血管活性物质，引起平滑肌痉挛、毛细血管扩张及通透性增加、腺体分泌增多等变态反应，导致荨麻疹、哮喘、喉头水肿及休克等表现。

第八节　理化因素所致疾病

1．C。洗胃时每次灌入量以300～500ml为宜，不可超过500ml。灌入量与引出量应平衡。灌入量过多可导致急性胃扩张，胃内压上升，加快毒物吸收；引起液体反流，导致窒息；急性胃扩张还可兴奋迷走神经，有心脏骤停的危险。

2．A。小剂量亚甲蓝（1～2mg/kg）可使高铁血红蛋白还原为正常血红蛋白，用于亚硝酸盐、苯胺、硝基苯等中毒。

3．E。全血胆碱酯酶活力测定是诊断有机磷农药中毒的特异性指标，对判断中毒程度、疗效和预后极为重要，胆碱酯酶活性降至正常人的70%以下即可诊断。血液COHb测定是诊断一氧化碳中毒的特异性指标，需在脱离中毒现场 8 小时内采集标本。

4．E。阿托品化瞳孔较前扩大，意识清楚或模糊，心率≤120 次 / 分、快而有力，颜面潮红、皮肤干燥，体温正常或稍高，阿托品解除有机磷农药中毒导致的呼吸中枢抑制，肺部湿啰音逐渐消失。

5．D。有机磷农药的主要中毒机制是抑制体内胆碱酯酶的活性，有机磷农药能与体内胆碱酯酶迅速结合成稳定的磷酰化胆碱酯酶，使胆碱酯酶丧失分解能力，导致大量乙酰胆碱蓄积，引起毒蕈碱样、烟碱样和中枢神经系统症状和体征，严重者可因呼吸衰竭而死亡。

6．E。胆碱酯酶复能剂的作用机制是与磷酰化胆碱酯酶中的磷形成结合物，使其与胆碱酯酶解部位分离，恢复胆碱酯酶活性，对缓解 N 样（烟碱样）症状作用明显，但对解除 M 样症状效果差。

7．A。胆碱酯酶复能剂的用药原则：在洗胃的同时尽早应用，首次足量、联合、重复用药。轻度中毒可仅用复能剂，中度以上中毒必须合用阿托品，但减少阿托品剂量。

8．A。迟发性多发性神经病，少数患者在急性中度或重度中毒症状消失后 2～3 周，可出现感觉型和运动型多发性神经病变，主要表现为四肢肌肉萎缩、肢体末端烧灼、疼痛、麻木以及下肢无力、瘫痪等，称为迟发性多发性神经病。

9．A。中间综合征是指急性重度有机磷杀虫药中毒所引起的一组以肌无力为突出表现的综合征，因其发生时间介于急性症状缓解后与迟发性多发性神经病之间，故被称为中间综合征。常发生于急性中毒后 1～4 天，主要表现为屈颈肌、四肢近端肌肉以及第 3～7 对和第 9～12 对脑神经所支配的部分肌肉肌力减退，出现眼睑下垂、眼外展障碍和面瘫，病变累及呼吸肌时，常引起呼吸肌麻痹，并迅速进展为呼吸衰竭，甚至死亡。

10．D。毒蕈碱样症状是急性有机磷农药中毒最先出现的症状。毒蕈碱样症状是由副交感神经末梢过度兴奋引起，出现最早。主要表现为平滑肌痉挛，如瞳孔缩小、腹痛、腹泻等；腺体分泌增加，如多汗、全身湿冷、流泪和流涎；气道分泌物增多，如咳嗽、气促、呼吸困难、肺水肿；括约肌松弛，

如大小便失禁。可用阿托品对抗。

11．D。有机磷农药中毒发病时间与杀虫药毒性大小、剂量及侵入途径密切相关。一般经皮肤吸收，症状常在接触农药 2～6 小时内出现。口服中毒可在 10 分钟～2 小时内出现症状。

12．B。有机磷农药中毒主要的死亡原因是呼吸衰竭，应保持呼吸道通畅，正确氧疗。

13．E。全血胆碱酯酶活力测定是诊断有机磷农药中毒的特异性指标，对判断中毒程度、疗效和预后极为重要。胆碱酯酶活性降至正常人的 70% 以下即可诊断。

14．B。有机磷农药中毒，清除患者污染皮肤时，禁忌用温开水，防止皮肤血管扩张，促进毒物吸收。

15．D。轻度中毒以毒蕈碱样症状为主，血清胆碱酯酶活力（CHE）降为 70%～50%；中度中毒出现典型毒蕈碱样症状和烟碱样症状，CHE 为 50%～30%；重度中毒除毒蕈碱样症状和烟碱样症状外，出现脑水肿、肺水肿、呼吸衰竭、抽搐、昏迷等，CHE 降至 30% 以下。

16．B。一氧化碳经呼吸道进入血液，与红细胞内血红蛋白结合形成稳定的碳氧血红蛋白（COHb）。由于 CO 与血红蛋白的亲和力比氧与血红蛋白的亲和力大 240 倍，而碳氧血红蛋白的解离较氧合血红蛋白的解离速度慢 3600 倍，故易造成碳氧血红蛋白在体内的蓄积。COHb 不能携氧，而且还影响氧合血红蛋白正常解离，即氧不易释放到组织，从而导致组织和细胞缺氧。此外，CO 还可抑制细胞色素氧化酶，直接抑制组织细胞内呼吸，这些因素更加重了组织、细胞缺氧。

17．B。纠正一氧化碳中毒最有效的方法是高压氧舱治疗。一氧化碳中毒主要导致细胞水平的氧输送和氧利用障碍。高压氧舱治疗可增加血液中物理溶解氧、提高总体氧含量、促进氧释放并加速一氧化碳排出，可迅速纠正组织缺氧，缩短昏迷时间和病程，预防一氧化碳中毒引发的迟发性脑病。持续低流量吸氧主要为 COPD、肺心病患者的给氧方式。

18．A。血液中碳氧血红蛋白浓度是诊断一氧化

碳中毒的指标，也可进行分辨中毒的严重程度，碳氧血红蛋白浓度越高，说明中毒越严重。

19．C。一氧化碳轻度中毒，血液中碳氧血红蛋白浓度（COHb）10%～20%，中度中毒 COHb浓度 30%～40%，重度中毒 COHb 浓度大于50%。

20．D。一氧化碳中毒主要引起氧输送和氧利用障碍，一氧化碳（CO）可与血红蛋白（Hb）结合，形成稳定的碳氧血红蛋白（COHb），CO与 Hb 的亲和力比氧与 Hb 亲和力大 240 倍，COHb 不能携氧且不易解离，发生组织和细胞缺氧，血液中碳氧血红蛋白浓度是诊断一氧化碳中毒的指标，也可进行分辨中毒的严重程度。

21．D。该患者生有煤炉，被发现时神志不清、面色潮红、口唇呈樱桃红色，大汗，诊断患者出现了一氧化碳中毒。一氧化碳中毒首要的处理措施是立即切断煤气来源，将患者迅速转移到空气新鲜处，保持呼吸道通畅，之后给予吸氧、防治脑水肿等措施。

22．E。急性一氧化碳中毒迟发脑病指患者神志清醒后，经过一段看似正常的假愈期（多为 2～3 周）后发生以痴呆、精神症状和锥体外系异常为主的神经系统疾病。锥体外系神经障碍和椎体系神经障碍均属迟发性脑病症状。

23．A。CO 中毒时控制频繁抽搐的首选药物为地西泮。抽搐时给予地西泮 10～20mg，静脉注射。抽搐停止后，给予苯妥英钠 0.5～1.0g 静滴。

24．D。CO 轻度中毒临床表现头痛、头晕、乏力、恶心、呕吐、心悸、四肢无力；中度中毒胸闷、呼吸困难、烦躁、幻觉、视物不清、判断力降低、运动失调、腱反射减弱、嗜睡、浅昏迷等，口唇黏膜可呈樱桃红色，瞳孔对光反射、角膜反射可迟钝；重度中毒昏迷、呼吸抑制、肺水肿、心律失常和心力衰竭，各种反射消失，可呈去大脑皮质状态。

25．C。一氧化碳中毒时，一氧化碳（CO）可与血红蛋白（Hb）结合，形成稳定的碳氧血红蛋白（COHb）。CO 与 Hb 的亲和力比氧与 Hb 亲和力大 240 倍，COHb 不能携氧且不易解离，发生组织和细胞缺氧。此外，CO 还可与肌蛋白结合，

抑制细胞色素氧化酶，减少心肌细胞氧供，引起心律失常和心功能失常。大脑对缺氧最敏感，最先受累。

26．E。中暑高热（体温＞42℃）能引起蛋白质变性，直接损伤细胞，细胞膜稳定性丧失、线粒体功能障碍和有氧代谢途径中断，导致 MODS（多器官功能障碍综合征）。

27．D。热射病直肠体温≥41℃，首要的治疗措施是降温，将患者转移至通风阴凉处，使用电风扇或空调，维持室温 20～25℃，冰袋冷敷，冷水或乙醇拭浴，按摩四肢及躯干皮肤，促进血液循环，加速散热体内降温，热射病伴休克时最适宜的降温措施是静脉快速推注 4℃的 5% 葡萄糖盐水，也可用冰盐水注入胃内或灌肠药物降温，热射病患者使用解热镇痛药无效，常用氯丙嗪、山莨菪碱和人工冬眠疗法。

28．A。快速降温是治疗的基础，也是中暑引起高热的首要治疗措施，迅速降温决定患者的预后。降低劳力性热射病患者体温的时间段由原来的"黄金 1 小时"改为"黄金半小时"。

29．E。高温劳动时，患者大量饮用不含盐分的纯水后，会引起低钠、低氯血症，导致热痉挛。热衰竭由体液和钠盐丢失过多，外周血管扩张，血容量不足所致；热射病是由于热应激机制失代偿，使中心体温骤升，导致中枢神经系统和循环系统功能障碍。水中毒患者机体水分摄入量超过排出量，可见于肾功能不全等情况。

30．E。热射病患者，应用氯丙嗪降温时，因氯丙嗪注射或口服大剂量是可引起体位性低血压，因此用药时应监测血压，用药后应静卧 1～2 小时，血压过低时可静脉滴注去甲肾上腺素或麻黄碱升压。但不可用肾上腺素，以防血压降得更低。

31．A。热衰竭发病机制为体液和钠盐丢失过多，外周血管扩张，血容量不足。好发于老年人、产妇、儿童和慢性病患者，表现为面色苍白、大汗淋漓、脉搏细速、血压下降、晕厥甚至休克。

32．E。中暑是指在高温（室温＞32℃）、湿度大（＞60%）及无风的环境中，因体温调节中枢功能障碍、汗腺功能衰竭和水电解质丧失过多，导致以中枢神经系统和心血管功能障碍为主要表现的热

损伤性疾病。年老体弱、产妇、营养不良、慢性疾病、睡眠不足、工作时间过长、劳动强度过大、过度疲劳等易诱发中暑。

33．A。当毒物性质不明时，应先抽吸胃内容物送检以明确毒物性质，洗胃溶液可选用温开水或生理盐水，待毒物性质明确后，再采用相应对抗剂洗胃。

34．B。洗胃是否彻底是接下来抢救治疗的基础和关键。

35．D。催吐适用于神志清楚、能合作者，昏迷、惊厥、服腐蚀剂者禁用。该患者昏迷，防止误吸禁用催吐。

36．C。为明确毒物性质，可选取剩余食物、呕吐物、尿和粪便及抽吸胃内容物。

37．D。有机磷杀虫药中毒所致呼吸困难较常见，在抢救过程中应严密观察患者的呼吸频率、节律和深度，脉搏，血压，即使在"阿托品化"后亦不应忽视。

38．D。阿托品化瞳孔较前扩大，意识清楚或模糊，心率≤120 次 / 分、快而有力，颜面潮红、皮肤干燥，体温正常或稍高。阿托品中毒的症状表现为瞳孔极度扩大。

39．C。该患者诊断可能出现了因阿托品过量导致的阿托品中毒。阿托品中毒和阿托品化的剂量接近，因此用药过程中应密切观察，阿托品中毒的瞳孔极度扩大、烦躁不安、谵妄、抽搐、心动过速、甚至室颤，皮肤紫红、干燥，体温高达 40℃。阿托品化瞳孔较前扩大，意识清楚或模糊，心率≤120 次 / 分、快而有力，颜面潮红、皮肤干燥，体温正常或稍高。

40．D。有机磷农药的主要中毒机制是抑制体内胆碱酯酶的活性，有机磷农药能与体内胆碱酯酶迅速结合成稳定的磷酰化胆碱酯酶，使胆碱酯酶丧失分解能力，导致大量乙酰胆碱蓄积，引起毒蕈碱样、烟碱样和中枢神经系统症状和体征，严重者可因呼吸衰竭而死亡。

41．C。一氧化碳轻度中毒，血液中碳氧血红蛋白浓度（COHb）10% ～ 20%，中度中毒 COHb 浓度 30% ～ 40%，重度中毒 COHb 浓度大于50%。

42．B。一氧化碳中毒，当条件有限无法进行高压氧舱治疗时，应立即给予面罩或鼻导管高浓度吸氧，浓度≥60%，流量 8 ～ 10L/min，给氧时间尽量不超过 24 小时，以免氧中毒和二氧化碳潴留。

43．C。一氧化碳中毒，当条件有限无法进行高压氧舱治疗时，应立即给予面罩或鼻导管高浓度吸氧，浓度≥60%，流量 8 ～ 10L/min，给氧时间尽量不超过 24 小时，以免氧中毒和二氧化碳潴留。

44．C。急性一氧化碳中毒迟发脑病指患者神志清醒后，经过一段看似正常的假愈期（多为 2 ～ 3 周）后发生以痴呆、精神症状和锥体外系异常为主的神经系统疾病。患者清醒后应至少休息 2 周，警惕迟发性脑病的发生。

45．A。该患者诊断患者出现了严重中暑中的热射病。热射病临床特点主要表现为高热、无汗和意识障碍，出现颜面潮红、皮肤干燥无汗、谵妄、昏迷、抽搐，严重者可有休克、脑水肿、肺水肿、DIC 及多器官功能衰竭等严重并发症，直肠体温≥41℃。

46．D。该患者体温达到了 41℃，首要的护理措施是快速降温，防止高热继发引起蛋白质变性，损伤细胞，并发更严重病症。

47．E。热痉挛轻症者可口服补液盐，脱水者应静脉输注生理盐水溶液。

48．B。热衰竭是热痉挛的继续和发展，因脱水血容量不足所致，纠正血容量不足，补充生理盐水或 5% 葡萄糖溶液，适当补充血浆。

第九节　传染病

1．E。传染病的流行病学特征包括流行性、地方性、季节性。

2．E。每种传染病都是由特异性病原体引起的，其基本特征为：病原体、传染性、流行病学特征（流行性、地方性、季节性）、免疫性。其中最主要的特征是有病原体，临床上检出病原体对诊断具有重要意义。

3．D。肝炎患者治疗原则要注意休息、加强营养，保持心情舒畅，培养良好的生活习惯，戒烟、戒酒，注意饮食卫生，遵医嘱合理用药，避免使用对肝脏有明显损害的药物，出院后第 1 个月复查 1 次，以后每 1～2 个月 1 次，半年后每 3 个月 1 次，定期复查 1～2 年。

4．D。严密隔离的患者设专用隔离病室，患者住单间病室，关闭门窗，病室采用单向负压通风，病室外挂有明显标志，禁止陪伴和探视，禁止患者离开病室，患者的分泌物、呕吐物及排泄物须经严格消毒处理，污染敷料装袋、标记后焚烧，室内空气、地面及 2m 以下的墙壁、家具采用喷洒消毒液或紫外线照射消毒，每天 1 次。

5．E。潜伏期是确定传染病检疫期的重要依据，对一些传染病的诊断也有一定的参考意义。

6．D。在隔离技术中，对隔离设施的要求：如无单独病室，同一类传染病患者可住同一房间，但床距应保持在 1m 以上。

7．D。抗 HBe 阳性提示两种可能，病毒复制减少或静止、传染性降低，仍复制活跃、甚至病情加重；抗 HBc IgG 阳性提示过去感染或近期低水平感染，该患者两项指标均升高提示以往曾经感染过乙型病毒性肝炎。

8．C。乙型病毒性肝炎的传播途径主要是血液 - 体液传播，其次是生活密切接触传播、性传播和母婴传播。

9．D。流行性乙型脑炎的主要传染源是猪（仔猪）。

10．E。获得性免疫缺陷综合征由人类免疫缺陷病毒（HIV）感染引起，其特征为免疫功能缺陷伴机会性感染和（或）继发性肿瘤。临床表现为发热、乏力、体重下降、全身淋巴结肿大及神经系统症状。

11．B。艾滋病的传播途径包括：性接触传播为主要的传播途径，血液传播，共用针具静脉吸毒、输入被 HIV 污染的血制品及介入医疗操作等，母婴传播，通过胎盘、阴道分娩、产后血性分泌物和哺乳等传播。一般的社交活动如握手、共同进餐、礼节性的接吻、昆虫叮咬等不会传播艾滋病。

12．E。齐多夫定的不良反应主要有抑制骨髓、恶心、头痛、疲劳、药物热、皮疹、肌炎等，用药期间注意有无严重的骨髓抑制作用和耐药发生，定期检查血象。

13．C。艾滋病健康教育：应广泛开展宣传教育和综合治理，应加强性道德的教育，严禁献血、捐献器官、精液，性生活应使用避孕套，预防机会性感染，出现症状、并发感染或恶性肿瘤者，应住院治疗，已感染 HIV 的育龄妇女应避免妊娠、生育，减少母婴传播。

14．E。狂犬病可分为两个临床类型，其中 80% 为典型，20% 为麻痹型，后者无兴奋期和典型的恐水表现。全程一般不超过 6 天。

15．B。狂犬病又名恐水症，是由狂犬病毒引起的，以侵犯中枢神经系统为主的急性人畜共患传染病，临床表现为特有的恐水、怕风、恐惧不安、流涎和咽肌痉挛、进行性瘫痪等。

16．B。狂犬病早期前驱期持续 2～4 天，约 70% 患者在愈合的伤口处及其相应的神经支配区有痒、痛、麻及蚁走等异样感觉，此为最有诊断意义的早期症状，伴其他症状如低热、倦怠、头痛、恶心、全身不适，继而可出现恐惧不安，烦躁失眠，对声、光、风等刺激敏感而有喉头紧缩感。

17．A。肾综合征出血热既往也称流行性出血热，本病是由汉坦病毒引起的自然疫源性传染病，鼠为主要传染源。

18．A。流行性出血热发热期的"三痛"为头痛、腰痛、眼眶痛。

19．E。流行性出血热传播途径不包括输血。流行性出血热经呼吸道传播，被含病毒鼠类排泄物污染后的尘埃在空气中胶粒通过呼吸道传播。消化道传播，被含有病毒的鼠类排泄物污染的食物经口或胃黏膜感染。接触传播，被含有病毒的鼠咬或蚊叮。母婴垂直传播，有孕妇感染本病后通过胎盘传染给胎儿。

20．D。肠穿孔是伤寒病最严重的并发症，多见于病程第 2～3 周，发生率 1%～4%，好发回肠末段。

21．C。伤寒是由伤寒沙门菌引起的急性肠道传染病，伤寒沙门菌属于沙门菌属 D 群，菌体呈短杆状，革兰染色阴性，伤寒杆菌不产生外毒素，菌体裂解时产生的内毒素在发病机制中起重要作用。本菌主要有菌体"O"抗原、鞭毛"H"抗原和表面"Vi"抗原，感染机体后诱生相应的抗体，但均为非保护性抗体。

22．B。肠道病变肠穿孔是伤寒病最严重的并发症，多见于病程第2～3周，发生率1%～4%，好发回肠末段。

23．A。伤寒发热呈持续高热，以稽留热型为主，少数呈弛张热型或不规则热型，热程较长，持续约10～14天。

24．C。伤寒极期的特征性表现包括高热、玫瑰疹、缓脉、肝脾肿大消化道及神经系统症状。不包括左下腹疼痛。

25．C。第三代喹诺酮类药物是目前治疗伤寒的首选药物，具有抗菌谱广、杀菌作用强、细菌对其产生突变耐药的发生率低、体内分布广、组织体液中药物浓度高以及口服制剂使用方便等优点。

26．B。细菌性痢疾临床表现分型最为凶险的是混合型兼有上休克型和脑型的表现，病死率很高（90%以上）。该型实质上包括循环系统、呼吸系统及中枢神经系统等多脏器功能损害与衰竭。惊厥、呼吸衰竭和循环衰竭是中毒性痢疾的3种严重表现。一般先出现惊厥，如未能及时抢救，则迅速发展为呼吸衰竭和循环衰竭。

27．A。中毒性菌痢主要见于儿童，发病机制尚不十分清楚，可能和机体产生强烈的过敏反应有关，志贺菌内毒素从肠壁吸收入血后，引起发热、毒血症及急性微循环障碍。

28．E。流行性脑脊髓膜炎隐性感染率高，感染后可成为无症状带菌者，多为短期或间歇带菌，流行期间正常人群带菌率可达50%以上，带菌者对周围人群的威胁远超过患者，故认为是最重要的传染源，人群易感性普遍易感，以6个月至2岁的婴幼儿发病率最高，病后可产生持久的免疫力，再次患病者罕见，全年均可发病，但多见于冬春季节。

29．E。流行性脑脊髓膜炎患者治疗不选用庆大霉素。青霉素G为高效、低毒、价廉的杀菌药物，国内尚无明显的耐药报道，目前仍为高度敏感的杀菌药物，是普通型流行性脑脊髓膜炎患者常用药物。氯霉素适用于对青霉素过敏的患者，用药期间注意监测血象，防止出现骨髓抑制。头孢菌素价格较贵，用于病情较重或不能用青霉素G、氯霉素的患者。磺胺类药虽能较好地通过血脑屏障，对敏感株效果好，但由于近年来耐药菌株的普遍增加，且不良反应大，目前已少用或不用。

30．A。流行性脑脊髓膜炎（流脑）是由脑膜炎奈瑟菌所致的急性化脓性脑膜炎。流脑主要经呼吸道传播，多发于冬春季节，因此对流脑患者的隔离类型为呼吸道隔离。

31．B。流行性脑脊髓膜炎脑组织体积增大（脑水肿）、脑脊液增多（脑积水）可引起颅内压增高，颅内高压严重可导致脑疝，颅内高压时瞳孔变化可提示发生脑疝。

32．A。隐性感染，又称亚临床感染，是指病原体侵入人体后，仅诱导机体产生特异性免疫应答，而在临床上无任何症状、体征，只能通过免疫学检查才可发现，例如乙型病毒性肝炎、伤寒等传染病等。清除病原体，病原体进入人体后，被机体非特异性防御能力或已经存在于体内的特异性体液免疫与细胞免疫物质清除。显性感染，病原体侵入人体后，不但诱发免疫应答，并通过病原体本身的作用或机体的变态反应，导致组织损伤，引起病理改变和临床表现，如麻疹、水痘大多数表现为显性感染。病原携带状态，细菌性痢疾、流行性脑脊髓膜炎、乙型肝炎等病原体感染后，在人体内生长繁殖并不断排出体外，可转变为病原携带状态，成为重要的传染源。潜伏性感染，单纯疱疹、带状疱疹、结核杆菌等病原体感染后，由于机体免疫功能足以将病原体局限化而不引起显性感染，待机体抵抗力下降后转变为显性感染，称为潜伏性感染。

33．E。病原携带状态，细菌性痢疾、流行性脑脊髓膜炎、乙型肝炎等病原体感染后，在人体内生长繁殖并不断排出体外，可转变为病原携带状态，成为重要的传染源。

34．E。该患儿最可能的诊断为乙型脑炎。乙型脑炎临床特点初期伴恶心、呕吐、头痛及嗜睡，可有神志淡漠和颈部强直，极期表现高热、意识障碍、惊厥或抽搐、呼吸衰竭，出现病理反射和脑膜刺激症等，辅助检查白细胞计数增高，脑脊液外观无色透明或微浊，压力增高。

35. D。该患儿最可能的诊断是流行性脑脊髓膜炎。流行性脑脊髓膜炎临床表现高热、头痛、精神萎靡，皮肤黏膜最典型的表现为鲜红的瘀斑或瘀点、呕吐、脑膜刺激征阳性等，辅助检查脑脊液浑浊，白细胞计数及中性粒细胞比例升高等。

36. A。该患儿最可能的诊断为化脓性脑膜炎。化脓性脑膜炎典型表现，体温升高、进行性加重的意识障碍、嗜睡、惊厥、头痛、呕吐、婴儿前囟饱满增高、头围增大、颈项强直、同时出现脑膜刺激征等，辅助检查白细胞增高，脑脊液压力增高、外观浑浊或脓性、米汤样。

第十节　神经系统疾病

1. E。构音障碍为发音含糊不清而用词正确，与发音清楚用词不正确的失语不同，是一种纯言语障碍，表现为发声困难，发音不清，声音、音调及语速异常。表达性失语患者不能说话，或者只能讲一两个简单的字，且不流畅，常用错词，自己也知道，对别人的语言能理解；命名性失语患者不能说出物件的名称及人名，但可说该物件的用途及如何使用，当别人提示物件的名称时，他能辨别是否正确；失读患者尽管无失明，但由于对视觉性符号丧失认识能力，故不识文字、词句、图画；听觉性失语患者发音清晰，语言流畅，但内容不正常，如将"帽子"说成"袜子"，无听力障碍，却不能理解别人和自己所说的话。

2. A。脊神经是与脊髓相连的周围神经，共有31对，临床根据不同部位的感觉障碍水平，判断脊髓病变的平面，对定位诊断具有重要意义，乳头线为胸4，剑突为胸6，肋弓下缘为胸8，脐孔为胸10，腹股沟为腰1。

3. A。肌力：0级，完全瘫痪肌肉无收缩；1级，肌肉可轻微收缩，但不能产生动作；2级，肢体能在床面移动，但不能抵抗自身重力，即无力抬起；3级，肢体能抵抗重力离开床面，但不能抵抗阻力；4级，肢体能做抗阻力动作，但未达到正常；5级正常肌力。

4. A。人体深感觉有运动觉、位置觉、振动觉。人体浅感觉有痛觉、触觉、温度觉。人体复合感觉有定位觉、图形觉、两点辨别觉、实体觉。

5. E。运动型失语患者不能说话，或者只能讲一两个简单的字，且不流畅，常用错词，自己也知道，对别人的语言能理解。失写患者无手部肌肉瘫痪，但不能书写或者写出的句子常有遗漏错误，却仍保存抄写能力；失读患者尽管无失明，但由于对视觉性符号丧失认识能力，故不识文字、词句、图画；命名性失语患者不能说出物件的名称及人名，但可说该物件的用途及如何使用，当别人提示物件的名称时，他能辨别是否正确；感觉性失语患者发音清晰，语言流畅，但内容不正常，如将"帽子"说成"袜子"，无听力障碍，却不能理解别人和自己所说的话。

6. A。偏瘫表现为一侧面部和肢体瘫痪。单瘫表现为单个肢体的运动不能或运动无力，多为一个上肢或一个下肢。截瘫是指双下肢瘫痪。四肢瘫痪是指四肢不能运动或肌力减退。交叉性瘫痪是指病变同侧脑神经的周围性麻痹，对侧肢体中枢性瘫痪和偏身感觉障碍。

7. D。该患者上呼吸道感染后2周，出现四肢进行性对称性肌无力，伴手套、袜套状感觉减退，诊断该患者为急性炎症性脱髓鞘性多发性神经病。住院要严密监测血气，当肺活量降至正常的25%～30%，血氧饱和度降低，血气分析血氧分压低于70mmHg时，一般应先行气管插管，如1天以上无好转，则行气管切开，使用呼吸机辅助。

8. E。急性炎症性脱髓鞘性多发性神经病患者肺活量降至正常的25%～30%，血氧饱和度降低，血气分析血氧分压低于70mmHg时，一般应先行气管插管，如1天以上无好转，则行气管切开，使用呼吸机辅助呼吸。

9. D。重症急性炎症性脱髓鞘性多发性神经病患者要重点观察监测呼吸频率、节律和深度变化以及动脉血氧饱和度，询问患者有无胸闷、气短、呼吸费力等症状，注意呼吸困难程度和血气分析指标。当出现呼吸费力、出汗、口唇发绀等缺氧症状时应立即报告医生，当肺活量降至正常的25%～30%，血气分析血氧分压低于70mmHg时，一般应先行气管插管，如1天以上无好转，则行气管切开，使用呼吸机辅助呼吸。

10．A。急性炎症性脱髓鞘性多发性神经病典型的脑脊液检查为细胞数正常而蛋白质明显增高，称蛋白-细胞分离现象。

11．E。急性炎症性脱髓鞘性多发性神经病典型的脑脊液检查为细胞数正常而蛋白质明显增高，称蛋白-细胞分离现象。

12．C。癫痫患者药物治疗原则，从小剂量开始，单一用药为主，尽量避免联合用药，坚持长期服药，定时服用，不可随意增减药物剂量、停药或换药，停药应遵医嘱缓慢、逐渐减量，不少于1～1.5年，撤换药物时应遵循一增一减的原则，不宜过快，需要有5～10天的过渡期，强直-阵挛性发作完全控制4～5年后再停药，并定期测量血中药物浓度。

13．C。癫痫持续状态，新的定义是指一次全面强直-阵挛发作持续5分钟以上；旧定义是指若发作间歇期仍有意识障碍，或癫痫发作持续30分钟以上，或在短时间内频繁大发作；癫痫持续状态是内科常见急症，若治疗不及时可导致永久性脑损害，致残率和病死率均很高。

14．B。癫痫持续状态时要迅速制止癫痫发作，首选地西泮10～20mg缓慢静脉注射，速度不超过2mg/min，复发者可在30分钟内重复应用，或者以60～100mg在12小时内缓慢静脉滴注。部分患者也可单用苯妥英钠，剂量和方法同上。10%水合氯醛，成人25～30ml，儿童0.5～0.8ml/kg，加等量植物油保留灌肠，适合肝功能不全或不宜使用苯巴比妥类药物者。苯巴比妥，发作控制后，100～200mg，肌内注射，巩固疗效，常作为小儿癫痫首选药。

15．D。癫痫持续状态应给予吸氧，保持呼吸道通畅，对症治疗，迅速制止癫痫发作，首选地西泮10～20mg缓慢静脉注射，速度不超过2mg/min，复发者可在30分钟内重复应用。或者以60～100mg在12小时内缓慢静脉滴注。苯二氮䓬类药物用药速度过快会抑制呼吸，必要时可同时使用呼吸兴奋药。

16．B。脑电图是诊断癫痫最重要的检查方法，

对发作性症状的诊断有很大价值，有助于明确癫痫的诊断、分型和确定特殊综合征。

17．C。帕金森患者步态异常，早期走路拖步，迈步时身体前倾，行走时步距缩短，晚期由坐位、卧位起立困难，有时行走中全身僵住，不能动弹，称为"冻结"现象；有时迈步后碎步、往前冲，越走越快，不能立刻停步，称为"慌张步态"。

18．B。帕金森病，又名震颤麻痹。是一种常见于中老年的神经系统变性疾病，临床上以静止性震颤、运动迟缓、肌强直与姿势平衡障碍为主要特征。治疗帕金森病首选复方左旋多巴，是最基本、最有效的药物，对震颤、强直、运动迟缓等均有较好疗效。

19．B。帕金森患者最重要的护理措施是安全护理，躯体活动障碍由黑质病变、锥体外系功能障碍所致震颤、肌强直、体位不稳、随意运动异常导致的。安全护理要床档保护、设置扶手，预防烫伤和烧伤，防自伤、自杀、走失、伤人等意外发生，如患者出现幻觉、错觉、忧郁、欣快等精神症状或意识模糊、智能障碍，应专人陪护，禁止患者自行使用锐利器械和危险品。

20．B。75%～85%的重症肌无力患者有胸腺异常，其中60%～70%为胸腺增生，10%为胸腺瘤。胸腺肌样上皮细胞表面存在AchR，在病毒感染和特定的遗传素质影响下自身免疫耐受机制受到损害。产生自身AchR（抗乙酰胆碱受体）抗体，并经分子模拟和交叉免疫反应引起神经肌肉-接头损害，导致重症肌无力的发生。系统性红斑狼疮是一种有多系统损害的慢性自身免疫性疾病，主要病理改变为炎症反应和血管异常，可以出现在身体任何器官。类风湿关节炎主要临床表现为关节疼痛，晨僵。帕金森病主要临床表现为静止性震颤、运动迟缓、肌强直和姿势步态障碍。癫痫主要临床表现为突发突止的痉挛、强直、失神。

21．A。重症肌无力时面部和口咽肌肉受累出现表情淡漠、连续咀嚼无力、饮水呛咳和发音障碍。眼外肌麻痹，包括上睑下垂、斜视和复视、眼球活动受限甚至固定，但瞳孔不受影响。

22．E。糖皮质激素可抑制自身免疫反应，减少乙酰胆碱受体抗体的生成及促使运动终板再生和

修复，改善神经-肌肉接头的传递功能，适合各种症状重症肌无力、尤其是危重症，特别是已经进行气管插管或呼吸机治疗者。

23．B。椎-基底动脉系统病变属脑血管病变，最有效的影像学检查是脑血管造影。脑血管造影在判断血管狭窄的程度和范围、观察侧支循环情况、判断病变供应动脉的来源、数量、引流静脉的去向等方面，优于其他影像学检查，目前临床仍视其为诊断脑血管病变的"金标准"。

24．E。腰椎穿刺后脑脊液压力在 $60 \sim 80mmH_2O$ 以下，常见低颅压头痛，患者于坐起头痛明显加剧，平卧或头低时头痛即可减轻或缓解。

25．A。泼尼松不属于抽动秽语综合征的治疗药物。抽动秽语综合征又称 Tourette 综合征，临床特征是由表情肌、颈肌或上肢肌肉迅速、反复、不规则抽动起病，之后症状加重，出现肢体及躯干的暴发性不自主运动。药物治疗联合心理疏导是治疗本病的有效措施，主要药物有氟哌啶醇、舒必利、硫必利或利培酮，应从小剂量开始，逐渐增加至有效剂量，症状控制后，应逐渐减量，并维持一段时间，可使许多患儿恢复正常。其他药物有哌咪清、可乐定、丁苯那嗪及三环类抗抑郁药等。

26．A。根据 Glasgow 昏迷评定量评分，该患者评分为 4 分。Glasgow 昏迷评定量：睁眼反应，自动睁眼 4 分、呼之睁眼 3 分、疼痛引起睁眼 2 分、不睁眼 1 分；言语反应，定向正常 5 分、应答错误 4 分、言语错乱 3 分、言语难辨 2 分、不语 1 分；运动反应，能按指令动作 6 分、对针痛能定位 5 分、对针痛能躲避 4 分、刺痛肢体屈曲反应 3 分、刺痛肢体过伸反应 2 分、无动作 1 分。

27．E。患者自己不能动，最先考虑的是皮肤完整性受损，与脑出血偏瘫、卧床休息、共济失调导致的自理缺陷有关。护理措施要保持床单位整洁干燥、减少对皮肤刺激，定时给患者翻身，按摩骨突受压部分，预防压疮。

28．B。脑出血 CT 检查，即刻出现高密度病灶。脑栓塞 CT 检查 24 ～ 48 小时后出现低密度灶脑梗死区。脑梗死起病后 24 小时后出现低密度病灶。

29．E。脑梗死起病后 24 小时后出现低密度病灶。

第二章　外科护理学

1．B。$PaCO_2$ 反映酸碱平衡的呼吸性因素，正常值为 $35 \sim 45mmHg$（$4.67 \sim 6.0kPa$）。pH 值反映血中 H^+ 的浓度，正常值为 $7.35 \sim 7.45$；CO_2CP 是反映碱储备量的指标。BE（剩余碱）是实测缓冲碱值与缓冲碱正常值之差，正常值在 $-3 \sim +3mmol/L$ 之间。AB（真实碳酸根）反应血中代谢性成分的含量，但其值会受呼吸性因素的影响，正常值为 $22 \sim 27mmol/L$。SB（标准碳酸氢盐）值不受呼吸性因素的影响。如果 AB > SB，提示 $PaCO_2$ > $40mmHg$，反之，$PaCO_2$ < $40mmHg$。

2．E。成年男性体液量约占体重的 60%，女性因脂肪组织较多，体液约占体重 50%。

3．B。男性、女性的细胞外液均约占体重 20%，其中血浆量约占体重 5%，组织间液量约占体重 15%。

4．A。细胞外液的 pH 主要依靠血液中最重要的一对缓冲物质 HCO_3^-/H_2CO_3 调节，两者比值为 20 : 1，对于维持细胞外液的 pH 起决定作用。

5．B。肾功能正常时尿液浓缩后可含溶质 $1200mmol/L$，要排出全部溶质每天至少需排尿 $500ml/L$。

6．B。血液缓冲系统最重要的缓冲对是 HCO_3^-/H_2CO_3，正常比值为 20 : 1，对于维持细胞外液的 pH 起决定作用。

7．C。人体代谢过程中不断产生的酸性和碱性物质，必须通过体内缓冲系统及肺、肾的调节作用使 pH 稳定在正常范围。肺将 CO_2 排出，使血中 $PaCO_2$ 下降，调节血中的 H_2CO_3。肾脏通过改变排出固定酸及保留碱性物质的量，来维持正常的血浆 HCO_3^- 浓度，保持血浆 pH 稳定。

8．D。重度低渗性脱水患者，血钠浓度在 $120mmol/L$ 以下，患者可有神志不清，肌痉挛性抽痛，常出现四肢发凉、体温低、脉细弱而快等休克表现。

9．B。低渗性脱水又称慢性脱水或继发性脱水，此时水和钠同时缺失，但失钠多于缺水，故血清钠低于正常范围，细胞外液呈低渗状态，引起抗利尿激素的分泌减少，使水在肾小管内的再吸收减少，尿量排出增多，从而提高细胞外液的渗透压，此时细胞外液量减少更为明显，细胞间液进入血液循环以部分地补偿血容量，细胞内液轻度减少。

10．B。轻度高渗性脱水患者脱水量占体重的 2% ~ 4%，患者仅有口渴；中度缺水者脱水量占体重的 4% ~ 6%，患者极度口渴、乏力、烦躁、口舌干燥、皮肤弹性差、眼窝凹陷。尿量减少；重度脱水缺水量大于体重的 6%，患者除以上症状还出现脑功能障碍表现，如躁狂、幻觉等。

11．A。高渗性脱水患者失水多于失钠，细胞外液的渗透压升高，抗利尿激素分泌增多，使肾小管对水的重吸收增加，尿量减少，尿比重增高。

12．C。该患者出现口渴，尿少，皮肤弹性差，血清钠浓度为 $155mmol/L$。考虑患者可能出现中度高渗性脱水。高渗性缺水血清钠 > $150mmol/L$，轻度缺水患者仅有口渴；中度缺水患者极度口渴、乏力、烦躁、口舌干燥、皮肤弹性差、眼窝凹陷。尿量减少；重度缺水患者除以上症状还出现脑功能障碍表现，如躁狂、幻觉。

13．C。等渗性脱水以细胞外液量减少为主，常因消化液和体液急性丧失，如急性腹膜炎、大量呕吐等所致，主要表现为恶心、乏力但不口渴，严重者可出现休克。休克的微循环障碍必然导致酸性代谢产物的大量产生和积聚，因此常伴发代谢性酸中毒。如果患者丧失的体液主要为胃液，因有 H^+ 的大量丧失，则可伴发代谢性碱中毒。

等渗性脱水补液选用平衡盐溶液或等渗盐水。平衡盐溶液更为安全合理，等渗盐水的 Cl^- 含量高于血清 Cl^- 含量，大量补充有导致高氯性酸中毒的危险。

14．A。通常低渗性脱水补 2/3 张含钠液，等渗性脱水补 1/2 张含钠液，高渗性脱水补 1/3 ～ 1/5 张含钠液。

15．C。轻度低渗性脱水血清钠浓度＜ 135mmol/L，患者自觉疲乏、头晕、软弱无力。尿量增多，尿比重下降。中度低渗性脱水血清钠浓度＜ 130mmol/L，患者除上述表现外，还伴有恶心、呕吐、脉搏细速、血压不稳或下降、脉压变小、站立性晕倒，尿量减少等表现。重度低渗性脱水血清钠浓度＜ 120mmol/L，患者表现为神志不清、出现抽搐、四肢发凉、腱反射减弱或消失，常发生休克。

16．E。静脉补钾时应遵循"四不宜"原则。静脉补钾不宜过早，在每小时尿量＞ 40ml 或每天尿量＞ 500ml 时方可补钾；速度不宜过快，成人静脉补钾的速度不宜超过 60 滴 / 分，严禁直接静脉注射氧化钾溶液，以防造成心搏骤停；浓度不宜过高，静脉补钾时浓度不宜超过 0.3%；总量不宜过多，成人每天总量控制在 3 ～ 6g。

17．A。血清钾的正常值范围为 3.5 ～ 5.5mmol/L。血钾浓度高于 5.5mmol/L 即为高钾血症，主要表现为神志模糊、感觉异常和肢体软弱无力等，常有心动过缓或心律不齐。一旦出现心律失常，立即用 10% 葡萄糖酸钙 20ml 加等量 25% 葡萄糖溶液缓慢静脉推注，对抗钾离子对心肌的抑制作用。

18．A。患儿腹泻输液过程中出现腹胀、心音低钝、肌张力下降考虑为低钾血症。低钾血症最早的临床表现是肌无力，先是四肢软弱无力，以后可延及躯干和呼吸肌，一旦呼吸肌受累，可致呼吸困难或窒息。低钾血症还可出现心脏功能异常，表现为心肌收缩无力，心音低钝，心动过速，室颤，心衰甚至猝死。胃肠道平滑肌受累出现恶心，食欲缺乏，肠蠕动减弱，腹胀，肠鸣音减弱，便秘，肠麻痹等；神经系统表现为表情淡漠，反应迟钝，定向力差，昏睡甚至昏迷。

19．C。钙与钾有对抗作用，高钾血症时，静脉缓慢推注 10% 葡萄糖酸钙或 5% 氯化钙，可对抗钾离子对心肌的抑制作用，缓解心律失常。

20．A。代谢性酸中毒时，细胞外液 H^+ 浓度高，通过 H^+-K^+ 交换（每移出 3 个 K^+，即有 2 个 Na^+ 和 1 个 H^+ 移入细胞）使 H^+ 移向细胞内，K^+ 移向细胞外。过快纠正酸中毒时大量 K^+ 从细胞外又移回至细胞内，易引起低钾血症。

21．B。代谢性酸中毒是最常见的酸碱平衡紊乱，主要由细胞外液的 H^+ 增加或 HCO_3^- 丢失导致。代谢性碱中毒系因体内 H^+ 丢失或 HCO_3^- 增多所致。呼吸性酸中毒和呼吸性碱中毒血中 HCO_3^- 变化不大，主要由于呼吸性因素导致。

22．D。胃液丢失过多是外科代谢性碱中毒最常见的原因，如幽门梗阻或高位肠梗阻严重呕吐或长期胃肠减压。其他原因包括大量输注库存血等碱性物质摄入过多情况、低钾血症等。

23．E。该患者 pH7.35，在正常范围内。二氧化碳分压（$PaCO_2$）为判断酸碱失衡的呼吸性指标，$PaCO_2$ 正常值为 35 ～ 45mmHg（4.67 ～ 6.0kPa），$PaCO_2$ ＜ 35mmHg 为呼吸性碱中毒，$PaCO_2$ ＞ 45mmHg 为呼吸性酸中毒，该患者 $PaCO_2$80mmHg，考虑患者存在呼吸性酸中毒。碱剩余指在标准条件下，用酸或碱滴定全血标本至 pH7.40 时所需的酸或碱的量，剩余碱正常值范围为－ 3 ～＋ 3mmol/L，代谢性酸中毒时碱剩余负值增加；而代谢性碱中毒时碱剩余正值增加；呼吸性酸碱中毒时正常。该患者 BE 为 +20mmol/L，考虑患者存在代谢性碱中毒，呼吸性酸中毒和代谢性酸中毒相互抵消，其 pH 值可为正常。即该患者为呼吸性酸中毒合并代谢性碱中毒。

24．A。休克时激素分泌减少的是胰岛素。休克引起的应激状态使机体儿茶酚胺和肾上腺皮质激素明显升高，抑制蛋白合成、促进蛋白分解，以便为机体提供能量和合成急性期蛋白的原料，同时胰岛素分泌减少、胰高血糖素分泌增多，促进糖异生、抑制糖降解，导致血糖水平升高。肾素 - 血管紧张素 - 醛固酮系统激活，血管升压素和醛固酮分泌增加，肾血管收缩、血流量减少，肾小球滤过率降低，尿量减少。

25．B。感染性休克主要致病菌为革兰阴性菌，因该类细菌可释放大量内毒素而导致休克，故又称为内毒素休克。

26．B。患者急性腹膜炎手术后第2天，血压80/56mmHg，心律增快，已发生休克，应快速大量补液，补充有效循环血容量。低血容量性休克所致的轻度代谢性酸中毒，经补液、输血以纠正休克之后也随之可被纠正，不宜过早使用碱剂，否则反而可能造成代谢性碱中毒。

27．E。按照休克的发病过程，可将其分为休克代偿期（休克早期）和休克抑制期（休克期），休克抑制期可分为中度和重度。休克代偿期患者主要表现为精神紧张、烦躁不安、面色苍白、四肢湿冷、脉搏在100次/分以下、呼吸急促，血压正常或稍升高，但脉压缩小，尿量正常或减少。休克中度抑制期主要表现为反应迟钝、表情淡漠，收缩压70～90mmHg，脉压＜20mmHg，尿量减少，脉搏100～120次/分。休克重度抑制期主要表现为患者意识模糊或昏迷，四肢厥冷，收缩压＜70mmHg或测不到，脉搏细速或摸不清，尿量极少或无尿。

28．E。按照休克的发病过程，可将其分为休克代偿期（休克早期）和休克抑制期（休克期）。休克抑制期可分为中度和重度。休克代偿期患者主要表现为精神紧张、烦躁不安、面色苍白、四肢湿冷、脉搏在100次/分以下、呼吸急促，血压正常或稍升高，但脉压缩小，尿量正常或减少。休克中度抑制期主要表现为反应迟钝、表情淡漠，收缩压70～90mmHg，脉压＜20mmHg，尿量减少，脉搏100～120次/分。休克重度抑制期主要表现为患者意识模糊或昏迷，四肢厥冷，收缩压＜70mmHg或测不到，脉搏细速或摸不清，尿量极少或无尿。

29．C。迅速补充血容量是纠正组织低灌注和缺氧的关键，是纠正休克的基础。应迅速建立2条以上静脉通路。在纠正休克的同时，应积极处理原发病，纠正酸碱酸碱平衡失调。

30．E。迅速补充血容量是纠正组织低灌注和缺氧的关键，是纠正休克的基础。应迅速建立2条以上静脉通路。在纠正休克的同时，应积极处理原发病，纠正酸碱酸碱平衡失调。经补液、纠正酸中毒等措施后仍未能有效改善休克时，可酌情采用血管活性药物。休克患者微循环障碍，应每

4小时监测1次体温，通过加盖棉被、毛毯和调节室温等方法进行保暖，但禁用热水袋、电热毯等体表加温方法，避免烫伤，并防止皮肤血管扩张导致休克加重和耗氧量增加。

31．E。尿量是反映组织灌流情况最佳的定量指标，也是判断血容量是否补足简单而有效的指标。尿量＜25ml、尿比重增高，提示肾血管收缩或血容量不足；若血压正常尿量仍少且尿比重低提示急性肾衰竭；尿量＞30ml/h提示休克好转。

32．E。中心静脉压正常值为5～12cmH$_2$O（0.49～1.18kPa），中心静脉压与血压结和可指导休克补液。血压低，中心静脉压正常，提示心功能不全或血容量不足，应进行补液试验；血压低，中心静脉压低，提示血容量严重不足，应充分补液，加快输液速度；血压正常，中心静脉压低，提示血容量不足，应适当补液；血压正常，中心静脉压高，提示容量血管过度收缩，应舒张血管；血压低，中心静脉压高，提示患者出现血容量相对过多或心功能不全，应给予强心药，纠正酸中毒，舒张血管。该患者在快速补液中出现血压偏低，中心静脉压偏高，尿量仍偏少，考虑为心功能不全，此时应减慢输液速度，用强心药。

33．A。患者进行补液试验后血压升高，中心静脉压（正常值5～12cmH$_2$O）不变，提示血容量不足。若血压不变而CVP升高3～5cmH$_2$O，提示心功能不全。

34．C。脑电图显示的是脑细胞群自发而有节律的生物电活动，是皮质锥体细胞群及其树突突触后电位的总和，是癫痫最重要的辅助检查方法，可用于脑缺血缺氧和昏迷患者脑功能监测等。脑电图不是肠切除术后和休克的常规监测手段。患者术前有休克，术后休克好转，应注意观察休克的表现。意识和精神状态可反映脑组织血液灌流情况，是反映休克的敏感指标。皮肤的色泽和温度可反映体表灌流的情况。血压为最常用的休克监测指标，收缩压＜90mmHg、脉压差＜20mmHg，提示休克。尿量是反映组织灌流情况最佳的定量指标，也是判断血容量是否补足简单而有效的指标。脉率增快是休克的早期诊断指标使休克加重后，可出现心肌坏死和心力衰竭，应给予心电监测。

35．D。患者怀疑溃疡穿孔，出现四肢冰凉、血压降低、脉搏增快的休克表现，此时应立即建立2条以上静脉通路，迅速补充血容量。

36．C。休克患者的体位是中凹位，抬高头胸20°～30°，抬高下肢15°～20°，以增加回心血量。

37．A。休克指数是指脉率 / 收缩压（mmHg），用于帮助判定休克的有无及轻重。指数 0.5 多表示无休克；1.0～1.5 有休克；＞2.0 为严重休克。

38．B。成人呼吸窘迫综合征初期表现为呼吸加快，有呼吸窘迫感，普通供氧常不能缓解缺氧。患者进展期有明显呼吸困难，有全身缺氧表现，需气管插管给予机械通气支持，才能缓解缺氧症状。ARDS 早期体检无明显异常体征，或仅闻少量细湿啰音。后期听诊双肺可有中小水泡音、管状呼吸音。

39．E。肾后性肾衰竭因双侧输尿管或肾的尿液突然受阻所致，多见于双侧输尿管结石、前列腺肥大、盆腔肿瘤压迫输尿管等。

40．C。肾衰竭血液透析治疗时为预防感染，置管处应每天换药、各项操作应严格遵守无菌原则。禁止在内瘘侧肢体测血压、抽血、静脉注射、输血或输液。为防止低血压透析期间应严格控制体重增加水平。透析结束后，穿刺部位应压迫止血。

41．E。在少尿期或无尿期应采用无蛋白饮食或低蛋白饮食，供给足量糖类、高维生素的清淡流质或半流质饮食。严禁含钾食物，如橘子、榨菜、紫菜、菠菜、香蕉、香菇、薯类、山药、坚果等。多尿期蛋白质可增至 0.8g/（kg•d），恢复期恢复到 1.0g/（kg•d），以优质蛋白（肉类、蛋类、奶类）为宜。肾衰竭少尿期患者有高钾血症，应避免输注库存血，注意观察患者有无心律失常，警惕心搏骤停的发生。

42．C。在低凝血期，凝血因子和血小板大量消耗，继发性纤溶系统亢进，抗凝治疗是终止 DIC、减轻器官损伤、重建凝血 - 抗凝血功能平衡的重要措施。抗凝药物首选肝素，抗凝治疗应在有效治疗基础疾病的前提下，与补充凝血因子的治疗同时进行。对 DIC 患者的出血不可贸然使用一般止血药，以免血小板及其他凝血因子被消耗，反

而使出血加重。

43．C。弥散性血管内凝血（DIC）患者早期血液处于高凝状态，表现为血液不易抽出容易凝固、容易凝固。随后进入消耗性低凝期，主要表现为皮肤瘀斑、针眼出血；继发性纤溶期出血倾向更为明显，常表现为严重出血和渗血。

44．A。DIC 抗凝治疗应在有效治疗原发病的前提下，与补充凝血因子同步进行。在 DIC 高凝期即宜早期开始抗凝治疗。肝素是 DIC 首选的抗凝治疗药物。肝素抗凝治疗时，凝血时间短于 12 分钟，提示肝素剂量不足；若超过 30 分钟提示过量；凝血时间在 20 分钟左右表示肝素剂量合适。肝素过量可缓慢静注鱼精蛋白解救。

45．C。DIC 肝素抗凝时，凝血时间短于 12 分钟，提示肝素剂量不足；若超过 30 分钟提示过量；凝血时间在 20 分钟左右表示肝素剂量合适。

46．E。对抗肝素过量使用鱼精蛋白治疗时，注射鱼精蛋白速度不宜太快，以免抑制心肌引起血压下降、心动过缓和呼吸困难。快速输注时还可引起短暂面部潮红及温热感、肺动脉高压等。

47．E。电解质紊乱不是导致弥散性血管内凝血的原因。DIC 是以微血管体系损伤为病理基础，凝血及纤溶系统被激活，导致机体弥散性微血栓形成、凝血因子大量消耗并继发纤溶亢进，从而引起全身性出血和微循环障碍的临床综合征。病因与发病机制包括严重感染、恶性肿瘤、手术及创伤、严重中毒或免疫反应、严重疾病、中毒等，其中以严重感染最多见。

48．C。麻醉前使用异丙嗪的目的是抗组胺，解除平滑肌和血管痉挛。

49．C。麻醉前禁食水，以保证胃排空，预防术中呕吐和误吸。

50．A。麻醉前使用的抗胆碱能药的常用药物为东莨菪碱和阿托品，可阻断 M 胆碱能受体，抑制腺体分泌，解除平滑肌痉挛及迷走神经兴奋对心脏的抑制作用。

51．E。患者注射局麻药物后不久患者出现面色苍白、心悸气短、多语和烦躁不安等表现，首先考虑患者出现了局麻药毒性反应。局麻药毒性反应中枢神经系统毒性表现往往先于心脏毒性，轻

度毒性反应患者表现为头晕、血压升高、谵妄、心率增快等，继续发展可出现肌肉抽搐、惊厥、低血压，最终出现严重低血压、心律失常，甚至心搏骤停等心血管系统全面抑制表现。

52．B。局麻药毒性反应中枢神经系统毒性表现往往先于心脏毒性，轻度毒性反应患者表现为头晕、血压升高、谵妄、心率增快等，继续发展可出现肌肉抽搐、惊厥、低血压，最终出现严重低血压、心律失常，甚至心搏骤停等心血管系统全面抑制表现。局麻药过敏反应一般在使用少量局麻药后，出现荨麻疹、咽喉水肿、支气管痉挛、低血压等表现。局麻药用药不足患者会出现疼痛。

53．C。椎管内麻醉术前应用巴比妥类催眠药物的目的是镇静和增强对局麻药的耐受性。

54．C。头痛是蛛网膜下腔阻滞麻醉（腰麻）后最常见的并发症，主要因穿刺时刺穿硬脊膜和蛛网膜，脑脊液经穿刺孔漏出，引起颅内压下降、颅内血管扩张所致。腰麻后去枕平卧6～8小时，可防止因脑脊液外漏致头痛。

55．E。头痛是蛛网膜下腔阻滞麻醉（腰麻）最常见的并发症，主要因脑脊液经穿刺孔漏出，引起颅内压下降、颅内血管扩张所致。去枕平卧6～8小时，可防止因脑脊液外漏致头痛。

56．B。全身麻醉包括吸入麻醉、静脉麻醉和复合全身麻醉。局部麻醉包括表面麻醉、局部浸润麻醉、区域阻滞和神经及神经丛麻醉。椎管内麻醉包括蛛网膜下腔麻醉和硬脊膜麻醉。

57．B。全身麻醉患者清醒前，患者的意识、咽反射消失，易发生反流和误吸，此时最重要的护理是保持呼吸道通畅。

58．B。肾上腺素是心肺复苏的首选药物，通过兴奋α肾上腺素受体，激发心肌自主收缩，增强心肌收缩力，升高血压，加快心率，使心排血量增加。

59．D。最简易、有效、及时的人工呼吸法是口对口（鼻）人工呼吸。施救者捏闭患者鼻孔，以口唇包紧患者口部，口对口密闭施行人工呼吸。每次吹气应持续1秒以上，看见患者胸廓抬起方为有效。

60．B。初期复苏是发生呼吸循环骤停的现场急救措施，包括发现呼吸循环骤停的现象、进行人工呼吸与心脏按压、电除颤等。

61．D。因大脑对缺血缺氧耐受力最差，最先受到损害，3分钟开始出现脑水肿；超过4～6分钟大脑即可发生不可逆的损害。

62．B。肺毛细血管楔压（PCWP）能较好地反映左心房平均压及左心室舒张末期压，对CVP影响较小。肺动脉楔压（PAWP）能较准确地反映整个循环情况，有助于判断右心功能，反映血容量是否充足；中心静脉压（CVP）是测定上、下腔静脉或右心房内的压力，是评估血容量、右心前负荷及右心功能的重要指标；心排血量（CO）是反映心泵功能的重要指标，尤其是左心功能；左室做功指数（LVSWI）可反映左心室收缩功能。

63．D。中心静脉压与血压结和可指导临床液体治疗。血压低，中心静脉压低，提示血容量严重不足，应充分补液，加快输液速度；血压低，中心静脉压高，提示患者出现血容量相对过多或心功能不全，应给予强心药，纠正酸中毒，舒张血管；血压正常，中心静脉压低，提示血容量不足，应适当补液；血压正常，中心静脉压高，提示容量血管过度收缩，应舒张血管；血压低，中心静脉压正常，提示心功能不全或血容量不足，应进行补液试验。

64．C。机械通气患者气道峰压增高提示除疾病外，可能有呼吸道分泌物过多、气管插管或呼吸机管道阻塞或扭曲等、气管插管的斜面贴壁或滑向一侧支气管。

65．B。外科急腹症有"四禁"原则，即禁食、禁饮、禁忌灌肠、禁用泻药、禁用吗啡等镇痛药物。

66．C。急性心肌梗死的患者发病后6个月内不作择期手术。6个月以上无心绞痛发作者，可在良好的监护条件下施行手术。

67．C。择期手术前呼吸道准备包括吸烟者术前2周应戒烟；痰液黏稠者给予超声雾化吸入；胸部手术者训练腹式呼吸，腹部手术者训练胸式呼吸；促进有效排痰。

68．C。术前需要预防性应用抗生素的情况包括涉及感染病灶或接近感染区域的手术；胃肠道手术；操作时间长、创面大的手术；开放性创伤，创面已经污染或软组织有广泛损伤创伤至实施清创的间隔时间长或清创所需的时间较长及难以彻底清创者；癌肿手术；涉及大血管的手术；需要植入人工制品的手术；器官移植术。清洁手术主要是进入胃肠道（从口咽部开始）、呼吸道、女性生殖道的手术。

69．B。择期手术患者的术前检查结果中，需要纠正的项目是血清蛋白26g/L。术前有低蛋白血症（正常40～48g/L）的患者，术中耐受失血和休克的能力降低，术前应尽可能纠正。若血浆白蛋白测定值低于30g/L或转铁蛋白＜0.15g/L，则需术前行肠内或肠外营养支持。择期手术患者血压在160/100mmHg以下，可不作特殊准备。其余选项均在正常范围内。

70．B。骨科手术需开放骨松质和骨髓腔，如细菌侵入会导致感染，影响手术效果，骨科手术术前备皮要求严格。

71．B。患者应首先纠正低蛋白血症。有低蛋白血症（正常40～48g/L）的患者，术中耐受失血和休克的能力降低，术前应尽可能纠正。如血浆白蛋白测定值＜30g/L或转铁蛋白＜0.15g/L，术前需行肠内或肠外营养支持。患者血压在160/100mmHg以下，可不作特殊准备。患者空腹血糖较正常值稍偏高，应根据患者是否为糖尿病患者控制即可。

72．C。切口感染与切口内留有死腔、血肿、异物或局部组织供血不良，患者年龄、手术时间，合并有贫血、糖尿病、营养不良或肥胖等有关。

73．B。手术室划为限制区的有手术间及刷手间。除手术室人员和当天手术者外，与手术无关人员不得擅自进入。

74．E。手术人员刷手的范围是从指尖至肘上10cm。

75．A。由于手术创伤的反应，术后患者的体温可略升高，变化幅度在0.1～1℃，一般不超过38℃，称之为外科手术热或吸收热。

76．E。儿童语言和认知能力未发育完善，常采用面部表情测量法来评定儿童的疼痛，但应先教会患儿理解不同图像的意义。

77．A。躯体痛由躯体神经痛觉纤维传入的疼痛，感受壁层和脏层腹膜的刺激。其特点为感觉敏锐、定位准确。

78．C。患者自控止痛法是指患者根据自身的疼痛情况，自我控制给药，最大程度地减少血药浓度的波动，维持有效镇痛浓度，减少个体差异，达到镇痛完善且不良反应较小的目的，是目前术后镇痛最好的方法。

79．B。疼痛评估的客观资料包括生命体征、非语言交流、对患者生活形态的影响、疼痛的测量的工具。患者主诉属于患者的主观资料。

80．A。诊断明确或术后患者主诉疼痛应积极控制。最好在疼痛发作前，遵医嘱给予药物。疼痛是患者的主观感受，疼痛刺激相同，但个体反应程度可能不同，患者可以要求免除疼痛，应相信疼痛存在的事实，并根据个体差异采取止痛措施。未明确诊断前，勿随意使用止痛药，以免掩盖或延误病情。术前镇痛有助于提高患者器官功能和生活质量，促进患者迅速恢复。术后疼痛尽量做到疼痛发作前给药，开始给足剂量，以后改为维持量。如果非麻醉性药物能够达到止痛效果，就不要使用麻醉性药物。

81．E。消瘦型营养不良（蛋白质‐能量营养不良）是由于蛋白质‐能量摄入不足而逐渐消耗肌肉组织与皮下脂肪，其主要以能量缺乏为主，血清白蛋白可维持在正常范围。营养不良可分为蛋白质营养不良、蛋白质‐能量营养不良和混合型营养不良。蛋白质营养不良由于应激下的高分解代谢所致，以蛋白质缺乏为主，但人体测量指数（体重/身高、肱三头肌皮褶厚度、上臂肌围）正常。混合型营养不良是由于患者长期营养不良出现以上两种营养不良的特征。

82．A。应激时机体处于高代谢状态，机体释放体内多种激素，如儿茶酚胺、促肾上腺皮质激素、皮质醇、醛固酮、抗利尿激素等。在糖代谢方面，糖原分解和糖异生明显增强，血糖明显升高，甚至可出现糖尿，称为应激性高血糖及应激性糖尿；应激时，脂肪和蛋白质分解增加，水钠潴留，酮体和乳酸生成增加，机体呈负氮平衡。

83．B。正常人血清白蛋白含量为＞35g/L；轻度营养不良为30～35g/L；中度营养不良是21～30g/L；重度营养不良为＜21g/L。

84．C。腹泻为肠内营养支持中最常见并发症，胃肠道并发症还包括恶心呕吐、腹胀等。肠内营养时应注意控制营养液的浓度、渗透压、输液速度、温度等。其他并发症包括吸入性肺炎、急性腹膜炎、水、电解质紊乱等。

85．A。肠外营养时，应首选中心静脉营养，静脉营养导管严禁输入其他液体、药物及血液，也不可在此处采集血标本或测中心静脉压。怀疑出现导管性脓毒症者，应做营养液细菌培养及血培养；更换输液袋及输液管。肠外营养时，应检测血糖。无 3L 袋时，可采用多瓶输液系统，无全营养混合液输注条件时，可采用单瓶输注。

86．B。精氨酸可促进免疫球蛋白的合成，增强体液免疫功能。

87．D。肠外营养输注时应注意控制输液速度，避免输注过快引起并发症，葡萄糖输注速度应控制在 5mg/（kg·min）以下。

88．B。该患者食管癌晚期，无法手术也无法经口进食，患者需长期营养支持，最适宜的是胃造瘘行长期管饲。胃造瘘和空肠造瘘适用于长期营养支持的患者。鼻胃管和鼻肠管适用于短期（<2～3 周）营养支持的患者。营养物质经肠道和门静脉吸收，能很好地被机体利用，符合生理过程，相对安全，能接受肠内营养的患者应优先选用肠内营养。

89．D。急性胰腺炎发病 2 周内处于急性反应期，为减少胰液分泌应禁食、胃肠减压，给予完全胃肠外营养支持，促进恢复。

90．C。肝性脑病患者首选肝病制剂，特点是增加支链氨基酸，降低芳香族氨基酸，降低脂肪含量等。要素膳是人工配置的化学组成明确的无需经消化即可吸收的少渣营养剂。匀浆膳是将多种天然食物混合研碎后制成的半液体状膳食。特殊配方制剂根据特定疾病的治疗需要进行组方，富含多种营养物质。

91．B。营养液中严禁添加其他治疗用药。周围静脉营养输注时，应选择粗直、弹性好的静脉。经周围静脉肠外营养支持。肠外营养时间一般不超过 2 周。营养液中严禁添加其他治疗用药。中心静脉输注营养液，可以使用较长时间，但并发

症较多而严重。营养液要在无菌环境下配制，放置于 4℃ 以下的冰箱内暂存，并于 24 小时内用完。

92．D。急性蜂窝织炎是发生在皮下、筋膜下、肌间隙或深部结缔组织的一种急性弥漫性化脓性感染，最主要致病菌为 A 组 β 溶血性链球菌，其他致病菌包括金黄色葡萄球菌、厌氧菌及大肠埃希菌等。

93．A。外科感染按病原菌的种类和病变性质可分为非特异性感染和特异性感染。大多数外科感染属于非特异性感染，如疖、痈、丹毒、急性乳腺炎、急性阑尾炎、急性腹膜炎等，常见的致病菌有葡萄球菌、链球菌、大肠埃希菌等，即主要病原体为细菌。

94．D。该患者术后体温 38.3℃，因行左髋关节置换术出现感染症状，本次感染直接与上次住院有关，为医院感染，局部有压痛，穿刺出脓性液体，脓肿部位为深部切口处，该患者考虑为深部手术切口感染，属医院感染。

95．D。丹毒是皮肤淋巴管网受乙型溶血性链球菌侵袭感染所致的急性非化脓性炎症，好发于下肢与面部。乙型溶血链球菌为革兰阳性球菌，首选青霉素治疗。

96．E。感染患者全身治疗内容包括合理应用抗生素，对症及支持疗法。患部制动、物理治疗、手术切开引流治疗、局部用药为局部治疗的内容。

97．C。临床上将细菌侵入血液循环，血培养阳性称为菌血症。血培养检查找到血液中的致病菌，是诊断菌血症最重要、最有价值的实验室方法。

98．B。全身性感染应尽早静脉给予抗菌药物，在用药前行病原菌相应培养。通常选用广谱抗生素或联合用药，剂量要足，抗生素应能穿透到感染源部位，每日评估治疗效果并根据病情演变、细菌培养及药敏结果调整治疗方案。全身感染患者应进行有效的抗感染治疗，通常维持 7～10 天，在体温下降、白细胞计数正常、病情好转、局部病灶控制后停药。对真菌性脓毒症患者，应尽量停用广谱抗生素，或改用必需的窄谱抗生素，并全身应用抗真菌药物。

99．B。革兰阴性菌有大肠埃希菌、铜绿假单胞杆菌、变形杆菌、克雷伯菌等。金黄色葡萄球

菌、肠球菌为革兰阳性菌。白色念珠菌、新型隐球菌为真菌。

100．B。破伤风抗毒素（TAT）过敏者可采用脱敏注射法。采用多次剂量递增的方法。将1ml抗毒素分成0.1ml、0.2ml、0.3ml、0.4ml，以生理盐水分别稀释至1ml，剂量自小到大按序分次肌内注射，每次间隔半小时，直至全量注完。

101．B。破伤风患者应置于单人病室，病室温度以15～20℃为宜。保持安静避免声光刺激，对患者采取保护性约束，防止痉挛发作时导致外伤。注意保持患者呼吸道通畅，患者如频繁抽搐药物不易控制，无法咳痰或有窒息危险，应做好气管切开准备。遵医嘱给予镇静、解痉药物，注意观察药物疗效。有尿潴留时应予导尿；破伤风梭菌具有传染性，应严格执行接触隔离制度。

102．E。破伤风是由破伤风梭菌经皮肤或黏膜伤口侵入人体，在缺氧环境中生长繁殖所导致的特异性感染，其发病的直接原因主要是破伤风梭菌分泌的外毒素（痉挛毒素和溶血毒素）。其中痉挛毒素是引起临床症状的主要毒素，可致全身横纹肌持续性收缩与阵发性痉挛，血压升高、心率加快、发热、大汗等。而溶血毒素可引起局部组织坏死和心肌损害。

103．D。破伤风患者有伤口者需在控制痉挛的情况下，彻底清创，清除坏死组织及异物，用3%过氧化氢液冲洗，敞开伤口以利引流。

104．B。破伤风患者前驱期症状无特异性，以张口不便为主要特征，可出现乏力、头痛、头晕、咀嚼无力、反射亢进等前驱症状。发作期可出现张口困难，苦笑面容，颈项强直，角弓反张，累及膈肌可致呼吸困难，甚至呼吸暂停。发作时患者神志清楚，表情痛苦，可持续数秒至数分钟。

105．C。患者损伤后早期注射破伤风抗毒素（TAT）或破伤风人体免疫球蛋白（TIG）以中和游离的破伤风毒素，只在早期有效，若毒素已与神经组织结合，则难收效。

106．D。该破伤风患者因肌紧张性收缩及阵发性强烈痉挛，出现全身肌肉抽搐，呼吸困难，发绀等表现，此时最重要的护理措施是解除肌肉痉挛，可根据病情交替使用镇静、解痉药物，以减轻患者症状，减少并发症。

107．D。手部急性化脓性感染包括甲沟炎、脓性指头炎、腱鞘炎、滑囊炎和掌深间隙感染等，致病菌多为金黄色葡萄球菌。

108．A。挫伤是钝性暴力（如枪托、石块）或重物打击所致的皮下软组织损伤，主要表现为伤部肿胀、皮下淤血，压痛，严重者可有肌纤维撕裂和深部血肿。如致伤力为螺旋方向，形成的挫伤称为捻挫，其损伤更为严重。

109．A。多发伤是指一种致伤因素的作用下凡有2个或2个以上解剖部位出现的损伤，而其中一处可危及生命者。亦有人不同意这一定义，认为只要出现2个或2个以上解剖部位的损伤（不论其损伤程度如何），都应视为多发伤。至于同一部位（如下肢或腹部）发生多个损伤，不能称为多发伤。

110．D。影响创伤愈合的因素包括局部因素和全身因素。其中局部因素主要包括伤口感染、创伤范围、坏死组织、异物存留等。全身因素主要有年龄、营养状况、大量使用细胞增生抑制剂情况（如皮质激素等），是否存在合并症等。

111．C。该患者双下肢挤压伤后血压正常，考虑无休克表现，无需补充血容量。正常血清钾浓度为3.5～5.5mmol/L，该患者血钾升高，应注意避免给予含钾药物和含钾食物；高血钾患者可出现心动过缓、心律不齐，甚至心搏骤停，应积极防治和处理心律失常，可静脉输注5%碳酸氢钠溶液60ml～100ml，以碱化细胞外液，促进K^+转入细胞内；严重挤压伤可引起急性肾衰竭，导致挤压综合征，应积极恢复肾脏功能。

112．A。急救的目的是挽救生命和稳定伤情，处理复杂伤情时，应优先解除危及患者生命的情况，使伤情得到初步控制，然后再进行后续处理，并尽可能稳定伤情，为转送与后续确定性治疗创造条件。必须优先抢救的急症主要包括心跳、呼吸骤停、窒息、大出血、张力性气胸和休克等。

113．A。休克是烧伤后48小时内最大的危险，也是导致患者死亡的最主要原因。大面积烧伤使毛细血管通透性增加，大量血浆外渗至组织间隙及创面，引起有效循环血量锐减而发生低血容量性休克。

114．D。暴露疗法是将创面暴露于空气中使创面的渗液及坏死组织干燥成痂，以暂时保护创面。要求环境清洁、温暖、干燥，室温 30 ～ 32℃，相对湿度40%，接触创面用品应灭菌。

115．E。热烧伤病理改变的发生与烧伤严重程度关系密切，面积越大，深度越深者，病理改变越早越严重，烧伤严重程度主要取决于热源温度和受热时间。

116．D。休克是烧伤后 48 小时内最大的危险，也是导致患者死亡的最主要原因，大面积烧伤使毛细血管通透性增加，大量血浆外渗到组织间隙及创面，引起有效循环血量锐减而发生低血容量性休克。

117．C。现场急救、转送现场抢救的目的是尽快去除致伤原因，脱离现场和对危及生命的情况采取救治措施，烧伤现场救护中最重要的是迅速脱离热源。

118．B。重度烧伤是指烧伤总面积31% ～ 50%，或Ⅲ度烧伤面积11% ～ 20%，或并发休克、复合伤或吸入性烧伤。轻度烧伤为Ⅱ度烧伤面积＜ 10%；中度烧伤为Ⅱ度面积 11% ～ 30%，或有Ⅲ度烧伤但面积＜ 10%；特重烧伤总面积＞ 50%，或Ⅲ度面积＞ 20%，或已有严重并发症。

119．E。中国新九分法将成人体表面积划分为 11 个 9% 的等分法，另加 1%，构成 100% 的总体表面积，头颈部共9%，其中发、面、颈各 3%；双上肢共 2 个 9%，其中双手 5%、双前臂6%、双上臂7%；躯干占 3 个 9%，其中腹侧13%、背侧 13%、会阴 1%；双下肢占 5 个 9% ＋ 1%，其中双臀5%、双足7%、双小腿13%、双大腿21%。该患者烧伤面积为2×9% ＋ 3×9% ＋ 5%=50%。浅Ⅱ度烧伤伤及表皮浅层（乳头层），产生大小不一的水疱，疱壁薄，基底潮红，疼痛剧烈，该患者为浅Ⅱ度烧伤。Ⅰ度烧伤为红斑性烧伤，痛觉过敏，无水疱；深Ⅱ度伤及真皮乳头层以下，痛觉迟钝，创面苍白与潮红相间，有水疱，疱壁较厚；Ⅲ度烧伤伤及皮肤全层，皮下、肌肉或骨骼痛觉消失，创面无水疱。

120．E。单卵双生异体移植、自体输血、自体

干细胞移植以及自体软骨移植均属于同基因移植。异体皮肤移植即不同种属，如猪与人之间的移植，不属于同基因移植，术后如不采用合适的免疫抑制措施，受者对异种移植物会产生强烈的异种排斥反应。

121．A。组织烧伤后的立即反应是体液渗出，伤后 2 ～ 3 小时最为急剧，8 小时达高峰，随后逐渐减缓，至 48 小时渐趋稳定并开始回吸收。此期为急性体液渗出期。

122．C。同质移植指一卵双生的孪生兄弟、姐妹，其组织器官相互移植，能永久存活而不产生排斥反应。同种异体移植指供者和受者属同一种族，如人的组织或器官移植给另一人。自体移植指以自身的细胞、组织或器官进行移植。异种移植指以不同种族动物的组织进行移植，有强烈的排斥反应。

123．A。器官移植选择供者时，必须进行相关免疫学检测，主要包括 ABO 血型相容试验，要求供、受者相同或相容；预存抗体的检测，主要包括淋巴细胞毒交叉试验、群体反应性抗体（PRA）检测和人类白细胞抗原（HLA）配型。细胞毒试验常用于检测 T 细胞的效应功能。

124．A。感染是造成肾移植患者死亡的最常见的原因。约80%的肾移植患者在术后一年内患有感染性疾病，白细胞减少、糖尿病、氮质血症和高龄是易患因素，以肺部感染多见。致病微生物包括病毒、支原体、细菌、真菌和寄生虫等。

125．D。肾移植术后患者应预防血管吻合口破裂，术后平卧 24 小时，肾移植侧下肢屈曲 15°～ 25°，以减少切口疼痛和血管吻合口张力，禁忌突然改变体位。

126．B。肝、肾移植手术前 1 天及手术当日用 0.5% 过氧乙酸擦拭病室一切物品，同时应做好空气消毒，实施保护性隔离，病室内空气应保持正压通风，地面、家具应进行严格消毒。工作人员及家属进入病室前均应做好隔离措施。肝、肾移植手术的病室应为单人的隔离病室，准备必备药品和医疗器材，配备完善的监护系统及空气层流设备。

127．B。肾移植术前鼓励患者进食低钠、优质

蛋白、高糖类、高维生素饮食，必要时遵医嘱经肠内、外途径补充营养，以改善患者的营养状况，纠正低蛋白血症，提高手术耐受性。术后应监测尿量，术后早期维持在 200～500ml/h 为宜，部分尿毒症患者肾移植术后 3～4 天内出现多尿，每小时尿量可达 1000ml/h 以上，达 5000～10 000ml 时，称为多尿期。补液遵循"量出为入"的原则，根据尿量和中心静脉压（CVP）及时调整补液速度与量，保持出入量平衡。术后为预防血管吻合口破裂，禁忌突然改变体位，不宜过早活动下肢，根据病情术后第 2 天方可进行床上活动、术后第 3 天可下床活动。坚持服用免疫抑制药，发生感染时也不可停用，应尽量预防感染的发生。

128．B。移植术后急性排斥反应最常见，但是发生时间各版本教材说法不统一。人卫社临床八年制第 3 版教材外科学（上册）P231 的描述为急性排斥反应多发生于术后 5～15 天。人卫社护理本科 6 版教材外科护理学 P186 的描述为急性排斥反应多发生在术后 5 天～6 个月内。综合几版教材的观点，本题答案选 1~2 周。

129．A。肿瘤的病因包括致癌因素（外源性因素）和促癌因素（内源性因素）。致癌因素包括化学、物理（大气污染、紫外线等）、生物因素等；癌前病变；不良生活方式如大量吸烟、饮酒等；慢性刺激和炎症。促癌因素包括遗传因素，内分泌因素，心理社会因素等。

130．D。恶性肿瘤分化不成熟，生长迅速，浸润并破坏器官的结构和功能，还可发生转移，对机体的影响严重。良性肿瘤分化较成熟，生长缓慢，在局部生长，不浸润，不转移，一般对机体的影响相对较小，主要表现为局部压迫和阻塞症状。

131．D。肿瘤外科是用手术方法将肿瘤切除，对大多数早期和较早期实体肿瘤来说手术仍然是首选的治疗方法。良性肿瘤经完整切除后，可获得治愈。即使恶性实体瘤，只要癌细胞尚未扩散，手术治疗仍有较大的治愈机会。

132．E。放射治疗患者放疗后保持局部皮肤清洁干燥，清洗时应轻柔，禁用力擦洗和使用肥皂，避免摩擦、搔抓及冷、热、日光直射等理化刺激。皮肤出现一度反应（干反应），红斑，烧灼和刺痒感，继续照射变为暗红色，有脱屑，应涂 0.2% 薄荷淀粉或羊毛脂止痒，禁用酒精、碘酒等涂擦。

133．B。放射线治疗肿瘤的同时也能损伤正常细胞，因此要特别注意正常组织的保护，减轻放疗反应，尽量避免放疗并发症。放射治疗的全身反应主要与照射部位、面积和剂量有关，大面积照射者反应重。放疗反应主要表现为骨髓抑制、皮肤黏膜改变及胃肠反应等。放疗后患者应注意休息，适度活动，保持充足睡眠。

134．B。一般肿瘤患者心里第一期为震惊否认期，患者初悉病情后，眼神呆滞，不言不语，知觉淡漠甚至晕厥，继之极力否认，甚至辗转多家医院就诊、咨询。对此期患者，应鼓励家属给予其情感上的支持和生活上的关心，使之有安全感。

135．C。化疗药物可引起骨髓抑制，化疗期间，应密切注意化疗药物对骨髓的抑制作用，如白细胞 $< 3.5 \times 10^9/L$，或血小板 $< 80 \times 10^9/L$ 时，应暂停化疗，预防感染。白细胞 $< 1 \times 10^9/L$，实行保护性隔离。血小板 $< 20 \times 10^9/L$，绝对卧床休息，协助做好生活护理。

136．B。甲状腺分左、右两叶，位于甲状软骨下方、气管两旁，中间以峡部相连；甲状腺两叶的背面一般附有 4 个甲状旁腺。甲状腺的血液供应十分丰富，主要由两侧的甲状腺上动脉（颈外动脉的分支）和甲状腺下动脉（锁骨下动脉的分支）供应。甲状腺有 3 根主要静脉，即甲状腺上、中、下静脉，甲状腺上、中静脉血液流入颈内静脉；甲状腺下静脉血液直接流入无名静脉。喉返神经来自迷走神经，支配声带运动。

137．D。测定基础代谢率计算公式为基础代谢率% ＝（脉率＋脉压）－ 111。正常值为 ±10%；增高至＋20%～30% 为轻度甲亢，＋30%～60% 为中度，＋60% 以上为重度。

138．E。单纯性甲状腺肿的病因可分为 3 类：甲状腺原料（碘）缺乏、甲状腺素需要量增高及甲状腺素合成和分泌障碍。碘缺乏是引起单纯性甲状腺肿的最主要因素。高原、山区土壤中的碘盐被冲洗流失，以致饮水和食物中含碘量不足，因此，我国多山各省的居民患此病的较多，故又称"地方性甲状腺肿"。青春发育期、妊娠期或绝经期妇女，可因对甲状腺素的需要量暂时性增高而发生轻度的弥漫性甲状腺肿大，又称生理性甲状腺肿。

139．E。甲亢典型临床表现包括甲状腺肿大、性情急躁、容易激动、失眠、两手颤动、怕热、多汗、皮肤潮湿、食欲亢进但消瘦、体重减轻、心悸、脉快有力（脉率常在每分钟100次以上，休息及睡眠时仍快）、脉压增大（主要由于收缩压升高）、内分泌紊乱（如月经失调）以及无力、易疲劳等。

140．A。甲状腺手术者术前练习将头放低、肩垫高，使患者能够适应术时颈过伸的体位。指导患者深呼吸及有效咳嗽，有助于术后保持呼吸道通畅。

141．B。甲状腺大部切除术后喉上神经损伤者，若损伤外支，可使环甲肌瘫痪，引起声带松弛、声调降低。若损伤内支，则喉部黏膜感觉丧失，饮水时易发生误咽或呛咳。单侧喉返神经损伤主要表现为声音嘶哑；双侧喉返神经损伤主要表现为失声或呼吸困难。喉头水肿严重者可有呼吸困难和窒息。

142．E。测定基础代谢率要在完全安静、空腹时进行。常用计算公式为基础代谢率（%）＝（脉率＋脉压）－111。正常值为±10%；＋20%～30%为轻度甲亢，＋30%～＋60%为中度，＋60%以上为重度。脉压＝收缩压－舒张压，该患者脉压＝140－70＝70，基础代谢率（%）＝（100＋70）－111＝59%，甲状腺功能为中度甲亢。

143．A。测定基础代谢率计算公式为基础代谢率＝（脉率＋脉压）－111。正常值为±10%；＋20%～30%为轻度甲亢，＋30%～60%为中度，＋60%以上为重度。

144．C。甲亢术前患者使用碘剂的目的主要包括抑制蛋白水解酶，减少甲状腺球蛋白的分解，逐渐抑制甲状腺素的释放，有助于避免术后甲状腺危象的发生；减少甲状腺血流量，减少腺体充血，使腺体缩小变硬，利于手术切除。但由于碘剂不能抑制甲状腺素的合成，一旦停服，贮存于甲状腺泡内的甲状腺球蛋白大量分解，将使甲亢症状重新出现甚至加重，因此，不准备施行手术治疗的甲亢患者不宜服用碘剂。

145．C。甲状腺由两层被膜包裹，外层被膜是甲状腺假被膜，包绕并固定甲状腺于气管和环状软骨上，与甲状腺有关的肿瘤特点为颈部出现圆形或椭圆形结节，随吞咽上下移动。

146．D。甲状腺癌患者表现为甲状腺肿大，早期症状不明显，晚期可压迫气管、食管或神经而出现呼吸困难、吞咽困难、声音嘶哑、Horner综合征（患侧上睑下垂、瞳孔缩小、眼球内陷、额部少汗等）等症状。甲状腺功能亢进主要为交感神经兴奋表现，患者性情急躁、容易激动、失眠、食欲亢进、消瘦、心悸等表现。单纯性甲状腺肿一般无全身症状，基础代谢率正常，甲状腺可有不同程度肿大。

147．C。乳腺癌致病因素包括激素分泌紊乱，雌激素（雌酮和雌二醇）对乳腺癌的发病有直接关系；月经婚育史，月经初潮早（<12岁）、绝经期晚（>52岁）、不孕或初次足月产迟（>35岁）均与乳腺癌发病有关；乳腺良性疾病；饮食与营养，营养过剩、肥胖、高脂饮食；环境和生活方式及遗传因素等。营养不良者不属于乳腺癌高危人群。

148．A。乳腺癌患者分期按照国际抗癌组织制定的TNM分期，T代表原发肿瘤，N代表淋巴结，M为远处转移，再根据肿块大小、浸润程度在字母后标以数字0～4，表示肿瘤的发展程度。1代表小，4代表大，0代表无。有远处转移为M_1，无为M_0。Ⅰ期乳腺癌是指$T_1N_0M_0$，T_1是指肿瘤最大直径≤2cm。

149．D。乳腺癌多发于40～60岁的女性。乳房肿块为最常见的症状，早期为无痛、单发的小肿块，质硬，表面不光滑，与周围组织分界不清，活动度差，以乳房外上象限最常见，癌细胞累及Cooper韧带，使其缩短而致皮肤表面凹陷，出现"酒窝征"，是乳腺癌的特征性体征。癌细胞阻塞皮下、皮内淋巴管可使皮肤产生"橘皮样"改变；癌细胞侵入乳管可引起乳头内陷；晚期癌肿侵及皮肤可引起皮肤破溃。癌细胞阻塞腋窝淋巴管可见患侧腋窝淋巴结肿大。

150．D。乳房肿块为乳腺癌患者最常见的症状，早期为无痛、单发的小肿块，质硬，表面不光滑，与周围组织分界不清，活动度差，以乳房外上象限最常见。

151．B。乳房肿块为乳腺癌患者最常见的症状，早期为无痛、单发的小肿块，质硬，表面不光滑，与周围组织分界不清，活动度差，以乳房外上象限最常见。

152．C。乳腺检查最好在月经后的 7～10 天进行，该患者于 10 月 18 日月经来潮，月经结束约为 10 月 25 日，最佳就诊时间为 10 月 25 日之后的 7～10 天，即 11 月 1 日～11 月 3 日。

153．E。乳腺癌多发于 40～60 岁的女性。乳房肿块为最常见的症状，早期为无痛、单发的小肿块，质硬，表面不光滑，与周围组织分界不清，活动度差，以乳房外上象限最常见，癌细胞侵入乳管使之缩短，把乳头牵向癌肿方向，可造成乳头内陷。该患者表现提示发生了乳腺癌。乳腺纤维腺瘤患者常见单发肿块，表面光滑，易于推动。乳管内乳头状瘤患者典型表现为乳头溢液，可为血性、暗棕色或黄色液体。乳腺囊性增生病（乳腺囊肿）主要表现为一侧或双侧乳房胀痛和肿块，肿块的大小和质地常随月经周期而变化。急性乳腺炎患者以初产妇多见，往往发生在产后 3～4 周，表现为患侧乳房局部变硬、红肿、发热，有压痛及搏动性疼痛。

154．B。乳癌根治术后，预防皮下积液的主要措施是手术部位用绷带加压包扎，使皮瓣紧贴胸壁，防止积液积气。此外皮瓣下置管引流也可及时、有效地吸出残腔内的积液，积血等，有利于皮瓣的愈合，是预防皮瓣坏死的重要措施。

155．E。乳腺癌术后 24 小时内开始做手指和腕部的屈曲和伸展运动。术后 1～2 周，待皮瓣基本愈合后，开始活动肩关节，以肩部为中心，前后摆臂。乳腺癌术后应预防患者患侧上肢肿胀，术后患侧腋窝淋巴结切除后，易发生上肢淋巴回流不畅，应避免在患侧上肢测血压、抽血等，避免患肢肘关节屈曲或过度负重、受伤等。术后患侧上肢用软枕垫高 10°～15°，按摩患侧上肢或进行握拳、屈腕、伸肘运动，以促进淋巴回流。肿胀严重者，可使用弹力袖或弹力绷带，以利于回流。

156．C。20 岁以上妇女，特别是高危人群每月进行一次乳房自我检查。乳腺癌术后患者也应每

月自查一次，以便早期发现复发征象。最好在月经后的 7～10 天进行，绝经者选择每个月固定的 1 天检查。

157．B。乳腺癌患者分期按照国际抗癌组织制定的 TNM 分期，T 代表原发肿瘤，N 代表淋巴结，M 为远处转移，再根据肿块大小、浸润程度在字母后标以数字 0～4，表示肿瘤的发展程度。1 代表小，4 代表大，0 代表无。有远处转移为 M_1，无为 M_0。Ⅰ期乳癌是指 $T_1N_0M_0$，T_1 是指肿瘤最大直径≤2cm。

158．B。化疗药物可引起骨髓抑制，化疗期间，应密切注意化疗药物对骨髓的抑制作用，如白细胞 $< 3.5×10^9/L$，或血小板 $< 80×10^9/L$ 时，应暂停化疗，预防感染。白细胞 $< 1×10^9/L$，实行保护隔离。血小板 $< 20×10^9/L$，绝对卧床休息，协助做好生活护理。

159．B。乳腺癌术后早期功能锻炼可减少瘢痕牵拉，恢复术侧上肢功能。以患侧手能越过头顶摸到对侧耳朵为功能锻炼的理想目标，注意术后 7 天内不上举、10 天内不外展肩关节，避免患侧肢体支撑身体。

160．E。乳癌根治术后 24 小时内开始做手指和腕部的屈曲和伸展运动；术后 1～3 天，进行上肢肌肉等长收缩运动，开始屈肘、伸臂活动，促进血液和淋巴回流；术后第 4 天开始做肩关节的小范围前屈、后伸活动；术后 10 天，皮瓣黏附较牢固后开始全范围的肩关节活动。乳腺癌根治术后生命体征平稳后取半卧位，以利呼吸和引流。手术部位加压包扎，使皮瓣紧贴胸壁，便于皮瓣建立新的血液循环，包扎松紧要适当，并观察患侧上肢远端血液循环情况。

161．B。乳癌根治术后，预防皮下积液的主要措施是手术部位加压包扎及引流管负压吸引，及时、有效地吸出残腔内的积液、积血，使皮瓣紧贴胸壁，便于皮瓣建立新的血液循环，如出现皮瓣下积液，应及时穿刺或引流，加压包扎。若皮瓣边缘发黑坏死，应及时报告医生将其切除，后期植皮。

162．C。急性乳腺炎是乳腺的急性化脓性感染，一般起初呈蜂窝织炎样表现，患侧乳房局部变硬、红肿、发热，有压痛，因乳房血管丰富，早期就

可出现寒战、高热及脉搏快速等脓毒血症表现，数天后可形成脓肿，此时疼痛局部有波动感。

163．D。乳腺纤维腺瘤多发生于 20 ～ 40 岁女性，好发于乳房外上象限，约 75% 为单发，少数属多发，患者常无明显自觉症状。

164．A。乳管内乳头状瘤多发生在大乳管近乳头的壶腹部，瘤体小、带蒂而有绒毛，且有很多壁薄的血管，易出血，临床特点一般无自觉症状，常因乳头溢液污染内衣而引起注意，溢液可为血性、暗棕色或黄色液体。

165．B。乳腺囊性增生病多为内分泌失调所致，一是体内女性激素代谢障碍，尤其是雌、孕激素比例失调，使乳腺实质增生过度和复旧不全；二是部分乳腺实质成分中女性激素受体的质和量的异常使乳房各部分的增生程度参差不齐，临床表现主要为乳房胀痛和肿块，疼痛常与月经周期有关，月经前疼痛加重，月经来潮后减轻或消失。乳腺纤维腺瘤多为单发肿块，表面光滑，患者常无明显自觉症状，月经周期对肿块大小并无影响。急性乳腺炎患者以初产妇多见，往往发生在产后 3 ～ 4 周，表现为患侧乳房局部变硬、红肿、发热，有压痛及搏动性疼痛。

166．D。手术切除是治疗乳腺纤维腺瘤唯一有效的方法，常规送病理，大多数纤维腺瘤在完全切除后不再复发，青春期发生的纤维腺瘤有多灶性或在靠近手术部位再发的倾向。

167．C。嵌顿时间过久，肠管及其系膜受压程度不断加重可使动脉血流减少，甚至完全阻断，疝内容物缺血坏死，导致绞窄性疝。若处理不及时，可发生肠穿孔、腹膜炎等严重并发症。

168．C。嵌顿性疝和绞窄性疝实际上是一个病理过程的两个阶段，若嵌顿性疝未能及时解除，肠壁及其系膜受压情况不断加重可使动脉血流减少，最后导致完全阻断，即为绞窄性疝，二者主要区别在于疝内容物有无血运障碍。

169．A。腹股沟斜疝修补术后当天患者应取平卧位，髋关节微屈，腘窝下垫枕，以降低腹股沟切口的张力和腹内压力，以利于切口愈合和减轻伤口疼痛，次日改为半卧位。

170．B。腹外疝术后预防阴囊血肿最主要的措施是在斜疝修补术后，伤口部位压沙袋 12 ～ 24 小时，用丁字带或阴囊托托起阴囊，减轻渗血，促进淋巴回流和吸收。

171．A。人体最大的体腔是腹膜腔。

172．E。腹膜的生理作用包括润滑作用，在正常情况下，腹腔可分泌少量液体润滑腹腔并减少脏器间的摩擦；吸收和渗出作用，腹膜是双向的半透性膜，水电解质、尿素及一些小分子能透过腹膜；防御作用，正常情况下，腹膜向腹腔渗出少量浆液，内含淋巴细胞、巨噬细胞和脱落的上皮细胞；修复和再生作用，渗出液中的纤维沉积在病变周围也可修复受损组织，促进伤口愈合。

173．A。急性化脓性腹膜炎常见的并发症为腹腔脓肿。因盆腔处于腹腔最低位，腹内炎性渗出物或腹膜炎的脓液易积聚于此而形成脓肿，因而盆腔脓肿为急性化脓性腹膜炎常见的并发症。

174．D。急性化脓性腹膜炎患者经非手术治疗 6 ～ 8 小时后（一般不超过 12 小时），腹膜炎症状及体征不缓解，反而加重者，应及时手术治疗。

175．E。腹膜炎术后患者取半卧位，可减低伤口张力，减轻疼痛，利于腹腔渗液流入盆腔，减少吸收，防止膈下感染，减轻中毒症状，如形成残余脓肿，便于引流。鼓励患者术后在卧床期间床上翻身活动，早期下床活动，促进肠功能恢复，防止肠粘连。

176．B。腹痛患者若诊断不清或需进行观察，暂不能用止痛药，以免掩盖病情，延误诊断。已经确诊、治疗方案已确定及手术后的患者，可用哌替啶类止痛药。

177．E。继发性腹膜炎患者无休克时取半卧位，以利于腹腔内渗液流向盆腔，减少吸收和减轻中毒症状，同时可使腹腔内脏器下移，利于呼吸和循环，且半卧位时腹肌松弛，有利于减轻腹肌紧张引起的腹胀等不适。

178．D。依据弥漫性腹膜炎病史及腹部手术史，患者出现全身感染症状及直肠刺激症状，应考虑盆腔脓肿的可能，如直肠指诊触及压痛包块，基本上可肯定诊断，直肠前壁穿刺有脓为最可靠的依据。

179．E。盆腔脓肿患者常表现为急性腹膜炎治疗过程中、阑尾穿孔或结直肠手术后，出现体温下降后又升高、典型的直肠或膀胱刺激症状，如里急后重、大便频而量少、有黏液便、尿频、排尿困难等，直肠指检可发现肛管括约肌松弛，在直肠前壁触及直肠腔内膨出，有触痛，偶有波动感。盆腔处于腹腔的最低位，盆腔脓肿患者不会出现腹部肿块。

180．E。急性化脓性腹膜炎术后，鼓励患者卧床期间进行床上翻身活动，视病情和患者体力早期下床走动，促进肠功能恢复，防止术后肠粘连，促进术后康复。

181．D。腹膜对各种刺激极为敏感，胃液多为强酸性，pH ＜ 3，对腹膜刺激极为强烈，可即刻发生化学性腹膜炎。对腹膜刺激性胃液最强，其余依次为胆汁、胰液，肠液次之，血液为中性，对腹膜的刺激较轻。

182．C。腹部闭合性损伤常因坠落、碰撞、挤压、冲击、拳打脚踢、棍棒等钝性暴力所致。开放性损伤常由刀刃、枪弹、弹片等利器所引起。

183．B。防治休克是腹部损伤患者治疗的最重要环节，已发生休克的内出血患者要积极救治，力争将收缩压维持在 90mmHg 以上，为手术做好准备。若经积极的抗休克治疗仍无改善，提示腹腔内有进行性大出血，应在抗休克的同时尽快剖腹探查并止血。

184．E。该患者已经确诊为伤寒，突然发生右下腹痛，检查有明显腹部压痛、肠鸣音消失等腹膜炎征象，可诊断为肠伤寒穿孔。阑尾炎典型表现为转移性右下腹痛，右下腹麦氏点固定压痛，可有胃肠道症状。

185．A。实质脏器损伤主要表现为腹腔内（或腹膜后）出血。常出现面色苍白、脉率加快或微弱，血压不稳，甚至休克。若胆管、胰管断裂，胆汁、胰液溢入腹腔，出现明显的腹痛和腹膜刺激征。该患者车祸伤 2 小时收入，右上腹压痛，反跳痛，B 超示腹腔积液，血压为 90/45mmHg，心率为 110 次 / 分，首先考虑为肝破裂。脾破裂患者疼痛部位主要为左上腹。胰腺破裂可表现为板状腹，出现腹部压痛、反跳痛。空腔脏器损伤主要表现为腹膜刺激征。

186．B。空腔脏器如胃肠道、胆道等破裂的主要临床表现是弥漫性腹膜炎，除胃肠道症状（恶心、呕吐、便血、呕血等）及稍后出现的全身性感染的表现外，最为突出的是腹部腹膜刺激征，其程度因空腔器官内容物不同而异。该患者上腹部剑突下挤压伤，呕吐血性液体，考虑发生了胃十二指肠损伤，最可能出现的体征是腹膜刺激征。

187．B。胃肠减压期间禁食禁饮，必须经口服药物时，可舌下含化或研碎调水后注入，注入后夹管 30 分钟，以免将药物吸出，影响疗效。

188．C。胃十二指肠溃疡急性大出血患者临床表现与出血量和速度有关，出血量少者可仅有黑便，出血量大且速度快者可伴呕血，出血更甚者可出现低血压、晕厥甚至休克症状。胃十二指肠溃疡急性大出血的主要临床表现是呕血和黑便（柏油样便）。

189．D。幽门梗阻患者因胃幽门部梗阻，食物不能顺利进入十二指肠，其典型临床表现为反复呕吐，呕吐物为宿食，有腐败酸臭味，不含胆汁。幽门梗阻患者初期表现也可有上腹胀痛，但特异性不强。

190．E。瘢痕性幽门梗阻患者术前 3 天每晚用 300 ～ 500ml 温等渗盐水洗胃，以减轻胃壁水肿和炎症，利于术后吻合口愈合。

191．D。十二指肠残端破裂是毕Ⅱ式胃大部切除术后近期最严重的并发症，临床表现为右上腹突发剧痛、发热、腹膜刺激征，该患者毕Ⅱ式胃大部术后 5 天，其表现提示发生了十二指肠残端破裂。吻合口梗阻表现为进食后上腹饱胀，溢出性呕吐。输入段梗阻主要表现为上腹部剧烈腹痛伴频繁呕吐，量少不含胆汁。输出段梗阻主要表现为上腹饱胀，呕吐物含食物和胆汁。

192．A。胃大部切除术后拔出胃管前禁食，拔除胃管当天可少量饮水或米汤，第 2 天进半量流质饮食，若无不适，第 3 天进全量流食；第 4 天可进半流质饮食，如稀饭，第 10 ～ 14 天可进软食。饮食恢复后，忌生、冷、硬和刺激性食物，少进食牛奶、豆类等产气食物，少食多餐，循序渐进。其他护理措施主要包括密切观察胃管引流液和血压的变化；病情观察，每 30 分钟测量一次血压、脉搏和呼吸，直到血压平稳；体位护理，常取平卧位，待全麻清醒、血压平稳后改为低半卧位；引流管护理，持续胃肠减压；遵医嘱补液、纠正水电解质失衡；休息活动护理，鼓励患者早期下床活动。

193．C。胃癌好发部位以胃窦部为主，其次为贲门部。

194．E。胃癌患者术前护理最重要的是持续胃肠减压，温生理盐水洗胃，可改善胃壁血运，减轻胃组织水肿，利于术后愈合。

195．D。急性阑尾炎的典型症状为转移性右下腹痛，早期发病时，常表现为脐周牵涉痛，最常见体征为右下腹麦氏点固定压痛，可有腹膜刺激征、胃肠道症状和全身症状。该患者脐周疼痛5小时、白细胞为 $15\times10^9/L$，考虑为急性化脓性阑尾炎。胃十二指肠溃疡穿孔患者常有消化性溃疡病史，可有刀割样腹痛，立位腹部平片膈下有游离气体。输尿管结石多为右下腹绞痛，并向腰部及会阴部外生殖器放射。急性胆囊炎患者常有明显胆绞痛、高热，出现黄疸。

196．E。老年人急性阑尾炎多因老年人对疼痛感觉迟钝，腹肌薄弱，防御功能减退，所以主诉不强烈，体征不典型，临床表现轻而病理改变却很重，体温和白细胞升高均不明显，容易延误诊断和治疗，且常常合并其他疾病，如高血压、冠心病、糖尿病，易坏死穿孔，引起腹膜炎，应及时手术治疗。

197．A。肠梗阻患者小肠梗阻的早期（<12小时），由于吸收功能降低，水与电解质积存于肠腔内，24小时后不但是吸收减少而且有分泌增加。肠梗阻时，肠腔积液的主要来源是梗阻近端的胃肠分泌液。

198．A。肠梗阻按基本病因可分为机械性肠梗阻、动力性肠梗阻、血运性肠梗阻。其中机械性肠梗阻最为常见，多为粘连性肠梗阻，由腹腔内手术、炎症、创伤、出血、异物等引起。

199．A。肠套叠患者小儿多见，三大典型症状是腹痛、果酱样血便、腊肠形光滑有压痛的腹部肿块。钡灌肠是最有意义的检查，呈"杯口状"或"弹簧状"阴影。该患儿表现首先考虑诊断为肠套叠。粘连性肠梗阻主要表现为阵发性绞痛，

无便血。肠扭转主要表现为突然发作的持续性剧烈腹部绞痛，腰背牵涉痛，呕吐频繁，腹胀不对称。幽门梗阻患者主要表现为上腹饱胀，呕吐频繁。

200．B。机械性肠梗阻是由于机械性因素导致肠腔狭小，肠内容物不能通过所致，最重要的腹部体征为腹部膨隆，并有肠型和肠蠕动波。

201．E。X线检查对诊断肠梗阻有很大价值，正常情况下，小肠内容物运行很快，气体和液体充分混合，故腹部X线只显示胃和结肠内气体，不显示小肠内气体。肠梗阻时，小肠内容物停滞，气、液体分离，一般在梗阻4～6小时后，腹部X线可见多个气液平面及胀气肠袢；空肠梗阻时，空肠黏膜环状皱襞可显示"鱼类骨刺"状改变。

202．C。早期怀疑有肠瘘，但未见有明确的肠液或气体从伤口溢出时，可口服染料（亚甲蓝）或骨炭粉，观察瘘管的分泌物有无染色，口服亚甲蓝是最简单有效的首选确诊检查方法。阳性结果能肯定肠瘘的诊断，但阴性结果不能排除肠瘘的存在。

203．C。肠瘘的治疗原则包括营养支持、控制腹腔感染和纠正体液失衡，手术原则是将瘘管切开或切除，形成敞开的创面，促使愈合，手术的关键是尽量减少肛门括约肌的损伤，同时避免瘘的复发。

204．A。腹壁有一个或多个瘘口，有肠液、胆汁、气体或食物排出是肠外瘘的主要临床表现，多于手术3～5天后出现症状，先有腹痛、腹胀及体温升高，继而出现局限性或弥漫性腹膜炎征象或腹内脓肿，术后1周左右脓肿向切口或引流口穿破，创口内即可见脓液、消化液和气体流出。该患者口服亚甲蓝2ml后，腹腔引流管内液体变为蓝色，并发症考虑为肠瘘。泌尿系统感染主要表现为尿频、尿急、尿痛。盆腔炎主要表现为下腹痛、发热、阴道分泌物增多，腹痛为持续性，活动或性交后加重。

205．C。早期怀疑有瘘，但未见有明确的肠液或气体从伤口溢出时，可口服染料（亚甲蓝）或骨炭粉，观察瘘管的分泌物有无染色，是最简单有效的首选确诊检查方法。阳性结果能肯定肠瘘的诊断，但阴性结果不能排除肠瘘的存在。

206．A。目前公认的在结直肠癌诊断和术后监测有意义的肿瘤标记物是癌胚抗原（CEA）和CA19-9。癌胚抗原是胎儿胃肠道产生的一组糖蛋白，大量的统计资料表明结、直肠癌患者的血清CEA水平与肿瘤分期呈正相关关系，Ⅰ、Ⅱ、Ⅲ、Ⅳ期患者的血清CEA阳性率依次分别为25%、45%、75%和85%左右。CEA和CA19-9主要用于预测直肠癌的预后和监测复发。

207．D。直肠指检是诊断直肠癌最重要、最简单有效的检查方法，可了解癌肿的部位，距肛缘的距离，癌肿的大小、范围、固定程度及与周围脏器的关系等。

208．A。人工肛门术后2～3天肠蠕动恢复后开放，取左侧卧位（造口侧卧位），并用塑料薄膜隔开腹部切口与造口，防止流出的粪便污染腹部切口。

209．C。右半结肠腔较左侧大，癌肿多呈肿块型，右半结肠癌患者可有腹部包块，由于慢性失血、癌肿溃烂、感染、毒素吸收等，患者可表现为便血和贫血，大便稀薄，腹泻和便秘交替出现，右半结肠腔较左侧大，较少发生肠梗阻。左半结肠癌常发生肠梗阻。

210．D。结肠癌手术前3天口服新霉素或甲硝唑，同时加服维生素K，给予少渣半流质饮食，每晚口服缓泻药液状石蜡或硫酸镁15～20g。术前2天无渣流质饮食，有肠梗阻者应禁食、补液。术前1天禁食，以减少并软化粪便，当晚及术日晨清洁灌肠，灌肠时宜选细肛管，轻柔插入，禁用高压灌肠，以免癌细胞扩散。

211．A。排便习惯和粪便性状改变是结肠癌患者首发症状，表现为大便次数增多，血便、腹泻、便秘等，其中以血便为突出表现。

212．A。人工肛门术后2～3天肠蠕动恢复后开放造瘘口，取左侧卧位（造口侧卧位），并用塑料薄膜隔开腹部切口与造口，防止流出的粪便污染腹部切口。人工肛门的护理措施还包括造口观察；保护造瘘口周围皮肤，造口开放前用凡士林纱布覆盖外翻的肠黏膜，术后3天拆除；保持大便通畅及正确使用人工肛门袋。

213．B。结肠癌手术前3天口服新霉素或甲硝唑，

同时加服维生素K，同时少渣半流质饮食，每晚口服缓泻药液状石蜡或硫酸镁15～20g。术前2天无渣流质饮食，有肠梗阻者应禁食、补液。术前1天禁食，以减少并软化粪便，当晚及术日晨清洁灌肠，灌肠时宜选细肛管，轻柔插入，禁用高压灌肠，以免癌细胞扩散。

214．E。直肠癌行结肠造口术患者出院后应给予产气少、易消化、无刺激性的饮食，避免高脂肪和刺激性食物，避免过多粗纤维食物（如芹菜、韭菜），多吃新鲜水果和蔬菜。

215．E。直肠指检是诊断直肠癌最重要、最简单有效的检查方法，可了解癌肿的部位，距肛缘的距离，癌肿的大小、范围、固定程度及与周围脏器的关系等。

216．E。齿状线以上为单层柱状上皮，血供来源于直肠上、下动脉，回流至肝门静脉，淋巴引流至肠系膜下淋巴结和髂内淋巴结，受内脏神经支配，无疼痛感；齿状线以下为复层扁平上皮，血供来源于肛门动脉，回流至下腔静脉，淋巴引流至腹股沟浅淋巴结，受躯体神经支配，痛觉敏锐。发生在齿状线以上的痔为内痔，以下的为外痔。

217．E。切开引流为治疗直肠肛管周围脓肿的主要方法，一旦诊断明确，即应切开引流，手术方式因脓肿的部位不同而异。

218．B。切开引流为治疗直肠肛管周围脓肿的主要方法，一旦诊断明确，即应切开引流，手术方式因脓肿的部位不同而异。

219．E。肛裂患者临床特点为疼痛、便秘、出血，排便时常在粪便表面或便纸上见到少量血迹，或滴鲜血，大量出血少见。

220．B。痔切除术后24小时内，嘱患者每4～6小时排尿1次，避免因手术、麻醉、疼痛等原因造成尿潴留。术后24小时内可在床上活动四肢、翻身等，24小时后可适当下床活动；术后1～2天应以无渣或少渣流质、半流质饮食为主。术后3天内尽量避免排便，以利于切口愈合，3天后如有便秘，可口服缓泻药物，但切忌灌肠。术后观察患者有无排便困难及粪便变细，如发生肛门狭窄，应在手术切口愈后及早行扩肛治疗。

221．A。肛裂患者主要表现为疼痛、便秘、出血。

其疼痛特点为典型的周期性剧烈疼痛，有两次高峰，排便时疼痛多因干硬粪便刺激裂口内神经末梢，排便后疼痛由肛门括约肌反射性痉挛所致，大便带血，便时便后剧痛，应考虑肛裂。肛瘘患者主要表现为肛门周围外口流出少量脓性、血性或黏液性分泌物。直肠肛周脓肿患者主要表现为肛周持续性跳痛，局部红肿，有压痛，脓肿形成可有波动感。

222．A。结肠造口患者术后 2 ～ 3 天肠蠕动恢复后开放，取左侧卧位（造口侧卧位），并用塑料薄膜隔开腹部切口与造口，防止流出的粪便污染腹部切口。造口开放前，肠造口周围用凡士林纱条保护，术后 3 天拆除，及时更换渗湿的敷料，温水清洗并消毒造口周围皮肤，复方氧化锌软膏涂抹，防止浸渍糜烂，并教会患者使用人工肛门袋。

223．A。肝门静脉高压症患者门静脉系压力增高，加之本身无静脉瓣，门静脉血流受阻，血流淤滞，最早出现的病理改变为充血性脾大。长期的充血可引起脾内纤维组织增生和脾组织再生，继而发生不同程度的脾功能亢进。

224．C。肝脏的血液供应 25% ～ 30% 来自肝动脉，70% ～ 75% 来自门静脉。

225．B。正常人门静脉压力为 13 ～ 24cmH$_2$O，平均 18cmH$_2$O。门静脉高压症时，压力大都增至 30 ～ 50cmH$_2$O。

226．C。门静脉系与腔静脉系之间有 4 个主要交通支，胃底 - 食管下段交通支，直肠下端 - 肛管交通支，前腹壁交通支（附脐静脉）和腹膜后交通支，其中胃底 - 食管下段交通支是最有临床意义的交通支，它离门静脉主干和腔静脉最近，压力差最大，因而经受门静脉高压的影响也最早、最显著，胃底 - 食管下段静脉破裂出血是门静脉高压症最严重的并发症。

227．D。血吸虫病所致的门静脉高压症的主要阻塞部位在肝内窦前。血吸虫在门脉系内发育成熟、产卵，形成虫卵栓子，顺着门脉血流抵达肝小叶间汇管区的门脉小分支，引起这些小分支的虫卵栓塞、内膜炎及其周围的纤维化，以致门脉的血流受阻，门脉压力增高。

228．E。门脉高压症典型的病理变化包括 3 方面，有脾大、脾功能亢进，静脉交通支扩张和腹水。其中不包括中心静脉压增高，中心静脉压增高常提示患者心功能不全。

229．A。正常人门静脉压力为 13 ～ 24cmH$_2$O，平均 18cmH$_2$O。门静脉高压症时，压力增至 30 ～ 50cmH$_2$O。

230．D。门 - 腔静脉分流术肠道准备要求术前 2 ～ 3 天口服肠道抗菌药，预防术后肝性脑病；术前 1 天晚用酸性溶液清洁灌肠，避免手术后肠胀气压迫血管吻合口，但禁用肥皂水等碱性溶液灌肠。术前一般不放置胃管。

231．A。肝的右下缘齐右肋缘，左下缘可在剑突下扪到，一般在腹中线处不超过剑突与脐连线的中点。肝是人体内最大的实质性脏器，有肝动脉和肝门静脉双重血液供应，肝的血液供应 25% ～ 30% 来自肝动脉，70% ～ 75% 来自门静脉，门静脉主干由肠系膜上、下静脉和脾静脉汇合而成。

232．C。甲胎蛋白是诊断肝癌的特异性指标，是肝癌的定性检查，有助于诊断早期肝癌，广泛用于普查、诊断、判断治疗效果及预测复发。

233．A。支气管镜检查诊断中央型肺癌的阳性率较高，可在支气管腔内直接看到肿瘤大小、部位及范围，并可取穿刺组织做病理学检查，明确病理类型。

234．E。原发性肝癌患者肝区疼痛是最常见和最主要的症状，也是半数以上患者的首发症状，多为持续性胀痛、钝痛或刺痛，夜间或劳累后加重。

235．D。目前治疗肝癌首选的和最有效的方法是手术切除。

236．B。肝癌切除术后患者病情平稳后宜取半卧位，术后 24 小时内卧床休息，不宜过早下床活动。避免剧烈咳嗽和打喷嚏，以减少出血。术后禁饮食，胃肠减压，静脉输入葡萄糖溶液，防止低血糖。术后 24 ～ 48 小时肠蠕动恢复后开始进流质饮食，逐步过渡到高蛋白、高热量、高维生素的正常饮食。

237．B。该患者行肝叶切除术后当天出现心慌、气促、出冷汗，血压下降等血容量不足的表现，考虑该患者可能发生了术后肝断面出血。胆汁性腹膜炎患者可表现为弥漫性腹膜炎体征腹部压痛、反跳痛、肌紧张等。膈下脓肿主要表现为发热、脓肿部位持续钝痛、呃逆等。肝性脑病患者主要表现为意识障碍和扑翼样震颤。胆道梗阻患者主要表现为黄疸、腹痛、寒战与高热。

238．E。肝脓肿向膈下间隙穿破形成膈下脓肿，是肝脓肿患者最常见的并发症。其他并发症包括脓胸、心包积液、急性腹膜炎、上消化道大出血等。

239．A。B超检查可明确肝脓肿的部位和大小，是疑似肝脓肿患者首选的检查方法。

240．D。胆汁由肝细胞和毛细胆管分泌成人每日分泌胆汁约 800～1200ml。胆汁是一种复合溶液，比例最大的是水，约占97%，其他主要成分有胆汁酸盐、胆固醇、胆色素、卵磷脂、脂肪酸和无机盐等。

241．A。单纯胆囊结石患者当结石嵌顿于胆囊颈部或并发胆囊炎时出现典型症状为胆绞痛，在饱餐、进食油腻食物或睡眠中体位改变时发生右上腹或上腹阵发性绞痛，向右肩背部放射，可伴消化道症状，典型体征为 Murphy 征阳性（右侧腹直肌外缘与肋弓交接处），该患者表现最可能诊断为胆囊结石，应首选B超检查，可见胆囊增大，胆囊壁增厚，囊内显示强回声，其后有结石声影即可确诊。

242．C。经内镜逆行胰胆管造影在纤维十二指肠镜直视下，通过十二指肠乳头插管至胆管或胰管内，进行逆行直接造影，易诱发急性胰腺炎。

243．C。吗啡有兴奋 Oddi 括约肌的作用，可使胆囊内压增高，加重患者症状，因此缓解胆绞痛禁用吗啡。

244．B。T管一般放置2周左右，术后 10～14 天试行夹闭T管 1～2天。若无腹胀、腹痛、发热及黄疸等症状，可行T管造影，造影后继续引流24小时以上。如胆道通畅、无结石和其他病变，再次夹闭T管 24～48 小时，无不适症状方可拔管。

245．D。胆总管结石合并感染时，表现为典型的 Charcot 三联症，即腹痛、寒战与高热、黄疸。

246．A。急性胆管炎患者，即胆总管结石合并感染时，表现为典型的 Charcot 三联症，腹痛、寒战与高热、黄疸。

247．B。急性胆囊炎患者表现为典型的 Charcot 三联症，即腹痛、寒战与高热、黄疸，还可有全身症状恶心呕吐、腹膜炎等症状。

248．B。引起急性梗阻性化脓性胆管炎的致病菌最多为大肠埃希菌，其他常见的致病菌包括克雷白杆菌、肠球菌等。

249．B。经皮肝穿刺胆管造影前应作凝血酶原时间测定，如延长应给予注射维生素K以纠正。维生素K可促使凝血因子 7、9、10 的合成，促进血液凝固。

250．C。胆囊切除术后患者应少量多餐，进食低脂、高维生素、富含膳食纤维的饮食，忌辛辣刺激性食物，多食新鲜蔬菜和水果，可遵医嘱继续服用消炎利肝药，并定期复查。

251．A。胆囊癌多发生在胆囊体部和底部。腺癌占82%，包括硬癌、乳头状癌、黏液癌，其次为未分化癌占7%，鳞状细胞癌占3%，混合性癌占1%。其他少见的还有淋巴肉瘤、横纹肌肉瘤、网状组织细胞肉瘤等。

252．A。壶腹周围癌患者主要表现为梗阻性黄疸，可有食欲减退、体重减轻、陶土色粪便。该患者出现黄疸，陶土色便，肝胆肿大，且不发热，最可能诊断为壶腹周围癌。胆总管结石主要表现为腹痛、寒战与高热、黄疸。慢性胰腺炎患者主要表现为腹痛，呕吐后不缓解。

253．C。胰腺的外分泌功能主要为分泌胰液，主要成分为由腺泡细胞分泌的各种消化酶以及由中心腺泡细胞和导管细胞分泌的水和碳酸氢盐，胰消化酶主要包括胰蛋白酶、糜蛋白酶、胰淀粉酶、胶原酶、胰脂肪酶等。胰腺的内分泌来源于胰岛，主要分泌胰岛素、胰高血糖素等。

254．B。淀粉酶测定是胰腺炎早期最常用和最有价值的检查方法。血清淀粉酶在发病后数小时开始升高，8～12 小时标本最有价值，24小时达高峰，持续 4～5天后恢复正常。血清淀粉酶超过正常值3倍即可诊断。淀粉酶升高的幅度和病情严重程度不成正比。

255．E。急性胰腺炎患者非手术期应禁食、禁水、胃肠减压，从而减少胃酸分泌，可减少胰液分泌及其对胰腺及周围组织的刺激。急性胰腺炎是由多种病因导致胰酶在胰腺内被激活，引起胰腺及其周围组织水肿、出血甚至坏死等炎性损伤。在我国，胆道疾病是急性胰腺炎最常见的病因，大量饮酒和暴饮暴食可引起胰液分泌增加，并刺激Oddi括约肌痉挛，造成胰管内压增高，损伤腺泡细胞，是急性胰腺炎的第二位病因和重要诱因，也是导致其反复发作的主要原因。治疗急性胰腺炎最重要的措施是减少胰液分泌，而减少胰液分泌最重要的措施是禁食、禁水和胃肠减压。

256．A。腹痛是急性胰腺炎患者主要表现和首发症状，可因内镜下逆行胰胆管造影引起，该患者表现考虑为急性胰腺炎，血、尿淀粉酶测定是胰腺炎早期最常用和最有价值的检查方法。

257．C。急性胰腺炎患者胰酶外溢，脂肪酶在组织内被激活，分解脂肪，并与钙离子结合并形成皂化斑，造成血钙降低，血钙降低的水平提示了疾病的严重程度以及疾病的预后，＜ 2mmol/L提示病情比较严重，预后不良。

258．A。淀粉酶测定是胰腺炎早期最常用和最有价值的检查方法。血清淀粉酶在发病后数小时开始升高，8 ～ 12 小时标本最有价值，24 小时达高峰，持续 4 ～ 5 天后恢复正常。血清淀粉酶超过正常值 3 倍即可诊断。尿淀粉酶于 24 小时才开始升高，48 小时达高峰后缓慢下降，1 ～ 2周后逐渐降至正常。

259．A。阿托品为胆碱能受体阻滞剂，可抑制胰多肽的分泌，从而抑制胰液分泌。

260．A。急性出血坏死型胰腺炎因大量血浆外渗、血容量减少，甚至可丧失 40% 的血循环量，出现严重的低血容量性休克。

261．B。淀粉酶测定是胰腺炎早期最常用和最有价值的检查方法。血清淀粉酶在发病后数小时开始升高，8 ～ 12 小时标本最有价值，24 小时达高峰，持续 4 ～ 5 天后恢复正常。尿淀粉酶于 24 小时才开始升高，48 小时达高峰后缓慢下降，1 ～ 2 周后逐渐降至正常。

262．A。胆总管结石合并感染时，表现为典型的 Charcot 三联症，即腹痛、寒战与高热、黄疸。急性胆囊炎患者主要表现为胆绞痛。

263．C。该患者胰头癌术后 5 天腹腔引流管流出含胆汁的液体，出现高热，提示患者出现胰空肠吻合口瘘，胰瘘多发生于术后 1 周左右。应持续负压吸引，保持引流通畅，给予生长抑素抑制胰液分泌，注意保护周围皮肤。

264．E。手术切除是胰头癌最有效的治疗方法。首选的根治性切除术为胰头十二指肠切除术（Whipple 手术），切除范围包括胰头（含钩突）、远端胃、十二指肠、上段空肠、胆囊和胆总管，需同时清除相应区域的淋巴结。切除后再将胰腺、胆总管和胃与空肠重建。

265．D。胰头癌最主要的临床表现是梗阻性黄疸，多数是由于胰头癌压迫或浸润胆总管所致，呈进行性加重。

266．D。胰头癌根治性切除术患者术前应给予高蛋白、高热量、高维生素、低脂饮食，必要时肠内、肠外营养支持。遵医嘱保肝治疗，黄疸者静脉补充维生素 K，改善凝血功能。术前常合并糖尿病，通过饮食调节和胰岛素控制血糖在 7.2 ～ 8.9mmol/L 范围内。术前 3 日开始口服抗生素抑制肠道细菌，预防术后感染，胰腺癌术后肺部感染的风险极大，所以术前应戒烟、训练深呼吸、有效咳嗽咳痰。

267．A。胰腺癌并发糖尿病，术前尿糖控制在尿糖（＋～－）。

268．E。传统的 Whipple 三联症概括了胰岛素瘤的临床表现和诊断要点，Whipple 三联症包括空腹或运动后出现低血糖症状；症状发生时血糖低于 2.8mmol/L（50mg/dl）；进食或静脉推注葡萄糖可迅速缓解症状。诊断胰岛素瘤的实验室检查首选血糖。密切监测血糖，证实患者存在Whipple 三联症。

269．B。休克患者体温过低时应注意保暖，可采取加盖被子或调高室温等方法，禁忌用热水袋或电热毯等提高体表温度，以防烫伤及因局部皮肤血管扩张、组织耗氧量增加而引起重要内脏器官血流量进一步减少。补充血容量是纠正休克患者组织低灌注和缺氧的关键，应迅速建立 2 条以上静脉通路，给予吸氧，并根据血压、尿量、中心静脉压等监测指标，估算输液量及判断补液效果。

270．A。下肢静脉由浅静脉、深静脉、穿通静脉和交通静脉组成，浅静脉有大隐静脉、小隐静脉两条主干。实施浅静脉瓣膜功能试验（曲氏试验）时，令患者平卧，抬高下肢使静脉虚空后，在腹股沟下方缚扎止血带压迫大隐静脉，再嘱患者站立，释放止血带后10秒内如静脉曲张自上而下出现，提示大隐静脉瓣膜功能不全。该患者左小腿大隐静脉重度曲张，此时关键的检查是浅静脉瓣膜功能检查。同法，在腘窝处缚扎止血带，可检测小隐静脉瓣膜的功能。深静脉通畅试验为深静脉梗阻患者最有意义的检查。

271．E。下肢深静脉血栓脱落容易栓塞的部位是肺。下肢静脉血液回流入心脏后，通过右心室进入肺动脉小血管后，可引起肺栓塞。

272．C。下肢静脉曲张表现为进行性加重的下肢浅静脉扩张、纡曲、隆起等，伴下肢沉重、乏力感，最典型的早期表现为下肢沉重感。

273．E。全下肢深静脉血栓形成（混合型）主要临床表现为全下肢明显肿胀、剧痛，股三角区、腘窝、小腿基层都可有压痛，常伴有体温升高和脉率加速（股白肿），如病程继续进展，肢体极度肿胀，对下肢动脉造成压迫以及动脉痉挛，导致下肢动脉血供障碍，出现足背动脉和胫后动脉搏动消失，进而小腿和足背往往出现水泡，皮肤温度明显降低并呈青紫色（股青肿），出现股青肿者应切开静脉壁直接取栓，术后辅以抗凝、祛聚治疗，如不及时处理，可发生静脉性坏疽。

274．C。血流缓慢、血管壁损伤和血液凝血功能异常是引起静脉血栓的三个主要因素。血流缓慢常见于手术、长期卧床者。血液高凝状态主要见于肿瘤、产后、长期服用避孕药、创伤、外科手术后等患者。

275．C。下肢深静脉血栓形成患者应绝对卧床休息1～2周，长期卧床患者应定期翻身，预防压疮。禁止热敷、按摩，避免活动幅度过大，避免用力排便，以防血栓脱落。休息时患肢高于心脏平面20～30cm，禁忌输液，以改善静脉回流，减轻水肿和疼痛。避免屈膝、屈髋或穿过紧衣物影响静脉回流。可采用药物溶栓治疗或手术导管取栓。

276．E。下肢静脉手术后，及早活动下肢可促进血液回流，防止深静脉血栓形成。

277．E。手术、制动、血液高凝状态是下肢深静脉血栓发病的高危因素，鼓励患者作四肢的主动运动和早期离床活动，是主要的预防措施。

278．A。寒冷潮湿为血栓闭塞性脉管炎的发病因素，与原发性静脉曲张无关。原发性下肢静脉曲张又称为单纯性下肢浅静脉曲张，先天性浅静脉壁薄弱和静脉瓣膜结构不良是发病的主要原因，与遗传因素有关。以及长时间站立、重体力劳动、妊娠、慢性咳嗽、习惯性便秘等后天性因素，能使腹腔内压力增高，导致瓣膜关闭不全，产生反流。由于浅静脉管壁肌层薄且周围缺少结缔组织，血液反流使静脉血量超负荷（下肢浅静脉压力升高），可引起静脉增长、增粗，出现静脉曲张。

279．D。血栓闭塞性脉管炎是一种主要累及四肢远端中小动、静脉的慢性、节段性、周期性发作的血管炎性病变，以下肢中、小动脉多见，主要又称Buerger病，简称脉管炎。

280．D。下肢静脉曲张是指下肢浅静脉因瓣膜关闭不全，使静脉内血液倒流，远端静脉血淤滞，引起的以静脉壁扩张、纡曲、不规则膨出和扭曲为主要表现的疾病。

281．B。血栓闭塞性脉管炎患者应绝对禁烟；肢体保暖，但不可使用热疗（包括使用红外线治疗仪保暖），因热疗一方面可增加组织需氧量，加重病情，另一方面由于患者对热的敏感性降低，热疗易导致烫伤。保持皮肤清洁干燥，防止受伤及感染。可使用扩血管及抗凝药物治疗，疼痛严重者可适当使用吗啡或哌替啶，但易成瘾，应慎用。

282．B。早期血栓闭塞性脉管炎即局部缺血期，典型表现为间歇性跛行，当患者行走一段后患肢疼痛，被迫停下，休息后疼痛缓解。中期特征性表现为出现静息痛。晚期主要的病理变化是动脉完全闭塞，坏疽形成。

283．B。血栓闭塞性脉管炎早期（局部缺血期）患者主要的病理变化是血管痉挛，典型症状为间歇性跛行，当患者行走一段后患肢疼痛，被迫停下，休息后疼痛缓解。营养障碍期（中期）主要表现为静息痛。组织坏死期（晚期）主要表现为肢体由远端向近端逐渐发生干性坏疽，肢端发黑，形成经久不愈的溃疡。

284．C。颅内压增高危象和引起死亡的主要原因是脑疝，移位的脑组织压迫脑的重要结构或生命中枢，如不及时救治，常危及患者生命。

285．E。视神经乳头水肿是颅内压增高的客观体征。表现为视神经乳头充血、边缘模糊、中央凹陷变浅或消失，视网膜静脉怒张、纡曲，严重时乳头周围可见火焰状出血。长期、慢性颅内压增高可致视神经乳头颜色苍白、视野向心缩小，引起视神经继发性萎缩，甚至失明。

286．E。头痛是颅内压增高最常见的症状，以早晨或晚间较重，多位于额部及颞部，表现为胀痛和撕裂痛，可从颈枕部向前放射至眼眶，程度可随颅内压增高而进行性加重，咳嗽、打喷嚏、用力、弯腰或低头活动时易加重。

287．C。颅内压增高的躁动者如强制约束可引起患者情绪激动，血压骤升，升高颅内压，诱发脑疝。防止颅内压骤然升高患者应安静休息，避免情绪激动，保持呼吸道通畅，避免剧烈咳嗽和用力排便，及时控制癫痫发作，一旦发生及时抗癫痫治疗。

288．E。颅内压增高的躁动者如强制约束可引起患者情绪激动，血压骤升，升高颅内压，诱发脑疝。保持呼吸道通畅、避免剧烈咳嗽、限制输液速度、便秘者用缓泻药均有利于防止颅内压升高患者血压骤升而诱发脑疝。

289．E。颅内压增高患者常以头痛、呕吐、视神经乳头水肿为三大主征，颅内压力持续超过200mmH$_2$O（2.0kPa），该患者表现考虑诊断为颅内压增高，为防止颅内压骤然升高，患者应安静休息，避免情绪激动，保持呼吸道通畅，避免剧烈咳嗽和用力排便。鼓励患者多食富含纤维素的食物以防便秘。

290．E。成人正常颅内压为 0.7～2.0kPa（70～200mmH$_2$O），该患者颅内压值为4kPa，超过200mmH$_2$O（2.0kPa），考虑诊断为颅内压升高，应密切观察患者意识、生命体征、瞳孔和肢体活动变化，警惕颅高压危象的发生，有条件者可检测颅内压。

291．A。颅内压增高患者代偿期（早期）出现典型生命体征改变（库欣反应），"两慢一高"，即脉搏减慢，呼吸深慢，血压升高，尤其是收缩压增高、脉压增大。继而出现潮式呼吸，血压下降，脉搏细弱，最终死于呼吸循环衰竭。

292．E。颅内压增高患者情绪激动、剧烈咳嗽、用力排便时以及癫痫发作者可因血压骤升而升高颅内压，诱发脑疝形成。躁动者强制约束可引起患者情绪激动，血压骤升而进一步升高颅内压，诱发脑疝。

293．A。脑疝患者主要表现为颅内压增高症状，进行性加重的剧烈头痛，躁动不安，喷射性呕吐等；小脑幕切迹疝者患侧瞳孔进行性散大，脑干受压后生命中枢功能紊乱或衰竭等表现，该患者表现最可能发生的为脑疝形成。蛛网膜下腔出血患者主要表现为起病急骤，持续性剧烈头痛，喷射性呕吐，最具特征性的体征为脑膜刺激征。

294．A。小脑幕切迹疝患者瞳孔改变可判断病变部位的指标，同侧动眼神经受到挤压产生动眼神经麻痹症状，主要表现为患侧瞳孔进行性散大。脑疝初期由于患侧动眼神经受刺激导致患侧瞳孔缩小，随着脑疝进行性恶化，脑干血供受影响，动眼神经麻痹致患侧瞳孔散大，直接、间接对光反应消失。

295．C。小脑幕切迹疝发生时，移位的脑组织在小脑幕切迹挤压脑干，脑干移位，严重者可有脑干内部出血；同侧的大脑脚受到挤压而造成病变对侧偏瘫，同侧动眼神经受到挤压产生动眼神经麻痹症状。其相应的典型临床表现是进行性意识障碍；病变对侧肢体肌力减弱或瘫痪；患侧瞳孔进行性散大。

296．D。腰椎穿刺患者穿刺放液后因椎管内压力急剧下降，颅腔与椎管内压力差加大，可使脑组织向下移位，从而诱发脑疝。

297．B。颅内压增高明显者或急性脑疝患者禁忌腰椎穿刺，腰椎穿刺放液后因椎管内压力急剧下降，颅腔与椎管内压力差加大，可使脑组织向下移位，而发生或加重脑疝。

298．C。小脑幕切迹疝同侧的大脑脚受到挤压而造成病变对侧偏瘫,临床表现为对侧肢体瘫痪、肌张力增加、腱反射亢进、病理征阳性。如脑疝继续发展,则出现深度昏迷,双侧眼球固定及瞳孔散大、对光反射消失,四肢全瘫,去脑强直,生命体征严重紊乱,最后呼吸、心跳停止而死亡。

299．B。颅中窝骨折的患者骨折常累及蝶骨和额骨,出血积聚在筋膜下,皮下淤血的部位是耳后乳突区。

300．B。颅前窝骨折患者骨折多累及眶顶和筛骨,骨折出血可经鼻流出,或进入眶内在眼睑和球结膜下形成瘀斑,称"熊猫眼",该患者出现球结膜下出血,鼻孔流出血性脑脊液,可能为颅前窝骨折。鼻骨骨折主要表现为外鼻畸形、肿胀、鼻出血、鼻塞等。颅中窝骨折主要表现为鼻漏、耳漏,常发生面神经和听神经损伤。颅后窝骨折主要表现为乳突和枕下部可见皮下淤血,或咽后壁发现黏膜下淤血。

301．E。伤后昏迷有中间清醒期为硬脑膜外血肿典型表现,原发性脑损伤最初短时昏迷,之后中间意识清醒,后因脑疝形成继之昏迷。"中间清醒期"的长短主要取决于脑损伤的程度及血肿形成的速度。硬脑膜下血肿表现为进行性加重的意识障碍。脑震荡表现为伤后立即出现短暂的意识障碍,一般不超过半小时。清醒后大多出现逆行性遗忘。

302．E。硬脑膜外血肿患者典型的意识障碍是伤后昏迷有"中间清醒期",即患者伤后原发性脑损伤的意识障碍清醒后,在一段时间后颅内血肿形成,因颅内压增高导致患者再度出现昏迷。因此,"中间清醒期"的长短主要取决于脑损伤的程度及血肿形成的速度。

303．C。硬脑膜外血肿患者伤后原发性脑损伤的意识障碍清醒后,在一段时间后颅内血肿形成,脑组织受压,导致患者再度出现昏迷。硬膜外血肿出现继发性昏迷的主要原因是血肿形成。

304．C。颅脑损伤时,对于意识清醒患者应适当抬高床头,以利于静脉回流,减轻脑水肿。昏迷患者去枕侧卧位或侧俯卧位,利于清除或引流呼吸道分泌物及其他血污,以免误吸。

305．A。颅内动脉畸形是先天性中枢神经系统血管发育异常所致畸形中最常见的一种类型。多在40岁以前发病,男性稍多于女性。其常见的临床表现是出血、抽搐、头痛、神经功能缺损及其他症状。数字减影脑血管造影（DSA）是确诊颅内动静脉畸形的必需手段。

306．D。出血是颅内动静脉畸形最常见的首发症状,多因畸形血管破裂引起脑内、脑室内和蛛网膜下隙出血。多在患者进行体力活动或有情绪波动时发病,表现为头痛、呕吐、意识障碍等症状。

307．A。闭合性多根多处肋骨骨折患者胸壁软化可出现反常呼吸运动,若软化范围较大,纵隔左右扑动、影响换气和静脉血回流,导致体内缺氧和二氧化碳滞留,严重者可发生呼吸和循环衰竭。

308．E。开放性气胸呼吸时两侧胸膜腔的压力发生变化,可出现吸气时纵隔向健侧移位,呼气时又移回患侧,导致纵隔位置随呼吸而左右摆动,称为纵隔扑动。

309．C。开放性胸外伤胸壁存在开放性伤口,患侧胸膜腔与大气直接相通,空气自由进入胸膜腔,胸膜腔内负压消失,肺组织萎陷。

310．D。张力性气胸行紧急胸腔穿刺排气时,穿刺部位选择在伤侧第2肋骨间锁骨中线处。

311．D。开放性气胸急救应立即将开放性气胸转变为闭合性气胸,可用无菌敷料或清洁器材等在患者呼气末封盖伤口。

312．E。心脏破裂最常见的部位为右心室。心脏损伤可分为钝性心脏损伤和穿透性心脏损伤。穿透性心脏损伤好发的部位依次为右心室、左心室、右心房和左心房;此外,还可导致心房、心室间隔和瓣膜装置损伤。钝性心脏损伤多发生于右心室,严重者甚至可发生心脏破裂。

313．B。胸腔闭式引流的集液瓶的橡胶瓶塞上有两个孔,分别插入长、短玻璃管。瓶中盛约500ml无菌生理盐水,短玻璃管下口远离液面,使瓶内空气与外界大气相通,而长玻璃管上口与胸腔引流管相连,下口插至液面下3～4cm。引流瓶低于胸壁引流口平面60～100cm,依靠重力引流,以防瓶内液体逆流入胸膜腔。

314．E。胸膜腔闭式引流管的作用包括引流胸膜腔内积气、血液和渗液；重建胸膜腔负压，保持纵隔的正常位置；促进肺复张。

315．A。急性脓胸治疗措施包括消除食管吻合口瘘等原发病；选用胸腔穿刺、胸腔闭式引流、早期脓胸廓清术等方法尽早排净脓液，使肺早日复张；根据致病微生物对药物的敏感性，选用有效、足量的抗生素控制感染；补充营养素、注意水和电解质的平衡、纠正贫血等全身支持治疗。胸廓成形术为慢性脓胸的治疗措施。

316．D。胸廓成形术后患者为控制反常呼吸取术侧向下卧位，用厚棉垫、胸带加压包扎并在胸廓下垫一硬枕或用 1～3kg 沙袋，应经常检查患者的呼吸情况确定包扎松紧是否适宜，随时调整。术后引流引流管不能过细，引流位置适当，插入不能过深以免影响脓液排出；及时更换敷料，妥善固定引流管防止滑脱；引流口周围皮肤涂氧化锌软膏，防止发生皮炎。术后鼓励患者进食高蛋白、高热量、高维生素食物以促进恢复。

317．E。为保持肺结核患者呼吸道通畅应指导患者深呼吸，有效咳嗽、排痰；痰液多者可采用体位引流；痰液黏稠者给予雾化吸入以稀释痰液，咯血量较少时，嘱卧床休息（患侧卧位），消除紧张，口服止血药。中等或大量咯血时应严格卧床休息，取患侧卧位，保证气道通畅，注意防止窒息，并配血备用；恢复期可适当增加活动。

318．E。肺结核非手术治疗和手术治疗均应给予正规抗结核治疗。肺结核手术治疗主要用于内科治疗无效，长期排菌患者。胸廓成形术应分次进行，每次手术间隔 3 周。

319．A。对化疗较敏感但愈后较差的肺癌病理类型是小细胞癌，小细胞癌在各病理类型中对化疗最为敏感，但小细胞癌生长速度快，恶性程度高，侵袭力强，远处转移早，较早出现淋巴和血行转移，在各型肺癌中预后较差。

320．A。小细胞癌生长速度快，恶性程度高，侵袭力强，远处转移早，较早出现淋巴和血行转移，在各型肺癌中预后较差。

321．B。纤维食管镜检查合并病理学检查对食管癌有确诊价值。脱落细胞学检查为我国首创，

适用于普查。

322．A。在我国，食管癌的发病年龄多在 40 岁以上，以 60～64 岁年龄组发病率最高。

323．A。食管癌中晚期典型症状是进行性吞咽困难。患者逐渐消瘦、脱水、无力。早期症状不明显，表现为吞咽粗硬食物时偶有不适感，如哽噎感、胸骨后烧灼样、针刺样或牵拉摩擦样疼痛。晚期有恶病质，侵袭邻近器官或远处转移时，出现相应症状，如声音嘶哑、胸痛、呛咳等。

324．E。该患者出现吞咽困难 2 个月余，可初步考虑为食管癌。食管镜检查可钳取活组织作病理学检查，有确诊价值。

325．D。窦房结是心的正常起搏点，窦房结产生的节律性兴奋依次传至结间束、房室结区、房室束、左右束支和浦肯野纤维，调节心脏的舒缩活动。

326．C。各项心内检查常见的并发症包括心动过缓、室上性心动过速、房颤、房扑、室性期前收缩、室颤、心脏骤停或急性心肌梗死。

327．B。充溢性尿失禁是由于各种原因使膀胱排尿出口梗阻或膀胱逼尿肌失去正常张力，引起尿液潴留，膀胱过度充盈，造成尿液从尿道不断溢出。常见原因有脊髓损伤早期的脊髓休克阶段、脊髓肿瘤等导致的膀胱瘫痪等神经系统病变；前列腺增生、膀胱颈梗阻及尿道狭窄下尿路梗阻。压力性尿失禁常见于多次分娩或绝经后妇女。持续性尿失禁（真性尿失禁）多见于妇科手术、产伤所造成的膀胱阴道瘘。急迫性尿失禁主要见于下尿路梗阻、前列腺增生、子宫脱垂、脑血管意外和帕金森症等。

328．A。下尿路感染的主要表现为尿频、尿急、尿痛等膀胱刺激症状。

329．E。肾切除的前提条件是对侧肾功能良好而伤肾修复困难，患者拟手术切除右肾，应重点观察对侧肾功能。

330．D。肾损伤非手术治疗期间，了解出血状况的观察重点是血压、尿色。血压可提示患者有无休克征象。肾损伤非手术治疗期间每 30 分钟至 2 小时留取患者尿液于编号的试管内，观察尿色深浅变化，若颜色加深，说明有活动性出血；

动态监测血红蛋白和血细胞比容变化可判断出血情况。

331．E。肾损伤患者非手术治疗应绝对卧床休息2～4周，向患者强调绝对卧床休息的重要性，即使血尿消失，仍需继续卧床休息至预定时间。过早、过多离床活动，有再度出血的危险。

332．B。患者下腹撞伤后出现腹膜刺激症状，有尿意但不能排尿。经导尿流出少量血尿，考虑诊断为膀胱破裂。膀胱破裂按腹膜的完整性分为腹膜内型和腹膜外型2种，腹膜内型膀胱破裂时，尿液流入腹腔常引起腹部压痛、反跳痛和肌紧张的急性腹膜炎症状，叩诊有移动性浊音。腹膜外型膀胱破裂时，可引起下腹部疼痛，压痛及肌紧张；有尿意但不能排出或仅排出少量血尿。若有血块堵塞则无尿液排出。导尿试验是确定膀胱破裂简单有效的检查方法。膀胱损伤时，导尿管可顺利插入膀胱（尿道损伤不易插入），但仅流出少量血尿或无尿液流出。患者导尿管可插入膀胱，仅流出少量血尿，不考虑为尿道损伤。肾裂伤表现为血尿、腰背部疼痛。

333．A。前尿道（球部、阴茎部）损伤多发生于球部，多见于会阴部骑跨伤。后尿道（前列腺部、膜部）损伤多发生于膜部，多由骨盆骨折造成。

334．B。该患者症状考虑为尿道球部损伤。尿道损伤多见于男性，以尿生殖膈为界，可分为前尿道（球部、阴茎部）损伤和后尿道（前列腺部、膜部）损伤。其中球部和膜部的损伤最为常见。会阴部骑跨伤可引起尿道球部损伤，骨盆骨折可引起膜部尿道撕裂。尿道出血多见于前尿道损伤，表现为即使不排尿也可见尿道外口滴血。后尿道损伤时，尿道口可无流血或仅少量血液流出。

335．B。尿道出血是尿道损伤最主要的临床表现，多见于前尿道损伤，即使不排尿也可尿道外口滴血。后尿道损伤时，尿道口可无流血或仅少量血液流出。

336．A。患者症状符合急性膀胱炎的体征。急性膀胱炎发病突然，其临床表现为尿频、尿急、尿痛、尿道烧灼感。常见终末血尿，有时为全程血尿，甚至有血块排出。全身症状不明显，体温正常或仅有低热，当并发急性肾盂肾炎或急性前列腺炎、附睾炎时才出现高热等全身症状。膀胱

肿瘤血尿表现为间歇性全程无痛肉眼血尿。输尿管结石的典型表现为绞痛和镜下血尿。肾结核患者血尿常为终末血尿，多为晚期症状。

337．C。上尿路（肾、输尿管）结石以草酸钙结石多见，下尿路（膀胱、尿道）结石以磷酸镁铵结石常见。

338．C。输尿管结石梗阻时会出现肾绞痛，表现为疼痛剧烈难忍，位于腰部或上腹部，阵发性发作，辗转不安，大汗，恶心，呕吐。疼痛可向下腹部和会阴部放散。

339．D。患者运动后出现肾绞痛和血尿，为输尿管结石的典型表现。泌尿系统X线平片能发现90%以上的结石。下一步首先考虑的辅助检查是X线平片。

340．B。肾实质切开取石或肾部分切除者应绝对卧床休息2周，防止出血。

341．B。尿酸结石者不宜食用含嘌呤高的食物，如动物内脏，限制各种肉类和鱼虾等高蛋白的食物。草酸盐结石患者应限制浓茶、菠菜、巧克力、草莓、麦款、芦笋和各种坚果（松子、核桃、板栗等）。

342．A。肾实质切开取石或肾部分切除者应绝对卧床休息2周，防止出血。

343．D。非手术治疗适用于结石直径＜0.6cm、表面光滑、无尿路梗阻、无感染的纯尿酸或脱氢酸结石患者。直径＜0.4cm、表面光滑的结石，90%能自行排出。体外冲击波碎石术适用于直径≤2cm的肾结石及输尿管上段结石。输尿管肾镜取石、输尿管切开取石、经皮肾镜取石较少用。该患者右肾结石0.4cm，较适宜的方法为保守治疗。

344．C。肾结核典型表现为尿频、尿急、尿痛，还可出现淘米水样脓尿、终末血尿，腰痛等症状。肾癌典型表现为间歇无痛性血尿。肾结核患者尿结核分枝杆菌检查阳性率高，对肾结核的诊断有决定性意义。该患者症状考虑诊断为肾结核。肾结石特点为与活动有关的疼痛和血尿。肾小球肾炎经消炎药治疗后有效。肾积水可出现腰部疼痛，B超可见肾积水程度和肾皮质萎缩情况。

345．B。尿频是前列腺增生最常见的早期症状，

夜间更为明显。进行性排尿困难是前列腺增生的典型症状，表现为排尿迟缓、断续，尿流细而无力，射程短，终末滴沥，排尿时间延长。梗阻加重或由久坐、劳累等因素诱发可发生尿失禁、尿潴留。前列腺增生合并感染或结石可有尿频、尿急、尿痛症状；增生的腺体表面黏膜血管破裂时，可发生不同程度的无痛性肉眼血尿。

346．E。增生的前列腺可造成膀胱出口梗阻，梗阻程度与前列腺增生体积的大小并不成比例，而与增生腺体的位置和形态有直接关系。

347．A。肾癌可蔓延至肾盏、肾盂、输尿管，并常侵犯肾静脉，易形成静脉癌栓。静脉内柱状的癌栓可延伸至下腔静脉，有下腔静脉癌栓严重阻塞静脉回流者可出现双下肢水肿，左肾肿瘤肾静脉癌栓者可出现不受体位改变而变化的左侧精索静脉曲张。

348．C。间歇无痛性血尿为肾癌的常见的症状，表明肿瘤已累及肾盏、肾盂，常伴有腰部钝痛或隐痛，血块通过输尿管时可致肾绞痛。肿瘤较大时在腹部或腰部触及肿块。

349．A。肾部分切除术后患者应绝对卧床休息 1 ～ 2 周，根治性肾切除术后卧床 3 ～ 5 天，以防继发性出血。

350．A。膀胱癌是最常见的泌尿系统肿瘤。近年来我国前列腺癌发病率明显上升，其次为肾癌、肾盂癌。

351．C。膀胱内药物灌注主要用于保留膀胱的患者，其目的是为了预防和推迟肿瘤复发时间，每周灌注 1 次，8 次后改为每月 1 次，共 1 ～ 2 年。其护理措施包括膀胱灌注药物前避免大量饮水，灌注前排空膀胱，以便使膀胱内药液达到有效浓度；灌注时，保持病室温度适宜，充分润滑导尿管，以减少尿道黏膜损伤；膀胱内药液保留 0.5 ～ 2 小时，协助患者每 15 ～ 30 分钟变换 1 次体位，分别取俯、仰、左、右侧卧位，使药液均匀地与膀胱壁接触；灌注后，嘱患者大量饮水，稀释尿液以降低药物浓度，减少对尿道黏膜刺激；如有化学性膀胱炎、血尿等症状，遵医嘱延长灌注时间间隔、减少剂量、使用抗生素，特别严重者暂停膀胱灌注。

352．B。前列腺增大、坚硬，表面不光滑且出现进行性排尿困难考虑为前列腺癌。前列腺增生直肠指检腺体增大，表面光滑，边缘清楚，质地柔韧而有弹性。前列腺结核直肠指诊有硬结但患者常无自觉症状，偶有会阴部不适，有时有血精、精液量减少、射精痛等现象。慢性前列腺炎常见的临床表现为尿频、尿急、尿痛、排尿不尽、尿滴沥。

353．C。男性性功能障碍是一组疾病，包括性欲减退或亢进、阴茎勃起功能障碍或异常勃起、早泄、不射精或逆行射精、性高潮障碍等。

354．E。绝育术后留院观察 1 ～ 2 小时，若阴囊内无出血和血肿可离院，术后 2 ～ 3 小时内应重点观察有无切口处肿胀、阴囊皮肤青紫等，一旦发现出血征象立即通知医生处理。术后注意休息，7 天内不骑自行车，避免剧烈活动、洗澡和性交。输精管结扎后精囊内存留的精子仍可导致怀孕，如术中未注射杀精药，应指导节育者术后避孕应至少 2 个月。

355．B。使用避孕套可阻止精子进入宫腔进而阻止精子与卵子相遇。

356．E。库欣综合征是各种原因引起肾上腺皮质分泌过多糖皮质激素（主要是皮质醇）所致病症的总称。以垂体促肾上腺皮质激素（ACTH）分泌亢进最多见，简称库欣病。多发于 20 ～ 45 岁，成人多于儿童，女性多于男性。

357．A。原发性醛固酮增多症是肾上腺皮质分泌过量的醛固酮激素引起以高血压、低血钾、高血钠、低血浆肾素活性和碱中毒为主要表现的临床综合征。原发性醛固酮增多症患者醛固酮激素分泌增多，导致肾小管对 Na^+ 的重吸收增多，对 K^+ 的重吸收减少，尿钾排出增多，血钾浓度降低，出现低钾血症。

358．B。原发性醛固酮增多症患者醛固酮分泌增多，醛固酮的作用为潴钠排钾，使肾小管对 Na^+ 的重吸收增多，对 K^+ 的重吸收减少，尿钾排出增多，造成水钠潴留，血钾浓度降低，出现低钾血症。

359．C。儿茶酚胺包括肾上腺素、去甲肾上腺素和多巴胺。

360．C。骨牵引常应用于颈椎骨折或脱位、肢体开放性骨折及肌肉丰富处的骨折，对于青壮年，肌力强大处及不稳定骨折等，收效好。牵引力量大、持续时间长，可达2～3个月。骨牵引属有创牵引方式，操作较复杂，且牵引时间较长，会使患者产生一定的痛苦。牵引重量根据病情、部位和患者体重确定。下肢牵引重量一般是体重的1/10～1/7，颅骨牵引重量一般为6～8kg，不超过15kg。

361．E。皮牵引多用于四肢牵引。无创、简单易行，但牵引重量小，一般不超过5kg，牵引时间为2～4周。

362．E。牵引术是骨科常用的治疗方法，是利用牵引力和反牵引力作用于骨折部，达到复位或维持复位固定的治疗方法。

363．E。骨盆水平牵引（骨盆带牵引）常用于腰椎间盘突出症的治疗；骨盆悬吊牵引常用于骨盆骨折的复位与固定。

364．B。关节僵硬是骨折最常见的并发症，多由于患肢长时间固定导致静脉和淋巴回流不畅，关节周围组织发生纤维粘连所致，预防的方法是积极进行功能锻炼。

365．E。关节僵硬是骨折最常见的并发症，多由于患肢长时间固定导致静脉和淋巴回流不畅，关节周围组织发生纤维粘连所致，预防的方法是积极进行功能锻炼。石膏固定拆除后，固定解除，关节僵硬的主要原因为缺少功能锻炼。

366．A。主动运动是功能锻炼的主要方法适用于有活动能力的患者，患者依靠自身力量进行锻炼，注意鼓励和指导患者，充分发挥其主观能动性。被动运动患者完全靠自身以外的力量进行运动，适应于严重瘫痪的患者。助力运动适用于自身力量不足，需要外力协助，尤其在起动时需要帮助的患者。手法治疗适用于关节内粘连已完全机化，关节僵硬已定型的患者。骨科患者康复锻炼遵循循序渐进、动静结合、主动与被动运动相结合的原则

367．E。骨折不愈合多由于骨折断端间嵌夹较多软组织；开放性骨折骨块丢失或清创时去除的骨片较多，造成骨缺损；严重损伤或治疗不当对

骨的血液供应破坏较大；感染等因素所致。

368．B。骨折的早期并发症包括休克、脂肪栓塞综合征、重要周围组织损伤如脊柱骨折和脱位伴发脊髓损伤、骨筋膜室综合征；骨折的晚期并发症包括坠积性肺炎、压疮、下肢深静脉血栓形成、感染、损伤性骨化、创伤性关节炎、关节僵硬、急性骨萎缩、缺血性骨坏死、缺血性肌挛缩。

369．A。创伤性骨折按病因分类可分为直接暴力、间接暴力、疲劳性骨折。间接暴力是指暴力通过传导、杠杆、旋转和肌肉收缩等方式使受力点以外的骨骼部位发生骨折，如跌倒时以手掌撑地，致桡骨远端骨折或肱骨踝上骨折。直接暴力是指暴力直接作用于局部骨骼使受伤部位发生骨折，常伴有不同程度的软组织损伤，如车轮碾压的部位出现骨折。疲劳性骨折指长期、反复、轻微的直接或间接外力可致肢体某一特定部位骨折，如长途行军易致第2、3跖骨及腓骨下1/3干骨折。肌牵拉性骨折指肌肉突然猛烈收缩拉断其附着部位的骨折，如投掷手榴弹用力不当引起股骨结节撕脱骨折。

370．E。在肱骨干中下1/3段后外侧有桡神经沟，桡神经经内后方紧贴骨面斜向外前方进入前臂，此处骨折容易发生桡神经损伤，出现垂腕畸形，掌指关节不能背伸，拇指不能伸直，前臂旋后障碍等，手背桡侧皮肤感觉减退或消失。

371．B。成人股骨干骨折闭合复位后，可采用骨牵引中的Braun架固定持续牵引，或Thomas架平衡持续牵引，一般需持续牵引8～10周。非手术治疗失败、多处骨折、合并神经血管损伤、老年人不宜长期卧床、陈旧骨折不愈合或有功能障碍的畸形愈合等患者，可行切开复位内固定。

372．E。关节僵硬是骨折最常见的并发症，多由于患肢长时间固定导致静脉和淋巴回流不畅，关节周围组织发生纤维粘连所致，预防的方法是积极进行功能锻炼。该患者桡骨远端粉碎性骨折，石膏固定4周拆除后出现右手各手指屈曲功能受限，考虑为石膏固定所致的关节僵硬。

373．B。腕部损伤术后用石膏托将患肢固定，以利修复组织的愈合。一般应于腕关节背伸位、掌指关节屈曲位、指间关节微屈位固定。腕关节背伸功能位腕背屈20°～30°。术后第3天患

者可开始进行手指功能锻炼，指掌关节伸屈与肩关节的上举外展及内收屈曲活动，肘关节屈伸活动（植皮者不宜早期活动），功能锻炼时注意活动度，避免血管、神经、肌腱吻合口断裂。

374．C。颈髓损伤后，肋间神经支配的肋间肌完全麻痹，胸式呼吸消失，腹式呼吸主要依靠膈肌运动，而支配膈肌的膈神经由颈（C）3～5节段组成，其中 C_4 是主要成分。$C_{3～4}$ 损伤时，患者常于早期因呼吸衰竭而死亡。该患者 C_4 脊髓平面以下感觉、运动完全丧失，考虑患者可能存在 C_4 附近颈髓损伤，易因膈神经麻痹引起膈肌运动障碍导致呼吸衰竭，应气管切开，保持患者呼吸道通畅。

375．B。脊髓半切征又名 Brown-Séquard 综合征，为脊髓的半横切损伤，表现为脊髓损伤平面以下同侧肢体的运动及深感觉消失，对侧肢体痛觉和温觉消失。

376．D。骨盆骨折患者若低血压经快速输血后仍未好转，血压不能维持时，有条件的医院可行急症动脉造影，作单侧或双侧髂内动脉栓塞。

377．D。骨盆各骨主要为松质骨，邻近又有许多动脉和静脉丛，血液循环丰富。骨盆骨折后大出血可造成失血性休克。其余四种骨折均不易合并大出血。

378．E。关节脱位的特征性表现为畸形、弹性固定和关节盂空虚。骨擦音或骨擦感为骨折的特有体征

379．C。关节脱位的特征性表现为畸形、弹性固定和关节盂空虚。

380．A。关节脱位复位后的关节固定于适当位置，以修复损伤的关节囊、韧带、肌肉等软组织。固定的时间视脱位情况而定，一般为2～3周。

381．C。在院外，完全离断的肢体，原则上不做任何无菌处理，禁忌用任何液体冲洗、浸泡或涂药。为减轻断指组织的进一步损伤，应低温保存断肢（指），到达医院后，立即检查并清洗消毒，肝素盐水冲洗后，用无菌敷料包好，敷料应干燥，置入4℃冰箱冷藏。切忌放入冷冻室，否则会造成肢体冻伤，影响再植。切忌将肢体浸泡在任何液体中，包括生理盐水。

382．C。再植肢体出现动脉危象的表现为患肢颜色变苍白，皮温下降，毛细血管回流消失，充盈时间延长（＞2秒）、指（趾）腹切开不出血。毛细血管充盈时间缩短＜1秒提示静脉回流受阻。

383．A。儿童长骨干骺端为急性骨髓炎的好发部位原因是儿童干骺端骨，其滋养血管为终末血管，血流缓慢，容易使细菌滞留，引发急性感染。

384．B。急性血源性骨髓炎最常见的致病菌是金黄色葡萄球菌，其次为β溶血性链球菌。

385．E。关节腔灌洗适用于浅表大关节，如膝关节。在关节部位两侧穿刺，经穿刺套管插入两根塑料管或硅胶管留置在关节腔内，一根为冲洗管，另一根为引流管。每天经冲洗管滴入抗生素溶液2000～3000ml，直至引流液清亮，细菌培养阴性后停止灌流。再引流数天至无引流液吸出、局部症状和体征消退，即可拔管。

386．C。急性血源性骨髓炎好发部位为胫骨、股骨、肱骨等长骨的干骺端，感染途径以血源性播散为主。

387．C。关节融合术仅适用于关节不稳定者。骨关节结核应给予早期、联合、适量、规律和全程抗结核治疗，2～3种抗结核药联合应用；可使用夹板、石膏绷带等方法使病变关节局部制动，预防、矫正患肢畸形；关节穿刺抽液及注入抗结核药物；全身状况差，不能耐受病灶清除者，可先施行脓肿切开引流。

388．E。患者腰部扭伤后疼痛加剧并向左下肢放射。直腿抬高试验阳性，考虑诊断为腰椎间盘突出症。腰椎间盘突出症状初次发作一般严格卧硬板床3周，以减轻负重和体重对椎间盘的压力，症状缓解后戴腰围逐步下床活动。

389．E。腰椎间盘突出可发生在任何年龄，以20～50岁男性常见。

390．A。腰椎间盘突出症是指腰椎间盘退行性变后，外力作用下纤维环破裂和髓核、软骨终板突出，刺激、压迫神经根或马尾神经而引起的以腰腿痛为主要症状的综合征。腰椎间盘退行性变是腰椎间盘突出症的基本病因，此外也与长期震动、过度负荷、外伤、遗传、妊娠、发育异常、

吸烟和糖尿病等有关。不包括骨质疏松。

391．E。腰椎间盘突出症最重要的体征是直腿抬高试验和加强试验阳性。嘱患者平卧，患侧下肢伸直，被动抬高，当抬高至 60° 以内即出现放射痛，为直腿抬高试验阳性，是由于神经根受压或粘连使移动范围减小或消失，坐骨神经受牵拉所致。如在此基础上，缓慢降低患肢高度，至放射痛消失，再被动背屈踝关节，疼痛再现，为加强试验阳性，同样是坐骨神经受牵拉所致。

392．E。腰椎管狭窄征的典型临床表现是腰腿痛和间歇性跛行，表现为行走距离增加即出现下肢疼痛、麻木无力，需蹲位或坐位休息数分钟后症状缓解，继续行走则症状再次出现。直腿抬高试验为腰椎间盘突出症的典型体征。

393．A。猝倒是椎动脉型颈椎病特有的症状，主要由颈椎横突孔增生狭窄、颈椎稳定性下降、椎间关节活动移位等直接压迫或刺激椎动脉，使椎动脉狭窄或痉挛，造成椎 - 基底动脉供血不足所致。表现为四肢麻木、软弱无力而跌倒，多在头部突然活动或姿势改变时发生，倒地后再站起来可继续正常活动。

394．E。眩晕为椎动脉型颈椎病最常见的症状，转头和姿势改变时眩晕加重，常伴有头痛，视物模糊，耳鸣，听力下降，发音不清，共济失调，甚至猝倒。

395．A。脊髓型颈椎病早期表现为四肢麻木无力，步态不稳，足尖拖地，踩棉花感，双手握力减弱，精细动作笨拙。病情加重可出现自下而上的上运动神经源性瘫痪。查体可见四肢反射亢进，肌张力减退，躯体有感觉障碍平面。髌阵挛、踝阵挛及 Babinski 征阳性。神经根型颈椎病主要表现为颈部疼痛及僵硬，颈部和肩关节活动不同程度受限。查体可见上肢腱反射减弱或消失，上肢牵拉试验、压头试验阳性。椎动脉型颈椎病以头晕、猝倒、头痛为主要症状。脊髓肿瘤主要表现为疼痛、脊髓和马尾神经受压表现。脊髓空洞症主要表现为节段性分离性感觉障碍、支配区肌萎缩和传导束性运动障碍、营养障碍等。

396．E。呼吸困难是颈椎前路手术最危急的并发症，多发生于术后 1 ～ 3 天内。患者会出现呼吸困难、张口状急迫呼吸、应答迟缓、口唇发绀等。

397．D。呼吸困难是颈椎前路手术最危急的并发症，多发生于术后 1 ～ 3 天内。患者会出现呼吸困难、张口状急迫呼吸、应答迟缓、口唇发绀等。

398．D。骨肿瘤目前最常用 G-T-M 外科分期系统。G（grade）表示病理分级，共分 3 级：G_0 为良性，G_1 为低度恶性，G_2 为高度恶性。T（tumor）表示肿瘤与解剖学间室的关系，分为：T_0 肿瘤局限于囊内，T_1 囊外、间室内，T_2 间室外。M（metastasis）表示远处转移，分为：M_0 无远处转移，M_1 有远处转移。

399．C。骨肿瘤临床表现包括疼痛、肿块和肿胀、功能障碍和压迫症状、病理性骨折和贫血、消瘦、食欲下降等晚期表现。骨肿瘤患者肿瘤生长可破坏骨质，轻微外力即可致病理性骨折，常为某些骨肿瘤的首发症状和常见并发症。

400．A。骨巨细胞瘤好发部位为长骨干骺端和椎体，特别是股骨远端和胫骨近端。

401．A。骨肉瘤的临床表现为早期间歇性隐痛，逐渐发展为持续性剧痛，肿胀和肿块，病理性骨折。体征可见关节活动受限和功能障碍，跛行和肿块表面皮温升高，局部静脉怒张等。

402．C。原发性恶性骨肿瘤 X 线检查表现为成骨性、溶骨性或混合性骨质破坏，边界不清，肿瘤生长顶起骨外膜，骨膜下产生新骨，表现为三角状骨膜反应阴影，称 Codman 三角。

403．A。良性肿瘤 X 线检查界限清楚、密度均匀、无骨膜反应。Codman 三角多见于骨肉瘤。

404．A。等渗性脱水会出现少尿、口唇干燥、皮肤弹性降低等症状，但不口渴，实验室检查显示红细胞计数、血红蛋白和血细胞比容明显增高，血清 Na^+、Cl^- 一般无明显改变；尿比重增高。该患者出现血钠正常且无口渴，尿量减少等表现，考虑诊断为等渗性脱水。低渗性脱水血钠降低，尿钠、氯低，尿比重低。高渗性脱水血钠升高且有口渴等症状。水中毒（水过多）血红蛋白及红细胞压积降低。

405．D。等渗性脱水补液可选用平衡盐溶液或等渗盐水。平衡盐溶液更为安全合理，等渗盐水的 Cl^- 含量高于血清 Cl^- 含量，大量补充有导致高氯性酸中毒的危险。

406．B。绞窄性肠梗阻表现为持续剧烈腹痛、呕吐物为血性或棕褐色液体，可排血性黏液样便，查体腹部有固定压痛和腹膜刺激征，腹腔有渗液时，可有移动性浊音阳性。

407．D。中心静脉压正常值为 5 ～ 12cmH$_2$O(0.49 ～ 1.18kPa)，中心静脉压与血压结和可指导休克补液。血压低，中心静脉压低，提示血容量严重不足，应充分补液，加快输液速度；血压低，中心静脉压高，提示患者出现血容量相对过多或心功能不全，应给予强心药，纠正酸中毒，舒张血管；血压正常，中心静脉压低，提示血容量不足，应适当补液；血压正常，中心静脉压高，提示容量血管过度收缩，应舒张血管；血压低，中心静脉压正常，提示心功能不全或血容量不足，应进行补液试验。该患者中心静脉压降低，血压降低，应快速大量输液

408．D。患者为肝癌术后 2 小时，该患者上腹部叩诊呈浊音，提示上腹部有积血或积液，患者红细胞计数（正常成人男性为 4.0 ～ 5.5×10^{12}/L，女性为 3.5 ～ 5.0×10^{12}/L）和血红蛋白（正常成年男性 Hb120 ～ 160g/L，女性 Hb > 110 ～ 150g/L）均降低，提示失血，考虑患者血压降低的原因为失血过多。

409．E。该患者肝癌术后出现血压降低、烦躁不安、面色苍白等低血容量性休克表现，此时迅速补充有效循环血量，快速大量输液。如经补液血压不能维持，提示患者存在进行性出血，应做好再次手术止血的准备。

410．C。中心静脉压正常值为 5 ～ 12cmH$_2$O（0.49 ～ 1.18kPa），中心静脉压与血压结和可指导休克补液。血压低，中心静脉压高，提示患者出现血容量相对过多或心功能不全；血压低，中心静脉压低，提示血容量严重不足；血压正常，中心静脉压低，提示血容量不足；血压正常，中心静脉压高，提示容量血管过度收缩；血压低，中心静脉压正常，提示心功能不全或血容量不足。

411．C。急性呼吸窘迫综合征（ARDS）主要特征表现为呼吸困难进行性加重，且不能用一般氧疗法改善。同时伴有呼吸费力、明显发绀、烦躁、焦虑等。ARDS 早期体检无明显异常体征，或仅闻少量细湿啰音。后期听诊双肺可有中小水泡音、管状呼吸音。X 线胸片早期无异常，肺纹理可增多，进展期 X 线胸片有广泛性点、片状阴影。

412．D。对 ARDS 病情判断最有意义的检查是血气分析，PaO$_2$ 降低、PaCO$_2$ 降低、pH 升高是典型的变化。氧合指数（PaO$_2$/FiO$_2$）≤ 300mmHg 是 ARDS 诊断的必备条件，PaO$_2$/FiO$_2$ ≤ 300mmHg 为轻度低氧血症，PaO$_2$/FiO$_2$ ≤ 200mmHg 为中度，PaO$_2$/FiO$_2$ ≤ 100mmHg 为重度。

413．C。迅速纠正缺氧是抢救 ARDS 最重要的措施。一般给予高浓度（> 50%）、高流量面罩给氧，使 PaO$_2$ ≥ 60mmHg 或 SaO$_2$ ≥ 90%，一旦诊断 ARDS 应尽早给予机械通气初期可尝试无创面罩给氧，无效或加重时给予气管插管呼吸机辅助呼吸，以纠正低氧血症，改善肺泡通气功能。

414．A。患者双下肢挤压伤后出现无尿，血钾增高（正常值 3.5 ～ 5.5mmol/L）、血尿素氮（正常 2.9 ～ 7.5mmol/L）和肌酐（正常男性 53 ～ 106μmol/L，女性为 44 ～ 97μmol/L）明显增高，考虑为双下肢挤压伤后造成肾缺血、中毒所致的肾性肾衰竭。急性肾衰竭根据病变发生的解剖部位不同，可分为肾前性、肾后性和肾性 3 种。肾前性肾衰竭由脱水等血容量不足、心排出量减少等使肾灌注不足、肾小球滤过率降低所致；肾性肾衰竭由挤压伤、肾小球或肾微血管疾病等所致的肾实质损伤所致；肾后性肾衰竭常因双侧输尿管或肾的尿液突然受阻所致。

415．A。挤压综合征会导致横纹肌溶解，从肌肉中释放出肌红蛋白，经肾小球滤过而形成肾小管色素管型，堵塞并损害肾小管，引起急性肾小管坏死，从而导致急性肾衰竭。

416．E。库存血中血细胞破坏，细胞内钾释放到细胞外，大量输注库存血时，可使血浆钾离子浓度升高，高钾血症时，输注库存血会使病情加重。高钾血症可致心律失常，严重时出现心搏骤停，应严密监测心电图，禁用含钾食物和药物，可使用葡萄糖＋胰岛素促使钾向细胞内转移。血钾过高、血肌酐过高、严重代谢性酸中毒等情况，可采用血液滤过治疗。

417．A。全麻后患者出现呼吸困难、鼾声，考虑患者出现上呼吸道梗阻，舌后坠为最常见的原

因，应立即使患者头后仰或托起下颌，必要时可置入口咽通气道，使后坠的舌根和咽部软组织撑起，从而解除梗阻。

418．E。患者全麻术后未清醒时应采取去枕平卧位，头转向一侧，以防止误吸。

419．E。全麻完全清醒的可靠指征是能准确地回答问题。

420．B。该患者有冠心病史10年，行走时突然摔倒，呼吸、心跳停止、颈动脉搏动消失，考虑该患者出现心跳骤停。脑梗死、脑出血、脑血栓和伤口大出血均不会出现心跳呼吸突然停止。脑梗死、脑栓塞会出现偏瘫、失语等症状。脑出血有肢体瘫痪、失语等局灶定位症状和颅内压增高表现，意识障碍出现迅速。伤口大出血患者会出现血压下降、面色苍白等失血症状。

421．A。患者出现心搏骤停，应立即行心肺复苏，胸外心脏按压是心脏骤停后急救处理的第一个步骤。肾上腺素是心肺复苏的首选药物，在基础生命支持后的高级生命支持时应用。

422．A。患者全麻下行疝修补术，术前皮肤准备的目的是清除皮肤上的微生物，预防切口感染。重点是充分清洁手术野皮肤和剃除毛发，备皮范围包括切口皮肤至少15cm的区域。

423．A。术后患者因伤口疼痛，不愿配合有效咳嗽和排痰，容易引起肺不张和肺炎。术前戒烟和呼吸功能锻炼有助于防止术后肺不张、肺部感染。

424．C。择期手术患者术前8～12小时禁食，术前4小时开始禁水。胃肠道准备的目的是减少麻醉引起的呕吐及误吸，也可以预防消化道手术中的污染。行疝修补术仅便秘者需术前晚灌肠。结直肠手术患者需术前1天及手术当天行清洁灌肠或结肠灌洗。胃肠道手术患者当天早晨常规放置胃管。

425．D。手术开始前和准备关体腔前器械护士和巡回护士应共同清点清点核对器械、敷料。

426．B。患者怀疑脾破裂，脾真性破裂出血量较大，常可致失血性休克，在医师和麻醉师看患者的同时，护士应首先输液补充血容量，同时抽血配血做好术中输血准备。

427．D。穿无菌手术衣和戴灭菌手套后，其无菌区为肩以下、腰以上、双手、双臂、腋中线以前的区域，双手应保持在腰以上、胸前及视线范围内。

428．C。该患儿因龋齿牙痛，为浅表痛，其传入神经纤维为Aδ纤维。骨骼和牙齿由Aδ和C纤维支配，其中Aδ纤维传导速度快，传导针尖样刺痛和温度觉；C纤维传导速度慢，传导钝痛和灼热痛。

429．E。常采用面部表情测量法来评定儿童的疼痛，但应先教会患儿理解不同图像的意义。

430．C。该患者急性坏死型胰腺炎，行急诊手术治疗，术后需禁食3～5天，明显腹胀者行胃肠减压，禁食期间行胃肠外营养支持。待病情稳定、淀粉酶恢复正常、肠麻痹消失后，可经空肠造瘘管行肠内营养支持，并逐步过渡到全肠内营养及经口进食。

431．E。患者术后第4天，体温降至正常后又复升，但无腹痛腹胀，结和患者行全胃肠外营养支持，考虑为导管败血症。呼吸道感染应伴咳嗽、咳痰等症状；泌尿系感染应伴有尿频、尿急、尿痛等膀胱刺激症状；切口感染切口处应有红、肿、痛等症状；急性胰腺炎复发患者应有腹痛、腹胀。

432．E。脂肪乳开始输注速度不宜过快，应先1ml/min开始，逐渐加快速度。输注20%的脂肪乳剂250ml需4～5小时。

433．C。脂肪组织是机体储存能量的主要组织，可通过测量肱三头肌皮褶厚度来估算。体重、体质指数反映机体整体状况。臂肌围、肌酐身高指数反映机体肌肉状况。

434．A。破伤风潜伏期长短不一，通常7～8天。潜伏期越短，预后越差。

435．E。破伤风是由破伤风梭菌经皮肤或黏膜伤口侵入人体，在缺氧环境中生长繁殖所导致的特异性感染，影响其发病的主要因素是创口内无氧环境。

436．A。破伤风患者痉挛发作时，以咀嚼肌最先受累，随后依次为面部表情肌、颈、背、腹、四肢肌，最后为膈肌，累及膈肌可致呼吸困难，甚至呼吸暂停。破伤风患者最主要死亡原因为室息，痉挛发作时，应特别注意的是患者有无窒息。

437．B。供者器官在原位或离体状态下切取时，快速灌洗及保存供体器官的灌洗液温度范围在 0～4℃，同时将该器官浸泡在盛有冷保存液的容器内，并置入冰盒中使温度一直保持在 0～4℃，直至移植，可以有效地降低保存器官的代谢率，降低器官对氧、能量及其他营养物质的摄取和利用，并能有效抑制细胞内水解酶的释放，减少细胞与组织损伤。

438．A。器官移植按植入物的部位分可分为原位移植、异位移植和原位旁移植。原位移植是移植物植入到原来的解剖部位，移植前需将受者原来的器官切除，如原位心脏移植、原位肝移植。该患者的器官移植即为原位移植。原位旁移植是指移植物植入到贴近受者同名器官的位置，不切除原来器官，如原位旁胰腺移植。异位移植又称辅助移植，移植物植入到另一个解剖位置，不必切除受者原来器官，如将肾脏移植到髂窝内。活体移植是指移植物来源于活体供体，在移植过程中始终保持活力。结构移植又称支架移植，指移植物已丧失活力，移植后仅提供支持性基质和机械性解剖结构。

439．B。肺癌患者早期淋巴转移最常见，常转移至同侧颈部、右锁骨上淋巴结，该患者表现最可能的诊断为肺癌。肺结核患者主要表现为长期午后低热，可伴乏力。甲状腺瘤常表现为颈部肿块，为甲状腺孤立性结节。

440．B。大多数肺癌可以经胸部 X 线片和 CT 检查获得临床诊断。CT 可显示薄层横断面结构图像，避免病变与正常组织互相重叠，密度分辨率很高，可发现一般 X 线检查隐藏区的早期肺癌病变，对中央型肺癌的诊断有重要价值。

441．C。肿瘤患者处于震惊否认期常表现为初悉病情后，眼神呆滞，不言不语，知觉淡漠甚至晕厥，继之极力否认，甚至辗转多家医院就诊、咨询。对此期患者，应鼓励家属给予其情感上的支持和生活上的关心，使之有安全感。愤怒期是当患者对其病情的否认无法继续，出现气愤、怨恨和嫉妒的情绪。忧郁期患者出现悲伤、情绪低落、抑郁和绝望，希望家人、朋友能够时常陪伴在身旁。接受期是患者临终心理反应的最后阶段，

最终开始坦然接受面临死亡的现实，

442．E。由于化疗药物对正常细胞也有一定的影响，尤其是处于增殖状态的正常细胞，所以用药后可能出现各种不良反应，常见的有骨髓抑制，白细胞、血小板减少，后期尚可出现贫血；消化道反应，如恶心、呕吐、腹泻、口腔溃疡等；毛发脱落；肝、肾功能损害；免疫功能降低，容易并发细菌或真菌感染；组织坏死和血栓性静脉炎。皮肤湿反应为放射治疗后的皮肤二度反应。

443．C。测定基础代谢率计算公式为基础代谢率＝（脉率＋脉压）－ 111。正常值为 ±10%；增高至 ＋20%～30% 为轻度甲亢，＋30%～60% 为中度，＋60% 以上为重度。

444．E。甲亢患者用药护理是术前用于降低基础代谢率的重要环节，可提高患者对手术的耐受性，预防术后并发症，用药期间应严密观察药物的不良反应与效果。大剂量阿托品可引起心率加快，增加心肌耗氧量提高，并有引起室颤的危险，甲亢术前禁用。甲亢患者通常用碘剂进行术前准备，每天 3 次，第 1 天每次 3 滴，第 2 天每次 4 滴，依此逐日每次增加 1 滴至每次 16 滴止，然后维持此剂量。因其具有刺激性，可在饭后经凉开水稀释服用，以减少对口腔和胃黏膜的刺激。对碘剂或硫脲类药物不耐受或无反应的患者，主张单用普萘洛尔或与碘剂合用做术前准备，用药后不引起腺体充血、增大变脆，有利于手术操作，最后 1 次须在术前 1～2 小时服用，术后继续口服 4～7 天。

445．B。按照 T（原发癌瘤）、N（区域淋巴结）、M（远处转移）分期法，T_2 为癌瘤长径＞2cm，≤5cm，N_1 为同侧 I、II 水平腋窝淋巴结转移，M_0 为无远处转移的临床或影像学证据；乳腺癌 II 期 T_0，$_1N_1M_0$，$T_2N_{0-1}M_0$，$T_3N_0M_0$。该患者目前按临床分期为 $T_2N_1M_0$，II 期。

446．B。该患者行胸部手术，备皮范围为上自锁骨上及肩上，下至脐水平，包括患侧上臂和腋下，胸背均超过中线 5cm 以上。

447．C。转移性右下腹痛是急性阑尾炎患者的典型表现，该患者 12 小时前突起转移性右下腹痛，伴恶心，呕吐，发热，并出现腹部压痛、反跳痛，肌紧张等腹膜刺激征等表现，提示该患者

最可能的诊断是急性阑尾炎并发腹膜炎。急性输卵管炎和急性盆腔炎常有脓性白带和盆腔的双侧对称性压痛，经阴道后穹窿穿刺可见脓液。泌尿系统感染主要表现为尿多、尿急、尿痛等排尿不适及下腹部疼痛，部分患者可出现排尿困难。胃十二指肠破裂穿孔并发腹膜炎可有板状腹，肠鸣音消失等症状，立位 X 线腹平片可见膈下游离气体。

448．A。腹腔脓肿是急性阑尾炎的常见并发症，最常见的为盆腔脓肿，发生在盆腔的脓肿由于刺激直肠，可有大便次数增多，混有黏液，伴里急后重。该患者表现考虑其发生了盆腔脓肿。泌尿系统感染主要表现为尿多、尿急、尿痛等排尿不适及下腹部疼痛，部分患者可出现排尿困难。阑尾炎术后切口感染者主要表现为术后 3 天左右切口胀痛或跳痛，体温升高，局部红肿，腰痛明显，甚至出现波动等。盆腔炎多为性传播疾病的病原体或寄居于阴道内的微生物群感染所致，轻者无症状或症状轻微，多表现为持续性下腹痛、阴道分泌物增多，伴发热，活动或性交后加重，盆腔检查可见阴道充血，大量脓性臭味分泌物。直肠癌主要表现为排便习惯改变和大便带血。

449．D。腹部损伤患者术后休息活动护理措施为全麻清醒或硬膜外麻醉平卧 6 小时后，血压平稳者改为半卧位，有利于引流和改善呼吸。

450．D。脾是腹腔脏器中最容易受损的器官。脾脏损伤的发生率在腹部创伤中可高达 40% ～ 50%，其在闭合性损伤中占 20% ～ 40%，在开放性损伤中占 10%。

451．B。腹部损伤患者观察期间应做到随时掌握伤情变化，并做到不随便搬动伤者，以免加重伤情；不注射止痛药，以免掩盖伤情；禁饮食，避免胃肠道穿孔加重腹腔污染。观察期间还应积极补充血容量并防治休克；注射广谱抗生素以预防或治疗可能存在的腹腔感染；疑有空腔脏器破裂或有明显腹胀时，应进行禁食、胃肠减压。

452．B。早期倾倒综合征为胃大部切除术后远期并发症，多发生于进食后半小时，出现心悸、出冷汗、乏力、面色苍白等短暂血容量不足的相应表现，并伴有恶心和呕吐、腹部绞痛和腹泻。该患者行胃大部切除术后 2 周，考虑出现的并发

症为倾倒综合征。

453．C。倾倒综合征因胃大部切除术后大量高渗食物快速进入空肠，刺激肠道分泌多种活性物质，引起大量细胞外液渗入肠腔，使循环血量骤然减少，同时胃肠功能紊乱引起。预防应少食多餐，避免过甜、过咸、过浓、过热流食，宜进低糖类、高蛋白饮食，餐时限制饮水。进餐后平卧 10 ～ 20 分钟，多数患者 6 ～ 12 个月能逐渐自愈。

454．A。胃十二指肠急性穿孔患者临床表现为突发上腹部"刀割样"剧痛，腹肌紧张呈"板状腹"，查体可见全腹压痛，肠鸣音减弱或消失，叩诊肝浊音界缩小或消失，可闻移动性浊音，X 线腹透示膈下游离气体。该患者既往有溃疡病史，考虑发生了胃十二指肠溃疡急性穿孔。腹膜对于腹腔内液体和毒素的吸收能力，上腹部最强，盆腔较差，胃溃疡急性穿孔无休克者取半卧位可使腹腔内渗液流入盆腔，有利于炎症局限和引流，减少毒素的吸收，减轻中毒症状，减轻腹胀对呼吸和循环的影响，放松腹肌，减轻疼痛。

455．E。胃大部切除术后术后应严格禁饮、禁食 3 ～ 4 天。待肛门排气、引流量减少后，拔除胃管。

456．E。胃癌术后患者于 24 小时以内发生的出血，多属术中止血不确切；术后 4 ～ 6 天发生的出血，常为吻合口黏膜坏死脱落所致；术后 10 ～ 20 天发生的出血，多因吻合口缝线处感染或黏膜下脓肿腐蚀血管所致。该患者术后 6 天胃管内流出咖啡色胃液 300ml，最可能原因为吻合口部分黏膜坏死脱落。

457．D。早期发现、早期诊断和早期治疗是提高胃癌疗效的关键。当前我国早期胃癌诊断率很低，影响预后，提高早期诊断率将显著改善胃癌的 5 年生存率。

458．E。急性阑尾炎常见病理类型为急性单纯性阑尾炎、急性化脓性阑尾炎、坏疽性及穿孔性阑尾炎和阑尾周围脓肿。

459．A。急性阑尾炎最常见病因为阑尾管腔阻塞，包括淋巴滤泡的明显增生、粪石阻塞阑尾管腔等；细菌入侵；其他原因包括阑尾先天畸形如阑尾过长、过度扭曲、管腔细小、血运不佳等。

460．A。切口感染是阑尾切除术后最常见的并发症，其他并发症包括出血、腹腔脓肿、粘连性肠梗阻、肠瘘等。

461．C。肠瘘是指肠与其他器官，或肠与腹腔、腹壁外有不正常的通道。肠外瘘发生后大量肠液丢失于体外，引起脱水，电解质和酸碱平衡紊乱，严重者可导致周围循环和肾功能衰竭。最常见的病理生理改变是水、电解质紊乱。

462．A。肠瘘患者应及时清除漏出的肠液，保持瘘口皮肤清洁干燥，局部清洁后可涂抹复方氧化锌软膏加以保护。发生静脉炎的局部血管禁止输液，患处避免受压，给予热敷，硫酸镁湿敷。

463．C。促进肠瘘愈合的措施最重要的是早期给予胃肠外营养（TPN）支持。营养物质从静脉输入，消化液分泌减少，经瘘口丢失的肠液量亦减少，有利于感染的控制，促进瘘口自行愈合。

464．E。结肠癌患者主要表现为排便习惯和粪便性状改变、腹痛等，其中右半结肠癌患者主要表现为腹部包块、便血和贫血，大便稀薄，该患者右下腹触及一斜行肿块，质韧压痛，考虑为右半结肠癌。

465．E。结、直肠癌患者用纤维结肠镜检查，并在直视下获取活组织行病理学检查，是诊断结、直肠癌最有效、可靠的方法。

466．B。手术切除是结、直肠癌的主要治疗方法。可同时配合化学治疗、放射治疗等综合治疗可在一定程度上提高疗效。

467．D。肛瘘患者主要表现为肛门周围外口流出少量脓性、血性或黏液性分泌物，肛门周围皮肤潮湿、瘙痒、湿疹，常自觉有粪便及气体排出，该患者直肠指诊可触及一较硬的条索状管道，最可能诊断为肛瘘。肛裂患者典型表现是疼痛、便秘、出血。内痔Ⅲ度患者偶有便血，排便、久站、咳嗽、劳累、负重时痔脱出不能自行回纳，需用手托回。

468．B。肛瘘最主要的病因是直肠肛管周围脓肿，肛瘘发生之前，该患者很可能患有直肠肛管周围脓肿。

469．B。门脉高压症患者行食管X线吞钡检查可见食管充盈时，曲张静脉使食管的轮廓呈虫蚀状的改变；食管排空时，曲张静脉表现为蚯蚓样或串珠状负影，阳性发现率为70%～80%，为确诊该门脉高压最有意义的检查。

470．A。门脉高压症临床表现为脾大、脾功能亢进、呕血或黑便、腹水或非特异性全身症状（如疲乏、嗜睡、厌食），曲张的食管、胃底静脉一旦破裂，立刻发生急性大出血，呕吐鲜红色血液。食欲下降，腻油并非门脉高压症特征性的临床表现。

471．B。防治肝性脑病应遵医嘱保肝治疗，肥皂水等碱性溶液灌肠会增加肠道对氨的吸收，血氨增高，引起肝性脑病，应禁用肥皂水等碱性溶液灌肠，并限制蛋白质摄入量，补充支链氨基酸。感染可引发肝功能严重受损，正常的肝细胞无法代偿，便秘患者因粪便潴留，肠道菌群产氨增加，均可引起血氨的升高，应尽量避免，可口服乳果糖，促使肠内氨排出。

472．D。肝细胞癌在发展过程中很容易侵犯门静脉分支形成门静脉癌栓，最易发生肝内转移。也可通过血液和淋巴途径向肝外转移到肺、骨、肾和肾上腺以及脑等或直接侵犯结肠、胃或膈肌等邻近器官。

473．C。肝切除术的适应证包括患者全身状况良好，无严重的心、肺、肾等重要脏器的器质性病变；肝功能正常或基本正常，无黄疸、腹水；肿瘤局限于肝的一叶或半肝，或肿瘤侵犯肝脏三个叶但余肝无明显肝硬化；无远处脏器广泛转移；肿瘤未严重侵犯第一、二、三肝门。

474．C。肝脓肿向膈下间隙穿破可形成膈下脓肿，穿破膈肌而形成脓胸。左肝脓肿可穿入心包，发生心包积脓，严重者可引起心包填塞。脓肿可破溃入腹腔而引起腹膜炎。有少数病例，脓肿可穿破入胃、大肠、甚至门静脉、下腔静脉等，若同时穿破门静脉和胆道，可出现上消化道大出血，大量血液经胆道进入十二指肠。

475．B。肝脓肿患者体温＞39.5℃，应给予物理降温，可用4℃生理盐水灌肠，必要时遵医嘱药物降温。还可通过头枕冰袋、乙醇拭浴、温水拭浴、将冰袋置于腋下及腹股沟的大血管走行处等方法进行物理降温。

476．D。急性胰腺炎患者多于暴饮暴食或酗酒后突然发生腹痛，疼痛剧烈而持续，可有阵发性加剧，腹痛多位于中、左上腹，向腰背部呈带状放射，取弯腰屈膝侧卧位可减轻疼痛，进食后疼痛加重，呕吐后腹痛不缓解，可伴恶心、呕吐、发热等症状，该患者表现初步诊断为急性胰腺炎。急性胆管炎主要表现为夏柯三联征，腹痛、高热和寒战、黄疸。急性肠梗阻主要表现为腹痛、呕吐、腹胀和停止排气排便。急性阑尾炎主要表现为转移性右下腹痛。

477．B。该患者初步诊断为急性胰腺炎，淀粉酶测定是胰腺炎早期最常用和最有价值的检查方法，为进一步明确诊断，该患者应行的检查是血、尿淀粉酶的测定。

478．C。急性胰腺炎患者治疗原则为减轻腹痛，减少胰液分泌，防治并发症，治疗措施主要包括禁食、禁水、胃肠减压；诊断明确的情况下给予解痉止痛药；早期应用抗生素抗感染；静脉输液和营养支持；抑制胰酶活性；手术治疗。目前该患者的治疗措施不包括针刺治疗。

479．B。上腹痛、不适是胰腺癌患者最常见的首发症状，由于胰胆管梗阻，压力增高，疼痛可放射到肩背部和腰部，晚期腹痛加重难以忍受，患者不能平卧，屈膝卧位可稍缓解，晚期患者可表现为消瘦、乏力、胰腺细胞受损致胰消化酶缺乏，可有脂肪泻等表现。该患者表现考虑诊断为胰体癌。胰头癌患者典型表现为梗阻性黄疸，呈进行性加重。

480．D。B超检查是胰腺癌患者首选的检查方法，可显示胆、胰管扩张，胆囊胀大，胰头部占位病变，同时观察有无肝转移和淋巴结转移。

481．B。胰体癌患者可损伤胰腺岛细胞，导致胰岛素分泌减少，胰高血糖素升高。

482．E。骨折术后功能锻炼的目的包括促进肢体血液循环，消除肿胀，防止废用综合征；保持和恢复关节运动的幅度，防止关节僵硬；保持和恢复肌肉力量及耐力，防止肌肉萎缩；防止骨质脱钙，预防骨质疏松；功能锻炼的最终目的是恢复正常的生活和功能。

483．D。骨折患者肢体锻炼和固定要同时进行，

强调早期开始活动训练，能减少创伤性骨关节炎的发生，有助于功能恢复。石膏固定术当天患者即应开始进行功能锻炼。

484．C。腰椎间盘突出症好发部位主要为脊柱活动大，承重较大或活动较多处，以腰4～5和腰5至骶1最易发生。

485．C。此患者可能受压的神经为腰5。马尾神经受累感觉障碍范围广泛，腰4神经根受累时，表现为大腿内侧和膝内侧感觉障碍，腰5神经根受累时，足背前内方和

486．D。腰椎间盘突出症发病后脊柱改变为腰椎侧凸，系腰椎为减轻神经根受压而引起的姿势性代偿畸形。

487．A。腰椎间盘突出症状初次发作绝对卧硬板床3周，以减轻负重和体重对椎间盘的压力，症状缓解后戴腰围逐步下床活动。

488．C。腰椎间盘突出症患者经非手术治疗病情缓解后3个月内避免弯腰持物。

489．A。中心静脉压（CVP）是测定上、下腔静脉或右心房内的压力，是评估血容量、右心前负荷及右心功能的重要指标，正常值为5～12cmH$_2$O。平均动脉压（MAP）可反映心动周期的平均血压，正常值为70～105mmHg。肺动脉压（PAP）可反映右室功能，收缩压正常值为17～30mmHg，舒张压正常值为6～12mmHg；肺动脉楔压（PAWP）可较准确地反映整个循环情况，有助于判定左心室功能，反映血容量是否充足，正常值为6～12mmHg。

490．E。心排血量（CO）反映心泵功能，尤其是左心功能的重要指标，正常值为5～6L/min。

491．C。肱骨髁上骨折是指肱骨干与肱骨髁的交界处发生的骨折，在肱骨髁内、前方，有肱动脉、正中神经经过。在神经血管束的坚韧的肱二头肌腱膜，后方为肱骨，一旦发生骨折，神经血管容易受到损伤。肱骨髁上骨折患者肘前方可打到骨折断端，肘后三角关系正常。"餐叉样"畸形常见于桡骨远端伸直型骨折（Colles骨折）。托马斯征阳提示存在患侧髋关节挛缩畸形。骨折不愈合常见于股骨颈头下骨折和股骨颈骨折。

492．B。股骨颈骨折和股骨颈头下骨折易引起

股骨头血供中断，导致股骨头坏死或骨折不愈合。"餐叉样"畸形常见于桡骨远端伸直型骨折（Colles骨折）。托马斯征阳提示存在患侧髋关节挛缩畸形。肱骨髁上骨折易合并正中神经损伤。肘后三点关系不正常见于肘关节脱位。

493．D。自体移植指以自身的细胞、组织或器官进行移植，移植后不会引起排斥反应，可以永久存活。如断指（趾）再植、自体皮肤移植等。同种异体移植指供者和受者属同一种族，如人的组织或器官移植给另一人。异种移植指以不同种族动物的组织进行移植，有强烈的排斥反应。

494．B。同质移植指一卵双生的孪生兄弟、姐妹，其组织器官相互移植，能永久存活而不产生排斥反应。

495．E。喉返神经损伤多因甲状腺手术处理甲状腺下极不当所致，双侧喉返神经损伤可引起两侧声带麻痹、失声或呼吸困难，甚至窒息，需立即行气管切开；单侧喉返神经损伤引起声音嘶哑，可由健侧声带向患侧过度内收而代偿。

496．A。喉上神经损伤多在甲状腺手术时处理甲状腺上极时不当所致，若损伤内支，则使喉部黏膜感觉丧失，患者饮水时易发生误咽或呛咳；若损伤外支，可使环甲肌瘫痪，引起声带松弛、声调降低。手足抽搐多与手术时损伤甲状旁腺引起甲状旁腺功能低下、血钙浓度下降有关。

497．A。典型的腹外疝由疝囊、疝内容物和疝外被盖组成。疝囊是壁腹膜经疝环向外突出的憩室样或囊袋状物，疝囊颈又称疝门，疝环在此部位，是疝内容物突向体表的门户，是腹壁的薄弱或缺损处。疝内容物是进入疝囊的腹内脏器或组织，以小肠最多见，其次是大网膜。疝外被盖是覆盖在疝囊外的各层组织，多由筋膜、皮下组织和皮肤等组成。

498．D。典型的腹外疝由疝囊、疝内容物和疝外被盖组成。疝囊是壁腹膜经疝环向外突出的憩室样或囊袋状物，疝囊颈又称疝门，疝环在此部位，是疝内容物突向体表的门户，是腹壁的薄弱

或缺损处。

499．B。疝外被盖是覆盖在疝囊外的各层组织，多由筋膜、皮下组织和皮肤等组成。

500．E。典型的腹外疝由疝囊、疝内容物和疝外被盖组成。其中疝内容物是进入疝囊的腹内脏器或组织，以小肠最多见，其次是大网膜。

501．A。单纯性肠梗阻患者梗阻以上肠蠕动增强，以克服阻塞的障碍，肠腔积气、积液，肠鸣音亢进，有气过水音或金属音。

502．D。麻痹性肠梗阻患者的肠壁呈弛缓状态，主要表现为肠蠕动减弱或消失，腹胀均匀，肠鸣音减弱或消失。

503．B。PTC是在X线电视或超声监视下，经皮穿入肝内胆管，再将造影剂直接注入胆道而使肝内外胆管迅速显影。可显示肝内外胆管病变部位、范围、程度和性质等，有助于胆道疾病，特别是黄疸的诊断和鉴别诊断。

504．C。ERCP是纤维十二指肠镜直视下通过十二指肠乳头将导管插入胆管和（或）胰管内进行造影。可直接观察十二指肠及乳头部的情况和病变，取材活检，并收集十二指肠液、胆汁、胰液。造影可显示胆道系统和胰腺导管的解剖和病变。

505．C。神经根型颈椎病为发病率最高的颈椎病类型。

506．D。椎动脉型颈椎病主要表现为眩晕，猝倒，头痛。

507．A。脊髓型颈椎病忌用枕颌带牵引和推拿按摩。

508．B。骨巨细胞瘤为交界性或行为不确定性肿瘤，为潜在恶性肿瘤。

509．D。良性骨肿瘤包括骨软骨瘤、骨样骨瘤和软骨瘤等。以骨软骨瘤最多见。

510．A。恶性骨肿瘤中以骨肉瘤发病率最高，还包括软骨肉瘤、骨纤维肉瘤、恶性淋巴瘤、骨髓瘤等。

第三章　妇产科护理学

1. E。女性外生殖器由阴阜、大阴唇、小阴唇、阴蒂、阴道前庭组成。

2. C。输卵管内层为黏膜层，由单层高柱状上皮组成。上皮细胞又分为纤毛细胞、无纤毛细胞、楔状细胞和未分化细胞4种；其中纤毛细胞的纤毛向宫腔方向摆动，能协助运送受精卵。输卵管肌肉的收缩和黏膜上皮细胞的形态、分泌及纤毛摆动，均受性激素的影响而有周期性变化。

3. C。以耻骨联合上缘、髂耻缘及骶岬上缘连线为界划分骨盆，上部为假骨盆（大骨盆），下部为真骨盆（小骨盆）。其中骶骨上缘向前突出，称为骶岬，是真假骨盆的分界标记之一。

4. E。女性内、外生殖器由躯体神经和自主神经共同支配。内生殖器的神经支配主要为交感神经和副交感神经，可分为卵巢神经丛和骶前神经丛（骨盆神经丛），分布于卵巢、输卵管、子宫和膀胱上部。外生殖器的神经支配主要为阴部神经，属于躯体神经，由第Ⅱ、Ⅲ、Ⅳ骶神经分支组成，分布于会阴、阴唇及肛门周围。

5. E。分娩时造成的会阴裂伤分为4度，Ⅰ度指会阴部皮肤及阴道入口黏膜撕裂，出血不多；Ⅱ度指裂伤已达会阴体筋膜及肌层，累及阴道后壁黏膜，向阴道后壁两侧延伸并向上撕裂，出血较多；Ⅲ度裂伤指裂伤向会阴深部扩展，肛门外括约肌已断裂，直肠黏膜尚完整；Ⅳ度裂伤指肛门、直肠和阴道完全贯通，直肠肠腔外露，组织损伤严重，出血量可不多。

6. C。女性青春期多为10～19岁，期间第二性征可因遗传、环境、营养等因素而发育不明显。中枢性负反馈抑制状态解除，促性腺激素开始分泌标志着青春期的开始，随后卵巢性激素水平升高，第一、二性征出现、月经初潮。女性胎儿在母体内受到胎盘及母体卵巢所产生的女性激素影响，使得出生时外阴较丰满、乳房略隆起或少许泌乳，短期内均能自然消退。性成熟期是卵巢生殖功能与内分泌功能最旺盛的时期，一般自18岁左右开始，历时约30年。绝经前期卵巢功能逐渐减退，卵泡不能发育成熟及排卵，出现无排卵性不规则月经。

7. A。孕激素能使增生期子宫内膜转化为分泌期内膜，有利于受精卵着床。雌激素能促进和维持子宫发育，促使阴道上皮增生、角化，能促进体内水钠潴留，降低血循环中胆固醇水平，维持和促进骨基质代谢、促进钙、磷的重吸收及其在骨质中沉积。

8. E。经期一般无特殊症状，不影响正常学习、工作和生活，不必卧床休息。月经期间不宜剧烈运动、重体力劳动，增加血液循环、增大出血量。血液是很好的细菌培养基，同时月经期间宫颈口处于开放状态，易滋生细菌造成感染，应保持外阴清洁和及时更换卫生巾。

9. D。羊水肌酐测定能够检测胎儿的肾成熟度。羊水卵磷脂/鞘磷脂比值能够检测胎儿的肺成熟度。羊水脂肪细胞出现率能够测定胎儿皮肤成熟度。羊水胆红素类物质含量测定能够检测胎儿的肝成熟度。

10. A。约有半数的妇女，在停经6周左右会出现晨起恶心、呕吐、食欲减退、喜食酸物或偏食的现象，称为早孕反应，可能与胃酸分泌减少及胃排空时间延长有关。

11. E。妊娠后，血中凝血因子增加，血液处于高凝状态。由于血液稀释，红细胞计数约为3.6×10^{12}/L，白细胞计数增加，约为（5～12）$\times 10^9$/L，有时可达15×10^9/L。妊娠时子宫会增大变软，足月时宫腔容积能从5ml增至约5000ml。妊娠时卵巢略增大，但无排卵及发育新卵泡的功能，其中一侧卵巢可见妊娠黄体。妊娠时肾血浆流量及肾小球滤过率增加且一直维持较高水平，但肾小管对葡萄糖的重吸收能力不随之增加，约 15% 的孕妇会出现妊娠期生理性糖尿。

12．C。妊娠时孕妇心搏出量会增加，使心脏负荷加重。心搏出量约从妊娠 10 周时开始增加，至妊娠 32～34 周时达高峰，维持此水平直至分娩，即妊娠期心脏负荷最重时为妊娠 32～34 周。

13．C。患者平素月经规律、停经 54 天，应首先考虑早期妊娠。继发性闭经是指正常月经建立后月经停止 6 个月，或按自身原有月经周期计算停止 3 个周期以上者，分为下丘脑性闭经、垂体性闭经等。子宫内膜结核可使月经失调、下腹坠痛、高热等。黄体酮试验无出血说明停经不是受激素分泌的影响，与卵巢早衰无关。

14．D。妊娠满 32 周时手测子宫底高度在脐与剑突之间。满 12 周时手测子宫底高度为耻骨联合上 2～3 横指，满 16 周时在脐与耻骨联合之间，满 20 周时为脐下 1 横指，满 24 周为脐上 1 横指，满 28 周为脐上 3 横指，满 36 周为剑突下 2 横指，满 40 周时在脐与剑突之间或略高。

15．B。根据胎头屈伸程度，头先露分为枕先露、前囟先露、额先露和面先露，其中枕先露最为常见，枕先露中又以枕左前位最多见。

16．B。胎儿先露部指示点与母体骨盆的关系称为胎方位，根据指示点与母体骨盆左、右、前、后、横的关系而有不同的胎位。枕右前位时胎儿枕骨应位于母体骨盆的右前方。

17．E。骨盆外测量包括髂棘间径，正常值为 23～26cm；髂嵴间径为 25～28cm；骶耻外径正常值为 18～20cm；坐骨结节间径（出口横径）正常值为 8.5～9.5cm；出口后矢状径正常值为 8～9cm；耻骨弓角度正常值为 90°。坐骨棘间径、对角径及坐骨切迹宽度属于骨盆内测量。

18．C。若孕妇长时间仰卧位，可引起回心血量减少，心搏量降低，血压下降，称为仰卧位低血压综合征，左侧卧位即可以解除。左侧卧位时能减少子宫收缩频率，降低子宫内压，改善子宫-胎盘循环，增加胎儿血氧分压，降低胎儿窘迫发生率。因此，妊娠中、晚期应鼓励孕妇侧卧位休息。

19．A。孕妇缺钙时最常见的表现是肌肉痉挛，其中以小腿腓肠肌痉挛多见。妊娠早期因增大的子宫压迫膀胱，引起尿频，妊娠 12 周左右，增大的子宫进入腹腔，尿频症状随之消失。孕妇肌肉酸痛主要是因为孕妇基础代谢率增加，对蛋白质的需要量明显增加，呈正氮平衡；能量消耗多，母体脂肪大量消耗，血中酮体增加，易导致肌肉酸痛。妊娠末期，蛋白质储备不足，血浆蛋白减少，组织间液增加，水钠潴留与排泄比例不适当，容易形成水肿。妊娠期间肾上腺皮质分泌的糖皮质激素增多，该激素分解弹力纤维蛋白，使弹力纤维变性，加之子宫的增大使孕妇腹壁皮肤张力加大，皮肤的弹力纤维断裂，呈多量紫色或淡红色不规律平行略凹陷的条纹，称为妊娠纹，多见于初产妇。

20．E。产妇先露 + 3 是指胎儿先露部在坐骨棘平面下 3cm 处，且宫口已开全，产妇进入第二产程。可告知产妇此产程的产力组成为贯穿分娩期的子宫收缩力、腹壁肌和膈肌收缩力、协助胎头仰伸及娩出的肛提肌收缩力。

21．E。软产道是由子宫下段、子宫颈、阴道及骨盆底软组织构成的弯曲通道，不包括尿道。

22．A。当胎头仰伸时，胎儿双肩径进入骨盆入口左斜径。胎头经过内旋转后，俯屈的胎头即达到阴道外口，宫缩、腹压迫使胎头下降，而肛提肌收缩又将胎头向前推进，两者的合力使胎头沿骨盆轴下段向下向前的方向前进。当胎头枕骨下部达耻骨联合下缘时，即以耻骨弓为支点，胎头逐渐仰伸，胎头的顶、额、鼻、口、额相继娩出。

23．D。总产程超过 24 小时称为滞产。潜伏期超过 16 小时为潜伏期延长。活跃期超过 8 小时称为活跃期延长。第二产程超过 2 小时称为第二产程延长。在胎儿娩出 30 分钟后，胎盘仍未排除被称为胎盘滞留，会导致出血。

24．B。胎盘剥离的征象有子宫底变硬呈球形，胎盘剥离后降至子宫下段使下段扩张，宫底升高达脐上；阴道口外露的一段脐带自行延长；阴道少量流血；用手掌尺侧在产妇耻骨联合上方轻压子宫下段时，宫体上升而外露的脐带不再回缩。

25．A。枕额径为鼻根上方至枕骨隆突间的距离，足月时平均约 11.3cm；枕下前囟径又称小斜径，为前囟中央至枕骨隆突下方的距离，足月时平均约9.5cm，胎头俯屈后以此径通过产道；枕颏径又称大斜径，为额骨下方中央至后囟门顶部间的距离，足月时平均约13.3cm。双顶径为两顶骨隆突间的距离，是胎头最大的横径，不属于前后径线，足月时约9.3cm。比较得出在前后径线中，最小的是枕下前囟径。

26．A。分娩发动前，出现预示孕妇不久即将临产的症状，称之为先兆临产。常出现假临产、胎儿下降感和见红。在分娩发动前24～48小时，因宫颈内口附近的胎膜与该处的子宫壁分离，毛细血管破裂经阴道排出少量血液，与宫颈管内的黏液相混排出，称之为见红，是分娩即将开始的比较可靠的征象。

27．A。产妇在临产后出现腹部剧烈疼痛，应首先明确疼痛原因，鉴别是生理性分娩痛还是出现了子宫破裂等病理性疼痛。生理性分娩痛无需特殊治疗，可以转移孕妇注意力来缓解疼痛，必要时使用镇痛药。由其他病因引起的疼痛应首先报告医生，明确诊断，给予对症处理。

28．E。分娩疼痛包括宫颈生理性扩张刺激盆壁神经，引起的后背下部疼痛；宫缩时的子宫移动引起腹部肌肉张力增高；宫缩时子宫血管收缩引起子宫缺氧；胎头压迫引起会阴部被动伸展而致会阴部固定性疼痛；会阴切开或裂伤疼痛；分娩过程中膀胱、尿道、直肠受压引起的疼痛；产妇紧张、焦虑及恐惧可导致害怕 - 紧张 - 疼痛综合征。不包括进食过多胃肠道过于膨胀。

29．C。产褥期子宫修复时，胎盘附着处的子宫内膜完全修复需6周，未附着处为3周。

30．B。当婴儿吸吮乳头时，感觉信号能抑制下丘脑分泌多巴胺及其他催乳素抑制因子，使腺垂体释放催乳素，神经垂体释放缩宫素，哺乳时可加重产后宫缩痛。产妇体温会在产后24小时内稍升高，一般不超过38℃，可能与产程延长导致过度疲劳有关。白细胞总数在产褥早期较高，一般在产后1～2周恢复至正常水平。产后脉搏一般略慢，每分钟在60～70次。产后呼吸深慢，一般每分钟14～16次。产后产妇因尿量大量增多，而会阴伤口疼痛、不习惯卧床排尿等易产生尿潴留。

31．E。急性乳腺炎不必预防性使用抗生素。急性乳腺炎多由乳汁淤积引起，乳头破损或皲裂导致细菌沿淋巴管入侵是感染的主要途径。因此，避免乳汁淤积可以消除病因，保持乳头清洁，选择正确的哺乳方式，避免乳头损伤可切断感染途径。纠正乳头凹陷可以使婴儿更易吸取乳汁，可有效避免婴儿口腔负压过大，减少乳头损伤。

32．A。产后血性恶露能持续3天，为鲜红色，有大量红细胞、坏死蜕膜组织和少量胎膜，主要成分为血液。浆液恶露持续10天左右，为淡红色，有较多的坏死蜕膜组织、宫颈黏液及细菌。白色恶露一般持续3周左右，为白色，含有大量白细胞、坏死蜕膜组织、表皮细胞及细菌。

33．C。会阴侧切伤口一般在产后3～5天拆线，拆线后会阴水肿和伤口会自行好转；愈合不良者一般在产后7～10天坐浴治疗。

34．E。在胎盘娩出后，子宫圆而硬，宫底在脐下1指，产后第1天稍上升平脐，以后每天下降1～2cm，产后10天降入骨盆腔内，于耻骨联合上方不可触及。产妇体温会在产后24小时内稍升高，一般不超过38℃，可能与产程延长导致过度疲劳有关。产后1～2天会出现宫缩导致的阵发性剧烈腹痛，持续2～3天自然消失，多见于经产妇及哺乳者，无需特殊治疗。一般在产后3～4天会出现乳房血管、淋巴管极度充盈，乳房胀大，伴有37.8～39℃发热，称为泌乳热。血性恶露常持续3天，为鲜红色，有大量红细胞、坏死蜕膜组织和少量胎膜。

35．A。会阴切口处疼痛剧烈或有肛门坠胀感为阴道壁及会阴部血肿。会阴部小血肿者，24小时后可湿热敷或远红外线灯照射，大血肿应配合医师切开处理。

36．C。由于产后子宫血液全部回流，循环血量增加，组织间液回收，导致产后尿量增多。该产妇产后5小时未解小便，考虑有尿潴留，导致膀胱充盈。现手测宫底在脐上1指，正常子宫在产后5小时应平脐，考虑为膀胱充盈影响子宫收缩，导致阴道流血增多。此时首选措施是协助产妇立即排尿。

37．E。哺乳姿势不正确使婴儿只包含乳头、在口腔负压大时拉出乳头，婴儿的较大吮吸力使乳头皲裂。

38．E。甲状腺素片可用于甲状腺功能减退引起的疾病。哺乳期应禁用甲状腺素片，该药物会通过血液渗入乳汁，给婴儿带来损害。

39．D。新生儿胃容量较小，肠道容量相对较大，胃容量一般为 40～60ml，胃肠蠕动较快以适应流质食物的消化。

40．D。新生儿出生后 2～4 天会体重下降，下降范围一般不超过 10%，4 天后回升，7～10 天恢复到出生时水平，属生理现象。主要和摄入少、经皮肤及肺部排出的水分相对较多有关。

41．C。动脉导管位于肺动脉与主动脉弓之间，一般新生儿动脉导管功能性关闭是在产后 15 小时内，出生后 2～3 个月完全闭锁为动脉韧带。

42．A。婴儿抚触能够促进胃液、胰岛素等的释放，加快婴儿对食物的消化、吸收；能促进婴儿神经系统的发育；增加和改善婴儿的睡眠；促进婴儿血液循环及皮肤的新陈代谢；促进婴儿免疫系统的完善，提高免疫力；促进母子感情交流。

43．E。在抚触时可能会出现哭闹、肌张力提高、兴奋性增高、肤色改变等，如果出现频繁呕吐不属于正常现象，应先停止抚触。婴儿抚触应尽早开始，一般在出生后 24 小时内进行第 1 次抚触。抚触应避免在饥饿和进食后 1 小时内进行，最好在婴儿沐浴后进行，时间为 10～15 分钟。抚触时保持环境安静，保持房间温度适宜在室温应在 28℃以上，可以播放音乐，注意与婴儿进行语言和目光的交流。

44．C。妊娠 10 周后，雌激素主要由胎儿 - 胎盘单位合成，至妊娠末期，游离雌三醇值为非孕时的 1000 倍，雌二醇及雌酮值为非孕时 100 倍，即雌三醇为胎儿胎盘的主要合成激素，尿中雌三醇可密切反应胎儿胎盘功能。胎盘合体滋养细胞还可产生孕激素，但孕激素（孕酮）代谢产物为孕二醇，孕妇尿中应测不出孕酮。

45．A。高危妊娠因素包括孕妇年龄＜16 岁或≥35 岁、妊娠前体重过轻或超重、身高＜145cm、受教育时间＜6 年、先天发育异常、家属中有遗传性疾病；孕妇有吸烟、嗜酒、吸毒等不良嗜好；孕妇有过流产、异位妊娠及异常分娩

史；有妊娠合并症，如心脏病、糖尿病、高血压等；有妊娠并发症，如前置胎盘、胎盘早剥等；有可能造成难产的因素，如胎位异常、巨大儿、病毒感染、多胎妊娠等。

46．D。胎心率的基线摆动包括摆动幅度和摆动频率。正常胎心率基线摆动幅度为 6～25 次 / 分，摆动频率为≥6 次 / 分。

47．B。孕妇自测胎动的方法是每天早中晚各数 1 小时胎动，每小时胎动数应不少于 3 次，12 小时内胎动累计数不得小于 10 次。凡 12 小时内胎动累计数小于 10 次或逐日下降大于 50% 而不能恢复者，可能存在子宫胎盘功能不足，胎儿有宫内缺氧。该孕妇昨天早中晚各数 1 小时，胎动次数均小于 3 次，考虑胎儿有宫内缺氧。

48．C。对高危妊娠产妇要严密观察产程进展、胎心变化，必要时使用胎心电子监护，减少麻醉镇静药物的使用。可静脉滴注 10% 葡萄糖 500ml 加维生素 C 提高胎儿对缺氧的耐受力。指导孕妇避免剧烈活动和精神过度紧张，预防胎膜早破、早产，催产素不能用于抑制宫缩。给予孕妇间歇吸氧，每天 2 次，每次 30 分钟，改善胎儿的血氧饱和度。对需要终止妊娠但胎儿成熟度较差者，使用糖皮质激素来促进胎儿肺成熟。

49．D。羊水胎粪污染分度Ⅰ度呈浅绿色，Ⅱ度呈黄绿色且浑浊，Ⅲ度呈棕黄色、稠厚。羊水胎粪污染胎心监护异常时，提示出现胎粪吸入综合征，结局不良。

50．C。缩宫素可加强宫缩和产程，宫缩会进一步加重胎儿缺氧，不能改善胎儿窘迫。出现胎儿窘迫时，首先增加孕妇氧气供给，提高胎儿血氧饱和度。指导孕妇变为左侧卧位，减少子宫收缩频率，降低子宫内压，改善子宫 - 胎盘循环，增加胎儿血氧分压，静脉补液以增加子宫 - 胎盘血液灌注。密切观察胎心、胎动、产程进展。做好新生儿抢救和复苏的准备，以免出现病情加重且紧迫的情况。

51．E。胎儿窘迫的主要表现是胎心率异常、胎动异常、羊水胎粪污染或羊水过少。足月时正常羊水量为 800～1000ml；胎儿窘迫时体内血流重新分布，出现肾血供减少，尿量减少，羊水量减少。正常胎心率为 110～160 次 / 分，胎

儿早期缺氧时，会出现血压升高、胎心率加快、胎动频繁。胎儿在缺氧时会出现酸中毒，血液pH ≤ 7.20 提示有酸中毒发生。胎儿缺氧会引起迷走神经兴奋，肠蠕动亢进，肛门括约肌松弛，使胎粪排入羊水中，出现羊水胎粪污染。

52. D。新生儿复苏时按压通气比为 3：1，即 90 次 / 分按压和 30 次 / 分呼吸，达到每分钟 120 个动作，2 秒内 3 次胸外按压加 1 次正压通气。

53. C。Apgar 评分是以出生后 1 分钟内的心率、呼吸、肌张力、弹足底或插鼻管反应、皮肤颜色 5 项体征为依据进行评分。每项为 0～2 分，满分为 10 分。心率 ≥ 100 次 / 分为 2 分，心率 < 100 次 / 分时为 1 分，心率为 0 时为 0 分。呼吸佳、哭声好为 2 分，呼吸浅慢、且不规则为 1 分，没有呼吸为 0 分。四肢屈曲、活动好为 2 分，四肢稍屈曲评为 1 分，四肢松弛、肌张力差为 0 分。有咳嗽、恶心为 2 分，喉反射有些动作评为 1 分，无反射为 0 分。全身粉红为 2 分，身体红、四肢青紫为 1 分，全身苍白为 0 分。该新生儿总分为 8 分。

54. B。染色体异常是自然流产最常见的原因，在早期自然流产中约有 50%～60% 的妊娠产物存在染色体的异常。引发流产的原因还有母体全身性疾病，母儿双方免疫不适应，生殖器官异常，母儿血型不合，吸烟酗酒，前置胎盘，接触过多有害物质等。

55. E。异位妊娠对阴道分泌物量无影响。异位妊娠时主要症状为腹痛，在未发生破裂或流产前，常表现为一侧下腹隐痛或酸胀感，发生破裂或流产时，会感到一侧下腹部撕裂样疼痛，还伴恶心、呕吐。妊娠时伴有停经，多数人在停经 6～8 周后会出现不规则阴道流血，色暗红或深褐，量少呈点滴状，一般不超过月经量。当腹腔内有急性出血和剧烈疼痛时，轻者可出现晕厥，重者会出现失血性休克。输卵管妊娠流产或破裂后，可出血形成血肿，有肛门坠胀感，若未及时治疗或内出血逐渐停止，时间过久，血液可凝固并机化变硬，与周围组织粘连，形成腹部包块。

56. D。发生抽搐时应首先保证呼吸道通畅，用舌钳固定或取侧卧位防止舌后坠堵塞呼吸道，吸氧以防缺氧的发生，用厚纱布垫牙齿以防舌咬伤。

加护床档防止患者坠落，保护患者头部防止撞伤，遵医嘱给予镇静解痉药，将患者置于安静、偏暗的单间以减少刺激。

57. D。前置胎盘按胎盘边缘与宫颈内口的关系可分为 3 类。完全性前置胎盘宫颈内口完全被胎盘组织覆盖，多发生在妊娠 28 周左右，出血量多，可导致休克。部分性前置胎盘宫颈内口部分被胎盘组织覆盖，出血时间介于两者之间。边缘性前置胎盘的边缘达到但未覆盖宫颈内口，出血时间晚，量少，通常在妊娠 37～40 周或临产后。临床教材将低置胎盘归类于前置胎盘的第 4 种类型，指胎盘附着于子宫下段，边缘距宫颈内口 < 20mm，但未达到宫颈内口。

58. E。该患者考虑发生了胎盘早期剥离。某些机械因素如外伤导致腹部直接被撞击或挤压、性交、外倒转术等均可诱发胎盘早剥。主要表现为突发性持续性腹部疼痛，伴或不伴阴道出血。早产临产表现为出现规则宫缩，宫颈口扩张 > 1cm。前置胎盘典型症状为妊娠晚期或临产时发生无诱因、无痛性反复阴道出血。轻度子痫前期表现为血压 ≥ 140 和（或）90mmHg，伴头痛及上腹不适等症状。先兆子宫破裂表现为产妇下腹部压痛，下腹剧痛难忍，子宫体及下段之间出现病理缩复环。

59. D。对于妊娠 35 周前的先兆早产患者应当给予糖皮质激素，常用药物有倍他米松和地塞米松。糖皮质激素可促胎肺成熟，降低新生儿死亡率、呼吸窘迫综合征的发病率。硫酸镁可使平滑肌松弛，抑制子宫收缩。孕激素类药物不可用于妊娠期妇女。地西泮属于镇静催眠药，因有致畸作用，禁用于孕妇。前列腺素有刺激子宫收缩和软化宫颈的作用，先兆早产孕妇常使用其抑制剂如阿司匹林抑制子宫收缩。

60. C。过期妊娠行剖宫产的指征包括胎盘功能不良，胎儿贮备力差，不能耐受宫缩，胎心监测持续晚期减速者；估计胎儿体重 ≥ 4000g 且合并糖尿病者；合并胎位异常者；存在妊娠合并症或并发症（如并发子痫）；产时胎儿窘迫（如有羊水污染）；引产失败或产程进展缓慢，疑有头盆不称者。缩宫素激惹试验（OCT）阴性，提示胎盘功能良好。无应激试验（NST）无反应型为异常，需要全面评估胎儿状况，及时终止妊娠。正常胎儿双顶径均值为 9.3cm，胎头双顶径＞9.5cm 宜选择剖宫产。

61．A。慢性羊水过多常见于妊娠晚期。孕妇子宫大于妊娠周数，腹部膨隆、腹壁皮肤发亮、变薄，触诊时感到皮肤张力大，胎位不清，胎心音遥远或听不到。羊水过多孕妇易并发妊娠期高血压疾病、胎膜早破、早产、胎盘早剥、子宫收缩乏力、产后出血、产褥感染等。

62．C。双胎分为单卵双胎和双卵双胎。世界各地单卵双胎的发生率比较一致；而双卵双胎和多胎妊娠的发生率变化较大，受到年龄、孕产次、种族、促排卵药物和辅助生育技术等多种因素的影响。使用促排卵药物妇女的多胎发生率增加约 20%～40%。双卵双胎有家族遗传倾向。就美国而言，黑人双卵双胎发生率约为 11‰，白人约为 7‰，黑人双胎发生率高于白种人。据资料表明，年龄 20 岁妇女双胎发生率约为 8‰，以后发生概率逐年上升，至 35～39 岁时达到 15‰。双胎发生率随产次增加而增加。

63．A。由一个受精卵分裂而生长成为两个胎儿称单卵双胎，单卵双胎卵子受精后，分裂成两个胚胎的时间早迟不同。双羊膜囊双绒毛膜的单卵双胎在受精后 72 小时内的桑椹期前分裂成两个胚胎。双羊膜囊、单绒毛膜的单卵双胎于受精后 72 小时至 6～8 天分裂分化。单羊膜囊单绒毛膜单卵双胎于受精后 8～12 天分裂。联体双胎于受精 13 天以后分裂，导致联体。

64．A。心脏病患者是否妊娠最重要的是心功能分级。心脏病变较轻，心功能Ⅰ～Ⅱ级，既往无心力衰竭史亦无其他并发症者，可以妊娠，但应密切监护。心脏病变较重、心功能Ⅲ～Ⅳ级，既往有心脏并发症病史，或有心力衰竭史者不适宜妊娠。

65．E。第三产程胎儿娩出后，可注射缩宫素以减少出血。麦角新碱可使静脉压升高，应避免使用。酚磺乙胺(止血敏)能增加血液中血小板数量，增强其聚集性和黏附性，促使血小板释放活性物质，缩短凝血时间，加速血块收缩，产妇无禁忌。氨甲苯酸（止血芳酸）具有抗纤维蛋白溶解作用而产生止血作用，适用于上消化道出血、妇产科和产后出血等。血凝酶（立止血）是从蛇毒中分离出的一种具有类凝血酶作用的药物，能促进出血部位的血小板凝集，缩短出血时间，减少出血量，产妇无禁忌。

66．B。本题采用排除法。有报道肝功能异常的围生儿死亡率高达 46%。妊娠早期合并急性病毒性肝炎，可使早孕反应加重。妊娠晚期合并急性病毒性肝炎，可能因醛固酮的灭活能力下降，使妊娠期高血压疾病的发病率增加。分娩时因凝血因子合成功能减退，容易发生产后出血。

67．B。妊娠合并糖尿病孕妇治疗效果依据主要是血糖测定。糖尿病孕妇经饮食治疗 3～5 天后，测定 24 小时的末梢血糖，包括夜间血糖、3 餐前 30 分钟及 3 餐后 2 小时血糖及尿酮体。如果空腹或餐前血糖≥5.3mmol/L，或餐后 2 小时血糖≥6.7mmol/L 或调整饮食后出现饥饿性酮症，增加热量摄入后血糖又超过妊娠期标准者，应及时加用胰岛素治疗。

68．B。前置胎盘不属于妊娠合并糖尿病的并发症。糖尿病病程长伴微血管病变者易并发妊娠期高血压疾病，并发肾病变时，妊娠期高血压疾病发生率高达 50% 以上。糖尿病巨大胎儿发生率明显增高，导致肩难产、产道损伤、手术产、产伤及产后出血发生率明显增高。羊水过多发生率较非糖尿病孕妇多 10 倍，可能与胎儿高血糖、高渗性利尿导致胎尿增多有关。糖尿病患者抵抗力下降，易合并感染，以泌尿生殖系统感染最常见，常见的感染有外阴阴道假丝酵母菌病、肾盂肾炎、无症状菌尿症等。

69．B。妊娠合并急性肾盂肾炎患者应鼓励多饮水，入量不足时可输液，每天监测尿量，保证尿量在 2000ml 以上，达到对尿路冲洗和引流的作用。采用侧卧位卧床休息，减少子宫对输尿管的压迫，使尿液引流通畅。抗感染治疗应根据药物敏感试验，选用对胎儿损伤小的抗生素。治疗最短 2～3 周，完成治疗后 7～10 天取尿液复查尿培养。

70．B。妊娠后增大的子宫于骨盆入口处压迫输尿管，形成机械性梗阻，肾盂和输尿管扩张，子宫和胎头将膀胱推动移位，易造成排尿不畅、尿潴留或尿液反流。残余尿增多，为细菌在膀胱的繁殖创造了条件，致病菌以大肠埃希菌最多见，常出现无症状性菌尿症。胎盘分泌大量雌、孕激素，使得输尿管、肾盂和膀胱的肌层增生、肥厚，平滑肌松弛，输尿管蠕动减弱，膀胱对张力的敏感性减弱而发生过度充盈。

71. A。贫血是妊娠期常见的合并症，以缺铁性贫血最常见。血红蛋白＜110g/L，血细胞比容＜0.33或红细胞计数＜3.5×10^{12}/L，可诊断为妊娠期贫血。

72. D。巨幼红细胞性贫血是由叶酸和（或）维生素 B$_{12}$ 缺乏引起的贫血，治疗应补充叶酸或维生素 B$_{12}$。

73. C。滞产指总产程超过 24 小时者。

74. E。子宫收缩乏力多与头盆不称或胎位异常、子宫因素、精神因素、内分泌失调、药物影响等因素有关。在产程早期使用大剂量解痉、镇静、镇痛药可直接抑制子宫收缩。头盆不称或胎位异常时，胎先露部不能紧贴子宫下段及宫颈内口，影响内源性缩宫素的释放及反射性子宫收缩。产妇对分娩有恐惧、紧张、焦虑等精神心理障碍也可引起子宫收缩乏力。子宫畸形、子宫肌纤维过度伸展等因素，影响子宫收缩的对称性及极性，引起子宫收缩乏力。

75. C。潜伏期指从出现规律宫缩开始至宫口扩张 3cm，活跃期指宫口扩张 3cm 至宫口开全。宫口开大 4cm 时正处于第一产程活跃期，超过 8 小时仍未宫口全开，称为活跃期延长。

76. B。中骨盆狭窄者，若宫口已开全，胎头双顶径达坐骨棘水平或更低，可经阴道徒手旋转胎头为枕前位，待其自然分娩，或用胎头吸引、产钳等阴道助产术，并做好抢救新生儿的准备；若胎头双顶径未达坐骨棘水平，或出现胎儿窘迫征象，应做好剖宫产术前准备。

77. A。正常情况骶耻外径约 18～20cm，髂嵴间径约 25～28cm，坐骨结节间径约 8.5～9.5cm。该产妇髂嵴间径 23cm，骶耻外径 16cm，坐骨结节间径 6.5cm，均小于正常值，考虑为均小骨盆。外形属女型骨盆，三个平面各径线均比正常值小 2cm 或更多，称为均小骨盆。

78. C。正常情况骶耻外径约 18～20cm，髂嵴间径约 25～28cm，坐骨结节间径约 8.5～

9.5cm。该产妇骶耻外径 17cm 稍短，考虑为骨盆入口平面狭窄。骨盆入口平面狭窄根据形态变异分为两种单纯扁平骨盆和佝偻病性扁平骨盆。单纯扁平骨盆入口呈横扁圆形，骶岬向前下突出，入口横径正常前后径缩短。佝偻病性扁平骨盆骶岬向前突，入口前后径明显缩短，坐骨结节外翻使耻骨弓角度及坐骨结节间径增大。该产妇坐骨结节间径 8.5cm 属正常，考虑为单纯扁平骨盆。骨盆三个平面各径线均比正常值小 2cm 或更多，称为均小骨盆。漏斗型骨盆的骨盆入口平面各径线正常，两侧骨盆壁向内收，状似漏斗，坐骨棘间径和坐骨结节间径缩短。类人猿型骨盆属于中骨盆平面狭窄，以坐骨棘间径及中骨盆后矢状径狭窄为主。畸形骨盆属于丧失正常形态及对称性所致的狭窄。

79. A。子宫不敏感并有足够羊水时，可行外转胎位术。外转胎位术主要禁忌证包括：胎儿异常（包括发育异常及胎心异常等）、瘢痕子宫、胎膜已破、产程活跃期、前置胎盘及前壁附着胎盘以及羊水过少或过多等。骨盆明显狭窄不需要行外转胎位术纠正胎位，应选择剖宫产。

80. B。持续性枕后位时，胎儿枕部压迫产道，产妇觉肛门坠胀及排便感，宫口尚未开全时过早屏气，第二产程腹肌收缩乏力使胎头下降延缓或停滞，产程延长。臀先露易发生胎膜早破和脐带脱垂。头盆不称时，可出现胎头跨耻征阳性。

81. E。胎位异常者于妊娠 30 周前多能自行转为头先露，应定期产前检查，妊娠 30 周前顺其自然。30 周后仍不正者，可根据情况采取膝胸卧位进行胎位矫治。

82. E。胎膜早破时行阴道液 pH 值测定，正常阴道液 pH 值为 4.5～5.5，羊水 pH 值为 7.0～7.5，如阴道液 pH 值＞6.5，提示胎膜早破可能性大。行阴道液涂片检查，取阴道后穹窿积液置于干净玻片上，干燥后镜检，显微镜下出现羊齿植物叶状结晶可诊断为羊水。羊膜镜检查可以直视胎儿先露部，看见头发或其他胎儿部分却看不到前羊膜囊即可诊断胎膜早破。超声检查显示羊水量急剧减少可协助诊断胎膜早破。

83. A。胎膜早破指在临产前胎膜自然破裂，是常见的分娩期并发症。

84．A。产后出血的原因包括子宫收缩乏力、胎盘因素、软产道损伤和凝血功能障碍。其中子宫收缩乏力是最常见原因。

85．A。产后出血指胎儿娩出后24小时内失血量超过500ml，是分娩期严重并发症，在我国居产妇死亡原因的首位。

86．C。宫缩乏力不易导致子宫破裂。子宫破裂的病因包括瘢痕子宫、梗阻性难产、子宫收缩药物使用不当与产科手术创伤。既往剖宫产史因子宫肌壁留有瘢痕，或子宫壁病变在妊娠晚期或分娩期由于子宫收缩的牵拉及宫腔内压力升高而致破裂。头盆不称时，由于胎先露下降受阻，子宫为克服阻力而强烈收缩，使子宫下段过度伸展变薄而发生子宫破裂。宫缩药使用不当导致子宫收缩过强，加之先露下降受阻或瘢痕子宫等原因，最终造成子宫破裂。

87．D。头盆不称产妇在临产后，胎先露部下降受阻，强有力的子宫收缩使子宫下段逐渐变薄，而子宫上段更加增厚变短，在子宫体部和子宫下段之间形成明显的环状凹陷，称为病理缩复环。若不尽快处理，将发生子宫破裂。

88．E。先兆子宫破裂时子宫下段膨隆、压痛明显，可见病理缩复环。

89．B。羊水栓塞时，羊水进入母体血液循环，通过阻塞肺小动脉引起过敏反应和凝血机制异常而导致机体发生一系列复杂而严重的病理生理变化。羊水进入母体血液循环后，其中的有形成分直接形成栓子，经肺动脉进入肺循环，阻塞小血管并刺激血小板和肺间质细胞释放5-羟色胺等血管活性物质，引起肺小血管痉挛。高凝状态是妊娠时母体血液的正常生理改变，血液高凝状态可引起羊水栓塞患者血管内形成大量微血栓，但不属于羊水栓塞的病理生理变化。

90．E。一旦怀疑羊水栓塞，立刻抢救。抗过敏，抗休克,纠正呼吸、循环功能衰竭，改善低氧血症，防止DIC和肾衰竭的发生。分娩前后突然出现羊水栓塞的前驱症状，立即面罩给氧或气管插管正压给氧，在改善缺氧同时，应立即给予大剂量肾上腺糖皮质激素抗过敏、解痉、稳定溶酶体、保护细胞。有酸中毒时，给予5%碳酸氢钠液静脉滴注，并及时纠正电解质紊乱。防治DIC，使

用肝素钠治疗羊水栓塞早期的高凝状态。

91．A。羊水栓塞最开始表现为心肺功能衰竭和休克，产妇烦躁不安、恶心、呕吐、气急等先兆症状，随之出现呛咳、呼吸困难、发绀，迅速出现休克或昏迷。度过休克期后，进入凝血功能障碍阶段，表现为出血不止，凝血障碍，常有皮肤、黏膜、胃肠道或肾脏出血。由于循环功能衰竭引起肾缺血及DIC前期形成的血栓堵塞肾内小血管，引起肾脏缺血、缺氧，患者可因肾功能衰竭而死亡。

92．E。产褥病率是指分娩24小时以后的10天之内，用口表每天测量体温4次，间隔4小时，有2次≥38℃。产褥病率常由产褥感染引起，但也可由生殖道以外感染如泌尿系统感染、呼吸系统感染及乳腺炎等引起。

93．C。晚期产后出血是指分娩24小时后，在产褥期内发生的子宫大量出血。以产后1～2周最常见。

94．D。晚期产后出血的治疗中，出血量较多时，应积极补充血容量，抢救休克。少量或中等量阴道流血，应给予足量广谱抗生素及子宫收缩药。疑有宫内残留或胎盘附着部位复旧不全者，静脉输液、备血并给予刮宫。剖宫产术后阴道流血量多，可作剖腹探查。由于阴道流血时间长、侵入性操作易造成子宫感染，各项操作应严格无菌，遵医嘱应用抗生素。

95．A。产后泌尿系感染感染多由下泌尿道上行所致，症状通常发生在产后第2～3天，也可发生在产后3周。

96．A。该产妇考虑发生了急性膀胱炎。发生急性膀胱炎时，表现为膀胱刺激征（尿频、尿急及尿痛），下腹部不适，清洁中段尿白细胞增多，也可出现红细胞。肾盂肾炎分为急性与慢性2种，急性起病急骤，突然出现寒战、高热可达40℃以上，伴头痛、周身酸痛、恶心、呕吐等全身症状；慢性肾盂肾炎往往无明显泌尿系统症状。急性子宫内膜炎表现为子宫内膜充血、坏死，阴道内有大量脓性分泌物，而且有臭味。

97．A。产后抑郁是一组非精神病性的抑郁综合征，发生率占分娩妇女的5%～25%。引起产后

抑郁的相关因素包括内分泌因素、分娩因素、心理因素、社会因素与遗传因素。孕期发生不良生活事件越多，患产后心理障碍的可能性越大。产妇多表现为心情压抑、沮丧、不愿与人交流，甚至与丈夫也会产生隔阂。自责、自罪、担心自己或婴儿受到伤害。有的产妇有思维障碍、迫害妄想，甚至出现伤婴或自杀行为。

98．D。该产妇分娩后表情淡漠，对新生儿漠不关心，经常一个人流泪，曾企图自杀，考虑发生了产后抑郁。产后抑郁表现为心情压抑、不愿与人交流，甚至与丈夫也会产生隔阂。自责、自罪、担心自己或婴儿受到伤害，有的产妇有思维障碍、迫害妄想，甚至出现伤婴或自杀行为。产后沮丧表现为情绪不稳定、易哭、情绪低落、感觉孤独、焦虑、疲劳、易忘、失眠等。产后精神病主要表现为行为紊乱、乱语、幻觉、自杀行为、思维散漫、意识障碍、情绪高涨、自罪自责等。

99．E。常染色体显性遗传病致病基因在常染色体上，亲代只要有1个显性致病基因传递给子代，子代就会表现性状。其家系特点是患者为杂合子，亲代中有1人患病；父母一方患病，子女有50%的患病风险率；父母双方患病，子女有75%的患病风险率；男女发病机会均等；父母无病，子女一般无病。

100．A。X连锁显性遗传疾病，男性患者其女性子代全部受累，但不会传给男性子代；女性患者其子代男女再发风险率各为50%。

101．D。染色体是遗传信息的载体。人类细胞具有23对染色体，其中1对性染色体，22对常染色体，互相配对的两条染色体叫做同源染色体，分别来自父亲和母亲。21三体综合征是人类最早认识、最为常见的染色体畸变，在活产婴中发生率为1∶600～1000。

102．D。新生儿锁骨骨折不属于出生缺陷，外部作用下如创伤可导致锁骨骨折。出生缺陷是指因遗传、环境或遗传与环境共同作用，使胚胎发育异常引起的个体器官结构、功能代谢和精神行为等方面的先天性异常。致畸因子作用于胚胎和胎儿，可导致胎儿发育不良，包括结构功能不良（如生长迟缓、畸胎）与神经系统发育不良（如智力发育异常）。可致孕期胚胎死亡、早产死产等。

103．B。血红蛋白测定不属于感染性疾病的产前诊断方法，可用于诊断妊娠期贫血。羊膜腔穿刺技术是最常见的产前诊断技术，可进行羊水细胞培养和胎儿核型分析。遗传学诊断方法有Southern杂交、荧光原位杂交、染色体核型分析等。孕妇血清生化指标如AFP浓度筛选等。

104．E。因染色体异常疾病可引起死胎、流产、死产、畸形儿等，若妇女有过不明原因的死胎、死产，应高度警惕，进行遗传咨询产前诊断。孕妇本人年龄≥35岁，应行产前诊断。

105．B。现病史主要围绕主诉了解发病的时间、发病的原因及可能的诱因、病情发展经过、就医经过、采取的护理措施及效果。可按照时间顺序进行询问。注意询问患者发病性质、部位、严重程度、持续时间等，还需了解患者有无伴随症状及其出现的时间、特点和演变过程，特别是与主要症状的关系。

106．D。充盈的膀胱影响妇科检查，手术时易误伤，因此除尿失禁患者外，检查前嘱咐患者排空膀胱，必要时先导尿排空膀胱。行妇科检查时，应关心体贴患者，做到态度严肃，语言亲切，检查前向患者做好解释工作。每检查一人，应更换一块置于臀部下面的垫单，做到一次性使用，以避免感染或交叉感染。男性护士对患者进行妇科检查时，应有一名女性医护人员在场，以减轻患者紧张心理，并可避免发生不必要的误会。

107．D。无性生活史、阴道闭锁、经期不宜做双合诊检查者或有其他原因不宜行双合诊检查的患者可行直肠-腹部诊。充盈的膀胱影响妇科检查，手术时易误伤，因此除尿失禁患者外，检查前嘱咐患者排空膀胱，必要时先导尿排空膀胱。除尿瘘患者有时需取膝胸位外，一般妇科检查均取膀胱截石位，患者臀部置于检查台缘，头部略抬高，两手平放于身旁，以使腹肌松弛。检查时使用无菌手套和检查器械，一人一换，一次性使用，以避免感染或交叉感染。

108．D。由结核分枝杆菌引起的女性生殖器炎症称为生殖器结核，又称结核性盆腔炎。多见于20～40岁妇女，也可见于绝经后的老年妇女。血行传播为最主要的传播途径。输卵管结核占女性生殖器结核的90%～100%，几乎所有的生殖器结核均累及输卵管；子宫内膜结核占生殖器结核的 50% ～ 80%，常由输卵管结核蔓延而来；卵巢结核占生殖器结核的 20% ～ 30%，亦由输卵管结核蔓延而来。由于输卵管阻塞，且子宫内膜结核可妨碍孕卵着床，故绝大多数患者均不能受孕，在原发不孕者中生殖器结核为常见原因之一。

109．E。大量使用抗生素不是外阴炎的病因。外阴炎的诱因包括阴道分泌物、经血、尿液、粪便等刺激；糖尿病患者糖尿的刺激；不注意皮肤清洁，穿紧身化纤内裤导致局部通透性差、局部潮湿等。

110．C。前庭大腺位于两侧大阴唇下 1/3 深部，发生前庭大腺脓肿时此处疼痛明显。炎症多发于一侧，局部皮肤红肿、灼热、压痛明显。此病以育龄妇女多见，幼女及绝经后妇女少见。脓肿形成时行切开引流并作造口术是治疗前庭大腺囊肿最简单有效的方法。

111．B。滴虫阴道炎多表现为大量稀薄泡沫状的阴道分泌物及外阴瘙痒。外阴阴道假丝酵母菌病典型阴道分泌物呈白色稠厚凝乳状或豆渣样。

112．E。物理治疗宫颈糜烂样改变其原理都是将宫颈糜烂面的单层柱状上皮破坏，结痂脱落后新的鳞状上皮覆盖创面。治疗时间选择在月经干净后 3 ～ 7 天内进行。

113．B。急性盆腔炎应给予半卧位，有利于脓液积聚于子宫直肠陷凹，使炎症局限。高热时采用物理降温，若有腹胀，应遵医嘱行胃肠减压。给予高热量、高蛋白、高维生素饮食，并遵医嘱纠正电解质紊乱和酸碱失衡。以抗生素治疗为主，必要时行手术治疗。观察腹部体征，检查腹部拒按或有中毒性休克表现，应怀疑脓肿破裂，应立即在抗生素治疗的同时行剖腹探查。

114．C。尖锐湿疣患者典型体征是初起为微小散在或呈簇状增生的粉色或白色小乳头状疣，柔软，其上有细小的指样突起或丘疹，质地稍硬。随着病情发展，疣体增大、增多，互相融合成鸡冠状、桑葚状或菜花状，顶端可有角化或感染溃烂。病变多发生在外阴性交时易受损的部位，如阴唇后联合、小阴唇内侧、阴道前庭、尿道口等部位。部分尖锐湿疣患者可有外阴瘙痒、烧灼痛

或性交后疼痛不适，伴阴道黏膜损害者可有白带增多。

115．A。淋病治疗原则是及时、足量、规范应用抗生素。由于耐青霉素、四环素及喹诺酮的菌株增多，目前选用的抗生素以第三代头孢菌素为主。无并发症淋病可给予头孢曲松钠 250mg，单次肌内注射；有并发症淋病可给予头孢曲松钠 500mg 肌内注射，每天 1 次，连用 10 天。

116．E。性接触传播是梅毒最主要的传播途径。梅毒也可垂直传播，通过胎盘感染胎儿，导致先天梅毒。少数患者可因医源性途径、接吻、哺乳或接触污染衣物而感染，个别患者可通过输入有传染性梅毒患者的血液而感染。

117．A。艾滋病患者及 HIV 携带者均具有传染性，传播途径包括性接触直接传播、血液传播、母婴传播。HIV 在妊娠期能通过胎盘传染给胎儿，或分娩时经软产道及出生后经母乳喂养感染新生儿。亲吻婴儿不会造成 HIV 传播。

118．E。诊断性刮宫可同时达到止血和明确诊断的目的。多于月经前 3 ～ 7 天或月经来潮 6 小时（不超过 12 小时）内刮宫确定排卵和黄体功能。

119．B。该患者卵巢功能检查，连续 3 个月每日清晨测得基础体温呈一规则水平线，说明卵巢无排卵。孕激素有致热作用，即排卵后体温上升 0.3 ～ 0.5℃，有排卵者的基础体温曲线呈双相型，无排卵者基础体温始终处于较低水平，呈单相型。

120．E。黄体功能不足可因黄体期孕激素分泌不足或黄体过早衰退，导致子宫内膜分泌反应不良，从而引起月经频发。

121．C。腹腔镜检查不能用于检查卵巢功能。阴道鳞状上皮细胞的成熟程度与体内雌激素水平成正比，因此，阴道脱落细胞成熟指数检查是阴道细胞学卵巢功能检查最常用的一种。卵巢兴奋试验可预测卵巢的储备功能。雌、孕激素可调节宫颈黏膜腺细胞的分泌功能，临床上根据宫颈黏液检查可了解卵巢的功能状态。B 超可从月经周期第 10 天开始监测卵泡大小，了解卵巢功能。

122．D。继发性闭经中最常见的类型是下丘脑性闭经。下丘脑性闭经指中枢神经系统及下丘脑各种功能和器质性疾病引起的闭经，以功能性原

因为主。

123．C。痛经的月经周期几乎都有排卵。原发性痛经的发生与月经期子宫内膜前列腺素升高有关。生殖器官无器质性病变，好发于青少年期，主要症状是月经期下腹痛，以坠胀痛为主，严重者呈痉挛痛，最早出现于经前 12 小时，行经第 1 天最剧烈，持续 2～3 天后可缓解。应重视精神心理治疗，阐明月经期轻度不适是生理反应，必要时可给予镇痛、镇静、解痉治疗。

124．D。原发性痛经的发生与月经期子宫内膜前列腺素升高有关。在月经周期中，分泌期子宫内膜前列腺素（PG）浓度较增生期子宫内膜高。分泌期晚期因孕激素水平的下降，子宫内膜启动溶解性酶促反应，激活环氧酶通路，释放前列腺素类物质。PGF_{2a} 含量高可引起子宫平滑肌过强收缩，血管挛缩，造成子宫缺血、乏氧状态而出现痛经。

125．B。痛经以对症治疗为主，主要目的是缓解疼痛及其伴随症状。应重视精神心理治疗，阐明月经期轻度不适是生理反应，必要时可给予镇痛、镇静、解痉治疗。

126．B。hCG 定量测定是葡萄胎随访最重要的项目。葡萄胎清宫后每周 1 次，直到连续 3 次阴性，随后每个月 1 次共 6 个月，再每 2 个月 1 次共 6 个月，自第 1 次阴性后共计 1 年。

127．D。滋养细胞疾病共同的病理变化特点是滋养细胞呈不同程度的增生。葡萄胎病变局限于宫腔内，不侵袭肌层，无远处转移，镜下为滋养细胞不同程度增生，绒毛间质水肿，间质内血管稀少或消失。绒毛膜癌易早期血行转移，镜下表现为滋养细胞不形成绒毛或水泡状结构，极度不规则增生，排列紊乱，广泛侵入子宫肌层及血管，周围大片出血、坏死。侵蚀性葡萄胎侵入子宫肌层或转移至子宫外，镜下可见水泡状组织，绒毛结构及滋养细胞增生和分化不良，绒毛结构也可退化，仅见绒毛阴影。

128．A。葡萄胎患者首选安全套避孕，也可口服避孕药，但不选用宫内节育器，以免混淆子宫出血的原因或穿孔。

129．C。葡萄胎一旦确诊应及时清宫。一般选

用吸刮术，具有手术时间短、出血少、不易发生子宫穿孔等优点。

130．A。妊娠滋养细胞肿瘤若发生阴道转移灶破溃大出血，应立即通知医师并配合抢救，用长纱条填塞阴道压迫止血。应尽量卧床休息，注意外阴清洁，避免增加腹压（保持大便通畅），避免性生活和不必要的阴道、盆腔检查，严禁阴道冲洗。填塞的纱条必须于 24～48 小时内如数取出，取出时必须做好输液、输血及抢救的准备。若出血未止，可用无菌纱条重新填塞，记录取出和再次填入纱条数量，给予输血、输液。出现转移灶症状时，应尽快开始化学治疗。

131．C。该患者考虑为绒毛膜癌。绒毛膜癌可继发于葡萄胎妊娠，也可继发于流产、足月妊娠、异位妊娠。可突向宫腔或穿破浆膜，广泛侵入子宫肌层并破坏血管，造成出血坏死，恶性程度极高，发生转移早而广泛，镜下滋养细胞极度不规则增生，绒毛或水泡状结构消失。侵蚀性葡萄胎绒毛结构及滋养细胞增生和分化不良，绒毛结构也可退化，仅见绒毛阴影。葡萄胎滋养细胞不同程度增生，绒毛间质水肿，间质内血管稀少或消失。

132．C。绒毛膜癌是滋养细胞的恶性病变，无胎盘结构。绒毛膜癌可突向宫腔或穿破浆膜，广泛侵入子宫肌层并破坏血管，造成出血坏死。恶性程度极高，发生转移早而广泛，镜下滋养细胞极度不规则增生，绒毛或水泡状结构消失。

133．D。为防止低颅压综合征，腰椎穿刺术后去枕平卧 4～6 小时，24 小时内勿下床活动，卧床期间不可抬高头部。穿刺一般选择第 3～4 或第 4～5 腰椎棘突间隙。穿刺结束撤去测压管后，收集脑脊液 2～5ml 送检，应不超过 5ml。颅内压增高时，腰椎穿刺可引发脑疝，如颅内压高者必须行腰穿才能明确诊断时，穿刺前先用脱水剂降低颅内压。

134．A。头痛不属于化疗药物的不良反应。化疗药物最常见的不良反应是骨髓抑制。大多数化疗药物有不同程度消化系统损害，最常见的表现为恶心、呕吐，大剂量应用时可出现腹痛、腹泻；可引起溃疡，主要发生于唇颊黏膜，严重可延及咽部、食管、胃肠以至肛门，发生便血。皮疹最

常见于应用甲氨蝶呤后，严重者可引起剥脱性皮炎。环磷酰胺对膀胱有损害，可导致出血性膀胱炎，出现血尿。

135．E。腹部术前护理包括进行心理指导和手术指导，指导患者学会有效咳嗽、床上使用便器、收缩和放松四肢肌肉的运动等，安排术前合理饮食。术前1天应进行皮肤准备，进行阴道冲洗和脐部清洁护理，进行肠道准备，询问患者有无月经来潮。只有在子宫全切时需要在宫颈和阴道穹隆处涂甲紫来显示位置。

136．E。患者术后引流液一般不超过200ml，性状应为淡血性或浆液性，随后引流量逐渐减少，且颜色逐渐变淡，至24小时内引流液小于10ml，体温正常时可拔除引流管。

137．D。宫颈和宫颈管活组织检查是确诊子宫颈癌前病变和子宫颈癌最可靠的方法，任何肉眼可见的病灶均应做单点或多点活检，以提高确诊率。宫颈刮片细胞学检查常用于筛查子宫颈癌，不能准确鉴别癌前病变和宫颈癌。

138．B。子宫颈癌以鳞癌为主，其次为腺癌，鳞癌以外生型最常见，好发于鳞-柱状上皮交界处。

139．B。肌壁间肌瘤的特点是位于子宫肌壁间，大肌瘤可见月经改变和下腹包块，常有白带增多，一般无腹痛。黏膜下肌瘤的特点为向宫腔方向生长，突出于宫腔，多有月经改变，有肿物脱出于阴道外，常有白带增多，肌瘤脱出时有腹痛。浆膜下肌瘤常向子宫浆膜面生长，突出于子宫表面，少有月经改变，常见有下腹包块，一般无白带改变，常发生肌瘤蒂扭转并伴有腹痛。

140．B。子宫肌瘤常见的变性包括肌瘤囊性变、玻璃样变（透明变性）、红色变性、肉瘤样变、钙化。其中红色变性可出现剧烈腹痛伴恶心呕吐、发热，白细胞计数升高，肌瘤迅速增大，有压痛。患者有子宫肌瘤，现突感腹部剧痛，体温升高，考虑发生子宫肌瘤红色变性。

141．D。大剂量连续或长期使用黄体生成激素释放激素类药物，可通过反馈作用抑制垂体、卵巢功能，产生抑制促卵泡激素（FSH）和黄体生成素（LH）分泌作用，降低雌二醇到绝经水平，可缓解症状并抑制肌瘤生长。

142．C。脱出于阴道的黏膜下肌瘤表面极易感染、坏死，可产生大量伴恶臭的阴道溢液。患者检查发现宫颈口垂有鸡蛋大小肿物突出，近期月经量增多，白带增多，考虑为子宫黏膜下肌瘤继发感染。

143．D。绝经后阴道流血是子宫内膜癌最典型的症状，通常出血量不多，绝经后患者可表现为持续或间歇性出血。

144．A。子宫内膜癌以腺癌为主，大体分为弥漫型和局限型。镜检下还可分为内膜样腺癌、腺癌伴鳞状上皮分化、浆液性腺癌、黏液性癌和透明细胞癌。

145．E。阴道闭锁多由于胚胎在生殖发育时未分化好，与雌激素无关。子宫内膜组织有激素依赖性，受雌孕激素的调节而增生、脱落。卵巢颗粒细胞癌和卵泡膜细胞瘤都能够产生雌激素。

146．D。由于滋养细胞显著增生，产生大量hCG，刺激卵巢颗粒细胞及卵泡膜细胞，使之过度黄素化，产生卵巢黄素囊肿；其一般为双侧性，表面光滑。黄素囊肿本身无手术指征，无需特殊治疗，注意随访观察，随hCG的下降，囊肿会自行消失，其是卵巢增大的常见原因，但卵巢不会因黄素囊肿而呈单发性囊肿改变。

147．B。腹腔镜是目前诊断子宫内膜异位症的最佳方法，对不明原因不孕或腹痛者是首选的有效诊断方法。

148．E。高达40%的子宫内膜异位症患者会出现不孕，其原因复杂，可能是盆腔粘连、子宫后倾、输卵管粘连闭锁或蠕动减弱等；也可能是盆腔微环境改变、卵巢功能异常等。

149．D。阴道前后壁修补术或盆底修补术后取平卧位，禁止半卧位，可减少外阴、阴道张力。处女膜闭锁及有子宫的先天无阴道者，术后取半卧位，有利于伤口愈合和引流。外阴根治术后取平卧位，两腿外展屈膝，膝下垫枕，减少腹股沟及外阴部张力。子宫脱垂阴式子宫切除术后避免早期半卧位。

150．B。外阴脂肪瘤常来自大阴唇或阴阜脂肪组织，生长缓慢，质软，位于皮下组织内，呈分叶状，大小不等，也可形成带蒂肿物。小脂肪瘤无需处理；肿瘤较大，引起行走不适和性生活困难时，需手术切除。

151．C。外阴癌晚期可以转移形成宫颈癌、阴道癌，可合并存在。约 5%～10% 的外阴不典型增生者会发展成外阴癌。外阴的慢性长期刺激病，如外阴尖锐湿疣、外阴瘙痒、慢性前庭大腺炎、慢性溃疡等也可能发展成外阴癌，人乳头瘤病毒感染也可发生刺激癌变，外阴癌患者常伴有外阴白色病损等色素减退疾病。

152．E。损伤后最常见症状为局部水肿或血肿，血肿时会出现压痛，若不及时处理可向上扩展，形成巨大盆腔血肿，血管破裂时也可有鲜血从阴道流出，出现外出血。分娩是导致外阴、阴道创伤的主要原因，也可因创伤、初次性交、暴力伤害所致。疼痛为其主要症状，可从轻微至剧痛，甚至出现休克。

153．E。阴道成形术后应放置模具来防止瘢痕挛缩并支撑阴道，若模具放置不当，阴道顶端可因模具未充满而形成肉芽、瘢痕等，使阴道变窄、变浅回缩，影响手术效果，鼓励患者一直使用，青春期患者可一直使用至开始性生活或结婚。

154．B。当胚胎发育时双侧副中肾管发育不全或双侧副中肾管尾端发育不良，会导致先天性无阴道的发生。其无阴道口，或仅在前庭后部见一浅凹，偶见短浅阴道盲端，常合并有先天性无子宫或只有始基子宫，但第二性征、外阴发育及卵巢一般都正常，部分患者合并有泌尿道发育异常，个别伴有脊椎异常。

155．B。子宫脱垂的病因有分娩损伤，如产褥期过早重体力劳动或多次分娩；长期腹压增加如慢性咳嗽，习惯性便秘，经常蹲位或举重；盆底组织发育不良或退行性病变，医源性原因；其中最主要病因为分娩损伤。

156．C。Ⅱ度轻型子宫脱垂为宫颈脱出阴道口，宫体仍在阴道内；Ⅱ度重型为宫颈和部分宫体脱出阴道口。宫颈脱出阴道口，宫体仍在阴道内属于Ⅱ度轻型。

157．A。凡婚后未避孕、有正常性生活、夫妇同居 1 年而未受孕者，称为不孕症；从未妊娠者

称为原发不孕，有过妊娠而后不孕者称为继发不孕。

158．A。患者检查未发现异常，男方检查无异常，为确定不孕原因，应进行排卵及内分泌功能测定、输卵管通畅度检查、宫颈与子宫因素检查和生殖免疫学检查。可最先进行基础体温测定，该检查为最简便检查，能够测定卵巢排卵功能。

159．D。凡婚后未避孕、有正常性生活、夫妇同居 1 年而未受孕者，称为不孕症。有正常性生活者婚后 1 年的初孕率约为 90%。导致不孕的因素中女性因素占 40%～55%，男性因素占 25%～40%，双方共同因素占 20%～30%，不明原因的占 10%。女性中输卵管因素是导致不孕的最常见因素。正常精液量一般为 2～6ml，低于 1.5ml 为精液过少。

160．D。辅助生殖技术包括人工授精、体外受精 - 胚胎移植（试管婴儿）及其衍生技术、配子输卵管内移植、卵细胞质内单精子注射、未成熟卵体外培养、配子宫腔内移植、植入前胚胎遗传学诊断等。

161．D。体外受精 - 胚胎移植（试管婴儿）及其衍生技术是指从不孕妇女体内取出卵细胞，在体外与精子受精后培养至早期胚胎，然后移植回妇女的子宫，使其继续着床发育、生长成为胎儿的过程。主要适用于输卵管堵塞性不孕症。

162．A。中度卵巢过度刺激综合征患者，需静脉滴注白蛋白、低分子右旋糖酐、前列腺素拮抗剂，应严密监测生命体征、血细胞比容、白细胞计数、肾功能等，可以适量饮水，以免患者血液中的水过多渗入体腔，导致血液高凝。应首选及最重要的处理的是静滴白蛋白。

163．B。非孕妇女做绝育手术应在月经干净后 3～7 天为宜；人工流产或分娩后妇女宜在 48 小时内施术；剖宫产妇女在实施同时即可作绝育术；难产或疑有产时感染者，需抗生素预防感染 3～5 天后，无异常情况可施行手术。

164．E。计划生育内容包括晚婚、晚育、节育、优生优育。

165．A。哺乳期妇女避孕方法的选择应以不影响乳汁质量和婴儿健康为主，可选用男用避孕套、

宫内节育器，不宜使用避孕药。剖宫产后半年才能放置宫内节育器，该患者为剖宫产后4个月，优先选择避孕套。

166．C。放置宫内节育器时间为月经干净后3～7天，无性生活；产后42天，恶露已净，会阴伤口愈合，子宫恢复正常；剖宫产后半年；人工流产术后宫腔深度＜10cm；哺乳期排除早孕者；术前常规测体温，2次测试超过37.5℃暂不放置。

167．B。使用药物避孕的妇女需在停药半年后再妊娠，以免内分泌紊乱，对妊娠造成影响。

168．B。宫内节育器可引起宫颈局部炎性反应，使宫颈黏液变稠；炎性反应刺激产生前列腺素，使精子不能获能；孕激素能使子宫内膜间质蜕膜化，抑制子宫内膜增生，使内膜腺体萎缩，不利于受精卵着床，使带器妊娠率较低；还可减少子宫平滑肌活动，使脱落率降低；可使月经量减少，但易发生突破出血。

169．A。带铜节育器能在子宫内持续释放具有生物活性的铜离子，铜离子具有较强的抗生育功能，有使精子头尾分离的毒性作用、使精子不能获能，铜离子还能进入细胞核和线粒体，干扰细胞正常代谢，避孕效果随铜的表面积增大而增强。

170．E。在无保护下行性生活，事后可选择服用紧急避孕药，避孕药物应在性生活后72小时内服用。

171．B。在妊娠7周内，多选择药物流产；妊娠7～10周内，优先选择负压吸宫术行人工流产；妊娠10～14周时，优先选择钳刮术；妊娠中期选择依沙吖啶或水囊引产。停经9周时若准备终止妊娠，优先选择负压吸宫术行人工流产。

172．E。青春期保健分为三级预防，以一级预防为主。生育期多进行男女双方必要的医学检查，发现影响生育的疾病。哺乳期保健主要为了提倡母乳喂养，促进母亲身心健康，协助新生儿护理等，增进母子情感交流。围绝经期要注重营养、微量元素的补充，进行妇科疾病、肿瘤的筛查等，以利身心健康，提高生命质量。老年期保健主要为指导老年人定期体检，保持规律生活及合理饮食，预防疾病。

173．A。孕前期保健是指为准备妊娠的夫妇提供以健康教育与咨询、孕前医学检查、健康评估和健康指导为主要内容的保健服务。其中最主要内容为指导夫妇双方计划妊娠，选择最佳受孕时机。

174．E。妇女劳动保护规定月经期连续负重时单次负重不得超过20kg，间断负重时每次负重不得超过25kg。妊娠满7个月后，用人单位不得延长其劳动时间或者安排夜班。孕妇应有98天产假，难产应增加产假15天，若生育多胞胎，每多生育1个婴儿，增加产假15天；若妊娠未满4个月流产者，有15天产假；妊娠满4个月流产者，有42天产假。哺乳时间为1年，每天应有2次哺乳时间，每次30分钟，增加1个婴儿则1天增加1个小时。

175．C。新生儿死亡率＝期内新生儿死亡数/期内活产数×1000‰，即该社区2002年的新生儿死亡率为15÷500＝30.00‰。

176．E。孕产期保健质量指标包括产前检查率、孕产妇建卡率、住院分娩率、剖宫产率、产后访视率和孕产妇系统管理率；高危产妇比重、妊娠期高血压疾病发生率；孕产妇死亡率、围生儿死亡率、新生儿死亡率和新生儿访视率。其中婚检率并不属于孕产期保健质量指标。

177．E。会阴擦洗时一般擦洗3遍，第1遍要求由外向内、自上而下、先对侧后近侧，按照阴阜→大腿内上1/3→大阴唇→小阴唇→会阴及肛门的顺序擦洗。第2遍与第3遍相同，以伤口为中心，由内向外，自上而下，最后擦洗肛门及肛门周围。1个棉球仅限用1次。在冲洗时要注意用棉球堵住阴道口，以免污染液体流入阴道内。

178．A。阴道灌洗常用于各种阴道炎、宫颈炎；子宫切除术前或阴道手术前的常规阴道准备。月经期、产后或人工流产术后等子宫颈口未闭、宫颈癌等有阴道出血的疾病、外阴或阴道手术后不宜行阴道灌洗，以防上行性感染。

179．A。会阴水肿湿热敷时常用50%的硫酸镁溶液，湿热敷的温度一般为41～46℃，湿热敷的面积应是病损范围的2倍，热敷时间约15～30分钟。

180．B。宫颈棉球上药一般用于子宫颈亚急性或急性炎症伴有出血者，一般在放药 12～24 小时后牵引棉球尾线自行取出棉球。

181．B。该患者宫颈轻度糜烂，分泌物增多且为黄色，细胞学检查为巴氏Ⅱ级，提示发现不典型细胞，但无恶性特征细胞，属于良性改变或炎症。该患者应为普通炎症。

182．D。外生型宫颈癌的癌灶常向外生长呈乳头状或菜花样，组织脆，易出血；癌肿体积较大，常累及阴道，较少浸润宫颈深层组织及宫旁组织。该患者有不规则阴道出血，宫颈呈菜花样且累及阴道，可能有宫颈癌，为进一步确诊，应行宫颈活体组织检查。

183．B。疑结核性子宫内膜炎进行诊断性刮宫时，应于经前 1 周或月经来潮 12 小时内诊刮，刮宫时要重点刮取子宫角部，该部位阳性率较高。诊刮前 3 天及术后 3 天每天肌内注射链霉素 0.75g 及异烟肼 0.3g 口服，以防诊刮引起结核病灶扩散。

184．E。该患者行妇科检查时发现输卵管增粗且有压痛，首先应行输卵管通畅术，进行输卵管通畅度检查，看是否为输卵管不通导致的不孕。

185．A。进行后穹窿穿刺时，用长针头自阴道后穹窿中点进针，与子宫颈管平行，刺入子宫直肠陷凹，在穿过阴道壁有落空感后便开始抽吸，此时进针约有 2cm。若抽出暗红色不凝血为阳性；如抽出血液较红，放置 10 分钟内凝固，表明误入血管。后穹窿处位置较低，有腹腔内出血、积脓都可在此处穿刺抽出，有盆腔积脓时可行穿刺引流并局部注射药物；也可以协助诊断异位妊娠是否发生破裂出血等。

186．D。腹腔镜检查建立人工气腹使用的气体是二氧化碳，术后少量二氧化碳残留组织可以吸收，且手术中使用电刀等灼烧时，二氧化碳能使灼烧的火尽快熄灭。

187．D。会阴切开术适用于预防早产儿颅内出血、需缩短第二产程时、需阴道助产时、估计会阴有不可避免的裂伤时。麻醉方法可有阴部神经阻滞麻醉及局部皮下浸润麻醉。一般会阴侧切是在会阴后联合正中偏左 0.5cm，与正中线呈 45°，在宫缩时剪开。缝合线应超出切口顶端上方 0.5～1.0cm。术后注意保持会阴清洁、干燥。

188．B。胎头吸引术不能用于有严重头盆不称、产道阻塞或畸形不能经阴道分娩者；胎位异常（面先露、横位、臀位）；胎头位置高或宫口未开全者。

189．B。胎儿经阴道娩出 30 分钟后，或剖宫产胎儿娩出 5～10 分钟后胎盘尚未娩出时，胎盘因部分剥离引起子宫大出血，应立即进行人工胎盘剥离术。

190．A。产钳助产适用于有胎儿窘迫、妊娠合并心脏病、妊娠高血压疾病子痫前期等需要缩短第二产程者；子宫收缩乏力导致第二产程延长，或胎头已拨露达半小时仍不能娩出者；有剖宫产史或瘢痕子宫，不宜屏气加压的孕妇；胎头吸引术失败者；臀先露胎头娩出困难者。

191．D。绝对头盆不称者应行剖宫产术，骨产道活动度小，若有头盆不称发生，胎儿便无法通过产道娩出。

192．E。剖宫产术前护理包括进行心理指导和手术指导，安排术前合理饮食。术前 1 天应进行皮肤准备，术前应进行阴道冲洗和脐部清洁护理，进行肠道准备。消毒前要复查胎心，监测胎儿状态是否良好，做常规药物过敏试验，以免过敏反应的发生。手术前不需要静滴催产素，若子宫收缩频繁会影响手术。

193．A。该孕妇血压 140/90mmHg、尿蛋白微量、水肿（++），可判断为轻度子痫前期。轻度子痫前期的临床表现为血压 ≥ 140/90mmHg；尿蛋白 ≥ 0.3g/24h 或（+），尿蛋白/肌酐 ≥ 0.3，伴头痛及上腹部不适等症状。妊娠期高血压表现为血压 ≥ 140/90mmHg，在产后 12 周内能恢复正常，尿蛋白（-），在产后方可确诊，可伴有上腹部不适或血小板减少。重度子痫前期的临床表现为血压 ≥ 160/110mmHg；少尿；低蛋白血症伴胸水、腹水或心包积液；尿蛋白 ≥ 2.0g/24h 或随机尿蛋白 ≥（++）。慢性高血压并发子痫前期血压进一步升高，20 周以后尿蛋白 ≥ 0.3g/24h。子痫主要表现为血压 ≥ 160/110mmHg，在子痫前期的基础上出现抽搐发作，或伴昏迷。

194．B。轻度子痫前期以休息、饮食调节为主，必要时给镇静药物，加强孕期保健。

195．C。重度子痫前期的临床表现为血压 ≥

丁震医学教育 010-88453168
www.dzyxedu.com

北京航空航天大学出版社
BEIHANG UNIVERSITY PRESS

160/110mmHg；少尿；低蛋白血症伴胸水、腹水或心包积液；尿蛋白≥ 2.0g/24h 或随机尿蛋白≥（++）；血清肌酐> 106μmol/L，血小板持续下降，< 100×10⁹/L，出现微血管溶血；血清 ALT 或 AST 升高；持续性头痛或其他脑神经或视觉障碍；持续性上腹不适，心功能衰竭，肺水肿，胎儿生长受限，胎盘早剥。若该患者血压持续升高至 170/115mmHg、尿蛋白（++）、水肿（+++）并伴有头痛、头晕，可诊断为重度子痫前期。

196．E。使用硫酸镁时必须有膝腱反射存在，呼吸≥ 16 次 / 分，尿量≥ 400ml/24h 或 17ml/h。

197．B。该孕妇为素食者，近日感全身无力、面色苍白，头晕眼花，血红蛋白 73g/L，最可能的诊断为妊娠期合并中度贫血。血红蛋白< 110g/L 及血细胞比容< 0.33 为妊娠期贫血，其中血红蛋白≤ 60g/L 为重度贫血。轻度贫血者多无明显症状或只有皮肤、口唇黏膜和睑结膜苍白。出现全身无力、头晕眼花，心悸等症状为中度贫血。

198．A。贫血是妊娠期常见的合并症，以缺铁性贫血最常见。由于妊娠期胎儿生长发育，妊娠期血容量增加对铁的需要量增加，孕妇对铁摄取不足或吸收不良可致贫血。该孕妇长期素食，应考虑为妊娠期缺铁性贫血。行血常规检查呈小细胞低色素性贫血，血红蛋白< 110g/L 及血细胞比容< 0.33 或红细胞计数< 3.5×10¹²/L，可诊断为妊娠期贫血。血清铁< 6.5μmol/L 即可诊断缺铁性贫血。

199．D。该患者为妊娠期中度贫血，不需要输血治疗。妊娠合并重度贫血（血红蛋白≤ 60g/L），接近预产期或短期内需行剖宫产者，应多次少量输红细胞悬液或全血。非重度者应纠正偏食、挑食等不良习惯，建议摄取铁丰富的食物如动物血、肝脏、瘦肉等，同时多摄入富含维生素 C 的深色蔬菜、水果以促进铁的吸收和利用；铁剂的补充应首选口服制剂，常给予硫酸亚铁或琥珀酸亚铁口服，避免同时饮用浓茶、咖啡、牛奶，因其影响铁的吸收。

200．D。臀先露是最常见的异常胎位，单臀先露为最常见的臀先露类型。骨盆正常，孕龄≥ 36 周，单臀先露，胎儿体重< 3500g，无胎头仰伸可经

阴道分娩。狭窄骨盆、软产道异常、预测胎儿体重> 3500g 或胎头双顶径> 9.5cm、胎头仰伸位、足先露、高龄初产、既往有难产史及新生儿产伤史、胎膜早破、胎儿窘迫等，均应行剖宫产。

201．E。臀先露易导致胎膜早破、产程延长、继发性宫缩乏力和产后出血。由于胎膜早破，脐带脱垂的发生率高，脐带受压可导致胎儿窘迫甚至死亡。

202．C。臀先露经阴道分娩时，防止胎膜过早破裂，产妇取侧卧位，禁止灌肠、少做肛门检查及阴道检查，不用缩宫素引产。一旦破膜，立即听胎心，检查有无脐带脱垂。如发现有脐带脱垂，宫口未开全，胎心好，应立即行剖宫产术；如无脐带脱垂，严密观察胎心及产程进展。当宫缩时在阴道外口见胎足，此时宫颈口往往仅扩张 4 ～ 5cm，为使宫颈扩张充分，应消毒外阴后用无菌巾以手掌在宫缩时堵住阴道口。脐部娩出后一般应于 8 分钟内结束分娩，以免因脐带受压而致死产。

203．B。输卵管结扎术不适用于各种疾病急性期；腹部皮肤或急、慢性盆腔感染；全身状况不佳不能胜任手术者；严重的神经官能症，或缺少绝育的决心；24 小时内两次测量体温≥ 37.5℃者。

204．C。手术时一定要提取并辨认输卵管，以免误伤血管等，用鼠齿钳夹持输卵管系膜，再以两把短无齿镊交替使用依次夹取输卵管直至暴露出其伞端，确认输卵管无误再行结扎，同时检查卵巢有无异常。

205．B。患者术后可尽早下床活动，应保持外阴清洁，保持切口敷料清洁干燥，防止感染。密切观察有无腹痛、内出血及脏器损伤。鼓励患者及早排尿。术后休息 3 ～ 4 周，1 个月内禁止性生活。对患者进行心理护理，协助其接受不能生育的变化。

206．D。输卵管结扎术后常见的并发症为出血、血肿，感染，脏器损伤，绝育失败即输卵管再通。

207．E。分泌期分为分泌早期即月经周期第 15 ～ 19 天；分泌中期即月经周期第 20 ～ 23 天；分泌晚期（月经前期）即月经周期第 24 ～ 28 天，此时子宫内膜厚达 10mm，呈海绵状。

208．D。分泌期为月经周期的第 15～28 天，与卵巢周期中的黄体期对应。

209．A。月经期是月经周期的第 1～4 天，是雌激素、孕激素撤退的最后结果。

210．C。增生期为月经周期的第 5～14 天，子宫内膜的增生与修复在月经期已开始。

211．C。妊娠合并急性病毒性肝炎具有传染性，医疗机构需开设隔离诊室，所有用物使用 2000mg/L 含氯制剂浸泡，严格执行传染病防治法中的有关规定。

212．A。妊娠合并心脏病患者易发生心衰，妊娠期应定期产前检查，预防便秘，避免劳累，改善心功能，防止诱发心衰。

213．E。产后出血主要表现为胎儿娩出后阴道出血及失血引起的休克、严重贫血等相应症状，胎盘因素的产后出血表现为胎盘娩出延迟或残留。

214．A。先兆子宫破裂时子宫下段膨隆、压痛明显，可见病理缩复环。产妇可表现为烦躁不安、呼吸、心率加快，下腹剧痛难忍，膀胱受压充血，出现排尿困难、血尿。

215．C。子宫破裂表现为产妇突感腹部撕裂样剧烈疼痛，子宫收缩骤然停止腹痛可暂时缓解。随着血液、羊水进入腹腔，腹痛又呈持续性加重。同时产妇可出现呼吸急迫、面色苍白、脉搏细数、血压下降等休克征象。全腹有压痛和反跳痛，可在腹壁下清楚地扪及胎体，在胎儿侧方可扪及缩小的宫体，胎动和胎心消失。

216．D。羊水栓塞指在分娩过程中羊水突然进入母体血液循环引起急性肺栓塞、过敏性休克、DIC、肾衰竭等一系列病理改变的严重分娩并发症。典型症状常有烦躁不安、恶心、呕吐、气急等先兆症状，随之出现呛咳、呼吸困难、发绀，迅速出现休克或昏迷，严重者可在数分钟内迅速死亡。

217．D。临产妇女常使用阴道检查，了解胎先露的下降情况及宫颈口的软化程度。

218．E。无性生活史、阴道闭锁、经期不宜做双合诊检查者或有其他原因不宜行双合诊检查的患者可行直肠-腹部诊，即肛腹诊。

219．E。无性生活史、阴道闭锁、经期不宜做双合诊检查者或有其他原因不宜行双合诊检查的患者可行直肠-腹部诊。

220．C。抗肿瘤抗生素是由微生物产生的具有抗肿瘤活性的化学物质，属细胞周期非特异药物。有抗肿瘤作用的抗生素有放线菌素D（更生霉素）、丝裂霉素、阿霉素、平阳霉素、博莱霉素等。

221．D。烷化剂类药物的氮芥基团可作用于 DNA、RNA、酶和蛋白质，导致细胞死亡。临床上常用有环磷酰胺、氮芥、卡莫司汀（卡氮芥）和白消安等。

222．B。多柔比星（阿霉素）、紫杉醇等药物可造成心肌退行性变和心肌间质水肿，表现为脉搏增快和心电图上"T"波倒置。应特别注意心脏毒性。

223．C。博来霉素、平阳霉素、依托泊苷等可造成肺功能损伤，过量使用可出现肺纤维化。在应用时应特别注意肺纤维化。

224．A。顺铂、甲氨蝶呤等由肾脏排泄，大剂量应用时其代谢产物溶解性差，尤其在酸性环境中易形成沉淀物，堵塞肾小管，导致肾衰竭。

225．D。该患者上次吸宫时有见绒毛组织，并非漏吸空吸，之后未来月经，且尿妊娠试验为阳性，说明其为再次妊娠。

226．C。该患者在流产后阴道流血量较多，尿妊娠试验仍为阳性，有可能为流产不全，胚胎组织仍在宫内引起的流血增多，并产生 hCG。

第四章 儿科护理学

1．C。儿科护理学的范围包括儿童生长发育、儿童营养喂养、儿童身心方面的保健、儿童疾病的防治与护理，并与产科学、儿童心理学、社会学、教育学等多门学科有着广泛的联系，其中在生长发育和营养喂养方面涉及到生理学和营养学，但儿科护理学并不包括运动学。

2．A。儿科护士的角色包括护理活动执行者、护理计划者、健康教育者、健康协调者、健康咨询者、患儿代言人、护理研究者。其中最重要的角色是护理活动执行者（专业照护者），在帮助儿童促进、保持或恢复健康的过程中，为儿童及其家庭提供直接的专业照护，如营养的摄取、感染的预防、药物的给予、心理的支持等以满足儿童身、心两方面的需要。

3．B。儿童在生长发育的过程中各器官的发育有先有后、快慢不一，如神经系统发育早于其他系统组织。儿童的生长发育具有连续性和阶段性且具有个体差异，生后3个月内生长最快，出生后第1年为第一个生长高峰。生长发育通常遵循由上到下、由近到远、由粗到细、由低级到高级、由简单到复杂的顺序或一般规律，如出生后运动发展规律是先抬头、后抬胸，再会坐、立、行。

4．D。自胎儿娩出脐带结扎起至生后28天称新生儿期。胎龄满28周（体重＞1000g）至出生后7足天，称围生期。

5．B。5个月小儿的体重最接近出生时的2倍。正常足月儿生后第1个月体重增加可达1～1.7kg，生后3～4个月体重约等于出生时体重的2倍，1岁时约3倍，2岁时约4倍。

6．D。小儿乳牙在生后4～10个月（多数8个月时）乳牙开始萌出，约2～2.5岁出齐。

7．A。1～6个月小儿体重计算公式为：体重（kg）＝出生体重＋月龄×0.7。

8．B。前囟是位于两块额骨与两块顶骨间形成的菱形间隙，其大小是测量菱形对边中点连线的距离。

9．D。小儿在3～4个月时头眼协调较好，可追物180°，辨别彩色和非彩色物体；6～7个月时目光可随上下移动的物体垂直方向转动，开始认识自己的母亲和常见的物品，如奶瓶。

10．E。小儿在10～12个月时可寻找不同声响的来源，听懂自己的名字。小儿在6个月时能区别父母的声音，唤名有反应；7～9个月可确定声源，区别语言的意义。

11．C。Erikon的心理社会发展理论将人的一生分为8个心理-社会发展阶段，前五个阶段与儿童的心理社会发展有关分别为：婴儿期（0～1岁）信任对不信任；幼儿期（1～3岁）自主对羞怯或怀疑；学龄前期（3～6岁）主动对内疚或罪恶感；学龄期（6～12岁）勤奋对自卑；青春期（12～18岁）角色认同对角色混淆。

12．B。婴儿3个月左右抬头动作的发育使颈椎前凸形成颈曲，6个月左右会坐时胸椎后凸形成胸曲，1岁左右开始行走，腰椎前凸逐渐形成腰曲，脊柱形成类似于S形的弯曲。

13．A。婴儿期保健的内容包括合理喂养、日常护理、早教教育、防止事故、预防疾病和促进健康（切实完成计划免疫程序的基础免疫和定期为婴儿做体格检查）、婴儿心理卫生。保暖为新生儿期的保健要求。

14．C。疫苗种类分为主动性免疫制剂和被动性免疫机制两类，其中被动性免疫制剂包括特异性免疫血清、丙种球蛋白、胎盘球蛋白；主动性免疫制剂包括灭活疫苗（死疫苗）、组分疫苗、类毒素疫苗、基因工程疫苗、活疫苗（减毒活疫苗）。脊髓灰质炎疫苗、卡介苗都属于减毒疫苗。乙脑疫苗有减毒活疫苗和灭活疫苗两种。白喉类毒素属于类毒素疫苗。

15．D。接种活疫苗、菌苗时，不可使用其他消毒剂消毒，只可用 75% 乙醇消毒皮肤，待干后才可接种，以防消毒液杀死疫苗。接种不宜空腹进行。疫苗瓶开封后，疫苗应在 2 小时内用完，接种后剩余活菌苗应烧毁。发热儿童不能接种疫苗。

16．A。卡介苗应在出生时接种 1 次。

17．B。疫苗瓶开封后，疫苗应在 2 小时内用完，接种后剩余活菌苗应烧毁。

18．B。维生素根据其溶解性可分为脂溶性（维生素 A、D、E、K）和水溶性（维生素 B 和 C）两大类。

19．B。生长发育需要为小儿所特有，与小儿的生长速度成正比。6 个月以内的婴儿，每天约需 167 ～ 209kJ（40 ～ 50kcal）/kg，6 个月 ～ 1 岁每天约需 63 ～ 84kJ（15 ～ 20kcal）/kg。综合来看 1 岁小儿每天每千克生长所需能量应选择在 15 ～ 50kcal 范围内的，即为 30 ～ 40kcal。

20．B。维生素 A 主要是促进生长发育，维持上皮细胞的完整性，增加皮肤黏膜的抵抗力，为形成视紫红质所必需的成分，促进免疫功能。

21．E。母乳中钙、磷比例为 2：1，易于吸收，可促进骨钙沉积，增加血磷浓度，利于骨的矿化作用，预防佝偻病。

22．D。小儿添加辅食的原则为循序渐进、从少到多、从稀到稠、从细到粗、由一种到多种，逐步过渡到固体食物。小儿患病期间，应减少辅食量或暂停辅食，以免造成消化不良。

23．B。100ml 全牛奶供能约 280.33kJ（67kcal），8% 糖牛奶 100ml 供能约 418kJ（100kcal）。

24．C。2 周至 3 个月龄开始添加的辅食主要为流质食物，引入的食物为鱼肝油制剂、水果汁、菜汤。早产儿由于维生素 K 及维生素 D 贮存较足月儿少，更易发生出血和佝偻病，应首先添加鱼肝油，补充维生素 D。

25．B。氯霉素在体内可与肝内葡萄糖醛酸结合后排出，但新生儿和早产儿肝葡萄糖醛酸含量少，使体内呈游离态的氯霉素较多而导致氯霉素中毒，产生"灰婴综合征"。

26．D。ABO 溶血或 Rh 溶血应通过脐静脉插管做换血疗法。脐静脉插管一般用于换血疗法，即治疗新生儿溶血、高胆红素血症、新生儿弥散性血管内凝血和败血症等。

27．C。早产儿在暖箱中，箱温应保持适宜中性温度，一般体重在 1501 ～ 2500g，箱温为 32 ～ 33℃；体重＜ 1200g，箱温为 34 ～ 35℃。

28．D。正常足月新生儿解剖特点是指（趾）甲达到或超过指（趾）尖，胎毛少，耳廓软骨发育好、轮廓清楚，哭声响亮，足纹遍及整个足底。

29．C。80% 的足月儿的动脉导管在生后 10 ～ 15 小时形成功能性关闭，约 80% 的婴儿于生后 3 个月、95% 的婴儿于生后 1 年内形成解剖性关闭。

30．A。早产儿一般出生后 2 ～ 4 小时喂 5% ～ 10% 葡萄糖水，无呕吐者给予母乳喂养，出生体重＜ 1500g 或伴青紫者，适当延迟喂养时间。早产儿以母乳喂养最佳，无法母乳喂养者可给予早产儿配方奶。吸吮能力差及吞咽不协调者，可用鼻饲喂养。喂养量根据出生体重和耐受力而定，以不吐、无腹胀及理想的体重增长为原则。

31．D。早产儿体温调节功能更差，棕色脂肪少，产热能力差，寒冷时更易出现低体温甚至寒冷损伤综合征，不易发生高热。早产儿肝内储存糖原少，且合成蛋白质的功能不足，易至低血糖和低蛋白血症。早产儿呼吸中枢系统不成熟，呼吸表浅、不规则，甚至有呼吸暂停。肺部发育不成熟，肺泡表面活性物质缺乏，易发生肺透明膜病。由于早产儿维生素 K 及维生素 D 贮存较足月儿少，更易发生出血和佝偻病。

32．B。出生体重为 1000 ～ 1499g 的早产儿，初次喂奶量为 3 ～ 4ml。

33．E。新生儿一旦发生窒息应立即按 A（清理呼吸道）、B（建立呼吸，增加通气）、C（维持正常循环）、D（药物治疗）、E（评价和保温）步骤进行复苏。清理呼吸道，保持呼吸道通畅，是抢救新生儿窒息的首要措施。

34．E。新生儿缺氧缺血性脑病的治疗原则是以控制惊厥和脑水肿，对症治疗及支持疗法为主，积极控制致病因素，减少刺激；推广新法复苏防止围生期窒息是预防本病的关键。重症患儿需禁食，轻症患儿继续母乳喂养，少量多餐。

35．D。新生儿颅内出血的病因有早产，孕母患有心力衰竭等疾病，缺血缺氧、迅速大量输液、高渗液体输入不当，产程过短或过长以及使用高位产钳等导致大脑镰、小脑幕撕裂而致硬脑膜下出血等。

36．C。重症颅内出血患儿在 24 小时内脑脊液糖含量降低，5 ～ 10 天最明显，同时乳酸含量低。

37．A。当胎儿红细胞的 Rh 血型和母亲不合时，若胎儿红细胞所具有的抗原为母体所缺少，一旦胎儿红细胞经胎盘进入母体循环，母体产生相应的血型抗体，由于初次致敏，免疫反应发展缓慢且产生的是不能通过胎盘的 IgM 弱抗体，到以后产生 IgG 时胎儿已经娩出，因此 Rh 溶血病一般不会在第 1 胎发生。ABO 血型不合多为母亲 O 型，婴儿 A 型或 B 型，如母亲为 AB 型或婴儿为 O 型则均不会发生溶血。由于自然界广泛存在 A、B 血型物质，因此 O 型血妇女通常在孕前已接触过 A、B 血型物质的抗原物质刺激，其血清中产生了相应的抗 A、抗 B 的 IgG，妊娠时经胎盘进入胎儿血循环引起溶血，ABO 血型不合者约 50% 在第 1 胎便可发病。

38．E。婴儿一般情况良好，足月儿生后 2 ～ 3 天出现黄疸，4 ～ 5 天达高峰，最迟 2 周消退，血清胆红素升高＜ 221μmol/L（12.9mg/dl）则提示为生理性黄疸，不需要特殊处理，只需观察黄疸变化即可。

39．B。新生儿肺透明膜病又称新生儿呼吸窘迫综合征，多见于早产儿，由于缺乏肺表面活性物质所致，是新生儿期重要的呼吸系统疾病。

40．B。长时间吸入高流量氧的不良反应包括氧中毒、视网膜病变、肺发育不良、呼吸抑制，不包括耳聋。

41．D。根据其临床表现可判断该患儿为新生儿肺透明膜病。新生儿肺透明膜病又称新生儿呼吸

窘迫综合征，多见于早产儿，是由于缺乏肺表面活性物质所致，主要临床表现为进行性呼吸困难和呼吸衰竭、呼气性呻吟、发绀等，听诊两肺呼吸音降低，X 线检查有散在的细小颗粒和网状阴影，即毛玻璃样改变。

42．C。新生儿肺炎患儿应根据病情和血氧监测情况采用鼻导管、面罩、头罩等方法给氧，使血氧分压维持在 60 ～ 80mmHg（7.9 ～ 10.6kPa）。

43．B。胎粪吸入者多有宫内窒息和（或）出生时的窒息史。表现为呻吟，出现呼吸急促、呼吸困难、青紫、鼻翼扇动、三凹征、两肺可闻及干湿啰音、口吐泡沫或从口腔内流出液体等。胎粪吸入者病情往往较重，缺氧严重者可出现神经系统症状。

44．D。新生儿败血症感染的途径有产前、产时、产后 3 种。其中，产后感染最常见，主要是细菌从脐部、皮肤黏膜损伤处及呼吸道等侵入机体而引起的感染，以脐部为感染途径的最常见。

45．B。根据该患儿的临床表现可判定为新生儿寒冷损伤综合征。新生儿寒冷损伤综合征又称硬肿症，是由多种原因引起的皮肤硬肿和低体温，主要表现为拒乳、反应差、哭声低、心音钝、体温常低于 35℃、皮肤暗红且发凉硬肿、触之硬如象皮等。由于体温过低会导致缺氧和代谢性酸中毒进一步加重，可合并弥散性血管内凝血而危及生命，目前首优的护理诊断为体温过低。

46．E。复温是治疗新生儿硬肿症最关键的护理措施，其原则为循序渐进，逐渐复温。

47．C。全血血糖＜ 2.2mmol/L（40mg/dl）可诊断为新生儿低血糖，不考虑胎龄、出生体重和日龄。

48．A。低体重儿指出生体重＜ 2500g，其出生 3 天内全血血糖＜ 1.1mmol/L（20mg/dl）为低血糖。

49．E。肌酐清除率是肾功能的检查指标，与营养不良无关。内脏蛋白包括血清清蛋白(白蛋白)、转铁蛋白及前白蛋白等，是营养评定的重要指标；氮平衡能判断体内蛋白质代谢情况；肌酐身高指数可了解体内骨骼肌含量。

50．A。体重不增是营养不良的早期表现，继之

出现体重下降，皮下脂肪逐渐减少以至消失。

51．B。人类皮肤中的7-脱氢胆固醇经日光中紫外线照射后转化为胆骨化醇，即内源性维生素D_3。皮肤的光照合成作用是儿童和青少年维生素D的主要来源。预防佝偻病应特别强调经常晒太阳，同时也注意合理喂养。

52．A。为预防维生素D缺乏性佝偻病足月儿出生2周后补充维生素D400～800U/d。

53．B。佝偻病患儿1岁左右可见胸廓畸形，胸部骨骼出现肋骨串珠，膈肌附着处的肋骨内陷形成郝氏沟，胸骨突出形成鸡胸，内陷形成漏斗胸。

54．E。1岁左右的佝偻病患儿由于行走负重，下肢弯曲，可导致"O"形腿或"X"形腿。

55．C。维生素D缺乏性佝偻病中，长期严重维生素D缺乏造成肠道吸收钙、磷减少，血钙水平降低，甲状旁腺分泌增加以动员骨释放钙、磷，使血钙浓度维持正常或接近正常。维生素D缺乏性手足搐搦症则是维生素D缺乏时，机体出现甲状旁腺功能低下。

56．喉痉挛是最严重的表现，喉部肌肉、声门突发痉挛，呼吸困难，有时可突然发生窒息而死亡。

57．D。临床补液时氯化钾浓度不超过0.3%，现将10%、15%氯化钾溶于150ml的溶液中，所需10%（0.1g/ml）、15%（0.15g/ml）氯化钾溶液的体积设为V_1、V_2，可得出公式：$(V_1×0.1g/ml)÷150ml = 0.3\%$，$(V_2×0.15g/ml)÷150ml = 0.3\%$，解得$V_1 = 4.5ml$，$V_2 = 3ml$，即溶液150ml中最多可加入10%氯化钾4.5ml，15%氯化钾3ml。

58．A。循环衰竭的腹泻患儿，扩容时宜选用2：1等张含钠液，即2份0.9%氯化钠和1份1.4%碳酸氢钠（1.87%乳酸钠），20ml/kg。

59．D。该患儿可考虑为急性肠套叠。肠套叠是指部分肠管及其肠系膜套入邻近肠腔内造成的一种绞窄性肠梗阻，临床表现分为急性和慢性两种。急性肠套叠多见于2岁以下婴幼儿，患儿突然发生剧烈的阵发性肠绞痛、哭闹不安、屈膝缩腹、面色苍白、出汗、拒食、持续约数分钟后缓解，间隙10～20分钟又反复发作，呕吐，血便，腹部包块等。肠炎主要表现为急性腹痛、发热，伴呕吐、腹泻等，查体可见脐周或下腹部轻度亢进。肠扭转表现为突发脐周剧烈绞痛，腹痛常涉腰背痛，频繁呕吐，腹部检查有时可扪及压痛的扩张肠袢。消化道出血的特征性表现为呕血和黑便。

60．A。轻度脱水时，失水百分比＜体重的5%。失水百分比占体重的5%～10%为中度脱水。失水百分比＞体重的10%为重度失水。

61．A。低渗性脱水是指水和钠同时丢失，但失钠多于失水。等渗性脱水是指水、钠等比例丢失；高渗性脱水是指失水多于失钠。

62．C。1岁以内的小儿的呼吸频率是30次/分。新生儿的呼吸频率是40～44次/分；1～3岁的小儿的呼吸频率是24次/分；4～7岁的小儿的呼吸频率是22次/分；8～14岁的小儿的呼吸频率是20次/分。

63．B。各种病毒和细菌均可引起急性上呼吸道感染，但90%以上为病毒。

64．D。小儿急性呼吸道感染并发症较多，以婴幼儿多见，病变向邻近器官蔓延可引起中耳炎、鼻窦炎、咽后壁脓肿、颌下淋巴结炎、支气管炎、肺炎等，年长儿受溶血性链球菌感染，可引起急性肾小球肾炎和风湿热。成人急性上呼吸道感染如未及时治疗，部分患儿可并发急性鼻窦炎、中耳炎、气管-支气管炎。

65．C。急性感染性喉炎是喉黏膜的急性弥漫性炎症，以犬吠样咳嗽、声嘶、喉鸣和吸气性呼吸困难为特征。

66．C。该患儿可考虑为急性喉炎。急性感染性喉炎是喉黏膜的急性弥漫性炎症，起病急，多表现为发热、犬吠样咳嗽、声音嘶哑，吸气性喉鸣及呼吸困难，三凹征，严重时可出现发绀、面色苍白、出冷汗等，白天症状轻夜间加重。上呼吸道感染主要表现为喷嚏、鼻塞、流涕、干咳、咽痛或烧灼感，查体可见鼻咽部充血，扁桃体肿大。急性咽炎表现为咽痒、烧灼感，咽痛不明显，咳嗽少见。急性支气管炎先有上呼吸道感染症状，继而出现刺激性干咳、以后有痰，可闻及干啰音和粗、中湿啰音。急性支气管哮喘典型症状为反复喘息、气促、胸闷或咳嗽，呈阵发性反复发作，伴呼气性呼吸困难和喘鸣声。

67. C。3岁以下婴幼儿可出现类似哮喘的表现，如呼气性呼吸困难及少量粗湿啰音，称为哮喘性支气管炎。

68. B。患儿的体温为39.5℃，体温过高 与肺部感染有关，若不及时处理可引起高热惊厥，危及生命，是目前首优的护理问题。

69. A。小儿肺炎常见病原体为细菌、病毒，发展中国家以细菌为主，发达国家以病毒为主，我国最常见的病原体是细菌。

70. B。肺炎严重程度以缺氧程度为判断标准，轻症肺炎以呼吸系统症状为主，无全身中毒症状；重症肺炎，除呼吸系统严重受累外，其他系统也受累，全身中毒症状明显。

71. D。金黄色葡萄球菌肺炎多见于新生儿及婴幼儿，多呈弛张热，患儿咳嗽、呻吟、面色苍白，皮肤可见猩红样皮疹或荨麻疹，肺部听诊可闻及中、细啰音，白细胞计数明显增高，在发展过程中迅速出现肺脓肿，脓胸和脓气胸是本病的特点。腺病毒肺炎多见于6个月～2岁的婴幼儿，多呈稽留热，咳嗽频繁等，白细胞计数正常或降低。肺炎支原体肺炎是学龄儿童和青少年常见的一种肺炎，以刺激性干咳为突出症状，肺部体征不明显。肺结核多表现为低热、咳嗽、咯血等。呼吸道合胞病毒肺炎以喘憋为突出症状，呼气性呼吸困难，肺部听诊以喘鸣为主等。

72. C。呼吸道感染即病毒感染是诱发哮喘发作的重要原因，尤以呼吸道合胞病毒、副流感病毒为甚。

73. A。动、静脉内径比在新生儿期为1：1，成人为1：2。

74. E。法洛四联症患儿突然昏厥抽搐，考虑为缺氧发作。缺氧发作的原因是由于在肺动脉漏斗部狭窄的基础上突然发生该处肌部痉挛，引起一时性肺动脉梗阻，使脑缺氧加重。

75. E。无青紫型（无分流型）先天性心脏病常见于肺动脉狭窄和主动脉缩窄。法洛四联症为青紫型（右向左分流型）先天性心脏病；室间隔缺损、房间隔缺损、动脉导管未闭常见于潜伏青紫型（左向右分流型）先天性心脏病。

76. D。先天性心脏病发病率为活产婴儿的7‰～8‰左右。

77. B。法洛四联症患儿血液黏稠度高，发热、出汗、腹泻时，体液量减少，加重血液浓缩可形成血栓。

78. E。病毒性心肌炎的患儿应卧床休息至体温稳定后3～4周，恢复期继续限制活动，总休息时间不少于6个月。

79. B。约于胚胎第8周左右脾脏参与造血，主要产生红细胞、粒细胞、淋巴细胞和单核细胞，至胎儿第5个月后，脾脏造红细胞和粒细胞功能减退消失，而造淋巴细胞功能可维持终生。

80. C。小细胞低色素性贫血包括缺铁性贫血、地中海贫血、慢性失血、慢性感染等，其中最常见于缺铁性贫血。

81. B。营养性巨幼细胞贫血多由维生素 B_{12}、叶酸缺乏所致。叶酸缺乏的主要原因是需要量增加或摄入不足，长期羊乳喂养、牛乳类制品在加工过程中叶酸被破坏导致叶酸摄入不足。

82. D。服铁剂一般用至血红蛋白达正常水平后6～8周再停药，以补足铁的贮存量。

83. E。原发性血小板减少性紫癜的患儿发生口鼻黏膜出血时，可用浸有0.1%肾上腺素或1%麻黄碱的棉球、纱布或明胶海绵局部压迫止血。无效者，可请耳鼻喉医生会诊，以油纱条填塞，2～3天后更换，严重出血者，遵医嘱给予止血药或输注同型血小板等。

84. A。儿童急性白血病的治疗主要是以化疗为主的综合疗法，其原则是早诊断、早治疗。

85. B。白血病患儿体温达39℃以上时应给予物理降温和药物降温，及时抽血培养并进行药敏试验，遵医嘱给予高热患儿应用退热剂，忌用安乃近、阿司匹林和乙醇拭浴。

86. C。急性肾小球肾炎是以急性肾炎综合征为主要临床表现的一组疾病，病原体主要是 A 组 β 溶血性链球菌。

87. C。急性肾小球肾炎是为 A 组 β 溶血性链球菌引起的急性上呼吸道感染或皮肤感染后的一种免疫复合物性肾小球肾炎，以血尿、蛋白尿、高血压、水肿为主要症状。

88．E。单纯性肾病综合征的临床表现与肾炎性肾病综合征相似，多表现为水肿、大量蛋白尿、低蛋白血症、高脂血症，但一般无血尿及高血压。

89．C。新生儿泌尿道感染临床特征不明显。以全身症状为主，症状轻重不一，可为无症状性菌尿或呈严重的败血症表现，局部排尿刺激症状（尿频、尿急、尿痛），可有发热、体温不升、体重不增、拒奶、腹泻、黄疸、嗜睡和惊厥等。

90．D。任何致病菌均可引起泌尿道感染，但绝大多数为革兰阴性杆菌，如大肠埃希菌、变形杆菌、肺炎克雷伯菌、铜绿假单胞菌，少数为肠球菌和葡萄球菌。大肠埃希菌是泌尿道感染中最常见的致病菌，约占60%～80%。

91．E。慢性尿路感染病程多在6个月以上。轻者可无明显症状，也可间断出现发热、脓尿或菌尿。反复发作者可有贫血、乏力、腰痛、生长发育迟缓，重症者肾实质损害，出现肾功能不全及高血压。

92．A。生长激素缺乏症，由于垂体前叶合成和分泌的生长激素部分或完全缺乏，或由于结构异常、受体缺陷等所致的生长发育障碍，致使儿童身高低于同年龄、同性别、同地区正常儿童平均身高2个标准差（-2SD），或低于正常儿童生长曲线第3百分位。

93．C。生长激素缺乏症临床表现为出生时的身高和体重可正常，1岁以后生长缓慢，身高年增长速度＜5cm，随年龄增长，外观小于实际年龄，但比例正常，体型匀称。骨成熟延迟，出牙及囟门闭合延迟，下颌骨发育欠佳，恒牙排列不整，骨化中心发育迟缓，骨龄小于实际年龄2岁以上。青春期发育期推迟，智力发育正常。

94．B。先天性甲状腺功能减退症应早期确诊，尽早治疗，以避免对脑发育的损害，一旦确诊，应终身服用甲状腺制剂，不能中断，在服药期间密切监测患儿生长变化、智商、骨龄，以及T_3、T_4和TSH变化，根据状况随时调节药物剂量。

95．B。该患儿智力低下，听力及语言障碍、血清T_3＜2.2nmol/L，T_4＜80nmol/L，血清促甲状腺素3.5mu/L，尿$FeCl_3$试验阴性，^{131}I吸收率增高，可诊断为先天性甲状腺功能低下。左旋甲状腺素钠是治疗先天性甲低的最有效药物。甲状腺片是从动物甲状腺组织中提取，临床上现在已基本不用。

96．C。约有40%糖尿病患儿首次就诊即表现为糖尿病酮症酸中毒，常由于急性感染、过食、诊断延误或突然中断胰岛素治疗等而诱发，且年龄越小者发生率越高。

97．D。糖尿病酮症酸中毒的患儿临床表现为多饮、多尿、多食、体重减轻，还有恶心、呕吐、腹痛、食欲缺乏，并迅速出现脱水和酸中毒现象，皮肤黏膜干燥、呼吸深长、呼气中有酮味，后期严重失水、尿少、脉搏细速、血压下降。

98．C。病情稳定的糖尿病患儿每天适量运动，运动时间在进餐1小时后，2～3小时内为宜，不易空腹时运动，运动后出现低血糖症状时可加餐。

99．D。觅食反射、拥抱反射、握持反射、迈步反射、吸吮反射及颈肢反射等出生时已存在以后逐渐消失。角膜反射出生时存在且终身不消失。提睾反射、膝腱反射、腹壁反射出生时不存在，出现后永不消失。

100．A。吞咽反射、角膜反射、瞳孔对光反射出生时存在且终身不消失。腹壁反射、提睾反射及腱反射在1岁后出现并逐渐形成稳定。觅食反射、吸吮反射出生时存在以后逐渐消失。

101．C。化脓性脑膜炎脑脊液外观浑浊或呈脓性，似米汤样。结核性脑膜炎脑脊液检查为毛玻璃样、静置24小时有网状薄膜形成。病毒性脑膜炎脑脊液呈清晰或微浊。蛛网膜下腔出血脑脊液检查呈血性浑浊。

102．D。脑疝是化脓性脑膜炎最严重的临床表现，一般导致小脑幕切迹疝或枕骨大孔疝，出现呼吸不规则，两侧瞳孔大小不等，对光反射减弱或消失等。

103．A。病毒性脑膜炎、脑炎，80%为肠道病毒（柯萨奇病毒、埃可病毒）感染，其次为单纯疱疹病毒、腮腺炎病毒和虫媒病毒等。

104．B。脑脊液检查，典型改变为细胞数正常而蛋白质明显增高，称蛋白-细胞分离现象，血清免疫球蛋白IgM显著增高，神经传导速度减慢或正常，运动神经反应电位波幅明显减低。

105．C。急性炎症性脱髓鞘性多发性神经病，急性起病者在 24 小时内可因呼吸肌麻痹瘫痪导致呼吸困难，是本病的主要死亡原因。

106．C。急性炎症性脱髓鞘性多发性神经病临床特征，肢体对称性弛缓性肌无力为首发症状，自肢体远端开始呈上行性麻痹进展，由双下肢开始逐渐累积躯体肌、脑神经，急性起病者在 24 小时内可因呼吸肌麻痹瘫痪导致呼吸困难。

107．D。脑性瘫痪以非进行性中枢性运动障碍和姿势异常为主要特征，常合并精神发育异常。辅助检查有不同程度的脑皮质萎缩和脑室扩大。主要病因为早产、产伤、围生期窒息、母体感染等。功能训练是治疗的重要方法。

108．D。小儿多动症药物治疗首选兴奋剂类药物，如哌甲酯（利他林）、苯丙胺等，一般用于 6 岁～17 岁儿童和青少年。

109．D。风湿热引起的心内膜炎主要侵犯二尖瓣，其次为主动脉瓣，风湿热与感染 A 组 β 型溶血性链球菌咽峡炎引起的变态反应和自身免疫有关。

110．C。风湿热关节炎患者缓解关节疼痛，保持疼痛的关节置于舒适功能位，减轻关节负担，注意四肢保暖、可用热水袋局部热敷缓解疼痛，肢体移动动作应轻缓，防止患肢受压，加强安全护理，防止跌倒，遵医嘱及时正确用药，不可自己随意长期服用止痛药。

111．A。儿童类风湿病全身型以全身症状起病，发热和淡红色皮疹为典型症状，每次发热至少 2 周以上，呈弛张热，高达 40℃以上，伴一过性红斑样皮疹，多见于胸部和四肢，随体温升降时隐时现，关节痛或关节炎，常在发热时加剧，胸膜、心包或心肌也可受累，肝、脾、淋巴结常有不同程度肿大。少关节型有多发性大关节炎症状。

112．D。泼尼松属糖皮质激素，糖皮质激素不良反应为脂质代谢和水盐代谢紊乱，诱发感染加重、消化溃疡、肾上腺功能皮质不全、精神症状、骨质疏松、肌肉萎缩、伤口愈合迟缓、糖尿病等并发症。不包括心律不齐。

113．A。过敏性紫癜患儿要给予清淡、少刺激、

少渣、易消化饮食，避免食用易致过敏的食物（鱼、虾、蟹等）。

114．E。皮肤黏膜淋巴结综合征又称川崎病，病程第 1～6 周可出现心包炎、心肌炎、心内膜炎、心律失常，少数可有心肌梗死的症状。心肌梗死和冠状动脉瘤破裂最为严重，可致心源性休克甚至猝死。

115．B。该患儿至今不认识父母，见特殊面容，通贯手，染色体核型为 47XY ＋ 21，诊断为 21- 三体综合征。21- 三体综合征临床表现：特殊面容，智能低下，生长发育迟缓，手掌出现猿线（通贯手）的皮纹特点，伴发畸形，50% 伴有先天性心脏病，标准型体细胞染色体总数为 47 条，核型 47XY ＋ 21。

116．C。该患儿最可能的诊断是唐氏综合征。唐氏综合征临床表现为特殊面容，表情呆滞、眼距宽、眼裂小、双眼外眦上斜，可有内眦赘皮，鼻梁低平，耳小异性，唇厚舌大，张口伸舌，流涎多，头小而圆，颈短而宽；智能落后；生长发育迟缓；通贯手；伴畸形。

117．A。苯丙酮尿症以智能发育落后为主，表情呆滞、行为异常、多动、肌痉挛或癫痫发作，少数呈肌张力增高和腱反应亢进，80% 有脑电图异常，生后数月毛发由黑变黄，皮肤和虹膜色泽变浅，皮肤干燥、常有湿疹，尿液、汗液有明显的鼠尿样臭味。

118．D。糖原累积病是一组罕见的影响糖原代谢的遗传性疾病。Ⅰ型最常见，是由于肝肾等组织内葡萄糖 -6- 磷酸酶活力缺陷所致。

119．A。麻疹病毒为 RNA 病毒，属副黏液病毒科，只有一个血清型，麻疹病毒对热、紫外线及一般消毒剂敏感，在阳光中 30 分钟即可灭活，耐干燥和寒冷，在 0° 下可存活一个月左右。

120．B。麻疹发病前 2 天至出疹后 5 天均具有传染性，前驱期传染性最强，出疹后逐渐降低，疹退时已无传染性。

121．A。小儿麻疹常见的护理问题：体温过高，与病毒血症、继发感染有关；皮肤完整性受损，与麻疹病毒感染引起的皮肤损害有关；营养失调，低于机体需要量，与食欲减退、高热消耗有关；

有感染的危险，喉炎、肺炎、脑炎。

122．B。水痘 - 带状疱疹病毒是水痘的病原体，人是该病毒的唯一宿主。

123．C。阿昔洛韦又称无环鸟苷，是水痘抗病毒首选用药，应尽早使用，一般在皮疹出现的 24 小时内开始，口服每次 20mg/kg（＜800mg），每天 4 次，重者需静脉给药，每次 10～20mg/kg，疗程 7 天。

124．B。水痘为自限性疾病，10 天左右自愈，全身症状较轻。

125．E。猩红热患儿急性期卧床休息 2～3 周，呼吸道隔离，首选青霉素治疗，连用 5～7 天，饮食护理给予高营养、高维生素、易消化的流质或半流质饮食，多饮水，高热时可物理降温，但避免乙醇拭浴，保持皮肤清洁干燥，禁用肥皂水擦拭，以免造成更严重的瘙痒，剪短指甲，勿撕脱皮，以防抓伤感染。

126．C。该患儿最可能的诊断为猩红热。猩红热起病急骤，表现为畏寒、高热、咽痛、头痛、全身不适等中毒症状，始于耳后、颈及上胸部，迅速蔓延全身，全身弥漫充血性的皮肤上出现针尖大小的红色丘疹，触之有砂粒感，疹间无正常皮肤，压之退色，在腋窝、腹股沟等皮肤皱褶处皮疹密集，呈紫色线状，口周苍白圈，杨梅舌等。风疹、水痘多出现在发病第 1 天，猩红热第 2 天，麻疹第 3 天。水痘的皮疹主要集中在躯干，呈向心性分布；麻疹和猩红热的出疹顺序相似，均从颈部、耳后开始，自上而下迅速遍及全身，但麻疹首先出现特征性的黏膜斑（科氏斑），而猩红热在皮肤皱褶处皮疹密集，因压迫摩擦出血而呈紫红色线状，称为"帕氏线"。

127．A。人群对百日咳普遍易感，5 岁以下的小儿易感性最高。

128．C。流行腮腺炎患儿采取呼吸道隔离至腮腺肿大完全消退为止。易感儿接触后应隔离观察 3 周。

129．B。流行性腮腺炎患儿高热时给予物理降温，注意定时监测体温，腮腺炎肿胀处可局部冷敷。给予营养丰富、易消化的清淡半流食或软食，多饮水，避免坚硬、有刺激性的食物，以免唾液分泌增多加重疼痛。果汁属酸性易刺激唾液分泌。采取呼吸道隔离至腮腺消肿。

130．E。细菌性痢疾患儿消化道隔离至临床症状消失后 7 天或连续 2 次粪便培养阴性为止。

131．A。结核菌素试验，观察结果为阴性，除提示无结核菌感染外，还会出现假阴性，如初染结核菌 4～8 周、应用糖皮质激素、营养不良、严重结核病、HIV 感染或老年机体免疫低下者，也有可能是结核菌素试剂失效。不包括 1 岁以内的婴儿。

132．E。该患儿结核菌素试验硬结直径 16mm，提示有活动性肺结核的可能。结核菌素试验判断标准，硬结直径，＜5mm 阴性（－）；5～9mm 阳性（＋）；10～19mm 中度阳性（＋＋），提示有结核菌感染；≥20mm（儿童≥15mm）强阳性（＋＋＋），提示有活动性结核病的可能；除硬结外，还有水疱、破溃、淋巴管炎及双圈反应，极强阳性（＋＋＋＋）。

133．C。原发性肺结核，症状轻重不一，轻者可无症状，起病缓，可有低热、食欲缺乏、疲乏、盗汗等结核中毒症状，多见于大龄儿童，无严重呼吸困难症状。护理问题不包括低效性呼吸形态。

134．E。结核性脑膜炎患儿早期（前驱期），主要为小儿性格改变，表现为少言、懒动、烦躁、易怒等，可有发热、全身不适，年长儿可自诉头痛，婴儿出现嗜睡或发育迟滞等。不包括面神经瘫痪。

135．A。成虫寄生于肠道，以肠腔内半消化食物为食，大量蛔虫感染引起食欲缺乏或多食易饥、异食癖，经常腹痛位于脐周，部分患者烦躁、易惊、磨牙或萎靡等。

136．C。蛲虫病最常见的症状是肛周、会阴皮肤剧烈瘙痒，夜间为甚，伴睡眠不安，局部皮肤可发生皮炎和继发感染，偶见蛲虫再次进入阴道、尿道等处，引起异位损害。

137．B。小儿惊厥首要治疗为迅速控制惊厥，抗惊厥药物首选地西泮缓慢静脉注射或灌肠。

138．C。儿童抗惊厥药物首选地西泮缓慢静脉注射，其次也可使用苯妥英钠、苯巴比妥、10% 水合氯醛等药物，苯巴比妥是新生儿惊厥（新生儿颅内出血、新生儿缺氧缺血性脑病等）的首选药。

139．D。新生儿化脓性脑膜炎，颅内压增高体征为前囟饱满、张力增高、颅缝裂开、头围增大，婴儿因前囟未闭及颅缝裂开可部分缓解颅内高压，故其头痛不如成人严重。

140．B。呼吸衰竭患儿要给予低浓度、低流量、持续给氧。不可给予高浓度氧，高浓度氧可解除缺氧对外周化学感受器的刺激，使呼吸受到抑制，造成通气恶化。

141．E。心力衰竭以先天性心脏病引起者最常见，也可继发于缺血性心脏病或原发性心肌病变引起的心肌收缩障碍，婴幼儿时期最常见的是由支气管肺炎、毛细支气管炎引起的肺源性心力衰竭，儿童期常见哮喘持续状态。

142．A。心力衰竭患儿要控制水钠入量，每日水分摄入 50～60ml/kg，输液速度每小时不超过 5ml/kg。

143．C。心功能Ⅲ级，体力活动明显受限，稍事活动或轻于日常活动如平地步行 100～200m 或以正常速度上 3 层楼梯以下的高度时，即引起明显的气促、乏力和心悸，应给予该患儿的活动指导是限制日常体力活动，以卧床休息为主，鼓励或协助患儿自理日常生活。

144．B。休息护理，患儿卧床休息，床头抬高 15°～30°，有明显左心衰时取半卧位或坐位，双腿下垂，以减轻心脏负荷，恢复心排血量。

145．E。感染性休克治疗原则是及时降温止惊，选用抗生素积极控制感染，扩充血容量，纠正代谢性酸中毒，在充分扩容的基础上应用血管活性物质，改善微循环，防止脑水肿和呼吸衰竭保护重要脏器。不包括静脉输注凝血因子。

146．C。5% 碳酸氢钠纠正代谢性酸中毒，适用于心脏骤停或复苏时间过长者，首次剂量为 1mmol/kg，缓慢注入。持续心肺复苏过程中，15 分钟重复 1/2 量，最好根据动脉血气分析结果调整用量。

147．C。心肺复苏时首先尽快建立周围静脉通路，必要时同时建立周围静脉和中心静脉通路，如静脉通路不能迅速建立时应建立骨内通路，如上述通路均无法及时建立，则可采用气管内途径给药。

148．C。该患儿最可能的诊断为特发性性早熟。性早熟是指女童在 8 岁前、男童在 9 岁前出现第二性征，或任何性发育特征初现年龄较正常儿童平均年龄提前 2 个标准差以上，临床上女孩首先表现为乳房发育，阴道出现白色分泌物且骨骼生长加速和骨龄提前。

149．B。由于患儿双乳房增大且骨龄提前提示为性早熟。GnRH 刺激试验又称黄体生成素释放激素（LHRH）刺激试验，本试验对性腺轴功能已启动而促性腺激素基础值不升高者是重要的诊断手段，对鉴别中枢性与外周性性早熟具有重要意义。TRH（促甲状腺激素释放激素）兴奋试验用于鉴别下丘脑或垂体性甲低。GHRH（生长激素释放激素）兴奋试验用于下丘脑功能缺陷、GHRH 释放不足的生长激素缺乏症（GHD）患儿。hCG（绒毛膜促性腺激素）刺激试验是早期诊断异位妊娠的方法。

150．A。中枢性早熟主要应用促性腺激素释放激素类似物（包括促卵泡激素和黄体生成素）治疗。甲孕酮主要用于激素代替治疗、化疗和避孕。化疗环丙孕酮具有抑制性功能和性发育的作用，禁用于未成年人。康立龙主要用于男性雄激素替代疗法、妇科疾病、贫血等，女性患者长期使用可引起男性化反应。

151．A。婴幼儿期心理测验常称为发育测验或发育评估，可分为筛查性测验和诊断性测验。筛查性测验包括丹佛发育筛查测验、图片词汇测验、绘人测验；诊断性测验包括 Gesell 发育量表（盖瑟尔发育量表）、Bayley 婴儿发育量表（贝利婴儿发育量表）、韦氏学前及初小智能量表和韦氏儿童智力量表、斯坦福 - 比奈智能量表。其中丹佛发育筛查测验是测量儿童心理发育最常用的方法，适用于 2 个月至 6 岁儿童。图片词汇测验适用于 4～9 岁儿童，绘人测验适用于 5～9.5 岁儿童。

152．B。该小儿需作诊断性测试时应采用 Gesell 发育量表。Gesell 发育量表适用于 4 周至 3 岁的婴幼儿，评价和诊断婴幼儿神经系统发育及功能成熟情况。绘人测验适用于 5～9.5 岁儿童。丹佛发育筛查测验（DDST）属于筛查性测验，是测量儿童心理发育最常用的方法。Bayley 婴儿发育量表是测试心理发育水平，确定是否有发育迟缓及干预后的效果，也是研究儿童心理发育的工具。图片词汇测验（PPVT）适用于 4～9 岁儿童。

153. C。该患儿考虑为新生儿败血症。新生儿败血症指细菌侵入血循环并生长繁殖、产生毒素而造成的全身感染，早期表现为精神不佳、食欲不佳、哭声弱、体温异常等，转而发展为精神萎靡、嗜睡、出现病理性黄疸等症状。新生儿肺炎的患儿在出生时或出生后 2～6 小时内即出现进行性加重的呼吸困难，出现鼻翼扇动、发绀，伴呼气时呻吟等症状。新生儿黄疸是指胆红素在体内积聚，而引起巩膜、皮肤或其他器官黄染。破伤风的典型症状为肌紧张性收缩及阵发性强烈痉挛。新生儿寒冷损伤综合征主要表现为拒乳、反应差、哭声低、心音迟钝、体温常低于 35℃、皮肤发凉硬肿等。

154. C。新生儿败血症产前、产时感染一般发生在出生后 3 天内。产后感染发生在出生 3 天以后。

155. A。新生儿败血症产后感染于出生 3 天后起病，由水平传播引起，如环境因素或医源性感染等，病原菌以金黄色葡萄球菌、机会致病菌为主。

156. B。Ⅱ度营养不良患儿腹部皮下脂肪厚度＜0.4cm，体重低于正常的 25%～40%，身高（长）低于正常，消瘦明显，皮肤苍白、弹性差，肌张力明显降低、肌肉松弛，烦躁不安。7～12 个月小儿的体重＝6（kg）＋月龄×0.25（kg），即 11 个月龄的正常体重 =6＋11×0.25=8.75（kg），（8.75－6.5）kg÷8.75（kg）≈0.26，即该小儿体重低于正常的 26%，且根据其临床表现可诊断为Ⅱ度营养不良。Ⅰ度营养不良的患儿体重低于正常的 15%～25%，腹部皮下脂肪厚度为 0.4～0.8cm，肌张力和精神状况正常。Ⅲ度营养不良患儿体重低于正常均值的 40% 以上，腹部皮下脂肪厚度消失，皮肤多皱纹、弹性消失，肌张力低下、肌肉萎缩，精神萎靡、抑制与烦躁交替。中度脱水的患儿精神萎靡或烦躁不安，皮肤干、苍白、弹性差，前囟和眼窝凹陷，尿量明显减少等。轻度脱水的患儿精神状态稍差或略烦躁，皮肤稍干、弹性较差，尿量稍少等。

157. E。对于中、重度营养不良小儿，热能和营养物质的供给，应由低到高，逐渐增加。

158. D。该患儿可考虑为维生素 D 缺乏性佝偻病激期。佝偻病可分为初期（早期）、活动期（激期）、恢复期和后遗症期。激期主要为骨骼改变和运动功能及智力迟缓，6 个月以内以颅骨软化为主，6 个月以上四肢出现手镯或足镯征，7～8 个月出现方颅等。初期主要为神经兴奋性增高的表现，如易激惹、烦躁，出现枕秃。恢复期临床症状和体征逐渐减轻或消失。后遗症期多见于 2 岁以后小儿，遗留不同程度的骨骼畸形，临床症状消失。营养不良主要表现为体重下降，皮下脂肪逐渐减少直至消失，身高低于正常，出现身材矮小。

159. C。治疗维生素 D 缺乏性佝偻病时，口服维生素 D，每天 2000～4000U，持续 4～6 周。

160. D。维生素 D 缺乏性佝偻病的护理诊断包括营养失调 低于机体需要量；生长发育迟缓；有感染的危险 与免疫功能低下有关；有受伤的危险 与骨质疏松和肌肉、关节松弛有关；潜在并发症：骨骼畸形、药物不良反应；知识缺乏 患儿家长缺乏佝偻病的预防及护理知识。其中 8 个月龄的小儿开始爬行站立，活动范围扩大，易发生意外，加之其骨质疏松，关节松弛，身体软弱无力更易受伤，目前首优护理诊断应为有受伤的危险。

161. B。严重佝偻病患儿肋骨、长骨易发生骨折，护理操作时应避免重压和强力牵拉，尽量轻柔。

162. E。该患儿可考虑为维生素 D 手足搐搦症。维生素 D 手足搐搦症是由于维生素 D 缺乏、血钙降低，而出现惊厥、喉痉挛或手足搐搦等神经肌肉兴奋性增高症状，并有程度不等的活动期佝偻病表现。主要表现面神经征阳性，手足抽搐、喉痉挛和惊厥，其中惊厥表现为突然两眼上翻、面肌颤动、四肢抽动、神志不清，发作时间持续数秒至数分钟，发作次数可数天 1 次至 1 天数次，缓解后多入睡，醒后活泼如常。癫痫主要表现为强直 - 阵挛发作、恢复后对所发生的情况并无记忆、发出尖叫声、呼吸暂停等。低血糖表现为反应差或烦躁、哭声异常、肌张力低、呼吸暂停、惊厥等。低氧血症的表现主要为发绀、精神错乱、心律失常、多汗、意识障碍、惊厥等。维生素 D 缺乏性佝偻病主要表现为生长最快部位的骨骼改变，肌肉松弛及神经兴奋性增高。

163. D。佝偻病性手足搐搦症的治疗要点为立即吸氧，保持呼吸道通畅，迅速控制惊厥或喉痉挛；钙剂治疗；维生素 D 治疗，可概括为止痉→补钙→补充维生素 D。惊厥发作时患儿平卧，惊厥停止后侧卧。

164. D。治疗维生素 D 缺乏性手足搐搦症时应给予 10% 氯化钙 5～10ml，用糖水稀释 3～5 倍后口服，连服 3～5 天后改服 10% 葡萄糖酸钙。

165. B。该患儿可考虑为重度脱水。重度表现为呼吸深而快，血压下降，精神淡漠、昏睡或昏迷，眼泪无，前囟、眼窝深陷、眼睑不能闭合，皮肤干、花纹，弹性极差，尿量极少或无。对伴有周围循环不良和休克的重度脱水患儿，应迅速输入等渗含钠液（2∶1 液），按 20ml/kg，总量不超过 300ml，于 30～60 分钟内静脉推注或快速滴入。

166. D。小儿脱水补液时，累积损失量应在 8～12 小时内输入（每小时 8～10ml/kg，重度脱水扩容时 20ml/kg）。

167. B。该患儿可考虑为支气管肺炎伴心力衰竭。支气管肺炎以 2 岁以下儿童最多见，起病急，常表现为发热、咳嗽、呼吸增快等。重症肺炎可合并心力衰竭，多表现为呼吸困难加重，呼吸突然超过 60 次 / 分，心率突然增快超过 180 次 / 分，心音低钝，面色苍白或发灰，肝脏迅速增大，尿少或无尿等，X 线检查可见大小不等的点状或斑片状阴影。应置患儿于半卧位或抬高床头，减少活动，保证休息，避免哭闹，各种治疗护理操作集中进行，减少氧的消耗和心脏负荷。

168. B。洋地黄类药物可抑制 Na^+-K^+-ATP 酶，使细胞内 Na^+ 增加，K^+ 减少。细胞内 Na^+ 增加后，启动 Na^+-Ca^{2+} 双向交换机制，使 Ca^{2+} 内流增加，导致心肌收缩力增强。K^+ 可阻止强心苷与心肌细胞膜 Na^+-K^+-ATP 酶结合，减轻强心苷中毒，由于细胞内 K^+ 浓度降低，成为强心苷容易中毒的重要原因。以上机制解释了钙剂不能与强心苷合用的原因，也解释了使用强心苷时应补钾的原因。注意不与普罗帕酮、维拉帕米、钙剂等药物

合用，以免降低地高辛经肾排泄率而引起中毒。应用洋地黄类药物前应计 1 分钟脉搏，口服药液时可用 1ml 针管抽取后口服。

169. C。强心苷药物的治疗剂量和中毒剂量接近，不可长期使用，以防中毒。

170. C。该患儿可考虑为支气管肺炎。支气管肺炎以 2 岁以下儿童最多见，起病急，常表现为发热、咳嗽、呼吸增快、面色苍白、精神不振等，肺部早期体征不明显，之后可闻及固定的中、细湿啰音。毛细支气管炎以气促、三凹征和喘鸣为主。支原体肺炎以刺激性干咳为主要症状，双肺可闻湿啰音。3 岁以下婴幼儿可出现类似哮喘的表现，如呼气性哮鸣及少量粗湿啰音，称为哮喘性支气管炎。肺结核的主要表现为低热、咳嗽、咯血等。

171. B。首优的护理诊断是体温过高 与肺部感染有关，该患儿目前体温为 39℃，应及时处理，以免引起高热惊厥，危及生命。

172. C。严格控制输液量及速度，每小时滴速＜5ml/kg。

173. C。病毒性心肌炎患儿，出现呼吸困难，呼吸、心率增快，心音低钝，尿少，考虑为合并心力衰竭。心力衰竭突发严重呼吸困难，呼吸频率增快，体格检查时可见心率和脉率增快，第一心音低钝，尿量减少或无尿。急性肺水肿时咳大量粉红色泡沫痰。心源性休克主要表现为持续性低血压，皮肤湿冷，口唇发绀，意识障碍等。重症肺炎以发热、咳嗽、气促、肺部固定湿啰音为主要特征，并可出现消化系统、循环系统等表现。急性肾小球肾炎典型表现为水肿、少尿，高血压，血尿、蛋白尿。

174. A。应用洋地黄类药物前应计 1 分钟脉搏，若年长儿＜60～70 次 / 分，婴幼儿＜80～90 次 / 分，应暂停用药并通知医生。

175. C。若有咳粉红色泡沫痰应为急性左心衰发作，应用 20%～30% 乙醇湿化给氧。

176. D。营养性巨幼细胞贫血的典型血象为大细胞性贫血，血红细胞数下降较血红蛋白量更明显。血涂片可见红细胞大小不等，以大细胞为多。可见巨幼变的有核红细胞、巨大幼稚粒细胞和中性粒细胞呈分页过多现象。血小板一般减低。并

不包括粒细胞可见核左移。

177．A。营养性巨幼细胞贫血的护理措施为根据患儿的活动耐受情况，安排休息与活动，一般不需要严格卧床休息。烦躁、震颤、抽搐者遵医嘱用镇静药，防止外伤。

178．D。治疗急性肾小球肾炎并发高血压时首选硝苯地平 0.25～0.5mg/（kg·d），最大剂量不超过 1mg/（kg·d）口服或舌下含服，每天 3～4 次。

179．C。血压急剧增高，导致脑血管痉挛或脑血管充血扩张而致脑水肿，表现为剧烈头痛，恶心呕吐。

180．A。急性肾小球肾炎是以急性肾炎综合征为主要临床表现的一组疾病，病原体主要是 A 组 β 溶血性链球菌。

181．C。急性肾小球肾炎的患儿在尿红细胞减少、血沉正常方可上学。

182．B。该患儿可考虑为单纯性肾病综合征。肾病综合征依据临床表现分为两型：单纯性肾病和肾炎性肾病。单纯型肾病多见于水肿、水肿呈凹性，男孩常有阴囊显著水肿，严重者有少尿，一般无血尿及高血压，辅助检查可见尿蛋白（+++～++++），血浆白蛋白低于 2.5g/L，胆固醇明显增多＞5.7mmol/L。急性肾小球肾炎多表现为非凹陷性水肿、少尿、血尿、蛋白尿、高血压。先天性肾病多见于新生儿或生后 6 个月内起病。凡具有以下四项之一或多项者属于肾炎性肾病：2 周内分别 3 次以上离心尿检查红细胞＞10 个 /HP，并证实为肾小球源性血尿者；反复或持续高血压；肾功能不全；持续低补体血症。继发性肾病是指在诊断明确的原发病基础上出现肾病表现，多见于过敏性紫癜、系统性红斑狼疮等。

183．A。肾上腺糖皮质激素是治疗肾病综合征的首选药物。

184．A。频繁复发和长期接受大剂量皮质激素治疗的肾病综合征患儿易并发生长延迟。

185．B。任何致病菌均可引起泌尿道感染，但绝大多数为革兰阴性杆菌，如大肠埃希菌、变形杆菌、肺炎克雷伯菌、铜绿假单胞菌，少数为肠球菌和葡萄球菌。大肠埃希菌是泌尿道感染中最常见的致病菌，约占 60%～80%。

186．A。尿常规检查是诊断泌尿系统疾病最基本的首选方法，以清晨第 1 次尿最佳，清洁中段尿离心沉渣中白细胞＞10 个 /HP，即可怀疑尿路感染。尿培养细菌学检查可用于泌尿系感染的诊断和临床用药指导，常规检查后怀疑为尿路感染时可通过尿细菌培养进行确诊。泌尿系 B 超主要检查泌尿系有无先天性或获得性畸形，辅助上尿路感染检查。尿涂片直接找细菌，尿涂片上每个视野都能找到一个细菌，表明尿内细菌数＞10^5/ml，不作为首要检查。

187．D。小儿泌尿系感染以上行感染最常见，首选磺胺类药物治疗。如发热等全身症状明显或血源性感染，多选用青霉素类、氨基糖苷类或头孢菌素类单独或联合治疗。

188．E。该患儿考虑可能发生了化脓性脑膜炎。化脓性脑膜炎典型表现为全身中毒及急性脑功能障碍症状，出现发热、进行性加重的意识障碍，嗜睡，惊厥等。由于颅内压增高，患儿出现头痛、呕吐，前囟饱满与增高，严重可并发脑疝。脑脊液检查对神经系统感染有重要诊断和鉴别诊断意义，脑脊液检查压力增高，外观浑浊或呈脓性，似米汤样。

189．E。皮肤瘀点、瘀斑涂片是发现脑膜炎双球菌重要而简单的检查，脑脊液检查是本病确诊的重要依据。血常规检查白细胞升高，重症患儿白细胞总数也可减少。急性化脓性脑膜炎一般不进行 CT 或 MRI 扫描。

190．B。该患儿此时体温 40℃ 左右，持续不退，首先护理措施是为患儿进行降温护理。以免发生高热惊厥。

191．B。肾上腺皮质激素对急性期腹痛和关节痛可预缓解，症状缓解后即可停用。

192．A。过敏性紫癜血清免疫学检查，血清 IgA 浓度往往升高，IgG、IgM 正常或水平升高；大便潜血试验阳性。

193．E。过敏性紫癜反复出现皮肤紫癜为本病特征，多见于下肢和臀部，腹型胃肠道症状最具有潜在危险，反复出现突发性腹痛，剧烈且伴有呕吐。关节型多见于膝、踝、肘等关节，肿痛反复发作无畸形。肾型最严重且预后相对较差，见血尿、蛋白尿及管型尿。较少累及心脏。

194．D。该患儿最可能的过敏原是食物。患儿在患病 2 天前吃过带鱼和河虾，海鲜属于易致敏食物。

195．B。该患儿最可能的诊断为苯丙酮尿症。苯丙酮尿症以智能发育落后为主，表情呆滞、行为异常、多动、肌痉挛或癫痫发作，少数呈肌张力增高和腱反应亢进，80% 有脑电图异常，生后数月毛发由黑变黄，皮肤和虹膜色泽变浅，皮肤干燥、常有湿疹，体味有明显的鼠尿样臭味，有呕吐、喂养困难。根据该患儿的表现可能诊断为苯丙酮尿症。

196．E。新生儿哺乳 3 天后，采集婴儿足跟血液一滴，滴于专用采血滤纸，晾干后即可寄送至筛查实验室，进行苯丙氨酸浓度测定，当苯丙氨酸浓度大于切割值时，应进一步检查和确诊。

197．D。苯丙酮尿症疾病一旦确诊，应立即治疗，低苯丙氨酸蛋白饮食为主要治疗手段，摄入苯丙氨酸既能保证生长发育和体内代谢，又能使血中苯丙氨酸维持在理想控制范围。

198．D。该患儿已经出现了全身抽搐，四肢肌张力增强，为了防止患儿意外受伤或窒息，需要立即采取镇静解痉治疗。

199．C。苯丙酮尿症患儿饮食护理，新生儿期主要为无（少）苯丙氨酸配方奶粉，待血浓度恢复到正常可逐渐增加少量天然饮食，首选母乳；疾病一旦确诊尽早在 3 个月开始进行饮食治疗，超过 1 岁后开始治疗，虽可以改善抽风症状，但智力低下不可逆转；对幼儿添加辅食以淀粉类、蔬菜和水果等低蛋白食物为主；根据年龄定期随访血中苯丙氨酸浓度，饮食控制至少到青春期以后，终身治疗更有益。皮肤护理，保持皮肤干燥，尤其是皮肤褶皱处保持清洁。

200．D。流行性腮腺炎以一侧腮腺肿大为首发症状，最具有特征性，腮腺肿大以耳垂为中心，向前、后、下发展，使下颌角边缘不清，表面灼热，但不发红，伴轻度触痛和感觉过敏，头痛、乏力和食欲减退，严重出现吞咽困难以及并发症。

201．B。该患儿考虑并发了胰腺炎。流行性腮腺炎多在腮腺肿大数天后并发胰腺炎，表现为上腹剧痛，伴发热、寒战、呕吐等。

202．B。流行性腮腺炎患儿，血脂肪酶增高有助于胰腺炎的诊断。白细胞计数和尿常规多正常，血、尿淀粉酶增高，可用于辅助诊断。

203．D。该患儿 2 个月，诊断其心功能分级为Ⅲ级。婴儿心功能分级：0 级，无心衰表现；Ⅰ级即轻度心衰，特点为每次哺乳量 < 105ml 时或哺乳时间需 30 分钟以上，呼吸困难，心率 > 150 次 / 分，可有奔马律，肝脏肋下 2cm；Ⅱ级即中度心衰，特点为每次哺乳量 < 90ml 或哺乳时间需 40 分钟以上，呼吸 > 60 次 / 分，呼吸形式异常，心率 > 160 次 / 分，肝大肋下 2 ~ 3cm，有奔马律；Ⅲ级即重度心衰，特点为每次哺乳量 < 75ml 时或哺乳时间需 40 分钟以上，呼吸 > 60 次 / 分，呼吸形式异常，心率 > 170 次 / 分，肝大肋下 3cm 以上，有奔马律，并有末梢灌注不良。

204．B。地高辛为儿童时期最常用的洋地黄制剂，口服 < 2 岁药量 0.05mg/kg，> 2 岁药量 0.03mg/kg，静脉注射首次给洋地黄口服量的 1/2，余量分 2 次，每隔 4 ~ 6 小时静脉注射 1 次。通过计算 0.05×6÷2=0.15mg。

205．B。控制水钠入量，每日水分摄入 50 ~ 60ml/kg，输液速度每小时不超过 5ml/kg。该患儿体重 6kg，每日输液量最高不能超过 360ml。

206．B。心电图对心律失常及心肌缺血引起的心衰有诊断价值，对应用洋地黄治疗具有指导意义。

207．A。充血性心力衰竭患儿要控制水钠入量，每天水分摄入 50 ~ 60ml/kg，输液速度每小时不超过 5ml/kg。

208．B。强心苷与心肌细胞膜上 K^+-Na^+-ATP 酶结合，促进 Ca^{2+} 内流，使肌浆内 Ca^{2+} 浓度升高，加强了心肌的兴奋与收缩耦联，而发挥强心作用，如与钙类制剂合用，会使心肌收缩力增加，从而引起心律失常，甚至造成心脏猝死，使用强心苷类药物禁补钙。

209．E。该患儿出生 1 周开始出现呕吐，吐物有乳凝块无胆汁，最可能的诊断是幽门痉挛。幽门痉挛发病较早，多在出生几天即出现呕吐，呈间歇性、非喷射性、非进行性，呕吐量不大。

210．B。幽门痉挛最佳的治疗方案内科治疗，奶前 20 分钟从口腔滴入 1∶5000 阿托品制剂，每次自 1 滴增加到 2～6 滴，至皮肤发红为止，注意其不良反应。

211．B。该患儿可考虑为胎粪吸入综合征。胎粪吸入综合征的患儿多数在生后数小时出现呼吸急促、呼吸困难、鼻翼扇动等，两肺有啰音、粗湿啰音，羊水由于胎粪污染而呈黄绿色。新生儿黄疸是指胆红素在体内积聚，而引起巩膜、皮肤或其他器官黄染。新生儿感染性肺炎常表现为哭声弱、拒奶、口吐白沫、呼吸浅促不规则、体温不稳定等症状。新生儿缺血缺氧性脑病临床表现为意识障碍、惊厥、脑水肿颅内高压等神经系统症状。新生儿呼吸窘迫综合征，多见于早产儿，主要临床表现为进行性呼吸困难和呼吸衰竭、呼气性呻吟、发绀等，X 线检查有散在的细小颗粒和网状阴影。

212．C。该患儿可考虑为新生儿感染性肺炎。新生儿感染性肺炎常表现为哭声弱、拒奶、口吐白沫、呼吸浅促不规则、体温不稳定等症状。新生儿黄疸是指胆红素在体内积聚，而引起巩膜、皮肤或其他器官黄染。胎粪吸入综合征的患儿多数在生后数小时出现呼吸急促、呼吸困难等，两肺有啰音、粗湿啰音。新生儿缺血缺氧性脑病是新生儿窒息时的严重并发症，其临床表现为意识障碍、惊厥、肌张力原始反射改变等神经系统症状。新生儿呼吸窘迫综合征，主要临床表现为进行性呼吸困难和呼吸衰竭、呼气性呻吟、发绀等，X 线检查有散在的细小颗粒和网状阴影。

213．B。1 岁以内小儿正常心率为 110～130 次/分。

214．C。2～3 岁儿童的正常心率为 100～120 次/分。

215．A。新生儿正常心率为 120～140 次/分。

216．D。营养性巨幼细胞性贫血血常规检查可见网织红细胞、白细胞、血小板计数常减少。

217．B。新生儿溶血检查可见红细胞、血红蛋白降低及网织红细胞、有核红细胞增多。

218．D。营养性巨幼细胞性贫血骨髓检查可见中性粒细胞的胞浆空泡形成，核分叶过多。

219．C。血友病是遗传性凝血因子缺乏的出血性疾病。

220．D。过敏性紫癜是一种常见的血管壁变态反应性出血性疾病。白血病是一类造血干细胞的恶性克隆性疾病。血友病是遗传性凝血因子缺乏的出血性疾病。原发性血小板减少性紫癜是一种由免疫介导的血小板过度破坏所致的出血性疾病。

221．D。严重循环充血时，应纠正水钠潴留，恢复正常血容量，可用呋塞米注射。

222．B。急性肾炎高血压脑病患者首选硝普钠治疗。

223．D。明显水肿、少尿或高血压、循环充血者，应用利尿药，可选用呋塞米（速尿）。

224．C。肾小管性酸中毒治疗选择时常选用碳酸氢钠口服或复方枸橼酸钠溶液。

225．A。利福平为全杀菌药。主要从肝脏代谢，胆汁排泄，最主要不良反应为肝损害（谷丙转氨酶升高和黄疸）。

226．C。链霉素为半杀菌药。主要不良反应为耳毒性和肾毒性，可引起听力障碍、眩晕、口周麻木、肾损害及过敏反应。

227．D。乙胺丁醇、利福平与链霉素均属于抗结核药物。乙胺丁醇为抑菌药，最主要不良反应为球后视神经炎。

第五章　社区护理学

（请用手机扫描《2019 丁震护理学（中级）主管护师急救包》上册应试指导教材 P549 第五章社区护理学所附二维码，在线答题）

第六章　护理健康教育学

1. D。计划目标可分为总体目标和具体目标。总体目标由三个"W"和两个"H"组成，Who指对象，What指实现什么变化，When指实现变化的期限，How much指变化的程度，How to measure指测量的方法。

2. D。促进健康的行为有日常健康行为、保健行为、避免有害环境行为、戒除不良嗜好行为、预警行为、求医行为、遵医行为。危害健康的行为有不良生活方式、致病行为模式、不良疾病行为、违规行为。致病行为模式中国内外研究较多的是A型行为模式和C型行为模式。

3. E。医院健康教育的意义包括提高患者依从性、心理治疗、消除致病因素、密切关注医患关系、降低医疗成本。

4. E。学校健康教育的对象包括学龄前儿童，中、小学生及大学生。

5. A。一级预防又称病因预防，是针对病因或病原体所采取的措施，主要措施包括改善环境、增进健康、特殊保护。二级预防是在疾病的临床前期做好早期发现、早期诊断、早期治疗。三级预防是对已患病的患者采取及时、有效的治疗措施，防止疾病恶化、复发和转移等。

6. A。健康教育是有计划、有组织、有评价的系统干预活动，它以调查研究为前提，以传播健康信息为主要措施，以改善对象的健康相关行为为目标，从而达到预防疾病，促进健康，提高生活质量的最终目的。

7. A。健康教育的学习目标是认知目标。健康教育不仅是简单地传授健康知识，还要使人们树立健康观念，并逐渐形成一种健康的行为习惯。

8. A。以学习者为中心，应让学习者针对自身来发现问题，在讨论和辩论中澄清观念和树立正确的价值观，运用各种方法寻找问题的解决方法。在多种解决方案中明智作出选择，在亲身参与中实地地体验和学会实践的技能。

9. C。静脉采血应遵循无菌操作原则，禁止交叉使用，防止交叉感染，实行一人一针一管一巾一带原则。

10. D。传播、教育和干预是健康教育所使用的手段。健康教育是通过信息传播和行为干预，帮助个人和群体掌握卫生保健知识、树立健康观念、充分利用医疗卫生资源、自觉采纳健康生活行为和生活方式的教育活动与过程。

11. E。卫生宣传是健康教育的重要内容和手段之一，但它是一种卫生知识的单向传播，其对象比较泛化，缺乏针对性，不注重信息的反馈和效果。

12. C。做健康教育调查研究时，内容的理论性不作为重要内容。

13. B。健康教育是由健康教育的教学者把健康相关信息借以教学活动传达给学习者，从而把人类有关医学或健康科学的知识和技术转化为有益于人们健康的行为。

14. E。健康教育学相关基础理论学科包括医学科学理论、行为科学理论、传播学理论、管理科学理论等。

15. B。健康教育中最常用的体语是身体运动。动态体语通过无言的动作传情达意，如以注视对方的眼神表示专心倾听；以点头表示对对方的理解和同情；以手势强调某事的重要性等。

16. A。认识健康与疾病的关系，对健康教育者的意义在于明确教育对象、教育目的和教育任务。

17. D。健康教育的核心是促使个体和群体改变

丁震医学教育 010-88453168
www.dzyxedu.com

北京航空航天大学出版社
BEIHANG UNIVERSITY PRESS

不健康的生活方式。

18．A。健康教育的程序是评估、设立目标、制订计划、实施计划、效果评价。健康教育是教育者与学习者双方的互动过程，首先需要评估学习者的需求及能力、学习资源、教育者的准备情况，评估的过程即是调查研究的过程。

19．E。健康教育的核心是教育人们树立健康意识，养成良好的行为和生活方式，保护和促进个体和群体的健康。

20．D。健康教育是提供人们行为改变的知识、技术和服务。健康教育是通过信息传播和行为干预，帮助个人和群体掌握卫生保健知识、树立健康观念、充分利用医疗卫生资源、自觉采纳健康生活行为和生活方式的教育活动与过程。

21．C。健康教育的核心是教育人们树立健康意识，养成良好的行为和生活方式，保护和促进个体和群体的健康。

22．B。健康促进是指运用行政或组织手段，广泛动员和协调社会各相关部门以及社区、家庭和个人，使其履行各自对健康的责任，共同维护和促进健康的一种社会行为和社会战略，属于行动领域。

23．C。健康教育的核心是促使个体和群体改变不健康的生活方式。

24．B。创造支持环境是指创造安全、舒适、满意、愉快的工作和生活环境，为人们提供免受疾病、危险因素威胁的保护，促使人们提高增进健康的能力及自立程度。

25．C。健康促进实质上是政治和社会运动，通过健康共治，制定和实施健康的公共政策和动员全社会的参与，来营造健康的支持性环境，使"健康选择成为每个人既方便又实惠的选择"。

26．D。人类行为的主要适应形式有反射、自我控制、调适、顺应、应对和应激。顺应指个体与群体不断接受新的经验、改变自己行为方式，以适应客观环境的变化。

27．C。人类行为的特性有目的性、可塑性、差异性。目的性是人类行为区别于动物行为的重要标志。

28．D。人类的本能行为由人的生物性所决定，是人类的最基本行为，如摄食行为、性行为、躲避行为、睡眠等。

29．D。人类的社会行为由人的社会性所决定，其造就机构来自社会环境，如职业行为。摄食行为、性行为、自我防御行为和睡眠行为都属于人类本能行为。

30．A。人体通过"反射弧"对外界刺激做出反应的方式称反射，最基本的反射与本能行为相联系。如当一个人看到突然飞来的物体，会立即产生躲避行为。反射为人类的适应行为奠定了基础。

31．D。日常的行为习惯一般多指人们的生活方式。

32．D。行为是有机体在外界环境刺激下引起的反应，包括内在的生理和心理变化。

33．D。行为的基本要素包括行为主体、行为客体、行为环境、行为手段及行为结果。

34．B。主动发展阶段一般在3～12岁内，此阶段的行为有明显的主动性，主要表现为爱探究、好攻击、易激惹、喜欢自我表现等。巩固发展阶段一般在成年后，持续终生，此阶段的行为已基本定型，但由于环境、社会及个人状况均在不断变化，人们必须对自己的行为加以不断地调整、完善和充实。被动发展阶段一般在0～3岁内，此阶段的行为主要依靠遗传和本能的力量发展而成，如婴儿的吸吮、抓握、啼哭等行为。自主发展阶段一般自12～13岁起延续至成年，此阶段人们开始通过对自己、他人、环境、社会的综合认识，调整自己的行为。

35．D。健康教育的核心是行为的转变，行为的改变是健康教育项目效果评价的重点。

36．B。被动发展阶段一般在0～3岁内，此阶段的行为主要依靠遗传和本能的力量发展而成，如婴儿的吸吮、抓握、啼哭等行为。自主发展阶段一般自12～13岁起延续至成年，此阶段人们开始通过对自己、他人、环境、社会的综合认识，调整自己的行为。主动发展阶段一般在3～12岁内，此阶段的行为有明显的主动性。巩固发展阶段一般在成年后，持续终生，此阶段的行为已基本定型。

37．E。高可变性行为是指通过健康教育的干预，某行为较容易发生定向改变，正处于发展时期的行为还无定型，较容易受到影响并改变。形成时间已久的行为；植根于文化传统或传统的生活方式之中的行为；既往无成功改变实例的行为属于低变性行为。

38．B。自主发展阶段一般自 12～13 岁起延续至成年，此阶段人们开始通过对自己、他人、环境、社会的综合认识，调整自己的行为。主动发展阶段一般在 3～12 岁内，此阶段的行为有明显的主动性，主要表现为爱探究、好攻击、易激惹、喜欢自我表现等。巩固发展阶段一般在成年后，持续终生，此阶段的行为已基本定型，但由于环境、社会及个人状况均在不断变化，人们必须对自己的行为加以不断地调整、完善和充实。被动发展阶段一般在 0～3 岁内，此阶段的行为主要依靠遗传和本能的力量发展而成，如婴儿的吸吮、抓握、啼哭等行为。

39．D。巩固发展阶段一般在成年后，持续终生，此阶段的行为已基本定型，但由于环境、社会及个人状况均在不断变化，人们必须对自己的行为加以不断的调整、完善和充实。被动发展阶段一般在 0～3 岁内，此阶段的行为主要依靠遗传和本能的力量发展而成，如婴儿的吸吮、抓握、啼哭等行为。自主发展阶段一般自 12～13 岁起延续至成年，此阶段人们开始通过对自己、他人、环境、社会的综合认识，调整自己的行为。主动发展阶段一般在 3～12 岁内，此阶段的行为有明显的主动性。

40．E。环境因素主要包括生态环境、人文地理、医疗卫生、风俗信仰、教育环境、制度与法规、经济基础、事物发展的规律及意外事件等。

41．A。自然环境和社会环境是人类行为发展的外在大环境，它对人类行为的影响可以是间接的或潜在的。

42．E。影响人类行为的环境因素指自然环境和社会环境，社会环境是人类行为发展的外在大环境。生态环境、人文地理、医疗卫生、风俗信仰及意外事件等是人类行为发展的外在大环境，对人类行为的影响可以是间接的或潜在的。

43．B。糖尿病患者学习注射胰岛素，有很强的

主动性，可提高学习效果，增加用药的依从性。

44．A。日常危害健康行为指日常生活、职业活动中危害健康的行为、习惯，如吸烟、酗酒、缺乏体育锻炼等。不良疾病行为指个体从感知到自身患病到疾病康复过程中所表现出来的不利于疾病治疗和健康恢复的行为，如瞒病、恐病、讳疾忌医、不遵医嘱等。

45．E。促进健康行为的特点包括有利性、规律性、和谐性、一致性、适宜性。

46．D。危害健康行为的类型有日常危害健康行为（如吸烟、酗酒等）；致病性行为模式（如 A 型行为模式等）；不良疾病行为（如瞒病、恐病、讳疾忌医等）；违规行为（如药物滥用、性乱等）。艾滋病是由人免疫缺陷病毒所引起的以免疫功能严重损害为特征的慢性传染病，多由性接触传播，与不健康的生活方式有关。

47．C。低可变性行为包括形成时间已久的行为、深深植根于文化传统或传统生活方式之中的行为、既往无成功改变实例的行为。正处于发展时期的行为、已有成功改变实例的行为及与文化传统无关的行为属于高可变性行为。

48．B。健康相关行为是指人类个体和群体与健康和疾病有关的行为。健康相关行为可分为促进健康行为和危害健康行为两大类。

49．B。健康行为是指人体在身体、心理、社会各方面都处于良好健康状态下的行为模式，是一种带有明显理想色彩的健康相关行为。

50．D。健康信念模式认为，人们要采取某种促进健康行为或戒除某种危害健康行为，必须认识到某种疾病或危险因素的威胁及严重性、认识到采取某种行为或戒除某种行为的益处及困难、对自身采取或放弃某种行为能力的自信。

51．D。健康相关行为可分为促进健康行为和危害健康行为两大类。促进健康行为包括日常健康行为（合理营养、充足睡眠、适量运动等）、避开有害环境行为、戒除不良嗜好行为、预警行为、保健行为。危害健康行为包括日常危害健康行为、致病性行为、不良疾病行为（瞒病、讳疾忌医等）、违规行为。

52．A。A 型行为模式是与冠心病的发生密切相

关的行为模式。不耐烦和敌意是其核心行为,多表现为做事动作快、大声讲话、喜欢竞争、怀有敌意和戒心。C型行为模式多表现为情绪压抑、性格自我克制等。

53. E。避开有害环境行为指避免暴露于自然环境和社会环境中有害健康危险因素的行为,如离开污染环境、积极应对各种紧张生活事件等。日常健康行为指日常生活中有益于健康的行为。戒除不良嗜好行为指自觉抵制不良嗜好的行为。预警行为指对可能发生的危害健康事件的预防性行为及在事故发生后正确处置的行为。保健行为指有效、合理利用卫生资源,维护自身健康的行为。保健行为指有效、合理利用卫生资源,维护自身健康的行为。

54. C。保健行为指有效、合理利用卫生资源,维护自身健康的行为,如定期体检、预防接种、患病后及时就医、遵医嘱等行为。日常健康行为指日常生活中有益于健康的行为。避开有害环境行为指避免暴露于自然环境和社会环境中有害健康危险因素的行为。戒除不良嗜好行为指自觉抵制不良嗜好的行为。预警行为指对可能发生的危害健康事件的预防性行为及在事故发生后正确处置的行为。

55. A。日常危害健康行为指日常生活、职业活动中危害健康的行为、习惯,如吸烟、酗酒、缺乏体育锻炼等。致病性行为模式如A型行为模式与冠心病的发生密切相关;C型行为模式与肿瘤的发生有关等。不良疾病行为指如瞒病、恐病、讳疾忌医、不遵医嘱等。违规行为如药物滥用、性乱等。

56. D。危害健康行为的特点包括危害性、明显和稳定性、习得性,不包括规律性。

57. D。预警行为指对可能发生的危害健康事件的预防性行为及在事故发生后正确处置的行为,如驾车时使用安全带、事故发生后的自救和他救行为等。日常健康行为如合理营养、充足睡眠、适量运动等。避开有害环境行为如离开污染环境、积极应对各种紧张生活事件等。戒除不良嗜好行为如戒烟、不嗜酒、不滥用药物等。保健行为如定期体检、预防接种、患病后及时就医、遵医嘱等行为。

58. E。危害健康行为的特点包括危害性、明显和稳定性、习得性。

59. A。"知信行模式"将人类的改变分为获取知识、产生信念及形成行为三个过程,即知识-信念-行为,其中知识是基础,信念是动力,行为的产生和改变是目标。

60. B。健康信念模式在采取促进健康行为、放弃危害健康行为的实践中遵循以下步骤,首先充分让人们认识到其危害健康行为的严重性;然后使他们坚信一旦戒除这种危害健康行为、采取相应的促进健康行为会得到有价值的后果,同时也清醒地认识到行为改变过程中可能出现的困难;最后使他们充满改变行为的信心。

61. D。健康教育内容中,健康生活方式知识属于卫生常识。

62. B。人际传播时,应谈话内容明确,可围绕一个主题,避免涉及内容过广。涉及到重点内容时,可适当重复,以加强对方的理解及记忆。谈话过程中语速适中,可适当停顿,给对方思考、提问的时间。交谈中要注意对方的表情、动作等非语言表达形式,以便及时了解对方的理解程度。

63. D。组织传播是指组织之间、组织内部成员之间的信息交流活动,是有组织、有领导进行的有一定规模的信息传播。现代社会中,组织传播已发展成为一个独立的研究领域,即公共关系学。

64. B。人类的传播活动按照传播的规模,可将人类传播活动分为人际传播、群体传播、大众传播、组织传播、自我传播。组织传播是指组织之间、组织内部成员之间的信息交流活动,是有组织、有领导进行的有一定规模的信息传播。现代社会中,组织传播已发展成为一个独立的研究领域,即公共关系学。

65. E。健康传播的主要特点包括健康传播传递的是健康信息、健康传播具有明确的目的性、健康传播的过程具有复合性、健康传播对传播者有特殊素质要求。其中健康传播具有明确的目的性是以健康为中心,健康传播力图达到改变个体和群体的知识、态度、行为,使之向有利于健康方向转化的目的。

66. A。传播是一种社会性传递信息的行为,是个体之间、集体之间以及个体与集体之间交换、传递新闻、事实、意见的信息过程。

67．A。大众传播是指职业性传播机构通过广播、电视、电影、报刊、书籍等大众传播媒介向范围广泛、为数众多的社会人群传递信息的过程，属于单向传播。

68．A。传播者是传播行为的发起者；受传者是信息的接受者和反应者，传播者的作用对象；传播媒介又称传播渠道是信息的载体，也是连接传播者和受传者的纽带。

69．D。传播是一种社会性传递信息的行为，是个体之间、集体之间以及个体与集体之间交换、传递新闻、事实、意见的信息过程。指令多指上级对下级的指示或命令，在社区健康教育活动的传播中一般不会出现。

70．C。根据拉斯韦尔五因素传播模式，一个基本的传播活动由传播者、信息、传播媒体、受传者、传播效果。

71．B。人类的传播活动形式多种多样，可以从不同角度进行分类。按照传播的规模，可将人类传播分为人际传播、群体传播、大众传播、组织传播和自我传播，其中人际传播和大众传播最为主要。

72．B。完整的现代传播的内涵包括传播观念、传播事业、传播技术三个层次。

73．B。选择大众媒体应遵循针对性原则（根据目标人群状况选择大众传播媒体）、速度快原则、可及性原则、经济性原则和综合性原则。传播者的喜好并不是选择媒介时需考虑的内容。

74．C。人际传播的谈话技巧的特点，一是内容明确，一次谈话围绕一个主题，避免涉及内容过广；二是重点突出，重点内容应适当重复，以加强对象的理解和记忆；三是语速适当谈话的速度要适中，适当停顿，给对象思考、提问的机会；四是注意反馈交谈中，注意观察对象的表情、动作等非语言表现形式，以及时了解对象的理解程度。

75．D。偏向式提问又称诱导式提问，偏向式提问的问题中包含着提问者的观点，以暗示对方做出提问者想要得到的答案，如"你今天感觉好多

了吧？"适用于提示对方注意某事的场合。封闭式提问的问题比较具体，对方用简短、确切的语言即可做出回答。开放式提问的问题比较笼统，旨在诱发对方说出自己的感觉、认识、态度和想法，适用于了解对方真实的情况。偏向式提问的问题中包含着提问者的观点，以暗示对方做出提问者想要得到的答案。复合式提问的问题易使回答者感到困惑，不知如何回答，应避免使用。

76．D。模糊性反馈是指当需要暂时回避对方某些敏感问题或难以回答的问题时，可做出无明确态度和立场的反应，如"是吗"、"哦"等。

77．C。人际距离可分为亲密距离、个人距离、社交距离和公共距离四类。亲密距离为 0 ～ 0.5m，个人距离为 0.5 ～ 1m，社交距离为 1.1 ～ 4m，公共距离为 > 4m。

78．A。在健康教育中，常用的人际传播形式有咨询、交谈或个别访谈、劝服及指导四种。咨询是针对前来咨询者的健康问题，答疑解难，帮助其澄清观念，做出决策。交谈通过与教育对象面对面的直接交流，传递健康信息和健康知识，帮助其改变相关态度。劝服是针对教育对象存在的健康问题，说服其改变不正确的健康态度、信念及行为习惯。指导是通过向健康教育对象传授相关的知识和技术，使其学习、掌握自我保健的技能。

79．D。人际传播的以个性化信息为主，是指在人际传播过程中，情感信息的交流占重要地位。

80．B。在健康教育中，常用的人际传播形式有咨询、交谈或个别访谈、劝服及指导四种。劝服是针对教育对象存在的健康问题，说服其改变不正确的健康态度、信念及行为习惯。咨询是针对前来咨询者的健康问题，答疑解难，帮助其澄清观念，做出决策。交谈通过与教育对象面对面的直接交流，传递健康信息和健康知识，帮助其改变相关态度。指导是通过向健康教育对象传授相关的知识和技术，使其学习、掌握自我保健的技能。

81．B。封闭式提问的问题比较具体，对方用简短、确切的语言即可做出回答，如"是"或"不是"等。适用于收集简明的事实性资料。

82．A。动态体语即通过无言的动作传情达意，如以注视对方的眼神表示专心倾听，以点头的动作表示对对方的理解和同情，以手势强调某事的重要性等。

83．E。否定性反馈是当发现对方不正确的言行或存在的问题时，应先肯定对方值得肯定的一面，然后以建议的方式指出问题的所在，使对方保持心理上的平衡，易于接受批评和建议。

84．E。人际传播的特点包括全身心的传播、以个体化信息为主、反馈及时。其中以个体化信息为主，在人际传播过程中，情感信息的交流占重要地位。

85．E。复合式提问的问题为两种或两种以上类型的问题结合在一起的问题，如"你是在哪里做的检查？检查结果如何？"此种提问易使回答者感到困惑，不知如何回答，应避免使用。封闭式提问的问题比较具体，对方用简短、确切的语言即可做出回答。开放式提问的问题比较笼统，适用于了解对方真实的情况。探索式提问的问题为探索究竟、追究原因的问题。偏向式提问的问题中包含着提问者的观点，以暗示对方做出提问者想要得到的答案。

86．B。咨询是指针对前来咨询者的健康问题，答疑解难，帮助其澄清观念，做出决策。但不可替咨询者做出决断或诱导咨询者做出决断。

87．B。群体传播在小群体成员之间进行信息传播，是一种双向性的直接传播。

88．D。当小组讨论出现沉默不语时，主持人可通过播放短小录像片、提出可引发争论的开放式问题，或以个别提问、点名等方式打破僵局。

89．E。传播媒介具有决定性原则的是经济原则。媒体的选择要考虑多种因素，如媒介的效应、传播活动覆盖面、受众拥有该种媒介的比例、经费和其他资源情况等，还要考虑是否适合特定信息的表达。选择媒体的原则有效果原则、速度原则、经济原则、针对性原则。在保证准确、有针对性、快速的基础上，考虑经济因素，尽量减少传播者与受者的经济负担。

90．D。讨论提纲包括讨论目的、讨论的问题、内容及预期达到的目标。

91．B。群体中的"舆论领袖"对人们的认知和行为改变具有引导作用，往往是开展健康传播的切入点。

92．E。小组讨论的技巧有热情接待、"开场白"简单明了、建立融洽的关系、鼓励发言、打破僵局、控制局面、结束讨论。控制局面是指当出现讨论偏离主题、争论激烈或因某个人健谈而形成"一言堂"时，主持人应及时提醒、婉转引导、礼貌插话等方式控制讨论的局面。

93．B。小组讨论时，座位应围成圆圈式或马蹄形，以利于参与者面对面地交谈。

94．D。群体传播时，应根据讨论的主题选择相关的人员组成小组，小组讨论的人数一般以6～10人为宜。

95．B。人类的传播活动形式按照传播的规模，可分为人际传播、群体传播、大众传播、组织传播、自我传播。群体传播是指组织以外的小群体（非组织群体）的传播活动。

96．E。群体中的"舆论领袖"对人们的认知和行为改变具有引导作用，往往是开展健康传播的切入点。

97．E。健康传播的受众是社会人群，他们因不同的生理、心理特点，对健康信息、传播途径的要求也不同。健康传播者在制定传播信息、选择传播途径时，应重点考虑受者的心理特点及动机。

98．C。健康传播途径中图片、标本、食物、模型等属于形象传播。演讲、报告、座谈、咨询等属于口头传播。报刊、杂志、书籍、传单等属于文字传播。电影、电视、广播、录像、幻灯、投影等属于电子媒介传播。

99．C。常用的健康传播途径有口头传播、文字传播、形象传播、电子媒介传播。形象传播如图片、标本、食物、模型等。

100．A。传播效果是受传者接收信息后，在情感、思想、态度、行为等方面发生的反应，传播活动是否成功，效果如何，主要体现在知识、行为的改变。可分为四个层次，知晓健康信息、健康信念认同、态度转变、采纳健康的行为，其中知晓健康信息为最低层次。

101．B。受者是指信息通过传播途径所到达并被接受的个人或群体，大量的受者也称为受众。健康传播的受众是社会人群，他们因不同的生理、心理特点，对健康信息、传播途径的要求也不同。健康传播者在制定传播信息、选择传播途径时，应重点考虑受者的心理特点及动机。

102．D。使用文字进行健康教育的首要条件是学习者必须有阅读能力。健康传播者应因人、因地、因时地选择传播途径，以保证传播的效果，应针对具体体受者、具体情况，选择传播途径。

103．A。受者对信息的选择性包括选择性接受、理解、记忆，受者一般选择与自己观念一致、自己需要、关心的信息接受。

104．B。选择传播途径的原则包括准确性原则、针对性原则、速度性原则及经济性原则。

105．A。由于社区居民来自不同的文化阶层，所以社区护理健康教育应以不同的形式开展，其主要形式为语言教育、文字教育、形象教育。文字教育形式有标语、传单、课本、小册子、报刊、墙报、板报等。在少数民族基层社区发放只用汉字的宣传页，这属于信息设计不妥当。

106．B。社会诊断是生物 - 心理 - 社会医学模式的具体体现。社会诊断的主要目的是从分析广泛的社会问题入手，了解社会问题与健康问题的相关性，其重点内容包括社会环境和生活质量。

107．C。倾向因素是指产生某种行为的动机、愿望，或是诱发某行为的因素，包括知识、信念、态度和价值观。

108．C。健康教育诊断是指在面对人群健康问题时，通过系统地调查、测量来收集各种有关事实资料，并对这些资料进行分析、归纳、推理、判断，确定或推测与此健康问题有关的行为和行为影响因素，以及获取健康教育资源的过程，从而为确定健康教育干预目标、策略和措施提供基本依据。

109．C。流行病学诊断的主要任务是要客观地确定目标人群的主要健康问题以及引起健康问题的行为因素和环境因素。流行病学诊断要描述人群的躯体健康问题、心理健康问题、社会健康问题以及相对应的各种危险因素的发生率、频率、强度等，以确定健康问题的相对重要性，并揭示健康问题随年龄、性别、种族、生活方式、住房条件和其他环境因素变化而变化的规律。

110．E。行为受多种因素的影响，主要包括遗传因素、环境因素和学习因素。在格林模式中，将这些因素划分为倾向因素、强化因素和促成因素三类。强化因素是指激励行为维持、发展或减弱的因素，主要来自社会的支持、同伴的影响和领导、亲属以及保健人员的劝告等。倾向因素是指产生某种行为的动机、愿望，或是诱发某行为的因素。促成因素是指使行为动机和意愿得以实现的因素，即实现或形成某行为所必需的技能、资源和社会条件。

111．D。高可变性行为是正处在发展时期或刚刚形成的行为、文化传统或传统的生活方式关系不大的行为、在其他计划中已有成功改变的实例的行为、社会不赞成的行为。

112．A。测量生活质量的指标包括主观指标和客观指标两个方面。主观指标包括目标人群对生活满意程度的感受；客观指标包括目标人群生活环境的物理、经济、文化和疾病等状况。

113．B。在格林模式中，将影响因素划分为倾向因素、强化因素和促成因素 3 类。倾向因素是指产生某种行为的动机、愿望，或是诱发某行为的因素，包括知识、信念、态度和价值观。促成因素是指使行为动机和意愿得以实现的因素，即实现或形成某行为所必需的技能、资源和社会条件。强化因素是指激励行为维持、发展或减弱的因素。

114．D。护理健康教育学的产生，在护理工作中实现的重要突破包括领域、理念、模式、性质。

115．B。健康教育计划的目标应具有具体的、可测量的、可完成的、可信的、有时间性等要求。

116．C。强化因素是指激励行为维持、发展或减弱的因素。主要来自社会的支持、同伴的影响和领导、亲属以及保健人员的劝告等。

117．D。促成因素是指使行为动机和意愿得以实现的因素，即实现或形成某行为所必需的技能、资源和社会条件。包括保健设施、医务人员、诊所、医疗费用、交通工具、个人保健技术及相应的政策法规等。

118．E。干预方案的内容应包括目标人群、干预策略、干预活动的内容、方法、日程及人员培训、评价计划等。

119．D。健康教育是通过信息传播和行为干预，帮助个人和群体掌握卫生保健知识、树立健康观念、充分利用医疗卫生资源、自觉采纳健康生活行为和生活方式的教育活动与过程。

120．C。卫生知识知晓率的计算公式为（知晓人数／总调查人数）×100%，即分母为该地接受调查的所有新婚妇女数。

121．D。计划目的是健康教育项目最终利益的阐述，如通过降低吸烟率以减少呼吸系统疾病的患病率。计划目标是在计划目的的基础上，进一步回答对象、时间、什么或多少等问题。

122．B。在确定优先项目时，应遵循重要性和有效性原则。重要性原则优先考虑对人群健康威胁严重、对经济社会发展、社区稳定影响较大的健康问题。有效性原则优先考虑通过健康教育干预能有效改善的健康问题。

123．B。计划目标是在计划目的的基础上，进一步回答对象、时间、什么或多少等问题。"55岁以上老年人高血压的控制率在三年内提高30%"进一步回答了提高多少的问题，该描述属于健康教育的计划目标。

124．B。目的和目标是计划存在与效果评价的依据。目的是指在执行某项计划后预期达到的最终结果。目的是宏观性、远期性，一般用文字表述。目标是目的的具体体现，用指标描述，具有可测量性。

125．E。在干预对象开始尝试健康行为时应采取的干预策略是指导、支持。

126．A。乡政府为鼓励住院分娩而做出的决定属于行政干预。行政是指除了立法和司法以外的全部国家职能的总称。法规是指国家机关制定的规范性文件。

127．B。总体目标可以分解为各方面、各阶段、各层次的具体目标。如远期的疾病控制目标、中期效果评价阶段的健康相关行为目标、短期效果

评价的各种教育目标、执行阶段的各种工作进度目标等。该企业职工10%吸烟者戒烟这一目标属于中期效果评价阶段的健康相关行为目标。

128．C。健康教育通过改变目标人群的健康相关行为来实现其目的。效应评价正是对目标人群因健康教育项目所导致的相关行为及其影响因素的变化进行评价。

129．B。测试或观察因素包括测量者因素、测量工具因素、测量对象因素。暗示效应、测量者成熟性、评定错误是影响测量者的因素。

130．C。健康教育时，进行个别指导是所有教育方法中最有针对性、最受患者欢迎的方法。

131．B。人们在得知自己正在被研究和观察而表现出的行为异乎寻常的现象称为霍桑效应。

132．E。结局评价着眼于健康教育项目实施后所导致目标人群健康状况及生活质量的变化。健康教育的最终目的是提高目标人群的生活质量。

133．D。形成评价的方法有文献、档案、资料的回顾、专家咨询、专题小组讨论等。过程评价的方法有查阅档案资料、目标人群调查和现场观察三种。两者共同的评价方法是查阅档案资料。

134．A。回归因素是指由于偶然因素，个别被测试对象的某特征水平过高或过低，但在以后的测试中可能又恢复到原有的实际水平的现象。在测试中，可采用重复测量的方法以减少回归因素对评价结果正确性的影响。

135．E。总结评价是指形成评价、过程评价、效应评价和结局评价的综合以及对各方面资料做出总结性的概括，能全面反映健康教育项目的成功之处与不足，为今后的计划制定和项目决策提供依据。目标人群吸烟行为的改变程度属于总结性的概括。

136．B。过程评价的方法主要方法有查阅档案资料、目标人群调查和现场观察三种。

137．A。时间因素又称历史因素。所谓的时间因素是指在健康教育计划的执行和评价过程中发生的重大的、可能对目标人群产生影响的事件，如与健康相关的公共政策的颁布、重大生活条件的改变、自然灾害（地震）或社会灾害等。

138．C。医院健康教育对疾病的预防、治疗、护理、康复、管理等许多具体环节具有特殊的意义和作用，能够提高患者依从性，进行心理治疗，消除致病因素，密切医患关系，降低医疗成本。

139．B。入院教育指医护人员在患者入院时对患者及家属进行的教育。入院教育的主要内容是医院的有关规章制度，如生活制度、探视制度、卫生制度等，以帮助患者及家属尽快熟悉住院环境，遵守住院制度，配合治疗。

140．B。护士在健康教育中扮演计划者、教育者的角色。

141．E。健康教育处方指在诊疗过程中，以医嘱的形式对患者的行为和生活方式给予指导。

142．A。病房教育指医护人员在患者住院期间进行的健康教育。病房教育的内容应较系统、深入，主要包括患者所患疾病的病因、发病机制、症状、并发症、治疗原则、生活起居、饮食等知识，以提高患者的依从性。

143．B。评估教育需求的方法主要包括直接评估和间接评估。直接评估通过与患者的接触、谈话直接获得。间接评估通过阅读患者的病历、分析病史及其健康影响因素获得。

144．C。门诊教育主要包括候诊教育、随诊教育、咨询教育和健康教育处方。健康教育处方指在诊疗过程中，以医嘱的形式对患者的行为和生活方式给予指导。

145．B。随诊教育指在诊疗过程中医护人员根据病情对患者进行的口头教育和指导。候诊教育是指在患者候诊期间，针对候诊知识及该科的常见性疾病的防治所进行的健康教育。咨询教育指医护人员对门诊患者或家属提出的有关疾病与健康的问题进行解答。入院教育指医护人员在患者入院时对患者及家属进行的教育。病房教育指医护人员在患者住院期间进行的健康教育。

146．E。健康教育计划主要由教育时间、场所、内容、方法和工具及教育的人员五个部分组成。

147．E。住院教育是指在住院治疗期间对患者进行的健康教育。住院教育主要包括入院教育、病房教育和出院教育。该患者在住院期间需要进行的健康教育内容有直肠癌的病因、发病机制、症状、并发症、治疗原则、生活起居等。

148．C。反馈是指信息由信息接受者返回到信息发出者的过程，即信息接受者对信息发出者做出的反应。反馈是确定沟通是否有效的重要环节，护患沟通主要的反馈机制是重复。

149．E。评估教育需求主要从四个方面考虑，包括患者对疾病或健康问题的知识水平、患者对健康教育的态度、患者的学习能力、患者的环境因素。

150．B。出院教育指医护人员在患者出院时进行的教育。出院教育的内容主要包括医疗效果、病情现状、继续用药、定期复查等注意事项，以帮助患者出院后继续巩固疗效、防止复发。

151．A。患者健康教育包括评估教育需求、确定教育目标、制定教育计划、实施教育计划和评价教育效果五个步骤。评估教育需求是患者健康教育程序的第一步骤。通过调查分析，评估教育需求旨在了解教育对象需要学习的知识和掌握的技能。护士通过交谈了解到该年轻母亲缺乏婴儿喂养的知识和技属于评估需求阶段。

第七章 医院感染护理学

1. D。无明确潜伏期的感染，规定入院 48 小时后发生的感染为医院感染；有明确潜伏期的感染，自入院时起超过平均潜伏期后发生的感染为医院感染。

2. B。医院感染的排除标准为皮肤黏膜开放性伤口只有细菌定植而无炎症表现；新生儿经胎盘获得（出生后 48 小时内发病）的感染；患者原有的慢性感染在医院内急性发作；由于创伤或非生物因子刺激而产生的炎症表现。

3. B。由于诊疗措施激活的潜在性感染，如疱疹病毒、结核杆菌的感染可判定为医院感染，判断该患者由于医院感染引起脓毒血症导致死亡。

4. E。医院感染的主要研究对象是住院患者和医院工作人员。

5. B。控制医院内感染的措施包括控制传染源、切断传播途径、保护易感人群、严格消毒灭菌、进行无菌操作技术等。不可滥用药物，因药物可导致患者正常菌群失调，耐药菌株增加，使内源性感染的几率增加。

6. C。择期手术患者发生医院感染危险性相对较低。长期住院患儿、新生儿、卧床患者、免疫功能低下患者的免疫力均较低，抵抗力弱，对细菌比较敏感，发生医院感染的危险性相对较高。

7. C。由病毒、衣原体、支原体、立克次体、细菌、真菌、螺旋体、原虫、蠕虫等引起的疾病均可称为感染性疾病，而传染病属于感染性疾病的一部分，即痢疾属于传染病。

8. D。由病毒、衣原体、支原体、立克次体、细菌、真菌、螺旋体、原虫、蠕虫等引起的疾病均可称为感染性疾病，传染病属于感染性疾病的一部分。肿瘤是各种始动与促进因素引起组织细胞异常增生和分化而形成的新生物，并不属于传染病。

9. D。传染源、传播途径和易感人群为传染病流行的 3 个基本条件，必须同时存在，若切断任何一个环节，流行即可终止。为预防医院感染，应采取综合性预防措施即管理传染源、切断传播途径、保护易感人群。还应定期进行消毒灭菌效果监测。加强预防性用药除外。

10. B。当患者健康状况不佳，自身抵抗力下降或免疫功能受损，以及抗菌药物的应用等因素，可导致菌群失调或使原有生态平衡失调，菌群移位（易位），从而引发感染。

11. C。内源性感染是指各种原因引起的患者在医院内遭受自身固有病原体侵袭而发生的医院感染，病原体来自患者自身，为患者体内或体表的常居菌或暂居菌。

12. E。高危器械物品是指使用时需进入无菌组织的物品，如针头、注射器、手术器械、注射液体、尿道插管等。

13. A。清洁手术一般不需预防性应用抗菌药物，但当一旦发生感染将引起严重后果者，各种人造物修补、置换或留置手术，手术范围大、时间长的清洁手术，高龄或免疫缺陷等高危人群等情况时应考虑预防用药。

14. C。人体正常菌群绝大部分是厌氧菌，它们在上皮细胞表面的生长繁殖形成了生物屏障，可妨碍或抑制外来致病菌的定植。

15. A。人体存在许多正常菌群系统，主要包括口腔鼻咽腔菌群、胃肠道菌群、泌尿生殖道菌群、皮肤菌群四大微生态区系。正常情况下，正常菌群可存留在机体的腔道是肠道。

16. C。一定生存环境中的营养资源是有限的，正常菌群的定植，优先利用了营养资源，大量繁殖而处于优势地位，妨碍或抑制外来致病菌的定植，属于定植抵抗力作用。

17．C。患者出现临床症状，细菌学检查查出致病菌可确诊发生了医院感染，为判断医院感染提供有利证据，其余选项均不能确诊发生了医院感染。

18．A。肠道中的如双歧杆菌、乳酸杆菌等可合成叶酸、烟酸及维生素 B 族等供人体利用，体现了正常菌群的营养作用。

19．A。正常菌群在宿主体内的正常寄居可以妨碍或抵御致病微生物的侵入与繁殖，对宿主起着保护作用。正常菌群在医院感染学上的意义主要是拮抗病原菌。

20．C。清洁是指清除物体表面的污垢，如尘埃、油脂、分泌物。消毒是指清除或杀灭芽胞以外的所有病原微生物。灭菌是指杀灭物体上的所有微生物，包括细菌芽胞和真菌孢子。

21．D。原位失调是指正常菌群虽仍生活在原来部位，亦无外来菌入侵，但发生了数量或结构上的变化。根据失调程度不同，原位菌群可分为 3 类。一度失调是在外环境因素、宿主患病或所采取的医疗措施的作用下，一部分细菌受到了抑制，而另一部分细菌却得到了过度生长的机会，造成某些部位正常菌群的结构和数量发生暂时性的变动。二度失调是指正常菌群的结构、比例失调呈相持状态，不易恢复。三度失调是原正常菌群大部分被抑制，只有少数菌种占决定性优势。

22．E。发生三度原位菌群失调的原因常为广谱抗菌药物的大量应用使大部分正常菌群消失，而代之以暂居菌或外来菌，并大量繁殖而成为该部位的优势菌。

23．A。横向转移表现为从下消化道向上消化道转移，从上呼吸道向下呼吸道转移。

24．A。二度失调多表现为慢性腹泻、肠功能紊乱及慢性咽喉炎、口腔炎、阴道炎等。不包括大叶性肺炎。

25．E。移位菌群失调也称定位转移或易位，是指正常菌群由原籍生境转移到外籍生境或本来无菌的部位定植或定居，如大肠中的埃希菌、铜绿假单胞菌转移到呼吸道或泌尿道定居。

26．C。患者后使用头孢噻肟钠和甲硝唑，导致发热 39℃、腹痛、腹泻，大量白色念珠菌生长，考虑为二重感染。二重感染是指原正常菌群大部分被抑制，只有少数菌种占决定性优势。多因广谱抗菌药物的大量应用使大部分正常菌群消失，而代之以暂居菌或外来菌，并大量繁殖而成为该部位的优势菌。急性菌痢以严重毒血症状、休克和中毒性脑病为主要表现。急性肠炎多以反复发作的腹泻和黏液脓血便为主要症状。败血症以小儿多见，表现为精神萎靡、嗜睡、出现病理性黄疸等症状。菌群移位是指正常菌群由原籍生境转移到外籍生境或本来无菌的部位定植或定居。

27．B。细菌只有牢固地黏附在机体的黏膜上皮细胞上，才不会被分泌物、宿主的运动或其器官的蠕动冲击掉，这是细菌能够在人体定植的关键。

28．E。24 小时痰标本应为从晨 7 时漱口后第 1 口痰开始留取，至次晨 7 时漱口后第 1 口痰结束，24 小时的全部痰液吐入集痰器内。

29．A。去污染是指人为地将机体的正常菌群或已定植的细菌，部分或全部去除的一种防止感染措施。消毒是指清除或杀灭芽胞以外的所有病原微生物。灭菌是指杀灭所有微生物，包括细菌芽胞和真菌孢子。隔离是指采用各种方法、技术，防止病原体从患者及携带者传播给他人的措施。

30．A。医院内耐药菌株的耐药特点为耐药性形成快、细菌耐药谱广、细菌耐药性传播速度快、耐药强度高。

31．D。荚膜是细菌致病重要的毒力因子，具有抗吞噬和黏附作用。鞭毛为细胞的运动器官，可用于细胞的鉴定和分类。细胞壁具有物质交换、保护细菌和维持菌体形态。芽胞抵抗力强。

32．B。该患者最可能的诊断是疟疾，疟疾的病原体是疟原虫，疟疾的典型症状是突发性高热、寒战、大量出汗。氯喹药物对红细胞内裂殖体有迅速杀灭作用，属控制发作的药物，口服吸收快，排泄慢，作用持久，为疟疾首选药物。伯氨喹能杀灭配子体和红外期的迟发型子孢子，有病因预防和防止复发的作用，主要用于间日疟及卵形疟控制复发。

33．D。白色念珠菌属于真菌。克雷伯杆菌、铜绿假单胞菌属于革兰阴性杆菌。金黄色葡萄球菌属于革兰阳性杆菌。

34．A。引起医院感染的病原微生物主要是人体正常菌群的转移菌或条件致病菌。

35．E。属于特异性感染的细菌是破伤风梭菌。

36．C。卫生部《医院感染管理规范（试行）》中规定医院应对抗感染药物的使用率进行统计，力争控制在50%以下。

37．B。医院感染监测可分为全面综合性监测和目标监测两类。全面综合性监测是连续不断地对所有住院患者和工作人员的医院感染及其有关影响因素（危险因素）进行检测，以及各科室的感染发生率、部位发病率等。

38．C。当出现医院感染散发病例时，经治医师应及时向本科室医院感染监控小组负责人报告，并于24小时内填表报告医院感染管理科。

39．D。根据卫生部《医院感染管理规范（试行）》，医院感染监测漏报率应低于20%。

40．B。医院对重点项目进行目标监测的期限不应＜1年。

41．C。当出现医院感染散发病例时，经治医师应及时向本科室医院感染监控小组负责人报告，并于24小时内填表报告医院感染管理科，并按规定报告当地卫生行政部门。

42．C。院感专职人员宜采取主动收集的方法，主要收集患者基础资料及病原学资料。其中最佳的方法是查房，由专职人员到病室前瞻性调查。

43．D。医院感染病例监测包括资料收集、资料整理、资料分析、资料报告，并不包括资料统计。

44．D。当发生医院感染流行或爆发时，临床科室必须及时查找原因，协助调查及执行控制措施；医院感染管理科应对怀疑患者同类感染的病例进行确诊，计算其罹患率，证实是否有流行或爆发，提出初步假设，确定调查目标，进行现场调查（病例、感染源、感染途径、采集标本及其他资料），制定和组织落实有效的控制措施（对患者作适当治疗，进行正确的消毒处理，必要时隔离患者甚至暂停接收新患者），分析调查资料，写出调查报告，总结经验，制定防范措施。

45．D。医院感染罹患率＝（观察期间医院感染病例数／观察期间同期暴露于危险因素的人群人数）×100%，即该医院感染罹患率＝（2/10）×100%＝20%。

46．B。查阅病历的重点应放在细菌及真菌培养阳性的患者，长期使用免疫制剂或抗菌药物的患者，以及发热和接受过手术或侵入性操作、器官移植、恶性肿瘤、免疫功能低下、长期卧床、昏迷和老人、幼儿、早产儿等易感患者。不包括首次使用抗生素的患者。

47．D。医院感染患病率＝（同期存在的新旧医院感染病例数／调查期间患者数）×100%，该医院感染患病率＝（250/2500）×100%＝10%。部位感染发生率＝（同期新发生特定部位感染的例数／同期处于该部位医院感染危险的人数）×100%，术后切口感染发生率＝（20/500）×100%＝4%。

48．A。医院感染暴发中流行病学处理的基本步骤，前三步是证实是否有流行或爆发，提出初步假设，确定调查目标，进行现场调查（病例、感染源、感染途径、采集标本及其他资料），可概括为证实流行或暴发→查找感染源→查找引起感染的因素。

49．C。调查医院感染暴发流行的基本原则和主要手段是边调查边采取措施，以争分夺秒的精神阻止感染进一步暴发。

50．D。医院感染暴发是指在某医疗机构或其科室的患者中短时间内发生3例以上同种同源感染病例的现象。

51．C。非传染患者用过的医疗物品和器材的消毒程序是去污→清洗→消毒或灭菌。

52．A。环氧乙烷消毒适用于不耐高温、潮湿的光学仪器、电子诊疗器械、化纤织物、书籍文件等，如血压计、手电筒、书籍、毛衣等。家具应用含氯消毒剂擦拭。

53．A。1%～3%过氧化氢溶液遇有机物放出新生氧，达到抗菌、除臭的作用。0.02%呋喃西林溶液可清洁口腔，广谱抗菌。2%～3%硼酸溶液属酸性防腐剂，可抑菌。0.1%醋酸溶液主要用于铜绿假单胞菌感染。朵贝尔溶液（复方硼砂）可轻微抑菌、除臭。

54．E。水是微波强吸收介质，用湿布包裹物品或炉内放些水会提高消毒效果。微波消毒法可杀灭各种微生物，包括细菌繁殖体、真菌、病毒、细菌芽胞及真菌孢子等。微波是频率在 30～300 000MHz，波长在 0.001～1m 左右的电磁波。微波对人体有一定伤害，应避免大剂量照射和小剂量长期接触。微波无法穿透金属面，不能使用金属容器盛放消毒物品。

55．B。灭菌是指杀灭或清除外传播媒介上的一切微生物。

56．C。取用无菌溶液时，应在瓶签处注意开瓶日期和时间，已开启的无菌溶液有效期为 24 小时，余液只可用于清洁操作。任何物品均不可直接伸入无菌溶液瓶中蘸取溶液。已经倒出的溶液不可再倒回瓶内。取用无菌溶液时首先应擦净瓶体灰尘，核对瓶签上的药名、浓度、剂量、有效期，检查瓶盖有无松动、瓶身有无裂缝，确定溶液有无浑浊、变色、沉淀或絮状物。撬开瓶盖，消毒瓶塞，待干后盖无菌纱布，打开瓶塞。注意手不可触及瓶口及瓶塞内面。手握溶液瓶的标签侧，先倒出少量溶液于弯盘内，冲洗瓶口，再由原处倒出所需溶液于无菌容器中。倒液后立即盖好瓶塞，必要时消毒后盖好。

57．B。苯扎溴铵（新洁尔灭）适用于手、黏膜、环境及物品表面的消毒。过氧乙酸、乙醇、碘酊对黏膜均有刺激性，不用于黏膜的消毒。

58．A。煮沸法消毒时加入碳酸氢钠达到 1%～2% 浓度时，水的沸点可达 105℃，既可增强杀菌效果，又可去污、防锈。

59．A。高度危险性物品是指进入人体无菌组织、器官、脉管系统，或有无菌液体从手中流过的物品，或接触破损皮肤、破损黏膜的物品，如手术器械、穿刺针、腹腔镜、活检钳、脏器移植物等。呼吸机管道、胃肠道内镜、气管镜、避孕环等属于中度危险性物品。

60．C。压力蒸汽灭菌法分为下排气式压力蒸汽灭菌器和预真空压力蒸汽灭菌器。其中使用下排气式压力蒸汽灭菌法的物品体积不超过 30cm×30cm×25cm。使用预真空压力蒸汽灭菌法的物品体积不超过 30cm×30cm×50cm。

61．C。环氧乙烷气体易燃、易爆，要远离火源、静电，不需放于冰箱保存。75% 乙醇消毒体温计要求浸没 30 分钟。苯扎溴铵（新洁尔灭）是阳离子表面活性剂，与肥皂、碱、碘酊同用时效力会减弱。碘酊的成分中含乙醇，有刺激性，不可用于黏膜及敏感部位皮肤的消毒，皮肤过敏者禁用。过氧化氢对金属物品有腐蚀性，对纺织品有漂白作用，故可去掉陈旧性血迹。

62．C。根据医疗器械污染后使用所致感染的危险性大小及在患者使用前的消毒或灭菌要求，将医疗器械分为 3 类，即高度危险物品、中度危险物品、低度危险物品。

63．A。不进入人体组织、不接触黏膜，仅直接或间接地和健康无损的皮肤相接触的物品，一般可用低水平消毒法或只做一般的清洁处理。消毒应首选物理方法，能采用物理消毒灭菌的物品，尽量不使用化学消毒灭菌法。根据消毒物品的性质选择消毒或灭菌的方法。用于浸泡的容器，应洁净、密闭，使用前应先经灭菌处理。更换灭菌剂时，必须对用于浸泡灭菌物品的容器进行灭菌处理。氧气湿化瓶内的湿化液应用灭菌水。

64．C。煮沸消毒时加入碳酸氢钠达到 1%～2% 浓度时，水的沸点可达 105℃，既可增强杀菌效果，又可去污、防锈。

65．B。感染了虱子的头发被剪下后最佳处理方法是用纸包裹后焚烧。

66．A。燃烧法是一种简单、迅速、彻底的灭菌方法。常用于破伤风梭菌、气性坏疽杆菌等特殊感染细菌的敷料处理；也适用于无保留价值的物品，如污染纸张、医用垃圾等的处理。贵重器械及锐利刀剪不宜采用燃烧法，以免损坏或使锋刃变钝。

67．E。40% 甲醛溶液进行气化消毒时，需加入的氧化剂是高锰酸钾，柜内熏蒸，需密闭 6～12 小时。

68．C。交叉感染是患者与患者之间、患者与工作人员之间、患者与护理人员之间的直接感染，或者是通过水、空气、医疗设备等引发的间接感染。要保证一份无菌物品只供一位患者使用可有效防止交叉感染。其余措施均符合操作原则，不属于预防交叉感染的措施。

69．E。中度危险性物品是指仅和皮肤、黏膜相接触，而不进入无菌组织内的物品，如体温表、压舌板、呼吸机管道、胃肠道内镜、气管镜、喉镜、避孕环等。

70．A。生物监测通常是将含对热耐受力较强的非致病性嗜热脂肪杆菌芽胞的菌片制成标准生物测试包或生物 PCD（灭菌过程挑战装置），或使用一次性标准生物测试包，放入标准实验包的中心部位或待灭菌容器内最难灭菌的部位，并设阳性对照和阴性对照，灭菌后取出培养，如无指示菌生长则表明达到灭菌效果。

71．D。环氧乙烷气体灭菌效果生物监测的时间要求是每月 1 次。

72．C。生物监测通常是将含对热耐受力较强的非致病性嗜热脂肪杆菌芽胞的菌片制成标准生物测试包或生物 PCD（灭菌过程挑战装置），或使用一次性标准生物测试包，放入标准实验包的中心部位或待灭菌容器内最难灭菌的部位，并设阳性对照和阴性对照，灭菌后取出培养，如无指示菌生长则表明达到灭菌效果，是监测高压蒸汽灭菌效果最可靠的方法。

73．A。每一灭菌包外使用包外化学指示物，每一灭菌包内使用包内化学指示物，并置于最难灭菌的部位。

74．D。护士在导尿操作过程中发现手套破损或可疑污染，应立即更换。

75．C。2% 戊二醛对皮肤、黏膜有刺激性，对人体有毒性，不宜用于做手消毒剂。

76．A。医务人员在接触被致病微生物污染的物品后要进行手的消毒，而不是简单的进行卫生洗手。实施侵入性操作前、护理免疫力低下的新生儿前、接触血液、体液和分泌物后、接触传染患者后都应进行手的消毒。

77．A。有效的洗手可清除手上 99% 以上暂时性细菌，是医院感染最简单有效的预防措施。洗手可以清除医务人员手上的污垢和致病微生物，以切断经手传播感染的途径。

78．C。洗手指征为直接接触每个患者前后；从同一个患者身体的污染部位移动到清洁部位时；接触患者黏膜、破损皮肤或伤口前后；接触患者血液、体液、分泌物、排泄物、伤口敷料等之后；接触患者周围环境及物品后；穿脱隔离衣前后、脱手套之后；进行无菌操作、接触清洁、无菌物品之前；处理药物或配餐前。不包括接触血液、体液和被污染物品前。

79．C。应用卫生手消毒的指征为接触患者的血液、体液和分泌物后，直接为传染病患者进行检查、治疗、护理后，接触被传染性致病微生物污染的物品后，处理传染患者污物后。接触同一患者不同部位不需要用消毒剂搓洗手。

80．A。手卫生是国际公认的控制医院感染和耐药菌感染最简单、最有效、最方便、最经济的措施，是标准预防的重要措施之一。

81．B。手术室、产房、导管室、层流洁净病房、骨髓移植病房、器官移植病房、重症监护病房、新生儿室、母婴室、血液透析病房、烧伤病房、感染疾病科、口腔科、消毒供应中心等重点部门应配备非手触式水龙头，有条件的医疗机构在诊疗区域均宜配备非手触式水龙头。

82．B。护理感染患者后，用无菌刷接取适量洗手液或外科手消毒液，自手指开始向上刷至肘关节上 10cm，顺序是从指尖至手腕、从手腕至肘部、从肘部至肘上部，左、右手臂交替进行，时间约 3 分钟。注意甲缘、甲沟、指蹼等处的刷洗。洗手完毕后关闭水龙头，用纸巾或毛巾擦干双手或在干手机上烘干双手。关闭水龙头时手不可直接接触水龙头。

83．A。常用手消毒剂包括乙醇、异丙醇、氯已定、碘伏、乙醇与氯已定的复合制剂等。液体皂液为洗手用的清洁剂。

84．B。黏膜消毒时，应用碘伏 250～500mg/L。

85．E。用过氧化氢液进行口腔和咽部消毒，其浓度为 2%。

86．D。在进行穿刺前，以穿刺点为中心，消毒皮肤面积应≥5cm×5cm。

87．D。I 类环境是指层流洁净手术室、层流洁净病房。II 类环境是指普通手术室、产房、婴儿室、早产儿室、普通保护性隔离室、供应室无菌区、烧伤病房、重症监护病房。Ⅲ类环境是指儿科病房、妇产科检查室、注射室、换药室、供应室、清洁区、急诊室、化验室、各类普通病房和诊室。Ⅳ类环境是指传染病科及病房。

88．C。医院垃圾分为生活垃圾和医疗垃圾两类，医疗垃圾使用黄塑料袋集中处理。可燃性污物应密闭运送，及时焚烧，非可燃性污物应按要求分别处理，以防止污染扩散。使用后的一次性注射器、输液器针头必须置于符合国际标准的锐器盒内，封好的锐器盒需有醒目的标识，不得与其他医疗废物混放。医疗废物由接受过相关法律和安全防护技术等知识培训的专门管理人员管理，按规定穿工作服、戴口罩、帽子及橡胶手套进行医疗废物的收集、运送并分类处理。

89．B。血液病病区为有人房间，必须采用对人无毒无害，且可连续消毒的方法，如通风、紫外线照射消毒、安装空气净化消毒装置的集中空调通风系统、达到Ⅱ类环境空气菌落数要求的其他空气消毒产品。

90．D。Ⅱ类环境包括非洁净手术部（室）、产房、导管室、血液病病区、烧伤病区等保护性隔离病区，重症监护室，新生儿室等，要求空气中的菌落总数≤200CFU/m³，且未检出致病菌。

91．A。清洁的程序遵循从洁到污的原则，清扫患者房间时，应先清扫一般患者房间，后清扫感染患者房间。应采用湿抹布、湿拖布清洁，避免尘土飞扬。环境物体表面应以清洁为主，不得检出致病微生物。被患者血液、呕吐和排泄物、病原微生物污染时，根据具体情况选择中水平以上的消毒方法。抹布、拖布（头）等洁具应分区使用，清洗后再浸泡消毒30分钟，冲净消毒液后晾干备用。

92．E。被患者血液、呕吐物、排泄物或病原微生物污染时，根据具体情况采用中水平以上的消毒方法。

93．B。环境物体表面、地面应保持清洁，不得检查出致病性微生物，如无明显污染，采用湿式清洁，如受到肉眼可见污染时应及时清洁、消毒。

94．C。空气消毒采用的方法包括层流通风法、紫外线照射、化学消毒剂熏蒸或喷雾等。甲醛对

人体有一定毒性和刺激性，消毒后应去除残留甲醛气体，需设置专用排气系统，不适用于空气消毒。

95．E。Ⅲ类环境包括其他普通住院病区、母婴同室、消毒供应中心的检查包装灭菌区和无菌物品的存放区、血液透析中心等，要求空气中的菌落总数≤500CFU/m³，且未检出致病菌。

96．B。隔离是将处于传染期内的患者、可以传染患者和病原携带者同其他患者分开，或将感染者置于不能传染给他人的条件下，肾结石患者不属于隔离对象。

97．E。污染区是指传染病患者和疑似传染病患者接受诊疗的区域，也包括被其血液、体液、分泌物、排泄物污染的物品暂存和处理的场所。包括病室、患者卫生间及浴室、处置室、污物间、外走廊以及患者入院和出院处理室等。

98．D。洗手指征是接触患者周围环境及物品后；穿脱隔离衣前后，脱手套之后；直接接触每个患者前后；从同一个患者身体的污染部位移动到清洁部位时；接触患者黏膜、破损皮肤或伤口前后；接触患者血液、体液、分泌物、排泄物、伤口敷料等之后；进行无菌操作、接触清洁、无菌物品之前；处理药物或配餐前。

99．B。潜在污染区也称半污染区，是指位于清洁区与污染区之间，有可能被患者血液、体液和病原微生物等物质污染的区域，包括医务人员的办公室、治疗室、消毒室、护士站、化验室、患者用后的物品和医疗器械等的处理室、内走廊等。医务人员的更衣室、药房属于清洁区。患者的卫生间、病房属于污染区。

100．D。保护性隔离是以保护易感人群作为制订措施的主要依据而采取的隔离，适用于抵抗力低下或极易感染的患者，如严重烧伤、早产儿、脏器移植、白血病及免疫缺陷等患者。

101．E。隔离室患者体温计专人使用，用后须经高水平消毒才能用于其他患者。

102．C。穿隔离衣时，隔离衣的长短以全部遮盖工作服为宜；隔离的外面为无菌面，内面及衣领属清洁面。隔离衣挂在半污染区，清洁面朝外；挂在污染区，污染面向外。隔离衣每天更换，如

有潮湿或污染，应立即更换。

103．E。构成传染病流行过程的三个基本条件为传染源、传播途径和易感人群，这三个条件相互联系、同时存在，组成感染链，使传染病不断传播蔓延。

104．E。隔离室物体表面终末消毒的最有效方法是含氯消毒液擦拭。

105．D。呼吸道隔离的主要原则为医护人员进入病室时应戴口罩、帽子，进行可能喷溅的诊疗操作时穿隔离衣，当接触患者及其血液、体液、分泌物、排泄物等物质时应戴手套；同类患者可居住同一病室，但不可相互借用物品；接触患者周围环境及物品后应洗手；通向走道的门窗须关闭。

106．D。带无菌手套应注意，戴好无菌手套后的手应始终保持在腰部以上视线范围内。戴无菌手套时首先应检查并核对手套的号码、灭菌日期及包装是否干燥、完整。然后用一手拇指和食指同时捏住两只手套的反折部分（手套内面），取出手套，先戴一只手，再用已戴好手套的手指插入另一只手套的反折内面（手套外面），戴上另一只手。手套的外面为无菌区，已戴手套的手不可触及未戴手套的手及另一只手套的内面。脱下手套时，用戴手套的手捏住另一只手套的套口外面翻转脱下，已脱下手套的手指再插入另一只手套内，捏住内面将手套翻转脱下。勿使手套的外面（已被污染）接触到皮肤。

107．E。与患者交谈后不需要洗手。洗手指征是接触患者周围环境及物品后；穿脱隔离衣前后，脱手套之后；直接接触每个患者前后；从同一个患者身体的污染部位移动到清洁部位时；接触患者黏膜、破损皮肤或伤口前后；接触患者血液、体液、分泌物、排泄物、伤口敷料等之后；进行无菌操作、接触清洁、无菌物品之前；处理药物或配餐前。

108．C。切断传播途径是控制感染最简单、直接、有效的手段。

109．E。清洁区包括医务人员的值班室、消毒间、卫生间、男女更衣室、药房、浴室以及储物间，配餐间等。潜在污染区包括医务人员的办公室、治疗室、护士站、患者用后的物品和医疗器械等的处理室、化验室、内走廊等。污染区包括病室、分诊处、患者卫生间及浴室、处置室、污物间、外走廊以及患者入院和出院处理室等。

110．A。标准预防的原则是无论是否确定患者有传染性，均采取防护措施，即把血液、体液、分泌物、排泄物均视为具有传染性进行隔离预防。

111．D。患者出院或死亡后，将被服放入污衣袋，关闭病室门窗，打开床头桌，摊开棉被，竖起床垫，用消毒液熏蒸或紫外线照射消毒，消毒后打开门窗，用消毒溶液擦拭家具、地面。

112．E。对多重耐药菌细菌感染的患者应采取接触隔离，医护人员进入病室时应戴口罩、帽子，进行可能喷溅的诊疗操作时穿隔离衣，当接触患者及其血液、体液、分泌物、排泄物等物质时应戴手套。

113．D。为传染病患者吸痰时必须选用相应的手套、口罩、隔离衣并特别注意安全。每次吸痰时间不超过 15 秒，以免患者缺氧。在吸痰过程中如不慎将痰液滴落在地面应立即用含氯消毒剂或漂白粉等消毒液进行处理，而不是简单地清洁处理。用过的一次性吸痰管需放入有标记危险字样的袋内集中处理。在条件允许的情况下，对痰液黏稠者可叩背排痰。

114．B。呼吸道隔离适用于通过空气、飞沫传播的感染性疾病，如经空气传播的开放性肺结核、麻疹、水痘及经飞沫传播的流行性脑脊髓膜炎、百日咳、流行性腮腺炎、流行性感冒等。化脓性脑膜炎不属于呼吸道隔离。

115．B。空气传播是指带有病原微生物的微粒子（≤ 5μm）以空气为媒介，远距离（＞ 1m）随气流流动而导致的疾病传播。空气传播包括飞沫传播、飞沫核传播和菌尘传播。

116．B。控制医院感染最简单、直接而有效的方法是利用消毒、隔离技术来阻断传播途径。

117．D。肠道隔离常见于伤寒、细菌性痢疾、病毒性肠炎、甲肝、戊肝、脊髓灰质炎。该患者表现为稽留热、玫瑰疹，可以判断为伤寒，应采取肠道隔离。

118．D。急性细菌感染评价抗菌药物的治疗效果应在 2～3 天后。

119．A。细菌在缺少细胞壁成分时仍可生存。

120．B。抗菌药物的作用机制包括干扰细胞壁的合成、抑制细菌核酸合成、影响细菌蛋白质的合成、损伤细胞膜，不包括抑制细菌芽胞生成。

121．C。静脉点滴抗菌药物的溶液，原则上选择生理盐水，除必要时才选择 5% 葡萄糖盐水或 5% 葡萄糖溶液，以免溶液 pH 值对抗菌药物的破坏。

122．D。红霉素应用注射用水溶液溶解后放入盐水中静点，防止水解失效。发现感染时应确定感染类型、明确感染病原、了解患者病理生理状况与药物特点，制订正确的用药方案，尽可能避免使用广谱抗菌药物，防止宿主自身菌群失调。静脉滴注抗菌药物必须注意配伍禁忌，原则上 2 种抗菌药物不宜置于同一溶液中静注或滴注以免发生相互作用，而致抗菌药物的活力受到影响，或导致溶液变色、浑浊、沉淀等。抗菌药物治疗应用剂量足够，疗程够长，取得稳定的疗效后方可停用，中途不可随便减量或停药，以免治疗不彻底造成疾病复发。氨基糖苷类抗菌药不宜静脉推注，也不宜与 β- 酰胺类药物同瓶滴注。

123．B。在治疗感染性疾病时，应考虑病原体对抗菌药物的敏感性。发现感染时应确定感染类型、明确感染病原、了解患者病理生理状况与药物特点，制订正确的用药方案，尽可能避免使用广谱抗菌药物，防止宿主自身菌群失调。两种抗菌药物联合应用可能产生协同、相加、无关与拮抗作用，联合用药并不一定全部取得比单一用药更好的结果。应尽量避免皮肤、黏膜等局部应用抗菌药物，以防止过敏反应和耐药菌的产生。抗菌药物只对各种细菌和真菌感染治疗有效，缺乏细菌感染的证据者均无用药指征。

124．C。病毒性感染应选择抗病毒药物进行治疗，如利巴韦林等。抗菌药物在外科手术中预防应用，防治感染。对于单一药物难以控制的难治性感染应采用联合用药。根据细菌药敏试验结果及药物代谢动力学特征，严格选药和给药途径。静脉滴注抗菌药物必须注意配伍禁忌，原则上 2 种抗菌药物不宜置于同一溶液中静注或滴注以免发生相互作用，而致抗菌药物的活力受到影响，或导致

溶液变色、浑浊、沉淀等。

125．A。导致抗生素毒性增加的联合使用药物为庆大霉素＋卡那霉素。

126．D。败血症患者使用抗生素后病情好转，体温恢复正常 7～10 天后方可停药。

127．A。β- 内酰胺类抗生素静脉滴注时，一定要采用间歇给药方案。大环内酯类抗生素可采用连续给药方案，避免毒性反应。氨基糖苷类抗生素采用间歇式给药方案，或 1 天量 1 次药，不宜静脉推注。静脉点滴抗菌药物的溶液，原则上选择生理盐水，除必要时才选择 5% 葡萄糖盐水或 5% 葡萄糖溶液，以免溶液 pH 值对抗菌药物的破坏。静脉滴注抗菌药物必须注意配伍禁忌，原则上 2 种抗菌药物不宜置于同一溶液中静注或滴注以免发生相互作用，而致抗菌药物的活力受到影响，或导致溶液变色、浑浊、沉淀等。

128．A。预防性用药手术在术前 0.5～2 小时内给药，或麻醉开始时给药，使手术切口暴露时局部组织中已达到足以杀灭手术过程中入侵切口细菌的药物浓度。

129．C。各种人造物修补、置换或留置手术应在术前预防性应用抗生素。清洁手术（如甲状腺手术、疝修补术、输卵管结扎术、膝软骨摘除术等）手术野无污染，通常不需预防性应用抗菌药物。

130．E。清洁手术（如甲状腺手术、疝修补术、输卵管结扎术、膝软骨摘除术等）手术野无污染，通常不需预防性应用抗菌药物。

131．D。预防性用药手术在术前 0.5～2 小时内给药，或麻醉开始时给药，使手术切口暴露时局部组织中已达到足以杀灭手术过程中入侵切口细菌的药物浓度。

132．A。在择期的结直肠手术前 24 小时开始给予不吸收的口服抗菌药物，共 3 次。万古霉素不可作为常规的预防性用药。预防性用药手术在术前 0.5～2 小时内给药，或麻醉开始时给药，使手术切口暴露时局部组织中已达到足以杀灭手术过程中入侵切口细菌的药物浓度。在手术中维持组织和血清内的治疗性水平，至少至手术切口关闭后的几小时。总的预防用药时间一般不超过 24 小时。

133．A。甲状腺手术属于清洁手术，手术野无污染，通常不需预防性应用抗菌药物。人工心脏瓣膜置换术为使用人工材料或人工装置的手术，术前需预防性应用抗生素。经阴道子宫切除术、开放性骨关节伤为Ⅱ类切口和Ⅲ类切口手术，需预防性使用抗生素。严重烧伤免疫力低，易患感染，需预防性使用抗生素。

134．C。预防手术部位感染的措施包括缩短患者在监护室滞留的时间；严格无菌操作，应用无菌生理盐水冲洗伤口；选用吸附性很强的伤口敷料，敷料一旦被液体渗透要立即更换，以杜绝细菌穿透并清除有利于细菌的渗液和避免皮肤浸渍；尽量采用封闭式重力引流。

135．D。预防性用药手术在术前 0.5 ～ 2 小时内给药，或麻醉开始时给药，使手术切口暴露时局部组织中已达到足以杀灭手术过程中入侵切口细菌的药物浓度。

136．A。下呼吸道感染的病原学诊断可见：经筛选的痰液，连续两次分离到相同病原体；痰细菌定量培养分离病原菌数 ≥ 10^6CFU/ml；血培养或并发胸腔积液者的胸液分离到病原体；经纤维支气管镜或人工气道吸引采集的下呼吸道分泌物病原菌数 ≥ 10^5CFU/ml；痰或下呼吸道采样标本中分离到通常非呼吸道定植的细菌或其他特殊病原体等。

137．D。防止手术部位感染最有效的对策是严格无菌操作，应用无菌生理盐水冲洗切口，并对疑有感染的切口做好标本留取，及时送检。

138．B。护理使用呼吸机的患者时应使用声门下分泌物引流；湿化瓶及导管要按照卫生部规范严格终末消毒，干燥保存，用时加无菌水，连续使用时每天更换无菌水；使用中的呼吸机管道系统应及时清除冷凝水防止冷凝水倒流，及时倾倒并认真洗手；呼吸机管道视情况定期更换；做好气道护理及有效的吸痰，拍背等措施。

139．D。患者经阴道顺利分娩，产后出院第 5 天外阴切口裂开并出现脓性分泌物，考虑为外阴切口感染，属于医院感染。表浅手术切口感染属于医院感染，是指切口涉及的皮肤及皮下组织，感染发生于术后 30 天内，临床诊断为表浅切口有红、肿、热、痛，或有脓性分泌物，临床医师诊断的表浅切口感染。

140．A。医院感染最常见最主要的是泌尿道感染、手术部位切口感染、下呼吸道医院感染、血管相关性感染等，不包括软组织感染。

141．C。该患者可考虑为抗菌药物相关性腹泻。抗菌药物相关性腹泻的临床诊断为近期曾应用或正在应用抗菌药物，出现发热、腹泻，可伴大便性状改变如水样便、血便或见斑块状条索状假膜，检查可见周围白细胞升高，肠壁充血、水肿、出血或见到灰黄（白）色斑块假膜等。急性细菌性痢疾主要表现为高热、腹痛、腹泻、里急后重，大便性状为黏液脓血便。急性胃肠道感染多由细菌感染引起。病毒性腹泻以呕吐、腹泻水样便为主要临床特征的一组急性肠道传染病。

142．D。预防 ICU 医院感染的原则应是提倡非侵入性监护方法，尽量减少侵入性血流动力学监护的使用频率。

143．E。血管内导致相关性感染的主要影响因素包括导管的类型、导管留置的时间、对导管的日常护理、置管时的无菌操作，与置管人的年资无关。

144．E。呼吸机相关性肺炎危险性因素较多，采取综合措施以减少呼吸机相关性肺炎的发病率可能更重要。

145．D。导管入口应选用透明敷料，以便于随时监察，一旦发现局部感染或全身感染征象应立即拔出导管，并做相应处理。严格遵守无菌操作，留置导管的时间不宜过长。

146．A。为预防血管相关性感染，留置导管的时间不宜过长，尽量减少介入性损伤。

147．C。医院尿道感染的主要入侵途径是逆行入侵，尿道口病原体或污染的导尿管、膀胱镜以及尿路冲洗液等均可成为传染源。每周进行膀胱冲洗易导致泌尿系统感染。

148．A。幼儿处于生长发育阶段，免疫系统发育尚不成熟，对微生物的易感染性较高，尤其是葡萄球菌、克雷伯杆菌、鼠伤寒沙门氏菌、致病性大肠埃希菌和柯萨奇病毒等感染。

149．B。重症监护病房患者的特点包括有多数患者都是因其他危重疾病继发感染后转入；患者多数较长时期使用各类抗菌药物，细菌的耐药性均较强；加强监护所使用的各种侵入性检查、治疗，都可能为细菌侵入机体和正常菌群移位提供条件；患者与护理人员频繁接触会增加发生交叉感染的机会。不包括患者的细菌定植能力下降。

150．E。对于老年患者使用抗菌药物时应根据感染程度、细菌培养和药敏试验结果以及药品不良反应等具体情况，结合老年人的生理特点合理使用，并根据肾功能调整用药剂量及给药时间间隔，以达到安全、有效的用药目的。对住院的老年患者必须特别加强生活护理，做好患者口腔和会阴的卫生。协助患者进行增加肺活量的训练，促进排痰和胃肠功能恢复。用于呼吸道诊疗的各种器械要做到严格消毒。保持室内环境清洁、空气新鲜，严格探视制度及消毒隔离制度。

151．B。老年患者由于脏器功能低下，抗感染能力减弱，尤其是有基础疾患长期卧床的老年人，由于呼吸系统的纤毛运动和清除功能下降、咳嗽反射减弱，导致防御机能失调，易发生坠积性肺炎。

152．D。幼儿处于生长发育阶段，免疫系统发育尚不成熟，对微生物的易感染性较高，尤其是葡萄球菌、克雷伯杆菌、鼠伤寒沙门氏菌、致病性大肠埃希菌和柯萨奇病毒等感染。铜绿假单胞菌不易在新生儿室形成暴发流行的感染。

153．A。防止利器刺伤应禁止将使用后的针头双手回套针帽。

154．C。在进行化学消毒时，应注意通风及戴手套，消毒器必须加盖，防止环境污染带来的危害。

155．C。被抗原阳性血液污染的针头等锐利器械刺破皮肤或溅污眼部、口腔黏膜者，应立即注射高效免疫球蛋白，以防感染发生。

156．A。医务人员在执业过程中发生锐器伤后应立即挤血并冲洗伤口，再清创、消毒、包扎、报告和记录、跟踪监测，尽量找到可能感染的病原种类证据，以便根据病原学的特点阻断感染。

157．C。对于宣传感染控制的理论最有效的方法是使护理人员养成良好的卫生习惯及进行基本

操作技术培训。

158．C。医务人员在执业过程中发生锐器伤后应立即挤血并冲洗伤口，再清创、消毒、包扎、报告和记录、跟踪监测。

159．B。主要经粪-口途径传播的肝炎病毒为甲型肝炎病毒、戊型肝炎病毒。乙型肝炎、丙型肝炎主要经血液传播。

160．B。对甲型肝炎患者室内地面、墙壁、家具表面、衣物、排泄物、呕吐物及其容器、餐（饮）具、食物、家用物品、纸张、厕所与垃圾等的消毒，可采用煮沸或流通蒸气消毒30分钟，或250～500mg/L有效氯浸泡30分钟；不耐热的衣物可采用过氧乙酸熏蒸方法消毒（1g/m³），或置入环氧乙烷消毒柜中，浓度为800mg/L，温度为54℃，相对湿度为80%，消毒4～6小时，或压力蒸汽灭菌；废弃物焚烧；对手与皮肤的消毒，可用0.5%碘伏消毒，0.5%氯己定醇等手消毒剂进行消毒。

161．D。主要经血液传播的肝炎病毒为HBV（乙型肝炎）、HCV（丙型肝炎）、HDV（丁型肝炎）。HAV（甲型肝炎）主要经粪-口传播。

162．C。近年来新发、再发传染病的流行，很大程度上受到了社会因素的影响。乙型肝炎属于传染病，入住传染科限制患者活动属于社会因素的需要。

163．B。艾滋病的传染源主要是HIV感染者和艾滋病患者，在急性感染期具有感冒症状、发热、腹泻、关节及全身痛等症状，HIV-1/HIV-2抗体检查是HIV感染诊断的金标准，阳性即可确诊。离体后的HIV抵抗力很弱，几乎所有的消毒剂在短时间内均可将其灭活。宣传教育和综合治理是预防的重点措施。

164．D。艾滋病病毒主要通过性接触传播、血液传播、母婴传播，其他如接受HIV感染者的器官移植、人工授精或污染的器械等，不包括拥抱。

165．C。对艾滋患者流出的血液、分泌物，应就地进行消毒后再做清洁处理，消毒时，应用有效氯1000mg/L的消毒液或0.5%过氧乙酸溶液作用15～30分钟消毒。

166．A。对流行性出血热发热期患者的排泄物、分泌物、血、便器、衣物、被褥、餐（饮）具、生活用具、室内空气和污染食物等的消毒，可用含氯消毒剂及过氧乙酸进行消毒处理。

167．E。淋病和梅毒主要是通过性行为传播，此外当皮肤、黏膜有破损时，直接接触病灶或接触有传染性的分泌物也可受染。

168．A。流行性出血热"三痛"是指头痛、眼眶痛、腰痛。

169．A。流行性出血热是由汉坦病毒属的各型病毒引起的，以鼠类为主要传染源的一种自然疫源性疾病。

170．D。对流行性出血热发热期患者的排泄物、分泌物、血、便器、衣物、被褥、餐（饮）具、生活用具、室内空气和污染食物等的消毒，可用含氯消毒剂及过氧乙酸进行消毒处理。

171．B。已确诊为炭疽的家畜应整体焚烧，严禁解剖。

172．D。炭疽芽胞在泥土中可生存 10 年以上。炭疽的传染源主要是患病的食草动物，如牛、马、羊等，它们的皮毛、肉、骨粉等均可携带细菌，已确诊为炭疽的家畜应整体焚烧，严禁解剖。炭疽芽胞能耐受煮沸 10 分钟。炭疽杆菌繁殖体对热和普通消毒剂都非常敏感。

173．E。炭疽杆菌繁殖体在日光下 12 小时死亡，加热到 75℃时，1 分钟死亡。

174．C。输卵管结核占生殖器结核 85% ～ 95%。

175．B。结核患者的餐具应煮沸消毒，被褥、书籍曝晒 6 小时以上。接种卡介苗是预防结核病最有效的措施，应在出生时注射。肺结核患者应使用负压隔离室进行隔离。密切接触患者时应戴口罩，对接触过结核患者的免疫缺陷患者进行追踪随访。

176．E。结核病的病原体为结核分枝杆菌，对干燥、冷、酸、碱等抵抗力强，可在干燥痰内存活 6 ～ 8 个月，但对热、紫外线和乙醇等较敏感，60℃作用 15 分钟，或 70℃作用 3 分钟可将其杀灭。

177．D。子宫内膜病理检查是诊断子宫内膜结核最可靠的依据。

第八章 护理管理学

1. B。管理的基本特征包括二重性、科学性与艺术性、普遍性与目的性。

2. A。人是保持组织有效运作的首要资源，是管理的核心。

3. E。管理的职能包括计划、组织、人力资源管理、领导和控制。

4. D。管理的社会属性是指人们在一定的生产条件下和一定的社会文化、政治、经济制度中必然要受到生产关系的制约和社会文化、政治、经济制度影响的特性。

5. C。近几年管理思想的转变主要表现在向不同层次、多元化管理转变；从一维分散管理向系统管理转变；从重视硬件管理向重视软件、信息管理转变；从定性或定量管理向定性与定量结合的管理转变；从经验决策向科学决策转变；从短期行为向社会的长期目标转变；从重视监督管理向重视激励因素转变；管理人才从技术型的"硬专家"向"软专家"转变。

6. B。护理管理学的综合性指除具有管理学的特点外，还受多种因素的影响。护理管理既要综合利用管理学的理论和方法，又要考虑护理工作的特点和影响因素。

7. A。中国古代管理思想有社会管理思想、系统管理思想、战略管理、用人思想。社会管理思想如《论语》、《管子》中的"君子不器"；系统管理思想如万里长城、都江堰水利枢纽工程的建筑和管理；战略管理思想如《孙子兵法》；用人思想如"知人善任"等。

8. E。X理论对人性的假设包括人们生来好逸恶劳，常常逃避工作；人们不求上进，不愿负责任，宁愿听命于人；人生来以自我为中心，淡漠组织需要；人习惯于保守，反对变革，把个人安全看

得高于一切；只有少数人才具有解决组织问题所需要的想象力和创造力；人缺乏理性，易于受骗，随时可能被煽动者当作挑拨是非的对象，做出一些不适宜的行为。

9. A。费雷德里克·泰勒是美国古典管理学家，科学管理理论的创始人，1911年因出版《科学管理原理》一书，被公认为"科学管理之父"。

10. D。美国的麦格雷戈于1957年提出X-Y理论。X理论认为人是懒惰的，尽可能逃避工作；人不求上进，尽可能地避免承担责任；个人目标与组织目标往往相矛盾，必须用强迫、控制等手段使其作出适当努力来实现组织目标；人缺乏理智很容易受到别人的影响。而Y理论认为人并非天生懒惰，是喜欢工作的，能够自我控制和管理；在适当的鼓励下，不但能接受责任而且愿意负担责任后果。

11. E。20世纪30年代梅奥等人在西方电气公司进行了"霍桑实验"，发现决定工作效率最重要的是人际关系和安全感，在1933年提出了人际关系学说，为现代行为科学奠定了基础。

12. A。健康教育学是研究通过教育的手段，对人们进行健康知识的培训等，以便使人们能够真正领会健康含义的科学，是研究健康教育的基本理论和方法的一门科学，是医学与行为科学相结合所产生的交叉应用学科，其主要理论基础就是行为科学理论。

13. C。传统组织理论把人当作"经济人"，认为金钱是刺激人积极性的唯一动力，梅奥通过霍桑实验证实了，人们的行为动机并不是单纯的追求金钱，还有社会、心理方面的需要，即人是"社会人"，而非"经济人"。

14. C。统一指挥原则是指组织内各部门必须服

丁震医学教育 010-88453168
www.dzyxedu.com

北京航空航天大学出版社
BEIHANG UNIVERSITY PRESS

从于它的上一级部门领导的命令和指挥，并且强调只能服从一个上级的命令和指挥。该责任护士的上一级领导人是护士长，应首先报告病区护士长。

15．A。系统的特性包括整体性、目的性、相关性、层次性、环境适应性。系统的整体性指系统是由各个要素组成的有机整体。系统的功能不是各个要素简单的叠加，而是大于各个个体的功效之和。系统的目的性指系统的存在就是为了达到一定的目的。系统的相关性指系统内各要素之间是相互联系、相互依存的。系统的层次性指任何系统都有一定的层次结构。系统的环境适应性指一个有生命力的系统，必须不断地与外界环境进行能量、信息的交换，要不断地适应外界环境的变化。

16．C。面对瞬息万变的管理对象，管理者要想把握动向，保证不离目标，就必须遵循与动态原理相应的反馈原则和弹性原则。弹性原则是指在动态管理中必须留有充分的余地，以便及时调整，完成预期的目标。现代管理原理包括系统原理、人本原理、系统原理、效益原理。

17．E。人本管理所对应的管理原则有能级原则、动力原则、参与管理原则。能级原则的基本内容包括建立合理稳定的能级结构；不同的能级主体应授予不同的权力，完成不同的职责；不同能级的主体应给予与之相应的岗位。

18．B。计划是指工作或行动之前拟定的方案，包括要实现的具体目标、内容、方法和步骤。

19．D。战术性计划是战略计划的实施计划，较战略计划更加具体。一般由中层管理者负责制定，通常按照组织的职能进行制定，设计的范围是指定的职能领域，时间跨度较短。指令性计划易于执行、考核及控制，但缺少灵活性。指导性计划是由上层管理层下达下级单位，按照计划完成任务、目标和指标，对完成计划的具体方法不做强制性规定。

20．D。系统性原则是指计划工作要从组织系统的整体出发，全面考虑系统中各构成部分的关系以及它们与环境的关系，进行统筹规划。

21．E。策略是指一个组织为全面实现目标而对整体行动过程、工作部署以及资源进行布置的总纲。计划是指工作或行动之前拟定的方案，包括要实现的具体目标、内容、方法和步骤等。目标是在目的或任务指导下，整个组织所要达到的具体成果。规程是根据时间顺序而确定的一系列相互关联的活动，它规定了处理问题的方法、步骤。

22．E。拟定备选方案应考虑到方案与组织目标的相关程度、可预测的投入与效益之比、公众的接受程度、下属的接受程度、时间因素等。例如，护理部的目标是提高护理人员的业务素质，则可行的备选方案是聘请护理专家进行专题讲课、招聘一定数量大学毕业的护理人员、加强护士在职培训、加强护士学历教育等。

23．A。计划工作中确定目标的三要素为时间、空间、数量。

24．D。评估形势的主要内容包括市场、社会需求、社会竞争、服务对象的需求、组织资源、组织内部的优势和劣势。

25．E。计划的步骤为估量机会、确定目标、建立计划工作前提条件、拟定备选的可行方案、评价和比较备选方案、选定方案、制定辅助或派生计划、编制预算，选定方案为制订计划的第六个步骤。

26．C。计划的可考核性原则指计划工作必须始终坚持以目标为导向，目标应具体、可测量、可考核，作为计划执行过程和评价过程的标准和尺度。系统性原则指计划工作要从组织系统的整体出发，全面考虑系统中各构成部分的关系以及它们与环境的关系，进行统筹规划。创新原则指计划是一个创造性的管理活动，要求充分发挥创造力，提出一些新思路、新方法、新措施。弹性原则指留有一定调节余地，以预防及减少不确定因素对计划实施可能产生的冲击及影响，以确保计划目标的实现。重点原则指计划的制定既要考虑全局，又要分清主次轻重，抓住关键及重点，着力解决影响全局的问题。

27．A。发展备选方案应考虑到方案与组织目标的相关程度、可预测的投入与效益之比、公众的接受程度、下属的接受程度、时间因素等。

28．D。分析评估是指护理管理者必须对其部门及所属下级部门的外部条件和内部条件进行全面评估。外部条件包括社会大系统的经济、技术、人口、政策、法令、设备等，内部条件包括组织内部的人力、现行政策、技术力量、物资、经费等。医院所处地区护理服务机构数量属于外部前提条件，经验丰富的护理人员、先进医疗设备、社区服务中心场所、经费均属于内部前提条件。

29．A。目标管理的特点包括员工参与管理、以自我管理为中心、强调自我评价、重视成果。

30．B。护理管理中各级管理者应将目标层层分解，适当授权，做到权责一致。实施过程中严格控制，层层把关，给予及时的指导和支持。

31．D。目标管理又称成果管理，是由组织的员工共同参与制定具体的、可行的且能够客观衡量效果的目标，在工作中进行自我控制，努力实现工作目标，并以共同制定的目标为依据来检查和评价目标达到情况的一种管理方法。

32．B。在制定护理目标时，应注意目标明确、恰当；目标数目不宜太多，但应包括主要的工作特征；目标应数量化或具体化以便于考核；目标应具有挑战性，显示优先性，促进个人和职业上的成长。各级管理者应将目标层层分解，适当授权，做到权责一致，不宜全部交给下级。实施过程中严格控制，层层把关，给予及时的指导和支持。

33．D。目标管理中，执行阶段的步骤依次是咨询指导、调节平衡、反馈控制。

34．C。目标管理的实施分为制定目标、实施目标、考核目标三个阶段，第一步是制定目标。

35．D。在制定分目标时应注意由责任人参与协商分解组织目标，以明确确定和认可个人的职责；目标应具体、可测量、有时间规定，便于考核；目标方向正确，目标值恰当，既切合实际又有挑战性。

36．B。目标明确原则也称任务和目标一致的原则，指组织的设计及建立，必须有明确的总目标，各部门及单位也必须有明确的分目标，整个组织的活动要始终围绕组织的总目标运转。目标管理的特点包括全员参与管理、以自我管理为中心、重视成果、强调自我评价、目标管理具有整体性。制定目标时不是越多越好，设定下级目标和个人目标。

37．D。ABC时间管理法分为ABC三个等级，A级为最重要且必须完成的目标，B级为较重要很想完成的目标，C级为不太重要可以暂时搁置的目标。步骤依次为：列出目标，即每天工作前列出"日工作清单"；目标分类即对"日工作清单"分类；排列顺序，即根据工作的重要性、紧急程度确定ABC顺序；分配时间，即按ABC级别顺序定出工作日程表及时间分配情况；实施，即集中精力完成A类工作，效果满意，再转向B类工作，对于C类工作，在时间精力充沛的情况下，可自己完成，但应大胆减少C类工作，尽可能委派他人执行，以节省时间；记录每一事件消耗的时间；总结，即工作结束时评价时间应用情况，以不断提高自己有效利用时间的技能。

38．D。时间管理是指在时间消耗相等的情况下，为提高时间利用率和有效性而进行的一系列活动，故时间管理最重要的是提高工作效率。

39．C。浪费时间的主观原因（内在因素）包括授权不足而忙碌被动；工作松懈、拖拉；主次不分、计划不周或缺乏计划；工作目标与方针制定欠缺；不善于拒绝；无计划的随时接待来访者；处理问题犹豫不决，缺乏果断性；文件、物品管理无序；目标不清，盲目决策或缺乏决策能力；个人不良习惯延误。

40．A。时间管理的策略包括消耗时间的计划化、标准化及定量化；充分利用自己的最佳工作时间；保持时间利用的连续性；学会授权；学会拒绝；善于应用助手。

41．A。战略决策指与确定组织发展方向和长远目标有关的重大问题的决策，具有全局性、长期性与战略性，解决的是"干什么"的问题。程序化决策指对经常出现的活动的决策。战术决策解决的是"如何做"的问题。

42．E。决策方案拟定通常有两条途径，一是经验，二是创造。

43．A。宏观决策又称为战略决策或全局决策，是关系到较大范围的重要决策，这类决策一般由高层领导集体采用定量和定性分析方法相结合而做出。该医院5年的发展目标是关系到较大范围的重要决策，应高层领导集体决策。

44．A。头脑风暴法又称思维共振法，是为了克服障碍产生创造性方案的一种简单方法，原则是鼓励一切有创见的思想，禁止任何批评。名义集体决策法是指参加集体决策的成员面对面地接触，全部意见提出来之前，成员之间不进行讨论，所有方案都提出之后再进行讨论，直到达成一致意见。德尔菲法又称专家意见法，该法要求参加决策的成员都是专家或内行。电子会议法是利用现代计算机技术改善群体决策的一种方法。

45．C。团体决策的方法包括头脑风暴法、名义集体决策法、德尔菲法、电子会议法。不包括记录统计法。

46．B。正式组织的特点包括有规章制度约束成员的行动；经过规划，不是自发形成；有共同的目标；权力由组织赋予，下级必须服从上级；分工专业化，成员服从组织目标，在组织内积极协作；有明确的信息沟通系统；讲究效率；强调群体或团队，不强调成员的独特性，组织成员的工作及职位可以相互替换。

47．D。管理学中的组织是指按照一定目的程序和规则组成的一种多层次、多岗位以及具有相应人员隶属关系的权责角色结构，它是职、责、权、利四位一体的机构。组织包含了三种含义：组织有共同的目标；组织有不同层次的分工协作；组织有相应的权利和责任。

48．A。组织的基本要素包括资源、精神、时机及任务。资源即组织内所需的人员、经费、房屋、设施、仪器设备等。组织是一个人为的系统，有形要素中最主要的是人员、人力。

49．A。直线职能型结构是一种下级成员除接受一位直接上级的命令外，又可以接受职能部门管理者指导的组织结构。该结构的优点是既可以统一指挥，严格责任制，又可根据分工和授权程度，发挥职能人员的作用。该医院设置院长、护理部、医务科、内科、外科，这种组织结构属于直线职能型结构。

50．E。我国护理组织的最高行政职能机构是国家卫生和计划生育委员会。

51．E。非正式组织成员之间兴趣、爱好等相似，彼此具有情感心理的需要。

52．C。组织设计的要求是精简，注意避免机构重叠、头重脚轻、人浮于事；统一，组织内的权利应相对集中，实施"一元化管理"；高效，应使各部门、各环节、组织成员组合成高效的结构形式。

53．C。组织结构是指构成组织各要素之间相对稳定的关系模式，表现为组织各部分排列顺序、空间位置、聚散状态、联系方式以及各要素之间相互关系的一种模式，是整个管理系统的框架。组织结构的基本框架设计是组织结构设计的主体阶段。

54．D。组织结构的模式可以表示为组织图、职位说明书、组织手册。

55．D。组织设计是指管理者将组织内各要素进行合理组合，建立和实施一种特定组织结构的过程，是有效管理的必备手段之一。

56．D。医院护理管理的组织原则包括目标明确原则（任务和目标一致的原则）、分工协作原则（专业化分工与协作的原则）、统一指挥与分权管理相结合的原则（等级和统一指挥的原则和集权分权结合原则）、层幅适当原则（有效管理幅度的原则和管理层次的原则）、责权对等原则（职责与权限一致的原则）、稳定性与适应性相结合原则。

57．C。目标统一原则是指在建立组织结构时，要有明确的目标，并使各部门、员工的目标与组织的总体目标相一致。集权与分权相结合的原则是指在组织工作中必须要正确处理好集权与分权的关系，以保证组织的有效运行。责权一致的原则是指为保证组织结构的完善和组织工作的有效进行，在组织结构的设计过程中，职位的职权和职责要对等一致。有效管理幅度原则是指组织中的主管人员直接管辖的下属的人数应是适当的，才能保证组织的有效运行。分工协作原则是指组织结构应能反映为实现组织目标所必需的各项任务和工作分工，以及这些任务和工作之间的协调，组织的运行才能精干、高效。

58．D。管理幅度又称管理宽度，是指一个主管人员直接有效指挥下属人员的数量。在组织工作中必须要正确处理好集权与分权的关系，以保证组织的有效运行。分权应以下级能够正常履行职责，上级对下级的管理不至失控为准。若管理者善于授权，管理幅度可适当增大。管理幅度原则是指组织中的主管人员直接管辖的下属的人数应是适当的，才能保证组织的有效运行。一般情况下，组织越大层次越多，但从高层领导到基层领导以2～4个层次为宜。

59．B。根据组织设计的最少层次原则，一般情况下，组织越大层次越多，但从高层领导到基层领导以2～4层为宜。

60．E。组织文化是指组织在长期的生存和发展中所形成的为组织所特有的，且为组织多数成员共同遵循的最高目标、价值标准、基本信念和行为规范等的总和及其在组织中的反映；是指一个组织在长期发展过程中所形成的价值观、群体意识、道德规范、行为准则、特色、管理风格以及传统习惯的总和，属于管理的软件范围。护理价值观是组织文化的核心。

61．B。组织设计的要求包括精简，注意避免机构重叠、头重脚轻、人浮于事；统一，组织内的权利应相对集中，实施"一元化管理"；高效，应使各部门、各环节、组织成员组合成高效的结构形式。

62．A。护理组织文化建设有易接受性，应容易被护理人员理解、认同和接受；群众性，要求每一位护理人员积极参与；针对性，护理文化建设是一项系统工程，既要考虑共性要求，又要根据自身的实际情况建设；独特性，设计和培育护理文化，要体现护理专业的个性。

63．C。组织文化的特点包括文化性、综合性、整合性、自觉性、实践性。

64．B。功能制护理的特点是护士分工明确，任务单一，节省人力，易于管理。此方法的缺点是缺少与患者交流沟通，重复工作机械，护士易疲劳厌烦，忽视整体护理，知识面变窄，不能获得患者的认同与尊重，护理工作满意度下降。

65．E。由责任护士和相应辅助护士对患者从入院到出院进行有计划、有目的的整体护理称责任制护理。以患者为中心，以护理计划为内容，根据患者自身特点和个体需要，提供针对性护理，解决存在的健康问题。责任制护理与小组护理相结合，明确分工责任，进行整体护理，是目前倡导的护理工作模式。

66．B。群众卫生组织是由国家机关、人民团体代表和广大群众中的卫生积极分子组成的卫生组织，主要任务是协调有关各方面力量，推动群众性除害灭病、卫生防病工作，开展卫生工作，宣传卫生知识，组织自救互救活动，开展社会服务活动和福利救济工作，如爱国卫生运动委员会、地方病防治委员会、中国红十字会等。

67．C。临床护理组织方式包括个案护理、功能制护理、小组护理、责任制护理。

68．D。个案护理的特点是护士负责完成患者全部护理活动且能全面掌握患者情况，责任明确；能及时满足患者的各种护理需要并建立良好的护患关系；同时在工作中可以充分发挥护士的才能，体现个人才华。但此方法耗费人力，且只能实现在班负责，不能实施连续性护理。

69．E。人员管理不仅可以发现、选聘、使用和培养最优秀的人才，还可充分调动人的积极性，达到人尽其才、提高工作效率、实现组织目标的目的，同时为组织的发展提供人力资源储备。

70．C。用人之长原则是知人善任、用人所长、扬长避短，才能充分发挥人员的才能，取得最佳效果，获得最大效益。职务要求明确原则是指对设置的职务及相应的职责应有明确要求。责权利一致原则是指为达到工作目标，应使人员的职责、权利和利益（物质和精神上的待遇）相一致。系统管理原则是指将人员的选拔、使用、考评和培训作为紧密联系的整体，在使用中加强培训与考评。公平竞争原则是指对组织内外人员一视同仁，采取公平竞争，才能得到合适的人选。

71．D。国务院卫生主管部门负责全国的监督管理工作。县级以上地方人民政府卫生主管部门负责本行政区域内的监督管理工作。

72．C。间接护理项目是为直接护理做准备的项目，以及沟通协调工作（包括会议、交接班、书写记录等）所需的护理活动，例如参加医师查房、抄写和处理医嘱、输液及注射前的准备工作、请领和交换物品、交班等。直接护理项目是指每天面对面直接为患者提供护理服务的护理活动，如晨间护理、肌内注射、输血、输液、测量生命体征等。

73．C。人员管理的基本原则有职务要求明确、责权利一致、公平竞争、用人之长、系统管理。公平竞争原则是对组织内外人员一视同仁的公平竞争，才能得到合适的人选。

74．B。医院护理人力资源管理职能主要包括护理人力资源规划、选择聘用、人员培训、考核、开发和发展、人员薪酬管理、护理人员健康和劳动保护，以及制订相关的人事政策等。

75．C。管理层次是组织结构中纵向管理系统所划分的等级数量。一般情况下，组织越大层次越多，但从高层领导到基层领导以 2 ～ 4 个层次为宜。本题中护理部主任 - 科护士长 - 病区护士长，是 3 级负责制的半垂直管理。

76．C。护理人才的群体结构主要有专业结构、能级结构、年龄结构、智能结构。

77．D。功能制护理在护理人员数量方面的要求相对不太高，在护理人员有限的情况下，便于病房护士长进行病房护理人力的组织安排，人力成本较低。

78．A。护理人员编设的原则有满足患者护理需要原则、合理结构原则、优化组合原则、经济效能原则、动态调整原则。

79．C。应用工时测量法测量护理人力需求，公式为护士人数＝（定编床位数 × 床位使用率 × 每位患者平均护理工时数 / 每名护士每日工作时间）× 机动数。所需护士为（50×90%×4/8）×（1+20%）＝ 27 人。

80．D。为保持护理工作的连续性特点，根据各班次工作时间的长短，一般采用每日三班制。将一天 24 小时分为 8 小时制（早班、中班、晚班各 8 小时）、10 小时制（每周工作 4 天，每天工作 10 小时）、12 小时制（白班、夜班各 12 小时）和 24 小时制。每天两班制是 12 小时制，白班、夜班各 12 小时，工作时间最长。

81．D。患者的护理需要，是编设护理人员数量与结构的主要依据，同时还要根据医院的类型、

等级、规模、科室设置等实际情况进行综合考虑。

82．C。排班的结构合理原则是对各班次护理人员进行科学合理搭配，是有效利用人力资源、保证临床护理质量的关键。

83．B。分权式排班优点是管理者能根据本部门的人力需求状况进行有效安排，并能照顾护士的个别需要。缺点是无法调派其他病区的人力，且排班花费的时间较多。

84．B。影响护理人员编设的因素有工作量和工作质量、人员素质、人员比例和管理水平、工作条件、政策法规、社会因素。

85．C。对护理人员进行优化、合理组合，使不同年龄阶段、个性、特长的护理人员充分发挥个人潜能，做到各尽所长、优势互补，体现了人力资源的组合性。

86．B。护理人才的个体机构有品德结构、知识结构、智能结构。

87．D。集权式排班优点为管理者掌握全部护理人力，可依各部门工作需要，灵活调配合适人员。缺点是对护理人员的个别需要照顾少，会降低工作满意度。

88．E。三甲医院的护理管理层次为护理部主任 - 总护士长 - 病区护士长 - 护士。该医院的管理层级偏少，致使管理的管理幅度过宽。管理幅度过宽的优点是迫使上级授权、必须制定明确的政策，缺点是上级负担过重、容易成为决策的"瓶颈"、上级有失控的危险、要求管理人员具备特殊的素质。管理费用较高为管理幅度过窄的缺点。

89．D。护理人才个体结构中能力结构由获取知识的能力、表达能力、实际操作能力、组织管理能力、科学研究能力和创新能力等要素组合而成。

90．C。继续护理学教育实行学分制，护理技术人员每年参加继续护理学教育的最低学分为 25 学分。

91．E。院外培训方法有全脱产学习、业余大学培训、电视大学、自学高考、网络学院、国内外进修、参观及各种形式的学术交流。

92．B。管理层次是组织结构中纵向管理系统所划分的等级数量。一般情况下，组织越大层次越

多，但从高层领导到基层领导以 2～4 个层次为宜。

93．E。领导的作用有指挥引导作用、沟通协调作用、激励鼓舞作用。不包括计划作用。

94．A。随着下属由不成熟走向成熟，领导的行为逐步推移为高工作与低关系→高工作与高关系→低工作与高关系→低工作与低关系。

95．E。权力性影响力包括对下属的影响具有强迫性，不可抗拒性；下属被动地服从，激励作用有限；不稳定，随地位的变化而改变；靠奖惩等附加条件起作用。非权力性影响力持久，可起潜移默化的作用；下属信服、尊敬，激励作用大；比较稳定，不随地位而变化；对下属态度和行为的影响起主导作用。

96．D。根据下属的成熟度，工作行为与领导行为构成了四个阶段即高工作、低关系；高工作、高关系；低工作、高关系；低工作、低关系。其中低工作、低关系是领导者对成熟的下属，采取高度信任、充分授权，提供极少的指导与支持，使下属人尽其才，才尽其用。

97．E。合理合法原则是通过合理的程序和合法的途径进行授权，明确授权范围，坚持"大权集中，小权分散"的原则。

98．B。授权的原则包括明确目的，合理授权，以信为重，量力授权，带责授权，授中有控，容忍失败。

99．C。不充分授权法是管理者要求下属就重要程度较高的工作，做深入细致的调查研究并提出解决问题的全部可行方案，或提出一整套完整的行动计划，经过上级选择审核后，批准执行，并将部分权力授予下属。该护士长将新护士培训交给高年资护士做，让高年资护士制定出培训计划讨论后执行，这种做法属于不充分授权法。

100．A。授权是让每个层次的管理者在实际工作中，为了充分利用人才的知识和技能或出现新增业务的情况下，将部分解决问题、处理业务的权利暂时授予下属的行为。授权者对被授权者有指挥权和监督权。护理管理者适当授权可以提高下属的工作积极性，增强其责任心，并增进效率。该护士长对这类情形可以适当授权，指挥和监督

新护士参与抢救。

101．D。激励效应弱化的主要原因，一是奖惩过滥，弱化了激励的吸引力和威慑力；二是奖惩不兑现，弱化了人们对激励的信任度和积极性；三是激励措施不合理，缺乏科学性和可行性；四是奖惩凭长官意志，缺乏公平性。因此为防止激励效应弱化应加强激励措施的合理性。

102．D。激励理论有需要层次理论、双因素理论、行为改造理论、公平理论、期望理论。

103．A。期望理论认为某一活动对某人的激励力取决于他所能得到的成果的全部期望价值与他认为达到该成果的期望概率。激励水平的高低取决于期望值、关联性、效价三个变量，用公式表示为激励水平（M）＝期望值（E）× 关联性（I）× 效价（V）。期望值指个体对自己行为和努力能否达到特定结果的主观概率。关联性是工作绩效与所得报酬之间的联系。效价反映了奖励对一个人的吸引程度。因此将效价与期望概率优化组合，才能达到高激励水平。

104．E。双因素理论认为引起人们工作动机的因素有保健因素和激励因素。保健因素又称维持因素，是与工作条件有关的因素，能使员工不满意或没有不满意。若保健因素处理不好，就会引发员工对工作不满情绪的产生，因此保健因素又称维持因素，本身不会对个体产生激励作用。激励因素是指与人们的满意情绪有关的因素，是属于工作本身或工作内容方面的，包括工作上的成就感、对未来的良好期望、职务上的责任感、工作表现机会和工作带来的愉悦等。

105．C。激励的出发点是满足组织成员的各种需要，贯穿于组织成员工作的全过程，激励的最终目的是达到组织目标和个人目标在客观上统一。

106．C。期望理论公式中 E 表示期望值，指一个人根据经验判断的某项活动导致某一成果的可能性的大小，即数学上的概率，数值在 0～1 之间；M 表示激励力，指调动一个人的积极性、激发出人的内部潜力的强度；V 表示效价，指某项活动成果所能满足个人需要的程度。

107．B。双因素理论即激励 - 保健理论，指出影

响人们行为的因素主要有保健因素和激励因素。

108．A。公平理论是美国心理学家亚当斯在1963年首先提出来的，也称为社会比较理论。

109．D。尊重的需要是指对自己的尊严和价值的需求，包括自尊、被尊重和权力欲。若无法满足，可产生自卑、无能的感觉。该女性患者面部烧伤，应特别注意满足其尊重需要。

110．C。面部表情是一种可完成精细信息沟通的非语言形式，是非语言沟通中最丰富的源泉。目光的接触通常发出的是希望交流的信号，表示尊重对方以及希望听对方讲述，是人际间最传神的非语言表现，主要用于表达感情、控制及建立沟通者之间的关系。与他人沟通时要有意识地控制、调节彼此之间的距离，根据对方的年龄、性别、人格特征、文化教养以及与对方所处的沟通层次，选择合适的人际距离。

111．B。沟通是一个复杂的过程，任何沟通都是发送者将信息传递到接受者的过程，可以分解为信息源、编码、传递信息、解码、反馈五个步骤。编码是发送者将这些信息译成接收者能够理解的一系列符号，如语言、文字、图表、照片、手势等，即信息。反馈是确定沟通是否有效的重要环节。传递信息是通过某种通道（媒介物）将信息传递给接收者。正式沟通由于依靠组织系统层层传递，速度较慢，不够灵活，因此组织为顺利进行工作，必须要依赖非正式沟通以补充正式沟通的不足。

112．A。人际关系是指在社会实践中，个体为了满足自身生存与发展的需要，通过一定的交往媒介与他人建立并发展起来、以心理关系为主的一种显性的社会关系。

113．E。口头语言沟通的优点是信息传递的范围广、速度快、效果好，是最有效、最有影响力的沟通。

114．C。组织沟通的作用包括联系与协调、激励、改善人际关系、创新及控制。

115．C。非正式沟通是在正式沟通渠道之外进行的信息交流和传达方式，与正式沟通不同，非正式沟通的沟通对象、时间及内容等方面，都是未经计划和不确定的。非正式沟通传递的信息容易失真、不确切、难以控制，有可能形成小集团和小圈子，影响员工关系的稳定和组织的凝聚力，非正式沟通不具有较强的约束力和保密性。

116．C。沟通的过程包括信息源、编码、传递信息、解码、反馈。

117．B。从临床思维的表面上看，医护人员是临床思维的主体，患者是思维的客体。

118．E。常用的沟通技巧有倾听、反应、提问、重复、澄清和阐明、沉默、触摸。

119．D。沟通障碍是指在组织沟通过程中，由于某些原因或因素导致沟通失败或无法实现沟通目的。沟通障碍的原因主要包括3个方面：发送者的障碍、接收者的障碍、沟通通道的障碍。属于接收者的障碍原因有过度加工、知觉偏差、心理障碍、思想观念上的差异。

120．A。理想的沟通是经过信息传递之后，信息发送者发出的信息与接收者得到的信息在意义上是相同一致的，能达成共识。信息沟通必须具备的环节是发送者、渠道、接收者。

121．B。知觉偏差是导致对信息理解的偏差，指人们在信息交流或人际沟通中，总习惯于以自己为准则，对不利于自己的信息，要么视而不见，要么熟视无睹，甚至颠倒黑白，以达到防御的目的。该护理部主任对护士的描述表示怀疑，是出于自己的行为准则或认知的主观判断，即知觉偏差。

122．B。该护士长或护士可能存在回避一些对自己不利的信息的情况，造成一定程度的沟通障碍与信息失真，出现信息的扭曲、偏差、失误。该护理部主任为了解本次差错，应该再次进行核实情况。

123．B。组织结构完整性原则指在进行管理沟通时，要注意沟通的完整性。根据统一指挥原则，上级领导不能越级直接发布命令进行管理，否则会使中间的管理者处于尴尬境地。若确实需要越级沟通，应先同下级管理者沟通。该护理部主任在安排培训时直接向某病区护士下发培训任务，是越级沟通违背了组织结构完整性原则。

124．B。劝服技巧有助于有效沟通。有效沟通是彼此之间的人际交往与心灵交流，说教、轻视、刺激的方式与人交往则违背了这个原则，患者感到护士不理解自己，进而不会再做任何尝试去与护士讨论其所担心的问题，护士与患者的沟通将局限在较低的层次上。

125．D。有效沟通的原则包括目的明确和事先计划原则、信息明确的原则、及时的原则、合理使用非正式沟通的原则、组织结构完整性的原则。

126．E。有效沟通的要求包括及时、信息准确、信息完整。

127．B。创造良好的沟通环境的方法包括沟通中少用评价语言、判断性语言，多用描述性语言，既介绍情况又探询沟通情况；沟通表示愿意合作，与对方共同找出问题，一起寻找解决方案，决不能企图控制和改造对方；坦诚相待，设身处地为对方着想；认同对方的问题和处境；平等待人，谦虚谨慎；不急于表态和下结论，保持灵活和实事求是的态度，鼓励对方反馈，耐心听取对方的说明和解释。

128．D。主持会议具体要把握紧扣议题、激发思维、引导合作、恪守时间四个要点。

129．C。训导是管理者为了强化组织规章，规范下属的态度、语言和行为，对下属所进行的教育活动。

130．A。强化护士的质量意识，是提高护理质量的关键。充分地调动护士质量管理的主观能动性，使护士自觉地将质量意识贯彻到护理工作中，对护理人员进行相关培训，重视全面的质量管理，降低护理质量缺陷。

131．D。正确掌握和充分运用谈话的技巧，对管理者有效地进行科学管理至关重要。善于激发下级的谈话愿望，管理者需注意态度、方式、语调等，并开诚布公，使下属愿意谈出自己的内心愿望。

132．D。患者入院后因不适应环境常失眠，出现不满的情绪，质疑护士的工作，此时护士应及时与患者沟通并解释采用窗口查房的目的，是为了减少打扰患者，并针对其失眠的情况制定治疗方案。

133．D。有效训导的方法包括以平等、客观、严肃的态度对待下属；具体指明问题所在；批评

对事不对人；允许下属表达自己对问题的看法和理解；控制讨论；对今后如何防范错误提出建议，达成共识；对于反复发生的错误，逐步加重处罚。对于护士反复迟到现象，护士长应逐步加重处罚。

134．D。人际关系观点认为对于所有组织来说，冲突都是与生俱来的。由于冲突不可能彻底消除，有时它还会对组织的工作绩效有益，组织应当接纳冲突，使之合理化。

135．B。处理冲突的传统方法中，和平共处是冲突各方采取求同存异，和平共处的方式，避免把意见分歧公开化。这样做虽不能消除分歧，但可以避免冲突的激化。领导者对于一些无原则的纠纷，可劝导双方大事讲原则小事讲风格。

136．B。建设性冲突是指冲突双方目标一致，由于手段（方法、途径）或认识不同而产生的冲突，这种冲突对组织效率有积极作用。

137．E。协调的基本要求包括及时协调与连续协调相结合、从根本上解决问题、调动当事者的积极性、公平合理及相互尊重。

138．D。利益是工作关系协调的基础。共同的利益能使组织成员结合起来，按照组织的需要而积极行动。协调、平衡好利益关系是协调工作的重要基础。

139．C。协调的勤于沟通原则是通过经常性的各种有效的信息传递，使组织成员彼此间建立起密切的关系，有利于解决矛盾，消除误会。

140．B。同期控制又称为过程控制、环节质量控制，其纠正措施是在计划执行的过程中。护理管理者通过现场监督检查、指导和控制下属人员的活动，对执行计划的各个环节质量进行控制，当发现不符合标准的偏差时立即采取纠正措施。

141．B。控制按管理者控制和改进工作的方式不同，可分为间接控制和直接控制。

142．D。有效的控制系统必须具有明确的目的，缺乏目的性将会使控制工作陷入一团混乱。目的性是控制系统有效性的一个实质性标志，贯穿于整个管理控制过程的始终。

143．D。反馈控制又称后馈控制、结果质量控制，这类控制作用发生在行动之后。压疮的发生率是

在压疮发生后进行控制的，因此属于反馈控制。

144．E。有效控制的特征有明确的目的性、信息的准确性、反馈的及时性、经济性、灵活性、适用性、标准合理性、战略高度、强调例外、多重标准、纠正措施。

145．A。前馈控制又称预先控制，是面向未来的控制，是计划实施前采取预防措施防止问题的发生，而不是在实施中出现问题后的补救。前馈控制的工作重点是防止所使用的各种资源在质和量上产生偏差，是通过对人力、物力、财力和资源的控制来实现的，在护理管理中称为基础质量控制，急救物品完好率、常规器械消毒灭菌合格率、护理人员的素质等均属此类控制。

146．D。控制是指监视各项活动以保证它们按计划进行并纠正各种重要偏差的过程。在护理管理中，控制就是护理管理者对下属的工作进行检查，了解目前工作是否按既定的计划、标准和方向运行，若有偏差就要分析原因采取改进措施，以确保组织目标的实现。

147．D。控制按业务范围不同，可分为技术控制、质量控制、资金控制、人力资源控制等。

148．B。预算控制是组织对未来一定时期内预期取得的收入和支出所进行的计划工作。质量控制是指为达到所规定的质量要求所采取的技术和活动。进度控制就是对生产和工作的进程在时间上进行控制，使各项生产和作业能够在时间上相互衔接，从而使工作有节奏地进行。目标控制是将总目标分解成不同层次的分目标，形成一个目标体系，并由此确定目标考核体系，将受控系统的执行情况与之进行对比，发现问题，及时采取纠正措施。反馈控制又称后馈控制、结果质量控制，这类控制作用发生在行动之后。

149．D。质量管理是对确定和达到质量所必需的全部职能和活动的管理。质量控制是指为达到所规定的质量要求所采取的技术和活动。持续质量改进是全面质量管理的重要组成部分，其本质是持续地、渐进地变革。质量保证是向顾客保证企业能够提供高质量的产品。全面质量管理是一种由顾客需要和期望驱动的管理哲学，其目标是建立组织对持续改进的承诺。

150．D。护理质量管理的自我监控中最关键的层次是护士层次。护士的质量意识不强，对护理质量管理的内涵理解不够全面；如护士只注重于完成护理工作量，而忽略护理工作的质量，是护理质量缺陷的原因之一。

151．C。持续质量改进是全面质量管理的重要组成部分，其本质是持续地、渐进地变革。

152．C。医院的管理环境着重强调的是医院的有关规章制度。医院的规章制度，一方面通过建立健全各项规章制度，保证工作顺利进行；另一方面通过提高医务人员的素质，为患者提供更好的就医环境，以帮助患者及家属尽快熟悉住院环境，遵守住院制度，配合治疗。

153．C。规格化是物质性质量标准的主要形式，其实质是将物质技术质量定型化和定量化。统一化是对重复性的同类工作和事物规定统一的质量要求，以保证护理服务质量。系列化是同一项工作中各个工作环节同时进行标准化的一种形式。

154．A。在临床护理的质量标准中，无菌物品灭菌合格率为100%。

155．A。环节质量标准是指各种要素通过组织管理形成的工作能力、服务项目、工作程序和工序质量。护理环节质量主要指护理工作活动过程质量，如执行医嘱、观察病情、护理文件书写、技术操作、心理护理、健康教育等。

156．A。发生护理差错后，当事人应立即报告护士长及科室相关领导，护士长应在24小时内填写报表上报护理部。

157．B。护理质量标准是护理管理的重要依据，是指导护士工作的指南。终末质量标准是指患者所得到的护理效果的质量，如技术操作合格率、皮肤压疮发生率、差错发生率、出院满意度等。

158．B。制定标准的原则有标准明确、预防为主、用数据说话、所属人员参与制定。标准明确原则是建立标准时，应明确标准的类型、标准的水平、是否具备实行标准的条件，是否有评价方法可以测量，是否反映服务对象的需求和实践需要等。

159．E。处理阶段包括管理循环的第七、八两个步骤。第七步为总结经验教训，将成功的经验形成标准，将失败的教训进行总结和整理，记录在案，以防再次发生类似事件。第八步是将不成功和遗留的问题转入下一循环中去解决。

160．D。PDCA循环的特点是完整性、统一性、连续性；大环套小环，小环保大环，相互联系，相互促进；不断循环，不断提高。PDCA四个阶段周而复始地运转，每循环一圈就要使质量水平和管理水平提高一步，呈阶梯式上升。

161．B。计划阶段分为调查分析质量现状，找出存在的问题；分析调查产生质量问题的原因；找出影响质量的主要因素；针对主要原因，拟定对策、计划和措施四个步骤。

162．E。基础护理管理的内容为一般护理技术管理、常用抢救技术管理。一般护理技术管理包括患者出、入院处置；各种床单位的准备；患者的清洁与卫生护理；生命体征测量；各种注射的穿刺技术；无菌技术；给药法；护理文件书写等管理。常用抢救技术管理主要包括给氧、吸痰、洗胃、止血包扎法、骨折固定、心电监护、心内注射、胸外心脏按压、人工呼吸机的使用等。

163．E。医疗事故是指医疗机构及其医务人员在医疗活动中，违反医疗卫生管理法律、行政法规、部门规章和诊疗护理规范、常规，过失造成患者人身损害的事故。该护士虽然将液体输错，但尚未造成不良后果，不属于医疗事故。

164．C。专科疾病护理技术常规是实施专科疾病护理的依据，也是专科疾病护理技术管理的基础工作。

165．A。护理工作中常有临床突发事件、技术难题，无规律可言，反映了护理信息的随机性大。

166．C。评判护理质量缺陷的主要依据是患者不满意。护理质量缺陷是指在护理工作中，由于各种原因导致的一切不符合护理质量标准的现象和结果，使患者产生不满意，或给患者造成危害。

167．C。当患者发生坠床时，首先应检查判断患者伤情，切勿轻易移动，以免加重伤势，然后通知医生，进行进一步的检查和护理操作。

168．B。护理规范是规范护理行为的准则，是确保护理质量和护理安全的重要措施。护士应准确执行医嘱，不可根据经验自行开药。护理管理人员应加强护士的护理操作培训，加强专科护理

和危重患者护理的实际操作能力，实施继续教育和学分登记制度，要求护士执行各项操作时严格按照规程，不可随意简化操作程序。

169．C。专科护理管理的内容包括疾病护理、专科一般诊疗技术。疾病护理包括各种专科疾病护理如心肌梗死、脑血管疾病、糖尿病等，以及各种手术患者的护理技术。专科一般诊疗技术包括各种功能试验、专项治疗护理技术，如机械通气患者气道护理技术、泪道冲洗技术等。

170．C。根据对患者人身造成的损害程度，医疗事故分为四级。一级医疗事故是指造成患者死亡、重度残疾的。二级医疗事故是指造成患者中度残疾、器官组织损伤导致严重功能障碍的。三级医疗事故是指造成患者轻度残疾、器官组织损伤导致一般功能障碍的。四级医疗事故是指造成患者明显人身损害的其他后果的。

171．D。发生护理差错后，当事人应立即报告护士长及科室相关领导，护士长应在24小时内填写报表上报护理部。

172．C。常见的护理缺陷有违反护理规范、常规；执行医嘱不当；工作不认真，缺乏责任感；护理管理不善造成的缺陷。在患者及家属面前说话不考虑后果属于工作不认真，缺乏责任感。

173．C。一般护理技术管理包括患者出、入院处置；各种床单位的准备；患者的清洁与卫生护理；生命体征测量；各种注射的穿刺技术；无菌技术；给药法；护理文件书写等管理。

174．C。出现该类事件，首先应安抚家属情绪，问清缘由，进行事件调查，若调查结果属实，对事件责任人进行处理，对患者及家属进行赔礼道歉，公开事件调查的结果及对事件的处理措施。不可对调查结果及处理情况进行保密，否则可能引发纠纷。医院及护士要吸取教训，在今后的工作中避免类似事件的发生。

175．D。控制图即管理图，是画有控制界限的目表，用来检查质量波动是否处于控制状态的一种工具。控制图根据质量特性的数据统计可分为计量数据的控制图和计数数据的控制图两大类。控制图法不是事后检查，它贯穿于护理工作的全过程，能及时发现异常象，对于检查护理工作质

量是否稳定有重要作用。

176．D。排列图法又称主次因素分析图，是把影响质量的因素进行合理分类，并按影响程度从大到小的顺序排列，做出排列图，以直观的方法表明影响质量的主要因素的一种方法。

177．D。护士素质是指个体完成工作活动与任务所具备的基本条件与潜在能力，是人与生俱来的自然特点与后天获得的一系列稳定的社会特点的有机结合，是人所特有的一种实力。

178．E。环节质量评价主要内容包括开展整体护理情况,是否应用护理程序组织临床护理活动;心理护理及健康教育数量及质量;执行医嘱准确率、临时医嘱执行是否及时;观察病情及治疗反应，是否动态地修改护理计划，表格记录情况;是否以患者为中心，开展主动护理;与后勤及医技部门的协调情况。

179．E。常用的质量评价统计方法包括分层法、调查表法、排列图法、因果分析图、控制图。

丁震医学教育 010-88453168 www.dzyxedu.com　北京航空航天大学出版社 BEIHANG UNIVERSITY PRESS